Kinderradiologie 2

2. Auflage

Springer

Berlin
Heidelberg
New York
Barcelona
Budapest
Hongkong
London
Mailand
Paris
Santa Clara
Singapur
Tokio

Kinder-radiologie 2

Bildgebende Diagnostik

2., ergänzte Auflage

Herausgegeben von W. Schuster und D. Färber

Bearbeitet von

F. Ball · J.H. Bürsch · Kl.-D. Ebel · D. Emons · A. Förster · K.-J. Hagel
H. Hahn · K. Helmke · V. Klingmüller · M.A. Lassrich
H.C. Oppermann · H.W. Rautenburg · M. Reither · G. Rupprath
E. Schirg · W. Schuster · H. Stern · B. Stöver · J. Tröger
H. Tschäppeler · E. Willich

Mit 1023 Abbildungen in 1589 Einzeldarstellungen, davon 14 Farbabbildungen

Springer

Professor Dr. W. SCHUSTER
Klinikum der Justus-Liebig-Universität Gießen
Medizinisches Zentrum für Radiologie
Röntgenabteilung Pädiatrie
Feulgenstraße 12
D-35385 Gießen

Professor Dr. D. FÄRBER
Kinderklinik der Technischen Universität München
Krankenhaus München Schwabing
Röntgenabteilung
Kölner Platz 1
D-80804 München

ISBN-13: 978-3-642-79962-4 e-ISBN-13: 978-3-642-79961-7
DOI: 10.1007/978-3-642-79961-7

Die Deutsche Bibliothek – CIP-Einheitsaufnahme
Kinderradiologie: bildgebende Diagnostik / hrsg. von W. Schuster und D. Färber. – Berlin; Heidelberg; New York; Barcelona; Budapest; Hongkong; London; Mailand; Paris; Santa Clara; Singapur; Tokio: Springer.
Literaturangaben
NE: Schuster, Werner [Hrsg.]
2. Bearb. von F. Ball ... – 2., erg. Aufl. – 1996
ISBN-13: 978-3-642-79962-4
NE: Ball, Fritz

Softcover reprint of the hardcover 2nd edition 1996

Satz: K+V Fotosatz GmbH, Beerfelden
SPIN 10479667 21/3135-5 4 3 2 1 0 – Gedruckt auf säurefreiem Papier

Mitarbeiterverzeichnis

F. BALL, Professor Dr. (ehemaliger Leiter der Abteilung für Pädiatrische Radiologie der Universität Frankfurt a. M.), Uhlandstraße 4, D-63303 Dreieich

J. H. BÜRSCH, Professor Dr., Georg-August-Universität Göttingen, Kinderklinik und Poliklinik, Abteilung Pädiatrische Kardiologie, Robert-Koch-Straße 40, D-47075 Göttingen

KL.-D. EBEL (ehemaliger Chefarzt der Röntgenabteilung des Städtischen Kinderkrankenhauses Köln-Riehl), Birkenweg 3, D-50859 Köln-Widdersdorf

D. EMONS, Dr., Universitäts-Kinderklinik und Poliklinik, Adenauerallee 119, D-53115 Bonn

A. FÖRSTER, Frau Dr., Schliemannweg 34, D-42287 Wuppertal

K.-J. HÄGEL, Privatdozent Dr., Klinikum der Justus-Liebig-Universität Gießen, Zentrum für Kinderheilkunde, Abteilung Kinderkardiologie, Feulgenstraße 12, D-35385 Gießen

H. HAHN, Dr., Städ. Krankenhaus München-Schwabing, Kinderklinik und -Poliklinik der Technischen Universität, Abteilung für Röntgendiagnostik und Sonographie, Kölner Platz 1, D-80804 München

K. HELMKE, Privatdozent, Dr., Universitäts-Kinderklinik, Röntgenabteilung, Martinistraße 52, D-20246 Hamburg

V. KLINGMÜLLER, Privatdozent Dr., Klinikum der Justus-Liebig-Universität Gießen, Medizinisches Zentrum für Radiologie, Röntgenabteilung Pädiatrie, Feulgenstraße 12, D-35385 Gießen

M. A. LASSRICH, Professor Dr. (ehemaliger Direktor der Abteilung Kinderradiologie der Universitätskinderklinik Hamburg), Alsterkamp 2, D-20149 Hamburg

H. C. OPPERMANN, Privatdozent, Dr., Klinikum der Christian-Albrechts-Universität, Kinderklinik, Röntgenabteilung, Schwanenweg 20, D-24105 Kiel

H. W. RAUTENBURG, Professor Dr. (ehemaliger Leiter der Abteilung Kinderkardiologie der Universitätskinderklinik Gießen), Am Weidacker 2, D-35435 Wettenberg

M. REITHER, Professor Dr., Institut für Diagnostische und Interventionelle Radiologie, Klinikum Nürnberg Süd, Breslauer Straße 201, D-90471 Nürnberg

G. RUPPRATH, Professor Dr., Städtisches Krankenhaus, Kinderklinik, Friedrich-Engels-Straße 25, D-67655 Kaiserslautern

E. SCHIRG, Dr., Medizinische Hochschule Hannover, Abteilung Diagnostische Radiologie I, Konstanty-Gutschow-Straße 8, D-30625 Hannover

W. SCHUSTER, Professor Dr., Klinikum der Justus-Liebig-Universität, Medizinisches Zentrum für Radiologie, Röntgenabteilung Pädiatrie, Feulgenstraße 12, D-35385 Gießen

H. STERN, Privatdozent Dr., Universitäts-Kinderklinik, Abteilung Kinderkardiologie, Martinistraße 52, D-20246 Hamburg

B. STÖVER, Frau Professor Dr., Institut für Röntgendiagnostik, Pädiatrische Radiologie, Universitätsklinikum Charité der Humboldt-Universität, Schumannstraße 21, D-10098 Berlin

J. TRÖGER, Professor Dr., Klinikum der Ruprecht-Karls-Universität, Radiologische Klinik, Abteilung für Pädiatrische Radiologie, Im Neuenheimer Feld 153, D-69120 Heidelberg

H. TSCHÄPPELER, Privatdozent Dr., Inselspital, Institut für Diagnostische Radiologie der Universität, Kinderklinik, Röntgenabteilung, CH-3010 Bern

E. WILLICH, Professor Dr. (ehemaliger Direktor der Röntgenabteilung der Universitätskinderklinik Heidelberg), Sitzbuchweg 20, D-69118 Heidelberg

Vorwort zur 2. Auflage

Nach verhältnismäßig kurzer Zeit wurde eine 2. Auflage der zweibändigen *Kinderradiologie* dringend erforderlich, da dieses deutschsprachige Werk nach etwas mehr als einem Jahr vergriffen war und eine gründliche Überarbeitung notwendig wurde.

Als besonders wertvoll erwies es sich, daß neben dem Herausgeber der 1. Auflage ein langjähriger Kinderradiologe als Mitherausgeber gewonnen werden konnte, Herr Prof. Dr. D. Färber, München. Dadurch wurde nicht nur die Bearbeitung der Neuauflage für den ursprünglichen Herausgeber erheblich erleichtert, sondern auch eine wesentlich kritischere Betrachtungsweise der Beiträge möglich.

Die im Vorwort zur 1. Auflage ausgeführten Annahmen und Gründe, die zur Herausgabe dieses Werkes veranlaßt hatten, haben sich voll bestätigt.

Herausgeber und Autoren waren bemüht, die berechtigten kritischen Anmerkungen zur 1. Auflage in der Neuauflage zu berücksichtigen.

Nachdem bei der Planung und Bearbeitung der 1. Auflage die neuen bildgebenden Verfahren gerade erst Eingang in die pädiatrische Radiologie gefunden hatten, wurden sie nun in der neuen Auflage in die jeweiligen Kapitel voll integriert. Dies betrifft vor allem die Computertomographie, Magnetresonanztomographie, Farbdopplersonographie, interventionellen Maßnahmen etc. Diese bildgebenden Verfahren haben jetzt einen festen Stellenwert in der pädiatrischen Radiologie, wobei sich auch ihre Indikationen erheblich erweitert haben.

Eine Reihe von Kapiteln wurde gründlich überarbeitet oder sogar neu gestaltet, einige sind hinzugekommen, so daß das Werk den derzeitigen Stand unseres Wissens repräsentiert.

Es konnten auch neue Mitarbeiter sowohl für bereits vorhandene Kapitel, aber auch für neue Beiträge gewonnen werden. Als Beispiele für neue Kapitel seien hier genannt: *Strahlenschutz und Qualitätssicherung in der Kinderradiologie, Magnetresonanztomographische Untersuchungen im Kindesalter, Magnetresonanztomographie in der Kinderkardiologie, Akutes Abdomen.* Einige wenige Beiträge wurden zu einem Kapitel zusammengefaßt, um Überschneidungen zu vermeiden.

Die praxisbetonte Abhandlung wichtiger pädiatrischer Krankheitsbilder aus kinderradiologischer Sicht wurde beibehalten.

Der Textanteil wurde nach wie vor bewußt kurz, prägnant und teilweise stichwortartig gestaltet, da er bei der großen Fülle des Stoffgebietes durch eine noch großzügigere Zahl von Abbildungen, informativen Skizzen und Legenden ergänzt werden konnte.

Das Literaturverzeichnis wurde aktualisiert, wobei die Autoren die neuere Literatur, weiterführende Übersichtsarbeiten, Monographien und Bücher mit aufgenommen haben.

Wir hoffen, daß es wiederum gelungen ist, trotz der Vielzahl von Autoren den einheitlichen Charakter des Werkes zu erhalten, bleiben jedoch weiterhin für jede Kritik und Anregung aufgeschlossen und dankbar.

Die Herausgeber schulden allen Mitarbeitern der Neuauflage für ihre zügige Überarbeitung und Neufassung der Kapitel größten Dank. Zahlreiche Kolleginnen und

Kollegen haben wieder wertvolle Abbildungen zur Verfügung gestellt. Ihnen wird, wie bereits in der 1. Auflage, in den entsprechenden Legenden gedankt.

Herrn Prof. Dr. H.-W. RAUTENBURG, Gießen, danken wir dafür, daß er die Beiträge für das Kapitel *Herz und große Gefäße* konzipiert und redaktionell überarbeitet hat, und Herrn Privatdozenten Dr. K.-J. HAGEL, Gießen, für die Aktualisierung dieses Kapitels.

Den Autoren Dr. TH. DIEHM, Mannheim, Prof. Dr. H. HELWIG, Freiburg, Prof. Dr. I. JOPPICH, München, Prof. Dr. H. SINGER, München, Frau Dr. I. SPITZMÜLLER †, Freiburg, Priv. Doz. Dr. F.K. TREFZ, Heidelberg, die bei der Aktualisierung der Neuauflage nicht mehr beteiligt waren, danken wir für die Mitarbeit bei der 1. Auflage.

Besonderer Dank gebührt meiner Sekretärin, Frau I. KLAHOLZ, Gießen, die uns während der gesamten Zeit der Bearbeitung des Werkes in vielfacher Weise mit großer Umsicht und Geduld geholfen hat. Sie hat wiederum die umfangreiche Korrespondenz mit den Autoren und dem Verlag erledigt und bei der redaktionellen Bearbeitung der Beiträge wertvolle Hilfe geleistet.

Dem Springer-Verlag und seinen Mitarbeiterinnen, insbesondere Frau Dr. U. HEILMANN, danken wir dafür, daß er auch bei dieser Auflage der beiden Bände keine Mühe gescheut hat, um das Werk in bewährter Weise und mit großem Verständnis für unsere redaktionellen Wünsche auszustatten.

Gießen W. SCHUSTER

München D. FÄRBER

Vorwort zur 1. Auflage

Die bildgebende Diagnostik bei Erkrankungen im Kindesalter hat sich in den letzten Jahren entscheidend gewandelt. Neue Untersuchungsverfahren, wie die Computertomographie, die Kernspintomographie, insbesondere aber die Weiterentwicklung der Sonographie, haben das Spektrum der diagnostischen Möglichkeiten erheblich erweitert.

Diese technologischen Neuentwicklungen haben auch die medizinische Diagnostik im Kindes- und Jugendalter ganz wesentlich bereichert. Gleichzeitig bergen sie jedoch die Gefahr der Überbewertung ihrer diagnostischen Aussagen in sich.

Die konventionelle Röntgendiagnostik hat durch den Einsatz der neuen bildgebenden Verfahren in manchen Bereichen an Wertigkeit verloren, sie ist jedoch weiterhin von grundlegender Bedeutung im Rahmen der bildgebenden Untersuchungsmethoden.

Da aus dem deutschsprachigen Raum in den letzten Jahren nur Monographien über Teilgebiete der pädiatrischen Röntgendiagnostik vorliegen, soll ein in zwei Bände gegliedertes Werk nach mehr als 15 Jahren einen aktualisierten Gesamtüberblick der Kinderradiologie vermitteln. Hauptanliegen ist dabei, die Qualität der bildgebenden Diagnostik im Kindesalter zu verbessern. Denn nur durch fundierte Sachkenntnis kann die richtige Indikation zur richtigen Zeit gestellt, das geeignete bildgebende Verfahren angewendet werden, um unter Berücksichtigung aller strahlenhygienischen Maßnahmen das angestrebte Untersuchungsziel zu erreichen.

Obwohl die pädiatrische Radiologie in Deutschland auf eine traditionsreiche Vergangenheit zurückblickt, konnte bisher das Ziel, alle Kinder und Jungendliche bei entsprechender Indikationsstellung einer fachkundigen bildgebenden Diagnostik zuzuführen, nicht erreicht werden.

Die Durchführung radiologischer Untersuchungen bei Kindern erfordert nämlich spezielle Kenntnisse der gegenüber Erwachsenen oft sehr unterschiedlichen Krankheitsbilder und eingehende Erfahrungen in der Wertigkeit der verschiedenen Untersuchungsverfahren. Dabei müssen die jeweiligen Qualitätsanforderungen und alle Möglichkeiten zur Reduzierung der Strahlenbelastung beachtet und erfüllt werden.

Bei der Planung dieses Werkes war es das Ziel von Herausgeber und Autoren hierzu einen Beitrag zu leisten.

Selbst bei dem Konzept einer Gesamtübersicht der *Kinderradiologie* mußten aber erhebliche Einschränkungen in der Bearbeitung des umfangreichen Stoffgebietes in Kauf genommen werden. Weniger bedeutsame Krankheitsbilder konnten nur kurz, einige überhaupt nicht berücksichtigt werden.

Die Bände besitzen den Charakter eines Lehrbuches und Nachschlagewerkes für Klinik und Praxis. Dabei werden nicht nur Kinderradiologen, Allgemeinradiologen, Kinderärzte und Kinderchirurgen, sondern auch Ärzte der Nachbardisziplinen angesprochen, die sich mit bildgebender Diagnostik des Kindesalters, wenn auch bestimmter Organsysteme, beschäftigen. Nicht zuletzt gehören dazu auch Ärzte für Allgemeinmedizin, die täglich mit diagnostischen Problemen bei Kindern konfrontiert werden und in diesem Werk Richtlinien für die entsprechende Indikation, Untersuchungsmethode, die Belastung des Kindes und die erreichbare Information erhalten.

Die Gliederung des Werkes erfolgt nach Organen bzw. Geweben, wobei innerhalb dieser Kapitel aus kinderradiologischer Sicht Wachstum und Entwicklung, Normvarianten sowie die Systematik der Erkrankungen abgehandelt werden.

Bei der Abfassung der verschiedenen Krankheitsbilder stehen neben einer Darstellung der wichtigsten klinischen Befunde die radiologische Symptomatik, ihre Differentialdiagnostik und die Bildanalyse im Vordergrund. Besondere Berücksichtigung findet in allen Kapiteln die Wertigkeit der Ultraschalldiagnostik, die im Kindesalter in den letzten Jahren zunehmend an Bedeutung gewonnen hat. Ein „diagnostisches Flußdiagramm" soll bei den Erkrankungen Richtlinien für eine sinnvolle Reihenfolge des diagnostischen Vorgehens aufzeigen.

Der Textanteil wurde bewußt kurz, prägnant und teilweise stichwortartig gestaltet, da er bei der großen Fülle des Stoffgebiets durch eine großzügige Zahl von Abbildungen mit informativen Skizzen und Legenden ergänzt wird.

Wie bei der Abfassung des umfangreichen Stoffes, konnten bei den einzelnen Kapiteln auch nur die wichtigsten Literaturangaben berücksichtigt werden. Die Autoren haben sich daher auf die Angaben neuerer Literaturquellen, weiterführender Übersichtsarbeiten, Monographien und Bücher beschränkt.

Der Herausgeber schuldet allen Mitarbeitern diese Werkes für ihre wertvollen Beiträge größten Dank. Alle Autoren haben sich bei der Abfassung der unterschiedlichen Kapitel bemüht, sich der Konzeption des Werkes anzupassen. Zahlreiche Kollegen haben wertvolle Abbildungen zur Verfügung gestellt. Ihnen wird in den entsprechenden Legenden gedankt.

Herrn Prof. Dr. med. H.-W. RAUTENBURG, Gießen, danke ich, daß er die Beiträge für das Kapitel *Herz und große Gefäße* konzipiert und redaktionell bearbeitet hat.

Ganz wesentlicher Dank gebührt meiner Sekretärin, Frau I. KLAHOLZ, und meiner Mitarbeiterin, Frau Ing. B. SCHORN, die mir während der gesamten Zeit der Bearbeitung des Werkes in vielfacher Weise mit großer Umsicht und Geduld geholfen haben. Frau KLAHOLZ hat nicht nur die umfangreiche Korrespondenz mit den Autoren und dem Verlag erledigt, sondern auch zahlreiche Entwürfe für Manuskripte bis zur Druckreife umgeschrieben. Frau SCHORN hat mich mit Sachkenntnis und Fleiß bei der redaktionellen Bearbeitung der Beiträge und der Erstellung des Sachregisters unterstützt.

Dem Springer-Verlag gilt mein Dank für die hervorragende Gestaltung der beiden Bände, wobei ich besonders Hernn W. BERGSTEDT und Frau I. C. LEGNER erwähnen möchte, die die Planung des Werkes entscheidend angeregt haben und die Fertigstellung der Manuskripte mit wertvollem Rat und Kritik verfolgten. Frau D. GROSSHANS hat für die ausgezeichnete Wiedergabe der Abbildungen gesorgt, die für ein solches Werk von größter Bedeutung sind. Herr W. BISCHOFF war für die Herstellung der Bände verantwortlich. Ihm danke ich für vielfältigen Rat während der Fertigstellung des Werkes und für die rasche Drucklegung.

Gießen W. SCHUSTER

Inhaltsverzeichnis

Thorax

1 Untersuchungstechnik und Röntgenanatomie der Thoraxorgane
F. BALL 1

2 Halsweichteile
V. KLINGMÜLLER 35

3 Trachea und Bronchien
E. SCHIRG 42

4 Pneumonieformen

4.1 Akute Pneumonien
B. STÖVER 85

4.2 Zystische Fibrose
B. STÖVER 100

5 Lungentuberkulose
F. BALL 115

6 Invasive Lungenmykosen
F. BALL 129

Thoraxdiagnostik in der neonatalen Intensivmedizin
H.C. OPPERMANN 141

Mediastinum
E. WILLICH 187

Herz und große Gefäße

1 Allgemeine Bemerkungen zur Radiologie des kindlichen Herzens
K.-J. HAGEL und H.W. RAUTENBURG 223

2 Angeborene Herz- und Gefäßfehler
K.-J. HAGEL, M. REITHER und H.W. RAUTENBURG 240

3 Erworbene Herzerkrankungen
K.-J. HAGEL, M. REITHER und H.W. RAUTENBURG 304

4 Kardiomyopathien
K.-J. HAGEL, M. REITHER und H.W. RAUTENBURG 312

5 Herzrhythmusstörungen
K.-J. HAGEL, M. REITHER und H.W. RAUTENBURG 315

6 Magnetresonanztomographie (MRT) in der Kinderkardiologie
H. STERN 319

7 Echokardiographie
G. RUPPRATH ... 331

8 Digitale Subtraktionsangiokardiographie
J. H. BÜRSCH ... 368

Gastrointestinaltrakt

1 Untersuchungstechnik des Magen-Darm-Traktes
D. EMONS ... 377

2 Bauchwand
D. EMONS ... 395

3 Ösophagus
E. WILLICH ... 410

4 Magen
K. HELMKE und M. A. LASSRICH ... 443

5 Duodenum
K. HELMKE und M. A. LASSRICH ... 480

6 Entzündungen des Magens und Duodenums
K. HELMKE und M. A. LASSRICH ... 506

7 Dünndarm
K. HELMKE, B. STÖVER und M. A. LASSRICH ... 522

8 Fehlbildungen des Dickdarms
KL.-D. EBEL ... 584

9 Entzündungen und Tumoren des Dickdarms
B. STÖVER ... 607

Akutes Abdomen
H. HAHN ... 619

Intraabdominelle Organe

1 Leber und Gallenwege
H. TSCHÄPPELER ... 637

2 Milz
H. TSCHÄPPELER ... 653

3 Pankreas
H. TSCHÄPPELER ... 657

4 Nebennieren
H. TSCHÄPPELER ... 662

5 Nierentumoren
H. TSCHÄPPELER ... 668

Niere und ableitende Harnwege
J. TRÖGER ... 675

Fremdkörperinkorporation
W. SCHUSTER und A. FÖRSTER ... 713

Sachverzeichnis ... 755

Inhaltsverzeichnis Band 1

Bildgebende Diagnostik in der Kinderradiologie
W. SCHUSTER

Strahlenschutz und Qualitätssicherung in der Kinderradiologie
K. SCHNEIDER

Magnetresonanztomographie im Kindesalter
M. REITHER

Nuklearmedizinische Untersuchungen in der Kinderradiologie
KL.-D. EBEL

Skelett

1 Skelettentwicklung (Wachstum, Reifung des Skeletts, Knochenalter- und Endgrößenbestimmung)
H. KEMPERDICK

2 Angeborene Extremitätenfehlbildungen
M. MERADJI

3 Traumatische Veränderungen am Skelettsystem

3.1 Knochen und Gelenke
D. FÄRBER und J. C. LENZ

3.2 Kindesmißhandlung
D. FÄRBER und J. C. LENZ

4 Aseptische Knochennekrosen
D. FÄRBER und J. C. LENZ

5 Entzündliche Knochenerkrankungen
J. TRÖGER

6 Knochentumoren
TH. RIEBEL und G. DELLING

7 Stoffwechselstörungen des Skeletts, sekundäre Osteopathien einschließlich renaler Osteopathie
R. SCHUMACHER und I. GREINACHER

8 Skelettdysplasien (Osteochondrodysplasien)
R. SCHUMACHER und I. GREINACHER

9 Skelettveränderungen bei Leukosen und anderen Erkrankungen des hämatopoetischen Systems

9.1 Skelettveränderungen bei Leukosen
G. BENZ-BOHM

9.2 Skelettveränderungen bei Anämien
G. BENZ-BOHM

9.3 Langerhanszell-Histiozytose
G. BENZ-BOHM und A. E. HORWITZ

Schädel
H. W. HAYEK

Schädel- und Rückenmarksonographie

1 Schädelsonographie von Neugeborenen und Säuglingen
C. SCHRÖDER und H. C. OPPERMANN

2 Sonographie des Spinalkanals von Neugeborenen und Säuglingen
C. SCHRÖDER und H. C. OPPERMANN

Gehirn und Rückenmark
H. TRAUPE

Liquorableitende Systeme
V. KLINGMÜLLER

Wirbelsäule
C. P. FLIEGEL

Becken

1 Das Hüftgelenk
M. ZIEGER

2 Hüftgelenkserguß
U. DÖRR

3 Morbus Perthes-Legg-Calvé
H. HAUKE

4 Epiphyseolysis capitis femoris juvenilis
H. HAUKE

Weichteile
R. SCHUMACHER

Kindergynäkologie
E. WILLICH

Sachverzeichnis

Thorax

1 Untersuchungstechnik und Röntgenanatomie der Thoraxorgane

F. BALL

INHALT

1 Untersuchungstechniken 1
1.1 Konventionelle Thoraxröntgenuntersuchung 1
1.2 Andere Verfahren zur Darstellung der Thoraxorgane 5
2 Röntgenanatomie 7
Literatur 33

1 Untersuchungstechniken

1.1 Konventionelle Thoraxröntgenuntersuchung

Die Röntgenuntersuchung der Thoraxorgane zählt zu den wichtigsten kinderradiologischen Untersuchungen, denn mehr als 50% der Röntgenleistungen einer Kinderradiologischen Abteilung betreffen die Thoraxorgane. Die Thoraxübersichtsaufnahme wird auch in Zukunft in vollem Umfange ihre herausragende Stellung behalten, da sie bei niedrigster Strahlenexposition des Kindes einen hohen Informationswert hat und verhältnismäßig wenig Kosten verursacht.

Anforderungen an die Aufnahmetechnik: Die Basis jeder Thoraxröntgenuntersuchung ist die Übersichtsaufnahme. Die Aufnahmetechnik ist so zu gestalten, daß man in der Regel mit *einer Aufnahme* im sagittalen Strahlengang auskommt. Es muß jedoch gewährleistet sein, daß der größtmögliche Objektumfang zur Darstellung gebracht wird. Aufgrund anderer Querschnittsverhältnisse sind beim Kind diesbezüglich die Darstellungsbedingungen günstiger, obwohl beim Säugling und Kleinkind der verhältnismäßig große Mittelschatten ausgedehntere Lungenabschnitte überlagert (Abb. 3a, c; 19; 20; 21a, b). Ohne Überexposition der peripheren Lungengefäße sind beim Kind die Lungenareale hinter dem Herz und Zwerchfell sowie die darstellbaren Mittelschattenstrukturen einer Beurteilung zugänglich (Abb. 3, 5, 6, 7). Die *Abbildung* folgender anatomischer Details ist als *Kriterium* einer *richtig* exponierten *Übersichtsaufnahme* zu werten: 1. Lungengefäße hinter dem Herzen und im dorsalen Randwinke; 2. Trachea, Bifurkation, Hauptbronchien, Bronchus intermedius und Abgänge der Unterlappenbronchien; 3. Mediastinale Umschlagsfalten; 4. linke Begrenzung der Aorta descendens. Unter diesen Voraussetzungen ist auch der gefäßbedingte Aufbau der Hilusformationen in der Regel erkennbar.

Nur bei bestimmten Fragestellungen wird routinemäßig eine Aufnahme im seitlichen Strahlengang erforderlich sein (Herzdiagnostik, Metastasensuche, Verlaufskontrolle chronisch-obstruktiver Lungenerkrankungen und der Primärtuberkulose). Sonst sind Zusatzaufnahmen nur bei besonderen Befunden auf der Übersichtsaufnahme angezeigt.

Eine nicht weniger wichtige Forderung ist die möglichst scharfe Objektdarstellung. Die Vermeidung unnötiger Unschärfen durch Körperbewegung, Atmung und infolge der Aktionsbewegungen des Herzens, die auf die Lungen übertragen werden, ist ein besonders dringliches Anliegen. Das Gefäßbild der Lunge muß so scharf wie möglich zur Darstellung kommen, da die Beurteilung des Lungenparenchyms, speziell des Interstitiums, vom Gefäßbild auszugehen hat. Im Falle bewegungsunscharfer Gefäße sind leichtgradige interstitielle Veränderungen entzündlicher oder anderer Genese nicht eindeutig zu erkennen.

Den Erfordernissen einer *optimierten* Aufnahmetechnik ist jedoch nur dann Rechnung getragen, wenn die aufgezeigten *Bildgütekriterien* mit der *kleinstmöglichen* Strahlendosis erfüllt werden. Daraus ergeben sich bestimmte Konsequenzen für die Aufnahme- und Untersuchungstechnik.

Tabelle 1. Aufnahmebedingungen: Thorax im sagittalen Strahlengang

Belichtungszeit		<5 ms
Film-Folienkombination:		
	Systemempfindlichkeit	400
	Belichtungsfaktor	0,25
KV:		60–80
Filterung:	z. B:	3,5–5 mm AL
Raster:	nur unter außergewöhnlichen Bedingungen	
Fokus:	groß 1,0×1,0–1,3×1,3	
Aufrechte Körperhaltung		
Zwölfpuls-Generator oder Hochfrequenz-Generator		
Einblendung auf das Objekt!		

Konsequenzen für die Aufnahme- und Untersuchungstechnik: Die Darstellung der genannten anatomischen Strukturen ist von der richtigen Exposition der Aufnahme abhängig. *Wesentlich* ist dabei die *richtige* Wahl der *Aufnahmespannung* (KV). Durch eine Spannungserhöhung wird eine durchdringungsfähigere Röntgenstrahlung erzeugt. Dadurch wird das Verhältnis Eintritts- zu Austrittsdosis deutlich zugunsten der letzteren verschoben, was auch strahlenhygienisch günstig ist. Dieser Effekt wird unterstützt, wenn man die Strahlenfilterung über das vorgeschriebene Maß erhöht. Für Aufnahmen im sagittalen Strahlengang liegen die Spannungswerte in Abhängigkeit von der körperlichen Entwicklung des Kindes unter den angegebenen Bedingungen zwischen *60* und *80 KV* (Tabelle 1). In diesem Spannungsbereich kommt es zu *keinem* nachteiligen *Kontrastverlust* in den *Weichteilstrukturen.* Die Rippen kommen dagegen kontrastärmer zur Darstellung und sind dadurch weniger bildstörend. Allerdings sind kalkdichte Fleckschatten ebenfalls weniger prägnant und können leichter übersehen werden. Für unreife Neugeborene liegt der Spannungsbereich zwischen 50 und 58 KV. Für auf Intensivstation eingesetzte *fahrbare Röntgengeräte* gelten die gleichen aufnahmetechnischen Grundprinzipien, wobei mitunter längere Belichtungszeiten in Kauf genommen werden müssen. Mit einer entsprechenden Spannungserhöhung lassen sich auch die Belichtungszeiten auf ein Minimum herabsetzen, und so die Bewegungsunschärfe in Grenzen halten. Die *Höhe der Spannung* sollte jeweils so gewählt werden, daß die *niedrigste* zuverlässig schaltbare *Expositionszeit* verwendet werden kann. Diesem *Faktor* ist besondere *Aufmerksamkeit* zu schenken, denn nicht selten wird diesbezüglich die Leistungsfähigkeit eines teueren Röntgengenerators nicht entsprechend ausgenützt und unvertretbar hohe Belichtungszeiten in Kauf genommen.

Optimal sind *Belichtungszeiten unter 5 Millisekunden.* Wenn am Schalttisch die Belichtungszeiten nicht einzustellen oder abzulesen sind, ist das niedrigste sicher schaltbare mAs-Produkt zu wählen. Bei Verwendung einer Belichtungsautomatik ist ebenfalls darauf zu achten, daß die Expositionszeit im gewünschten Bereich liegt. Es empfiehlt sich deswegen, die Belichtungszeiten bei Kindern verschiedenen Alters während der Aufnahmeexposition überprüfen zu lassen. Moderne *mikroprozessorgesteuerte Generatoren* erlauben jedoch, *Expositionszeit* und *mAs-Produkt* bei Verwendung einer *Belichtungsautomatik* nach der Exposition abzulesen.

Die *Expositionszeit* läßt sich weiter *herabsetzen,* wenn man den *großen Fokus* verwendet. In der Lungenaufnahmetechnik hat dies bei Fokusgrößen von 1,0×1,0 bis maximal 1,3×1,3 mm keine nachteiligen Folgen, da die fokusbedingte Unschärfe von untergeordneter Bedeutung ist.

Das *Film-Foliensystem* beeinflußt die *Belichtungsdaten wesentlich.* Seine Funktionen bestehen darin, zu *lange Belichtungszeiten* vor allem bei der Darstellung bewegter Organe zu *vermeiden* und die *Strahlenexposition herabzusetzen.* Es kommt dadurch allerdings zu einem Verlust an Auflösungsvermögen. Es stellt sich die Aufgabe, die für die Darstellung verschiedener Körperregionen zweckmäßige Film-Folienkombination zu wählen, so daß die nötige Information bei niedrigster Strahlendosis gewonnen wird.

Die *Bildgüte von Thoraxaufnahmen* wird in erster Linie durch die *Organbewegungen beeinträchtigt.* Die Bewegungsunschärfen haben bei Kindern vor allem zwei Ursachen, wobei die *Atmungsunschärfe* fast nur bei Kindern in nichtkooperationsfähigem Alter oder bei Schwerkranken eine Rolle spielt. Die Bewegungsgeschwindigkeiten des Zwerchfells liegen zwischen 20 und 50 mm/s (Tabelle 3) [26]. Sie werden auch auf die Lungen übertragen, was man bei jeder Durchleuchtung vor Augen geführt bekommt. Beim schreienden oder schluchzenden Kind sind Zwerchfellbewegungsgeschwindigkeiten bis mehrere 100 mm/s möglich und dürften in der gleichen Größenordnung wie beim Hustenstoß und Niesen liegen. Dieser Faktor verdient Beachtung, da sich nahezu die Hälfte der Kinder, bei denen Thoraxaufnahmen anzufertigen sind, in einem nicht kooperationsfähigen Alter befinden. Der *zweite Unschärfefaktor* resultiert aus den *Aktionsbewegungen* des *Herzens* und der *gro-*

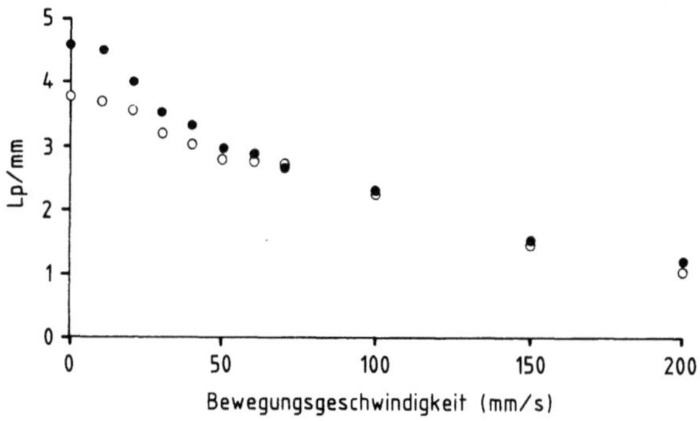

Abb. 1. *Folienvergleich:* ● Quanta Detail Systemempfindlichkeit S ~ 50;
○ Quanta Fast Detail S ~ 200;
Film: Cronex 7
Ordinate: Auflösung – Linienpaare/mm
Abszisse: Bewegungsgeschwindigkeit (mm/s) des Testkörpers (Linienraster).
Ab 30 mm/s Bewegungsgeschwindigkeit des Testkörpers keine Unterschiede in der Auflösung (Detailerkennbarkeit) zwischen den beiden Foliensystemen erkennbar. Die Messungen wurden in einem Streukörper – einem 6- bis 8jährigen Kind entsprechend – durchgeführt
Expositionszeit: 3,6 ms

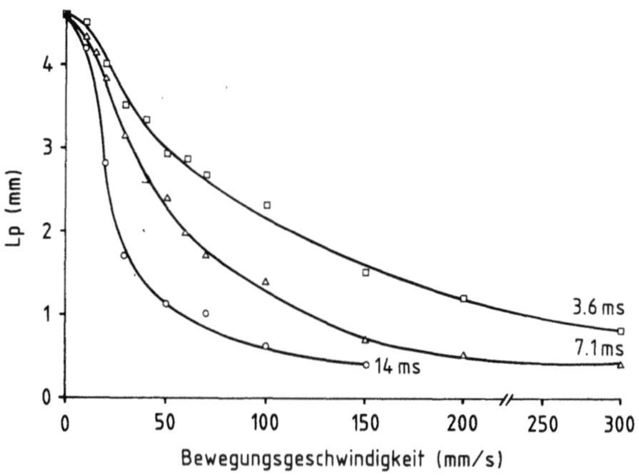

Abb. 2. Auswirkung verschiedener Belichtungszeiten auf das Auflösungsvermögen bei verschiedenen Bewegungsgeschwindigkeiten des Testkörpers.
Film-Foliensystem: Qanta Detail S ~ 50
Cronex 7

ßen Gefäße und betrifft alle Altersklassen, da dieser Störfaktor nicht ausgeschaltet werden kann. Diese Bewegungsgeschwindigkeiten sind ebenfalls nicht unerheblich, sie liegen in der Lunge 4 cm parakardial zwischen 30–300 mm/s, im Mittel zwischen 50–70 mm/s [3]. Dieser Einfluß läßt sich bis an die Thoraxwand verfolgen. Unter diesen Umständen ist es für die Darstellung intrathorakaler Weichteilstrukturen *nicht gewinnbringend,* wenn man ein feinzeichnendes Film-Foliensystem (Systemempfindlichkeit 50, Auflösungsvermögen 6,5 Per/mm oder mehr) verwendet. Damit erhöht man unnötig die Strahlenexposition des Kindes. Dies läßt sich in Modellversuchen an bewegten Objekten mit definierten Geschwindigkeiten und gleichen Expositionszeiten im Vergleich verschiedener Film-Folienkombinationen mit Systemempfindlichkeiten 50 und 200 nachweisen (Abb. 1). Die Abb. 2 veranschaulicht die Auswirkungen längerer Belichtungszeiten [2a].

Der Vergleich von Thoraxübersichtsaufnahmen, die bei gleicher Belichtungszeit mit Film-Folienkombinationen (Systemempfindlichkeit 50 und 200) angefertigt werden, ließen ebenfalls keine Unterschiede der Zeichenschärfe der intrathorakalen Weichteilstrukturen erkennen [2]. Es ergibt sich somit die dringliche Empfehlung, für *Thoraxaufnahmen keine hochauflösenden Film-Foliensysteme* zu verwenden, da die gleichwertigen Film-Folienkombinationen einer *Systemempfindlichkeit 200* nur 1/4 der *Strahlendosis* benötigen. Inzwischen sind *geeignete* Film-Foliensysteme mit einer Empfindlichkeit *400* entwickelt, die den Anforderungen der Thoraxdiagnostik genügen. Die Dosisbelastung läßt sich damit nochmals halbieren(9a). Für Aufnahmen im seitlichen Strahlengang sind Systeme der Empfindlichkeit 600 ausreichend (Tabelle 2).

Ein *Streustrahlenraster* sollte unter normalen Umständen aus strahlenhygienischen Gründen nicht benutzt werden, da ein Raster mit dem üblichen Schachtverhältnis 8 : 1 die Strahlendosis ver-

Tabelle 2. Aufnahmebedingungen: Thorax im seitlichen Strahlengang

Belichtungszeit		<5 ms
Film-Folienkombination:		
	Systemempfindlichkeit	400–600
	(Belichtungsfaktor:	0,25–0,125
KV:		65–90
Raster:	*nur* unter außergewöhnlichen Bedingungen	
Fokus:	groß	1,0×1,0–1,3×1,3
Aufrechte Körperhaltung		
Einblendung auf das Objekt!		

Tabelle 3. Bewegungsgeschwindigkeiten intrathorakuler Organe [3, 26]

Herz	30–400 mm/s
Aorta	10–350 mm/s
Lunge 4 cm parakardial/paraaortal	30–300 mm/s
Zerchfell (normale Atmung)	20–50 mm/s
Zwerchfell (Husten, Niesen)	100–500 mm/s

doppeln würde. Der Informationsgehalt der Aufnahme wird dadurch unter normalen Umständen nicht eingeschränkt. Lediglich sehr adipöse Kinder und sehr muskelkräftige Jugendliche lassen die Verwendung eines Rasters ratsam erscheinen. Man sollte dann die klassische *Hartstrahltechnik* anwenden, wobei ein normales Streustrahlenraster mit dem Schachtverhältnis 8:1 ausreichend ist. Aufnahmen im seitlichen Strahlengang erfordern ebenfalls nur unter außergewöhnlichen Bedingungen ein Raster. Wichtig ist jedoch in jedem Fall die exakte Einblendung auf das Objekt, damit der Streukörper so klein wie möglich bleibt. Die Einblendung hat außerdem starken Einfluß auf die Strahlenexposition.

Die *anatomischen Strukturen* sind am *besten* zu beurteilen, wenn die Aufnahmen in *guter Inspiration* ausgelöst werden. In Inspiration sind insbesondere die Pulmonalgefäße durch die stärkere Lungenentfaltung und dem vermehrten Luftgehalt der Lunge besser abgrenzbar. Aufnahmen in Inspirationsphase sind auch bei nicht kooperationsfähigen Kindern ohne besondere Schwierigkeiten zu erhalten, wenn die Atmung des Kindes genau beobachtet wird. Die besten Voraussetzungen sind gegeben, wenn das Kind in nicht zu großer Entfernung vom Schalttisch im Profil gesehen werden kann. Die Atemphase wird an den Bewegungen der unteren Thoraxapertur kontrolliert. Um bei ununterbrochener Atmung auf der Höhe der Inspiration die Aufnahme auslösen zu können, ist eine *Schnellschaltung* erforderlich. Bei Säuglingen und Kleinkindern werden die Aufnahmen zweckmäßiger im ventrodorsalen Strahlengang angefertigt. Der Einsatz eines Atemkontrollgerätes ist vor allem dann angezeigt, wenn der Aufnahmeplatz vom Schalttisch aus nicht gut zu übersehen ist oder es sich um weniger erfahrenes Personal handelt. Die Aufnahme wird dann entweder durch die Beobachtung der Spirogrammkurve oder nach Auslösung automatisch auf dem Höhepunkt der Inspiration geschaltet.

Für die Untersuchung von Neugeborenen, Säuglingen und Kleinstkindern sind *Fixationshilfen* notwendig. Am besten bewährt haben sich die Cellonhüllen (Babix-Röntgenhilfsgeräte), die sich auch für andere Untersuchungen gut eignen. Da die Cellonhüllen mit einer Aufhängevorrichtung versehen sind, können die Aufnahmen dieser Kinder ebenfalls in aufrechter Körperhaltung gemacht werden. Für Klein- und jüngere Schulkinder ist es zweckmäßig, ein spezielles Thoraxaufnahmestativ zu verwenden.

Thoraxübersichtsaufnahmen werden auch bei Kindern zweckmäßiger in aufrechter Körperhaltung angefertigt, da man eine bessere Inspirationstiefe erreicht, die Analyse der Mittelschattenorgane erleichtert und nicht zuletzt eine umfassendere Beurteilung der Lungendurchblutung ermöglicht wird. Das ist besonders wichtig für die Erkennung einer pulmonal-venösen Drucksteigerung. Schwierige Kleinkinder sowie Schwerkranke lassen sich dagegen besser im Liegen untersuchen. Nicht kooperationsfähige Kinder werden dabei an den Händen oberhalb des Kopfes von einer Begleitperson gehalten, die untere Körperhälfte kann mit Sandsäckchen, einer Spanne oder Klettenbänder fixiert werden. Durchleuchtungen bei Kleinkindern sind leichter in horizontaler Körperlage durchzuführen.

Als *Gonadenschutz* werden bei Jungen und Mädchen rundum schließende Bleigummiröckchen (0,4 mm-Bleigleichwert) entsprechender Größe und bei Säuglingen, die in der Cellonhülle untersucht werden, Bleigummiwickel verwendet. Die Bleigummiwickel sollten bis über Nabelhöhe reichen.

Strahlenexposition: Unter den angegebenen Untersuchungsbedingungen (Tabelle 1, 2) entspricht die durch eine Thoraxübersichtsaufnahme im sagittalen Strahlengang bei einem 6- bis 10jährigen Kind verursachte *Gonadendosis* 2–4 Std. und die für die *somatische* Belastung wichtige *mittlere Körperdosis* etwa einem Tag der *natürlichen Strahlenexposition.* Eine Seitaufnahme führt zu einer leicht höheren Exposition (Faktor ca. 1,5). Die *Strahlenexposition* kann sich jedoch bei Änderung nur eines Faktors (z.B. unnötig große Feldgröße, unzweckmäßige Film-Folienkombination oder Verwendung eines Streustrahlenrasters) *erheblich erhöhen*!

Thoraxdurchleuchtungen dürfen im Kindesalter aus strahlenhygienischen Gründen nur gezielt bei bestimmten Fragestellungen durchgeführt werden. Es geht dabei in erster Linie um die Beobachtung dynamischer Vorgänge, um die optimale Einstellung und Lokalisation eines besonderen Befundes auf der Übersichtsaufnahme oder um die Klärung fraglicher Befunde mit Zielaufnahmen. Bei der Durchleuchtung ist zu beachten, daß die niedrigste Stufe der automatischen Dosisleistungsregulierung (ca. 0,1 μGy/s) eingestellt wird. Mit einer guten Blendentechnik läßt sich ebenfalls eine beachtliche Dosiseinsparung erreichen. Für *Zielaufnahmen* ist die *automatische Formateinblendung auszuschalten*, da bei Kindern häufig das gewählte Format nicht voll benötigt wird und somit nicht interessierende Areale unnötig der Strahlung ausgesetzt werden. Bei Thoraxdurchleuchtungen wird ebenfalls *kein Streustrahlenraster* benötigt. Großformatige Zielaufnahmen sind nur zur Darstellung bestimmter Strukturen erforderlich, meistens sind 100-mm-Aufnahmen voll ausreichend. *Durchleuchtungen* sind auf ein *Minimum* einzuschränken!

Besondere Einstellungen für Übersichts- und Zielaufnahmen: Wenn zur Darstellung eines Befundes eine zweite Ebene erforderlich ist, wählt man mitunter zweckmäßiger eine Schrägaufnahme, zumal man damit auch störende Überlagerungen der Gegenseite vermeidet.

Zur übersichtlichen Darstellung von Befunden im *Spitzenobergeschoß* bedient man sich in stärkerer *Lendenlordose* angefertigter Übersichtsaufnahmen, um eine störende Überlagerung der Schlüsselbeine zu vermeiden. Ein Mittellappensyndrom läßt sich mit dieser Technik ebenfalls unschwer im sagittalen Strahlengang darstellen. Wenn ein größerer Pleuraerguß besteht, ist eine überexponierte Zusatzaufnahme hilfreich, da sich dann die Lungen- und Mittelschattenstrukturen vom Erguß abgrenzen lassen. Diese Aufnahmen sind im Liegen anzufertigen. Unter diesen Umständen wäre bei größeren Kindern der Einsatz eines Streustrahlenrasters vorteilhaft. Aufnahmen in Kopftieflage erlauben bei einem nicht zu großen und beweglichen Erguß, die Lungenunterfelder übersichtlich abzubilden. Der Verdacht auf eine *subpulmonale Ergußansammlung* rechtfertigt die Anfertigung einer Aufnahme in Rückenlage oder zweckmäßiger einer Aufnahme in Seitenlage im ventrodorsalen Strahlengang (laterale Dekubitusposition), wobei die verdächtige Seite der Unterlage aufliegt. Der Erguß wird sich dann nach kranial verlagern lassen. Diese Aufnahmetechnik kann auch angezeigt sein, wenn ein Ventilmechanismus in einem großen Bronchus vermutet wird. Die fraglich überblähte Seite liegt der Unterlage auf. Im Falle einer Ventilstenose werden die schweren Mediastinalorgane durch die geblähte Lunge getragen [5].

Zusatzaufnahmen in *Exspirationsphase* sind mitunter bei Ventilationsstörungen angezeigt. In Exspiration sind ein *Lungenemphysem* oder ein *zentraler Ventilmechanismus* besser zu erfassen. Ein fraglicher Pneumothorax läßt sich dadurch objektivieren. In Exspirationsphase kann auch ein pneumonischer Befund vor allem in den Untergeschossen deutlicher in Erscheinung treten.

1.2 Andere Verfahren zur Darstellung der Thoraxorgane

Schlitztechnik

Die sog. Schlitztechnik wird zur Anfertigung von Thoraxübersichtsaufnahmen eingesetzt, um die Streustrahlung zu reduzieren. Dadurch werden Kontrast und Detailauflösung verbessert. Für *Hartstrahlaufnahmen* sind dann keine Streustrahlenraster erforderlich, und die Strahlenbelastung läßt sich bis maximal 30% herabsetzen. Das wird erreicht, indem ein schmales Strahlenbündel die Thoraxbreite in vertikaler Richtung abfährt und ein *Schlitz* hinter dem Patienten unmittelbar vor der Filmebene von oben nach unten bewegt wird. Ein zweiter Schlitz ist vor der Röntgenröhre angebracht, die synchron zur Sekundärschlitzbewegung eine Kippung nach kaudal durchführt. Für diese Aufnahmen ist eine spezielle Anordnung erforderlich [22a].

Digitale Radiographie mit dem Speicherfolienverfahren (Lumineszenzradiographie)

Digitale Bildbearbeitungen spielen in der Radiologie eine zunehmende Rolle, da sie neue Möglichkeiten der Nachbearbeitung, Speicherung und Bildübertragung eröffnen. Dies ermöglicht insbesondere eine rasche Verfügbarkeit von Bildinformationen. Es ist zu erwarten, daß konventionelle radiographische Verfahren in Zukunft in steigendem Maße durch digitale Aufnahmetechniken ersetzt werden. Für Untersuchungen der *Thoraxorgane* ist derzeit in erster Linie die *Speicherfolienradiographie interessant* und darüber liegen die meisten Erfahrungen vor. Die Methode hat inzwischen auch in der Kinderradiologie Eingang gefunden. Das *Speicherfolienverfahren* hat gegenüber der *Bildverstärkerradiographie* das *bessere* Auflösungsvermögen. Ein weiterer Vorteil dieser Technik liegt darin, daß sie an jedem herkömmlichen Röntgenarbeitsplatz und auf Intensivstationen eingesetzt werden kann. Die Bildbearbeitung erfordert aber einen nicht unerheblichen Aufwand, der sich vor allem in den Erstehungskosten niederschlägt. Das übliche Vorgehen führt am Ende der Bildbearbeitung wie bisher zu einem großformatigen Röntgenbild – selbstverständlich ist auch eine Bildschirmdarstellung möglich.

Die mit Speicherfolien hergestellten Thoraxaufnahmen erreichen bei Formatgrößen von 18×24 und 24×30 eine den in der Kinderradiologie *üblichen* Film-Foliensysteme *vergleichbare örtliche*

Auflösung, die vom Format (Matrix/Pixelgröße) abhängig ist. Es wird eine ungefähr gleichwertige Bildqualität erreicht, mit einem Informationsverlust ist nicht zu rechnen. Durch eine kantenbetonte Darstellung ergibt sich eine noch bessere Beurteilungsmöglichkeit der Mediastinalstrukturen und der Thoraxwand.

Ein Plus bedeutet der große Dynamikbereich, so daß sich kaum Fehlbelichtungen ergeben, was sich insbesondere bei Bettaufnahmen auf Intensivstationen bewährt hat. In der Nachbearbeitung lassen sich auch bestimmte Bildbereiche hinsichtlich der Beurteilungsfähigkeit verbessern [4a].

Die Strahlenexposition läßt sich nicht nennenswert senken, wenn man keinen Informationsverlust in Kauf nehmen will. Die Angaben darüber schwanken zwischen kaum und 30–50%.

Die Entwicklung dieser Technologie ist sicher noch nicht als abgeschlossen anzusehen.

KONVENTIONELLE SCHICHTUNTERSUCHUNGEN

Konventionelle Schichtuntersuchungen sollten heute nicht mehr oder nur unter besonderen Umständen durchgeführt werden, da die *Computertomographie* (CT) eine viel umfassendere Information liefert. Im Falle einer konventionellen Schichtuntersuchung und bei Bedarf mehrerer Schichten empfiehlt sich eine *simultane* Schichtung. Das hat den Vorteil, daß alle Schichten in der gleichen Atemphase aufgenommen sind und die Strahlenexposition im Vergleich zu mehreren Einzelschichten niedriger ist. Hohe Schichtgeschwindigkeiten erlauben kürzeste Belichtungszeiten [9].

COMPUTERTOMOGRAPHIE (CT)

Die Computertomographie der Thoraxorgane bietet gegenüber der Thoraxübersichtsaufname eine viel bessere Detailerkennbarkeit, außerdem wird der darstellbare Objektumfang vergrößert, so daß sich Strukturen abbilden lassen, die aufgrund ihrer Größe oder aus topographischen Gründen im Übersichtsbild nicht erkennbar sind. Das gilt für normale und pathologische Strukturen. Die topographischen Beziehungen lassen sich in diesen Querschnittsbildern sehr gut sichtbar machen. Die Computerverarbeitung der Meßdaten ergibt ein weites Spektrum von Dichtewerten, so daß feinste Objektunterschiede erkannt und die Dichte in jedem Objektbereich – „region of interest" – gemessen werden kann. Außer exakten Distanz- und Flächenmessungen sind rekonstruktive Bildvergrößerungen und bei entsprechendem Computerprogramm auch dreidimensionale Rekonstruktionen möglich. Diese zweifelsfreien Vorteile der CT müssen jedoch mit einer höheren Strahlenexposition erkauft werden. Die *Strahlenexposition* ist stark vom Gerätetypus, den Einstelldaten und von der Zahl der erforderlichen Schichten abhängig. Moderne Geräte verfügen über ein spezielles Programm für Kinder in Abhängigkeit von der zu untersuchenden Körperregion. Wenn dies nicht der Fall ist, sind kürzestmögliche Expositionszeiten – nicht mehr als 2 s – zu wählen und aus strahlenhygienischen Gründen der *Röhrenstrom herabzusetzen.*

Besonders vorteilhaft ist die 1989 eingeführte und inzwischen weiterentwickelte *Spiral-CT* [13a] für Thoraxuntersuchungen im Kindesalter, da die Untersuchungszeiten deutlich verkürzt und so die Artefakte auf ein Minimum beschränkt werden. Die Spiral-CT ist somit für Kinder die Methode der Wahl. Außerdem liegt die Strahlenexposition gegenüber der konventionellen CT sogar niedriger. Durch die starke Verkürzung der Untersuchungszeit ist eine Qualitätsverbesserung der Bilder und von 2-D- und 3-D-Rekonstruktionen zu erreichen. So läßt sich z. B. der gesamte Thorax eines Erwachsenen in *einer* Apnoephase *lückenlos* abbilden. Die *kontinuierliche* Organdarstellung verhindert auch das Überspringen von Befunden – z. B. Metastasen –, was bei der konventionellen CT vorkommen kann. Außerdem ergeben sich günstigere Bedingungen für *dynamische Untersuchungen* (Angio-CT).

Die *hochauflösende CT* (HRCT) ist das derzeit empfindlichste Verfahren in der Bildgebung der normalen und pathologischen Morphologie des Lungenparenchyms. Das Prinzip beruht auf einer Erhöhung der Bildmatrix, der Anwendung kürzester Scanzeiten (0,5–2 s) und der Anfertigung dünner Schichten von 1–4 mm, wobei die Ortsauflösung deutlich verbessert wird. Die Methode ist nur dann anzuwenden, wenn sich bei einer CT mit dicken Schichten (8–10 mm) fragliche bzw. suspekte Befunde ergeben, die dann gezielt mit dieser Methode dargestellt werden. Die Untersuchung größerer Organabschnitte würde eine zu hohe Strahlenexposition zur Folge haben.

MAGNETRESONANZTOMOGRAPHIE (MR)

Der derzeitige Einsatz der Methode im Thoraxbereich beschränkt sich bei Kindern in erster Linie auf die native Darstellung der Herzbinnenräume und der großen Gefäße. Ein besonderer Vorteil dieser nichtinvasiven Methode besteht in der direkten Anfertigung sagittaler, koronarer und transversaler Schichten (multiplanare Darstellung). Durch Rekonstruktion lassen sich dreidimensionale Bilder erstellen, die gerade bei Anomalien des Aortenbogens und abnormen Verläufen von Kopf-Arm-Gefäßen außerordentlich wertvoll sind, da sie auch sehr gut die topographischen Beziehungen zu den benachbarten Organstrukturen aufzeigen; diesbezüglich ist MR der Angiographie überlegen.

Bronchographien werden bei Kindern in *Intubationsnarkose* durchgeführt. Unter diesen Umständen ist jedoch eine *funktionelle* Bronchographie nur bedingt möglich. Es empfiehlt sich, Bronchographie und Bronchoskopie zu kombinieren. Bei Bronchiektasen ist eine konsequente physiotherapeutische und antibiotische Vorbehandlung angeraten, um die Menge des Bronchialsekretes herabzusetzen, wodurch die Darstellung verbessert wird.

Die Darstellung beider Seiten des Bronchialbaumes in einem Untersuchungsgang sollte man vermeiden, ebenfalls eine Überfüllung der Bronchien, da dies zu Belüftungsstörungen führt und eine Alveolarfüllung zustande kommt. Eine Doppelkontrastdarstellung hat dagegen den größeren Informationswert und erfordert außerdem weniger Kontrastmittel. Verwendet wird ein *wasserlösliches* jodiertes *Bronchographiekontrastmittel,* das auf Körpertemperatur erwärmt wird. Eine höhere Temperatur führt dagegen zu einer Alveolarfüllung. Die Dosierung richtet sich nach den jeweiligen Bedingungen. Der Bronchographiekatheter wird in den Hauptbronchus vorgeführt. Der gewünschte Kontrastmittelfluß wird meistens durch entsprechende Lagerung des Kindes erreicht, so daß eine selektive Füllung einzelner Bronchien in der Regel nicht nötig wird. Nach entsprechender Darstellung werden Zielaufnahmen angefertigt. Meistens kommt man mit Aufnahmen im sagittalen, seitlichen und schrägen Strahlengang aus. Vorteilhaft sind mitunter auch Funktionsaufnahmen in In- und Exspiration. 100-mm-Aufnahmen sind fast immer ausreichend. Das Kontrastmittel wird durch das Bronchialsekret hydrolisiert, resorbiert und über die Nieren ausgeschieden. Nach *Beendigung* der Untersuchung ist das *Kontrastmittel* bei entsprechender Lagerung des Kindes *abzusaugen.* Äußerst selten kann es zu den bekannten Nebenwirkungen jodierter Kontrastmittel kommen.

2 Röntgenanatomie

Die genaue Kenntnis der altersentsprechenden Röntgenanatomie und ihrer Variationsbreite ist eine unerläßliche Voraussetzung für die korrekte Beurteilung von Thoraxaufnahmen, da sich jede Bewertung am normalen Erscheinungsbild zu orientieren hat. Diese Einführung ist ein Wegweiser, der anatomische Grundlagen voraussetzt, und eine unter Anleitung erfolgende selbständige Analyse einer größeren Zahl normaler Aufnahmen von Kindern verschiedenen Alters keinesfalls ersetzen kann. Nur so entwickelt sich ein zutreffendes Engramm als Ausgangsbasis einer sachgemäßen Beurteilung.

Altersentsprechende Röntgenanatomie besagt, daß im Verlauf der Entwicklung des Kindes das Thoraxröntgenbild ebenfalls Änderungen erfährt (Abb. 3; 21). Man kann sich deshalb nicht nur an einem Standardmodell orientieren, obschon sich die wesentlichen Röntgenkriterien daran erläutern lassen. Es ist wichtig zu wissen, daß die radiologisch darstellbaren Strukturen beim Neugeborenen angelegt sind und sich bereits zu diesem Zeitpunkt überwiegend darstellen lassen. Die entwicklungsbedingten Veränderungen sind in erster Linie dem körperlichen Wachstum zuzuschreiben. So nehmen die Dimensionen der Lungengefäße mit dem Wachstum kontinuierlich zu, die Lungengefäßarchitektonik ändert sich dabei jedoch nicht. Lediglich die Hilusformationen kommen später vom Mittelschatten weitgehend freiprojiziert zur Darstellung. Formänderungen vollziehen sich ebenfalls, sie betreffen den Brustkorb und vor allem die Außenkonturen des Mediastinums. Im Verlauf der Entwicklung verändert sich das Verhältnis Lungen-Mediastinalvolumen nicht unerheblich. Das ist auf die Involution des Thymus und die Höhenzunahme des Thoraxraumes zurückzuführen (Abb. 3; 21).

Schließlich sind Thoraxkonfiguration und die intrathorakalen Organstrukturen, insbesondere beim Kind, in hohem Maße von der Atemphase abhängig und auch intrathorakalen Druckänderungen unterworfen, was leicht zu verhängnisvollen Fehlbeurteilungen führen kann. Das betrifft vor allem die Aufnahmen von Kindern im nichtkooperationsfähigen Alter, wenn die Aufnahme zufällig in tieferer Exspiration aufgenommen wurde, was beim weinenden bzw. schreienden Kind vorkommen kann. Diese atemphasenabhängigen Veränderungen sind jedoch bei einiger Erfahrung an bestimmten Kriterien unschwer zu erkennen. Ihre Ausprägung ist von der Ausatemtiefe abhängig. Kennzeichnend sind ein hoher Zwerchfellstand (Projektion auf die 5.–7. Rippe dorsal), ganz schmale Randwinkel, eine trapez- bis zeltförmige Thoraxkonfiguration mit stärkerer Neigung der hinteren Rippenanteile, querliegender breiter Herzschatten,

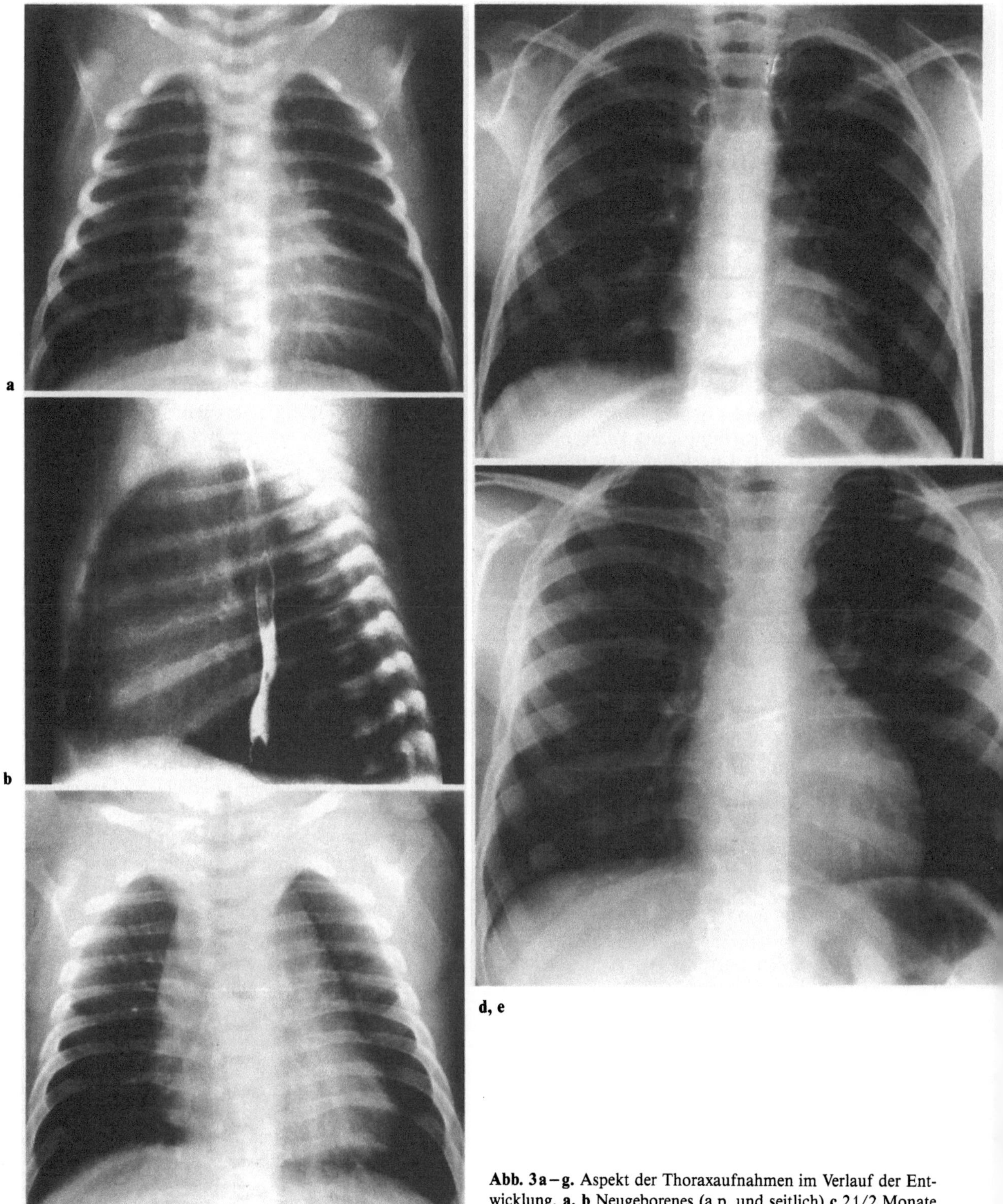

Abb. 3a–g. Aspekt der Thoraxaufnahmen im Verlauf der Entwicklung. **a, b** Neugeborenes (a.p. und seitlich) **c** 21/2 Monate (a.p.). **d** 3 Jahre (p.a.) **e** 6 Jahre. **f** 10 Jahre. **g** 14. Jahre

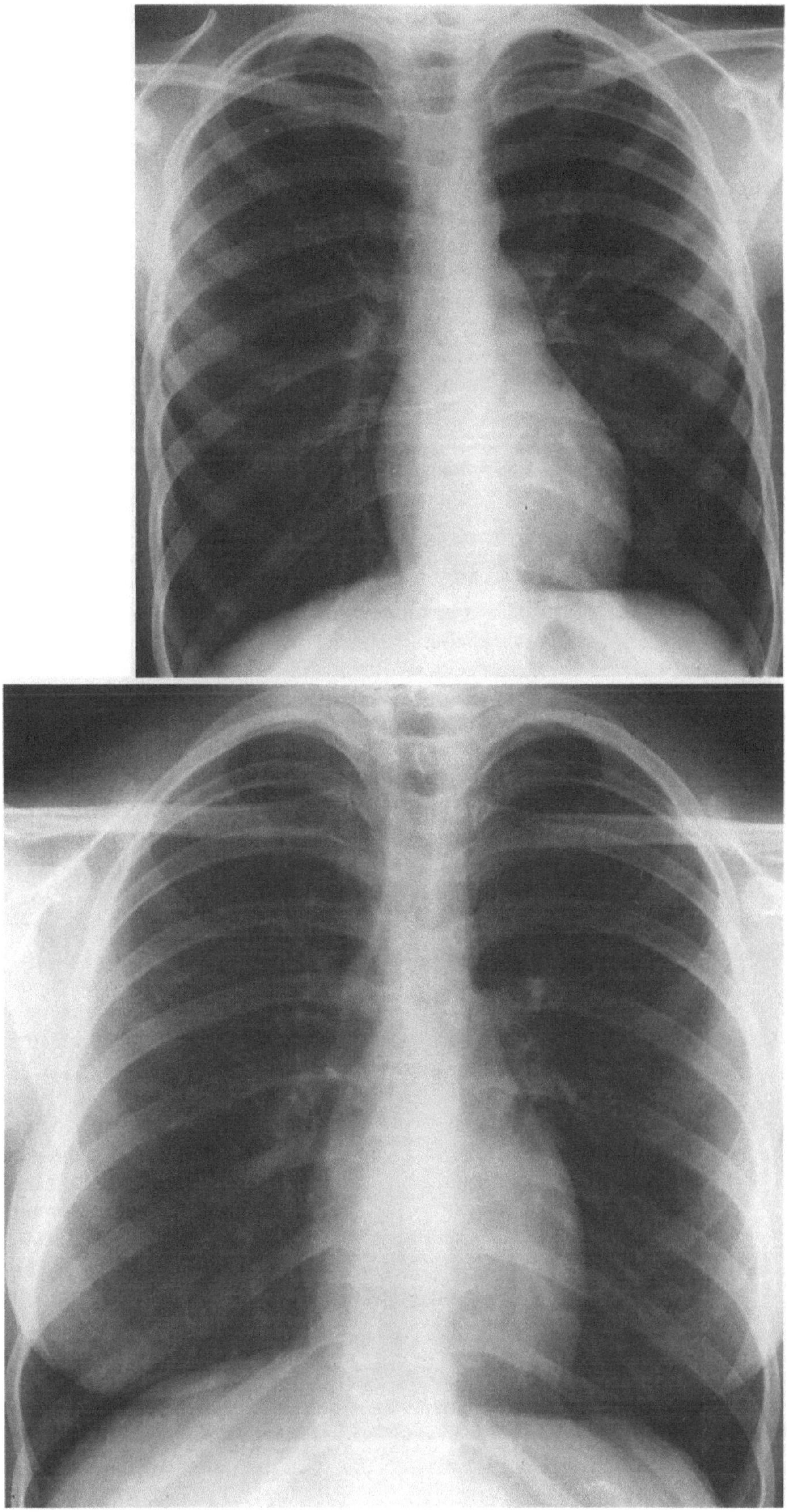

f

g

Abb. 3f, g

Verbreiterung des oberen Mittelschattens und bei regelrecht verlaufendem Aortenbogen eine bis bajonettförmige Abwinkelung und Verlagerung der Trachea nach rechts in Höhe der oberen Thoraxapertur. Bei Rechtslage des Aortenbogens erfolgt die Abwinkelung nach der anderen Seite. Die Bifurkation ist unter diesen Umständen gespreizt und die Lungenfelder sind vor allem basal und perihilär wie bei einem Lungenödem eingetrübt. Die Lungengefäßkonturen sind entweder überhaupt nicht oder nur noch schemenhaft zu erkennen. (Abb. 4).

Der Brustkorb. Die Thoraxform (Abb. 3) ist während des Wachstums einem Gestaltwandel unterworfen, was sich besonders in den ersten Lebensjahren deutlich bemerkbar macht. So ändert sich der *Breiten-Höhenquotient* erheblich. Der Durchschnittswert beträgt beim Neugeborenen 1,5, im Alter von 6 Jahren nur noch 1,2. Deswegen wirkt der Thorax des Säuglings und Kleinkindes gedrungen. Die Zwölfjährigen haben dann fast den Erwachsenenwert von 1,0 erreicht [22]. Ein besonders starkes Höhenwachstum der Brustwirbelsäule erfolgt in den beiden ersten Lebensjahren [8]. Während die Länge der Brustwirbelsäule in diesem Zeitraum um etwa 60% zunimmt, sind es in den beiden folgenden Jahren nur noch 15–20%. Die Änderung der Wachstumsgeschwindigkeit setzt jedoch schon mit 15–17 Monaten ein. Vom 2.–16. Lebensjahr verläuft dann das Thoraxlängenwachstum weitgehend linear [8]. Wie bei allen Wachstumsdaten besteht jedoch eine nicht unerhebliche Schwankungsbreite. Zusammenfassend kann man feststellen, daß die Thoraxhöhe von der Geburt bis zum Erwachsenenalter um das 4- bis 5fache, die Thoraxbreite dagegen nur um das 3,5fache zunimmt, was zu einer Streckung des Thoraxraumes führt. Der Thorax bekommt dadurch eine Tonnen- oder Faßform. Die Thoraxform ist dagegen beim Neugeborenen und jungen Säugling mehr glockenförmig. Im Querschnitt hat der Thorax des Neugeborenen und Säuglings eine mehr rundliche Form (Abb. 3a, b), was im *Thoraxindex* (Verhältnis des Tiefen- zum Breitendurchmesser) zum Ausdruck kommt. Er beträgt zu diesem Zeitpunkt 0,84, am Ende der Wachstumsperiode etwa 0,75. Bei einem 18jährigen Mädchen ist er dann auf 0,72 abgesunken [31]. Das Thoraxbreitenwachstum ist vor allem in den beiden ersten Lebensjahren besonders intensiv. Da sich der Tiefendurchmesser weniger stark ändert, entsteht so eine querovale Thoraxkonfiguration (Abb. 8).

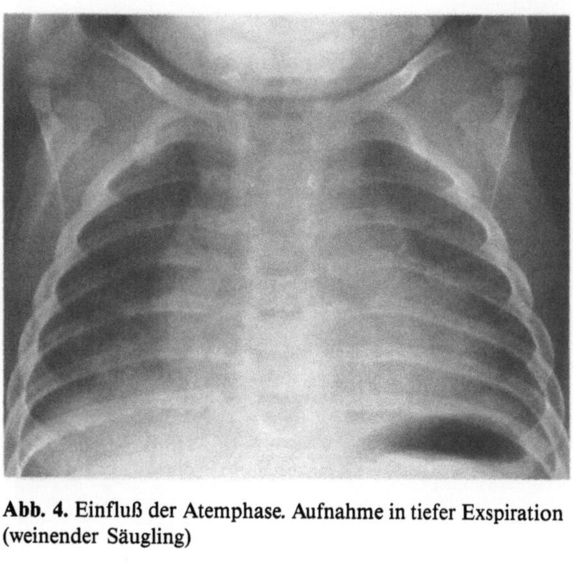

Abb. 4. Einfluß der Atemphase. Aufnahme in tiefer Exspiration (weinender Säugling)

Der *Brustraum* wird nach kaudal vom Zwerchfell begrenzt. Der *Zwerchfellstand* ist auch unter normalen Umständen recht variabel, da er von der Atemtiefe, der Aufnahmeposition, der Konstitution und der jeweiligen Magenfüllung abhängig ist. Die Magenfüllung spielt vor allem bei Aufnahmen im Liegen eine Rolle. Eine große Luftmenge im Magen (unmittelbar nach der Fütterung oder infolge Schreiens) wirkt sich jedoch auch in aufrechter Körperhaltung aus, da die Magenblase die linke Zwerchfellhälfte hochdrängt. Bei Aufnahmen in aufrechter Körperhaltung, die bei Neugeborenen und Säuglingen in der Babixhülle in guter Inspiration angefertigt werden, steht das Zwerchfell rechts in Höhe der 8.–10. bei 2- bis 3jährigen der 9.-10. und bei 10jährigen der 10.–11. Rippe. Diese Angaben können ziemlichen Schwankungen unterworfen sein und gelten vorwiegend für die Ruheatmung. So kann ein junger Säugling in tiefster Inspiration (z. B. Schreien) einen Zwerchfellstand in Höhe der 11. Rippe zeigen. Bei Aufnahmen in Rückenlage ist der Zwerchfellstand durchschnittlich um mindestens einen Zwischenrippenraum höher. Die Randwinkel sind in Abhängigkeit von der Einatemtiefe spitzwinkelig eng bis weit offen. Beim schreienden Kind können ohne Vorliegen eines pathologischen Blähzustandes bei tiefstem Zwerchfellstand die Insertionsstellen als zeltförmige Ausziehungen zum Nachweis kommen. In Ruheatmung bewegt sich das Zwerchfell während des Atemzyklus in der Regel nur um einen Zwischenrippenraum.

Die *Rippen* stehen beim neugeborenen Säugling mehr horizontal, um sich dann im Verlauf der Jahre immer stärker nach latero-ventral zu neigen. Bei 12jährigen wird im allgemeinen der Neigungswinkel der Erwachsenen erreicht. Er beträgt etwa 30–40°. Der Neigungswinkel ist selbstverständlich auch von der Körperhaltung abhängig. Durch die Aufrichtung des Thorax bei Aufnahmen im ventrodorsalen Strahlengang ist der Neigungswinkel deutlich kleiner.

Auf Aufnahmen in der Babixhülle kommen die Lungenkuppen beidseits übersichtlich zur Darstellung, da sich die Schlüsselbeine durch die hochgestreckten Arme voll in den Halsbereich projizieren (Abb. 3a, c; 20). Die Streckung führt auch dazu, daß die ventralen Lungenabschnitte im Kuppenbereich die gleiche Höhe wie die dorsalen erreichen. Ebenfalls weitgehend freiprojiziert von den Schlüsselbeinen sind die Spitzengeschosse durch die Armhaltung bei Aufnahmen im ventrodorsalen Strahlengang (Abb. 7). Die Form der Schlüsselbeine im Röntgenbild ist somit weitgehend von der Stellung des Schultergürtels abhängig. Bei hochgenommenen Armen projizieren sie sich weitgehend waagerecht. Im dorsoventralen Strahlengang projizieren sich die medialen Hälften der Schlüsselbeine dagegen auf den 3.–4. hinteren Interkostalraum. Am Unterrand des sternalen Endes der Klavikula zeigt sich bei älteren Kindern nicht selten eine unterschiedlich tiefe, unregelmäßig begrenzte bogenförmige Einkerbung durch das Ligamentum costo-claviculare, die seitenungleich ausgeprägt sein kann, was nicht mit einer pathologischen Osteolyse verwechselt werden darf (Abb. 5a).

Die *Knorpel-Knochengrenze* der Rippen befindet sich bei Neugeborenen und Säuglingen noch ziemlich weit lateral (Abb. 3a, c; 20). An der Knorpel-Knochengrenze erkennt man bei Neugeborenen und jungen Säuglingen eine scharfbegrenzte knopfförmige Auftreibung, die sich später völlig verliert. Die ventralen Anteile der Rippen kommen regelmäßig breiter zur Darstellung. Der Unterrand der Rippen ist bei älteren Kindern etwa von der 9. Rippe abwärts etwas unregelmäßig und nicht ganz scharf konturiert, was durch den Sulcus costae verursacht wird (Abb. 5a).

Die Knochenelemente des *Sternums* sind auf Übersichtsaufnahmen bei exakter Thoraxeinstellung nicht abgrenzbar. Bei leichter Verdrehung des Thorax ist jedoch bei älteren Kindern der laterale Rand des Manubrium sterni als bogenförmige Kontur zu sehen, die aufgrund des scharfen, knochendicht wirkenden Randes und der topographischen Beziehung zum sternalen Ende des Schlüsselbeines kaum mit einer mediastinalen Raumforderung zu verwechseln ist. Eine etwas stärkere Verdrehung des Thorax oder bei Schrägaufnahmen zeigen beim Säugling und Kleinkind die meist perlschnurartig angeordneten fünf Knochenkerne des Sternums freiprojiziert. Der 2., 3. und 4. Knochenkern ist zu diesem Zeitpunkt häufig noch paarig angelegt. Auf gut eingestellten Seitaufnahmen sind die Knochenelemente des Sternums orthograd dargestellt. Das Manubrium sterni ist gegenüber dem Corpus sterni nach dorsal abgewinkelt (Abb. 5b).

Die lateralen Abschnitte der oberen Thoraxhälfte sind durch die Schulter und den M. pectoralis major weniger strahlentransparent. Auch bei Aufnahmen im dorsoventralen Strahlengang und in aufrechter Körperhaltung projizieren sich die Schulterblätter häufiger lateral in den Thoraxraum. Durch die Schrägstellung der Schulterblätter ist der mediale, vertikale Rand oft nur schemenhaft erkennbar.

Im Alter von 10–11 Jahren entwickelt sich beim Mädchen eine Knospenbrust, die im mittleren Bereich des Lungenuntergeschosses eine unscharf begrenzte rundliche Eintrübung verursacht, und bei nicht seitengleicher Brustentwicklung zu Fehlbeurteilungen Anlaß geben kann. Die Transparenzminderung der Untergeschosse durch eine vollentwickelte Brust führt zu einem so charakteristischen Erscheinungsbild, daß Verwechslungen nicht gut möglich sind (Abb. 3). Eine stärkere Kompression einer Brust hat jedoch einen Seitenunterschied in der Transparenz zur Folge.

Die *Brustraumbegrenzungen* (Abb. 5a, b): Der Brustraum wird umgrenzt vom knöchernen Thorax mit seinen Weichteilen, den Halsorganen und dem Zwerchfell. Während die Lungen fast vollständig von echten Grenzen umgeben sind, ist der Zugang vom oberen Mediastinum zum Halsbereich völlig offen. Eine künstliche Grenzlinie ist die obere Thoraxapertur. Das hintere untere Mediastinum ist paraaortal zum Retroperitoneum ebenfalls nicht vollständig verschlossen. Deshalb können Prozesse im Halsbereich oder im Retroperitonealraum auf das Mediastinum und umgekehrt übergreifen.

Die kaudale Begrenzung des Brustraumes hat eine Kuppelform, da das Zwerchfell dorsal und lateral wesentlich tiefer steht. Der Zwerchfellstand ist in erster Linie von der Atemphase abhängig. In tiefer Inspiration läßt sich der Thoraxraum erheblich nach caudal vergrößern. Die maximale Ausdehnung nach unten ist durch die Umschlagsfalte des Sinus phrenico-costalis vorgegeben. Sie befindet sich dorsal etwa in Höhe des 12. Brustwirbels und lateral der 10. Rippe. Ventral verläuft die Umschlagsfalte vom Processus xiphoideus nach lateral a 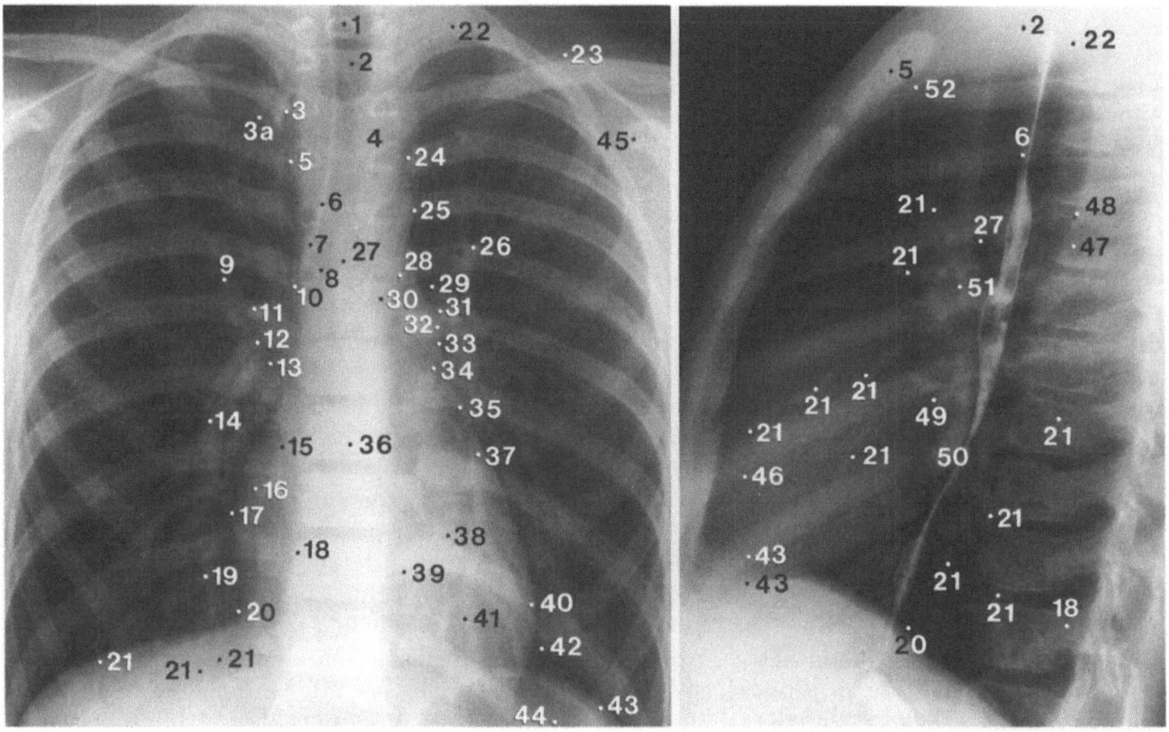 b

Abb. 5a, b. Kennzeichnung der anatomischen Strukturen. *1* Dornfortsatz 1. BW, *2* Trachea (Halsbereich), *3* sternales Ende der rechten Klavikula, *3a* Ansatz des Ligamentum costo-claviculare, *4* obere dorsale Pleurakontaktlinie, *5* Manubrium sterni, *6* paratrachealer Streifen, *7* Vena azygos, *8* rechter Hauptbronchus, *9* Oberlappenvene, *10* Abgang des rechten Oberlappenbronchus, *11* orthograd getroffene Segmentarterie (Nr. 3), *12* A. intermedia, *13* Bronchus intermedius, *14* A. basalis rechts, *15, 16* Pulmonalvenen vor der Einmündung in den linken Vorhof, *17* Rand rechter Vorhof, *18* Bogenwurzel (10. BW), *19* Pulmonalarterie in Segment 10, *20* Cava inferior, *21* Pulmonalgefäße, *22* Oberrand der Lunge dorsal, *23* Weichteile über der Klavikula, *24* A. subclavia links, *25* Aortenbogen, *26* orthograd getroffenes Pulmonalgefäß, *27* Bifurkation, *28* Aorta descendens (lat. Rand), *29* Pulmonalarterie, *30* linker Hauptbronchus, *31* Pulmonalvene, *32* Unterlappenbronchus, *35* Ausflußbahn rechter Ventrikel, *36* untere dorsale paraösophageale Linie, *37* A. basalis links, *38* Pulmonalvene vor Einmündung in den linken Vorhof, *39* Querfortsatz links (10. BW), *40* Rand linker Ventrikel, *41* Arterie in Segment 10, *42* Knorpel-Knochengrenze 6. Rippe links, *43* Zwerchfell, *44* Magenfundus, *45* Proc. coracoideus, *46* rechter Ventrikel, *47* Ober-Unterlappenfissur, *48* Skapularand, *49* Bereich linker Vorhof, *50* unterer Venenwinkel, *51* orthograd getroffenen rechten Pulmonalarterienhauptstamm mit abgehenden Oberlappenarterie und Oberlappensegmentarterien, *52* ventraler Oberrand der Lunge

kontinuierlich abfallend bis zur 10. Rippe. Die medioventrale Fläche der linken Zwerchfellhälfte wird durch das Herzgewicht leicht nach kaudal abgedrängt und steht deshalb in der Regel um etwa einen halben bis ganzen Interkostalraum tiefer. Die kraniale Grenze des Brustraumes steigt nach dorsal konvexbogenförmig bis zum vertebralen Ende der 1. Rippe an. Ventral endet der obere Thoraxraum am Unterrand des Schlüsselbeines. Diese topographische Beziehung erlaubt es, mediastinale Raumforderungen bereits nach dem p.a.-Übersichtsbild dem vorderen oder hinteren Mediastinum zuzuordnen. In der amerikanischen Literatur wird dies als „cervicothoracic sign" bezeichnet (Abb. 5b).

Die Lungengrenzen zum Mediastinum: Die medialen Lungengrenzen sind an den pleuromediastinalen Begrenzungslinien zu erkennen, von denen manche nur auf gut exponierten Übersichtsaufnahmen sichtbar sind, da sie von Mittelschattenorganen überlagert werden. (Abb. 6a, b). Ihre Darstellbarkeit ist dem großen Luft-Weichteilkontrast zuzuschreiben. Eine weitere Voraussetzung ist, daß diese pleuromediastinalen Grenzlinien tangential getroffen werden. Den komplizierten Grenzverlauf der Lungen zum Mediastinum veranschaulichen die Computertomogramme (Abb. 8). Die Darstellungsbedingungen für die überlagerten mediastinalen Grenzlinien sind bei Kindern günstiger, so daß sie

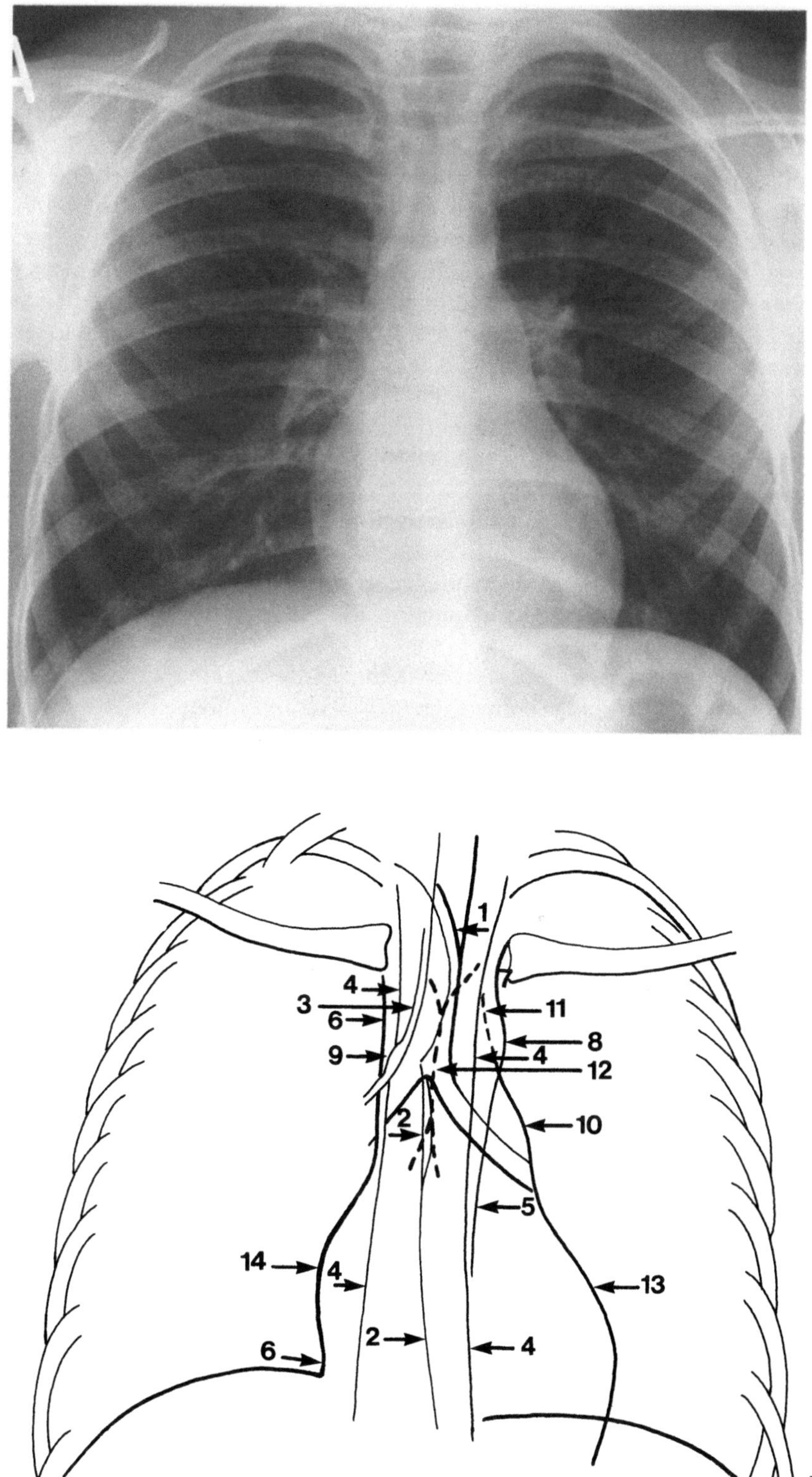

Abb. 6a, b. Pleuromediastinale Begrenzungslinien, 6 Jahre **b** *1* Obere dorsale Pleurakontakt- bzw. paraösophageale Linie, *2* Untere dorsale Pleurakontakt- bzw. paraösophageale Linie, *3* paratrachealer und parabronchialer Streifen, *4* paravertebrale Linie rechts und links, *5* Aortenlinie, *6* Kavalinie, *7* Subklavialinie, *8* Aortenbogen, *9* Azygosbogen, *10* Pulmonalbogen, *11* Mediastinale Grenzlinie oberhalb des Pulmonalarterienhauptstammes, *12* Vordere Pleurakontaktlinie, *13* Rand linker Ventrikel, *14* Rand rechter Vorhof auf regelrecht exponierten Übersichtsaufnahmen im sagittalen Strahlengang viel häufiger als beim Erwachsenen nachgewiesen werden können. Die aufnahmetechnischen Bedingungen sind wesentlich für die Häufigkeit ihres Nachweises. So werden Häufigkeitsangaben in Abhängigkeit von der jeweiligen Aufnahmetechnik nicht unbeträchtlich schwanken. Auf etwa 500 normalen frontalen Thoraxaufnahmen von Kindern zwischen 0 und 16 Jahren konnte die wichtige pleuroösophageale Linie bei 83% abschnittsweise erkannt werden, in ihrer ganzen Ausdehnung von kranial bis zum Zwerchfell jedoch nur in 13% [19]. Der rechte paratracheale Streifen war allerdings in einer Studie bei nur knapp 40% der Kinder, dagegen in 90% bei jungen Erwachsenen nachweisbar [21]. Der fehlende Nachweis darf somit nicht als pathologisch gewertet werden. Die dargestellte Grenzlinie gestattet nicht nur die Beurteilung eines größeren Lungenvolumens, sondern auch die bessere Erfassung mediastinaler Krankheitsprozesse.

Die *paravertebralen Linien* verlaufen beidseits weitgehend geradlinig entlang der Wirbelsäule (Abb. 6a, b). Hier grenzen die Lungen unmittelbar an das paravertebrale Bindegewebe, das von der Pleura parietalis überzogen ist. Raumforderungen bei Wirbelsäulenprozessen, neurogene Tumore und vergrößerte paravertebrale Lymphknoten können diese Grenzen nach lateral abdrängen. Links unten führt die Aorta descendens allerdings häufiger zu einer leichten flachbogigen Ausbuchtung nach links, was nicht mit einer abweichend verlaufenden paravertebralen Linie verwechselt werden darf.

Die obere und untere dorsale Pleurakontakt- bzw. paraösophageale Linie (Abb. 6a, b) sind bei Kindern, wie bereits ausgeführt, häufiger zu sehen. Man spricht von einer Pleurakontaktlinie, wenn beide Pleurablätter nur von einem wenige Millimeter breiten Saum von Bindegewebe getrennt retroösophageal in Berührung kommen und dann als Streifenschatten zu sehen sind (Abb. 6a). Dieser Streifenschatten ist oberhalb der V. azygos häufiger vorhanden. Er verläuft von Bifurkationshöhe in Projektion auf die Trachealaufhellung in einem nach rechts offenen Bogen nach kranial, um oberhalb des Manubrium sterni nach rechts in den Pleurakuppenbereich überzugehen. Dieser Verlauf erlaubt eine eindeutige Unterscheidung von der anterioren Pleuragrenzlinie (Abb. 7). Kaudal geht dieser Bogen in Projektion auf die Bifurkation oder vom medialen Rand des Azygosbogens in die *untere Pleurakontakt- bzw. paraösophageale Linie* über, wobei diese Kontur in einem leicht prominenten Bogen zuerst nach rechts abbiegt, um dann leicht

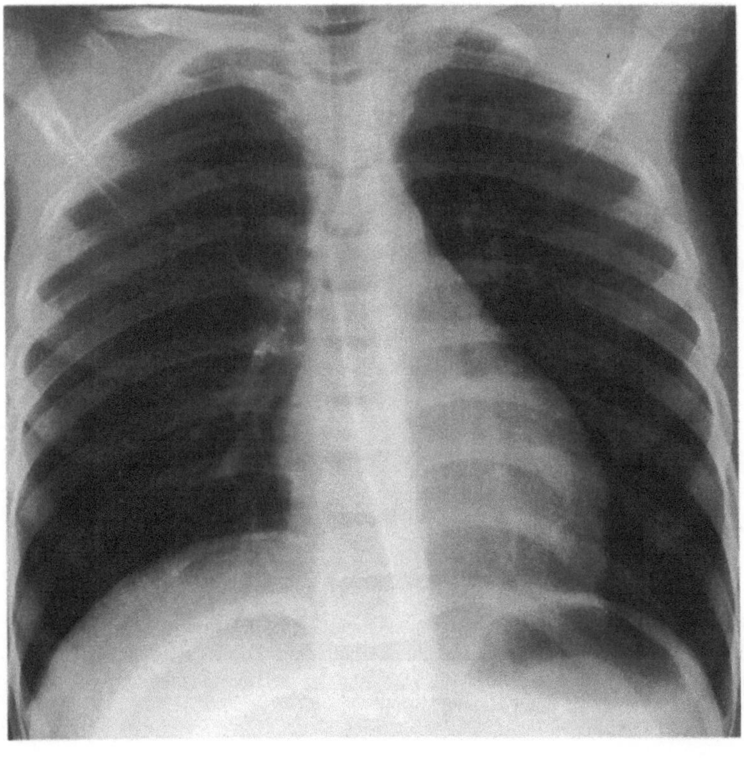

Abb. 7. Aufnahme im a.p.-Strahlengang. Lungenobergeschosse freiprojiziert. Darstellung der vorderen Pleurakontaktlinie, der oberen und unteren dorsalen Pleurakontakt- bzw. paraösophagealen Linie und der lateralen Begrenzung der rechten und linken V. brachiocephalica. Herzbucht durch randbildenden Thymus verstrichen. 6 Jahre

nach linksgerichtet bis zum Zwerchfell zu verlaufen. Wenn diese Begrenzung im oberen Bereich streifenförmig ist, handelt es sich um die Pleurakontaktlinie, da hier rechtes und linkes parietales Pleurablatt retroösophageal unmittelbar nebeneinander liegen (Abb. 8). Im weiteren Verlauf entspricht diese Linie der Grenze zwischen Lunge und dem rechten paraösophagealen Gewebe.

Diese Pleurakontaktlinien erfahren Verlagerungen bei Blähzuständen, bei Lungenprozessen mit Volumenverlust und bei mediastinalen Raumforderungen in diesem Bereich. Eine Verlagerung der paraösophagealen Linie findet man auch bei einer Ösophagusdilatation.

Die *vordere Pleurakontaktlinie* (Abb. 6b, 7) zeigt ebenfalls einen nach rechts offenen Bogen. Dieser projiziert sich in Bifurkationshöhe links neben die Trachea und reicht nur bis an den Unterrand des Manubrium sterni nach kranial. Sie ist somit mit der oberen dorsalen Pleurakontakt- bzw. paraösophagealen Linie, die viel häufiger nachweisbar ist, nicht zu verwechseln. Sie ist fast immer bei einseitigen Blähzuständen der Lunge oder einseitigen Volumenverlusten zu sehen. Bei stärkerer Verlagerung spricht man von einer vorderen mediastinalen Hernie. Durch Raumforderungen im vorderen oberen Mediastinum werden die Lungengrenzen auseinander gedrängt, das geschieht ebenfalls beim Säugling und Kleinkind durch den Thymus.

Die *Kavalinie* (Abb. 6a, b) ist die am weitesten rechts lateral senkrecht nach kaudal verlaufende Linie, die unterhalb des Sternoklavikulargelenkes bis zum rechten Vorhofbogen zieht. Sie ist beim Säugling und Kleinkind nicht abzugrenzen, wenn die V. cava vom Thymus überlagert wird. In guter Inspiration angefertigte Aufnahmen zeigen im rechten Herz-Zwerchfellwinkel eine kurze. meist senkrecht oder schrägverlaufende Kontur, die dem rechten Rand der V. cava inferior entspricht (Abb. 5a, 6). Die Kavalinie wird bei einer Rechtsherz- oder Trikuspidalinsuffizienz und bei einer stärkeren Hypervolämie nach rechts verlagert. Eine erweiterte und elongierte Aorta kann die V. cava bogenförmig nach rechts abdrängen.

Der *Azygosbogen* (Abb. 5a, 6) befindet sich im rechten Tracheobronchialwinkel und imponiert als eine ovaläre Verschattungsfigur, die der orthograd getroffenen V.azygos entspricht. Bei Kindern über 2 Jahre ist sie auf 70–80% der Übersichtaufnahmen abzugrenzen und zu messen. Die Breite der Azygosvene beträgt im Alter zwischen 6 und 24 Monaten in aufrechter Körperhaltung im Mittel 4,1 ± 1 mm (einfache Standardabweichung), zwischen 2 und 7 Jahren 4,6 ± 1,2 und zwischen 8 und 14 Jahren 5,1 ± 1,6 mm [34]. Geschlechtsunterschiede sind nicht erkennbar. Nach einer anderen Studie beträgt der Median bei aufrechter Körperhaltung für Kinder zwischen 3 und 8 Jahren 5,0 mm, zwischen 8 und 11 Jahren 5,5 und zwischen 11 und 16 Jahren 6,5 mm. Es besteht erwartungsgemäß ein deutlicher Unterschied der Gefäßweite auf Aufnahmen im Stehen (Median 5,5 mm) und im Liegen (Median 8 mm) [28]. Im Rahmen dieser Untersuchungen wurde auch ein Index zwischen der Höhe des 8. Brustwirbelkörpers der gleichen Aufnahme und der Gefäßweite errechnet. Dieser Indexwert ist altersunabhängig, der Median beträgt im Stehen 0,37 und im Liegen 0,46.

Der Azygosbogen ist pathologisch erweitert bei einer Rechtsherzinsuffizienz oder bei fehlender V. cava inferior, da Blut aus der unteren Körperhälfte über das Azygossystem in die obere Hohlvene abgeführt wird. Der Azygosbogen fehlt an typischer Stelle, wenn ein Lobus venae azygos vorliegt (Abb. 9). Eine erweiterte Azygosvene ist nicht immer leicht von einem vergrößerten tracheobronchialen Lymphknoten zu unterscheiden. Wenn ein spitzer Winkel zur Trachea bzw. zum Hauptbronchus erkennbar ist, spricht dies eindeutig für eine Erweiterung der Azygosvene.

Der *Paratrachealstreifen* (Abb. 5, 6, 7) am rechten Rand der Trachea ist beim gesunden Kind durchschnittlich 1,5–1,8 mm breit, die Normwerte liegen zwischen 0,5–3 mm [21]. Höhere Werte sind als pathologisch anzusehen. Dieser Streifen entspricht ebenfalls einer pleuromediastinalen Linie, die durch die an das paratracheale Gewebe angrenzende Lunge zustande kommt. Ein nach dorsal paratracheal ausladender Thymus verhindert ihre Darstellung. Der Paratrachealstreifen ist am häufigsten infolge paratrachealer Lymphknotenschwellungen verbreitert. Auch jede andere, an die Trachea angrenzende Raumforderung (z. B. Mediastinitis) oder mediastinale Schwarten führen zu einer Verbreiterung [18]. Intrapulmonale Nachbarschaftsprozesse mit vollständig fehlender Lungenbelüftung verursachen ebenfalls ein Auslöschphänomen (Silhouettenphänomen). Auf Seitaufnahmen ist ein dorsaler Paratrachealstreifen abgrenzbar, der bei paratrachealen Raumforderungen ebenfalls verschwindet (Abb. 5b).

Die *Subklavialinie* (Abb. 6a, b) verläuft vom Aortenbogen schräg nach lateral oben. Diese Begrenzung reicht weiter nach links, wenn die A. subclavia erweitert ist. Sie geht dann mitunter vom lateralen Kulminationspunkt der Aorta senkrecht

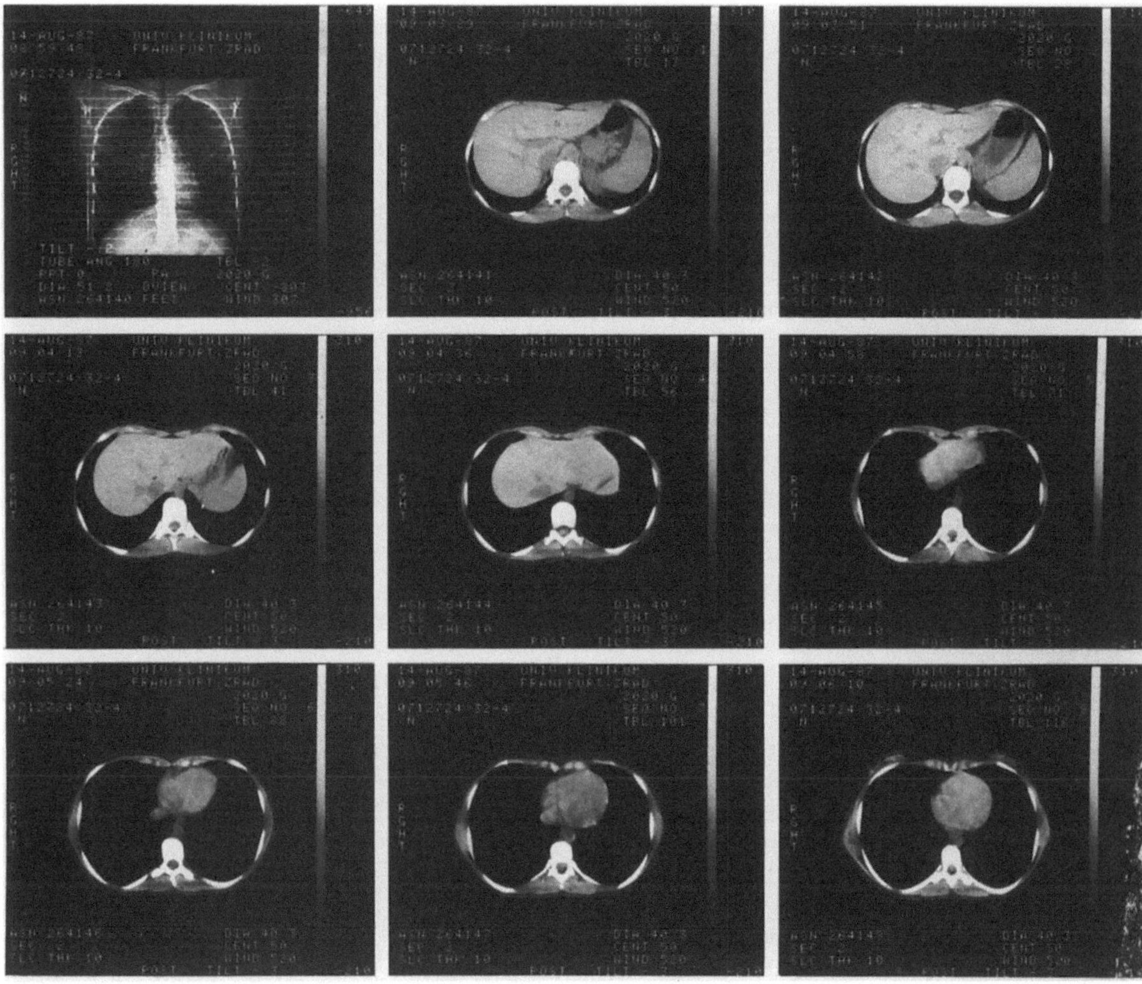

8

Abb. 8. Darstellung der pleuromediastinalen Grenzlinien im Computertomogramm. Schichtabstände 15 mm. Schichtdicken 10 mm. 14 Jahre

nach oben. In diesem Bereich kann auf beiden Seiten die ventral verlaufende V. brachiocephalica schräg nach oben auf die Schlüsselbeine zulaufen. Sie ist besonders gut und häufig auf Aufnahmen im a. p.-Strahlengang zu sehen (Abb. 7).

Die linke Begrenzung des *Aortenbogens* (Abb. 5a, 6) und der *Aorta descendens* sind in der Regel abgrenzbar. Die Linie der Aorta descendens zieht vom Aortenbogen kontinuierlich schräg nach medial und verschwindet in unterschiedlicher Höhe im Mittelschatten. Über dem Zwerchfell kann die Kontur der Aorta descendens links wieder in Erscheinung treten. Der Aortenbogen kann auch ohne Vorliegen eines Situs inversus an gleicher Stelle auf der rechten Seite liegen und dementsprechend die Aorta descendens auf der rechten Seite nach kaudal verlaufen. Eine Rechtslage des Aortenbogens muß nicht mit einem Vitium cordis kombiniert sein.

Die *Breite des Aortenbogens* nimmt vom 4.–14. Lebensjahr stetig linear zu. Messungen an einer größeren Zahl herzgesunder Kinder ergaben, daß das Höhenwachstum des 8. Brustwirbels in diesem Altersabschnitt gut mit der Breite des Aortenbogens korreliert und so für diese Altersspanne ein einheitlicher Indexwert Gültigkeit hat, der sich aus dem Verhältnis Aortenbogenweite und Höhe des 8. Brustwirbelkörpers errechnet. Indexwerte *über* 1,7 (95%-Grenze zwischen 1,0 und 1,7) sind als pathologisch zu werten. Kinder unter 3 Jahren haben einen höheren durchschnittlichen Indexwert (0–1 Jahr: 1,8 – Grenzwerte: 1,3–2,3; 1–3 Jahre: 1,56 – Grenzwerte 1,1–2,2) [27]. Der Median des Aortenindexwertes beträgt bei Kindern zwischen 3 und

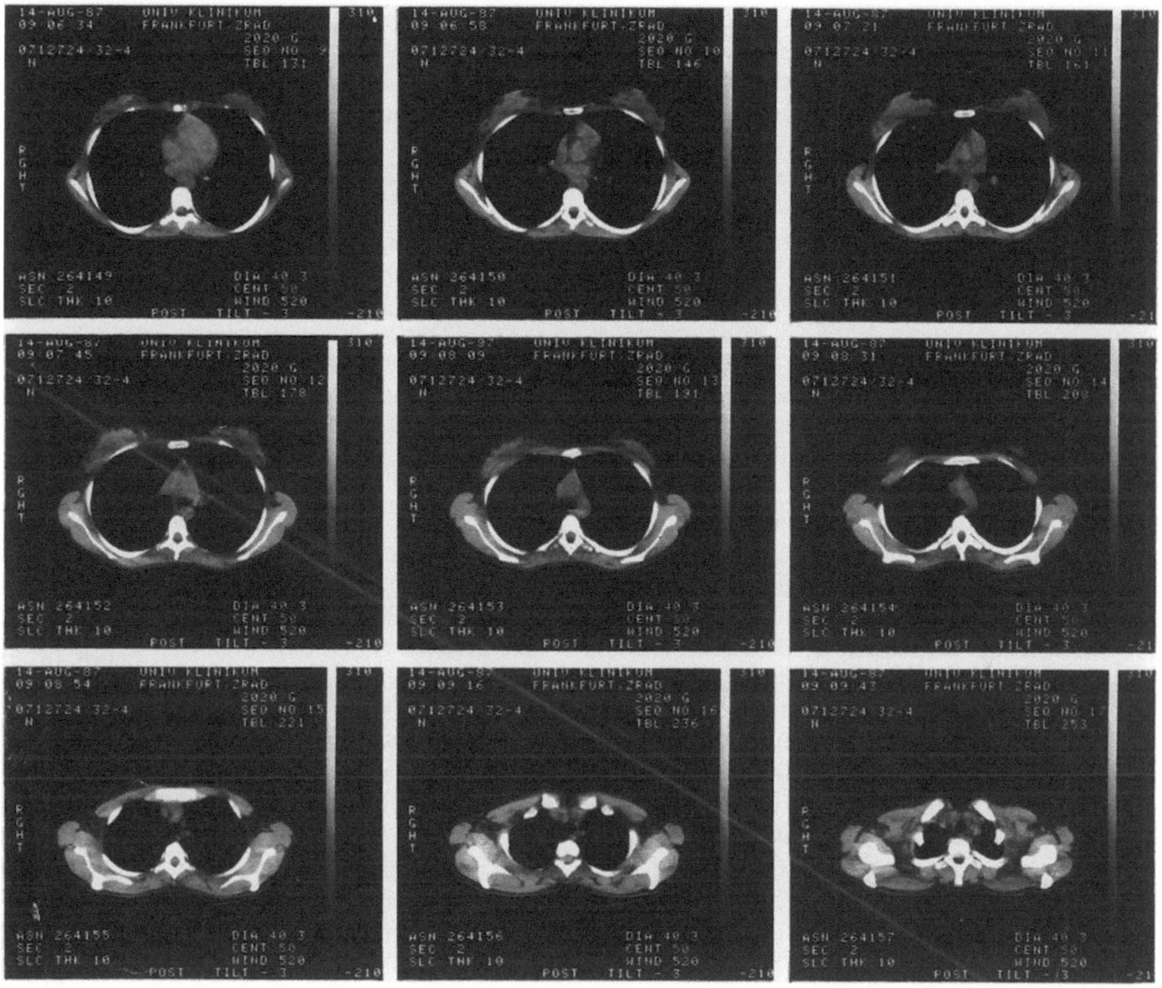

8

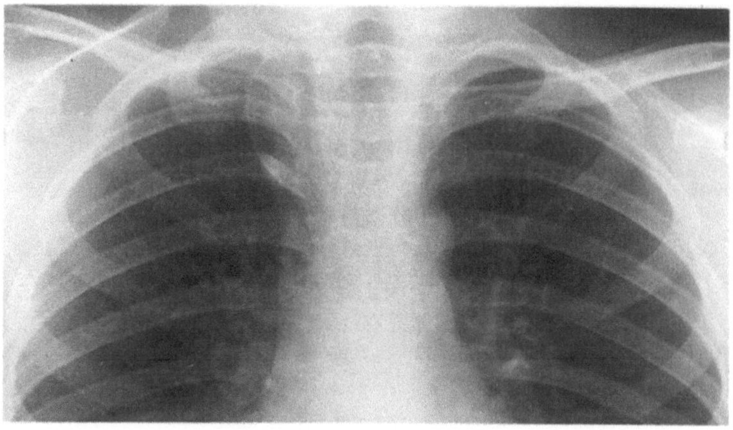

Abb. 9. Lobus venae azygos. Beachte Fehlen der Azygosvenen im rechten Tracheobronchialwinkel

14 Jahren 1,4, die Einzelwerte liegen zwischen 0,8 und 2,0 [29]. Gemessen wird eine waagerechte Strecke zwischen linkem Trachealrand und der maximalen Ausladung des Aortenbogens. Die Wirbelkörperhöhe wird auf derselben Aufnahme ermittelt. Die Weite des Aortenbogens ändert sich vor allem bei Volumenbelastungen (Fallot, Aortenklappeninsuffizienz, Ductus arteriosus apertus, Aortenisthmusstenose, Truncus).

Die leichte flachbogige Prominenz unterhalb des Aortenbogens entspricht der linken Begrenzung des *Pulmonalarterienhauptstammes* (Abb. 5a; 6a, b). Er hat auf der p. a.-Aufnahme seinen Fußpunkt etwa in Projektion auf den Unterrand des linken Oberlappenbronchus oder knapp darunter (Abb. 22). Der Pulmonalarterienhauptstamm kann durch einen randbildenden Thymus vorgetäuscht sein, da der Thymus häufiger bis ins Jugendalter in diesem Bereich persistiert (s. unter Kapitel WILLICH). Der Pulmonalarterienhauptstamm ist erweitert bei Volumenbelastungen (Links-Rechts-Shunt-Vitium, Pulmonalklappeninsuffizienz) sowie bei valvulärer Pulmonalstenose. Echte Erweiterungen des Pulmonalarterienhauptstammes führen auch immer zu einer Ausweiterung des Pulmonalsegmentes nach kranial. Ein kurzes Areal am linken Herzrand unterhalb des Fußpunktes entspricht dem linken Rand der Ausflußbahn des rechten Ventrikels, im Kindesalter seltener der Begrenzung des linken Vorhofohres.

Unterhalb der Ausflußbahn des rechten Ventrikels wird der *linke Ventrikel* bis in den Spitzenbereich randbildend. Die bogenförmige Herzkontur auf der rechten Seite entspricht dem rechten *Vorhofrand* (Abb. 5a; 6a, b).

Bronchialbaum und Topographie der Lunge: Die Entwicklung des Bronchialbaumes und der präazinären Gefäße ist bereits in der 16. Woche des intrauterinen Lebens abgeschlossen. Die Alveolen entstehen erst nach der Geburt aus Alveolarsäckchen, sie nehmen an Zahl und Größe bis zum 8. Lebensjahr stetig zu. Danach vergrößern sie sich bis zum Abschluß des Körperwachstums [20].

Diese Daten sind wichtig zum Verständnis der Lungenfehlbildungen und erlauben Rückschlüsse auf den Zeitraum ihrer Entstehung. Sie erklären jedoch auch die Möglichkeiten der Reparation erworbener Lungenschäden in verschiedenen Entwicklungsphasen.

Der Bronchialbaum entwickelt sich asymmetrisch dichotom. Es besteht eine enge Beziehung zwischen dem Durchmesser eines Bronchialastes und der Zahl der zu versorgenden Bronchioli respiratorii. Es ist auch eine Relation zwischen Körperlänge und der Anzahl der Alveolen nachgewiesen.

Die Trachea ist innerhalb des Mediastinalschattens wie die beiden Hauptbronchien als ein Aufhellungsband gut abgrenzbar. Sie hat im Gesamtverlauf ein gleichmäßiges Kaliber, bei älteren Kindern, etwa ab 9–12 Jahren, zeigt die Trachea immer häufiger an ihrem linken Rand unmittelbar oberhalb der Bifurkation eine flache Eindellung, die ab dem 15.–17. Lebensjahr regelmäßig und deutlicher ausgeprägt zu sehen ist. Unterschiede in der Dimension der Trachea zwischen Mädchen und Knaben bestehen bis zum 14. Lebensjahr nicht [12]. Der Transversaldurchmesser (Breite) der Trachea ist bis zum 6. Lebensjahr wenig größer als der Sagittaldurchmesser. Danach sind die beiden Trachealmaße bis zum 18. Lebensjahr weitgehend gleich [12]. Die normalen Trachealmaße sind in der Tabelle 4 zusammengefaßt. Sie beziehen sich auf Inspirationsaufnahmen, da das Tracheallumen wie das der

Tabelle 4. Normale Trachealmaße (Durchschnittswerte und Schwankungsbreite)

	Alter (Jahre)					
	2–4	4–6	6–8	8–10	10–12	12–14
Anzahl ♀ und ♂	96	100	98	90	98	98
Transversaldurchmesser (mm)	8,2	9,3	9,9	11,3	11,7	13,0
*Schwankungsbreite	6–11	7–12	8–12,5	7,5–14	10–14	11–16
Sagittaler Durchmesser (mm)	7,6	8,8	9,6	11,2	11,9	13,3
Schwankungsbreite	6–10,5	6–12	7,5–13	6,5–14	9–14,5	9,5–16

Maße an Thoraxübersichtsaufnahmen ermittelt.
Untersuchungsbedingungen: Fokus-Filmabstand 150 cm, ab 10. Lebensjahr 200 cm
Keine Abstandskorrektur
(Nach TORKAMANI-REZAY u. BALL [30a])

Bronchien von der Atemphase abhängig ist. In der Exspirationsphase nimmt das Lumen ab. Atemphasenabhängige Lumenänderungen sind in den kleinen Bronchien am stärksten ausgeprägt, während beim Hustenstoß vor allem in den größeren Bronchien eine starke Verkleinerung des Lumens festzustellen ist. Der Transversaldurchmesser der zervikalen und thorakalen Trachea ist gleich [15]. Die Trachea verläuft intrathorakal leicht nach rechts, die Bifurkation projiziert sich auf die rechte Hälfte der Wirbelsäule, bei Säuglingen in Höhe von TH 3–4 und später von TH 4–5. Die Tracheallänge beträgt in den beiden ersten Lebensjahren durchschnittlich 5,5 cm, im Alter von 12–14 Jahren annähernd 11 cm, beim ausgewachsenen Jugendlichen 13 cm [12]. Der Bifurkationswinkel ist ebenfalls weitgehend von der Atemphase abhängig, in tiefer Inspiration ist er am kleinsten. Bei Säuglingen und Kleinstkindern ist der Bifurkationswinkel durchschnittlich größer. Später mißt der Bifurkationswinkel in der Regel 65–85°.

Die Messungen der Bronchialwinkel ergaben, daß beide Winkel bis zum 15. Lebensjahr weitgehend symmetrisch sind, wobei die durchschnittlichen Winkelwerte links um einige Grad größer sind. Nach dem 15. Lebensjahr nimmt der linksseitige Winkel deutlich zu, wobei sich eine Beziehung zum Auftreten der Trachealimpression durch den Aortenbogen herstellen läßt [6]. Der rechte Hauptbronchus ist kürzer als der linke und hat eine größere Dimension, was mit dem größeren Volumen der rechten Lunge zusammenhängt. Auf der rechten Seite gehen 3 und links 2 Lappenbronchien ab, wodurch eine erste *Gliederung der Lunge* in *Lappen* erfolgt, die durch Fissuren von einander getrennt sind (Abb. 10a–f, Tabelle 5). Die Lappen sind in unterschiedlich große Segmente unterteilt, die Zahl der Segmente eines Lappens ist verschieden. In der Regel sind die Lappensegmente nicht durch Fissuren begrenzt. Der rechte Oberlappenbronchus gibt 3 Segmentbronchien ab, aus denen jeweils 2 Subsegmentbronchien hervorgehen. Die weitere Aufteilung geschieht in gleicher Weise bis in die feinsten Bronchialverästelungen (Bronchioli respiratorii). Das Bauprinzip ist in jedem Lappen gleich. Die Bronchien sind im Nativbild bei entsprechender Belichtung der Aufnahme bis zu den Abgängen der Lappenbronchien zu verfolgen (Abb. 3, 5, 6).

Die Aufgliederung der rechten Lunge führt zu 10, die der linken zu 8 Segmentbronchien (Abb. 11a–d, Tabelle 6). Der vom Oberlappenbronchus abgehende Lingulabronchus entspricht dem Mittellappenbronchus auf der rechten Seite, der vom Bronchus intermedius abgeht. Variationen sind jedoch nicht selten. Dieser Einteilung folgen auch die Pulmonalarterien, die im Verband der Bronchien verlaufen. Während die Bronchien nur bis zu den Abgängen der Lappenbronchien im Nativbild zu verfolgen sind, lassen sich die Gefäße als einzige Strukturen bis in den Peripherie abgrenzen. Die Bronchogramme und die schematischen Darstellungen veranschaulichen die Lage, Ausdehnung und Topograghie der Lappen und Segmente und können einen räumlichen Eindruck vermitteln. Die Lappen sind jeweils weitgehend von Pleura visceralis überzogen.

Die *Lappengrenzen* können auf frontalen und sagittalen Übersichtsaufnahmen als scharf konturierte feine Linien nachweisbar sein. Die Linien haben eine Stärke von knapp 1/5 mm. Voraussetzung ist jedoch, daß sie über eine bestimmte Strecke tangential getroffen werden. Ihre Darstellbarkeit auf Standardaufnahmen hängt somit von ihrem Verlauf

Tabelle 5. Ventral angrenzende Lungensegmente, Erläuterung zu Abb. 10

Segment	Rechte Lunge	Linke Lunge
1	Apikales Oberlappensegment	Apikoposteriores Oberlappensegment
2	Posteriores Oberlappensegment	
3	Anteriores Oberlappensegment	Anteriores Oberlappensegment
4	Laterales Mittallappensegment	Superiores Lingualsegment
5	Mediales Mittellappensegment	Inferiores Lingualsegment
8	Anteriores Unterlappensegment	Anteromediales Unterlappensegment

Dorsal angrenzende Lungensegmente

Segment	Rechte Lunge	Linke Lunge
1	Apikales Oberlappensegment	Apikoposteriores Oberlappensegment
2	Posteriores Oberlappensegment	
4	Laterales Mittellappensegment	Superiores Lingulasegment
6	Apikales Unterlappensegment	Apikales Unterlappensegment
9	Laterales Unterlappensegment	Laterales Unterlappensegment
10	Posteriores Unterlappensegment	Posteriores Unterlappensegment

Die Numerierung entspricht der üblichen Kennzeichnung der Segmente

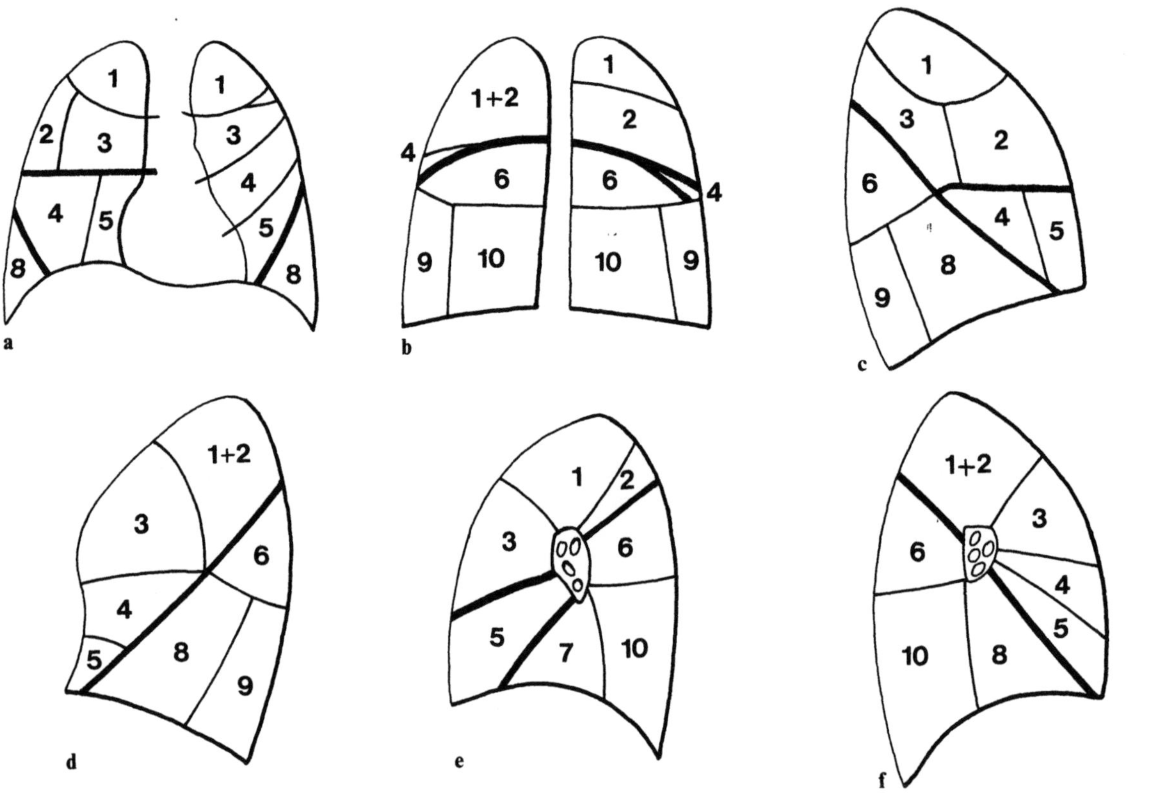

Abb. 10a–f. Schematische Darstellung der Lungenlappen und Segmente. **a** Ventral, **b** dorsal, **c** rechts lateral, **d** links lateral, **e** rechts medial, **f** links medial angrenzende Lungensegmente, Bezeichnung der Segmente in Tabelle 5

Tabelle 6. Segmentbronchien

Rechte Lunge	Linke Lunge
Oberlappen	*Oberlappen*
1 Apikaler Segmentbronchus	1/2 Apikoposteriorer Segmentbronchus
2 Posteriorer Segmentbronchus	
3 Anteriorer Segmentbronchus	3 Anteriorer Segmentbronchus
Mittellappen	
4 Lateraler Segmentbronchus	4 Superiorer Lingula-Segmentbronchus
5 Medialer Segmentbronchus	5 Inferiorer Lingula-Segmentbronchus
Unterlappen	*Unterlappen*
6 Apikaler Segmentbronchus	6 Apikaler Segmentbronchus
7 Medialer Segmentbronchus	
8 Anteriorer Segmentbronchus	8 Anteriorer Segmentbronchus
9 Lateraler Segmentbronchus	9 Lateraler Segmentbronchus
10 Posteriorer Segmentbronchus	10 Posteriorer Segmentbronchus

und der Körperhaltung ab. Am häufigsten ist auf Aufnahmen im sagittalen Strahlengang die Ober-Mittellappenfissur rechts zu sehen, die weitgehend horizontal verläuft und deswegen am ehesten diese Voraussetzungen erfüllt. Viel seltener kann man auf p. a.-Aufnahmen die Mittel-Unterlappen und links die Ober-Unterlappenfissur als schräg von basal nach kranial-lateral ziehende Linie wahrnehmen (Abb. 10). Auf Seitaufnahmen ist rechts der Nachweis der Ober-Mittel, der Mittel-Unter- und Ober-Unterlappen- und links der Ober-Unterlappenfissur möglich. Die Fissuren sind häufiger nicht in ganzer Länge dargestellt, was auch daran liegen kann, daß sie unvollständig angelegt sind, was nicht selten ist. Somit hat die fehlende Darstellung keine Bedeutung. Die Fissuren sind bereits auf Aufnahmen von Neugeborenen zu sehen.

Variationen der *Lungenlappen* sind ebenfalls nicht selten. Die häufigste Varietät ist eine Fissur im rechten Unterlappen, die von basal schräg nach kranial-medial in unterschiedlicher Länge zu verfolgen ist und so ein mediales Segment vom Unterlappen abtrennt (Lobus cardiacus accessorius). Die Fissur ist mitunter bis zum unteren Hiluspol dargestellt und bei etwa 5% der Erwachsenen festzustellen [10]. In etwa 0,5% der Thoraxaufnahmen zeigt sich im rechten Oberlappen eine Fissur, die meist

a b c d

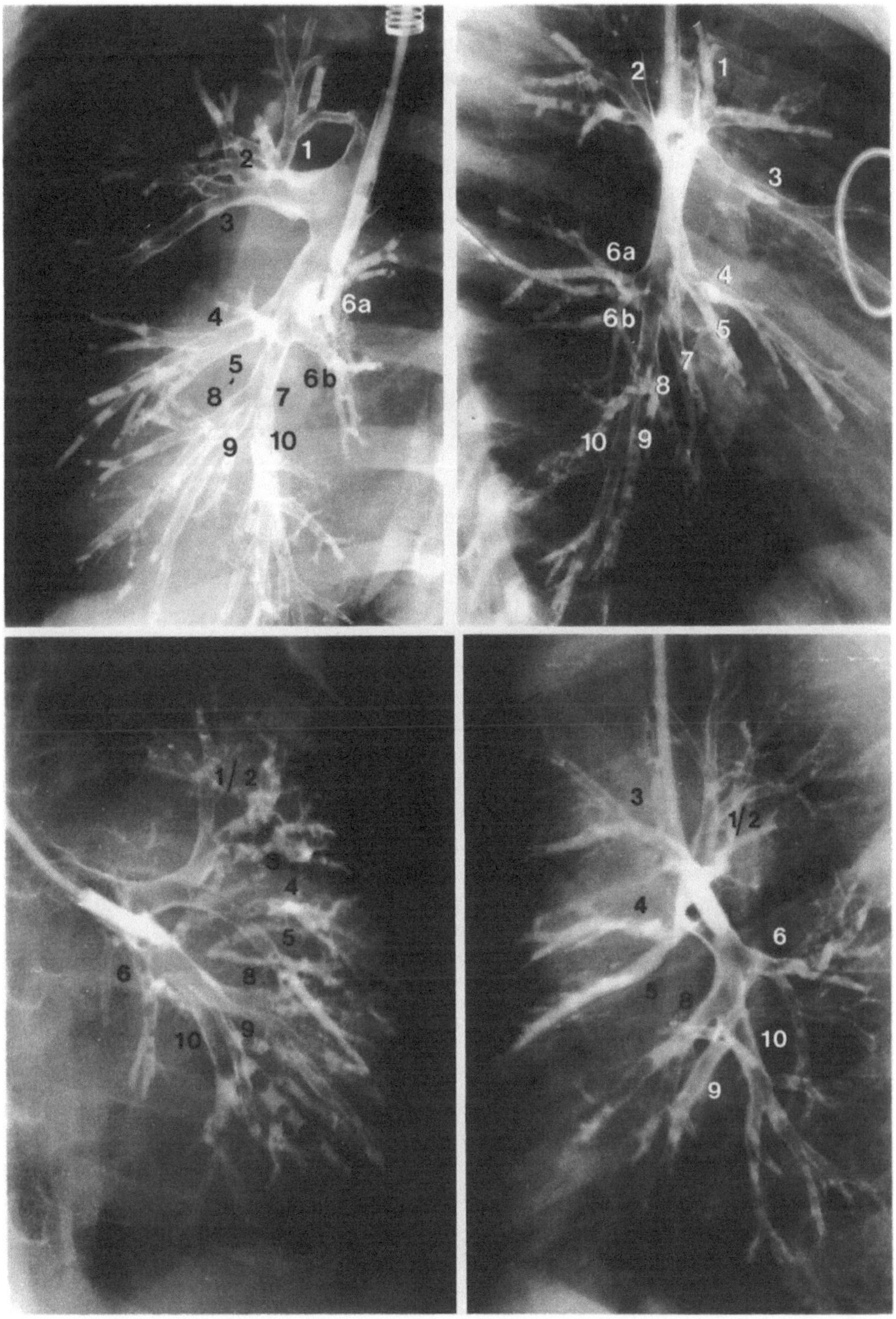

Abb. 11a–d. Bronchogramme. **a** Rechte Lunge, nach dem 2. schrägen Durchmesser gedreht: **b** seitlich 10 Jahre, **c** linke Lunge, nach dem 1. schrägen Durchmesser gedreht. **d** seitlich. 4 Jahre. Bezeichnung der Segmentbronchien in Tabelle 6

nach lateral konvexbogenförmig vom rechten oberen Hiluspol bis zur Lungenspitze verläuft und einen unterschiedlich großen Abschnitt vom Oberlappen medial abtrennt (Lobus venae azygos) (Abb. 9). Unter diesen Umständen fehlt der Azygosbogen an typischer Stelle im Tracheobronchialwinkel. Die Azygosvene kommt entweder direkt orthograd oder häufiger in schräger Projektion am Unterrand dieser Fissur innerhalb der Lunge als „Tränentropfen“ zum Nachweis. Bei rechtsseitigem Aortenbogen wird die Azygos ebenfalls aus ihrer Lage nach lateral abgedrängt, da dann die Aorta zwischen V. cava und Trachea verläuft. Schließlich sei noch eine Variation der Lappung erwähnt, die das Unterlappensegment 6 vom Unterlappen abtrennt. Die Fissur läuft etwa in Hilushöhe horizontal nach dorsal.

Die Kenntnis der normalen Lage der Fissuren ist wichtig, da aus Verlagerungen oder Verziehungen Informationen zu gewinnen sind. Stärkere Verlagerungen werden bei Atelektasen und stark schrumpfenden Lungenprozessen beobachtet. Die Verlagerungen erfolgen meist in typischer Weise. Außerdem zeigt die scharfe Begrenzung einer flächenhaften Verschattung innerhalb der Lunge immer eine Lappengrenze an.

Die *kleinste radiologische Einheit* der Lunge ist der *Azinus*, der von einem Bronchiolus terminalis versorgt wird und von dem 3 Generationen respiratorischer Bronchiolen abgehen. Ein voll entwickelter Azinus hat einen variablen Durchmesser von 4–10 mm. Er kann auch als funktionelle Einheit des Gasaustausches angesehen werden. Wenn er mit Flüssigkeit oder Kontrastmittel angefüllt ist, stellt er sich als unscharf begrenztes, unregelmäßiges rosettenartiges Gebilde dar und ist ein Kennzeichen einer alveolären Beteiligung. Während der Azinus als kleinstes Bauelement in der gesamten Lunge nachweisbar ist, sind die sekundären Lobuli nur im Lungenmantel bis in 2–3 cm Tiefe angelegt. Ein sekundärer Lobulus besteht aus 3–5 Azini [11].

Die Lungengefäße: Die belüftete Lunge ist röntgentransparent. Vom Lungengerüst sind normalerweise lediglich die Pulmonalarterien und -venen erkennbar. Somit ist die Lungendurchblutung auch ohne intravasale Kontrastmittelverabreichung der Beurteilung zugänglich. Die Pulmonalarterien verlaufen zusammen mit den Bronchien in einer gemeinsamen Bindegewebshülle und bleiben bis in die feinsten Verzweigungen in diesem Verband. Die Lungenvenen nehmen dagegen einen anderen Verlauf. Beide Systeme werden von Lymphbahnen begleitet. Die Abb. 12a–c zeigen das *arterielle* und *venö*se Gefäßbild der Lunge. Wenn man diese beiden Aufnahmen zur Deckung bringt, entspricht das Summationsbild der Gefäßzeichnung einer Lungennativaufnahme. Der Truncus pulmonalis teilt sich im Mediastinum in den rechten und linken Pulmonalarterienstamm. Da die rechte Lunge ein größeres Volumen aufweist, hat dieser Ast das größere Kaliber. Der Abgang der rechten Pulmonalarterie ist fast rechtwinklig, die linke zieht mehr in der Verlaufsrichtung des Hauptstammes nach dorsal-lateral.

Wenn man die beiden Angiogramme mit einem Nativbild vergleicht, so ist erkenntlich, daß die *Hilusfigur* in erster Linie von den *Pulmonalarterien* geprägt wird. Normal große Hiluslymphknoten treten in diesem Bereich überhaupt nicht in Erscheinung. Die Arterien verjüngen sich nach der Peripherie kontinuierlich, entsprechend nimmt das Kaliber der Pulmonalvenen nach zentral zu. Die Arterien verzweigen sich wie die Bronchien dichotom, wobei die Durchmesser der beiden Äste häufiger ungleich sind. Die Querschnittssumme ist in der Regel größer als der Querschnitt vor der Teilungsstelle.

Die rechte Pulmonalarterie verläuft unter dem rechten Hauptbronchus, der linke zieht über den linken Hauptbronchus hinweg. Rechts verzweigt sich der Hauptstamm meistens noch innerhalb des Mediastinums und gibt hier die rechte Oberlappenarterie ab, die sich dann entsprechend der segmentalen Gliederung des Lappens aufteilt. Der kräftige lateral vom Bronchus intermedius verlaufende Gefäßstamm wird wie der vergleichbare Abschnitt links A. intermedia genannt und versorgt rechts den Mittel- und Unterlappen, links die Lingula und den Unterlappen (Abb. 5). Das Kaliber der jeweils abgehenden Gefäße entspricht weitgehend dem zu versorgenden Lungenvolumen. Nach dem Abgang der Mittellappen- und Lingulaarterien entspricht der kurze kräftige Stamm der A. basalis, die sich in die verschiedenen Unterlappensegmente aufteilt. Die Arterien werden am zweckmäßigsten nach den sie versorgenden Segmenten benannt. Die Lungengefäße sind bis zur 6./7. Generation im Nativbild abgrenzbar, die verbleibenden 16 peripheren Generationen entziehen sich dem Nachweis. Die Lungengefäße sind auf technisch einwandfreien Aufnahmen bis auf etwa 0,5–0.7 mm Durchmesser zu erkennen.

Die *Lungenvenen* zeigen einen mehr horizontalen Verlauf und münden auf beiden Seiten zentral in den oberen und unteren Venenwinkel (Abb. 5, 12c). Der untere Venenwinkel kommt auf Seitaufnahmen regelmäßig am hinteren Herzrand im unteren Bereich des linken Vorhofs zu Darstellung (Abb. 5b). Die von der oberen Thoraxhälfte kommenden Venen überqueren schräg die Hilusregion in ihrem mittleren Bereich. Auf der rechten Seite

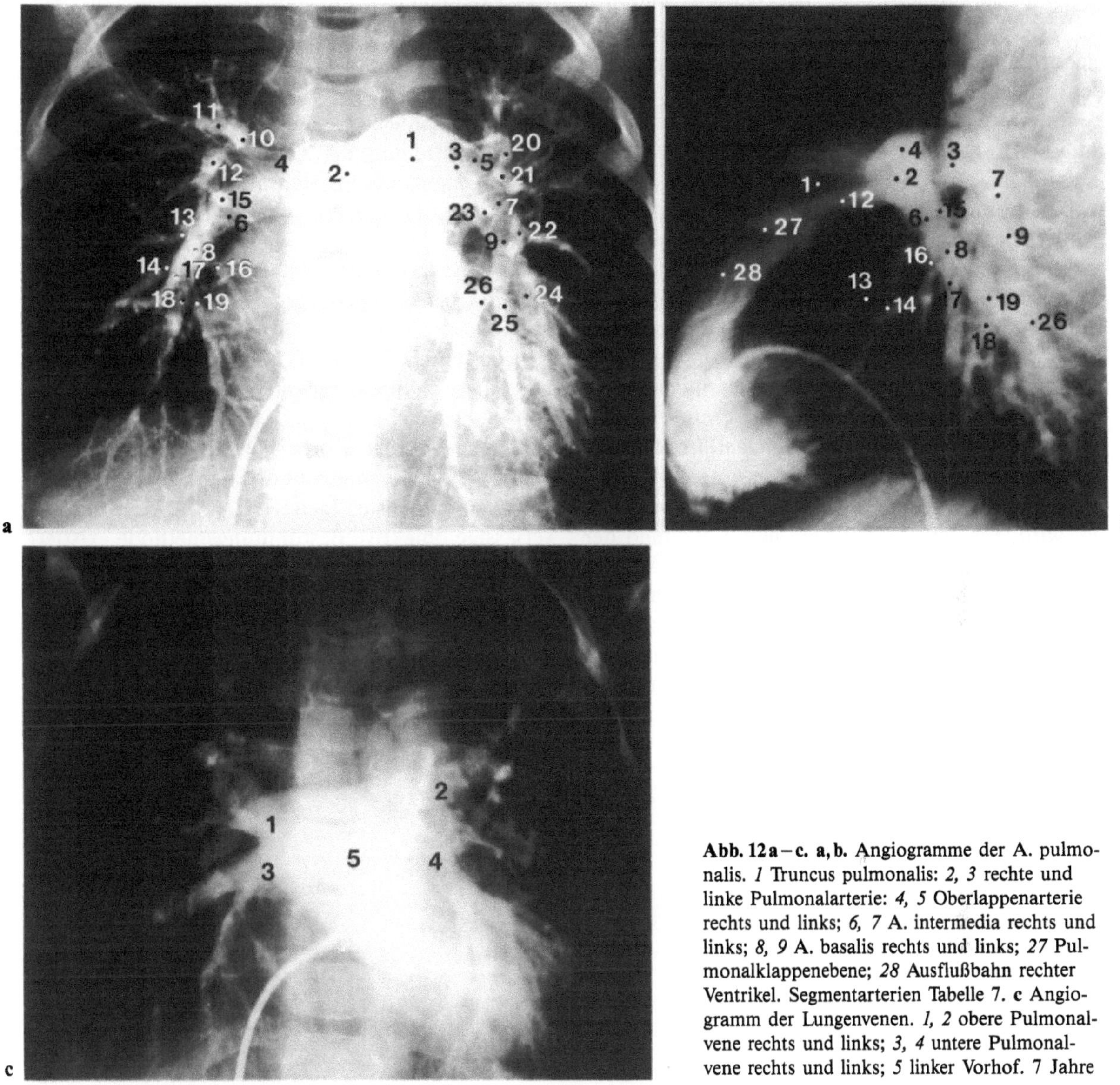

Abb. 12a–c. a, b. Angiogramme der A. pulmonalis. *1* Truncus pulmonalis: *2, 3* rechte und linke Pulmonalarterie: *4, 5* Oberlappenarterie rechts und links; *6, 7* A. intermedia rechts und links; *8, 9* A. basalis rechts und links; *27* Pulmonalklappenebene; *28* Ausflußbahn rechter Ventrikel. Segmentarterien Tabelle 7. **c** Angiogramm der Lungenvenen. *1, 2* obere Pulmonalvene rechts und links; *3, 4* untere Pulmonalvene rechts und links; *5* linker Vorhof. 7 Jahre

zieht das Sammelgefäß meistens gut sichtbar schräg über die A. intermedia nach dem linken Vorhof (Abb. 5a).

Die Lungengefäße sind kein starres, sondern ein im hohen Maße anpassungsfähiges Röhrensystem, das sich momentan auf veränderte Bedingungen einstellen kann, was auch am Übersichtsbild abzulesen ist. Diese große Anpassungsfähigkeit an physiologische und pathophysiologische Gegebenheiten führt zu einer nicht unerheblichen Variabilität des Erscheinungsbildes, was dem Interpreten Schwierigkeiten bereitet. Auf die atemphysiologischen Einflußmöglichkeiten wurde bereits eingangs hingewiesen. In Inspiration erweitern und strecken

Tabelle 7. Segmentarterien, Erläuterungen zu Abb. 12

Rechte Lunge

Arterie für apikales (*10*), posteriores (*11*), anteriores (*12*) Oberlappensegement

Arterie für laterales (*13*), mediales (*14*) Mittellappensegment

Arterie für apikales (*15*), mediales (*16*), anteriores (*17*), laterales (*18*), posteriores (*19*) Unterlappensegment

Linke Lunge

Arterie für apikoposteriores (*20*), anteriores (*21*) Oberlappensegment

Arterie für Lingula (*22*)

Arterie für apikales (*23*), anteromediales (*24*), laterales (*25*), posteriores (*26*) Unterlappensegment

Beachte: die Zahlen entsprechen nicht den üblichen Segmentnummern sich die Pulmonalarterien. Ein Valsalva-Manöver führt durch den erhöhten intrathorakalen Druck zu einer deutlichen Verschmälerung der Dimension der Lungengefäße, Herz- und oberer Mittelschatten kommen schmaler zur Darstellung. Das Gefäßbild und die Herzgröße können unter diesen Umständen bei einem hämodynamisch bedeutsamen Links-rechts-Shunt-Vitium der Norm entsprechen. Ein Müller-Manöver führt dagegen durch die intrathorakale Druckminderung zu einer Verstärkung der Gefäßzeichnung und einer Größenzunahme von Herz und oberem Mediastinum. Die Lungendurchblutung kann bei sehr hohem Fieber auf das Doppelte ansteigen, so daß das Gefäßbild einem Links-rechts-Shunt entsprechen kann. Bei großer körperlicher Anstrengung steigt die Lungendurchblutung auf das Vier- bis Fünffache an, was in erster Linie über eine Kaliberzunahme der Gefäße bewerkstelligt wird. Ein schreiendes, sich heftig während der Untersuchung wehrendes Kind kann diese Auswirkungen am Gefäßbild ebenfalls erkennen lassen.

Schließlich ist das Gefäßbild von der Körperposition abhängig. In aufrechter Körperhaltung ist auch beim Kind die Lungenperfusion in den Obergeschossen vermindert, was sich am kleineren Kaliber der Obergeschoßgefäße nachweisen läßt. Der Median des apikobasalen Querschnittverhältnisses topographisch vergleichbarer Gefäße beträgt etwa 0,8. Im Liegen erfolgt eine weitgehende Anpassung der Gefäßkaliber [28, 29] (Abb. 13).

Die Beurteilung der *Lungenperfusion* im Nativbild ist nicht nur im Rahmen der Herz- sondern auch der Lungendiagnostik von Bedeutung. Es ergeben sich daraus wertvolle diagnostische Hinweise. Die Bewertung der Lungengefäßzeichnung kann aus den bereits dargelegten Gründen beim nichtkooperativen Kind im Einzelfall zu Fehleinschätzungen führen. Schwierigkeiten ergeben sich jedoch vor allem dadurch, indem die Gefäßdimensionen von der Neugeborenenperiode bis ins Jugendalter entsprechend dem körperlichen Entwicklungszustand stetig zunehmen und somit eine gleitende Norm zu berücksichtigen ist. Eine einfache und zuverlässige objektive Bestimmungsmethode existiert nicht, die die jeweilige Norm des Gefäßbildes festzulegen vermag. Diesbezügliche Untersuchungen und die Erfahrung lehren, daß die aspektmäßige Beurteilung des Gefäßbildes solchen punktuellen Meßmethoden eindeutig überlegen ist. Entsprechende Erfahrung ist somit erforderlich. Für den

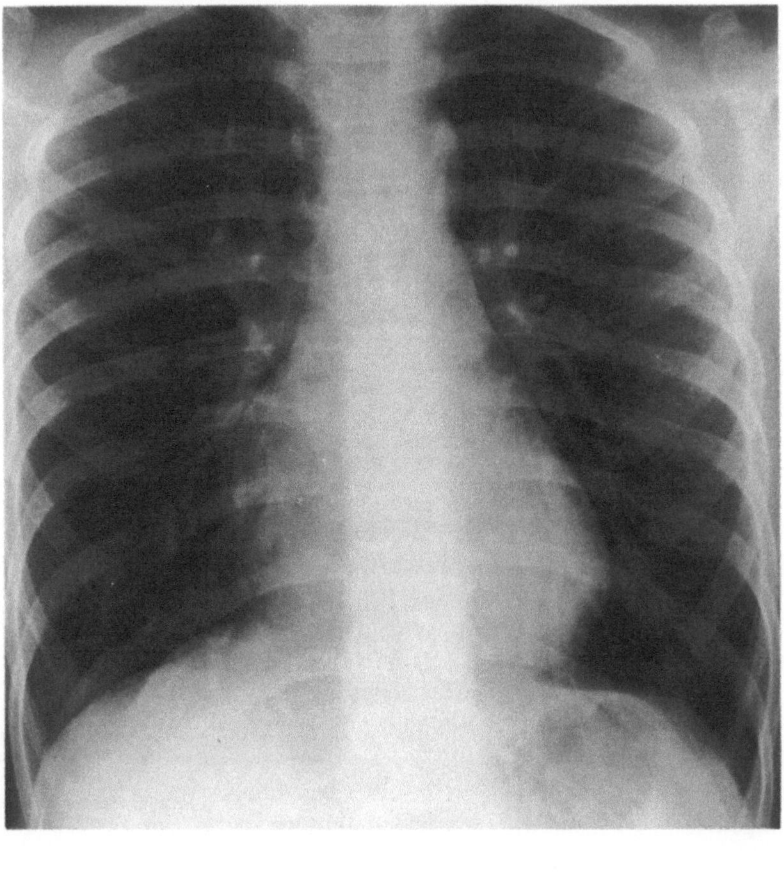

Abb. 13. Aufnahme im Liegen a.p. Auswirkung der Körperlage auf Mediastinalorgange und Lungengefäßzeichnung. Apikokaudaler Kaliberunterschied der Lungengefäße nicht mehr erkennbar

Anfänger können die nachfolgenden *Orientierungshilfen* nützlich sein.

Die Querschnitte orthograd getroffener Segmentarterien und Bronchien haben normalerweise ein ungefähr gleiches Kaliber. Außerdem entspricht auf Aufnahmen im sagittalen Strahlengang der Durchmesser der rechten A. intermedia bei normaler Lungenperfusion in der Regel dem Breitendurchmesser der Trachea unmittelbar oberhalb des Aortenbogens, da beide Maße während des Wachstums in gleichem Ausmaß zunehmen. In einer Studie konnte nachgewiesen werden, daß 90% gesunder Kinder gleiche oder nur um 2 mm davon abweichende Meßwerte hatten [7]. Die Daten beziehen sich auf Kinder zwischen 0 und 14 Jahre. Die durchschnittlichen Meßwerte bewegen sich zwischen 6 und 12 mm, die Schwankungsbreite in den einzelnen Altersklassen ist nicht unerheblich. Voraussetzung ist jedoch auch, daß die Trachealmaße im Rahmen der Norm liegen (Tabelle 4). Normwerte für die A. intermedia, die A. basalis und eine Unterlappensegmentarterie wurden ebenfalls für Kinder zwischen 0 und 14 Jahren veröffentlicht [14]. Die Mittelwerte der Durchmesser für die A. intermedia bewegen sich in den einzelnen Altersklassen zwischen 6 und 10,6 mm, die Standardabweichungen in den einzelnen Altersklassen betragen durchschnittlich ± 1 mm. In einer anderen Untersuchung konnte eine Beziehung zwischen der Weite der rechten und linken A. intermedia und der Körpergröße bzw. dem Körpergewicht nachgewiesen werden [24]. Das ist wiederum ein Hinweis dafür, daß Normmaße im Röntgenbild besser mit dem körperlichen Entwicklungszustand als mit dem Alter übereinstimmen. Es wurden auch Messungen an Säuglingen im ersten Trimenon durchgeführt [18a]. Auf Aufnahmen in aufrechter Körperhaltung und guter Inspiration hat eine in der Mitte des rechten oder linken Obergeschosses gemessene Arterie in diesem Alter einen Durchmesser von 1 mm. Werte unterhalb sprechen danach für eine Hypo- und Werte oberhalb für eine Hyperperfusion der Lunge.

Das Mediastinum: In ihm befinden sich das Herz und die großen Gefäße mit ihren Aufzweigungen, Trachea und Hauptbronchien. Ösophagus, Ductus thoracicus sowie paratracheale, paraaortale, parabronchiale, retrosternale und paravertebrale Lymphknoten. Damit sind die wichtigsten anatomischen Strukturen aufgezählt, die jedoch nicht alle im Nativbild abzugrenzen sind, wie die Abb. 5a zeigt. Der Ösophagusverlauf ist jedoch unschwer mit einem Bariumbreischluck sichtbar zu machen. Normal große Lymphknoten treten dagegen nicht in Erscheinung.

Das *Mediastinum* läßt sich in 3 *Hauptkompartimente* unterschiedlicher Ausdehnung unterteilen, wobei es zweckmäßig ist, ein *oberes Nebenkompartiment* in Höhe der Trachealbifurkation abzugrenzen (Abb. 14). Dieses Einteilungsschema ist nicht nur der Befundlokalisation dienlich, sondern es erleichtert auch differentialdiagnostische Überlegungen (z. B. Art mediastinaler Raumforderungen), was wiederum für die geeignete Wahl weiterführender Untersuchungen von Wert ist.

Das *vordere Mediastinum* (V) umfaßt den Raum zwischen einer Linie vom hinteren Oberrand des Manubrium sterni bis zum medioventralen Anteil des Zwerchfells und der vorderen Thoraxwand bis in Zwerchfellhöhe. Nach einer anderen Einteilung wird aus topographischen Gründen das gesamte Herz zum mittleren Mediastinum gerechnet. Das mittlere Mediastinum (M) nimmt den Raum zwischen der dorsalen Begrenzung des vorderen Mediastinums und dem Vorderrand der Wirbelsäule ein und reicht von der oberen Thoraxapertur bis

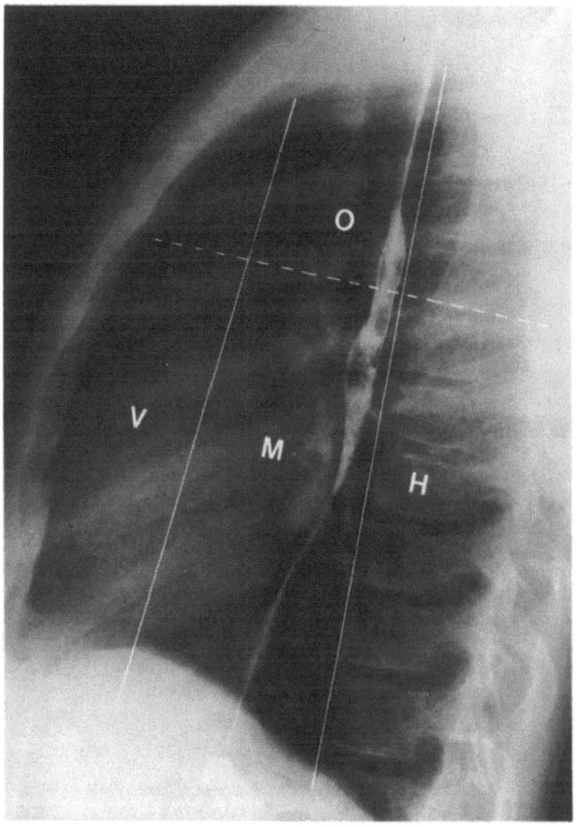

Abb. 14. Kompartimente des Mediastinums. Grenzlinien *V* vorderes, *M* mittleres, *H* hinteres, *O* oberes Mediastinum

zum Zwerchfell. Der verbleibende dorsale Raum wird dem *hinteren Mediastinum* (H) zugerechnet. Diese Kompartimente lassen sich nochmals in ein oberes (O) und unteres Mediastinum unterteilen, wobei die Grenzlinie zwischen beiden Räumen in Höhe der Bifurkation verläuft. Pathologische Prozesse können sich in den verschiedenen Kompartimenten in unterschiedlichem Ausmaß vor allem nach den Seiten ausdehnen.

Herz: Das Herz kommt im Nativbild zusammen mit den großen Gefäßen als ein einheitliches homogenes Gebilde zur Darstellung. Deswegen lassen sich die Größe der einzelnen Herzkammern und Vorhöfe sowie die Dimension der großen Gefäße nur nach den Außenkonturen – der Silhouette – beurteilen. Die genaue Kenntnis ihrer topographischen Beziehungen ist dazu unerläßlich.

Im Röntgenbild wird die Herzfigur durch die Lage des Herzens im Thoraxraum bestimmt. Lebensalter, Konstitution und der jeweilige Zwerchfellstand spielen dabei eine wichtige Rolle. Maßgebenden Einfluß hat dabei der Zwerchfellstand. Ohne Gefäßband entspricht die Herzfigur angenähert einem Ellipsoid. Durch seine komplexe Lage ergeben sich bereits in den Standardprojektionen schwierigere topographische Beziehungen zwischen den verschiedenen anatomischen Strukturen, so daß besondere Ansprüche an das räumliche Vorstellungsvermögen gestellt werden. Die komplizierten topographischen Verhältnisse resultieren aus der Schräglage und der Rotation des Herzens um die Körperlängsachse.

In Abhängigkeit vom Lebensalter und dem jeweiligen Zwerchfellstand ist der Neigungswinkel der Herzlängsachse gegenüber der sagittalen Medianebene des Körpers starken Änderungen unterworfen. Die Körperlage hat ebenfalls bei Aufnahmeanfertigung einen Einfluß. Im Liegen ist durch den in der Regel höheren Zwerchfellstand der Neigungswinkel größer. Abdominelle Raumforderungen, die das Zwerchfell hochdrängen, vermögen die Lage des Herzens ebenso erheblich zu ändern. Da bei ruhiger Atmung das Zwerchfell beim Neugeborenen, Säugling und Kleinkind durchschnittlich höher steht, ergibt sich eine mehr „quere" Lage des Herzens. Der Winkel zwischen der Medianebene und der Herzlängsachse beträgt im Neugeborenenalter in aufrechter Körperhaltung etwa 60–70°, um dann allmählich abzunehmen. Im Alter von 6 Jahren ist ein durchschnittlicher Winkel von 40–50°, im Alter von 10–12 Jahren von 35–45° festzustellen. Schlanke Jugendliche haben einen Neigungswinkel von 20–30° (sog. Steillage). In tiefer In- und Exspiration kann sich der Neigungswinkel um 20–30° ändern. So sind auch beim Säugling in tiefer Inspiration Werte zwischen 45 und 50° möglich. Zur „Querlage" des Herzens trägt auch ein anderer Umstand bei. Die Thoraxhöhe ist noch verhältnismäßig niedrig und schließlich ist das Herz durch die im ersten Lebensjahr größere bzw. verhältnismäßig große Masse des rechten Ventrikels nach links rotiert. Die Herzspitze ist somit mehr nach lateral gerichtet. Das Herz kommt deswegen in der Aufsicht breit zur Darstellung. Mit der Zunahme der Muskelmasse und des Volumens des linken Ventrikels vollzieht sich allmählich eine Rechtsrotation des Herzens, wobei die Herzbasis nach dorsal und die Herzspitze nach ventral dreht. Durch diesen Vorgang bildet die Herzlängsachse zur Medianebene des Körpers am Ende einen nach vorn offenen Winkel von etwa 45°. Die im Zusammenhang mit dem Höhenwachstum des Thoraxraumes sich entwickelnde Schräglage (Aufrichtung!) und die zunehmende Rechtsrotation um die Körperlängsachse führen dazu, daß das Herz im sagittalen Strahlengang im Verhältnis zur Thoraxbreite allmählich schmaler wird, obwohl das globale Größenwachstum des Herzens ständig zunimmt. Da sich das Herzbreitenmaß weniger stark ändert als der Thoraxinnendurchmesser, nimmt der kardiothorakale Index im Verlauf der Jahre ab.

Herzgrößenbestimmungen: Routinemäßig wird die Herzgröße nach dem Aspekt beurteilt. In Grenzfällen oder bei Verlaufskontrollen ist es jedoch hilfreich, Meßmethoden zur Hilfe zu nehmen, da auch der Erfahrenere vor Täuschungen nicht sicher ist. Gebräuchlich ist, da leicht anwendbar, die Bestimmung des *kardiothorakalen Index.* Dieser Index kann als grob orientierendes Größenmaß bei korrekter Aufnahmetechnik (gute Einatemtiefe, keine Thoraxverdrehung) durchaus dienlich sein, wenn man sich bewußt ist, daß nur eine Dimension bestimmt wird und insbesondere die Tiefenausdehnung des Herzens dabei keine Berücksichtigung findet.

Der *kardiothorakale Index* errechnet sich aus dem Verhältnis der maximalen Herzbreite (MRD+MRL) und dem Thoraxinnendurchmesser in Höhe der rechten Zwerchfellhälfte (Abb. 15a). Der Index zeigt insbesondere in den unteren Altersklassen eine große Streubreite sowie hohe Durchschnittswerte, da wahrscheinlich in vielen Fällen bewußt oder unbewußt der Thymus, der die Herzbasis überlagert, mitgemessen wurde, wodurch das

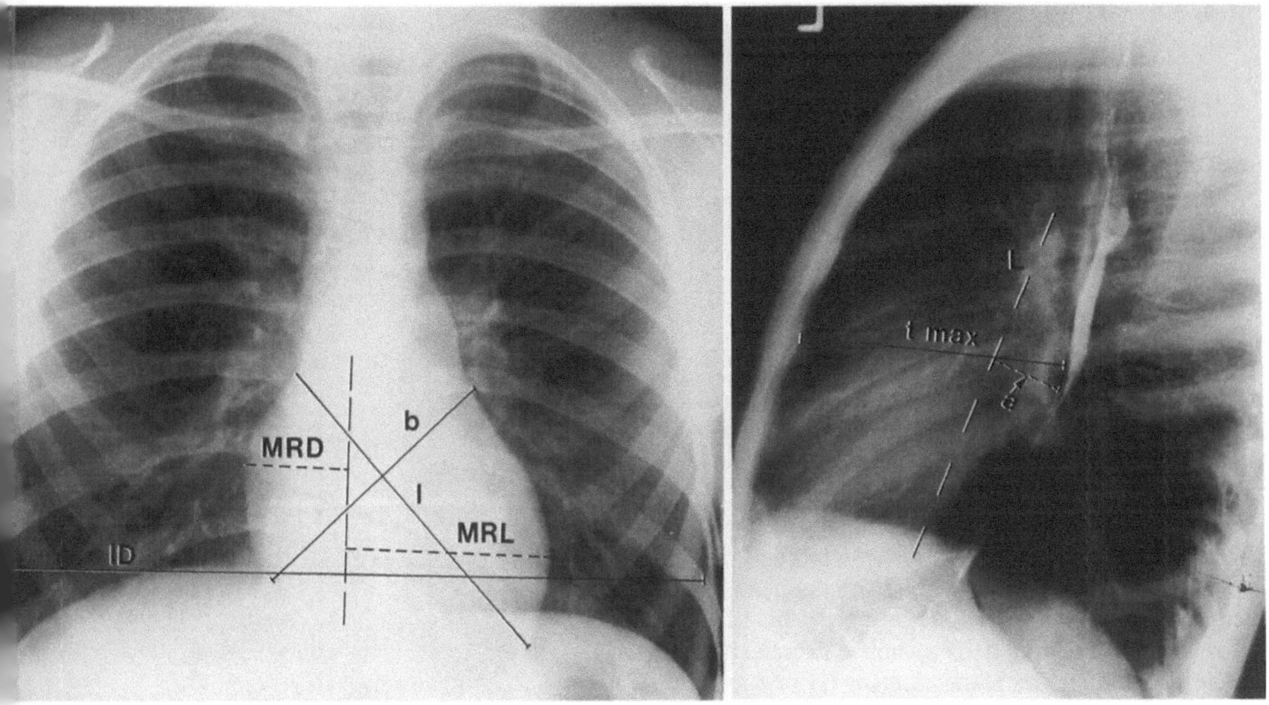

a b

Abb. 15a, b. Konstruktionen zur Herzgrößenbestimmung. 1. Kardiothorakaler Index = *MRD+MRL/ID.* 2. Linien *l*, *b* und *tmax* für Herzvolumenbestimmung. V = 0,5×l×b×tmax (Erläuterung s. Text). 3. Größenbestimmung linker Vorhof nach Westcott u. Ferguson [32]. *L* Hilfslinie vor der rechten orthograd getroffenen A. pulmonalis parallel zum Ösophagus verlaufend. *a* = Lot auf *L*, entspricht dem Tiefendurchmesser des linken Vorhofs

„Herzbreitenmaß" nicht unerheblich beeinflußt wird. Außerdem ist er von der Atemphase abhängig, wodurch beim gleichen Kind unterschiedliche Werte je nach Zwerchfellstand resultieren können. Die momentane Herzphase dürfte eine untergeordnete Rolle spielen. Aus den oben genannten Gründen sollte er bei Säuglingen und Kleinstkindern nur dann bestimmt werden, wenn man sich ziemlich sicher ist, daß Thymus nicht mitgemessen wird. Unter diesen Umständen liegen die Durchschnittswerte auch in dieser Altersklasse noch knapp unter 0,5. Wegen der großen Unsicherheit publizierter Meßdaten werden für diesen Altersabschnitt an dieser Stelle keine Angaben gemacht.

Eine Längsschnittstudie bei Kindern bzw. Jugendlichen zwischen 5 und 19 Jahren ergab kontinuierlich abfallende Durchschnittswerte von 0,48–0,42 [23]. Die Streubreiten in dieser Studie waren ebenfalls nicht unerheblich. Man kann davon ausgehen, daß auch im Kindesalter ein Indexwert über 0,5 zumindest hochverdächtig auf eine Herzvergrößerung ist, wenn die genannten Vorbedingungen beachtet werden.

Die *Herzvolumenbestimmung* ist zweifellos die *zuverlässigste Methode* der *Größenbeurteilung*, vor allem wenn es um die Grenzen des Normalen geht. Von der Anwendung der Methode im Säuglings- und Kleinkindesalter ist ebenfalls zu warnen, da man in der Regel sogar auf 2 Strecken Thymus mitmißt. Brauchbare Werte sind deshalb erst ab dem 4.–5. Lebensjahr zu erhalten, wobei es selbst bei älteren Kindern noch möglich ist, daß das Breitenmaß durch den Thymus verfälscht wird, da die Herzbucht noch über viele Jahre vom Thymus überlagert sein kann. Ein ziemlich sicheres Indiz dafür ist eine flachbogige Prominenz im Bereich der Herzbucht, die sich unterschiedlich weit nach kranial und kaudal ausdehnt und kaudal mit dem Herzrand einen großen stumpfen Winkel bildet. Eine Verwechslung mit einem nach links ausgeweiteten linken Vorhof ist kaum möglich, da der Aspekt anders ist und man mit einer Seitaufnahme die Vorhofgröße gut abschätzen kann. Die Abb. 15a, b zeigen die Konstruktion der Meßlinien, sie können die vorangegangenen Erläuterungen auch besser verständlich machen. Erforderlich sind dazu die frontale Übersichtsaufnahme im p.a.-Strahlengang so-

Tabelle 8. Relatives Herzvolumen (aufrechte Position). (Nach STÖVER [29])

Gruppe	Knaben			Mädchen		
	n	Median	Range	n	Median	Range
4.–7. Lj.	49	12,0	10,0–14,7	32	11,3	7,9–14,5
8.–11. Lj.	42	11,3	8,2–14,8	46	11,0	8,4–13,8
12.–15. Lj.	34	10,1	7,2–13,2	20	9,5	7,5–11,9

Fokus-Film – Abstand 2 m

wie eine linksanliegende Seitaufnahme mit Ösophagogramm, beide sind mit einem Fokus-Filmabstand von 1,5 oder 2 m anzufertigen. Es ist vorteilhaft, daß für die Herzvolumenberechnung im Kindesalter keine zusätzlichen Aufnahmen im Liegen erforderlich sind, da nach systematischen Vergleichsuntersuchungen die im Erwachsenenalter bedeutsamen orthostatischen Einflüsse beim Kind zu keiner Verfälschung der Ergebnisse führen [28].

Die *Berechnung* des Herzvolumens (HV) erfolgt nach der Formel von *Rohrer* und *Kahlstorf* in der Modifikation von MUSSHOFF u. REINDELL [16] HV = 0,5 × l × b × t max. Für das Kindesalter sollte eine individuelle Abstandskorrektur für die 3 genannten Strecken vorgenommen werden, was mit der Formel FFA minus OFA/FFA (FFA = Fokus-Filmabstand, OFA = Objekt-Filmabstand) geschieht. Der Korrekturfaktor für l und b ist gleich. Als Objekt-Filmabstand nimmt man für die Korrektur von t max den halben äußeren Breitendurchmesser der frontalen Übersichtsaufnahme und für die Strecken l und b den Abstand von der vorderen Thoraxwand bis zur Herzmitte im Seitbild. Die Umrechnung nimmt nur eine geringe Zeit in Anspruch. Die Abb. 16a, b orientieren über die Normwerte in Abhängigkeit von Körpergewicht und Alter. Da Geschlechtsunterschiede bestehen, sind die Perzentilen für Mädchen und Jungen getrennt dargestellt. Die statistische Auswertung ergab, daß das Herzvolumen mit dem Körpergewicht am besten korreliert [28, 29]. Die Tabelle 8 enthält für 3 Altersgruppen den Median und die Streubreite für das relative Herzvolumen (Herzvolumen/Körpergewicht). Die in den Abb. 16a, b und der Tabelle 8 aufgeführten Normwerte beziehen sich auf Aufnahmen mit einem FFA von 2 m. Sie können jedoch auch noch für Aufnahmen mit einem FFA von 1,5 m benutzt werden. Der durchschnittliche Fehler beträgt dann etwa 6–8%.

Im *Nativbild* läßt sich die *Größe* der einzelnen *Ventrikel* nur grob abschätzen, sie sind maßlich

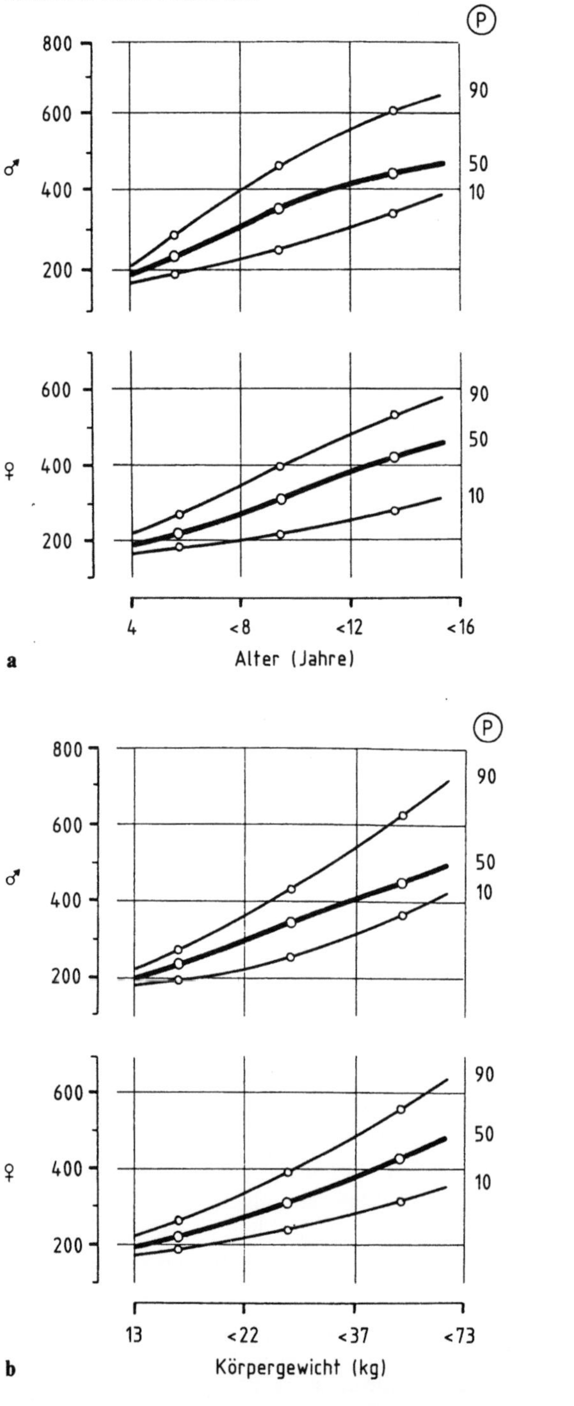

Abb. 16. Perzentilenkurven für absolutes Herzvolumen, **a** in Abhängigkeit vom Alter, **b** vom Körpergewicht. (Nach STÖVER [29])

nicht zu bestimmen. Das gleiche gilt für die Größenbeurteilung des rechten Vorhofs. Dagegen läßt sich der *linke Vorhof* maßlich erfassen. Die Meßmethode nach WESTCOTT u. FERGUSON hat sich auch für das Kindesalter als brauchbar erwiesen [30, 32]. Da der Vorhof nur in einer Dimension gemessen wird, handelt es sich wie beim kardiothorakalen Index um eine *semiquantitative* Methode. bei der nach einer Konstruktion von Hilfslinien auf einer Seitaufnahme mit Ösophagogramm wie bei der Echokardiographie der maximale Tiefendurchmesser bestimmt wird. Der linke Vorhof wird in seiner oberen Hälfte ventral von der Aorta ascendens begrenzt. Da dieser Bereich im Nativbild nicht zur Darstellung gebracht werden kann, orientiert man sich im Seitbild am Vorderrand der orthograd getroffenen rechten Pulmonalarterie, da diese unterhalb des Aortenbogens und unmittelbar dorsal der Aorta ascendens waagerecht nach lateral verläuft (Abb. 18b). Vom Vorderrand der rechten A. pulmonalis wird parallel zur Ösophaguslängsachse eine Linie (L) gezogen und an der Stelle des größten Abstandes zwischen dieser Tangente und dem durch den bariumgefüllten Ösophagus markierten Hinterrand des linken Vorhofs ein Lot gelegt, das der größten Tiefenausdehnung des linken Vorhofs annähernd entspricht (Abb. 15b). Die Abb. 17 zeigt altersabhängig die Perzentilenkurven des Vorhoftiefendurchmessers für Jungen und Mädchen im Alter von 2–14 Jahren [30].

Die normalen Lagebeziehungen der Ventrikel und Vorhöfe aus der Vorderansicht des frontalen Übersichtsbildes und der Seitenansicht von links sind in der Abb. 18a, b dargestellt. Danach ist der linke Ventrikel mit einem schmalen Saum auf der linken Seite randbildend. Beim Neugeborenen und jungen Säugling entspricht dagegen der linke Herzrand infolge der physiologischen Linksrotation dem rechten Ventrikel. Große Teile der vorderen Herzwand werden vom rechten Ventrikel eingenommen. Die Achse der Ausflußbahn des rechten Ventrikels verläuft steil nach kranial, während die des linken Ventrikels weitgehend der Längsachse des Herzens entspricht. Das ist von Bedeutung zum Verständnis von Herzsilhouettenveränderungen bei Belastungen des rechten oder linken Ventrikels, wobei sich in der Regel weitgehend typische Veränderungen des Verlaufs der linken Herzkontur ergeben.

Die mediale Grenze des rechten Vorhofs projiziert sich im Frontalbild etwa auf den linken Rand der Wirbelsäule. Die Trikuspidalklappe projiziert sich in Höhe des 9.–10. Wirbelkörpers ebenfalls auf den linken Wirbelsäulenrand und steht parallel zur Körperlängsachse. Infolge der physiologischen Rechtsrotation des Herzens liegt der rechte Vorhof der Thoraxvorderwand nicht an. Auf der Seitaufnahme ist er nirgendwo abgrenzbar. Lediglich seine

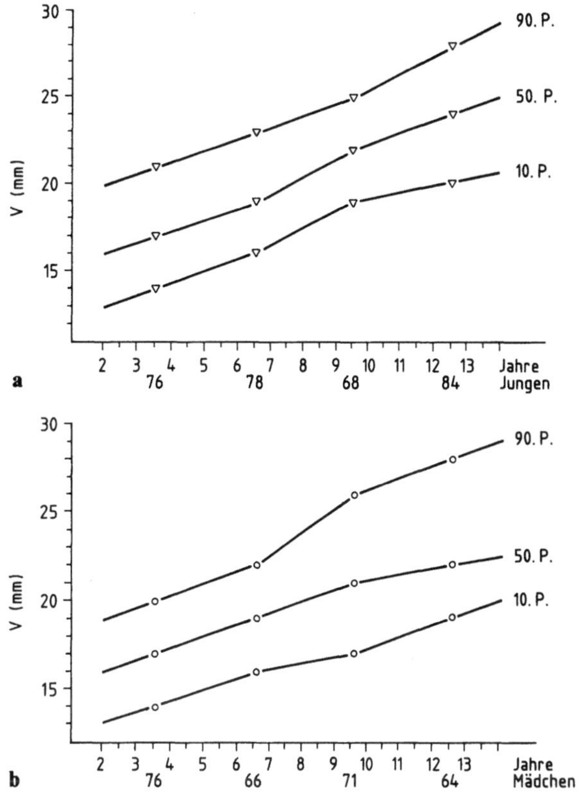

Abb. 17a, b. Perzentilen für den sagittalen Vorhoftiefendurchmesser V in Abhängigkeit vom Alter, **a** für Jungen, **b** Mädchen. Meßmethode nach WESTCOTT u. FERGUSON [32]. (Nach TORKAMANI-REZAY [30])

hintere Begrenzung wird durch die senkrecht nach kranial verlaufende V. cava inferior markiert, deren dorsale Begrenzung auf einer in guter Inspiration angefertigten Aufnahme in der Regel zu erkennen ist, da die dorsale Kontur des linken Ventrikels ventral verläuft und so einen dreieckförmigen Raum freiläßt (Abb. 18b).

Der *linke Vorhof* liegt am weitesten dorsal und hat eine unmittelbare Lagebeziehung zur Speiseröhre, wodurch sich seine hintere Begrenzung gut darstellen läßt. Er ist deshalb auf der Seitaufnahme am besten zu beurteilen. Der linke Vorhof befindet sich von allen Herzabschnitten am weitesten kranial. Auf der Seitaufnahme kommen in seinem unteren Bereich regelmäßig die in den unteren Venenwinkel einmündenden Lungengefäße zur Darstellung. Im sagittalen Strahlengang reicht er jedoch weit nach rechts, so daß sich sein lateraler Rand etwa auf den rechten Wirbelsäulenrand projiziert und vor allem bei Aufnahmen im Liegen als bogige Kontur in Projektion auf den rechten Vorhof abzugrenzen ist. Häufiger ist er jedoch nur durch die

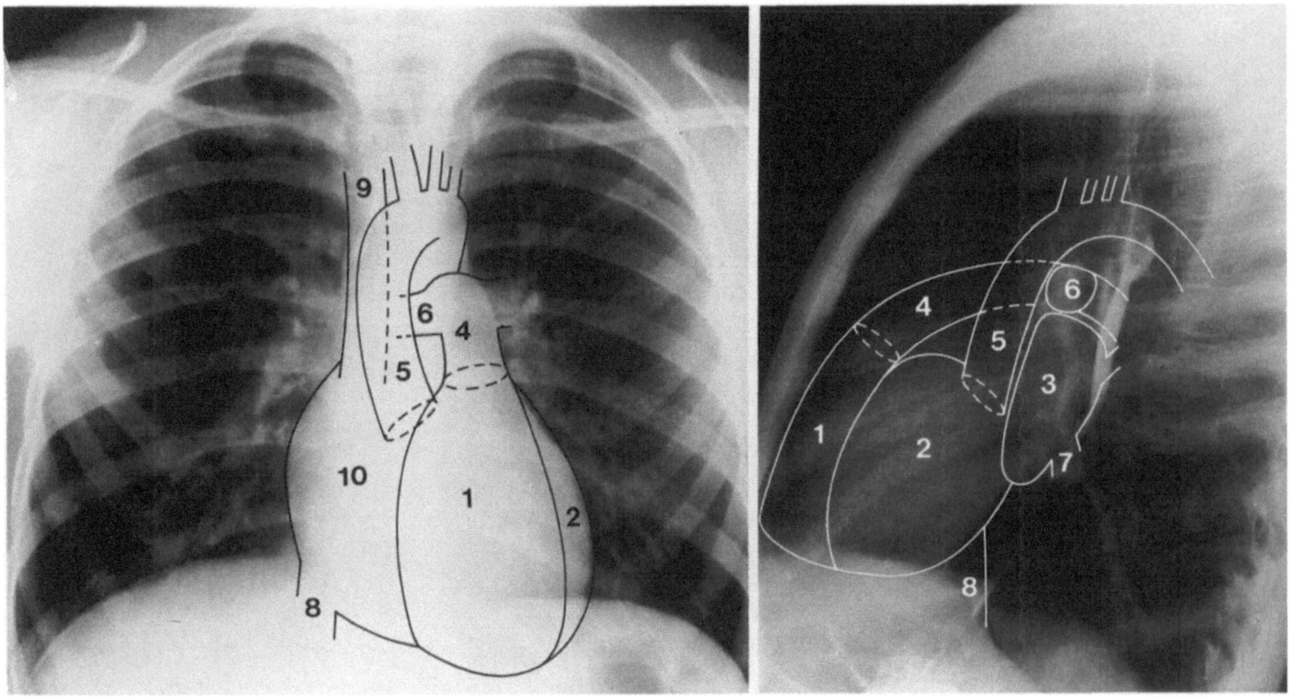

a b

Abb. 18a, b. Lagebeziehung der Herzhöhlen und der großen Gefäße. 1 Rechter Ventrikel, *2* linker Ventrikel, *3* linker Vorhof, *4* Truncus pulmonalis, *5* Aorta ascendens, *6* A. pulmonalis rechts, *7* Pulmonalvenen, *8* V. cava inferior, *9* V. cava superior, *10* rechter Vorhof

Abb. 19a, b. Segelform des Thymus rechts. **b** Seitbild. Homogene Verschattung des vorderen oberen Mediastinums. Scharfe Grenze nach kaudal (Ober-Mittellappenspalt!). VSD von hämodynamischer Bedeutung. 6 Monate

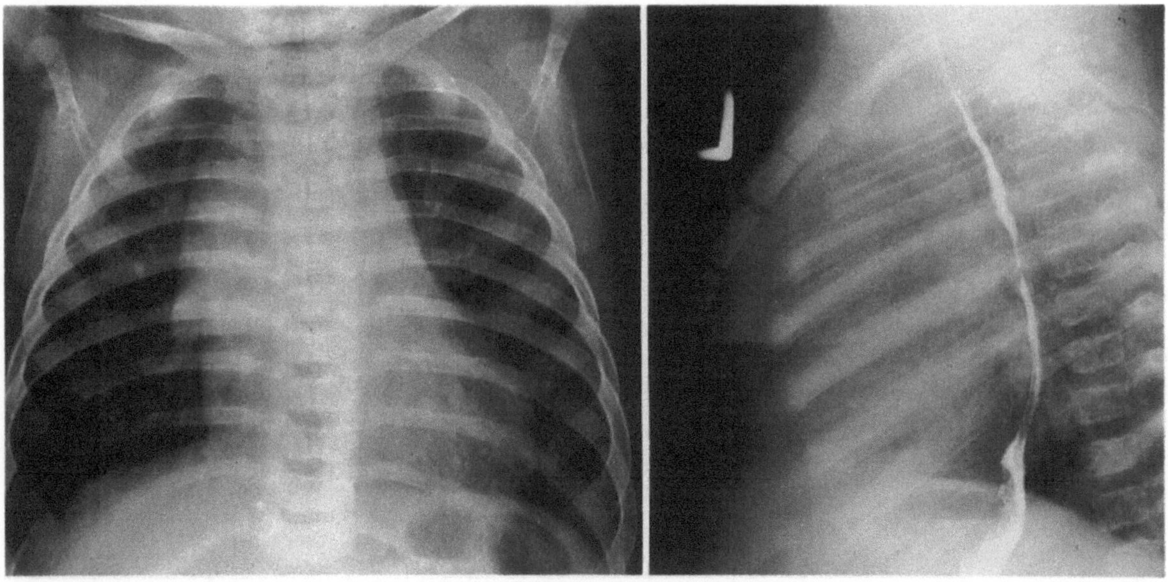

a b

Mündungsstelle der querverlaufenden Lungenvenen gekennzeichnet.

Die Abgänge der großen Arterien sind im Seitbild nicht zu sehen, im Frontalbild ist der Abgang des Truncus pulmonalis durch den Fußpunkt des Pulmonalsegmentes angezeigt, wo sich auch die Pulmonalklappenebene befindet.

Im Seitbild ist vor und unterhalb der Bifurkation die orthograd getroffene rechte Pulmonalarterie zu erkennen, worauf bereits hingewiesen wurde. Hinter und oberhalb der Bifurkation zeigt sich mitunter ein breit schräg nach kaudal dorsal ziehendes Verschattungsband, das dem Aortenbogen entspricht (Abb. 5b).

Der *Thymus* bestimmt in der Regel im ersten und vielfach auch in den darauffolgenden Jahren entscheidend die Konfiguration des Mittelschattens. In diesem Kapitel wurde bereits verschiedentlich auf diesen Umstand hingewiesen. Er liegt im vorderen Mediastinum dem Herzen und den großen Gefäßen breit auf und kann sich nach dorsal bis in den paratrachealen Bereich ausdehnen. Ausdehnung und Form des Organes im Röntgenbild sind sehr unterschiedlich. Es resultiert eine Vielfalt von Erscheinungsformen. Da sich das Organ oft pelerinenartig über die lateralen Herz- und Gefäßgrenzen legt, ist in diesen Fällen eine Beurteilung der Herzfigur und der Herzgröße nicht oder nur sehr bedingt möglich. Er kann auf beiden Seiten von der oberen Thoraxapertur bis in Zwerchfellhöhe reichen und dann die Mittelschattenfigur vollständig beherrschen. Häufiger ist er beidseits konvexbogenförmig und hat in mittlerer Thoraxhöhe seine größte Ausdehnung (Abb. 3c; 20; 21a, b). Es finden sich auch sehr asymmetrische Thymusfiguren. Beachtenswert ist, daß ein großer Thymus keinen Krankheitswert besitzt. Aufgrund der Weichheit des Gewebes erkennt man an seinem Rand ein- oder beidseits oft wellige bis spitzwinkelige Konturen, die dadurch zustande kommen, daß der Thymus ventral durch die Rippen an diesen Stellen imprimiert wird. Diese Randform ist für einen Thymus beweisend (Abb. 20; 21a).

Die *normale Rückbildung* des *Thymus* geschieht nur allmählich. Bei schweren Erkrankungen kann er sich innerhalb weniger Tage zurückbilden, um in der Rekonvaleszenz seine ursprüngliche Größe wieder zu erreichen oder sogar eine überschießende Größenentwicklung zeigen. Vor allem auf der linken Seite kann der Thymus noch über viele Jahre bis ins Jugendalter randbildend sein und die Herzbucht ausfüllen bzw. ein erweitertes Pulmonalsegment vortäuschen. Als *Faustregel* kann gelten, daß sich auf posteroventralen Übersichtsaufnahmen der Fußpunkt des Pulmonalsegmentes etwa auf den Unterrand des linken Oberlappenbronchus oder bis zur doppelten Breite des Oberlappenbron-

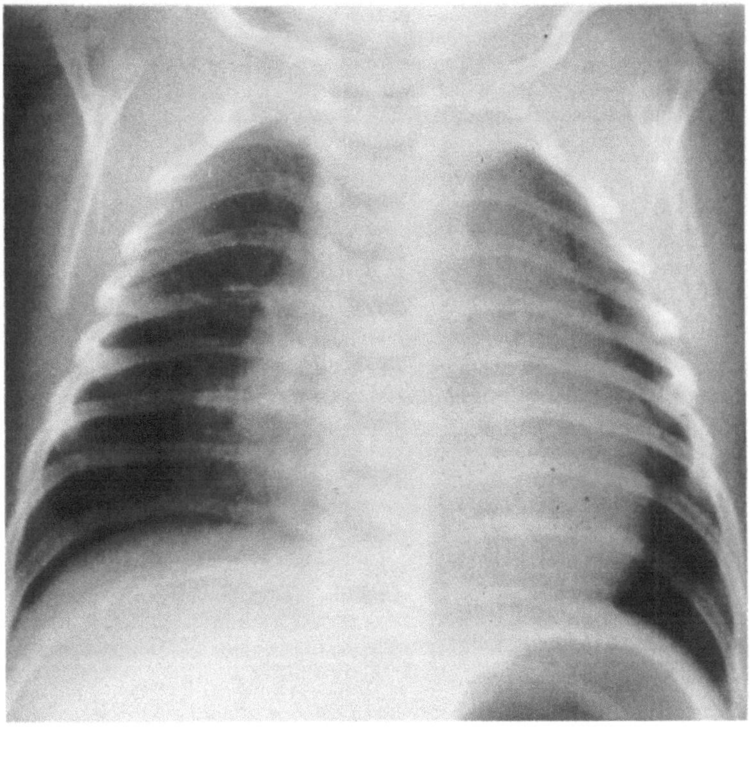

Abb. 20. Thymus mit welliger Konturierung links durch die Rippen. 1 1/2 Monate

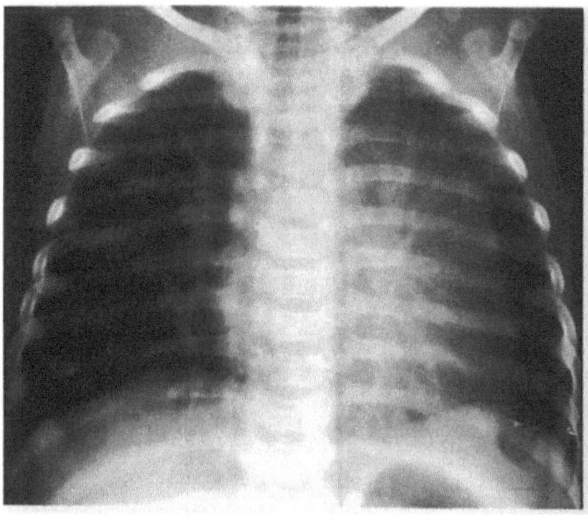

a

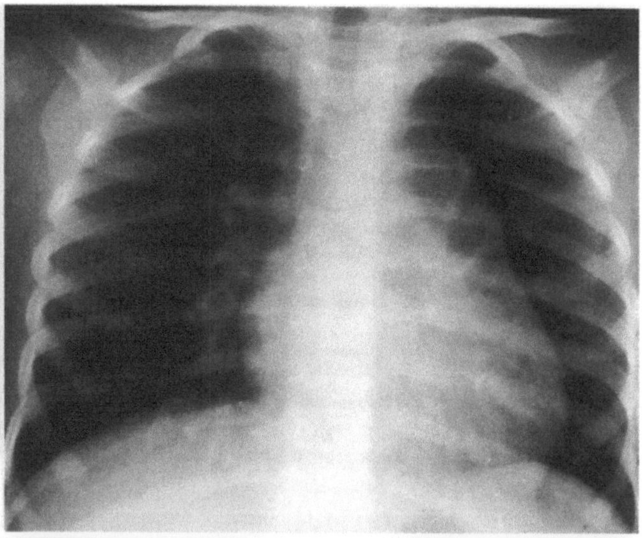

b

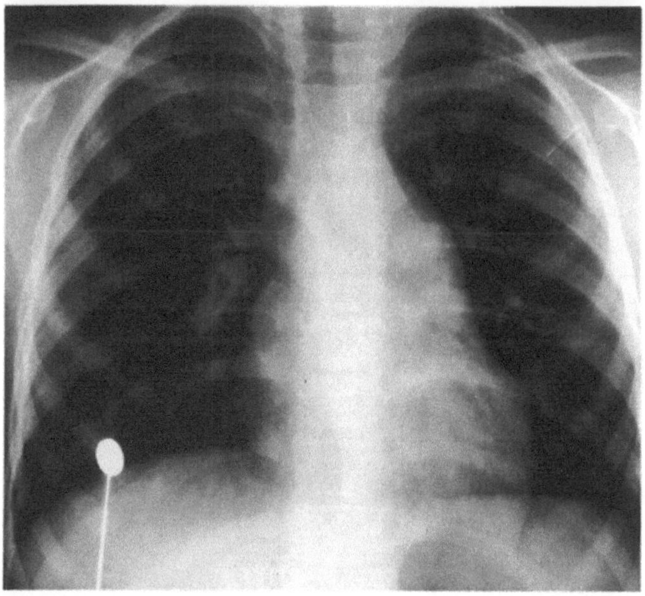

c

Abb. 21a–e. Verzögerte Involution des Thymus. Verlaufsbeobachtung vom 5. Lebensmonat bis zum 11. Lebensjahr. Kontrolluntersuchungen wegen VSD. **b** 3 Jahre, **c** 4 Jahre. **d** 7 Jahre, **e** 11 Jahre. Im 11. Lebensjahr immer noch randbildend. Verwechslungsmöglichkeit mit erweitertem Truncus pulmonalis möglich, wenn Lagebeziehung des Fußpunktes zum Abgang des linken Oberlappenbronchus nicht beachtet wird. Siehe dazu auch Schema Abb. 22

chus kaudal projiziert (Abb. 22). Jede tiefer ansetzende Prominenz wird durch den Thymus verursacht (Abb. 21c, d, e). Dieses differentialdiagnostische Kriterium hat sich uns in der Routinediagnostik gut bewährt. Im übrigen ist ein erweiterter Pulmonalarterienhauptstamm meistens mit einer ziemlich typischen Ausdehnung nach kranial verbunden. Im Seitbild führt der Thymus zu einer homogenen Verschattung des vorderen oberen Mediastinums, was eine zusätzliche Entscheidungshilfe ist.

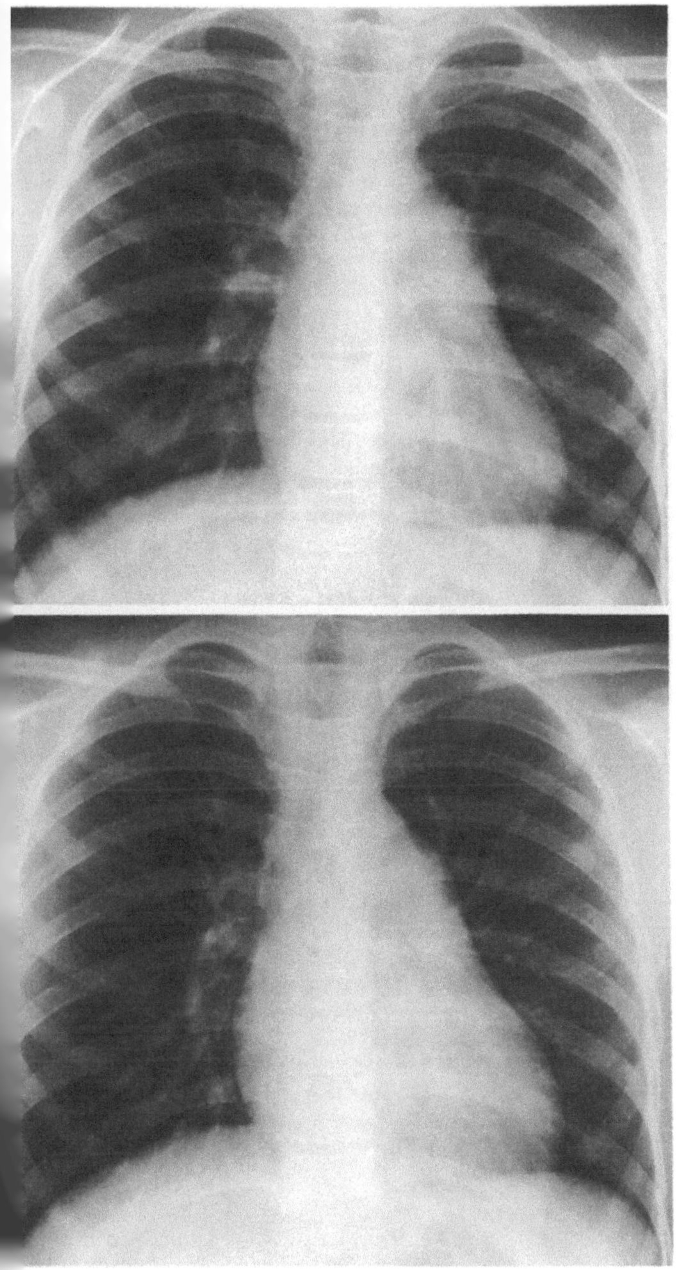

21d, e

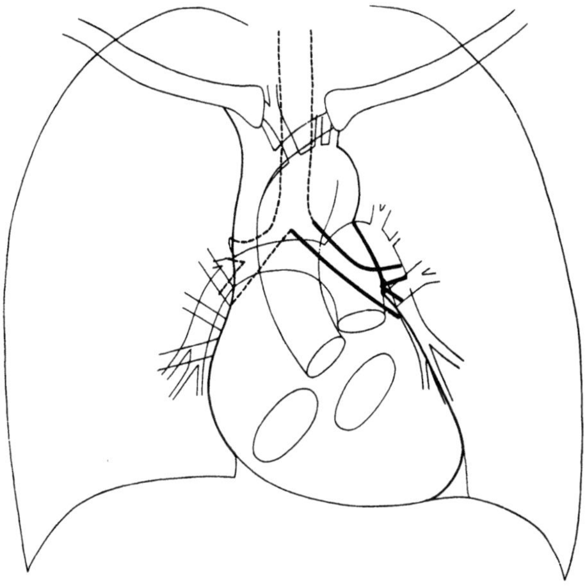

Abb. 22. Projektion des Fußpunktes des Truncus pulmonalis auf den Unterrand des linken Oberlappenbronchus. Wichtig für Differenzierung Pulmonalsegment – randbildender Thymus

Literatur

Übersichten zum Thema Röntgenanatomie: 4, 11, 13, 17, 25

1. Ball F, Stöver B, Vettermann H, Müller U (1982) Zum Aussagewert der Thoraxaufnahmen bei isolierter valvulärer Pulmonalstenose. Monatsschr. Kinderheilkd 130:41–46
2. Ball F (1985) Qualitätskriterien in der Röntgendiagnostik der Thoraxorgane des Kindes. In: Stender HSt, Stieve FE (Hrsg) Qualitätssicherung in der Röntgendiagnostik, Kriterien-Verfahren-Ergebnisse. Thieme, Stuttgart, S 21–29

2a. Ball F. Muessig Th, Stöver B, Voegele W (1989) Optimization in paediatric chest radiography; an experimental study. BIR Report 20:151–154

3. Berger A (1963) Zum Problem der Bewegungsunschärfe im Röntgenbild der Lunge und des Herzens. Röntgen-Bl 16:122–137
4. Beyer D, Neufang KF (1980) Diagnostische Wertigkeit pleuromediastinaler Linien für die Röntgenuntersuchung des Mediastinums (Teil 2). Röntgen-Bl 33:335–347

4a. Busch HP, Georgi M (1991) Digitale Radiographie – Illusion oder Zukunftsperspektive. In: Günther RW, Gockel HP (Hrsg) Jahrbuch der Radiologie. Biermann, Münster

5. Capitanio MA, Kirkpatrick JA (1972) The lateral decubitus film. An aid in determing air-trapping in children. Radiology 103:460–462
6. Cleveland RH (1979) Symmetry of bronchial angles in children. Radiology 133:89–93
7. Coussement AM, Gooding Ch (1973) Objective radiographic assessment of pulmonary vascularity in children. Radiology 109:649–654
8. Currarino G, Williams B, Reisch JS (1986) Linear growth of the thoracic spine in chest roentgenograms from birth to 16 years. Skeletal Radiol 15:628–630
9. Ebel KID, Willich E (1979) Die Röntgenuntersuchung im Kindesalter, Technik und Indikation. Springer, Berlin Heidelberg New York

9a. Europäische Ges. f. Pädiatrische Radiologie (Lake Starnberg Group) (1992) Qualitätskriterien für Röntgenaufnahmen in der Pädiatrie. Strahlenschutzprogramm der Kommission der Europäischen Gemeinschaft, Brüssel

10. Felson B, Weinstein AS, Spitz HB (1970) Röntgenologische Grundlagen der Thoraxdiagnostik. Thieme, Stuttgart
11. Fraser RG, Paré JA (1977) Diagnosis of diseases of the chest, 2nd edn. vol I. Saunders, Philadelphia, p 49

11a. Glazer HS, Muka E, Sagel St S, Jost RG (1994) New technics in chest radiography. Radiol Clin Am 32:711–729

12. Griscom NTh, Wohl MEB (1986) Dimensions of the growing trachea related to age and gender. AJR 146:233–237
13. Heitzman ER (1977) The mediastinum, radiologic correlations with anatomy and pathology. Mosby Saint Louis
13a. Kalender W A, Vock P (1990) Spiral-CT: Eine neue Technik für Volumenaufnahmen I Grundlagen und Methodik. Röntgenpraxis 43:323–330
14. Leinbach LB (1963) Roentgenologic evaluation of normal pulmonary arteries in children. AJR 89:995–998
15. Menu Y, Lallemand D (1981) Determination du diametre transversal normal de la trachée chez l'enfant. Ann Radiol 24:73–75
16. Musshoff K, Reindell H, Gebhardt W, König K, Roskamm H (1967) Die Methode der Volumenbestimmung des Herzens. Radiologe 6:161–164
17. Neufang KF, Beyer D (1980) Diagnostische Wertigkeit pleuromediastinaler Linien für die Röntgennativuntersuchung des Mediastinums (Teil 1). Röntgen-Bl 33:257–266
18. Neufang KFR, Beyer D (1982) Der rechte paratracheale Streifen. Bedeutung für die Analyse oberer Mediastinalprozesse. Röntgen-Bl 35:90–96
18a. Nitz I (1975) Roentgenologic evaluation of pulmonary arteries in normal babies and roentgen appearance of pulmonary vascularity in young infants with congenital heart disease. Ann Radiol 18:465–470
19. Patriquin HB, Beauregard G, Dunbar JS (1976) The right pleuromediastinal reflection in children. J Can Assoc Radiol 27:9–15
20. Reid L (1977) The lung: its growth and remodelling in health and disease. AJR 129:777–788
21. Savoca JC, Brasch RC, Gooding Ch, Gamsu G (1978) The right paratracheal stripe in children. Pediatr Radiol 6:203–207
22. Schmidt F, Weber G (1955) Röntgendiagnostik im Kindesalter. Bergmann, München, S 194
22a. Schumacher R (1986) Untersuchungen zur Bildgüte und Dosisbelastung bei Thoraxaufnahmen im Kindesalter. Röntgenpraxis 39:259–264
23. Simon G, Reid L, Tanner JM, Goldstein H, Benjamin B (1972) Growth of radiologically determined heart diameter, lung width, and lung length from 5–19 years, with standards for clinical use. Arch Dis Child 47:373–381
24. Simon G, Rona R (1976) Standard of the descending (basal) pulmonary artery in children form the routine chest radiograph. Clin Radiol 27:553–559
25. Stender HSt, Schermuly W (1969) Röntgenanatomie der Lunge. In: Strnad F (red. von) Röntgendiagnostik der oberen Speise- und Atemwege, der Atemorgane und des Mediastinums. Springer, Berlin Heidelberg New York (Handbuch der medizinischen Radiologie, Bd IX/1, S 81–225)
26. Stieve FE (1965) Methoden und Ergebnisse moderner Durchleuchtungstechnik. Röntgen-Bl. 18:457–471
27. Stöver B, Ball F, Vettermann H, Morawe G (1978) The size of the aortic arch: a suitable criterion for differentiating between congenital heart disease with left-to-right shunt? Cardiovasc Radiol 1:217–223
28. Stöver B (1983) Cardiovasculäre Veränderungen in Abhängigkeit zur Körperlage beim Kind. Untersuchungen zum Aussagewert der Thoraxübersichtsaufnahme in Beziehung zur Hämodynamik. Habilitationsschrift Frankfurt/Main
29. Stöver B (1986) Herzgrößenbestimmung und Gefäßmessungen auf Thoraxübersichtsaufnahmen 4–15jähriger herz- und kreislaufgesunder Kinder. Radiologe 26:259–265
30. Torkamani-Rezay G (1987) Größenbestimmung des linken Vorhofs auf seitlichen Thoraxnativaufnahmen nach der Messmethode von Westcott und Ferguson. Normwerte für das Kindesalter. Inauguraldissertation Frankfurt/Main
30a. Torkamani-Rezay G, Ball F (1988) Normale Trachealmasse. Unveröffentlicht
31. Waring W (1983) The history and physical examination. In: Kendig EL, Chernick V (eds) Disorders of the respiratory tract in children. 4th edn. Saunders, Philadelphia, p 70
32. Westcott JL, Ferguson D (1976) The right pulmonary artery-left atrial axis line. A method for measuring left atrial size on lateral chest radiographs. Radiology 118:265–274
33. Willich E (1988) Der Thymus vom Frühgeborenen bis zum Adoleszenten: Neue Aspekte bildgebender Diagnostik. Radiol diagn 29:59–70
33a. Willich E (1988) Bildgebende Diagnostik des Thymus vom Wachstums- bis ins Erwachsenenalter. In: Heuck F (red. von) Röntgendiagnostik der oberen Speise- und Atemwege, der Atemorgane und des Mediastinums. Springer, Berlin Heidelberg New York (Handbuch der medizinischen Radiologie. Bd IX/5c, S 319–385)
34. Wishart DL (1972) Normal azygos vein width in children. Radiology 104:115–118

2 Halsweichteile

V. KLINGMÜLLER

INHALT

1 Schilddrüse 35
1.1 Echogenitätsveränderungen der Schilddrüse 36
2 Anomalien des Ductus thyreoglossus 37
3 Nebenschilddrüse 39
4 Torticollis congenitus 39
5 Speicheldrüse 39
Literatur 40

1 Schilddrüse

Die Sonographie ist die einfachste Methode, Schilddrüsengewebe darzustellen. Sie ist deswegen auch prinzipiell zum Screening geeignet. Durch einen Transversalschnitt unterhalb des Schildknorpels kann man sich schnell einen Überblick darüber verschaffen, ob an der richtigen Stelle ausreichend Schilddrüsengewebe normaler Echogenität vorhanden ist (Abb. 1, 2). Beim Fehlen klinischer Symptome erübrigt sich in der Regel beim jüngeren Erwachsenen die weitere Diagnostik; man kann davon ausgehen, daß die Schilddrüse ausreichend Hormone sezerniert [20, 21].

Der Geübte kann die Untersuchung so zügig durchführen, daß diese sogar Teil des Neugeborenen-Ultraschallscreenings sein könnte. Bei der Sonographie erhält man ein Schnittbild der schallreflektierenden Grenzschichten, während die Szintigraphie eine Topographie der Nuklidspeicherung bietet. Diese beiden für die Schilddrüsendiagnostik wesentlichen bildgebenden Methoden ergänzen sich besonders bei der Beschreibung der Erkrankungen; es sind komplementäre und nicht alternative Untersuchungen. Palpatorisch sind bei Kindern Raumforderungen im Halsbereich oftmals nur sehr schlecht zu differenzieren, so daß hier die Sonographie eine wertvolle Hilfe bedeutet (s. Abb. 7) [24].

Die sonographische Untersuchung erfolgt am besten mit einem 5-MHz-Parallelschallkopf. Zur besseren Adaptation an die Halsweichteile und zum Überbrücken des Nahfeldes bewährt sich eine Wasservorlaufstrecke. Die Patienten werden in Rückenlage untersucht. Zur Verstärkung der Reklination wird ein entsprechendes Kissen unter die Schulter

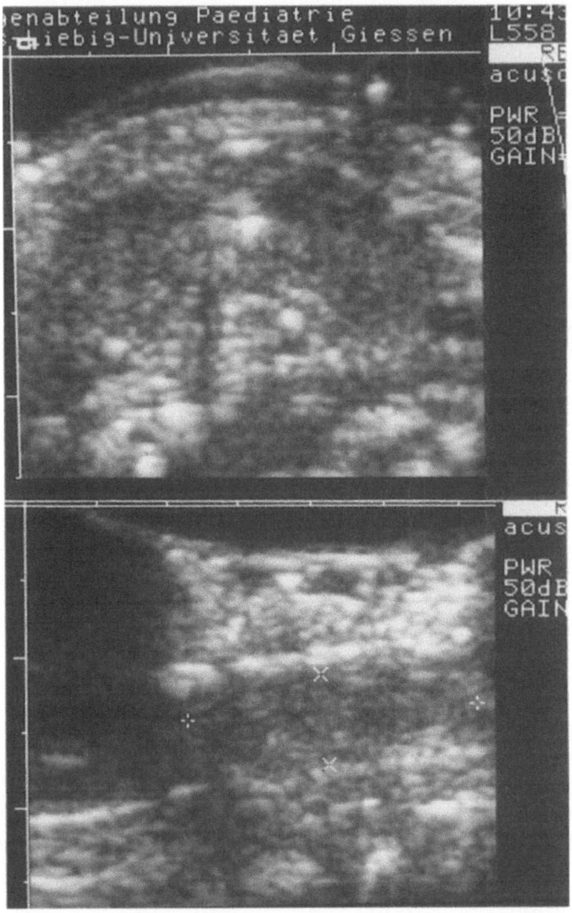

a

b

Abb. 1a, b. Querschnitt (**a**) und paramedianer Längsschnitt (**b**) eines 2jährigen mit normaler Schilddrüse. Die Trachea ist erkennbar an dem starken Reflex in der Mitte des Bildes, beidseits normale Schilddrüse mit der typischen feingranulären Echotextur (**a**). Im paramedianen Längsschnitt läßt sich die Schilddrüse ebenfalls aufgrund ihrere Echogenität abgrenzen (+ – +, × – ×)

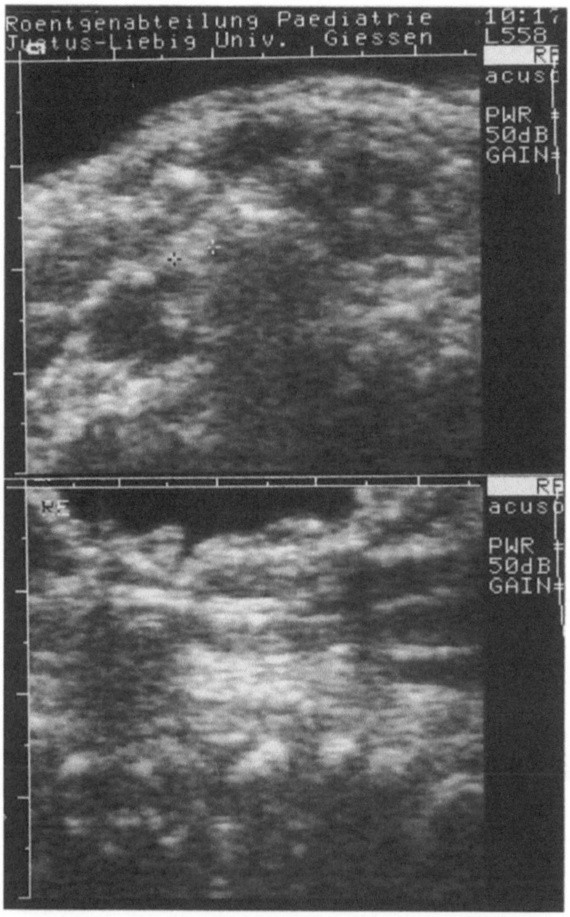

a

b

Abb. 2 a, b. Athyreose. Die Sonographie hat bei diesem Neugeborenen nachgewiesen, daß kein Schilddrüsengewebe vorhanden ist. Im Querschnitt (**a**) zeigt sich paratracheal nur Bindegewebe (+ – +), Im Längsschnitt (**b**) ebenfalls kein schilddrüsentypisches Echomuster

gelegt. Bei der Untersuchung von Neugeborenen und Säuglingen ist man meist auf die Hilfe einer weiteren Person angewiesen, die den Kopf entsprechend hält [2, 10].

Eines der wesentlichen Kriterien bei der sonographischen Beurteilung der Schilddrüse ist die Bestimmung des Volumens. Für jeden Schilddrüsenlappen getrennt werden die drei aufeinander senkrecht stehenden Diameter bestimmt und das Volumen berechnet. Der Isthmus bleibt bei dieser Methode unberücksichtigt [6]. Das Lappenvolumen errechnet sich folgendermaßen (d in cm, Volumen in ml, f = 0,479):

$$d1 \times d2 \times d3 \times f = \text{Volumen} \ .$$

Da die Jodversorgung regional sehr unterschiedlich ist, sind auch regional unterschiedlich große Schilddrüsen bei gesunden Kindern anzutreffen (Tabelle 1 und 2). Die Schilddrüsenvergrößerung kann meistens bereits ein Zeichen von Jodmangel sein [11, 13, 14, 17, 19, 20].

1.1 Echogenitätsveränderungen der Schilddrüse

Die gesunde Schilddrüse hat eine homogene feingranuläre Textur, weshalb sie sich von der echoärmeren Halsmuskulatur immer gut abgrenzen läßt. Die feingranuläre Textur der blanden Struma wandelt sich bei Fortbestehen der Erkrankung in ein gröberes Muster mit unscharfen echoarmen Formationen, evtl. begleitet von kleineren Zysten.

Bei Kindern sind die Veränderungen der Echostruktur, die auf den Beginn der nodulären Umfor-

Tabelle 1. Länge der Schilddrüsenlappen (cm), Jungen (J) und Mädchen (M)

Alter:	Neugeb.		bis 1 J.		bis 4 J.		bis 8 J.		bis 12 J.		über 12 J.	
Geschlecht:	J	M	J	M	J	M	J	M	J	M	J	M
n =	18	15	13	17	20	31	59	72	48	48	41	54
Rechts:												
Mittelw.	1,8	1,8	1,8	2,1	2,2	2,7	3,2	3,3	4,0	4,0	4,5	4,7
S	0,4	0,7	0,6	0,5	0,5	0,6	0,7	0,6	0,7	0,7	0,8	0,9
Median	1,8	1,7	1,7	2,2	2,3	2,7	3	3,3	4	4,2	4,5	4,6
Minimum	1	0,8	0,9	1	1,2	1,6	2	1,6	2,4	1,3	2,7	3,2
Maximum	2,7	2,9	3,1	2,8	3,6	3,9	4,9	4,7	5,6	5,5	6,2	7,1
Links:												
Mittelw.	1,7	1,8	1,7	1,9	2,4	2,5	3,0	2,9	3,7	3,9	4,2	4,5
S	0,4	0,5	0,4	0,4	0,4	0,5	0,8	0,7	0,6	0,7	0,9	0,9
Median	1,6	1,9	1,6	1,9	2,3	2,6	2,9	2,9	3,7	3,9	4,1	4,3
Minimum	1	1	1	1,2	1,7	1,4	1,4	1,2	1,8	1,5	2,5	2,6
Maximum	2,5	2,7	2,5	2,5	3,2	3,3	5,7	4,9	5,2	5,1	6	7,1

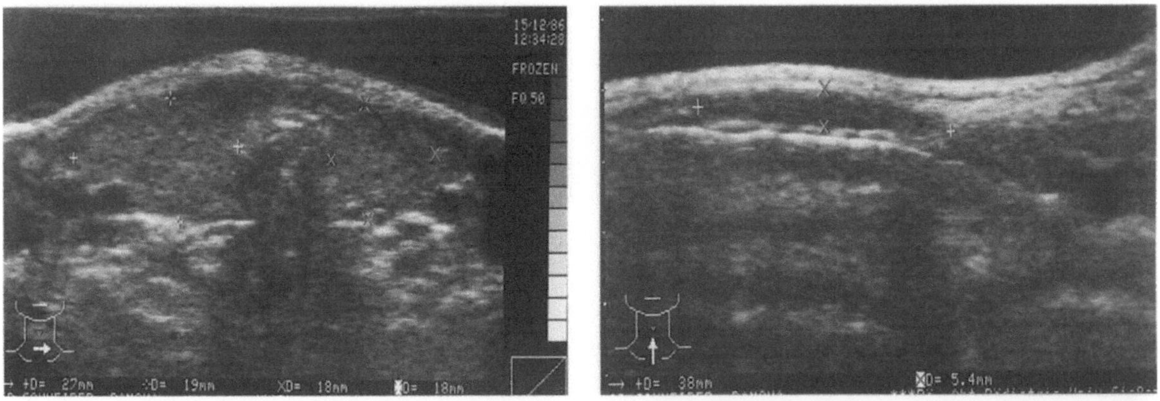

a b

Abb. 3a, b. 12jähriges Mädchen mit Struma. **a** Im Querschnitt rechtsbetonte Vergrößerung der Schilddrüse, die noch normale Echogenität hat. **b** Im Medianschnitt zeigt sich auch eine Verdickung des Isthmus. Dieser ist normalerweise bis zu 2 mm dick und somit schlecht sonographisch darzustellen

mung deuten, eher diskret, während bei den älteren Kropfträgern echoarme und echoreiche Knoten und Verkalkungen ein komplexes Reflexionsmuster verursachen (Abb. 3, 4).

Bei Entzündungen und Autoimmunerkrankungen vermindert sich die Echogenität, sie kann die Echoarmut der Muskulatur erreichen [2, 5].

Fokale Veränderungen sind mit der Sonographie meist besser darzustellen als mit den anderen bildgebenden Verfahren (Abb. 5). Diese Veränderungen entziehen sich oft der Palpation und Szintigraphie. Bei jeder zirkumskripten soliden Strukturveränderung ist ein Schilddrüsenszintigramm indiziert. Der echodichte Knoten (Abb. 6) spricht am ehesten für eine benigne Raumforderung [2, 9], besonders wenn er glatt begrenzt ist und von einem echoarmen Saum (= Halo) umgeben wird; der echofreie Knoten ist typisch für eine Blutungs- oder Kolloidzyste. Bei Kindern sind solitäre Knoten eine Indikation zur Operation (Enukleation), weil sie häufiger als bei Erwachsenen maligne sind [3, 9, 33, 34].

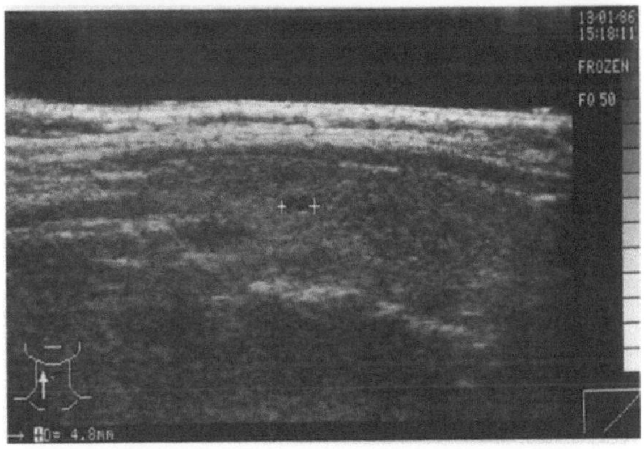

Abb. 4. Juvenile Struma mit beginnender Strukturveränderung. Neben der kleinen echofreien Zyste (+ – +) wird die Schilddrüse bei dieser 15jährigen schon inhomogen

2 Anomalien des Ductus thyreoglossus

In der dritten Embryonalwoche entwickelt sich am Zungengrund der Ductus thyreoglossus und beginnt, sich nach kaudal auszubreiten. Am Zungengrund bildet sich das Foramen caecum, in der Mitte obliteriert der Kanal, und am distalen Ende wird die Entwicklung von Schilddrüsenzellen induziert, gelegentlich mit einem Lobus pyramidalis [22]. Der

Tabelle 2. Volumen der Schilddrüse (ml); Altersverteilung s. Tabelle 1

Alter:	Neugeb.		bis 1 J.		bis 4 J.		bis 8 J.		bis 12 J.		über 12 J.	
Geschlecht:	J	M	J	M	J	M	J	M	J	M	J	M
Mittelw.	1,2	1,1	1,2	1,6	1,7	2,4	3,2	3,4	5,7	5,7	7,9	8,0
S	0,9	0,6	0,6	0,97	0,7	0,8	1,3	1,5	2,2	2,5	3,4	3,2
Median	0,75	0,8	1,1	1,3	1,65	2,5	3,1	3,15	5,6	6,05	7,6	7,5
Minimum	0,4	0,3	0,5	0,6	0,7	1,1	1,2	0,7	1,5	0,5	3,4	2,4
Maximum	3,5	2,3	2,4	4,5	2,9	4,7	7,4	9	13,2	14,1	17,3	18

a 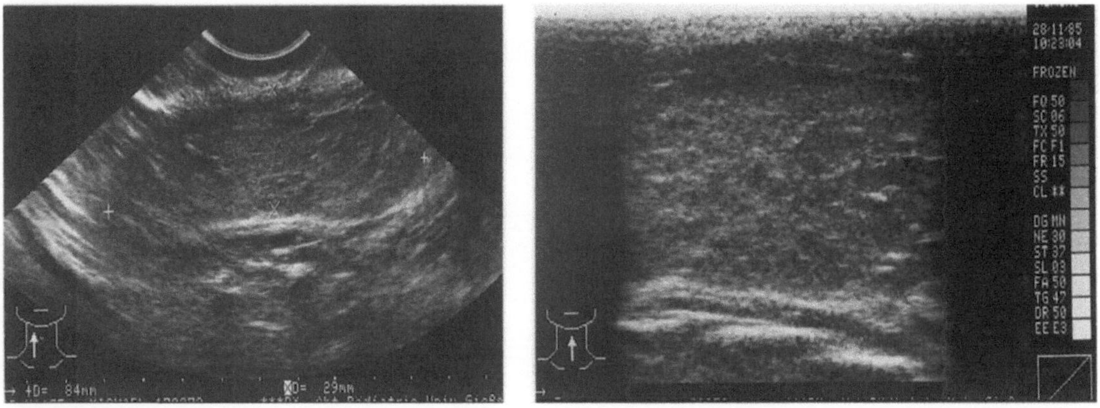 b

Abb. 5a, b. 13jähriger Junge mit Autoimmunthyreoiditis. a Die Schilddrüse ist auf 160 ml vergrößert mit deutlichen Stukturveränderungen. Bandförmige Verdichtungslinien und echoärmere Formationen charakterisieren das Bild. b Die Detailaufnahme zeigt deutlich die Areale unterschiedlicher Echogenität

Ductus thyreoglossus zieht entweder durch das Periost oder durch die Substanz des Os hyoideum.

Die dystope Schilddrüse erscheint klinisch meist als indolente Raumforderung in der Medianlinie. Sie besteht in der Regel aus quantitativ und qualitativ insuffizientem Gewebe und stellt sich als echoarme Struktur oft mit echodichtem Saum dar [23].

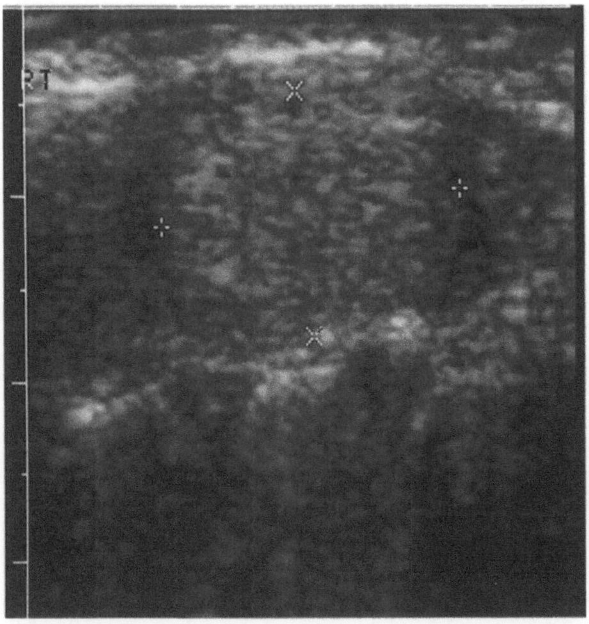

Abb. 6. Follikuläres Adenom. Dieses 5jährige Mädchen kam wegen einer tastbaren Raumforderung in der rechten Schilddrüse zur Sonographie. Es fand sich ein Knoten homogener Echogenität mit zartem echoarmem Saum (Halo), kranial und kaudal nur wenig intaktes Schilddrüsengewebe

Dadurch ist sie z. B. von der sublingualen Speicheldrüse abzugrenzen [4, 8, 24].

Die Zellen des obliterierten Ductus thyreoglossus können aus bisher unbekannten Gründen aktiviert werden und eine mittelständige Raumforderung evtl. mit Fistel zur Epidermis bilden. Einer chirurgischen Intervention bedürfen diese Zysten nicht, sofern sie unter 6 mm bleiben und sich nicht entzünden. Andernfalls sind sie einschließlich des mittleren Drittels des Os hyoideum zu exzidieren [22]. Im Ultraschall sieht man die mediane Halszyste als Raumforderung mit inhomogener echoarmer Textur, die glatt konturiert und zwischen Unterkiefer und Os hyoideum gut darzustellen ist [1]. Die dorsale Schallverstärkung und die lateralen Beugungsechos als typische Zeichen der liquiden Raumforderung darf man bei der Lokalisation vor der Trachea nicht erwarten (Abb 7).

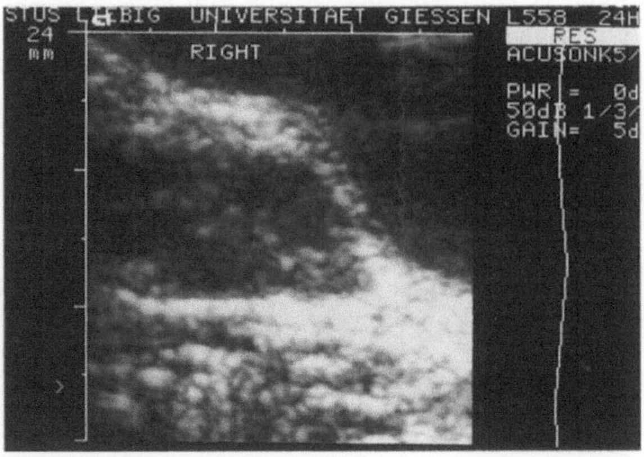

Abb. 7. Dreijähriges Mädchen mit medianer Halszyste. Im Medianschnitt zeigt sich die gute Abgrenzbarkeit der Raumforderung, zentral mit deutlicher Inhomogität. Die mediane Halszyste kann zentral echofrei bis echodicht homogen oder inhomogen sein; sie ist immer gut abgrenzbar

3 Nebenschilddrüse

Die Nebenschilddrüsen sind beim Kind 3–4 mm große ovaläre Strukturen mit einer homogenen Echotextur; ihre Echogenität ist gleich der oder wenig geringer als die der Schilddrüse [7, 18]. Sie sind meist an der Rückseite der Schilddrüse lokalisiert, können aber auch weiter kranial oder auch retrosternal liegen [28, 29, 30, 31]. Während die Lage der oberen zwei Nebenschilddrüsen in Höhe des Krikoids mit 95% relativ konstant ist, werden 40% der beiden unteren Drüsen auch im Thymus gefunden. Schließlich haben 5–10% der Bevölkerung mehr als 4 Nebenschilddrüsen. Deswegen ist die Nebenschilddrüse normalerweise im Sonogramm, im CT oder im MRT von dem weiteren Bindegewebsstrukturen des Halses nicht oder nur schlecht abzugrenzen.

Beim Verdacht auf ein Nebenschilddrüsenadenom ist die Sonographie als Screeningmethode die zuerst durchzuführende bildgebende Diagnostik. Im positiven Fall zeigt sich eine Vergrößerung und deutliche Echogenitätsverminderung des bereffenden Epithelkörperchens (Abb. 8). Falls es nicht gelingt, das Adenom zu lokalisieren, ist eine MRT die Alternative.

4 Torticollis congenitus

Der Torticollis congenitus wird verursacht durch eine einseitige Verdickung und dadurch bedingte funktionelle Verkürzung des M. sternocleidomastoideus [12]. Der Muskel kann zentral eine solide abgrenzbare Masse enthalten oder auch spindelförmig aufgetrieben sein (Abb. 9). Die Ursache dieser interstitiellen Fibrose ist unklar, eine geburtstraumatische Genese kommt nicht in Frage, da auch bei Sektiokindern der Befund erhoben werden kann. Eine Röntgenaufnahme der HWS ist notwendig, wenn eine Luxation, eine Fraktur, das Klippel-Feil-Syndrom oder eine andere Wirbelkörperfehlbildung ausgeschlossen werden sollen.

Durch die Schiefhaltung des Kopfes kann es später zu Gesichtsasymmetrien kommen. Deswegen ist eine krankengymnastische – evtl. sogar chirurgische – Therapie notwendig, wenn auch spontane Heilung beschrieben wird.

5 Speicheldrüse

Die Speicheldrüsen sind aufgrund ihrer Lage und Echostruktur einer sonographischen Untersuchung gut zugänglich. Wie bei der Schilddrüse sollte der Schallkopf eine Frequenz von 5 MHz oder darüber haben und nah fokussiert sein. Es ist immer von Vorteil, eine Wasservorlaufstrecke zu benutzen, um das Nahfeld abzufangen und um eine bessere Adaptation des Schallkopfes zu erhalten. Am besten untersucht man in Rückenlage, den Kopf etwas zur Gegenseite überstreckt. Bei der Dokumentation sollten immer auch anatomische Bezugspunkte mit

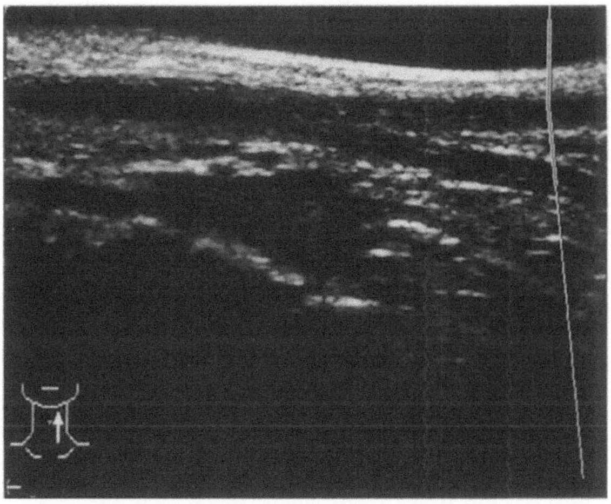

Abb. 8. Nebenschilddrüsenadenom. Am unteren Pol des linken Schilddrüsenlappens fand sich diese echoarme, gut abgrenzbare Formation. Der sonographische Verdacht wurde operativ bestätigt

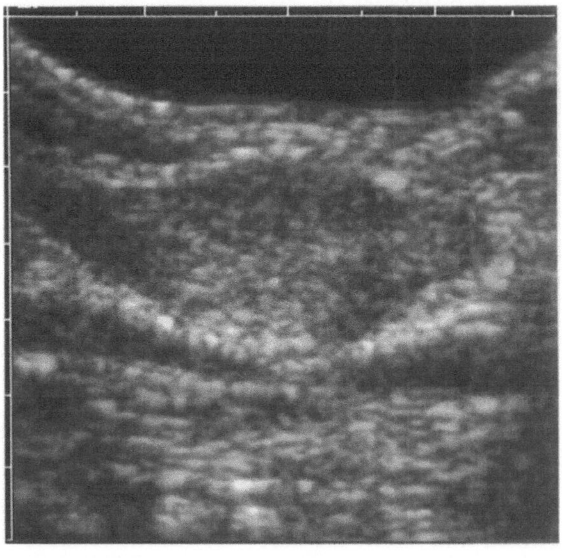

Abb. 9. Torticollis congenitus. Der M. sternocleidomastoideus ist in seinem mittleren Abschnitt durch diese echodichte Raumforderung spindelförmig verdickt

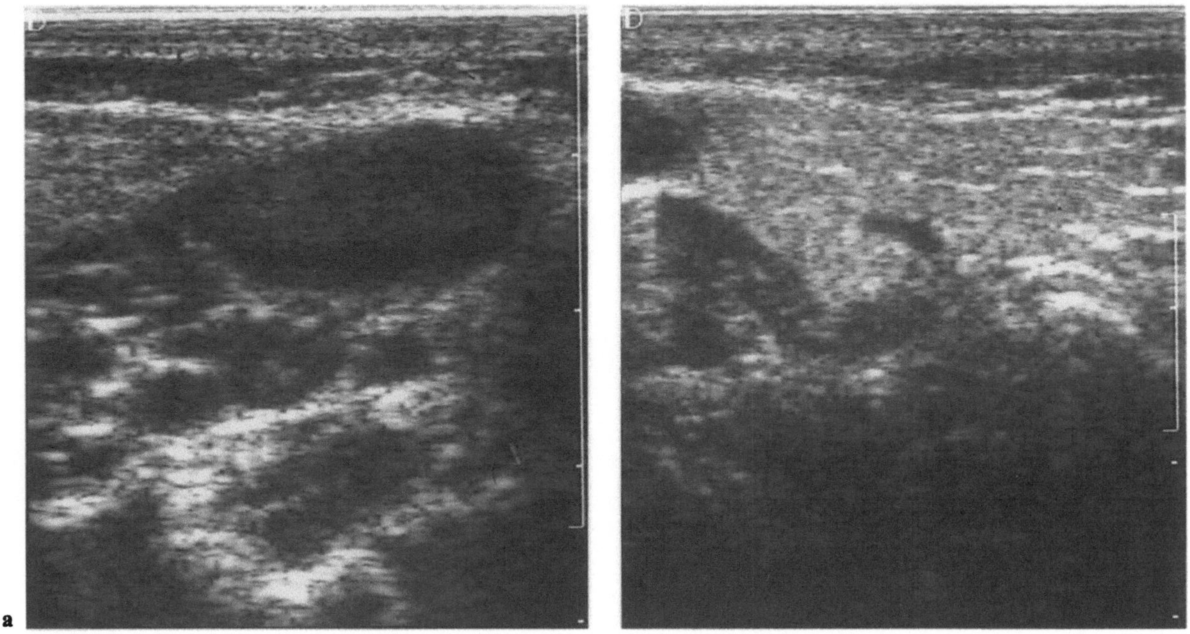

Abb. 10a, b. Sialdenitis. a Echogenitätsverminderung der Parotis (links im Bild mit angeschnitten) mit angrenzend deutlich vergrößerten echoarmen Lymphknoten. b Die Parotis der Gegenseite hat normale Echogenität; hier wird sie von einer Vene durchzogen

abgebildet werden, die sofort entsprechend zu beschriften sind. Standardebenen für die Untersuchung der Parotis sind der horizontale Transversalschnitt und der koronare Schnitt durch die maximale Ausdehnung, für die Glandula submandibularis eine Ebene parallel zur Mandibula und hierzu senkrecht mit Darstellung der Mandibula. Ein Seitenvergleich ist bei der Untersuchung der Speicheldrüsen immer sinnvoll und er sollte bei der Erstuntersuchung mit dokumentiert werden. Erst mit diesen Standardebenen wird eine sinnvolle Verlaufskontrolle ermöglicht.

Die Glandulae submandibulares, sublinguales und parotes sind charakterisiert durch ihre feingranuläre Textur mit hoher Echogenität [25, 26, 27, 35]. Dadurch sind sie gut abzugrenzen von Halslymphknoten oder der Muskulatur. Diese feingranuläre Echotextur wird durchzogen von dem Gangsystem, das abhängig von der Auflösung des Ultraschallgerätes gut zu erkennen ist oder nur als Inhomogenität der Grundstruktur erscheint. Gut zu erkennen sind immer die durch die Parotis verlaufenden Venen und Arterien.

Bei der Parotitis epidemica ist die Echogenität vermindert und die Konturen der Drüse sind durch die allgemeine Schwellung abgerundet. Der Befund wird besonders deutlich im Seitenvergleich, solange die Gegenseite noch nicht miterkrankt ist. Bei der unspezifischen Siladenitis ist die Echogenitätsverminderung meist inhomogen mit deutlicher Größenzunahme. Vergrößerte Lymphknoten sind hier oft entlang des M. sternocleidomastoideus zu sehen (Abb. 10).

Literatur

1. Baatenburg de Jong RZ, Rongen RJ, Lameris JS, Knegt P, Verwoerd CD (1993) Ultrasound characteristics of thyroglossal duct anomalies. ORL J Otorhinolaryngol Relat Spec 55(5):299–302
2. Bachrach LK, Daneman D, Daneman A, Martin DJ (1983) Use of ultrasound in childhood thyroid disorders. J Pediatr 103:547–552
3. Bauch K, Schubert M, Fuchs K-F, Döge H, Möckel G, Spörl HD, Dempe A (1986) Zur Wertigkeit der Sonographie für die Beurteilung nodöser Schilddrüsenveränderungen im Strumaendemiegebiet. Z Gesamte Inn Med 41:542–547
4. Becker W, Wiedemann W (1984) Sonographie der Zungengrundstruma. Fortschr Röntgenstr 140:476–477
5. Brockmann WP, Crone-Münzebrock W, Steinhagen E, Spengler D (1985) Schilddrüsen- und Nebenschilddrüsenveränderungen im Ultraschall. Ultraschall 6:2–12
6. Brunn J, Block U, Ruf G, Bos I, Kunze WP, Scriba PC (1981) Volumetrie der Schilddrüsenlappen mittels Real-time Sonographie. Dtsch Med Wochenschr 106:1338–1340
7. Butch RJ, Simeone JF, Müller PR (1985) Thyroid and parathyroid ultrasonography. Radiol Clin North Am 23:57–71
8. Dammacco F, Dammacco A, Cavallo T et al. (1985) Serum thyroglobulin and thyroid ultrasound studies in infants with congenital hypothyroidism. J Pediatr 106:451–453

9. Gooding GA (1993) Sonography of the thyroid and parathyroid. Radiol Clin North Am 31(5):967–989
10. Gutjahr G, Störkel S, Kraus W, Albert G, Thelen M (1984) Sonographie der Schilddrüse. Fortschr Röntgenstr 141: 297–303
11. Habermann J, Heinze HG, Horn K, Kantlehner R, Marschner I, Neumann J, Scriba PC (1975) Alimentärer Jodmangel in der Bundesrepublik Deutschland. Dtsch Med Wochenschr 100:1937–1945
12. Hulbert KF (1950) Congenital torticollis. J Bone Joint Surg 32b:50–59
13. Ivarsson SA, Persson P-H, Ericsson U-B (1989) Thyroid gland volume as measured by ultrasonography in healthy children and adolescents in a non-iodine deficient area. Acta Pädiatr Scand 78:633–634
14. Klima G, Lind P, Költringer P, Eber O (1986) Sonographisch ermittelte Schilddrüsenvolumina bei 7 bis 11 jährigen Kindern. Acta Med Austriaca 13:1–4
15. Klingmüller V (1991) Schilddrüsensonographie im Kindesalter. Untersuchungen zu Größe und Struktur der kindlichen Schilddrüse. Thieme, Stuttgart
16. Klingmüller V, Otten A, Bödeker R-H (1991) Sonographisch gemessene Schilddrüsenvolumina bei Kindern. Monatsschr Kinderheilkd 139:826–831
17. Lind P, Klima G, Wakonig P, Wawschinek O, Eber O (1985) Harnjodidausscheidung und Strumahäufigkeit in der Steiermark – Untersuchungen 20 Jahre nach gesetzlicher Einführung der Jodsalzprophylaxe. Acta Med Austriaca 12:45–50
18. Lorenz D, Kaick G van (1981) Echographische Diagnostik bei Erkrankungen der Schilddrüse und der Nebenschilddrüse. Röntgenpraxis 34:315–323
19. Perez C, Scrimshaw NS, Munoz A (1960) Technique of endemic goitre surveys. In: Endemic Goitre. WHO Monography Series, Genf, 44:369–383
20. Pfannenstiel P (1985) Aktuelle in-vitro- und in-vivo-Diagnostik von Schilddrüsenkrankheiten. Radiologe 25: 402–408
21. Pfannenstiel P, Maier R, Hirsch H (1983): Möglichkeiten der Sonographie in der Schilddrüsendiagnostik. Med Klin 78:301–304
22. Pounds LA (1981) Neck masses of congenital origin. Pediatr Clin North America 28:841–844
23. Repp R, Klingmüller V, Püschel W-Ch, Otten A (1993) Zungengrundstruma als seltene Ursache eines Minderwuchses. Pädiatr Prax. 46:53–56 (1993/1994)
24. Sherman NH, Rosenberg HK, Heyman S, Templeton J (1985) Ultrasound evaluation of neck masses in children. J Ultrasound Med 4:127–134
25. Seibert RW, Seibert JJ (1986) High resolution ultrasonography of the parotid gland in children. Pediatr Radiol 16:374
26. Seibert RW, Seibert JJ (1988) High resolution ultrasonography of the parotid gland in children; Part II. Pediatr Radiol 19:13–18
27. Schurawitzki H, Gritzmann N, Fezoulidis J, Karnel F, Kramer J (1987) Sonographie bei nicht-tumorösen Speicheldrüsenerkrankungen: Indikation und Stellenwert. Fortschr Röntgenstr 147:374
28. Stark DD, Gooding GAW, Moss AA et al. (1983) Parathyroid imaging: comparison of high resolution CT and high resolution ultrasound. AJR 141:633
29. Stark DD, Moss AA, Gamsu G (1983) Magnetic resonance imaging of the neck. I. Normal anatomy. Radiology 150:447
30. Stark DD, Moss AA, Gamsu G (1983) Magnetic resonance imaging of the neck. II. Pathological findings. Radiology 150:455
31. Utech Chr, Bieler EU, Pfannenstiel P (1984) Sonographische Lokalisation von Nebenschilddrüsen-Adenomen bei Hyperparathyreoidismus. Dtsch Med Wochenschr 109: 1108–1111
32. Vogl Th, Mühlig HP, Nieden Jz, Moser E, Spelsberg F (1986) Kernspintomographie zur Diagnostik von Erkrankungen der Schilddrüse und der Nebenschilddrüsen. Therapiewoche 36:4740–4744
33. Waag KL, Hanisch E, Kollmann F, Wons T, Wenisch H (1988) Erfahrungen mit der operativen Therapie von Schilddrüsenerkrankungen im Kindesalter. Z Kinderchir 43(4):232–235
34. White AK, Smith RJ (1986) Thyroid nodules in children. Otolaryngol Head Neck Surg 95(1):70–75
35. Wittich GR, Scheible WF, Hajek PC (1985) Ultrasonography of the salivary glands. Radiol Clin North Am 23:29

3 Trachea und Bronchien

E. SCHIRG

INHALT

1 Trachea 42
1.1 Trachealstenosen 42
1.1.1 Primäre Trachealstenosen 42
1.1.2 Sekundäre Trachealstenosen 45
1.2 Infektionen der Trachea 46
1.2.1 Obstruktive subglottische Laryngotracheitis 46
1.3 Fremdkörper der Trachea 48
1.4 Stenosen nach Intubation und Tracheostoma 48
1.5 Tumoren der Trachea 49
2 Bronchien 50
2.1 Verminderter Luftgehalt der Lunge – Atelektase . 50
2.2 Vermehrter Luftgehalt der Lunge 54
2.2.1 Volumen pulmonum auctum 54
2.2.2 Emphysem 54
2.2.3 Einseitig helle Lunge 55
2.3 Fehlbildungen der Bronchien 56
2.3.1 Anomalien der Aufzweigung der Bronchien 56
2.3.2 Bronchusatresie 59
2.3.3. Primäre Bronchusstenosen 59
2.3.4 Bronchogene Zysten 60
2.3.5 Bronchomegalien 60
2.4 Fehlbildungen der Lunge 63
2.4.1 Agenesie, Aplasie, Hypoplasie 63
2.4.2 Pulmonale Sequestration 64
2.4.3 Kongenitales lobäres Emphysem 65
2.4.4 Zystische Lungenfehlbildungen 67
2.5 Sekundäre Bronchusstenosen 69
2.6. Akute Bronchitis 69
2.6.1 Bronchitis fibroplastica 69
2.7 Chronische Bronchitis 70
2.7.1 Chronisch-deformierende Bronchitis 73
2.7.2 Bronchiektasen 74
2.8 Obstruktive Bronchitis, Asthma bronchiale und Bronchiolitis 76
2.9 Primäre Tumoren der Bronchien 82
Literatur 84

1 Trachea

1.1 Trachealstenosen

Klinische Symptome: Leitsymptom bei Stenosen der oberen Luftwege ist der Stridor. Inspiratorischer Stridor deutet auf eine laryngeale Obstruktion. exspiratorischer Stridor auf eine bronchiale Obstruktion distal der Bifurkation der Trachea. In- und exspiratorischer Stridor weisen auf eine extra- oder intrathorakale Stenose der Trachea. Hustenanfälle und bellender Husten sprechen für tracheale Stenosen.

Röntgensymptome: Mit Trachealzielaufnahmen in 2 Ebenen (Hartstrahltechnik, bei Säuglingen 80–90 kV), die sowohl in In- als auch in Exspiration angefertigt werden sollen [9], läßt sich eine Vorauswahl der Kinder treffen, die einer endoskopischen Untersuchung zugeführt werden müssen. Immer sollte gleichzeitig eine Ösophagographie durchgeführt werden. Zeigt sich dabei eine Gefäßimpression, so ist als nächster Schritt eine Angiokardiographie anzuschließen (Abb. 1). Die Kontrastmitteldarstellung einer Trachealstenose ist nur ausnahmsweise angezeigt (Tracheobronchographie).

Neben den eigentlichen Stenosen der Trachea findet man häufig folgende Sekundärphänomene [1, 13, 22, 24]:

a) Inspiratorische Aufweitung des Hypopharynx – bei forcierter Einatmung kommt es bei Verschluß der Atemwege zum Luftübertritt in den Hypopharynx.
b) Inspiratorische Einengung der Trachea im zervikalen Abschnitt – durch den Ansaugeffekt entsteht bei forcierter Inspiration eine zusätzliche funktionelle Stenose. Der thorakale Abschnitt der Trachea wird im Inspirium durch den intrathorakalen Unterdruck offen gehalten.

1.1.1 Primäre Trachealstenosen

Definition: Man unterscheidet drei prinzipielle Formen [14]:

1. Generalisierte Hypoplasie der Trachea – vor allem bei Lungenhypoplasien (Abb. 2a, b)

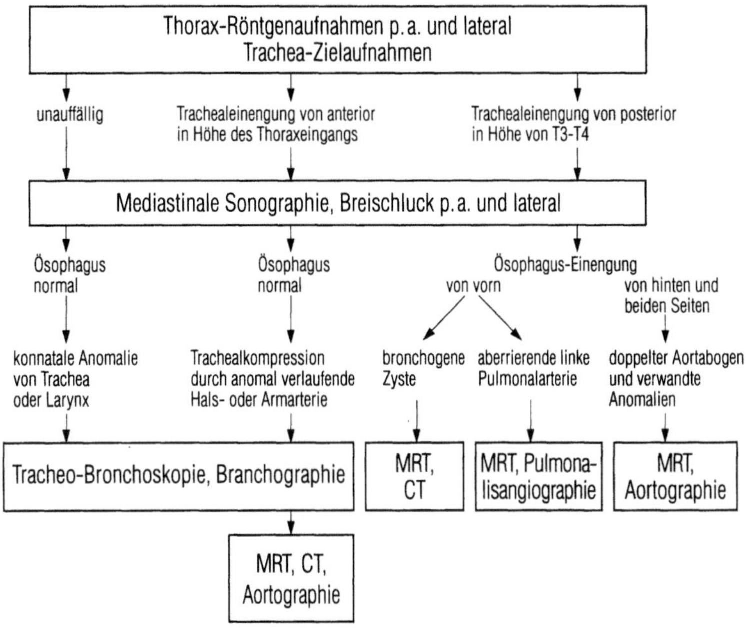

Abb. 1. Diagnostisches Flußdiagramm bei Trachealstenosen (Nach KALLFELZ [10]

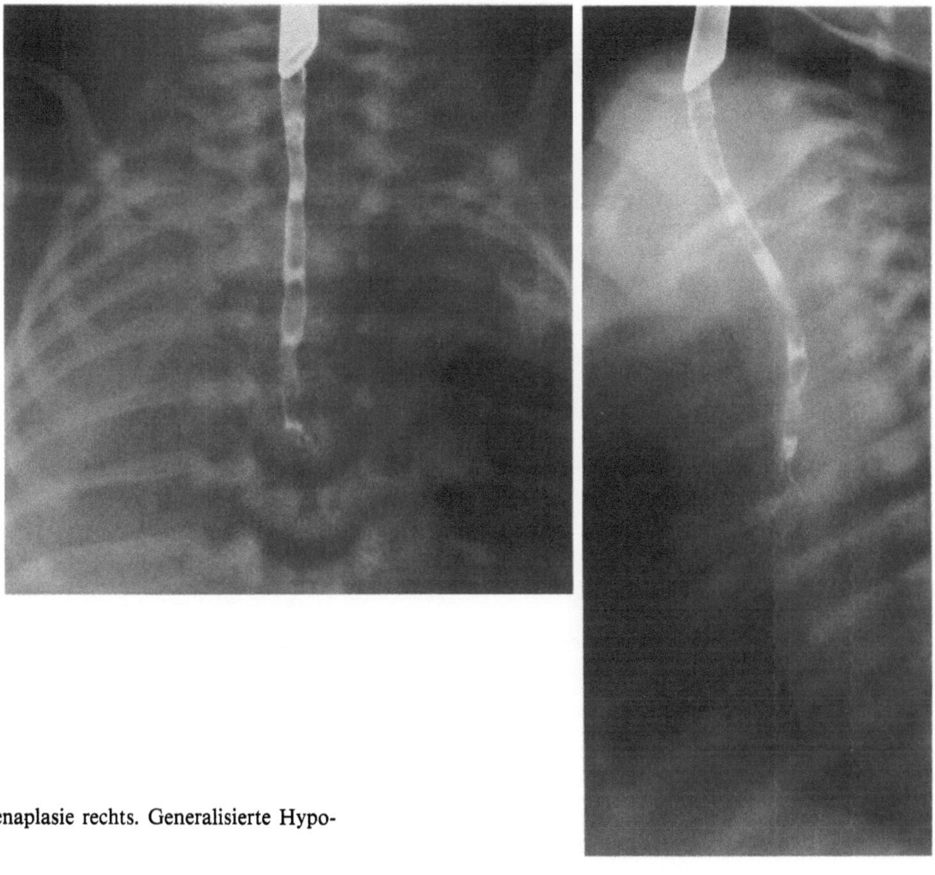

Abb. 2a, b. 4 Tage, Lungenaplasie rechts. Generalisierte Hypoplasie der Trachea

2. Trichterförmige in die Karina mündende Stenose („Karottenform")
   – oft gemeinsam mit einem „vascular sling" (Abb. 3a, b).
3. Segmentale Enge der Trachea
   – bevorzugt im subglottischen, im mittleren (Abb. 4a–d) oder im distalen Abschnitt direkt oberhalb der Bifurkation.

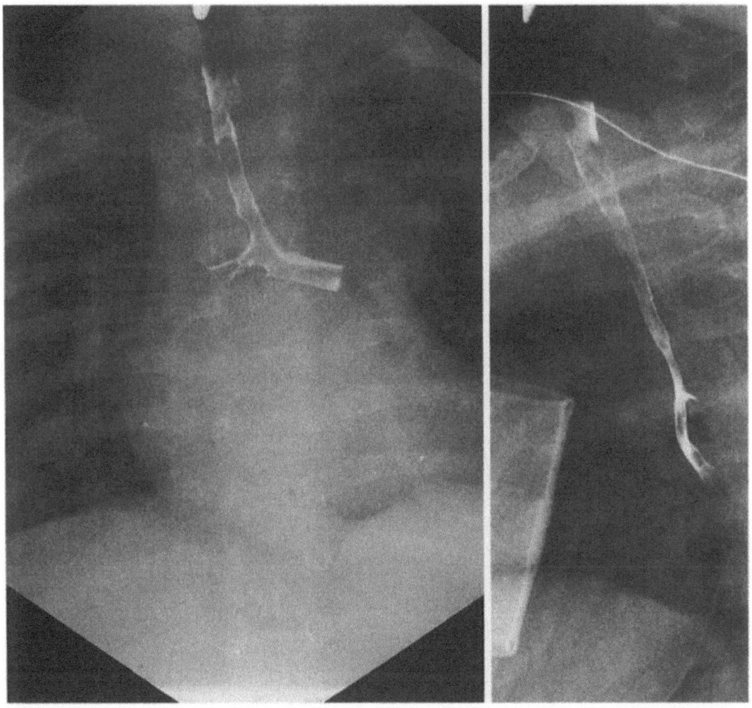

a b

Abb. 3a, b. 6 Monate, aberrierende linke Pulmonalarterie, Karottenform der Trachea

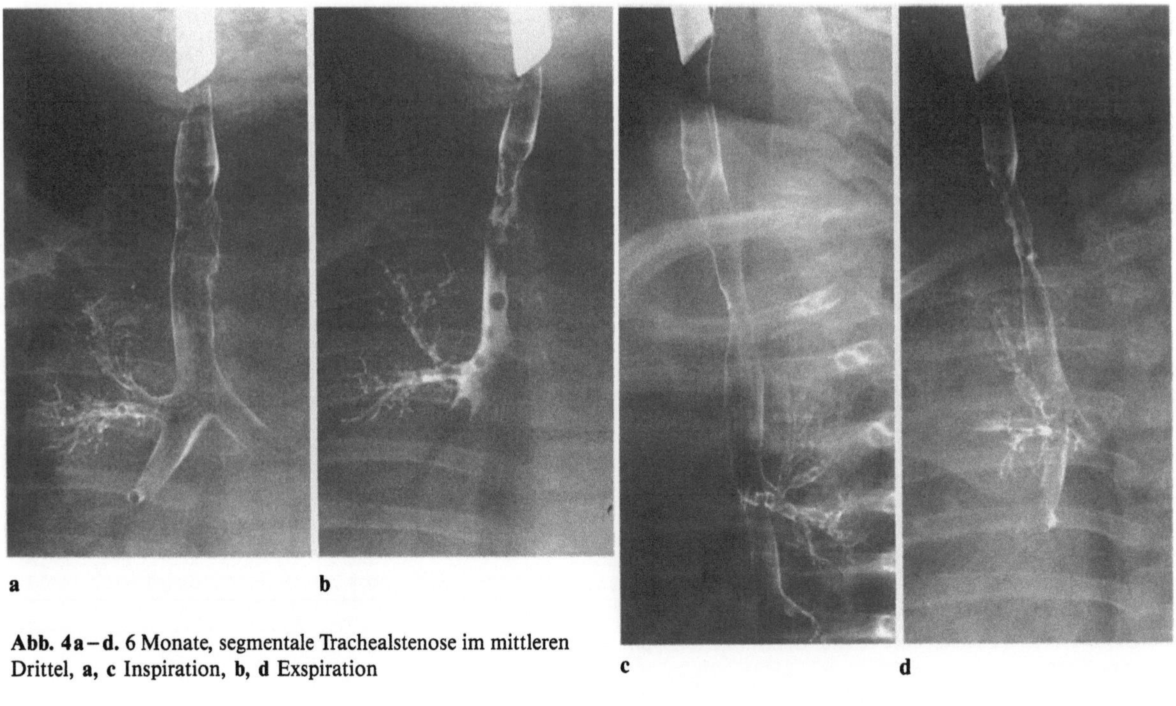

a b c d

Abb. 4a–d. 6 Monate, segmentale Trachealstenose im mittleren Drittel, **a**, **c** Inspiration, **b**, **d** Exspiration

Elastische Trachealstenose: Man versteht darunter eine längerstreckige abnorme Weichheit des Knorpelgerüstes der Trachea mit ausgeprägten atemabhängigen Kaliberschwankungen und Kollapsneigung – Wandinstabilität. Bei forcierter Ein- und Ausatmung werden bei sanduhrförmigem Querschnitt Vorder- und Rückwand der Trachea durch den Ansaugeffekt einander noch zusätzlich genähert und funktionell eingeengt (Abb. 5a, b). Die Störung verliert sich mit zunehmender Festigung der Knorpelwand der Trachea.

1.1.2 Sekundäre Trachealstenosen

Definition: Alle durch Kompression von außen verursachten Stenosen (z.B. Struma connata, zervikale oder mediastinale Tumoren, Gefäßanomalien) – „Tracheomalazie" bedeutet Erweichung der Trachea durch Kompression von außen.

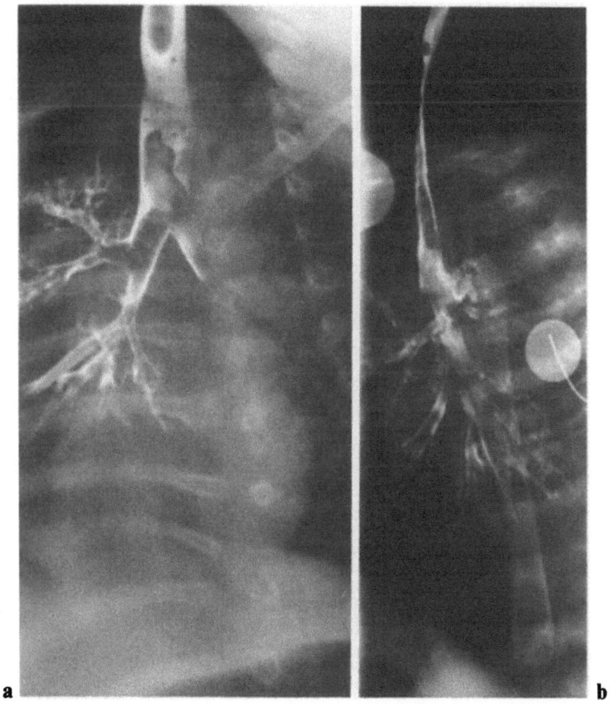

Abb. 5a, b. 2 Monate, langstreckige elastische Trachealstenose. Aufnahmen in Exspiration, vollständiger Kollaps der Vorder- und Hinterwand

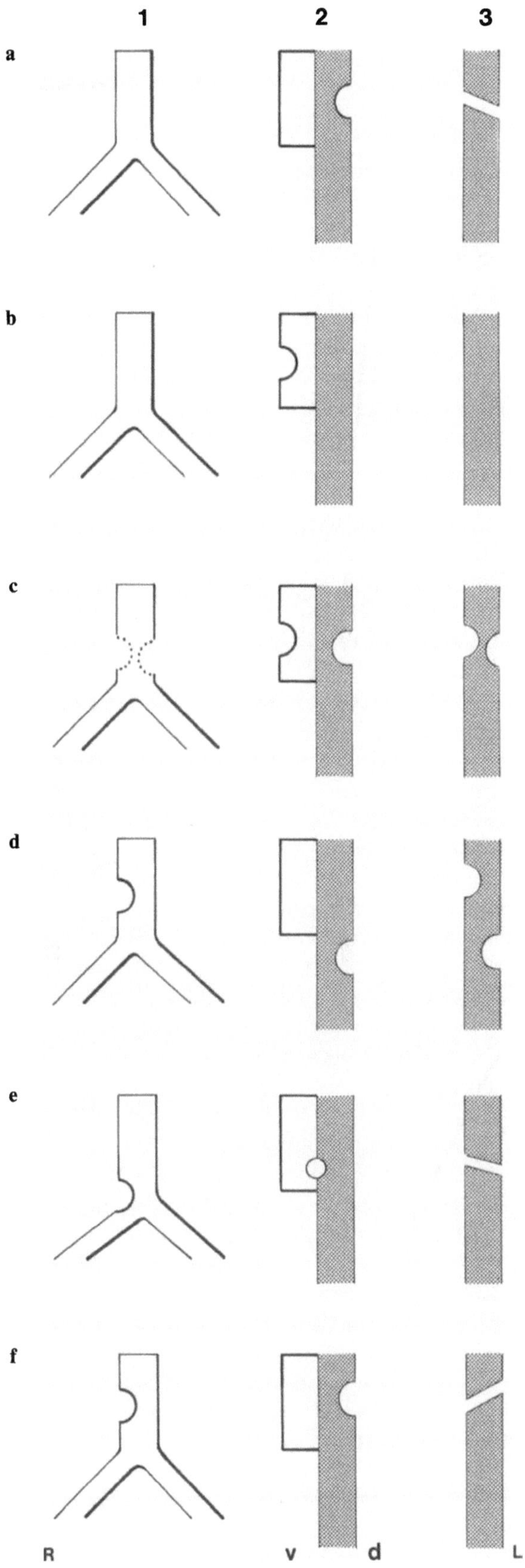

Abb. 6a–f. Differenzierung der vaskulären Trachealstenosen durch die Gefäßimpressionen an Ösophagus an und Trachea (*1* Trachea sagittal; *2* Trachea und Ösophagus seitlich, *v* ventral, *d* dorsal; *3* Ösophagus sagittal; *R* rechts, *L* links; *a–f* s. Text)

Gefäßanomalien mit Trachealkompression (Abb. 6a–f) (vgl. Kap. Angeborene Herz- und Gefäßfehler von K.-J. HAGEL, M. REITHER u. H.W. RAUTENBURG) in der Reihenfolge ihrer Häufigkeit [10, 15]:

a) Aberrierende rechte A. subclavia
Die rechte A. subclavia zweigt distal der linken A. subclavia von der Aorta descendens ab und kreuzt retroösophageal nach rechts kranial. Zu einer Dysphagia lusoria kommt es nur in der seltenen Kombination mit einer Gefäßringbildung durch Aortenbogen, Pulmonalarterie und Lig. Botalli.

b) Anomale linke A. carotis communis, anomaler Tr. brachiocephalicus
Nach rechts verlagerter Abgang der linken A. carotis communis aus dem Aortenbogen oder aus dem Tr. brachiocephalicus bzw. nach links verlagerter Abgang des Tr. brachiocephalicus vom Aortenbogen. Diese Gefäße kreuzen dann prätracheal nach links bzw. rechts kranial. Meist asymptomatisch [10, 20]. Relativ häufig kombiniert mit Ösophagusatresien.

c) Doppelter Aortenbogen
Meist ist der rechte Bogen kräftiger und liegt etwas höher als der linke, häufiger deszendiert die vereinigte thorakale Aorta links. Teile eines Bogens können atretisch sein. Meist isoliertes Vorkommen ohne Herzfehler.

d) Rechtsseitiger Aortenbogen mit linksseitigem Lig. Botalli
Rechter Aortenbogen, der retroösophageal kreuzt und links deszendiert (Arcus aortae circumflexus dexter). Der noch offene oder bereits obliterierte Ductus arteriosus bildet zusammen mit Aortenbogen und Pulmonalarterie einen kompletten Gefäßring. In der Regel gemeinsam mit komplexen Herzfehlern.

e) Aberrierende linke A. pulmonalis (Synonyme: „vascular sling", „pulmonary sling")
Die linke A. pulmonalis entspringt dorsal aus der zentralen rechten A. pulmonalis und kreuzt retrotracheal bzw. vor dem Ösophagus nach links.

f) Rechtsseitiger Aortenbogen mit aberrierender linker A. subclavia
Rechter Aortenbogen, die linke A. subclavia kreuzt retroösophageal nach links kranial. Meist isoliertes Vorkommen ohne Herzfehler, gelegentlich mit Fallot-Tetralogie oder präduktaler Aortenisthmusstenose kombiniert.

Klinische Symptome: Hyperextensionshaltung des Kopfes, Hustenanfälle. In- und/oder exspiratorischer Stridor, der bei Kopfbeugung zunimmt. Reflexapnoen mit Zyanose und Bewußtlosigkeit beim Füttern, besonders beim Übergang auf Breinahrung. Bedrohliche Steigerung der Symptome bei respiratorischen Infekten. Nach operativer Korrektur eines Gefäßringes verursacht die Tracheomalazie meist noch längere Zeit Probleme.

Sonographie: Bei Säuglingen ist durch das „Schallkissen" des Thymus mit der mediastinalen Sonographie eine gute Orientierung über etwaige Anomalien der großen Gefäße möglich (Aortenbogen, Pulmonalarterienbifurkation, supraaortale Arterien).

Röntgensymptome: Wegweisend ist bei allen Gefäßringen und sonstigen Gefäßanomalien die Ösophagographie, die zusammen mit Tracheazielaufnahmen bereits weitgehende Rückschlüsse zuläßt (Abb. 6).

Doppelter Aortenbogen (c): Auf den sagittalen Zielaufnahmen der Trachea sind deren beidseits schlecht abgrenzbare Konturen ein zusätzliches Zeichen (Abb. 7a–d).

Aberrierende linke A. pulmonalis (e): Ventrale Impression des Ösophagus in Höhe der Bifurkation der Trachea (Abb. 8a, b), korrespondierende Impression der Trachea von dorsal, atypischer Gefäßschatten zwischen Ösophagus und Trachea (Abb. 8c). Verziehung der distalen Trachea nach links. Kompression des rechten Hauptbronchus, selten auch des linken, Verlagerung des linken Hilus nach kaudal. Auf der Thoraxübersicht Überblähung meist der rechten Lunge durch eine Ventilstenose des rechten Hauptbronchus (Exspirationsaufnahme, Durchleuchtung). Nachweis durch Pulmonalisangiographie, evtl. kombiniert mit Tracheobronchographie [16].

1.2 Infektionen der Trachea

Einer Tracheitis im Rahmen eines Infektes der oberen Luftwege wird kaum Beachtung geschenkt. Trifft der respiratorische Infekt jedoch auf eine vorbestehende Trachealstenose, dann können Stridor und Dyspnoe bedrohlich zunehmen.

1.2.1 Obstruktive subglottische Laryngotracheitis

Synonyme: Krupp-Syndrom, Pseudokrupp

Klinische Symptome: Plötzlicher Beginn (meist nachts) im Rahmen eines Virusinfektes der oberen

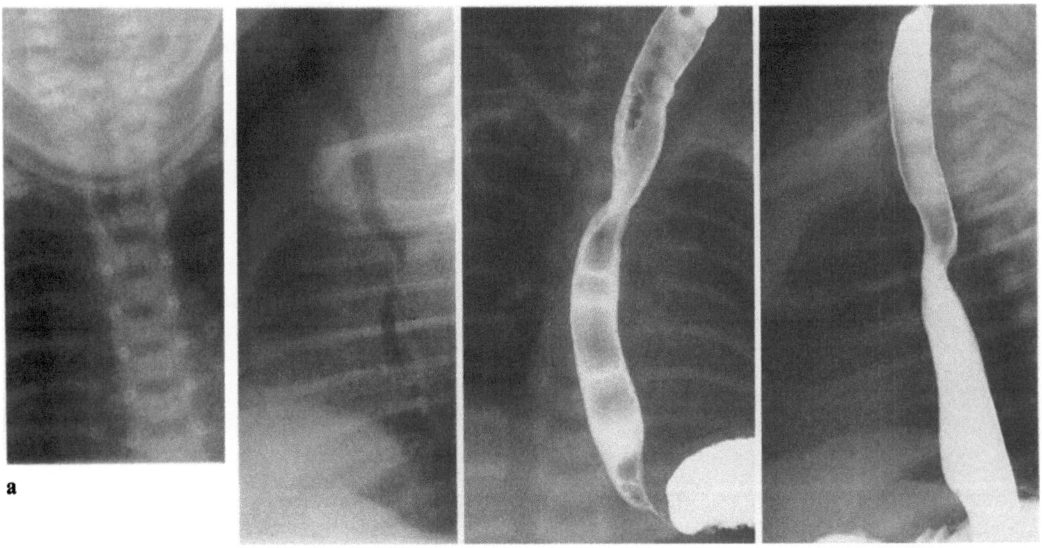

7 a b c d

Abb. 7a–d. 3 Wochen, doppelter Aortenbogen. **a, b** Tracheazielaufnahmen. Auf der sagittalen Aufnahme sind die Konturen der Trachea im unteren Drittel beidseits ungenügend abgrenzbar. **c, d** Ösophagographie

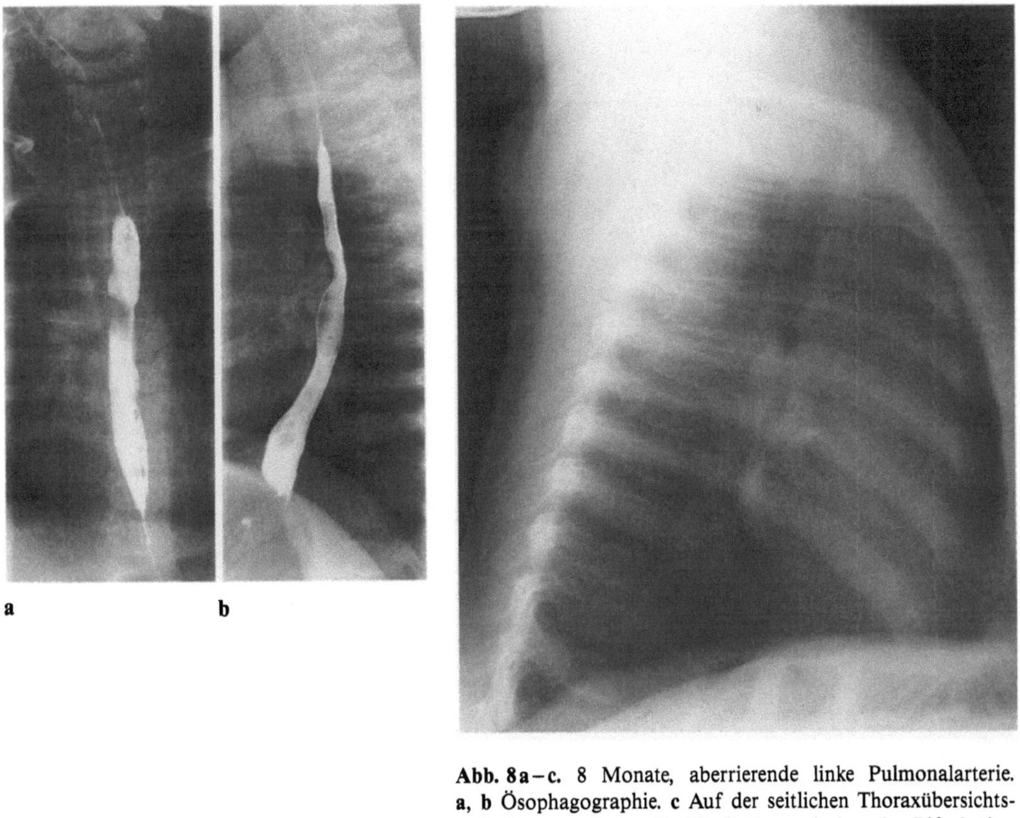

8 a b c

Abb. 8a–c. 8 Monate, aberrierende linke Pulmonalarterie. **a, b** Ösophagographie. **c** Auf der seitlichen Thoraxübersichtsaufnahme atypischer Gefäßschatten zwischen der Bifurkation der Trachea und dem mittleren Ösophagus

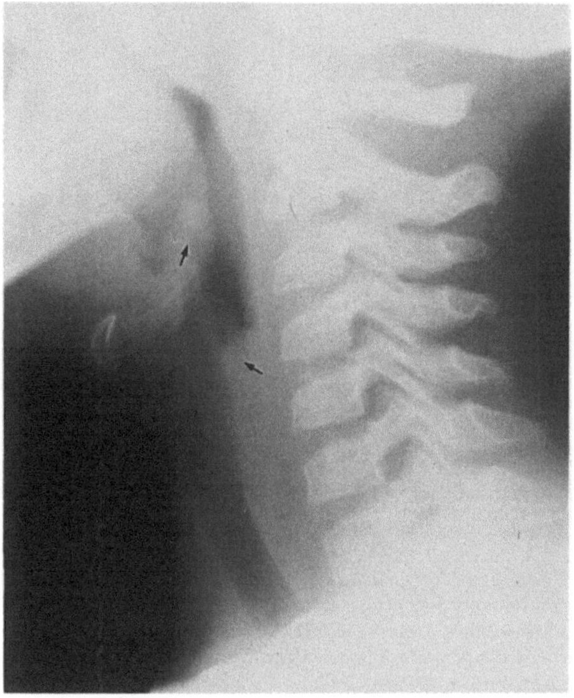

Abb. 9. 4 Jahre, Epiglottitis. Schwellung der Epiglottis und der aryepiglottischen Falten. Die Aufnahme soll zur Schonung des Kindes im Sitzen angefertigt werden. (Röntgenaufnahme: Prof. Dr. F. BALL, Abt. Pädiatrische Radiologie, Univ. Frankfurt)

Luftwege. Rauher inspiratorischer Stridor, bellender Husten und Heiserkeit.

Röntgensymptome: Auf Thoraxübersichtsaufnahmen ist manchmal die konische Einengung des subglottischen Raumes erkennbar.

Differentildiagnose: Bei der obstruktiven supraglottischen Laryngitis (Synonym: Epiglottitis) imponiert auf einer seitlichen Röntgenaufnahme der Halsweichteile die bis kirschgroße Schwellung der Epiglottis (Abb. 9).

1.3 Fremdkörper der Trachea

Plötzlich im Laufe des Tages einsetzender Stridor ist verdächtig. Nicht nur Fremdkörper in der Trachea (Abb. 10 und 11), sondern auch solche im Ösophagus können durch Kompression von dorsal Stenosen der Trachea bewirken (Abb. 12a, b). Auch aus diesem Grunde ist die Ösophagographie bei der Abklärung von Trachealstenosen unverzichtbar.

1.4 Stenosen nach Intubation und Tracheostoma

Granulome und narbige Stenosen der Trachea nach Langzeitintubation und Tracheotomie sind häufige Komplikationen der Intensivmedizin. Oft wird we-

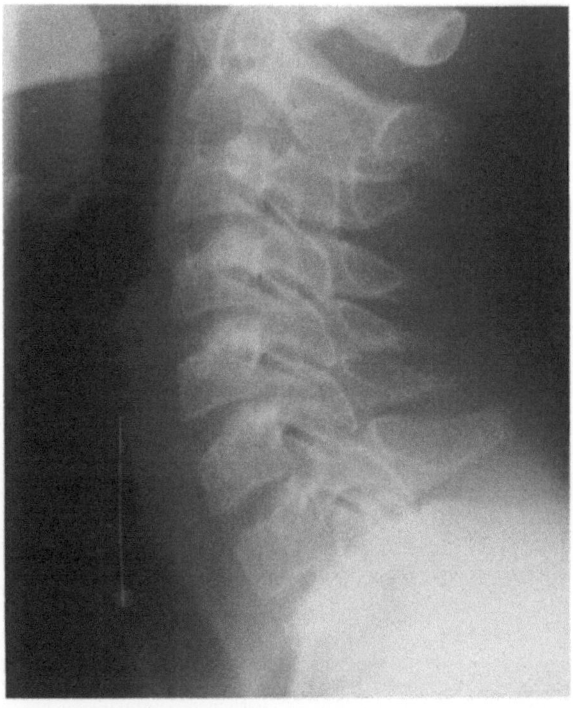

Abb. 10. 12 Jahre, Stecknadel im subglottischen Raum – beim Nähunterricht in der Schule aspiriert

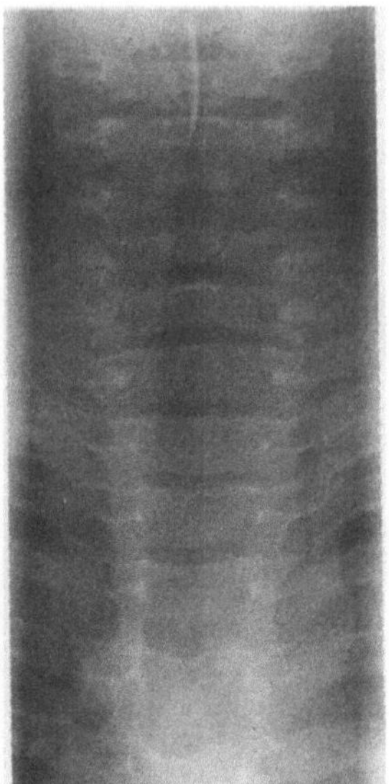

Abb. 11. 2 Jahre, therapieresistente Kruppsymtomatik. Orthograd liegendes Eierschalenfragment auf der Stimmritze. In schrägen und seitlichen Projektionen nicht darstellbar!

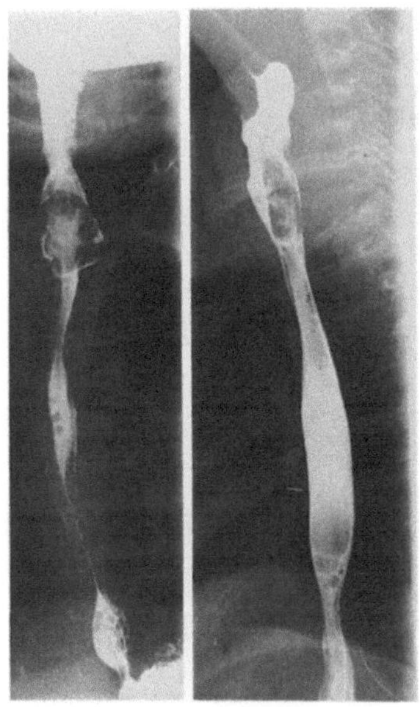

a b

Abb. 12a, b. 10 Monate. Trachealstenose durch einen Fremdkörper im Ösophagus (Stück einer Spanholzplatte)

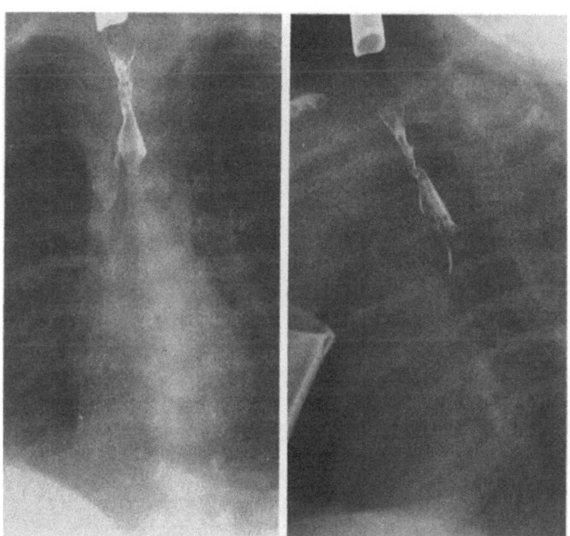

a b

Abb. 13a, b. 5 Wochen, langstreckige zirkuläre Trachealstenose nach 10 Tagen dauernder Beatmung im Neugeborenenalter

gen Stridor und Dyspnoe die Reintubation erforderlich.

Röntgensymptome: Intubationsgranulome liegen in der Regel ventral, Stenosen nach Langzeitintubation können langstreckig (Abb. 13a, b) oder umschrieben (Abb. 14a, b) auftreten.

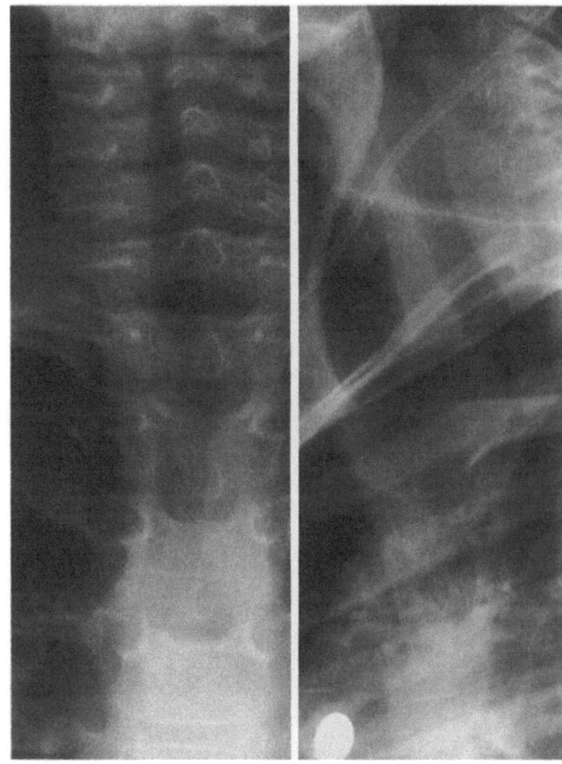

a b

Abb. 14a, b. 8 Jahre, umschriebene zirkuläre Trachealstenose nach Langzeitbeatmung wegen Schädel-Hirn-Trauma

1.5 Tumoren der Trachea

a) Intramurale Tumoren. Es handelt sich um Hämangiome, Lymphangiome, endotracheale Zysten und ektope Strumen vorzugsweise der subglottischen Region, die bereits im frühen Säuglingsalter manifest werden.

Die Larynxpapillomatose (wahrscheinlich Virusinfektion) greift gelegentlich auf Trachea und Bronchien über.

b) Extramurale Tumoren. Verlagerung der Trachea mit und ohne Kompression durch einen Retropharyngealabszeß (Abb. 15), eine Struma, vergrößerte paratracheale Lymphknoten, z.B. Tuberkulose, akute lymphoblastische Leukämie, Non-Hodgkin-Lymphom (Abb. 16), M. Hodgkin (Abb. 17) und sonstige zervikale und mediastinale Raumforderungen. *Cave:* Intubationsprobleme!

Röntgensymptome: Tracheazielaufnahmen: Hämangiome liegen sowohl ventral als auch dorsal meist im subglottischen Raum, Papillome erzeugen multiple warzenähnliche Wandveränderungen.

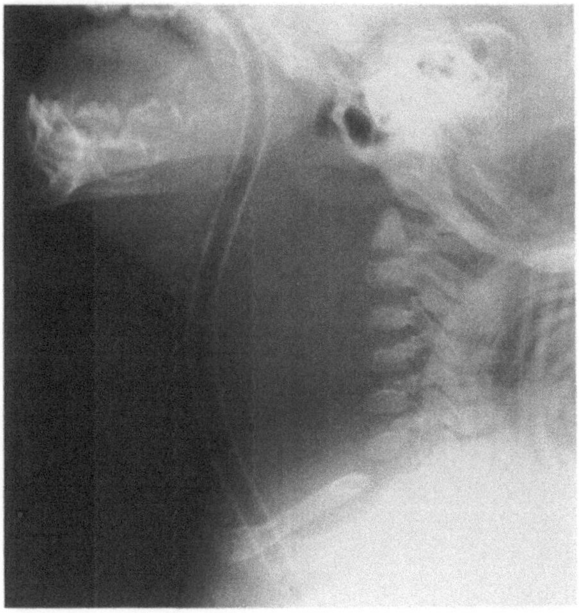

Abb. 15. 3 Monate, großer Retropharyngealabszeß, der die Trachea mit Beatmungstubus weit nach ventral abdrängt. (Röntgenaufnahme: Prof. Dr. F. BALL, Abt. Pädiatrische Radiologie, Univ. Frankfurt)

Bei intramuralen Tumoren endoskopische Diagnostik, bei extramuralen Tumoren Sonographie, evtl. MRT oder CT erforderlich.

2 Bronchien

2.1 Verminderter Luftgehalt der Lunge – Atelektase

Definition: Atelektase ist ein Zustand aufgehobener Luftfüllung der Alveolen.

Atelektatische Lungenbezirke retrahieren sich und schrumpfen. Der Hilus wirkt als Fixpunkt für

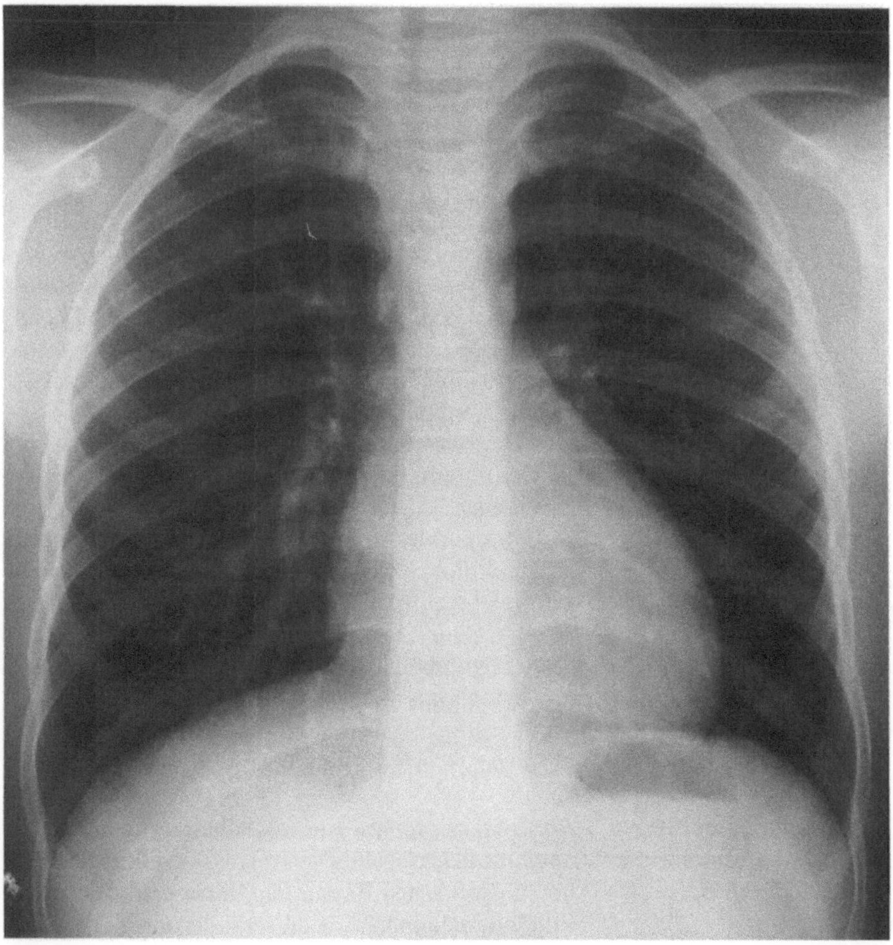

Abb. 16. 7 Jahre, Non-Hodgkin-Lymphom mit Vergrößerung paratrachealer Lymphknoten links in Höhe der Schilddrüse

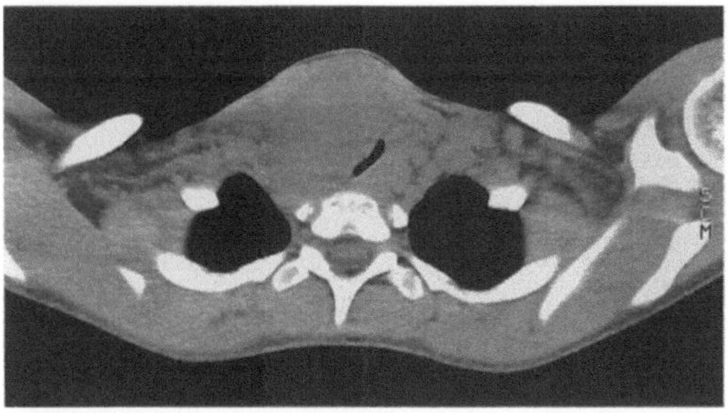

Abb. 17. 15 Jahre, Morbus Hodgkin. Lymphome rechts zervikothorakal, Verlagerung der Trachea nach links, säbelscheidenförmige Einengung

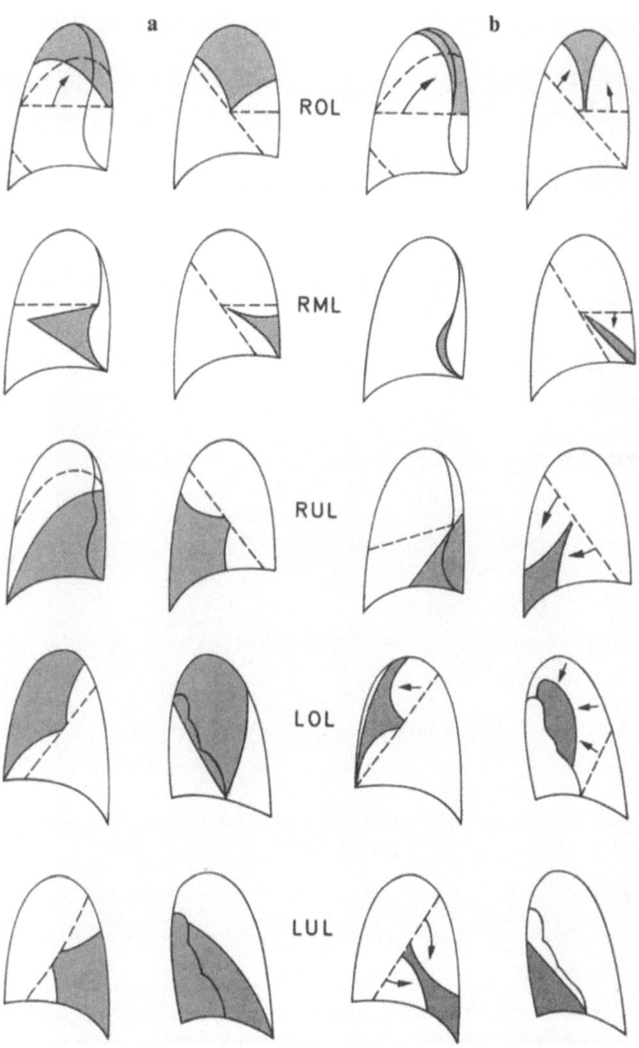

Abb. 18. Lappenatelektasen mit geringer (**a**) und starker (**b**) Retraktion. (Nach Stender [18])

die Retraktion, die auf das Mediastinum oder das Interlobium hin erfolgt. Atypische Bilder entstehen durch Pleuraverwachsungen.

Der Begriff „Dystelektase“ ist ungenügend definiert. Kollaterale Ventilation: Eine Atelektase kann ausbleiben oder sich wieder zurückbilden, wenn von benachbarten Bezirken aus über Kohnsche Poren oder Lambertsche Kanäle eine partielle Wiederbelüftung erfolgt – durch Parenchymbrücken ist auch ein Überspringen des Pleuraspaltes möglich [4].

Atelektasen haben vielfältige Ursachen [18, 19]:
a) Obstruktionsatelektasen (Synonym: Resorptionsatelektasen)
Durch Schleimverlegung von Bronchien – „mucoid impaction“ (bei Entzündungen – Infektionsatelektasen – und Asthma bronchiale, als „basales Dreieck“ bei Keuchhusten sowie nach Operationen, speziell nach Extubation – Postextubationsatelektasen), durch aspirierte Fremdkörper, Lymphknoteneinbruch, narbige Bronchusstenosen und Tumoren.
b) Entspannungsatelektasen
Aufgehobene inspiratorische Luftfüllung der Alveolen bei Pneumothorax, Pleuraerguß (Rand- oder Rundatelektasen), Zwerchfellparese und intrathorakalen Raumforderungen.
c) Kompressionsatelektasen
Atelektatischer Saum um aufgeblähte Areale und am Rande komprimierender Tumoren und Zysten.

Röntgensymptome: Homogene Verschattung und Volumenminderung des betroffenen Bezirkes mit eingezogenen Rändern und enggestellten Gefäßen. Das Zwerchfell steht auf dieser Seite höher und bewegt sich vermindert, beim Schnupfversuch evtl. sogar paradox. Das Mediastinum pendelt inspiratorisch leicht zur erkrankten Seite. Bei „Dystelektasen“ schleierige Trübungen vorwiegend der basalen Lungenbezirke durch reduzierte Ventilation, z. B. postoperativ.

Verschluß eines Hauptbronchus: Totalatelektase einer ganzen Lungenhälfte mit Totalverschattung, Mediastinalverlagerung zur betroffenen Seite und Engstellung der Interkostalräume. Verschluß eines Lappenbronchus: Lappenatelektasen (Abb. 18a, b). Die Mittellappenatelektase wird wegen ihres häufigen Vorkommens besonders herausgestellt – Mittellappensyndrom (Abb. 19a, b). Mögliche Belüftungsstörungen kleinerer Lungenbezirke zeigen Tabelle 1 und Abb. 20a, b.

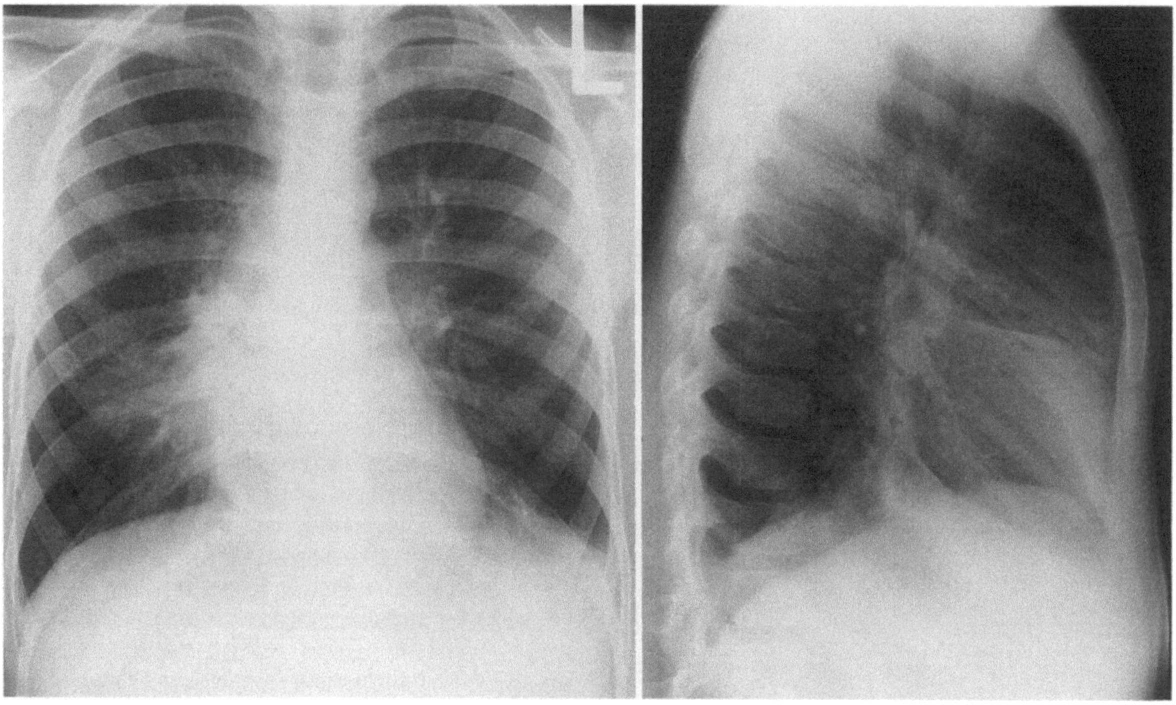

a b

Abb. 19a, b. 7 Jahre, Atelektase des Mittellappens und des linken Unterlappens

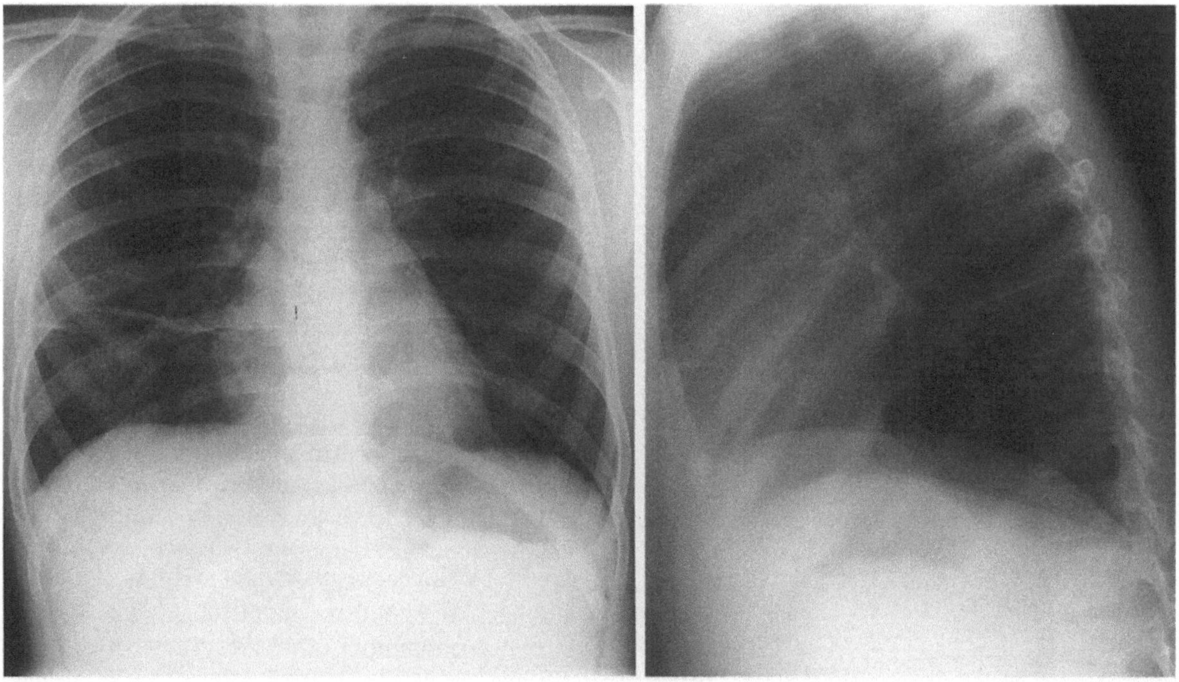

a b

Abb. 20a, b. 7 Jahre, Asthmasyndrom. Plattenatelektasen im rechten Unterfeld sowohl ventral als auch dorsal

Stark geschrumpfte Lappen oder Segmente können sich bis zum scheinbaren Verschwinden dem Mediastinum anlagern oder hinter dem Herzen verbergen. Sie sind dann nur indirekt durch die Verlagerung des Interlobärspaltes und aufgrund des veränderten Gefäßverhaltens ihrer Umgebung erkennbar, atypische Gefäßanordnung, verringerte Gefäßdichte, vermehrte Transparenz – einseitig helle Lunge (Abb. 21a, b). Bei erheblicher Unterlappenschrumpfung weist das veränderte Bild des

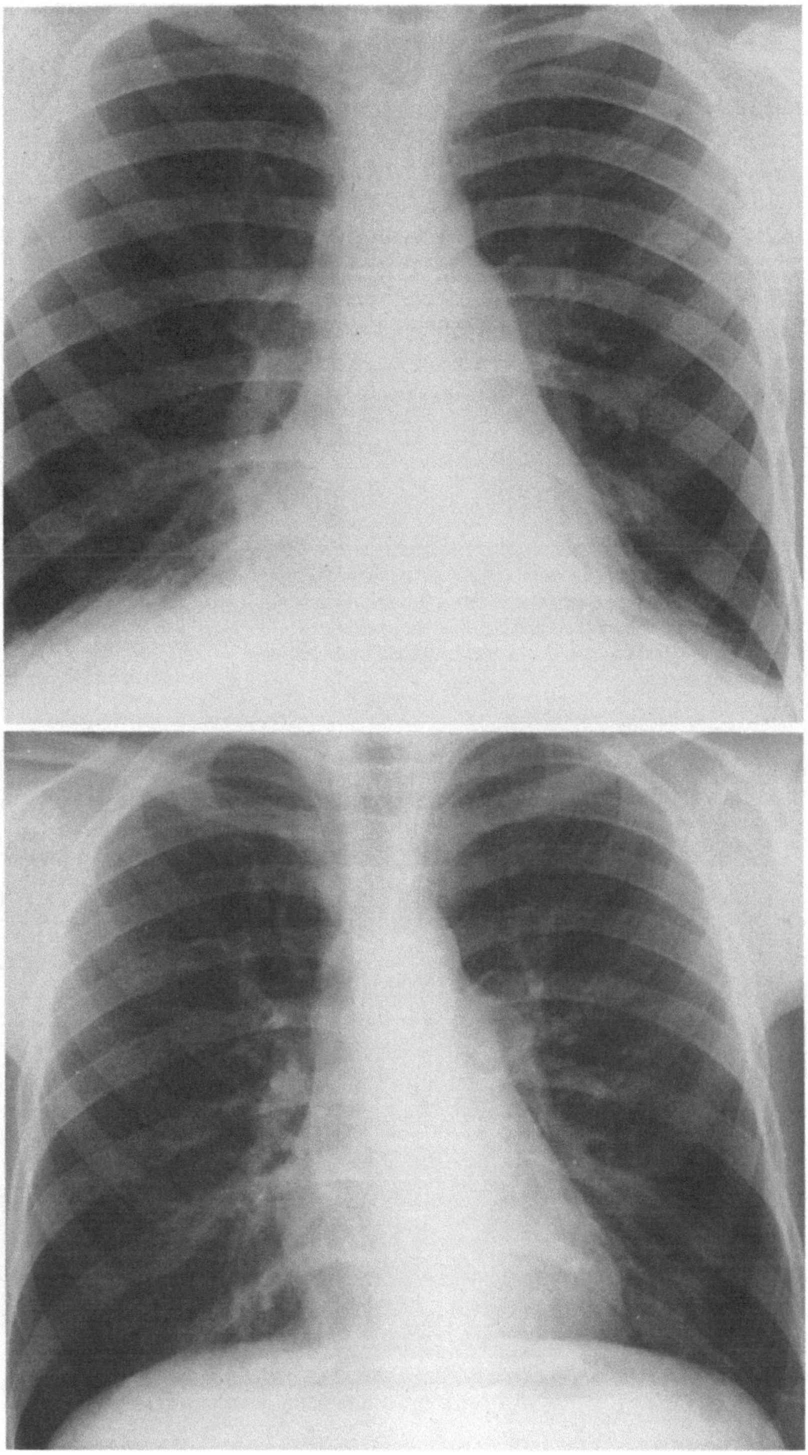

a

b

Abb. 21a, b. 8 Jahre, Unterlappenatelektase beidseits **a**. Nach deren Wiederbelüftung lassen sich **b** die vorher hinter dem Herzschatten verborgenen Gefäße in den Unterfeldern wieder beidseits des Herzens abgrenzen

Hilus darauf hin – Amputationsphänomen (Abb. 22a, b).

Die bronchologische Diagnostik (Bronchoskopie und ggf. Bronchographie) ist bei Atelektasen indiziert, wenn die Verschattung länger als 4 Wochen persistiert oder wenn sie rezidiviert.

2.2 Vermehrter Luftgehalt der Lunge [18, 19]

Ein vermehrter Luftgehalt der Lunge kann reversibel oder irreversibel sein, er kann die gesamte Lunge oder umschriebene Lungenteile betreffen.

Röntgensymptome: Verringerte Vaskularisierung mit feinen gestreckten Gefäßen im Lungenmantel, häufig Unregelmäßigkeiten in der peripheren Gefäßanordnung durch ungleichmäßige Verteilung der Überblähungszonen (Abb. 23a, b). Vergrößerter Retrosternal- und Retrokardialraum, tiefstehende Zwerchfelle mit eingeschränkter Beweglichkeit. Vermehrte Strahlendurchlässigkeit der Lunge.

Abb. 22a, b. 3 Jahre, vollständige Unterlappenschrumpfung rechts mit Amputationsphänomen am unteren Hiluspol rechts. **a** Die Unterlappengefäße und -bronchien sind hinter dem rechten Herzschatten verborgen. **b** Bei der bronchographischen Darstellung sind die Bronchien in den rechten Wirbelsäulenzwerchfellwinkel gebündelt

Tabelle 1. Zuordnung von Atelektasen unterschiedlicher Ausdehnung zu den anatomischen Lungenabschnitten (vgl. Abb. 18–22)

Totalatelektase	ganze Lungenhälfte
Lappenatelektase	Lappen
Segmentatelektase	Segment
Subsegmentatelektase	Subsegment
Plattenatelektase, Streifenatelektase	Subsegment oder Lobulus
Mikroatelektase	Azinus, Ductus alveolaris

2.2.1 *Volumen pulmonum auctum*

Definition: Die Lungenblähung ist eine reversible Vermehrung des Luftgehaltes der gesamten Lunge.

Vorkommen im Asthmaanfall, bei obstruktiver Bronchitis und bei Bronchiolitis der Säuglinge.

2.2.2 *Emphysem*

Definition: Irreversibler Schwund der Alveolarstruktur mit Zunahme des Luftgehaltes.

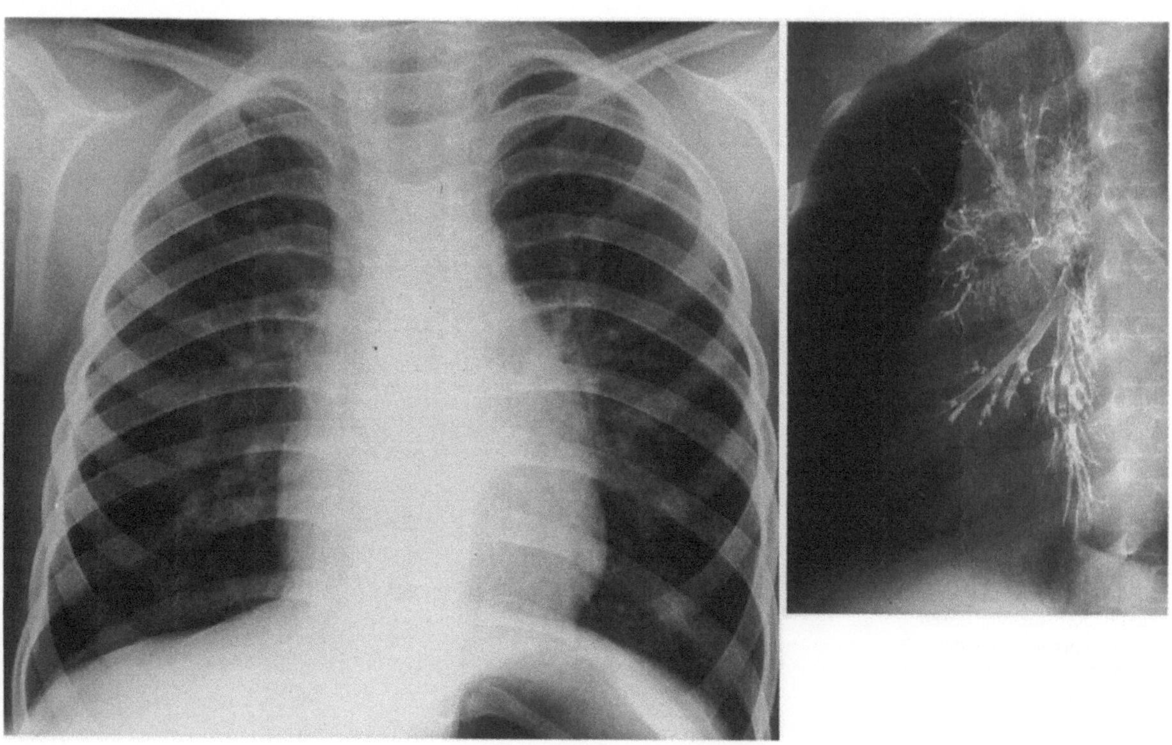

a b

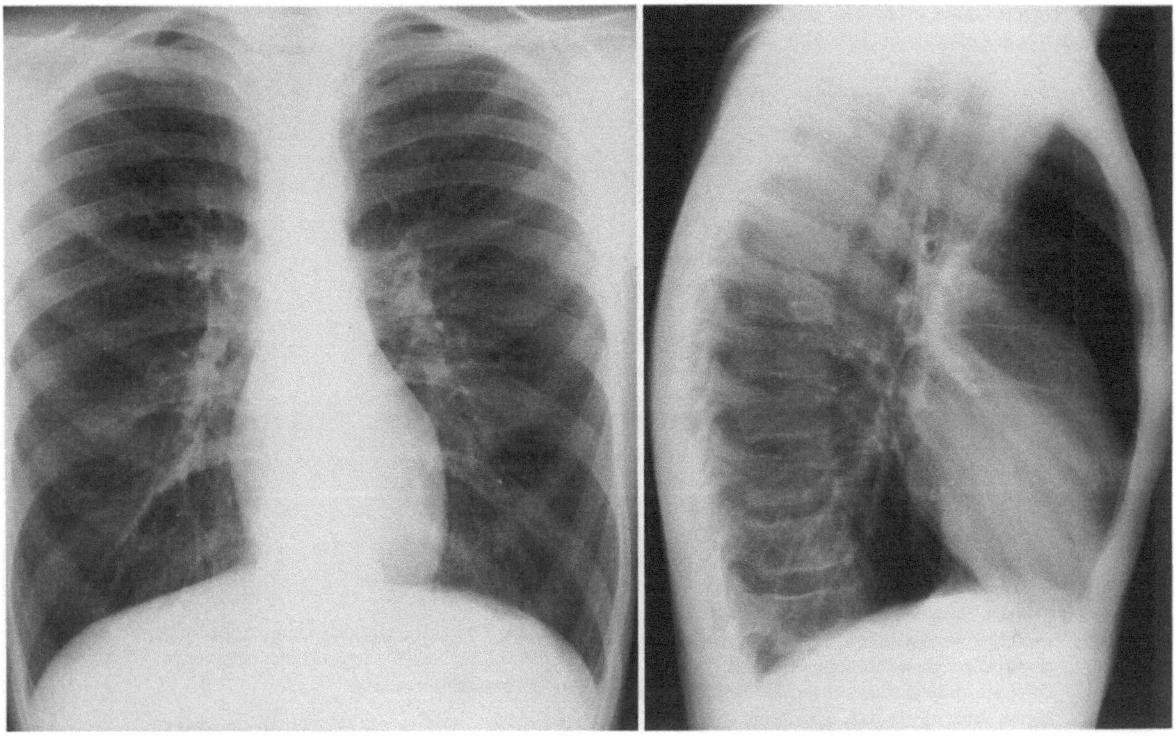

a b

Abb. 23a, b. 13 Jahre, Asthmasyndrom. Zentral betonte Lungengefäßfüllung, unregelmäßige Gefäßaufzweigung zur Peripherie, wo die Gefäße durch zahlreiche Überblähungszonen verlagert werden. Faßförmiger Thorax

a) *Diffuse Verteilung:* Bei Kindern selten. Vorkommen bei Alpha-1-Antitrypsin-Mangel, bei Mukoviszidose, nach Bronchiolitis und als seltene Komplikation nach Masern.

b) *Regionale Verteilung:*

1. Obstruktives Emphysem. Folge einer partiellen Obstruktion eines Bronchus (bronchiales, z. B. lobäres Emphysem) oder eines Bronchiolus (bronchioläres, z. B. lobuläres Emphysem), evtl. mit Ventilmechanismus (Entzündung, Fremdkörper, Bronchuskompression, Bronchusstenose, Tumor).

   Röntgensymptome: Exspiratorisch steht das entsprechende Zwerchfell tiefer, und das Mediastinum wird zur gesunden Seite verlagert.

2. Kompensatorisches Emphysem. Überdehnung von Lungenanteilen in der Nachbarschaft volumengeminderter Bezirke (neben Atelektasen nach Lobektomie, als emphysematöse Randzonen um schrumpfende periphere Prozesse wie Tuberkulose und chronische Pneumonie – Narbenemphysem).
3. Interstitielles Emphysem. Zustand nach Alveolenruptur durch Hustenanfälle, Fremdkörper, Trauma, Beatmung und Tauchen.

   Röntgensymptome: Die extraalveoläre Luft breitet sich als perlschnurartig aufgereihte Bläschen im peribronchialen bzw. perivaskulären Gewebe und subpleural entlang den interlobulären Septen aus. Zumeist besteht gleichzeitig ein Mediastinalemphysem.

2.2.3 Einseitig helle Lunge

Ein Bild mit sehr heterogener Entstehung, zur Ätiologie und Differentialdiagnose s. Tabelle 2.

Syndrom der einseitig hellen Lunge (Swyer-James- bzw. MacLeod-Syndrom): Wahrscheinlich ein Folgezustand nach frühkindlicher Bronchiolitis.

Klinische Symptome: keine

Tabelle 2. Differentialdiagnose der einseitig hellen Lunge. (Mod. nach von der Hardt [6], vgl. Abb. 24, 25a–c)

Einseitig regional vermehrte Transparenz	
Angeboren:	Kongenitales lobäres Emphysem Bronchusatresie Zystadenomatoide Malformation Primäre Bronchusstenose Lungenzysten
Erworben:	Regionales obstruktives bronchiales Emphysem (sekundäre Bronchusstenose, Fremdkörper, „mucoid impaction“) Regionales obstruktives bronchioläres Emphysem (nach entzündlichen Erkrankungen wie Masern- u. Adenovirusinfektion) Kompensatorisches Emphysem neben Atelektasen Pneumatozelen, gereinigte Abszesse
Einseitig diffus vermehrte Transparenz	
Angeboren:	Kompensatorische Überdehnung bei A-Hypoplasie der kontralateralen Lunge oder bei A-Hypoplasie der kontralateralen A. pulmonalis Primäre Hauptbronchusstenose
Erworben:	Diffuses obstruktives bronchiales Emphysem bei erworbenen Hauptbronchusstenosen Diffuses obstruktives bronchioläres Emphysem (akute oder chronische entzündliche Erkrankungen, Swyer-James-Syndrom) Kompensatorische Überdehnung der Gegenseite bei Totalatelktase oder nach Pneumonektomie

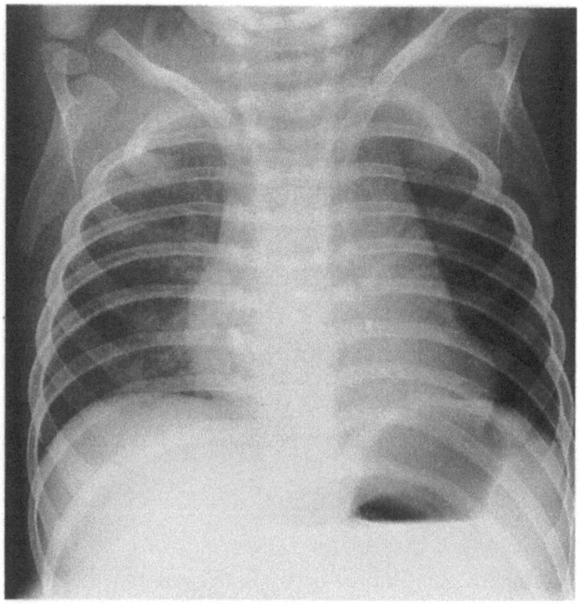

Abb. 24. 7 Monate, einseitig helle Lunge links mit verringerter Durchblutung nach Operation einer angeborenen Zwerchfellhernie im Neugeborenenalter

Röntgemsymptome: Syndrom der einseitig hellen Lunge: Die betroffene Lungenhälfte ist vermehrt transparent, minderperfundiert und verkleinert. Das Mediastinum soll gering zur kranken Seite verzogen sein und das entsprechende Zwerchfell soll exspiratorisch höher stehen – wir fanden jedoch meist eine Volumenvermehrung der erkrankten Seite (Abb. 25a–c). Immer ist jedoch das pulmonale Gefäßbild schmächtig. Zur Diagnosesicherung kann bei größeren Kindern, die lange genug die Luft anhalten können, die transvenöse digitale Subtraktionsangiographie eingesetzt werden.

Differentialdiagnose: Bei dem obstruktiven Emphysem, z.B. durch einen Fremdkörper, steht das Zwerchfell exspiratorisch tiefer und das Mediastinum wird zur gesunden Seite verlagert (Exspirationsaufnahme, Durchleuchtung).

Bei extrapulmonalen Ursachen einer einseitig vermehrten Transparenz wie Aplasie des M. pectoralis major ist die Gefäßfüllung seitengleich. Als pleurale Ursache ist bei Aufnahmen in Rückenlage ein anteriorer Pneumothorax zu nennen. Auch technische Mängel können eine einseitig helle Lunge vortäuschen (Aufnahmen in schräger Projektion. Dezentrierung).

2.3 Fehlbildungen der Bronchien

2.3.1 Anomalien der Aufzweigung der Bronchien

Verzweigungsanomalien können nur bronchoskopisch/bronchographisch festgestellt werden. Pathogenetische Bedeutung haben höchstens die proximalen Anomalien an der Trachea und an beiden Oberlappen (s. Tabelle 3 und Abb. 26a, b bis 29a, b). Anomalien in der Aufzweigung der distalen Bronchien (Mittellappen und beide Unterlappen) sind häufig, sie haben in der Regel keine klinische Relevanz [23, 25].

Schwerwiegender sind Situsanomalien. Neben dem Situs inversus (s. Kartagener-Syndrom Abschn. 2.7.2, Abb. 30a, b und 59a, b) ist der Situs

Tabelle 3 Verzweigungsanomalien der Bronchien mit z.T. pathologischer Relevanz (vgl. Abb. 26a, b bis 29a, b)

Trachealbronchus
Trifurkation der Trachea
Akzessorischer Br. am rechten Oberlappenabgang
Br. cardiacus accessorius cranialis dexter
Transposition des Br. 1/2 auf den linken Hauptbr.

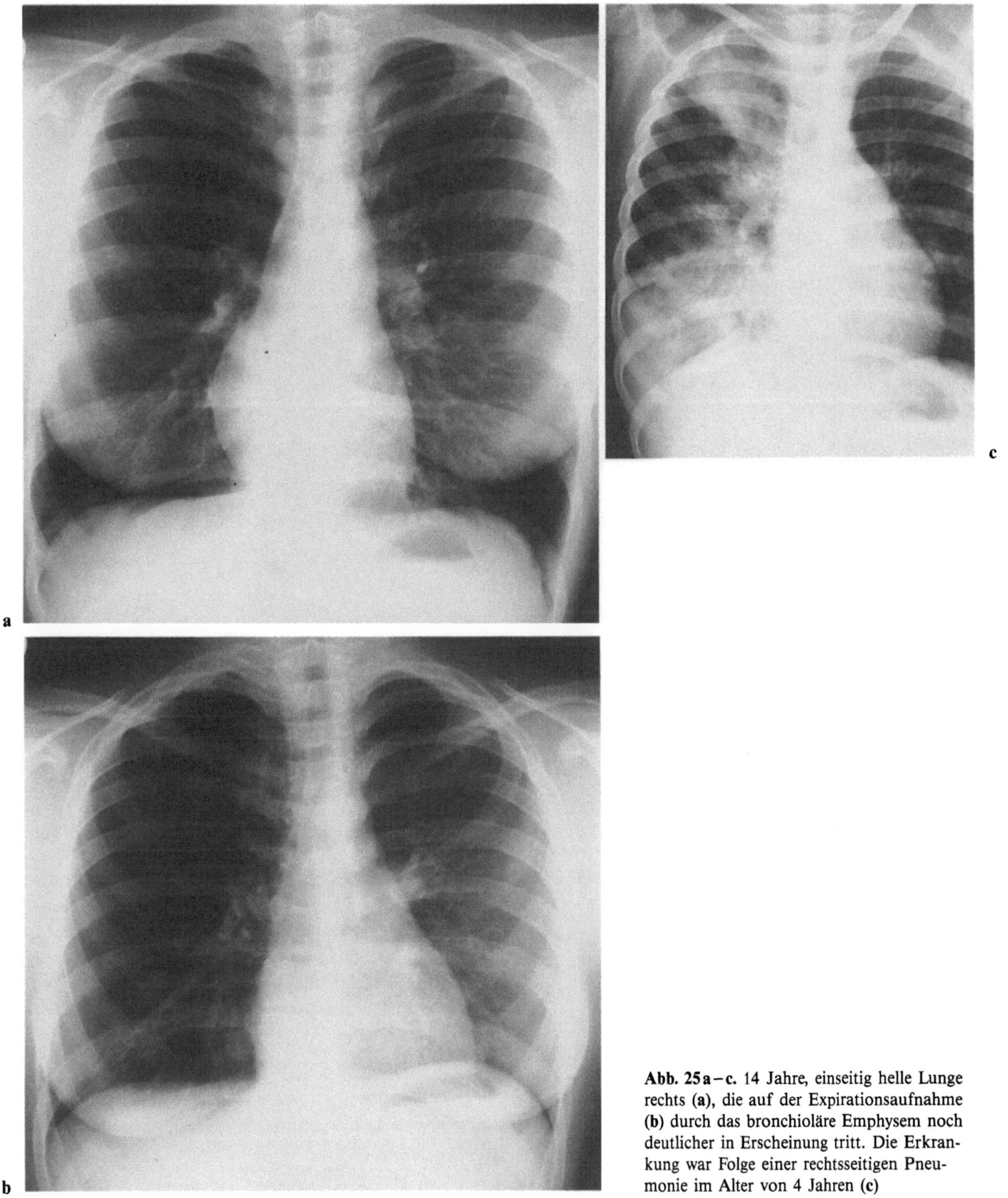

Abb. 25 a–c. 14 Jahre, einseitig helle Lunge rechts (**a**), die auf der Expirationsaufnahme (**b**) durch das bronchioläre Emphysem noch deutlicher in Erscheinung tritt. Die Erkrankung war Folge einer rechtsseitigen Pneumonie im Alter von 4 Jahren (**c**)

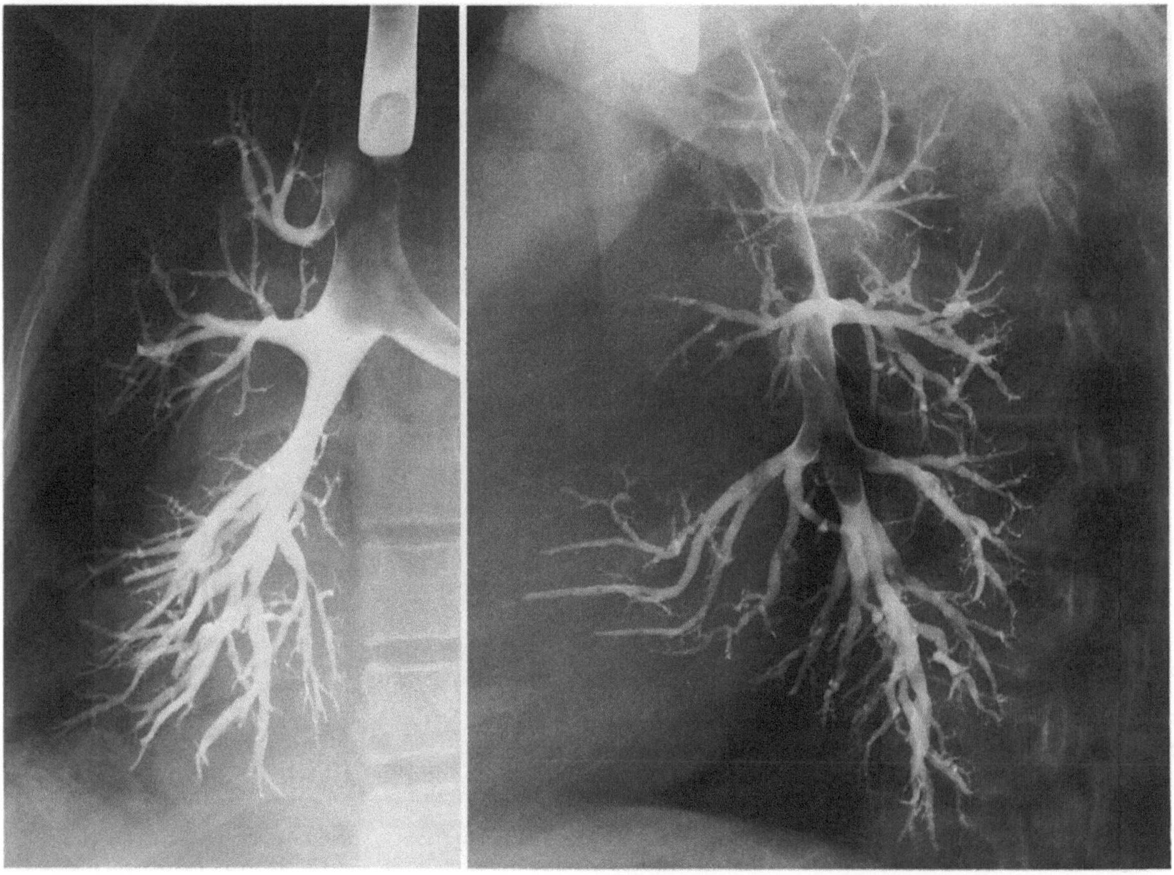

a b

Abb. 26a, b. 14 Jahre, Trachealbronchus rechts. Der apikale Oberlappensegmentbronchus (Br. 1) ist nach proximal auf die Trachea transponiert – sog. Nebenlunge (pig lobe)

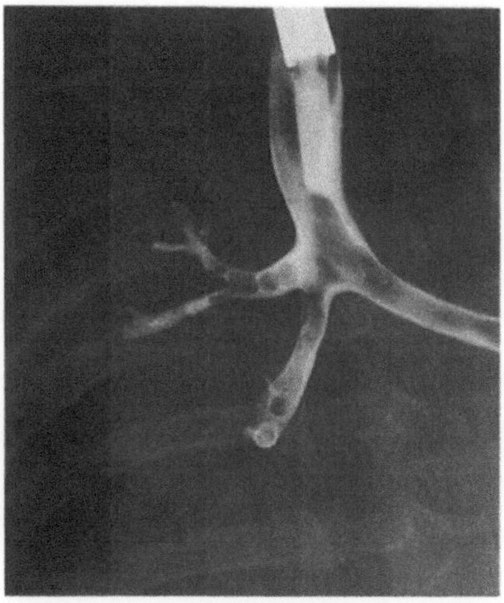

Abb. 27. 6 Monate, Trifurkation der Trachea. Proximale Transposition des rechten Oberlappenbronchus auf die Bifurkation der Trachea, ein rechter Hauptbronchus fehlt. Die Trachea verzweigt sich in drei Äste: rechter Oberlappenbronchus, bronchus intermedius und linker Hauptbronchus

ambiguus visceroatrialis (Heterotaxiesyndrome, s. Tabelle 4) sowohl von bronchologischem als auch von kardiologischem Interesse. Dabei zeigen normalerweise asymmetrische Organe eine Tendenz zur Symmetrie: Isomerie des Bronchialsystems, komplexe zyanotische Vitien mit Mesokardie oder Dextrokardie, mittelständige quadratische Leber,

Tabelle 4. Isomerie des Bronchialbaumes, komplexe Herzfehler und Situs ambiguus visceroatrialis (Heterotaxiesyndrome)

Milz	Aspleniesyndrom (Ivemark)	Polysplenie-syndrom
Hauptbronchien	bds. eparteriell	bds. hyparteriell
Lungen	bds. dreilappige bzw. rechte Lungen	bds. zweilappige bzw. linke Lungen
Vorhöfe	bds. rechte Vorhöfe	bds. linke Vorhöfe
Hohlvenen	V. cava inf. links	Azygos – continuation

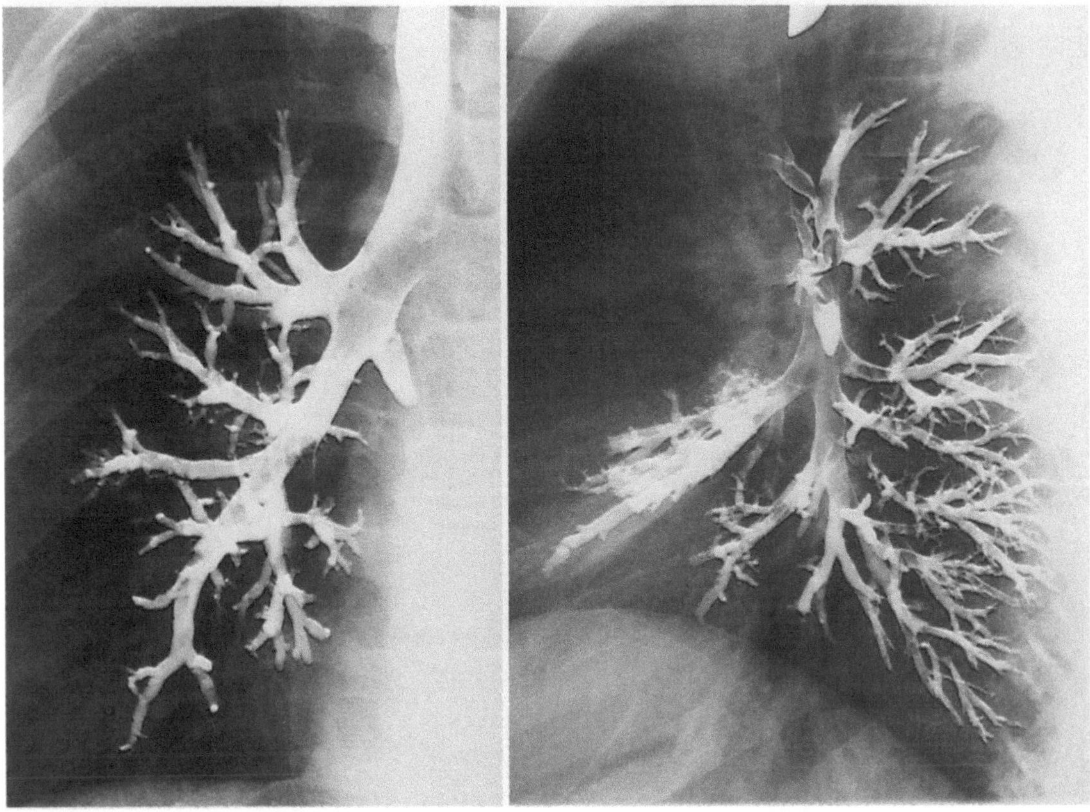

a b

Abb. 28 a, b. 13 Jahre, akzessorischer Bronchus cardiacus cranialis dexter. Z. n. Mittellappenpneumonie

Bronchographisch fehlende Darstellung des entsprechenden Segmentbronchus.

der Magen häufiger rechts, der Darm oftmals malrotiert. Für die Einordnung maßgebend ist der Situs der Milz – bei einem bds. erkennbaren geraden Lappenspalt kann ein Aspleniesyndrom angenommen werden (vgl. Tabelle 4).

2.3.2 Bronchusatresie

Definition: Atresie meist eines Segment-, seltener eines Lappenbronchus, am häufigsten im linken Oberlappen. Wahrscheinlich Folge eines intrauterinen Gefäßverschlusses. Insgesamt seltene Störung [3, 12].

Röntgensymptome: Neugeborene: Flüssigkeitsansammlungen peripher von der Atresie oder umschriebenes Emphysem im linken Oberlappen, evtl. mit Kompression der Umgebung.

Kleinkinder: Kreisrunde oder tropfenförmige Verdichtung durch Schleimretention peripher von der Atresie.

2.3.3 Primäre Bronchusstenosen

Definition: Angeborene Knorpelanomalien der Bronchialwand.

Weitaus am häufigsten ist die langstreckige Stenose des linken Hauptbronchus, primäre Stenosen anderer Lokalisation sind selten.

Starre Stenose: Konzentrisches oder querovales bis schlitzförmiges Lumen mit nur minimalen Kaliberschwankungen (Abb. 31 a, b).

Elastische Bronchusstenose: Abnorme Weichheit der Bronchialwand (meist des linken Hauptbronchus) mit erheblichen respiratorischen Kaliberschwankungen. Im Exspirium kann es sogar zu einem vollständigen Kollaps der Bronchialwände kommen (Abb. 32 a, b). Besonders häufig sind Frühgeborene betroffen.

Röntgensymptome: Obstruktives Emphysem im peripher der Stenose gelegenen Lungenabschnitt. Re-

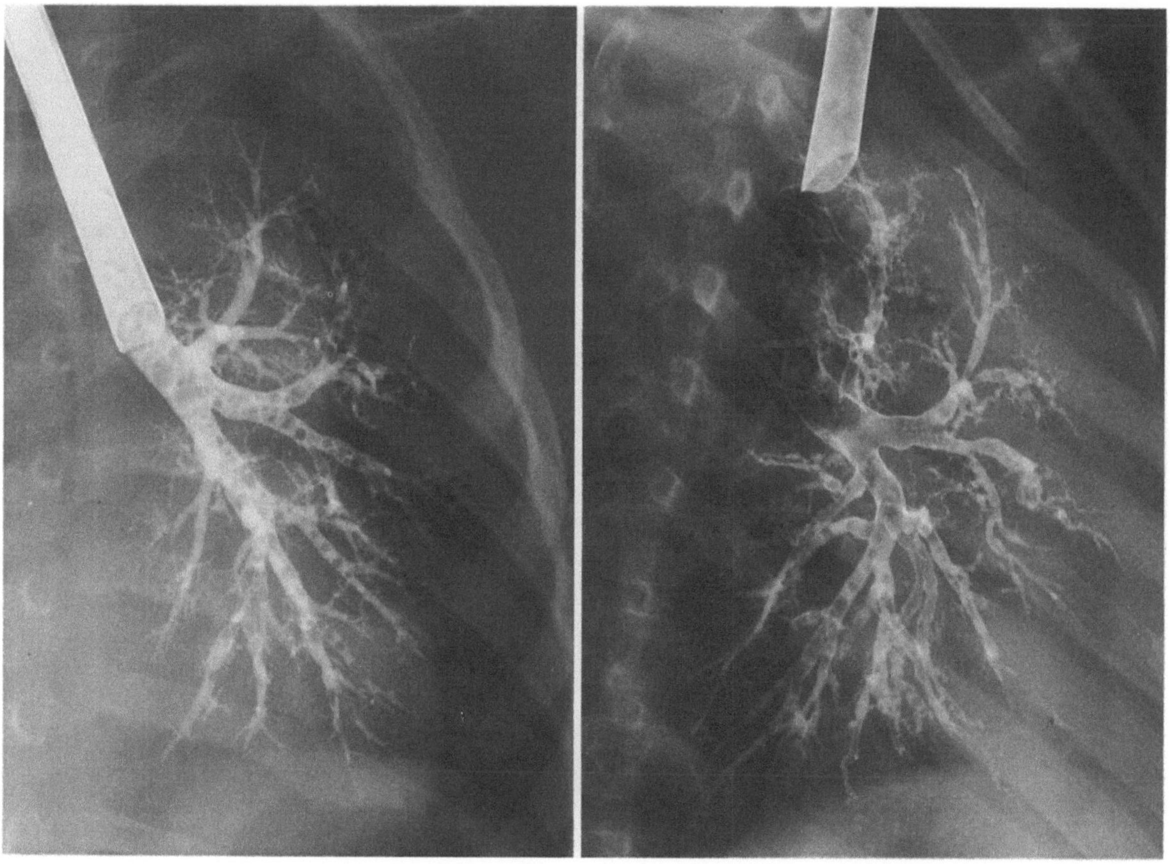

a b

Abb. 29a, b. 3 Jahre, Transposition des apikoposterioren Oberlappensegmentbronchus (Br. 1/2) auf den linken Hauptbronchus

zidivierende Atelektasen und Pneumonien nicht nur im poststenotischen Bezirk, sondern auch in benachbarten Lappen und auf der Gegenseite. Bei der Bronchographie sind Aufnahmen in In- und Exspiration zum Nachweis abnormer Kaliberschwankungen besonders wichtig – dynamische Bronchographie (Abb. 32a, b).

2.3.4 Bronchogene Zysten

Definition: Kugelige Hohlräume mit einer meist obliterierten Verbindung zum Bronchialbaum, mit Flüssigkeit und/oder Luft gefüllt.

Klinische Symptome: Lange Zeit symptomlos. Durch Kompression von Bronchien entstehen Husten und Stridor, bei Infektion der Zyste rezidivierende Pneumonien.

Röntgensymptome: Meist solitär, extrapulmonale Lage im mittleren Mediastinum (paratracheale Zysten, Karina- und Hiluszysten, paraösophageale Zysten).

Indirekte Zeichen: Je nach dem Grad der Bronchuskompression obstruktives Emphysem (Abb. 33a–c) oder Atelektase. Impression der Trachea und evtl. des Ösophagus (Abb. 34a, b).

Direkte Zeichen: Dünnwandiger, glatt begrenzter Tumorschatten, in der Computertomographie Nachweis von flüssigem Inhalt. Mediastinale Sonographie!

Differentialdiagnose: Andere Tumoren im mittleren bis hinteren Mediastinum wie enterogene Zysten bzw. Ösophagusduplikatur. Aberrierende linke A. pulmonalis. Lymphknotenvergrößerungen.

2.3.5 Bronchomegalien

Williams-Campbell-Syndrom: Generalisierte Knorpelhypoplasie peripherer Bronchien mit erheblicher

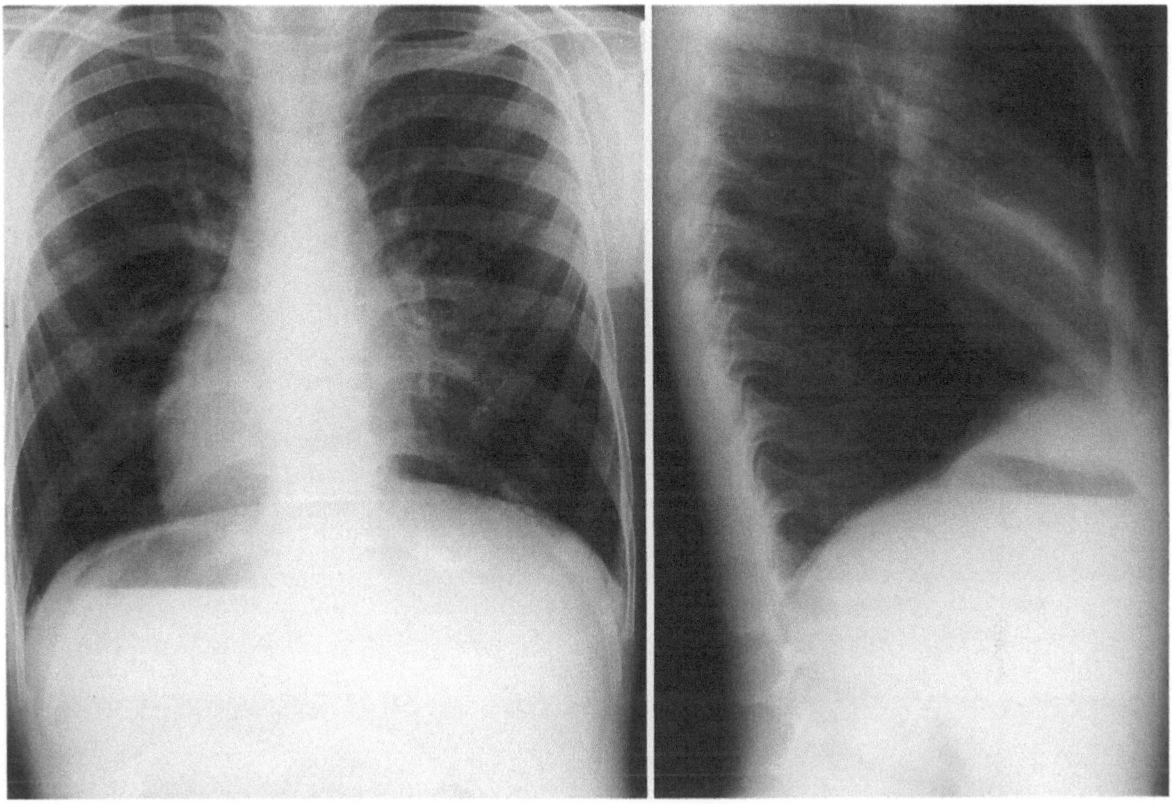

a b

△ **Abb. 30a, b.** 5 Jahre, Kartagener-Syndrom mit Situs inversus thoracalis et abdominalis und linksseitiger (!) Mittellappenatelektase

Abb. 31a, b. 4 Jahre, umschriebene starre Stenose des linken Hauptbronchus aus ungeklärter Ursache. **a** Inspiration, **b** Exspiration ▽

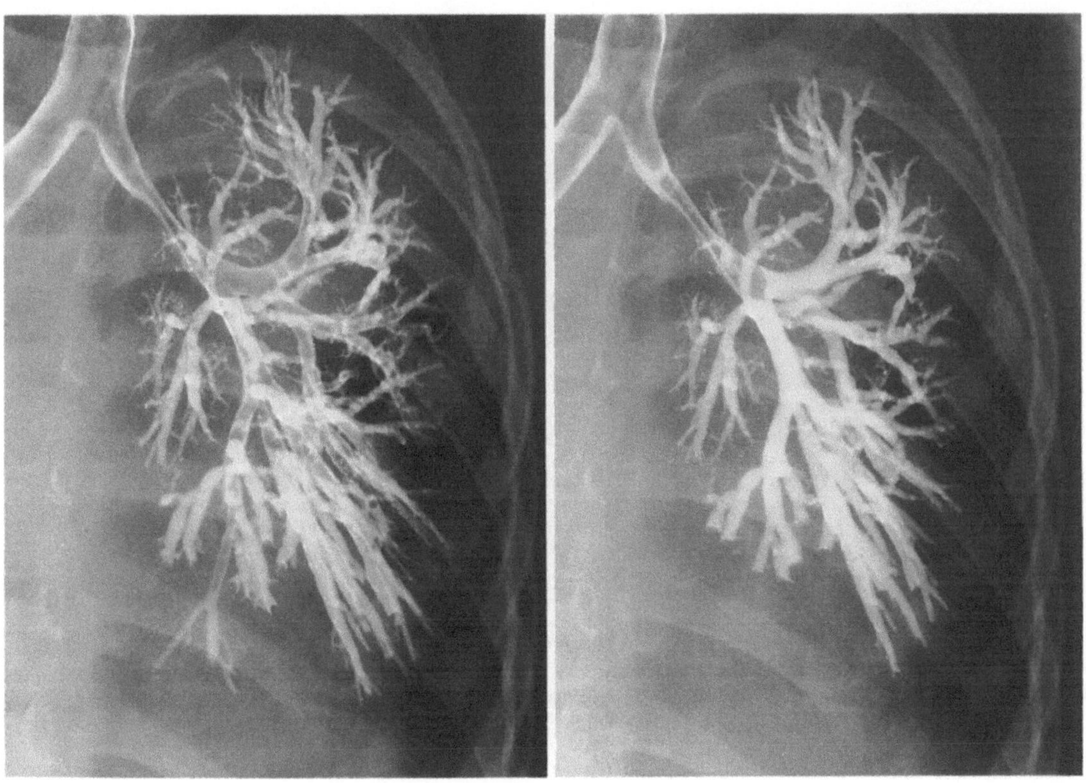

a b

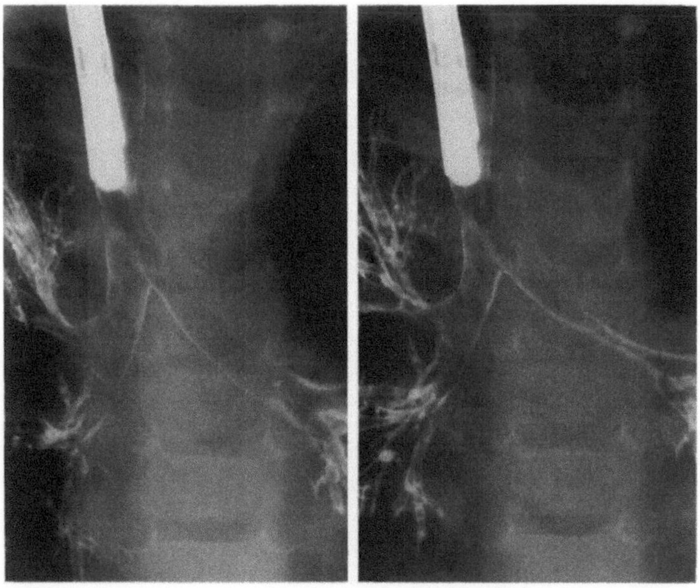

a b

Abb. 32 a, b. 10 Monate, langstreckige elastische Stenose des linken Hauptbronchus, **a** Inspiration, **b** Exspiration

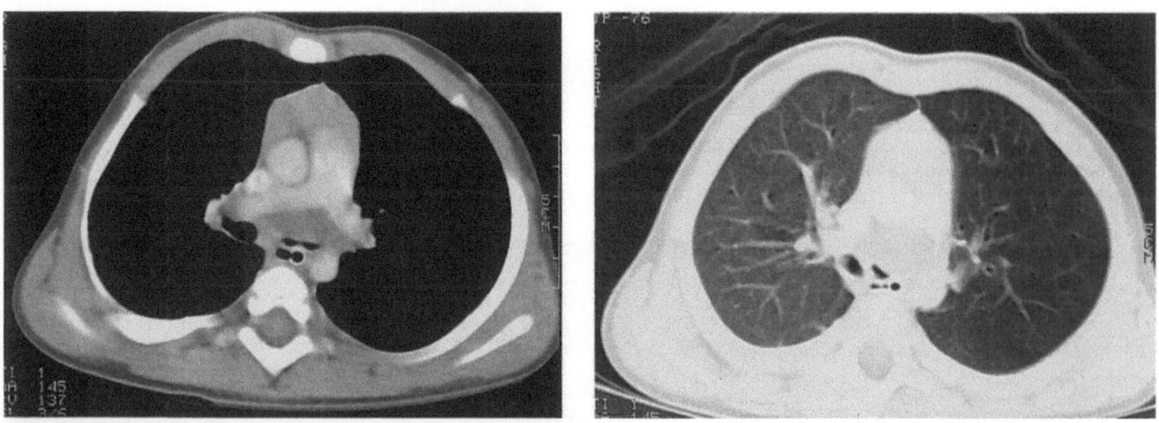

a b

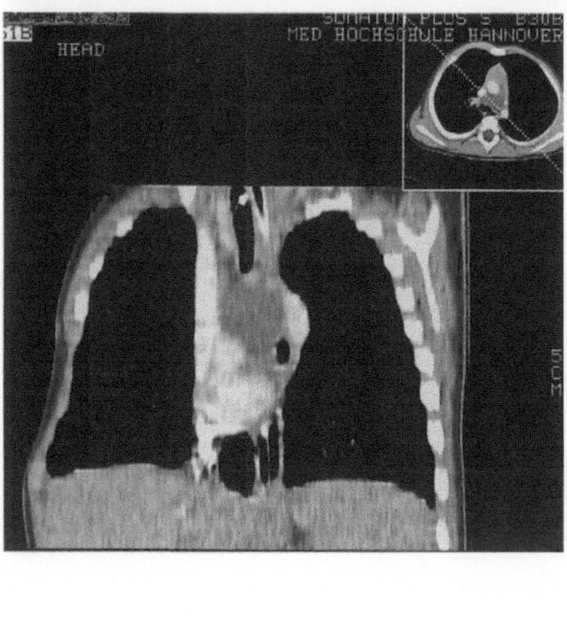

c

Abb. 33 a–c. 1 Jahre, bronchogene Zyste. Spiral-CT: Kompression des linken Hauptbronchus (**a**) mit obstruktivem Emphysem der gesamten linken Lunge (**b**). Rekonstruktion in einer schrägkoronaren Ebene (**c**)

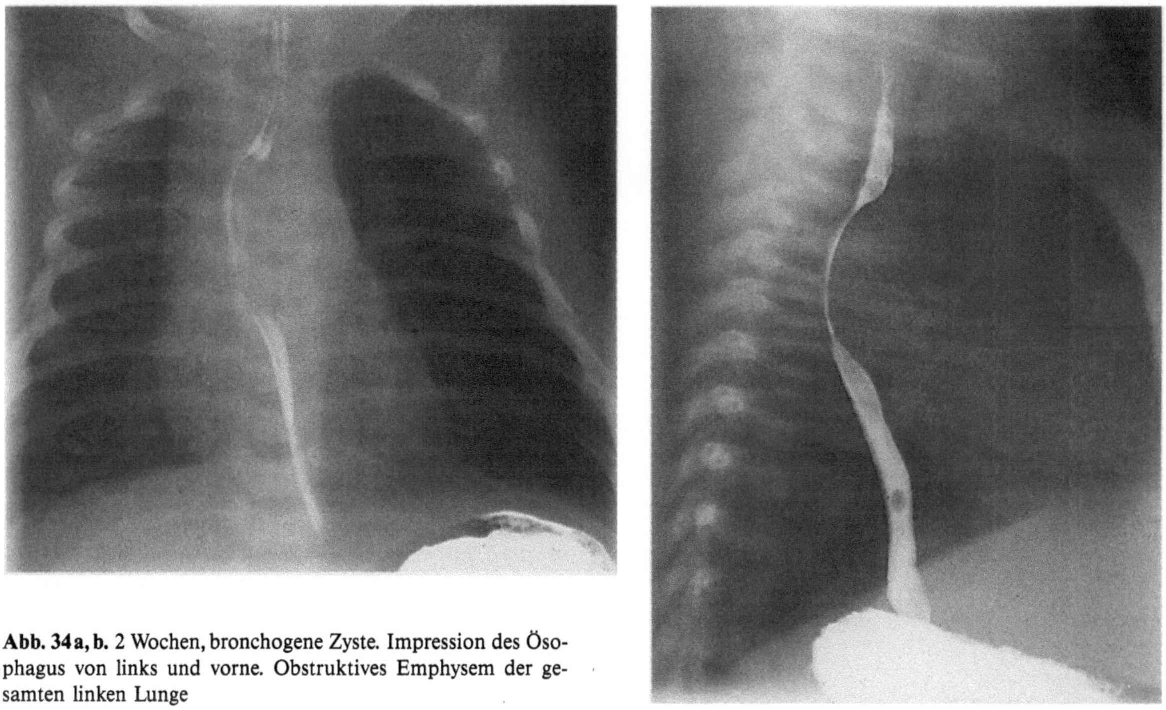

a b

Abb. 34a, b. 2 Wochen, bronchogene Zyste. Impression des Ösophagus von links und vorne. Obstruktives Emphysem der gesamten linken Lunge

inspiratorischer Dilatation und subtotalem exspiratorischem Kollaps. Manifestation im Säuglingsalter, eine spätere Stabilisierung ist möglich. Vorkommen auch sekundär nach destruierender Bronchitis, z. B. nach Masern oder Bronchiolitis [5].

Tracheobronchomegalie Mounier-Kuhn: Enorme Erweiterung der Trachea und der großen Bronchien mit divertikelartigen Wandveränderungen durch Strukturanomalien des Gewebes zwischen den Knorpelringen. Vorwiegend ältere Kinder [5].

2.4 Fehlbildungen der Lunge

2.4.1 Agenesie, Aplasie, Hypoplasie

SCHNEIDER unterscheidet bei den Lungenfehlbildungen vier Formen (nach ZIMMERMANN [28]):

Agenesie: Völliges Fehlen von Bronchien, Parenchym und Gefäßen. Aplasie: Kurzer Bronchialstamm ohne Parenchym und Gefäße. Hypoplasie (hochgradige und geringgradige): Kleiner Bronchialstamm mit einem mehr oder weniger gegliederten Lungenrudiment.

Diese Fehlbildungen können bilateral oder unilateral vorkommen, sie können eine ganze Lunge oder nur einen Lappen betreffen.

Klinische Symptome: Bilaterale Hypoplasien verursachen gravierende Atemstörungen und sind meist beatmungspflichtig. Hypoplastische Lungen entwickeln häufig einen Pneumothorax. Unilaterale Aplasien und lobäre Agenesien erzeugen höchstens eine Belastungsdyspnoe, oft sind sie röntgenologische Zufallsbefunde.

Röntgensymptome: Die Unterscheidung zwischen Agenesie und Aplasie kann nur bronchographisch oder angiographisch getroffen werden (die Pulmonalarterien korrelieren mit dem Bronchialsystem). Häufige Begleitfehlbildungen sind die generalisierte Hypoplasie der Trachea, Wirbelfehlbildungen und angeborene Herzfehler.

a) Aplasie einer Lunge. Auf der betroffenen Seite besteht eine homogene laterale und dorsale Verschattung, innerhalb der der dorsal gelegene Herzschatten nicht abgrenzbar ist. Ausgedehnte ventrale Herniation der gesunden Lunge auf die aplastische Seite, vermehrte Perfusion der gesunden Lunge (Abb. 35). Jenseits des Kindesalters Entwicklung einer zur Gegenseite konvexen Skoliose.

b) Primäre Lungenhypoplasien.

- Lobäre Agenesie. Meist fehlen rechter Ober- und Mittellappen – nicht selten kombiniert mit einem Scimitar-Syndrom und/oder mit einem akzessorischen Diaphragma (dann hypogenetisches Lungensyndrom oder kongenitales pul-

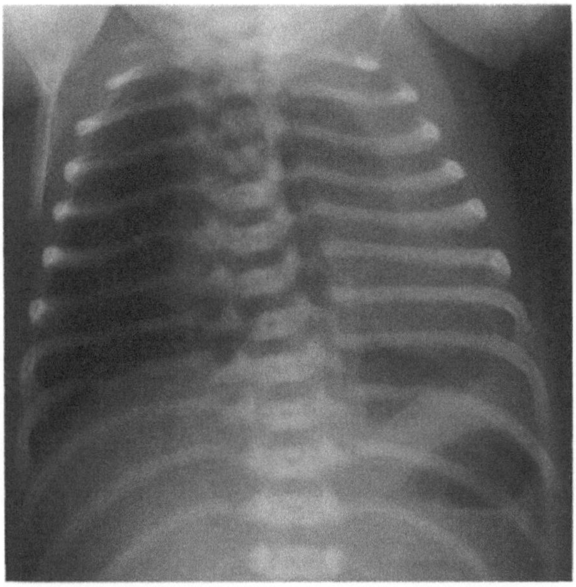

Abb. 35. 3 Tage, Lungenaplasie links

monales venolobäres Syndrom [4]). Im sagittalen Bild Transparenzminderung der rechten Seite, mittelständiges Herz, im seitlichen Bild breite bandförmige Verschattung retrosternal parallel zur vorderen Thoraxwand durch den Ersatz des fehlenden Lungengewebes mit verlagertem Thymusgewebe (Abb. 36a–e u. 37a, b).

- Hufeisenlunge. Seltene Sonderform der hypoplastischen Lungenfehlbildungen [3, 8] mit Lungenvenenfehlmündung und pulmonaler Sequestration und einem zur Gegenseite überkreuzenden basalen Segmentbronchus bzw. einer hufeisenartigen Parenchymausbreitung in die kontralaterale paravertebrale Region (Abb. 38a, b)
- Bilobäre Agenesie. Sehr selten.

Differentialdiagnose: Über die häufigeren sekundären Formen bilateraler Hypoplasie durch Kompression der Lungen s. Tabelle 5.

2.4.2 Pulmonale Sequestration

Definition: Ein Teil der Lunge ist ohne Verbindung zum Bronchialsystem und nicht am Gasaustausch beteiligt, er wird von einer Systemarterie aus der Aorta versorgt. Das Parenchym des sequestrierten Lungenteiles ist irregulär aufgebaut [3, 17].

Die Unterscheidung einer *intralobären* Form (direkt in gesunder Lunge eingebettet) von einer *extralobären* Form (eigene pleurale Umhüllung) ist nur pathologisch-anatomisch möglich. Alle Formen einschließlich der inkompletten Variationen (isolierte arterielle oder isolierte bronchiale Sequestration, Pseudosequestration) werden wegen der häufigen Kombination mit gastrointestinalen Anomalien neuerdings als *bronchopulmonale Vorderdarmfehlbildungen* zusammengefaßt [21].

Nebenlunge: Ein aus regulärem Lungenparenchym aufgebauter Bezirk, der durch die Drainage mit einem akzessorischen Bronchus separiert ist und der aus dem pulmonalen Gefäßbett versorgt wird (s. Abb. 26a, b).

Klinische Symptome: Hartnäckig rezidivierende pulmonale Infektionen im Kleinkindesalter.

Röntgensymptome: Konstante dreieckige oder ovale Verschattung meist in den posterobasalen Unterlappensegmenten – pseudotumoröses Bild, auch Zystenbildung und Abszedierung kann vorkommen, auch ein Wechsel zwischen soliden Verschattungen und zystischen Aufhellungen kann im Verlauf beim gleichen Kind beobachtet werden (Abb. 39a, b). In der Umgebung rezidivierende Pneumonien und Zeichen der chronischen Bronchitis, gelegentlich Pleuraerguß.

Bei der Bronchographie weichen die vollzählig vorhandenen Unterlappenbronchien dem sequestrierten Bezirk aus und umfassen ihn (Abb. 40a–d).

Die Angiographie sichert die Diagnose: Darstellung der von der thorakalen oder abdominalen Aorta aberrierenden Systemarterie (Abb. 41a, b) sowie des venösen Abflusses über eine Lungenvene, über systemische Venen (Hohlvene, Vena azygos)

Tabelle 5. Sekundäre bilaterale Lungenhypoplasie beim Neugeborenen. (Nach SWISCHUK [21])

Extrathorakale Kompression
Oligohydramnion mit Nierenerkrankung
(Potter-Syndrom, obstruktive Uropathie)
Oligohydrammion ohne Nierenerkrankung
(Fruchtwasserleck)
Chronisch hochstehende Zwerchfelle
(Aszites, große intraabdominale Tumoren)
Thorakale Kompression
Bestimmte Skelettdysplasien
Neuromuskuläre Erkrankungen
Intrathorakale Kompression
Angeborene Zwerchfelldefekte
Massiver bds. Pleuraerguß
Große intrathorakale Tumoren

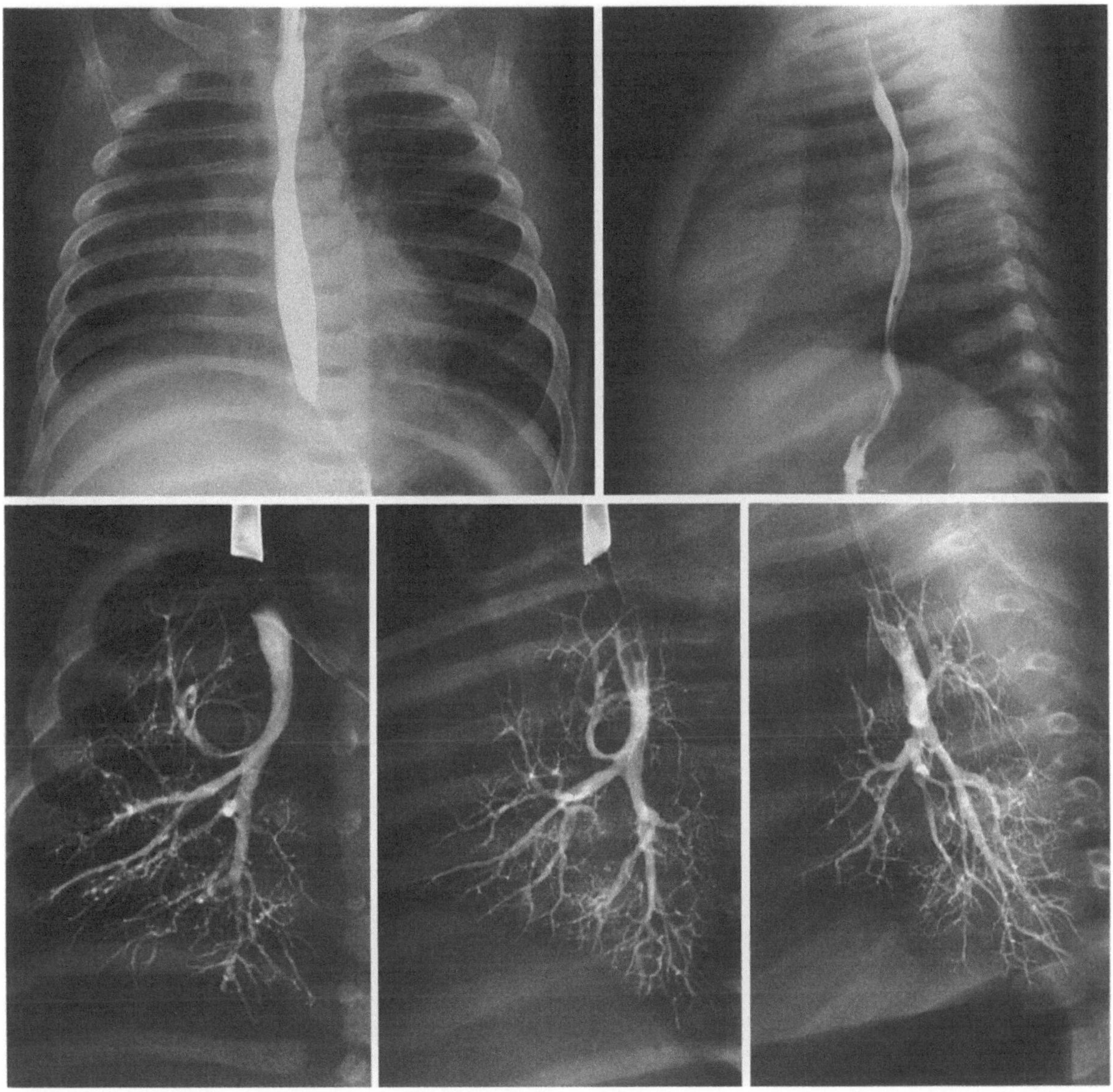

a b c d,e

Abb. 36a–e. 3 Monate, Agenesie des rechten Ober- und Mittellappens. **a, b** Auf den Übersichtsaufnahmen Transparenzminderung der rechten Seite, breite bandförmige Verschattung retrosternal durch den Ersatz des fehlenden Lappens mit verlagertem Thymusgewebe. **c–e** Bei der Bronchographie unvollständiges Bronchialsystem rechts in atypischer Verzweigung. Auffallend hohe Bifurkation der Trachea und auffallend langer rechter Hauptbronchus

oder über die Pfortader. Auch eine Versorgung aus mehreren Systemarterien ist möglich. Bei größeren Kindern, die lange genug die Luft anhalten können, kann die transvenöse digitale Subtraktionsangiographie zur Klärung eingesetzt werden.

Differentialdiagnose: Intrathorakale Niere, pleurale Verschattung nach Pleuropneumonie, zystische Lungenveränderungen.

2.4.3 Kongenitales lobäres Emphysem

Definition: Massive alveoläre Überblähung eines Lungenlappens. Ursache ist meist eine angeborene zentrale Bronchusstenose mit Ventilmechanismus (Knorpelanomalie, Mukosafalte), seltener eine alveoläre Fehlbildung – polyalveoläres Emphysem. Erworbene Formen: Sie können durch einen Sekretpfropf oder durch Granulationen, z. B. bei bronchopulmonaler Dysplasie, entstehen. Es gibt

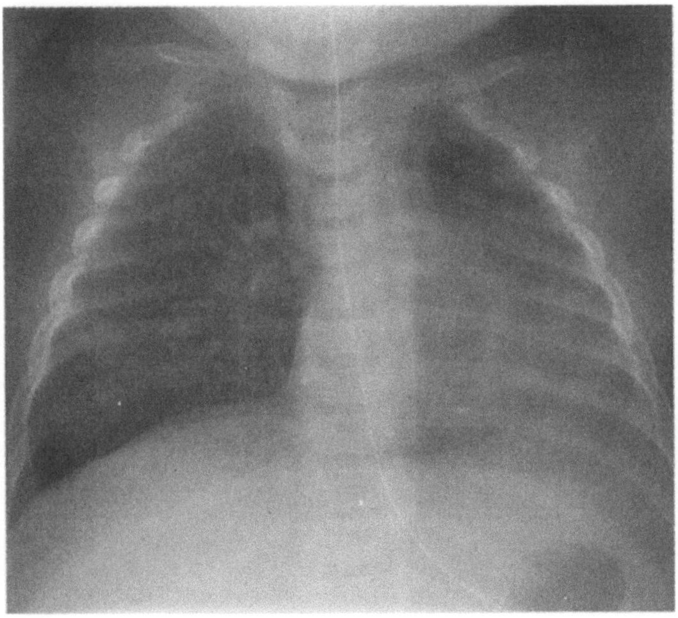

a

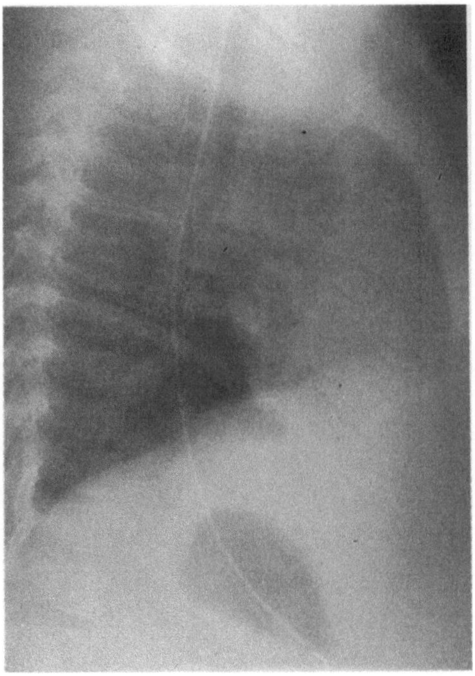

b

Abb. 37a, b. 4 Monate, Agenesie des linken Oberlappens

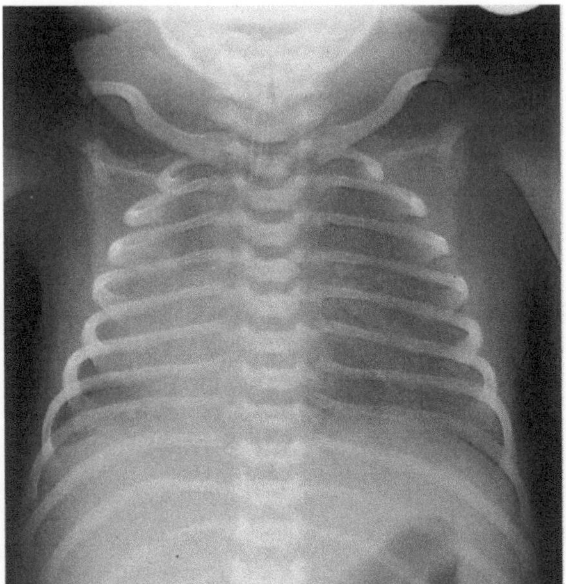

a

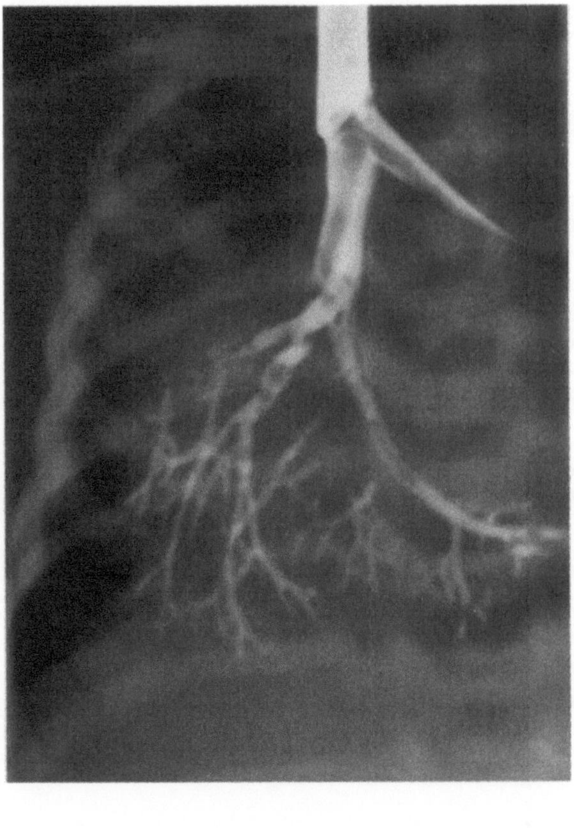

b

Abb. 38a, b. 2 Wochen, Hufeisenlunge. Lungenhypoplasie rechts, Dextrokardie. Akzessorische Interlobärlinie links (**a**), die das Versorgungsgebiet des nach links kreuzenden Bronchus (**b**) begrenzt – ähnlich einem linken Lobus cardiacus

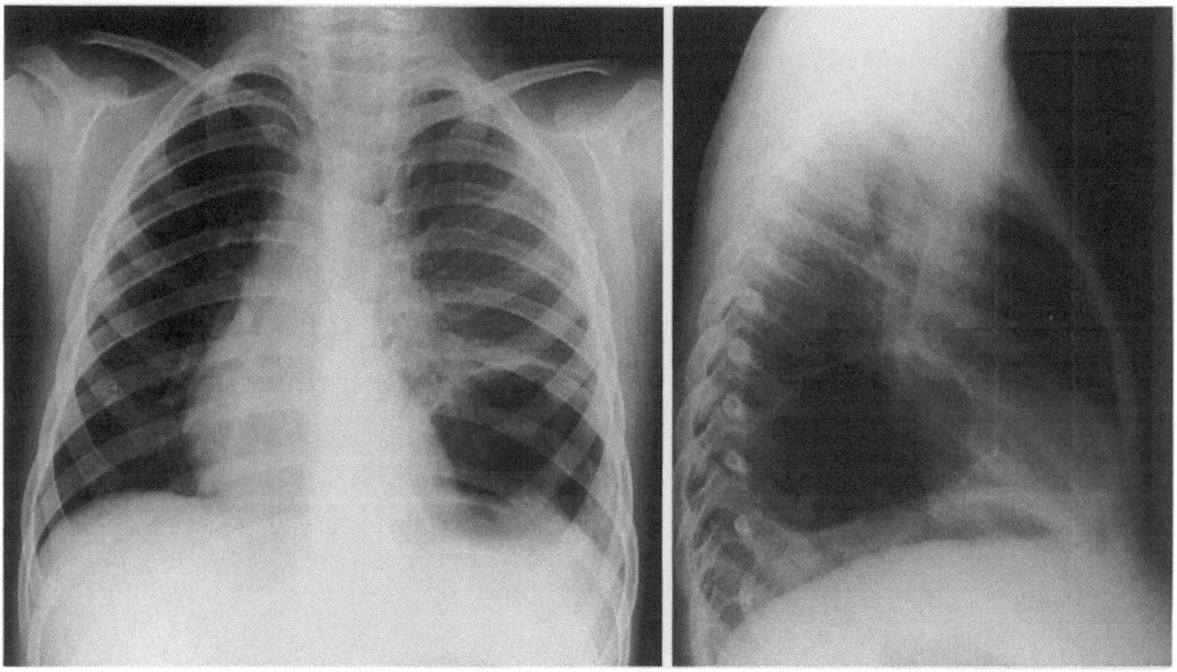

a b

Abb. 39 a, b. 4 Jahre, zystische Zustandsform eines Lungensequesters links. Vorausgegangen waren solide Verschattungen mit Abszedierungen und Pleuraergüssen. Bei der Operation fanden sich zwei getrennt aus der Aorta entspringende und zum Sequester ziehende Gefäße

schnell progrediente Verläufe, die der Lobektomie zugeführt werden müssen, andere nicht progrediente Fälle sind potentiell reversibel.

Klinische Symptome: Progrediente Dyspnoe und Zyanose im Neugeborenen- und frühen Säuglingsalter. Einseitig vorgewölbter Thorax. Unter Beatmung drastische Verschlechterung bei Vorliegen eines Ventilmechanismus.

Röntgensymptome: Meist ist der linke Oberlappen, seltener der Mittellappen oder der rechte Oberlappen befallen. Das lobäre Emphysem führt zur Kompression benachbarter Lappen, zur Mediastinalverdrängung auf die Gegenseite und zum Zwerchfelltiefstand auf der betroffenen Seite – obstruktives Emphysem, Exspirationsaufnahme!

Bei dem polyalveolären Emphysem kann in den ersten Lebenstagen durch eine Störung der Resorption fetaler Lungenflüssigkeit der betroffene Lappen auch verschattet sein [2].

Nur in einem Teil der Fälle kann bronchographisch eine zentrale Bronchusstenose nachgewiesen werden (Abb. 42 a – c).

Differentialdiagnose: Bronchusatresie eines Segmentastes im linken Oberlappen. Lungenzysten, Pneumatozelen, zystadenomatoide Malformation.

2.4.4 Zystische Lungenfehlbildungen

a) Kongenitale Lungenzyste (Synonym: Parenchymzyste, intrapulmonale Zyste).

Wahrscheinlich Folge einer Störung in der nachgeburtlichen Entwicklung peripherer Bronchiolen; die Zysten entsprechen aufgeweiteten respiratorischen Endstücken. Kommunikation mit dem Bronchialsystem ist möglich, ohne eine solche Verbindung sind die Zysten flüssigkeitsgefüllt.

Klinische Symptome: Husten, leichte Dyspnoe, obstruktive Zeichen. Gefahr der Ruptur und des Pneumothorax.

Röntgensymptome: Rundliche gefäßlose Aufhellungen mit einem dünnen Verdichtungssaum, meist peripher in den Unterlappen, solitär oder multipel (Abb. 43 a, b und 44 a – c).

Differentialdiagnose: Die viel häufigeren sekundär entstandenen postentzündlichen Pseudozysten bzw. Pneumatozelen.

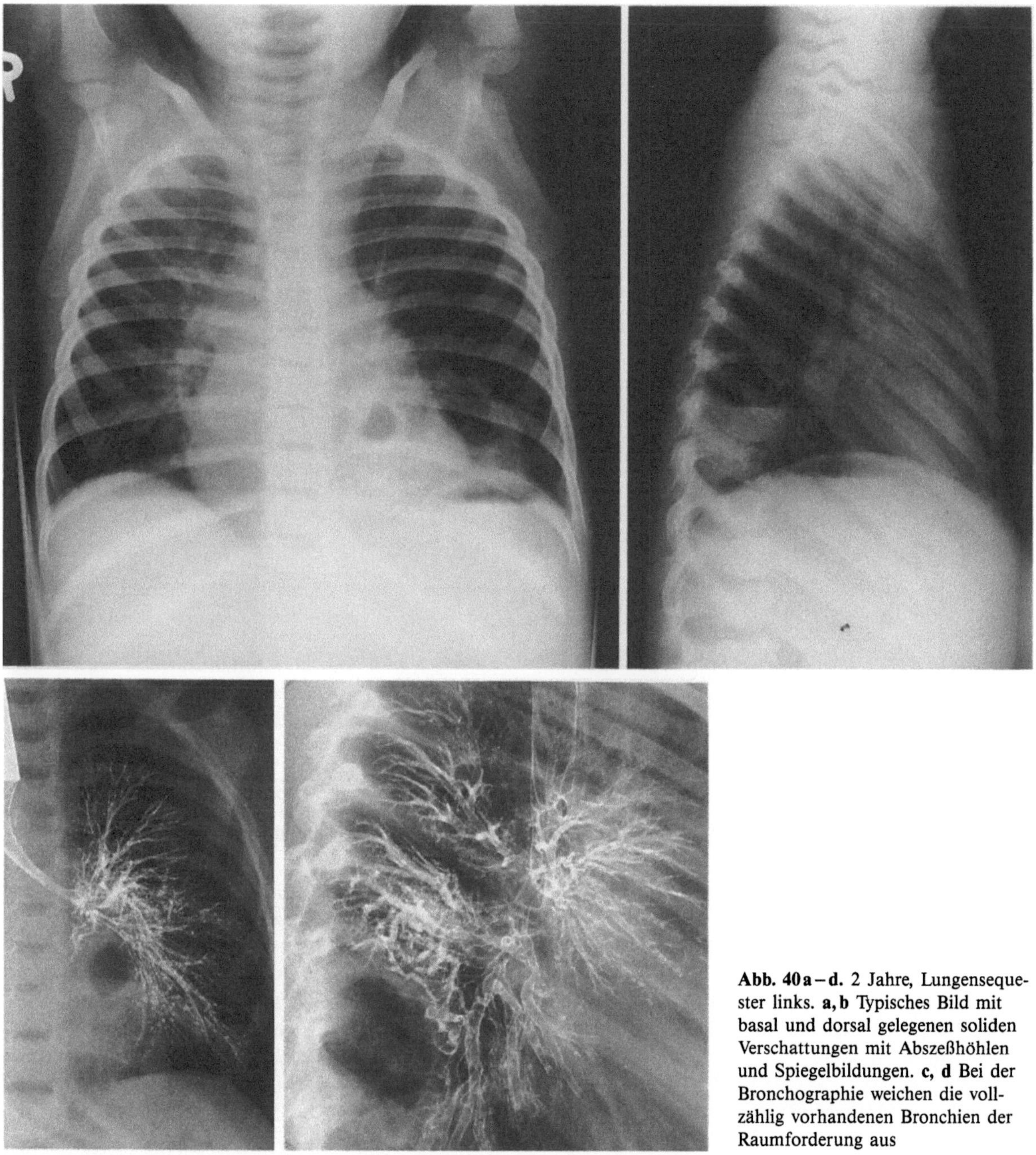

Abb. 40 a – d. 2 Jahre, Lungensequester links. **a, b** Typisches Bild mit basal und dorsal gelegenen soliden Verschattungen mit Abszeßhöhlen und Spiegelbildungen. **c, d** Bei der Bronchographie weichen die vollzählig vorhandenen Bronchien der Raumforderung aus

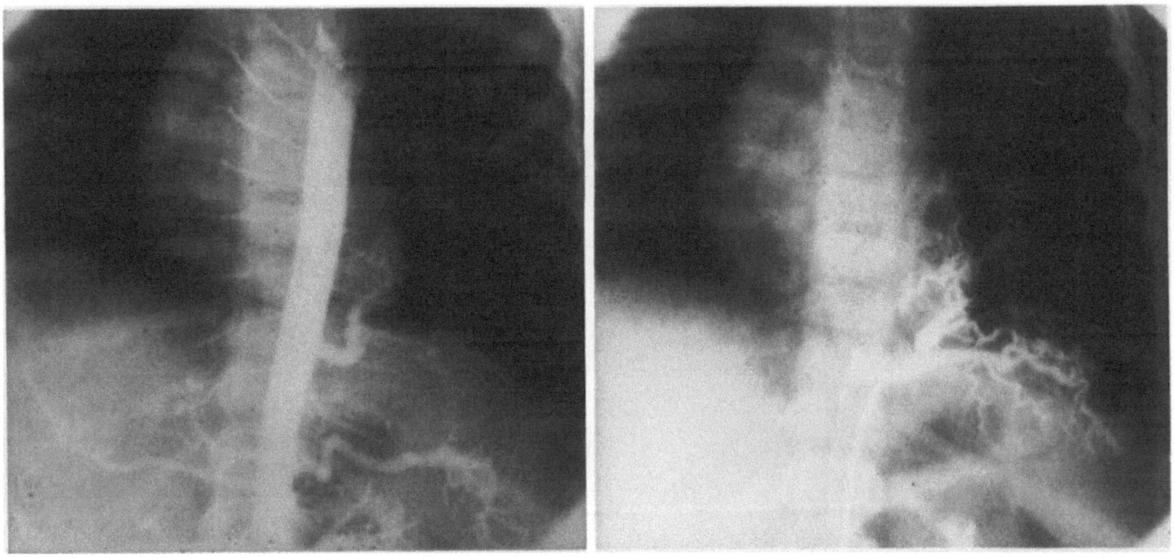

a b

Abb. 41a, b. 2 Jahre, angiographische Darstellung der einen Sequester versorgenden Arterie aus der Aorta thoracalis (**a**). Selektive Darstellung des Gefäßes (**b**)

b) Kongenitale zystisch-adenomatoide Malformation (s. Kap. Thoraxdiagnostik in der neonatalen Intensivmedizin von H. C. OPPERMANN).

2.5 Sekundäre Bronchusstenosen

Definition: Die Ursachen liegen entweder in erworbenen Läsionen der Wand selbst oder gehen von Erkrankungen der Nachbarorgane aus. Auch die „Bronchomalazie" als ein den Bronchus sekundär von außen erreichender Prozeß ist an dieser Stelle einzufügen.

a) Zustand nach destruierender Entzündung (speziell Tuberkulose), nach chronischer Fremdkörperaspiration, nach Trauma (Fehlintubation. bronchopulmonale Dysplasie).

b) Mediastinale Raumforderungen

In Frage kommen vergrößerte Lymphknoten [Tuberkulose (Abb. 45a, b), lymphatische Erkrankungen (Abb. 46)], bronchogene Zysten (Abb. 43a, b und 44a–c) sowie Metastasen. Eine Thymushyperplasie verursacht nur extrem selten eine Verlagerung der Bronchien (Abb. 47).

c) Pulmonale Raumforderungen (Tumoren, Zysten, Emphysem).

d) Kardiovaskuläre Kompression (Abb. 48)

Bei diesen Formen sieht man endoskopisch Pulsationen an der Stenose.

Stenosierung des rechten und/oder linken Hauptbronchus durch eine aberrierende linke Pulmonalarterie s. Abschnitt 1.1.2.

Ein stark vergrößerter linker Vorhof (großer Ventrikelseptumdefekt, Truncus arteriosus communis, Mitralvitium) kann nicht nur die Karina aufspreizen, sondern auch den linken Hauptbronchus verlegen.

Bei Dilatation der Pulmonalarterien infolge pulmonaler Hypertonie oder großer Links-rechts-Shunts können die Pulmonalarterien gleichfalls zusammen mit dem Ductus arteriosus bzw. dem Ductus-Ligament einseitige Bronchusstenosen erzeugen (Abb. 49a–c und 50).

2.6 Akute Bronchitis

Die Entzündung ist auf die Schleimhaut beschränkt, sie ist in diesem Zustand auf Thoraxübersichtsaufnahmen nicht erkennbar.

2.6.1 Bronchitis fibroplastica

Seltene Sonderform einer akuten Bronchitis

Klinische Symptome: Quälender Husten. Aushusten weißlicher Bronchialausgüsse

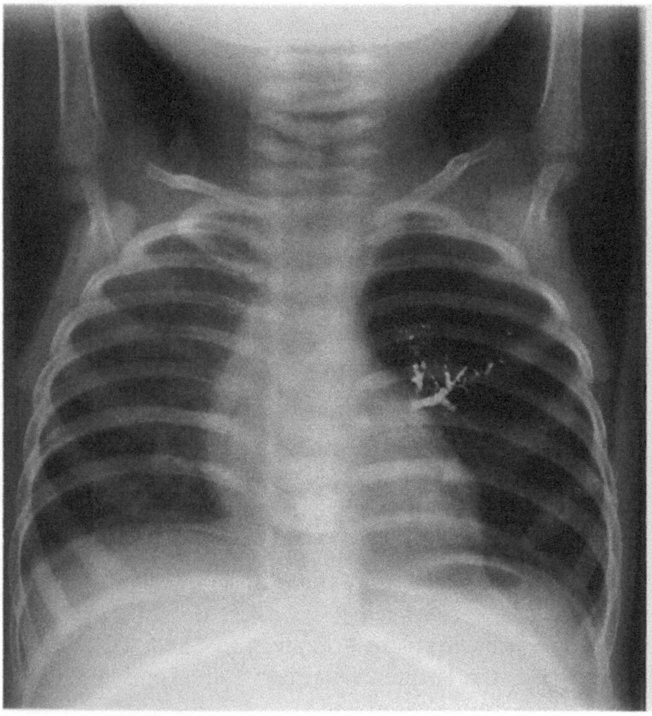

a

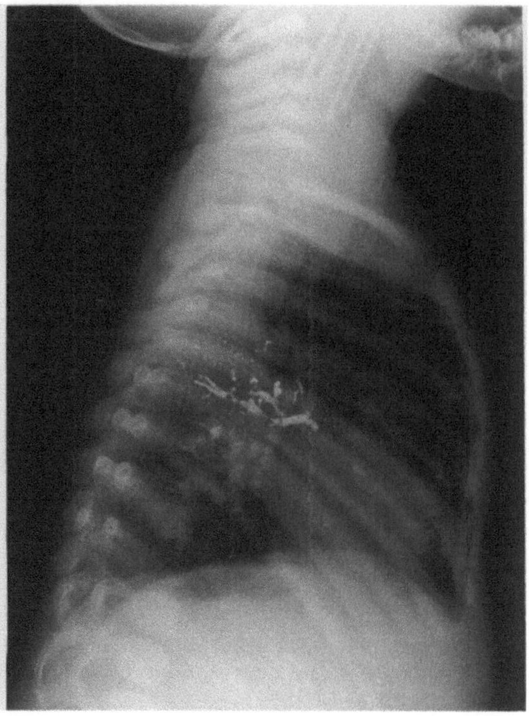

b

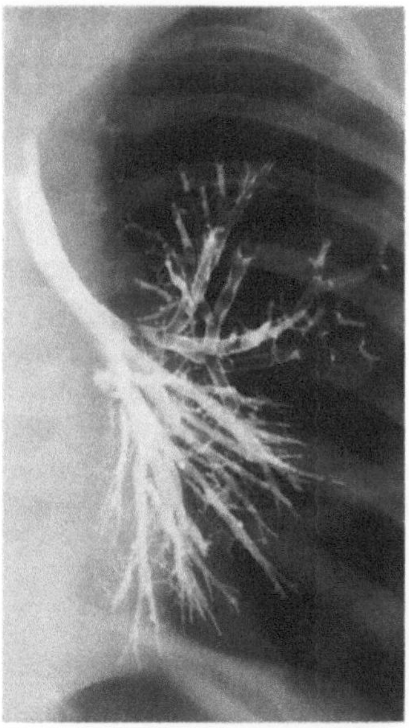

c

Abb. 42a–c. 10 Monate, kongenitales lobäres Emphysem des linken Oberlappens durch eine zentrale Stenose am Oberlappenbronchus. Die Übersichtsaufnahmen nach Bronchographie **a, b** zeigen die Retention des Kontrastmittels peripher der Stenose. Die Bronchographie zeigt auf der Exspirationsaufnahme **c** im Gegensatz zu den Unterlappenbronchien die Weitstellung der Bronchien des Oberlappens und der Lingula peripher der Stenose

Röntgensymptome: Ausgedehnte Atelektasen und extraalveoläre Luftphänomene – interstitielles Emphysem, Mediastinalemphysem, Hautemphysem. Pneumoperikard (Abb. 51a, b). Die Bronchoskopie ist zur Diagnose und Therapie erforderlich, zur Extraktion der Ausgüsse können mehrere Sitzungen notwendig werden.

2.7 Chronische Bronchitis

Röntgensymptome [18, 19]: Durch Beteiligung des peribronchialen Gewebes an der Entzündung können verdickte Bronchialwände als Doppelkonturen (tram lines) und unregelmäßige Streifenschatten gesehen werden – peribronchiale Infiltrationen (Abb. 52). In den basalen Lungenabschnitten kommen auch nach kaudal divergierende Streifenschatten vor – bronchiale Sekretretention. Gelegentlich dabei reaktive Hilus-Lymphknotenvergrößerung – „Infekthili“ (Abb. 53a, b). Nach rezidivierenden Bronchitiden können manchmal feinfleckige peribronchioläre und perivaskuläre Infiltrationen in der Mantelzone noch längere Zeit persistieren – „dirty chest“ [4] (Abb. 54). Als „Sinubronchitis“

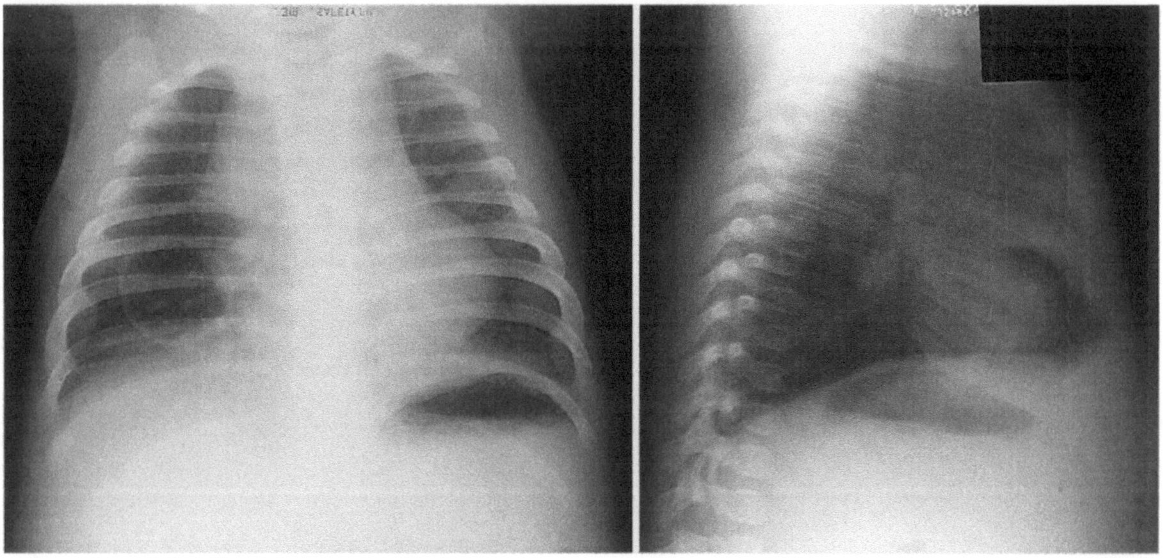

a b

43

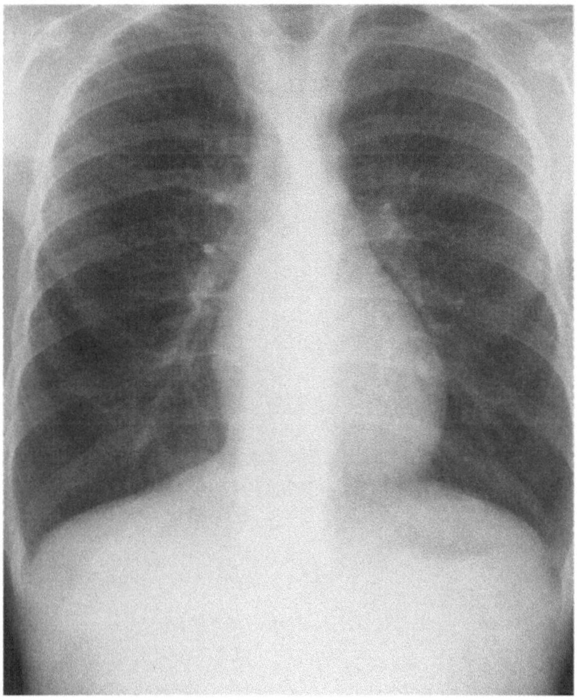

a

44

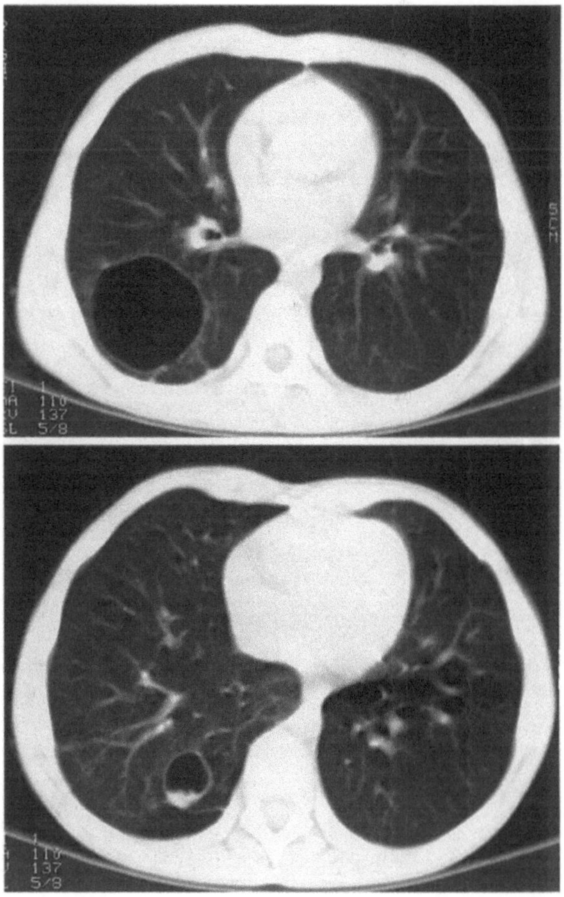

b

c

Abb. 43 a, b. 2 Monate, kongenitale Lungenzyste im rechten Unterlappen

Abb. 44 a – c. 8 Jahre, Lungenzysten im rechten Unterlappen. Die basale kleinere Zyste z. T. flüssigkeitsgefüllt (**a, c**). Spiral-CT

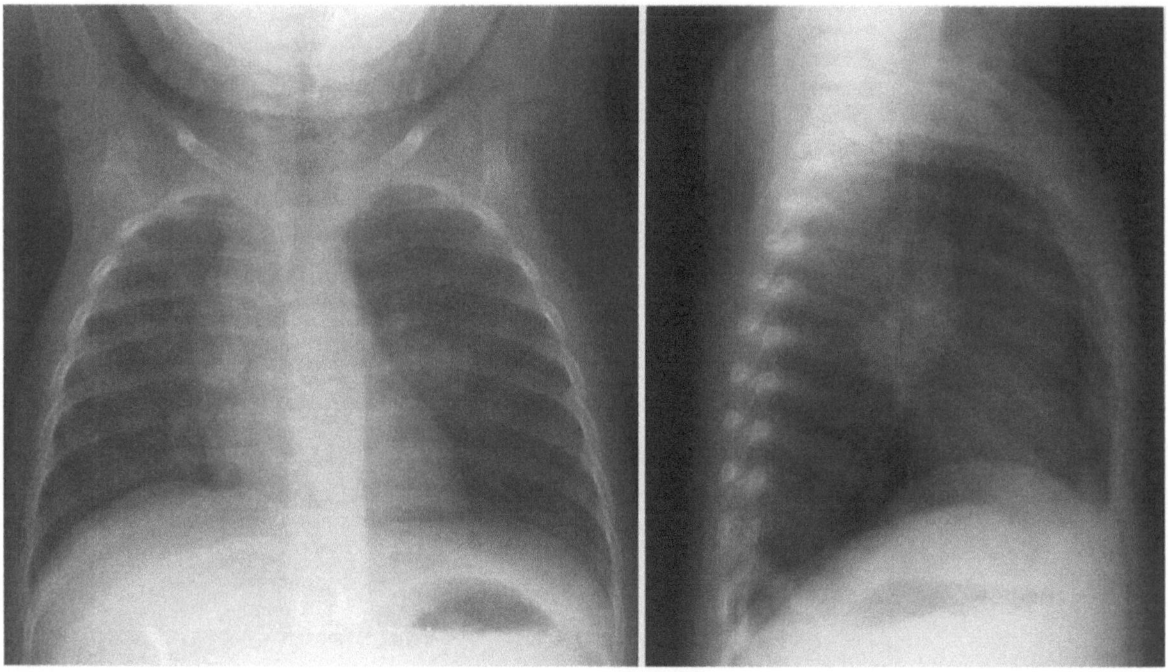

a b

45

Abb. 45 a, b. 6 Monate, tuberkulöse Hiluslymphome. Obstruktives Emphysem der gesamten linken Lunge

Abb. 46. 6 Jahre, isoliertes extramedulläres Rezidiv einer ALL. Übersichtsaufnahmen in 2 Ebenen unauffällig. Bedrohlicher Stridor, unter Beatmung keine Besserung, Pneumomediastinum. Spiral-CT: Ummauerung und Stenosierung beider Hauptbronchien durch Lymphome

Abb. 47. 6 Monate. Thymushyperplasie nach rechts mit der äußerst seltenen Verlagerung der Oberlappenbronchien nach kaudal (durch Thorakotomie nachgewiesen). Ein Tag nach der Bronchographie

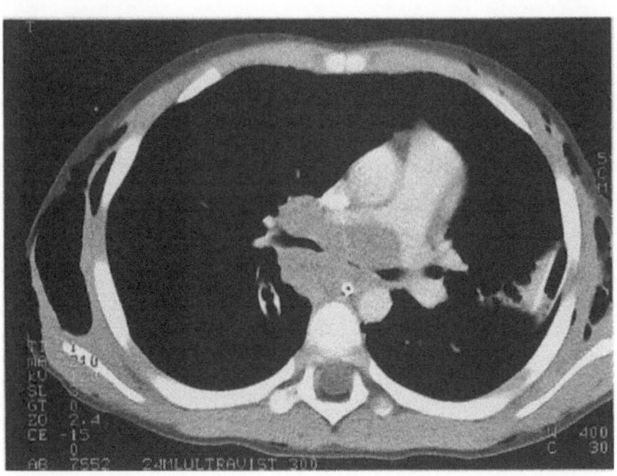

46

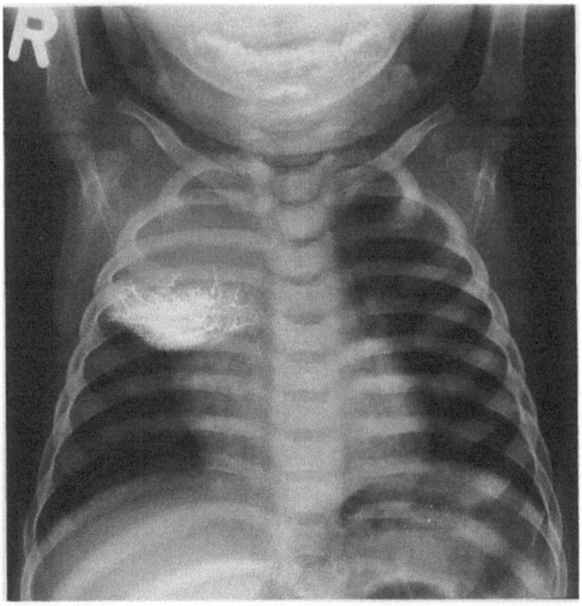

47

wurde das Zusammentreffen einer chronischen Bronchitis mit einer Sinusitis herausgestellt.

Wichtig sind technisch einwandfreie Aufnahmen ohne Bewegungsunschärfe (Zwerchfelle, linke Herzkontur!), da unscharfe Bilder mit zu langer Belichtungszeit einen pathologischen Befund vortäuschen.

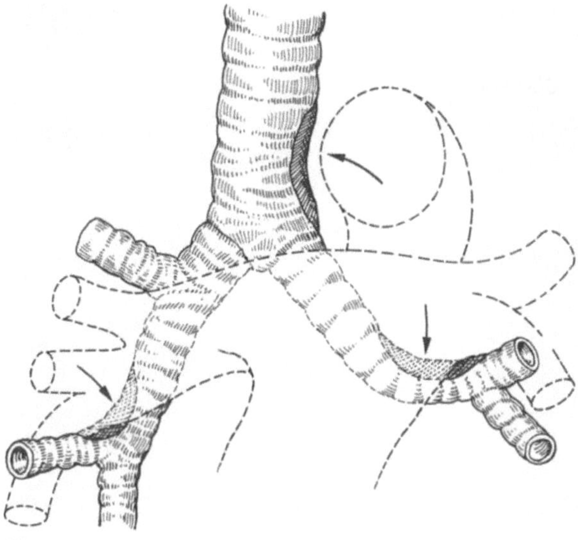

48

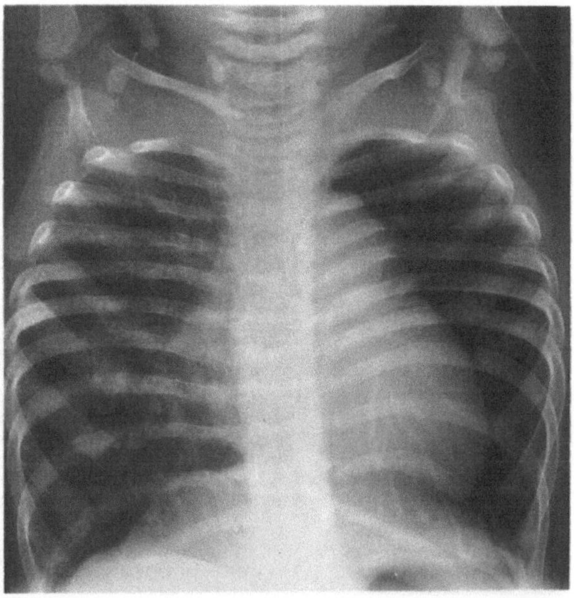

50

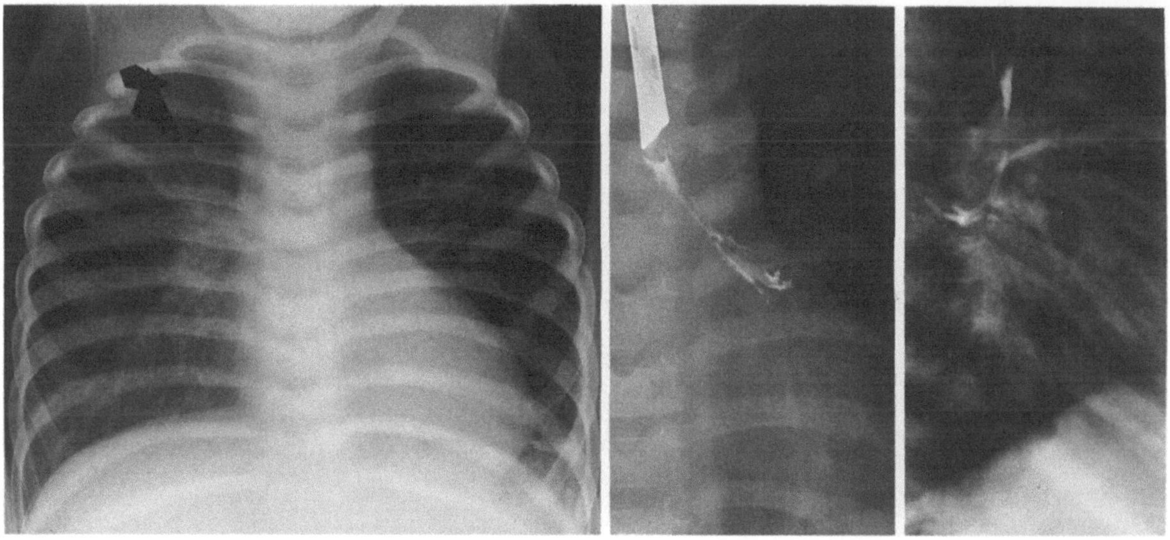

a b c

49

Abb. 48. Schema der Prädilektionsstellen für eine Kompression des Tracheobronchialbaumes bei erhöhtem Pulmonalarteriendruck (Nach KALLFELZ [10])

Abb. 49a–c. 2 Jahre, Transposition der großen Arterien mit Ventrikelseptumdefekt. Zustand nach Mustard-Operation und nach wiederholten Atelektasen der linken Lunge. Stenosierung des linken Hauptbronchus zwischen Pulmonalarterie, Aorta descendens und Ductus-Ligament. **a** Auf der Thoraxübersicht vermehrte Transparenz und veringerte Vaskularisation links. Bronchographisch langstreckige starre Stenose des linken Hauptbronchus. **b, c** Exspirationsaufnahmen

Abb. 50. 10 Monate, Stenosierung des linken Hauptbronchus durch ein Ductus-Ligament. Auf der Thoraxübersicht erheblich verringerte Lungengefäßfüllung links, Mehrperfusion der rechten Lunge, faßförmiger Thorax

Die Computertomographie bildet die Bronchialwandverdickungen, die peribronchialen Infiltrationen und die endobronchiale Schleimretention bei guter Technik zuverlässig ab [11].

2.7.1 Chronisch-deformierende Bronchitis

Definition: Noch reversible Deformierungen der Bronchien auf dem Boden einer chronischen Bronchitis.

Röntgensymptome [18, 19]: Bronchographie: Unregelmäßige Bronchuskonturen mit wechselndem Ka-

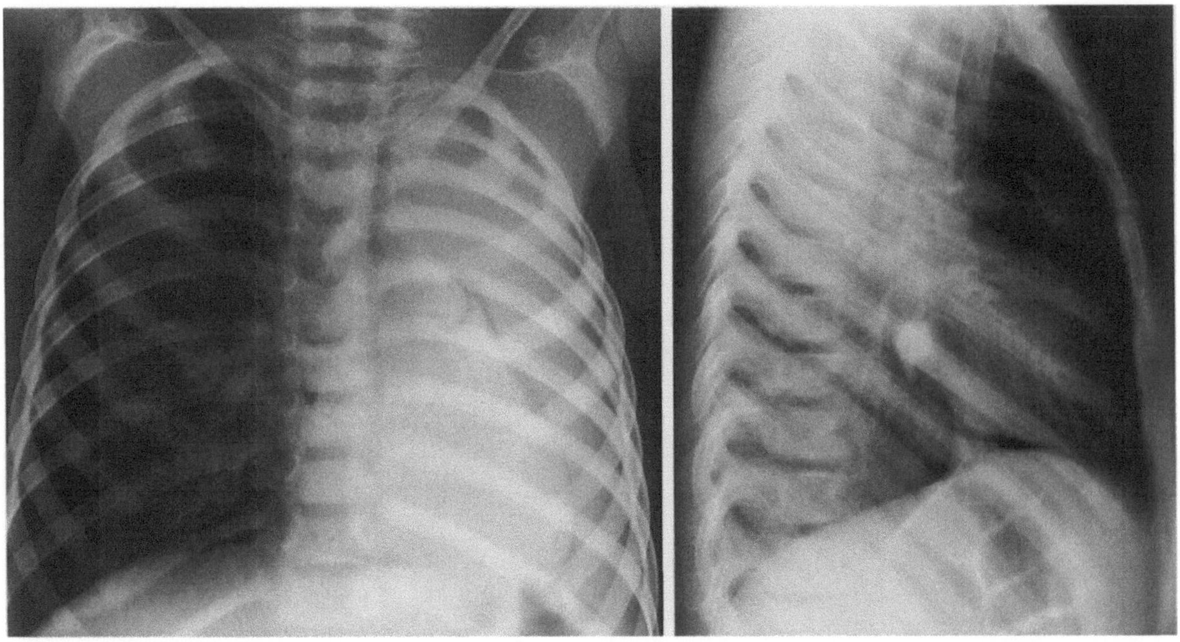

a b

Abb. 51a,b. 3 Jahre, bronchitis fibroplastica. Totalatelektase der linken Lunge mit Pneumoperikard, das sich auch entlang des Pulmonalaterienstammes ausbreitet

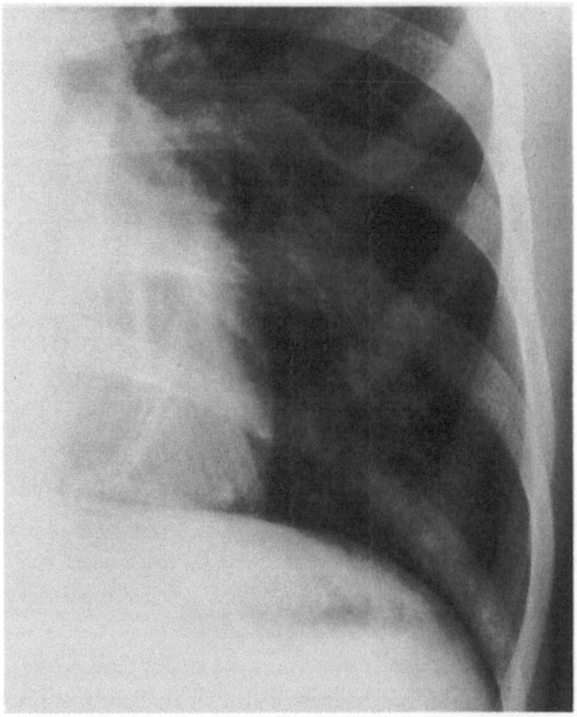

Abb. 52. 15 Jahre, peribronchiale Infiltrationen im linken Unterlappen retrokardial. Parallelstreifige Doppelkonturen durch die verdickten Bronchialwände („tram lines")

liber, wandständige Kontrastmittelaussparungen durch Schleimpolster, Füllungsabbrüche durch Sekretverstopfung, sackförmige Erweiterungen der Schleimdrüsen (Divertikel), periphere kreisförmige Ausweitungen von Bronchiolen (peripheral pooling) bzw. spinnenartige Ausläufer bei verschlossenen Bronchiolen (Abb. 55 und 56).

Eine Kontrollbronchographie nach antibiotischer Langzeittherapie zeigt manchmal eine überraschende Rückbildung der Deformierungen (Abb. 57a–d).

2.7.2 *Bronchiektasen*

Definition: Irreversible zylindrische oder sackförmige Erweiterungen der Bronchien.

Die Erkrankung ist überwiegend erworben, die Ursache ist allerdings häufig nicht mehr zu klären.

Kartagener-Syndrom: Kombination von Situs inversus, Sinusitis und Bronchiektasen (und Infertilität). Es handelt sich um erworbene Bronchiektasen, die sich aufgrund einer Motilitätsstörung der Zilien

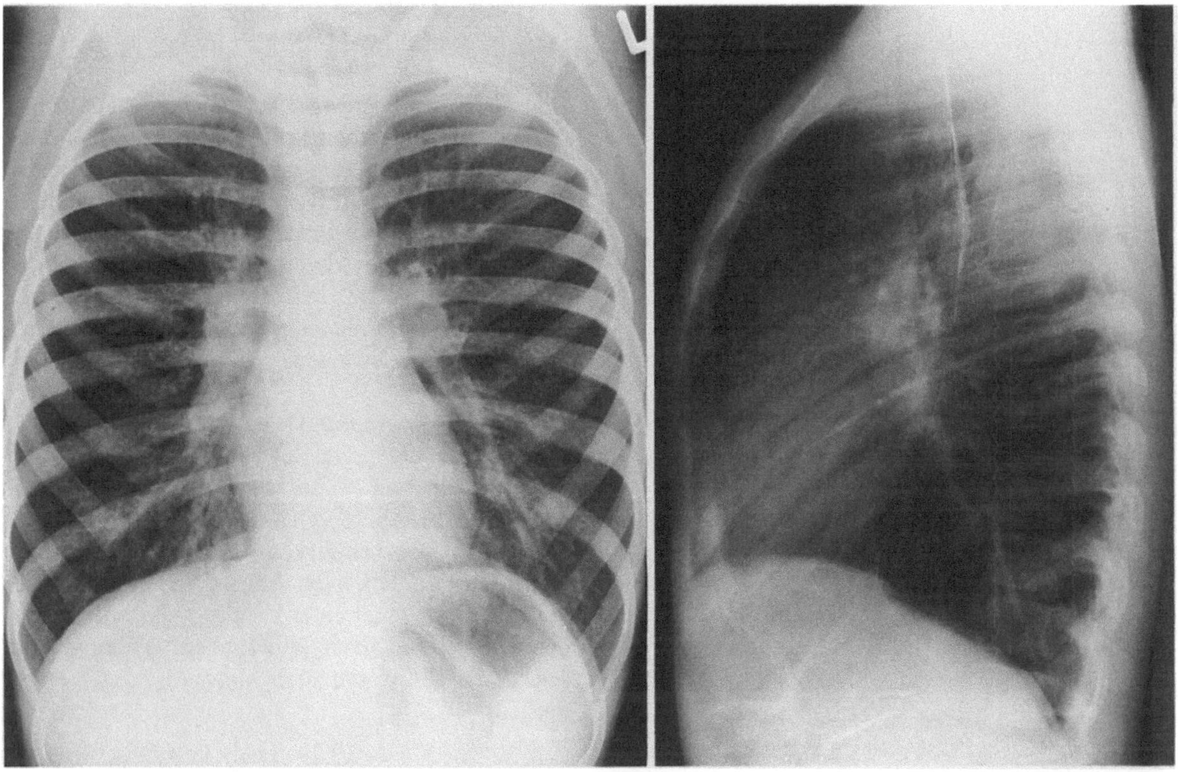

a b

Abb. 53a, b. 8 Jahre, reaktive Hiluslymphknotenvergrößerungen beidseits bei bronchopulmonalem Infekt mit peribronchialen Infiltrationen beidseits parakardial

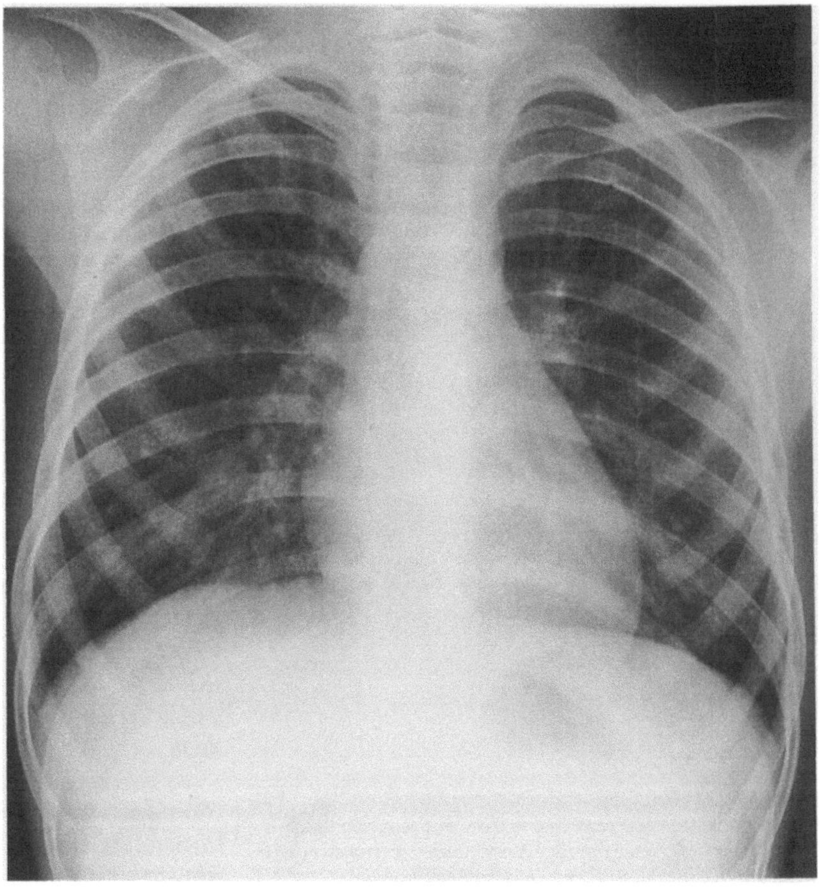

Abb. 54. 4 Jahre, häufig rezidivierende Bronchitiden mit feinfleckigen Verdichtungen in der Mantelzone durch peribronchioläre und perivaskuläre Infiltrationen

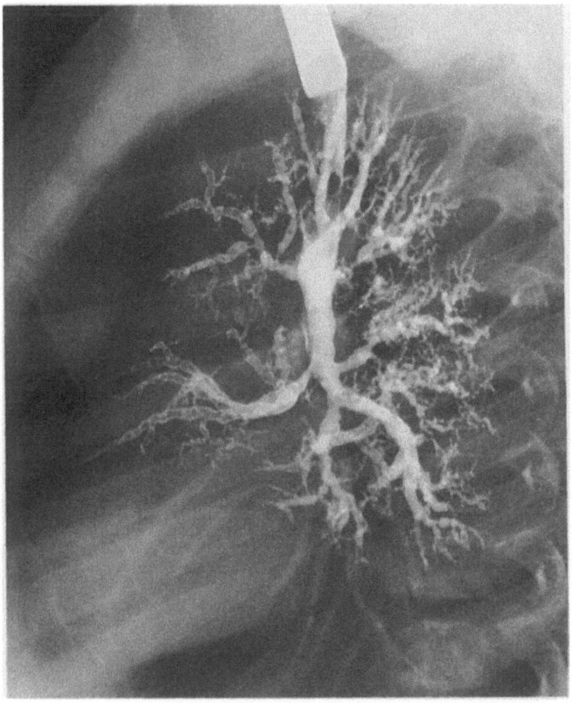

Abb. 55. 2 Jahre, chronisch-deformierende Bronchitis. Zahlreiche kleinere wandständige Konturunregelmäßigkeiten durch Schleimpolster sowie Kaliberschwankungen durch Tonusstörungen

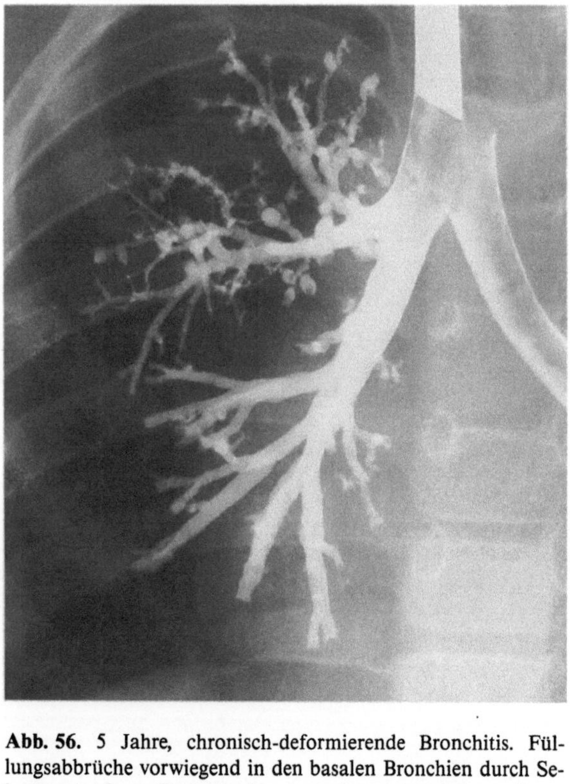

Abb. 56. 5 Jahre, chronisch-deformierende Bronchitis. Füllungsabbrüche vorwiegend in den basalen Bronchien durch Sekretverstopfung. Kreisförmige Ausweitungen peripherer Bronchiolen – Bronchiolektasien (Exspirationsaufnahme)

(dyskinetische Zilien) im Laufe der ersten Lebensjahre entwickeln (Abb. 30a, b und 59a, b).

Röntgensymptome: Meist erhebliche Schrumpfung der befallenen Segmente oder Lappen, so daß auch das Mediastinum zur erkrankten Seite verlagert oder verzogen ist. In den geschrumpften Partien können die sackartig erweiterten Bronchien als wabige Aufhellungen erkannt werden. Die Bronchien benachbarter, nicht betroffener Lappen werden aufgespreizt, sie zeigen oftmals chronisch-deformierende Veränderungen.

Computertomographie [11]: Ektatische Bronchien stellen sich über mehrere aufeinander folgende Schichten deutlich weiter dar als die sie begleitenden Arterien (Abb. 59a, b und 60a–c). Vor einer geplanten Lobektomie kann eine Bronchographie gewünscht werden (Abb. 58a–d). Bei starker Sekretretention ist zu einer diagnostisch ausreichenden Darstellung nach gründlichem Absaugen die selektive Füllung mit dem Metras-Katheter erforderlich.

2.8 Obstruktive Bronchitis, Asthma bronchiale und Bronchiolitis

Die obstruktive Bronchitis und die Bronchiolitis der Säuglinge werden meist durch einen Virusinfekt der oberen Luftwege ausgelöst. Bei der akuten Bronchiolitis und der Bronchiolitis obliterans steht die periphere Obstruktion im Vordergrund – small airway disease. Das Syndrom der einseitig hellen Lunge (Swyer-James- bzw. MacLeod-Syndrom) wird als eine Komplikation nach Bronchiolitis angesehen.

Beim Asthma bronchiale werden das extrinsische Asthma (IgE-vermittelte Allergie, z.B. Pollenallergie) und das intrinsische Asthma (nicht immunologische Auslösung, z.B. durch interkurrente Infekte oder körperliche Aktivität – (exercise induced asthma) sowie das bei Kindern häufige gemischte Asthmasyndrom (mixed extrinsic asthma) unterschieden [7].

Klinische Symptome: Leitsymptome sind exspiratorische Dyspnoe, Husten und exspiratorisches Giemen.

Röntgensymptome: Volumen pulmonum auctum. Sichere Zeichen sind die zentral und peripher verringerte Gefäßfüllung, feine gestreckte Gefäße in

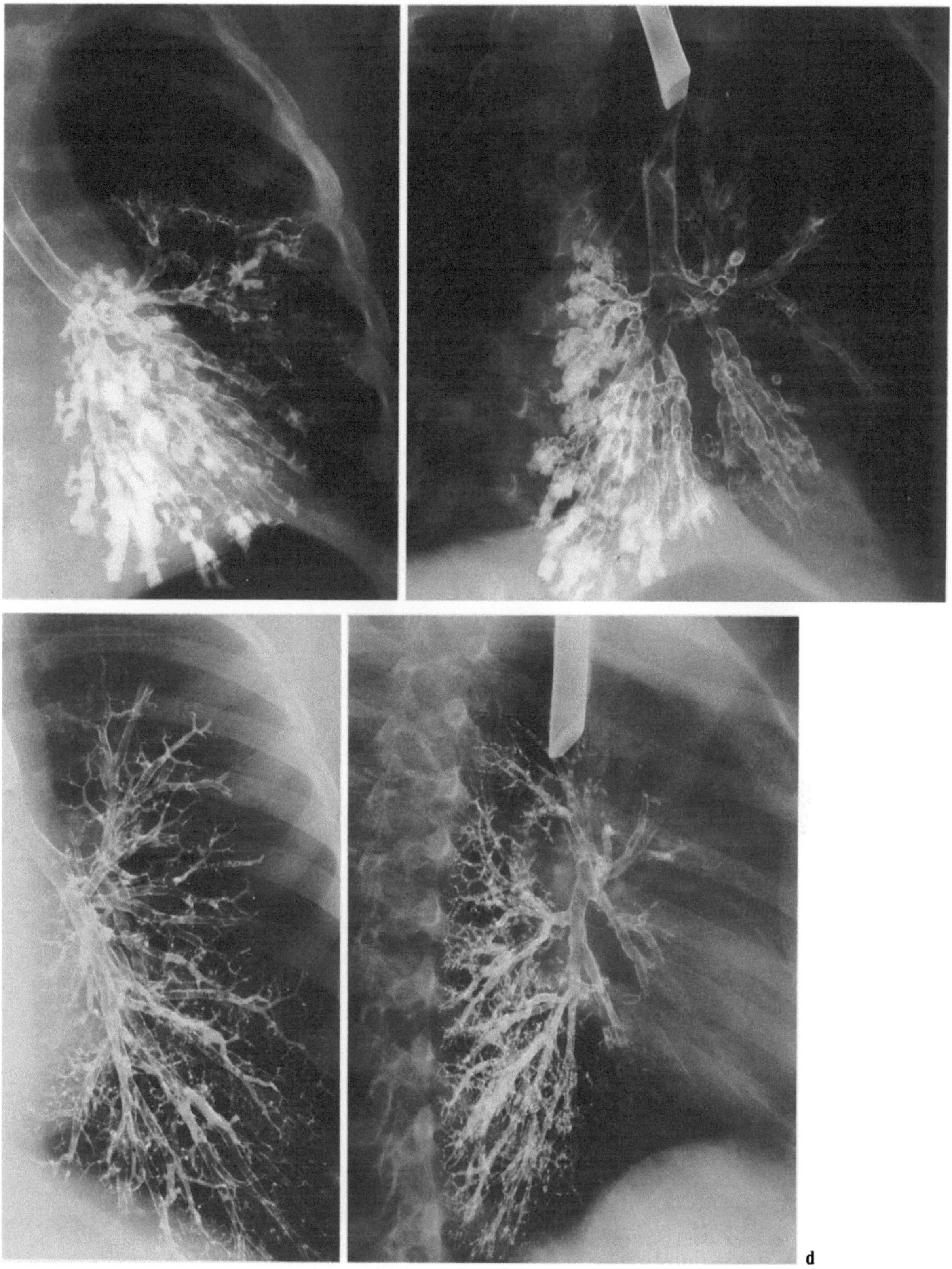

Abb. 57 a – d. 6 Jahre, chronisch-deformierende Bronchitis. Erhebliche Tonusstörungen mit Konturunregelmäßigkeiten und Weitstellungen bis in die Peripherie und Füllungsabbrüchen. 3 Jahre später nach antibiotischer Langzeitbehandlung **c, d** weitgehende Rückbildung der Veränderungen

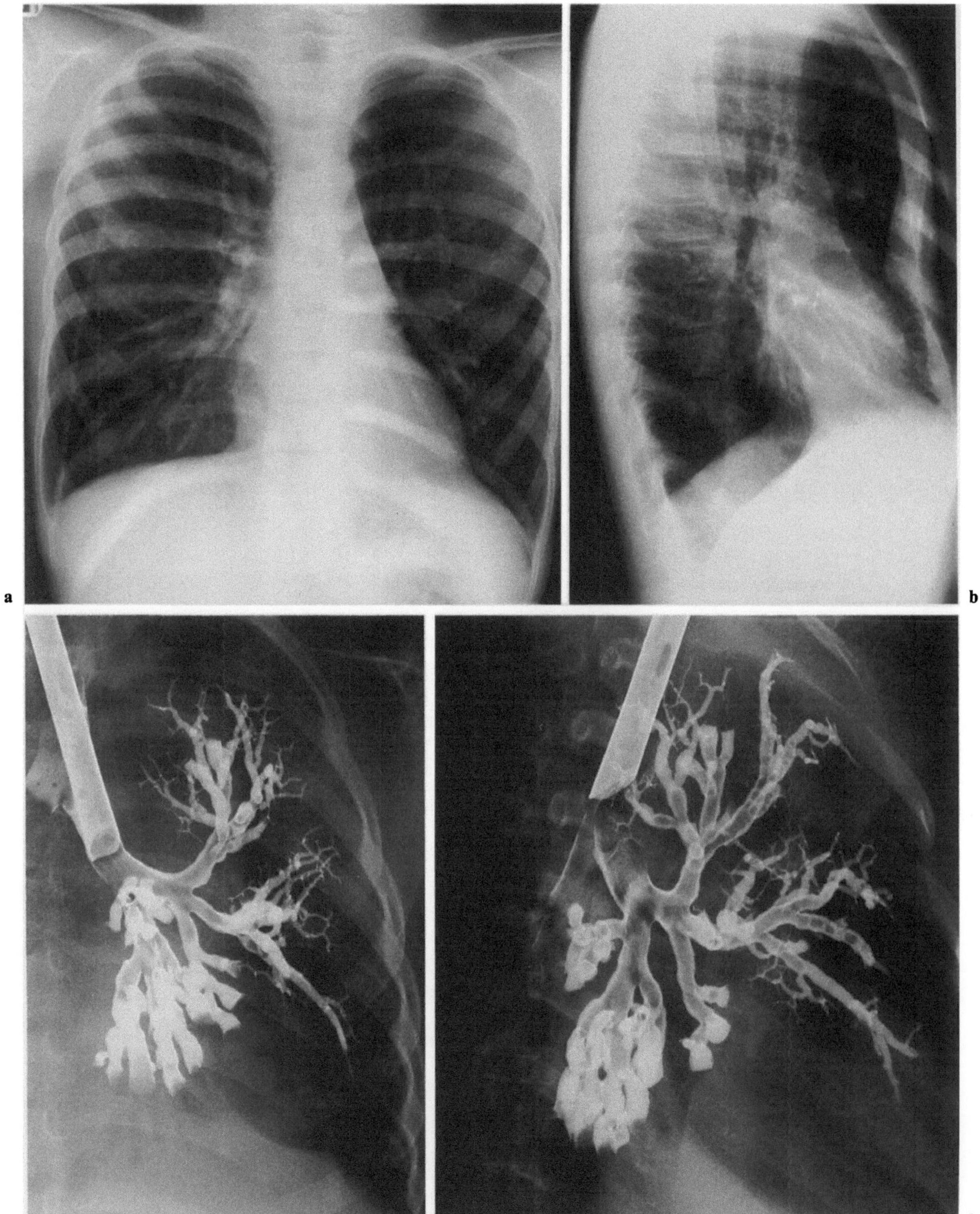

Abb. 58a–d. 4 Jahre, bronchiektasen der linken Lunge, vorwiegend im Unterlappen. **a, b** Auf den Übersichtsaufnahmen ist der linke Unterlappen vollständig hinter den Herzschatten geschrumpft, die Oberlappengefäße sind nach kaudal verzogen, die rechte Lunge ist im vorderen oberen Mediastinum retrosternal nach links herniiert. Trichterbrust. **c, d** Bei der Bronchographie Nachweis von Bronchiektasen im gesamten linken Unterlappen sowie im apikalen Oberlappensegment und in der Lingula

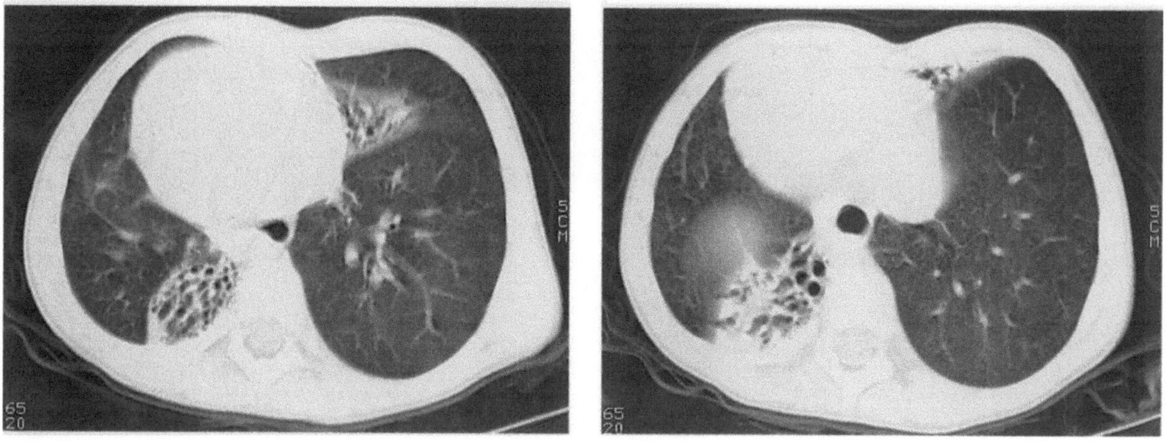

59a b

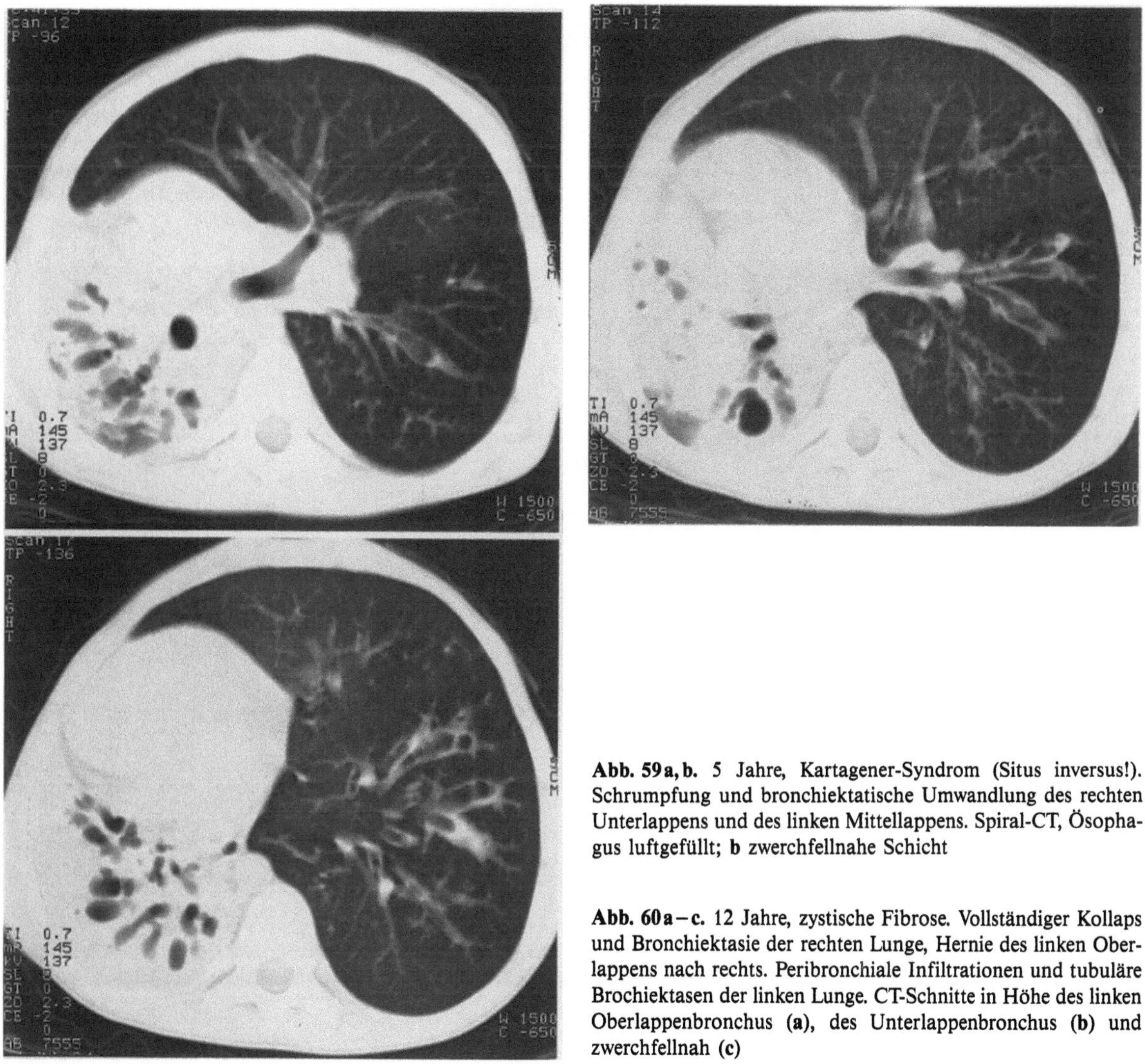

60a b c

Abb. 59a, b. 5 Jahre, Kartagener-Syndrom (Situs inversus!). Schrumpfung und bronchiektatische Umwandlung des rechten Unterlappens und des linken Mittellappens. Spiral-CT, Ösophagus luftgefüllt; **b** zwerchfellnahe Schicht

Abb. 60a–c. 12 Jahre, zystische Fibrose. Vollständiger Kollaps und Bronchiektasie der rechten Lunge, Hernie des linken Oberlappens nach rechts. Peribronchiale Infiltrationen und tubuläre Brochiektasen der linken Lunge. CT-Schnitte in Höhe des linken Oberlappenbronchus (**a**), des Unterlappenbronchus (**b**) und zwerchfellnah (**c**)

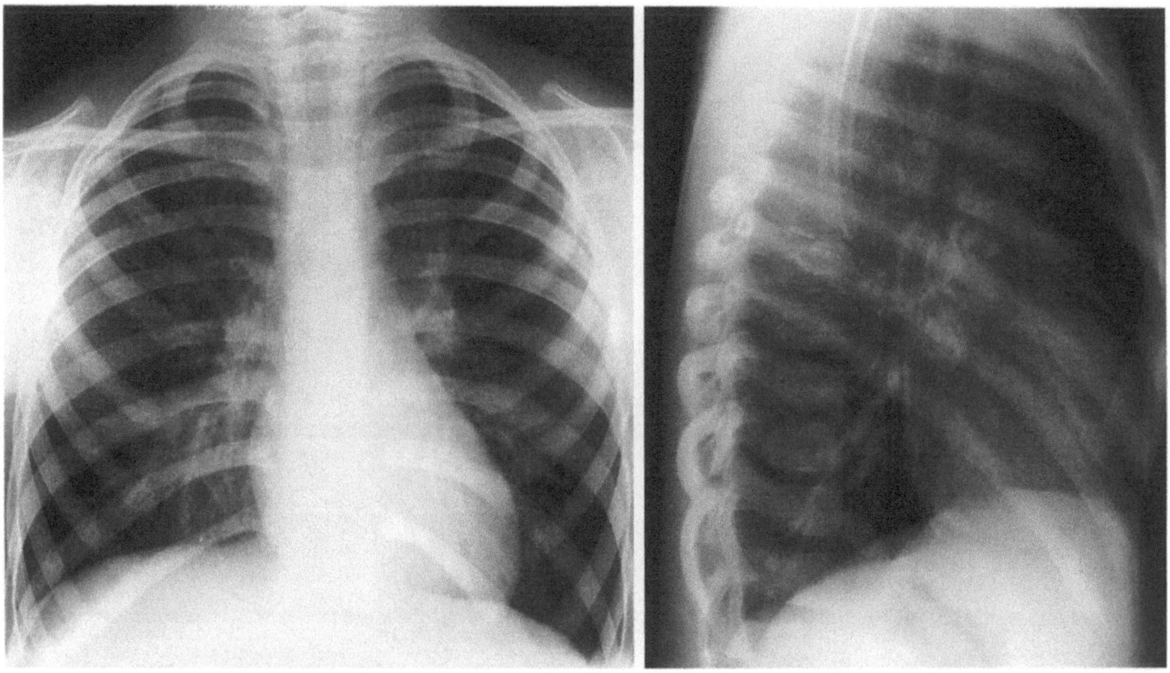

a b

△

Abb. 61a–b. 8 Jahre, Asthmasyndrom. Bogige Gefäßverlagerungen durch regionale Überblähungszonen in beiden Mittelfeldern

Abb. 62a, b. 7 Jahre, Astmasyndrom. Während der nur ausnahmsweise indizierten Bronchographie entstehen schnell generalisierte und lokale Engstellungen der Bronchien mit segmentalen und lobären Belüftungsstörungen. Die Gabe von Beta-2-Mimetika ist zu empfehlen

▽

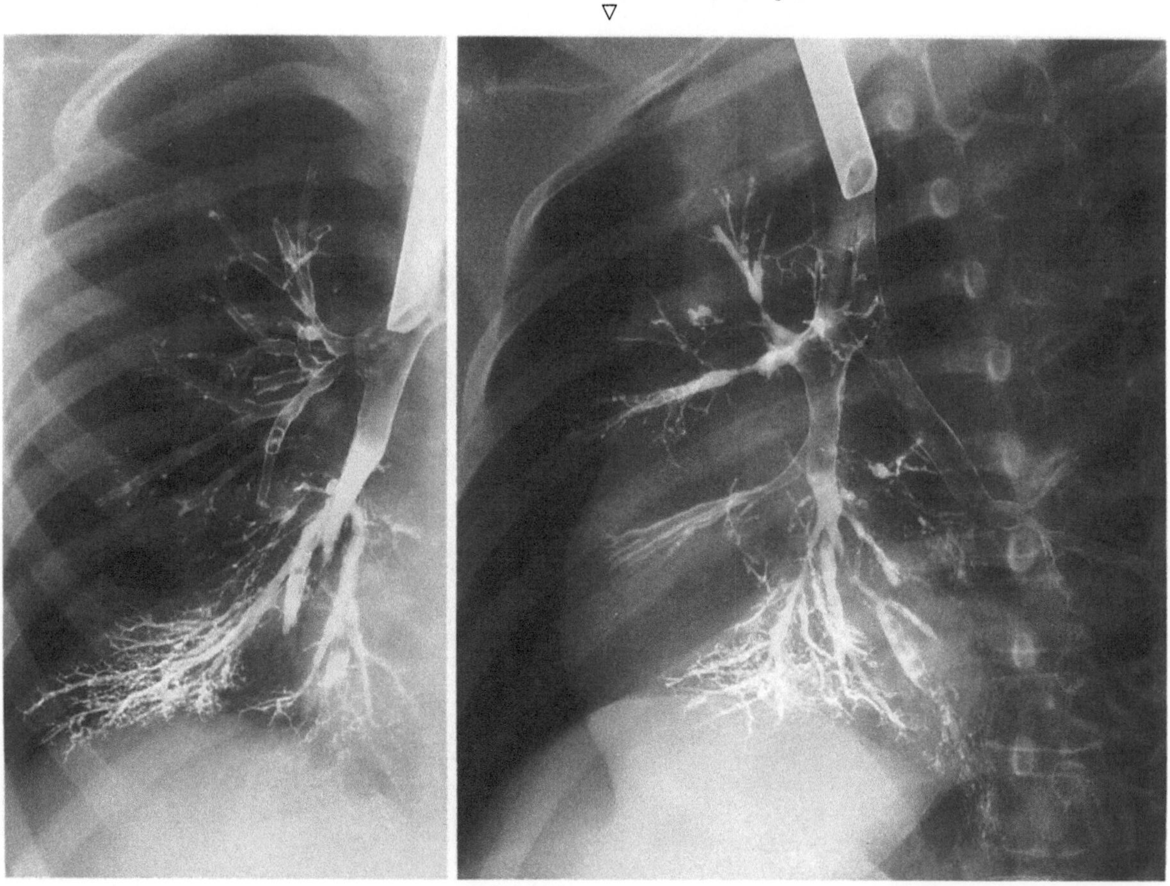

a b

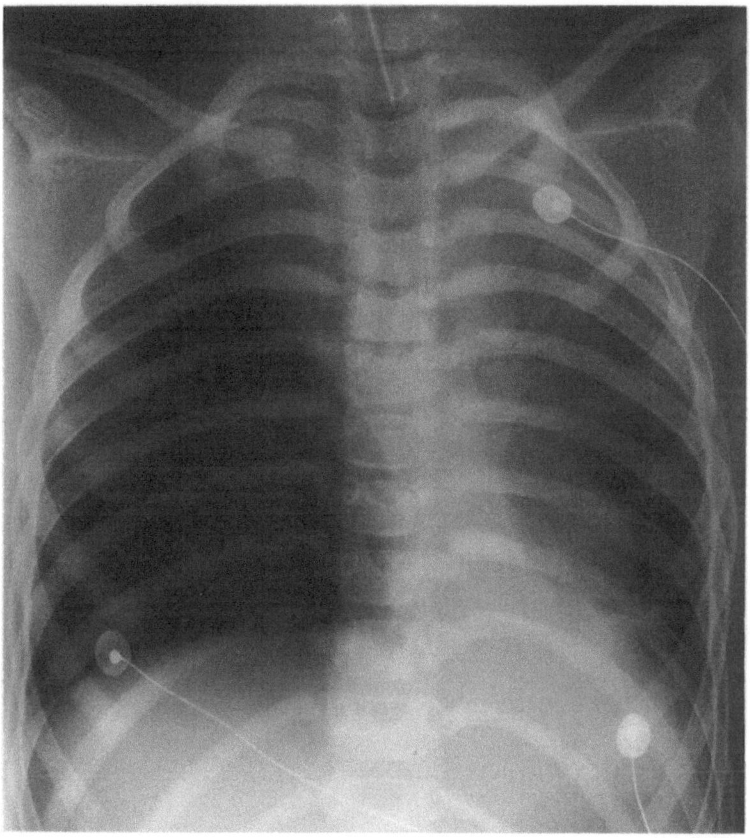

Abb. 63. 7 Jahre, schwerer Asthmaanfall. Atelektase des linken Oberlappens, des linken Unterlappens und des rechten Oberlappens

Abb. 64 a, b. 10 Jahre. Asthmasyndrom. Über ein interstitielles Emphysem im linken Oberlappen hat sich ein Pneumodiastinum und ein Hautemphysem in den Halsweichteilen entwickelt. Im oberen Mediastinum ist durch das Mediastinalemphysem retrosternal der Thymusrest auf der seitlichen Aufnahme abgrenzbar geworden **b**
▽

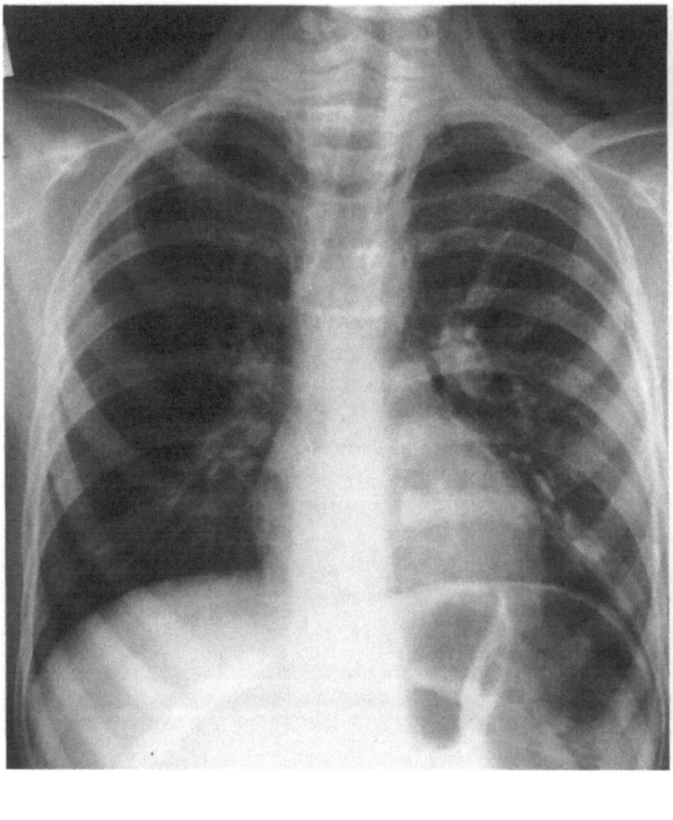

a

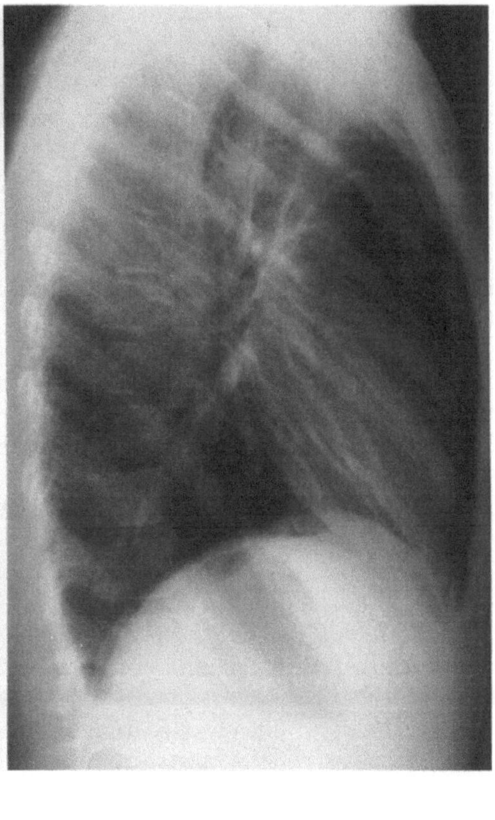

b

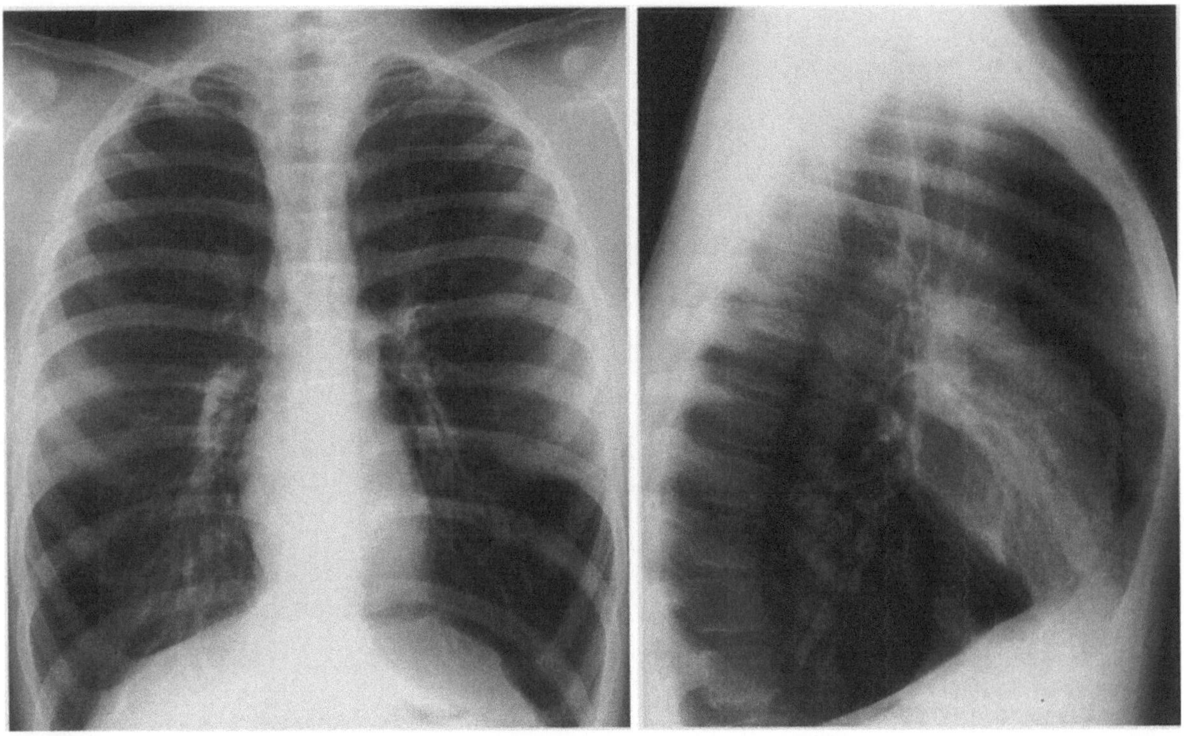

a b

Abb. 65 a, b. 14 Jahre, chronisches Asthma vorwiegend der peripheren Atemwege („small airway disease"). Erhebliche Engstellung aller Lungengefäße mit Ausnahme des rechten Unterfeldes, wo eine lokale Mehrperfusion besteht. Erhebliche Thoraxdeformierung, piriformer Thorax, vermehrte Brustkyphose und vergrößerter Thoraxtiefendurchmesser, abgeflachte Zwerchfelle mit ausgeprägten Insertionen

der Mantelzone (bei überwiegend diffusen Ventilationsstörungen, Abb. 65 a, b; s. Abb. 20 a, b) oder unregelmäßig angeordnete Gefäße in der Peripherie (bei überwiegend lokalen Ventilationsstörungen, Abb. 61 a, b; s. Abb. 23 a, b).

Weniger verläßlich sind die Zeichen der Überblähung am Thoraxskelett und am Zwerchfellstand sowie die vermehrte Transparenz der Lunge – cave überexponierte Aufnahme, magerer Patient, maximale Inspiration!

Die Hyperirritabilität der Bronchialschleimhaut bei Asthma zeigt sich bei der – nur ausnahmsweise indizierten – Bronchographie in reaktiven unregelmäßigen Engstellungen der Bronchien bei der Kontrastmittelfüllung (Abb. 62 a, b). Die anschließende Gabe von Beta-2-Mimetika ist zu empfehlen. Atelektasen sind häufig, sie werden durch Obstruktion der Bronchien mit zähem Sekret verursacht – mucoid impaction. Sie können multipel auftreten (Abb. 63), ihre Lokalisation kann schnell wechseln. Der fortgesetzte Reizhusten führt gelegentlich über ein interstitielles Emphysem zum Mediastinalemphysem und Pneumothorax (Abb. 64 a, b).

Bei chronischem Asthma (meist extrinsischer Typ) kann die permanente Obstruktion zu definitiven Thoraxdeformierungen führen – piriformer Thorax, Kielbrust, Brustkyphose (Abb. 65 a, b).

2.9 Primäre Tumoren der Bronchien

Sie sind im Kindesalter selten und praktisch immer benigne. Auch bei Kindern sind bronchusnahe Metastasen häufiger als primäre Bronchustumoren. Als primäre Tumoren werden Bronchusadenome (Abb. 66 a – d) vom Karzinoidtyp, Hamartome vom Erwachsenen- und infantilen Typ sowie Hämangiome beobachtet.

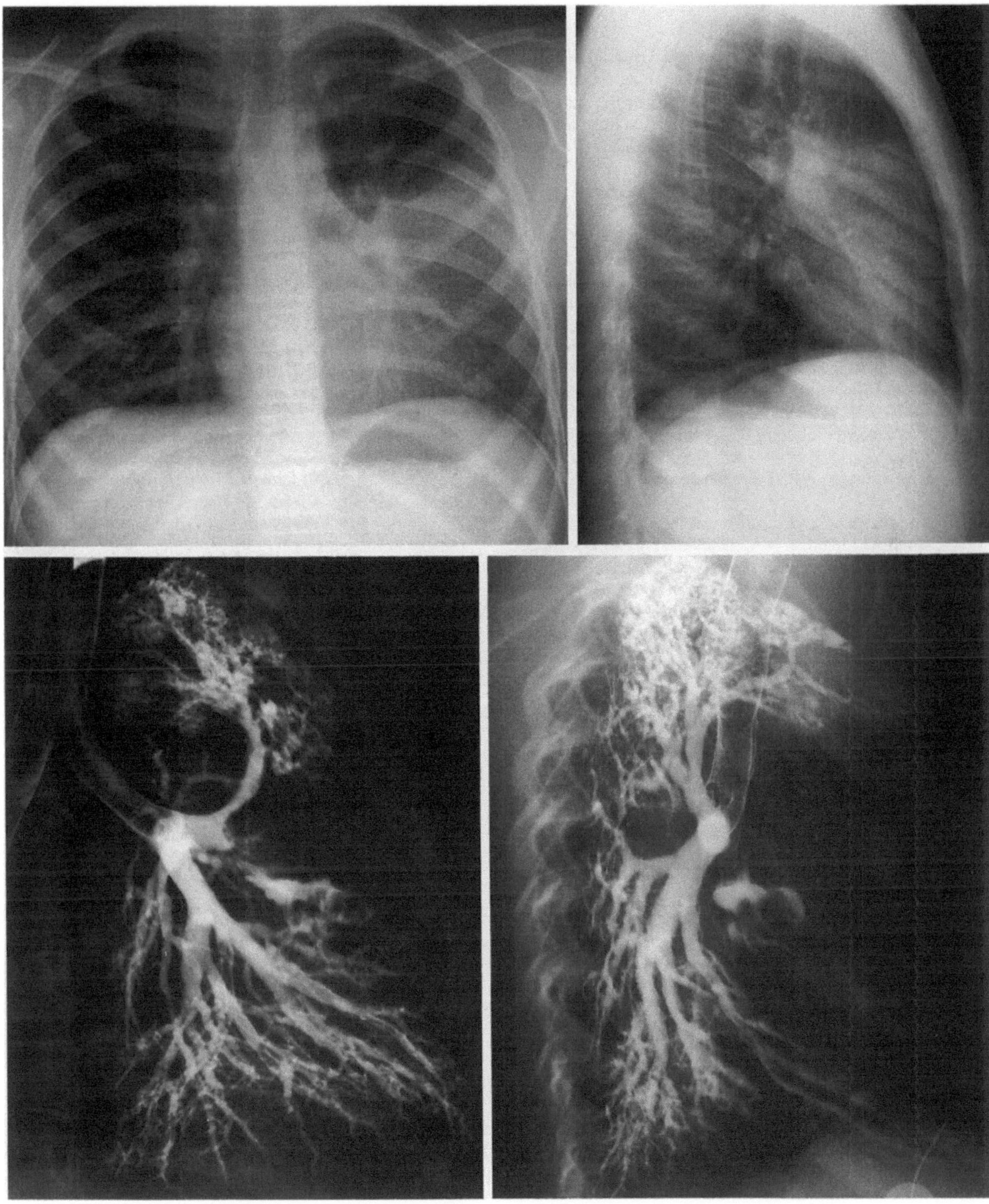

a b c d

Abb. 66a–d. 9 Jahre, Bronchusadenom an der linken Oberlappenbifurkation. Atelektase im anterioren Oberlappensegment und in der Lingula **a, b**. Verschluß des anterioren Oberlappensegmentbronchus (Br. 3) und zentrale Stenose des Lingulabronchus mit Bronchiektasen in der Lingula **c, d**

Literatur

1. Capitanio MA, Kirkpatrick JA (1968) Upper respiratory tract obstruction in infants and children. Radiol Clin North Am 6:265
2. Cleveland RH, Weber B (1993) Retained fetal lung liquid in congenital lobar emphysema: a possible predictor of polyalveolar lobe. Pediatr Radiol 23:291
3. Felman AH (1987) Radiology of the pediatric chest. Clinical and pathological correlations. McGraw-Hill, New York
4. Felson B (1973) Chest roentgenology. Saunders, Philadelphia
5. Hardt H von der (1985 a) Fehlbildungen der Bronchien. In: Fenner A. Hardt H von der (Hrsg) Pädiatrische Pneumonologie. Springer, Berlin Heidelberg New York Tokyo, S 127
6. Hardt H von der (1985 b) Erworbenes Emphysem und Syndrom der einseitig hellen Lunge. In: Fenner A. Hardt H von der (Hrsg) Pädiatrische Pneumologie. Springer, Berlin Heidelberg New York Tokyo, S 556
7. Hardt H von der. Hofmann D (1985) Das Asthmasyndrom. In: Fenner A. Hardt H von der (Hrsg) Pädiatrische Pneumologie. Springer, Berlin Heidelberg New York Tokyo, S 297
8. Hawass ND, Badawi MG, Al-Muzrakchi AM, Al-Sammarai AJ, Jawad AJ, Abdullah MA, Bahakim H (1990) Horseshoe lung: differential diagnosis. Pediatr Radiol 20:580
9. Hernandez RJ, Tucker GF (1987) Congenital tracheal stenosis: role of CT an high kV films. Pediatr Radiol 17:192
10. Kallfelz HC (1985) Gefäßfehlbildungen. In: Fenner A. Hardt H von der (Hrsg) Pädiatrische Pneumologie Springer, Berlin Heidelberg New York Tokyo, S 160
11. Kornreich L, Horey G, Ziv N, Grunebaum M (1993) Bronchiectasis in children: assessment by CT. Pediatr Radiol 23:120
12. Kuhn C, Kuhn JP (1992) Coexistence of bronchial atresia and bronchogenic cyst: diagnostic criteria and embryologic considerations. Pediatr Radiol 22:568
13. Kushner DC, Clifton Harris GB (1978) Obstructing lesions of the larynx and trachea in infants and children, Radiol Clin North Am 26:181
14. Landing BH (1979) Congenital malformation and genetic disorders of the respiratory tract. Am Rev Resp Dis 120: 151
15. Oppermann HC, Wille L, Ulmer HE (1982) Der Neugeborenen-Thorax. Springer, Berlin Heidelberg New York
16. Siegel MJ, Shackelford GD, McAlister WH (1982) Tracheobronchography in the evaluation of anomalous left pulmonary artery. Pediatr Radiol 12:235
17. Silvermann FN (1977) Chronic lung disorders in childhood. In: Eklöf O (ed) Current concepts in pediatric radiology. Springer, Berlin Heidelberg New York, p 13
18. Stender HSt (1978) Thoraxorgane. In: Hundshagen H (Hrsg) Radiologie. Springer, Berlin Heidelberg New York. S 84
19. Stender Hst (1979) Röntgenologische Veränderungen bei chronischer Bronchitis, Bronchiektasie, Asthma und Emphysem. In: Ulmer WT (Hrsg) Bronchitis, Asthma, Emphysem. (Handbuch der inneren Medizin, 5. Aufl. Bd IV/2. Springer, Berlin, S 235)
20. Swischuk LE (1971) Anterior tracheal indentation in infancy and early childhood: Normal or abnormal? AJR 112:12
21. Swischuk LE (1980) Radiology of the newborn and young infant, 2nd edn. Willams & Wilkins, Baltimore
22. Swischuk LE. Hayden CK (1983) The trachea in children. Semin Roentgenol 18:7
23. Székely E. Farkas E (1978) Pediatric bronchology, University Park Press, Baltimore
24. Taybi H (1967) Congenital malformation of the larynx, trachea, bronchi and lungs. Prog Pediatr Radiol 1:231
25. Thal W (1972) Kinderbronchologie, Barh, Leipzig
26. Weigel W. Kaufmann HJ (1975) Tracheoösophageale Fehlbildung und Skelettanomalien. Z Kinderchir 16:386
27. Zimmermann HJ (1985 a) Kongenitale Ösophagusatresie und kongenitale ösophagotracheale Fistel. In: Fenner A, Hardt H von der (Hrsg) Pädiatrische Pneumonologie. Springer, Berlin Heidelberg New York Tokyo. S 124
28. Zimmermann HJ (1985 b) Fehlbildungen des Lungenparenchyms. In: Fenner A. Hardt H von der (Hrsg) Pädiatrische Pneumonologie. Springer, Berlin Heidelberg New York Tokyo. S 138

4 Pneumonieformen

4.1 Akute Pneumonien

B. STÖVER

INHALT

1 Allgemeines ... 85
1.1 Definition ... 85
1.2 Pathogenese ... 85
2 Bakterielle Pneumonien und Viruspneumonien . 87
2.1 Bakterielle Pneumonien ... 87
2.2 Viruspneumonien ... 87
2.3 Klinik ... 87
2.4 Epidemiologie ... 88
2.5 Diagnostik ... 88
2.6 Radiologische Diagnostik ... 88
2.6.1 Radiologisches Erscheinungsbild ... 88
2.6.2 HRCT ... 90
3 Umschriebene Lokalisationen entzündlicher Veränderungen ... 90
3.1 Lobuläre Pneumonie ... 90
3.2 Lobär-Segmentpneumonie ... 91
4 Erregerspezifische Infektionen ... 92
4.1 Bakteriell bedingte Pneumonien ... 92
4.1.1 Grampositive Erreger ... 92
4.1.1.1 Streptococcus pneumoniae ... 92
4.1.1.2 Staphylococcus aureus ... 93
4.1.1.3 Rickettsien ... 93
4.1.2 Gramnegative Erreger ... 93
4.1.2.1 Haemophilus influenzae ... 93
4.1.2.2 Pseudomonas aeruginosa ... 93
4.1.2.3 Bordetella pertussis ... 94
4.1.2.4 Klebsiellen, Enterobacter einschl. Serratia marcescens, Proteus und Escherichia coli ... 94
4.1.2.5 Legionellen ... 94
4.2 Virusähnliche Pneumonien ... 94
4.2.1 Chlamydia trachomatis ... 94
4.2.2 Mycoplasma pneumoniae ... 94
4.2.3 Zytomegalievirus ... 95
4.2.4 Pneumocystis carinii ... 95
4.3 Viruspneumonien ... 95
4.3.1 RS-Virus ... 95
4.3.2 Adenovirus ... 96
4.3.3 Parainfluenza-Viren ... 96
4.3.4 ECHO-Viren ... 96
4.3.5 Rhinoviren ... 96
4.3.6 Epstein-Barr-Virus ... 96
4.3.7 Masernpneumonie ... 97
4.3.8 Varizellen ... 97
4.3.9 Herpes ... 97
5 Komplikationen der Pneumonie im Kindesalter . 97
Literatur ... 98

1 Allgemeines

Differentialdiagnostische Erwägungen der radiologischen Erscheinungsbilder akuter pneumonischer Veränderungen im Kindesalter erfordern die Beachtung von 4 Kriterien:

1. Spezielle, vom Erwachsenenalter differente pathologisch-anatomische Verhältnisse der kindlichen Lunge;
2. charakteristische, erregerspezifische Reaktionen der Lunge, die zudem abhängig vom Alter des Kindes sind;
3. Kenntnis des immunologischen Status;
4. Umweltbedingungen des Kindes, endemische Konstellationen.

1.1 Definition

Die akuten Pneumonien sind Erkrankungen des gesamten Parenchyms der Lunge, sowohl des Alveolarraums als auch des Interstitiums. In der Mehrzahl der Pneumonien jenseits des Neugeborenenalters dominieren Kombinationen alveolär-interstitieller Infektionen, wobei in Abhängigkeit vom Erreger entweder betont der Alveolarraum oder überwiegend das Interstitium betroffen sein kann.

1.2 Pathogenese

Ursache der entzündlichen Lungenerkrankung des Kindes ist in 90% der Fälle Inhalation bzw. Aspiration. Aus dem oberen Respirationstrakt wird infektiöses Material aspiriert bzw. inhaliert. Nur bei 10% der Kinder entstehen die Pneumonien aufgrund einer hämatogenen Streuung. Hämatogen verursachte pulmonale Infektionen sind die typischen Pneumonien des Neugeborenen.

Ein epidemisches sowie endemisches Auftreten entzündlicher Lungenveränderungen ist auch bei Kindern nicht selten. Dies bezieht sich insbesondere auf virusbedingte Pneumonien, die saisonal gehäuft auftreten [9, 13, 15, 38].

Im Normalfall verhindern mechanische Reflexe, wie der Schluß der Epiglottis, der Hustenstoß und der ziliale Transport, die Inhalation von Bakterien bzw. deren Aspiration. Sind diese dennoch eingetreten, sorgen die Zunahme der Schleimsekretion, alveoläre Makrophagen, lokale immunologische Prozesse und die Lymphdrainage einzelner Partikel für eine Eingrenzung oder die Elimination entzündlichen Materials. Hingegen kann die vermehrte Sekretion eine Aspiration von bakteriellem Material zusammen mit Schleim in die Lunge begünstigen. Die Ausbreitung einer Infektion erfolgt bei einer verminderten ziliaren Aktivität, einer fehlenden lokalen Immunreaktion oder infolge eines Defekts der alveolären Makrophagen. Zytotoxische Zellen und die lokale IgA-Produktion limitieren die Ausbreitung der Erkrankung. Alveoläre Makrophagen vernichten Antigen-Partikel, IgG verursacht die Produktion der Lymphokine durch T-Lymphozyten. Diese regulieren die membrangebundenen Antigene. T-Lymphozyten werden ihrerseits aktiviert durch Interleukin-1.

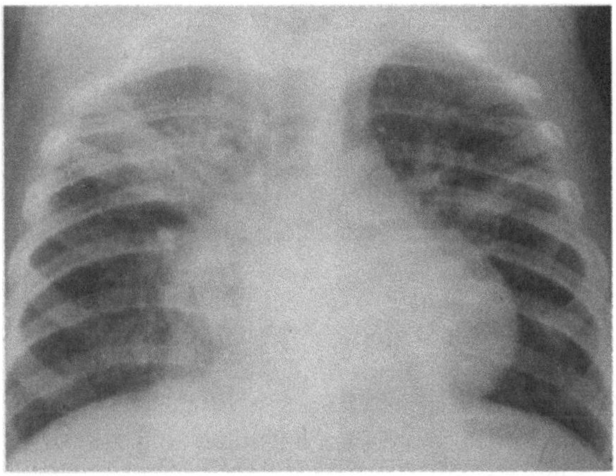

Abb. 1. Perihiläre Bronchopneumonie bei Links-rechts-Shunt-Vitium. 9 Monate alter Säugling, weiblich. Hämodynamisch bedeutsamer Ventrikelseptumdefekt. Zusätzlich zur Vergrößerung des Herzens und der aktiven Hyperämie im kleinen Kreislauf homogene Verschattung des Oberlappens rechts, inhomogene Eintrübung des Mittellappens, streifige Verdichtung im Oberlappen rechts und in Projektion auf den Herzschatten links

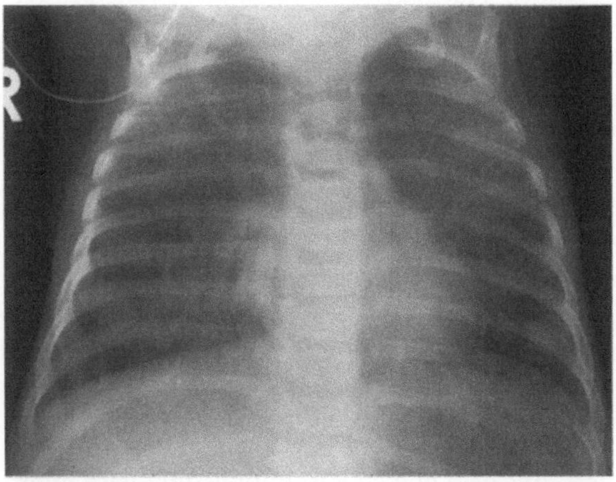

Abb. 2. Bronchopneumonie bei zystischer Fibrose. 3 Monate alter Säugling, männlich. Zusätzlich zu der laterobasal betonten Lungenblähung Hilusverbreiterung sowie streifige hilifugale Zeichnungsvermehrung, die basal links und in den Oberlappen konfluiert

Kongenitale Fehlbildungen prädisponieren ein Kind zu rezidivierenden Pneumonien. Dazu rechnen insbesondere Malformationen des Tracheobronchialbaums, hämodynamisch bedeutsame kongenitale Herzfehler (Abb. 1), Lippen-Kiefer-Gaumen-Spalten, ein gastroösophagealer Reflux und konnatale Schluckstörungen. Begünstigt wird die Entstehung einer Pneumonie weiterhin durch eine angeborene Zilienmalfunktion sowie durch eine allgemeine angeborene oder erworbene Immunsuppression. Zudem erkranken Kinder mit zystischer Fibrose häufiger an Pneumonien [7, 27, 41, 43] (Abb. 2).

Auch die nicht erkannte Fremdkörperaspiration kann Ursache einer persistierenden therapierefraktären Pneumonie sein.

In die Interpretation pulmonaler Veränderungen sind darüber hinaus anatomisch-funktionelle Besonderheiten der kindlichen Lunge einzubeziehen: Der Durchmesser der peripheren Atemwege ist im Verhältnis zu den zentralen Atemwegen relativ klein. Die Schleimdrüsen sind auf einem größeren Areal der Mukosa angesiedelt, sie produzieren in der Relation mehr Schleim mit niedriger Viskosität. Zudem ist die Bronchialschleimhaut stark vulnerabel. Die Instabilität der peripheren Atemwege, ein häufiges Kollabieren der Bronchiolen sowie der Bronchien und die geringere Elastizität der Lunge begünstigen das Ausbreiten infektiöser Veränderungen ebenso wie die Tatsache, daß das Verhältnis zwischen zentraler und peripherer Leitfähigkeit beim Kind 1 : 1 beträgt; beim Erwachsenen hingegen liegt es bei 1 : 5.

Die intraalveolären Kollateralen fehlen zunächst; der Zeitpunkt des Auftretens der Kohnschen Poren ist nicht bekannt, Lambertsche Kanäle sind erst nach dem 8. Lebensjahr nachweisbar [34].

2 Bakterielle Pneumonien und Viruspneumonien

2.1 Bakterielle Pneumonien

Erreichen aspirierte oder inhalierte Bakterien die Alveolen direkt oder bei hämatogener Aussaat indirekt über die Lymphwege, wobei auch die Pleura visceralis einbezogen werden kann, besteht die alveoläre Reaktion einerseits in einem umschriebenen Ödem, andererseits in einer ausgedehnten leukozytären Reaktion. Infolge der Aktivität der Makrophagen wird sowohl der ödematöse als auch der bakterielle alveoläre Inhalt entfernt. Das Ausbreitungsmuster in der Lunge ist sehr variabel: Es ist entweder diffus alveolär, oder aber nur einzelne alveoläre Areale sind betroffen. Jedoch können außerdem ein ganzes Segment wie auch ein Lungenlappen vollständig befallen sein (Abb. 3a, b).

Sind größere Anteile der Lunge in den Prozeß involviert, führt der umschriebene Ausfall der Ventilation dazu, daß ein physiologischer Rechts-links-Shunt unterschiedlichen Ausmaßes eintritt. Tachykardie und Hyperkapnie sind das klinische Korrelat erheblicher Ventilations- und Perfusionsstörungen [2, 39, 44].

2.2 Viruspneumonien

Viruspneumonien sind insgesamt häufiger als bakterielle Pneumonien. Der virale Lungenbefall verursacht initial im Lumen der kleinen Atemwege eine Destruktion der Schleimhaut. Zerstörte Mukosapartikel verlegen die kleinen Atemwege. Infiltration der Schleimhaut und das Ödem der Submukosa führen zusätzlich zum Lumenverschluß. Der Infektionsprozeß setzt sich kontinuierlich in die Submukosa, das perivaskuläre Gewebe und über die perivaskulären Strukturen in das Interstitium fort. Da der Bronchus und die ihn begleitende Arterie in einer gemeinsamen Bindegewebshülle verlaufen, werden die Gefäße ebenfalls in das entzündliche Geschehen einbezogen. Eine Obstruktion des Lumens der kleinen Atemwege verursacht sekundär einen Kollaps der angrenzenden Alveolen [47].

Charakteristisch für die Viruspneumonie ist der diffuse Lungenbefall. Pathologisch-anatomisch bestehen Areale ausgedehnter Infektionen neben solchen, die eine Epithelzellproliferation aufweisen. Bei schwerer viraler Infektion ist zusätzlich eine bakterielle Superinfektion möglich, die das Krankheitsbild klinisch erheblich verschlechtern kann [8, 11, 12, 14].

2.3 Klinik

Die klinische Symptomatologie sowohl der bakteriellen Pneumonie als auch der Viruspneumonie ist

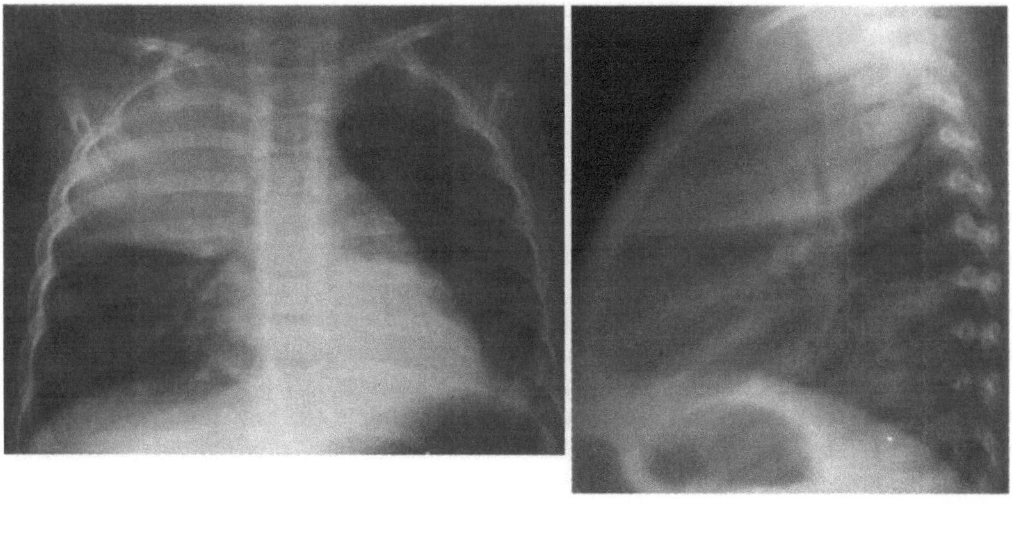

a b

Abb. 3a, b. Lobärpneumonie, 3 1/2jähriges Mädchen. **a** p.a.-Projektion: homogene Verschattung des rechten Oberlappens mit Verlagerung des OM-Spaltes nach kaudal, streifige Minderbelüftung basal. Links in Projektion auf den Herzschatten, der glatt begrenzt ist, segmentale Verschattung, schmale Ergußformation beidseits. **b** Seitaufnahme: Verschattung des gesamten rechten Oberlappens. Deutlich diskretere Verschattung des posterobasalen Unterlappensegmentes links, ventral gelegener Pleuraerguß sehr unterschiedlich. Sie hängt einerseits vom Alter des Kindes ab, andererseits vom Erreger. Das Neugeborene wird allein durch eine Tachypnoe auffällig. Husten ist das Symptom der bakteriellen Pneumonie des älteren Kindes. Bei der viralen Pneumonie steht die Obstruktion im Vordergrund, die beim Neugeborenen ebenfalls vollständig fehlen kann. Ältere Kinder klagen häufig über heftige Bauchschmerzen.

Extrapulmonale Infektionen sind erregerspezifisch: Hautveränderungen, Konjunktivitis, Sinusitis und Otitis sind nicht selten simultan vorhanden.

2.4 Epidemiologie

In den ersten beiden Lebensjahren sind 90% der Pneumonien Viruspneumonien. Bei den älteren Kindern liegt der Prozentsatz der Viruspneumonien bei 65%. In der Gruppe der Schulkinder sind 40 bis 60% aller entzündlichen Lungenerkrankungen bedingt durch Mycoplasma pneumoniae. Nur 5% der Pneumonien sind bakteriellen Ursprungs, hiervon sind die Neugeborenen am häufigsten betroffen [17, 20] (Tabelle 1).

Tabelle 1. Häufigste Erreger der Pneumonie in Abhängigkeit vom Alter beim Kind

Alter	Bakteriell	Viral	Andere Erreger
1. und 2. Woche			
Häufig	B. Streptoc.	RS-Viren	Chlamydien
	E. coli	Enteroviren	
Selten	H. influenzae	Varizellen	CMV
	A. Streptoc.	Herpes S.	
	S. aureus		Mykobakterien
	Klebsiellen		
1. – 3. Monat			
Häufig		RS-Viren	Chlamydien
		Enteroviren	
Selten	B. Streptoc.	Varizellen	Mykobakterien
	A. Streptoc.	Enteroviren	
	H. influenzae		
	S. pneumoniae		
	S. aureus		
3 Monate – 1 Jahr			
Häufig	H. influenzae	RS-Viren	Mykobakterien
	S. pneumoniae		
Selten	B. pertussis		
	S. aureus		
	A. Streptoc.		
5 – 14 Jahre			
Häufig	S. pneumoniae		Mykoplasmen
Selten	S. aureus		
	B. Streptoc.		

2.5 Diagnostik

Die Blutkultur ist nur in 10 bis 15% der Fälle positiv. In diesen Fällen ist ein Antibiogramm für die Therapie und damit für den Verlauf der Erkrankung entscheidend.

In untypisch verlaufenden Fällen, insbesondere bei Kindern mit Immundefizienz, ist eine Bronchoalveolarlavage über eine Bronchoskopie erforderlich. Liegt ein Pleuraerguß vor, ist der Erregernachweis unmittelbar über eine Ergußpunktion zu führen. Ein Antigennachweis über Titeranstiegsbestimmungen erleichtert die Eingruppierung und die klinische Bewertung der Infektion im Verlauf.

2.6 Radiologische Diagnostik

Zusätzlich zur a.p./p.a.-Aufnahme wird eine Seitaufnahme nicht grundsätzlich durchgeführt, sie ist jedoch im speziellen Fall u. U. hilfreich. Eine Durchleuchtung ist nur erforderlich, wenn der Verdacht auf eine Fremdkörperaspiration besteht. Durchleuchtungsuntersuchungen mit Kontrastmittel sind indiziert bei tracheoösophagealer Fistel oder bei dem Verdacht der Gefäßmalformation, die ursächlich einer persistierenden Obstruktion zugrunde liegt. Eine CT-Untersuchung ist in aller Regel nicht indiziert, wenngleich u. U. eine pleurale Reaktion besser definiert werden kann. Auch wenn die HRCT mit 1 – 2 mm Schichtdicke die beste Information über das Lungenparenchym, den Lobulus und die periphersten Atemwege erbringt, muß sie jedoch beim Kind im Falle der Pneumonie nicht durchgeführt werden. Sie bleibt bei dieser Erkrankung nur dem Einzelfall, der differentialdiagnostisch unklaren Ausnahme vorbehalten [5, 37].

2.6.1 Radiologisches Erscheinungsbild

Wenngleich die Viruspneumonie perihilär beginnt, sich in die Peripherie fortsetzt und das Interstitium einbezieht, die bakterielle Pneumonie stets alveolär beginnt, ist eine eindeutige radiologische Differenzierung in interstitielle oder alveoläre Pneumonie in aller Regel nicht möglich. Eine pathologisch-radiologische Klassifikation ist auch deshalb meist unzutreffend, weil ein alveolärer Prozeß sich interstitiell fortsetzen kann und der Mischbefall die Regel ist [7, 27] (Abb. 4).

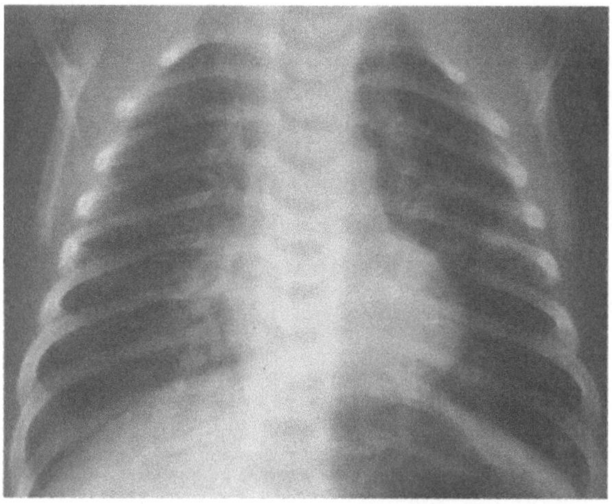

Abb. 4. Bronchopneumonie unbekannter Erreger. 3 Monate alter Säugling, männlich. Alveolär interstitielles Muster. Tiefstehende Zwerchfellhälften beidseits, Lungenblähung. Die verbreiterten Hilusformationen sind nicht abgrenzbar von den unmittelbar perihilär gelegenen fleckigen, konfluierenden Verdichtungen jeden Lungenlappen betreffend

Wird dennoch eine Klassifikation versucht, so ist in diese einzubeziehen, daß die alveoläre, vorwiegend bakterielle Pneumonie radiologisch gekennzeichnet ist durch kleine rundliche Fleckschatten, deren Größe initial insgesamt 7 mm nicht überschreitet. Diese Fleckschatten sind zentral weichteildicht, zur Peripherie hin werden sie zunehmend unscharf. Die periphere Unschärfe ist nur dann nicht nachweisbar, wenn ein Lappenspalt oder die Pleura unmittelbar angrenzen. Konfluieren die einzelnen Fleckschatten, wird ein positives Luftbronchogramm innerhalb der weichteildichten Verschattung bzw. der fleckigen Strahlentransparenzminderung erkennbar. Typischerweise fehlen bei der bakteriellen Infiltration die Zeichen der Volumenreduktion. Auch wenn die einzelnen Prozesse azinär beginnen und sich zunächst segmental ausbreiten, halten sie sich im Normalfall nicht an segmentale Grenzen oder Lappengrenzen [4, 18].

Bei der Viruspneumonie, die primär zu einer Infektion der peripheren Atemwege führt und sekundär die Alveolen einbezieht, dominiert die Veränderung in den peripheren Atemwegen und bestimmt das radiologische Erscheinungsbild.

Auf der Thoraxübersichtsaufnahme ist im Falle der Virusinfektion eine bilaterale Hilusreaktion charakteristisch: Dies ist die Folge der Reaktion der Hiluslymphknoten einschließlich der perihilären Strukturen auf die Infektion. Die Begrenzung der Hili wird unscharf. Häufigstes radiologisches Korrelat der Viruspneumonie ist die bilaterale Lymphadenopathie mit gleichzeitiger perihilärer Reaktion sowie einer Lungenblähung. Die peribronchitischen Veränderungen verursachen zentrifugalwärts eine streifige Zeichnungsvermehrung mit geraden, parallel gestreckt verlaufenden hilifugalen Linien. Der orthograd getroffene Bronchus bildet eine Ringstruktur, bewirkt durch Schleimhaut- und peribronchiale Reaktion. Das Lumen des orthograd abgebildeten Bronchus kann in diesen Fällen das der Begleitarterie überschreiten [40]. Die unvollständige Obstruktion der peripheren Atemwege führt zu einer alveolären Luftretention. Deren radiologisches Korrelat ist eine meist laterobasal betonte Strahlentransparenzvermehrung. Die Interkostalräume sind verbreitert, die Zwerchfellhälften beiderseits stehen tief, verlaufen flach, und die Randwinkel sind weit offen (Abb. 5).

Die fortschreitende Infektion führt zur meist kompletten Verlegung, nur selten zur partiellen Obstruktion der peripheren Atemwege. Da die Gefäßwände in die entzündlichen Vorgänge einbezogen sind, erscheinen sie unscharf. Somit führt die Virusinfektion zu einem perivaskulären Ödem. Die Ausbreitungsform erinnert nicht selten an ein interstitielles Ödem, auch Kerley-Linien können sichtbar werden.

Im Verlauf führt die Verlegung der kleinen Atemwege ebenfalls zum Kollaps der angrenzenden Alveolen, zu umschriebenen Atelektasen, aus de-

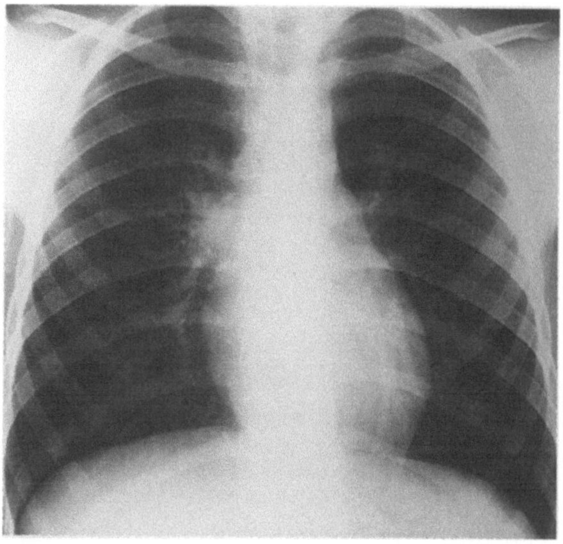

Abb. 5. Viruspneumonie, 5jähriger Junge. Rechter Hilus verbreitert, peribronchiale Zeichnungsvermehrung, konfluierend im rechten Oberlappen

nen ein der bakteriellen Pneumonie ähnliches, fleckig-streifiges radiologisches Erscheinungsbild einschließlich des Luftbronchogramms resultiert.

In späteren Phasen der Erkrankung ist die fleckige Zeichnungsvermehrung zusätzlich zur Bronchialwandverdickung bedingt durch den Kollaps mehrerer Alveolen oder durch eine Superinfektion von Bakterien, die eine radiologische Differenzierung zwischen beiden Pneumonieformen nicht mehr zuläßt. Charakteristisch für die Viruspneumonie ist ein rasch wechselndes radiologisches Muster, bedingt durch abrupte Veränderungen der Ventilation infolge der Verlagerung von Schleim. Verlegt ein großer Schleimpfropf Atemwege der mittleren Generation, führt dies zur Volumenreduktion größerer Lungenareale, in der Folge zu Teilatelektasen oder Atelektasen. Charakteristisch für die Viruspneumonie sind somit temporäre Atelektasen, die rasch reversibel sind. Sogenannte Dystelektasen, d.h. kombiniert atelektatisch-infiltrative Areale, können in segmentale Verschattungen übergehen. Auch in diesen Fällen ist radiologisch keine Differenzierung zur bakteriellen Pneumonie möglich. Insgesamt sind lobäre Verschattungen wie auch pleurale Reaktionen bei der Viruspneumonie seltener [25, 28, 30, 51].

2.6.2 HRCT

Führen ausgedehnte Atelektasen zu ausgeprägtem Ventilmechanismus, kann die HRCT hilfreich sein. Diese bringt eine Verdickung der Septen, der interlobären Septen und des Lappenspalts zum Nachweis. Mit dieser Methode sind zudem die interstitielle Zeichnungsvermehrung nachweisbar sowie die Gefäß- und Bronchialwandverdickung, aus der ebenfalls in der HRCT ein noduläres Befallsmuster resultiert. In der Regel ist aus strahlenhygienischen Gründen bei akuten entzündlichen Erscheinungsbildern bei Kindern auf die HRCT unbedingt zu verzichten. Sie kann lediglich im Ausnahmefall zum Nachweis von Spätfolgen Bedeutung erlangen [37].

3 Umschriebene Lokalisationen entzündlicher Veränderungen

3.1 Lobuläre Pneumonie

Der lobuläre Befall ist das typische radiologische Erscheinungsbild der Viruspneumonie bzw. der Mykoplasmapneumonie, jedoch können auch bakterielle Pneumonien lobuläre Formen aufweisen. Obgleich initial die peripheren Bronchiolen befallen sind, zeigt sich in der Folge eine entzündliche Reaktion der Alveolen mit Exsudation und Infiltrat. Das resultierende radiologische Muster besteht in einer peribronchialen Zeichnungsvermehrung und zusätzlichen, meist bilateralen, feinfleckigen, unscharf begrenzten Verdichtungen. Obwohl die

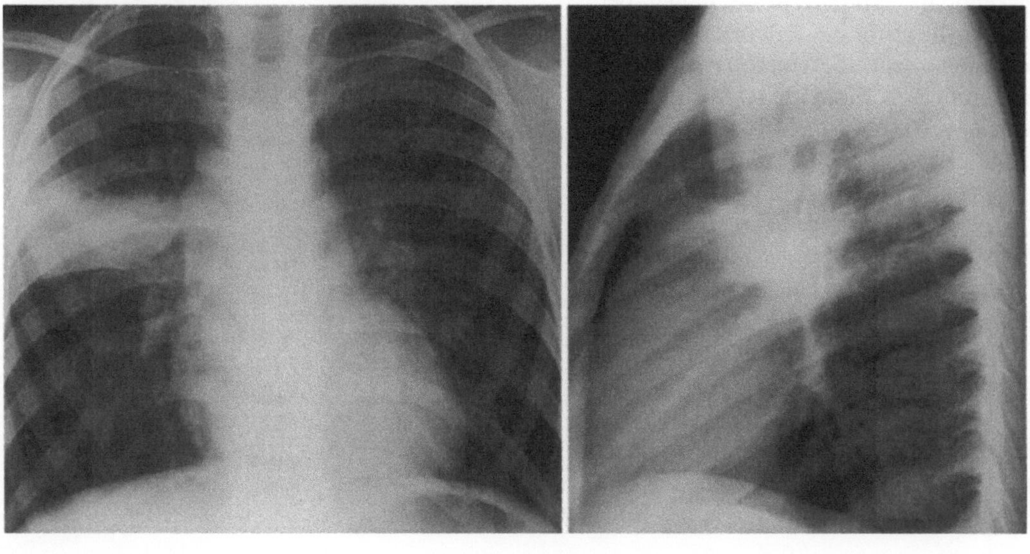

a b

Abb. 6a, b. Segmentpneumonie, 7 1/2 jähriger Junge. **a** p.a.-Aufnahme: Bihiläre Lymphadenopathie, homogene streifige Verschattung. Verziehung des OM-Spaltes nach kaudal rechts. **b** Seitaufnahme: Überwiegende Beteiligung des anterioren Oberlappensegmentes, des posterioren Oberlappensegmentes und Anteilen des laterobasalen Unterlappensegmentes

Entzündung segmental beginnt, wird das Segment überschritten, bilaterale Erscheinungsformen sind die Regel.

3.2 Lobär-Segmentpneumonie

Charakteristischerweise ist bei der Lobärpneumonie des Kindes der betroffene Lappen vorwiegend transparenzvermindert, einzelne Areale sind jedoch noch ventiliert. Aufgrund des bestehenden Luftbronchogramms ist eine Abgrenzung der Lobärpneumonie zur umschriebenen Ergußbildung wie auch zum Tumor möglich. Im ausgeprägten Fall besteht eine Volumenvermehrung dieses Lappens, radiologisch erkennbar an einer kaudalen Verlagerung des Lappenspalts, die auch dann besteht, wenn nur ein Segment befallen ist (Abb. 6). Eine Mediastinalverlagerung ist die Ausnahme. Auch in diesen Fällen ist der Einsatz der HRCT nur indiziert bei differentialdiagnostisch problematischen radiologischen Erscheinungsbildern. Im Falle der Lobärpneumonie sind in der HRCT noduläre Veränderungen, rundliche Verschattungen um den peripheren Atemweg erkennbar und der alveoläre bzw. azinäre Befall nachweisbar.

Ist der rechte Oberlappen befallen, so betrifft dies häufiger das posteriore Segment, u.U. kann die Differenzierung zur einfachen Thymusüberlagerung eine zweite Ebene erforderlich machen (s. Abb. 3a, b)

Das radiologische Erscheinungsbild der Mittellappenpneumonie ist sehr variabel sowohl bezüglich der Veränderungen des kleinen Lappenspalts, denen der vorderen Thoraxwand und in Projektion auf das Zwerchfell. Beweisend für die Mittellappenpneumonie ist in der p.a.-Projektion die Unschärfe des Herzrandes, das sog. Silhouettenphänomen. Nur im Zweifelsfall wird bei der Mittellappenpneumonie die Seitaufnahme erforderlich (Abb. 7a, b).

Der rechte Unterlappen ist selten komplett involviert, wobei eine Verschattung der basalen Segmente häufiger ist. Unabdingbare Voraussetzung zum Nachweis entzündlicher, retrokardial bzw. in den posterioren Anteilen des Unterlappens lokalisierter Veränderungen ist eine gut exponierte Aufnahme. Bei unzureichender Aufnahmetechnik werden Veränderungen in dieser Lokalisation nicht erkannt. Im Zweifelsfall liefert die Seitaufnahme die entscheidende Information. Auch im linken Oberlappen ist ein kompletter Befall die Ausnahme, das posterolaterale Segment ist häufiger befallen als die übrigen Segmente des Oberlappens. In der a.p.-Projektion kann wiederum die Differentialdiagnose eines breiten Thymus die Abgrenzung zur Oberlappenpneumonie erschweren. In diesen Fällen ist die Seitaufnahme erforderlich. Ist das Lingulasegment befallen, kommt es wiederum zu Auslöschphänomenen bzw. zur unscharfen Begrenzung des Herzrandes. In diesem Fall ist die Seitaufnahme in aller Regel entbehrlich.

Veränderungen im linken Unterlappen sind ebenfalls nur erkennbar, wenn die Thoraxübersichtsaufnahme technisch einwandfrei ist, d. h., daß die Gefäße durch den Herzschatten im Normalfall sichtbar werden.

Basale Pneumonien beider Unterlappen werden nicht selten auf einer Abdomenübersichtsaufnahme miterfaßt, deren Indikation eine unklare abdominelle Symptomatologie ist.

Abb. 7a, b. Mittellappenpneumonie. 2 Wochen alter Säugling, männlich. **a** p.a.-Aufnahme: Die flächige Verschattung erlaubt keine Differenzierung des rechten Herzrandes. Das rechte Zwerchfell ist noch eben abgrenzbar. **b** Seitaufnahme: Komplette Mittellappenverschattung

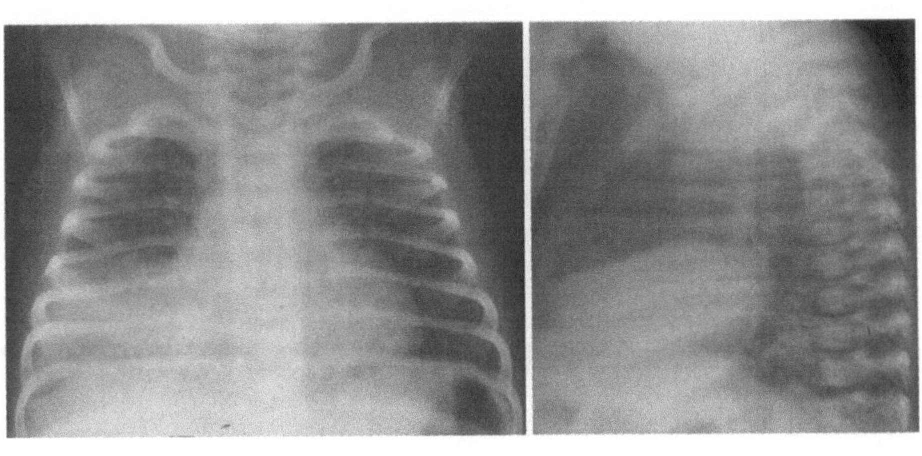

a b

Auch im Fall der „Kugelpneumonie“ ist die Notwendigkeit einer Seitaufnahme nur selten erforderlich, insbesondere dann, wenn ein Luftbronchogramm innerhalb der Verschattung sichtbar wird [35]. Liegt kein Luftbronchogramm vor, muß anhand der Seitaufnahme bzw. weiterer Schnittbildverfahren eine Anomalie oder ein Neoplasma ausgeschlossen werden [17, 36, 45].

4 Erregerspezifische Infektionen

4.1 Bakteriell bedingte Pneumonien

Häufigste bakterielle Pneumonie der Neugeborenen ist die B-Streptokokken-Pneumonie Serotyp I und II. [19, 29]. Im 1. bis 3. Lebensmonat überwiegen die Chlamydien (Abb. 8), bei älteren Kindern sind Streptococcus pneumoniae und Haemophilus influenzae häufigste Erreger. Die virusähnlichen Pneumonien, verursacht durch Mykoplasmen, sind die Pneumonieformen der älteren Kinder. Bei Kindern mit Tierkontakt muß an eine Kryptokokkose- oder eine Histoplasmoseinfektion gedacht werden.

Hospitalkeime sind Pseudomonas aeruginosa, Klebsiellen, Escherichia coli und Serratia marcescens. Auch Pilzpneumonien sind bei hospitalisierten Kindern möglich [16, 21, 22, 24].

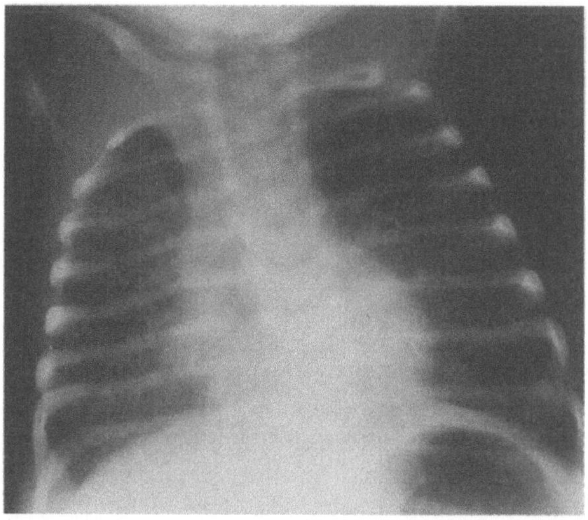

Abb. 8. Chlamydienpneumonie, 3 Tage altes Neugeborenes, männlich. Uncharakteristische Zeichen der perihilären Bronchopneumonie, rechts ausgeprägter als links, Lungenblähung

4.1.1 Grampositive Erreger

4.1.1.1 Streptococcus pneumoniae

Streptococcus pneumoniae ist der häufigste grampositive Erreger, radiologisch charakterisiert durch die segmentale oder lobäre Verschattung, nicht selten kompliziert durch eine pleurale Reaktion einschließlich des Pleuraempyems.

Streptokokken der Gruppe B, serotypisch differenziert in Gruppe 1 und 2, führen in jeder Phase des Kindesalters zur Pneumonie. Das Neugeborene infiziert sich im Geburtskanal. Bei 40% der Neugeborenen überwiegt eine lobäre Verschattung, in 60% der Fälle ist eine diffuse retikulonoduläre Zeichnungsvermehrung bis hin zur weißen Lunge mit Luftbronchogramm die Erscheinungsform der Streptokokkuspneumonie, die sie vom Membransyndrom Grad IV radiologisch undifferenzierbar macht (Abb. 9).

Inzwischen sind über 80 Serotypen der Streptokokkuspneumonie klassifiziert. Jenseits des Neugeborenenalters führt dieser Erreger in den ersten zwei Lebensjahren zu Pneumonien, am häufigsten zwischen dem 3. und 5. Lebensmonat. Knaben sind in einem Verhältnis von 3 : 2 häufiger betroffen als Mädchen. Saisonale Häufigkeitsgipfel sind charakteristisch. Dieser Erreger führt überzufällig häufig zur pulmonalen Infektion bei Kindern mit Sichelzellanämien oder bei Kindern unter immunsuppressiver Therapie. Das radiologische Erscheinungsbild entspricht einer diffusen fleckig-streifigen Bronchopneumonie, wobei die pleurale Reaktion die Ausnahme ist (Abb. 10).

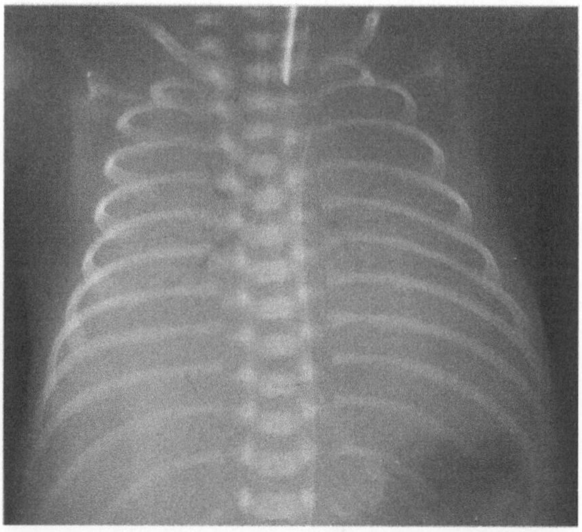

Abb. 9. Streptokokkenpneumonie. Männliches Neugeborenes, 1. Lebenstag. „Weiße Lungen“ beidseits, zentrales Luftbronchogramm, radiologisch keine Abgrenzung zum Membransyndrom Grad IV möglich

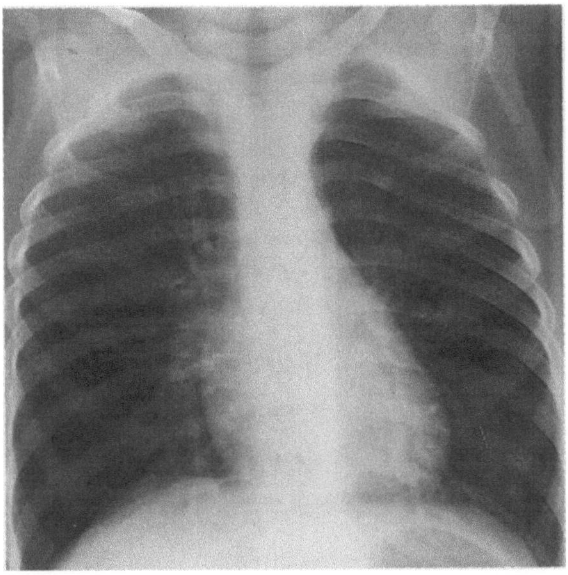

Abb. 10. Streptococcus-pneumoniae-Pneumonie. 3jähriges Mädchen. Bihiläre Lymphadenopathie. Perihilär fleckige Zeichnungsvermehrung, basal konfluierend

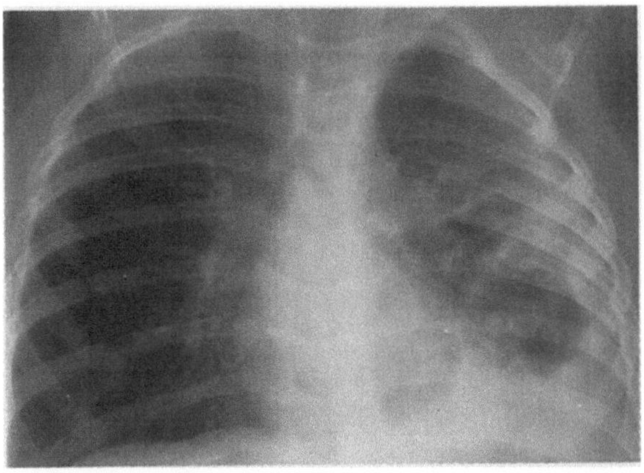

Abb. 11. Abszedierende Pneumonie mit Pleuraempyem, 2jähriges Mädchen. Beidseitige Hiluslymphknotenbetonung. Rechts basal streifige Zeichnungsvermehrung. Links ist mediolateral das Zwerchfell nicht abgrenzbar. Breite Ergußformation. Flächige basale Verschattung, über der sich die Abszeßhöhle als rundes, strukturloses Areas abhebt. Streifige Minderbelüftung des Oberlappens. Blutkultur S. aureus.

Streptokokken der Gruppe A sind seltene Ursache der Bronchopneumonie im Kindesalter. Sie bewirken bilaterale segmentale Veränderungen ebenso wie pleurale Reaktionen einschließlich eines Empyems. Radiologisch ist die Differentialdiagnose zur Staphylokokkuspneumonie nicht möglich.

4.1.1.2 Staphylococcus aureus

Der Erreger besiedelt die Haut und den Nasopharynxbereich. Er führt bei 70% der Kinder unter einem Jahr zu einer Pneumonie. Das radiologische Erscheinungsbild variiert mit dem Stadium der Erkrankung. Initial besteht eine flächige Verschattung eines Segments oder Lappens, in 55% der Fälle begleitet von einer pleuralen Reaktion. Bei Kindern ist ein multilobulärer Befall nicht selten. Abszeß, Pneumothorax und Pneumatozelen sind die häufigsten Komplikationen (Abb. 11) [8].

4.1.1.3 Rickettsien

Diese in Europa seltene Infektion kann mit miliaren, retikulären oder auch flächig konfluierenden Pneumonieformen einhergehen.

4.1.2 Gramnegative Erreger

4.1.2.1 Haemophilus influenzae

Man unterscheidet bei den Typen, die eine Kapsel aufweisen, insgesamt 6 Subtypen (Typ A bis Typ F). 90 bis 95% der Erkrankungen beim Kind sind bedingt durch den Serotyp B. Der Erreger ist normalerweise im Oropharynx lokalisiert und führt ebenso zur Otitis wie zur Sinusitis. In 83% der Fälle treten Pneumonien bei Kindern unter 2 Jahren durch den Haemophilus-influenzae-Typ-B auf. Das radiologische Korrelat ist uncharakteristisch. Segmentale Infiltrate sind ebenso möglich wie solche, die sich nicht an anatomische Grenzen halten. Die hiläre Adenopathie und die interstitielle Zeichnungsvermehrung können initial das Bild der Viruspneumonie imitieren. Wenngleich bei 75% der Kinder ein unilateraler Befall der Lunge vorliegt, zeigt ein Viertel der Kinder einen beidseitigen Lungenbefall bzw. einen solchen von mehr als einem Lappen. Die Betonung der basalen Lungenanteile ist häufiger nachweisbar. Unter antibiotischer Therapie ist heute das Auftreten eines Empyems selten [12, 31, 44].

4.1.2.2 Pseudomonas aeruginosa

Diese Pneumonieformen betreffen hospitalisierte Kinder, die zudem an einer Grundkrankheit, wie z.B. einer zystischen Fibrose, leiden [49, 50]. Radiologisch besteht eine bilaterale ausgedehnte Verschattung, wobei kleine Abszesse neben einem lobulären Emphysem nachweisbar werden. Bei hämatogen erworbenen Formen zeigt sich eine bilaterale fleckig-streifige Zeichnungsvermehrung, die eine erhebliche Ausprägung annehmen kann (Abb. 12).

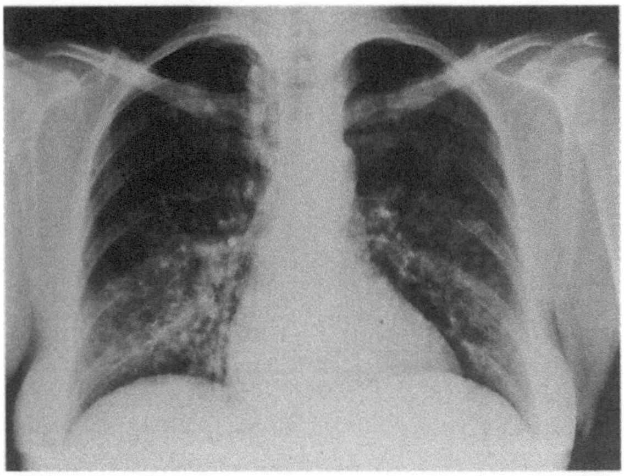

Abb. 12. Pseudomonaspneumonie, zystische Fibrose, 16jähriges Mädchen. Zusätzlich zu den CF-charakteristischen Veränderungen inhomogen fleckige Zeichnungsvermehrung beider Unterlappen mit rechtsseitiger Betonung. Überblähung beider Oberlappen

4.1.2.3 Bordetella pertussis

Die Pertussispneumonie hat aufgrund der Impfungen an Häufigkeit deutlich abgenommen. Charakteristisch ist das unspezifische röntgenologische Korrelat mit bilateraler hilärer Lymphadenopathie, atelektatisch infiltrativen Lungenveränderungen und zusätzlich umschrieben überblähten Lungenarealen. Der als typisch angenommene Mittellappenbefall ist nicht die Regel, sondern die Ausnahme. Alle radiologischen Veränderungen können trotz adäquater antibiotischer Therapie über mehrere Wochen persistieren (Abb. 13).

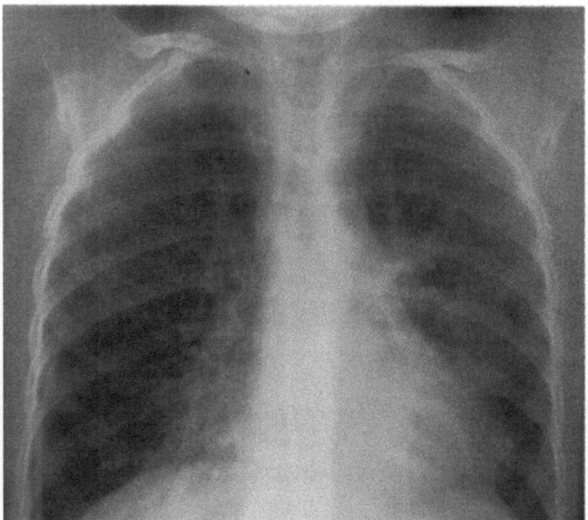

Abb. 13. Bordetella-pertussis-Pneumonie, 3jähriger Junge. Hiläre Ädenopathie bilateral. In den Obergeschossen streifige Verdichtungen, im Mittellappen flächige Verschattung mit Auslöschung des Herzrandes rechts, Mittellappenbeteiligung sowie links die Lingula betreffend. Zusätzlich flächige Verschattung in Projektion auf den Herzschatten links

4.1.2.4 Klebsiellen, Enterobacter einschließlich Serratia marcescens Proteus und Escherichia coli

Diese Pneumonien sind im Kindesalter seltener; sie sind gekennzeichnet durch eine vorwiegend alveoläre sowie eine erhebliche exsudative Komponente.

Bei Infektionen mit Escherichia coli sind Pneumonien beim Kind ebenfalls selten. Beschrieben ist ein charakteristischer multilobärer Lungenbefall.

4.1.2.5 Legionellen

Pneumonien durch diese Erreger sind bei Kindern mit obstruktiven Lungenerkrankungen beschrieben [12], insgesamt jedoch extrem selten. Sie verursachen unilaterale Verschattungen bzw. unilobäre Eintrübungen; es ist vorwiegend der Alveolarraum betroffen.

4.2 Virusähnliche Pneumonien

4.2.1 Chlamydia trachomatis

Chlamydienpneumonien treten typischerweise zwischen der 2. und 14. Lebenswoche auf. Das Neugeborene infiziert sich im Geburtskanal. Radiologisch ist die Chlamydienpneumonie uncharakteristisch. Sie kann mit bilateralen fleckig-streifigen Verdichtungen, subsegmentalen Atelektasen und Pleurareaktionen einhergehen [29, 33] (s. Abb. 8).

Ornithose, Psittakose

Diese Erkrankung hat eine insgesamt niedrige Inzidenz, führt jedoch bei engem Tierkontakt zu lange persistierenden Lungenveränderungen. Mit Betonung der basalen Lungenabschnitte bestehen zunächst retikuläre, teils miliare pulmonale Veränderungen. Das Vollbild kennzeichnet eine milchglasartige Transparenzverminderung der gesamten Lunge, die sich über 6–8 Wochen langsam zurückbildet.

4.2.2 Mycoplasma pneumoniae

Diese Pneumonieform ist unter die atypischen Pneumonien einzuordnen. Sie tritt selten innerhalb der ersten 3 Lebensjahre auf, bei 30% der älteren Kinder ist sie jedoch Ursache einer Pneumonie. Das radiologische Erscheinungsbild kennzeichnen eine bilaterale hiläre Lymphadenopathie und flächige segmentale Verdichtungen. Interstitielle Veränderungen sind ebenso möglich wie geringe pleurale Reaktionen. Hiluslymphknotenbeteiligung und bilateraler Befall, der unmittelbar perihilär beginnt, lassen an diese Pneumonieform in Zusammenhang mit dem Alter des Kindes denken [6, 28] (Abb. 14).

4.2.3 Zytomegalievirus

Die CMV-Infektion führt beim gesunden Kind selten zur Pneumonie. Handelt es sich um ein Kind mit erworbener oder angeborener Immundepression, entwickeln sich progressive, diffus retikuläre interstitielle Pneumonien, die nicht selten radiologisch ein identisches Erscheinungsbild wie die PCP-Pneumonie aufweist. Ein bilaterales Muster sowie die Betonung des lateralen Drittels der Lunge sind die Regel, der gleichzeitige Befall der Leber und des ZNS sind möglich.

4.2.4 Pneumocystis carinii

Der Erreger ist den Protozoen zuzurechnen und bei Kindern unter Immunsuppression sowie bei solchen mit angeborener AIDS-Infektion noch immer prognostisch ernst. Zur Thoraxaufnahme führt eine plötzliche Tachypnoe und Zyanose, selten das Symptom Husten. Radiologisch besteht ein granuläres oder retikulogranuläres interstitielles Muster [23] (Abb. 15)

4.3 Viruspneumonien

4.3.1 RS-Virus

Betroffen sind vorwiegend Kinder innerhalb der ersten beiden Lebensjahre. Obgleich der Erreger im oberen Respirationstrakt angesiedelt ist, verursacht er Infektionen des unteren Respirationstraktes. Röntgenologisch besteht ein uncharakteristisches Bild mit fleckigen Infiltrationen, die in sämtlichen Lungenlappen nachweisbar werden. Peribronchiale Reaktionen und interstitielle Zeichnungsvermehrung sind ebenso möglich wie eine Lungenblähung oder Atelektasen. Bei Kindern, die zusätzliche Erkrankungen wie angeborene Herzfehler, eine bronchopulmonale Dysplasie oder eine Immunsuppression aufweisen, kann die RS-Pneumonie lebensbedrohend sein [10, 32]. Bei Neugeborenen wird eine u. U. ausgedehnte Destruktion von Lungenarealen durch RS-Virus-Komplexe mit mütterlichem IgG bei fehlendem lokalen IgA des Kindes erklärt (Abb. 16).

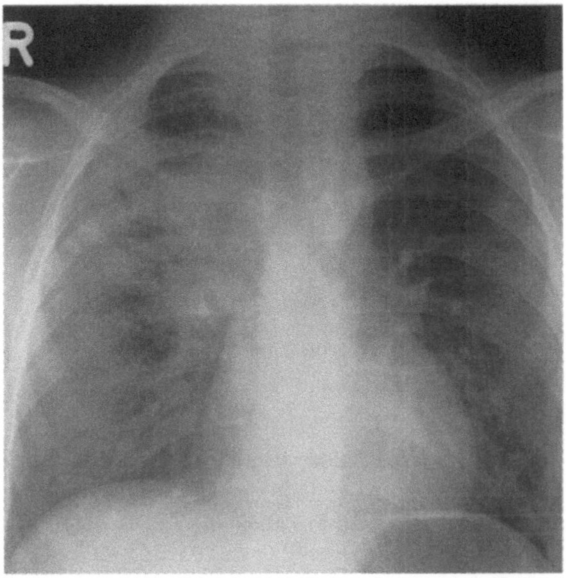

Abb. 14. Mykoplasmenpneumonie, 13jähriges Mädchen. Verbreiterung und Verdichtung beider Hilusformationen. Hilifugale inhomogene Eintrübung beider Unterlappen, insbesondere jedoch des rechten Oberlappens bis weit in die Peripherie hinein. Interstitiell alveoläre Zeichnungsvermehrung

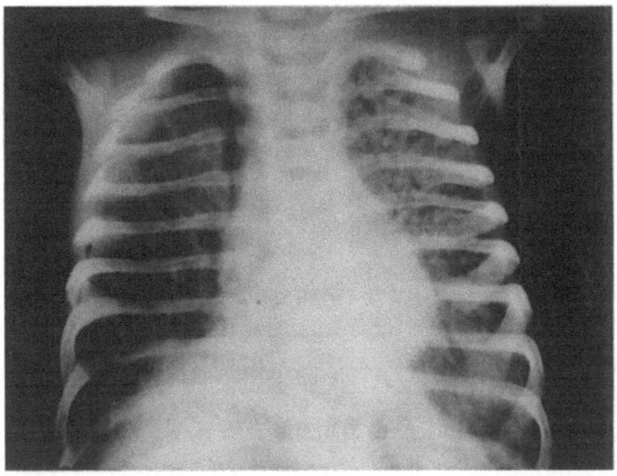

Abb. 15. Pneumocystis-carinii-Pneumonie. 6 Wochen alter Säugling, männlich. Deutliche Lungenblähung. Eintrübung der gesamten linken Lunge, interstitielles Erscheinungsbild, das auch den rechten Oberlappen betrifft, Spitzenpneumothorax rechts, Teilpneumothorax links basal. Der Unterlappen rechts ist überbläht.

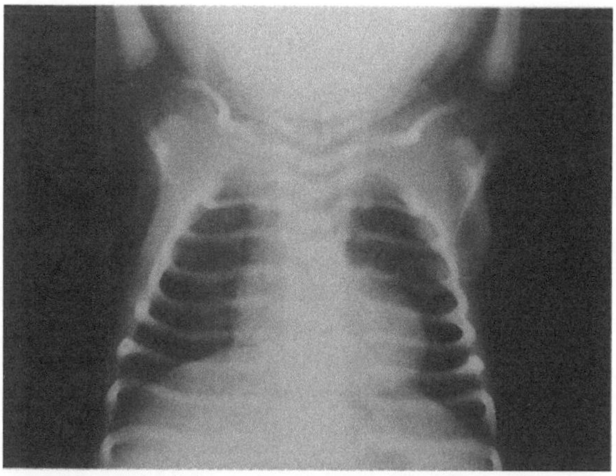

Abb. 16. RS-Virus-Pneumonie. 4 Wochen alter Säugling, männlich. Tiefstehende Zwerchfellhälften beidseits, weit offene Randwinkel, diskrete Zeichnungsvermehrung perihilär

4.3.2 Adenovirus

An einer pulmonalen Infektion, bedingt durch Adenoviren, erkranken Kinder zwischen dem 6. Lebensmonat und dem 5. Lebensjahr. Dies geht nicht selten mit exsudativer Pharyngitis und Otitis einher. Bei jüngeren Kindern verursacht der Erreger u.U. eine nekrotisierende Bronchiolitis bzw. eine nekrotisierende Bronchopneumonie mit schwerem, unter Umständen letalem Verlauf. Auch die Adenoviruspneumonie ist radiologisch unspezifisch, sie geht mit einer peribronchialen Zeichnungsvermehrung bilateraler Hiluslymphknoten-Reaktion sowie fleckigen Infiltrationen und einer Lungenblähung einher [40, 41].

Bleibende Residuen können Bronchiektasen und die auf die Bronchiolitis obliterans folgende Swyer-James-McLeod-Erkrankung sein.

4.3.3 Parainfluenza-Viren

Infektionen durch Parainfluenza-Viren (Typ I–III) ähneln denen der RS-Virusinfektion. Obgleich Parainfluenza-Viren häufigste Erreger der stenosierenden Laryngotracheitis sind, können sie jedoch auch Pneumonien verursachen. Während des 1. Lebensjahres führt der Parainfluenza-Virus Typ III zu einer unter Umständen schweren Infektion der tiefen Atemwege. Jenseits des 6. Lebensmonats führen Parainfluenza-Virus Typ I und II zur Pneumonie. Radiologisch sind die Veränderungen in beiden Lungen weder von denen der RS-Virusgruppe noch von denen der Adenovirusgruppe zu unterscheiden (Abb. 17).

4.3.4 ECHO-Viren

Unter den bisher nachgewiesenen 32 Serotypen ist Typ 19 derjenige, der auch am häufigsten zu pulmonalen Infektionen führt. Radiologisch besteht eine bihiläre Lymphadenopathie, zusätzlich zu meist bilateralen peribronchialen Verdichtungen.

4.3.5 Rhinoviren

Diese physiologisch im oberen Respirationstrakt angesiedelten Viren führen bei Kindern nur im Ausnahmefall zur Pneumonie [12].

4.3.6 Epstein-Barr-Virus

Die infektiöse Mononukleose betrifft ältere Kinder und junge Erwachsene, führt jedoch nicht in jedem Fall zur Pneumonie. Radiologisch sind in diesen Ausnahmefällen hiläre Reaktionen und mediastinale Lymphknotenverbreiterung nachweisbar, ausnahmsweise perihiläre Infiltrate sowie pleurale Reaktionen. Eine typische Erscheinungsform der interstitiellen Pneumonie wird bei Kindern mit AIDS beobachtet.

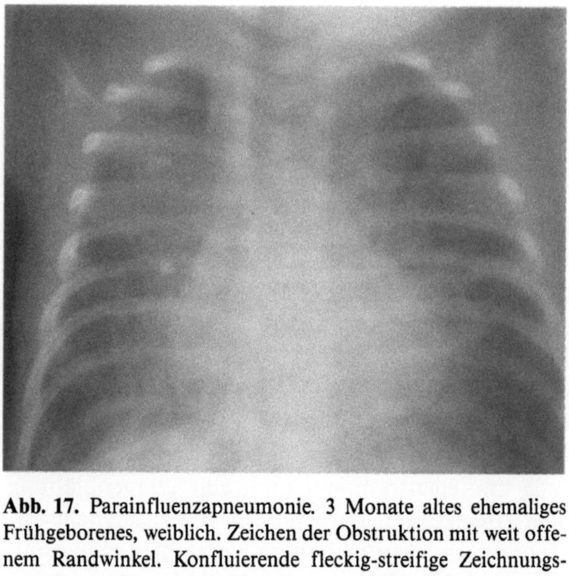

Abb. 17. Parainfluenzapneumonie. 3 Monate altes ehemaliges Frühgeborenes, weiblich. Zeichen der Obstruktion mit weit offenem Randwinkel. Konfluierende fleckig-streifige Zeichnungsvermehrung, interstitielle Eintrübung perihilär, links ausgeprägter als rechts

4.3.7 *Masernpneumonie*

Im Rahmen der akuten Masern treten Pneumonien auf, die radiologisch denen der Viruspneumonieformen mit hilärer Beteiligung, diffuser retikulärer peribronchialer Zeichnungsvermehrung, aber auch flächigen Infiltraten ähnlich sind. Ein segmentaler Befall und das Auftreten von umschriebenen Atelektasen sind häufig. Nach Impfung mit Masern-Totimpfstoff oder abgeschwächtem Masern-Lebendimpfstoff kann nach 2, maximal nach 15 bis 18 Jahren eine atypische Masernpneumonie entstehen: Gleichzeitig mit einem makulopapulösen Exanthem, das im Gegensatz zum Masernexanthem in der Peripherie beginnt, besteht eine lobäre oder segmentale Pneumonie mit einseitiger oder bilateraler Hiluslymphknotenschwellung. Zunächst erkennt man lobäre oder segmentale Infiltrationen, die sich innerhalb von Wochen in grobe Fleckschatten umwandeln. Diese bilden sich teilweise zurück und imponieren radiologisch wie typische Rundherde. Persistieren diese Rundherde u. U. über Monate, werfen sie nicht selten differentialdiagnostische Probleme auf. Besteht ein solitärer Rundherd, sind differentialdiagnostisch Hamartom und AV-Fistel zu diskutieren. Bei einem Nachweis von multiplen Rundherden sind das seltene Loefflersche Infiltrat, die Primär-Tbc, ebenso die Mykoplasmen- oder eine Pilzpneumonie auszuschließen. Ohne Kenntnis der Anamnese sind multiple Rundherde von Metastasen radiologisch nicht zu unterscheiden. Ein Anstieg der Masern-KBR nach der Erkrankung beweist die Masernpneumonie [1].

4.3.8 *Varizellen*

Während Kinder ohne Grunderkrankung selten bei Varizellen an Pneumonien erkranken, sind schwere Verlaufsformen bei Kindern mit Immunsuppression bekannt. Typischerweise findet sich eine ausgedehnte, gleichmäßig feinfleckige Verdichtung in allen Lungenarealen. Jedoch sind ebenso radiologisch untypische Formen möglich (Abb. 18).

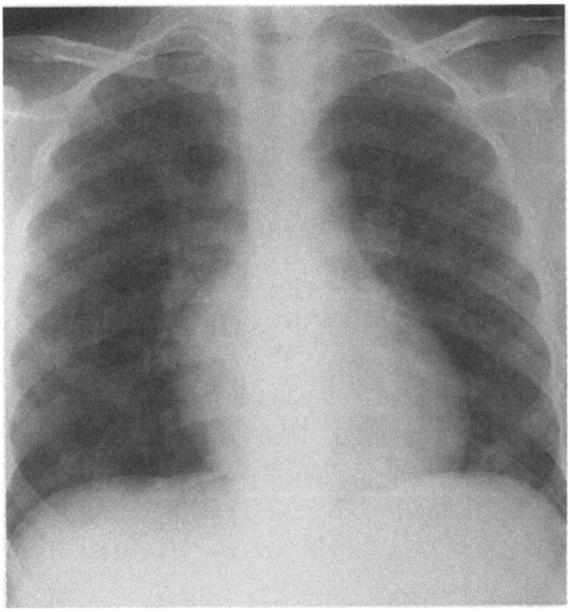

Abb 18. Varizellenpneumonie, 7jähriges Mädchen, akute lymphatische Leukämie. Hilusverbreiterung, fleckiges Muster in beiden Lungen, bis weit peripher beidseits

4.3.9 *Herpes*

Im Geburtskanal wird vorwiegend das HSV-2-Virus übertragen. Das infizierte Neugeborene wird in der 1. bis 2. Lebenswoche durch einen schweren septischen Verlauf mit pulmonaler Beteiligung auffällig. Ein spezielles radiologisches Muster der Herpespneumonie besteht nicht. Zusätzliche kutane Veränderungen und ein Ikterus lassen in der Neonatalperiode an diesen Erreger denken.

5 Komplikationen der Pneumonie im Kindesalter

Aufgrund der rechtzeitigen Therapie, insbesondere der erregerspezifischen Gabe von Antiobiotika im Falle der bakteriellen Pneumonie bzw. der Mischformen, sind ernsthafte Komplikationen bei Pneumonien im Kindesalter heute die Ausnahme.

Staphylokokkus und Streptokokkus führen in seltenen Fällen zur Kavitation. Pleurale Reaktionen, das Eintreten eines Empyems sowie der Abszeß sind die Komplikationen der Staphylokokkuspneumonie (Abb. 19).

Als Pneumatozelen werden flüchtige Kavitationen bezeichnet, die im Gegensatz zum Abszeß keine Wand aufweisen und sich spontan innerhalb weniger Tage, seltener im Zeitraum von Wochen zurückbilden [26, 46].

Empyeme und auch größere Abszeßbildungen heilen unter adäquater Therapie beim Kind folgenlos aus, auch ausgedehntere Schwartenbildungen fehlen; sie entstehen eher, wenn eine Pleuradrainage über längere Zeit persistiert, nur im Ausnahmefall bei ausschließlicher antibiotischer Therapie.

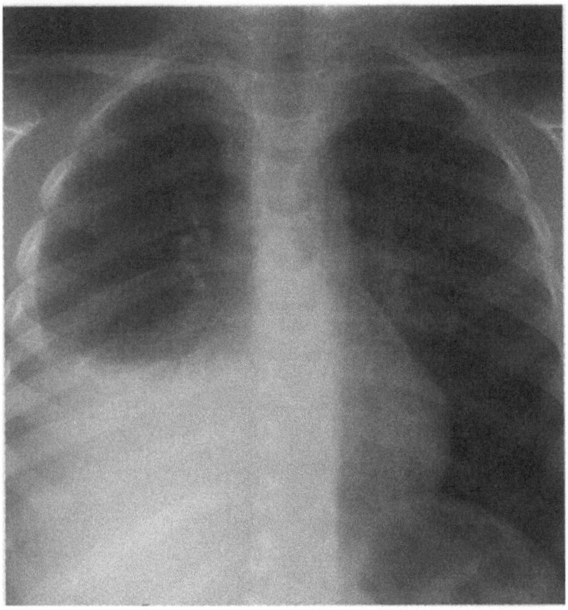

Abb. 19. Pleuropneumonie, 9jähriger Junge nach perforierter Appendizitis. Homogene Verschattung basal rechts lateral ansteigender Erguß, bei Punktion purulent. Herz- und Zwerchfellgrenzen nicht wahrnehmbar

Alle pleuralen Reaktionen, die im Rahmen einer Viruspneumonie auftreten können, bilden sich spontan und ebenfalls ohne Residuen zurück.

Akute Pneumonien hinsichtlich des Erregers eindeutig aufgrund der radiologischen Symptomatologie allein, d.h. ohne klinischen Kontext und laborchemische Daten, einzuordnen, gelingt in den Fällen, in denen Klinik, Alter und erregerspezifische Besonderheiten im Kindesalter in die differentialdiagnostischen Erwägungen einbezogen werden.

Literatur

1. Annunziato D, Kaplan MH, Hall WW, Chnose H, Lin JH, Balsam D, Paladino VS (1982), Atypical measles syndrome:pathologic and serologic findings. Pediatrics 70:203
2. Arguedas AG, Stutman HR, Marks MI (1990) Bacterial Pneumonias. In: Chemik V (ed) Kendig's disorders of the respiratory tract in children, 5th edn. Saunders, Philadelphia, pp 371–379
3. Austrian R (1986) Pneumococcal pneumonia Diagnostic, epidemiology, therapeutic and prophylactic considerations. Chest 90:738–743
4. Bettenay FAL, de Campo JF, Mc Crossin DB (1988) Differentiating bacterial from viral pneumonias in children. Pediatr Radiol 18:453
5. Cleveland RH, Foglia RP (1988) CT in the evaluation of pleural versus pulmonary disease in children. Pediatr Radiol 18:14
6. Clyde WA (1990) Infections of the respiratory tract due to mycoplasma pneumonia. In: Chernick V (ed) Kendig's disorders of the respiratory tract in children, 5th edn. Saunders, Philadelphia, pp 403–411
7. Condon VR (1989) Pneumonia in children. In: Poznanski AK, Kirkpatrick JA Syllabus (eds) A categorical course in pediatric radiology Oak Brook, p 121
8. Conte P, Heitzman R, Markarian B (1970) Viral Pneumonia. Radiology 95:267
9. Eickhoff TC (1982) Nosocomial infections N Engl J Med 306:1545–1546
10. Erikson J, Norshus T, Carlsen KH, Ostadvik J, Westvik J, Eng J (1988) Radiological findings in children with respiratory syncytial virus infection: relationship to clinical an bacteriological findings. Pediatr Radiol 16:120
11. Fine MJ, Orloff JJ, Arisumi D (1990) Prognosis of patients hospitalized with community-acquired pneumona. Am J Med 88:1–8
12. Frazer RG, Paré JP (1989) Diagnosis of diseases of the chest, vol IV, 3rd edn. Saunders, Philadelphia
13. Gilsdorf JR (1987) Community-acquired pneumonia in children. Sem Resp Infect 2:145
14. Glezen WP (1990) Viral pneumonia. In: Chernick V (ed) Kendig's disorders of the respiratory tract in children, 5th edn. Saunders, Philadelphia, pp 394–402
15. Graham NMH (1990) The epidemiology of acute respiratory infections in children and adults. A global perspective. Epidem Rev 12:149–178
16. Griscom TN (1988) Pneumonia in children and some of its variants. Radiology 167:297
17. Griscom TH, Wohl MEB, Kirkpatrick JA (1978) Lower respiratory infections: how children differ from adults. Radiol Clin North Am 16:367
18. Groskin SA (1993) Pneumonia and lung abszesses. In: Heitzman's: The Lung. Mosby, St Louis, pp 194–230
19. Haney PJ, Bohlman M, Chen-Chi JS (1984) Radiographic findings in neonatal pneumonia AJR 143:23
20. Heulitt MJ, Ablow RC, Santos CC, O'Shea TM, Hilfer CL (1988) Febrile infants less than 3 months old: value of chest radiography. Radiology 167:135
21. Hogg JC, Wiliams J, Richardson JB, Macklem PT, Thurlbeck WM (1970) Age as a factor in the distribution of lower airway conductance and in the pathologic anatomy of obstructive lung disease. New Engl J Med 282:1283
22. Hughes WT (1990) Pneumocystis carinii pneumonitis. In: Chernick V (ed) Kendig's disorders of the respiratory tract in children. 5th edn. Saunders, Philadelphia, pp 381–394
23. Kassner GE, Kauffman SL, Yoon JJ, Semiglia M, Kozim P, Goldberg P (1981) Pulmonary candidiasis in infants: clinical, radiologic and pathologic findings AJR 137:707
24. Khamapirad T, Giezen P (1987) Clinical and radiographic assessment of acute lower respiratory tract disease in infants and children. Sem Resp Infek 2:130
25. Kirkpatrick JA (1980) Pneumonia in children as it differs from adult pneumonia. Sem Roentgenol 15:96
26. Kuhn JP, Lee SB, (1973) Pneumatocels as assiociated with E. coli pneumonia in the newborn. Pediatrics 51:1008–1011
27. Mc Carthy PL, Spiesel SZ, Stashwick CA, Ablow RC, Masters SJ, Dolan TD (1981) Radiographic findings and etiologic diagnosis in ambulatory childhood pneumonias. Clin Pediatr 20:686–691

28. Müller-Wenig W, Bernsau I, Haman J, von der Hardt H, Wenner J, Willers H (1977) Klinische und röntgenologische Beobachtungen an Kindern während einer Mykoplasma-pneumoniae Epidemie 1974–1975. Monatsschr Kinderheilkd 127:639
29. Oppermann HC, Wille L, Ulmer HE (1982) Der Neugeborenenthorax. Springer, Berlin Heidelberg New York
30. Osborne D (1978) Radiologic appearance of viral disease of the lower respiratory tract in infants and children. AJR 130:29
31. Parrot RH (1990) Influenza. In: Chernick V (ed) Kendig's disorders of the respiratory tract in children. 5th edn. Saunders, Philadelphia. pp 412–415
32. Quinn SF, Erikson S, Oshman D, Hayden F (1985) Lobar collapse with respiratory syncytial virus pneumonitis. Pediatr Radiol 15:229
33. Radkowski MA, Kranzler JK, Tipple MA (1981) Chlamydia Pneumonia in infants: radiography in 125 infants. AJR 137:703
34. Reid L (1977) Influence of the pattern of structured growth on susceptibility to specific infectious disease in infants Pediat Res 11:210
35. Rose RW, Ward BH (1973) Sperical pneumonias in children simulating pulmonary and mediastinal masses. Radiology 106:179–182
36 Scanlon GT, Unger JD (1973) The radiology of bacterial and viral pneumonias. Radiol Clin North Am 11:317
37. Silverman FD, Kuhn JP Pulmonary Infection. In: Caffey's pediatric x-ray diagnosis: an integrated imaging approach, vol I. Mosby, St Louis, pp 511–535
38. Simpson W, Hacking PM, Court SDM, Gardner PS (1974) The radiologiacal findings in respiratory syncytial virus infection in children (Part II). Pediatr Radiol 2:155
39. Spencer H (1985) Pathology of the lung, 4th edn. Pergamon, Oxford
40. Stöver B (1985) Radiologische Diagnostik der Bronchitis im Kindesalter. Atemw Lungenkrkh 11:173–179
41. Stöver B (1990) Differentialdiagnostik entzündlicher Lungenerkrankungen im Kindesalter. Radiologe 30:310–318
42. Swichuk LE (1978) Emergency radiology of the acutely ill or injured child. Williams & Wilkins, Baltimore
43. Swishuk LE, Hayden CK (1986) Viral vs bacterial pulmonary infections in children (is roentgenographic differentiation possible?). Pediatr Radiol 16:278
44. Tew J Calenoff L, Berlin BS (1977) Bacterial and non bacterial pneumonia: accuracy of radiographic diagnosis. Radiology 124:607
45. Unger JD, Rose HD, Unger GF (1973) Gram-negative pneumonia. Radiology 107:283
46. Victoria MS, Steiner P, Rao M (1981) Persistent postpneumonic pneumatocels in children. Chest 79:359–341
47. Wildin SR, Chonmaitree T, Swichuk LE (1988) Roentgenographic features of common pediatric viral respiratory tract infections. Am J Dis Child 142:43
48. Wollschlager CM, Khan FA, Khan A (1987) Utility of radiological and clinical features in the diagnosis of community-acquired Pneumonia. Clin Chest Med 8:396
49. Woods DE, Bass JA, Johanson WG (1980) Role of adherence in the pathogenesis of pseudomonas aeruginosa lung infection in cysticfibrosis patients. Infect Immun 36:694–699
50. Zach MS (1990) Lung disease in cystic fibrosis – an updated concept. Pediatr Pulmonol 8:188–202
51. Ziskin MM, Geroge RB, Weill H (1967) Acute localized diffuse alveolar pneumonia

4.2 Zystische Fibrose

B. STÖVER

INHALT

1 Einleitung ... 100
2 Definition ... 100
3 Inzidenz ... 100
4 Klinik ... 101
4.1 Zeitpunkt der Diagnose ... 101
4.2 Screening ... 101
4.3 Pilokarpiniontophorese ... 101
5 Pathogenese/Pathophysiologie und genetische Transmission ... 101
6 Pulmonale Veränderungen ... 102
7 Extrapulmonale Manifestationen ... 102
8 Röntgensymptomatologie ... 103
8.1 Vollbild ... 106
8.2 Spätstadium ... 106
8.3 Scoresysteme ... 107
9 Weitere Untersuchungsverfahren ... 108
9.1 Sonographie ... 108
9.2 Szintigraphie ... 108
9.3 Computertomographie ... 108
9.4 Magnetresonanztomographie ... 108
9.5 Lungenfunktion, Blutgasanalyse, EKG ... 109
9.6 Bronchographie ... 109
10 Radiologische Differentialdiagnose ... 109
11 Extrapulmonale radiologische Veränderungen ... 109
11.1 Sinusitis ... 109
11.2 Osteoarthropathie ... 110
12 Verlauf und Komplikationen ... 110
12.1 Pulmonale Komplikationen ... 111
12.1.1 Infektionen ... 111
12.1.2 Atelektasen ... 111
12.1.3 Hämoptoe ... 111
12.1.4 Pneumothorax ... 111
12.1.5 Cor pulmonale ... 111
12.2 Abdominelle Komplikationen ... 112
12.2.1 Mekoniumileus ... 112
12.2.2 Invagination ... 112
12.2.3 Mekonium-Ileus-Äquivalent ... 112
12.2.4 Pankreasinsuffizienz ... 112
12.2.5 Leberzirrhose ... 112
13 Therapie ... 112
Literatur ... 113

1 Einleitung

Der Bericht über „das Coeliacie-Syndrom bei angeborener Cystischer Pankreasfibromatose und Bronchiectasien“ durch FANCONI et al. 1936 gilt als Erstbeschreibung der Erkrankung [15]. Es ist jedoch anzunehmen, daß sich unter den mehr als 300 Jahre alten Publikationen über Fälle von Steatorrhö und Pankreasinsuffizienz auch Kinder mit zystischer Fibrose befinden. 1938 wird die Mukoviszidose durch ANDERSEN als eigenständiges Krankheitsbild differenziert, das von der Zöliakie eindeutig abgrenzbar ist [2]. Während FARBER 1944 beschrieb, daß es sich um eine generalisierte Störung weitgehend aller schleimproduzierenden Drüsen handelt [16], konnten DI SANT'AGNESE et al. 1953 den Nachweis führen, daß im Schweiß der Erkrankten Natrium und Chlor erhöht sind und es möglich ist, homozygote Krankheitsträger zu erfassen [13]. Die durch FARBER im deutschen Sprachraum eingeführte Bezeichnung Mukoviszidose wie auch andere Bezeichnungen [24] werden verlassen und durch den angloamerikanischen Begriff *Cystische Fibrose (CF)* ersetzt.

2 Definition

Die CF ist die häufigste letale autosomal rezessive Erkrankung. Alle Organe mit exkretorischer Drüsenfunktion sind primär betroffen, in erster Linie sind dies der Respirationstrakt und der Gastrointestinaltrakt. Die meisten Organe sind jedoch in das Krankheitsgeschehen sekundär einbezogen, da der ursächlichen Sekretionsstörung die Obstruktion und schließlich die Destruktion der Drüse folgen.

3 Inzidenz

In Europa ist mit einer Häufigkeit der Erkrankung von 1:1800 zu rechnen. Die Inzidenz ist damit vergleichbar mit der weißen nordamerikanischen Bevölkerung. Mit 1:17000 liegt die Inzidenz bei der schwarzen Bevölkerung Nordamerikas deutlich niedriger. Bei Afrikanern und Asiaten tritt die CF extrem selten auf, die höchste Inzidenz findet sich bei Kaukasiern. Knaben und Mädchen sind in gleicher Häufigkeit betroffen [43].

Über eine DNA-Analyse innerhalb der Familie von Kindern mit zystischer Fibrose werden 80% der heterozygoten Krankheitsträger identifizierbar [7, 30]. Die heterozygoten Eltern mukoviszidosekranker Kinder haben eine normale Lebenserwartung. Sie müssen mit einer Wahrscheinlichkeit von 25% mit einem kranken Kind rechnen. Bei gesunden Geschwisterkindern liegt die Wahrscheinlichkeit, ein krankes Kind zu bekommen, bei 1 : 120, bei einer an zystischer Fibrose erkrankten Mutter bei ca. 1 : 50.

4 Klinik

4.1 Zeitpunkt der Diagnose

In der Mehrzahl der Fälle (57,7%) wird die Diagnose in den ersten Lebenswochen oder -monaten gestellt. Obgleich 50% der Säuglinge in den ersten 8 Monaten durch eine respiratorische Symptomatik auffällig sind, erfolgt die Diagnose nicht selten verzögert. 93,8% der Kinder sind bis zum 10. Lebensjahr diagnostiziert, jedoch werden etwa 10% der Betroffenen erst im Erwachsenenalter erkannt [30, 43, 47].

Jenseits der Neugeborenenperiode, im späteren Säuglingsalter, werden die Kinder durch rezidivierende pulmonale Infekte mit Obstruktion auffällig, durch eine Steatorrhö oder dadurch, daß sie nicht gedeihen. Bei älteren Kindern ist immer eine Sinusitis vorhanden, 6 bis 24% entwickeln Nasenpolypen. Bei etwa 25% der Kinder tritt ein Rektumprolaps auf [1, 6].

4.2 Screening

Eine pränatale Diagnostik bleibt heute noch auf Familien beschränkt, die bereits ein an CF erkranktes Kind haben. Sind beide Eltern hinsichtlich des genetischen Markers heterozygot, kann eine DNA-Untersuchung im Fruchtwasser in der 16. bis 18. Schwangerschaftswoche bzw. in den Chorionzotten in der 9. bis 11. Schwangerschaftswoche mit einer Treffsicherheit von 95% eine CF-Erkrankung beim Fetus nachweisen. Vor allem wegen der rechtzeitigen genetischen Beratung kommt jedoch der Früherkennung entscheidende Bedeutung zu. Screeningmethoden des Neugeborenen basieren auf dem quantitativen oder qualitativen Nachweis von Albumin im Mekonium: Liegt eine Mukoviszidose vor, dann weist eine Albuminerhöhung auf das Krankheitsbild hin. Die Erhöhung des Albumins wird auf das Fehlen von proteolytischen Pankreasfermenten zurückgeführt [30]. Zu betonen ist jedoch die falsch-positive Aussage (0,2 bis 1%) des Mekoniumtestes, vor allem aber seine hohe falsch-negative Aussage, die bei 10 bis 20% liegt [33, 43].

4.3 Pilokarpiniontophorese

Der bis heute verläßlichste postnatale Test ist die Pilokarpiniontophorese, deren Zuverlässigkeit bei 99% liegt [12, 43]. Lediglich in den ersten Lebenswochen liefert die Methode ungenaue Werte. Können von einem auf die Problematik ausgerichteten routinierten Labor im Schweiß Natrium und Chlorwerte nachgewiesen werden, die über 60 mÄq/l liegen, ist die zystische Fibrose bewiesen. Die Normalwerte für Natrium und Chlor betragen 20–40 mÄq/l. Bei Patienten mit zystischer Fibrose werden meist Werte zwischen 80 und 120 mÄq/l gemessen. Natrium liegt dabei gering höher als Chlor.

Bei älteren Kindern ohne CF können in seltenen Fällen höhere Werte gemessen werden, und zwar im Rahmen einer Nebenniereninsuffizienz, einer ektodermalen Dysplasie, bei Diabetes insipidus und selten auch bei der Glykogenspeicherkrankheit oder bei metabolischen Störungen.

5 Pathogenese/Pathophysiologie und genetische Transmission

Obgleich die Zystische Fibrose autosomal rezessiv vererbt wird, ist die negative Familienanamnese die Regel. 1989 wurde durch Riordan [42] das Mukoviszidose-Gen auf dem Chromosom 7 lokalisiert, ferner die häufigste Mutation Delta F 508 als Fehlen eines Phenylalanins an Position 508 des Genprodukts CFTR („cystic fibrosis transmembrane conductance regulator“) identifiziert. Multiple Mutationsmöglichkeiten sind die Ursache der unterschiedlichen Expressivität der Erkrankung [14, 49].

Die Schleimdrüsen zeigen eine Hypertrophie sowie eine Hyperplasie. Ihr Schleim weist eine erhöhte Viskosität auf; seine differente physiochemische Zusammensetzung gegenüber dem Gesunden entsteht aufgrund einer Blockade der Chlorionen-Resorption. Diese hat eine gesteigerte Natriumabsorption zur Folge, die zum Flüssigkeitsverlust führt. Als Ursache dafür, daß zu wenig Wasser an der Schleimhautoberfläche verfügbar ist, wird eine Zellfunktionsstörung ebenso wie eine Anomalie der Zellmembranstruktur diskutiert [26, 40].

6 Pulmonale Veränderungen

Bei Neugeborenen mit gesicherter Zystischer Fibrose, die z. B. an einem Mekoniumileus verstorben sind, bestehen initial keine pathologisch-anatomisch nachweisbaren Lungenveränderungen. Anzahl und Struktur der Schleimdrüsen des Respirationstraktes entsprechen denen gesunder Neugeborener [1, 4, 47].

Innerhalb weniger Wochen entwickelt der junge Säugling mit CF jedoch Veränderungen im Respirationstrakt im Sinne von Frühzeichen einer Zystischen Fibrose. Die Schleimdrüsen der Bronchialschleimhaut weisen eine Hyptertrophie sowie eine Hyperplasie auf. Ihr visköser Schleim verlegt die peripheren Atemwege. Der zudem in überschüssiger Menge produzierte Schleim kann in seiner Viskosität nicht herabgesetzt werden. Dies führt zur zunehmenden Obstruktion peripherer Atemwege, die eine irreguläre Belüftung nachgeschalteter Lungenareale in unterschiedlichem Ausmaß zur Folge hat: Kollabierte Alveolen sind neben überblähtem Lungengewebe lokalisiert.

Auf die primär mechanische Ventilationsstörung folgt die Superinfektion, die begünstigt wird durch eine mukoziliare Funktionsstörung. Dabei ist der mukoziliare Transportmechanismus nicht primär gestört, vielmehr ist die Störung der mukoziliaren Clearance Folge der lokalen Schleimhautzerstörung [44].

Durch Superinfektion purulenter, visköser Schleim verlegt das Lumen der kleinen Atemwege und führt über eine Infiltration zur Wandverdickung, konsekutiv werden Bronchiolusschleimhaut und -wand destruiert [6]. Aus der Wandzerstörung resultieren Narbenbildungen. Distal der Narben gelegene Atemweganteile dilatieren zunehmend. Bei Säuglingen kommt es infolge proteolytischer Vorgänge unter Umständen bereits nach 6 Monaten zur Bildung von Bronchiolektasen und tubulären Bronchiektasen. Schwere bakterielle Infektionen bewirken bei älteren Kindern hingegen eher ausgedehntere Narbenbildungen und eine zunehmende Obstruktion [18].

Verlegt der visköse Schleim mehrere Bronchiolen vollständig, sind Atelektasen unterschiedlicher Ausdehnung die Folge. Bei Superinfektionen bilden sich umschriebene Abszesse, die zudem aus konfluierenden bronchopneumonischen Herden entstehen können.

Die Alveolen reagieren auf eine Bronchiolitis oder eine chronische Blähung mit einer Hypoplasie sowie mit septalen Destruktionen, eine vollständige Alveolarzelldestruktion ist die Ausnahme. Selten kommt es zur alveolären Epithelialisierung. Die Infiltration mononuklearer Zellen in das Interstitium ist die Reaktion auf die chronische Entzündung.

Im Gefäßbereich rarefizieren die interazinären Arterien infolge der destruktiven Prozesse. Bei länger bestehender Erkrankung bilden sich Anastomosen zwischen Bronchial- und Pulmonalarterien aus, auch präkapilläre und kapilläre bronchopulmonale Anastomosen können entstehen. In der Regel kommt es zur Erweiterung und zur Schlängelung der Bronchialarterien [17].

7 Extrapulmonale Manifestationen

Im Magen-Darm-Kanal sind alle Läsionen durch die Fehlfunktion der exkretorischen Drüsen erklärbar: Wie auch intrapulmonal folgen der Sekretionsstörung die Obstruktion und eine konsekutive Destruktion des Drüsengewebes.

10% der Neugeborenen mit Zystischer Fibrose entwickeln einen Mekoniumileus, verursacht durch ein extrem eingedicktes Mekonium, das der Darmwand fest anhaftet. Im Pankreas wird ein stark konzentriertes, proteinreiches Sekret gebildet, das den Duktus verschließt, den Enzymaustritt verhindert und schließlich das exokrine Pankreasgewebe zerstört.

In gleicher Weise kann visköse Galle die intrahepatischen Gallengänge verlegen und zur Ursache einer fokalen biliären Zirrhose werden.

Bei den männlichen Patienten führen die pränatal entstehende Verlegung des Wolffschen Ganges, die Zerstörung der Strukturen des Nebenhodens, der Samenblasen und des Samenstranges zu einer Azoospermie.

Die Schweißdrüsen sezernieren ein proteinarmes Sekret mit hohem Salzgehalt, da die Grundbedingung für den Normalfall des hypotonen Schweißes, die Chlorionen- und Natriumrückresorption, nicht gegeben ist [40].

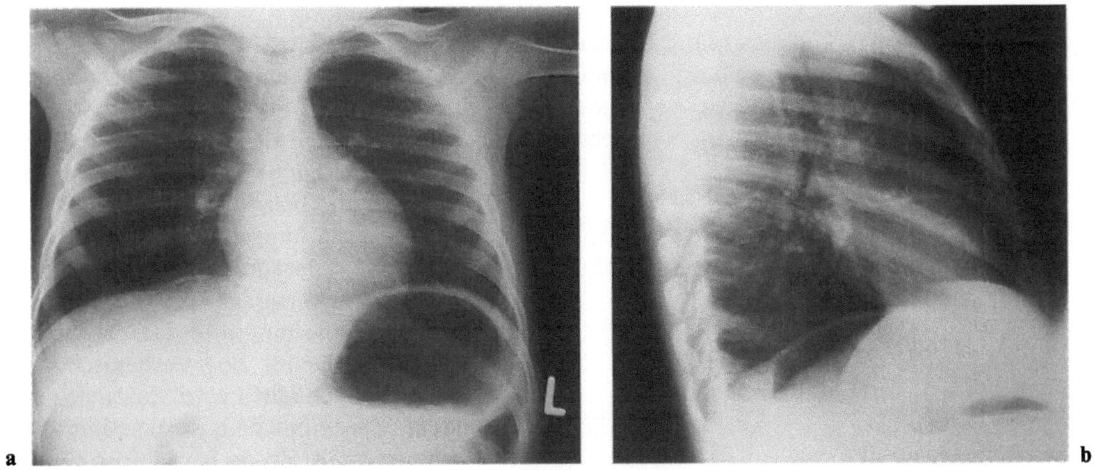

Abb. 1a, b. 5jähriger Knabe: a Thoraxaufnahme a.p.: Keine pathologischen intrapulmonalen Veränderungen bei bekannter CF, jedoch horizontal verlaufende Zwerchfellhälften beidseits. b Seitaufnahme: Deutliches Ausmaß der Lungenblähung, Zwerchfelltiefstand und zusätzliche Vertiefung des Retrokardial- und Retrosternalraumes

8 Röntgensymptomatologie

Die erste detaillierte Beschreibung der Lungenveränderungen bei Zystischer Fibrose erstellte Neuhauser 1946 [37].

LUNGENBLÄHUNG
Entsprechend der mechanischen Verlegung der kleinen peripheren Atemwege, d. h. der Bronchioli, ist das erste radiologisch faßbare Symptom die Lungenblähung. „Air trapping" ist die Folge der mechanischen Verlegung. Über die Kollateralen wird die Ventilation zunächst noch aufrechterhalten [19]. Beim jungen Säugling ist die Lungenblähung häufig längere Zeit das erste und einzige Symptom, das auf die Erkrankung hinweist. Während die a.p.-Aufnahme die Blähung lediglich vermuten läßt (Abb. 1 a, b), zeigt die Seitaufnahme das Ausmaß der Ventilationsstörung zweifelsfrei. Der Thoraxinnenraum ist vertieft, Retrosternal- und Retrokardialraum sind erweitert, es besteht ein Zwerchfelltiefstand. Zu diesem Zeitpunkt liegen meist noch keinerlei radiologisch erkennbare intrapulmonale Veränderungen vor.

PERIBRONCHIALE ZEICHNUNGSVERMEHRUNG
Zusätzlich zur Betonung der Hili, bedingt durch die Reaktion der hilären Lymphknoten auf eine Entzündung, ist die diskrete peribronchiale Zeichnungsvermehrung nicht selten die erste erkennbare intrapulmonale Veränderung. Die Verdickung der Schleimhaut und die Infiltration der Bronchioluswand führen dazu, daß die peribronchialen Strukturen als streifige Zeichnung hilifugal sichtbar werden (Abb. 2). In den Obergeschossen können die Bronchioluswandveränderungen auch eine feinfleckige Zeichnungsvermehrung der Lungenstruktur bewirken, die sich von Gefäßen eindeutig abgrenzen lassen. Auf diese Veränderungen ist speziell beim jungen Erwachsenen zu achten, wenn erstmals die Verdachtsdiagnose der Zystischen Fibrose erhoben wird und darüber hinaus keine weiteren Lungenveränderungen vorliegen.

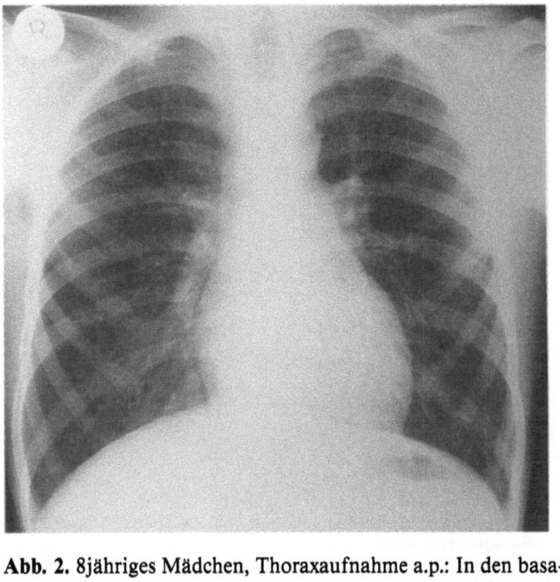

Abb. 2. 8jähriges Mädchen, Thoraxaufnahme a.p.: In den basalen Lungenabschnitten beidseits deutliche peribronchiale Zeichnungsvermehrung, weniger ausgeprägt in den Oberlappen

ATELEKTASEN

Lobuläre Atelektasen kommen initial vor allem im rechten Oberlappen zur Darstellung, sie sind fokal und nicht selten nur kurzfristig vorhanden [2] (Abb. 3). Segmentale Atelektasen sind ebenfalls möglich und können auch in anderen Lungenabschnitten entstehen. Eine länger bestehende Volumenreduktion begünstigt vor allem im Oberlappen eine bakterielle Infektion. Es ist weiterhin ungeklärt, aus welchem Grund die Oberlappen in der Mehrzahl der Fälle vom generalisierten Lungenprozeß der Zystischen Fibrose stärker betroffen sind als die übrigen Lungenareale. Ursächlich zu diskutieren ist die Tatsache, daß die Obergeschosse in die Ventilationsexkursionen des Thorax am wenigsten einbezogen sind und infolgedessen die Lösung des viskösen Schleimes atemmechanisch bedingt nur unzureichend möglich wird. Zusätzlich erscheint in diesem Zusammenhang diskussionswürdig, daß Pneumonien bei Zystischer Fibrose häufiger in den Oberlappen auftreten und die nachfolgenden destruktiven Prozesse der Bronchialwand die im Spitzenbereich stärker ausgeprägte Elastizität des Lungengewebes nachhaltiger beeinträchtigen [41].

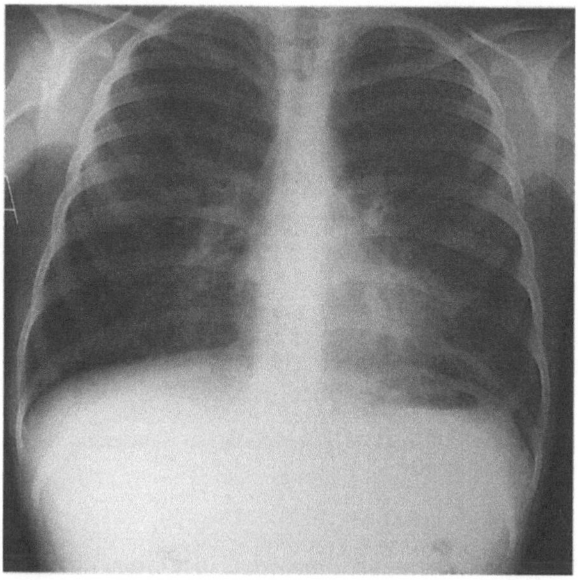

Abb. 3. 10jähriger Knabe, Thoraxaufnahme a.p.: Die orthograd dargestellten Bronchien zeigen eine Erweiterung des Lumens sowie eine Verdickung der Bronchuswand und der Schleimhaut, zusätzliche peribronchiale Zeichnungsvermehrung und Atelektase der Lingula, unscharfer linker Herzrand

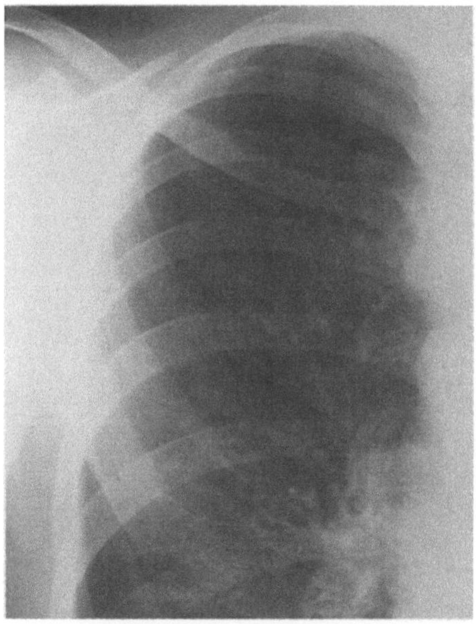

Abb. 4. 12jähriger Knabe, Teilausschnitt des rechten Oberfeldes: Multiple, teilweise parallel verlaufende Bronchiektasen bis in die Peripherie hinein, die sich deutlich von überblähtem Lungengewebe abheben

BRONCHIEKTASEN

Die Bronchiektasenbildung ist das pathologisch-anatomische Substrat, das ausschließlich die Zerstörung der Lunge bei Zystischer Fibrose bewirkt. Eine zunehmend verdickte Bronchialwand und die Bronchus- und Bronchiolenerweiterung in der Peripherie der Lunge sind Beweis der Entstehung von Bronchiolektasen und Bronchiektasen (Abb. 4). Nicht selten sind Bronchiektasen frühzeitig vorhanden. Sie sind auf der a.p.-Aufnahme daran erkennbar, daß der Querschnitt des Begleitbronchus den der Segmentarterie überschreitet. Die schwere Obstruktion, die mit fortschreitender Bronchiektasenbildung ebenfalls zunimmt, steht in keinem direkten Zusammenhang mit dem Ausmaß entstandener Bronchiektasen. Sie bleibt weiterhin Ausdruck der in zunehmendem Maße mechanischen Verlegung der kleineren Atemwege [18].

ABSZESSE

Persistierende rundliche Verdichtungen entsprechen kleinen Abszeßbildungen oder mukopurulent gefüllten größeren Bronchiolen. Sie sind typischerweise in der Peripherie aller Lungenabschnitte vorhanden und kommen im Verlauf dann teilweise verkleinert zur Darstellung, wenn sich die atelektatische Komponente zurückbildet (Abb. 5). Bakterielle Aggregationen in den Abszessen beeinträchtigen nicht nur den mukoziliaren Transport, sondern schädigen die Bronchialwand zusätzlich durch ihre Proteasen und Endotoxine.

Aus den peripheren Abszessen wie auch aus den sackförmigen Bronchiektasen werden narbig umge-

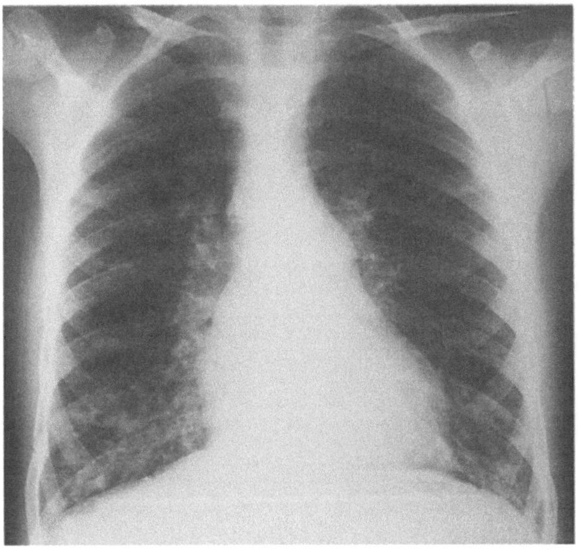

Abb. 5. 7jähriges Mädchen, Thoraxaufnahme a.p.: Fleckförmige Verdichtungen beidseits basal, lobuläre Atelektasen, kleine Abszeßbildungen. Einzelne Ringschatten als Ausdruck einer umschriebenen Zerstörung von Lungengewebe

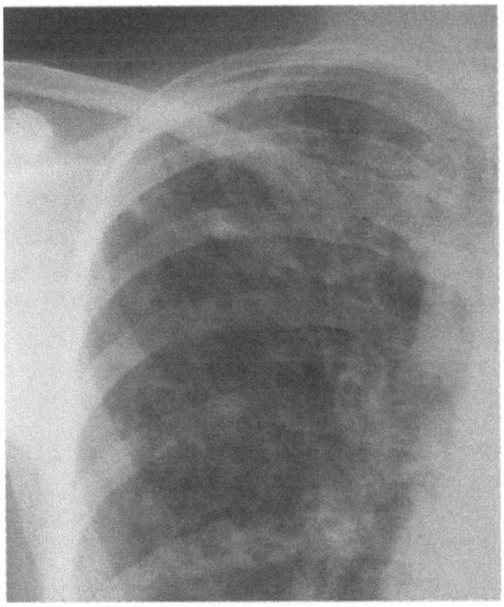

Abb. 6. 16jähriges Mädchen, Teilausschnitt des rechten Oberlappens: Multiple Ringschattenbildungen bis weit in die Peripherie hinein als Resultat der Destruktion der Bronchioluswand einschließlich der umgebenden Strukturen

baute zystische Hohlräume, sog. Ringschatten (Abb. 6).

Bronchopneumonie

Da es sich um eine peribronchioläre bzw. peribronchitische Ausbreitung der Entzündungen handelt, entspricht das radiologische Erscheinungsbild dem einer fokalen Bronchopneumonie, die eine diffuse Ausbreitung charakterisiert (Abb. 7). Aus den entzündlichen Veränderungen, die um den Bronchiolus herum lokalisiert sind, können in der Heilungsphase erneute Narbenbildungen resultieren und somit den peribronchiolären destruktiven Prozeß weiter beschleunigen.

Zystische Formationen

Zusätzlich zu den Ringschattenbildungen, die bronchiektatischen Residuen entsprechen, werden seltener auch interstitielle zystische Formationen beobachtet. Die Zerreißung der Alveole ist bei der Zystischen Fibrose allerdings die Ausnahme; diese ist hingegen die Voraussetzung für das Entstehen eines interstitiellen Emphysems bzw. die interstitielle Zyste. Präfinal lassen sich jedoch interstitielle Luftansammlungen häufiger nachweisen. Multilokuläre Zysten kommen ebenfalls seltener zur Darstellung, sie entsprechen Residuen von mehreren Bronchiolen. Bei älteren Kindern entstehen im Spitzengeschoß Emphysemblasen (Abb. 8).

Eine Differenzierung zwischen interstitiellen Zysten und Emphysemblasen ist auf der Übersichtsaufnahme nicht möglich. Neuere Untersuchungsverfahren, CT einschließlich HRCT ebenso wie MRT-Untersuchungen, erlauben eine bessere Differenzierung. Die Zerstörung des Lungengewebes und die Bronchiektasenbildung werden deutlicher nachweisbar. Auch Scoresysteme wurden für diese Schnittbildverfahren initiiert [23, 28]. Im klini-

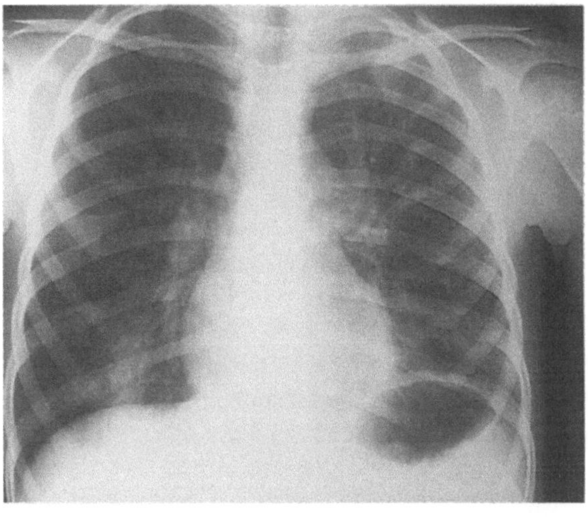

Abb. 7. 5jähriges Mädchen, bekannte CF mit dem klinischen Bild der Pneumonie. Atelektatisch-infiltrative Lungenveränderungen basal beidseits. OM-Spalt-nah sowie im Anschluß an den kranialen Hiluspol links flächig-streifige Verschattungen

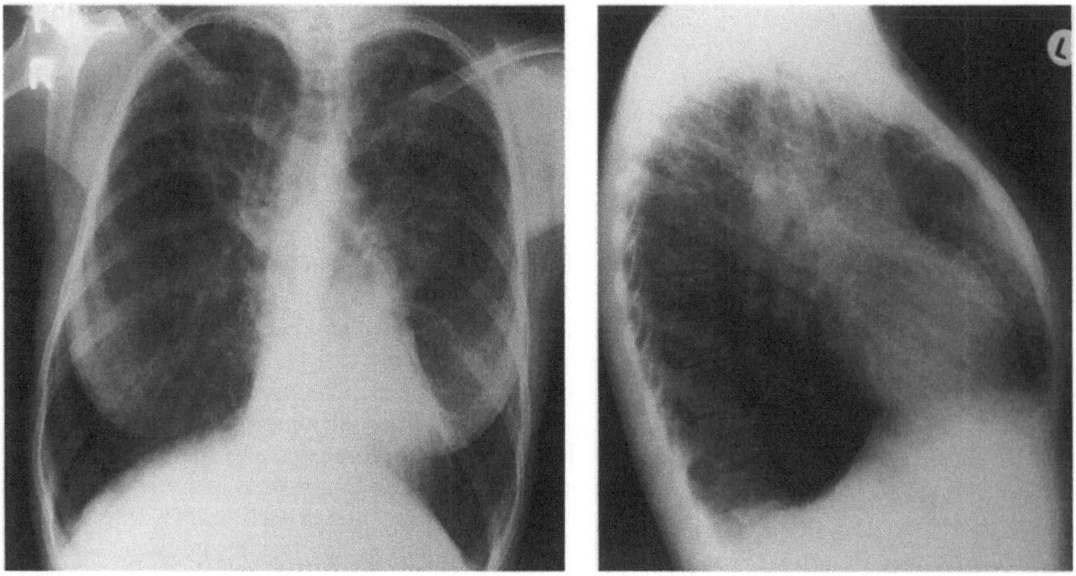

a b

Abb. 8a, b. 24jährige Patientin, Thorax a.p. **a** und seitlich **b**: Erhebliche Lungenblähung, Zwerchfelltiefstand, sternale Vorwölbung und Kyphosierung der BWS, multiple Ringschattenbildungen. Zahlreiche Emphysemblasen unterschiedlicher Größe in beiden Spitzengeschossen, rechts deutlicher als links

schen Alltag sind CT und MRT bei bekanntem Verlauf der Mukoviszidose jedoch selten klinisch indiziert, da andersartige therapeutische Konsequenzen, wie sie sich aus dem klinischen Bild und der Thoraxübersichtsaufnahme in 2 Ebenen ergeben, in aller Regel nicht resultieren. Gefordert ist das CT jedoch stets vor Transplantationen [11, 20].

8.1 Vollbild

Das ausgeprägte radiologische Erscheinungsbild der Zystischen Fibrose ist kaum mit einer anderen Erkrankung verwechselbar. Seine charakteristischen Veränderungen lassen abweichende Verdachtsdiagnosen in den seltensten Fällen zu. Es besteht eine deutliche Lungenblähung mit Zwerchfelltiefstand und -abflachung. Die Interkostalräume sind erheblich erweitert. Im seitlichen Strahlengang wird deutlich, welches Ausmaß die sternale Vorwölbung und die Kyphosierung der Brustwirbelsäule infolge des Emphysems annehmen können. Bei fortgeschrittener Erkrankung ist stets eine erhebliche Hilusverbreitung nachweisbar, bedingt durch Lymphadenopathie und Gefäßerweiterung, seltener durch eine perihiläre Bronchopneumonie [5]. Eine ausgeprägte parallelstreifige, perhililäre Zeichnungsvermehrung, ausgedehntere Ektasien der Bronchiolen und Bronchien, fleckige, teilweise noduläre Verdichtungen, die diffus in beiden Lungen zum Nachweis kommen und mit größeren lobulären Atelektasen abwechseln können, machen in Verbindung mit ausgeprägten Ringschattenbildungen beider Lungen das charakteristische Vollbild der Veränderungen aus. Flächige Verschattungen, die infiltrativ-atelektatischen Arealen entsprechen, können bei älteren Kindern ebenso nachweisbar sein wie multiple Emphysemblasen unterschiedlicher Größe im Spitzenbereich beidseits (Abb. 9a, b).

8.2 Spätstadium

Die destruktiven Veränderungen beziehen die Lungenstrombahn zunehmend mit ein. Entzündung und Atelektasen führen zunächst zu passagerer, umschriebener Hyperämie. Destruktion und chronische Hypoxie sind im Verlauf der Erkrankung Voraussetzung dafür, daß sich eine pulmonalarterielle Hypertonie entwickeln kann. Radiologisch werden in aller Regel nur die Erweiterungen der zentralen Anteile der Pulmonalarterien sichtbar. Vor allem der Pulmonalishauptstamm zeigt eine starke Erweiterung. Der zunehmende Umbau der Lunge führt zu einer Rechtsherzbelastung, es entwickelt sich ein Cor pulmonale. Die progrediente rechtsventrikuläre Hypertrophie ist im Röntgenbild als Rechtsherzvergrößerung sichtbar. Sie läßt sich sonographisch eher erfassen als auf der Thorax-

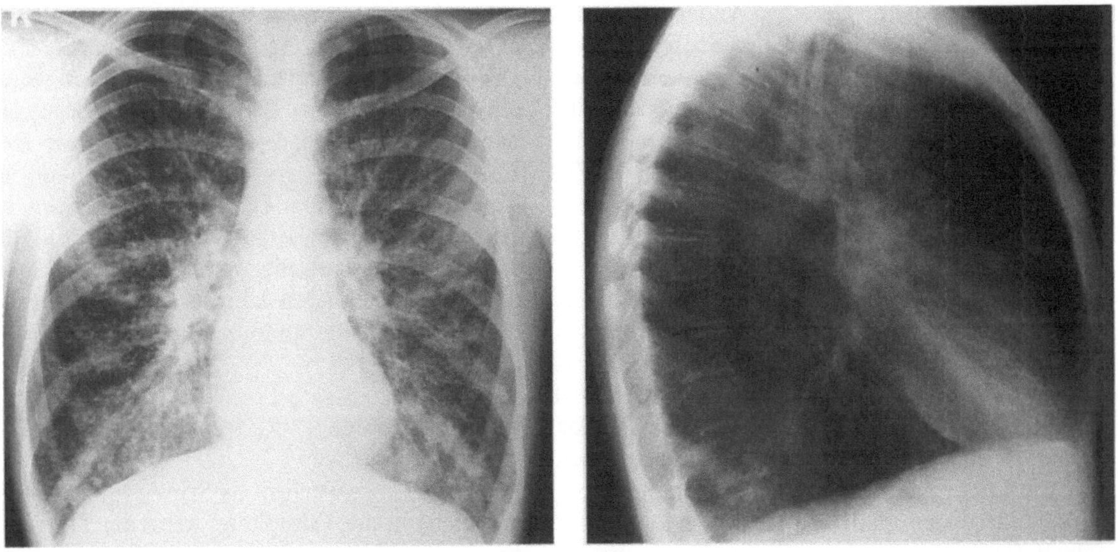

a b

9

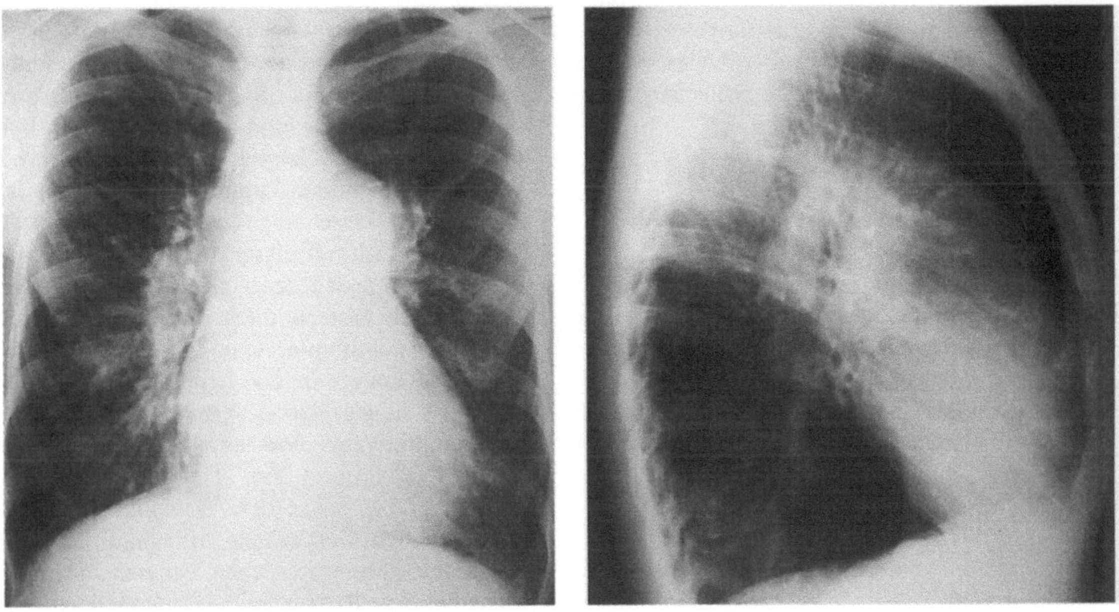

a b

10

Abb. 9a, b. 19jähriger Patient, Thoraxübersichtsaufnahme in 2 Ebenen, Vollbild der CF: Abflachung des Zwerchfells, ausgeprägte hiläre Adenopathie. Diffus vermehrte, fleckig-streifige Zeichnung perihilär beidseits, Ringschatten in allen Abschnitten. In den Unterlappen überwiegen fleckige Verdichtungen, die Spitzengeschosse sind überbläht. Auf der Seitaufnahme **b** deutliche Vertiefung des Thoraxinnenraumes

Abb. 10a, b. 23jähriger Patient, Thorax a.p. **a** und seitlich **b**: Vollbild der CF, zusätzlich ausgeprägte Rechtsherzverbreiterung sowie eine exzessive Erweiterung des Pulmonalishauptstammes, (im EKG erhebliche Rechtsbelastung)

übersichtsaufnahme. In der Peripherie sind hingegen die Zeichen der pulmonalen Hypertonie bei ausgeprägtem Lungenumbau als solche radiologisch nicht nachweisbar. Eine im Röntgenbild erkennbare, im Verlauf zunehmende Rechtshypertrophie ist in aller Regel Ausdruck des Finalstadiums (Abb. 10a, b) [34].

8.3 Scoresysteme

Mit der Intention, Lungenveränderungen bei Zystischer Fibrose differenzierter erfassen zu können, sie zu graduieren bzw. zu quantifizieren, wurden

Scoresysteme erstellt. Geringe Änderungen des Lungenbefundes sollten durch eine Scorewertänderung erfaßbar werden. Scoresummen versprechen objektivere Befundung und machen unterschiedliche Kollektive miteinander vergleichbar. Bisher blieb die Beurteilung des Lungenbefundes bei Zystischer Fibrose durch Scoresysteme jedoch wissenschaftlichen Fragestellungen vorbehalten; für die Praxis hat keines der Systeme Relevanz erlangt.

Vergleichende Untersuchungen von te Meermann [31] konnten keine statistisch signifikanten Unterschiede nachweisen. Es haben sich die Scoresysteme nach Brasfield [8] sowie nach Chripin und Norman [10] gleichermaßen bewährt. Beide Verfahren sind einfach anwendbar und erfassen zwar die Lungenblähung sowie die intrapulmonalen Veränderungen relativ gut, nicht jedoch minimale Befundschwankungen. Es ist der Änderung des Gesamtscorewertes zudem nicht zu entnehmen, welche der pathologischen Komponenten, die Obstruktion, die Infektion oder aber Atelektasen, ursächlich einer Besserung oder Verschlechterung des Lungenbefundes zugrunde liegen.

9 Weitere Untersuchungsverfahren

Wird die Thoraxübersichtsaufnahme in 2 Ebenen in regelmäßigem zeitlichen Intervall durchgeführt, so sind ihr alle Basisinformationen hinsichtlich der Zunahme der Obstruktion, der pulmonalen Destruktion sowie akuter entzündlicher Veränderungen zu entnehmen. Nur selten sind radiologische Zusatzuntersuchungen zur Beurteilung der pulmonalen Situation erforderlich.

9.1 Sonographie

Abdominelle Veränderungen bei CF, wie ein zirrhotischer Umbau der Leber und die Entwicklung einer portalen Hypertension, sind sonographisch einfach zu erfassen, eine Verlaufsbeobachtung ist möglich. Der Beginn einer portalen Hypertension ist an der Splenomegalie, an der Ausprägung von Kollateralen und schließlich duplexsonographisch an einer Flowumkehr im Pfortadersystem erkennbar bzw. an einem atemvariablen Pendelfluß. Von Farbdoppleruntersuchungen ist zu erwarten, daß Kollateralkreisläufe früher erkannt und besser nachgewiesen werden können. Bisher wird jedoch die Diagnostik der Ösophagusvarizen noch anhand der oberen MDP erfolgen. Wird eine interventionelle Maßnahme nach Ösophagusvarizen-Blutung erwogen, erfordert dies die Angiographie.

Zweifellos kann die Sonographie einen wesentlichen diagnostischen Beitrag zu Veränderungen in den Gallenwegen bzw. in der Gallenblase leisten. Eine Cholelithiasis entgeht dieser Methode nicht. Konkremente in den Gallengängen können ebenfalls sonographisch erfaßt werden. Gleiches gilt für schwere cholangitische Veränderungen. Kontrastmitteluntersuchungen können daher auf sonographisch unklare Befunde beschränkt bleiben.

9.2 Szintigraphie

Im Ventilations-Perfusions-Szintigramm mit Xe^{133} ist bereits in der Frühphase, wenn die Thoraxübersichtsaufnahmen noch keine eindeutige Blähung zeigen, eine Verzögerung des Wash-in- und Wash-out-Effektes nachweisbar als Ausdruck der Obstruktion. Hinsichtlich der Aussage über die Obstruktion ist die Sensitivität dieser Untersuchung sehr hoch. Darüber hinaus ist mit der Xe^{133}-Ventilations-Perfusions-Szintigraphie die irreguläre Ventilation der gesamten Lunge, u. U. auch eine deutliche Ventilationsstörung der Oberfelder, erfaßbar. Ferner läßt sich mit dieser Methode erkennen, daß die Ventilation deutlicher gestört ist als die Perfusion. Somit müssen auch weniger gut belüftete Areale teildurchblutet sein. Die höhere Anreicherung des Tracers in der Leber von CF-Patienten weist auf die gesteigerte Permeabilität der alveolären Kapillarwand und auf das Vorliegen eines Rechts-links-Shunts hin. Die Ga^{67}-Szintigraphie kann u. U. zur Frage des Ausmaßes eines akuten entzündlichen Geschehens Informationen liefern. Sämtliche szintigraphischen Untersuchungen, vor allem der Einsatz von Ga^{67}, bleiben jedoch speziellen Fragestellungen, wie z. B. der Frage nach umschriebenen Lungenveränderungen bei CF, vorbehalten [48].

9.3 Computertomographie

Die CT findet einschließlich HRCT in der Routinediagnostik bei der überwiegenden Mehrzahl der CF-Patienten ebenfalls keine Anwendung. Von dieser Methode ist hinsichtlich des Sitzes, der Ausdehnung und der Anzahl der Emphysemblasen zwar eine detaillierte Aussage zu erwarten, alle anderen Lungenveränderungen bei Mukoviszidose sind jedoch der Thorax-Übersichtsaufnahme ebenso eindeutig zu entnehmen. Somit kann sich die teure und zudem zeitaufwendige Untersuchungsmethode in aller Regel erübrigen, da therapeutische Konsequenzen nicht resultieren. Eindeutige Indikation zur CT bzw. HRCT ist die Untersuchung vor Transplantation.

9.4 Magnetresonanztomographie

Die Erfahrung mit MRT-Untersuchungen sind bei der CF begrenzt. Bei Patienten mit ausgeprägten Lungenveränderungen führt die erhöhte Atemfrequenz zur Minderung der Bildqualität. Die MRT liefert Informationen über die Ursache der Hilusverbreiterung, indem sie zwischen Bronchusverlegung, perientzündlichem Ödem oder einer Gefäßerweiterung bei Herzinsuffizienz zu differenzieren vermag. Zudem sind Therapieerfolge nach ausgeprägter Entzündung möglicherweise besser zu erfassen. Nicht in allen Fällen ist jedoch zwischen Atelektase und Entzündung eindeutig zu unterscheiden [11, 20].

9.5 Lungenfunktion, Blutgasanalyse, EKG

Bei Patienten mit CF ist mit Hilfe der Lungenfunktionsprüfung meßbar, daß Residual- und thorakales Gasvolumen erhöht sind, die Vitalkapazität ist vermindert. Es besteht eine restriktive Ventilationsstörung mit obstruktiver Komponente [5]. Eine Erniedrigung des Pa O_2 geht meist der klinischen Verschlechterung voraus; ein deutlicher bleibender Anstieg des Pa CO_2 ist prognostisch ungünstig.

Im EKG sind Zeichen der Rechtshypertrophie erst im Spätstadium nachweisbar und ebenfalls als prognostisch ungünstig zu werten.

9.6 Bronchographie

In der überwiegenden Mehrzahl der Fälle ist die Durchführung einer Bronchographie bei der CF nicht indiziert. Die Untersuchung führt passager zu einer erheblichen Verschlechterung der Ventilation, sie liefert zudem kaum zusätzliche Informationen. Nur in seltensten Ausnahmefällen kann eine Lobektomie ernsthaft in Erwägung gezogen werden und eine Bronchographie erforderlich machen.

10 Radiologische Differentialdiagnose

Da die Expressivität der Lungenveränderungen sehr unterschiedlich ist, sind beim Säugling mit schwerer Obstruktion Bronchiolitis und Pertussis differentialdiagnostisch an erster Stelle zu nennen. Vorwiegend bei einem Kleinkind, das keine ausgeprägten intrapulmonalen Veränderungen, hingegen eine erhebliche Lungenblähung aufweist, ist zunächst differentialdiagnostisch das frühkindliche Asthma oder auch eine länger zurückliegende Aspiration zu erwägen.

Erfolgt die Diagnosestellung erst im Erwachsenenalter, sind Teilatelektasen im Oberlappen oder Bronchiektasen mit einzelnen Fleckschattenbildungen einer Tuberkulose radiologisch ähnlich. Granulomatöse Lungenveränderungen sowie die Sarkoidose sind die wichtigsten Differentialdiagnosen beim Erwachsenen. Immundefekte und das Syndrom der immobilen Zilien [35] haben ein dem Vollbild der Zystischen Fibrose u. U. relativ ähnliches radiologisches Erscheinungsbild.

11 Extrapulmonale radiologische Veränderungen

11.1 Sinusitis

Die Totalverschattung der Nasennebenhöhlen ist bei zystischer Fibrose ein obligater klinischer und somit auch radiologischer Befund (Abb. 11). Daher bleibt bei bekannter Diagnose eine Aufnahme der Nasennebenhöhlen in aller Regel ohne diagnostische Zusatzinformation. Ist jedoch anamnestisch

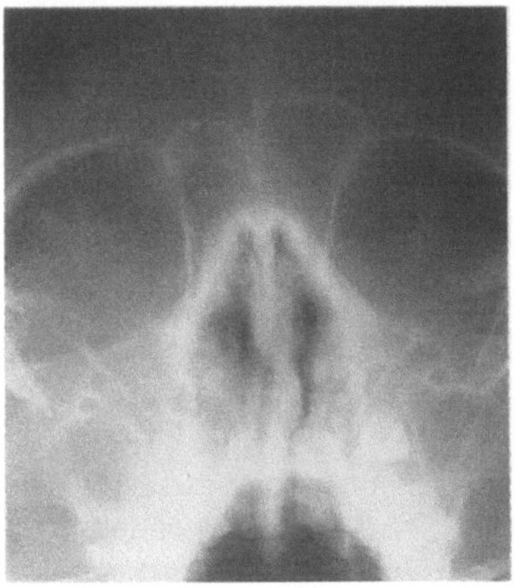

Abb. 11. 8jähriger Knabe, CF, Nasennebenhöhlen: Totalverschattung der Nasennebenhöhlen und Schwellung der Nasenschleimhaut

oder radiologisch die zystische Fibrose Gegenstand differentialdiagnostischer Erwägungen, so kann bei normaler Belüftung der Nasennebenhöhlen die Mukoviszidose ausgeschlossen werden. Selten sind es Polypenbildungen, die Anlaß zur Aufnahme der Nasennebenhöhlen geben. Nasenpolypen werden durch die Inspektion diagnostizierbar [1].

11.2 Osteoarthropathie

Chronische Erkrankungen, die mit einer Hypoxie einhergehen, führen, wie auch die Zystische Fibrose, in seltenen Fällen (5%) zu einer pulmonalen hypertrophischen Osteoarthropathie [36]. Diese ist gekennzeichnet durch eine Periostitis, durch Trommelschlegelfinger und -zehen sowie durch eine Synovitis.

Radiologisch sind Trommelschlegelfinger erkennbar an einer Verbreiterung des Weichteilschattens der Endphalangen, ohne daß knöcherne Veränderungen vorliegen (Abb. 12). Der Trommelschlegelbildung liegt ursächlich eine Hyperplasie des Bindegewebes zugrunde, wobei eine lokale Vasodilatation über einen Prostaglandin-E-Mechanismus diskutiert wird [3, 33].

Periostale Ossifikationen, die als periostaler Saum, als zwiebelschalenartige Periostformation oder als Kortikalisverdickung zur Darstellung kommen können, sind an den Diaphysen der langen Röhrenknochen lokalisiert, bevorzugt an Unterarmen oder an den Unterschenkeln (Abb. 13). Bei älteren Kindern werden episodische Athritiden beobachtet [36]. Sie betreffen meist nur ein Gelenk, können jedoch wechselweise in verschiedenen Gelenken Beschwerden verursachen. In der Regel sind die sehr schmerzhaften Episoden flüchtig, sie bilden sich ohne Therapie spontan ohne Residuen zurück. Da eine transiente Synovitis als Ursache angenommen wird, fehlt ein röntgenmorphologisches Korrelat. Sonographisch sind in einzelnen Fällen minimale Ergußbildungen nachweisbar.

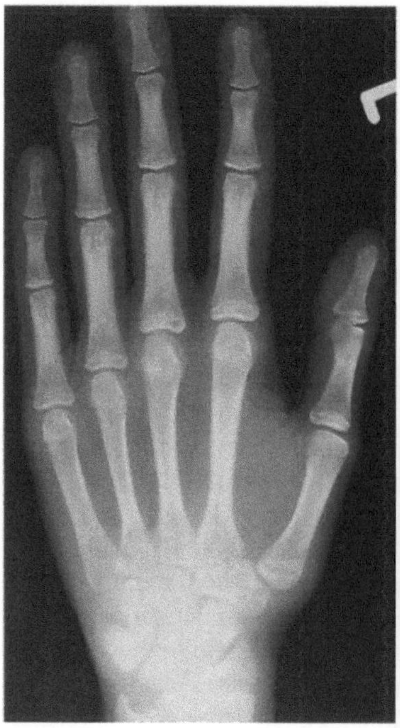

12

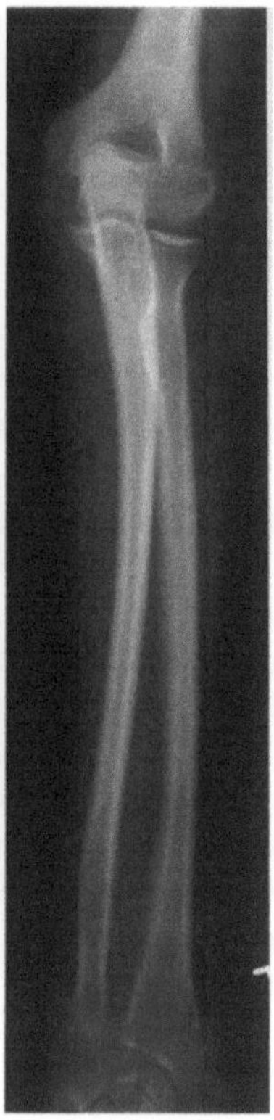

13

Abb. 12. 18jähriger Knabe, CF, linkes Handskelett: Weichteilverbreiterung der Endglieder sämtlicher Finger bei normaler knöcherner Konfiguration der Endphalangen

Abb. 13. 20jährige Patientin, Osteoarthropathie bei CF, linker Unterarm: Diskrete periostale Ossifikation entlang der distalen Diaphyse von Radius und Ulna medial

12 Verlauf und Komplikationen

Rechtzeitige Diagnosestellung, engmaschige Überwachung der Patienten und ein konsequentes Therapieregime, das meist an Zentren durchgeführt wird, haben in den letzten 20 Jahren sowohl die Lebenserwartung als auch vor allem die Lebensqualität der Patienten mit zystischer Fibrose sehr deutlich verbessert. An großen Kollektiven ist bewiesen, daß mehr als 50% der Patienten das Erwachsenenalter erreichen und einige Patienten das 30. Lebensjahr bereits überschritten haben [16]. Die Leistungsfähigkeit der Erwachsenen mit zystischer Fibrose ist in sehr unterschiedlichem Ausmaß eingeschränkt.

Der Hauptfaktor, der Lebensqualität und Lebensdauer beeinflußt, ist vorrangig die Schwere der Lungenveränderungen, erst in zweiter Linie wirkt sich das Ausmaß der gastrointestinalen Beteiligung aus. Als prognostisch bedeutsam haben sich die rechtzeitige Diagnosestellung und der frühzeitige Therapiebeginn erwiesen, da eine Zerstörung des Lungengewebes, die ohne Therapie rasch progredient ist, irreparabel bleibt.

12.1 Pulmonale Komplikationen

Jenseits des ersten Lebensjahres nehmen die intrapulmonalen Veränderungen zu. Ihre Progredienz entscheidet über die Lebenserwartung.

12.1.1 Infektionen

Virale Infektionen sind bei Kindern mit zystischer Fibrose ebenso häufig wie bei gesunden. Akute Pneumonien treten jedoch bei mukoviszidosekranken Kindern sehr viel häufiger auf, wobei in 80% der Fälle Pseudomonas aeruginosa und Staphylococcus aureus die Infektion auslösen. Auch Haemophilus influenzae und Streptokokken können ebenso wie Klebsiellen und Escherichia coli Pneumonien verursachen. Bei älteren Kindern tritt in 10% der Falle eine Aspergillose ein, Candida Infektionen sind hingegen seltener.

Im Verlauf der Erkrankung ist in aller Regel mit einer chronischen Besiedlung des Respirationstraktes durch Pseudomonas aeruginosa und Staphylococcus aureus zu rechnen.

12.1.2 Atelektasen

Atelektasen, die den rechten Oberlappen bevorzugen, aber auch in allen anderen Lungenarealen auftreten, können über längere Zeit bestehenbleiben. Sie begünstigen Bronchopneumonien und Abszeßbildungen, wobei Aggregationen von Bakterien den normalen mukoziliaren Transport verhindern. Entfaltet sich trotz intensiver Therapie ein Lungenabschnitt über längere Zeit nicht mehr, so ist im Einzelfall eine Resektion zu erwägen, um einen umschriebenen Streuherd zu entfernen.

12.1.3 Hämoptoe

50% der älteren Patienten entwickeln eine Hämoptoe, die meist ohne Vorboten auftritt. In aller Regel ist sie gering und bedarf keiner Therapie, jedoch ist stets mit Rezidiven zu rechnen. Der Druck in den hypertrophierten Bronchialarterien ist erhöht. Eine Steigerung des intrathorakalen Druckes, z. B. beim Hustenstoß, führt zur Blutung aus einer Bronchialarterie. Eine Hämoptoe größeren Ausmaßes kann fiberoptisch oder nuklearmedizinisch nachgewiesen und durch eine arterielle Embolisation therapiert werden [17, 48].

12.1.4 Pneumothorax

Jenseits des 10. Lebensjahres entwickeln 5 bis 10% der Patienten einen Pneumothorax, dessen Rezidivquote beidseits hoch ist. Ursächlich werden vor allem Rupturen der Emphysemblasen bei intrathorakaler Drucksteigerung vermutet, jedoch sind auch alveoläre Rupturen möglich. Die Patienten können durch die entsprechende klinische Symptomatik auffällig werden, nicht selten ist ein Pneumothorax jedoch auch ein radiologischer Zufallsbefund [29, 32]. Da die umgebaute Lunge kaum kollabieren kann, ist ein Spannungspneumothorax die Ausnahme. Im Einzelfall (Abb. 14) wird eine Pleuradrainage erforderlich. Diese Therapie wird jedoch zunehmend verlassen und durch medikamentöse pleurale Sklerosierung, z. B. durch Fibrinkleber, ersetzt. Die Pleurodese, d. h. die Fixierung der Pleura visceralis an der Pleura parietalis, bzw. eine Pleura-Abrasio oder Pleurektomie erfordern eine Thorakotomie.

Ein Pneumomediastinum, in dessen Folge in einzelnen Fällen eine Pneumatosis intestini eintreten kann, ist selten [21].

12.1.5 Cor pulmonale

Der fortschreitende Lungenumbau führt über die pulmonalarterielle Hypertension zum Cor pulmonale. Das Eintreten des Cor pulmonale bedeutet in

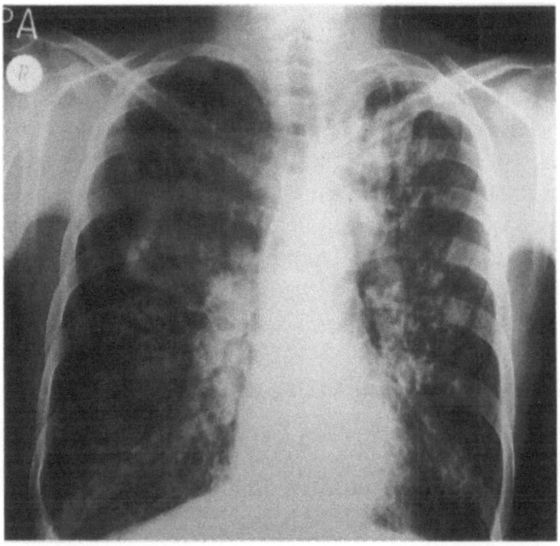

Abb. 14. 26jähriger Patient, Thorax a.p.: Ausgeprägte Lungenveränderungen und Pneumothorax rechts. Die umgebaute rechte Lunge kollabiert kaum, infolgedessen sind die Mediastinalorgane nur gering nach links verlagert

aller Regel, daß die weitere mittlere Lebenserwartung in der Folge bei nicht mehr als 8 Monaten liegt [30, 33].

12.2 Abdominelle Komplikationen

12.2.1 Mekoniumileus

Postnatal sind Obstruktionen des Magen-Darm-Traktes in unterschiedlicher Expressivität zu erwarten. Die Möglichkeiten reichen vom Mekonium-Pfropf-Syndrom bis zum Ileus mit Perforation und Peritonitis.

Eine pränatal abgelaufene Mekoniumperitonitis wird postnatal durch intraabdominelle Verkalkungen diagnostizierbar. Ist die Peritonitis in der früheren Fetalzeit eingetreten, sind unter Umständen intrathorakale Verkalkungen, d. h. Residuen einer Mekoniumpleuritis, zu erkennen.

12.2.2 Invagination

Jenseits des 4. Lebensjahres können Invaginationen eintreten, die primär konservativ therapiert werden sollten. Es muß in jedem Fall zunächst ein Repositionsversuch mit einem Kontrasteinlauf unternommen werden [22].

12.2.3 Mekonium-Ileus-Äquivalent

Bei älteren Patienten, vor allem bei solchen, die das Erwachsenenalter erreicht haben, ist bei einer akut auftretenden abdominalen Symptomatik an das Vorliegen eines Mekonium-Ileus-Äquivalentes zu denken. Gelingt es nicht, die meist ileozökal gelegene Obstruktion, die durch eingedickten Stuhl bedingt ist, durch eine orale Gabe von Golitely R zu lösen, kann unter Umständen eine chirurgische Intervention erforderlich werden.

12.2.4 Pankreasinsuffizienz

Die Ausprägung einer Dystrophie und Störungen des Längenwachstums bzw. Reifungsverzögerungen sind abhängig von der Schwere der Erkrankung. In 80 bis 90% ist eine Pankreasinsuffizienz vorhanden, die jedoch in aller Regel gut therapierbar ist. Jenseits der 1. Lebensdekade kann in einigen Fällen ein Diabetes mellitus als Folge der Langerhans-Zell-Destruktion auftreten. Dieser ist ebenfalls einfach zu therapieren und wird selten insulinpflichtig.

12.2.5 Leberzirrhose

In 25% der Fälle sind Störungen des hepatobiliären Systems zu erwarten. Ca. 5% der Kinder entwickeln eine fokale Leberzirrhose mit Hepatosplenomegalie.

Bei 12% der älteren Patienten werden Gallensteine nachweisbar, die häufig symptomlos bleiben. Alle Veränderungen sind durch regelmäßige sonographische bzw. duplexsonographische Kontrollen erfaßbar. Ein Pfortaderhochdruck wird frühzeitig erkannt. Ösophagusvarizen können zur Blutung führen. Ascites und Blutungen in den Magen-Darm-Trakt sind ebenfalls möglich.

13 Therapie

Ziel der Therapie ist in erster Linie, die rasche Progredienz der Lungenzerstörung aufzuhalten und das Auftreten von Komplikationen zu vermeiden. Gleichzeitig muß eine bestehende Verdauungsinsuffizienz behandelt werden.

Die Therapie der bronchiolären Obstruktion besteht aus 4 Komponenten: Die Viskosität des Schleims wird durch Mukolytika herabgesetzt, eine physikalische Therapie soll den Sekretabfluß verbessern, vor allem aber erfordern Infektionen rechtzeitig eine antibiotische Therapie, zudem muß die Kalorienzufuhr erhöht werden [9, 30, 50].

Eine konsequente Physiotherapie benötigt als Grundvoraussetzung die aktive Mitarbeit von Eltern und Kindern. Hierbei werden an die Kooperation von Eltern und Kind sowie an die Disziplin des älteren Patienten große Ansprüche gestellt.

Die Diskussion über eine antibiotische Dauertherapie wird unverändert kontrovers geführt. Die meisten Zentren bevorzugen heute jedoch eine intermittierende antibiotische Therapie, die eine engmaschige Überwachung zur Voraussetzung hat.

Die Gabe von Pankreasenzymen, unter Umständen auch die Substitution fettlöslicher Vitamine, korrigiert die Verdauungsinsuffizienz weitgehend und ermöglicht in aller Regel eine normale Entwicklung. Ist zudem eine ausreichende Kalorienzufuhr gewährleistet, wird in vielen Fällen ein normales Körpergewicht erreicht. Auch die Endgröße im Erwachsenenalter ist mit Ausnahme der Patienten, die früh einsetzende Lungenzerstörungen aufweisen, häufig normal.

Eine regelmäßige Überwachung der Patienten bezieht auch Röntgenkontrollen des Thorax in 2 Ebenen in zeitlich festgelegten Intervallen selbst bei zunächst problemlosem Verlauf stets mit ein, da die Thoraxübersichtsaufnahmen eine Progredienz der Lungenveränderungen dokumentieren und Komplikationen rechtzeitig erfassen müssen.

Durch die Einsicht und Kooperation von Eltern und Patienten, deren überwiegende ambulante Führung an großen Zentren durch ein Team von Ärzten, Physiotherapeuten und Sozialarbeitern erfolgt, kann die Prognose der Erkrankung wesentlich verbessert werden, wenngleich sie quoad vitam immer noch ungünstig ist. Herz-Lungen- bzw. Lungentransplantationen eröffnen neue Überlebenschancen [45].

Literatur

1. Amodio JB, Berdon WE, Abramson S, Baker D (1987) Cystic fibrosis in childhood: pulmonary, paranasal sinus and skelettal, manifestations. Sem Roentgenol 22:125–136
2. Andersen DH (1938) Cystic fibrosis and its relation to celiac disease. Am J Dis Child 56:344–399
3. Bachrach LK, Loutit CW, Moss RB (1994) Osteopenia in adults with cystic fibrosis. Am J Med 96:27–34
4. Batten JC, Matthew DJ (1983) The respiratory system. In: Hodson ME, Norman AP, Batten JC (eds) Cystic fibrosis. Ballière-Tindall, London
5. Bedrossian C WM, Greenberg SD, Singer DB (1976) The lung in cystic fibrosis. A quantitative study including prevalence of pathologic findings among different age groups. Hum Pathol 7:195–204
6. Bender SW, Stephan U (1977) Mucoviscidose – Zystische Fibrose, Mannheimer Morgen, Mannheim
7. Bowmann BH, Mangos JA (1976) Current concepts in genetics. Cystic fibrosis. New Engl J Med 294:937–938
8. Brasfield D, Hicks J, Song S, Tiller RE (1979) The chest roentgenogram in cystic fibrosis: a new screening system. Pediatrics 63:24–29
9. Burns JL, Ramsey BW, Smith AL (1993) Clinical manifestations and treatment of pulmonary infections in cystic fibrosis. Adv Pediatr Infect Dis 8:53–66
10. Chrispin AR, Norman AP (1974) The systematic evaluation of the chest radiograph in cystic fibrosis. Pediatr Radiol 2:101–106
11. Cohen MD (1986) Pediatric magnetic resonance imaging. Saunders, Philadelphia
12. Desai N, Nousia-Arvanitiakis S (1977) False negative meconium test results in screening for cystic fibrosis. J Pediatr 91:447–448
13. di Sant'Agnese PA, Darling RC, Perera GA et al. (1953) Sweat electrolyte disturbances associated with childhood pancreatic disease. Am J Med 15:777–784
14. Dörk T, Fislage R, Neumann T, Wulf B, Tümmler B (1994) Exon 9 of the CFTR gene: splice site haplotypes and cystic fibrosis mutations. Hum Genet 93:67–73
15. Fanconi G, Uehlinger E, Knauer C (1936) Das Coeliakie Syndrom bei angeborener zystischer Pankreasfibromatose und Bronchiektasien. Wien Med Wochenschr 86:753
16. Farber S (1944) Pancreatic function and disease in early life. V. Pathologic changes associated with pancreatic insufficiensy in early life. Arch Pathol 37:238
17. Fellows KE, Stigol L, Schuster S (1975) Selective bronchial arteriography in patients with cystic fibrosis and massive hemoptysis. Radiology 114:551–556–756
18. Fernand GW, Boat TF (1987) Cystic fibrosis: overview. Sem Roentgenol 22:87–96
19. Friedmann PJ (1987) Chest radiographic findings in the adult with cystic fibrosis. Sem Roentgenol 22:114–124
20. Gooding CA, Lallemand DP, Wesbey CE (1984) Magnetic resonance imaging in cystic fibrosis. J Pediatr 105:384–388
21. Hernanz-Schulmann M, Kirkpatrick J, Shwachman H, Hermann T, Schulmann G, Vawler GF (1986) Pneumatosis intestinalis in cystic fibrosis. Radiology 160:497–499
22. Holsclaw DS, Rocmans C, Shwachman H (1971) Intussuseption in patients with cystic fibrosis. Pediatrics 58:51–58
23. Jacobson LE, Houston CS, Habbick BF (1986) Cystic fibrosis: a comparison of computed tomography and plain chest radiographs. J Can Assoc Radiol 37:17–21
24. Kagan BM (1955) Cystic fibrosis of the pancreas: eccrinosis. III Med J 107:120–126
25. Khoshoo V, Udall JN (1994) Meconium ileus equivalent in children and adults. Am J Gastroenterol 89:153–157
26. Knowles M, Gatzy J, Boucher R (1981) Increased bioelectric potential difference across respiratory epithelia in cystic fibrosis. New Engl J Med 305:1489–1494
27. Kopelman H, Durie P, Gaskin K, Weizman Z, Forstner G (1985) Pancreatic fluid secretion and protein hyperconcentration in cystic fibrosis. New Engl J Med 312:329–334
28. Köster R, Köhler K, Pilz U, Rupprecht E, Hoffmann C, Paul KD (1988) Der Stellenwert der CT bei Mukoviszidose. Eine Vergleichsstudie zwischen konventioneller Röntgendiagnostik und CT. Radiol Diagn 29:51–57
29. Küster P, Bender SW, Posselt HG, Stöver B, Wiesemann HG (1988) Spontanpneumothorax bei cystischer Fibrose. Monatschr Kinderheilkd 136:251–255
30. Maclusky J, Lewison H (1990) Cystic fibrosis. In: Kendig's. Disorders of the respiratory tract in children, 5th edn. Saunders, Philadelphia, pp 692–730
31. te Meermann GJ, Dankert-Roelse J, Martinjn A, von Woerden HH (1985) A comparison of the Shwachman, Chrispin-Norman and Brasfield methodes for scoring of chest radiographs of patients with cystic fibrosis. Pediatr Radiol 15:98–101
32. Meyer H (1982) Spontanpneumothorax bei zystischer Fibrose. Schweiz Rundschau Med 71:505–510
33. Miedzybrodzka Z, Haites N, Hall M et al. (1993) Antenatal cystic fibrosis carrier screening – whether, when and how. Pediatr Perinat Epidemiol 7:368–375
34. Moss AJ (1982) The cardiovascular system in cystic fibrosis. Pediatrics 70:728–741
35. Nadel HR, Stringer DA, Levison H, Turner JAP, Sturgess JM (1985) The immotile cilia syndrom. Radiology 154:651–655
36. Nathanson I, Riddlesberger MM (1980) Pulmonary hypertrophic osteoarthrosopathy in cystic fibrosis. Radiology 135:649–651
37. Neuhauser EBD (1946) Roentgen changes associated with pancreatic insufficiency in early life. Radiology 46:319–328

38. Newman AJ, Ansell BM (1979) Episodic arthritis in children with cystic fibrosis. J Pediatr 94:594–596
39. Quillin SP, Siegel MJ, Rothbaum R (1993) Hepatobiliary sonography in cystic fibrosis. Pediatr Radiol 23:533–535
40. Quinton PM (1983) Chloride impermeability in cystic fibrosis. Nature 301:421–422
41. Reining JW, Sanchez FW, Thomason DM (1985) The distinctly visible right upper lobe bronchus on lateral chest: A clue to adolescent cystic fibrosis. Pediatr Radiol 15:222–224
42. Riordan JR (1989) Identification of the cystic fibrosis gene: cloning and characterization of complementary DNA. Science 245:1066
43. Rosenstein BJ, Langbaum TS, Metz SJ (1982), Cystic fibrosis; diagnostic considerations. Johns Hopkins Med J 150:113–122
44. Sanchis J, Dolovic M, Rosman C (1973) Pulmonary mucociliary clearance in cystic fibrosis. New Engl J Med 288:651–654
45. Spray TL (1993) Projektions for pediatric heart-lung and lung transplantation. J Heart Lung Transplant 12:337–343
46. Stephan U, Busch EW, Kollberg H (1975) Cystic fibrosis detection by means of a test strip. Pediatrics 55:35–38
47. Taussig LM (1985) Cystic fibrosis. Thieme-Stratton, New York
48. Treves ST (1985) Pediatric nuclear medicine. Springer, New York Berlin Heidelberg Tokyo, p 296
49. Tsui LC, Zsigg M, Kennedy D (1985), Cystic fibrosis: progress in mapping the disease locus using polymorphic DNA markers. Cytogenet Cell Genet 39:229–301
50. Woods DE, Bass JA, Johanson WG (1980) Role of adherence in the pathogenesis of pseudomonas aeruginosa lung infection in cystic fibrosis patients. Infect Immun 36:694–699
51. Zach MS (1990) Lung diseases in cystic fibrosis – an updated concept. Pediatr Pulmonol 8:188–202

5 Lungentuberkulose

F. BALL

INHALT

1 Primärtuberkulose ... 115
1.1 Pathogenese, Pathophysiologie und pathologische Anatomie ... 115
2 Röntgensymptomatologie ... 118
2.1 Einleitung ... 118
2.2 Untersuchungstechnik ... 118
2.3 Primärkomplextuberkulose ... 118
2.4 Hilus- und Mediastinallymphknotentuberkulose .. 119
2.4.1 Folgen der Bronchialeinengung und des Lymphknotendurchbruchs ... 120
2.5 Miliartuberkulose der Lungen ... 121
2.6 Pleuritis im Ablauf der Primärtuberkulose ... 122
2.7 Zeitlicher Ablauf ... 122
2.8 Radiologische Differentialdiagnose ... 125
3 Postprimäre Lungentuberkulose ... 126
3.1 Pathogenese, pathologische Anatomie und Röntgensymptomatologie ... 126
4 Pulmonale atypische Mykobakteriosen ... 127
Literatur ... 127

1 Primärtuberkulose

1.1 Pathogenese, Pathophysiologie und pathologische Anatomie

Die tuberkulöse Entzündung der Lunge wird heute in Mitteleuropa fast ausschließlich durch das *Mycobacterium tuberculosis* verursacht. Ganz selten handelt es sich um das Mykobakterium bovis oder um atypische Mykobakterien. Die atypischen Mykobakterien sind weniger pathogen, sie zeigen jedoch das gleiche Reaktionsmuster. Die Erstinfektion mit Tuberkelbakterien folgt in der Anfangsphase strengen pathophysiologischen Gesetzmäßigkeiten.

An der Haftstelle der Bakterien im Lungengewebe entwickelt sich der *Primärherd.* Offenbar selten entstehen gleichzeitig zwei oder mehr Erstherde. Von dort gelangen die Keime über die Lymphwege in die *regionalen Lymphknoten.* In beiden Stationen kommt es zu einer starken Vermehrung der Bakterien, die an diesen Stellen einen entzündlichen Prozeß verursachen. RANKE [17] hat dafür die Bezeichnung *Primärkomplex* geprägt. Diese Beteiligung der *regionalen Lymphknoten* ist *kennzeichnend* für jede *Erstinfektion* und unabhängig vom betroffenen Organsystem sowie vom Lebensalter des Infizierten. PARROT [16] postuliert bereits 1876, daß eine tuberkulöse Lungenveränderung nur dann als primär angesehen werden darf, wenn auch die benachbarten Lymphknoten tuberkulös verändert sind, was bei der postprimären Lungentuberkulose nicht üblich ist.

Der *Primärkomplex* beansprucht für seine Ausbildung 3–10 Wochen. Im gleichen Zeitraum entwickelt sich die *Tuberkulinallergie,* die mit den diagnostischen *Tuberkulinproben* nachweisbar ist. Nach allgemeiner Auffassung bleibt sie so lange bestehen wie Tuberkelbakterien im Organismus vorhanden sind. Das ist nach einer natürlichen Infektion wahrscheinlich zeitlebens der Fall. Die nachgewiesene Tuberkulinallergie ist somit ein untrügliches Zeichen, daß der Organismus irgendwann mit Tuberkelbakterien infiziert wurde. In der Regel ist die Tuberkulinallergie das einzige Symptom einer noch aktiven oder längst abgelaufenen Infektion. Sie erlaubt keine Aussagen über die Aktivität oder die Schwere eines Prozesses. Nur die erwiesene *Tuberkulinkonversion* belegt die noch frischere Infektion.

Mit dem Erscheinen der Tuberkulinallergie ist die Inkubationszeit beendet. Erst dann machen sich mitunter vorübergehend uncharakteristische klinische *Symptome* wie Fieber, Mattigkeit und Appetitstörungen bemerkbar. Nur selten kommt es heutzutage in dieser frühen Phase der Infektion zum Auftreten eines Erythema nodosum oder einer Phlyktäne.

Mehr als 90% der Infektionen gehen ohne eindeutige klinische oder sichere röntgenologische Veränderungen einher. Die pathologisch-anatomischen Befunde sind in diesen Fällen zu wenig ausgedehnt, um röntgenologisch eindeutig erfaßbar zu sein. Es dürfte sich dabei vorwiegend um sog. Gelegenheitsinfektionen mit geringer Keiminvasion bei guter Abwehrlage des Organismus handeln. Die allgemeine Abwehrlage und die Bakterienmenge bei der Ansteckung sind wesentliche Faktoren, ob sich beim Infizierten eine *Tuberkuloseerkrankung* entwickelt. Säuglinge und Kleinkinder sowie Patienten mit einer Immunschwäche sind diesbezüglich besonders gefährdet.

Zur *Primärtuberkulose* sollten alle *Erscheinungsformen* gerechnet werden, die im Verlauf der *beiden ersten Jahre* nach der *Infektion* in kontinuierlicher Folge auftreten. Die *postprimäre* Lungentuberkulose tritt meistens erst viel später, in der Pubertät, im Jugend- oder Erwachsenenalter auf. Man kann davon ausgehen, daß tuberkulöse Veränderungen im Thoraxraum bei Kindern fast ausschließlich einer Erstinfektion zuzurechnen sind. Die postprimäre Tuberkulose entwickelt sich wahrscheinlich überwiegend aus der Reaktivierung ruhender Herde, die während der Erstinfektion hämatogen oder bronchogen entstanden sind.

Zum Verständnis der *Röntgensymptomatologie* der *Erstinfektionen* ist es unerläßlich, mit den obligaten und möglichen pathologisch-anatomischen Vorgängen vertraut zu sein. Dadurch wird die Bildinterpretation wesentlich erleichtert.

Der durch die Tuberkelbakterien induzierte Primärherd zeigt zentral eine exsudativ-fibrinöse Entzündung, um die sich spezifisches Granulationsgewebe bildet, das von einer unterschiedlich ausgedehnten perifokalen Entzündung umgeben ist. Die meisten dieser Herde sind nur stecknadelkopf- bis linsengroß, seltener erreichen diese Herde die Größe einer Erbse oder Kirsche. Bei erheblich abwehrgeschwächten und massiv infizierten Säuglingen oder Kleinkindern kann jedoch der Primärherd mitunter ein Segment oder sogar einen ganzen Lappen einnehmen (Primärherdinfiltrierung). Im Zentrum dieses Herdes entsteht ziemlich regelmäßig eine *Nekrose* (Verkäsung), die dann im Verlauf von Monaten allmählich in Vernarbung übergeht oder vollständig resorbiert wird. Im indurierten Herd finden sich nicht selten *Kalkeinlagerungen,* die im Röntgenbild frühestens acht Monate nach Infektionsbeginn, meistens jedoch erst im zweiten Jahr bei entsprechender Größe abzugrenzen sind. In einem größeren Primärherd entsteht mitunter eine Kaverne (Primärherdkaverne), was jedoch heute in unseren Breiten nur noch ganz selten zu beobachten ist.

Der Primärherd kann sich überall in der Lunge ansiedeln, meistens liegt er weit peripher im Lungenmantel, etwas häufiger auf der rechten Seite. Eine Bevorzugung der Obergeschosse ist im Gegensatz zur postprimären Tuberkulose nicht festzustellen.

Häufig beherrschen die *regionalen* und nicht selten zusätzlich die im *Lymphdrainageweg* liegenden nachgeschalteten *Lymphknoten* das Erscheinungsbild. Sie können im Gegensatz zum Primärherd eine ganz erhebliche Größe erreichen. Anschwellungen bis auf das 100fache ihrer ursprünglichen Größe sind möglich. Stärkere Lymphknotenschwellungen werden vor allem im Säuglings- und Kleinkindesalter beobachtet. Einige ethnische Gruppen neigen offenbar zu ausgeprägten Lymphknotenschwellungen (z.B. Inder, Afghanen und Pakistani). Eine Beziehung zwischen der Größe des Primärherdes und der Größe der regionalen Lymphknoten besteht nicht.

Die *histologischen* Veränderungen in den Lymphknoten gleichen denen im Primärherd. Die perifokale Entzündung kann auf das umgebende Bindegewebe übergreifen. Die Verkäsungen im Lymphknoten sind meistens ausgedehnter und können den ganzen Lymphknoten erfassen. *Ausgeprägtere Lymphknotenschwellungen* führen bei der Tuberkulose wie bei einer echten tumorösen Raumforderung zur *Kompression* benachbarter *Bronchien* mit möglicher *Ventilationsstörung,* was auf ihre gummiartige Konsistenz zurückgeführt wird (Abb. 1). Außerdem haben die *verkästen Lymphknoten* eine starke Tendenz zum *Durchbruch* in die Umgebung. Da die pulmonalen und hilären

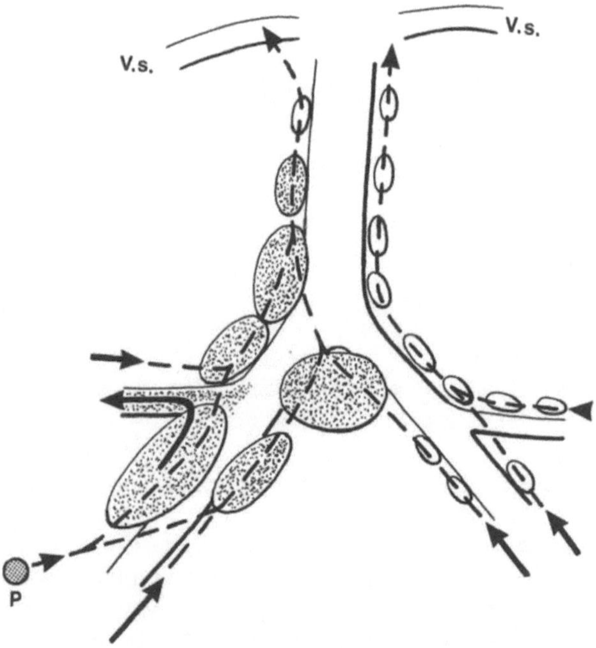

Abb. 1. Schematische Darstellung der Lymphdrainage der Lungen. Skizze einer rechtsseitigen Hilus-, Mediastinal- und Bifurkationslymphknotentuberkulose mit Bronchuseinengungen und Trachealimpression. Lymphknotendurchbruch in den rechten Oberlappenbronchus. Aspiration von käsigem Lymphknoteninhalt in den rechten Oberlappenbronchus. Tuberkulös veränderte Lymphknoten gepunktet. Gestrichelt: Wege der Lymphdrainage. *V. s.* Vena subclavia, *P* Primärherd

Lymphknoten bevorzugt in der unmittelbaren Nachbarschaft der Bronchien liegen, kommt es meistens zu einem Einbruch des Lymphknoteninhaltes in den Bronchus. Der Durchbruch wird durch eine die Bronchialwand penetrierende, granulomatöse Entzündung vorbereitet und ermöglicht. Aus dem Lymphknoten kann sich über diese Fistel flüssiges und krümeliges bakterienhaltiges Material entleeren. Die in den Bronchus eindringenden Granulationen und bröckeliges Lymphknotenmaterial können den Bronchus weitgehend oder vollständig verschließen. Dem anfänglichen *Ventilmechanismus* folgt dann die *Atelektase.* Der ausgetretene Lymphknoteninhalt wird entweder vollständig oder teilweise abgehustet, ein Teil kann bronchogen gestreut werden, wodurch *Aspirationsinfiltrate* in der Lunge entstehen. Die Aspiration erfolgt häufiger in das Lungenareal, von dem die Erstinfektion ausgegangen ist. Die Häufigkeit der Lymphknotendurchbrüche wird in der Literatur unterschiedlich angegeben. Es ist jedoch nicht zu hochgegriffen, wenn man bei einer manifesten Tuberkuloseerkrankung bei einem Drittel der Fälle einen oder sogar mehrere *Durchbrüche* annimmt, die sich meistens zwischen dem *3.* und *6. Monat* nach der Infektion ereignen. Bei Säuglingen kann die Perforation bereits nach 5–8 Wochen eintreten.

Nach einem Bronchialdurchbruch entstehen in Abhängigkeit von der Menge des Materials unterschiedlich große infiltrativ-atelektatische Veränderungen im Versorgungsgebiet des Bronchus. Histologisch kann es sich um recht bunte Veränderungen handeln: spezifische und unspezifische pneumonische Herde sowie Atelektasen. Bei einem längeren Sekretstau in einem verlegten Bronchus kommt es auch zu eitrigen Bronchitiden. Die durch den Bronchuseinbruch entstandenen sekundären Lungenveränderungen können längere Zeit bestehen bleiben. In einem längere Zeit nicht belüfteten Lungenareal entstehen *Bronchiektasen.* Die Bronchiektasenbildung wird durch schrumpfende Lungenprozesse gefördert. Wenn ein Lappenbronchus vollständig vom Lymphknoten komprimiert wird, entsteht meistens nur eine Atelektase, die nach ihrer rechtzeitigen Lösung keinerlei Lungenveränderungen hinterläßt. Käsiger Lymphknoteninhalt kann auch in umgebendes Lungengewebe, in ein Lungengefäß, in die Pleura oder in das Perikard sowie in die Trachea oder in den Ösophagus durchbrechen. Auf diese Weise entstehen im Rahmen einer Primärtuberkulose die Pleuritis oder Perikarditis. Die Pleuritis kann auch von einem pleuranahen Primarherd ausgehen.

Die tuberkulöse Lymphadenitis ist meistens der Ausgangspunkt für *hämatogene Streuungen,* da die Bakterien über das Lymphdrainagesystem (Abb. 1) wahrscheinlich bei jeder Erstinfektion über den Ductus thoracicus oder den Ductus lymphaticus dexter in den Blutkreislauf gelangen. So entstehen im Lungen- und Systemkreislauf Streuherde. Die diesbezügliche Gefährdung ist abhängig von der Menge der ausgeschwemmten Bakterien, dem Alter und der Abwehrlage des Infizierten. Die *schwerste* Verlaufsform einer *hämatogenen* Streuung ist die *Miliartuberkulose* mit *Meningoenzephalitis,* die vorwiegend bei Säuglingen und Kleinkindern auftritt. Die *miliare* Aussaat kann sich jedoch auch auf einzelne Organe (Lungen, zentrales Nervensystem, Leber oder Milz) beschränken. Meistens handelt es sich um sehr begrenzte hämatogene Streuungen, bei denen entweder in der Lunge oder extrapulmonal (Skelett, Nieren, Nebennieren) nur vereinzelte Streuherde entstehen. Die Streuherde in den Lungen sind bevorzugt im ersten und zweiten Lungensegment angesiedelt (Simon'sche Spitzenherde).

Die *Erstinfektion* ist in den allermeisten Fällen eine *einseitige* Erkrankung, vor allem wenn der Primärherd in der rechten Lunge liegt. Der Lymphabfluß der rechten Lunge erfolgt fast ausschließlich über die rechtsseitigen pulmonalen, hilären, tracheobronchialen und paratrachealen Lymphknoten in den Ductus lymphaticus dexter (Abb. 1). Die Bifurkationslymphknoten können ebenfalls betroffen sein. Es wurde bereits erwähnt, daß außer den regionalen auch nachgeschaltete Lymphknoten keineswegs selten in das tuberkulöse Geschehen einbezogen werden. In der Regel sind die Veränderungen in den primärherdfernen Knoten weniger ausgeprägt. Die tracheobronchialen oder die paratrachealen sind jedoch mitunter stärker als die hilären Lymphknoten vergrößert.

Wenn der *Primärherd* im *linken Unterlappen* liegt, kann es vorkommen, daß die linksseitigen hilären und tracheobronchialen Lymphknoten keine Veränderung aufweisen, sondern die Bifurkationslymphknoten und die rechtsseitigen tracheobronchialen oder paratrachealen Knoten befallen sind, was mit dem Lymphdrainageweg zusammenhängt (Abb. 1). Befindet sich ein Primärherd in der rechten und in der linken Lunge, so sind die beidseitigen Lymphknoten befallen. Selten sind bei einseitigem Primärherd auch auf der anderen Seite die Lymphknoten verändert.

Für die Tuberkulose ist kennzeichnend, daß Verkäsungen des Primärherdes und der Lymphknoten zu Verkalkungen bzw. Verknöcherungen führen.

Da in unseren Breiten andere granulomatöse Lungenerkrankungen wie die Histoplasmose, Kokzidioidomykose kaum zur Beobachtung kommen, kann man beim Auffinden von scholligen Verkalkungen in der Lunge oder in Lymphknoten ziemlich sicher auf eine tuberkulöse Genese schließen.

2 Röntgensymptomatologie

2.1 Einleitung

Der Röntgendiagnostik kommt bei der Erfassung einer manifesten Lungentuberkulose eine Schlüsselrolle zu. Es ist jedoch nicht möglich, aus dem Röntgenbild allein die definitive Diagnose einer Primärtuberkulose zu stellen, da im Einzelfall vergleichbare radiologische Erscheinungsbilder auch einen anderen Ursprung haben können. Eine *aktive* Tuberkulose ist nur durch den *kulturellen* Bakteriennachweis gesichert. Der Keimnachweis ist jedoch bei einer größeren Zahl der Kinder mit manifester Tuberkulose bei dem üblichen Vorgehen nicht zu erbringen, außerdem liegt das kulturelle Ergebnis oft erst nach 6–8 Wochen vor, neuerdings mit DNA-Analyse kurzfristig. Die *Diagnose* darf als erwiesen gelten, wenn bei bestimmten *radiologischen Befundkonstellationen* die *Tuberkulinprobe* eines *nicht* BCG-geimpften Kindes *positiv* ist und der weitere *radiologische Verlauf* die Diagnose stützt. Eine Primoinfektion ist andererseits bei einem BCG-geimpften, tuberkulin-positiven Kind und entsprechendem Röntgenbefund nicht ausgeschlossen, da die BCG-Impfung keinen absoluten Infektionsschutz zu bieten vermag. Für die radiologische Erfassung einer Erstinfektion ist außerordentlich hilfreich, daß wir es sowohl in der *Frühphase* wie im weiteren *Verlauf* in der Regel mit ziemlich *typischen radiologischen Befundkonstellationen* zu tun haben. 90–95% dieser Primoinfektionen verlaufen dagegen *radiologisch stumm*, da sich der Primärkomplex wegen seiner geringen Ausdehnung nicht eindeutig von den normalen Strukturen im Übersichtsbild abgrenzen läßt. Vor allem die hochauflösende CT bietet dann bessere Möglichkeiten.

2.2 Untersuchungstechnik

Für den *radiologischen Nachweis* genügt die Anfertigung einer technisch einwandfreien Thoraxübersichtsaufnahme, die so zu belichten ist, daß beide Hilusformationen in ihrem strukturellen Aufbau zu erkennen, die Trachea und die großen Bronchien sowie die Gefäßstrukturen hinter dem Herzen und im hinteren Randwinkel abzugrenzen sind (s. Kap. 1.1, Untersuchungstechnik und Röntgenanatomie der Thoraxorgane). Im Zweifelsfall und bei positivem Befund wird ergänzend eine Seitaufnahme angefertigt.

Eine *Computertomographie* ist bei adäquater Aufnahmetechnik seltener erforderlich und nur bei *fraglichen* Befunden oder *spezieller* Fragestellung ergänzend einzusetzen. Konventionelle Schichtaufnahmen sollten beim Kind nicht mehr angewendet werden. Bei Verdacht auf eine *Ventilstenose* sind Übersichtsaufnahmen in In- und Exspiration angezeigt.

2.3 Primärkomplextuberkulose

Der typische Primärkomplex (Abb. 2) ist auf Übersichtsaufnahmen in der Frühphase höchstens in 10–20% der Erstinfektionen im Kindesalter nachweisbar, da der Primärherd meistens der radiologischen Feststellung entgeht. Wenn er im Verlauf seiner Rückbildung eine intensivere Verkalkung aufweist, ist er dagegen häufiger zu erfassen. Die Unterscheidung zwischen Primärherd und den Auswirkungen eines Lymphknotenprozesses ist nicht unwichtig, da die Lungenveränderungen einen möglichen Lymphknotendurchbruch anzeigen, der aktives Vorgehen erfordert. Entstehen die Lungenveränderungen erst im weiteren Verlauf der Erkrankung, so kann ziemlich sicher angenommen werden, daß es sich um Folgeerscheinungen der Lymphknotentuberkulose handelt.

Der *Primärherd* zeigt sich als ein unscharf begrenzter, unregelmäßiger oft weicher Fleckschatten oder als ein rundlicher bis ovalärer homogener Verschattungsbezirk (Abb. 2). In Abb. 3a ist eine ausgedehnte *Primärherdinfiltrierung* dargestellt, in der es im weiteren Verlauf zu ausgedehnteren Verkäsungen gekommen ist (Abb. 3b). Wenn käsiger Inhalt Anschluß an einen größeren Bronchus bekommt, so kann eine *Primärherdkaverne* entstehen.

Die vergrößerten *regionalen Lymphknoten* imponieren im Gegensatz zu einer unspezifischen Entzündung mit Hilusbeteiligung als gut begrenzte *knotig-knollige* Schwellung, die nicht den ganzen Hilus einnehmen muß, sondern von der Lokalisation des Primärherdes abhängig ist (Abb. 2, 4, 6). In der Frühphase können bereits die tracheobronchialen und/oder paratrachealen Lymphknoten der

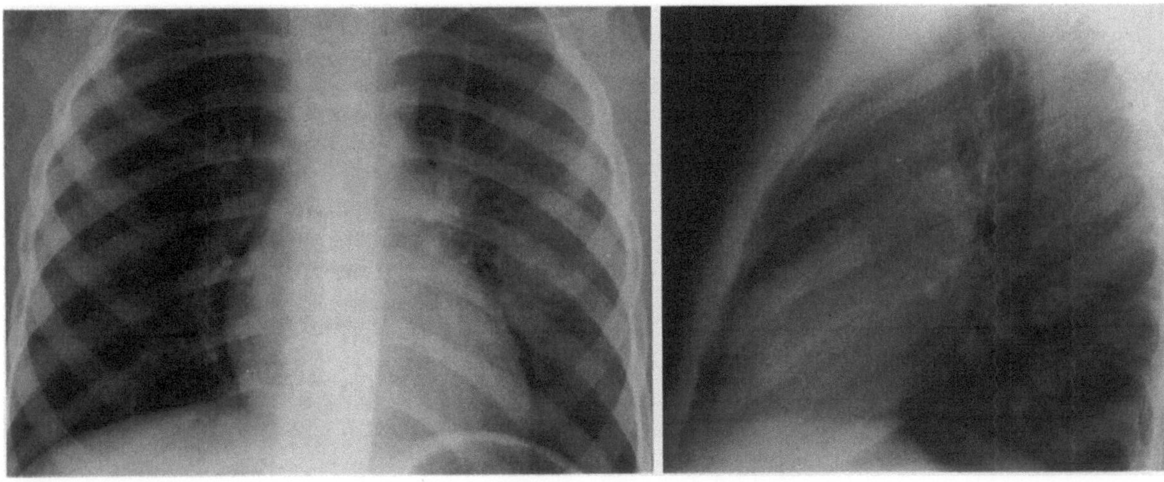

a b
2

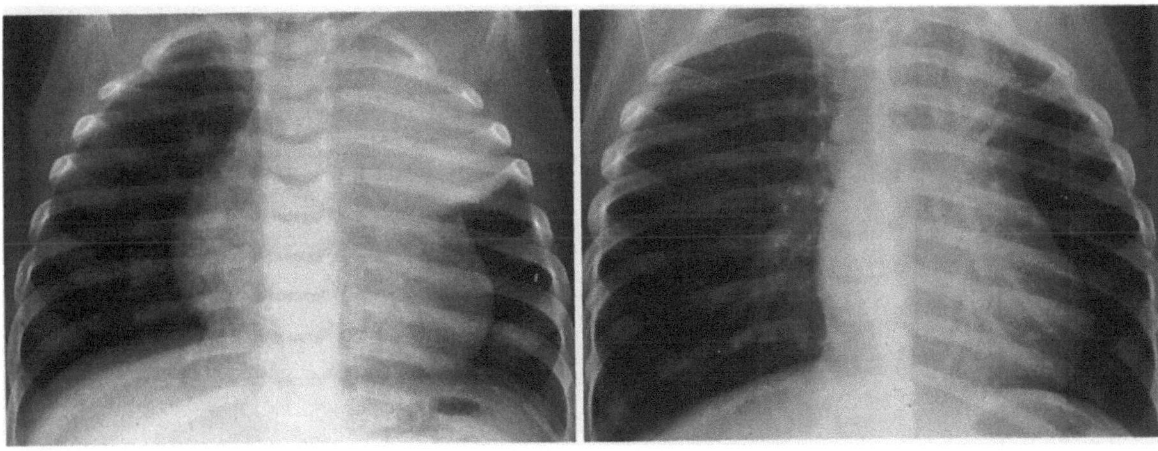

a b
3

Abb. 2a, b. 5jähriger Junge. *Primärkomplextuberkulose* links mit leicht bis mäßiggradiger Hiluslymphknotenschwellung und kirschgroßem Primärherd im superioren Segment der Lingula

Abb. 3a, b. 7 Monate altes Mädchen. **a** Ausgedehnte verkäsende *Primärherdinfiltrierung* im apikodorsalen Oberlappensegment links. Linker Hilus nicht abgrenzbar. Verlagerung der Trachea nach rechts durch vergrößertes Lymphknotenpaket tracheobronchial und paraaortal links. Kulturell: Tuberkelbakteriennachweis. Bronchoskopisch kein Lymphknoteneinbruch. – Monate fast gleichbleibender Befund. **b** 12 Monate später starke Schrumpfung des Lungensegmentes mit Verkalkungen in den verkästen Bezirken

gleichen Seite vergrößert sein. In der Regel sind die Lymphknoten viel größer als der Primärherd. Zwischen Primärherd und Hilus ist mitunter eine streifige Verdichtung nachweisbar, die auf die Lymphangitis zurückzuführen ist. Dann handelt es sich um das klassische Bild des *bipolaren* oder *hantelförmigen* Primärkomplexes.

2.4 Hilus- und Mediastinallymphknotentuberkulose

Die knotig-knollige Hiluslymphknotenschwellung ist bei einem größeren Prozentsatz der Fälle das einzige radiologische Symptom einer Primärtuberkulose (Abb. 4). Deswegen wird häufig einfach von der Hilustuberkulose gesprochen. *Charakteristisch* ist die *Einseitigkeit* der *Lymphadenopathie.* Stärker vergrößerte Lymphknoten führen bei der Tuberkulose häufiger zu einer umschriebenen *Einengung* des *Bronchial-* bzw. *Tracheallumens,* die auf entsprechend belichteten Übersichtsaufnahmen gut erkennbar ist. Dieses *Röntgenzeichen* ist von hohem *differentialdiagnostischen Wert,* da es bei unspezifischen Entzündungen nur selten zu finden ist. Die-

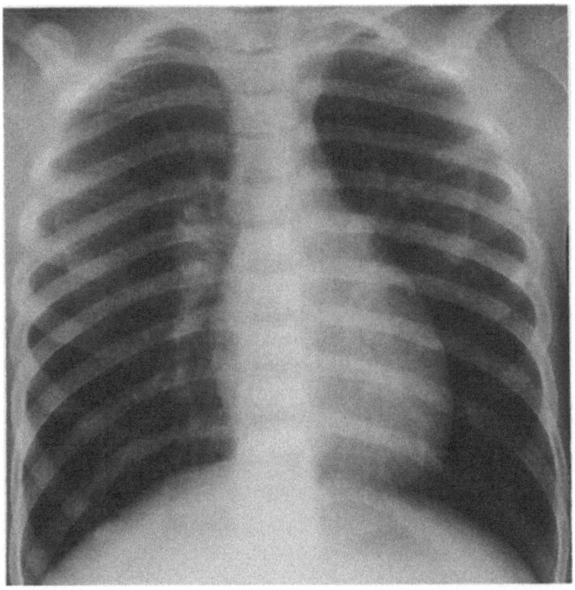

Abb. 4. 11jähriges Mädchen. *Hiluslymphknotentuberkulose* rechts. Knollige Lymphknotenschwellung. Primärherd nicht abgrenzbar. Erythema nodosum. – 8 Monate später unter Therapie Lymphknotenschwellung zurückgebildet

Tabelle 1. Bronchuseinengung durch Lymphknotenprozeß bei Primärtuberkulose [2]

Alter (Jahre)	Zahl der Kinder
0–1	10 (von 12)
1–14	17 (von 43)

Tabelle 2. Lokalisation der Bronchuseinengung [2]

Bronchus intermedius bei	21 Kindern
Rechter Hauptbronchus bei	6 Kindern
Linker Hauptbronchus bei	5 Kindern
Oberlappenbronchus bei	2 Kindern

Bei 14 Kindern Impression der Trachea durch vergrößerte mediastinale Lymphknoten

se umschriebenen Einengungen der großen Luftwege sind bei Kindern aller Altersklassen zu beobachten (Tabelle 1). Eine Bronchialeinengung fanden wir am häufigsten an der lateralen und medialen Wand des Bronchus intermedius (Tabelle 2). Beim gleichen Kind lassen sich mitunter zwei oder drei Einengungen nachweisen (Abb. 5, 6, 7, 9, 10). Die häufigen Einengungen am Bronchus intermedius sind damit zu erklären, daß in 70% der Fälle die Infektion von der rechten Lunge ihren Ausgang nahm.

2.4.1 Folgen der Bronchialeinengung und des Lymphknotendurchbruchs

Wenn die Bronchialeinengung durch den geschwollenen Lymphknoten oder ein Lympknotenpaket ein bestimmtes Ausmaß erreicht, ist die Ventilationsstörung im Versorgungsgebiet des Bronchus zuerst am *Ventilemphysem* zu erkennen (Abb. 5). Das Lungenareal zeigt infolge der Überblähung und einer Durchblutungsminderung eine erhöhte Strah-

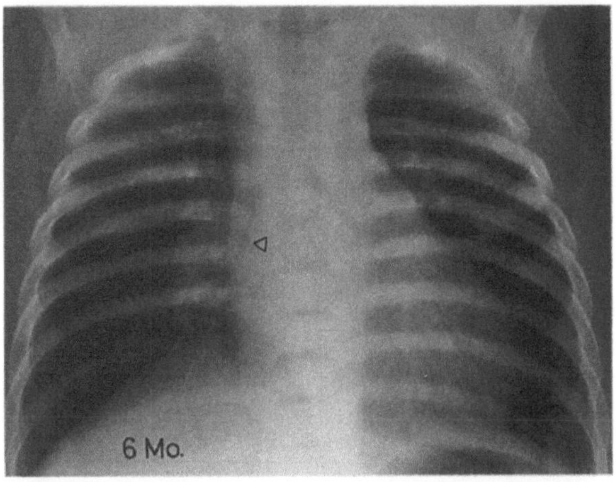

Abb. 5. 6 Monate alter Junge. *Tumorige Hiluslymphknotentuberkulose* rechts mit starker Kompression des Bronchus intermedius (*Pfeil*) von lateral und medial. Bogige Impression des rechten und linken Hauptbronchus von medial durch vergrößerte Bifurkationslymphknoten. Leichte *Ventilstenose* des Unter- und Mittellappens rechts (schmale Gefäßkaliber!). Primärherd nicht abgrenzbar. Kulturell: Tuberkelbakteriennachweis

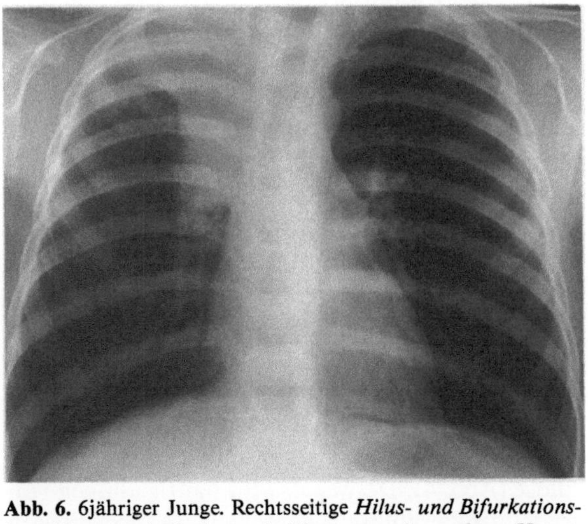

Abb. 6. 6jähriger Junge. Rechtsseitige *Hilus- und Bifurkationslymphknotentuberkulose* mit Einengung des rechten Hauptbronchus von lateral und medial. Oberlappenatelektase und Streuherde im apikalen Unterlappensegment rechts

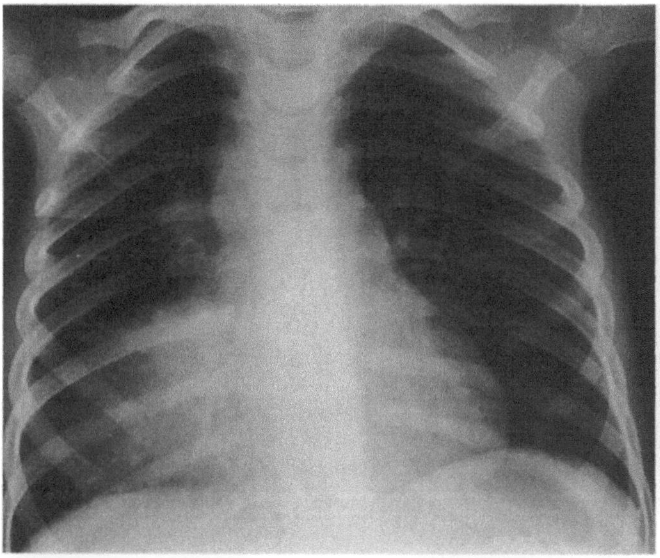

a

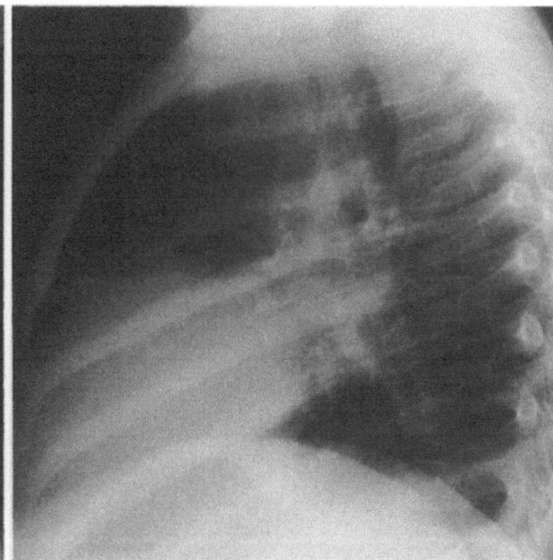

b

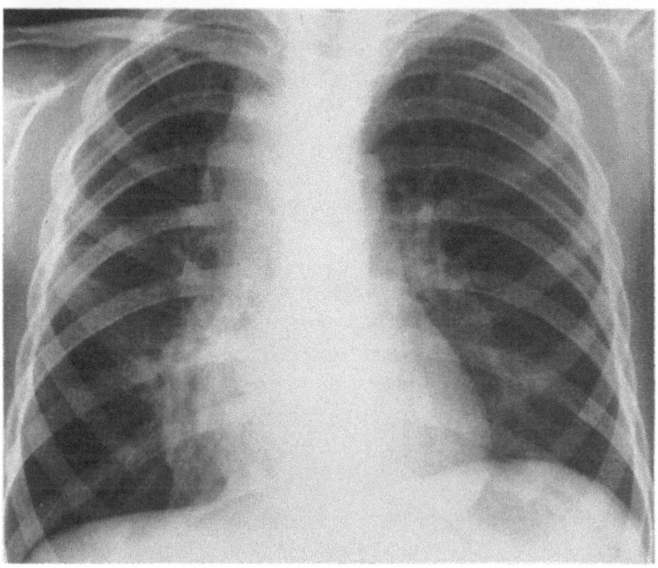

c

Abb. 7a–c. 5jähriges Mädchen. Tumorige *Hilus- und Tracheobronchial- und Paratracheallymphknotentuberkulose* rechts mit konzentrischer Einengung des Bronchus intermedius und ausgedehnten Aspirationsfolgen im Mittellappen.
Kulturell: Tuberkelbakteriennachweis. Bronchoskopisch Mittellappenbronchus nicht einsehbar. –
c Unter tuberkulostatischer Therapie 9 Monate später Hiluslymphknotenschwellung deutlich zurückgegangen, Paratracheallymphknotenschwellung zugenommen, Infiltration des Mittellappens rückläufig

lentransparenz. Das kann die einzige Auswirkung auf die Lunge bleiben bis die Lymphknotenschwellung wieder zurückgeht. Ein vollständiger Bronchusverschluß tritt häufiger erst ein, wenn ein *Lymphknotendurchbruch* in den Bronchus eingetreten ist. Die *Folge* ist eine *Segment-* oder *Lappenatelektase.* Die Ober- und der Mittellappen sind bevorzugt betroffen (Abb. 6, 7). Das Ventilemphysem und größere Atelektasen werden vorwiegend bei Säuglingen und Kleinkindern beobachtet. Diese flächenhaften Verschattungen wurden *früher* als *Epituberkulosen* bezeichnet. Da Atelektasen überwiegend nach einem Lymphknotendurchbruch auftreten, handelt es sich im weiteren Verlauf nicht nur um atelektasenbedingte Verschattungen, da sich in diesem Gebiet Aspirationsinfiltrate und unspezifische Entzündungen entwickeln können.

2.5 Miliartuberkulose der Lungen

Eine Miliartuberkulose kann auf die Lungen beschränkt bleiben und ist auf eine massive hämatogene Bakterienaussaat zurückzuführen. Die Keime gelangen auf dem Lymphwege in die venöse Blutbahn und werden im Kapillarbett der Lungen aufgefangen. Das radiologische Erscheinungsbild ist unterschiedlich. Ältere Kinder und Jugendliche

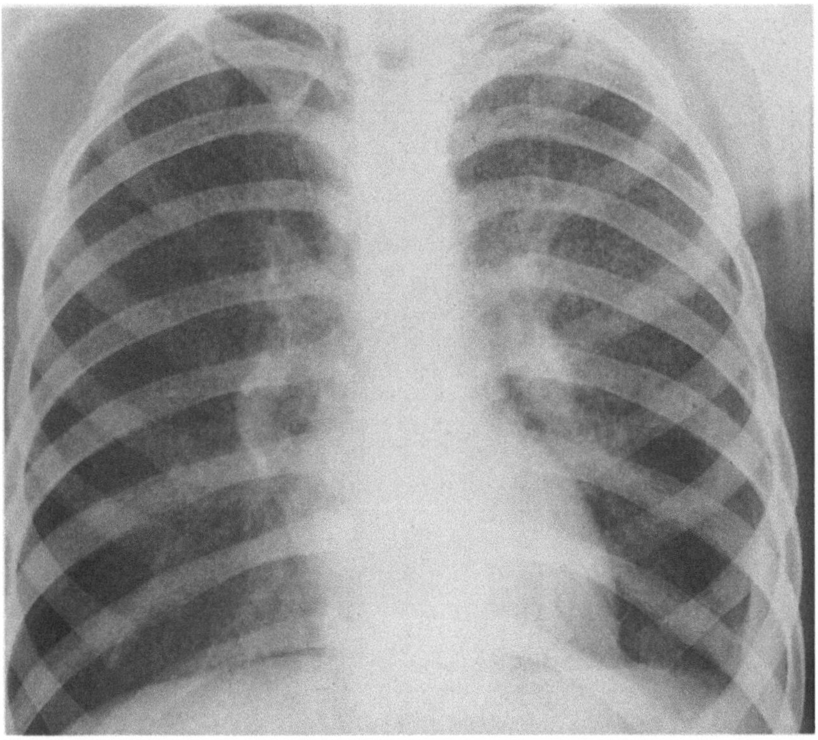

Abb. 8. 8jähriges Mädchen. *Miliartuberkulose* (feines Korn). Leichte Hilusschwellung links. Begleitpleuritis links

entwickeln häufiger nur feinkörnige miliare Fleckschatten (Abb. 8), die auch auf technisch einwandfreien Aufnahmen zumindest im Anfangsstadium übersehen werden können. Säuglinge oder Kleinkinder zeigen dagegen häufiger ein mittel- bis grobfleckiges Erscheinungsbild mit konfluierenden Veränderungen, so daß eine Abgrenzung von einer unspezifischen miliaren Bronchopneumonie mitunter nicht möglich ist. *Miliare* Lungenherde sollten in jedem Fall *zuerst* an eine *tuberkulöse Genese* denken lassen.

2.6 Pleuritis im Ablauf der Primärtuberkulose

Während im Kindesalter in der Primärphase nur etwa 10% eine Pleuritis entwickeln, ist dies bei einer Späterstinfektion der Jugendlichen in 40–70% der Fall. Die Pleuritis kann schon wenige Wochen nach der Infektion auftreten, meistens nach drei bis sechs Monaten, seltener erst im zweiten Jahr nach der Ansteckung. Die Pleuritis befindet sich auf der Seite der Lungen- bzw. Hilusveränderungen, die bei einer stärkeren Ergußbildung verdeckt sein können. Mitunter ist die Ergußbildung auf einen Interlobärraum beschränkt, häufiger handelt es sich jedoch um eine umschriebene Interlobärreaktion ohne nennenswerte Flüssigkeitsansammlung in unmittelbarer Nachbarschaft eines Herdes. Eine Pleuritis geht wahrscheinlich am häufigsten von pleuranahen Lungenherden oder Lymphknoten aus, indem die Entzündung per continuitatem auf den Pleuralraum übergreift. Die Abb. 10 zeigt den Verlauf einer Pleuritis exsudativa, die von einem pleuranahen großen Primärherd ausgegangen ist.

Die Pleuritis exsudativa der Primärphase verläuft in der Regel gutartig und bildet sich nach Wochen zurück.

2.7 Zeitlicher Ablauf

Die Verlaufsmöglichkeiten einer radiologisch manifesten Primärtuberkulose wurden bereits in den vorangegangenen Abschnitten aufgezeigt. Hier soll zur *Rückbildung* der Veränderungen Stellung genommen werden. Sie erfolgt sowohl spontan wie unter tuberkulostatischer Behandlung in der *Regel* äußerst *schleppend.* Es vergehen durchschnittlich viele Monate, mitunter Jahre bis eine Normalisierung oder das Narbenstadium eingetreten ist. Trotz adäquater Behandlung können infolge verspäteter Lymphknotendurchbrüche in den Bronchialbaum Befundverschlechterungen eintreten.

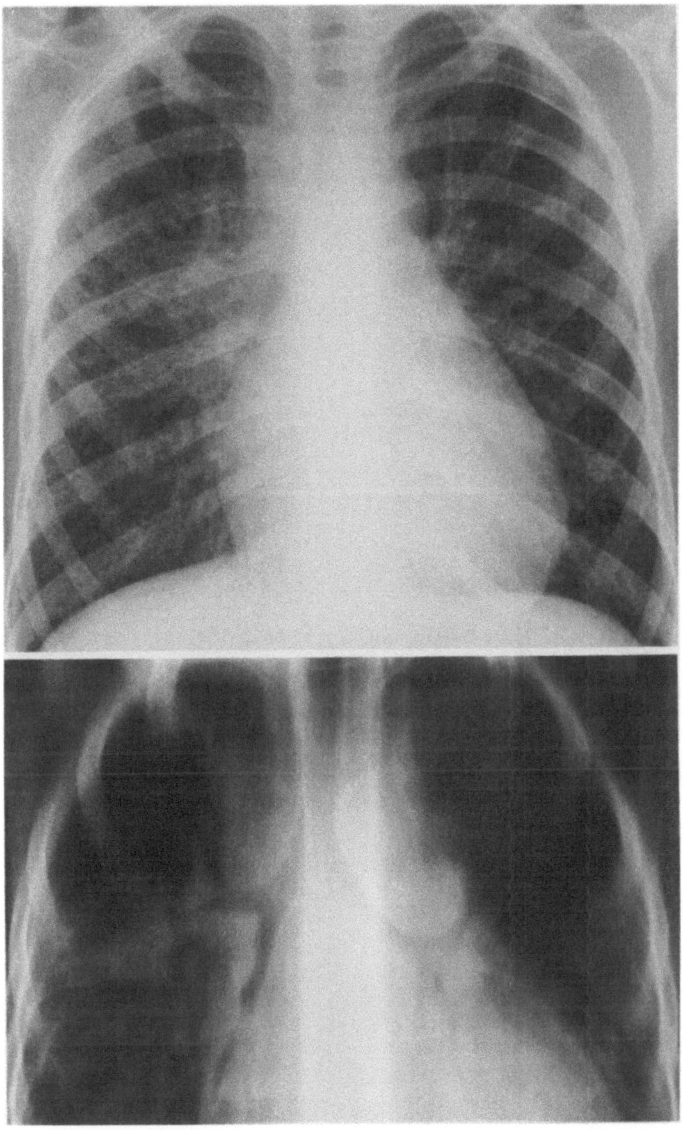

a

b

Abb. 9 a, b. 12jähriger Junge. **a** *Miliartuberkulose* (gröberes Korn). Tumorige Hilus-Bifurkations-Paratracheal- und Paraaortallymphknotenschwellung. Infiltration im ventralen Oberlappensegment *Pericarditis tuberculosa* rechts. **b** Schichtbild. Einengung des Bronchus intermedius von lateral und medial. Nebenbefund: Ductusverkalkung

Die vorab beschriebene Dynamik des Krankheitsverlaufes ist im Röntgenbild gut abzulesen, so daß der Röntgenuntersuchung auch in dieser Phase ein nicht zu unterschätzender Stellenwert zukommt. Etwas schnellere Rückbildungen sind möglich, wenn die Behandlung früh in der exsudativen Phase beginnt, bevor größere Verkäsungen eingetreten sind. Bildet sich dagegen die Röntgensymptomatologie bereits nach drei bis sechs Wochen *vollständig* zurück, so war der tuberkuloseverdächtige Befund durch einen andersartigen entzündlichen Prozeß verursacht.

Primärherde und Aspirationsinfiltrierungen gehen meistens vor dem Lymphknotenprozeß zurück, da in den Lymphknoten die ausgedehnteren Verkäsungen vorliegen. Nekrotische Lymphknoten benötigen viele Monate oder Jahre bis sie eintrocknen und schrumpfen, wenn sie ihren Inhalt nicht in den Bronchialbaum entleeren können. Andererseits kann sich ein vergrößerter Lymphknoten nach seinem Durchbruch rasch erheblich verkleinern. Eine durch Bronchusobturation entstandene Segment- oder Lappenatelektase wird sich nach Wiederherstellung der Belüftung sofort zurückbilden. Ist es jedoch nach einem Bronchuseinbruch zu ausgedehnteren Infiltrationen in seinem Versorgungsgebiet gekommen, ist die Rückbildung langwierig, wenn größere Verkäsungen entstanden sind. Später entsteht dort ein Indurationsfeld, das bei Kindern im Verlauf der Jahre fast vollständig verschwinden

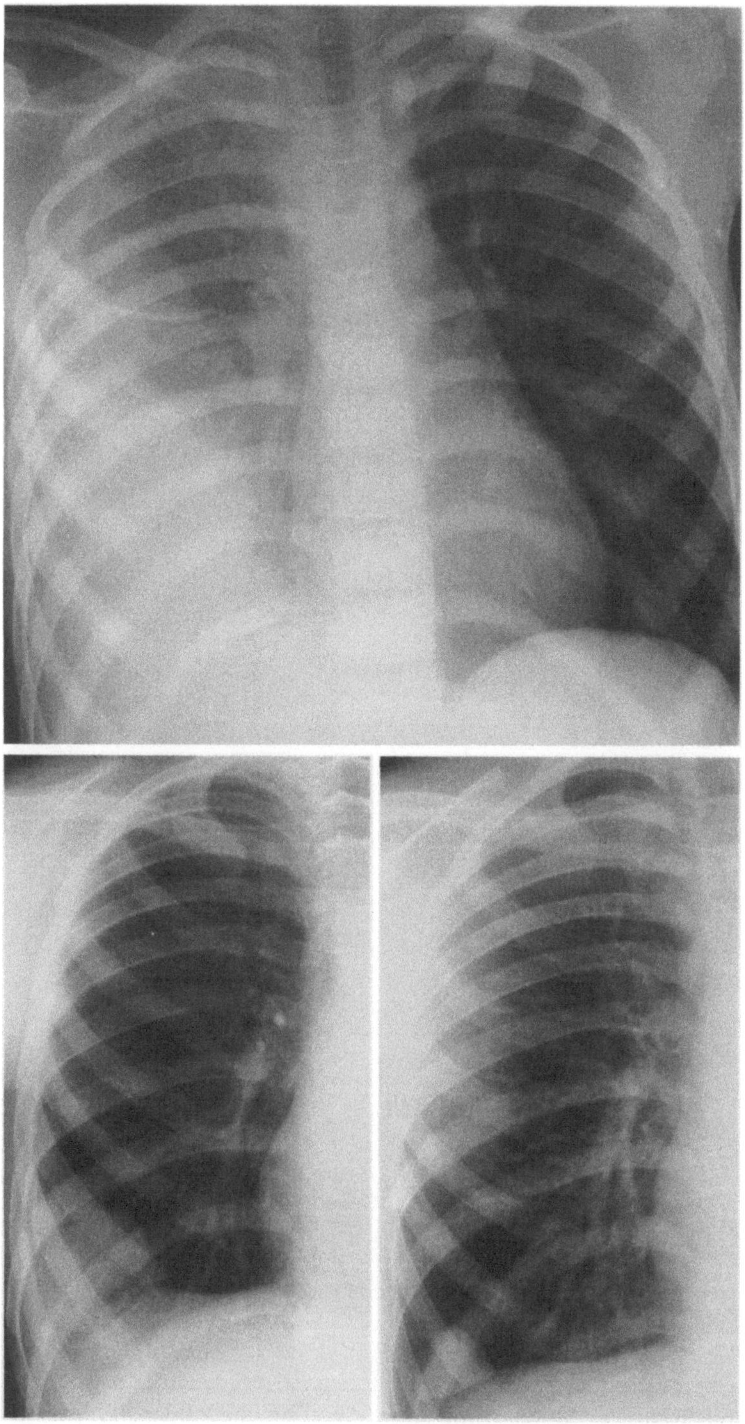

a

b

Abb. 10a–c. 11jähriges Mädchen. **a** *Pleuritis exsudativa* rechts bei Primärtuberkulose. Knotige Hiluslymphknotenschwellung, tracheobronchiale sowie paratracheale Lymphknotenschwellung rechts mit Impression der Trachea. **b** 8 Monate später großer rundlicher Primärherd im rechten Unterlappen. Pleuraschwarte. Hiluslymphknotenschwellung zurückgegangen. Tracheobronchial noch leichte Lymphknotenvergrößerung. Herdschrumpfung und beginnende Verkalkung 2 Jahre nach Erkrankungsbeginn. **c** 3 Jahre später vollständige Verkalkung des Primärherdes

kann. Sichtbare Verkalkungen sind im Röntgenbild frühestens nach 8 Monaten, meistens erst nach 1–2 Jahren nachzuweisen.

Zum Verlauf einer röntgenologisch inapparenten Primärtuberkulose ist zu sagen, daß sich in diesen Fällen unter einer tuberkulostatischen Monotherapie mit INH in der Folge keine Röntgenveränderungen einzustellen pflegen [1].

Eine Stellungnahme des Radiologen zur Aktivität bzw. „Abheilung“ einer Tuberkulose sollte nicht abgegeben werden. Man sollte sich auf eine genaue Beschreibung der Rückbildung der Veränderungen beschränken. Die Röntgenkontrollen dürfen bei der schleppenden Rückbildungstendenz nicht zu engmaschig durchgeführt werden. Die richtigen Zeitintervalle sind allerdings im Einzelfall festzulegen. Eine erste Röntgenkontrolle nach Feststellung der Veränderungen ist im allgemeinen nach 6–7 Wochen angezeigt, wenn nicht klinische Befunde (z. B. Zeichen der Bronchusverlegung) dies früher erfordern. Die weiteren Kontrollen bis zur Einjahresgrenze sind etwa vierteljährlich durchzuführen.

2.8 Radiologische Differentialdiagnose

Die Beachtung hinweisender radiologischer Befundkonstellationen ist bei der Diagnosefindung außerordentlich hilfreich (Tabelle 3). Es ist jedoch zu bedenken, daß mitunter andere Erkrankungen vergleichbare oder ähnliche Erscheinungsbilder hervorrufen. Außer der Beachtung der in der Regel einseitigen Veränderungen und der fast obligatorischen Lymphknotenvergrößerung ist der Nachweis einer *Bronchiallumeneinengung* durch einen stark geschwollenen *Lymphknoten* oder ein *Lymphknotenpaket* ein *wichtiges* differentialdiagnostisches

Tabelle 3. Primärtuberkulose der Lunge – wegweisende Röntgenbefunde [2]

Einseitige knotig-knollige Hiluslymphknotenvergrößerung *mit* oder ohne Bronchuskompression.
Einseitige knotig-knollige Hiluslymphknotenvergrößerung mit oder ohne Bronchuskompression und gleichseitige Vergrößerung mediastinaler Lymphknoten, evtl. mit Trachealkompression.
Einseitige knotig-knollige Hiluslymphknotenvergrößerung mit oder ohne Bronchuskompression, evtl. kombiniert mit vergrößerten mediastinalen Lymphknoten und gleichseitigem *Ventilemphysem* oder *Segment-* bzw. Lappenatelektase.
Typischer *Primärkomplex.*
Beginnende *Verkalkungen* in vergrößerten intrathorakalen Lymphknoten.
Intrathorakale *einseitige* Lymphknotenvergrößerung mit *miliaren* Lungenherden.
Pleuraerguß mit gleichseitiger Schwellung der Hilus- bzw. Mediastinallymphknoten.

Bronchus- oder *Trachealkompression* durch vergrößerte Lymphknoten immer auf *Primärtuberkulose verdächtig.*

Kriterium, das bei unspezifischen Entzündungen selten angetroffen wird. Lediglich echte tumoröse Prozesse (Non-Hodgkin-Lymphome, Hodgkin, Teratome), prallelastische Bronchial- oder Dermoidzysten, der M. Boeck (Abb. 11) sowie erweiterte oder atypisch verlaufende arterielle Gefäße

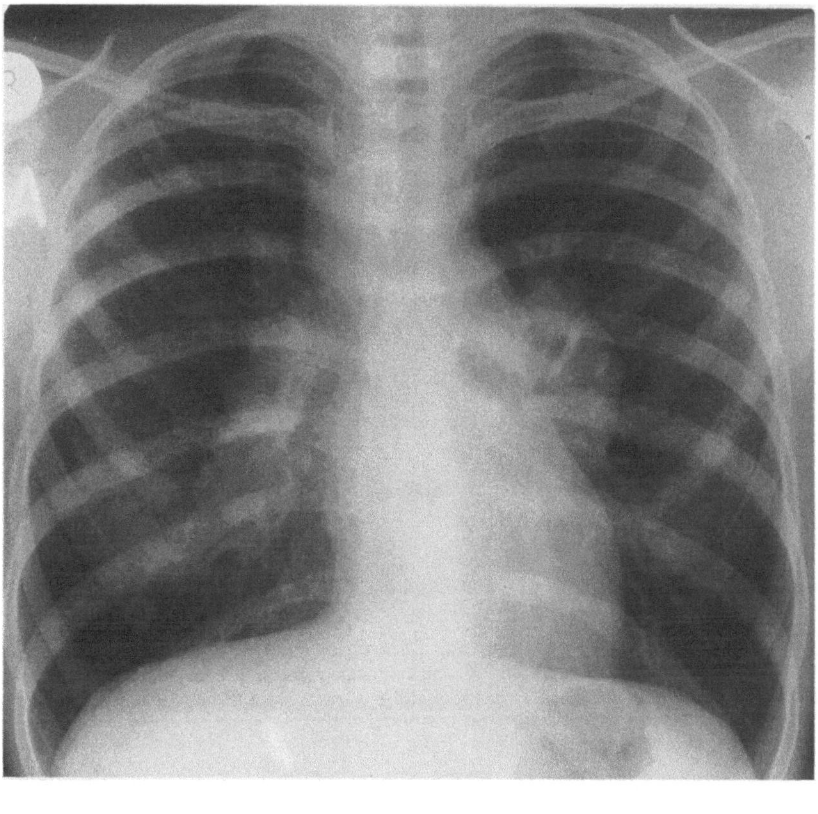

Abb. 11. 14jähriges Mädchen. *M. Boeck.* Knotig-knollige Hiluslymphknotenschwellungen bds. und mediastinal. Bogige Impression des rechten Trachealrandes und Verlagerung der Trachea nach links. Konzentrische Einengung des linken Hauptbronchus. Tuberkulinproben *negativ*

sind dazu in der Lage. Zur Erfassung vergrößerter mediastinaler Lymphknoten ist nicht nur eine Außenkonturbeurteilung vorzunehmen, sondern auf Impressionseffekte am Trachealrand zu achten. Das gleiche gilt für die mediale Begrenzung der Hauptbronchien und des Bronchus intermedius. Bei jeder Mediastinalverbreiterung ist auch zu fragen, ob sie durch den Thymus verursacht wird. Ein normales Thymusgewebe führt jedoch nie zu Impressionseffekten an der Luftröhre oder den großen Bronchien.

Bei allen differentialdiagnostischen Überlegungen ist das Alter zu berücksichtigen. Ein M. Hodgkin wird meistens erst nach dem 10. Lebensjahr beobachtet und die Lymphknotenschwellungen sind in der Regel beidseits zu finden. Das gleiche gilt für den M. Boeck, der ebenfalls in die Differentialdiagnose einzubeziehen ist (Abb. 11). Er tritt ganz selten vor der Pubertät auf. Die Mononukleose verändert mitunter ebenfalls die mediastinalen und hilären Lymphknoten. Eine Primärtuberkulose kann auch durch eine *atypische* Masernpneumonie vorgetäuscht werden, wenn sie einseitig auftritt und dann fast regelmäßig zu einer gleichseitigen Lymphknotenvergrößerung führt. Die Rückbildung dauert mitunter viele Wochen. Ein ähnliches radiologisches Erscheinungsbild verursacht auch eine chronische Pneumonie nach Fremdkörperaspiration. Eine Mykoplasmenpneumonie kann ebenfalls vorübergehend differentialdiagnostische Schwierigkeiten bereiten. Die übrigen *klinischen Symptome* und vor allem das *Ergebnis* der *Tuberkulintestung* sowie die mitunter rasche Rückbildung der Veränderungen erlauben meistens eine Klärung.

Vergleichbare radiologische Befunde werden auch von der Histoplasmose oder Kokzidiomykose hervorgerufen, die jedoch in unseren Breiten nicht beobachtet werden.

3 Postprimäre Lungentuberkulose

3.1 Pathogenese, pathologische Anatomie und Röntgensymptomatologie

Die postprimäre Lungentuberkulose entsteht überwiegend aus intrathorakalen Herden, die während der Erstinfektion entstanden sind. Die *Reaktivierung* dieser Herde geschieht in der Regel nach einer jahrelangen Latenzzeit. Das kann während der Pubertät, im Jugendalter oder erst Jahrzehnte später in einer Periode veränderter Abwehrlage eintreten. Von nicht erkannten und unbehandelten *Spätterstinfektionen* im Pubertäts- oder Jugendalter kann bereits nach Monaten aus hämatogenen oder bronchogenen Streuherden eine Lungentuberkulose vom postprimären Typus ausgehen.

Die postprimäre Tuberkulose nimmt meistens von hämatogenen, wahrscheinlich seltener von nach Lymphknotendurchbruch bronchogen entstandenen Streuherden ihren Ausgang. Es besteht andererseits auch die Möglichkeit, daß alte Lymphknotenprozesse erneut aktiv werden, die entweder frische hämatogene Herde setzen oder im Falle eines verspäteten Durchbruchs in den Bronchus von dort aus in die Lunge streuen. Für die Annahme der Reaktivierung „ruhender" Herde als Ursache einer postprimären Tuberkulose sprechen auch die Ergebnisse der INH-Behandlung [11]. Exogene Superinfektionen dürften dagegen eine untergeordnete Rolle spielen. Die postprimäre Tuberkulose ist jedoch heutzutage im Kindes- und Jugendalter eine sehr seltene Verlaufsform, wenn diese Patienten keiner Risikogruppe angehören.

Die *hämatogenen Streuherde* befinden sich ganz überwiegend im *ersten* und *zweiten Lungensegment* (Simon'sche Spitzenherde). Diese entwickeln sich oft in beiden Lungen, was ebenfalls ihre hämatogene Entstehung belegt. Die ruhenden Spitzenherde sind meist so klein, daß sie im Röntgenübersichtsbild nicht abgrenzbar sind. Sie können jedoch bis erbsengroß sein und Kalkeinlagerungen zeigen. Im Falle der Reaktivierung geht von diesen Herden eine exsudative Entzündung aus, die zu Verkäsungen neigt. Käsiges Material wird über die Bronchien in die unmittelbare Umgebung verschleppt, wodurch immer neue Herde unterschiedlicher Ausdehnung entstehen. Der Prozeß kann sich jedoch auch per continuitatem in kaudaler Richtung ausbreiten, so daß größere Lungenareale in einer oder beiden Lungen erfaßt werden. Man spricht dann von einer Lungenphthise. Diese Patienten sind fast immer offen und für ihre Umgebung hochinfektiös. Durch größere Einschmelzungen entwickeln sich Kavernen oder ganze Kavernensysteme (Abb. 12).

Im Thorax-Röntgenbild zeigen sich dann ausgedehntere, stark konfluierende Fleckschatten, aus denen größere Verschattungsbezirke ausgehen. Nicht selten entsteht ein wabiges System, wobei es oft schwierig ist, kleinere Einschmelzungen von überblähten oder nicht betroffenen Lungenbezirken abzugrenzen. Zur besseren Beurteilung ist dann die *Computertomographie* angezeigt. Im Tomogramm lassen sich im Mediastinum mitunter verkalkte Lymphknoten nachweisen, die im Über-

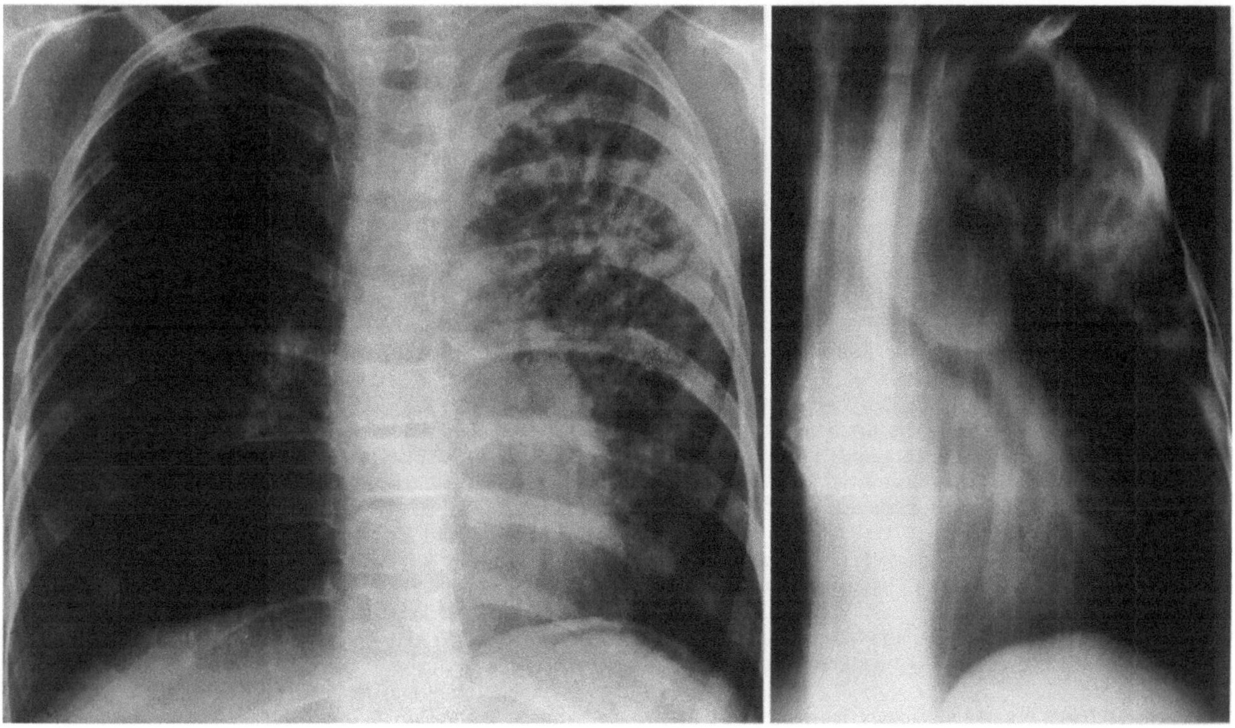

a b

Abb. 12a, b. 11jähriger Junge. *Kavernöse postprimäre Tuberkulose.* Große Kaverne mit Drainagebronchus. Zusätzlich kleinere Kavernen im apikodorsalen Segment 1 und 2. Mehrere kleinere Streuherde im rechten Oberlappen. Alte verkalkte Lymphknoten im rechten Hilus sowie unterhalb der Bifurkation. Kulturell: Tuberkelbakteriennachweis

sichtsbild nicht eindeutig erkennbar waren (Abb. 12a).

Im Stadium der Konsolidierung entstehen ausgedehntere Fibrosierungen. Wenn die Therapie in der exsudativen Phase allerdings frühzeitig einsetzt, sind jedoch erstaunliche Rückbildungen in relativ kurzen Zeiträumen möglich.

Mitunter entwickelt sich im Spitzen-Obergeschoß einseitig nur ein einziger großer Herd, der Walnuß- bis Pflaumengröße erreicht und ebenfalls Einschmelzungstendenz zeigt. Aus diesem Infiltrat kann eine solitäre Kaverne entstehen. Es ergeben sich dann Schwierigkeiten in der Abgrenzung zur Primärherdkaverne bei später Erstinfektion. Der Nachweis einer regionalen Lymphknotenschwellung spricht für das Vorliegen einer Erstinfektion.

4 Pulmonale atypische Mykobakteriosen

Die ubiquitär vorkommenden atypischen Mykobakterien sind für den immunkompetenten gesunden Menschen nur gering oder überhaupt nicht pathogen. Lungenerkrankungen mit diesem Erreger haben in den letzten Jahren bei Patienten mit einer *Immunschwäche,* insbesondere bei AIDS deutlich zugenommen. Sie sind den opportunistischen Infektionen zuzuordnen. Am häufigsten handelt es sich um das *Mycobacterium avium.*

Pathogenese, pathologisch-anatomischer und röntgenologischer Befund *entsprechen* weitgehend der *Primärtuberkulose.* Bei den immungeschwächten Patienten kommt es jedoch in einem hohen Prozentsatz zu *kavitären* Lungenveränderungen, außerdem besteht eine starke Neigung zur *Progredienz* und *Disseminierung* des Krankheitsprozesses, was unter diesen Umständen auch für Infektionen mit *Mycobacterium tuberculosis* zutrifft.

Literatur

1. Bailey WC, Sellers CA, Lantz SO, Hardy GE (1977) Chest radiographs during Isoniazid-Therapy. Am Rev Resp Disease 115:877–878
2. Ball F, Stöver B (1982) Primärtuberkulose des Kindes – Hinweisende Thoraxröntgenbefunde. Röntgen-Bl. 35: 30–38

3. Bernard J, Sauvegrain J, Nahum H (1967) Tomography of the lungs in infancy and childhood: techniques, indications and results. In: Kaufmann HJ (ed) Progress in pediatric radiology. Karger, Basel New York, p. 58
4. Blaha H (1976) Die Lungentuberkulose im Röntgenbild. Springer, Berlin Heidelberg New York
5. Brügger H (1963) Die Primärtuberkulose der Lunge. In: Opitz H, Schmid F (Hrsg) Handbuch der Kinderheilkunde, Bd V. Springer, Berlin Göttingen Heidelberg, S 674
6. Daly JF, Brown DS, Lincoln EM, Wilking VN (1952) Endobronchial tuberculosis in children. Dis Chest 22: 380–398
7. Dietzsch HJ (1962) Bronchiektasen und Bronchostenosen nach Primärtuberkulose. Mschr Kinderheilk 110:517–524
8. Görgényi-Göttche O (1962) Die Tuberkulose der Endothorakalen Lymphknoten im Kindesalter. Thieme, Stuttgart
9. Görgényi-Göttche O (1963) Lungentuberkulose vom Erwachsenentypus im Pubertätsalter. In: Opitz H, Schmid F (Hrsg) Handbuch der Kinderheilkunde Bd V. Springer, Berlin Göttingen Heidelberg, S 732
10. Hofmann A, Tomas A, Herrmann K (1981) Komplikationen der Primärtuberkulose im Kindesalter. Prax Pneumol 35:127–140
11. Hsu KHK (1984) Thirty years after Isoniazid. Its impact on tuberculosis in children and adolscents. JAMA 251: 1283–1285
12. Kuhn JP (1985) Primary Pulmonary Tuberculosis. In: Silverman F, (ed) Caffey's pediatric X-ray diagnosis, 8th edn, vol II. Year Book Medical Publishers, Chicago, p 1210
12a. Leung AN, Müller NL, Pineda PR, FitzGerald JM (1992) Primary tuberculosis in childhood: radiographic manifestations. Radiology 182:87–91
13. Müller RW (1982) Die Primärtuberkulose der Lunge. In: Hein H, Kleinschmidt H (Hrsg) Lungentuberkulose. Thieme, Stuttgart (Handbuch der Tuberkulose, Bd. II, 3.1–3.25)
14. Myers JA, Bearman JE, Dixon HG (1963) The natural history of tuberculosis in the human body V. Prognosis among tuberculinreactor children from birth to five years age. Amer Rev Resp Dis 87:354
15. Palmer PES (1979) Pulmonary tuberculosis – usual and unusual radiographic presentations. Seminars in Roentgenology 14:204–243
16. Parrot J (1876) Ganglions bronchiques et Lésion pulmonaires ches les enfants. Compt rend Soc biol Paris 70:308
17. Ranke KE (1916) Primärinfekt, sekundäre und tertiäre Stadien der Lungentuberkulose. Dtsch Arch Klin Med 119:201 u. 297
18. Schwartz PH (1950) Einbrüche tuberkulöser Lymphknoten in das Bronchialsystem und ihre pathogenetische Bedeutung. Beiträge zur Klinik der Tuberkulose 103: 182–191
19. Simon K (1962) Besonderheiten der Kindlichen Tuberkulose. Der Internist 3:609–617
20. Uehlinger E (1953) Die pathologische Anatomie der tuberkulösen Späterstinfektion. In: Beitzke H, Engel St, Heilmeyer L, Hein J (Hrsg) Ergebnisse der gesamten Tuberkuloseforschung, Bd XI. Thieme, Stuttgart, S 1
21. Weber AL, Bird KT, Jannower AL (1968) Primary tuberculosis in childhood with particular emphasis on changes affecting the tracheobronchial tree. AJR 103:123–132
22. Wissler H (1958) Aktuelle Probleme der Kindertuberkulose. Thieme, Stuttgart
23. Woodring JH, Vandiviere HM, Fried AM, Dillon ML, Williams TD, Melvin IG (1986) Update: The radiographic features of pulmonary tuberculosis. AJR 146:497–506
24. Amodio J, Abramson S, Berdon W (1986) Primary pulmonary tuberculosis in infancy: a resurgent disease in the urban United States. Pediatr Radiol 16:185–189
25. Lamont AC, Cremin BJ, Pelteret RM (1986) Radiological patterns of pulmonary tuberculosis in the paediatric age group. Pediatr Radiol 16:2–7
26. Spitz HB, Wiot JF (1979) Nontuberculous mycobacterial pulmonary disease. Seminars in Roentgenology 14: 244–248

6 Invasive Lungenmykosen

F. BALL

INHALT

1 Erregerspektrum, Pathogenese, Pathologie und Klinik 129
2 Röntgensymptomatologie 130
3 Radiologische Differentialdiagnose 137
Literatur 138

1 Erregerspektrum, Pathogenese, Pathologie und Klinik

Invasive Pilzerkrankungen werden in Mitteleuropa fast ausschließlich bei Patienten beobachtet, die in ihrer *Immunabwehr* stärkergradig beeinträchtigt sind. Es handelt sich somit um *opportunistische* Infektionen. Diese Erkrankungen nahmen in den beiden letzten Jahrzehnten ständig zu. Betroffen sind in erster Linie Patienten mit Leukose, malignen Lymphomen und anderen bösartigen Tumorerkrankungen während oder unmittelbar nach einer zytostatischen Therapie. Eine besondere Gefährdung durch Pilzinfektionen besteht, wenn die *Granulozyten* im Blut *unter 1000/mm*^{3} absinken. Gefährdet sind auch Patienten unter immunsuppressiver, Kortikoid- oder längerer Breitbandantibiotika-Therapie, mit angeborenem oder anderweitig erworbenem Immundefekt (z. B. Aids) oder einer chronisch konsumierenden Erkrankung.

Es handelt sich in unseren Breiten um Infektionen mit *Candida-*, *Aspergillus-* und, seltener, *Mukor-Spezies (Phycomycetes)* sowie *Cryptococcus neoformans*. Unter normalen Umständen sind diese Pilze im Gegensatz zu Infektionen mit Histoplasma capsulatum, Coccidioides immitis, Blastomyces dermatidis *nicht menschenpathogen*. Da die letzteren in Mitteleuropa nicht aufzutreten pflegen, werden sie hier nicht besprochen.

Invasive Pilzinfektionen können sich im Krankenhausmilieu und außerhalb entwickeln, da diese Sporen überall vorkommen. Krankheitshäufungen von Aspergillose sind in Kliniken bei Baumaßnahmen und durch Luftfilteranlagen aufgetreten. Invasive Pilzinfektionen können *alle Organsysteme* befallen, am häufigsten sind die *Lungen* betroffen. Die Lungenmykosen können sowohl *aerogen* wie auch *hämatogen* entstehen, Aspergillus- und Mukorinfektionen bevorzugt über die Luftwege. Die Eintrittspforten sind die Schleimhäute, die unter einer intensiven Polychemotherapie stärkergradig geschädigt werden. Hämatogen entwickeln sich *Lungenherde* im Rahmen einer *Pilzsepsis*. Eingangsstellen sind bei diesen Patienten auch länger verbleibende *venöse Katheter*. Während eine Pilzsepsis einen mehr akuten oder stürmischen Verlauf nimmt, verursachen aerogene Infektionen ein eher subakutes bis chronisches Krankheitsbild.

Die *klinischen Symptome* sind *uncharakteristisch;* anfänglich bestehen in der Regel nur *Fieber*, mitunter mit septischem Verlauf, und allgemeines Krankheitsgefühl. *Husten* ist oft das einzige Hinweissymptom auf eine bronchopulmonale Erkrankung. So ist bei jeder fieberhaften Erkrankung eines erheblich immungeschwächten Patienten immer auch an die Möglichkeit einer *Pilzinfektion* zu denken, vor allem wenn eine stärkergradige *Neutropenie* vorliegt. Bei nur *kurzfristiger* Neutropenie handelt es sich eher um eine virale oder *bakterielle* Infektion. Das Nichtansprechen einer adäquaten Chemotherapie oder ein erneuter Fieberanstieg bei mehr als 14tägiger hochgradiger *Neutropenie* ist dann *hochverdächtig* auf eine Pilzinfektion.

Die seltenere *Kryptokokkeninfektion* ist oft mit einer *Meningitis* verbunden, die dann das Krankheitsbild beherrscht.

Jede invasive Mykose bedeutet eine Lebensbedrohung. Nur die frühzeitige antimykotische Therapie vermag die hohe Mortalitätsrate zu senken.

Die *mikrobiologische Diagnostik* mit nichtinvasiven Verfahren führt häufig nicht zum Ziel, da der *direkte* Erregernachweis im *Sputum nicht beweiskräftig* und somit höchst unsicher ist, eine positive *Blutkultur* nur bei *Sepsis* zu erwarten ist. *Serologische* Methoden versagen in der Regel wegen der unzureichenden Immunantwort ebenfalls. So bleiben zur *definitiven* Klärung eines Lungenbefundes nur aufwendige, sehr belastende und nicht ungefährliche Methoden wie die Bronchiallavage, die transthorakale bzw. transbronchiale Entnahme von Biopsiematerial, die alle mit einer nennenswerten falsch-negativen Rate behaftet sind. Am leistungsfähigsten ist die *offene Lungenbiopsie.* Eine bestehende Blutungsneigung oder ein sehr schlechter Allgemeinzustand verbieten jedoch ein invasives diagnostisches Vorgehen. So ist man vielfach auf indirekte Methoden wie die sorgfältige *klinische Verlaufsbeobachtung* und die *bildgebenden Verfahren* angewiesen, um rechtzeitig spezifische Behandlungsmaßnahmen einleiten zu können.

Die Pilze verursachen in der Lunge eine progrediente zur Nekrose neigende Bronchopneumonie, wobei sich die entzündliche Reaktion in Grenzen hält. Die Aspergillus- und Mukorherde sind oft von einer hämorrhagisch-nekrotischen Zone umgeben, was bei Candida nicht so häufig der Fall ist. Für die *Aspergillose* und *Mukormykose,* die sich *pathologisch-anatomisch* und *radiologisch gleich* verhalten, ist kennzeichnend, daß die Pilzsprossen in die *Lungengefäße* einwachsen und *Gefäßverschlüsse* verursachen. Es entstehen so *Infarkte* unterschiedlicher Ausdehnung, da auch große Gefäße keine Schranke darstellen. Auch andere anatomische Strukturen (z.B. Knorpel, Knochen) sind keine Barriere. Bei Candidainfektionen kommt es ebenfalls zu Gefäßverlegungen, jedoch fast nur in kleineren Gefäßen. Die Größe der Pilzherde ist unterschiedlich; sie können je nach Entwicklungsstadium mikroskopisch klein sein oder einen Durchmesser von mehreren Zentimetern erreichen. Die Candidaherde sind in der Regel so klein (2–4 mm), daß sie auf Röntgenübersichtsaufnahmen nicht zu erfassen sind.

Vereinzelte Pilzherde entstehen über die *Atemwege,* zahlreiche oder *miliare* sind dagegen auf eine *hämatogene* Aussaat zurückzuführen. Candidainfektionen dürften überwiegend hämatogen zustandekommen.

Aspergillus- und Mukorherde können zerfallen, so daß sich *Kavernen* entwickeln. (Abb. 5d, 8b, c). In den Randzonen der Herde läßt sich zuerst eine schmale *sichel-* oder *halbmondförmige* Luftansammlung nachweisen, die längere Zeit in dieser Form bestehen bleiben kann. Die Entstehung größerer Einschmelzungshöhlen wird als prognostisch günstig eingeschätzt und dann beobachtet, wenn die Granulozyten wieder deutlich angestiegen sind. Es drohen dabei aber auch größere Einblutungen. Zur *Einschmelzung* der Herde ist ein *proteolytisches Enzym* der Granulozyten erforderlich. Dazu müssen sich genügend Granulozyten um den nekrotischen Herd formiert haben.

Die *Infarkte* bei Aspergillose und Mukormykose verursachen je nach Sitz eine interlobäre oder parietale *Pleuritis.*

Die *Kryptokokkose* bewirkt dagegen eine *granulomatöse* Entzündung, in der zentrale Nekrosen auftreten können. Mitunter kommt es zu einer Ansammlung von Granulozyten. Bei dieser Infektion werden häufiger zusätzlich vergrößerte hiläre und mediastinale Lymphknoten gefunden, die eine beträchtliche Größe erreichen können.

Da bei immungeschwächten Patienten nicht selten *Mischinfektionen* mit zwei oder mehr Erregern bestehen, können die pathologisch-anatomischen Veränderungen vielgestaltig sein. Im Fall einer Blutungsneigung oder einer Herzinsuffizienz kommen Blutungsherde bzw. ein Lungenödem hinzu, was die Diagnostik erschwert.

2 Röntgensymptomatologie

Die radiologische Diagnose einer invasiven Lungenmykose ist problematisch, beim Vorliegen bestimmter Befundkonstellationen jedoch mit guter Treffsicherheit möglich. Mischinfektionen, Blutungsherde, durch Zytostatika verursachte Schäden und ein Lungenödem erschweren die Diagnose erheblich oder machen sie unmöglich, da verdächtige Befunde vor allem auf Übersichtsaufnahmen überlagert werden (Abb. 1 und 2). Schließlich sind die vor allem hämatogen entstandenen Candidaherde auf Übersichtsaufnahmen meistens nicht zu erfassen, da die Herde zu klein sind. Herdgrößen wie in Abb. 3 sind seltener. Trotz der angesprochenen Schwierigkeiten ergeben sich schon in der Frühphase unmittelbar *hinweisende* radiologische Befunde, nicht nur mit Hilfe der Computertomographie.

Solitäre oder auch mehrere rundliche bis ovaläre, unscharf begrenzte tumorähnliche Verschattungen, die unter einer adäquaten Antibiotikatherapie bestehen bleiben oder an Größe noch zunehmen oder zu denen weitere Herde hinzukommen, sind bei länger extrem neutropenischen Patienten auf eine Aspergillus- oder Mukorinfektion äußerst verdächtig (Abb. 5 und 6). Im seitlichen Röntgenbild können im p.a.-Strahlengang rundliche bis ovaläre Herde mitunter ein segmentales Erscheinungsbild bieten, wenn man die Genese der Veränderungen bedenkt. Die Größe schwankt je nach Entwicklungs-

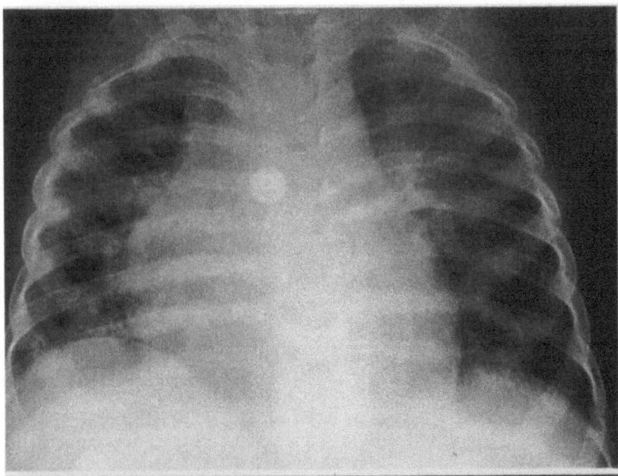

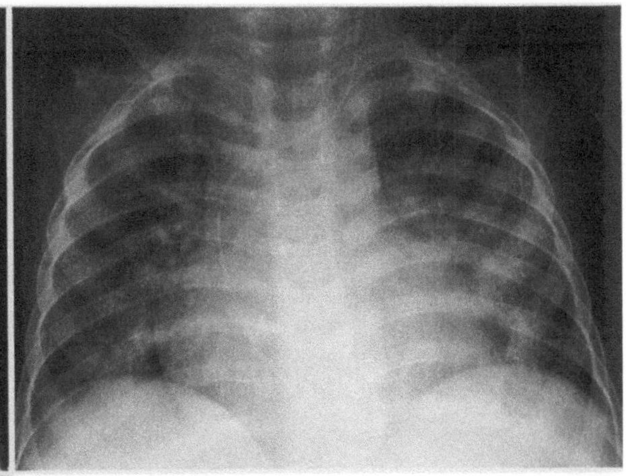

a b

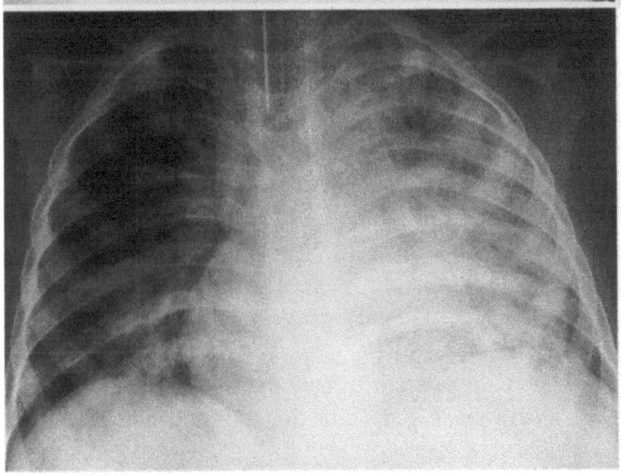

c

1

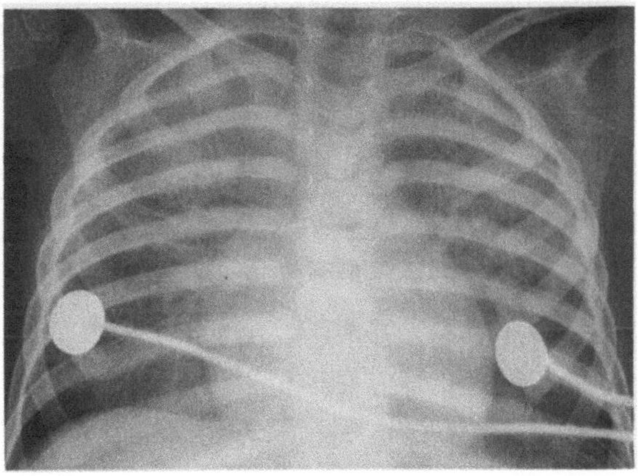

2

Abb. 1. 21/2jähriger Junge. Generalisierte Aspergillose mit Myokarditis bei akuter lymphatischer Leukämie unter Therapie. Schwerste myeloische Insuffizienz ohne Granulozyten im peripheren Blut. 5 Tage nach Beginn pulmonaler Erscheinungen: vergrößertes Herz. Rechts interstitielles und alveoläres Ödem mit leichter Flüssigkeitsansammlung im Pleuralraum – auf dieser Seite 5 Monate zuvor schwere Pleuropneumonie. Links perihilär unscharf begrenzte Verschattungszone sowie fleckförmige Verdichtungen. **b** 7 Tage später. Rückbildung des kardialen Ödems und der Herzvergrößerung nach Behandlung der Herzinsuffizienz. Links deutliche Befundzunahme. **c** 8 Tage nach **b** 1 Tag vor dem Tod. *Autoptisch:* Aspergillose sämtlicher Organe. Schwere septische nekrotisierende, z.T. abszedierende Aspergilluspneumonie bds. Pilzthromben in großen Pulmonalarterienästen. Größerer Infarkt links. Ausgedehnte Parenchymblutungen und Lungenödem. Pilzthromben in den Blutgefäßen des Herzens.

Abb. 2. 31/2jähriges Mädchen. Candidasepsis bei behandelter akuter lymphatischer Leukämie. 1. Rezidivierende Panmyelophthise. Thoraxaufnahme am Todestag mit schwerem Lungenödem. Aufnahme 7 Tage zuvor *unauffällig. Autoptisch:* Multiple bis 0,5 cm messende Candidaherde in Lunge, Leber und Nieren. Generalisiertes Lungenödem. Lunge mikroskopisch: umschriebene Parenchymnekrosen und septische Nekrosen *peripherer* Pulmonalarterien. Pleuraerguß

stadium; Apfelgröße ist nicht ungewöhnlich (Abb. 5, 6, 8a). Mehrere Herde sind meist von ganz unterschiedlicher Größe (Abb. 6 und 8b). Sie befinden sich meistens in der peripheren Lungenhälfte, die Bevorzugung einer Lungenetage ist nicht zu erkennen.

Hochverdächtig auf eine Aspergillus- oder Mukorinfektion sind *Lungeninfarkte* in Form keilförmiger, der parietalen Pleura breitbasig aufsitzender Verschattungen, die allein oder zusammen mit tumorähnlichen rundlichen Läsionen vorkommen (Abb. 7a, b, c; 8b; 9a, b). Es können auch mehrere Infarkte unterschiedlicher Größe nachweisbar sein (Abb. 8b, c); schließlich kann sich aus einem rundlichen Herd ein „Infarktbild" entwickeln. Die an die Pleura grenzenden Infarkte führen in der Regel

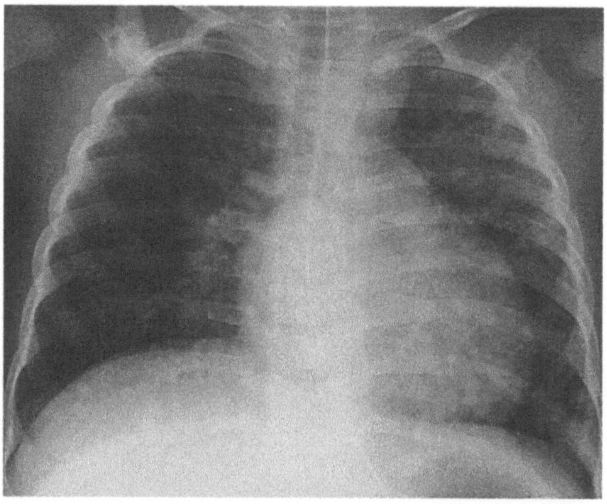

Abb. 3. 1 1/2jähriges Mädchen. Grobfleckige miliare Candidapneumonie bei Sepsis (autoptisch gesichert) Grunderkrankung: schwerer angeborener kombinierter Immundefekt.

zum *Pleuraerguß.* Einen Zwerchfellhochstand findet man, wenn sich der Infarkt basisnah befindet (Abb. 4a, b; 7c; 8a, b). Die Patienten klagen anfänglich über Schmerzen in der Brust. Das *Infarktbild* ist ein wichtiges *differentialdiagnostisches Zeichen,* da sich sonst Lungeninfarkte bei Kindern höchst selten ereignen. Die Infarktgröße ist vom Versorgungsgebiet der verschlossenen Pulmonalarterie abhängig. Wenn im weiteren Verlauf im Randbereich eines Rundherdes oder einer infarkttypischen Verschattung ein *sichel-* oder *halbmondförmiger Luftraum* entsteht, so handelt es sich bei einem immungeschwächten Kind mit ganz hoher Wahrscheinlichkeit um eine Aspergillus- oder Mukorinfektion (Abb. 5d; 8c). Dieses *„air crescent sign"* ist jedoch im Übersichtsbild ein relativ spätes Zeichen, da es erst nach 2–6 Wochen oder noch später auftritt (Abb. 5). Wie bereits erwähnt, hängt der Zeitpunkt von der Knochenmarkaktivität ab. Der Luftraum kann auch den ganzen Herd umschließen. Diese Lufträume können auch wieder verschwinden, wenn Einblutungen aufgetreten sind.

Außer den tumorähnlichen und infarkttypischen Veränderungen ergeben sich bei Pilzinfektionen ganz unverdächtige bronchopneumonische Befunde, die im weiteren Verlauf eine andere Form annehmen können, so daß engmaschige Röntgenkontrollen angezeigt sind.

Bei *Candidainfektionen* der Lunge findet man nicht nur die typischen 2–4 mm großen Herde. Außer bronchopneumonischen Befunden sind Rundherde sowie infarkttypische Veränderungen beschrieben. Letztere entstehen durch embolische Verschleppung von infizierten Thromben aus länger liegenden venösen Kathetern.

Die *Kryptokokkose* bietet zwei verschiedene pathologisch-anatomische Erscheinungsbilder. Häufiger kommt es zu einer granulomatösen Entzündung mit segmentalen Verschattungen oder unregelmäßigen, unscharf begrenzten *infiltratähnlichen Massen.* Diese Form ist im Gegensatz zu anderen Pilzinfektionen häufiger mit einer Vergrößerung *regionaler Lymphknoten* verbunden. Hier zeigt sich die Ähnlichkeit zu anderen infektiösen granulomatösen Erkrankungen (z. B. den Mykobakteriosen). Die andere Verlaufsform führt zu scharf begrenzten tumorartigen Verschattungen, die aus reinen Pilzwucherungen sowie einem alveolären Ödem bestehen und kaum entzündliche Reaktionen aufweisen. Einschmelzungen oder Ergußbildungen sind bei der Kryptokokkose selten.

Bei *hämatogenen* Pilzaussaaten entstehen in beiden Lungen zahlreiche Herde oder ein miliar-noduläres Erscheinungsbild. Meistens sind gleichzeitig andere Organe betroffen. Ein Befall des Herzens kann zur Insuffizienz und zum Lungenödem führen (Abb. 1; 2; 3).

Der *Computertomographie,* speziell der hochauflösenden CT ist in der Diagnostik invasiver Lungenmykosen ein hoher Stellenwert beizumessen, da sich einige *CT-Zeichen* als sehr *aussagekräftig* herausstellten. Das bezieht sich in erster Linie auf die Aspergillose und Mukormykose. Wichtig ist der Hinweis, daß diese CT-Zeichen bereits in der *Frühphase* vorhanden sein können. Schließlich sind disseminierte bzw. miliare Herde einer Candidiasis und kleinste Herde einer Aspergillose darzustellen.

Als *CT-Frühzeichen* einer invasiven Mykose gilt insbesondere das *„Halo sign"* (Abb. 7d). Es wird vorwiegend bei der Aspergillose gefunden. Der Herd ist im CT-Bild von einem meist schmalen Saum geringerer Dichte umgeben, der einer hämorrhagischen Nekrose entspricht. Dieses Phänomen ist auch mit MRI nachzuweisen. Das pathologisch-anatomische Bild ist einem „Bullauge" ähnlich. Es wurde bereits auf die ausgeprägte *Angiotropie* der Pilzherde hingewiesen, wobei Aspergillus- und Mukorhyphen auch in größere Pulmonalarterien einwachsen und häufig zum Infarkt führen. Der *Infarktcharakter* einer Läsion ist auf *CT-Bildern* an der typischen Verschattungsfigur schon frühzeitig gut festzustellen (Abb. 7c; 8b, c; 9b). Im Infarktbereich zeigt sich oft ein *Bronchopneumogramm* (Abb. 7c), und am Infarktrand ist mitunter ebenfalls eine schmale Zone vermin-

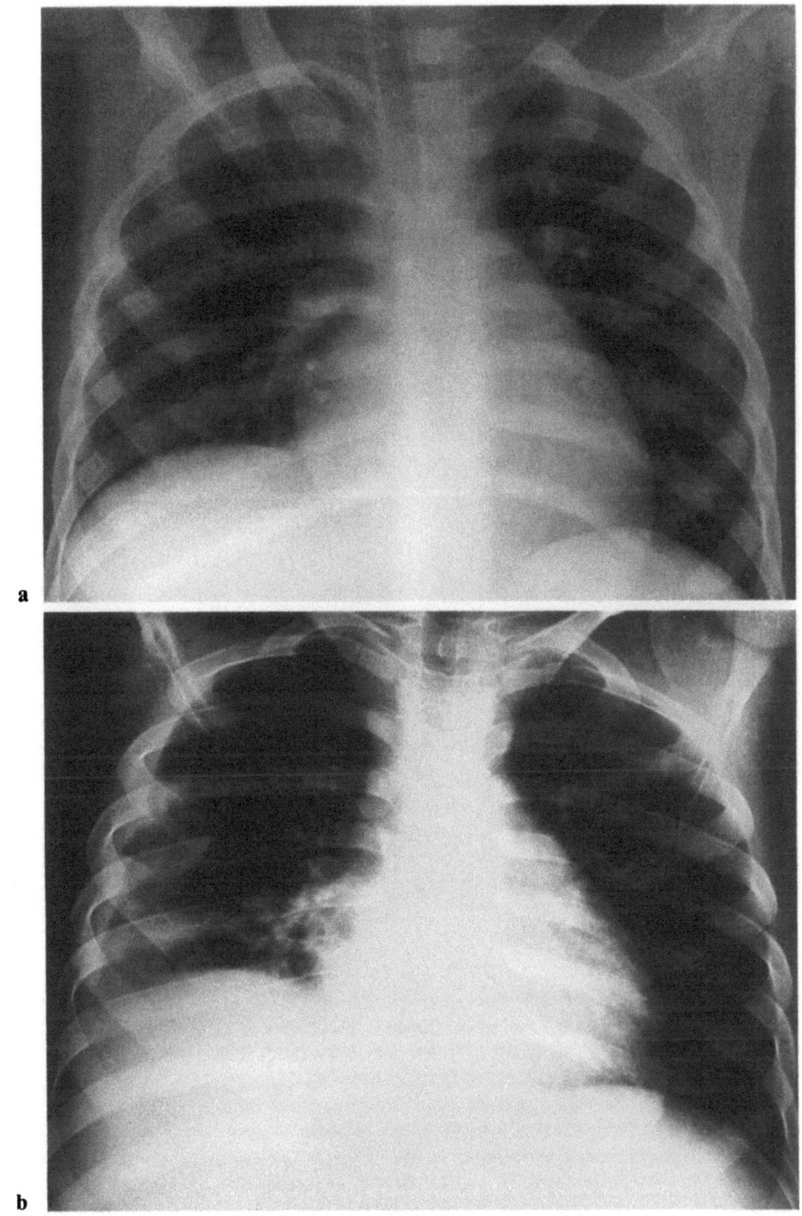

derter Dichte zu sehen (Abb. 7c; 8b; 9b). Die Pleurabeteiligung ist frühzeitig zu erkennen. Kleinere Einschmelzungshöhlen im Pilzherd oder Infarkt sind im Gegensatz zum Übersichtsbild schon sehr früh zu erfassen (Abb. 8b, c). Offenbar entstehen kleinere Einschmelzungen schon bei geringerer Enzymkonzentration, oder kleinste Herde sind für das Enzym besser zugänglich (Abb. 8b). Neben sichelförmigen Lufträumen findet man in diesen unregelmäßige Septierungen, die ebenfalls als typisch anzusehen sind (Abb. 8b, c). Im Infarkt können mul-

Abb. 4. a 12jähriger Junge. Schwerste septische Mukormykose bei behandelter akuter lymphatischer Leukämie. Myeloische Insuffizienz. Ausgedehntere dreieckförmige homogene Verschattungszone im Segment Nr. 10 des rechten Unterlappens in Projektion auf den rechten Vorhof. Plattenförmige Atelektase rechts basal. Zwerchfellhochstand rechts. Aufnahme 6 Tage zuvor noch normal. **b** 2 Tage später zusätzlich Pleuraerguß. 3 Tage später Exitus im Lungenödem. *Autoptisch:* Hämorrhagischer Lungeninfarkt rechter Unterlappen mit Thrombangitis mucorina der zuführenden Lungenarterie. Thrombose des unteren Hauptastes der V. pulmonalis rechts. Mehrere bis 2 cm große Infarkte im rechten Oberlappen. Frischer Vorderwandinfarkt. Hochgradiges Lungenödem

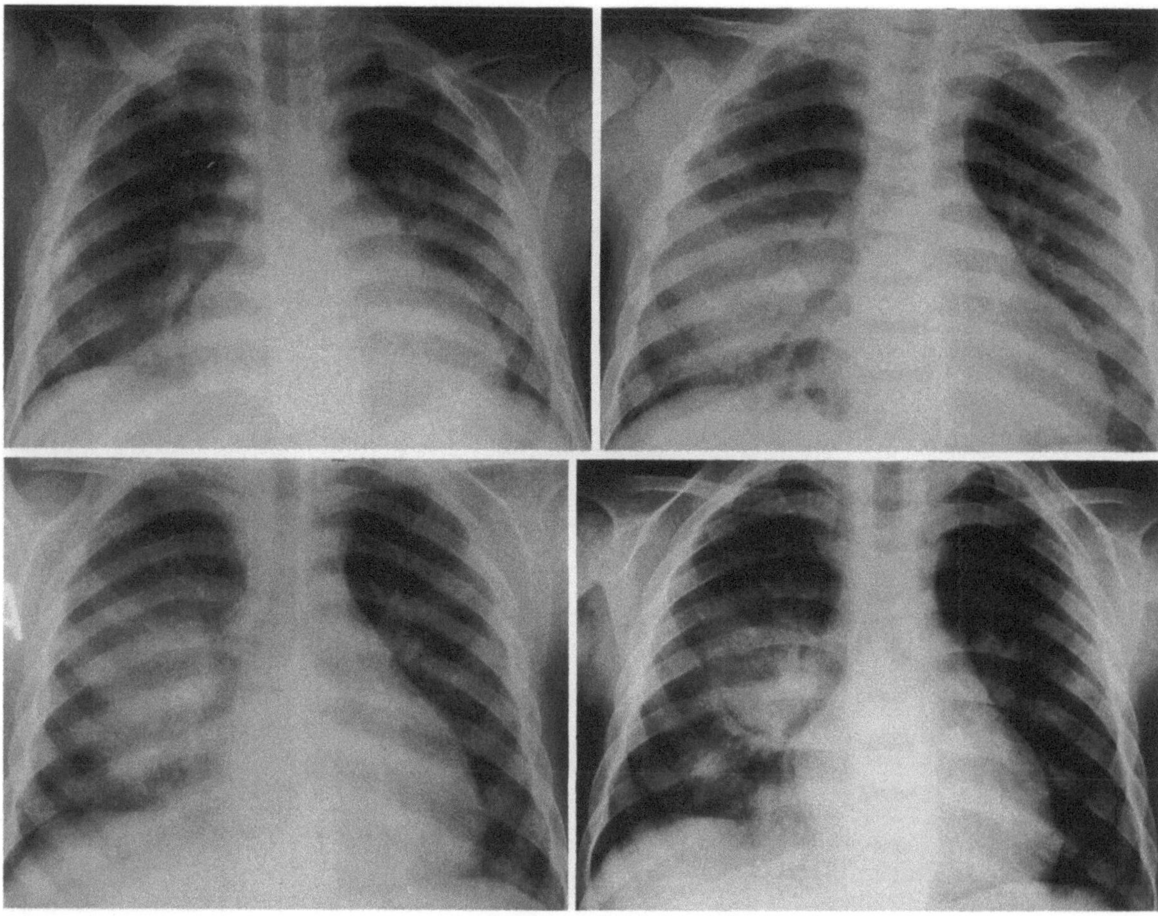

a b c d

Abb. 5. a 5 1/2jähriger Junge. Verlauf einer Lungenaspergillose bei akuter myeloischer Leukämie unter Therapie. Fieber seit 5 Tagen. Dreieckförmige Verschattungszone im Mittellappen (nach späterem Autopsiebefund wahrscheinlich Infarkt). Fleck- bis streifenförmige Verdichtungen im linken Untergeschoß in Projektion auf den Herzschatten. **b** Ausgedehnte Verschattungszone im apikalen Unterlappensegment rechts. Unregelmäßige Verdichtungen im Mittellappen. Interlobärreaktion rechts. Kleinfleckige Verdichtungen links basal. Leichter Zwerchfellhochstand rechts. **c** Insgesamt Befundzunahme. Pleurale Veränderungen rechts. **d** Befundrückgang. Schmale Luftansammlung („air crescent sign") am kaudalen Rand der inzwischen deutlich kleineren rundlichen Verschattungszone. Seit Mitte Oktober Besserung der ursprünglich ausgeprägten Granulozytopenie. Zusätzlich dreieckförmiger Verschattungsbezirk im rechten Unterlappen. 15 Tage später bei praktisch unverändertem Befund Exitus. *Autoptisch:* Nekrotisierende Aspergilluspneumonie rechts mit multiplen autochthonen Thrombosen peripherer Pulmonalarterienäste. Älterer vollständiger thrombotischer Verschluß der rechten A. pulmonalis und ihrer Hauptäste. Ältere Lungeninfarkte rechts. Parenchymblutungen. Fibrinöse Pleuritis rechts

tiple kleinste Einschmelzungen zu einem schwammartigen Bild führen, was auf Übersichtsaufnahmen verborgen bleibt. In Abb. 8b sind in der linken Lunge außerdem zwei kleine Aspergillusherde erkennbar, die eine enge Lagebeziehung zu den Gefäßen zeigen, was auch für disseminierte Herde zutrifft. Die topographische Beziehung zu den Gefäßen ist in der *HRCT* besonders gut zu sehen.

Im Zweifelsfall läßt sich die *Infarktdiagnose* mit einer *Perfusionsszintigraphie* oder einer *digitalen Subtraktionsangiographie* (DSA) bestätigen (Fallbeschreibung: Abb. 9).

Nach erfolgreicher Behandlung gehen nach wenigen Tagen die entzündlichen Randreaktionen zurück, was zur Verkleinerung und besseren Begrenzung der Herde führt. Die Rückbildung und Auflösung der Pilzherde beansprucht viele Wochen und hinterläßt ein Narbenfeld mit streifigen Verdichtungen. Mit der Normalisierung der Granulopoese muß auch mit großen Hohlraumbildungen gerechnet werden, in die es zu stärkeren Einblutungen kommen kann. Außerdem besteht die Gefahr von

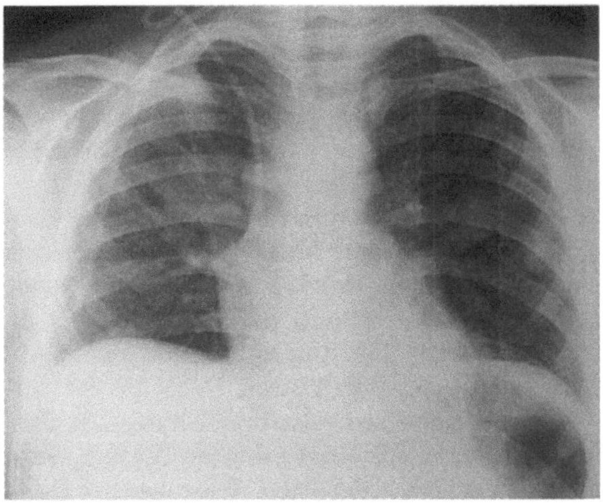

Abb. 6. 10jähriges Mädchen. Invasive pulmonale Aspergillose bei akuter lymphatischer Leukämie. Septisches Fieber und langdauernde Neutropenie (<500/mm^3). Multiple, unterschiedlich große Pilzherde in beiden Lungen (Röntgenaufnahme 5 Wochen vor Exitus). 9 Wochen hochdosierte antimykotische Therapie. In kompletter Remission, Fieberfreiheit und Leuko >2000 mm^3 plötzlich Exitus infolge Massenblutung in den Bronchialbaum. *Autopsie:* Pulmonal-arterielle Blutung aus einem größeren Gefäß in einen Lappenbronchus rechts. Aspergillose

Abb. 7a–c. 16jähriger Junge. Invasive Aspergillose bei akuter lymphatischer Leukämie. 5. Rezidiv. **a** Dreieckförmige infarktverdächtige Verschattung im linken Mittelgeschoß mit Pleuraerguß. Fieber um 38°. Seit 14 Tagen extrem leukopenisch. Beginn mit Antibiose. **b** 8 Tage später Vergrößerung der Verschattung. **c** CT (gleicher Zeitpunkt wie **b**: Infarktverdächtiger Verschattungsbezirk mit Luftbronchogramm. Dorsal schmale Zone verminderter Dichte. Pleuraerguß. **d** Herd mit *„Halo sign"*. Beginn der antimykotischen Therapie. 14 Tage später Exitus

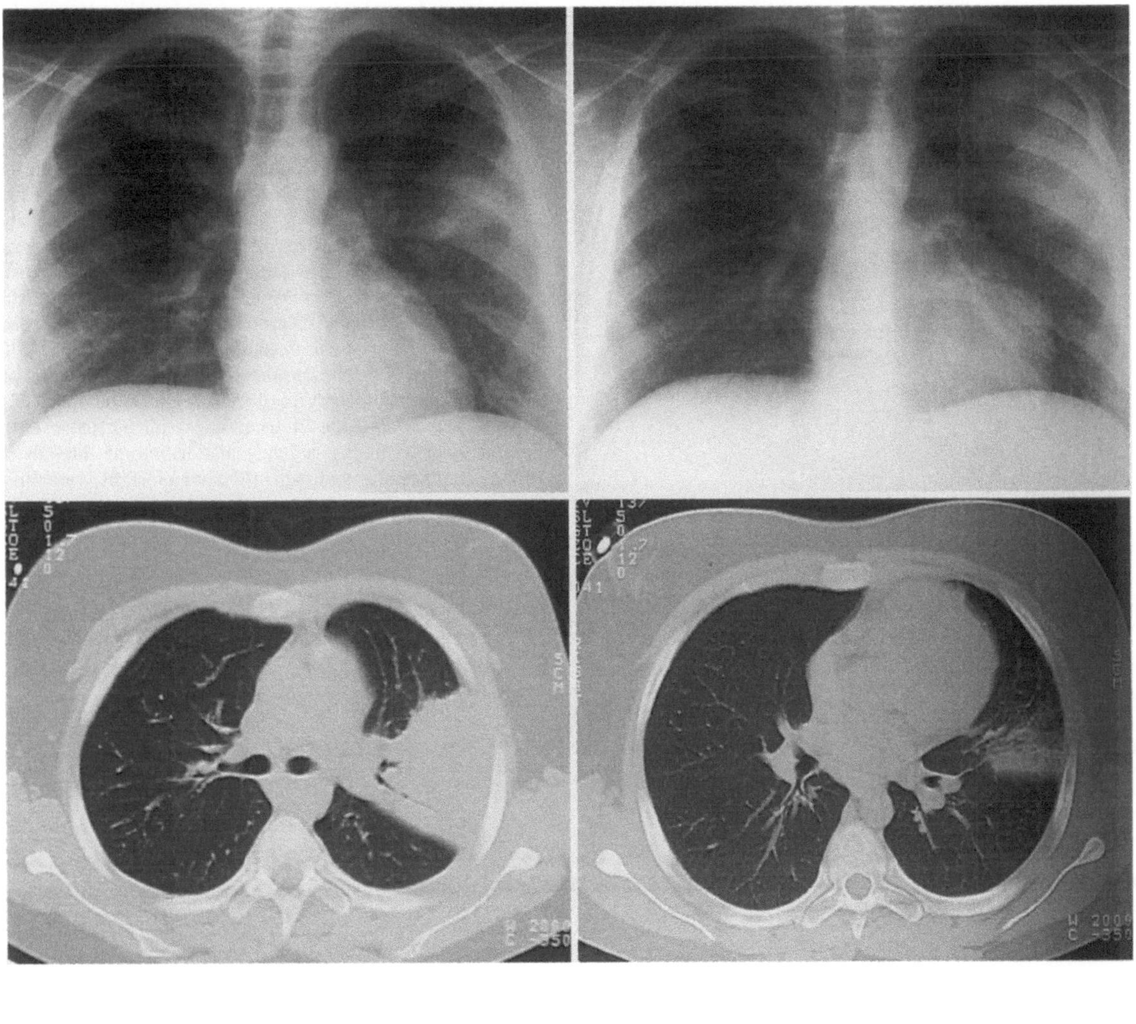

a b c d

Massenblutungen, wenn durch Wandnekrosen eine größere Pulmonalarterie Anschluß an den Begleitbronchus findet (Fallbericht: Abb. 6).

Bei *unklaren* Lungenbefunden eines hochgradig leukopenischen Patienten mit Sepsisverdacht sollte sich die bildgebende Diagnostik *nicht* auf die Lunge beschränken. Wertvolle Hinweise auf eine Candida-, Aspergillus- oder Mukormykose ergeben sich nach einer *sonographischen* oder *computertomographischen* Untersuchung von *Leber* und *Milz*, da bei systemischen Infektionen multiple kleine Abszedierungen entstehen können. Dabei besteht meistens eine allgemeine Organvergrößerung. Die Größe der Abszesse schwankt zwischen 0,5 und 4 cm. In der CT sind es in der Regel Herde niederer Dichte, mitunter erst nach einem Enhancement erkennbar.

Das *sonographische* Erscheinungsbild bei *Candidiasis* zeigt vier verschiedene Grundmuster, die zum Teil nebeneinander vorkommen und Entwicklungsstadien darstellen. Die beiden frühen Stadien sind von einem echoarmen Ring umgeben, der zentrale Bereich zeigt anfänglich einen winzigen echoarmen Kern (Rad-in-Rad-Phänomen) oder zentral eine Radspeichenfigur („Wagenradphänomen"). Das 2. Erscheinungsbild bietet einen echodichteren Kernbereich („Bullaugenphänomen"), der sich in der Folge auflöst und einen echoarmen Raum hinterläßt. Im Abheilungsstadium findet sich ein echodichter Kern mit angedeutet echoarmer, ganz

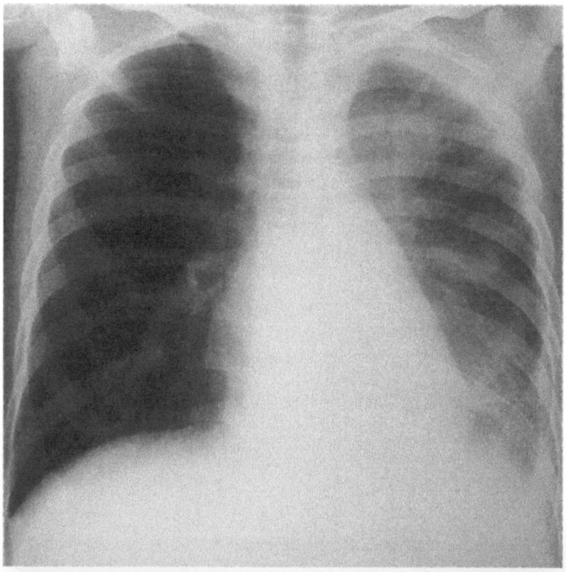

a

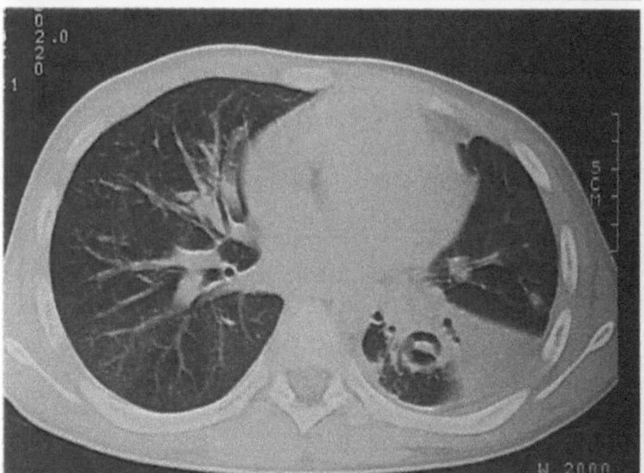

b

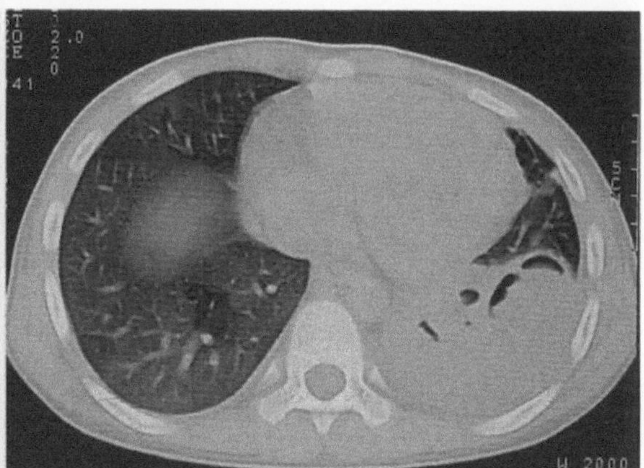

c

Abb. 8a–c. 10jähriger Junge. Ausgedehnte invasive Aspergillose links bei akuter myeloischer Leukämie. Beginn ca. 18 Tage nach zytostatischer Therapie. Ab 8. Behandlungstag leukopen ($<1000/mm^3$). Fieber (38–39°) ab 18. Behandlungstag. *Röntgen:* Pleuropneumonie links. Breitgefächerte Antibiose ohne Wirkung. **a** Ausgedehnte Infiltration linker Unterlappen. Infiltrat linker Oberlappen, kleiner Herd linkes Mittelgeschoß lateral. Pleuraerguß. **b** CT 4 Tage nach **a**: Starker Verdacht auf Infarktpneumonie links mit typischer Einschmelzung durch Aspergillus. Daneben 2 kleinere Herde. Leuko jetzt anhaltend zwischen 1000 und $8000/mm^3$. Beginn der antimykotischen Therapie. **c** Kontroll-CT 11 Tage später. Gewählter Schnitt mehr basal. Ausgedehnte Unterlappeninfiltration mit Einschmelzungen: „air crescent sign". Ab 8. Tag antimykotischer Therapie nur noch subfebril bzw. fieberfrei. Bronchiallavage und Pleuraerguß negativ. Bei Fieberfreiheit kein Rückgang der radiologischen Veränderungen. 2 1/2 Monate nach Beginn der antimykotischen Therapie Thorakotomie (Thoraxklinik Heidelberg-Rohrbach). Resektion der Segmente 8, 9, 10 durch Basalektomie links. Keilresektion Seg. 3 links. *Patholog.-anatomisch:* alte infarktbedingte vollständige Zerstörung, streng segmentabhängig. Histologisch großflächige alte Infarktnekrose mit partieller Thrombose arterieller Gefäße, in denen sich dichotome Pilzfäden befinden. Randständig sind die zuführenden Gefäße verschlossen. Invasive Aspergillose

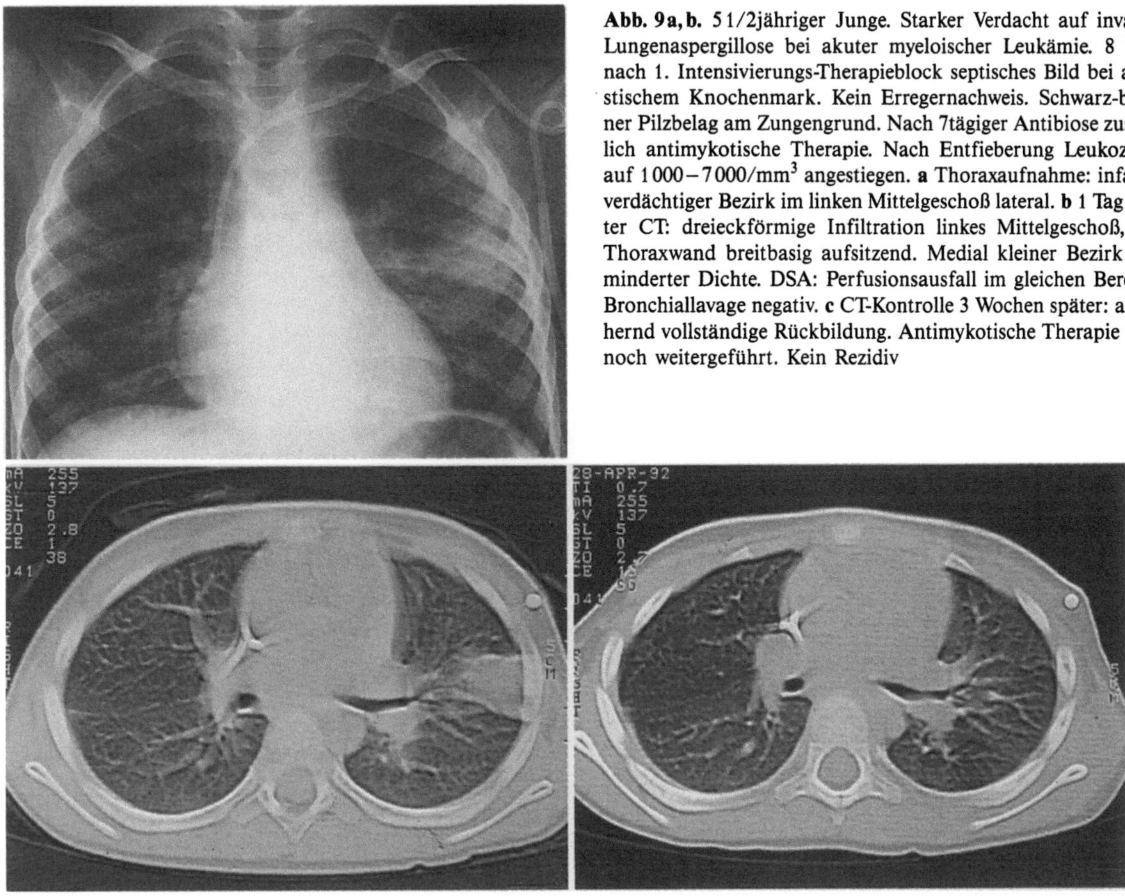

a b c

Abb. 9a,b. 5 1/2jähriger Junge. Starker Verdacht auf invasive Lungenaspergillose bei akuter myeloischer Leukämie. 8 Tage nach 1. Intensivierungs-Therapieblock septisches Bild bei aplastischem Knochenmark. Kein Erregernachweis. Schwarz-brauner Pilzbelag am Zungengrund. Nach 7tägiger Antibiose zusätzlich antimykotische Therapie. Nach Entfieberung Leukozyten auf 1 000 – 7 000/mm^3 angestiegen. **a** Thoraxaufnahme: infarktverdächtiger Bezirk im linken Mittelgeschoß lateral. **b** 1 Tag später CT: dreieckförmige Infiltration linkes Mittelgeschoß, der Thoraxwand breitbasig aufsitzend. Medial kleiner Bezirk verminderter Dichte. DSA: Perfusionsausfall im gleichen Bereich. Bronchiallavage negativ. **c** CT-Kontrolle 3 Wochen später: annähernd vollständige Rückbildung. Antimykotische Therapie wird noch weitergeführt. Kein Rezidiv

schmaler Randzone. Der abgeheilte Herd ist klein und sehr echodicht, von dem ein Schallschatten ausgeht. Die häufigste Erscheinungsform ist ein echoarmer Herd. Vergleichbar sind die Abszedierungen bei Aspergillose.

3 Radiologische Differentialdiagnose

Die differentialdiagnostischen Überlegungen haben davon auszugehen, daß bei entzündlichen Lungenerkrankungen immungeschwächter Patienten ein größeres Erregerspektrum zu berücksichtigen ist, da auch Krankheitserreger eine Rolle spielen, die sonst keine manifesten Lungenerkrankungen zu verursachen pflegen. Nicht selten sind mehrere Keime gleichzeitig beteiligt, wobei es sogar pathologisch-anatomisch schwierig sein kann, zu entscheiden, welcher Erreger den Hauptbefund verursacht hat. Hinzu kommen nicht selten Blutungsherde, Ödembezirke und auch toxische Lungenschäden. So findet man in der Literatur eine verwirrende Vielfalt von Befundbeschreibungen, die z. T. auf ganz unterschiedliche Entwicklungsstadien der Lungenerkrankung zurückzuführen sind. Schließlich ist häufiger nur das Endstadium mit dem pathologisch-anatomischen Substrat vergleichbar. Da die Lunge nur über wenige Reaktionsmuster verfügt, ergeben sich bereits unter normalen Umständen nicht unerhebliche Schwierigkeiten, aufgrund röntgenmorphologischer Befunde auf den Erreger bzw. die Erregergruppe zu schließen. Am *häufigsten* handelt es sich auch bei diesen Patienten um die üblichen *viralen* oder *bakteriellen* Pneumonien, wobei schon hier eine Zuordnung zu den beiden Erregergruppen nur mit Einschränkung möglich ist, wenn das Bild einer Bronchopneumonie vorliegt. Eine Pilzpneumonie kann jedoch ebenfalls diesen Aspekt bieten. Auch hinter dem Erscheinungsbild einer Segment- oder Lappenpneumonie vermag sich eine Pilzinfektion zu verbergen. Im Einzelfall ergeben sich dann unüberwindliche differentialdiagnostische Schwierigkeiten.

Es wurde dargelegt, daß grobnoduläre und insbesondere tumorähnliche Verschattungsbezirke bei diesen Patienten auf eine Aspergillus-Mukor- oder Kryptokokkeninfektion hinweisen. Vergleichbare Erscheinungsbilder verursachen septische Metastasen (bei mehreren Herden), eine bakterielle Rundherdpneumonie oder Lungenabszesse, die jedoch auf eine adäquate Antibiotikatherapie relativ rasch ansprechen. Bis auf die Kryptokokkose gehen die genannten Krankheiten nicht mit hilären und/oder mediastinalen Lymphknotenvergrößerungen einher. In diesem Fall ist differentialdiagnostisch auch eine Primärtuberkulose in Erwägung zu ziehen, da diese das gleiche Erscheinungsbild wie die Kryptokokkose bieten kann. Bakteriell verursachte Abszesse gehen häufiger mit einer Pleuritis einher. Der Lungenabszeß führt zu einer rascheren Einschmelzung mit großer Höhlenbildung, wenn die Leukozyten nicht zu stark abgesunken sind.

Ein starker Hinweis auf eine Aspergillus- oder Mukorinfektion ist gegeben, wenn infarkttypische, peripher lokalisierte Verschattungen vorliegen, die meistens mit einem Pleuraerguß einhergehen. Verwechslungsmöglichkeiten gibt es mit einer bakteriellen Segment- bzw. Subsegmentpneumonie. Eine Perfusionsszintigraphie oder DSA kann im Zweifelsfall weiterhelfen, wenn die Antibiose keine Wirkung zeigt.

Die hämatogene Ausbreitung einer Pilzinfektion mit disseminierten oder miliaren Lungenherden bietet ähnliche Bilder wie bei Varizellen-Zoster-Herpes- und Zytomegaliepneumonie. Aufgrund der typischen Hauteffloreszenzen bei Varizellen-Zosterinfektionen ist dieses nicht seltene Krankheitsbild leicht abzugrenzen. Disseminierte Blutungsherde, die mit Fieberreaktionen einhergehen, sind bei solchen Erscheinungsbildern ebenfalls in Betracht zu ziehen. Ein miliares Bild muß immer an eine Miliartuberkulose denken lassen und disseminierte grobe Pilzherde im Obergeschoßbereich können einer reaktivierten postprimären Tuberkulose gleichen. Mit den üblichen Viruspneumonien kann es kaum Verwechslungsmöglichkeiten geben.

Die Pneumozystenpneumonie ist mit einer Pilzinfektion kaum zu verwechseln, da sie in der Regel ein anderes radiologisches Erscheinungsbild zeigt. Sie verursacht eine weitgehend symmetrische Verschleierung bis Eintrübung der Lungen, wobei meistens die Unter- und Mittelfelder bevorzugt sind. Ein retikuläres Grundmuster ist häufiger erkennbar. Im Verlauf entwickelt sich oft ein Luftbronchogramm und nicht selten entsteht ein interstitielles Emphysem. Bei ungünstigem Verlauf findet man im Endstadium eine weitgehend „weiße Lunge", was im Endstadium einer disseminierten schweren Pilzinfektion mit Herzbeteiligung und Lungenödem ebenfalls der Fall sein kann.

Zusammenfassend läßt sich feststellen, daß Thoraxübersichtsaufnahmen beim Vorliegen bestimmter Röntgenkriterien ziemlich zuverlässige Hinweise auf eine invasive Aspergillus-, Mukor- oder Kryptokokkeninfektion liefern, wenn diese Befunde in engem Zusammenhang mit der *Klinik* (Fieberverlauf, Ausmaß und Zeitdauer der Leukopenie, Wirkung der Antibiose) gesehen werden. Außerordentlich wertvoll ist der zusätzliche Einsatz der *Computertomographie*, da bei Aspergillose oder Mukormykose schon in einem *frühen* Krankheitsstadium *typische CT-Röntgenzeichen* nachweisbar sein können. Disseminierte oder miliare Candidaherde sind wegen ihrer Größe häufig nur in der *CT* zu erfassen. Der Nachweis eines *Perfusionsausfalls* in einem *infarktverdächtigen* Bereich kann die *Diagnose* einer Aspergillose oder Mukormykose stützen. Die Feststellung einer Pilzsepsis wird erleichtert, wenn in Leber und/oder Milz *sonographisch* oder *computertomographisch* Abszedierungen zu erkennen sind.

Die definitive *Sicherung* einer invasiven Pilzerkrankung ist *mikrobiologisch* durch den *direkten* Pilznachweis in Biopsiematerial, in der Bronchiallavage oder in der Blutkultur möglich. Dies gelingt jedoch in vivo aus verschiedenen Gründen nur bei einem Teil der Patienten. Die negative Blutkultur oder ein negatives Biopsieergebnis schließen eine Mykose nicht aus. Deshalb kommt der *bildgebenden Diagnostik* eine *Schlüsselrolle* zu.

Literatur

1. Ball F, Schuster W, Ulmer EM, Kauschat I, Kropp H, Seiler G (1975) Interstitielle Pneumonien bei Kindern mit einer malignen Systemerkrankung unter zytostatischer Therapie. Röntgen-Bl. 28:443–455
2. Balmes JR, Hawkins JG (1987) Pulmonary cryptococcosis. Sem Resp Med 9:180–186
3. Bartrum RJ, Watnick M, Herman PG (1973) Roentgenographic findings in pulmonary mucormycosis. AJR 117:810–815
4. Berlow ME, Spirt BA, Weil L (1984) CT follow-up of hepatic and splenic fungal microabscesses. I Comput Assist Tomogr 8:42–45
5. Curtis AM, Smith GJW, Ravin CE (1979) Air crescent sign of invasive aspergillosis. Radiology 133:17–21
6. Dubois PhJ, Myerowitz RL, Allen ChM (1977) Pathologic correlation of pulmonary candidiasis in immunosuppressed patients. Cancer 40:1026–1036

7. Feigin DS (1983) Pulmonary cryptococcosis: radiologic-pathologic correlates of ist three forms. AJR 141:1263–1272
8. Fletcher BD, Magill HL (1988) Wheel – within – wheele patterns in hepatosplenic infections. Radiology 169:578–579
9. Gefter WB (1992) The spectrum of pulmonary aspergillosis. J Thorac Imaging 7(4):56–74
9a. Gefter WB, Abelda StM, Talbot GH, Gerson StL, Cassileth PA, Miller WT (1985) Invasive pulmonary aspergillosis and acute leukemia. Limitations in the diagnostic utility of the air crescent sign. Radiology 157:605–610
10. Greene R (1980) Opportunistic pneumonias. Seminars in Roentgenology 15:50–72
10a. Grünebaum M, Ziv N, Kaplinsky C, Kornreich L, Hover G, Mor C (1991) Liver candidiasis. The various sonographic patterns in the immuncompromised child. Pediatr Radiol 21:497–500
11. Haller J, Czembirec H, Schuster R (1983) Primäre Aspergillose der Lungen bei Leukose. Fortschr Röntgenstr 138:32–36
12. Hruban RH, Meziane MA, Zerhouni EA, Wheeler PS, Dumler JSt, Hutchins GM (1987) Radiologic-pathologic correlation of the CT halo sign in invasive pulmonary aspergillosis. I Comput Assist Tomogr 11:534–536
13. Klein LD, Gamsu G (1980) Review thoracic manifestations of aspergillosis. AJR 134:543–552
14. Kuhlman JE, Fischman EK, Siegelman StS (1985) Invasive pulmonary aspergillosis in acute leukemia: characteristic findings on CT, the CT halo sign, and the role of CT in early diagnosis. Radiology 157:611–614
15. Libshits HI, Pagani JJ (1981) Aspergillosis and mucormycosis: two types of opportunistic fungal pneumonia. Radiology 140:301–306
15a. Nicolas V, Hottenrott K, Hossfeld DK (1989) Aspergillusinfektionen der Lunge. Röntgenbl. 42:449–454
16. Orr DP, Myerowitz RL, Dubois PhJ (1978) Patho-radiologic correlation of invasive pulmonary aspergillosis in the compromised host. Cancer 41:2028–2039
17. Pastakia B, Shawker ThH, Thaler M, O'Leary T, Pizzo PA (1988) Hepatosplenic candidiasis: wheels within wheels. Radiology 166:417–421
17a. Primack SL, Müller NL (1994) High-resolution computed tomography in acute diffuse lung disease in the immuncompromised patient. Radiol Clin Am 32:731–744
17b. Rein S (1991) Candida and aspergillus infection in immuncompromised patients: an overview. RID 13:487–492
18. Shirkhoda A, Lopez-Berestein G, Holbert JM, Luna MA (1986) Hepatosplenic fungal infection: CT and pathologic evaluation after treatment with liposomal amphotericin B Radiology 159:349–353
19. Young RC, Bennet JE, Vogel ChL, Carbone PP, De Vita VT (1970) Aspergillosis. The spectrum of the disease in 98 patients. Medicine 49:147–173
20. Allan BT, Patton D, Ramsey NKC, Day DL (1988) Pulmonary fungal infections after bone marrow transplantation. Pediatr Radiol 18:118–122

Thoraxdiagnostik in der neonatalen Intensivmedizin

H. C. OPPERMANN

INHALT

Einleitung ... 141
1 Katheter und Drainagen ... 142
1.1 Endotrachealintubation und ihre Komplikationen .. 142
1.2 Nahrungssonden und Absaugkatheter ... 144
1.3 Nabelarterien- und Nabelvenenkatheter ... 145
1.4 Zentrale Venenkatheter ... 148
1.5 Pleuradrainagen und ihre Komplikationen ... 149
2 Pulmonale Erkrankungen ... 150
2.1 Aspirationssyndrom ... 150
2.2 Die perinatalen Pneumonien ... 151
2.3 Transitorische Neugeborenen-Tachypnoe („wet-lung disease") ... 153
2.4 Atemnotsyndrom (Surfactant-Mangel) ... 156
2.5 Persistierender Ductus arteriosus Botalli beim Atemnotsyndrom ... 156
2.6 Bronchopulmonale Dysplasie ... 160
3 Barotraumen ... 162
3.1 Entstehungsmechanismen ... 162
3.2 Pulmonales interstitielles Emphysem ... 162
3.3 Pneumothorax ... 163
3.4 Pneumomediastinum ... 167
3.5 Pneumoperikard ... 170
3.6 Systemische intravaskuläre Luftembolie ... 170
3.7 Röntgensymptome bei extrakorporaler Membranoxygenierung (ECMO) ... 171
4 Pleuraerkrankungen ... 173
4.1 Hydrothorax ... 173
4.2 Chylothorax ... 174
4.3 Hämothorax ... 174
5 Kongenitale Zwerchfellhernien ... 176
Literatur ... 178

Einleitung

In der Diagnostik atemgestörter Früh- und Neugeborener steht auch heute noch von allen bildgebenden Methoden die Thoraxnativaufnahme an erster Stelle. In besonderen Fällen ergeben die Thoraxsonographie und Echokardiographie eine zusätzliche Information über Art und Schweregrad der Erkrankung von Herz und Lungen.

In diesem Kapitel sollen die wichtigsten röntgenmorphologischen Befunde von Früh- und Neugeborenen besprochen werden, die einer Intensivbehandlung bedürfen.

Das Neugeborene muß direkt nach der Geburt Atmung, Herztätigkeit und andere Vitalfunktionen selbsttätig übernehmen, um sich an das extrauterine Leben anzupassen. Die Störung einer oder mehrerer der genannten Funktionen führt meistens zu einer respiratorischen Insuffizienz.

Bei einem normalen Geburtsvorgang kann mit dem Durchtritt durch den Geburtskanal ein transpulmonaler Druck bis zu 100 cm H_2O entwickelt werden. Dieser hohe Druck trägt entscheidend zu einer Exprimierung eines Teiles der fetalen Lungenflüssigkeit bei, welche über Trachea und Mund entleert wird. Der wesentlich größere Anteil residualer fetaler Lungenflüssigkeit wird über die Lymphgefäße im Lungeninterstitium, Kapillaren und systemische Venen in den Kreislauf drainiert [5, 7, 8].

Bei einer Sectio caesarea entfällt der natürliche Exprimierungsmechanismus der fetalen Lungen. Diese Neugeborenen haben somit bei Geburt zwangsläufig wesentlich mehr fetale Lungenflüssigkeit und entwickeln deshalb postpartal leichter pulmonale Adaptationsstörungen.

In der pulmonalen Strombahn kommt es nach der Geburt innerhalb eines sehr kurzen Zeitraumes zu erheblichen Strukturveränderungen. Ursache hierfür ist ein aktiver Remodellierungsprozeß in den präazinären Lungengefäßen, der bis zum 3. Lebenstag zu einer Abnahme der Gefäßmuskulatur und dadurch zu einer Vergrößerung der Gefäßlumina führt. Die Folge dieses Gefäßwandumbaus ist eine Verminderung des pulmonalen Gefäßwiderstandes, der für die Anpassungsfähigkeit des Neugeborenen an das extrauterine Leben eine entscheidende Rolle spielt [4, 6].

Das reife Neugeborene ist mit etwa 20 bis 24 Millionen primitiven, aber mit reifem Alveolarepithel ausgekleideten Alveolarsäckchen ausgestattet. Postpartal dauert es in der Regel mehrere Stunden, bis diese Alveolarsäckchen vollständig entfaltet sind [1, 2, 3, 5]. Endgültig reife Alveolen entwickeln sich erst nach der 4. Lebenswoche in der Endstrecke der Bronchioli respiratorii.

Die Grundkenntnisse dieser Lungen- und Herzanatomie des Neugeborenen sowie der sehr komplexen pathophysiologischen Vorgänge in der Neugeborenenlunge und im Herz-Kreislauf-System sind die Voraussetzung für gezielte Behandlungsmaßnahmen.

Wichtigste Therapiemaßnahmen von schwerkranken Früh- und Neugeborenen – besonders von solchen mit einer respiratorischen Insuffizienz – sind schnellstmögliches Absaugen der Atemwege, eine schonende Endotrachealintubation und die Insertion von Gefäßkathetern. In Abhängigkeit von der individuellen klinischen Situation kommen unterschiedliche mechanische Ventilationsformen zur Anwendung [Ventilation mit intermittierend positivem und positiv-endexspiratorischem Druck – Hochfrequenzventilation – extrakorporale Membranoxygenation (ECMO)].

Das gemeinsame Ziel aller Beatmungsformen ist eine ausreichende Oxygenierung.

Seit der Anwendung der beschriebenen Beatmungstechniken hat sich die Prognose atemgestörter Früh- und Neugeborener in den letzten 15 bis 20 Jahren erheblich verbessert. Im Einzelfall lassen sich andererseits akute Beatmungskomplikationen (Barotraumen) wie auch chronische Lungenstrukturveränderungen durch Langzeitbeatmung (sog. Beatmungslunge bzw. bronchopulmonale Dysplasie) nicht vermeiden.

1 Katheter und Drainagen

1.1 Endotrachealintubation und ihre Komplikationen

Die Endotrachealintubation hat sehr häufig eine Tubusfehlposition zur Folge. Daher ist eine röntgenologische Positionskontrolle des Endotrachealtubus nach jeder Intubation unbedingt notwendig. Jede Rotation und Flexion des Kopfes führt zu einer Verschiebung des Tubus bis zu maximal 1,5 cm.

Der laryngopharyngeale Übergang stellt hierbei das Hypomochlion dar. Die Röntgenaufnahme zur Tubuskontrolle sollte daher in der Kopfposition vorgenommen werden, die der aktuellen Beatmungssituation entspricht. Damit läßt sich ausschließen, daß das Tubusende der Tracheawand anliegt und durch diese verlegt wird [2, 12, 15].

Im optimalen Fall sollte das distale Ende des Trachealtubus 1 cm oberhalb der Carina, d.h. in Höhe des IV. Brustwirbelkörpers liegen. Nach kranial sollte das Tubusende auf keinen Fall das Niveau der Sternoklavikulargelenke überschreiten [1, 12, 20] (Abb. 1).

Abb. 1. Trachealtubus in richtiger Position bei Frühgeborenem mit Atemnotsyndrom Stadium III. – Das distale Ende des Trachealtubus liegt 1 cm oberhalb der Tracheabifurkation. Neben den Trachealtubus projiziert sich die Magensonde

Abb. 2. Fehlposition des Trachealtubus im rechten Stammbronchus bei Frühgeborenem mit Atemnotsyndrom Stadium IV

1
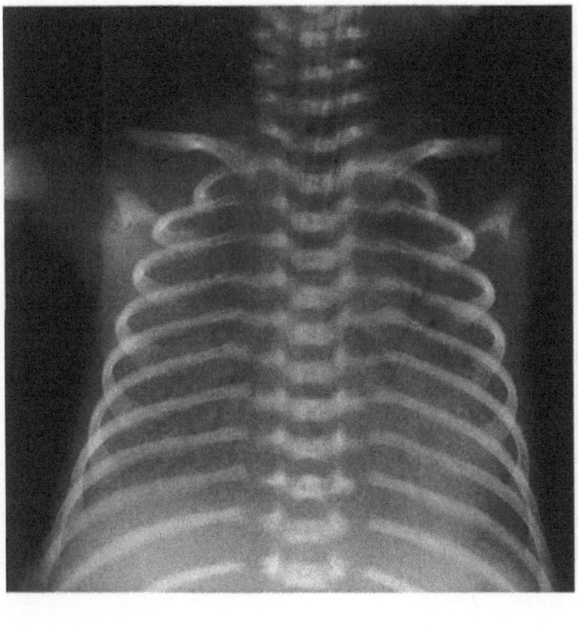

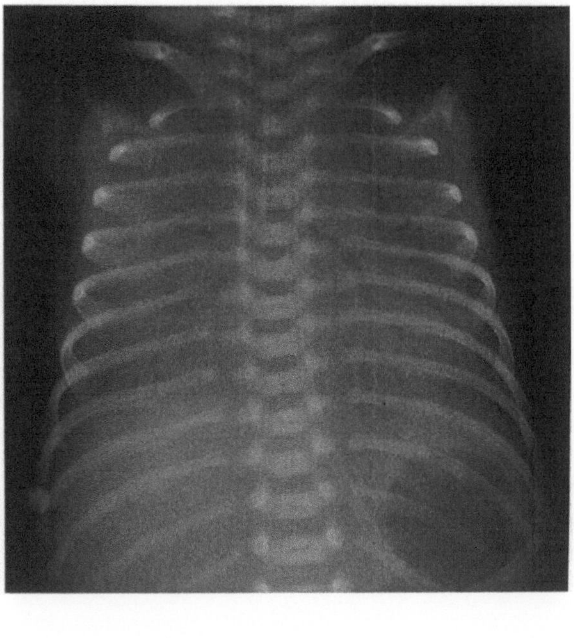
2

Der Endotrachealtubus kann zu hoch, zu tief oder intraösophageal gelegen sein. – Die *häufigste* Tubusfehlposition ist die Dislokation desselben in den rechten Stammbronchus oder Intermediärbronchus (Abb. 2). Als Folge hiervon entwickelt sich eine Atelektase des rechten Oberlappens, eventuell auch des Mittellappens mit kompensatorischer Überblähung der übrigen Lungenabschnitte. Hierbei besteht die Gefahr einer Alveolarruptur mit nachfolgender Entwicklung extraalveolärer Luftansammlungen, vornehmlich eines Pneumothorax. Die Verlagerung des Endotrachealtubus in den Hypopharynx führt zu einer unzureichenden Ventilation und stellt die zweithäufigste Tubusfehlposition dar.

Eine intraösophageale Fehllage des Tubus muß dann vermutet werden, wenn im sagittalen Thoraxübersichtsbild Trachealtubus und Luftsäule der Trachea nicht exakt übereinander projiziert sind, der Ösophagus aufgeweitet ist und Magen und Dünndarm ungewöhnlich überbläht erscheinen [11, 15, 22] (Abb. 3).

Bei jeder Endotrachealintubation sind oberflächliche Larynx- und Trachealäsionen möglich. Hierbei kann es zu einer Beeinträchtigung der Zilienfunktion und später zur Metaplasie der Tracheaschleimhaut kommen sowie nachfolgend die Bildung von Granulationsgewebe mit sekundärer Vernarbung resultieren. Als Spätfolge einer Endotrachealintubation können sich Granulome, eine umschriebene Tracheastenose oder auch Mukosazysten entwickeln, die sich dann oft erst monate-

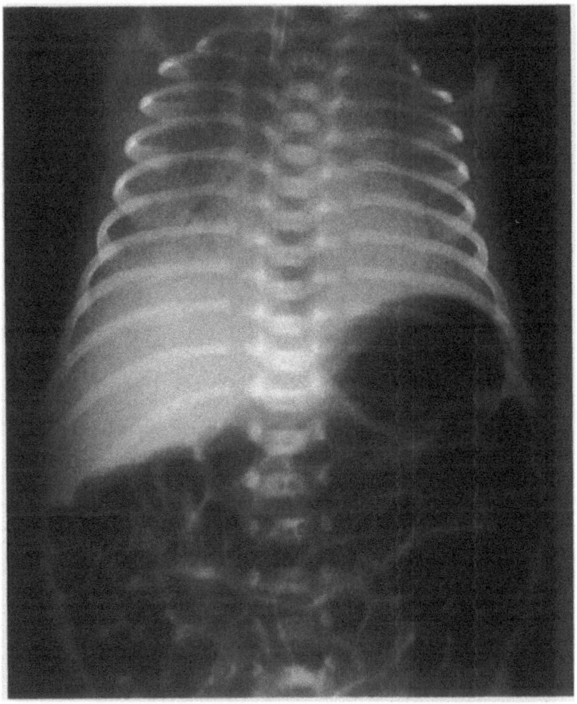

Abb. 3. Intraösophageale Fehlposition des Trachealtubus. – Wenige Stunden altes Frühgeborenes mit hypoventilierten Lungen bds. Auffallend starke Luftfüllung des Ösophagus und des Magen-Darm-Traktes. Die Magensonde ist in regelrechter Position

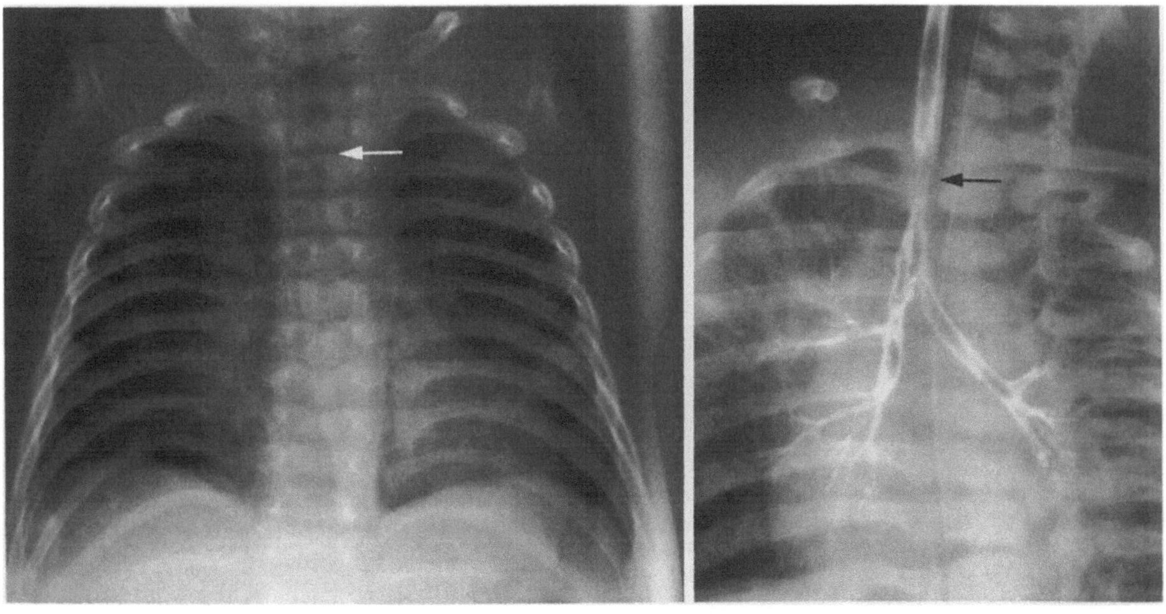

a b

Abb. 4. **a** Umschriebene sekundäre Tracheastenose in Höhe des 2. Thorakalwirbels. 31/2 Monate altes Frühgeborenes nach Langzeitbeatmung. **b** Die umschriebene Tracheastenose wird in der Tracheobronchographie noch deutlicher sichtbar lang nach bereits erfolgter Extubation manifestieren [6, 13, 14, 16, 19] (Abb. 4a und b).

Nach *Extubation* entwickelt sich sehr häufig eine Atelektase, vornehmlich im Bereich des rechten Oberlappens. Röntgenologisch stellt sich die Lobäratelektase als flächenhaft homogene Verschattung dar, die sich gegen die benachbarten Lungenabschnitte scharf abgrenzt. Je nach Ausdehnung und Dauer der Atelektase weisen die angrenzenden Lungenabschnitte infolge kompensatorischer Überblähung eine vermehrte Strahlentransparenz auf [3, 9, 17, 21, 23] (Abb. 5).

Differentialdiagnostisch ist bei Vorliegen einer Oberlappenatelektase im Neugeborenenalter auch an eine Postaspirationsatelektase zu denken, besonders bei Patienten mit einer Ösophagusatresie mit oder ohne Ösophagotrachealfistel [5]. – Bei Persistenz der Oberlappenatelektase muß auch an seltenere Ursachen, z. B. an Fehlbildungen des Tracheobronchialsystems gedacht werden [4, 7, 8, 18]. – Als weitere differentialdiagnostische Möglichkeit einer Oberlappenatelektase ist ein akzessorischer Thymuslappen in Erwägung zu ziehen [10].

1.2 Nahrungssonden und Absaugkatheter

Schwerkranke Früh- und Neugeborene sind oft unfähig zu saugen, zu trinken und zu schlucken. Sie müssen daher mit Nahrungssonden und Absaugkathetern versorgt werden. Eine röntgenologische Lagekontrolle von Nahrungssonden und Absaugkathetern ist im Gegensatz zu einer obligaten röntgenologischen Positionskontrolle eines Endotrachealtubus nicht zwangsläufig notwendig.

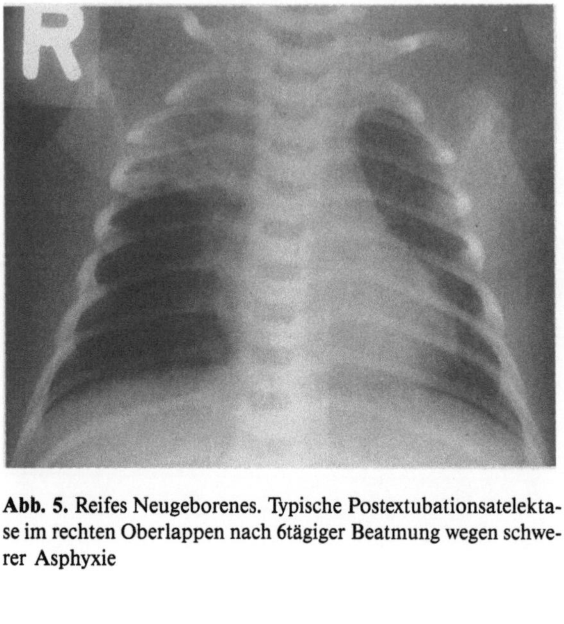

Abb. 5. Reifes Neugeborenes. Typische Postextubationsatelektase im rechten Oberlappen nach 6tägiger Beatmung wegen schwerer Asphyxie

Beim Einführen der Absaug- oder Nahrungskatheter auf orotrachealem bzw. oroösophagogastralem oder nasotrachealem bzw. nasoösophagealem Wege kann es zu traumatischen Läsionen des Pharynx oder des Ösophagus kommen. Hierbei sind vor allem eine Perforation der hinteren Pharynxwand sowie im mittleren Ösophagusanteil zu befürchten [2, 16, 20].

An die Möglichkeit einer *Pharynxperforation* oder einer Ösophagusperforation ist immer dann zu denken, wenn die Sondierung nicht einwandfrei vorgenommen werden kann und die Kinder eine Hypersalivation zeigen. GIRDANY [5] vermutet, daß eine Verletzung der posterioren Pharynxwand zunächst zu einem Krikopharyngealspasmus führt, welcher die Symptome einer hohen Ösophagusobstruktion hervorruft. Erst sekundär kommt es dann vermutlich zur traumatischen Perforation beim Absaugen bzw. beim Legen von Nahrungssonden. Diese Hypothese hat sich jedoch nicht sicher beweisen lassen [10].

Im Röntgennativbild muß eine Pharynxperforation dann vermutet werden, wenn Luft in der hinteren Pharynxwand nachweisbar ist. Die Diagnose läßt sich nur durch Kontrastmittelfüllung des Pseudodivertikels, am besten mit kleinen Mengen niederosmolarer nicht-ionischer Kontrastmittel, z. B. Isovist 300 bestätigen (Abb. 6).

Das Pharynxpseudodivertikel muß von dem wesentlich seltener vorkommenden kongenitalen Pharynxdivertikel wie auch von einer Ösophagusatresie unterschieden werden [3, 4, 7, 10, 12]. Von einer kongenitalen Ösophagusatresie ist das Pharynxpseudodivertikel u. a. dadurch zu differenzieren, daß das Pseudodivertikel einige Millimeter dorsal der Trachea liegt, während der Ösophagus normalerweise der hinteren Trachealwand unmittelbar anliegt. Im Gegensatz zu den sehr seltenen echten kongenitalen Pharynxdivertikeln weist das Pharynxpseudodivertikel in der Regel unregelmäßige Wandkonturen auf, ist ungewöhnlich lang und hat ein kleines Lumen. In Abhängigkeit von der Divertikelgröße resultiert eine mehr oder weniger ausgeprägte Ventraldislokation in Höhe des Pseudodivertikels [1, 3, 7, 10, 19].

Als weitere Differentialdiagnose gegen ein Pharynxpseudodivertikel ist eine Ösophagusduplikatur auszuschließen, welche sehr selten vorkommt [17].

Eine weitere, wesentlich seltenere Perforationsstelle im Pharynxbereich ist die Vorderwand des

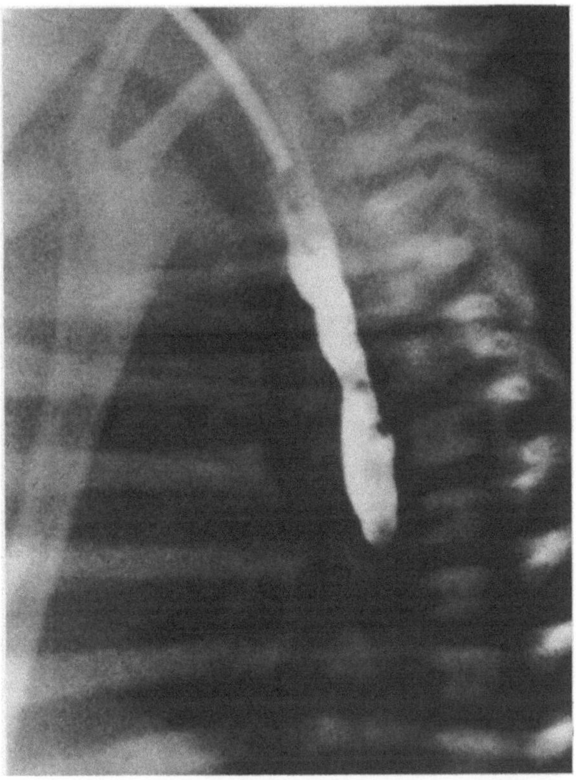

Abb. 6. Pharynxpseudodivertikel bei 1 Tag altem Neugeborenen. – Die Sondierung des Patienten gestaltete sich schwierig. Dorsal der Trachea und im deutlichen Abstand zu dieser stellt sich das lange Pharynxpseudodivertikel mit unregelmäßigen Wandkonturen dar. (Aus RICHTER u. LIERSE [15]; für die freundliche Überlassung des Bildes danke ich Herrn Prof. Dr. med. E. RICHTER, Hamburg)

Hypopharynx, welche entweder durch einen Laryngoskopspatel oder durch den Finger des Geburtshelfers beim Veit-Smellieschen Handgriff verletzt werden kann [5, 18].

Prädilektionsstelle für eine *Ösophagusperforation* ist die Mitte des Ösophagus, das entspricht etwa der Höhe der Tracheabifurkation. In diesem Abschnitt hat der Ösophagus Kontakt mit der rechtsseitigen Pleura parietalis, so daß diese bei einer Ösophagusperforation leicht einreißen kann [2, 4, 16].

Spontane Ösophagusrupturen (Boerhaave-Syndrom) mit nachfolgender Entwicklung einer ösophagopleuralen Fistel gelten im Neugeborenenalter als ausgesprochen selten [6, 8, 13].

Wenn sich die über die Pharynxwand oder über den Ösophagus erfolgte Perforation bis in das Mediastinum oder weiter bis in den Pleuraraum ausdehnt, kann sich ein Pneumothorax entwickeln, welcher meistens rechtsseitig gelegen ist. Bei fortlaufender Ernährung des Patienten über die fehlpositionierte Nahrungssonde entsteht dann ein iatrogener Hydrothorax, der einen Pleuraerguß vortäuschen kann [9].

Pharynx- und Ösophagusperforation lassen sich in der Regel durch eine konservative Behandlung mit Breitbandantibiotika ausreichend beherrschen. Entwickelt sich dagegen ein Pneumothorax oder Hydropneumothorax, muß dieser drainiert werden. Eine operative Therapie der genannten Perforationen ist nur dann notwendig, wenn sich sekundär ein Halsabszeß, eine Mediastinitis oder ein Pneumoperikard mit Herztamponade entwickeln [11, 14].

Sehr selten kann eine Nahrungssonde – besonders wenn sie kleinkalibrig ist – über die Trachea in einen Stammbronchus, meistens in den rechten, gelangen. Diese Fehllage der Nahrungssonde läßt sich auch ohne Röntgenbild leicht vermuten, da die Patienten bereits beim Vorführen der Sonde in die Luftwege zu husten beginnen.

1.3 Nabelarterien- und Nabelvenenkatheter

Nabelvenen- und Nabelarterienkatheter sowie zentrale Gefäßkatheter finden bei Früh- und Neugeborenen vornehmlich Anwendung zur postpartalen Erstversorgung. Später dienen sie zur Überwachung der Sauerstoffkonzentration, der Druckverhältnisse, der Elektrolyte und des Blutzuckerspiegels, letztlich auch für die parenterale Ernährung [32, 38].

In diesem Abschnitt sollen die normalen Gefäßkatheterpositionen und die Komplikationen besprochen werden, welche aus Fehlpositionen der Gefäßkatheter resultieren.

Die Anwendung eines *Nabelvenenkatheters* wurde 1947 durch DIAMOND [6] inauguriert, welcher erstmalig über einen Nabelvenenkatheter Blutaustauschtransfusionen vornahm. Seitdem finden Nabelvenenkatheter in allen neonatalogischen Intensivabteilungen eine breite Anwendung. Wegen der hohen Quote von Fehlpositionen ist die korrekte Lage eines Nabelvenenkatheters nach Einführen desselben in jedem Fall röntgenologisch oder sonographisch zu objektivieren [14, 15, 19, 29, 35].

SCOTT [30] konnte in einer retrospektiven Analyse an Autopsien von 200 Neugeborenen, die mit einem Nabelvenenkatheter versorgt worden waren, eine Komplikationsrate von ca. 20% nachweisen.

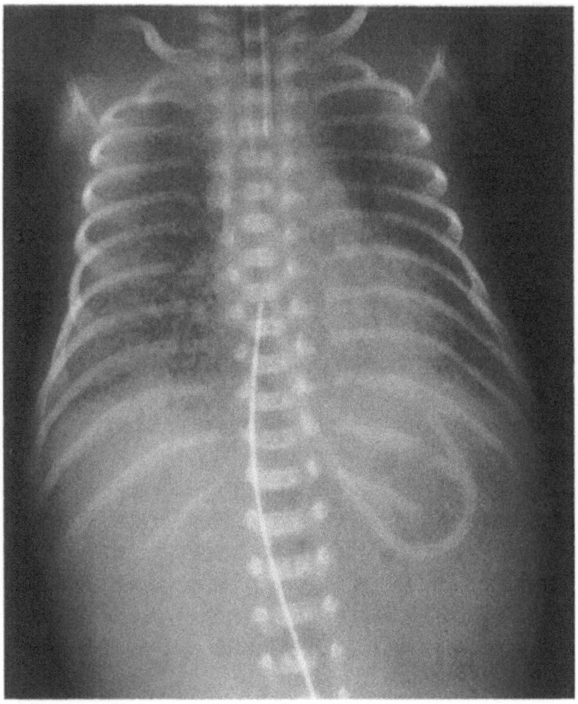

a

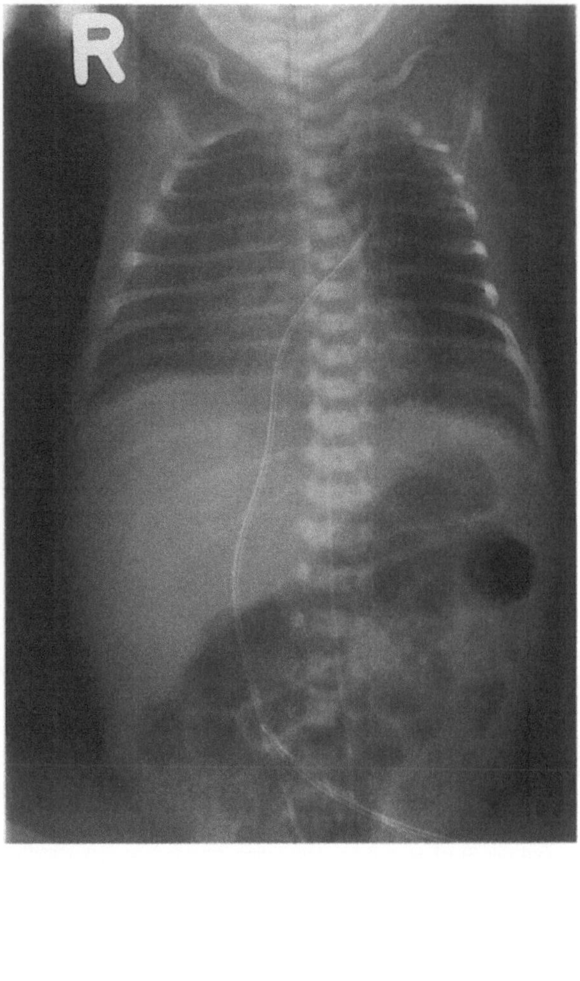

b

Abb. 7. a 15 Stunden altes Frühgeborenes mit Atemnotsyndrom und beginnendem pulmonalem interstitiellem Emphysem rechts. – Regelrechte Lage des Trachealtubus, der Magensonde und des Nabelvenenkatheters. **b** Frühgeborenes der 36. SSW mit perinataler Pneumonie. Fehlposition des Nabelvenenkatheters in der linken oberen Lungenvene

Die ideale Lokalisation des distalen Nabelvenenkatheterendes ist der Übergangsbereich zwischen V. cava inferior und rechtem Vorhof (Abb. 7a). Bei korrekter Lage des Nabelvenenkatheters stellt sich dieser im sagittalen Übersichtsbild von Thorax und Abdomen nach kranialwärts gerichtetem Umbiegen in Beckenhöhe parallel rechts der Wirbelsäule verlaufend dar. Nach Durchtritt durch den Ductus venosus Arantii verläuft er in flachem Bogen nach links bis zur Mittellinie. Im seitlichen Strahlengang projiziert sich der Nabelvenenkatheter bei regelrechter Lage entlang des unteren Leberrandes von ventrokaudal nach dorsokranial verlaufend [2, 4, 25, 38].

Der Nabelvenenkatheter kann zu hoch, zu tief oder extravaskulär gelegen sein (Abb. 7b).

Bei zu weitem Vorschieben des Katheters nach kranial kann dieser über den rechten Vorhof via Vena cava superior bis in eine Halsvene hineingelangen. Außerdem besteht die Möglichkeit, daß der Katheter über ein offenes Foramen ovale in den linken Vorhof und von hier aus in eine Pulmonalvene gelangt. Bei Verbleiben des Katheters im linken Vorhof kann sich eine arterielle Embolie entwickeln. Liegt das distale Katheterende in einer Pulmonalvene, kann diese obstruiert werden [11].

Wesentliche Komplikationen resultieren vor allem aus einer zu tiefen Position des Nabelvenenkatheters besonders dann, wenn dieser im Leberhilusbereich bzw. Pfortadersystem liegt. In Abhängigkeit von der Dauer der Fehlposition besteht die Gefahr einer Gefäßwandblutung mit oder ohne Thrombusbildung; außerdem kann es zur Gefäßwandruptur kommen [16, 35, 36] (Abb. 8).

Als Spätfolge einer Nabelvenenkatheterfehllage in der Pfortader oder einer ihrer Äste ist die Entwicklung einer Pfortaderthrombose oder auch Milzvenenthrombose bekannt. Sekundär kann sich eine portale Hypertension mit all ihren bekannten Komplikationen entwickeln [16, 18, 28]. Darüber hinaus kann auf dem Boden einer Thrombose der Pfortader oder ihrer intrahepatischen Äste eine Lebernekrose entstehen [37]. Schließlich besteht die Möglichkeit eines Lufteintrittes in das Kathetersy-

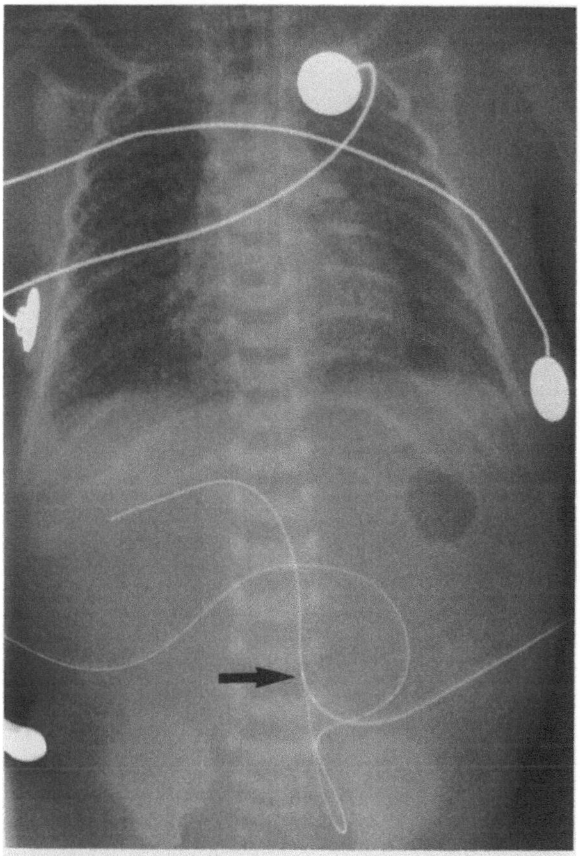

Abb. 8. 1 Tag altes Neugeborenes mit pulmonalem interstitiellem Emphysem. – Zu hohe Lage des Trachealtubus. Fehlposition des Nabelvenenkatheters in der Pfortader. Richtige Position des Nabelarterienkatheters (s. *Pfeil*)

stem mit nachfolgender Entwicklung einer systemischen Gasembolie [25, 33].

Die Fehlposition von *Nabelarterienkathetern* kann ebenfalls zu erheblichen Komplikationen führen. Von COCHRAN [5] wird eine Komplikationsrate von 4,6–10,4% angegeben. OPPENHEIMER [24] berichtet über eine Komplikationsrate von 3,5–23% nach Nabelarterienkatheterisierung.

Zwei unterschiedliche Positionen des distalen Nabelarterienkatheterendes werden heute bevorzugt [7, 8, 22, 26, 35].

Als optimal tiefe Position gilt der Bereich unmittelbar oberhalb der Aortenbifurkation zwischen 3. und 4. Lendenwirbelkörper (Abb. 8). Als sog. hohe Position gilt die Lage des Katheterendes im Bereich der mittleren Aorta in Höhe des 6. bis 10. Thorakalwirbels [12, 13].

Bei richtiger Lage des Nabelarterienkatheters folgt dieser im sagittalen Abdomenübersichtsbild vom Nabelring aus der A. umbilicalis kaudalwärts bis ins kleine Becken mit geringer Abweichung von der Mittellinie nach lateral.

Nach sehr enger Schleifenbildung mit nach kranialwärts gerichtetem Verlauf erkennt man den Katheter von lateral her kommend in die A. iliaca interna einmündend, in seinem weiteren Verlauf projiziert er sich auf die Mittellinie der Wirbelsäule. Im seitlichen Strahlengang zeigt der Katheter beim Eintritt in die A. iliaca interna eine weite Schleifenbildung in Höhe des 2.–3. Sakralwirbels nach kranial und verläuft dann ventral der Wirbelsäule nach kranial weiter (Abb. 9). Beim Einführen oder unmittelbar nach Legen des Nabelarterienkatheters kann es zu einem passageren Gefäßspasmus kommen. – Die häufigste Fehlposition des Nabelarterienkatheters ist die Katheterlage in der A. iliaca interna oder externa. Darüber hinaus kann sich der Nabelarterienkatheter in der A. mesenterica inferior, in den Aa. renales, in der A. mesenterica superior und im Truncus coeliacus verfangen (Abb. 10). Eine der gefährlichsten Komplikationen liegender Nabelarterienkatheter ist die Entwicklung von Thromben, die in ca. 95% der Patienten dann zu erwarten sind, wenn der Katheter länger als 24 Std. liegt [10, 12, 13, 16, 23, 34].

Als Spätkomplikationen der Fehlposition eines Nabelarterienkatheters sind zu nennen eine nekrotisierende Enterokolitis, Blutungen, Entwicklung von Aneurysmen und einer Hypertension [1, 3, 9, 16, 20, 21, 24, 31].

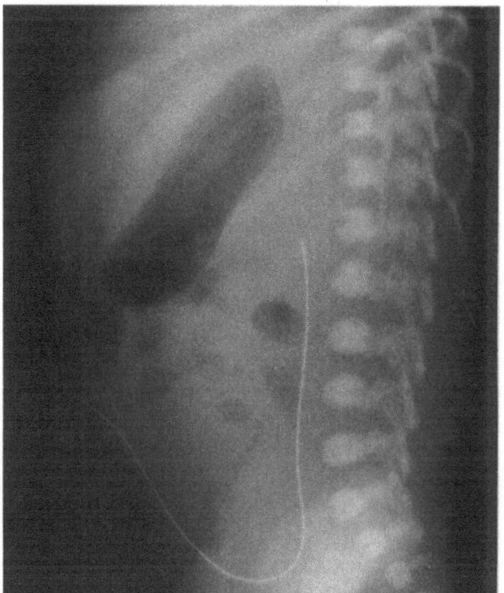

Abb. 9. Richtiger Verlauf des Nabelarterienkatheters im seitlichen Strahlengang. Zu hohe Position des Katheterendes (L 1)

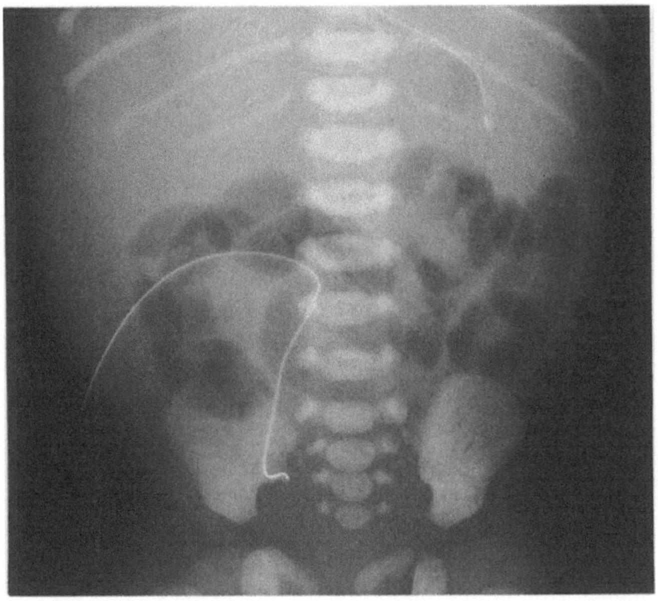

Abb. 10. Fehlposition eines Nabelarterienkatheters in der Arteria iliaca interna rechts. (Für die freundliche Überlassung des Röntgenbildes danke ich Herrn Prof. Dr. med. E. Richter, Hamburg)

1.4 Zentrale Venenkatheter

Zentrale Venenkatheter werden für langfristige Infusionsbehandlungen, vornehmlich für eine parenterale Ernährung angewandt. Als Eintrittspforten für die zentralen Gefäßkatheter dienen die V. jugularis in- oder externa, die V. subclavia, V. basilica oder V. cephalica, außerdem die V. supramalleolaris oder V. saphena magna. Falsches oder unzureichendes Vorschieben der Gefäßkatheter kann unmittelbare oder Spätkomplikationen zur Folge haben. Daher muß eine röntgenologische Positionskontrolle der zentralen Venenkatheter in jedem Fall vorgenommen werden. Die optimale Lage des distalen Katheterendes ist bei Einführen des Katheters von kranial der Übergangsbereich zwischen V. cava superior und dem rechten Vorhof (Abb. 11 a). Bei Einführen des Katheters über die untere Extremität sollte das distale Katheterende im Übergangsbereich zwischen V. cava inferior und dem rechten Vorhof liegen.

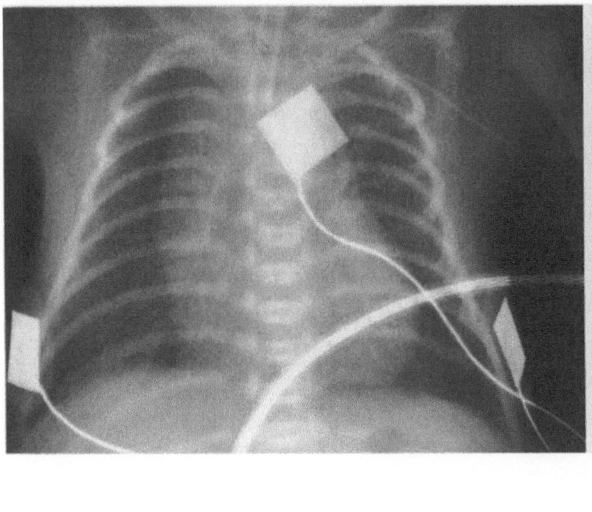

a

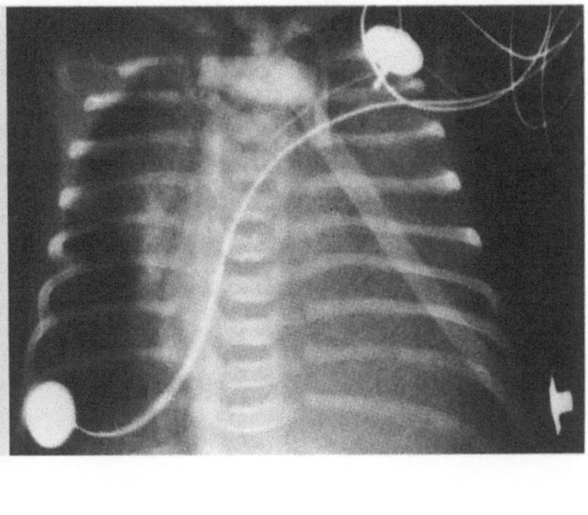

b

Abb. 11. **a** Wenige Stunden altes Neugeborenes mit Atemnotsyndrom Stadium II. – Richtige Position des zentralen Venenkatheters. **b** Neugeborenes im Alter von 10 Std. – Fehlposition des zentralen Venenkatheters mit Ausbildung eines iatrogenen Hydrothorax (Infusothorax)

Unmittelbare Komplikationen der Gefäßkatheterisierung sind eine Katheterfehllage, eine Gefäßperforation und möglicherweise eine Pleura- oder Peritonealverletzung. Zu den Spätkomplikationen gehören eine Thrombose, die Infektionsgefahr mit nachfolgender Sepsis, eine Embolie und ein Katheterabriß [1, 5, 8, 10, 11, 12, 16].

Besonders bei Katheterisierung der Femoralvenen ist nach den Untersuchungen von SZTANKAY [15] mit Katheterfehllagen zu rechnen. Dieser Autor fand in einer umfangreichen autoptischen Studie in mehr als 20% kongenitale Anomalien im iliokavalen Übergangsbereich in Form von Stenosen, Septen und Diaphragmen.

Diese Fehlbildungen können einen falschen Verlauf der Katheter verursachen, wobei der Katheter besonders leicht in die V. lumbalis ascendens gelangt.

Außer der Fehlposition der Gefäßkatheter gehört vor allem die Gefäßperforation zu den unmittelbaren Komplikationen nach Einführen der Katheter. Erfolgt die Gefäßperforation im Thoraxraum, kann sich ein extra- oder intrapleuraler Erguß in Form eines Infusothorax (iatrogener Hydrothorax) oder eines Hämothorax entwickeln. An das Vorliegen eines iatrogenen Hydro- bzw. Infusothorax muß dann gedacht werden, wenn die punktierte Pleuraflüssigkeit mit der Infusionsflüssigkeit identisch ist und die Zunahme des Pleuraergußvolumens der Infusionsrate pro Zeiteinheit entspricht. Bei abdominaler Gefäßperforation kann eine Peritonealblutung resultieren [2–6, 9, 11, 12] (Abb. 11b).

Als wichtigste und zugleich gefürchtetste Spätkomplikation nach Einführen zentraler Venenkatheter über die V. jugularis oder V. subclavia gilt die Kavathrombose; beim Einführen des Katheters von kaudal her die Nierenvenenthrombose [2, 7, 9].

Die Kavathrombose ist mit einer hohen Mortalität belastet. Röntgenologisch und klinisch kann die Kavathrombose zunächst in Form rezidivierender bilateraler Pleuraergüsse in Erscheinung treten. Diese sind manchmal auch in umschriebener Form vorhanden. Vermutlich entstehen diese pleuralen Flüssigkeitsansammlungen infolge einer Obstruktion des Lymphabflusses durch die bestehende Kavathrombose [2, 7].

Die generelle Komplikationsrate zentraler Venenkatheter wurde von RYAN in einer prospektiven Studie an 200 parenteral ernährten Patienten aller Altersgruppen mit 4% angegeben [13].

GROFF et al. [4] fanden bei insgesamt 103 eingeführten Vena-subclavia-Kathetern bei 28 Neugeborenen und Kleinkindern in 4 Fällen Komplikationen. Seit der Anwendung von Silastic-Kathetern ist die Komplikationshäufigkeit deutlich zurückgegangen [9, 14].

1.5 Pleuradrainagen und ihre Komplikationen

Ebenso wie Gefäßkatheter und Nahrungssonden müssen auch Pleuradrainagen auf ihre korrekte Lage mittels Thoraxaufnahmen in zwei Ebenen überprüft werden, da eine Fehlposition der Drainage zu ungewollten Komplikationen führen kann.

Die korrekte Position des distalen Drainageendes richtet sich im Einzelfall nach der Lokalisation des Pneumothorax. In der Regel wird die Pleuradrainage von der vorderen Axillarlinie des 4. Interkostalraumes hinter die Thoraxwand gelegt. Die Drainage verläuft dann im sagittalen Thoraxbild von lateral nach medial, wobei sie die Mittellinie nicht überschreiten darf. Im lateralen Strahlengang ist der Verlauf der Drainage von ventral nach dorsal. Eine ausreichende Saugwirkung der Drainage ist nur dann gewährleistet, wenn die Seitenlöcher des Drains innerhalb des Intrapleuralraumes liegen [5] (Abb. 12).

In Einzelfällen sind mehrere Drainagen in einem Hemithorax oder beidseitig notwendig, um eine ausreichend gute Lungenentfaltung zu erzielen. Die gefürchtetste Komplikation bei Anwendung von Pleuradrainagen stellt eine Lungenperforation dar. Diese Gefahr besteht vor allem bei unreifen Frühgeborenen mit idiopathischem Atemnotsyndrom, einer perinatalen Pneumonie oder einer Lungenblutung, da solche Lungen keine normale Elastizität aufweisen. Außerdem können die Lungen durch ein dem Pneumothorax vorangehendes pulmonales interstitielles Emphysem „versteift" werden und dadurch zu einer Perforation geradezu prädisponieren. Nach erfolgter Lungenperforation kann das Air-leak durch die bronchopleurale Fistel bei gleichzeitiger Anwendung einer mechanischen Ventilation mit positiv end-exspiratorischem Druck so verstärkt werden, daß unter Umständen eine Notfallthorakotomie erforderlich wird [2]. – Weitere Komplikationen durch fehlpositionierte Pleuradrainagen sind pulmonale Blutungen, Hämothorax und eine arteriovenöse Fistel [3, 4].

Eine äußerst seltene, aber gefährliche Komplikation durch eine Pleuradrainage entsteht dann, wenn die Drainage zu weit nach medial vorgeschoben wird. Hierbei kann eine umschriebene Obstruktion

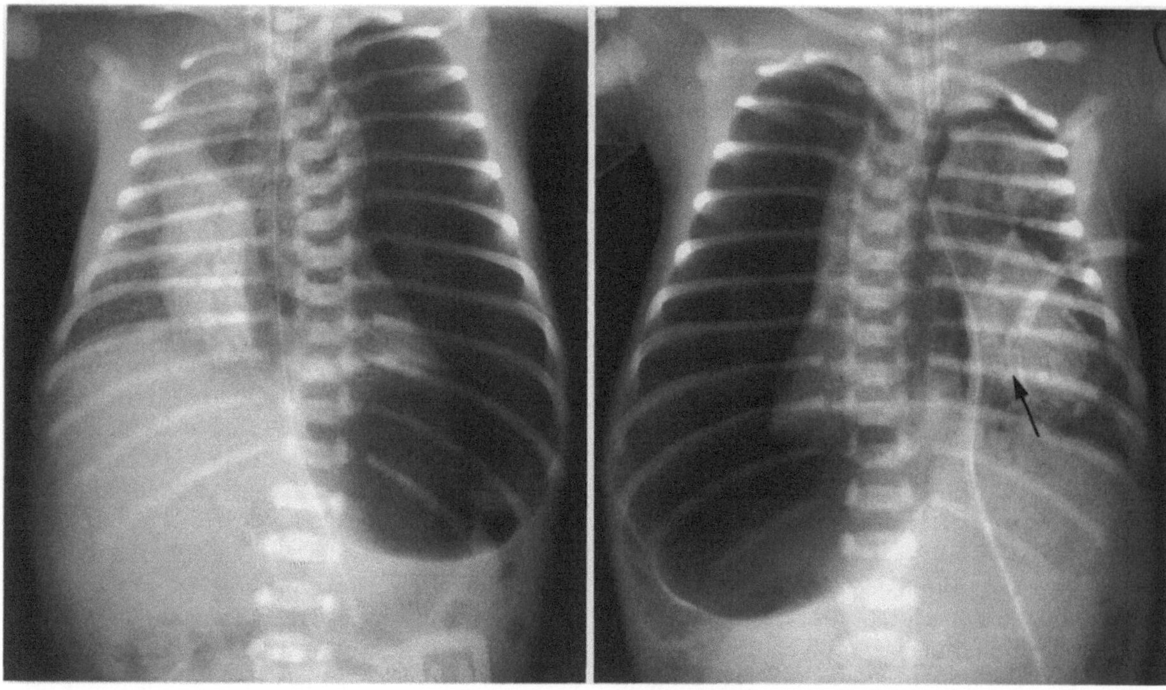

a b

Abb. 12. a Ausgedehnter Spannungspneumothorax links bei Frühgeborenem mit Atemnotsyndrom. Die kollabierte Lunge wird deutlich erkennbar. Herz und Gefäßband sind zur Gegenseite abgedrängt. **b** Status nach Anlegen einer linksseitigen Pleuradrainage, die in richtiger Position liegt (*Pfeil*). Gute Rückbildung des linksseitigen Spannungspneumothorax bis auf einen kleineren medioanterioapikalen Anteil. – Ausgeprägter Ventilpneumothorax rechts

der Aorta resultieren, die ihrerseits Zirkulationsstörungen zur Folge hat [1] (Abb. 13).

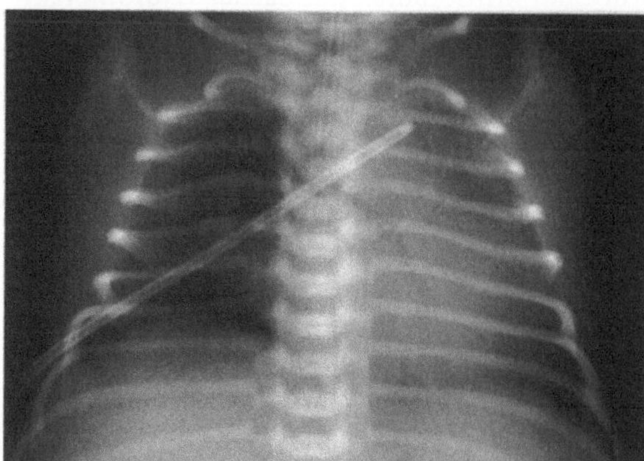

Abb. 13. 2 Tage altes Frühgeborenes. Status nach rechtsseitigem Spannungspneumothorax. – Fehlposition der Pleuradrainage über die Mittellinie nach links

2 Pulmonale Erkrankungen

2.1 Aspirationssyndrom

Die pulmonalen Veränderungen nach Aspiration von Amnionflüssigkeit und/oder Mekonium werden als Aspirationssyndrom bezeichnet. Obwohl bei etwa 10–20% aller Geburten mit einer Mekoniumpassage in das Fruchtwasser gerechnet werden muß, liegt die Häufigkeit der Mekoniumaspiration nur bei etwa 0,09% aller Geburten [4, 9].

Bei Frühgeborenen und Neugeborenen wird die Aspiration in den meisten Fällen durch eine fetale Hypoxie ausgelöst. Über eine Vagusstimulation kommt es zur Intensivierung der Peristaltik im Magen-Darm-Kanal, die zu einer vorzeitigen Mekoniumentleereung führt. Durch Forcierung der Atemexkursion intrauterin gelangt das Aspirat bis in die Ductuli alveolares und verstopft diese, was die Entwicklung multipler kleiner Atelektasen zur Folge hat [3, 6].

Die röntgenologisch nachweisbaren Lungenveränderungen nach Aspiration von Fruchtwasser und Mekonium sind abhängig vom Ausprägungsgrad der Aspiration sowie von dem Zellgehalt bzw. Me-

a
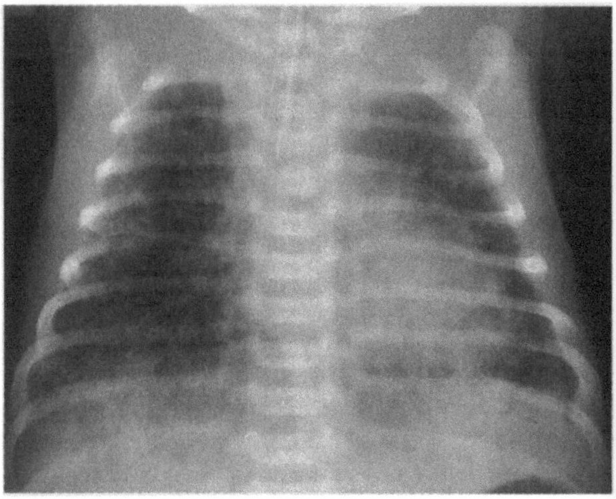

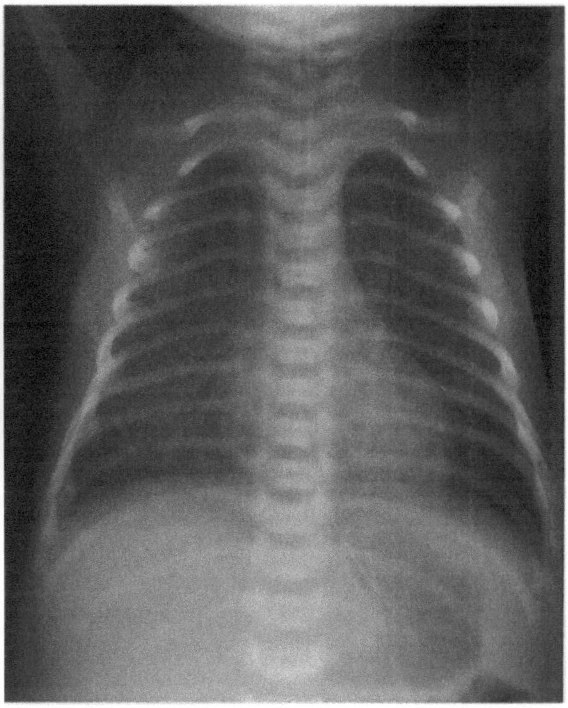
b

Abb. 14. a Zwei Stunden altes reifes Neugeborenes mit schwerer Mekoniumaspiration. Diffus grobfleckig-konfluierende Eintrübungsbezirke. **b** Vier Stunden altes reifes Neugeborenes. Status nach Aspiration mekoniumhaltigen Fruchtwassers

koniumanteil des Aspirates. So kann bei nur geringer Fruchtwasseraspiration das Thoraxbild völlig normal aussehen.

Im Gegensatz dazu finden sich bei massiver Aspiration meistens sehr dichte, grobfleckige, noduläre, z.T. konfluierende Eintrübungen, welche von zystoiden Aufhellungszonen umgeben sind. Die Verdichtungen sind das Korrelat fokaler Atelektasen, während die zystoiden Aufhellungszonen das sie umgebende, überdehnte Lungengewebe repräsentieren. Meistens sind beide Lungen erheblich überbläht (Abb. 14a, b).

Wenn die Verdichtungsherde nach wenigen Stunden bereits nicht mehr nachweisbar sind, kann man unterstellen, daß das Aspirat überwiegend aus Amnionflüssigkeit bestand. In der Regel bilden sich die aspirationsbedingten Lungenveränderungen innerhalb von 2–3 Tagen vollständig zurück. Kommt es dagegen sekundär zur Infektion des Aspirates, sind die pulmonalen Eintrübungen noch nach mehreren Tagen nachweisbar [1, 5, 6, 8–11]. Ausgeprägte Aspirationen können kompliziert werden durch Alveolarrupturen der aspiratfreien Lungenareale infolge Überdehnung derselben. Auf diese Weise kann sich ein pulmonales interstitielles Emphysem entwickeln und sekundär sehr rasch ein Pneumothorax und/oder Pneumomediastinum entstehen. Eine weitere, gefürchtete Komplikation einer massiven Aspiration ist die Entwicklung einer pulmonalen Hypertension [2, 3, 4, 9].

In die *Differentialdiagnose* des Aspirationssyndroms sind einzubeziehen: eine perinatale Pneumonie, eine Lungenhämorrhagie, eine Lungenvenenfehlmündung mit venöser Obstruktion und als seltenes Krankheitsbild eine kongenitale pulmonale Lymphangiektasie.

2.2 Die perinatalen Pneumonien

Unter diesem Begriff sind die intrauterin, sub partu und post partum entstandenen Lungenentzündungen zu verstehen. Intrauterin kann eine Pneumonie diaplazentar übertragen werden (z.B. Listeriose, Zytomegalie) oder nach Aspiration von infiziertem Fruchtwasser entstehen. Unter oder nach der Geburt können sich Pneumonien ebenfalls auf dem Boden einer Aspiration entwickeln oder durch Infektion mit Bakterien, Viren, Protozoen und Pilzen, sowie im Rahmen einer Sepsis entstehen. Bakterielle Pneumonien kommen im Neugeborenenalter wesentlich häufiger vor als viral bedingte [2, 12, 13, 17, 24].

Die röntgenologisch nachweisbaren Lungenveränderungen bei perinatalen Pneumonien sind sehr variabel. Da die Abwehrmechanismen des Neugeborenen noch unreif sind und das Lungeninterstitium gegenüber dem Lungenparenchym relativ überwiegt, reagiert die Neugeborenenlunge auf verschiedene Noxen vornehmlich mit einer Strukturveränderung des Lungeninterstitiums. Daher findet man bei perinatalen Pneumonien meistens interstitielles Lungenmuster im Thoraxbild. Zusätzlich disponieren beim Neugeborenen die kleinen Bronchiallumina und ihre große Kollapsneigung zu obstruktiven Veränderungen. Sekundär werden die nichtinfiltrierten Lungenabschnitte kompensatorisch überbläht [9, 13, 17].

Zu den wichtigsten bakteriellen Erregern der perinatalen Pneumonie gehören die B-Streptokokken und die Staphylokokken (s. Thorax, Pneumonien).

Weitere Pneumonieerreger in dieser Altersperiode sind E. coli, Klebsiella aerobacter, Pseudomonas und Pneumokokken. Selten sind in dieser Altersgruppe die bakteriellen Pneumonien durch eine Abszedierung kompliziert. – Die neonatale bzw. konnatale Tuberkulose spielt heute – zumindest im europäischen Raum – nur noch eine untergeordnete Rolle [1–3, 10, 14, 17, 20, 22, 23].

Virale Krankheitserreger, die im Neugeborenenalter zu einer Pneumonie führen, sind Zytomegalieviren, Coxsackie-Viren, ECHO-Viren, Influenzaviren, Herpes simplex- und Varizella-Viren. Ebenso wie die bakteriellen Pneumonien zeigen auch die viralen Pneumonien keine röntgenmorphologisch pathognomonischen Lungenveränderungen. Meistens findet man ein interstitielles oder gemischt interstitiell-alveoläres Lungenbild [5, 16, 18, 24, 25].

Als sehr seltene Pneumonieformen in der Perinatalperiode sind die Listeriose, die Pneumocystis-carinii-Pneumonie und die meistens erst im späteren Säuglingsalter vorkommende Chlamydienpneumonie zu erwähnen [7, 8, 18, 27, 28] (Abb. 18 bis 20).

B-Streptokokken-Pneumonie. Diese Pneumonieform ist in ihrem Erscheinungsbild ausgesprochen variabel und deswegen im Einzelfall nicht immer leicht diagnostizierbar. Im Frühgeborenenalter imitiert die B-Streptokokken-Pneumonie sehr oft das Bild eines idiopathischen Atemnotsyndroms Stadium II–III (Abb. 15). Bei detallierter Bildanalyse ist jedoch in den meisten Fällen ein fleckiges Lungenmuster nachweisbar.

Gleichzeitig bestehen oft kleinere pleurale Flüssigkeitsansammlungen, welche aber nicht pathognomonisch für eine B-Streptokokken-Pneumonie sind. Beim reifen Neugeborenen ruft die B-Streptokokken-Pneumonie eher grobfleckige, z. T. konfluierende Verdichtungen hervor oder stellt sich in Form lobärer oder segmentaler Infiltrationen mit Überblähung der nichtinfiltrierten Lungenbezirke dar. Zusätzlich kann sich eine Kardiomegalie entwickeln, welche vermutlich Ausdruck einer toxischen Myokardschädigung ist [1, 10, 21, 22] (Abb. 16).

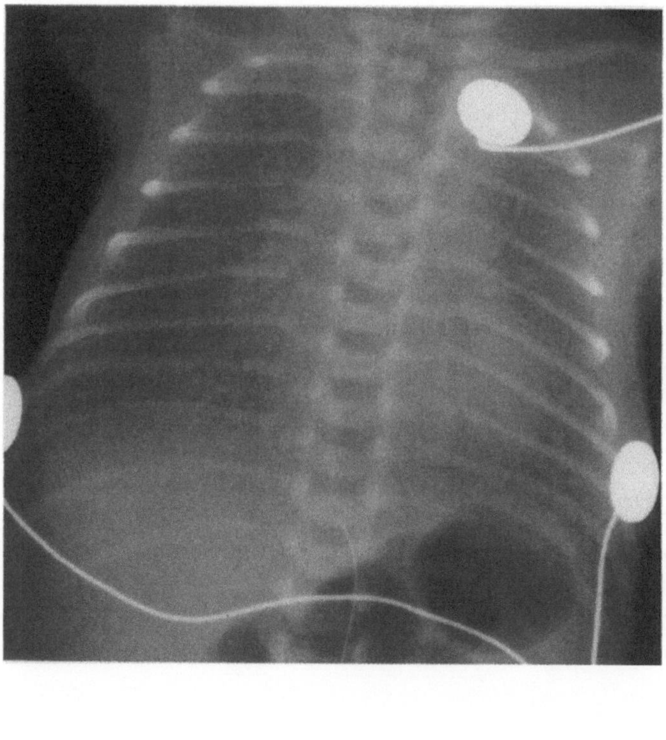

Abb. 15. 10 Stunden altes Frühgeborenes mit bakteriologisch gesicherter B-Streptokokken-Pneumonie. – Das Röntgenbild täuscht ein idiopatisches Atemnotsyndrom mit retikulogranulärem Lungenmuster vor. Beachte die Seitendifferenz der Lungenveränderungen (Aus OPPERMANN [16])

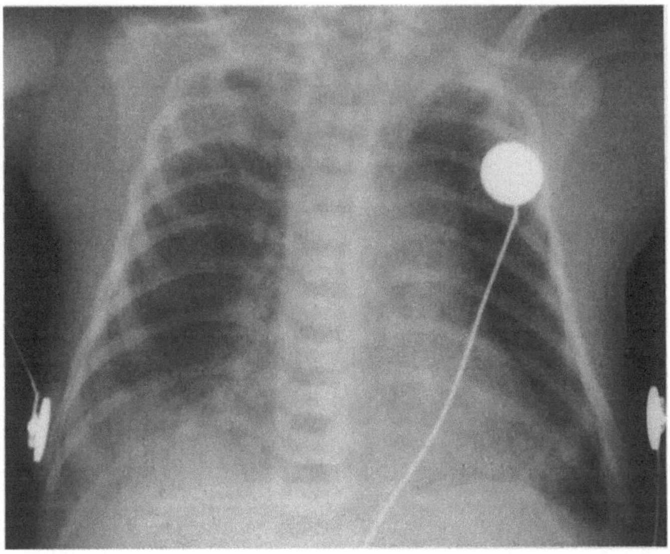

Abb. 16. 8 Stunden altes Neugeborenes mit bakteriologisch gesicherter B-Streptokokkenpneumonie. – Grobfleckige, teilweise konfluierende pulmonale Verdichtungen, besonders rechts. (Aus OPPERMANN [16])

Nach ABLOW (1977) lassen sich röntgenmorphologisch vier verschiedene Typen der B-Streptokokken-Pneumonie voneinander unterscheiden. Gleiche Beobachtungen machten OPPERMANN u. WILLE [25] an 61 Patienten mit bakteriologisch gesicherter B-Streptokokken-Pneumonie. Als schwerste Form dieser Pneumonieart gilt diejenige, welche im Röntgenbild ein retikulogranuläres Lungenmuster, d. h. ein atemnotsyndromähnliches Bild zeigt. – In Ausnahmefällen kann die B-Streptokokken-Pneumonie mit dem verspäteten Auftreten einer kongenitalen Zwerchfellhernie einhergehen. Die Ursache hierfür ist bis jetzt nicht eindeutig geklärt [15].

Differentialdiagnostisch ist die B-Streptokokken-Pneumonie gegen ein idiopathisches Atemnotsyndrom (Stadium II–III), eine transitorische Tachypnoe, eine Lungenhämorrhagie und gegen eine Pneumonie durch andere Bakterien abzugrenzen [12, 17, 24, 26].

Staphylokokkenpneumonie. Die Staphylokokkenpneumonie kommt heute im Neugeborenenalter wesentlich seltener vor als die B-Streptokokken-Pneumonie. Sie nimmt in der Regel einen sehr fulminanten Verlauf. Röntgenologisch ist diese Pneumonieform vornehmlich durch alveolär-grobfleckige Eintrübungen charakterisiert, die unter Umständen innerhalb von Stunden konfluieren können. Auch die interstitielle Lungenzeichnung kann verstärkt sein. Gleichzeitig besteht oft ein Pleuraerguß. Die pneumonischen Infiltrationen sind meistens einseitig lokalisiert, sekundär erscheint die Lunge der Gegenseite kompensatorisch überbläht. – Innerhalb weniger Tage können die Infiltrationen einschmelzen und sich dann in Form von intraparenchymatösen oder subpleuralen zystenähnlichen Gebilden, sogenannten Pneumatozelen, darstellen (Abb. 17). Die Pneumatozelen können ruptieren und dann extraalveoläre Luftansammlungen (z. B. einen Pneumothorax) zur Folge haben. Andererseits persistieren die Pneumatozelen manchmal über Wochen, haben letztlich aber eine gute Rückbildungs- bzw. Heilungstendenz. Pneumatozelen sind nicht spezifisch für eine Staphylokokkenpneumonie, sie können auch im Rahmen anderer bakterieller Pneumonien beobachtet werden [4, 6, 9, 11, 14, 23, 25]. Nur selten ist eine Staphylokokkenpneumonie der Perinatalperiode durch ein Pleuraempyem kompliziert. In diesen Fällen sollte unbedingt nach dem Vorliegen einer Rippenosteomyelitis gefahndet werden [2, 14, 17, 23].

Differentialdiagnostisch sind bei den Staphylokokkenpneumonien alle anderen bakteriellen Pneumonien in Betracht zu ziehen.

2.3 Transitorische Neugeborenen-Tachypnoe („wet lung disease“)

Die transitorische Tachypnoe entsteht durch eine verzögerte Resorption der fetalen Lungenflüssigkeit. Man findet diese Erkrankung bei Frühgeborenen häufiger als bei reifen Neugeborenen. Besonders sind auch durch Sectio caesarea geborene Kinder zu dieser Lungenerkrankung disponiert, weil

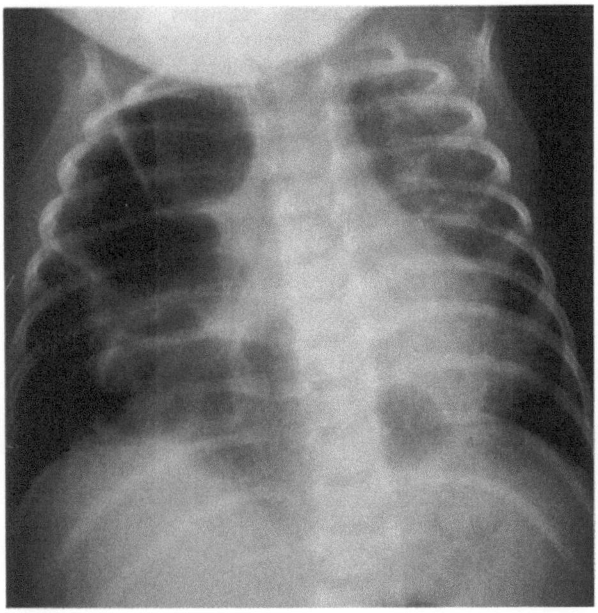

17

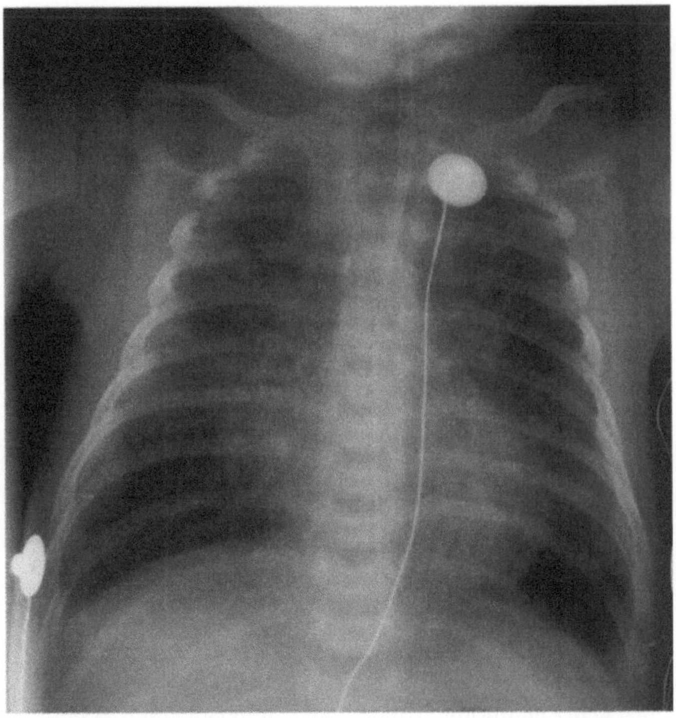

19

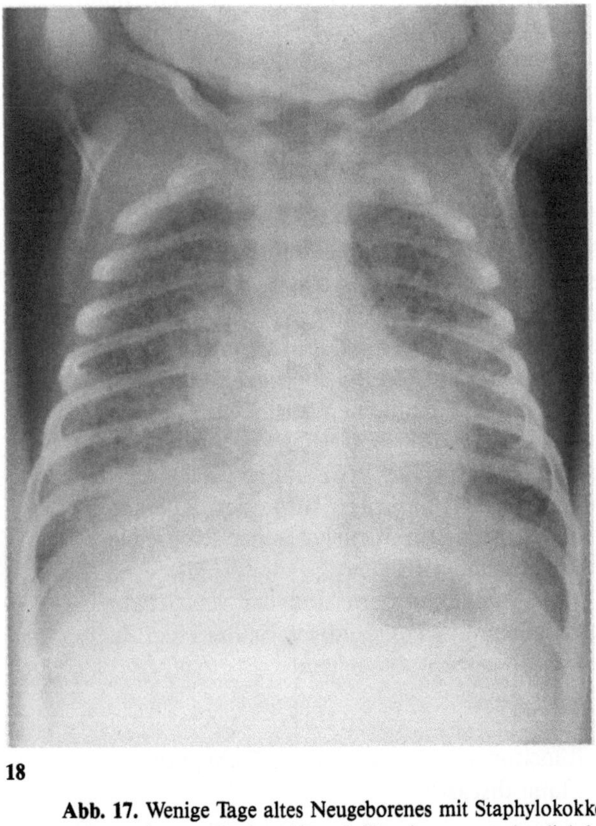

18

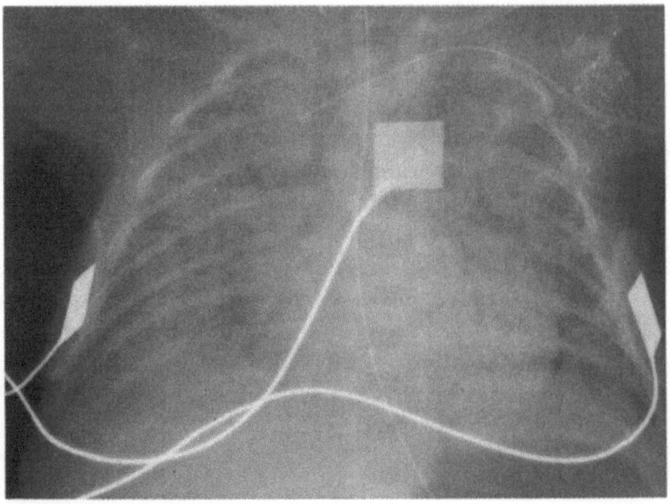

20

Abb. 17. Wenige Tage altes Neugeborenes mit Staphylokokkenpneumonie. – Grobstreifige Infiltrationen retrokardial bds. Multiple, zystoide Aufhellungszonen in der rechten Lunge und links in Überprojektion mit dem Herzen (Pneumotozelen). (Aus OPPERMANN [16])

Abb. 18. Neugeborenes der 39. SSW mit bakteriologisch gesicherter Listeriosepneumonie. Multiple kleinherdige Infiltrate und fokale Emphysemzonen in beiden Lungen

Abb. 19. 3 Wochen alter Säugling mit bakteriologisch gesicherter Chlamydienpneumonie. – Grobnetzige, z. T. fleckig-konfluierende Verschattungen parahilär bds. Erhebliche, bilaterale Lungenüberblähung. (Aus OPPERMANN [16])

Abb. 20. 8 Tage altes Frühgeborenes mit primär idiopathischem Atemnotsyndrom. – Bakteriologisch gesicherte pulmonale Candidiasis. – Subtotale Eintrübung beider Lungen mit konfluierenden Verdichtungen, rechts ausgeprägter als links. (Aus OPPERMANN [16])

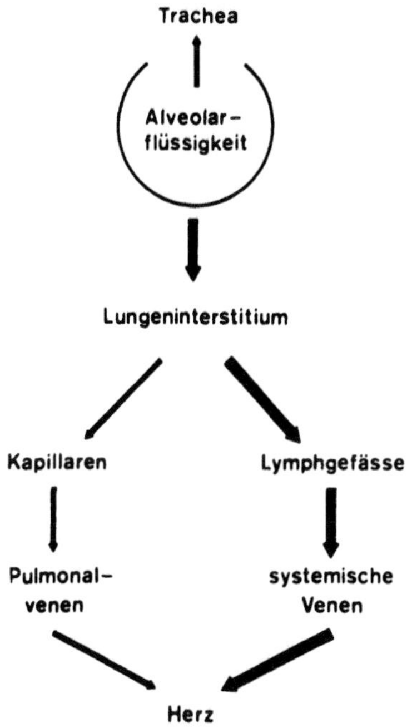

Abb. 21. Resorptionsmechanismus der fetalen Lungenflüssigkeit

bei ihnen das Auspressen der Lungenflüssigkeit aus den Lungen beim Durchtritt durch den Geburtskanal entfällt [1, 3, 5].

Der größte Anteil der fetalen Lungenflüssigkeit wird über das Lungeninterstitium via Lymphgefäße und via Kapillaren resorbiert (Abb. 21).

Neuere Untersuchungen weisen darauf hin, daß ein passageres Linksherzversagen bei der Entwicklung der transitorischen Tachypnoe eine wichtige Rolle spielt [2].

Röntgenologisch findet sich meistens eine symmetrische Zeichnungsvermehrung des Lungeninterstitiums in der Perihilärregion mit schleieriger Lungeneintrübung und erheblicher Lungenüberblähung (Abb. 22a und b). Auch kleine Pleuraergüsse oder intraseptale Flüssigkeitsansammlungen können nachweisbar sein. Manchmal finden sich auch umschriebene grobfleckige Eintrübungen, die primär von pneumonischen Infiltraten schwer zu unterscheiden sind. Bilden sich diese Eintrübungen innerhalb von 12–24 Std. zurück, kann man davon ausgehen, daß es sich um umschriebene Ansammlungen fetaler Flüssigkeit gehandelt hat, andern-

a 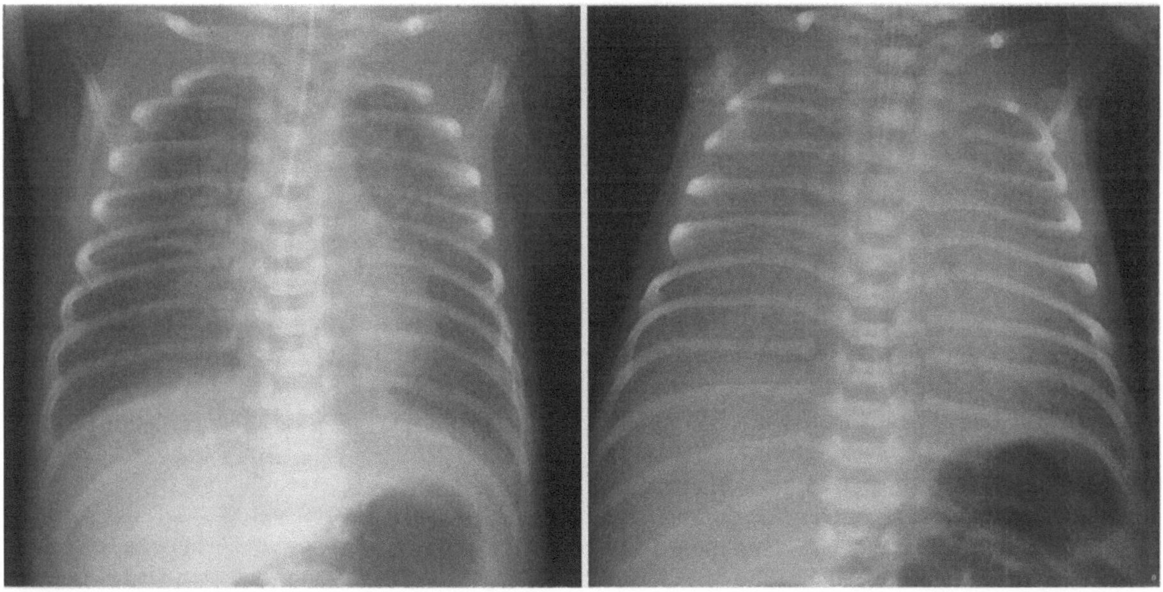 b

Abb. 22. a Frühgeborenes der 34. SSW mit pulmonaler Adaptionsstörung. Status nach Sectio caesarea aus mütterlicher Indikation. Grobstreifig-schleierige Zeichnungsvermehrung in beidseits hyperventilierten Lungen, kleiner Lappenspalt flüssigkeitsgefüllt bei transitorischer Tachypnoe. **b** Reifes Neugeborenes 1 Std. post partum. Transitorische Tachypnoe bei Status nach Sectio caesarea. Diffus schleierig-streifige Eintrübung beider Lungen falls entsprechen die Verdichtungen in der Regel pneumonischen Infiltraten. Spätestens nach 72 Lebensstunden sollten alle durch fetale Lungenflüssigkeit bedingten Lungenveränderungen zurückgebildet sein.

In Ausnahmefällen kann die fetale Lungenflüssigkeit auch als eine totale Verschattung einer oder beider Lungenseiten imponieren [6, 7, 8].

Differentialdiagnostisch ist die transitorische Tachypnoe abzugrenzen von einem Atemnotsyndrom.

Bei diesem findet sich eine generelle Unterbelüftung der Lungen, welche infolge diffuser Mikroatelektasen eine granuläre Struktur zeigen. Schwer unterscheidbar ist die transitorische Tachypnoe von der neonatalen Plethora und von Herzvitien mit Lungenüberdurchblutung [9]. Weitere wichtige Differentialdiagnosen der transitorischen Tachypnoe sind ein persistierender Ductus arteriosus Botalli, eine perinatale Pneumonie und die äußerst selten vorkommende kongenitale pulmonale Lymphangiektasie.

2.4 Atemnotsyndrom (Surfactant-Mangel)

Das Atemnotsyndrom ist fast ausschließlich eine Erkrankung von Frühgeborenen, die durch die funktionelle Unreife ihrer Lungen bedingt ist. Auf Grund einer inkompletten Enzymreifung kommt es zu einer verminderten Phospholipidsynthese in den Alveolardeckzellen (Typ II) was zu einem Surfactant-Faktor-Mangel führt. Die Folge des Surfactant-Mangels ist eine alveoläre Instabilität mit sekundärem Alveolarkollaps während der Exspiration [7, 8, 11, 12].

Röntgenologisch imponieren die Lungen beim Atemnotsyndrom durch eine generelle Unterbelüftung. Beide Lungen zeigen eine schleierige Grundeintrübung und diffuse granuläre Verdichtungen, welche Mikroatelektasen entsprechen. Zusätzlich findet sich ein ausgeprägtes Aerobronchogramm, welches die Herzgrenzen überschreitet. Vier Schweregrade lassen sich nach röntgenmorphologischen Gesichtspunkten unterscheiden: Stadium I ist durch eine schleierige Lungeneintrübung mit retikulogranulärer Lungenstruktur gekennzeichnet. Im Stadium II findet sich zusätzlich ein Aerobronchogramm, welches die Herzgrenzen überschreitet. Im Stadium III sind die Herz- und Zwerchfellkonturen nur noch unscharf abgrenzbar.

Das Stadium IV ist charakterisiert durch eine totale homogene Verschattung beider unbelüfteter Lungen (sog. „weiße Lunge") [3, 4, 6–8, 10, 13]. Die beschriebenen Lungenstrukturveränderungen sind in den Unterlappen meistens stärker ausgeprägt als in den Oberlappen, da die letzteren eine frühere Reifung erfahren (Abb. 23a–d).

Auch seitendifferente Ausprägungsgrade sind möglich. Diese werden jedoch oft nur durch eine einseitige Lagerung der Patienten über längere Zeit artefiziell hervorgerufen. Durch mechanische Ventilation der Lungen kann infolge Überdehnung der terminalen Luftwege und Alveolen eine Befundbesserung bzw. ein günstigeres Stadium vorgetäuscht werden, was bei der Bildanalyse unbedingt zu berücksichtigen ist [1, 2, 5, 6].

Das idiopathische Atemnotsyndrom läßt sich auch mittels Sonographie diagnostizieren. Über diese diagnostische Möglichkeit berichteten Avni et al. bereits 1990 [1a]. Sie konnten bei Patienten mit dieser pulmonalen Erkrankung eine verstärkte supradiaphragmale Echogenität feststellen. Diese beruht offenbar auf multiplen Grenzflächenphänomenen zwischen den lufthaltigen Alveolargängen und Bronchiolen und den diffusen Mikroatelektasen. Auch der Therapieerfolg bei der Behandlung des idiopathischen Atemnotsyndroms mit Surfactant-Substitution und Beatmung läßt sich gut sonographisch dokumentieren [7a] (Abb. 24a–c).

Kommt es unter Beatmung nach vorübergehender Lungenaufhellung innerhalb der ersten Lebenstage erneut zu einer pulmonalen Eintrübung, muß an das gleichzeitige Vorkommen eines persistierenden Ductus Botalli gedacht werden (s. Abb. 24a, b).

Folgende *Differentialdiagnosen* sind beim Atemnotsyndrom zu berücksichtigen:

Im Stadium I und II ist das Atemnotsyndrom abzugrenzen gegen eine transitorische Tachypnoe und eine B-Streptokokken-Pneumonie. Im Stadium III kommen differentialdiagnostisch in Frage eine Lungenvenenfehlmündung mit venöser Obstruktion, pulmonale Hämorrhagie, ein hypoplastisches Linksherzsyndrom und eine Pulmonalvenenatresie. Im Stadium IV ist differentialdiagnostisch an eine massive, bilaterale Lungenblutung zu denken. Ferner muß ausgeschlossen werden, daß die Aufnahmeexposition nicht während der maximalen Exspirationsphase erfolgte oder daß eine Diskonnektion des Trachealtubus vorliegt.

2.5 Persistierender Ductus arteriosus Botalli beim Atemnotsyndrom

Ein persistierender Ductus arteriosus Botalli kann den Verlauf eines Atemnotsyndroms prolongieren

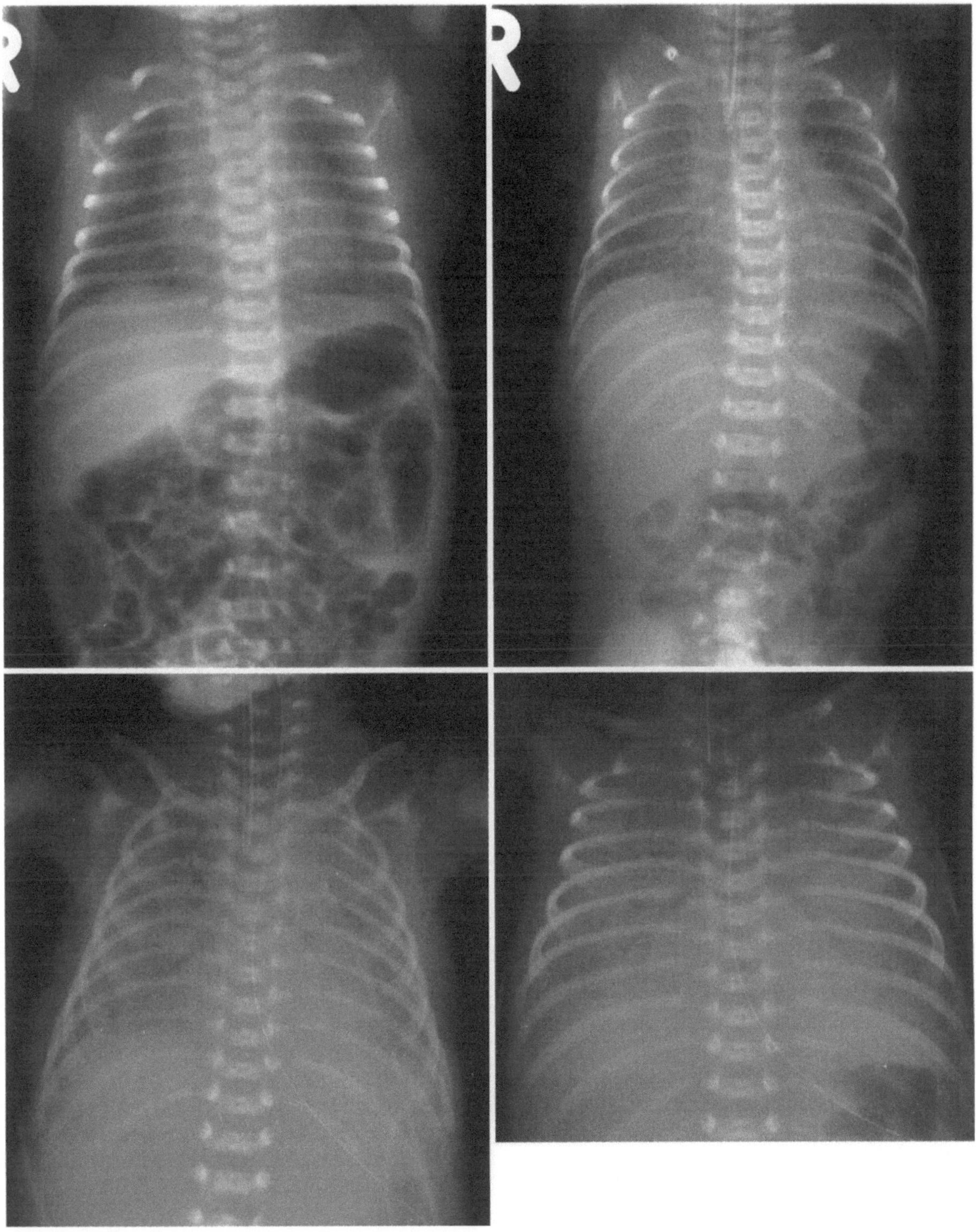

a b c d

Abb. 23. **a** Frühgeborenes der 29. SSW mit Atemnotsyndrom Stadium I. Diffus-schleierige Lungeneintrübung mit retikulogranulärem Muster. **b** Frühgeborenes der 26. SSW mit Atemnotsyndrom Stadium II. Das Lungenmuster entspricht dem des Stadiums I mit positivem, die Herzgrenzen überschreitendem Aerobronchogramm. **c** Frühgeborenes der 30. SSW mit Atemnotsyndrom Stadium III. Zunehmende pulmonale Eintrübung und Unschärfe der Herzkonturen. **d** Frühgeborenes der 30. SSW mit Atemnotsyndrom Stadium IV. Totale Lungeneintrübung bds. Herz und Zwerchfell nicht mehr abgrenzbar (sog. „weiße Lunge")

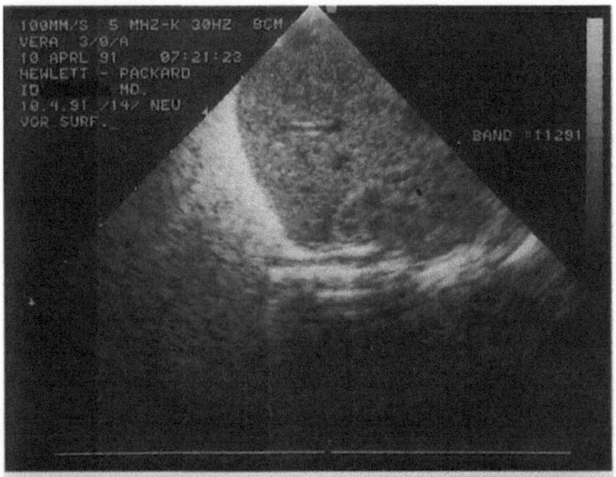

a

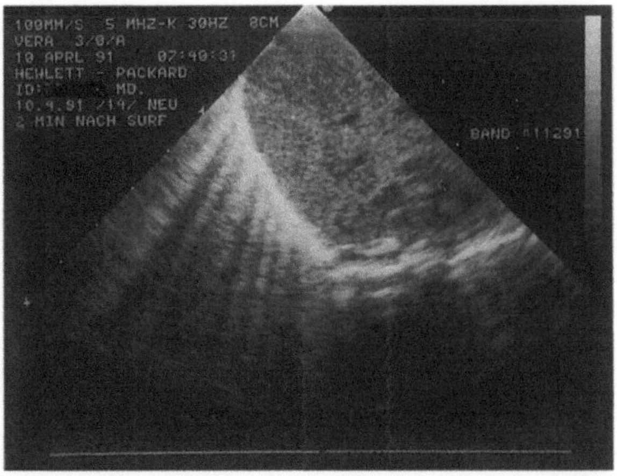

b

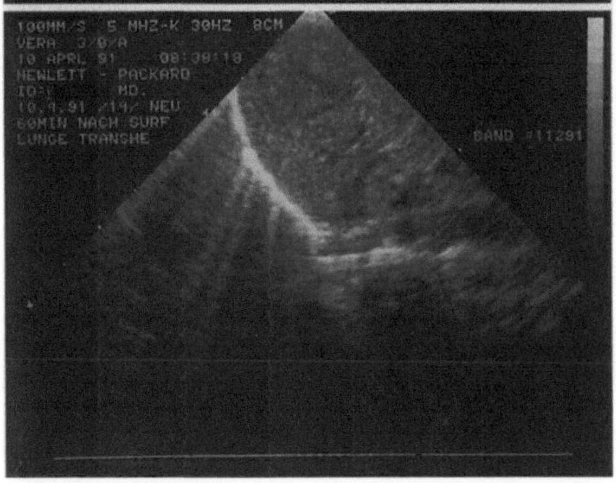

c

Abb. 24a–c. Sonographie bei Frühgeborenem mit schwerem Atemnotsyndrom vor, 2 min. nach und 60 min. nach Surfactant-Therapie. (Diese Aufnahmen verdanke ich Herrn Dr. A. P. NEUBAUER, Hannover)

und erheblich komplizieren. Je unreifer das Frühgeborene ist, umso eher muß mit dem Persistieren des Ductus arteriosus Botalli gerechnet werden. Nach SIASSI [8] ist bei Frühgeborenen mit einem Gestationsalter von 28–30 Wochen in etwa 77% ein persistierender Ductus arteriosus Botalli nachweisbar, bei Frühgeborenen mit einem Gestationsalter von mehr als 34 Wochen sinkt die Häufigkeit auf etwa 21%. ELLISON et al. [3] konnten in einer multizentrischen Studie in 40% aller Frühgeborenen mit einem Geburtsgewicht von weniger als 1500 g einen offenen Ductus arteriosus Botalli feststellen. Die wichtigsten pathogenetischen Faktoren für das Offenbleiben des Ductus arteriosus sind eine hohe Syntheserate von Prostaglandin E1 und seine verminderte Clearance [2, 5, 6, 11].

Röntgenologisch ist das gleichzeitige Vorkommen eines Atemnotsyndroms mit einem offenen Ductus arteriosus Botalli dann zu vermuten, wenn ein pulmonales Ödem, eine pulmonale Plethora und eine wechselnde Herzgröße oder kontinuierliche Herzgrößenzunahme im Verlauf der ersten Lebenstage nachweisbar sind. Das pulmonale Ödem äußert sich in einer ausbleibenden Lungenaufhellung bis zum 5. Lebenstag oder in einer wiedereintretenden Lungeneintrübung nach vorangehender Lungenaufhellung. Die pulmonale Plethora ist erkennbar an einer verstärkten Perihilärzeichnung durch eine vermehrte Gefäßstruktur und partiell durch ein interstitielles Lungenödem, welche meistens um den 3. Lebenstag herum nachweisbar sind. Die wechselnde Herzgröße und kontinuierliche Herzgrößenzunahme sind etwa ab dem 4. Lebenstag zu erwarten (Abb. 25a–d).

Grundsätzlich muß immer dann an die Möglichkeit eines offenen Ductus arteriosus Botalli gedacht werden, wenn das Atemnotsyndrom länger als fünf Lebenstage andauert [1, 4, 8, 10].

Folgende *Differentialdiagnosen* kommen beim persistierenden Ductus arteriosus Botalli in Kombination mit einem Atemnotsyndrom in Frage: Überinfusion, ein Lungenödem anderer Genese, eine ausgedehnte Pneumonie oder eine diffuse Lungenblutung. Außerdem sind andere Shuntvitien und eine Kardiomegalie im Rahmen einer Sepsis differentialdiagnostisch auszuschließen.

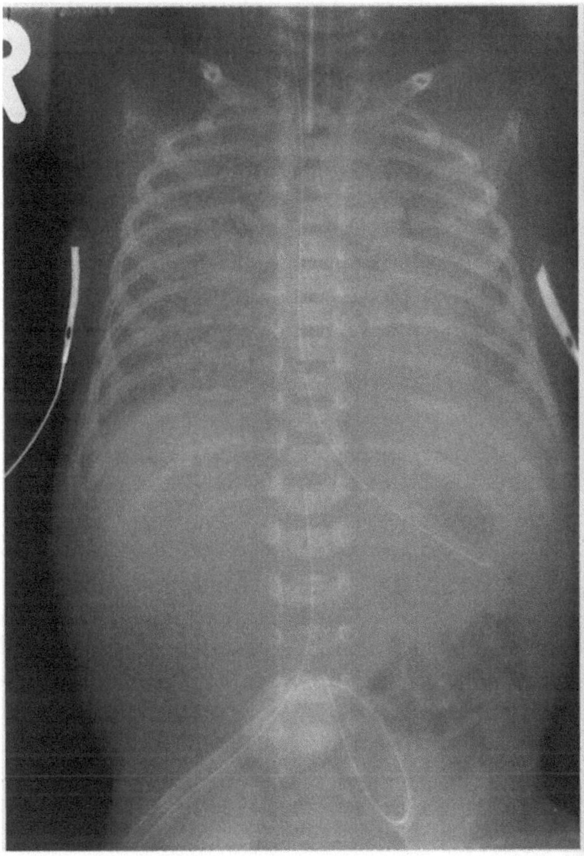

a

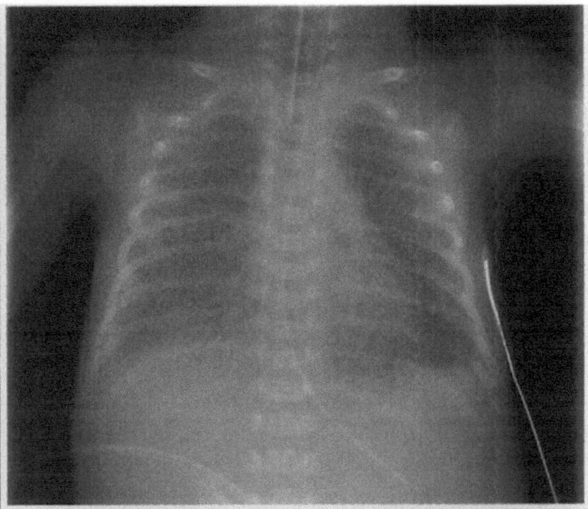

b

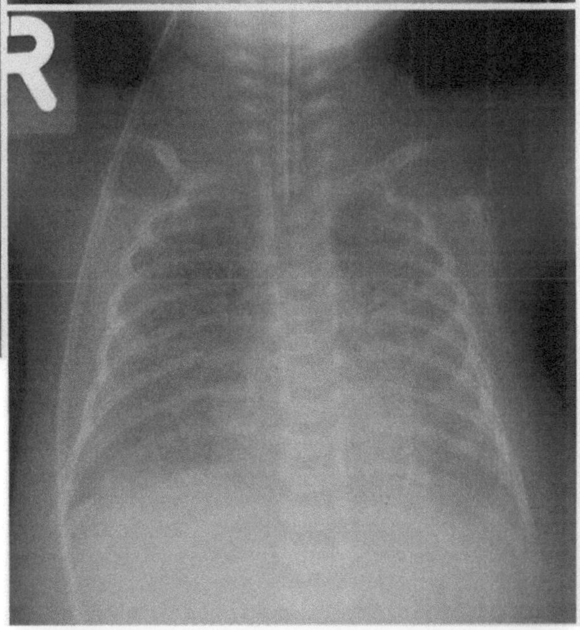

c

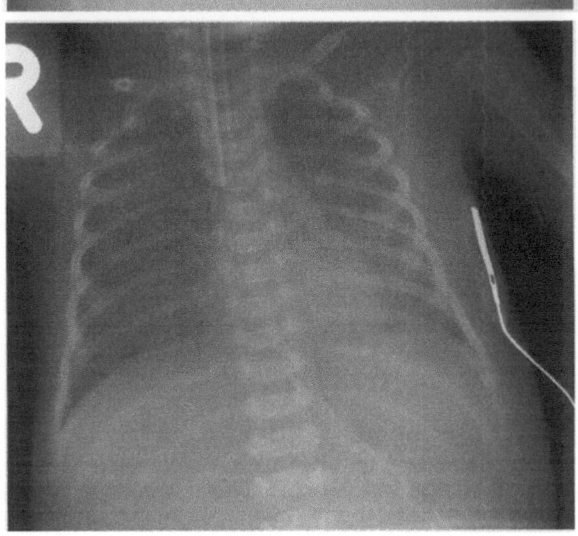

d

Abb. 25. Zwillingsfrühgeborenes der 28. SSW mit Atemnotsyndrom Stadium III und persistierendem D. Botalli. Verlauf unter Surfactant-Substitution. **a** Atemnotsyndrom Stadium III, 3 Std. post partum. **b** 11 Std. post partum nach 2maliger Surfactant-Substitution. Ausgedehntes bilaterales pulmonales interstitielles Emphysem. **c** 4. Lebenstag; Herzgrößenzunahme, erneute pulmonale Eintrübung und massives Weichteilödem bei Duktuspersistenz. **d** 7. Lebenstag; Herzgröße, pulmonales und Weichteilödem unter Flüssigkeitsrestriktion rückläufig

2.6 Bronchopulmonale Dysplasie

Die bronchopulmonale Dysplasie ist eine sekundäre pulmonale Erkrankung, die erstmals 1967 von NORTHWAY et al. [5] beschrieben wurde. Sie kann sich im Gefolge eines Atemnotsyndroms und anderer neonataler Atemstörungen entwickeln, welche eine mechanische Ventilation über mindestens 24 Std. erforderlich machen [3, 5, 7, 8, 10, 15].

Die wesentlichen pathogenetischen Faktoren für die Entstehung der bronchopulmonalen Dysplasie sind eine hohe Sauerstoffkonzentration von 80–100%, intermittierend positiver Druck, ein pulmonales Ödem bei gleichzeitig vorhandenen Shuntvitien oder infolge einer Überinfusion sowie Barotraumen, die meistens therapieinduziert sind. Diese Faktoren führen einzeln und in Kombination zur Schädigung der Bronchialschleimhaut, Alveolen, und auch der Lungengefäße. Die Folgen sind Nekrosen der Bronchialschleimhaut und Alveolen, Ausbildung eines interstitiellen Lungenödems, Epithelmetaplasien und die Entwicklung herdförmiger Fibrosen. Auch an den Lungengefäßen kann es zu erheblichen Strukturveränderungen im Bereich der Intima und Media kommen, vornehmlich in den peripheren Pulmonalarterienästen. Dies kann sekundär eine pulmonale Hypertension zur Folge haben [1, 2, 4, 7, 8, 11] (Abb. 26).

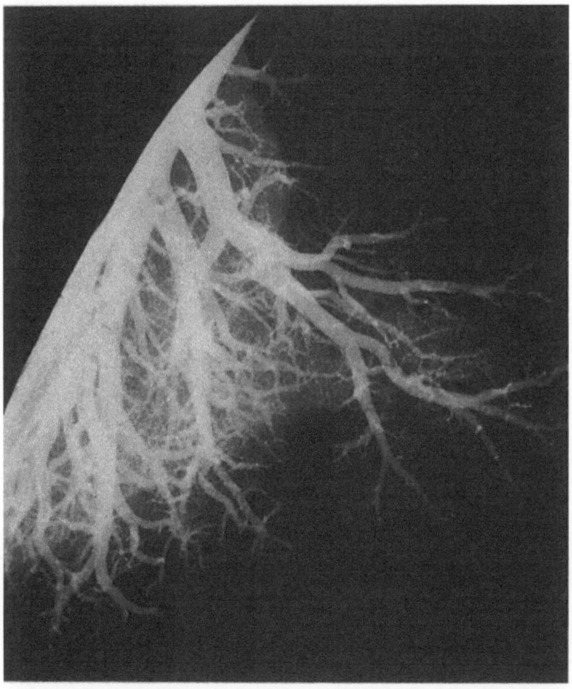

Abb. 26. Postmortales Lungenangiogramm eines im Alter von 2 Wochen verstorbenen Patienten mit bronchopulmonaler Dysplasie. – Mediobasaler Lungenabschnitt in Frontalprojektion (3fache Vergrößerung). Deutliche Rarefizierung peripherer Pulmonalarterienäste. Geschlängelter Verlauf einiger peripherer Lungenarterien. (Aus OPPERMANN [6])

Nach röntgenmorphologischen Kriterien und ihrem zeitlichen Auftreten wurden von NORTHWAY [5] ursprünglich 4 Stadien der bronchopulmonalen Dysplasie unterschieden:

Im Stadium I finden sich Veränderungen wie beim Atemnotsyndrom mit diffuse retikulogranulärem Lungenmuster, schleieriger Eintrübung und prominentem Aerobronchogramm. Es umfaßt den Zeitraum bis zum 3. Lebenstag. Das Stadium II als sog. Regenerationsphase zeigt eine vollständige Eintrübung beider Lungen mit weitgehender Auslöschung der Herzkonturen. Dieses Stadium umfaßt den Zeitraum vom 4.–10. Lebenstag (Abb. 27a). Im Stadium III, der sog. Übergangsphase, finden sich diffus, meist über beide Lungen verteilte, grobblasige bzw. pseudozystische Lungenaufhellungen, die von einem Verdichtungssaum umgeben sind („Schwammuster"). Dieses Stadium ist in dem Zeitraum vom 10.–20. Lebenstag nachweisbar (Abb. 27b). Das Stadium IV stellt die chronische Phase der bronchopulmonalen Dysplasie dar. Hier findet man eine Vergrößerung der in Stadium III nachgewiesenen grobblasigen, pseudozystischen Lungenaufhellungen, zusätzlich grobstreifige, meistens perihilär angeordnete Verdichtungen, welche Fibrosen entsprechen, sowie möglicherweise eine Kardiomegalie. Dieses Stadium wird jenseits des 30. Lebenstages beobachtet (Abb. 27c, d) [4, 5, 7, 13].

Neuere Untersuchungen über die bronchopulmonale Dysplasie zeigen, daß die ursprünglich von NORTHWAY angegebenen 4 Stadien heute in der Regel nicht mehr beobachtet werden. Das Stadium II wird nur noch selten gesehen, es entspricht vermutlich einem pulmonalen Ödem bei persistierendem Ductus Botalli. Die Stadien III und IV sind in der Regel nicht mehr so ausgeprägt vorhanden, wie aus den früheren Untersuchungen her bekannt. Oft finden sich als Hinweise auf eine bronchopulmonale Dysplasie nur feinstreifige Verdichtungen, die bis in die Peripherie hineinreichen können. Der Stadienablauf steht in Abhängigkeit zum Gestationsalter der Patienten, je kleiner das Gestationsalter ist, um so schneller werden die einzelnen Stadien durchlaufen [2, 6, 8, 9].

Der Ausbildungsgrad der bronchopulmonalen Dysplasie kann asymmetrisch sein. Dieser Befund ließ sich u. a. bei den Patienten nachweisen, bei denen eine Lungenhälfte oder ein Lungenteilabschnitt

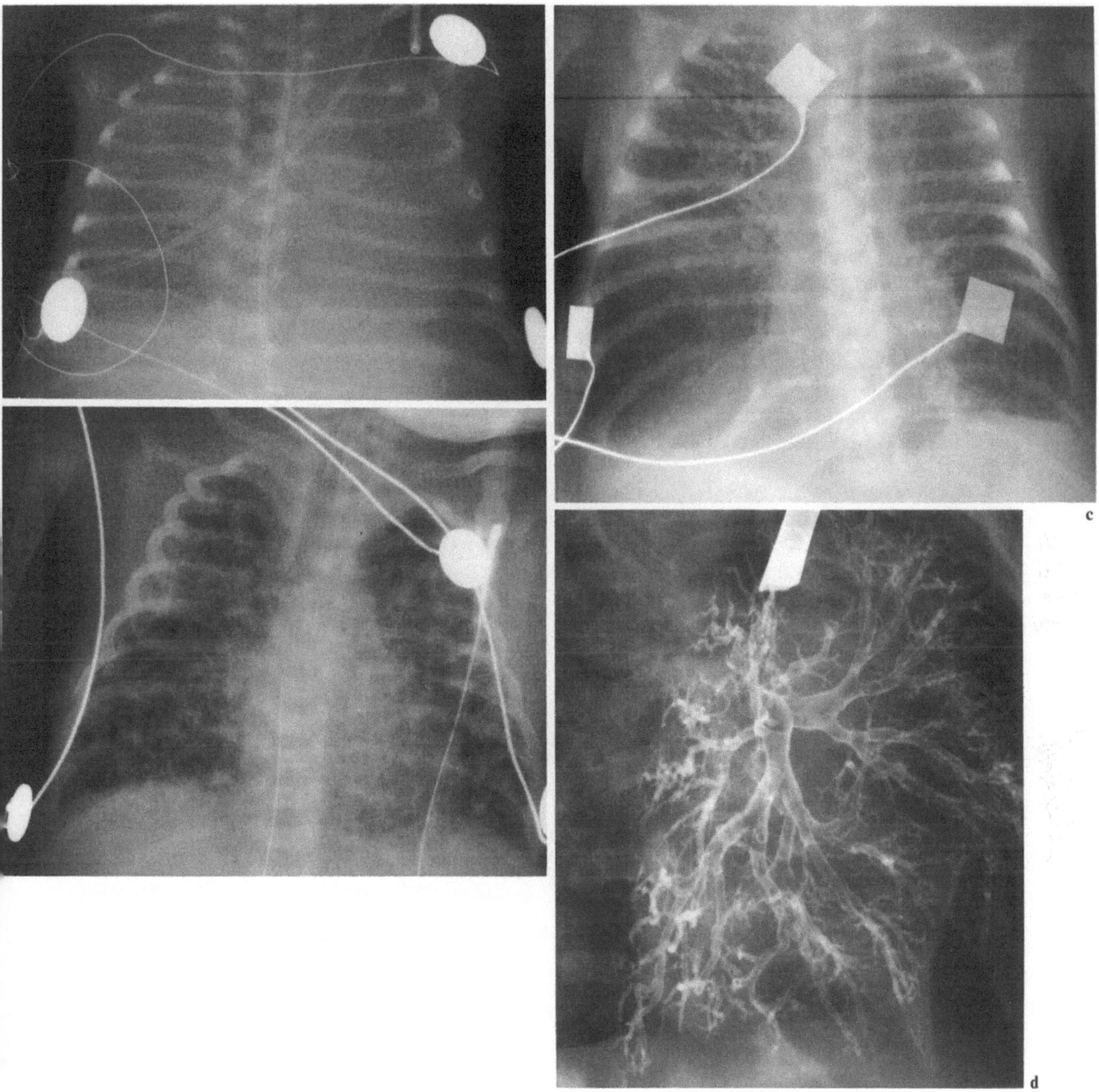

Abb. 27. **a** Bronchopulmonale Dysplasie Stadium II. Dicht schleierige, diffuse Lungeneintrübung bds. am 6. Lebenstag. **b** Bronchopulmonale Dysplasie Stadium III. Neugeborenes mit Langzeitbeatmung am 16. Lebenstag. Grobnetzige Lungenstruktur bds. mit multiplen pseudozystischen Strukturen („Schwammuster"). **c** Bronchopulmonale Dysplasie Stadium IV. Exzessive Lungenüberblähung, besonders der Unterlappen. Grobstreifige, fibrotische Veränderungen in den para- und subhilären Abschnitten – rechts ausgeprägter als links. Relative Mikrokardie. **d** Bronchographie einer 15 Monate alten Patientin mit bronchopulmonaler Dysplasie. – Aufnahme im rechten Schrägdurchmesser. Starke Büschelung der Segmentbronchien im Unterlappen und Verziehung mehrerer peripherer Bronchialäste, die z. T. einen korkenzieherähnlichen Verlauf zeigen. Besonders ausgeprägt sind die Veränderungen im Segment 9 und 10. (Das Röntgenbild wurde mir freundlicherweise von Dr. med. E. SCHIRG, Medizinische Hochschule Hannover, überlassen.)

durch eine Atelektase oder Pneumothorax über eine Zeitlang vor der Entwicklung einer bronchopulmonalen Dysplasie „geschützt" war [12].

Die pseudozystischen Formationen im Stadium III und IV finden sich in besonders starker Ausprägung in den basalen Lungenabschnitten, da diese leichter überdehnbar sind. Sie zeigen eine atemphasenabhängige Größe und kollabieren bei Exspiration [13].

Das kritische Stadium der bronchopulmonalen Dysplasie ist offenbar das Stadium III, in diesem Stadium sterben die meisten Patienten [9]. Die überlebenden Patienten mit einer bronchopulmonalen Dysplasie neigen in den ersten 2 Lebensjahren vermehrt zur Entwicklung spastischer bzw. asthmatoider Bronchitiden. Ad longitudinem haben die Patienten mit bronchopulmonaler Dysplasie eine gute Prognose.

Die *Differentialdiagnose* der bronchopulmonalen Dysplasie ist abhängig von den jeweiligen Stadien. Das Stadium I ist vom Atemnotsyndrom nicht zu unterscheiden. Im Stadium II muß eine Überwässerung bzw. Überinfusion berücksichtigt werden. Im Stadium III und IV kommt differentialdiagnostisch in Frage ein persistierendes pulmonales interstitielles Emphysem, eine Lungenvenenfehlmündung mit venöser Obstruktion, ein Mikity-Wilson-Syndrom und die sehr seltene kongenitale pulmonale Lymphangiektasie. Darüber hinaus können auch eine virale Pneumonie und eine kongenitale Tuberkulose an das Bild einer bronchopulmonalen Dysplasie erinnern. Entscheidend für die Diagnosestellung ist gerade bei dieser Erkrankung die Berücksichtigung des zeitlichen Ablaufes der röntgenologisch nachweisbaren Lungenstrukturveränderungen und die Anamnese hinsichtlich einer vorangehenden mechanischen Ventilation.

3 Barotraumen

3.1 Entstehungsmechanismen

Die Anwendung moderner Beatmungstechniken in der Neonatalogie hat die Überlebenschancen von Früh- und Neugeborenen mit Atemstörungen wesentlich verbessert. Andererseits können durch die mechanische Ventilation erhebliche, unter Umständen lebensbedrohliche Komplikationen auftreten, die der Radiologe rechtzeitig erkennen muß. Unter diesen Komplikationen spielen die Barotraumen, die zu pathologischen extraalveolären Luftansammlungen führen können, eine wesentliche Rolle. Barotraumen entstehen vor allem leicht bei mechanischer Ventilation mit positiv-endexspiratorischem Druck (PEEP), insbesondere bei unreifen Lungen.

Das Prinzip der mechanischen Beatmung besteht in der Aufrechterhaltung eines Druckgefälles zwischen Atmosphäre und Alveolen, die sonst kollabieren würden. Infolge ungleichmäßiger Belüftung der Alveolen in den verschiedenen Lungenabschnitten kommt es durch Einwirkung hoher transpulmonaler Drucke zur Überdehnung einiger terminaler Bronchiolen und Alveolen, welche dann rupturieren. Die aus den Bronchioli terminales und Alveoli bzw. Sacculi alveolares entweichende Luft breitet sich in das Lungeninterstitium aus (extraalveoläre Luftansammlung) und führt zur Ausbildung eines pulmonalen interstitiellen Emphysems (PIE).

Neuere Untersuchungen haben gezeigt, daß die alveoläre Luft auf Grund eines Druckgefälles zwischen Lungeninterstitium und Lymphgefäßen in den intralymphatischen Raum übertreten und dort lange gefangen bleiben kann. Aus diesem Grund kann das pulmonale interstitielle Emphysem über längere Zeit persistieren und zu einer erheblichen Beeinträchtigung der Blutzirkulation in dem betroffenen Lungenabschnitt führen [1, 8, 10, 12, 13, 15].

Etwa 30–40% aller beatmeten Früh- und Neugeborenen entwickeln ein pulmonales interstitielles Emphysem, welches als Vorläufer und Schrittmacher weiterer nachfolgender Barotraumen anzusehen ist. Im einzelnen können sich aus einem pulmonalen interstitiellen Emphysem ein Pneumothorax, Pneumomediastinum, Pneumoperikard, Pneumoperitoneum und letztendlich eine systemische Luftembolie entwickeln, die fast immer letal endet (Abb. 28) [9, 11, 12].

3.2 Pulmonales interstitielles Emphysem

Vorläufer des pulmonalen interstitiellen Emphysems ist eine alveoläre Überdehnung. Diese ist röntgenologisch erkennbar durch uniforme, in der Regel über beide Lungen diffus verteilte, kleine runde Aufhellungen von ca. 1–1,5 mm Durchmesser, welche überdehnten Ductuli alveolares und Bronchioli terminales entsprechen. Der Nachweis dieser Veränderungen ist nur in der Inspirationsphase möglich, da die Luft aus den Ductuli alveolares und Bronchioli terminales während der Exspiration entweicht, was die intraalveoläre Lokalisation der Luft beweist.

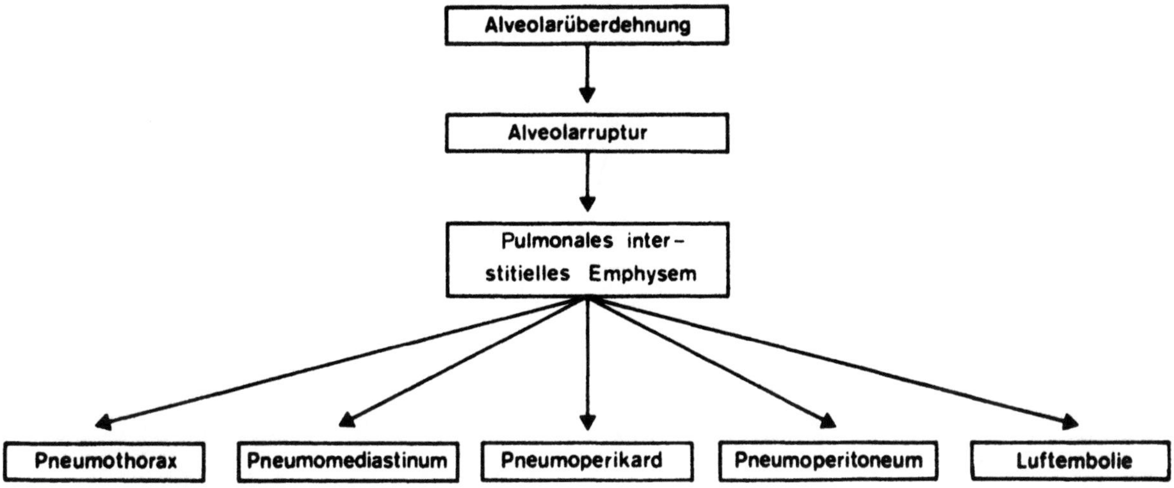

Abb. 28. Entwicklungsmechanismen der Barotraumen

Nach Rupturieren einiger Alveolen mit nachfolgendem Übertritt der Luft aus dem intra- in den extraalveolären Raum finden sich als Zeichen des pulmonalen interstitiellen Emphysems multiforme, überwiegend zystoide Aufhellungszonen von etwa 2 mm Durchmesser, die oft auch mäander- oder wurmartig konfiguriert sind. Diese Veränderungen sind sowohl während der In-, als auch während der Exspirationsphase nachweisbar, weil sie extraalveolär gelegener Luft entsprechen. Das pulmonale interstitielle Emphysem kann sowohl bi-, als auch unilateral auftreten (Abb. 29 bis 31) [2, 3, 5, 6, 12–14, 16].

Aus den zystoiden Aufhellungszonen können im weiteren Verlauf größere Pseudozysten von unterschiedlicher Ausprägung und Form entstehen, vor allem dann, wenn das pulmonale interstitielle Emphysem subpleural oder entlang den Septen lokalisiert bleibt. Diese Pseudozysten entwickeln sich in der Regel innerhalb der ersten Lebenswoche. In Abhängigkeit von der Größe und Lokalisation der Pseudozysten nehmen diese einen unterschiedlichen Verlauf. Meistens bilden sich die Pseudozysten spontan innerhalb von Wochen, in Ausnahmefällen erst nach Monaten spontan zurück. Die Ruptur von Pseudozysten kann zur Entwicklung eines Pneumomediastinums und/oder Pneumothorax führen. Schließlich kann die kontinuierliche Größenzunahme von Pseudozysten zu einer Kompression der benachbarten Lungenabschnitte führen, was sich sowohl auf die Ventilation wie auch auf die Zirkulation ungünstig auswirkt. Diese letztere Komplikation ist selten (Abb. 32) [4, 7, 11, 12].

Beim Nachweis von Pseudozysten sind *differentialdiagnostisch* zu berücksichtigen eine Pneumatozele, ein Lungenabszeß, eine kongenitale Lungenzyste sowie die umschriebene Form eines Pneumomediastinums (z. B. Luftansammlung im Ligamentum pulmonale inferior).

3.3 Pneumothorax

Eine Luftansammlung zwischen Pleura parietalis und Pleura visceralis wird als Pneumothorax bezeichnet. Die häufigsten Ursachen eines Pneumothorax im Neugeborenenalter sind eine perinatale Aspiration, ein Atemnotsyndrom, eine forcierte Reanimation und eine mechanische Ventilation. Hierbei geht in der Regel dem Pneumothorax ein pulmonales interstitielles Emphysem voraus.

Seltene Ursachen für einen Pneumothorax im Neugeborenenalter sind eine Lungenhypoplasie, eine Lungenperforation durch Absaug- und/oder Drainagekatheter, eine Amniozentese, eine Lungenblutung und besonders selten eine ösophagopleurale Fistel (spontane Ösophagusruptur) [1–3, 10, 11, 16, 17, 20].

Die wichtigsten pathogenetischen Faktoren bei der Entstehung eines Pneumothorax sind ein hoher transpulmonaler Druck und die ungleichmäßige Belüftung der zunächst noch luftlosen Aveolen [5]. So kann ein normales Neugeborenes bereits mit dem ersten Atemzug einen transpulmonalen Druck bis zu 100 cm H_2O entwickeln. Diese Tatsache erklärt die Neigung zur Alveolarruptur. Im Vergleich

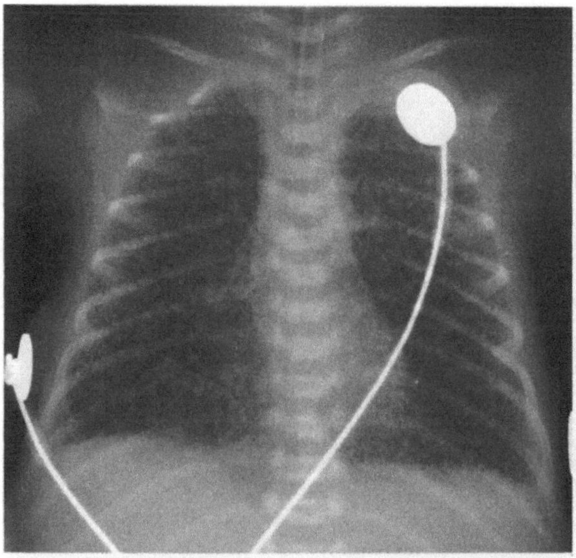

29

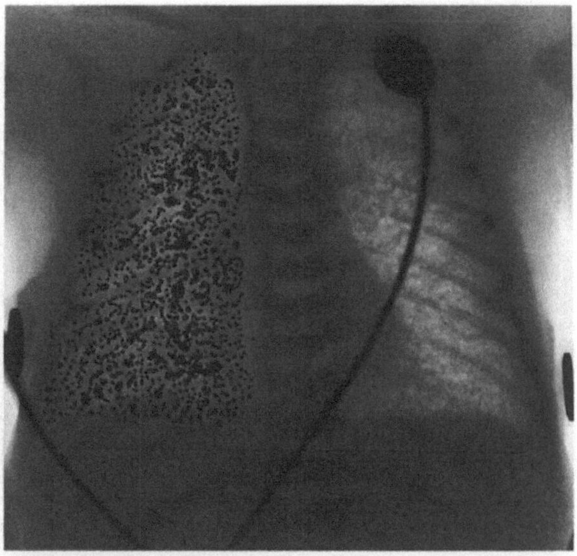

30

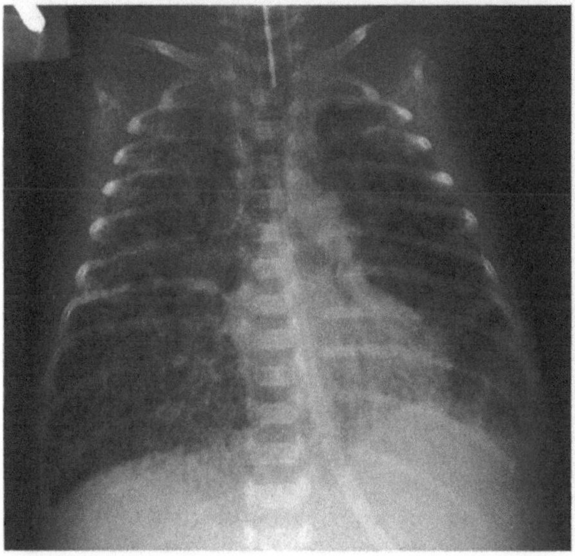

31

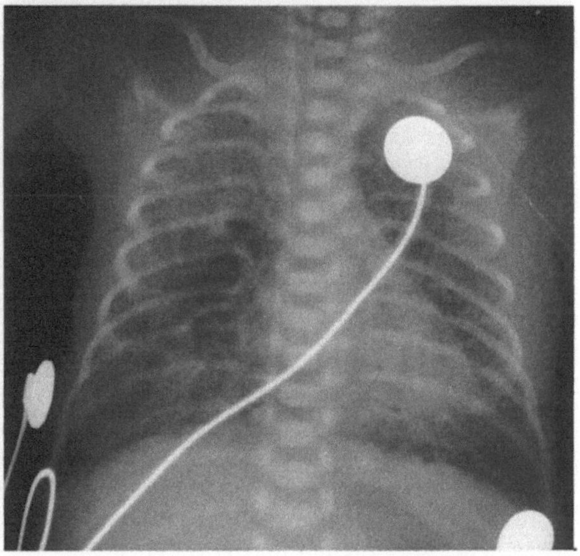

32

Abb. 29. 5 Tage altes Frühgeborenes mit bilateralem ausgeprägtem pulmonalem interstitiellem Emphysem. – Multiple, vornehmlich zystoide Aufhellungszonen in bds. erheblich überblähten Lungen

Abb. 30. Schematische Darstellung der Lungenstrukturveränderungen bei pulmonalem interstitiellem Emphysem. Zystoide und wurmartige bzw. mäanderförmige Aufhellungszonen

Abb. 31. 14 Tage altes Frühgeborenes mit persistierendem bilateralem pulmonalem interstitiellem Emphysem. – Erhebliche Überblähung beider Lungen mit grobzystoiden Aufhellungszonen. Beachte auch das große Tracheakaliber

Abb. 32. Frühgeborenes mit Entwicklung von Pseudozysten in der rechten Lunge bei pulmonalem interstitiellem Emphysem. – Man erkennt rechts parahilär deutlich die großen zystoiden Veränderungen. Fehllage des zentralen Venenkatheters und zu hohe Position des Trachealtubus. Oberlappendystelektase rechts

zu allen anderen Altersperioden ist die Pneumothoraxinzidenz in der Neugeborenenperiode am höchsten. So ist das Auftreten eines Spontanpneumothorax bei ca. 1,5% aller Neugeborenen zu erwarten, hiervon sind etwa 0,5% asymptomatisch [5, 19]. Unter mechanischer Ventilation steigt die Pneumothoraxfrequenz erheblich an, je nach angewandter Beatmungstechnik und Krankenmaterial liegt sie bei ca. 20–40% [7, 9, 21].

Beim röntgenologischen Nachweis eines Pneumothorax im Neugeborenenalter ist zu berücksichtigen, daß die Thoraxaufnahmen unter Intensivbedingungen meistens in Rückenlage des Patienten vorgenommen werden. Dadurch bedingt ergibt sich eine andere intrapleurale Luftverteilung als in aufrechter Position, so daß sich der Pneumothorax

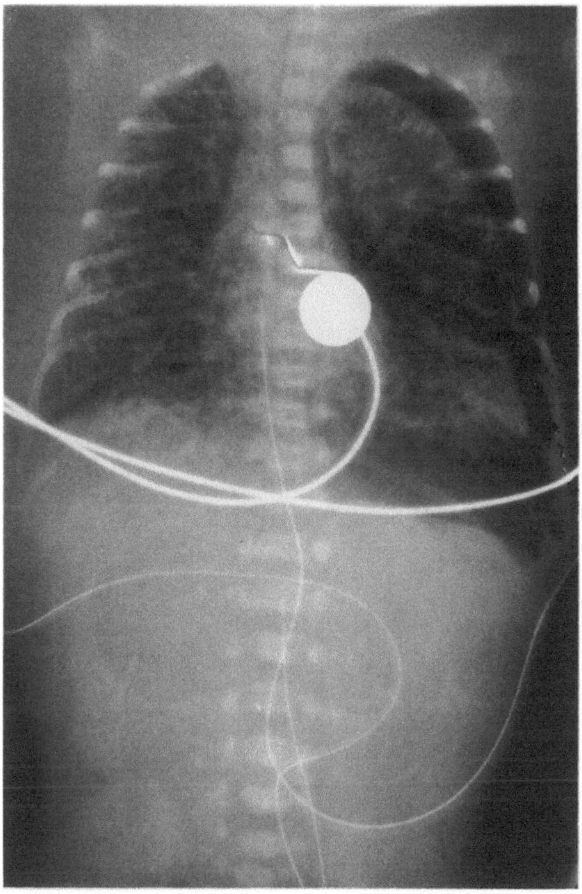

33

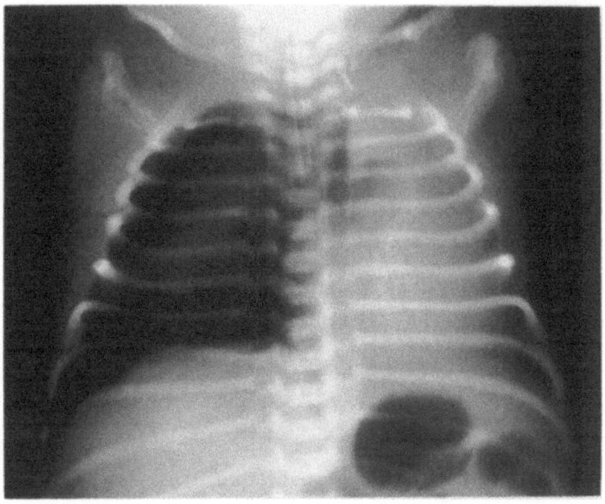

34

Abb. 33. Mantelpneumothorax und subpulmonaler Pneumothorax links bei noch bestehendem, ausgeprägtem, pulmonalem interstitiellem Emphysem. – Die Kontur der Lunge hebt sich deutlich gegen den Pneumothoraxsaum ab. Zu hohe Position des Nabelarterienkatheters, relativ hohe Nabelvenenkatheterposition

Abb. 34. Spannungspneumothorax rechts mit Mediastinalabdrängung nach links. – Die Kontur der rechten Lunge ist noch deutlich gegen den Pneumothorax, der über das vordere Mediastinum nach links herniert, erkennbar

sehr unterschiedlich darstellen kann. Zudem wird der Pneumothorax bei Rückenlage des Patienten in der Regel in seinem Volumen erheblich unterschätzt [8, 12].

Die häufigste Form des Pneumothorax ist der lateral bzw. laterobasal gelegene Pneumothorax. Dieser stellt sich auf der betroffenen Seite im sagittalen Thoraxbild als eine Zone vermehrter Strahlentransparenz mit fehlender Lungengefäßstruktur dar, welche nach medial hin durch den Rand der kollabierten, nunmehr weichteildichten Lunge abgegrenzt ist (Abb. 33).

Steht der Pneumothorax unter starker Spannung (Spannungspneumothorax), werden das seitengleiche Zwerchfell weit nach kaudal abgedrängt und zugleich Herz und Gefäßband zur Gegenseite verschoben (Abb. 34).

Entsprechend der Lokalisation unterscheidet man als weitere Form des Pneumothorax einen anterioren, einen apikalen, einen medialen und einen subpulmonalen bzw. basalen Pneumothorax.

Der anteriore Pneumothorax imponiert im sagittalen Thoraxbild bei Rückenlage des Patienten durch eine einseitig helle, d.h. transparenzvermehrte Lunge. Oft findet sich gleichzeitig eine auffallend scharfe Herzkontur auf der Pneumothoraxseite („sharp edge sign") (Abb. 35a, b; 36; 37) [6, 12, 13, 18].

Der apikale Pneumothorax stellt sich im sagittalen Thoraxbild in Form einer Lufthaube mit Abflachung der seitengleichen Lungenspitze dar. Das Volumen sowohl des apikalen als auch des anterioren Pneumothorax wird oft erst in der seitlichen Aufnahme erkennbar.

Der mediale Pneumothorax imponiert röntgenologisch als einseitige oder beidseitige, bandförmige, paramediastinale Aufhellung. Im Gegensatz zum Pneumomediastinum kommt es jedoch beim medialen Pneumothorax nicht zu einer Abhebung des Thymus nach kranial. Auch beim medialen Pneumothorax wird das Volumen in der sagittalen Thoraxaufnahme bei Rückenlage des Patienten fast im-

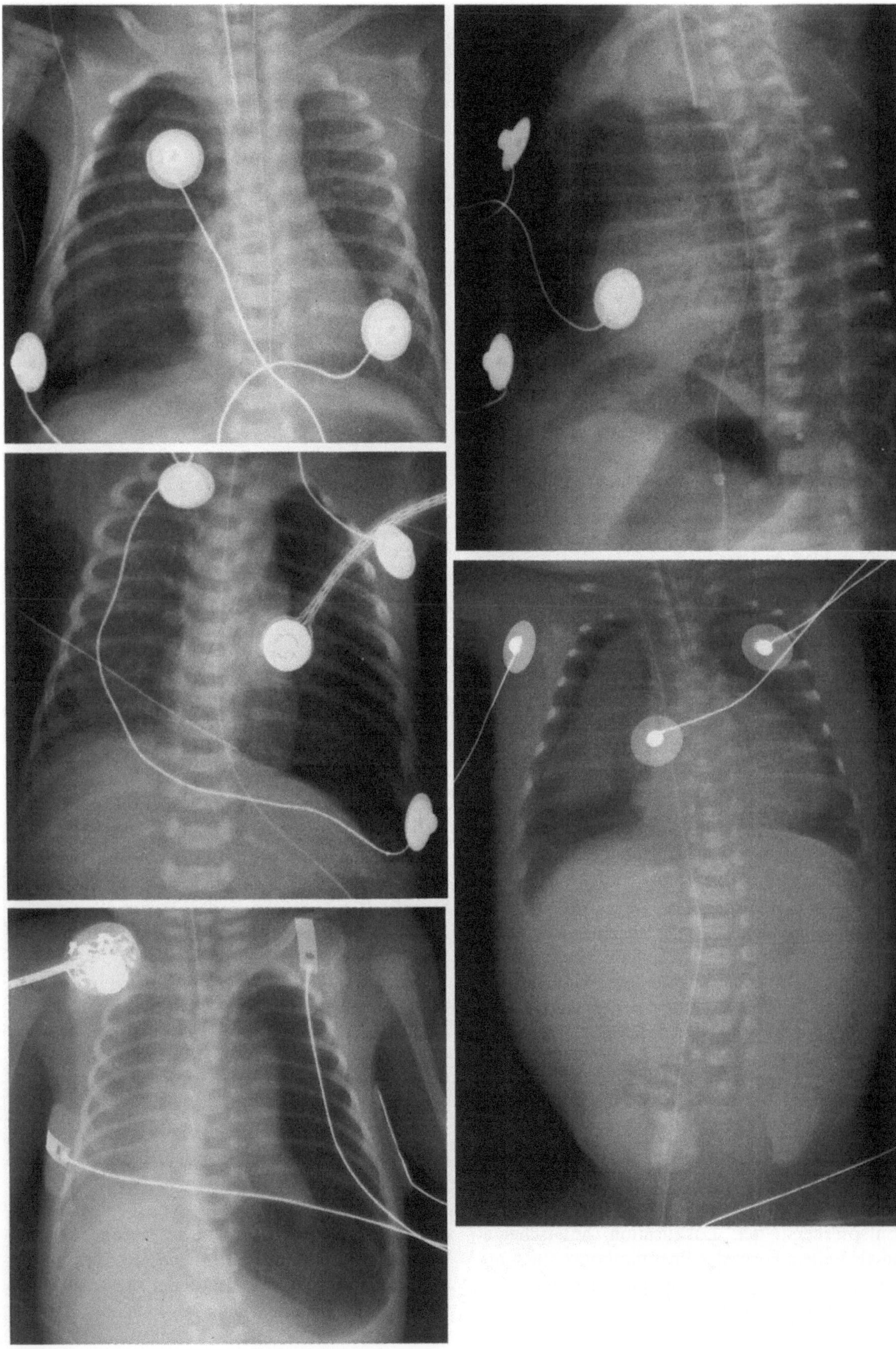

a b c d e

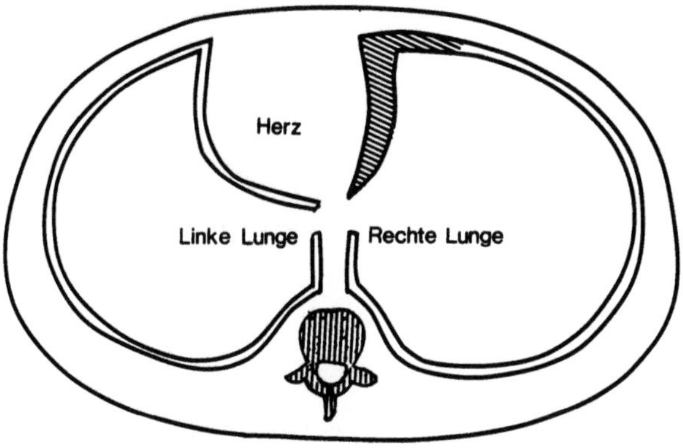

Abb. 36. Schematische Darstellung des medioanterioren Pneumothorax (nach MOSKOWITZ u. GRISCOM [13] bei Rückenlage des Patienten. – In dieser Position wandert die Luft nach medial und vorne. Der scharfe Kontrast zwischen intrapleuraler Luft und der Dichte des Herzschattens führt zum „sharp edge sign“

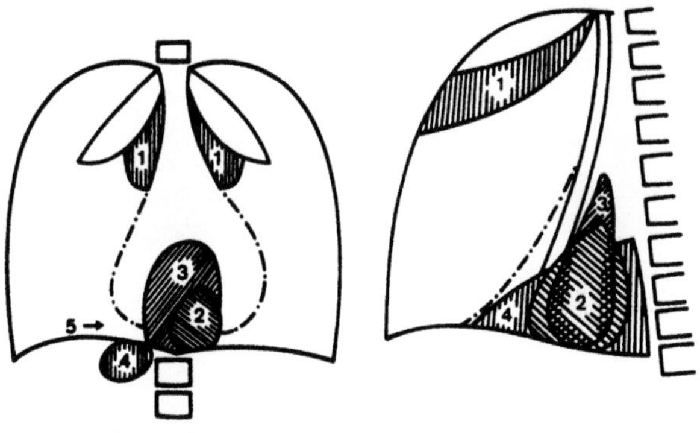

Abb. 37. Schematische Darstellung der verschiedenen Pneumomediastinumformen. (Aus OPPERMANN [14]). *1* Anteriores „klassisches“ Pneumomediastinum, *2* Luftansammlung im Ligamentum pulmonale inferior, *3* Infraazygos-Pneumomediastinum, *4* „extrapleural air sign“, *5* „continous diaphragm sign“

mer unterschätzt und ist erst durch die Aufnahme in der zweiten Ebene erfaßbar [12].

Der basale bzw. subpulmonale Pneumothorax ist röntgenologisch erkennbar in Form einer sichelförmigen bzw. apfelsinenschalenförmigen, subpulmonalen Luftansammlung, die in Abhängigkeit von der Ausprägung schmal oder breit erscheinen kann (Abb. 35a–e) [15].

Die *Differentialdiagnose* des Pneumothorax ist abhängig von seiner Lokalisation und seiner Ausprägung.

Beim lateralen und laterobasalen Pneumothorax ist differentialdiagnostisch an ein kongenitales, lobäres Lungenemphysem, eine kongenitale Lungenzyste und an ein kompensatorisches Lungenemphysem zu denken. Ein falsch-positiver Pneumothorax im Laterobasalbereich kann durch überlagernde Hautfalten oder durch den großen Lappenspalt vorgetäuscht werden.

Der anteriore Pneumothorax kann vorgetäuscht werden durch eine Verdrehung der Thoraxaufnahme, eine Lungenhypoplasie und eine Totalatelektase auf der kontralateralen Seite.

Abb. 35. a Lateraler, medioanteriorer und subpulmonaler Pneumothorax rechts. Die rechte Herzkontur hebt sich scharf gegen den Pneumothorax ab. **b** Im Seitbild wird die anteriore Luftansammlung und die subpulmonale Luftsichel noch deutlicher. **c** Medioanteriorer und subpulmonaler Pneumothorax links. Einseitig helle Lunge mit supradiaphragmaler Luftsichel. **d** Zwillingsfrühgeborenes der 27. SSW mit Hydrops fetalis. Bilateraler ausgedehnter Pneumothorax mit liegenden Pleuradrainagen bei Lungenhypoplasie, mäßige Kardiomegalie. Fehlposition des ZVK. **e** Frühgeborenes der 28. SSW mit ausgedehntem Spannungspneumothorax links

Beim medialen Pneumothorax kommt in erster Linie ein Pneumomediastinum differentialdiagnostisch in Frage. Ist der mediale Pneumothorax bilateral lokalisiert, muß ein Pneumoperikard in die Differentialdiagnose einbezogen werden.

3.4 Pneumomediastinum

Eine Luftansammlung im Mediastinum wird als Pneumomediastinum bezeichnet. Dieses kann spontan entstehen, entwickelt sich aber bei Früh- und Neugeborenen meistens aus einem pulmonalen interstitiellen Emphysem nach Einriß der Pleura mediastinalis.

Beim primären, geburtstraumatisch bedingten oder ätiologisch ungeklärten Pneumomediastinum muß an assoziierte Fehlbildungen gedacht werden, besonders an das gleichzeitige Vorliegen einer Lungenhypoplasie und/oder renaler Malformation [1, 4, 8, 10, 14].

Das Pneumomediastinum kann sich in unterschiedlicher Lokalisation, Form und Größe darstellen, dementsprechend variiert die Röntgensymptomatik der verschiedenen Pneumomediastinumformen stark.

Im klassischen Fall ist das Pneumomediastinum im oberen vorderen Mediastinum lokalisiert. Es stellt sich röntgenologisch im sagittalen Strahlengang durch eine unter dem Thymus gelegene Aufhellung dar, welche den Thymus zugleich nach kranial abhebt („spinnaker sign“) [12, 16]. Im seitlichen Strahlengang ist das Pneumomediastinum als

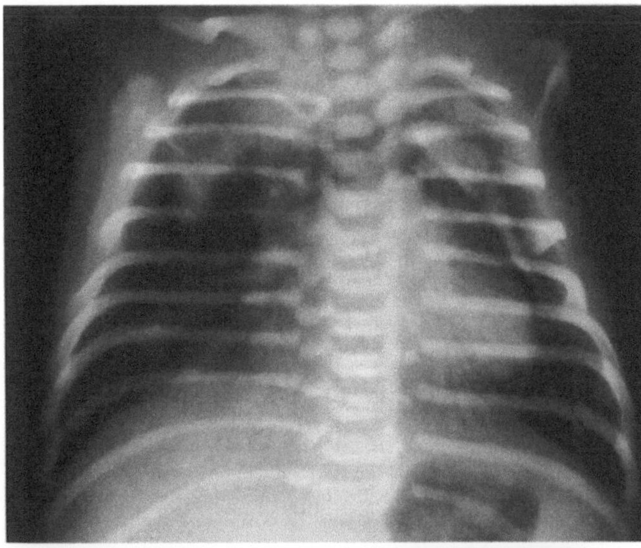

a

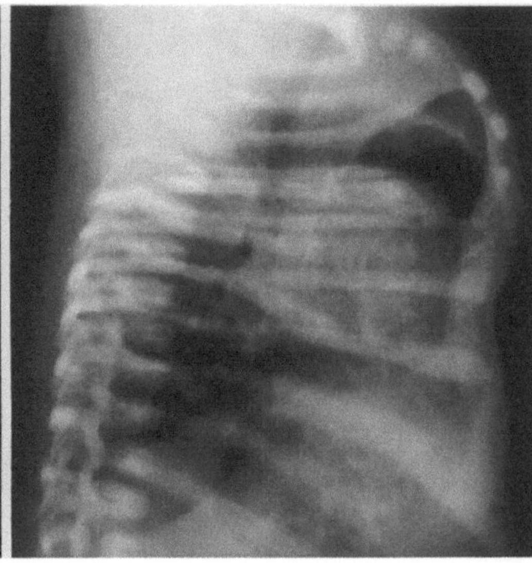

b

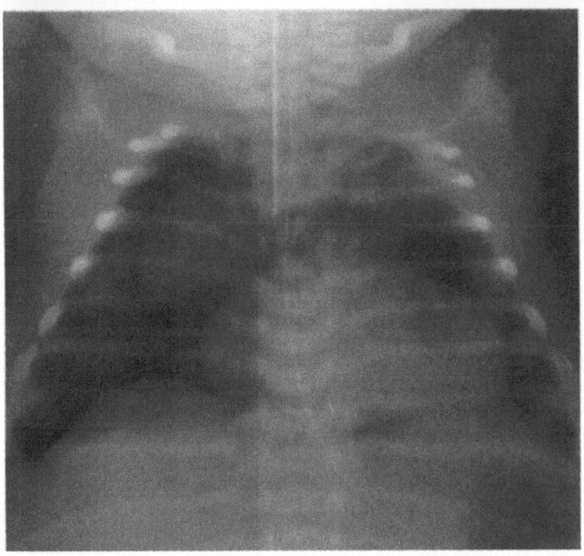

c

Abb. 38. a Typisches (klassisches) Pneumomediastinum mit Abhebung beider Thymuslappen („spinnaker sail sign"). **b** Im seitlichen Bild wird die Luftansammlung im vorderen, oberen Mediastinum besonders deutlich, welche zur Abdrängung des Thymus nach kranial führt. **c** Neugeborenes, 1. Lebenstag. Ausgedehntes Pneumomediastinum und bilateraler rechtsbetonter Pneumothorax. Kollabierte Lunge und angehobener Thymusschatten heben sich rechts deutlich nebeneinander ab

umschriebene Aufhellung im Retrosternalbereich sichtbar (Abb. 38a–c).

Bei hohem Druckgefälle zwischen Lungeninterstitium und Mediastinalraum kann die im Mediastinum gelegene Luft sich in andere Mediastinalabschnitte verteilen bzw. ausbreiten. Hierbei lassen sich nach Lokalisation oder mediastinalen Luftansammlung folgende Formen unterscheiden:

1. Das Luftdepot kann in einer Pleuraduplikatur, die vom Hilus zum Zwerchfell zieht, gefangen bleiben. Diese Duplikatur wird auch als Ligamentum pulmonale inferior bezeichnet. Röntgenologisch stellt sich diese Pneumomediastinumform als ovaläre oder runde, meist scharf begrenzte, oberhalb des Zwerchfells gelegene Aufhellungsfigur dar. Sie projiziert sich im sagittalen Thoraxbild paravertebral rechts oder links auf das Herz, während sie im seitlichen Strahlengang retrokardial sichtbar ist. Meistens ist dieses Luftdepot unilateral nachweisbar, kann aber auch bilateral vorkommen [2, 15] (Abb. 37, 39, 40).

2. Ein weiterer Raum, in dem sich die mediastinale Luft fangen kann, ist die sog. Infraazygosregion. Dieser Raum wird dorsal von der Prävertebralfaszie, ventral vom Perikard, kranial durch die ösophageale Perivaskulärfaszie und kaudal vom Zwerchfell begrenzt. Im sagittalen Thoraxbild stellt sich das infraazygär lokalisierte Luftdepot als ovaläre, medial gelegene Aufhellungsfigur dar. Im Seitenbild ist diese im hinteren Mediastinum abgrenzbar. In Abhängigkeit von dem Ausprägungsgrad des Infraazygospneumomediastinum kann dieses

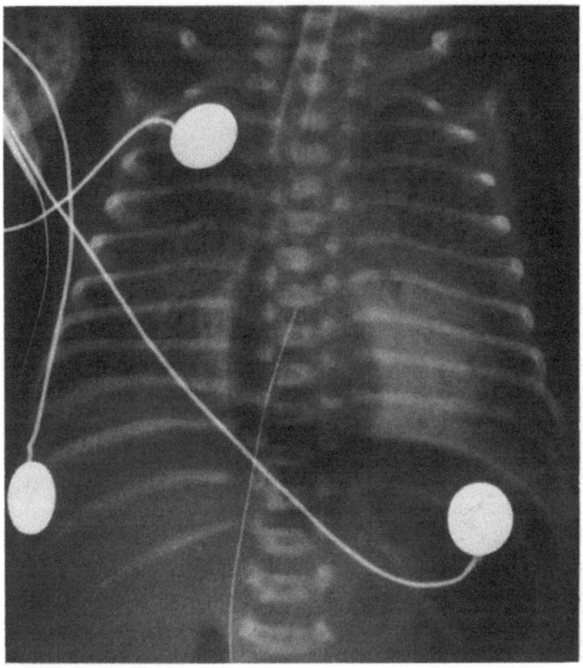

39

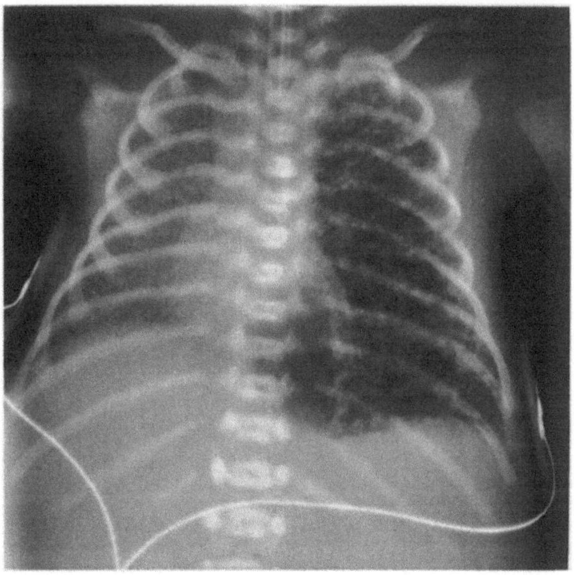

40

Abb. 39. „Atypisches Pneumomediastinum. – Die Luft findet sich im Ligamentum pulmonale inferior, welches sich auf die Mitte der unteren Brustwirbelsäule projiziert. Gleichzeitig besteht ein bilaterales pulmonales interstitielles Emphysem. Zusätzlich ausgedehntes Pneumoperitoneum

Abb. 40. Ausgeprägtes unilaterales pulmonales interstitielles Emphysem mit atypischem Pneumomediastinum. Hierbei findet sich die Luft im Ligamentum pulmonale inferior

zur Ösophagusdislokation nach ventral führen. Diese Pneumomediastinumform neigt besonders zur Ausbreitung in die Zervikalregion mit Ausbildung eines Zervikalemphysems wie auch nach kaudal mit Entwicklung eines Pneumoperitoneums [5, 6, 11] (Abb. 37).

3. Ein Pneumomediastinum kann sich auch in Form einer zentralen Luftinterposition zwischen Herz und Zwerchfell zu erkennen geben. Hierbei erscheint das Herz deutlich vom Zwerchfell abgehoben („continous diaphragm sign") [7] (Abb. 37).

4. Eine weitere Ausbreitungsmöglichkeit der im Mediastinum gelegenen Luft ist durch eine direkte Verbindung zwischen Mediastinum und dem zwischen der Fascia endothoracalis und Pleura thoracalis gelegenen Extrapleuralraum gegeben. In diesem Fall läßt sich röntgenologisch im sagittalen Thoraxbild eine runde oder sichelförmige Aufhellungsfigur nachweisen, die sich auf eine Zwerchfellhälfte projiziert. Im seitlichen Bild ist diese Luftansammlung hinter der Zwerchfellkuppel mit nach kranial konvex-bogig gewölbtem Pleurasaum erkennbar [9] (s. Abb. 37).

Die *Differentialdiagnose* des Pneumomediastinum ist abhängig von seiner Lokalisation. – Die „klassische" Form des Pneumomediastinum ist leicht diagnostizierbar. Bei asymmetrischer oder bilateraler Lokalisation kann das Pneumomediastinum mit einem medialen Pneumothorax verwechselt werden, der in der Regel aber weiter nach kaudal reicht als das Pneumomediastinum. Durch eine Trichterbrust kann ein anteriores Pneumomediastinum vorgetäuscht werden [3, 13].

Bei der mediastinalen Luftansammlung im Ligamentum pulmonale inferior ist differentialdiagnostisch eine Hiatushernie, eine Ösophagusperforation, ein Infraazygos-Pneumomediastinum und eine systemische Luftembolie mit intrakardialem Luftdepot abzugrenzen.

Die Differentialdiagnose zu einem Infraazygos-Pneumomediastinum umfaßt eine solitäre Pseudozyste, eine Luftansammlung im Ligamentum pulmonale inferior, eine Ösophagusperforation und systemische Luftembolie mit intrakardialer Luft.

Ist die Luft zwischen Herz und Zwerchfell interponiert („continuous diaphragm sign"), muß differentialdiagnostisch ein Pneumoperikard in Erwägung gezogen werden.

Wenn die Luft im Extrapleuralraum lokalisiert ist („extra pleural air sign"), kommen differentialdiagnostisch eine Pseudozyste, eine kongenitale Lungenzyste und ein subpulmonaler Pneumothorax in Betracht [9].

3.5 Pneumoperikard

Das Pneumoperikard ist definiert als eine Luftinterposition zwischen parietalem Perikard und Herz. Spontan wird das Pneumoperikard nur selten beobachtet, häufiger entwickelt es sich im Rahmen anderer Barotraumen nach mechanischer Ventilation, z. B. nach einem Pneumomediastinum oder auch nach einem Pneumothorax [4–6, 9].

Man vermutet, daß die Luft über die perikardiale Umschlagfalte im Bereich der Aorta und Pulmonalarterie in den Perikardraum eindringt oder über die perivenösen Gefäßscheiden in den Perikardraum gelangt [1, 2, 5–7, 9, 10]. Dringt die Luft sehr schnell und massiv in den Perikardraum ein, kann es zu einer lebensbedrohlichen Herztamponade kommen [3, 5]. Ein primärer Perikarddefekt als Eintrittspforte für die Luft in den Perikardraum konnte nur bei einem Patienten autoptisch bewiesen werden [8].

Im Röntgenbild stellt sich das Pneumoperikard in Form einer zirkulären, das Herz vollständig umgreifenden Aufhellungsfigur dar, die nach kranial in Höhe des Abgangs der großen Gefäße abbricht. Nach lateral hin hebt sich der Aufhellungssaum durch das relativ dicht erscheinende parietale Perikard gegen die Umgebung ab (Abb. 41).

Die wichtigste *Differentialdiagnose* zum Pneumoperikard ist das Pneumomediastinum. Bei diesem und auch beim medialen Pneumothorax fehlt der Verdichtungssaum des parietalen Perikards.

3.6 Systemische intravaskuläre Luftembolie

Die systemische Luftembolie ist eine ausgesprochen seltene Komplikation unter mechanischer Ventilation von Früh- und Neugeborenen mit Atemstörungen. In nahezu allen Fällen endet diese Komplikation letal. Vorläufer einer systemischen Luftembolie sind beinahe immer ein persistierendes interstitielles Lungenemphysem, ein Pneumomediastinum, Pneumothorax und auch ein Pneumoperikard [4, 6, 7]. Auf welchem Wege die Luft in das Gefäßsystem eindringt, ist bis heute nicht eindeutig geklärt. Folgende Eintrittspforten für die Luft in das Gefäßsystem sind möglich:

1. Luft kann direkt aus den Alveolen in die Kapillaren übertreten.

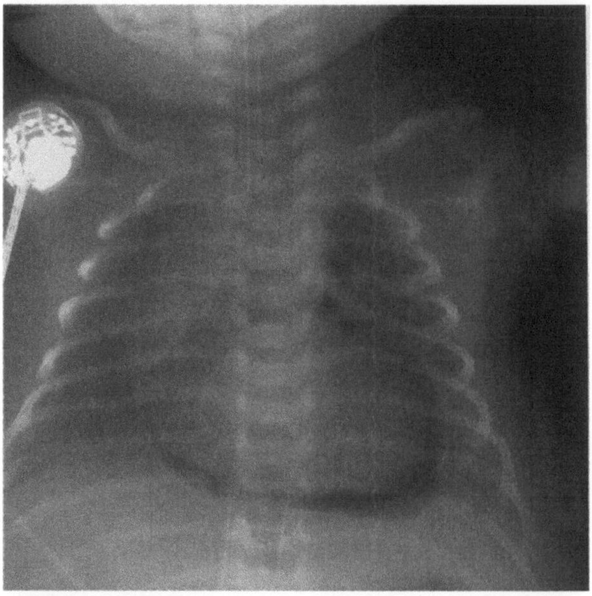

Abb. 41. Neugeborenes, 12 Std. alt, mit pulmonaler Adaptionsstörung und persistierendem Foramen ovale. Ausgedehntes Pneumoperikard

2. Aus den Alveolen kann Luft über die Lymphgefäße in die Lungenvenen oder in die systemischen Venen gelangen.
3. Aus den Bronchien kann Luft direkt in die Lungenvenen übertreten.
4. Artefiziell kann Luft über Gefäßkatheter, z. B. über einen Nabelarterienkatheter, Nabelvenenkatheter oder zentrale Gefäßkatheter in das Gefäßsystem gelangen [1–3, 5, 8].

Die Luftembolie ist röntgenologisch nachweisbar durch die Erkennbarkeit systemischer Arterien und Venen auf Grund ihres Luftgehaltes. Zudem lassen sich in den meisten Fällen intrakardiale Luftansammlungen nachweisen. Weiterhin wird das Lebervenen- und Pfortadersystem durch den Luftgehalt erkennbar. Hierbei lassen sich die Pfortaderäste von den intrahepatischen Venen dadurch unterscheiden, daß die ersteren im Leberhilusbereich ein stärkeres Kaliber aufweisen als in der Peripherie [10] (Abb. 42a, b).

In einigen Fällen mit systemischer Luftembolie läßt sich Luft auch in den Basalzisternen und Hirnventrikeln nachweisen. Es ist zu vermuten, daß die Luft durch Einriß des Plexus chorioidei in diese Hohlräume gelangt [8, 9].

Die *Differentialdiagnose* der systemischen Luftembolie ist abhängig von der Lokalisation der intravaskulär nachgewiesenen Luft. Bei Nachweis von Luft im Leberpfortadersystem muß u. a. an eine ne-

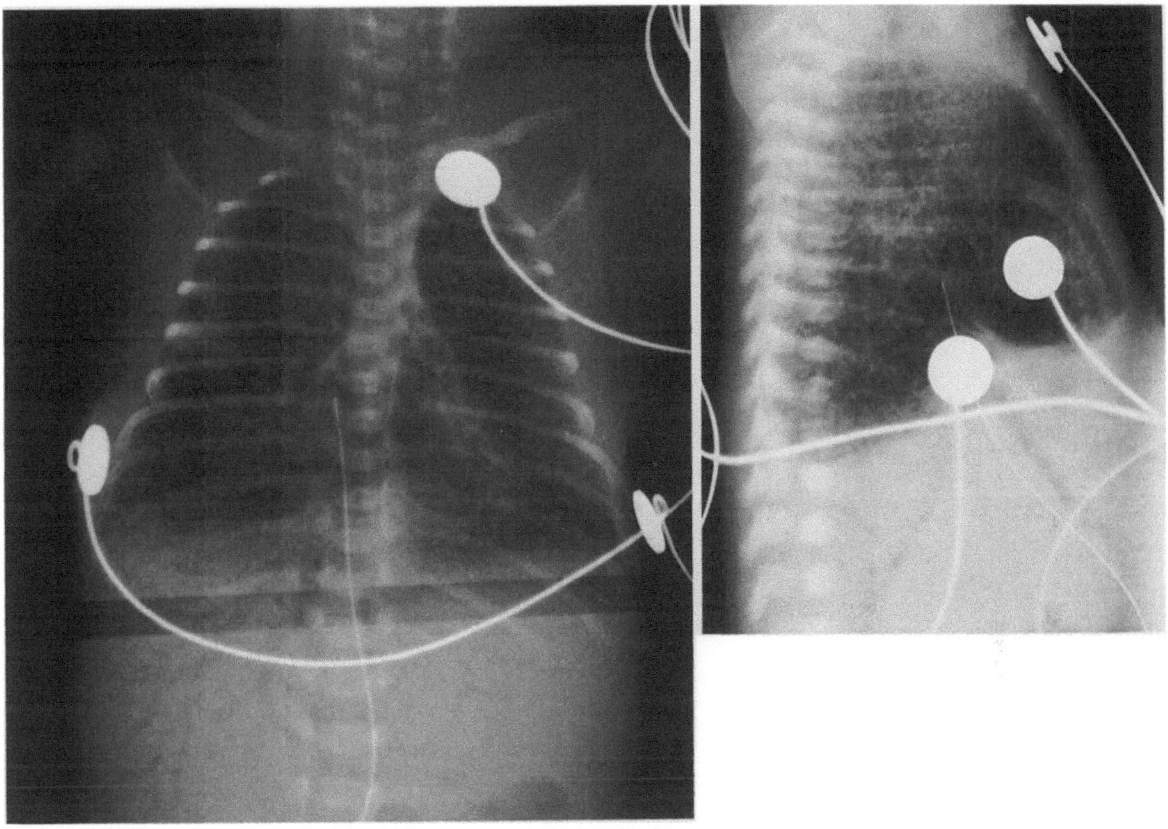

Abb. 42. a Systemische Luftembolie. – Ausgedehntes, bilaterales pulmonales interstitielles Emphysem. Luftnachweis intrakardial, intrahepatisch und in den systemischen Gefäßen. **b** Im seitlichen Strahlengang wird die intrakardial gelegene Luft noch deutlicher sichtbar. Das Ende des Nabelvenenkatheters befindet sich im rechten Vorhof

krotisierende Enterokolitis gedacht werden. Luftansammlungen im Herzen können durch ein Infraazygos-Pneumomediastinum wie auch durch eine Luftansammlung im Ligamentum pulmonale inferior vorgetäuscht werden.

3.7 Röntgensymptome bei extrakorporaler Membranoxygenierung (ECMO)

Das Ziel jeder mechanischen Beatmungsform ist die Gewährleistung einer ausreichenden Oxygenierung und CO_2-Entfernung. Das Grundprinzip der extrakorporalen Membranoxygenierung (ECMO) beruht auf der Anlage eines venoarteriellen Bypasses unter Umgehung des Lungenkreislaufes. Entscheidend für den gezielten Einsatz der ECMO ist die genaue Kenntnis der Ursache der respiratorischen Insuffizienz (z.B. ausgeprägte Mekoniumaspiration und/oder perinatale Pneumonie, kongenitale Zwerchfellhernie). Der wesentliche Vorteil der ECMO-Therapie gegenüber anderen Beatmungsformen ist eine passagere Ausschaltung des Lungenparenchyms. Diesem wird somit die Möglichkeit für eine längere Lungenausreifung wie auch für Reparationsvorgänge gegeben, zudem wird die Lunge vor Barotraumen geschützt. Dennoch lassen sich bei längerer ECMO-Anwendung Lungenschäden nicht immer vermeiden; sie sind oft nur passager. Röntgenologisch wichtig ist die exakte Positionsbestimmung des für den Bypass erforderlichen großkalibrigen Doppellumenkatheters. Der venöse Schenkel sollte auf Vorhofebene liegen, der arterielle Schenkel möglichst am Abgang des Truncus brachiocephalicus aus dem Aortenbogen [1, 2, 4, 12].

Die wesentlichen pulmonalen Röntgensymptome unter ECMO-Behandlung sind eine diffuse Lungentransparenzminderung unterschiedlichen Ausprägungsgrades sowie flächige, meistens basal gelegene Atelektasen und ein prominentes Aerobronchogramm (Abb. 43a–c). Edwards [5] und später in modifizierter Form auch Taylor [13] haben in Anlehnung an die röntgenmorphologische Stadien-

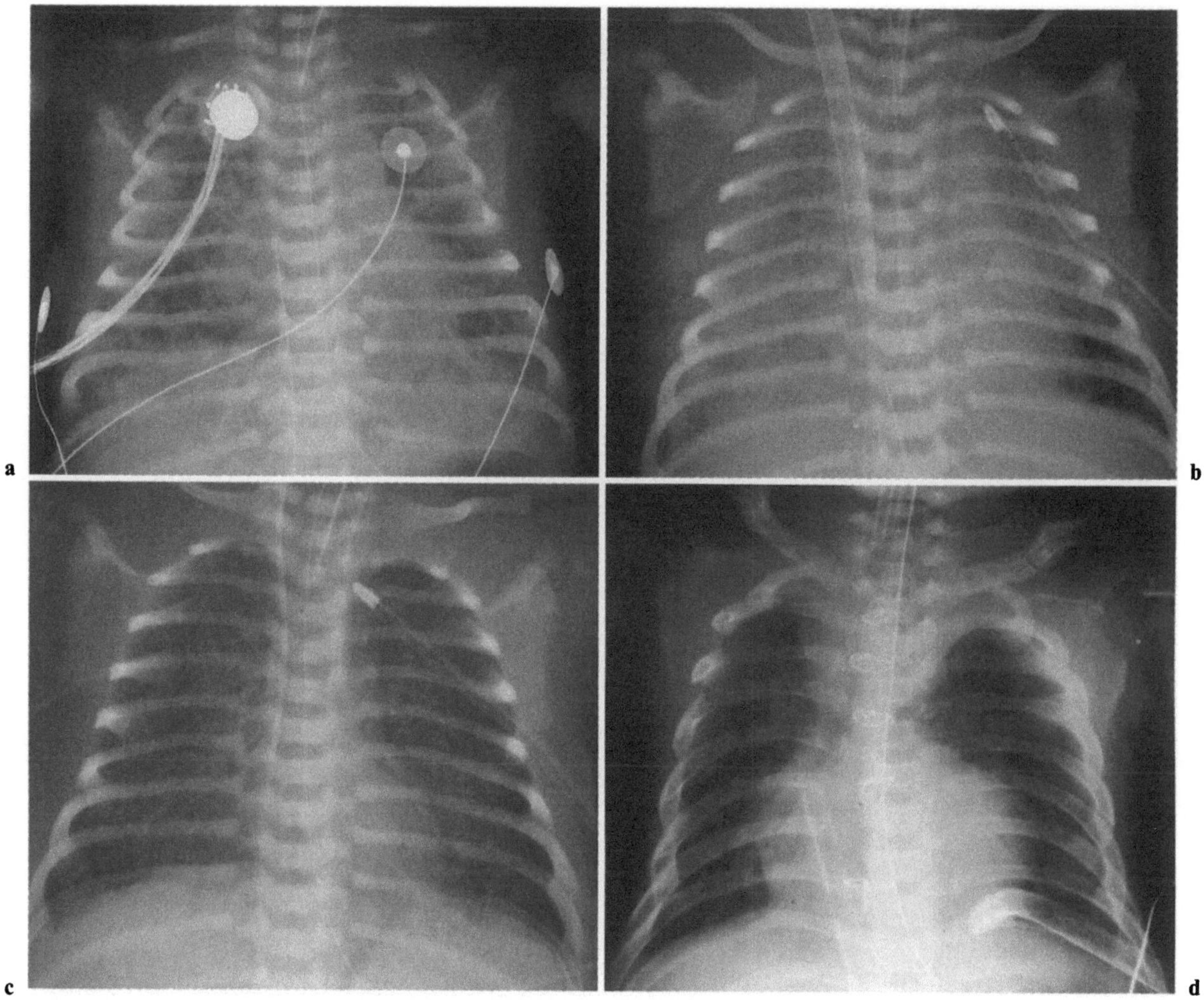

Abb. 43a–d. Reifes Neugeborenes mit massiver Mekoniumaspiration. Verlauf unter ECMO-Therapie. **a** Klassisches Bild einer massiven Mekoniumaspiration. **b** 22 Std. post partum Doppellumenkatheter zur ECMO-Therapie in regelrechter Position. Linksseitige Pleuradrainage nach Pneumothorax. Diffuse, rechtsbetonte pulmonale Eintrübung. **c** 53 Std. post partum. Nach Beendigung der ECMO-Therapie deutliche Besserung der Lungenbelüftung bds. **d** Dreieinhalb Monate alter eineiiger Zwilling mit M. Down und Fallotscher Tetralogie. Status nach Fallot-Korrektur. Prostaglandininduzierte Hyperostose der Claviculae, Scapulae, Humeri und Rippen (*Pfeile*). (Die Aufnahmen der Abb. 43a–c verdanke ich Herrn Dr. Th. DIEHM, Mannheim, die Aufnahme der Abb. 43d Frau Prof. Dr. G. BENZ-BOHM, Köln.)

einteilung des idiopathischen Atemnotsyndroms ein Scoresystem entwickelt, um den Schweregrad der pulmonalen Veränderungen unter ECMO zu klassifizieren. Der Ausprägungsgrad der pulmonalen Transparenzminderung korreliert in der Regel nicht mit dem klinischen Zustand des Patienten. Der letztere zeigt eine wesentlich bessere Korrelation mit den aktuellen Beatmungsparametern [4].

Die Pathogenese der pulmonalen Transparenzminderung unter ECMO-Therapie wird kontrovers diskutiert. HALL et al. [7] vermuten eine Abhängigkeit der Lungentransparenz von der Flußrate bei der ECMO. TAYLOR et al. [13] nehmen ein Lungenödem wie auch Atelektasen als Ursache der Lungeneintrübung an. SCHLESINGER et al. [11] beobachteten vereinzelt pleurale, z. T. sanguinolente Flüssigkeitsansammlungen unter ECMO-Behandlung. Histomorphologische Untersuchungen von autoptischen Lungenpräparaten von ECMO-behandelten Früh- und Neugeborenen ergaben Epithelhyperplasien, squamöse Metaplasien, eine Hyperplasie der glatten Muskulatur und nach längerfristiger ECMO-Behandlung interstitielle Fibrosen. Darüber hinaus waren auch Verkalkungen intraalveolär sowie in den Bronchiolen nachweisbar [3].

Neben pulmonalen Alterationen kommt es im Laufe der ECMO-Therapie bei etwa 25% der Patienten zur Entwicklung von Weichteilödemen. Bei diesen Patienten können an den Rippen periostale Reaktionen auftreten, für deren Ursache zwei Pathomechanismen diskutiert werden:

1. Die Ödemflüssigkeit zwischen Kortikalis und Periost führt zur Ablösung des Periostes mit nachfolgender Ossifizierung desselben,
2. das Ödem selbst löst eine entzündliche Periostreaktion aus [6]. Selten wurde eine Rippenperiostose bei Früh- und Neugeborenen auch unter Hochfrequenzbeatmung beobachtet [8].

Wesentlich häufigere ursächliche Faktoren für die Entwicklung periostaler Rippenreaktionen bei beatmeten Früh- und Neugeborenen sind eine Prostaglandintherapie zum Verschluß des persistierenden Ductus Botalli [9, 10] sowie eine Vibratorphysiotherapie [14] (Abb. 43d).

4 Pleuraerkrankungen

Pleuraergußbildungen im Neugeborenenalter sind als eigenes Krankheitsbild sehr selten. Meistens treten sie als Begleitsymptom anderer Erkrankungen z. B. beim Hydrops fetalis, bei einer Polyzythämie, kongenitalen Vitien, Lungenvenenobstruktion, polyzystischen Nieren vom infantilen Typ sowie bei einem M. Turner auf.

Der Ausprägungsgrad der Pleuraergußbildung beeinflußt den Grad der respiratorischen Insuffizienz. Akut gefährdet sind Neugeborene besonders beim kongenitalen Hydrothorax.

4.1 Hydrothorax

Eine intrapleurale Flüssigkeitsansammlung, die nicht aus Chylus, Sanguis oder Pus besteht, ist als Hydrothorax zu bezeichnen.

Diese Form der Flüssigkeitsansammlung im Pleuralraum kann kongenital vorhanden sein, oder sekundär – meistens artefiziell – entstehen.

Der kongenitale Hydrothorax ist als lebensbedrohlich anzusehen, weil er bei starker Ausprägung unmittelbar postpartal oder innerhalb der ersten Lebensstunden zu einer hochgradigen Ateminsuffizienz führen kann. Je länger der kongenitale Hydrothorax bereits intrauterin besteht, um so eher ist mit einer begleitenden Lungenhypoplasie zu rechnen. Oft kann nur eine sofortige Thorakozentese zu einer ausreichenden Entfaltung der Lungen führen und somit eine dramatische Besserung der bedrohlichen Situation herbeiführen [3, 4, 8].

Geburtstraumata, Entwicklungsanomalien des lymphatischen Systems, Ruptur intrathorakaler Lymphgefäße und kongenitale Defekte des Ductus thoracicus werden als Ursache des Hydrothorax diskutiert [1, 2, 6, 8, 11].

Der sekundäre (iatrogene) Hydrothorax entsteht in der Regel artefiziell, meistens nach Gefäßperforation durch einen intrathorakalen Gefäßkatheter [5, 9].

Im Extremfall eines kongenitalen Hydrothorax stellt sich dieser röntgenologisch als sog. „weiße Lunge" dar, welche manchmal nur noch zentral eine geringe Belüftung aufweist. Hierbei findet sich der Thorax in maximaler Inspirationsstellung, die ventralen Rippenenden der ersten Rippenpaare sind nach kranial aufgebogen („Krabbenfußzeichen") (Abb. 44).

Das Aufwärtsbiegen der ersten Rippenpaare ist vermutlich durch die Inanspruchnahme der Atemhilfsmuskulatur bedingt, wobei das Neugeborene leicht in eine Lordosehaltung gerät.

In der Mehrzahl der Fälle stellt sich der Hydrothorax als mantelförmige Ergußverschattung oder basale Ergußansammlung dar. Bei stärkerer Ausdehnung des Ergusses kommt es zum Abflachen des seitengleichen Zwerchfells und zur Abdrängung von Herz und Gefäßband zur Gegenseite.

Während der kongenitale Hydrothorax ein- und beidseitig vorkommen kann, ist der sekundäre Hydrothorax immer nur einseitig [1–3, 10, 11].

Bei einem einseitigen Hydrothorax kommt *differentialdiagnostisch* in Frage ein kongenitales, flüssigkeitsgefülltes lobäres Lungenemphysem, eine kongenitale Zwerchfellhernie mit noch nicht belüfteten Darmschlingen, eine zystisch-adenomatoide Malformation, ein Hämothorax und ein intrathorakaler Tumor.

Weiterhin sind abzugrenzen eine Atelektase sowie eine Lungenagenesie. Hierbei ist das Mediastinum zur kranken Seite hin verschoben. Besteht ein beidseitiger Hydrothorax sind folgende Differentialdiagnosen zu berücksichtigen: Ein Atemnotsyndrom Stadium IV, eine verzögerte Resorption fetaler Lungenflüssigkeit und eine primäre Lungenatelektase. Bei der letzteren steht das Zwerchfell in mittlerer Inspirationsstellung im Gegensatz zur maximal ausgeprägten Inspiration beim kongenitalen Hydrothorax. Ferner ist gegen den bilateralen Hydrothorax eine bilaterale Lungenaplasie abzugren-

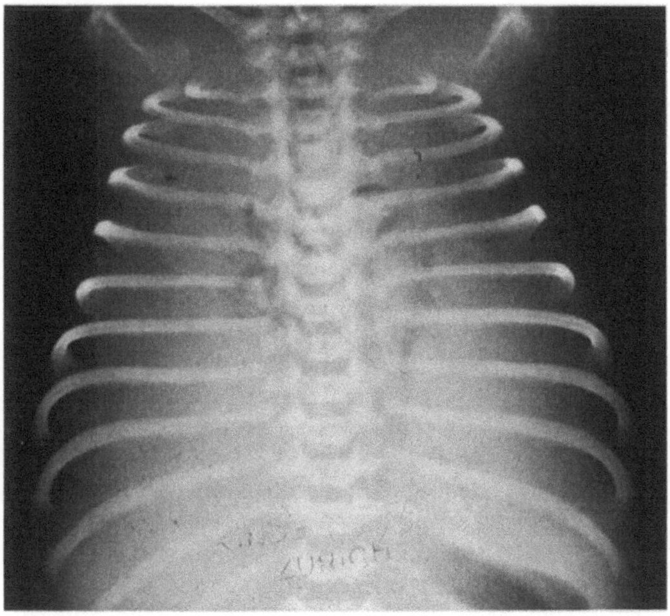

Abb. 44. Bilateraler, kongenitaler Hydrothorax. Der Thorax ist homogen verschattet, nur zentral geringe Luft. Herz, Lungen und Zwerchfell nicht abgrenzbar. Rippen in maximaler Inspirationsstellung. (Für die freundliche Überlassung des Röntgenbildes danke ich Herrn Prof. Dr. A. GIEDION, Zürich). (Aus OPPERMANN [7])

zen, wobei meistens assoziierte Fehlbildungen vorliegen. Außerdem kann eine kongenitale pulmonale Lymphangiektasie einen Hydrothorax vortäuschen.

4.2 Chylothorax

Unter einem Chylothorax versteht man die Ansammlung von Chylus im extra- oder intrapleuralen Raum. Der kongenitale Chylothorax ist vom sekundären Chylothorax zu unterscheiden. Bei der kongenitalen Form ist die chylöse Flüssigkeit primär extrapleural lokalisiert, erst später kann diese durch Ruptur der Pleura mediastinalis in den Pleuraraum gelangen.

Die genaue Pathogenese des primären Chylothorax ist nicht geklärt. Nur in seltenen Fällen lassen sich geburtstraumatisch bedingte Lymphgefäßverletzungen oder eine Entwicklungsstörung bzw. Anomalien der Lypmphgefäße nachweisen [1, 5, 6, 7, 9].

Die sekundäre Chylothoraxform kann als Komplikation von intrathorakalen Operationen oder infolge eines erhöhten intrapulmonalen Venendrucks entstehen. Seltener entwickelt sich der sekundäre Chylothorax als Folge einer Thrombose im Bereich der Vena cava superior. Diese Komplikation ist besonders nach langfristiger parenteraler Ernährung zu befürchten und stellt immer eine lebensbedrohliche Situation dar [2, 3, 5].

Röntgenologisch stellt sich der Chylothorax als homogene oder mantelförmige Eintrübung dar, im Extremfall auch als totale Verschattung der betroffenen Thoraxseite. Selten ist der Chylothorax auch nur als subpulmonale Ergußbildung nachweisbar. Die kongenitale Form des Chylothorax unterscheidet sich – bedingt durch die retropleurale Lokalisation des Chylus und durch den hohen Fettgehalt von allen anderen Pleuraergußbildungen.

Hierbei lassen sich nach WILLICH [8] einige besondere Röntgensymptome nachweisen: Die Ergußlamelle zeigt bei aufrechter Position des Patienten eine Verbreiterung nach kranial („paradoxes Ergußverhalten"). Bei Kopftieflage oder Rückenlage des Patienten verbreitert sich die Ergußlamelle nach kaudal (Abb. 45). Die Ergußbildung liegt im dorsalen Mediastinum. Kleiner und großer Lappenspalt sind nicht obligat verbreitert, die Sinus phrenikokostales bleiben meistens ergußfrei.

Der kongenitale Chylothorax ist durch sein paradoxes Ergußverhalten von allen anderen Pleuraergußformen leicht zu unterscheiden. Beim sekundären Chylothorax kommen *differentialdiagnostisch* alle anderen Pleuraergußformen in Frage.

4.3 Hämothorax

Eine Blutansammlung im Pleuraraum tritt im Neugeborenenalter ausgesprochen selten auf. Sie ist meistens nur einseitig vorhanden und kommt links

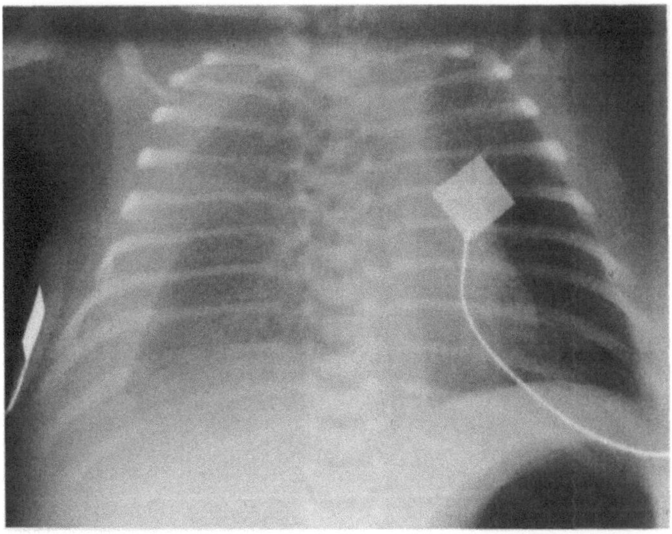

Abb. 45. Kongenitaler, unilateraler Chylothorax. – Rechtsseitige Pleuraergußverschattung mit Verbreiterung der Ergußlamelle nach kaudal (Aufnahme in Rückenlage des Patienten). (Aus OPPERMANN [4])

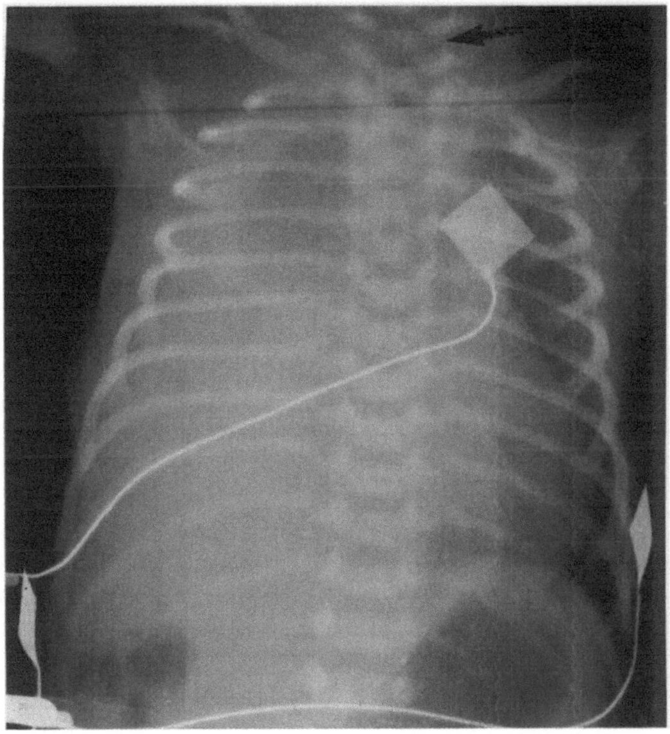

Abb. 46. Hämothorax bei verspätet auftretender rechtsseitiger Zwerchfellhernie am 4. Lebenstag. – Fehlende Abgrenzbarkeit der rechten Zwerchfellhälfte. Massive Ergußverschattung rechts mit Abdrängung des Mediastinum nach links. Nur noch geringe Belüftung im rechten Oberlappen. – Klavikulafraktur rechts. – Fehlposition des zentralen Venenkatheters. (Aus OPPERMANN [4])

häufiger als rechts vor. Die häufigste Ursache eines Hämothorax beim Neugeborenen ist ein Vitamin-K_1-Mangel (Morbus hämorrhagicus neonatorum). Ferner kann ein Hämothorax nach Ruptur eines Aneurysma des Ductus arteriosus Botalli sowie im Gefolge einer Herzkatheterisierung auftreten. Weitere Ursache für einen neonatalen Hämothorax sind Rippenfrakturen im Rahmen von Geburtstraumen oder bei einer Osteogenesis imperfecta sowie pleurale Gefäßfehlbildungen. In seltenen Fällen wird ein Hämothorax zusammen mit einer kongenitalen Zwerchfellhernie beobachtet. Eine extrem seltene Ursache für einen Hämothorax stellt eine intrauterine Transfusion dar [1–3, 5, 6]. Der Hämothorax kann nicht allein aus dem Thoraxbild diagnostiziert werden. Die Diagnosestellung gelingt nur durch eine Thorakozentese. Röntgenologisch stellt sich ein Hämothorax wie jede andere Pleu-

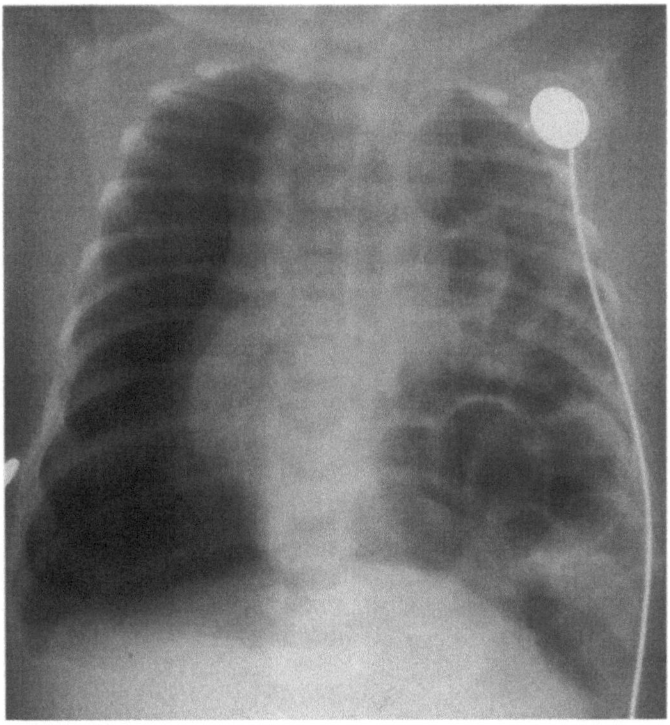

Abb. 47. Ausgedehnte Bochdaleksche Hernie links. Die hernierten Darmschlingen nehmen den gesamten Hemithorax links ein. Ausgedehnter, rechtsseitiger Pneumothorax, wobei die rechte kollabierte Lunge deutlich sichtbar wird. (Aus OPPERMANN [17])

raergußbildung als homogene, relativ dichte, meistens mantelförmige Verschattung dar, welche bei starker Ausprägung eine totale Eintrübung des betroffenen Hemithorax hervorrufen kann. Dann sind in der Regel auch Herz und Gefäßband zur Gegenseite abgedrängt [5] (Abb. 46).

Nach röntgenmorphologischen Kriterien kommen beim Hämothorax *differentialdiagnostisch* ein Pleuraempyem und ein Hydrothorax in Frage. Auszuschließen ist ferner eine kongenitale Zwerchfellhernie, bei der die hernierten Darmanteile noch nicht belüftet sind oder die sog. Spätform einer Zwerchfellhernie (s. Abschn. 5). Eine massive Lungenblutung ist röntgenologisch nicht unterscheidbar von einem Hämothorax.

5 Kongenitale Zwerchfellhernie

Entwicklungsstörungen im Ablauf der Zwerchfellgenese können eine kongenitale Zwerchfellhernie zur Folge haben. Der Ausprägungsgrad der Hernie ist abhängig vom Zeitpunkt der fetalen Entwicklungsstörung. Je früher dieser Zeitraum liegt, umso mehr muß mit einer assoziierten Lungenhypoplasie – sowohl auf der Hernienseite wie auch auf der Gegenseite – gerechnet werden. Die klinischen und röntgenologischen Symptome bei einer Zwerchfellhernie sind neben ihrem Ausprägungsgrad besonders auch von der Hernienlokalisation und vom Zeitpunkt der Diagnosestellung abhängig. Man unterscheidet die Bochdaleksche Hernie (posterolateral) von der retro- bzw. parasternalen Hernie (Morgagni- bzw. Larreysche Hernie). Meistens sind die Zwerchfellhernien linksseitig lokalisiert, in seltenen Fällen kommen sie bilateral vor [3, 10, 11, 14, 22]. Eine Sonderstellung unter den Zwerchfellhernien nimmt die sog. Spätform bzw. verzögert auftretende Form der Zwerchfellhernie ein („late onset hernia") [6, 8, 12, 15, 16, 19].

Ein fehlerhafter Verschluß der Foramina pleuroperitonealia oder eine ungenügende Durchsetzung des Zwerchfells mit muskulären Elementen sind die wesentlichen pathogenetischen Ursachen für die Entstehung einer Herniation. Die häufigste Form ist die posterolaterale Hernie (Bochdaleksche Hernie), sie ruft in der Regel unmittelbar post partum schon eine erhebliche Atemstörung des Neugeborenen hervor.

Dagegen finden sich die retro- oder parasternalen Hernien (Morgagni- bzw. Larreysche Hernie) in der Regel erst später und sind oft nur ein röntgenologischer Zufallsbefund [11, 20, 22].

a 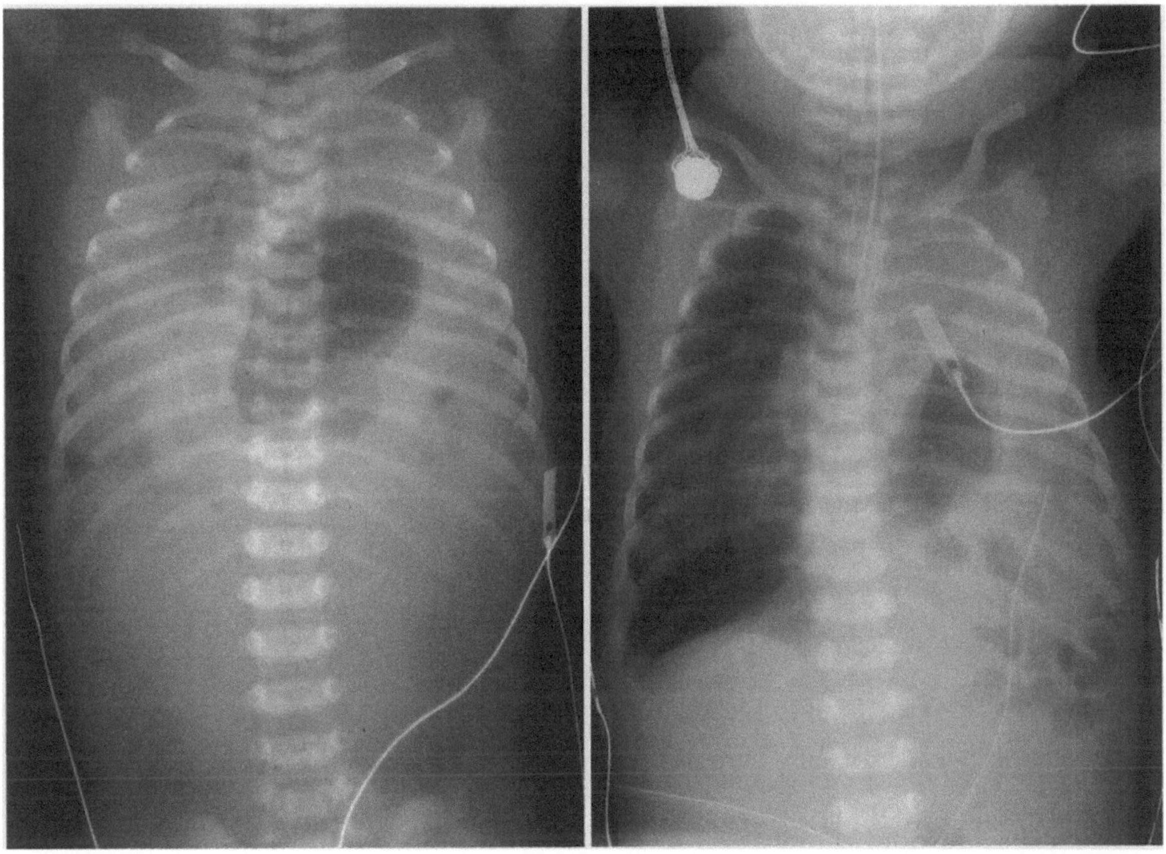 b

Abb. 48 a, b. Reifes Neugeborenes mit kongenitaler linksseitiger Zwerchfellhernie und hochgradiger respiratorischer Insuffizienz. **a** 1 1/2 Std. post partum subtotale Verschattung des linken Hemithorax, Zwerchfellhälfte nicht abgrenzbar. Der luftgefüllte Magen (Magensonde in situ) liegt mittelständig. Herz und Gefäßband sind weit nach rechts verschoben. **b** 3 Std. post partum Status nach Intubation. Ausgedehnter Spannungspneumothorax rechts, zunehmende Belüftung der hernierten Darmanteile links

Die wichtigste assoziierte Fehlbildung einer Zwerchfellhernie ist eine Lungenhypoplasie, die sowohl auf der Hernienseite als auch auf der gesunden Thoraxseite resultieren kann. Sekundär ist die Entwicklung einer pulmonalen Hypertonie möglich [1, 7, 22]. Die Neugeborenen mit einer kongenitalen Zwerchfellhernie und assoziierter Lungenhypoplasie sind besonders dadurch gefährdet, daß unter Beatmung die hypoplastischen Lungen leicht rupturieren und sich ein Pneumothorax entwickeln kann [7]. Neben der Lungenhypoplasie sind beim Vorliegen einer Zwechfellhernie begleitende kardiovaskuläre Anomalien, zystische Lungenveränderungen und Skelettanomalien möglich [2, 4, 5, 9, 21].

Für die Entstehung einer verzögert auftretenden Zwerchfellherniation („late onset hernia") ist der Entstehungsmechanismus nicht exakt bekannt. Diese Form tritt rechtsseitig häufiger als links auf. Es wird vermutet, daß die Leber auf der rechten Seite und entsprechend die Milz auf der linken Seite zunächst eine Herniation von Magen-Darm-Anteilen in den Thorakalraum verhindern, später jedoch infolge der Zunahme des intraabdominalen Druckes die Herniation doch entsteht. Weiterhin kann die verzögerte Form der Hernie im Zusammenhang mit einer B-Streptokokken-Pneumonie beobachtet werden. Auch hierbei ist der Pathomechanismus nicht genau bekannt [6, 8, 15, 19]. Röntgenologisch stellt sich die Bochdaleksche Hernie, welche meistens links lokalisiert ist, unmittelbar post partum als weichteildichte Verschattung im betroffenen Hemithorax dar. Die seitengleiche Zwerchfellhälfte ist nicht abgrenzbar. Das Abdomen erscheint auffällig luftarm. Oft ist nur der Magen als lufthaltiges Gebilde deutlich disloziert erkennbar. Mit zunehmender Belüftung der hernierten Darmanteile mehrere Stunden post partum lassen sich die hernierten Darmanteile dann als großzystische Areale erkennen (Abb. 47, 48a, b).

Wenn die Hernie rechtsseitig besteht, imponiert auf dieser Seite die fehlende Abgrenzbarkeit des Leberschattens durch Verlagerung der Leber in den Thorakalraum („absent liver sign") [18]. Die Morgagnische und Larreysche Hernie sind rechts häufiger als links nachweisbar. Sie stellen sich im Sagittalbild als weichteildichtes Gebilde in Projektion auf den Herz-Zwerchfell-Rippenwinkel dar. Im seitlichen Thoraxbild fehlt der vordere Anteil des Zwerchfells auf der Hernienseite. Die Hernie selbst imponiert als retrosternaler Verschattungsbezirk [13]. Bei der Spätform der Zwerchfellhernie ist der Thoraxbefund zunächst unauffällig. Tritt innerhalb der ersten Lebenstage unvermittelt eine einseitige Thoraxverschattung auf, muß auch an die Möglichkeit einer verzögert auftretenden Zwerchfellhernie gedacht werden (Abb. 46).

Die Bochdaleksche Hernie ist *differentialdiagnostisch* abzugrenzen gegen ein flüssigkeitsgefülltes lobäres Lungenemphysem, gegen Pleuraergußbildungen, gegen eine zystisch adenomatoide Malformation, einen intrathorakalen Tumor und eine Zwerchfellhypoplasie. Bei allen hier aufgezählten differentialdiagnostischen Möglichkeiten ist jedoch – anders als bei einer Zwerchfellhernie – das abdominale Belüftungsmuster normal. Bei der para- bzw. retrosternalen Hernie ist differentialdiagnostisch ein tumoröser Prozeß im vorderen unteren Mediastinum zu berücksichtigen [2, 5, 11, 13, 14].

Literatur

Einleitung

1. Boyden EA (1965) The terminal air sacs and their blood supply in a 37-day infant lung. Am J Anat 116:413
2. Davies GM, Reid L (1970) Growth of the alveoli and pulmonary arteries in childhood. Thorax 25:669
3. Grossmann H, Winchester PH, Auld PA (1970) Simultaneous frontal and lateral chest roentgenograms on low birth weight infants. AJR 108:550
4. Hislop A, Reid L (1973) Pulmonary arterial development during childhood: branching pattern and structure. Thorax 28:129
5. Karlberg P, Cherry RB, Escardo FE, Koch G (1962) Respiratory studies in newborn infants II. Pulmonary ventilation and mechanics of breathing in the first minutes of life, including the onset of respiration. Acta Pediatr 51:121
6. Reid L (1977) The lung: its growth and remodelling in health and disease. AJR 129:777
7. Saunders RA, Milner AD (1978) Pulmonary pressure/volume relationships during the last phase of delivery and the first postnatal breaths in human subjects. J Pediatr 93:667
8. Scarpelli EM, Condorelli S, Cosmi EV (1975) Lamb fetal pulmonary fluid. – I. Validation and significance of method for determination of volume and volume change. Pediatr Res 9:190

1.1 Endotrachealintubation und ihre Komplikationen

1. Bednarek FJ, Kuhns LR (1975) Endotracheal tube placement in infants determined by suprasternal palpation: A new technique. Pedriatrics 56:224
2. Donn SM, Kuhns LR (1980) Mechanism of endotracheal tube movement with change of head position in the neonate. Pediatr Radiol 9:37
3. Finer NN, Moriarty RR, Boyd J, Phillips HJ, Steward AR, Ulan O (1979) Post extubation atelectasis: a retrospective review and a prospective controlled study. J Pediatr 94:110
4. Forster-Carter AF (1946) Broncho-pulmonary abnormalities. Br J Tuberc 40:111
5. Girdany BR (1963) The esophagus in infancy: Congenital and acquired diseases. Radiol Clin North Am 1:557
6. Gregory G, Willis M (!976) Complications of prolonged endotracheal intubation. Pediatr Res 12:561
7. Harris JH (1958) The clinical significance of the tracheal bronchus. AJR 79:228
8. Iannacconne G, Capocaccia P, Colloridi V, Roggini M (1983) Double right tracheal bronchus. A case report in an infant. Pediatr Radiol 13:156
9. Johnson JF, Robinson LH, Stark P (1984) Peripheral right upper lobe collapse in the newborn. RÖFO 140:421
10. Kabelka M, Sintáková B, Zitková M (1977) Dysontogenetic accessory lobe of the thymus. A new clinical entity. Z Kinderchir 20:116
11. Köteles GY (1982) X-ray diagnosis in neonates. Akadémiai Kiadó, Budapest
12. Kuhn LR, Poznanski AK (1971) Endotracheal tube position in the infant. J Pediatr 78:991
13. Miller KE, Edwards BK, Hilton S, Collins D, Lynch F, Williams R (1981) Acquired lobar emphysema in premature infants with bronchopulmonary dysplasia: an iatrogenic disease? Radiology 138:589
14. Nagaraj HS, Shott R, Fellow R et al. (1980) Recurrent lobar atelctasis due to acquired bronchial stenosis in neonates. J Pediatr Surg 15:411
15. Oppermann HC, Wille L, Ulmer HE (1982) Der Neugeborenenthorax. Springer, Berlin Heidelberg New York
16. Papsidero MH, Pashley NR (1980) Acquired stenosis of the upper airway in the neonate: an increasing problem. Ann Otol Rhinol Laryngol 89:512
17. Reither M (1978) Der Wandel der Lungenstrukturen in der radiologischen Verlaufsbeobachtung von atemgestörten Früh- und Neugeborenen. Radiologe 18:337
18. Siegel MJ, Shackelford GD, Francis RS, McAlister WH (1979) Tracheal bronchus. Radiology 130:353
19. Striker TW, Stool S, Downes JJ (1967) Prolonged nasotracheal intubation in infants and children. Arch Otolaryngol 85:210

20. Tochen ML (1979) Orotracheal intubation in the newborn infant: a method for determining depth of tube insertion. J Pediatr 95:1050
21. Von Brenndorff AI, Hieronimi G, Hauke H (1979) Rezidivierende Atelektasen der Lunge, ein Problem bei der Behandlung von beatmeten Früh- und Neugeborenen. Therapiewoche 29:8564
22. Wille L, Obladen M (1979) Neugeborenen-Intensivpflege, 2. Aufl. Springer, Berlin Heidelberg New York
23. Wyman ML, Kuhns LR (1977) Lonar opacification of the lung after tracheal extubation in neonates. J Pediatr 91:109

1.2 Nahrungssonden und Absaugkatheter

1. Brintnall ES, Kridelbaugh WW (1950) Congenital diverticulum of the posterior hypopharynx simulating atresia of the esophagus. Ann Surg 131:564
2. Clarke ThA, Coen RW, Feldman B, Papile L (1980) Esophageal perforations in premature infants and comments on the diagnosis. Am J Dis Child 134:367
3. Ducharme JC, Bertrand R, Debie J (1971) Perforation of the pharynx in the newborn. A Condition mimicking esophageal atresia. Can Med Assoc J 104:785
4. Eklöf O, Lohr G, Okmian L (1969) Submucosal perforation of the esophagus in the neonate. Acta Radiol (Diagn) (Stockh.) 8:187
5. Girdany BR, Sieber WK, Osman MZ (1969) Traumatic pseudodiverticulum of the pharynx in newborn infants. NEJM 280:237
6. Harell GS, Friedland GW, Daily WJ, Cohn RB (1970) Neonatal Boerhaave's syndrome. Radiology 95:665
7. Heller RM, Kirchner SG, O'Neill JA (1977) Perforation of the pharynx in the newborn: A near look alike for esophageal atresia. AJR 129:335
8. Iannaccone G, Cozzi F, Roggini M, Capocaccia P (1982) Idiopathic esophagopleural fistula in the newborn. RÖFO 137:88
9. Kassner EG, Baumstark A, Balsam D, Haller JO (1977) Passage of feeding catheters into the pleural space: A radiographic sign of trauma in the pharynx and esophagus in the newborn. AJR 128:19
10. Lucaya J, Herrera M, Salcedo S (1979) Traumatic pharyngeal pseudodiverticulum in neonates and infants. Pediatr Radiol 8:65
11. Lynch FP, Coran AG, Seymour RC, Lee FA (1974) Traumatic esophageal pseudodiverticula in the newborn. J Pediatr Surg 9:675
12. Montagne JPW, Firmin F, Gruner M (1976) Implications radiologiques des accidents iatrogenes en pathologie chirurgicale néo-natale. J Radiol Electrol Med Nucl 57:711
13. Nicholas JL (1972) Spontaneous perforation of the esophagus in a neonate. Z Kinderchir 11:465
14. North J, Emanuel B (1975) Mediastinitis in a child caused by perforation of pharynx. Am J Dis Child 129:962
15. Richter E, Lierse W (Hrsg) (1986) Röntgen- und Ultraschallanatomie. Urban & Schwarzenberg, München
16. Schröder H (1984) Pharynx- und Oesophagusperforationen bei Neugeborenen. Monatsschr Kinderheilkd 132:615
17. Sidaway M (1964) Duplication of the esophagus. Ann Radiol (Paris) 7:400
18. Stein RT, Wall PM, Kaufman RA, Lamprecht C, Roloff DW (1977) Neonatal anterior esophageal perforation. Pediatrics 60:744
19. Theander G (1973) Congenital posterior midline pharyngoesophageal diverticula. Pediatr Radiol 1:153
20. Touloukian RJ, Beardsley GP, Ablow RC, Effmann EL (1977) Traumatic perforation of the pharynx in the newborn. Pediatrics 59:1019

1.3 Nabelarterien und Nabelvenenkatheter

1. Aziz EM, Robertson AF (1973) Paraplegia. A complication of umbilical artery catheterization. J Pediatr 82:1051
2. Baker DB, Berdon WF, James LS (1969) Proper localization of umbilical arterial and venous catheters by lateral roentgenograms. Pediatrics 43:34
3. Brill PW, Winchester P, Levin AR, Griffith AY, Kazam E, Zirinsky K (1985) Aortic aneurysm secondary to umbilical artery catheterization. Pediatr Radiol 15:199
4. Campbell RE (1971) Roentgenologic features of umbilical vascular catherization in newborns. AJR 112:68
5. Cochran WD, Davis HT, Smith CA (1968) Advantages and complications of umbilical artery catheterization in newborns. Pediatrics 42:769
6. Diamond LK (1947) Erythroblastosis foetalis of haemolytic disease of newborn. Proc Roy Soc Med 40:546
7. Dunn PM (1966) Localization of the umbilical catheter by postmortem measurement. Arch Dis Child 41:69
8. Egan E, Leitzmann DV (1971) Umbilical vessel catheterization. Am J Dis Child 121:213
9. Fays J, Bretagne MC (1980) Unusual evolution of a myotic hypogastric arterial aneurysm after arterial umbilical catheterization. Pediatr Radiol 9:50
10. Goetzmann VW, Stadalnik RC, Bogren HC, Blankenship WJ, Ikeda RM, Thayer J (1975) Thrombotic complications of umbilical artery catheters: a clinical and radiographic study. Pediatrics 56:374
11. Harris GB (1983) Radiographic features of thoracic complications occuring in infants in the intensive care nursery. In: Herman PG (ed) Iatrogenic thoracic complications. Springer, New York Heidelberg Berlin (Radiology of iatrogenic disorders, pp 111–139)
12. Henriksson P, Wesstrom G, Hedner U (1977) Umbilical artery catheterization in newborns. I. Thrombosis in relation to catheter type and position. Acta Paediatr Scand 68:575
13. Henriksson P, Wesstrom G, Hedner U (1979) Umbilical artery catheterization in newborns. III. Thrombosis – a study of some predisposing factors. Acta Paediatr Scand 68:719
14. Hirche U, Roloff D (1974) Radiologische Aspekte der Nabelvenenkatheterisierung. RÖFO 120:307
15. Keuth U (1972) Zur Position des Nabelvenenkatheters (Röntgenanalyse von 200 Fällen aus dem klinischen Routinebetrieb). Monatsschr Kinderheilkd 120:175
16. Köteles GY (1982) X-ray diagnosis in neonates. Akadémiai Kiadó, Budapest
17. Krishnamoorthy KS, Fernandez RJ, Todres ID, De Long GR (1976) Paraplegia associated with umbilical artery catheterization in the newborn. Pediatrics 58:443
18. Kulkarni PB, Dorand RD (1979) Hydrothorax: a complication of intracardiac placement of umbilical venous catheters. J Pediatr 94:813
19. Kunad T, Oertel WH (1970) Entfernungsmessungen für die Nabelvenenkatheterisierung, bezogen auf Körperlänge und -gewicht. Kinderärztl Prax 38:319
20. Marsh JL, King W, Barrett C, Fonkalsrud EW (1975) Serio-

us complications after umbilical artery catheterization for neonatal monitoring. Arch Surg 110:1203
21. Merten DF, Vogel JM, Adelmann RD, Goetzmann BW, Bogren HG (1978) Renovascular hypertension as a complication of umbilical arterial catheterization. Radiology 126:751
22. Mokrohisky StT, Levine RL, Blumenhagen JD, Wesenberg LL, Simmons MA (1978) Low positioning of umbilical artery catheter increases complications in newborn increases complications in newborn infants. NEJM 299:361
23. Neal WA, Reynolds JW, Jarvis ChW, Williams HJ (1972) Umbilical artery catheterization: demonstration of arterial thrombosis by aortography. Pediatrics 50:6
24. Oppenheimer DA, Carroll BA, Garth KE (1982) Ultrasonic detection of complications following umbilical arterial catheterization in the neonate. Radiology 145:667
25. Oppermann HC, Wille L, Ulmer HE (1982) Der Neugeborenenthorax. Springer, Berlin Heidelberg New York
26. Phelbs DL, Lachmann RS, Keak RD, Oh W (1972) The radiologic localization of major aortic tributaries in the newborn infant. J Pediatr 81:336
27. Plumer LB, Kaplan GW, Mendoza StA (1976) Hypertension in infants- a complication of umbilical arterial catheterization. J Pediatr 89:802
28. Purohit DM, Levkoff AH (1977) Pericardial effusion complicating umbilical venous catheterization. Arch Dis Child 52:520
29. Rosen MS, Reich SB (1970) Umbilical venous catheterization in newborn: identification of correct positioning. Radiology 95:335
30. Scott JM (1965) Iatrogenic lesions in babies following umbilical vein catheterization. Arch Dis Childhood 40:426
31. Spangler TG, Kleinberg F, Gulton RE et al. (1977) False aneurysm of the descending aorta. Am J Dis Child 131:1258
32. Symansky MR, Fox A (1972) Umbilical vessel catheterization: indications, management and evaluation of technique. J Pediatr 80:820
33. Swaim TJ, Usaf MC and Gerald B (1974) Hepatic portal venous gas in infants without subsequent death. Radiology 94:343
34. Tooley WH (1972) What is the risk of an umbilical artery catheter? Pediatrics 50:1
35. Weber AL, DeLuca S, Shannon DC (1974) Normal and abnormal position of umbilical catheters in the roentgenogram. AJR 120:361
36. Weisenbacher B and Hayek HW (1969) Unexpected location of umbilical vein catheters at radiography. Ann Radiol 12:321
37. Wigger HJ, Bransilver BR and Blanc WA (1970) Thromboses due to catheterization in infants and children. J Pediatr 76:1
38. Wille L, Obladen M (1979) Neugeborenen-Intensivpflege, 2. Aufl. Springer, Berlin Heidelberg New York

1.4 Zentrale Venenkatheter

1. Ahme N, Payne RF (1976) Thrombosis after central venous cannulation. Med J Aust 1:217
2. Dhande V, Kattwinkel J, Bennett A (1983) Recurrent bilateral pleural effusion secondary to superior vena cava obstruction as a complication of central venous catheterization. Pediatrics 72:109
3. Frisch H, Schabel F (1979) Der Hydrothorax in der Neonatalperiode. Monatsschr Kinderheilkd 127:207
4. Groff DB, Ahmed N (1974) Subclavian vein catheterization in the infant. J Pediatr Surg 9:171
5. Harris GB (1983) Radiographic features of thoracic complications occuring in infants in the intensive care nursery. In: Herman PG (ed) Iatrogenic thoracic complications. Springer, New York Heidelberg Berlin (Radiology of iatrogenic disorders, pp 111–139)
6. Knight L, Tobin J jr, L'Heureux P (1974) Hydrothorax: A complication of hyperalimentation with radiologic manifestations. Radiology 111:693
7. Kramer SS, Taylor GA, Garfinkel DJ (1981) Letal chylothoraces due to superior vena cava thrombosis in infants. AJR 137:559
8. Motin J, Fischer G, Evreux J (1964) Interest de la voie sousclaviculaire en reanimation prolongee. Lyon Med 212:583
9. Lalama MCH, Lentze MJ, Versmold HT (1980) Der Silastic-Katheter nach SHAW zur parenteralen Ernährung des Neugeborenen. Pädiat Prax 23:205
10. Oppermann HC, Wille L, Ulmer HE (1982) Der Neugeborenen-Thorax. Springer, Berlin Heidelberg New York
11. Oppermann HC, Wille L (1980) Hemothorax in the newborn. Pediatr Radiol 129:314
12. Querfeld U, Sandbrink H, Oppermann HC (1984) Iatrogener Hydrothorax bei einem Frühgeborenen und seine Behandlung. Monatsschr Kinderheilkd 132:186
13. Ryan JA jr, Abel RM, Abbott WM, Hopkins CC, Chesney TN, Colley R, Philips K, Fischer JE (1974) Catheter complications in total parenteral nutrition. NEJM 290:757
14. Shaw JCL (1973) Parenteral nutrition in the management of sick low birth weight infants. Pediat Clin N Am 20:333
15. Sztankay CS (1968) Az alsó végtag véna-rendszerének fejlödési rendellenessége. In: Braun P, Ritka Kórképek (eds) Medicina 2.
16. Wille L, Obladen M, Ulmer HE (1979) Neugeborenen-Intensivpflege. Springer, Berlin Heidelberg New York

1.5 Pleuradrainagen und ihre Komplikationen

1. Gooding ChA, Kerlan RK, Brasch RC, Brito AC (1980) Medially deployed thoracostomy tubes: Cause of aortic obstruction in newborns. AJR 136:511
2. Grosfeld IL, Lemons JJ, Ballantine TVM et al. (1980) Emergency thoracotomy for acquired bronchopleural fistula in the premature infant with respiratory distress. J Pediatr Surg 15:146
3. Jung AL, Minton SD, Roan Y (1980) Pulmonary hemorrhage secondary to chest tube placement for pneumothorax in neonates. Clin Pediatr 19:624
4. Oppermann HC, Wille L (1980) Hemothorax in the newborn. Pediatr Radiol 9:129
5. Oppermann HC, Wille L, Ulmer HE (1982) Der Neugeborenenthorax. Springer, Berlin Heidelberg New York

2.1 Aspirationssyndrom

1. Avery ME, Fletcher BD (1974) The lung and its disorders in the newborn infant, 3rd edn. Saunders, Philadelphia London Toronto
2. Bacsik RD (1977) Meconium aspiration syndrome. Pediat Clin N Am 24:463

3. Fox WW, Gewitz MH, Dinwiddie R, Drummond WH, Peckham GJ (1977) Pulmonary hypertension in the perinatal aspiration syndromes. Pediatrics 59:205
4. Gooding CA, Gregory GA (1971) Roentgenographic analysis of meconium aspiration of newborns. Radiology 100:131
5. Hoffmann RR, Campbell RE, Decker JP (1974) Fetal aspiration syndrome: clinical, roentgenologic and pathologic features. AJR 122:90
6. Neuhauser EBD, Griscom NT (1967) Aspiration pneumonitis in children. Progr Pediatr Radiol 1:265
7. Oppermann HC (1989) Die Thoraxerkrankungen des Neugeborenen. In: Heuck F (Hrsg) Röntgendiagnostik der oberen Speise- und Atemwege, der Atemorgane und des Mediastinums. Springer, Berlin Heidelberg New York Tokyo (Handbuch der medizinischen Radiologie, Bd IX/5b, S. 1–61
8. Oppermann HC, Wille L, Ulmer HE (1982) Der Neugeborenenthorax. Springer, Berlin Heidelberg New York
9. Peterson, HG, Pendleton ME (1955) Contrasting roentgenographic patterns of the hyaline membrane and fetal aspiration syndromes. AJR 74:800
10. Weisenbach J, Schultz K, Sarlós P, Noth A (1982) Über die Röntgendiagnostik der Meconiumaspiration. Klin Pädiat 194:100
11. Swischuk LE (1980) Radiology of the newborn and young infant. Williams & Wilkins, Baltimore London

2.2 Die perinatalen Pneumonien

1. Ablow RC, Driscoll SG, Effmann EL, Gross I, Jolles CJ, Warshaw JB (1976) Comparison of early-onset group B streptococcal neonatal infection and the respiratory distress syndrome of the newborn. NEJM 294:65
2. Avery ME, Fletcher BD, Williams RG (1981) The lung and its disorders in the newborn infants. Saunders, Philadelphia London Toronto
3. Baumgärtner W, van Calker H, Eisenberg W (1980) Konnatale Tuberkulose. Monatsschr Kinderheilkd 128:563
4. Boisset GF (1972) Subpleural emphysema complicating staphylococcal and other pneumonias. J Pediatr 81:259
5. Dixon BK, Houston CS (1978) Radiographic exhibit: fatal neonatal pulmonary candidiasis. Radiology 129:132
6. Dunken J (1927) Mediastinale Pneumatozele nach Pneumonie bei einem Säugling. Z Kinderheilkd 43:339
7. Ebel KD, Fendel H (1967) The roentgen changes of pneumocystis pneumonia an their anatomical basis. Progr Pediatr Radiol 1:177
8. Frommell GT, Rothenberg R, Wang S, McIntosh K (1979) Chlamydia infection of mothers and their infants. J Pediatr 95:28
9. Griscom NT, Wohl MEB, Kirkpatrick JA (1978) Lower respiratory infections: how infants differ from adults. Radiol Clin N Am 26:367
10. Hammersen G, Bartholomé K, Oppermann HC, Wille L, Lutz P (1977) Group B streptococci: A new threat to the newborn. Europ J Pediatr 126:189
11. Highman JH (1969) Staphylococcal pneumonia and emphyema in childhood. AJR 106:103
12. Hilton S, Edwards DK, Hilton JW (1984) Practical pediatric radiology. Saunders, Philadelphia London Toronto
13. Köteles GY (1982) X-ray diagnosis in neonates. Akadémiai Kiadó, Budapest
14. Kuhn JP, Lee SB (1973) Pneumatoceles associated with escherichia coli pneumonias in the newborn. Pediatrics 51:1008
15. McCarten K, Rosenberg HK, Borden SP, Mandell GA (1981) Delayed appearance of right diaphragmatic hernia associated with group B streptococcal infection in newborn. Radiology 139:385
16. Oppermann HC (1989) Die Thoraxerkrankungen des Neugeborenen. In: Heuck F (Hrsg) Röntgendiagnostik der oberen Speise- und Atemwege, der Atemorgane und des Mediastinums. Springer, Berlin Heidelberg New York Tokyo (Handbuch der medizinischen Radiologie, Bd IX/5b, S. 1–61)
17. Oppermann HC, Wille L, Ulmer HE (1982) Der Neugeborenenthorax. Springer, Berlin Heidelberg New York
18. Peuckert W, Huys J, Pringsheim W, Reinwein H (1981) Chlamydien-Pneumonie im jungen Säuglingsalter. Monatsschr Kinderheilkd 129:575
19. Philip AGS, Larson EJ (1973) Overwhelming neonatal infection with ECHO 19 virus. J Pediatr 82:391
20. Polansky SM, Frank A, Ablow RC, Effmann EL (1978) Congenital tuberculosis. AJR 130:994
21. Roos R, Peller P, Fendel H, Linderkamp O, Belohradsky BH (1979) Radiologische Befunde bei Neugeborenen mit B-Streptokokken-Sepsis. Herzgröße, Lungenbefunde und ihre klinische Bedeutung. Klin Pädiatr 191:305
22. Schröder H, Paust H (1979) B-Streptokokken als häufigste Erreger der Neugeborenen-Sepsis. Monatsschr Kinderheilkd 127:720
23. Siegel JD, McCracken GH (1979) Neonatal lung abscess. Am J Dis Child 133:947
24. Swischuk LE (1980) Radiology of the newborn and young infant. Williams & Wilkins, Baltimore London
25. Wesenberg RL (1973) The newborn chest. Harper & Row, New York Evanston San Francisco
26. Wille L, Oppermann HC (1979) Das röntgenologische Spektrum der B-Streptokokken-Sepsis im Thoraxbild bei Neugeborenen. 16. Tagung der Gesellschaft für Pädiatrische Radiologie, Krefeld, Wiss Information Milupa AG, Friedrichsdorf
27. Willich E (1967) The roentgenologic appearance of pulmonary listeriosis. Progr Pediatr Radiol 1:160
28. Zach M, Ritschl E (1982) Das chlamydienbedingte subakute Pneumoniesyndrom junger Säuglinge. Pädiatr Prax 26:57

2.3 Transitorische Neugeborenen-Tachypnoe („wet lung disease“)

1. Avery ME, Gatewood OB, Brumley G (1966) Transient tachypnea of the newborn; possible delayed resorption of fluid at birth. Am Dis Child 111:380
2. Halliday HL, McClure G, McC Reid M (1981) Transient tachypnea of the newborn: two distinct clinical entities? Arch Dis Child 56:322
3. Milner AD, Saunders RA, Hopkin IE (1978) Effects of delivery by caesarean section on lung mechanism and lung volume in the human neonate. Arch Dis Child 53:545
4. Oppermann HC (1989) Die Thoraxerkrankungen des Neugeborenen. In: Heuck F (Hrsg) Röntgendiagnostik der oberen Speise- und Atemwege, der Atemorgane und des Mediastinums. Springer, Berlin Heidelberg New York (Handbuch der medizinischen Radiologie, Bd IX/5b, S. 1–61)

5. Rimmer S, Fawcitt J (1982) Delayed clearance of pulmonary fluid in the neonate. Arch Dis Child 57:63
6. Swischuk LE (1970) Transient respiratory distress of the newborn-TRND: a temporary disturbance of a normal phenomenon. AJR 108:557
7. Swischuk LE, Hayden CK, Richardson CJ (1981) Neonatal opaque right lung: Delayed fluid resorption. Radiology 141:671
8. Wesenberg RL, Graven SN, McCabe EB (1971) Radiological findings in wet lung disease. Radiology 98:69
9. Wesenberg RL, Rumack CM, Lubchenco LO, Wirth FH, McGuiness GA Tomlinson AL (1977) Thick blood syndrome. Radiology 125:181

2.4 Atemnotsyndrom (Surfactant-Mangel)

1. Ablow RC, Orzalesi MM (1971) Localized roentgenographic pattern of hyaline membrane disease: evidence that the upper lobes of human lung mature earlier than the lower lobes. AJR 112:23
1a. Avni EF et al. (1990) Hyaline membrane disease in the newborn: diagnosis by ultrasound. Pediatr Radiol 20:143
2. Cleveland RH, Todres ID (1981) Patterns of evolution of X-ray changes in respiratory distress syndrome. Helv Pediatr Acta 34:43
3. Couchard M, Polge J, Bomsel F (1974) Hyaline membrane disease: diagnosis, radiological observation, treatment, and complications. A radiological study of 589 cases. Ann Radiol 17:669
4. Donald I, Steiner RE (1953) Radiography in the diagnosis of hyaline membrane disease. Lancet 2:846
5. Ellis K, Nadelhaft J (1957) Roentgenographic findings in hyaline membrane disease in infants weighting 2000 grams and over. AJR 78:444
6. Giedion A, Haefliger H, Dangel P (1973) Acute pulmonary X-ray changes in hyaline membrane disease treated with artificial ventilation and positive end-expiratory pressure (PEEP). Pediatr Radiol 1:145
7. Howatt WF, Avery ME, Humphreys PW, Normand ICS, Reid L, Strang LB (1965) Factors affecting pulmonary surface properties in the fetal lamb. Clin Sci 29:239
7a. Neubauer AP (1992) Das Hyaline-Membranen-Syndrom. Die Beurteilung nach sonographischen Kriterien. Monatsschr Kinderheilkd 140:818
8. Obladen M (1979) Tracheale Phospholipid-Zusammensetzung und Atemnotsyndrom des Neugeborenen. Fortschr Med 97:403
9. Oppermann HC (1989) Die Thoraxerkrankungen des Neugeborenen. In: Heuck F (Hrsg) Röntgendiagnostik der oberen Speise- und Atemwege, der Atemorgane und des Mediastinums. Springer, Berlin Heidelberg New York Tokyo (Handbuch der medizinischen Radiologie, Bd IX/5b, S. 1–61)
10. Peterson HG jr, Pendleton ME (1955) Contrasting roentgenographic pulmonary patterns in hyaline membrane and fetal aspiration syndrome. AJR 74:800
11. Reynolds EOR (1970) Hyaline membrane disease. Am J Obst Gynecol 106:780
12. Rudolph AJ, Smith CA (1960) Idiopathic respiratory distress syndrome of the newborn. J Pediatr 57:905
13. Wolfson SL, Frech R, Hewitt C, Shanklin DR (1969) Radiographic diagnosis of hyaline membrane disease. Radiology 93:339

2.5 Persistierender Ductus arteriosus Botalli bei Atemnotsyndrom

1. Burney B, Smith WL, Franken EA, Klatte EC (1978) Chest film diagnosis of patent ductus arteriosus in infants with hyaline membrane disease. AJR 130:1149
2. Coceani F, Olley PM, Lock JE (1980) Prostaglandins, ductus artiosus, pulmonary circulation: current concepts and clinical potential. Eur J Clin Pharmacol 18:75
3. Ellison RC, Peckham GI, Lang P, Talner NS, Lerer TJ, Lin L, Dooley NJ, Nadas AS (1983) Evaluation of the preterm infant for patent ductus arteriosus. Pediatrics 71:364
4. Higgins CB, Rausch J, Friedmann WF, Hirschklau MJ, Kirkpatrick SE, Goergen TG, Reinke RT (1977) Patent ductus arteriosus in preterm infants with idiopathic respiratory distress syndrome. Radiology 124:189
5. Jones RWA, Pickering D (1977) Persistent ductus arteriosus complicating the respiratory distress syndrome. Arch Dis Child 52:274
6. Olley PM, Coceani F (1981) Prostaglandins and the ductus arteriosus. Ann Rev Med 32:375
7. Oppermann HC (1989) Die Thoraxerkrankungen des Neugeborenen. In: Heuck F (Hrsg) Röntgendiagnostik der oberen Speise- und Atemwege, der Atemorgane und des Mediastinums. Springer, Berlin Heidelberg New York Tokyo (Handbuch der medizinischen Radiologie, Bd IX/5b, S. 1–61)
8. Oppermann HC, Ulmer HE, Wille L (1983) Radiographic assessment of patent ductus arteriosus in preterm infants. Ped Cardiol (Suppl II) 4:43
9. Siassi B, Blanco C, Cabel LA, Coran AG (1976) Incidence and clinical features of patent ductus arteriosus in lowbirthweight infants. A prospective analysis of 150 consecutively born infants. Pediatrics 57:347
10. Slovis ThL, Shankaran S (1980) Patent ductus arteriosus in hyaline membrane disease: Chest radiography. AJR 135:307
11. Thibeault DW, Emmanouilides GC, Nelson RJ, Lachman RS, Rosengart RM, Oh W (1975) Patent ductus arteriosus complicating the respiratory distress syndrome in preterm infants. J Pediatr 86:120

2.6 Bronchopulmonale Dysplasie

1. Brown ER, Stark A, Sosenko I, Lawson EE, Avery ME (1978) Bronchopulmonary dysplasia: Possible relationship to pulmonary edema. J Pediatr 92:982
2. Edwards DK, Dyer WM, Northway WH Jr (1977) Twelve year's experience with bronchopulmonary dysplasia. Pediatrics 59:839
3. Milner AD (1980) Annotation: Bronchopulmonary dysplasia. Arch Dis Child 55:661
4. Monset-Couchard M, Henry E, Larroche JCL, Moriette G, Bomsel F (1980) Dysplasie broncho-pulmonaire. Analyse de 565 cas de ventilation artificielle chez le nouveau-né. Ann Radiol 24:55
5. Northway WH Jr, Rosan RC, Porter DY (1967) Pulmonary disease following respiratory therapy of hyalinemembrane disease: Bronchopulmonary dysplasia. NEJM 276:357
6. Oppermann HC (1989) Die Thoraxerkrankungen des Neugeborenen. In: Heuck F (Hrsg) Röntgendiagnostik der oberen Speise- und Atemwege, der Atemorgane und des Media-

stinums. Springer, Berlin Heidelberg New York Tokyo (Handbuch der medizinischen Radiologie, Bd IX/5b, S. 1–61)
7. Oppermann HC, Wille L, Bleyl U, Obladen M (1977) Bronchopulmonary dysplasia in premature infants: a radiological and pathological correlation. Pediatr Radiol 5:137
8. Oppermann HC (1983) Die Lungengefäßstruktur bei der bronchopulmonalen Dysplasie. Habilitationsschrift, Medizinische Fakultät der Ruprecht-Karls-Universität Heidelberg
9. Oppermann HC, Wiens A, Wiens St, Wille L (1985) Ist die röntgenmorphologische Stadieneinteilung der bronchopulmonalen Dysplasie nach Northway noch sinnvoll? Vortrag 11. Internationales Symposium für Neonatologie und Pädiatrische Intensivmedizin, Linz
10. Philips AGS (1975) Oxygen plus pressure plus time: the etiology of bronchopulmonary dysplasia. Pediatrics 55:44
11. Reid L (1979) Bronchopulmonary displasia – pathology. J Pediatr 95:836
12. Sickles EA, Gooding CA (1976) Asymmetric lung involvement in bronchopulmonary dysplasia. Radiology 118:379
13. Swischuk LE (1977) Bubbles in hyaline membrane disease. Bronchopulmonary dysplasia associated with oxygen therapy in infants with respiratory distress syndrom. Radiology 122:417
14. Tomashefski JF, Oppermann HC, Vawter GF, Reid LM (1984) Bronchopulmonary dysplasia: A morphometric study with emphasis on the pulmonary vasculature. Pediatr Pathol 2:369
15. Tsai SH, Anderson WR, Strickland MB, Pliego M (1972) Bronchopulmonary dysplasia associated with oxygen therapy in infants with respiratory distress syndrome. Radiology 105:107

3.1 Barotraumen: Entstehungsmechanismen
3.2 Pulmonales interstitielles Emphysem

1. Bachy A, Gerard P, Gillerot Y (1979) Emphyséme interstitiel persistant du nouveauné. Ann Pediatr 26:612
2. Bomsel F, Larroche JCL (1972) L'emphyséme interstitiel pulmonaire du nouveau-né. J Radiol Electrol 54:505
3. Campbell RE (1970) Intrapulmonary interstitial emphysema: A complication of hyaline membrane disease. AJR 110:449
4. Clarke ThA, Edwards DK (1979) Pulmonary pseudocysts in newborn infants with respiratory distress syndrome. AJR 133:417
5. Fletcher BD, Outerbridge EW, Dunbar JS (1970) Pulmonary interstitial emphysema in the newborn. J Can Assoc Radiol 21:273
6. Gamarra E de, Moriette G, Toubas PL, Relier JP (1978) Emphyséme interstitiel unilateral du nouveau-né. Arch Fr Pediatr 35:707
7. Harris H (1977) Pulmonary pseudocysts in the newborn infants. Pediatrics 59:199
8. Leonidas JC, Bhan I, McCauley RKG (1979) Persistent localized pulmonary interstitial emphysema and lymphangiectasia. A causal relationship? Pediatrics 64:165
9. Macklin MT, Macklin C (1944) Malignant interstitial emphysema of the lungs and mediastinum as an important occult complication in many respiratory diseases and other conditions: An interpretation of the clinical literature in the light of laboratory experiment. Medicine 23:281
10. Maligner AD, Capitanio MA, Wertheimer I, Burko H (1974) Persistent localized intrapulmonary interstitial emphysema: An oberservation in three infants. Radiology 111:379
11. Oppermann HC, Wille L (1979) Röntgendiagnostik pulmonaler Komplikationen des Atemnotsyndroms unter Beatmung. Therapiewoche 29:8579
12. Oppermann HC, Wille L, Ulmer HE (1982) Der Neugeborenenthorax. Springer, Berlin Heidelberg New York
13. Plenat F, Vert P (1978) Pulmonary interstitial emphysema. Clin Perinatal 5:351
14. Swischuk LE (1977) Bubbles in the hyaline membrane disease. Radiology 122:417
15. Wood BP, Anderson VM, Mauk JE, Merritt TA (1982) Pulmonary lymphatic air. Locating pulmonary interstitial emphysema of the premature infant. AJR 138:809
16. Wyman ML, Kuhn LR (1976) Unilateral pulmonary interstitial emphysema. J Pediatr 86:902

3.3 Pneumothorax

1. Anderson KD, Chandra R (1976) Pneumothorax secondary to perforation of segmental bronchi by suction catheters. J Pediatr Surg 115:687
2. Bartolozzi G, Pogiolesi C, Ridi F, Vichi GF (1979) Su 59 casi di pneumotorace e/o pneumomediastino del neonato. Minerva Pediatr 31:283
3. Campbell RE, Hoffmann RR Jr (1974) Predictability of pneumothorax in hyaline membrane disease. AJR 120:274
4. Chasler CN (1964) Pneumothorax and pneumomediastinum in the newborn. AJR 91:550
5. Chernick V, Avery ME (1963) Spontaneous alveolar rupture in newborn infants. Pediatrics 32:816
6. Fletcher BD (1978) Medial herniation of the parietal pleura: A useful sign of pneumothorax in supine neonates. AJR 130:469
7. Frisch H (1980) Pulmonale Veränderungen, Komplikationen und Folgen der Beatmungstherapie in der Neonatalperiode. Pädiatr Prax 23:371
8. Giedion A (1977) Radiology of respiratory distress in the newborn. A „gamut of pattern" approach. In: Eklöf O (ed) Current concepts in pediatric radiology. Springer, International (Current diagnostic pediatrics, vol 1, p 1)
9. Hall RT, Rhodes PG (1975) Pneumothorax and pneumomediastinum in infants with idiopathic respiratory distress syndrome receiving continuous positive airway pressure. Pediatrics 55:493
10. Moessinger AC, Driscoll JM Jr, Wigger HJ (1978) High incidence of lung perforation by chest tube in neonatal pneumothorax. J Pediatr 92:635
11. Monin P, Vert P (1978) Pneumothorax. Clin Perinatol 2:335
12. Moskowitz PS, Griscom NT (1976) The medial pneumothorax. Radiology 120:143
13. Oestreich A (1977) The sharp edge sign in neonatal pneumothorax. Ann Radiol 20:94
14. Oppermann HC, Wille L (1982) Erkrankungen der Lunge. In: Oppermann HC, Wille L, Ulmer HE (Hrsg) Der Neugeborenenthorax. Springer, Berlin Heidelberg New York, S. 63
15. Schulman A, Dalrymple RB (1978) Subpulmonary pneumothorax. Brit J Radiol 51:494
16. Steel RW, Metz JR, Bass JW, DuBois JJ (1971) Pneumothorax and pneumomediastinum in the newborn. Radiology 98:629

17. Stern L, Fletcher BD, Dunbar JS, Levant MN, Fawcett JS (1972) Pneumothorax and pneumomediastinium associated with renal malformations in newborn infants. AJR 116:785
18. Swischuk LE (1976) Two lesser known but useful signs of neonatal pneumothorax. AJR 127:623
19. Versmold HT (1977) Pneumothorax. Pädiatr Prax 19:11
20. Wilkinson RH, Wheeler DB (1973) Pneumothorax and renal disease in a newborn. Ann Radiol 16:235
21. Yu VYH, Liew SW, Robertson NRC (1975) Pneumothorax in the newborn. Changing pattern. Arch Dis Child 50:449

3.4 Pneumomediastinum

1. Bashour BN, Balfe JW (1977) Urinary tract anomalies in neonates with spontaneous pneumothorax and/or pneumomediastinum. Pediatrics (Suppl) 59:1048
2. Bowen AD; Quattromani FL (1980) Infraazygous pneumomediastinum in the newborn. AJR 135:1017
3. Bowen AD, Dominguez R (1981) Sternal depression simulating mediastinal emphysema in neonates with respiratory distress. Radiology 139:599
4. Franken EK Jr (1970) Pneumomediastinum in newborn with associated dextropostion of the heart. AJR 109:252
5. Heitzman ER (1977) The mediastinum: Radiologic correlations with anatomy and pathology. Mosby, St. Louis, pp 237–322
6. Kleinmann RK, Brill PW, Whalen JP (1978) Anterior pathway for transdiaphragmatic extension of pneumomediastinum. AJR 131:271
7. Levin B (1973) The continuous diaphragma sign. A newly-recognized sign of pneumomediastinum. Clin Radiol 24:337
8. Liberman MM, Abraham JM, France NE (1969) Association between pneumomediastinum and renal anomalies. Arch Dis Child 44:471
9. Lillard RL, Allen RP (1965) The extrapleural air sign in pneumomediastinum. Radiology 85:1093
10. Lucaya J, Morreiras M (1976) Pneumothorax and or pneumomediastinum in newborn infants with renal malformations. Ann Radiol 19:103
11. Marchand P (1951) The anatomy and applied anatomy of the mediastinal fascia. Thorax 6:359
12. Moseley JE (1960) Loculated pneumomediastinum in the newborn. A „spinnaker" sign. Radiology 75:788
13. Moskowitz PS, Griscom NT (1976) The medial pneumothorax. Radiology 120:143
14. Stern L, Fletcher BD, Dunbar JS, Levant MN, Fawcett JS (1972) Pneumothorax and pneumomediastinium associated with renal malformations in newborn infants. AJR 116:785
15. Volberg FM Jr, Everett CJ, Brill PW (1979) Radiologic features of inferior pulmonary ligament air collections in neonates with respiratory distress. Radiology 130:357
16. Wille L, Oppermann HC (1976) das idiopathische Atemnotsyndrom: Pulmonale Veränderungen und Komplikationen unter Respiratortherapie bei Frühgeborenen. Röntgenbl 29:278

3.5 Pneumoperikard

1. Burt TB, Leister PD (1982) Neonatal pneumopericardium. Radiology 142:81
2. Grosfeld JL, Kilman JW, Frye TR (1970) Spontaneous pneumopericardium in the newborn infant. J Pediatr 76:614
3. Higgins ChB, Broderick ThW, Edwards DK, Shumaker A (1979) The hemodynamic significances of massive pneumopericardium in preterm infants with respiratory distress syndrome. Radiology 133:363
4. Kunze J (1970) Pneumoperikard and Spontanpneumothorax in der Neugeborenenperiode. Pädiatr Prax 9:377
5. Lange H, Kemperdick H, Gauchel FD (1974) Spontanes Pneumoperikard beim Neugeborenen. Klin Pädiatr 186:264
6. Lawson EE, Gould JD, Taeusch HW (1980) Neonatal pneumopericardium: current management. J Pediatr Surg 15:181
7. Löhrer AC (1972) Zur Pathogenese des Pneumoperikard beim Neugeborenen. Schweiz Med Wochenschr 102:1248
8. Siplovich L, Bar-Ziv J, Karplus M, Mares AJ (1979) The pericardial „Window": A rare etiological factor in neonatal pneumopericardium. J Pediatr 94:975
9. Varano LA, Maisels JM (1974) Pneumopericardium in the newborn: Diagnosis and pathogenesis. Pediatrics 53:941
10. Weingärtner L (1969) Pneumoperikard im Neugeborenenalter. Pädiatr Pädol 5:212

3.6 Systemische intravaskuläre Luftembolie

1. Baur M, Otten A, Briner J (1978) Plötzlicher Tod durch massive Luftembolie bei Respirationsbeatmung im Neugeborenenalter. Helv Paediatr Acta 34:147
2. Brazy JE, Blackmon RL (1977) Hypotension and bradycardia associated with airblock in the neonate. J Pediatr 90:789
3. Brown ZA, Clark JM, Jung AL (1977) Systemic gas embolus. Am J Dis Child 131:984
4. Faer M, Messerschmidt GL (1978) Nonfatal pulmonary air embolism: Radiographic demonstration. AJR 131:705
5. Gregory GA, Tooley WH (1970) Gas embolism in hyaline membrane disease. NEJM 282:1141
6. Gwinn JL, Lee FA (1973) Radiological case of the month: Massive air embolism. Am J Dis Child 126:63
7. Kogutt MS (1978) Systemic air embolism secondary to respiratory therapy in the neonate: Six cases including on survivor. AJR 131:425
8. Oppermann HC, Wille L, Obladen M, Richter E (1979) Systemic air embolism in the respiratory distress syndrome of the newborn. Pediatr Radiol 8:139
9. Ponté C, Remy J, Lequien P (1974) Spontaneous air embolism in the newborn: A Complication of pulmonary interstitial emphysema. Pediatr Radiol 2:231
10. Vinstein AE, Gresham EL, Lim MO, Franken EA (1972) Pulmonary venous air embolism in hyaline membrane disease. Radiology 105:627

3.7 ECMO-Therapie

1. Bartlett RH et al. (1982) Extracorporal membrane oxygenation for newborn respiratory failure: Forty-five cases. Surgery 92:425
2. Bartlett RH et al. (1986) Extracorporal membrane oxygenation (ECMO) in neonatal respiratory failure. Ann Surg 204:236
3. Chou P et al. (1992) Pulmonary changes following extracorporal membrane oxygenation. Human Pathol 24:405
4. Diehm T (1990) Radiologische Befunde während extrakorporaler Perfusion. In: Symposium Extracorporale Membranoxygenierung beim Neugeborenen. Thieme, Stuttgart, S. 92

5. Edwards DK et al. (1985) Respiratory distress syndrome treated with human surfactant: radiographic findings. Radiology 157:329
6. Feinstein KA, Fernbach SK (1993) Periosteal reaction of the ribs in neonates treated with extracorporal membrane oxygenation: prevalence and association with soft-tissue swelling. AJR 160:587
7. Hall JA et al. (1985) Chest radiographic findings in neonates on extracorporeal membrane oxygenation. Radiology 157:75
8. Hussain M, Wood BP (1992) Persiosteal new bone of ribs with associated extremity fractures after high-frequency jet ventilation (letter). Radiology 183:875
9. Poznanski AK et al. (1985) Bone changes from prostaglandin therapy. Skeletal Radiol 14:20
10. Ringel RE et al. (1983) Periosteal changes secondary to prostaglandin adminstration. J Pediatr 103:251
11. Schlesinger AE et al. (1986) Dense pulmonary opacification in neonats treated with extracorporal membrane oxygenation. Pediatr Radiol 16:448
12. Stolar CJH et al. (1991) Extracorporal membrane oxygenation and neonatal respiratory failure: experience from the extracorporeal life support organisation. J Pediatr Surg 26:563
13. Taylor GA et al. (1986) Extracorporal membrane oxygenation: radiographic appearance of the neonatal chest. AJR 146:1257
14. Wood BP (1987) Infant ribs: generalized periosteal reaction resulting from vibrator chest physiotherapy. Radiology 162:811

4.1 Hydrothorax

1. Berger G (1968) Zur Differentialdiagnose des Atemnotsyndroms im Neugeborenenalter unter besonderer Berücksichtigung des Hydrothorax. Monatsschr Kinderheilkd 116:507
2. Dietzsch HJ, Berger G (1970) Röntgenschaukasten: Zur Differentialdiagnose des Röntgensymptoms „Weißer Thorax" beim Neugeborenen. Kinderärztl Prax 38:137
3. Frisch H, Schabel F (1979) Der Hydrothorax in der Neonatalperiode. Monatsschr Kinderheilkd 127:207
4. Giedion A (1965) Beidseitiger Hydrothorax als Ursache schwerster initialer Atemnot des Neugeborenen. RÖFO 102:29
5. Knight L, Tobin J Jr, L'Heureux Ph (1974) Hydrothorax: A complication of hyperalimentation with radiologic manifestations. Radiology 111:693
6. McKendry JB, Lindsay WL, Gerstein MC (1957) Congenital defects of lymphatics in infancy. Pediatrics 19:21
7. Oppermann HC (1989) Die Thoraxerkrankungen des Neugeborenen. In: Heuck F (Hrsg) Röntgendiagnostik der oberen Speise- und Atemwege, der Atemorgane und des Mediastinums. Springer, Berlin Heidelberg New York Tokyo (Handbuch der medizinischen Radiologie, Bd IX/5b, S. 1–61)
8. Oppermann HC, Ulmer HE, Wille L (1984) Die Atemnot des Neugeborenen aus radiologischer Sicht. Monatsschr Kinderheilkd 132:378
9. Querfeld U, Sandbrink H, Oppermann HC (1984) Iatrogener Hydrothorax bei einem Frühgeborenen und seine Behandlung. Monatsschr Kinderheilkd 132:186
10. Swischuk LE (1980) Radiology of the newborn and young infant, 2nd edn. Williams & Wilkins, Baltimore London, p 153
11. Wagner IU, Zweymüller E (1973) Chylothorax and Hydrothorax beim Neugeborenen. Bruns' Beitr Klin Chir 220:588

4.2 Chylothorax

1. Avery ME, Fletcher BD, Williams RG (1981) The lung and its disorders in the newborn infant. Saunders, Philadelphia London Toronto Sydney
2. Holm AL, Söderlund S (1975) Experiences of postoperative chylothorax in children. Pediatr Radiol 4:10
3. Kramer SS, Taxlor GA, Garfinkel DJ, Simmons MA (1981) Lethal Chylothoraces due to superior vena caval thrombosis in infants. AJR 137:559
4. Oppermann HC (1989) Die Thoraxerkrankungen des Neugeborenen. In: Heuck F (Hrsg) Röntgendiagnostik der oberen Speise- und Atemwege, der Atemorgane und des Midiastinums. Springer, Berlin Heidelberg New York Tokyo (Handbuch der medizinischen Radiologie, Bd IX/5b, S. 1–61)
5. Oppermann HC, Wille L, Ulmer HE (1982) Der Neugeborenenthorax. Springer, Berlin Heidelberg New York
6. Randolph JG, Gross RE (1975) Congenital chylothorax. Arch Surg 74:405
7. Tischer W (1967) Der Chylothorax im ersten Trimenon. Z Kinderchir 5:53
8. Willich E, Kundert JG (1971) Chylothorax in the newborn. Radiological features. Ann Radiol 14:155
9. Yancy WS, Spick A (1967) Spontaneous neonatal pleural effusion. J Pediatr Surg 2:313

4.3 Hämothorax

1. Aaron BL, Dooben DJ (1970) Spontaneous hemothorax in the newborn. Ann Thorac Surg 9:258
2. Dippel WF, Doty DB, Ehrenhaft JL (1973) Tension hemothorax due to patent ductus arteriosus. NEJM 288:353
3. Gwinn JL, Lee FA (1974) Radiological case of the month. Intrauterine transfusion of donor blood into right thorax of fetus. Am J Dis Child 128:521
4. Oppermann HC (1989) Die Thoraxerkrankungen des Neugeborenen. In: Heuck F (Hrsg) Röntgendiagnostik der oberen Speise- und Atemwege, der Atemorgane und des Mediastinums. Springer, Berlin Heidelberg New York Tokyo (Handbuch der medizinischen Radiologie, Bd IX/5b, S. 1–61)
5. Oppermann HC, Wille L (1980) Hemothorax in the newborn. Pediatr Radiol 129:134
6. Stoker JA, Pyko BE (1978) Congenital hernia of right side of diaphragm associated with hemothorax. J Am Optom Assoc 77:789

5 Kongenitale Zwerchfellhernien

1. Berdon WE, Baker DH, Amoury R (1968) The role of pulmonary hypoplasia in the prognosis of newborn infants with diaphragmatic hernia and eventration. AJR 103:413

2. Campbell DP, Raffensperger JG (1972) Congenital cystic disease of the lung masquerading as diaphragmatic hernia. J Thorac Cardiovasc Surg 64:592
3. Conde J, Mendoza E, Rafel E, Parra DM (1979) Congenital bilateral posterolateral and anterior diaphragmatic defects. J Pediatr Surg 14:185
4. Davies MRQ, Rode H, Cywes S (1977) „Thoracoschisis" associated with an ipsilateral distal phocomelia and an anterolateral diaphragmatic hernie. J Pediatr Surg 12:755
5. Ekkelkamp S, Vos A (1980) An newborn with congenital diaphragmatic hernia and congenital cystic adenomatiod malformation of the lung. Z Kinderchir 31:65
6. Fauré C, Sauvegrain J, Bomsel F (1971) Hernie congénitale du diaphragme droit avec coupole diaphragmatique en place-normale à la naissance. Ann Radiol 14:305
7. Fliegel CP, Kaufmann HJ (1972) Problems caused by pneumothorax in congenital diaphragmatic hernia. Ann Radiol 15:159
8. Glasson MJ, Barter W, Cohen DH (1975) Congenital left posterolateral diaphragmatic hernia with previously normal chest x-ray. Pediatr Radiol 3:201
9. Greenwood RD, Rosenthal A, Nadas AS (1976) Cardiovascular abnormalities associated with congenital diaphragmatic hernia. Pediatrics 57:92
10. Hüner H, Mahmoudi I (1970) Die „Zwerchfellhernien" als Ursache lebensbedrohlicher Zustände der Neugeborenenperiode. Geburtsh Frauenheilkd 4:327
11. Irle U, vd Oelsnitz G, Schwede N, Willich E (1969) Zwerchfellbrüche beim Kind. Fortschr Med 31:1270
12. Kirchner SG, Burko H, O'Neill JA (1975) Delayed radiographic presentation of congenital right diaphragmatic hernia. Radiology 115:155
13. Lanuza A (1971) The sign of the cane. Radiology 101: 293
14. Levy JL, Guynes WA, Louis JE, Linder LH (1969) Bilateral congenital diaphragmatic hernias through the foramina of Bochdalek. J Pediatr Surg 4:557
15. McCarten K, Rosenberg HK, Borden SP, Mandell GA (1981) Delayed appearance of right diaphragmatic hernia associated with group B streptococcal infection in newborns. Radiology 139:385
16. Nielsen HC, Cloherty H, Harris GBC (1980) Group B streptococcal infection with delayed onset right diaphragmatic hernia (DH): Correlation of clinical course and radiographic findings. Pediatr Res 14:516
17. Oppermann HC (1989) Die Thoraxerkrankungen der Neugeborenen. In: Heuck F (Hrsg) Röntgendiagnostik der oberen Speise- und Atemwege, der Atemorgane und des Mediastinums. Springer, Berlin Heidelberg New York Tokyo (Handbuch der medizinischen Radiologie, Bd IX/5b, S. 1–61)
18. Riggs W, Herschman AA (1970) Absent liver sign in congenital diaphragmatic hernia. Med J 63:265
19. Siegel MJ, Shackelford GD, McAlister WH (1981) Leftsided congenital diaphragmatic hernii: Delayed presentation. AJR 137:43
20. Töndury G (1967) Über die Entwicklung und Anatomie des Zwerchfells beim Menschen. Arch Klin Chir 319:722
21. Walther A (1975) Ungewöhnlicher radiologischer Befund bei rechtsseitiger Zwerchfellhernie und Sequestration des rechten Lungenunterlappens. Z Kinderchir 16:97
22. Wiseman NE, McPherson RI (1977) „Acquired" congenital diaphragmatic hernia. J Pediatr Surg 12:657

Mediastinum

E. WILLICH

INHALT

1	Röntgenanatomische Grundlagen	187
1.1	Topographie	187
1.2	Altersbedingte Röntgenanatomie	188
2	Klinische Symptomatologie	188
3	Bildgebende Diagnostikmethoden und ihre Indikationen	189
4	Allgemeine Röntgensymptomatologie	191
4.1	Röntgensymptome	191
4.2	Physiologische Funktionsänderungen	191
5	Spezielle bildgebende Symptomatologie	191
5.1	Thymus	191
5.1.1	Röntgenanatomie	192
5.1.2	Alters- und Geschlechtsprädilektion, Frequenz	192
5.1.3	Bildgebende Diagnostik	192
5.1.4	Biologisches Verhalten: Involution, regenerative Hyperplasie, Aufholwachstum (Reboundphänomen)	198
5.1.5	Angeborene und erworbene Anomalien	198
5.2	Entzündliche Prozesse und Ergüsse des Mediastinum	201
5.3	Gefäßbedingte Mediastinalveränderungen	203
5.4	Mediastinale Verlagerung	206
5.4.1	Mittelschattenverlagerung durch Zug (Traktion)	206
5.4.2	Mittelschattenverlagerung durch Druck (Extension)	207
5.4.3	Inkonstante mediastinale Verlagerung: sog. Mediastinalwandern (Holzknecht-Jakobson-Zeichen)	207
5.4.4	Mediastinalhernie	207
5.5	Intra- und paramediastinale Aufhellung	207
5.5.1	Luftaufhellung im Mediastinum	207
5.5.2	Pneumomediastinum (Mediastinalemphysem)	209
5.6	Mediastinale Lymphknotenschwellung und Erkrankungen des lymphatischen Systems	209
5.6.1	Non-Hodgkin-Lymphome	210
5.6.2	Morbus Hodgkin (Lymphogranulomatose)	211
5.6.3	Mediastinale Lymphknotenmetastasierungen	212
5.7	Nichttumoröse Verdichtungen im hinteren Mediastinum	212
5.8	„Leeres" Mediastinum	213
5.9	Verkalkungen im Mediastinum	213
5.10	Raumforderungen des Mediastinum (Tumoren, Zysten)	214
5.10.1	Leukämische Infiltrationen bei T-Zell-Leukämie	215
5.10.2	Oberes Mediastinum	216
5.10.3	Vorderes Mediastinum	216
5.10.4	Mittleres Mediastinum	218
5.10.5	Hinteres Mediastinum	219
5.10.6	Sonstige seltene Raumforderungen im Mediastinum	220
Literatur		220

1 Röntgenanatomische Grundlagen

1.1 Topographie

Das Mediastinum ist zwischen beiden Lungenflügeln gelegen und nach lateral beiderseits von Pleurablättern begrenzt, nach oben reicht es bis in die Thoraxapertur, nach unten bis zum Zwerchfell, vorne ist es vom Sternum und den Rippenknorpeln, hinten von der Wirbelsäule begrenzt. Die Umrisse des Mediastinum werden im Sagittalbild im wesentlichen von den großen Gefäßen und dem Herzen, bei jungen Kindern und besonders Säuglingen auch vom Thymus bestimmt (s. Abb. 1a). Da im Mediastinum auf engem Raum zahlreiche Organsysteme vereinigt sind, die sich gegenseitig überlagern, ist das Seitenbild bedeutend informativer (s. Abb. 1b)).

Aus Abb. 1 ist auch die topographische Einteilung in die obere, mittlere und untere Mediastinalregion, sowie – im Seitenbild (b) – in das vordere mittlere und hintere Mediastinum ersichtlich. Zur Interpretation von Computertomogrammen ist der Querschnitt (Abb. 1c) ebenso wie zum Verständnis der Streifen und Grenzlinien (s. Beitrag Ball) erforderlich.

Die von manchen Autoren [39, 86] vorgeschlagene anatomische Abgrenzung eines „oberen Mediastinum" hat insofern ihre Berechtigung, als sich die 3 in Abb. 1 wiedergegebenen Kompartimente im Seitenbild kranialwärts so verengen, daß hier eine Dreiteilung wenig sinnvoll erscheint. Dieses „obere Mediastinum" wird dann alleine vom apikalen hinteren Mediastinum eingenommen.

Die *Trachea* ist als zartes Aufhellungsband im Mediastinalschatten, je jünger das Kind, um so besser erkennbar, oft bis zur Bifurkation. Im Exspirium vollführt sie eine Bewegung nach kranial und rechts lateral, so daß in Höhe des Manubrium sterni eine physiologische Abknickung nach rechts erfolgt, die im Inspirium verschwunden, aber häufig auf Zielaufnahmen sichtbar und Gegenstand von Fehlinterpretationen ist. Im Säuglingsalter müssen die enormen Kaliberunterschiede der Trachea im Inspirium (Verschmälerung bis zum Kollaps) und Exspirium (Erweite-

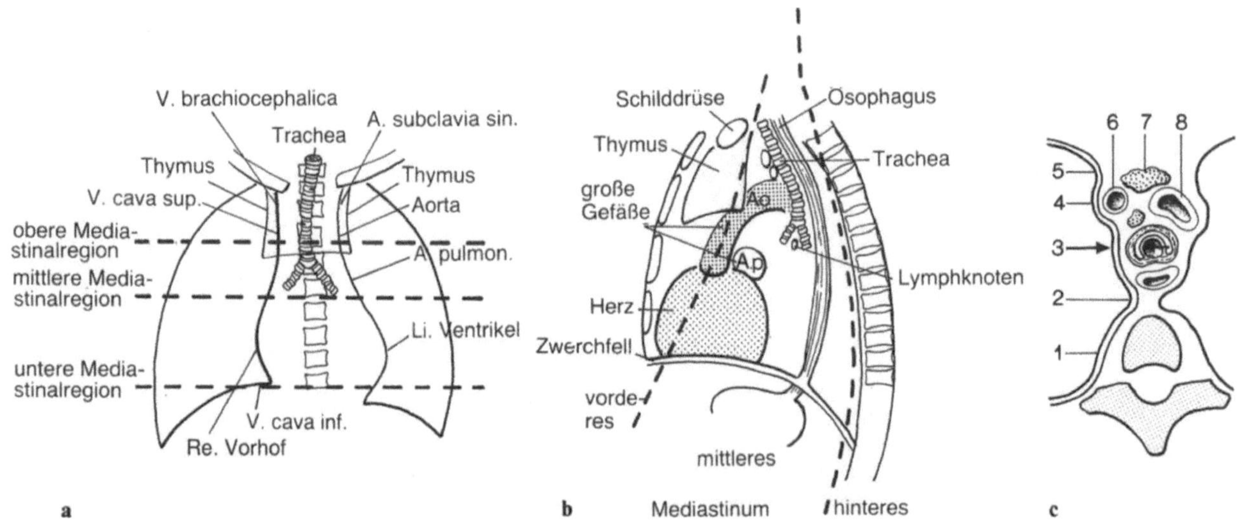

Abb. 1a–c. Topographie des Mediastinum, seiner Organe und Rand-Konturen, **a** Sagittalbild, **b** Seitenbild (*Ao* Aorta, A. *p.* A. pulmonalis), **c** Querschnitt, *1* paravertebrale Linie (beiderseits): *2* hintere mediale Verbindungslinie (ein- oder beidseitig sichtbar): *3* paratracheale Streifen (zwischen den Pfeilen: nach SAVOCA et al. [81]; *4* obere parakavale Linie (lateraler Rand der V. cava sup.); *5* vordere mediastinale Verbindungslinie (pleurale Umschlagfalte): *6* V. cava sup.; *7* Thymus: *8* Aorta

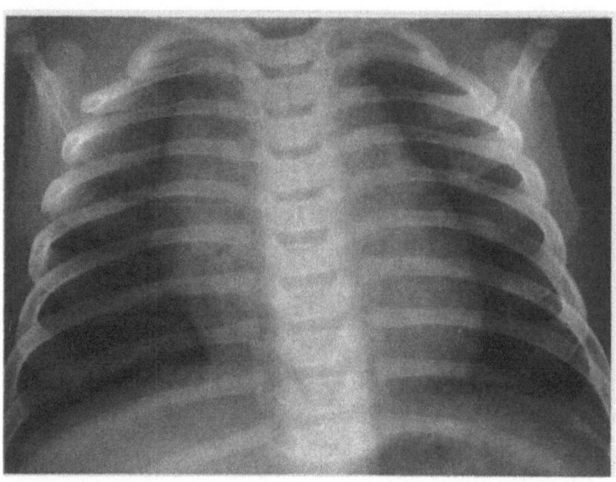

Abb. 2. Normales Mediastinum im Thorax-Röntgenbild eines 4 Monate alten Säuglings: Der Thymus sitzt dem Herzen ohne deutliche Abgrenzung auf

rung) in Rechnung gestellt werden. Sie kommen im Seitenbild besser als im Sagittalbild zum Ausdruck.

Der *Ösophagus* weist im Säuglingsalter enorme Kaliberunterschiede auf, die auch auf Nativaufnahmen sichtbar werden können, wenn z.B. bei Kardiainsuffizienz oder einer während eines Ructus angefertigten Röntgenaufnahme die Speiseröhre weitgestellt und lufthaltig ist (s. Kap. Gastrointestinaltrakt).

1.2 Altersbedingte Röntgenanatomie

Bei *Neugeborenen* findet sich in der Regel ein großer Mittelschatten, der vom Thymus und dem in den 1. Lebenstagen physiologisch großen Neugeborenenherz gebildet ist. Letzteres verkleinert sich zwischen dem 5. und 7. Lebenstag zu der Altersnorm mit einem kardiothorakalen Index von 0,55 (±0,05).

Bei *Säuglingen* führt der Thymus zum breiten „Mittelschatten", (s. Abschn. 5.1). Die Breite wird noch verstärkt durch die gegenüber höheren Altersstufen geringere Thoraxhöhe mit Stauchung der großen Gefäße und durch den höheren Zwerchfellstand. Der Hilus und die Pulmonalgefäße sind vom Herzen bzw. Mittelschatten so überdeckt, daß sie unsichtbar bleiben (Abb. 2).

Bei *Kleinkindern* wird der Mittelschatten in individuell unterschiedlichem Ausmaß mit der Verkleinerung des Thymus schmaler, die Gefäße treten etwas deutlicher hervor. Der Schatten der Aorta descendens setzt sich links paravertebral etwas deutlicher vom Mediastinalrand ab. Die Pulmonalarterie wird abgrenzbar. Der Hilus ist differenzierbar, nach lateral gut abgegrenzt, er setzt sich normalerweise gut vom Mittelschatten ab.

Bei *Schulkindern* gleicht sich das Mediastinum den Verhältnissen des Erwachsenen an. Der Gefäßschatten wird dichter und zum sog. Gefäßband, dessen rechte obere Kontur jetzt von der V. cava superior gebildet wird. Der Hilus wird dichter, schärfer begrenzt. Der Aortenbogen wird etwas deutlicher sichtbar und dichter, erreicht aber mit der Aorta nicht die Dichte und Prominenz der Erwachsenen.

2 Klinische Symptomatologie

Die Röntgenuntersuchung des Mediastinum wird im wesentlichen durch folgende klinische Leitsymptome (Indikationen) veranlaßt:

Stridor, Husten, Dyspnoe – vorwiegend infolge Kompression oder Dislokation der Trachea,

Dysphagie – vorwiegend durch Läsionen des Ösophagus, auch indirekt bei Gefäßanomalien hervorgerufen,

Heiserkeit – vorwiegend durch Affektion des N. recurrens,

Obere Einflußstauung – Gefäßkompression der V. cava sup. infolge von Tumoren und anderen Raumforderungen.

Häufiger führen jedoch Zufallsbefunde bei einer aus anderer Ursache oder routinemäßig durchgeführten Thoraxuntersuchung zur weitergehenden Röntgenuntersuchung des Mediastinum.

3 Bildgebende Diagnostikmethoden und ihre Indikationen

Durch die engen Verhältnisse im Mediastinum sind die diagnostischen Möglichkeiten bei der Nativuntersuchung oft nur begrenzt und auf wenige Röntgenzeichen, wie z. B. „Mittelschattenverbreiterung“, reduziert. Da sich zahlreiche Mediastinalorgane im Sagittalbild übereinander projizieren, ist bei allen das Mediastinum betreffenden Fragestellungen die zusätzliche *Seitenaufnahme* obligat.

Ergänzende Untersuchungsmethoden sind je nach klinischer Symptomatik einzusetzen; die *Thoraxübersichtsaufnahme im maximalen Exspirium* gibt oft schon durch die unterschiedliche Lungenbelüftung den Hinweis auf eine Ventilstenose bei Fremdkörperaspiration.

Die *Ultraschalldiagnostik* des Thorax ist bei jungen Kindern eine wertvolle Zusatzmethode, da durch das noch nicht ossifizierte Sternum oder durch die Interkostalräume „akustische Fenster“ vorgegeben sind, die bei älteren Kindern fehlen. Indiziert ist die Ultraschalldiagnostik bei unklaren Verhältnissen im Thorax-Röntgenbild, wie z. B. atypischer Thymuskonfiguration und -lage, bei zervikalem oder zervikomediastinalem Thymus, akzessorischem oder hyperplastischem Thymus, bei Infiltration oder malignem Befall des Thymus, z. B. bei Systemerkrankungen des lymphatischen Systems, bei Zysten, Tumoren, Ergüssen, Duplikaturen und Mediastinitis [20, 36, 75, 82], ferner auch zur Darstellung der Trachealkompression und gefäßbedingter Ursachen bei Stridor congenitus oder bei Tracheomalazie wie auch bei falschem Abgang der Aortenäste [53]. Die Schnittführung zur Thymusdarstellung ist aus Abb. 3 ersichtlich.

Die *Thoraxaufnahme im Liegen* (oder als Zielaufnahme in Kopftieflage) gibt wertvolle Aufschlüsse bei Verdacht auf mediastinale oder perikardiale Ergüsse, z. B. bei Non-Hodgkin-Lymphom, Perforation oder Trauma.

Die *Hartstrahlaufnahme* ermöglicht bei Stridor der Säuglinge oder aspirierten Fremdkörpern die Beurteilung des Trachealumens.

Eine *Durchleuchtung der Thoraxorgane* sollte obligat bei jedem Verdacht auf aspirierten (oder verschluckten) Fremdkörper erfolgen, da die Beweglichkeit des Zwerchfells und das sog. Mediastinalwandern entscheidende diagnostische Hinweise geben können. Zielaufnahmen in den Schrägdurchmessern erleichtern bei atypischen Thymus oder bei Raumforderungen die Diagnose. Funktionsaufnahmen der Trachea im In- und Exspirium werden bei „Stridor congenitus“ und Tracheastenosen durchgeführt.

Schließlich gibt die *Ösophagographie* eine nützliche anatomische Orientierungshilfe bei allen Schluckschwierigkeiten, z. B. durch Gefäßanomalien, bei Mediastinitis oder bei Tumorverdacht.

Die *Computertomographie* kommt bei verdächtigen Befunden im Thoraxnativbild frühzeitig zum Einsatz, da damit die anatomischen Verhältnisse des Mediastinalraumes übersichtlich abgebildet

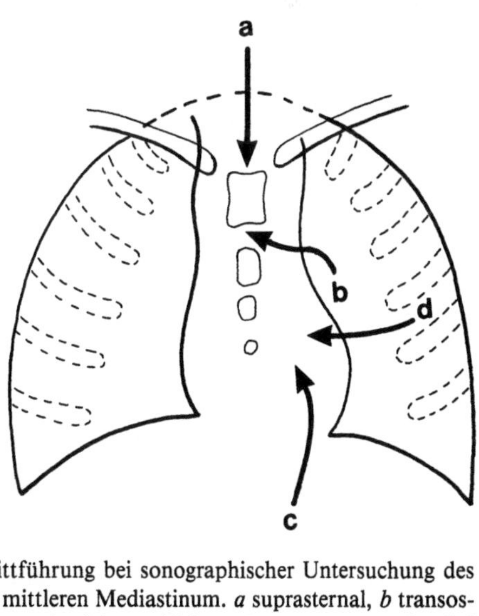

Abb. 3. Schnittführung bei sonographischer Untersuchung des vorderen und mittleren Mediastinum. *a* suprasternal, *b* transossal durch das noch nicht ossifizierte Sternum, *c* transkardial oder subxiphoid. *d* interkostal. *a. c* Übliche Standardpositionen. *b. d* zusätzliche Möglichkeiten. (Nach HALLER et al. [36] und CLAUS u. COPPENS [20]

werden [15, 46, 84, 98]. Diese Untersuchung gehört heute zur Standarduntersuchung bei Tumoren und Systemerkrankungen des lymphatischen Systems (Lymphome), zur Stadieneinteilung und zur fortlaufenden Kontrolle unter Therapie. In der Thymusdiagnostik hat sie insofern entscheidende Fortschritte gebracht, als sie die bis dahin eingesetzten invasiven Untersuchungsmethoden, wie Pneumomediastinographie, obere Kavographie, Angiokardiographie und Bronchographie, erübrigt hat (Abb. 15).

Durch mangelnde Kooperation ergeben sich bei Kindern unter 4 Jahren technische Schwierigkeiten der Anwendung. Säuglinge und Kleinkinder müssen sediert und fixiert werden [1].

Die Strahlendosis beträgt 0,004–0,015 Sv (= 0,4–1,4 rem) als Hautdosis, vergleichbar der konventionellen Tomographie. Sie liegt somit weit unter der Dosis der Angiokardiographie und etwas höher als die 2 üblichen Nativaufnahmen [84].

Die *Indikationen* zum Einsatz der Computertomographie sind bei Kindern um so begrenzter, je jünger diese sind. Sie sollten therapeutische Konsequenzen haben. Die CT-Untersuchung wird vorgenommen:

- bei Verdacht auf mediastinale Raumforderung,
- bei Verdacht auf Thymusbeteiligung einer bekannten Grundkrankheit (Leukämie, malignes Lymphom, Myasthenie),
- bei unklarem Pleuraerguß mit mediastinaler Beteiligung oder Herkunft,
- bei gesichertem Mediastinaltumor zur Klärung seiner Ausdehnung, wenn eine maligne Grundkrankheit (Non-Hodgkin-Lymphom, M. Hodgkin, Thymom) und/oder ein pathologischer Röntgenbefund der Lunge vorliegt.
- bei unklaren tumorähnlichen Verdichtungen im mittleren oder hinteren Mediastinum, z. B. zur Identifikation als dystoper oder akzessorischer Thymus (Brückenbildung),
- zur Aufdeckung unklarer Mediastinalverbreiterungen mit akuten klinischen Symptomen: Thymusblutung, -trauma oder -zyste und
- für Kontrollen nach konservativer, operativer oder Strahlentherapie.

Die *Kernspintomographie* eröffnet neue Aspekte in der Thymusdiagnostik, deren Schwerpunkt in der

a
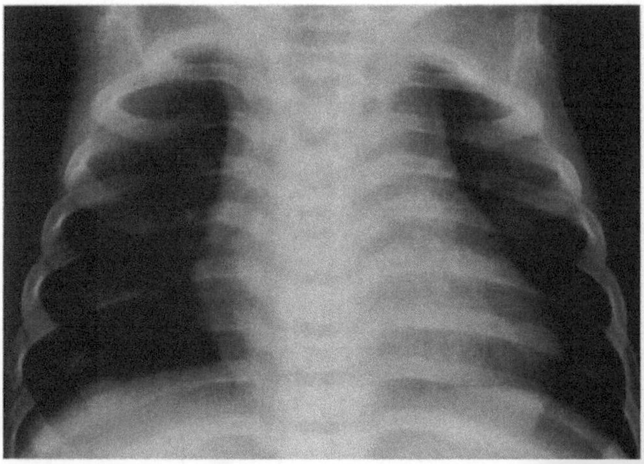

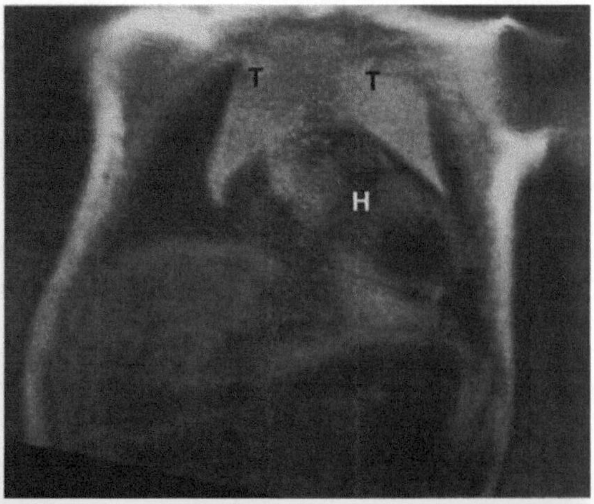

b

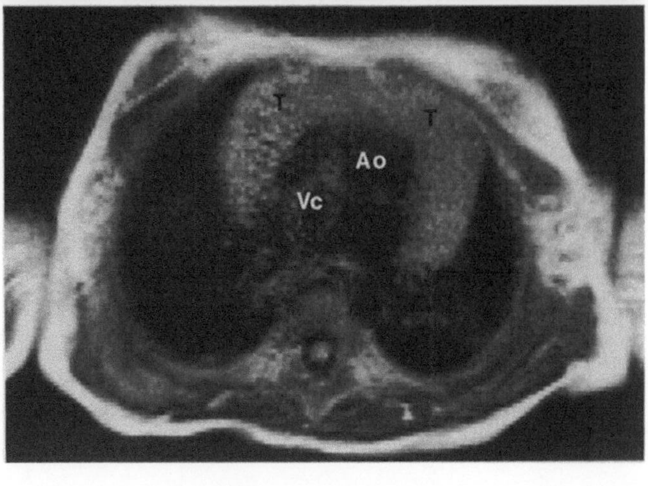

c

Abb. 4a–c. Kernspintomographie des Mediastinum bei 5 Monate altem Säugling wegen Verdachtes auf Herztumor. **a** Thoraxübersicht: links betontes Herz: die oberen Mediastinalkonturen werden vom Thymus gebildet. Kernspintomogramme **b** koronar, **c** tansversal (TE 50 ms, TR 500 ms): Der Thymus *(T)* umfaßt das Herz *(H)* und die großen Gefäße (*V. c.* Vena cava, *Ao* Aorta) in beiden Ebenen hufeisenförmig. Er hebt sich signalreich von den kaum signalgebenden großen Gefäßen ab. (Prof. Dr. G. BENZ-BOHM, Abt. Kinderradiologie des Radiologischen Univ.-Institutes, Köln)

Involutionsphase liegt, da die Fettanteile des Thymus besonders signalreich erscheinen (Abb. 4) [13, 61] Ferner ist die Kernspintomographie der Computertomographie überlegen in der Diagnostik der Tumoren des hinteren Mediastinum, insbesondere wenn der Verdacht auf intraspinale Ausbreitung besteht [33, 85].

Unter speziellen klinischen Gesichtspunkten sind seltener folgende Untersuchungen bei entsprechender Symptomatik einzusetzen:

Echokardiographie, Angiokardiographie, Bronchographie, nuklearmedizinische Diagnostik, Myelographie.

4 Allgemeine Röntgensymptomatologie

4.1 Röntgensymptome

In der Symptomatik pathologischer Mediastinalprozesse sind folgende 10 diagnostischen Grundelemente zu berücksichtigen:

Lokalisation, Form des röntgenologischen Substrates. Größe und Breite des Mediastinalschattens, Kontur, Dichte, Struktur, Zahl der Läsionen, Lagebeziehung zu den Nachbarorganen, Pulsationen unter Durchleuchtung.

4.2 Physiologische Funktionsänderungen

In der Beurteilung des Mediastinum im konventionellen Röntgenbild spielen folgende Faktoren eine Rolle (Abb. 5): Alter, Atemphase, Position des Patienten, Verkantung und Strahlengang.

5 Spezielle bildgebende Symptomatologie

5.1 Thymus

Der Thymus ist ein für das Immunsystem des menschlichen Körpers zentrales Organ, das endokrinen Einflüssen unterliegt. Die Drüse deszendiert

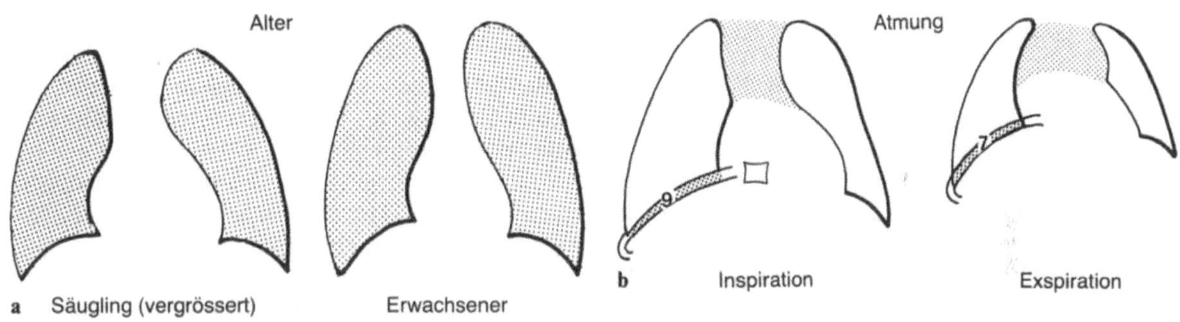

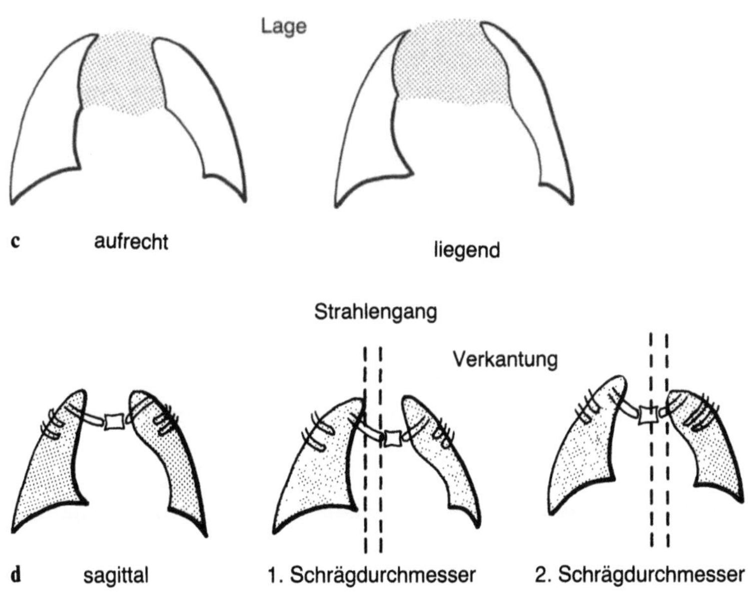

Abb. 5a–d. Faktoren, die die Breite des Mediastinum im Röntgenbild beeinflussen **a** Einfluß des Alters auf die Breite des Mediastinum. Links: Kind; rechts: Erwachsener. **b** Einfluß der Atemphase auf den Mittelschatten (Mediastinum und Herz). Links: Inspirium, rechts: Exspiration. **c** Einfluß der Lage auf die Mittelschattenbreite. Links: aufrecht, rechts: im Liegen (**b** u. **c** schattiert: Thymus). **d** Einfluß des Strahlengangs auf die Breite des Mittelschattens. Links: sagittal: Mitte: Verkantung in den 1. (rechten) Schrägdurchmesser täuscht eine Mittelschattenverbreiterung nach links, rechts: die Verkantung in den 2. (linken) Schrägdurchmesser eine solche nach rechts vor

mit zwei Lappen bis zur Geburt in die oberen Abschnitte des vorderen Mediastinum. Dort vereinigen sich die Lappen im oberen Anteil nahe der Mittellinie und divergieren nach kaudal.

5.1.1 Röntgenanatomie

Der Thymus liegt zu 2 Dritteln im oberen Thorax und zu einem Drittel im zervikalen Bereich, wo er sich beiderseits der Trachea bis zum Sternum erstreckt, die Aorta ascendens und pulmonale Ausflußbahn berührt und dem Herzen bis in Höhe der 4. Rippenknorpel breitbasig aufsitzt (Abb. 1). Er erscheint pyramidenförmig, zweigelappt und reicht mit dem linken Lappen weiter nach kaudal als mit dem rechten. Er liegt *vor* den großen Venen des oberen Mediastinum und kann große Teile des vorderen Mediastinum einnehmen. Wegen seiner weichen Konsistenz komprimiert oder disloziert er auch bei stärkerer Vergrößerung in der Regel die anliegenden Strukturen und Organe, wie Trachea, große Gefäße, Lunge und Ösophagus, nicht.

5.1.2 Alters- und Geschlechtsprädilektion, Frequenz

Der im Röntgenbild sichtbare, oft groß oder gar hyperplastisch erscheinende Thymus ist altersabhängig und sehr variabel: vom fehlenden bis zum großen, im Vorderbild fast den ganzen Thorax einnehmenden Thymus gibt es bei Neugeborenen alle Übergänge (Abb. 6). Im 1. Lebensjahr rechnet man bis zu 50% mit einem sichtbaren bis großen Thymus (Abb. 2), der sich vom 2. Lebensjahr an in der Regel verkleinert, danach noch bei 2% der Kinder sichtbar bleibt.

Mit der Pubertät beginnt die physiologische Involution. Vom 26. Lebensjahr an treten atrophische Veränderungen ein, so daß bis ins 6. Lebensjahrzehnt das Thymusparenchym weitgehend durch Fett ersetzt wird. 2/3 bis 3/4 der Patienten mit einem großen Thymus betreffen das männliche Geschlecht.

5.1.3 Bildgebende Diagnostik [25, 99]

Die Thymusdarstellung machte seit je wegen ihrer Schwierigkeiten zahlreiche Methoden erforderlich., deren Palette sich bis jetzt erheblich gewandelt hat. In Abschnitt 3 sind die den Thymus betreffenden bildgebenden Verfahren mitaufgeführt. Auf der

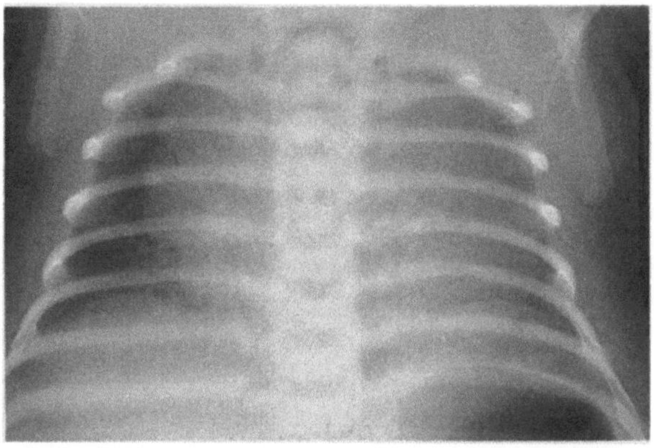

Abb. 6. Großer Neugeborenenthymnus (1 Tag altes Kind)

Röntgennativaufnahme des Thorax rangiert der Thymus meist als Nebenbefund.

Röntgendiagnostik: Bei *Neugeborenen* kann der Thymus in Summation mit dem Herzschatten eine oder beide Thoraxhälften einnehmen oder die Herzsilhouette ganz auslöschen (Abb. 6), oder aber der Thymusschatten fehlt unter dem Eindruck einer prä-, peri- oder postnatalen Streßsituation völlig (Abb. 16a). Dazwischen gibt es alle Übergänge.

Bei *Säuglingen* ist der Thymus in der Regel gut sichtbar. Folgende typischen Röntgensymptome sind von Bedeutung:

1) *Lage* im oberen Anteil des vorderen Mediastinum, retrosternal dem Herzen aufsitzend („Thymusloge" – Seitenaufnahme! s. Abb. 7, 16c).

2) *Seite:* Die rechte Seite ist bedeutend häufiger betroffen als die linke, bei der Hälfte der Fälle finden sich beiderseitige Thymuskonturen.

3) Die *Konturen* sind scharfrandig, nach lateral konvex- oder konkavbogig, geradlinig oder wellig. Das *„Segelzeichen"* charakterisiert den typischen Dreiecksschatten des Thymus, ein- oder doppelseitig, mit spitz- oder stumpfwinkliger Ausziehung (Abb. 7a, 10, 11). Das *„Wellenzeichen"* ist für einen Thymus pathognomonisch, kommt aber nur bei ca. 8% der Säuglinge vor: der laterale Rand verläuft infolge der Eindellung durch die vorderen Rippen wellig (Abb. 7a, 16d). Das *„Kerbenzeichen"*, ein- oder beiderseitig, stellt eine Einkerbung dar, deren unterer Anteil den Rand des Thymus kennzeichnet und bei der Differentialdiagnose gegen eine echte Herzvergrößerung wertvoll ist (Abb. 18a). Das *„Spinnakerzeichen"* schließlich kennzeichnet den durch ein Pneumomediastinum vom Mittelschatten abgehobenen Thymus wie das vom Mast abgehobene Segel (Abb. 8).

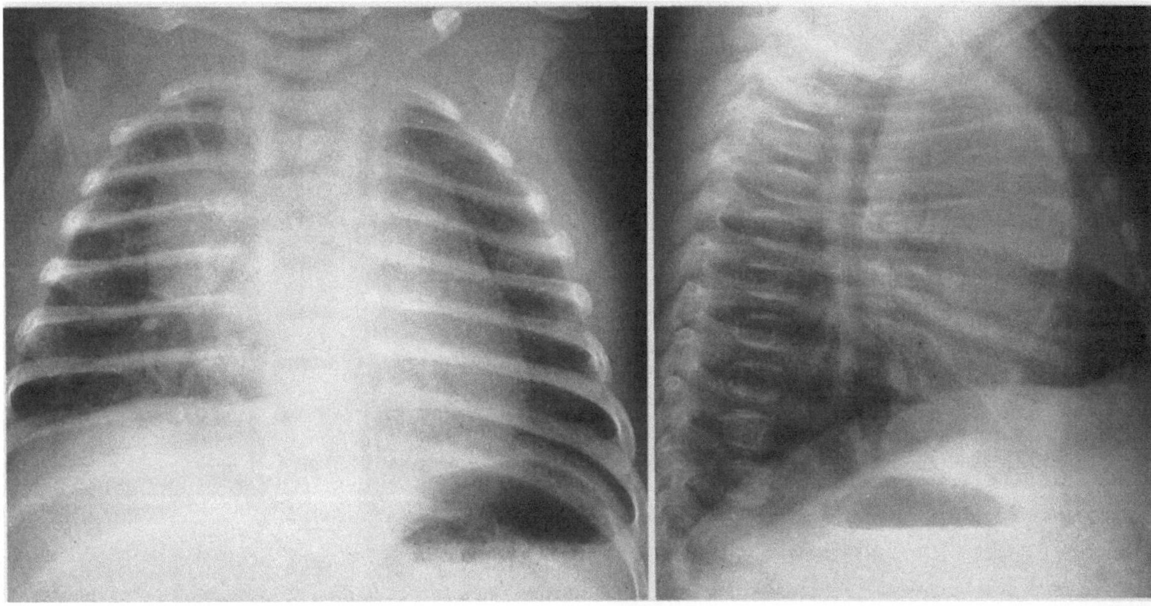

a b

Abb. 7. **a** Segelzeichen (rechte Kontur) und Wellenzeichen (linke Kontur) des Thymus. **b** Seitenbild (2 Monate alter Säugling)

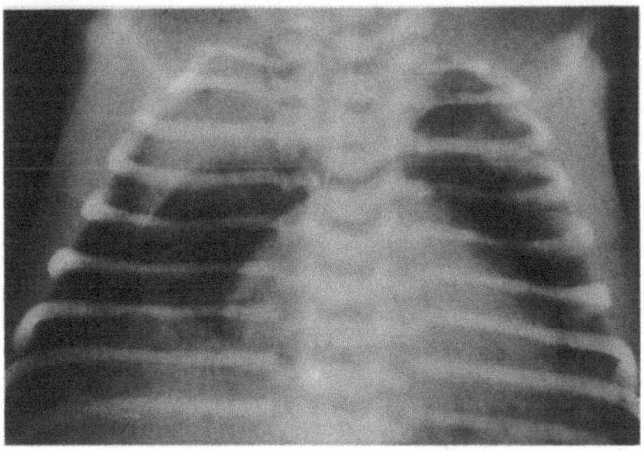

Abb. 8. Spinnakerzeichen des Thymus. Der rechte Thymusflügel ist durch ein Pneumomediastinum abgehoben, der linke als zarter Bandschatten nach lateral gedrängt. 2 Stunden altes Neugeborenes. (Prof. Dr. KL.-D. Ebel, Radiol Abt. des Städt. Kinderkrankenhauses, Köln)

4) Die *Dichte* des Thymus, der einen dünnen Weichteillappen, beim Säugetier das Bries darstellt, ist so gering, daß die dahinter gelegenen Lungengefäße sichtbar sind („Semitransparenz"). Wegen der zentralen Überlagerung von Herz- und Gefäßschatten nimmt die Dichte nach lateral deutlich ab.

Eine stärkere Dichte mit tumorähnlichem Aussehen erhält der Thymus bei Kompression durch einen anterioren Pneumothorax im Neugeborenenalter („Pseudotumor" [67]).

5) Die *Formen* des Thymus sind äußerst variabel und aus Abb. 9 ersichtlich.

6) Es gibt keine *Normgröße* des Thymus. Je nach Alter und Streßsituation kann er hyperplastisch oder groß, sichtbar oder klein erscheinen bzw. ganz fehlen.

7) *Einwachsen in den kleinen Lappenspalt* kann zur Fehldiagnose einer „Interlobärpleuritis" führen. Zsebök konnte diesen Befund mit pathologischanatomischen Untersuchungen sichern [107] (Abb. 10, 11).

Bei *Kleinkindern über 2 Jahren* pflegt der Thymus zu verschwinden. Da er in dieser Altersstufe nicht mehr erwartet wird, führt seine Persistenz zu diagnostischen Schwierigkeiten (Abb. 11), die wegen des Verdachtes auf einen Tumor oder eine Systemerkrankung besonders im Schulalter nicht selten eine Thorakotomie oder Mediastinoskopie erforderlich machen (Abb. 12). Ein häufiger Befund ist der in der Herztaille gelegene Thymuszipfel, der röntgenologisch als „verstrichene Herztaille" (Abb. 11) oder „prominentes Pulmonalsegment" (Abb. 29, 30) erscheint (s. Abschnitt 5.3).

Ultraschalldiagnostik [2, 16, 44, 52]: Der Thymus hat im Sonogramm eine der Milz vergleichbare homogene feine Echotextur niedriger Echogenität. Dadurch ist er zwischen den anliegenden Gefäßen

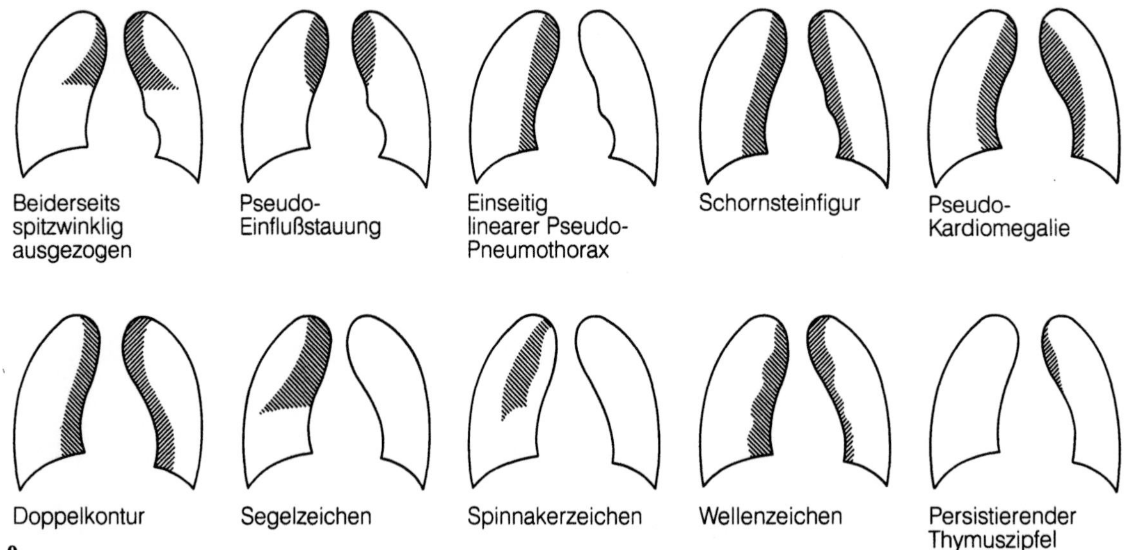
Beiderseits spitzwinklig ausgezogen
Pseudo-Einflußstauung
Einseitig linearer Pseudo-Pneumothorax
Schornsteinfigur
Pseudo-Kardiomegalie
Doppelkontur
Segelzeichen
Spinnakerzeichen
Wellenzeichen
Persistierender Thymuszipfel (Kleinkind)

9

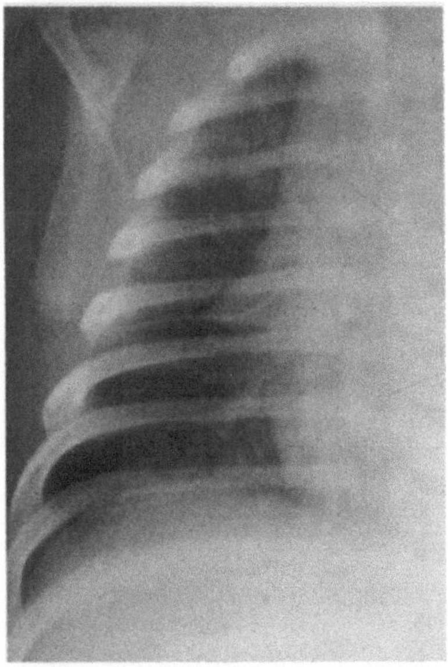

10

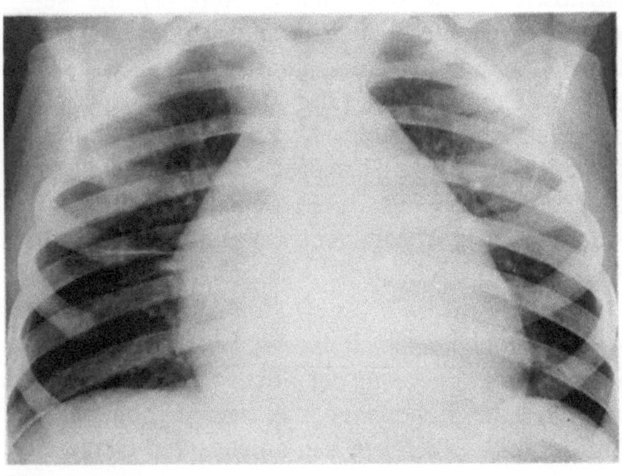

11

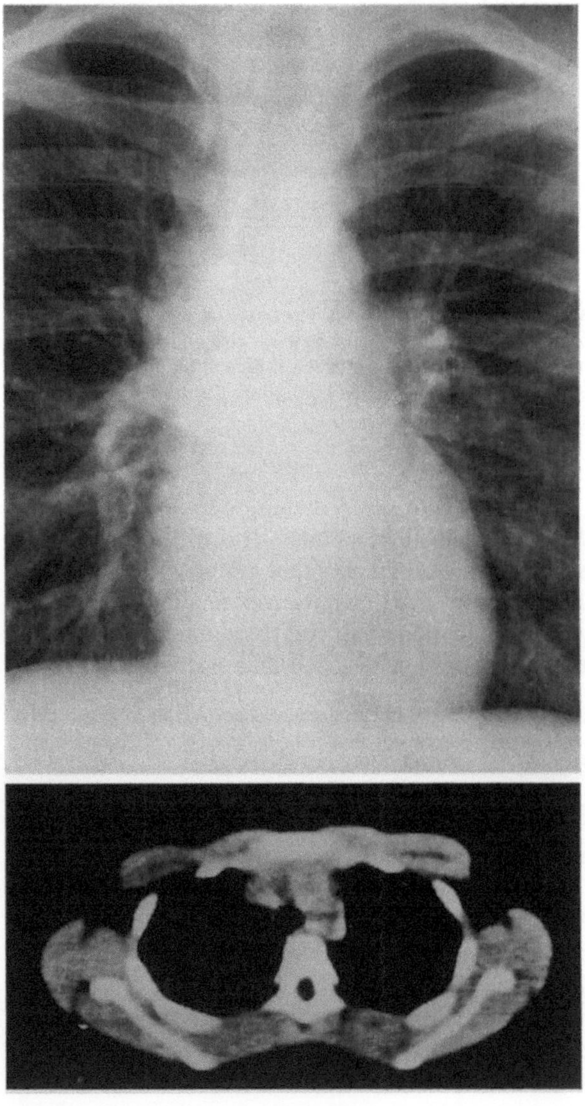

a

d

12

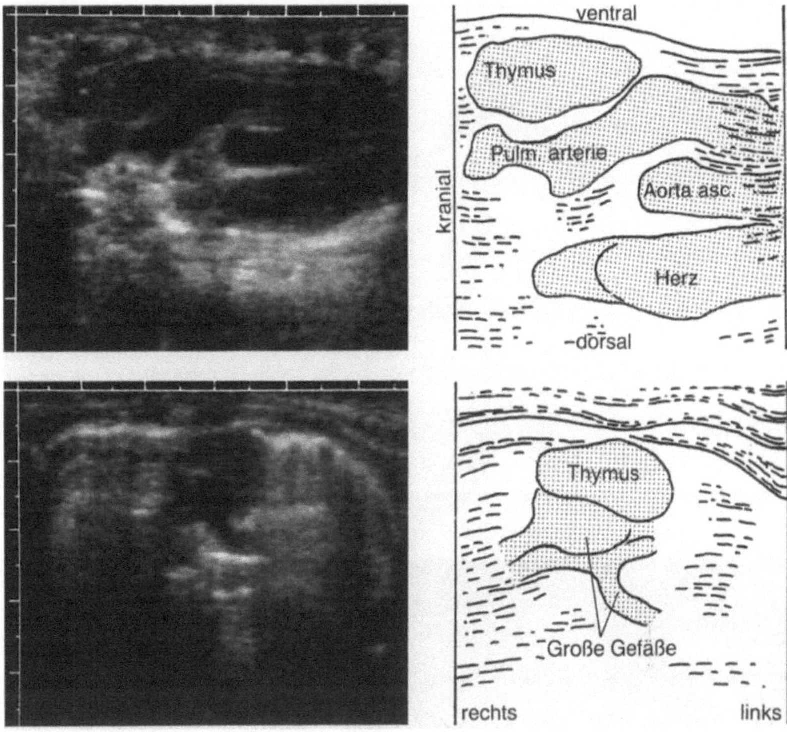

Abb. 13a, b. Darstellung des vorderen Mediastinum im Sonogramm (9 Tage altes Kind). **a** Längsschnitt parasternal. **b** Querschnitt suprasternal (Einzelheiten s. Situationsskizze). (B, KIM HAN, M.D. und A.E. OESTREICH, M.D., Division of Radiology, Childrens's Hospital, Cincinnati, OH, USA)

und Organen gut erkennbar (Abb. 13). Er liegt muldenförmig ventralwärts um das Herz und die großen Gefäße, ohne diese zu dislozieren, zu deformieren oder zu imprimieren. Zervikale Ausdehnung ist ebenso wie die nur während der Exspiration oder beim Schreien sichtbare „Herniation" zu erkennen. Die kaudalwärtige Ausdehnung ist variabel, sie kann bis zum Zwerchfell reichen.

◁

Abb. 9. Formen des Thymus im Röntgenbild

Abb. 10. Einwachsen des Thymuszipfels in den kleinen Lappenspalt, Segelzeichen beiderseits spitzwinklig (1 Monat alter Säugling)

Abb. 11. Persistierender großer Thymus bei 4 Jahre altem Kind. Segelzeichen beiderseits. Verdickter Interlobärspalt rechts. Systemerkrankung oder Mediastinalpleuritis waren nicht sicher auszuschließen. Die Kontrolluntersuchung 6 Tage nach 3tägigen Gaben von ACTH zeigte eine weitgehende Verkleinerung des Thymus

Abb. 12a, b. Persistierender Thymus bei 10jährigem Jungen. **a** Thoraxübersicht: breiter, dichter Mittelschatten. Verdacht auf Systemkrankheit oder Mediastinaltumor. Seitenbild, Zielaufnahme, Schichtaufnahme und obere Kavographie brachten keine eindeutige Klärung des Befundes. **b** Computertomographie: tumorige Raumforderung rechts retrosternal mit kleinem Zapfen nach dorsal. Tumor möglich – Thorakotomie und Exstirpation des Gebildes. Histologie: normales Thymusgewebe

CT-Diagnostik: Die computertomographische Darstellung des Thymus ermöglicht eine Größen-, Form- und Lagebestimmung einschließlich der umgebenden mediastinalen Strukturen.

Die Thymusdichte beträgt bei Säuglingen 60 HE, bei Schulkindern 35 HE [80]. Zusätzliche Kontrastmittelgaben lassen die Differenzierung des Thymus von den großen Gefäßen besser zu und färben den Thymus 30–45 min. p.i. an (Abb. 20f). Die extreme Vielfalt der röntgenologischen Erscheinungsformen entspricht auch den *computertomographischen Symptomen:* der normale Thymus ist von homogener Struktur, kaudalwärts zweigelappt, von Pfeilspitzenform und scharfer, welliger Kontur. Gelegentlich sind auch nur 2 getrennte oder ist nur ein Lappen sichtbar (Abb. 14). Ein lokalisierter Höcker im linken Lappen erinnert an das Segelzeichen im Röntgenbild. Neben der Form sind Größe, Dichte und Konturen zu bestimmen. Damit lassen sich im allgemeinen Krankheitszustände gut vom normalen Thymus abgrenzen. Auf Serien sind die Involution und spätere Atrophie des Thymus im Laufe des Lebens gut zu verfolgen (Abb. 15).

Kernspintomographie: Durch den Signalreichtum des Thymus ist eine eindeutige Diagnose möglich (Abb. 4 [99]).

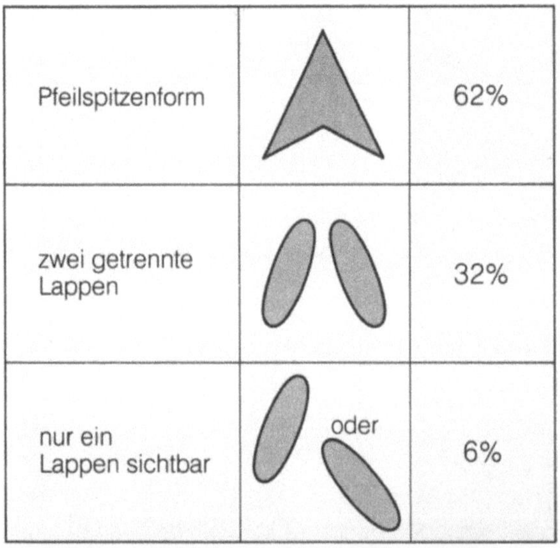

Abb. 14. Formen des Thymus im CT. (Nach BARON et al. [8]

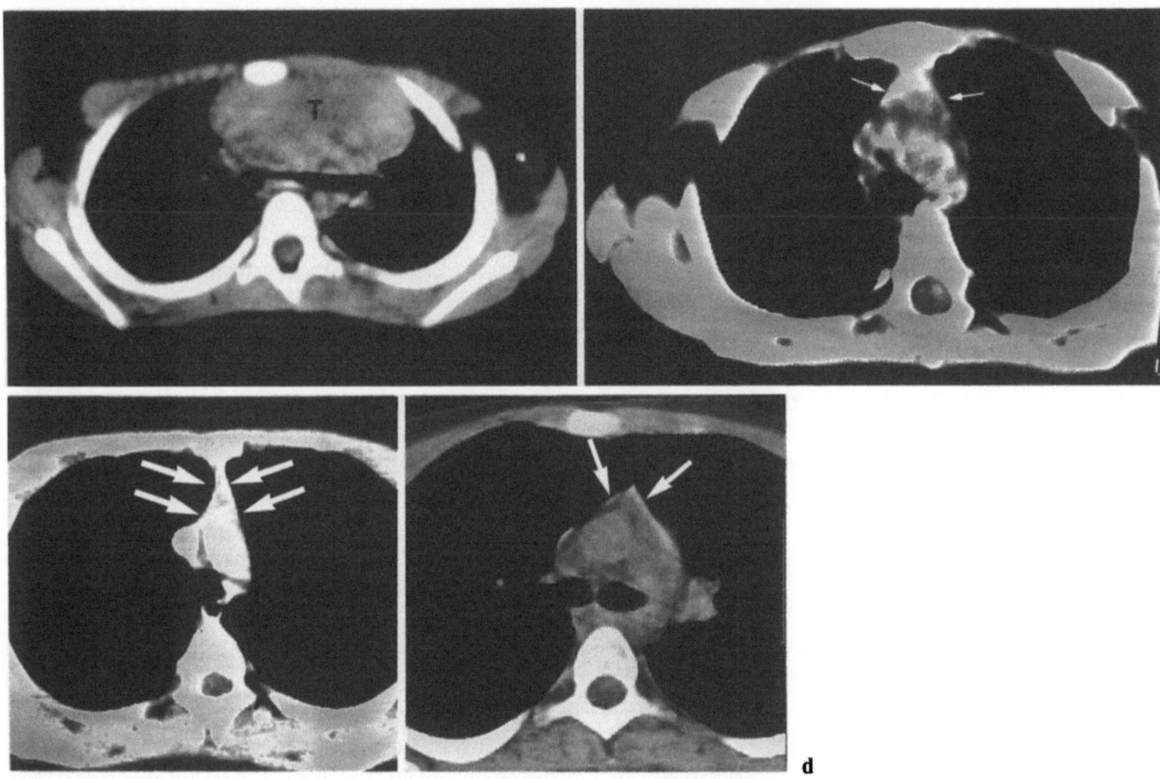
a
b
c
d
15

Abb. 15a–d. Computertomographische Serie des normalen Thymus während des Lebens. **a** 2 Jahre altes Kleinkind. Der Retrosternalwand breit anliegender Thymus [*T*] von querovaler Form. Indikation zur Untersuchung: Lymphangiom der linken Achselhöhle (Punktmarkierung am rechten Bildrand). (Prof. Dr. KRAMANN, Abteilung für Radio-Diagnostik der Radiologischen Univ.-Klinik, Homburg/Saar). **b** 4 Jahre altes Kind. Der Thymus (*Pfeil*) verkleinert sich deutlich, nimmt Dreiecksform an. Noch breiter Kontakt zur Sternumrückseite. **c** 10 Jahre altes Kind. Deutliche Verschmälerung der Dreiecksform des Thymus (*Pfeile*). 1/2 cm breiter Kontakt zum dorsalen Sternum. **d** 17 Jahre alter Jugendlicher. Verkleinerung des Restthymus (*Pfeile*), Vergrößerung der Distanz zur Sternumrückwand. (Abb. b–d: Prof. Dr. G. VAN KAICK, Abt. für spez. Onkologie und Ultraschalldiagnostik d. Institutes für Nuklearmedizin, Dtsch. Krebsforschungszentrum Heidelberg)

Abb. 16a–e. Regenerative Hyperplasie des Thymus („Rebound-Phänomen") mit später auftretender Dystelektase. **a** Thoraxübersicht wenige Stunden nach der Geburt im Liegen im Inkubator: schmaler Mittelschatten. Thymus durch die Streßsituation einer komplizierten Geburt kaum sichtbar. **b, c** Thoraxübersicht in zwei Ebenen mit 4 Monaten: großer Thymusschatten, der den rechten Hemithorax in der oberen Hälfte diskret, lateral abnehmend, verdichtet. *Pfeile:* Thymusrand. Das Seitenbild deutet durch die kranialwärtige Eindellung des kleinen Lappenspaltes eine gleichzeitige Oberlappen-Dystelektase an. **d, e** Kontrolluntersuchung in 2 Ebenen im Alter von 8 Monaten: noch unverändert großer Thymus. Der kleine Lappenspalt erreicht die laterale Thoraxwand zu hoch (*Pfeil*): anhaltende Minderbelüftung des rechten Oberlappens. Bifurkation (*B*) am rechten Wirbelsäulenrand. Wellenzeichen der linken Mediastinal- und Herzkontur. Im Seitenbild dichter Thymusschatten mit scharfem horizontalen unteren Rand. Der kausale Zusammenhang zwischen dem Thymus und der erst mit dessen Vergrößerung aufgetretenen Dystelektase ist nicht gesichert

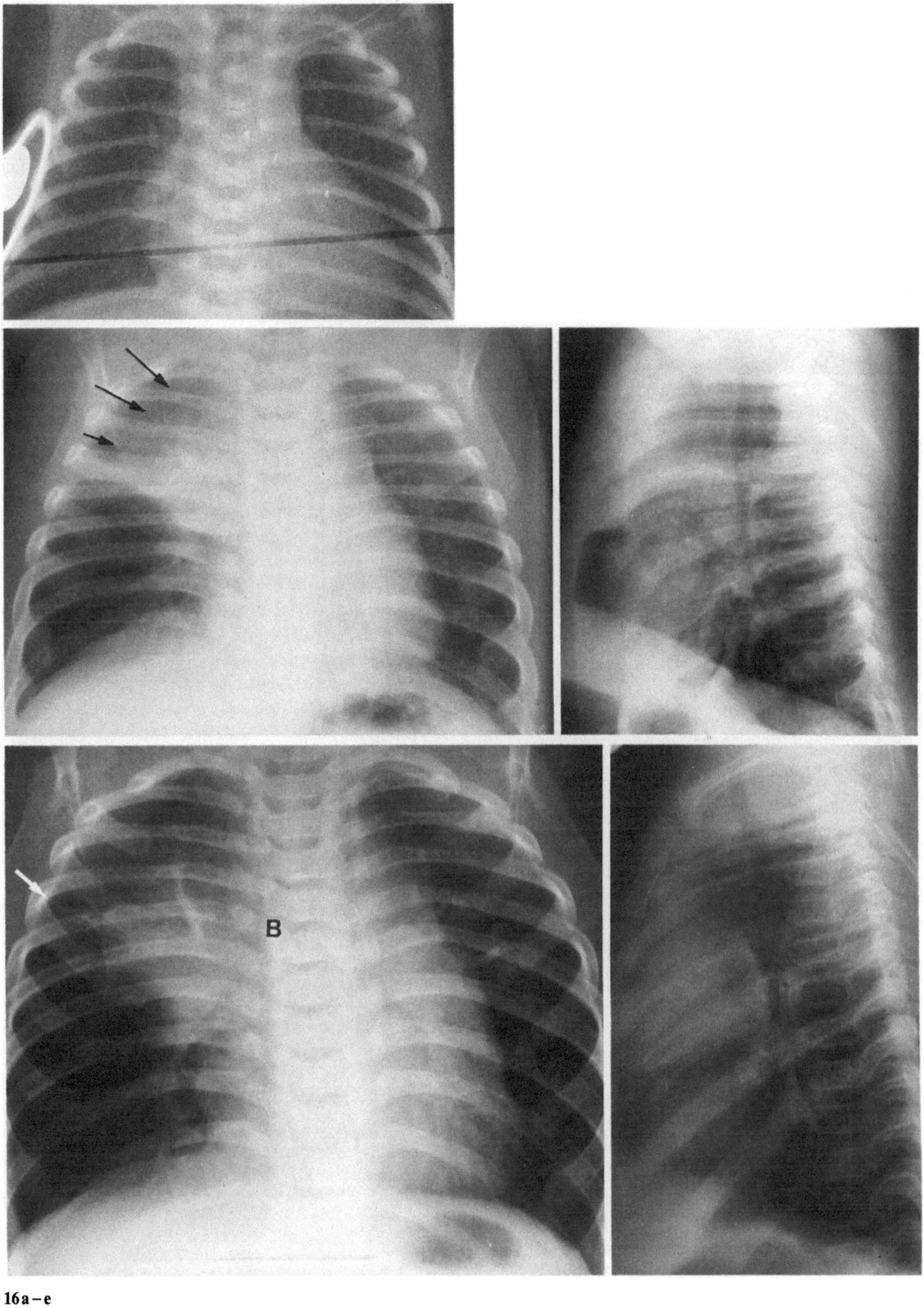

a b c d e

16a–e

5.1.4 Biologisches Verhalten: Involution, regenerative Hyperplasie, Aufholwachstum (Reboundphänomen)

Der Thymus verkleinert sich vom Säuglings- zum Kleinkindesalter kontinuierlich als Ausdruck der altersbedingten physiologischen Involution. Unter Streßsituationen, wie z. B. nach der Geburt, fieberhaften Infekten, Bronchopneumonien, konsumierenden Krankheiten, nach Operationen oder auch künstlich, d. h. exogen unter Nebennierenhormongaben oder Zytostatika (bei Tumoren und malignen Systemerkrankungen) kann er sich innerhalb weniger Tage verkleinern oder ganz verschwinden (Abb. 16), um in der Rekonvaleszenz oder nach Beendigung der Streßsituation, z. B. nach Absetzen der Steroidtherapie, erneut aufzutreten und seine ursprüngliche Größe zu erreichen oder sogar zu übertreffen (Abb. 16b, c). Es handelt sich hierbei um die *„regenerative Hyperplasie"*, den Rückpralleffekt (sog. Rebound-Phänomen), der das erneute Wachstum des vorher durch exogene oder endogene Einflüsse verkleinerten oder röntgenologisch verschwundenen Thymus kennzeichnet [19].

Diese Hyperplasie ist frühestens 2–3 Wochen nach Beendigung von Steroidgaben oder Chemotherapeutika, oft erst bis zu 8 Wochen später zu erwarten [50]. Dabei kann es auch zu einer nur diskreten röntgenologischen „Mediastinalverbreiterung" kommen. Bei Tumorkindern tritt diese oft erst 4 Monate bis zu 5 Jahren später oder nach beendeter Therapie auf [18]. Bei stärkerer Thymusvergrößerung ist sie röntgenologisch schwierig von einem Tumorrezidiv zu unterscheiden, macht aber klinisch keine Symptome oder Rezidivzeichen [12]. Ein derartiges Aufholwachstum des Thymus wird auch nach Fieber- und Hungerperioden, nach Operation von (zyanotischen) Herzfehlern [41], nach Verbrennungen und Bestrahlung von Tumoren beobachtet.

5.1.5 Angeborene und erworbene Anomalien

Die *Aplasie, Hypoplasie und Dysplasie* des Thymus sind Ausdruck des Fehlens oder einer Unterentwicklung, Ursache und Symptom von Immunmangelkrankheiten, wie dem Di George-Syndrom, der Agammaglobulinämie oder dem Louis-Bar-Syndrom. Zur Diagnostik sind das seitliche Röntgenbild oder ein CT erforderlich, auf denen der Thymusschatten fehlt (s. Abschn. 5.8).

Die *Dystopie und Ektopie des Thymus* bezeichnet die Lageanomalie:

Zervikale Thymusdrüsen [90] sind entweder asymptomatisch oder manifestieren sich als Vorwölbung am Hals, wobei die Differentialdiagnose gegenüber Halszysten, Lymphangiomen, zystischen Hygromen, Lymphknoten u. a. schwierig ist, aber sonographisch oder computertomographisch [24] gelingen kann (Abb. 17). Im Sonogramm ermöglichen folgende Kriterien die Diagnose:

- Kranialverschiebung des Thymus beim Schreien oder Pressen in die Halsweichteile im Echtzeitbild (Abb. 17a),
- typisches Echomuster von Thymusgewebe (Abb. 17b),
- Nachweis der Brückenbildung zum kaudal gelegenen orthotopen Thymus (Abb. 17c).

Der *Thymus im mittleren oder hinteren Mediastinum* kommt sehr selten vor, ist dann aber schwierig von Tumoren abgrenzbar, besonders vom Neuroblastom [21]. Dies führte häufig zur Probethorakotomie, insbesondere wenn klinische Symptome, wie Stridor, chronischer Husten und Druck auf anliegende Lungenanteile, vorlagen [28] (Abb. 18). Mit der MRT sind solche dislozierten Thymusdrüsen exakt zu diagnostizieren [6, 87].

Als *erworben* – prä- oder postnatal – wird die *Thymushyperplasie* betrachtet. Der „große Thymus" stellt eine reaktive physiologische, der Immunitätslage des Kindes entsprechende Größe dar, die noch nicht zur Diagnose einer Hyperplasie berechtigt. Es gibt für diese zwar keine Grenzwerte, jedoch ist sie dann anzunehmen, wenn der Thymus im Röntgenbild mehr als die Hälfte eines Hemithorax einnimmt (Abb. 6).

Die *Thymushyperplasie* kann asymptomatisch als Zufallsbefund auftreten oder aber – seltener – mit klinischen Symptomen einhergehen. In ersterem Falle ist abwartende Haltung berechtigt, bei Stridor sind zunächst häufigere Ursachen, wie „Stridor congenitus", Kehlkopffehlbildungen, Struma congenita, Fremdkörper oder Gefäßanomalien, auszuschließen. Beschrieben sind auch anderweitige respiratorische Symptome, wie Atemnot oder Zyanose, Oberlappen- oder Lungenkompressionen, die zu Atelektasen führten (Abb. 16b–e). Die Differentialdiagnose hyperplastischer Thymusdrüsen zu Kardiopathien („Pseudokardiomegalie") läßt sich in der Regel mit der Aufnahme in der 2. Ebene sowie mit klinischen und kardiologischen Mitteln klären (Abb. 19).

Eine weitere Schwierigkeit besteht in der *Abgrenzung* der *Hyperplasie von einem Thymom oder zum Thymusbefall* bei maligner Grundkrankheit.

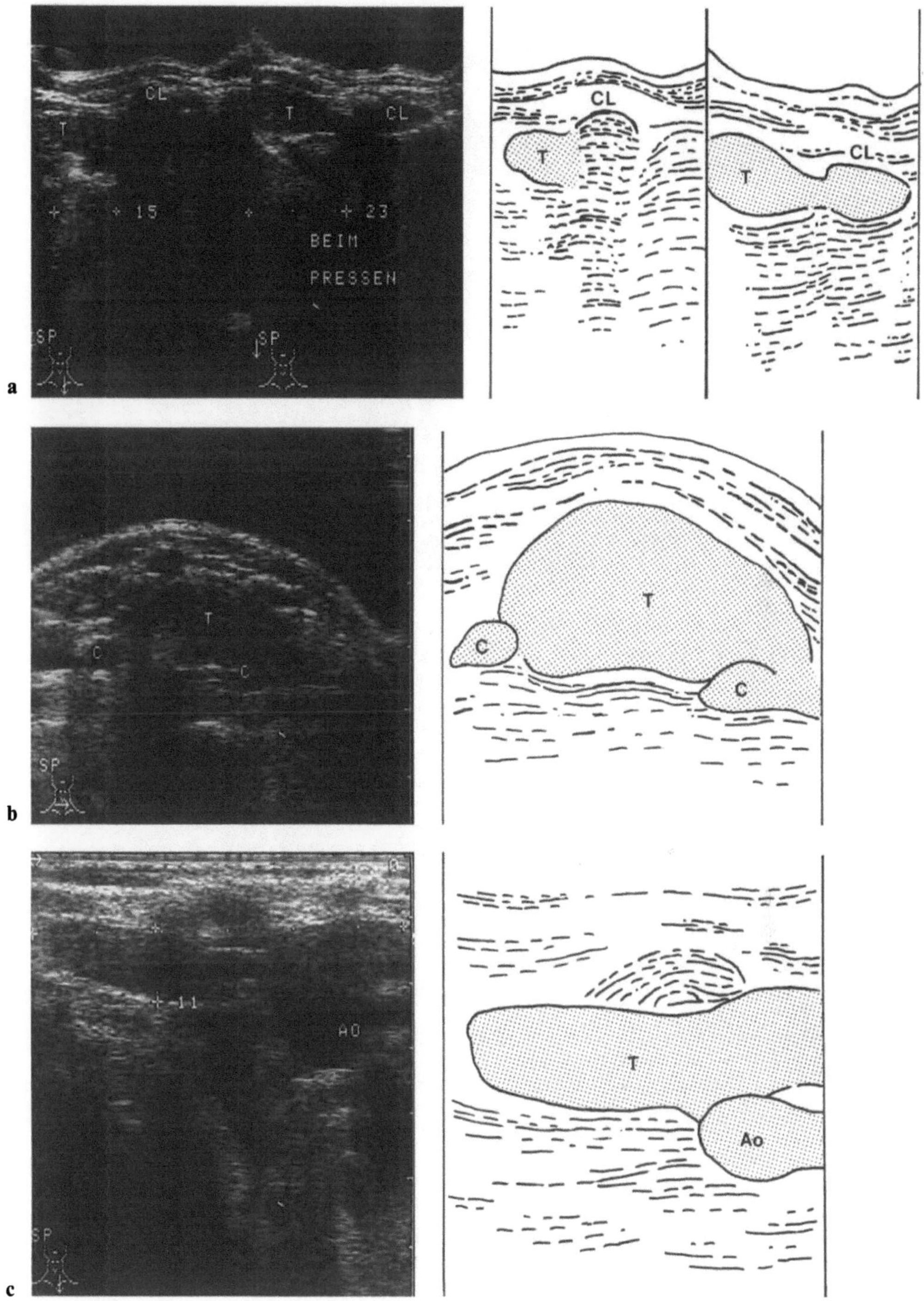

Abb. 17 a – c. Zervikaler Thymusanteil bei einem 8 Monate alten Säugling. Klinisch: Vorwölbung der Fossa jugularis, die sich beim Schreien und Pressen verstärkt. Ultraschalldiagnostik: **a** Längsschnitt paramedian der Fossa jugularis. Linke Hälfte: die Pars cervicalis reicht 15 mm über die Klavikula nach kranial. Rechte Hälfte: beim Pressen reicht sie 2,3 cm kranialwärts. *T* Thymus, *CL* Klavikula. **b** Querschnitt über der Fossa jugularis: Vor den beiden Karotisästen (**c**)stellt sich eine kräftige Pars cervicalis des Thymus (*T*) dar. **c** Längsschnitt über der Fossa jugularis: eine ca. 35 mm lange Pars cervicalis ragt nach kranial in die Halsweichteile. Darstellung auch der Verbindung zum mediastinalen Thymuskörper, *T* Thymus. *Ao* Aorta. (Dr. W. Uhlig, Univ.-Kinderklinik, Tübingen)

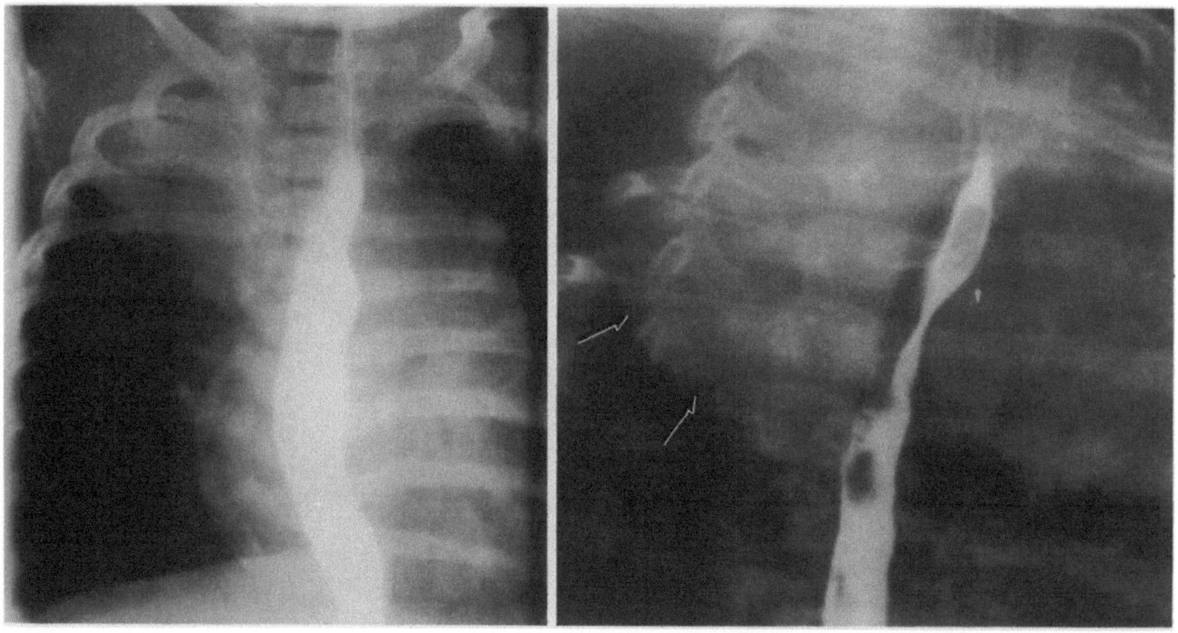

a b

18

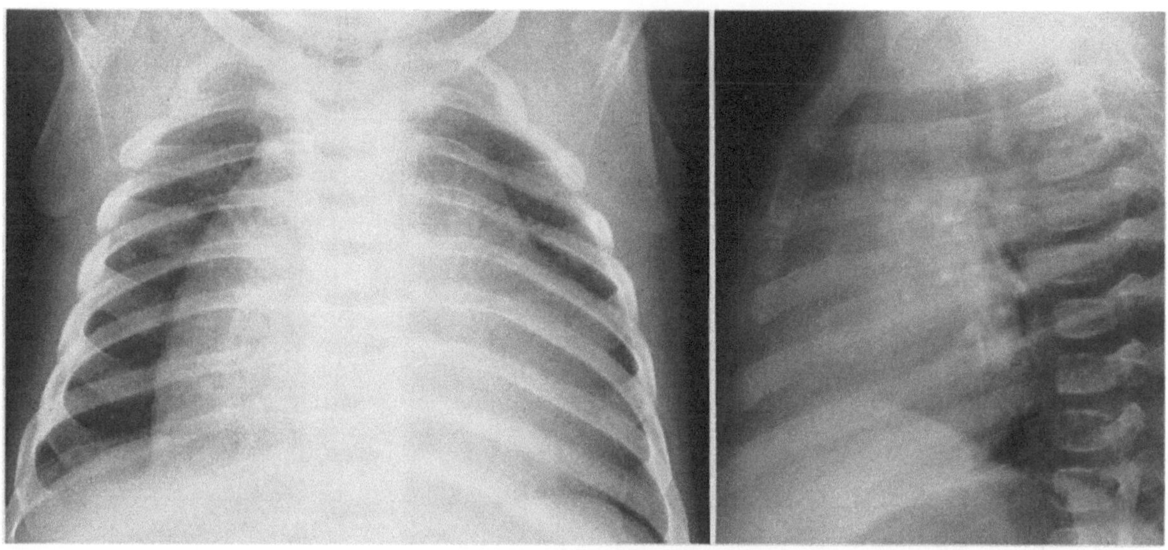

a b

19

Abb. 18a, b. Akzessorischer ektoper Thymus im hinteren Mediastinum bei einem 3 Monate alten Säugling ohne klinische Symptome. Die Thoraxübersicht a.p. ergab einen Rundschatten im rechten Oberfeld, der sich in der seitlichen Aufnahme auf das hintere Mediastinum projizierte. **a, b** Ösophagographie in 2 Ebenen: Die Speiseröhre wird etwas nach links und ventral gedrängt. Der ektope Thymusanteil erscheint dichter als der orthotope und ist nach kaudal scharf begrenzt (*Pfeile*). – Die obere Kavographie zeigte im Gebiet der „Raumforderung" eine Verdünnung des Kontrastmittelstromes mit Kalibersprung. Da kein sicherer Tumorausschluß, Operation, Histologie: normales Thymusgewebe

Abb. 19a, b. „Pseudokardiomegalie" durch hyperplastischen Thymus bei 5 Monate altem Säugling. **a** Thoraxübersicht: Der vergrößerte Thymus löscht beide Herzränder aus. „Semitransparenz" der lateralen Anteile. **b** Seitenbild: gleichmäßige Verdichtung des ganzen vorderen Mediastinum, Retrosternalraum wegen der Summation von Herz- und Thymusschatten nicht beurteilbar, Retrokardialraum frei. Klinisch kein Anhalt für Vitium cordis

Als Grundregeln zur *Differenzierung vergrößerter Thymusdrüsen* gelten:

- Die Hyperplasie kommt am häufigsten im 1. Lebensjahr vor und nimmt danach ab, bei Thymomen und Thymusbefall bei T-Zell-Lymphom ist es umgekehrt: mit zunehmendem Alter erst kommen sie häufiger vor.
- Der Tumor macht klinisch eher Symptome als die Hyperplasie.
- Im Steroidtest verkleinert sich der Thymus bei Hyperplasie (außer bei Steroidresistenz), nicht jedoch bei einem Tumor.
- Im Röntgenbild sprechen Verkalkungen im Thymus (Abb. 38) oder ein Begleiterguß (Abb. 34c) für Tumor bzw. leukämischen Thymusbefall, eckige Formen (Segel), Kerben oder Wellen in der Kontur für einen Thymus.
- Im *Computertomogramm* buchtet sich der normale Thymus zur vorderen Brustwand und zum Mediastinum bzw. den großen Gefäßen ein, der Tumor nicht. Dessen Ränder sind gelappt, unregelmäßig, deformiert [38]. Die symmetrische Vergrößerung spricht eher für eine Hyperplasie, die asymmetrische oder fokale für Tumor [84] (Abb. 20).

  Zur regenerativen Hyperplasie s. Abschnitt 5.1.4.

Thymusvergrößerungen sind bei zahlreichen endokrinologischen *Krankheitszuständen* bekannt: Thyreotoxikose [78], primäre Hypothyreose unter Thyroxintherapie, rezidivierende Thyreoiditis [37], M. Addison, Akromegalie, Kastration und bei Perioden beschleunigten Wachstums, während Wachstumsverlangsamung zu Thymusverkleinerung führt [105].

Bei der *Myasthenia gravis pseudoparalytica* unterscheidet man die transitorische neonatale Form bei Säuglingen von Müttern mit Myasthenie, die juvenile bis zum 21. Lebensjahr reichende und die Erwachsenenform [97].

Während Thymushyperplasien bei 50–75% der Patienten mit der juvenilen Form gefunden werden, gehören Thymome in dieser Altersklasse zu den größten Seltenheiten (Abb. 21).

Auf den Thymusbefall bei malignen Lymphomen und Leukämie ist im Abschnitt 5.6 bzw. 6.10.1 eingegangen.

Thymusverkalkungen s. S. 213.

5.2 Entzündliche Prozesse und Ergüsse des Mediastinum

Synonyme: Mediastinitis, Pleuritis mediastinalis, Hydromediastinum, Chylothorax

Klinik: Entzündungen des Mediastinum gehen meist mit Ergüssen einher und kommen in allen Altersstufen vor. Eitrige Mediastinitiden gibt es bei Nahtinsuffizienz nach Operationen (z. B. von Ösophagusatresien), ferner nach Perforation der Speiseröhre, z. B. durch Fremdkörperingestion und Traumen. Exsudative Ergüsse sind häufig Folge von Herzoperationen, sie klingen in kurzer Zeit ab (Abb. 22). Schließlich steht bei Systemerkrankungen des lymphatischen Systems (Non-Hodgkin-Lymphom) oft der mediastinale Erguß im Vordergrund (s. Abschn. 5.6). Metastasen im Mediastinum können auf lymphogenem oder hämatogenem Wege selten zum Erguß führen, schließlich auch einige Mediastinaltumoren.

Die entzündliche bzw. eitrige Komponente von Ergüssen läßt sich durch klinische Daten wie Leukozytose, BSR-Erhöhung, Fieber, notfalls durch Punktion sichern.

Röntgendiagnostik: Die röntgenologische Symptomatik ist recht einförmig und kann ohne die oben angeführten anamnestischen, ätiologisch wichtigen Daten schwierig sein.

Im *Sagittalbild* findet sich eine vorwiegend symmetrische geringe bis mäßige Verbreiterung und Verdichtung des Mediastinum, wobei das mittlere und obere Mediastinum stärker betroffen sind. Die Konturen sind glatt, die Struktur ist homogen, es besteht Weichteildichte (Abb. 23). Bei stärkeren Ergüssen kann die Trachea eingeengt sein. Oft gibt ein geringer parietaler oder interlobärer Begleiterguß den Hinweis auf die Diagnose.

Im *seitlichen Strahlengang* ist der Erguß wegen seiner geringen Dichte nicht erkennbar.

Aufnahmen im Liegen oder *Kopftieflage* zeigen das apikalwärtige Abfließen des Ergusses bis in die oberen parietalen Abschnitte (Abb. 24, 34c).

Bei Verdacht auf Perforation, Einengung oder Verlagerung der Speiseröhre ist unter Anwendung dünnflüssigen, wasserlöslichen Kontrastmittels die *Ösophagographie* indiziert, auch bei Verdacht auf Nahtinsuffizienz einer vorher operierten Ösophagusatresie (Abb. 23b, c).

Mittels der *Computertomographie* lassen sich in Zweifelsfällen mediastinale Ergüsse heute sicherer diagnostizieren, oft gleichzeitig auch die Ursache des Ergusses, z. B. im Falle von Lymphomen oder Tumoren, da die Umgebung einbezogen ist.

Das *Hydromediastinum und Hämatomediastinum* sind durch dieselben Röntgensymptome charakterisiert wie die Mediastinitis.

Der *Chylothorax* kann sich als rein mediastinaler Erguß manifestieren, im übrigen gehört bei parieta-

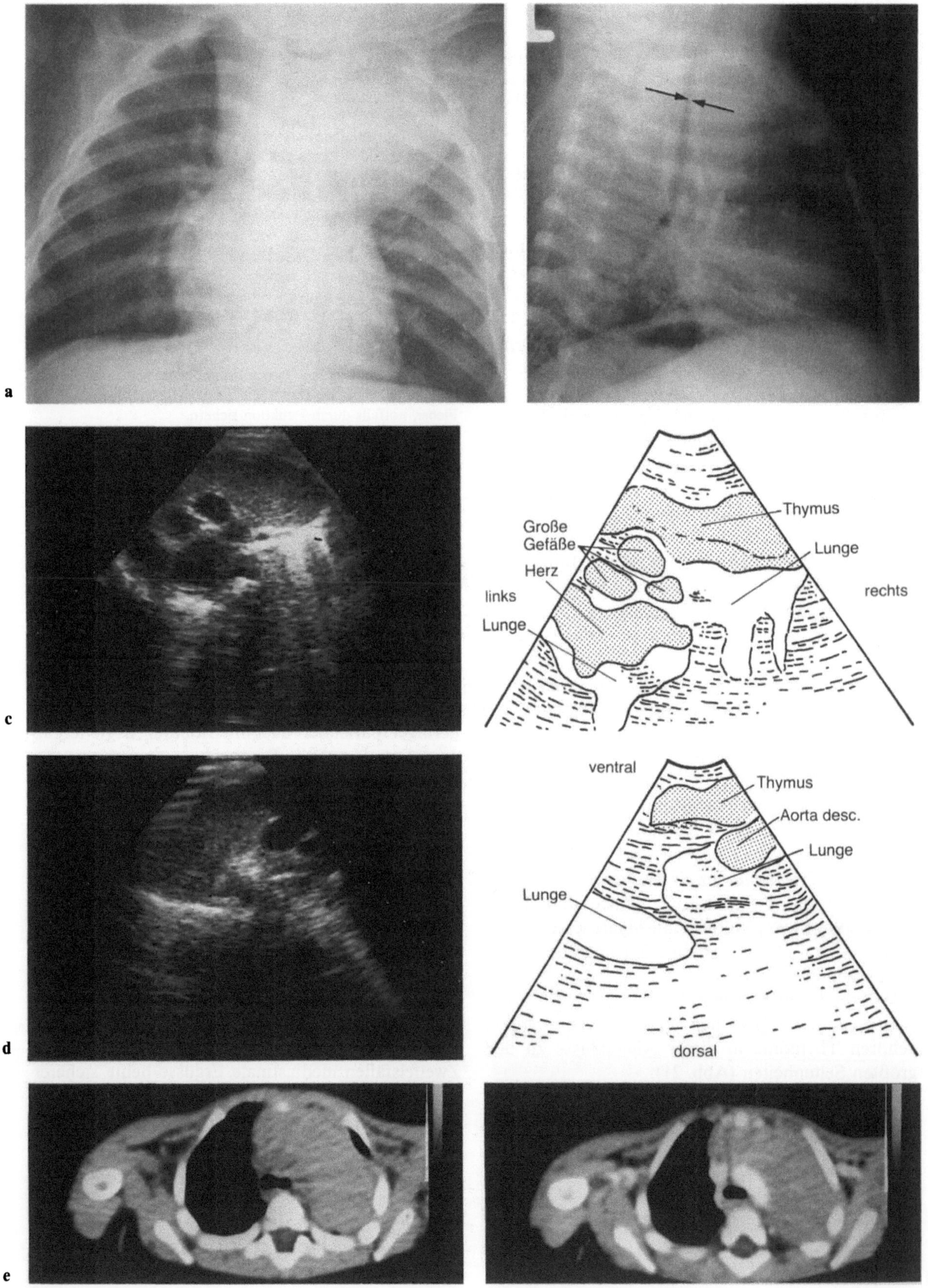
a
b
Thymus
Große
Gefäße
Lunge
Herz
links
rechts
Lunge
c
ventral
Thymus
Aorta desc.
Lunge
Lunge
dorsal
d
e
f

20

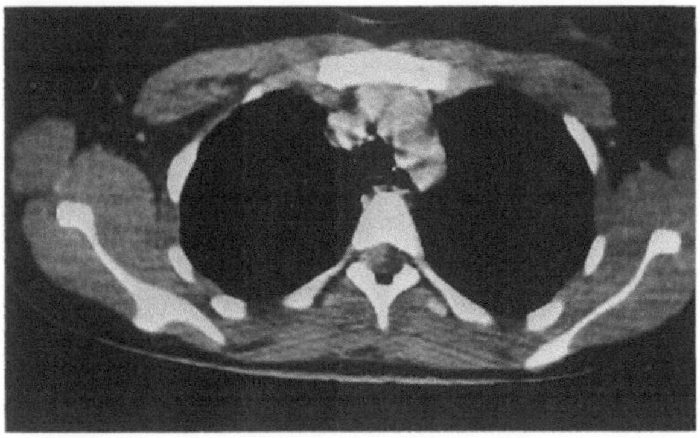

21

Abb. 21. Thymushyperplasie bei Myasthenia gravis pseudoparalytica (15 Jahre alte Jugendliche). Die Thoraxübersicht hatte in 2 Ebenen keinen eindeutig pathologischen Befund ergeben. CT in Höhe des Aortenbogens: Tumorverdächtige Raumforderung im vorderen Mediastinum, die bis an die Aorta reicht. Operation: Exstirpation des „Tumors". Histologie: Lymphofollikuläre Hyperplasie des Thymus (Prof. Dr. M. Georgi, Inst. für klinische Radiologie des Klinikums Mannheim). (Aus Willich [101]

Abb. 22a, b. Mediastinalpleuritis (Erguß) bei 4 Jahre altem Mädchen mit Vorhof-Septum-Defekt und inkomplettem a.v.-Kanal, **a** Präoperative Thoraxübersicht a.p.: Linksverbreiterung des Herzens. 4 cm breiter Mediastinalschatten. **b** Postoperative Kontrolle nach Patch-Verschluß: Verbreiterung des Mediastinum auf 6,8 cm durch einen linksseitigen (sanguinösen?) Erguß. – Seitenbild ohne diagnostische Information. 16 Tage später weitgehende Ergußresorption und Befundnormalisierung. (Aus Willich [101])

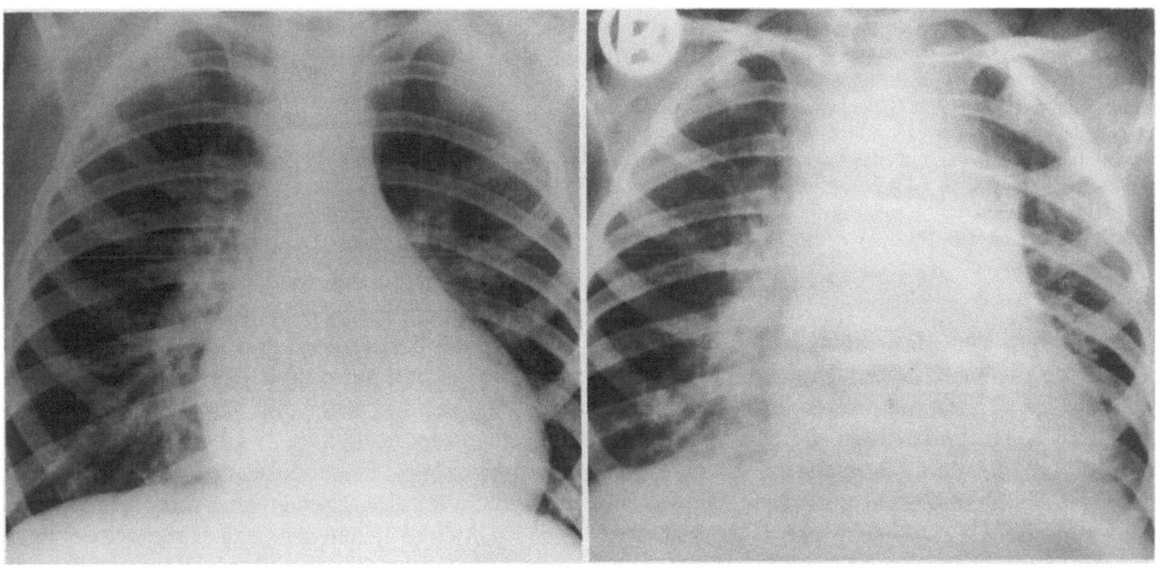

a b

22

◁ **Abb. 20a–f.** Thymushyperplasie bei 6 Monate altem Säugling mit „angeborenem Stridor". **a** Thoraxübersicht a. p.: massive homogene Verdichtung des linken Oberfeldes, Mediastinalverbreiterung nach rechts. **b** Seitenbild: die „Raumforderung" nimmt das ganze mittlere und apikale hintere Mediastinum ein. Tracheaeinengung auf 2 mm (*Pfeile*). **c** Sonogramm im Querschnitt: Der Thymus stellt sich als Bezirk homogener Echotextur mit mittlerer Echogenität dar. **d** Sonogramm im Längsschnitt (Schallkopf ventral im Jugulum): Ausdehnung des Thymus von ventral bis dorsal (s. Situationsskizzen). **e, f** CT desselben Patienten ohne und mit Kontrastmittelfüllung: Ausdehnung der Raumforderung von substernal bis in den hinteren Thoraxraum. Breite Verbindung mit der vorderen Brustwand. Dichte: 60 HE. Nach Kontrastmittelgabe werden die großen Gefäße vom anliegenden Thymus nicht beeinflußt. Da kein sicherer Tumorausschluß möglich, Thorakotomie: Teilexstirpation. Histologie: normales Thymusgewebe (Priv.-Doz. Dr. H. Tschäppeler, Univ.-Institut für Diagnostische Radiologie, Röntgenabteilung Kinderklinik, Bern). Aus Willich [101]

ler Lokalisation die Beteiligung des Mediastinum zum typischen Bild [102].

5.3 Gefäßbedingte Mediastinalveränderungen

Bezüglich der das Mediastinum begrenzenden großen Gefäße sei auf das Kapitel „Herz" verwiesen.

Die Nativaufnahme und nicht-invasive Methoden können bereits wertvolle Hinweise geben.

Aorten- und Gefäßanomalien können auf der Thoraxübersichtsaufnahme zu Hinweiszeichen führen:

Findet man den Aortenschatten nicht an normaler Stelle (Abb. 25), so muß nach Anomalien gesucht werden, zunächst mittels Ösophagographie in

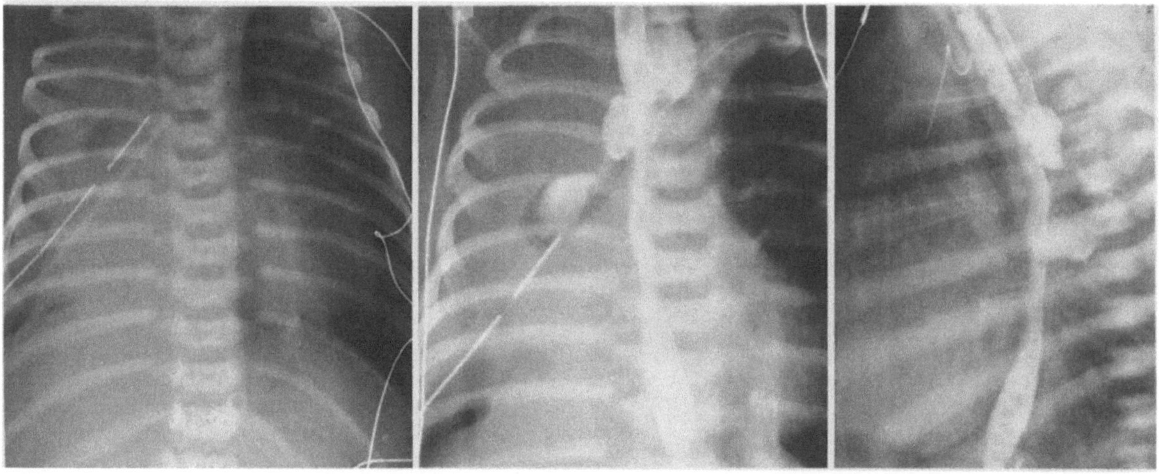

a b c

Abb. 23a–c. Mediastinitis infolge Nahtinsuffizienz nach Operation einer Ösophagusatresie. Mit 7 Tagen grobflächige Verdichtungen der rechten Lunge. Verbreiterung des oberen Mediastinum nach rechts. **a** 6 Tage später trotz Drainage massive Eintrübung des ganzen rechten Hemithorax mit Ausnahme des lateralen rechten Unterfeldes und eines ovalen Aufhellungsbezirkes. **b, c** Ösophagographie in 2 Ebenen. Kontrastmittelnachweis einer Nahtinsuffizienz mit Fistelgang in eine Abszeßhöhle im rechten hinteren Mediastinum

2 Ebenen, gegebenenfalls mittels Angiokardiographie. Bei Säuglingen ist das Fehlen eines Aortenschattens im Thoraxbild wegen dessen geringen Dichte als normal anzusehen. Bei *Aortenisthmusstenose* sind die Röntgensymptome im Nativbild fast als pathognomonisch anzusehen. Die seltene aneurysmatische *Erweiterung der V. azygos* wird als „idiopathisch" im Sinne einer Normvariante angesehen, kommt erworben vor (Abb. 26), vorwiegend aber als angeborene Anomalie, weshalb sie auch bei Kindern beobachtet wird. Es handelt sich um einen benignen Prozeß. Jeder tumor- oder ballonartige Rundschatten im Azygoswinkel muß an diese Anomalie denken lassen. Sie wird mittels Computertomographie bzw. Angiokardiographie nachgewiesen [9].

Bei dem Aneurysma der *V. cava superior,* auch als „idiopathische Dilatation der V. cava superior" bezeichnet [73], handelt es sich um eine seltene Erkrankung, von der bisher nur 12 Fälle bekannt geworden sind. Der Nachweis erfolgt mittels oberer Kavographie (Abb. 27) oder jetzt auch mit der Computertomographie.

Aortenaneurysmen sind bei Kindern ebenfalls eine ausgesprochene Seltenheit. Sie finden sich entweder angeboren, wobei es sich überwiegend um Fälle mit Aortenisthmusstenose, prä- oder poststenotisch, handelt [100] (Abb. 28), oder erworben nach bakteriellen Embolien und Traumen.

Bei der *totalen Lungenvenentransposition* findet sich eine beidseitige Mediastinalverbreiterung mit 8förmigem Mittelschatten (s. Kap. Herz, Bd. 2).

Das prominente Pulmonalsegment: Bei der bogigen Vorwölbung des Mediastinalrandes in Höhe der Herzbucht bzw. der A. pulmonalis handelt es sich um ein polyätiologisches röntgenmorphologisches Symptom, auf dessen „Vorstufe", die „verstrichene Herztaille", bereits im Abschnitt 5.1.3 hingewiesen wurde. Abbildung 29 gibt 3 Stärkegrade der Prominenz des Pulmonalsegmentes wieder [93]. Von nicht-kardiologischen Ursachen, die vorwiegend den Grad I, seltener Grad II aufweisen, müssen anlagernde Gewebe, wie z.B. persistierende Thymuszipfel u.a., erwogen werden.

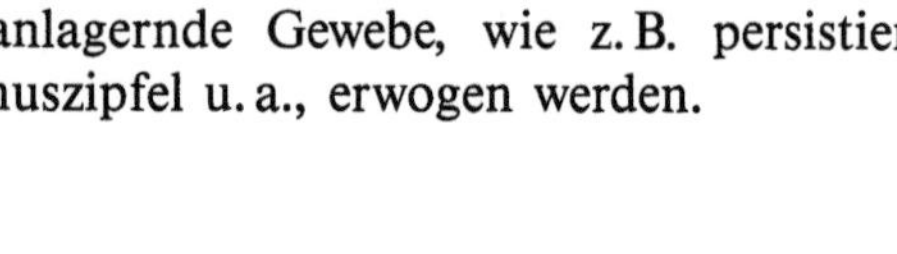

Abb. 24. Röntgenologischer Nachweis eines mediastinalen Ergusses: Der Erguß fließt in Horizontal- oder Kopftieflage apikalwärts, oft auch in die oberen parietalen Pleuraanteile ab (s. auch Abb. 34c)

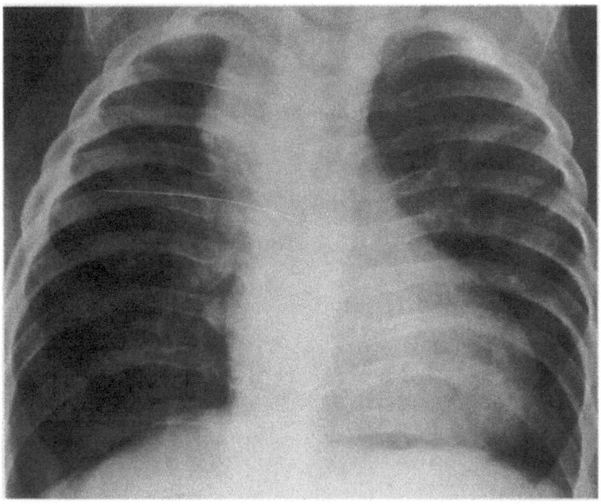

25

Abb. 25. Arcus aortae dexter mit retroösophagealer A. lusoria sin. bei 9 Monate altem Kind. Thoraxübersicht: Verbreiterung und Verdichtung der rechten oberen Mediastinalkontur. Abdrängung der Trachea nach links. Fehlender Aortenbogen an typischer Stelle. Linksbetontes Herz. Die Ösophagographie ergab eine Impression von rechts und dorsal. – Die Diagnose wurde angiographisch bestätigt

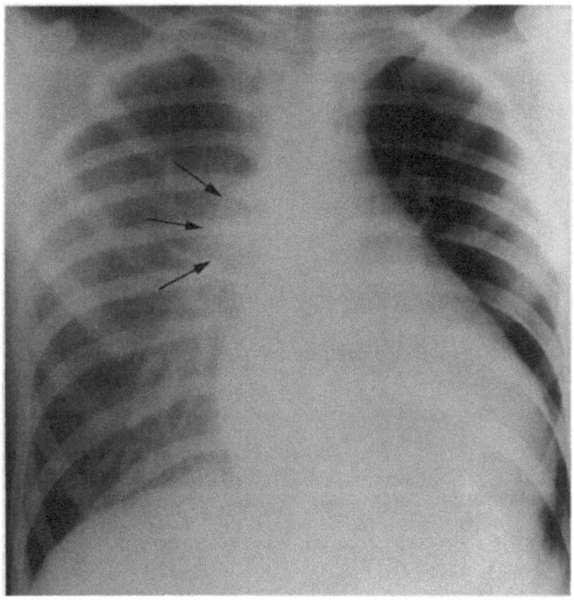

26

Abb. 26. Dilatation der V. azygos im Rahmen einer Herzinsuffizienz (12jähriges Mädchen). Halbkugelförmige Vorwölbung an typischer Stelle (*Pfeile*). Herzdilatation mit Stauungszeichen. Nach Behandlung waren Stauung und Azygosdilatation weitgehend verschwunden, das Herz kleiner (Prof. Dr. KL.-D. EBEL, Radiol Abt. des Städt. Kinderkrankenhauses Köln-Riehl)

Abb. 27 a, b. Dilatation (Aneurysma) der V. cava sup. bei 12jährigem Jungen. **a** Längsovaler, gänseeigroßer Schatten rechts paramediastinal im Ober-Mittelfeld. Herzvergrößerung. Die Ösophagographie war unauffällig. Bei der Durchleuchtungsuntersuchung zeigte die Verdichtung Pulsationen und projizierte sich in das mittlere Mediastinum. **b** Obere Kavographie: Kontrastfüllung der „Raumforderung"

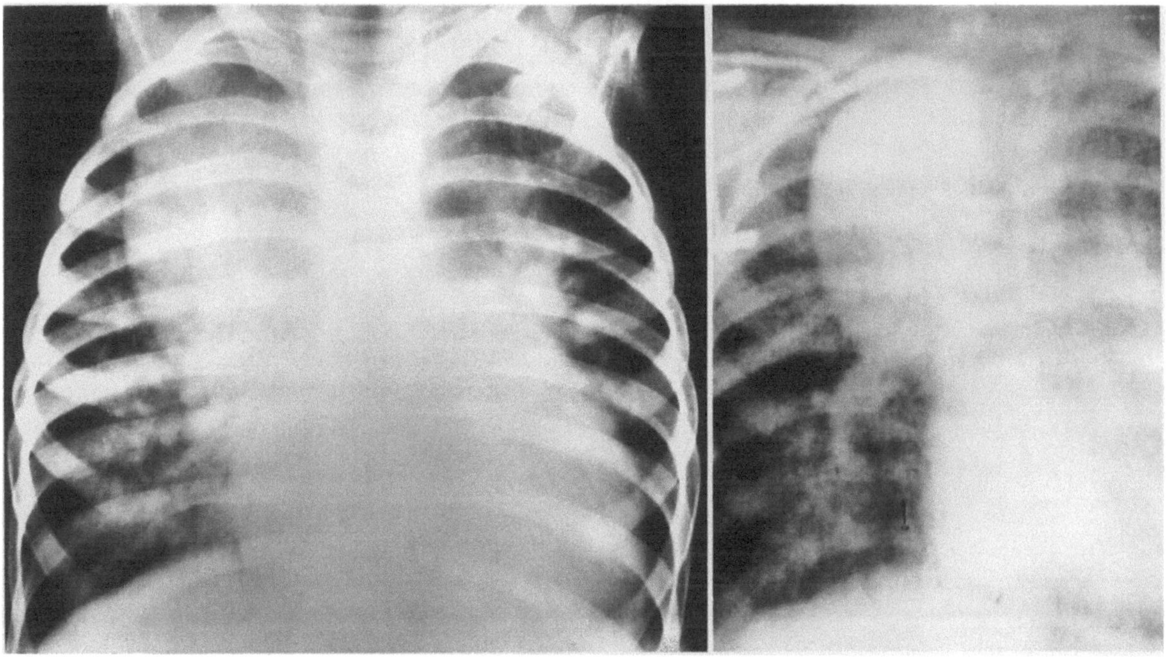

a b

27

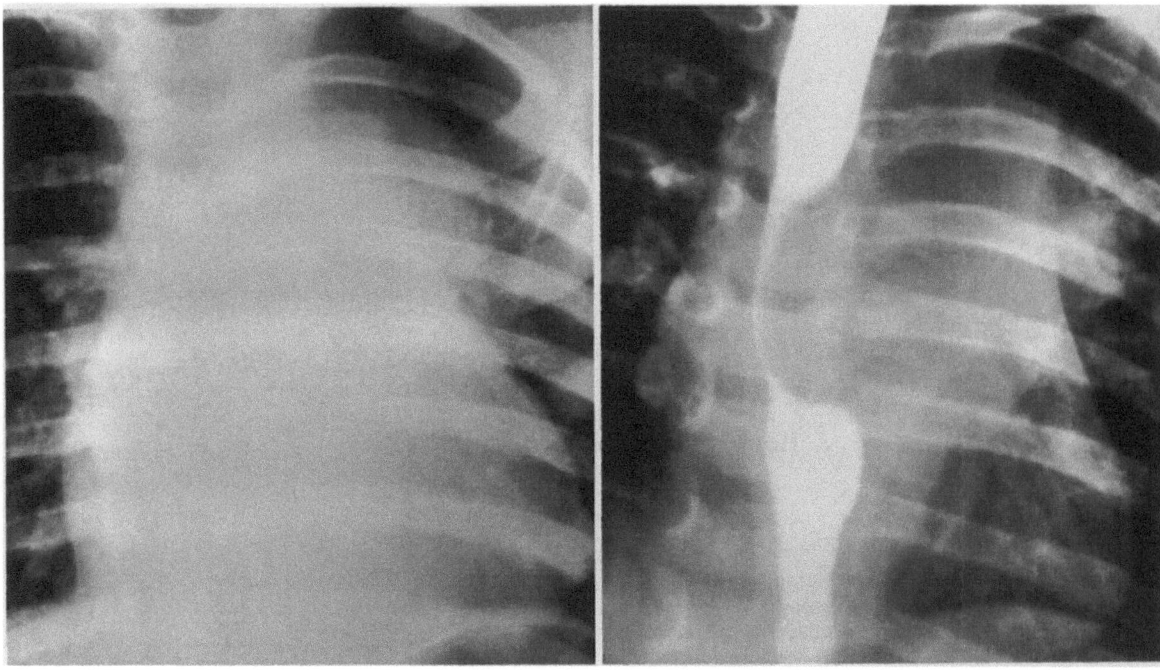
a b

Abb. 28 a, b. Aortenaneurysma bei 3 Jahre altem Jungen mit Aortenisthmusstenose. Klinikeinweisung als „Mediastinaltumor". **a** Thoraxübersicht: halbkreisförmige, dem linken Mediastinum in Aortenbogenhöhe aufsitzende Verdichtung. Durchleuchtung: keine Pulsationen! **b** Ösophagographie: Pelotteneffekt mit erheblicher Impression des Ösophagus von links (im Seitenbild von dorsal) in mittlerer Thoraxhöhe. Der Schatten des Aneurysma läßt sich – nur im Sagittalbild – hinter dem Herzschatten abgrenzen. Sektion nach tödlich verlaufener Ruptur: Mandarinengroßes Aneurysma unterhalb einer Aortenisthmusstenose vom Erwachsenentyp. Thromben in der Aneurysmawand

Zur röntgenologischen Differentialdiagnose zwischen einem persistierenden Thymuslappen und einem aus kardiologischen Ursachen vergrößerten Pulmonalisbogen beschrieben Stöver und Ball ein wertvolles Röntgenzeichen [7, 92] das in Abb. 30 erklärt ist.

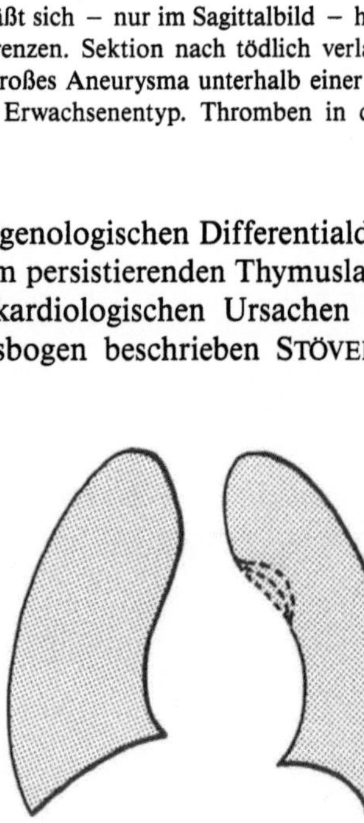

Abb. 29. „Prominentes Pulmonalsegment" 3 Stärkegrade nach Straube u. Rautenburg [93]

5.4 Mediastinale Verlagerung

Je jünger der Patient, umso stärker ist die Beweglichkeit des Mittelschattens. Wichtig ist die Feststellung, ob Zug oder Verdrängung bzw. Zwerchfellanomalien zur Verlagerung geführt haben und ob ein „Mediastinalwandern" vorliegt.

5.4.1 Mittelschattenverlagerung durch Zug (Traktion)

Hierbei erfolgt die Verlagerung zur kranken Seite hin. Vorkommen bei einseitiger Lungenatelektase, bei einseitiger Lungenhypoplasie und Lungenagenesie, ferner bei Zustand nach Lobektomie oder nach Pneumektomie.

Röntgenologisch findet sich eine mäßige kompensatorische Überblähung der kontralateralen Seite; eine Mediastinalhernie ist herbei nicht obligat oder typisch. Das Zwerchfell der kranken Seite steht hoch, das der kontralateralen Seite deutlich tiefer. Auf der kranken Seite sind die Interkostalräume verschmälert.

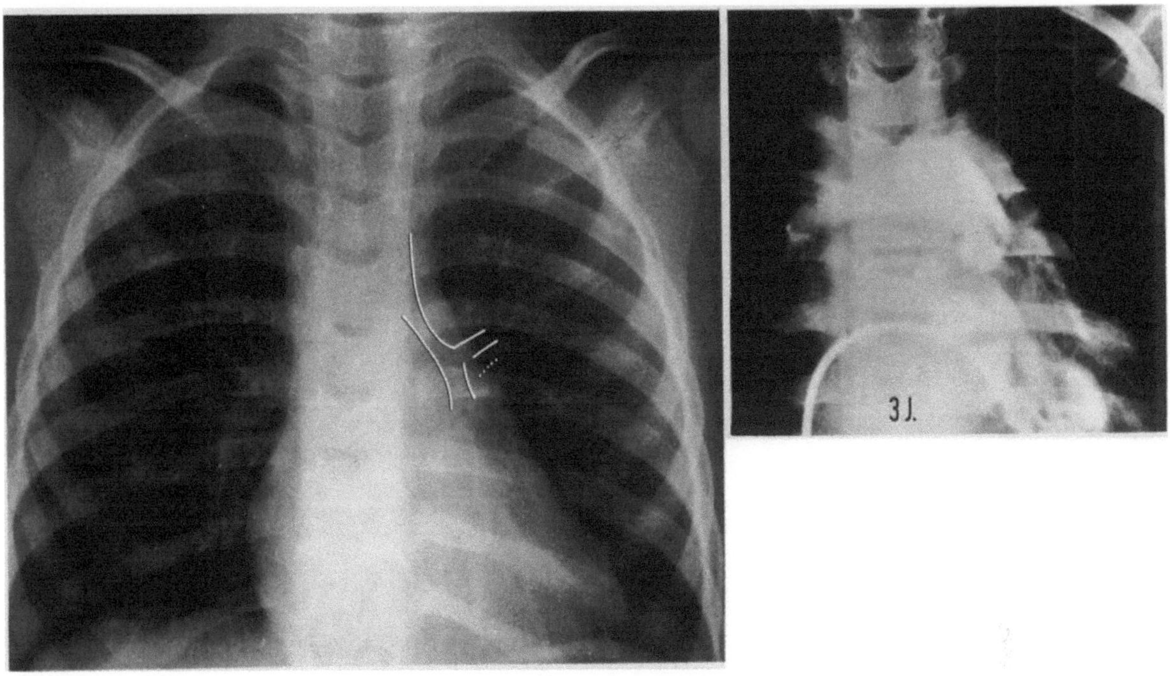

a b

Abb. 30a, b. Differenzierung eines persistierenden Thymus von einem prominenten Pulmonalisbogen: 3jähriges Mädchen mit Fallotscher Trilogie. **a** Thoraxübersichtsbild: flache Prominenz des Pulmonalissegmentes. Der am unteren Rand des linken Oberlappenbronchus gedachte und um den Querdurchmesser des Bronchuslumens verlängerte Fußpunkt (*gestrichelte Linie*) wird vom Thymus weit überragt. **b** Angiokardiographie des selben Kindes: der linke Thymusrand überragt die kontrastgefüllte Pulmonalarterie deutlich nach lateral und kaudal (Prof. Dr. F. Ball, Abt. für Pädiatrische Radiologie, Zentrum für Radiologie der Universität Frankfurt/M). (Aus Willich [101]

5.4.2 Mittelschattenverlagerung durch Druck (Extension)

Die Verlagerung erfolgt auf die Gegenseite. Als röntgendiagnostische Zeichen finden sich eine deutliche bis stark ausgeprägte Mediastinalverlagerung oder auch – als stärkerer Grad – eine Mediastinalhernie (s. Abschn. 5.4.4), ferner ein erheblicher Zwerchfelltiefstand der überblähten Seite.

5.4.3 Inkonstante mediastinale Verlagerung: sog. Mediastinalwandern (Holzknecht-Jakobson-Zeichen)

Synonyme: Mediastinalflattern, Mediastinalschnellen, Mediastinalpendeln.

Es handelt sich um eine atemabhängige Mittelschattenverlagerung, die im Kleinkindesalter häufig als Hinweis auf eine Fremdkörperaspiration gilt.

5.4.4 Mediastinalhernie

Unter Mediastinalhernie versteht man die stärkere Vorwölbung meistens des oberen vorderen oder hinteren unteren Mediastinalabschnittes zur kontralateralen Seite infolge übermäßiger Expansion der Lunge oder eines Lungenabschnittes. Sie setzt die (lokale) Überbelüftung eines Lungenteils voraus, entsteht jedoch auch durch schwache Stellen bzw. Lücken im Mediastinum oder infolge kompensatorischer Überblähung bei Mißbildungen mit Unterbelüftung des kontralateralen Lungenabschnittes.

Als Ursache kommen ähnliche Krankheitszustände wie bei der Mittelschattenverlagerung durch Druck oder Zug infrage.

5.5 Intra- und paramediastinale Aufhellung

5.5.1 Luftaufhellung im Mediastinum

Innerhalb des Mediastinum gelegene Luftaufhellungen werden aus verschiedener Ursache hervorgerufen:

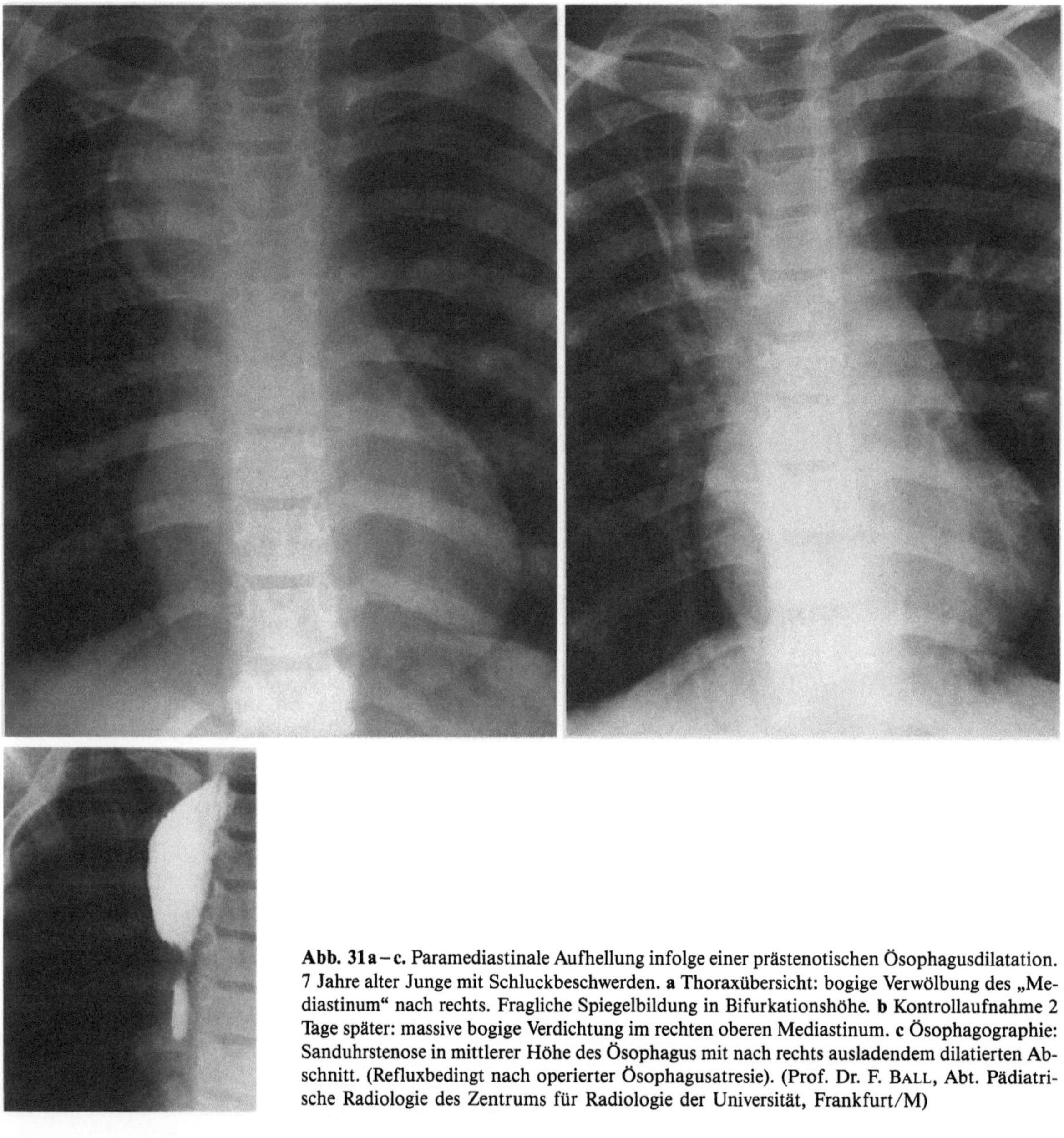

a b c

Abb. 31 a – c. Paramediastinale Aufhellung infolge einer prästenotischen Ösophagusdilatation. 7 Jahre alter Junge mit Schluckbeschwerden. **a** Thoraxübersicht: bogige Verwölbung des „Mediastinum" nach rechts. Fragliche Spiegelbildung in Bifurkationshöhe. **b** Kontrollaufnahme 2 Tage später: massive bogige Verdichtung im rechten oberen Mediastinum. **c** Ösophagographie: Sanduhrstenose in mittlerer Höhe des Ösophagus mit nach rechts ausladendem dilatierten Abschnitt. (Refluxbedingt nach operierter Ösophagusatresie). (Prof. Dr. F. BALL, Abt. Pädiatrische Radiologie des Zentrums für Radiologie der Universität, Frankfurt/M)

a) *Luftgefüllter Ösophagus.* Abgesehen von dem Zufall der Auslösung einer Röntgenaufnahme während eines Ructus oder Luftschluckens sind Ösophagusdilatationen bei Säuglingen als Ausdruck einer Kardiainsuffizienz bekannt (s. Kap. Ösophagus, Bd. 2).
Auch die Kardiaachalasie oder tiefsitzende Ösophagusstenosen mit prästenotischer Dilatation können ähnliche Bilder verursachen (Abb. 31). Differentialdiagnostisch muß weiterhin an eine Ösophagotrachealfistel gedacht werden [88].

b) *Hiatushernien.* Ihre rundliche Begrenzung, die Lokalisation im unteren Thoraxabschnitt und die Nähe zur Kardia lassen auf der Thoraxaufnahme die Vermutungsdiagnose zu (s. Kap. Ösophagus, Bd. 2).

c) *Intramediastinale Gasansammlung bei Abszessen* im Mediastinum, bei Perforationen der Trachea oder eines Bronchus, ferner bei Ruptur oder Perforation des Ösophagus (s. Kap. Ösophagus, Bd. 2), bei Nahtinsuffizienz nach Operation einer Ösophagusatresie (Abb. 23 a) oder bei Traumen kommt seltener vor.

5.5.2 Pneumomediastinum (Mediastinalemphysem)

Eine innerhalb des Mediastinum befindliche pathologische Luftansammlung wird als Pneumomediastinum bezeichnet.

Es kommt bei *Neugeborenen* unter Respiratorbehandlung vor, ferner bei *Säuglingen* als Komplikation einer abszedierenden oder interstitiellen Pneumonie, ebenso bei akuten obstruktiven Bronchitiden und bei Bronchopneumonien.

Bei *Kleinkindern* kann das Pneumomediastinum durch das Platzen emphysematös geblähter Alveoli ohne erkennbare Ursache oder bei Fremdkörperaspiration, im Verlauf einer Pertussis, obstruktiver Bronchitis oder Bronchopneumonie, jedoch auch idiopathisch durch forcierte Hustenstöße auftreten.

Bei *Schulkindern* liegt meist ein Trauma als Ursache vor. In allen Altersstufen ist das Pneumomediastinum nach Tracheotomie oder bei Perforation des Respirations- oder Verdauungstraktes als Begleitbefund zu beobachten.

Röntgenologisch ist es charakterisiert durch schmale paramediastinale Aufhellungsstreifen, in schweren Fällen beiderseits des Mediastinum lokalisiert, mit vermehrt transparenten Aufhellungsbändern und – bei Säuglingen – Abhebung eines oder beider Thymuslappen („Butterfly-Zeichen"). Wird der Thymus durch größere Spannung des Pneumomediastinum abgehoben, so kann auch das Zeichen des „Spinnaker" entstehen (Abb. 8). Das Seitenbild sichert die Diagnose.

Nach Resorption der Luft pflegt der Thymus innerhalb von wenigen Tagen in seine normale Lage zurückzukehren. Differentialdiagnostisch dürfen die „paramediastinalen Luftstreifen" nicht mit einem Pneumomediastinum verwechselt werden; jene treten bei Änderung des Helligkeitsgrades mit sprunghafter Strahlenschwächung im Objekt als „Schwärzungssprung" auf (sog. Macheffekt) und haben keine pathologische Bedeutung (Abb. 32).

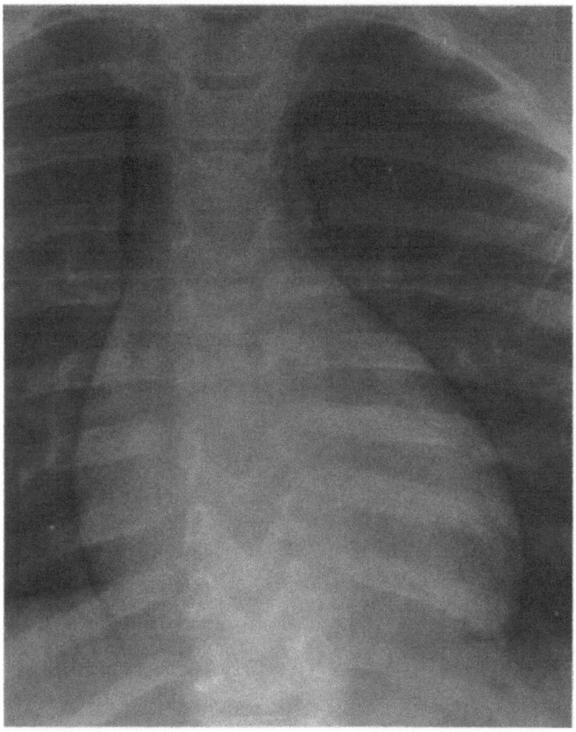

Abb. 32. Paramediastinale Aufhellungsstreifen bei 4 1/2jährigem gesunden Jungen (Routineaufnahme). Paramediastinal sowie parakardial beiderseits 1–3 mm breite Luftaufhellung: Normalbefund (Macheffekt), (Prof. Dr. H.G. GRUNDER, Röntgenabt. der Univ.-Kinderklinik, Marburg/Lahn)

5.6 Mediastinale Lymphknotenschwellung und Erkrankungen des lymphatischen Systems

Vergrößerung der Lymphknoten im Mediastinum können bei Kindern unspezifisch-entzündlicher Natur, tuberkulöser Genese, metastatisch bedingt sein oder auch im Rahmen einer Erkrankung des lymphatischen Systems auftreten. Zu letzteren gehören die malignen Lymphome, welche in die Gruppe der Hodgkin- und der Non-Hodgkin-Lymphome unterteilt werden. Die Lage der mediastinalen Lymphknoten gibt Abb. 33 wieder.

Paratracheale und paraaortale Lymphknotenschwellungen, sowie Sarkoidose: s. Kap. Lungentuberkulose, Bd. 2.

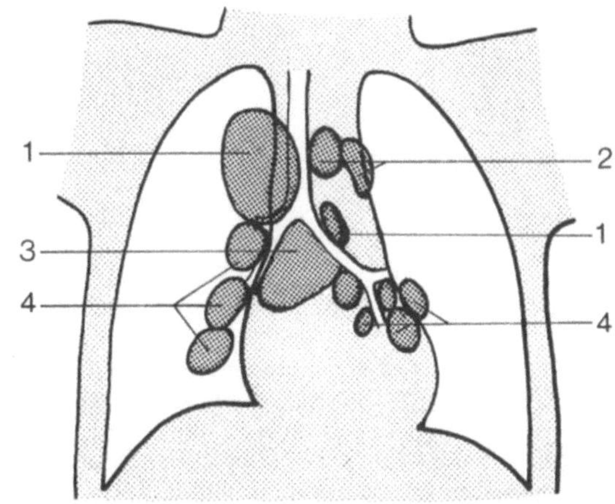

Abb. 33. Topographie der mediastinalen Lymphknoten (pathologisch vergrößert). Röntgenologisch treten bei Vergrößerung nur die rechts-paratrachealen und Hiluslymphknoten deutlich hervor, *1* paratracheale und tracheobronchiale Lymphknoten, *2* paraaortale Lymphknoten, *3* Bifurkationslymphknoten, *4* Hiluslymphknoten

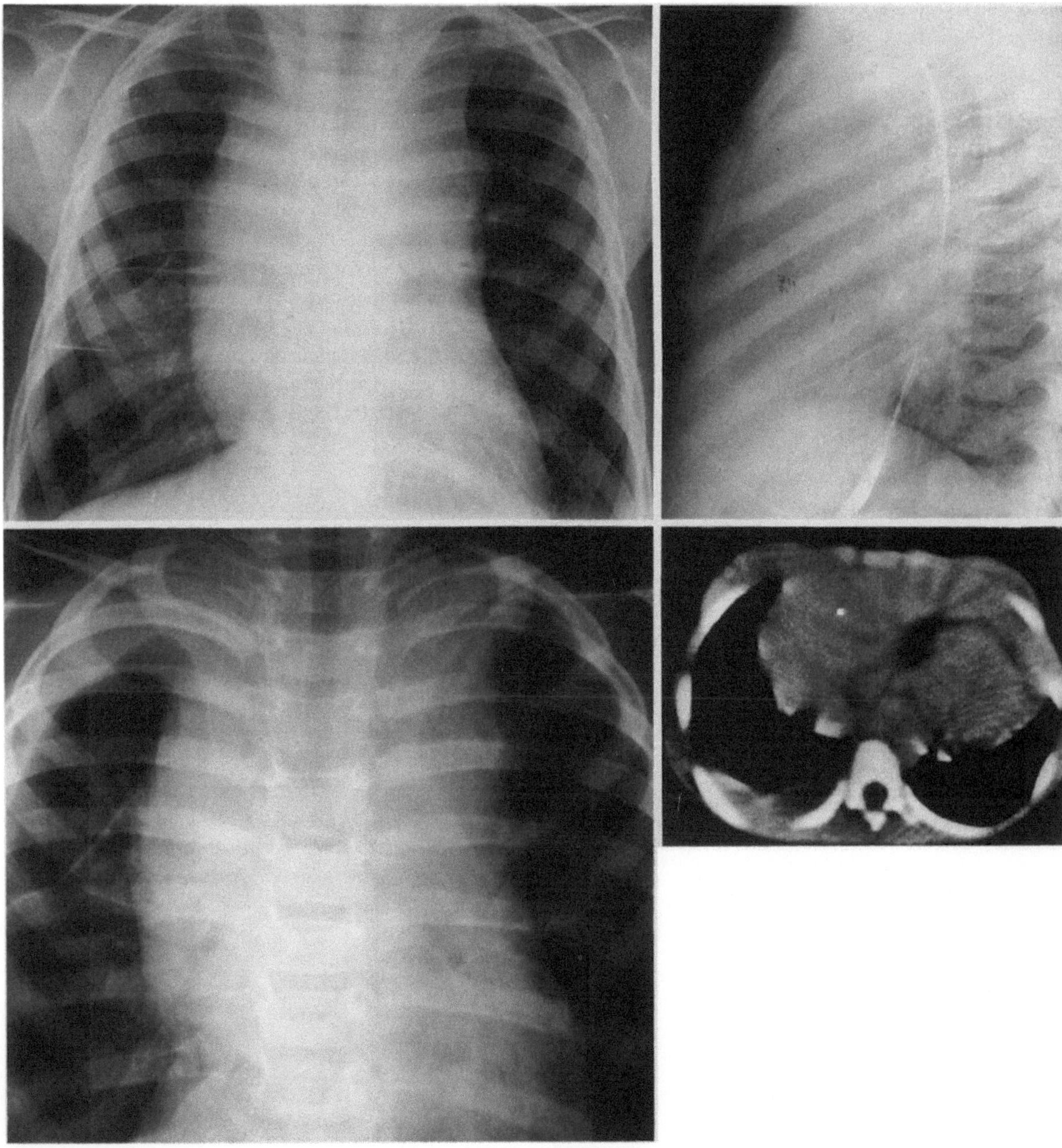

Abb. 34 a – d. Non-Hodgkin-Lymphom bei 5jährigem Kleinkind. **a** Thoraxübersichtsaufnahme mit erheblicher Mittelschattenverbreiterung. Diskreter parietaler Erguß rechts nur in mittlerer Höhe. Verschmälerung des Trachealumens kaudalwärts. **b** Seitenaufnahme mit Ösophagographie: massive Verdichtung des ganzen vorderen und mittleren Mediastinum. **c** Im Liegen fließt die Ergußkomponente apikal- und parietalwärts ab. **d** Im Computertomogramm (nicht synchron mit a – c angefertigt) lassen sich die tumorigen Massen im vorderen und mittleren Mediastinum abgrenzen. – 4 Wochen nach kombinierter zytostatischer und Kortikoidtherapie völlige Normalisierung. Abheilung nach zwischenzeitlichem Rezidiv

5.6.1 Non-Hodgkin-Lymphome

Es handelt sich um die häufigste maligne Mediastinalerkrankung bei Kindern. Der Malignitätsgrad ist überwiegend hoch, am häufigsten kommen lymphoblastische Lymphome vor (früher: Lymphosarkom). Je nach Untertyp herrschen tumorige Vergrößerungen in zervikalen und abdominalen Lymphknoten vor (Burkitt-Typ), oder es geht der Prozeß vom Thymus aus in der Form eines Tumors im vorderen Mediastinum (Abb. 34) einschließlich zervikaler und supraklavikulärer Lymphome (sog. convoluted cell type).

Klinik: Husten, Atemnot, gelegentlich obere Einflußstauung mit Zyanose. Ohne leukämische Transformation normales Blutbild. Diagnose mittels Biopsie aus dem Primärtumor bzw. aus den regionalen Lymphknoten.

Bildgebende Diagnostik [23, 63]: Es finden sich im Vorderbild entweder mehrere lokalisierte tumorige Vorwölbungen des Mediastinum oder eine nahezu pathognomonische symmetrische Mediastinalverbreiterung erheblichen Ausmaßes mit glatten Konturen und scharfer Begrenzung (Abb. 34a). In den mittleren Abschnitten noch sehr dicht, werden die Randpartien eher transparent durch den sehr häufig konkomitierenden mediastinalen Erguß, der sich mittels Lageänderung und Abfließen apikalwärts in Kopftieflage (Abb. 34c) sowie parietalwärts als Pleuraerguß nachweisen läßt. Die Trachea kann abgedrängt oder komprimiert sein.

Im *Seitenbild* sind die Lymphknotenpakete im mittleren Mediastinum lokalisiert oder durch die Ergußüberlagerung gar nicht abgrenzbar, der Prozeß bis ins vordere Mediastinum ausgedehnt, eine Thymusinfiltration besser sichtbar (Abb. 34b).

Die *Ultraschalldiagnostik des Thymusbefalles* gestattet unter vergleichender Bewertung der Echogenität der Lymphome mit Leber und Milz die Diagnose: Lokalisation, Ausdehnung, Infiltration in die Umgebung, Kompressionszeichen und parietale sowie perikardiale Ergußbildung sind die diagnostisch relevanten Faktoren [51].

Mittels der *Computertomographie* sind Ausdehnung und Lokalisation der Lymphome, sowie der Erguß und der Befall weiterer Körperregionen (abdominale und pelvine Lymphome) gut erfaßbar (Abb. 34d).

Der oft als Perikarderguß fehldiagnostizierte Tumor bildet sich zunächst unter Kortison in 1–2 Wochen zurück. Erst das Rezidiv führt dann zur Diagnose, die sich mit der MRT primär stellen läßt [55]. Skelettbefall während der Krankheit ist selten [104].

5.6.2 Morbus Hodgkin (Lymphogranulomatose)

Die Hodgkinsche Krankheit stellt das häufigste maligne Lymphom bei Kindern dar. Das Mediastinum ist dabei in etwa der Hälfte aller pädiatrischen Fälle betroffen (43%–65%; 30, 48). Die Krankheit wird vom 3. Lebensjahr an beobachtet und nimmt bis zur Pubertät (und weiter bis zum 30. Lebensjahr) an Häufigkeit kontinuierlich zu. Knaben sind häufiger als Mädchen betroffen. Die Prognose hängt vom Stadium und histologischen Typ ab, Heilung ist bei bis zu 85% der Patienten möglich.

Klinik: Reduzierter Allgemeinzustand, axilläre und zervikale Lymphknotenvergrößerung, Hepatosplenomegalie (20%), Fieber, trockener Husten. Gewichtsabnahme, Nachtschweiß und bei älteren Kindern auch generalisierter Pruritus. Zur Sicherung der Diagnose und Festlegung des Stadiums sind die Lymphknotenbiopsie, zur Aufdeckung eines Markbefalls auch die Knochenmarksbiopsie mit histologischer Klassifikation unerläßlich.

Bildgebende Symptome: Im Röntgen-*Sagittalbild* (Abb. 35a) findet sich zu Beginn eine Mittelschattenverbreiterung als Ausdruck eines initialen Lymphknotenbefalls, der bei der Hälfte aller Patienten gefunden wird [65], zunächst unilateral, später bilateral bis symmetrisch. Das Mediastinum bekommt die „Schornsteinfigur“, ist homogen dicht. Vorwiegend ist die obere bis mittlere Mediastinalregion betroffen, die Begrenzung durch Abdrängung der V. cava scharf oder auch polyzyklisch, jedoch kann bei dem im Kindesalter nicht seltenen Lungenbefall (16%–25% der Kinder; 34) der Mediastinalrand auch streckenweise ausgelöscht sein.

Im *Seitenbild* lassen sich die Lymphknotenpakete in das mittlere Mediastinum mit Ausdehnung nach ventral lokalisieren, die Trachea kann in beiden Strahlengängen verlagert, stellenweise eingeengt oder mit einem Hauptbronchus komprimiert sein, ein häufiger Initialbefund [58].

Der Lungenbefall ist bei Auftreten während des Krankheitsverlaufs fast immer kombiniert mit mediastinalem und hilärem Lymphknotenbefall.

In der Bildgebung sind *Zusatzuntersuchungen* in der Regel erforderlich.

Mittels der *Computertomographie* sind auch die mediastinalen Lymphome in ihrer Ausdehnung und Größe besser abzubilden (Abb. 35b, c).

Die *Lymphographie* diente zum Nachweis abdominaler Lymphknotenvergrößerungen und ist jetzt weitgehend von der Computertomographie verdrängt worden.

Schließlich wird auch die *Ultraschalldiagnostik* zur Erfassung von Ergüssen, Lymphknoten und zur Größenbestimmung von Leber und Milz herange-

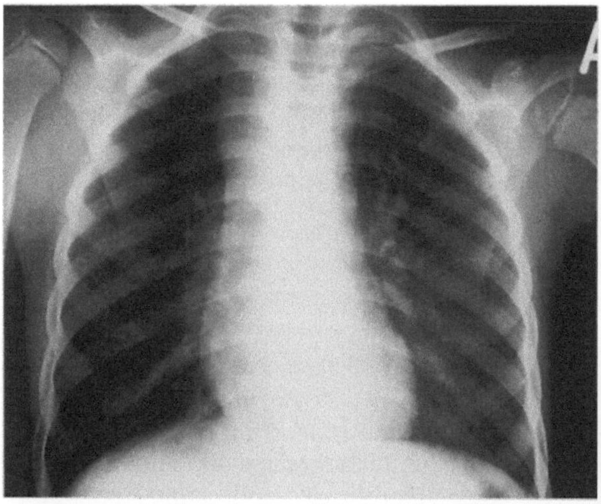

a

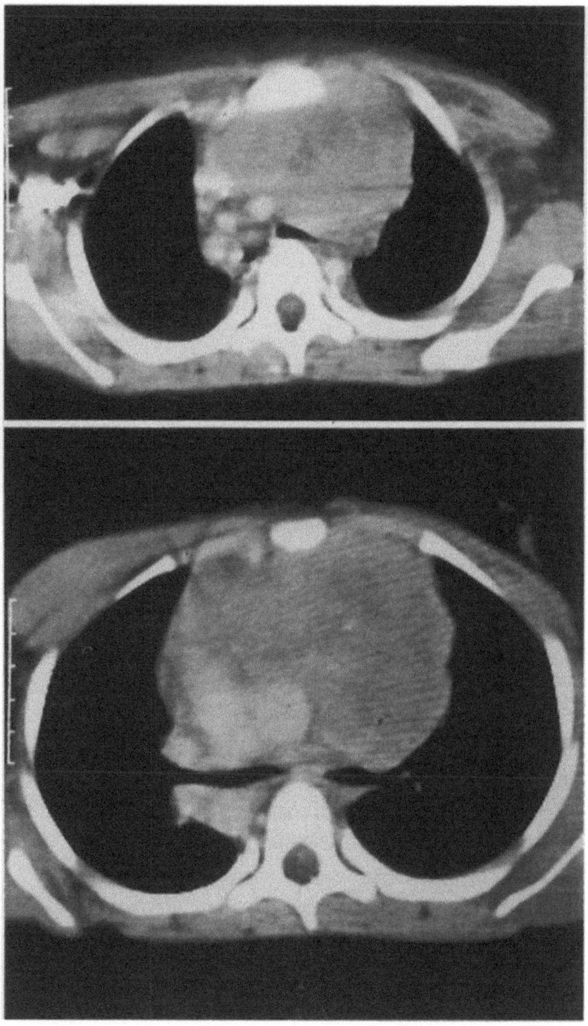

b

c

Abb. 35a–c. Lymphogranulomatose bei 11jährigem Mädchen. **a** Thoraxaufnahme: nach rechts stärker als links verbreitertes Mediastinum im oberen Thoraxdrittel („Schornsteinfigur") als Ausdruck paratrachealer und paraaortaler Lymphknotenschwellungen. **b, c** CT-Schnitte mit Darstellung tumoriger Massen im vorderen und mittleren Mediastinum. (Frau Prof. Dr. B. STÖVER, Univ. Klinikum Charité, Pädiatr. Radiologie, Berlin)

zogen: zum Nachweis des Befalls dieser Organe ist die Kombination mit der *Szintigraphie* ideal.

Die *Skelettszintigraphie* kann einen primären oder sekundären *Befall des Skelettes* aufdecken [5, 104].

Ein *Thymusbefall* wird vorwiegend bei männlichen Adoleszenten, mittels Kombination bildgebender Methoden durch einen Tumor mit zystischen Arealen im vorderen Mediastinum diagnostiziert [64].

Neuere Erfahrungen mit der *Kernspintomographie* ergeben bezüglich gleichzeitiger Gefäßdarstellung, fehlender Strahlenbelastung, technischer Durchführung und der Beurteilung der Gewebezusammensetzung gegenüber der CT Vorteile, nicht jedoch bezüglich der histologischen Klassifizierung [22]. Bemerkenswert sind gelegentlich mediastinale Lymphknotenverkalkungen 1–14 Jahre nach Strahlentherapie [76] (s. auch Kapitel REITHER, Bd. 1).

5.6.3 Mediastinale Lymphknotenmetastasierungen

Zahlreiche Tumoren metastasieren ins Lymphsystem. Daher können auch die mediastinalen Lymphknoten, sogar mit Verkalkungen, betroffen sein [106].

5.7 Nichttumoröse Verdichtungen im hinteren Mediastinum (s. auch Kap. REITHER, Bd. 1)

Zahlreiche Krankheitszustände im hinteren Mediastinum, die vorwiegend neben der Wirbelsäule gelegen sind und im Sagittalbild zu paravertebralen Verdichtungen führen, können Schwierigkeiten in der diagnostischen Zuordnung bereiten.

Hierzu gehören der *Senkungsabszeß*, bedingt durch eine eitrige oder tuberkulöse Spondylitis (Abb. 36), der sich unschwer durch die Seitenaufnahme mit Darstellung der Wirbelkörper diagnostizieren läßt, ferner *hochsitzende paravertebrale Meningozelen, die Lungensequestration* und weitere paravertebrale Weichteilverdichtungen und -verbreiterungen: Angeborene Anomalien und Mißbildungen, anatomische Varianten und erworbene Erkrankungen [29], wie besonders die Pseudotumo-

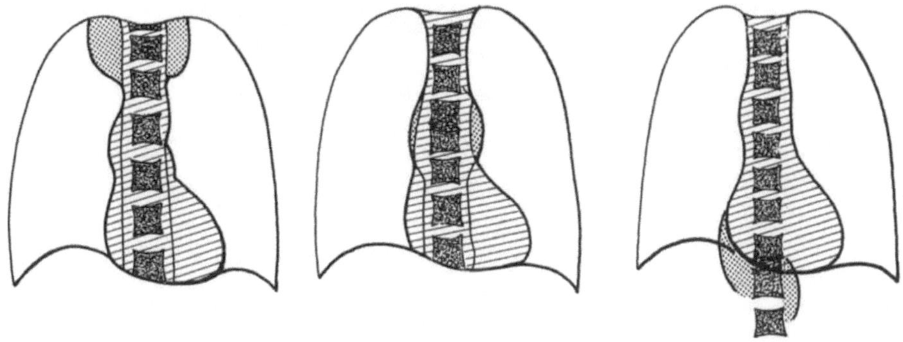

Abb. 36. Darstellung der Möglichkeiten eines Senkungsabszesses an der oberen, mittleren und oberen Brustwirbelsäule

ren, welche, links retrokardial gelegen, Atelektasen oder pneumonischen Infiltraten entsprechen [57].

5.8 „Leeres" Mediastinum

Als „leeres" Mediastinum bezeichnet man das Fehlen des normalen Mediastinalschattens, der im frühen Kindesalter maßgeblich vom Thymus gebildet ist. Diese Anomalie kommt im Kindesalter meist kombiniert mit anderen Zuständen vor, besonders bei allen Immunmangelzuständen.

Das gemeinsame röntgendiagnostische Kriterium ist das Fehlen des Thymusschattens auf Thoraxaufnahmen in 2 Ebenen oder im Sonogramm, so daß ein vorhandener Thymus diese Krankheitszustände ausschließt (s. Abschnitt 5.1, S. 191).

5.9 Verkalkungen im Mediastinum

Die wichtigsten Typen von Verkalkungen bezüglich Struktur und Lokalisation gibt Abb. 37 wieder.

Als häufigste mediastinale Verkalkungen kommen bei Kindern in Frage:

a) Lymphknotenverkalkungen,
b) Tumoren und Zysten.

Zu beachten ist hierbei , ob es sich um linear ringartige (Abb. 38), stippchenartig gesprenkelte (Abb. 39), feinmaschig netzartige (z. B. Fibrome), schalige Verkalkungen, z. B. nach kombinierter Strahlen- und Chemotherapie von malignen Lymphomen [91] oder um ektodermale Elemente in einem Tumorschatten, handelt, wie z. B. Knochen, Zähne u. ä., die, wenn im vorderen bis mittleren Mediastinum gelegen, für Teratome typisch sind (Abb. 44).

c) Gefäße: zumeist handelt es sich um verkalkte Aneurysmen oder Thromben. Als „Normalbefund" im CT gilt ein ca. apfelkerngroßer Kalkherd im aortopulmonalen Fenster als Ausdruck eines verkalkten Lig. arteriosum, bei 13% der Kinder vorkommend [11].
d) Thymusverkalkungen von punktartiger Struktur sind bei Langerhans-Zell-Histiozytose beschrieben [66, 94], ferner als vorübergehender Befund bei der regenerativen Hyperplasie [32].

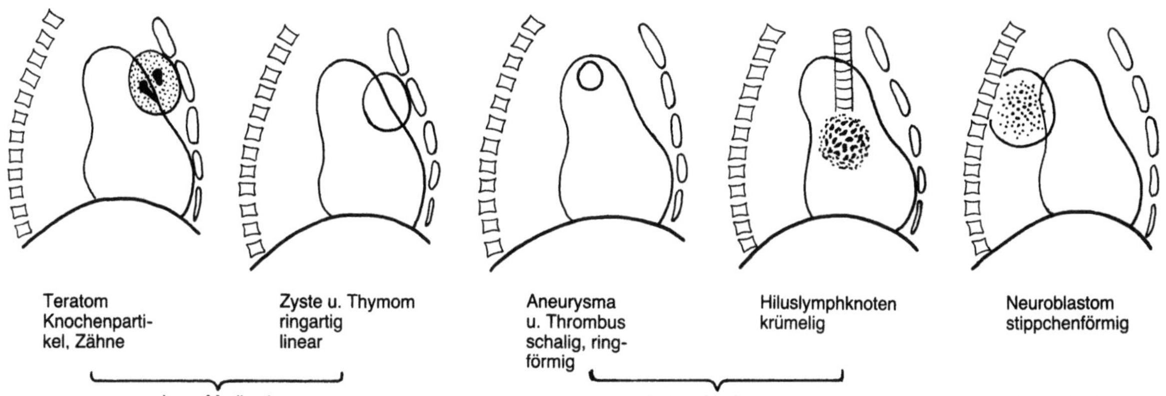

Abb. 37. Mediastinale Verkalkungstypen

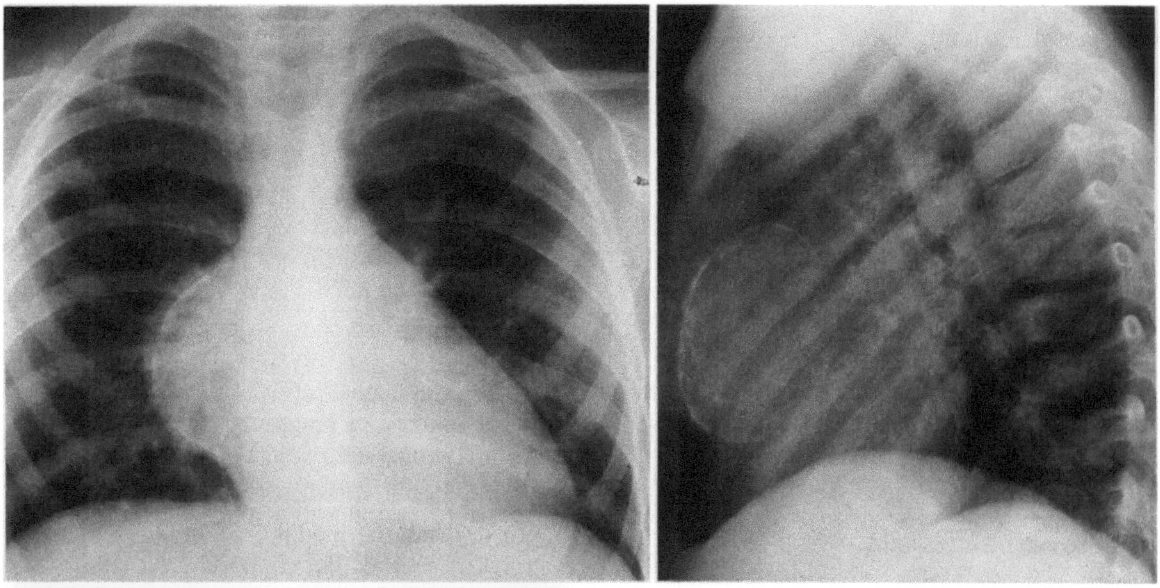

a b

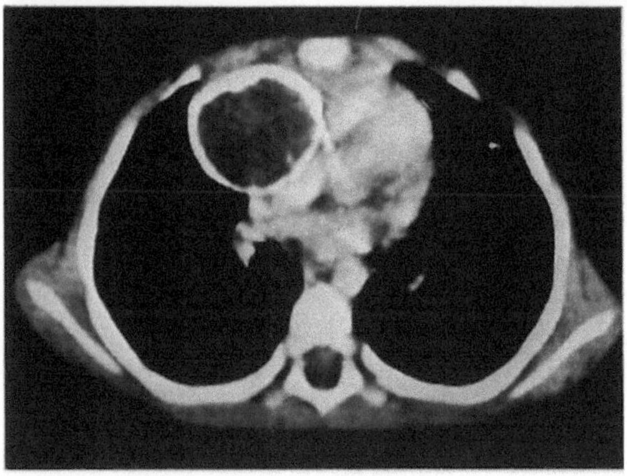

c

Abb. 38a–c. Verkalkte Thymuszyste bei 3 1/2jährigem Kind. **a** Thoraxübersicht: schalige, dem rechten Herzrand aufsitzende Verkalkung, die sich im Seitenbild **b** in das vordere Mediastinum projiziert und längsovale Form besitzt. **c** Computertomogramm: dicker kreisrunder Verkalkungsbezirk, innerhalb dessen sich eine inhomogene Struktur findet. Operation: Exstirpation. Histologie: Thymuszyste. (Aus WILLICH [101])

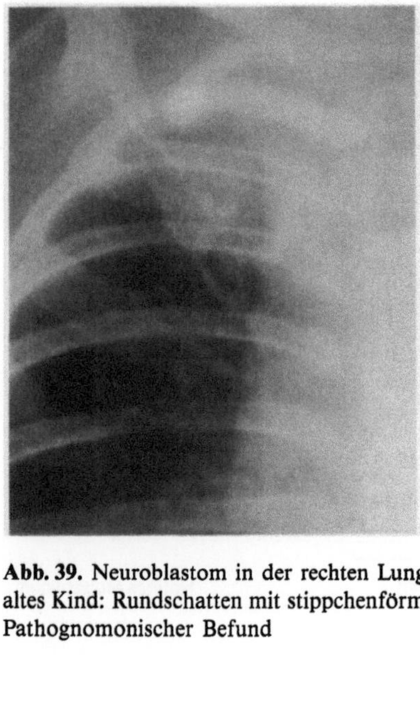

Abb. 39. Neuroblastom in der rechten Lungenspitze. 6 Monate altes Kind: Rundschatten mit stippchenförmigen Verkalkungen. Pathognomonischer Befund

5.10 Raumforderungen des Mediastinum (Tumoren, Zysten)

Raumforderungen des Mediastinum werden im Kindesalter oft zufällig entdeckt, da die Latenzzeit zwischen Tumorentstehung und klinischen Symptomen sehr lang sein kann. Treten klinische Erscheinungen auf, so hat der Prozeß meistens eine beträchtliche Größe erreicht. Leitsymptome: Dyspnoe, Stridor oder Reizhusten infolge Kompression und Dislokation der Trachea. Dysphagie durch Einengung des Ösophagus. Heiserkeit infolge Befall des N. recurrens, selten auch obere Einflußstauung infolge Kompression der V. cava sup. oder V. anonyma.

Das bei Kindern vorherrschende histologische Spektrum und die Unterschiede zwischen Raumforderungen bei Erwachsenen und Kindern sind aus Abb. 40 ersichtlich.

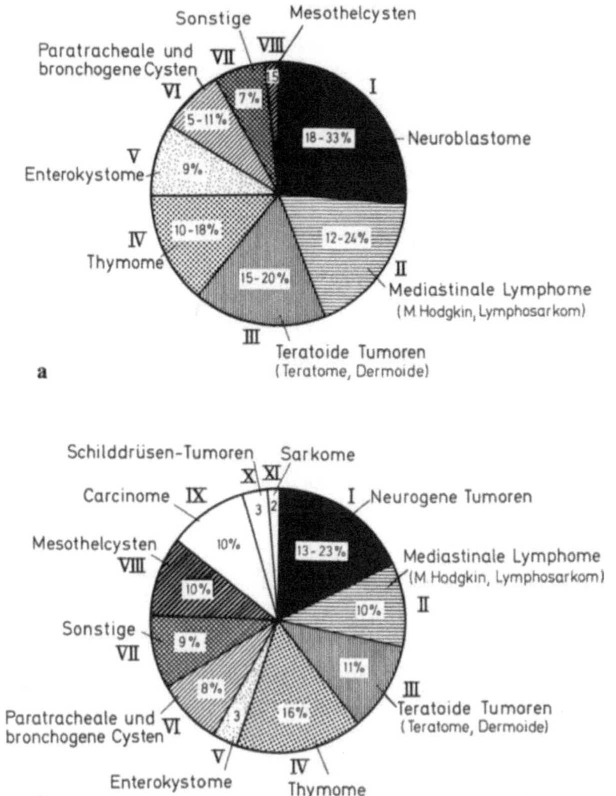

Abb. 40 a, b. Unterschiede im Spektrum zwischen den Mediastinaltumoren **a** des Kindesalters und **b** des Erwachsenen nach Histologie und Frequenz. (Nach Oppermann u. Willich [69])

Das bildgebende Vorgehen ist in Abschnitt 3 dargestellt, wobei in der Regel außer den Nativaufnahmen in 2 Ebenen die *Computertomographie* oder MRT [49, 59] ausreichen, letztere bei Unklarheiten bezüglich der Struktur (solide-zystisch), der Dignität (benigne/maligne), der Artdiagnose (Dichtebestimmung), der Erfassung der Nachbargebiete (Lymphknoten, Kompressions- oder Dislokationszeichen) und weiterer diagnostischer Faktoren, wie Lokalisation, Gefäßreichtum (Enhancement), Operabilität und Erguß. Da die Computertomographie in den frühen Altersstufen schwierig ist, läßt sich statt derselben auch die Ultraschalldiagnostik mit Erfolg einsetzen [20, 26].

In der *Röntgendiagnostik* erlauben die in Abb. 41 dargestellten Kriterien oft schon die Zuordnung. Ferner sind von Bedeutung die Feststellung der Seitigkeit, der Symmetrie mediastinaler Verdichtungen, der Dichte, Struktur, Form, Außenkonturen und der Nachweis von Verkalkungen oder knöchernen Elementen, schließlich die Erfassung assoziierter Fehlbildungen oder tumorbedingter Veränderungen am knöchernen Thorax, in den Lungen oder der Wirbelsäule und ferner auch der Nachweis von Eigenpulsationen des raumfordernden Prozesses.

5.10.1 Leukämische Infiltrationen bei T-Zell-Leukämie

Eine Infiltration der Lymphknoten im paratrachealen, tracheobronchialen und Hilusbereich, aber vor allem des Thymus mit Leukämiezellen verursacht die mediastinal-tumoröse Verlaufsform der akuten lymphatischen Leukämie [17]. Es handelt sich dabei meist um eine T-Zell-Leukämie.

Klinik: Husten, Atemnot, Blässe, Schluckbeschwerden, Einflußstauung und Pleuraerguß. Knaben im Schulalter sind 5mal häufiger betroffen als Mädchen. Frühzeitig kommt es auch zum Befall der Hoden und des Zentralnervensystems.

Röntgensymtome [10, 79, 103]: Es bestehen erhebliche bis tumorige Lymphknotenschwellungen paratracheal, parabronchial und im Hilus bis zur Auslöschung der Herzkonturen bei massiver tumoröser

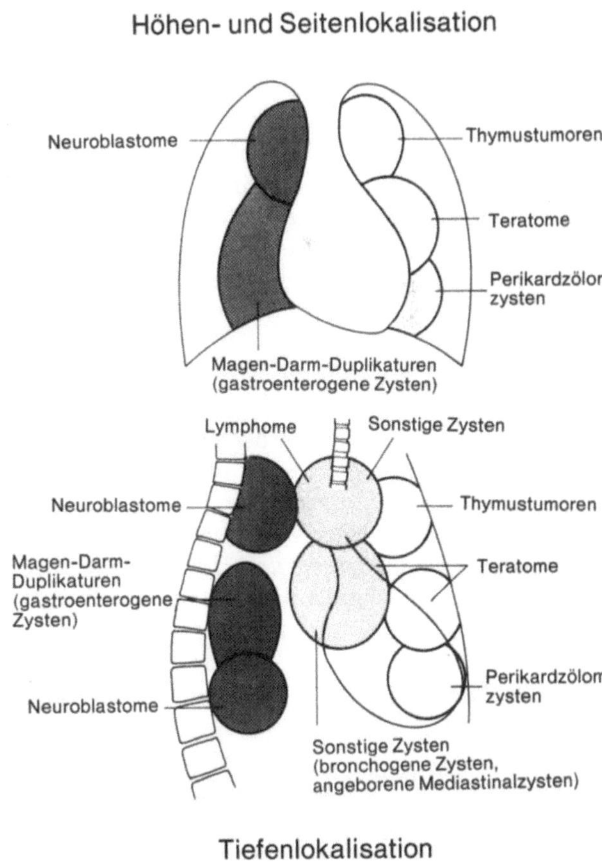

Abb. 41. Höhen-, Tiefen- und Seitenlokalisation der Mediastinaltumoren im Kindesalter. (Bei Thymomen und Perikardzölomzysten besteht keine Seitenprädilektion). (Nach Oppermann u. Willich [69])

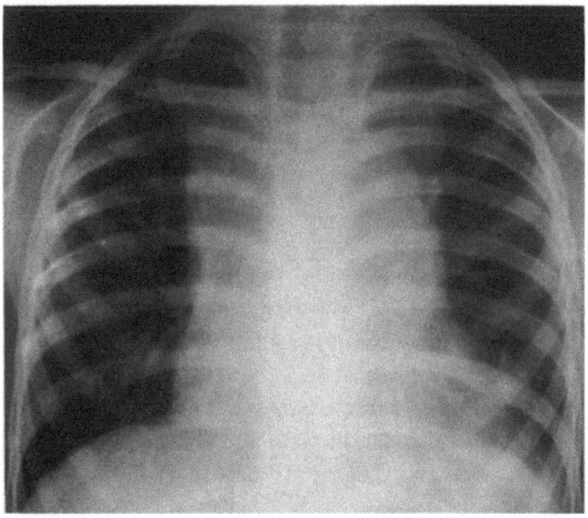

Abb. 42. Akute lymphatische Leukämie mit mediastinalem Befall und Thymusinfiltration. 8jähriger Junge. Thoraxübersicht: Massive und dichte Verbreiterung des gesamten Mediastinum unter Auslöschung der Herzkonturen. Im Seitenbild Befall des gesamten vorderen und mittleren Mediastinum (Erguß, tumorige Lymphome und Thymusinfiltration, ähnlich Abb. 34b). (Nach BENZ et al. [10])

Mediastinalverbreiterung, ähnlich dem bei malignen Lymphomen beschriebenen Röntgenbefund (s. Abschn. 5.6). Oft findet sich ein Pleuraerguß. Gleiche Röntgenveränderungen kann auch ein vom Thymus ausgehendes T-Zell-Lymphom mit leukämischer Transformation verursachen (Abb. 42).

5.10.2 Oberes Mediastinum

An Raumforderungen der oberen Thoraxapertur kommen vor allem solche vor, die in der zervikothorakalen Übergangsregion oder in der Halsregion lokalisiert sind und ins Mediastinum einwachsen, besonders *Lymphangiome und Hämangiome*, d.h. angeborene Ektasien der Halslymph- und Blutgefäße.

Klinik: Äußerlich sichtbare ein- oder beiderseitige Halsschwellung.

Röntgendiagnostik: Die meist nach kranial divergierende Verbreiterung des Mittelschattens setzt sich sichtbar in die Halsweichteile fort (Abb. 43). Mit der Computertomographie läßt sich die Ausdehnung ins Mediastinum ebenso wie die Artdiagnose durch die Hypodensität exakter bestimmen [31] (s. Abb. 15a).

Lymphangiome können zu enormer Ausdehnung im Mediastinum als „Lymphangiomatose", ja zu Ergüssen oder Osteolysen führen und dem Röntgenbefund eines Non-Hodgkin-Lymphoms täuschend ähnlich sein [56].

5.10.3 Vorderes Mediastinum

Die größte Rolle als „Raumforderung" im Säuglings- und frühen Kleinkindesalter spielt der *Thymus*. Da es sich um einen physiologischen Zustand handelt, ist er gesondert abgehandelt (s. Abschn. 5.1).

Im vorderen Mediastinum finden sich Thymome, Dermoide, Teratome und Mesothel- bzw. Perikardzysten.

Thymom: Unter diesen Begriff fallen alle Zysten und Tumoren des Thymus. Sie machen 10–18% der Mediastinaltumoren bei Kindern aus. Die Malignitätsrate ist bei Kindern niedrig, wobei jeder Thymustumor als potentiell maligne angesehen werden muß. Eine Geschlechts- und Altersprädilektion gibt es nicht.

Der Tumor ist schon bei Neugeborenen beschrieben, wenngleich als Rarität [68].

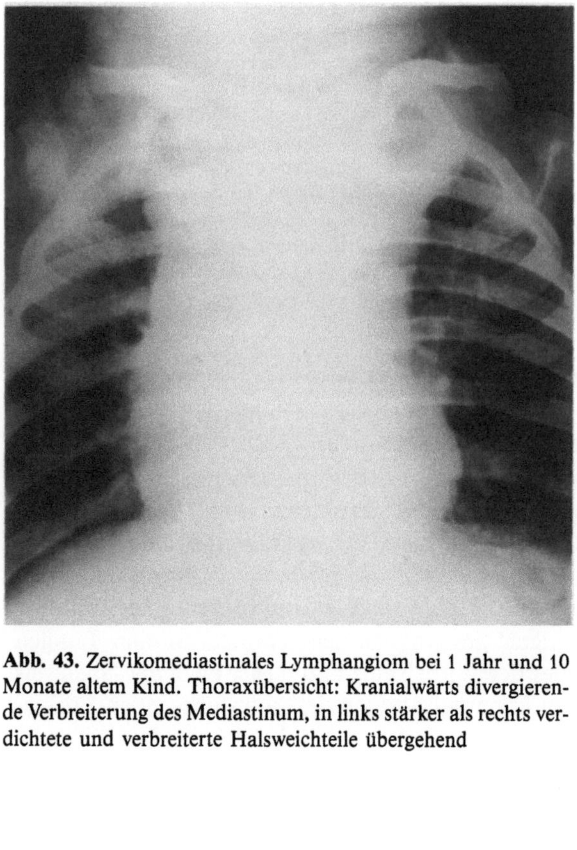

Abb. 43. Zervikomediastinales Lymphangiom bei 1 Jahr und 10 Monate altem Kind. Thoraxübersicht: Kranialwärts divergierende Verbreiterung des Mediastinum, in links stärker als rechts verdichtete und verbreiterte Halsweichteile übergehend

Hinzuweisen ist auch auf die *Myasthenia gravis*, deren juvenile Form häufig mit einer Thymushyperplasie assoziiert ist (s. Abschn. 5.1.5 u. Abb. 21).

Klinik: symptomfrei; Stridor und Dyspnoe erst bei größerer Ausdehnung, respiratorische Insuffizienz bei größeren malignen Tumoren [70].

Röntgensymptome: In mittlerer Höhe des vorderen Mediastinum, substernal in der sog. „Thymusloge" gelegen, dehnt sich der Tumor (meist einseitig) eher nach lateral und kaudal aus. Eine Seitenprädilektion ist nicht bekannt. Verkalkungen kommen in bis zu 20% der Fälle als lineare schalige Verdichtungen um die Außenkontur des Tumors vor. Im Vorderbild bleiben Thymome in 30–40% der Fälle unerkannt, aufschlußreicher sind Seitenbild und *Computertomographie* [14].

Die *Gallium-67-Szintigraphie* ergibt in ca. 80% der Fälle eine pathologische Speicherung im vorderen Mediastinum.

Differentialdiagnose: In erster Linie kommt die Thymushyperplasie in Betracht, die sich mit bildgebenden und klinischen Methoden nicht immer eindeutig abgrenzen läßt, (s. hierzu Abschn. 5.1.5 und Abb. 21).

Thymuszysten: Sie entstehen als echte Zysten durch Ansammlung von Flüssigkeit oder durch Blutung in einen Thymusgang, als thymopharyngeale Gangreste oder aus degenerierten Hassallschen Körperchen [26]. Der Anteil zystischer Thymome bei Kindern liegt unter 5% aller Thymome (Abb. 38). Bisher sind ca. 20 Fälle beschrieben [54].

Bei den relativ häufigen *zervikalen Thymuszysten* findet sich eine sichtbare oder palpable Schwellung in den Halsweichteilen. Sie sind sonographisch gut faßbar [77]. Die *mediastinalen Thymuszysten* sind entweder asymptomatisch oder ein Zufallsbefund. Blutungen in die Zyste kommen bei aplastischen Anämien [62] und anderen Krankheitszuständen vor, ebenso Sekundärinfektionen unter dem Bild der Mediastinitis.

Röntgensymptome: Im Sagittalbild findet sich lediglich eine Verbreiterung des oberen Mediastinum durch eine ein- oder beidseitige Weichteilmasse, oder die Zyste bleibt unsichtbar. Verkalkungen kommen selten vor (Abb. 38a, b). Das Seitenbild ermöglicht die Lokalisation in das vordere Mediastinum und die Ausdehnung, die bis in den Zervikal- oder Zwerchfellbereich erfolgen kann.

Sonographie und Computertomographie decken meist erst mit größerer Sicherheit den zystischen Charakter der Raumforderung und die unilokuläre Anlage als Solitärzyste oder eine multizystische Umwandlung auf (Abb. 38c).

Differentialdiagnose: zystisches Teratom (s. unten), zervikomediastinales Lymphangiom oder Hämangiom, bronchogene Zysten.

Teratom: Der aus einer Mischung von ortsfremden Geweben bestehende embryonale Tumor leitet sich von allen 3 Keimblättern ab. Von allen Teratomen kommen nur 10% im Mediastinum vor. Bei schnellem Wachstum werden sie bereits bei Säuglingen, sonst erst im Kleinkindes- bzw. Schulalter, häufiger bei Mädchen als bei Knaben diagnostiziert. Trotz benigner Natur tendieren sie mit zunehmendem Alter zu Malignität (10–20%). Diese ist umso wahrscheinlicher, je größer der Tumor ist.

Klinik: Oft lange symptomlos gibt es auch schnell wachsende Tumoren mit akuter Symptomatik, wie Dyspnoe und Brustschmerz, bei Neugeborenen auch als Atemnotsyndrom.

Röntgensymptome: Meist in mittlerer Höhe gelegen findet sich eine mäßig scharf begrenzte, rundliche Verdichtung, die sich vom Herzschatten nicht eindeutig abhebt (Silhouette-Zeichen) und häufiger links als rechts vorkommt. Das Seitenbild ermöglicht die Lokalisation in das vordere (bis mittlere) Mediastinum und den Umfang von Tomaten- bis Apfelsinengröße. Ferner sind hier auch die pathognomonischen Verkalkungen in Form von Knochenteilen, Zähnen oder anderen ektodermalen Gebilden besser sichtbar. Regional vermehrte Transpa-

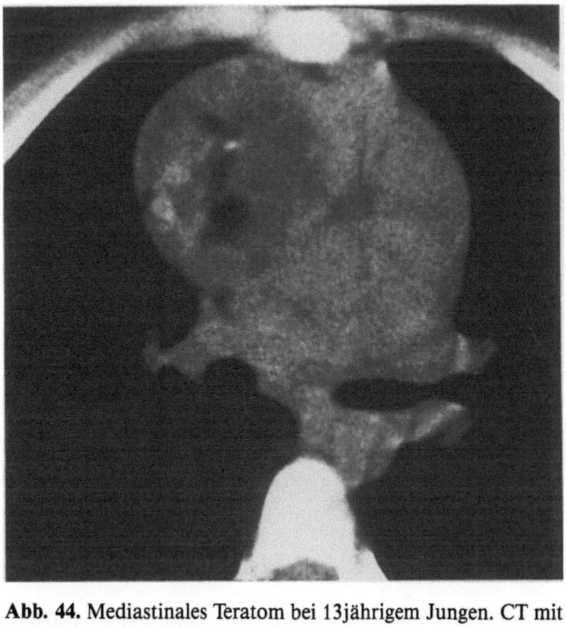

Abb. 44. Mediastinales Teratom bei 13jährigem Jungen. CT mit typischer ventraler Lage des Tumors und den pathognomonischen kalkdichten Herden. (Frau Prof. Dr. B. Stöver, Univ. Klinikum Charité, Pädiatr. Radiologie, Berlin)

renz spricht für Fettgewebe im Tumor. Feinere Kalkanteile können im Röntgenbild fehlen, aber computertomographisch erfaßbar sein (Abb. 44).

Weitere charakteristische Merkmale sind im Computertomogramm dann wertvoll, wenn Verkalkungen im Röntgenbild fehlen: dickwandige Zysten, Fettgehalt (Hypodensität von 25–30 HE), wasser- und weichteildichte Areale und die Vorwölbung solider Bestandteile in die Tumorhöhlen [95]. Bisher sind 10 Fälle mit Teratomen im *hinteren Mediastinum* beschrieben [83].

Dermoide und Dermoidzysten verhalten sich wie Teratome und sind von diesen daher nicht abzugrenzen, wenngleich Kalkbestandteile hier viel seltener sind. Diese Tumoren werden den Teratomen zugerechnet [72].

Mesothelzyste: Hierzu gehören die bei Kindern seltenen Pleuramesotheliome und Perikardzölomzysten sowie auch die angeborenen Perikardzysten. Sie gehen von den serösen Membranen, wie Pleura oder Perikard, aus [60].

5.10.4 Mittleres Mediastinum

Bronchogene Zysten: Es handelt sich um seltene Fehlbildungen bei der Ausdifferenzierung des primitiven Vorderdarms. Sie gehören zu den Mischgeschwülsten und machen mit den paratrachealen Zysten 5–11% der Mediastinaltumoren bei Kindern aus. Mehr als die Hälfte der Fälle kommt im ersten Lebenshalbjahr zur Behandlung. Je nach Lage weichen sie von der Mittellinie nach rechts oder links ab und tangieren Ösophagus, Hauptbronchien und Trachea.

Klinik: Die Hälfte der Fälle ist symptomlos. Klinische Symptome sind erst dann zu erwarten, wenn die Zysten eine Größe erreicht haben, bei der die Trachea oder Speiseröhre komprimiert oder verlagert werden: Stridoröse Atmung, besonders bei Säuglingen, Atemnot, Zyanose und rezidivierende Infekte der oberen Luftwege.

Röntgensymptome: Die mittelständige Lage macht durch enge Beziehung zur Trachea und den Hauptbronchien die Zysten im Sagittalbild lange Zeit unsichtbar. Bei Größenzunahme imponieren sie als scharf begrenzte, rundliche transparente Verdichtung in oberer bis mittlerer Höhe des mittleren Mediastinum (Abb. 45a).

Ein Seitenbild ist unabdingbar, die Ösophagographie und Hartstrahlaufnahme können auf die Diagnose hinweisen, die Computertomographie sichert die Diagnose [27, 89] (Abb. 45b, c).

Unter der Durchleuchtung kommt es zu respiratorischen Formveränderungen der dünnwandigen

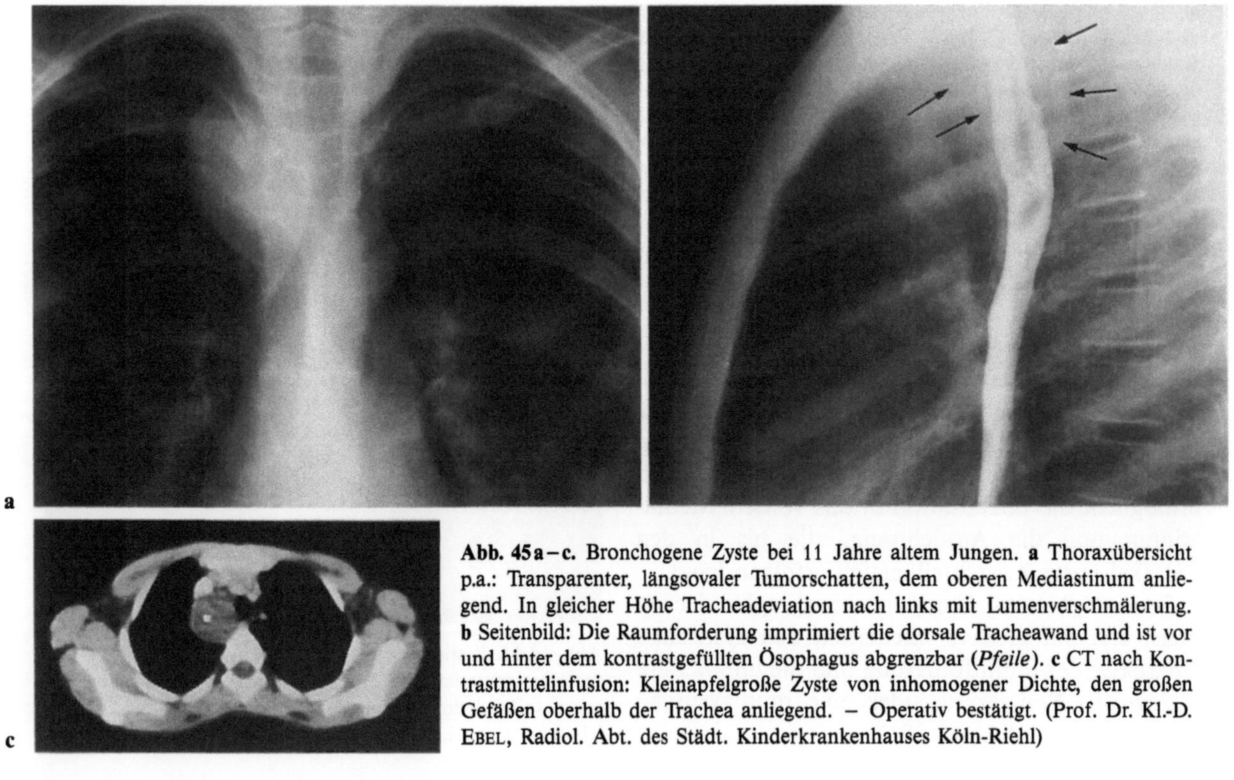

Abb. 45a–c. Bronchogene Zyste bei 11 Jahre altem Jungen. **a** Thoraxübersicht p.a.: Transparenter, längsovaler Tumorschatten, dem oberen Mediastinum anliegend. In gleicher Höhe Tracheadeviation nach links mit Lumenverschmälerung. **b** Seitenbild: Die Raumforderung imprimiert die dorsale Trachеawand und ist vor und hinter dem kontrastgefüllten Ösophagus abgrenzbar (*Pfeile*). **c** CT nach Kontrastmittelinfusion: Kleinapfelgroße Zyste von inhomogener Dichte, den großen Gefäßen oberhalb der Trachea anliegend. – Operativ bestätigt. (Prof. Dr. Kl.-D. EBEL, Radiol. Abt. des Städt. Kinderkrankenhauses Köln-Riehl)

Zysten. Sie können einen Bronchus derart komprimieren, daß ein obstruktives Lungen- oder Lobäremphysem oder eine Atelektase resultieren. Bei subcarinaler Lage ist der Bifurkationswinkel vergrößert. Die Zysten sind in der Regel luftgefüllt: kommt es jedoch zur Kommunikation mit der Trachea oder einem Bronchus, so führt dies zur Flüssigkeitsfüllung. Bei Langzeitkontrollen finden sich Größenänderungen.

5.10.5 Hinteres Mediastinum

Neurogene Tumoren: Es handelt sich je nach Reifestadium um eine Gruppe von benignen oder malignen Tumoren, welche histologisch durch Sympathogonien (unreife Formen), Sympathikoblasten (reifere Formen) oder durch Neurofibrillen und Neuroblasten gekennzeichnet sind. Bei Säuglingen und Kleinkindern bis zu 3 Jahren kommen die malignen Sympathogoniome und Neuroblastome, bei älteren Klein- und Schulkindern vorwiegend die benignen Ganglioneuroblastome vor. Ein Drittel aller Neuroblastome liegt in Höhe des thorakomediastinalen Anteils: 80% werden in den ersten $2\frac{1}{2}$ Lebensjahren diagnostiziert. Mit 30% aller malignen Tumoren des Kindesalters haben die neurogenen Tumoren einen relativ großen Anteil.

Oft bleibt der Tumor lange Zeit klinisch stumm. Die Kombination mit Haut- und Skelettveränderungen deutet eher auf eine Neurofibromatose (M. Recklinghausen) hin. Blutuntersuchungen auf Homovanillinsäure bzw. Katecholamine (Mandelsäurederivate) sichern die Diagnose.

Das Krankheitsbild der *Myoklonischen Enzephalopathie* (Kinsbourne-Syndrom) erfordert wegen der häufigen Assoziation mit einem Neuroblastom die Suche nach einem neurogenen Tumor mittels Thoraxaufnahme [96].

Das *Horner-Syndrom* kann Ausdruck der Malignität bei zervikothorakaler Lokalisation des Tumors sein.

Röntgensymptome: Im Sagittalbild finden sich rundliche bis ovale unilaterale, markstück- bis apfelgroße Schatten, die gering über das Mediastinum hinausragen, oder aber auch größere polygonale Tumorschatten, die sich wegen ihrer dorsalen Lage deutlich von den Herzkonturen abheben. Sie weisen eine homogene Dichte und in 16–70% der Fälle auch stippchenartige Kalkeinlagerungen auf (Abb. 39) und sind rechts etwas häufiger als links gelegen. Thorakoabdominale. Ausdehnung oder generalisierter Tumorbefall sind bei jungen Kindern nicht selten. Gleichzeitig oder auch isoliert kann eine „paravertebrale Weichteilverschattung" [29], oft als erstes Symptom, bestehen. Das Seitenbild sichert die Lage, die Verkalkung die Diagnose. Letztere ist gelegentlich besser oder auch nur im Computertomogramm sichtbar (Abb. 46). Der Tumor liegt – entsprechend dem Ausbreitungsgebiet des N. sympathicus – der dorsalen Thoraxwand breit an. Suche nach Einwachsen in den Spinalkanal (Hanteltyp: sog. Sanduhrtumoren) ist mittels Computertomographie oder Myelographie bei entsprechenden verdächtigen Symptomen erforderlich. Hierbei sind die Foramina intervertebralia auf Wirbelsäulen-Schrägaufnahmen vergrößert.

Die *Metastasierung* erfolgt in regionale Lymphknoten, Leber und in das Skelett [104], wobei die Symmetrie des Befalls an den langen Röhrenknochen kennzeichnend ist. Daher sind routinemäßig eine Leber- und Skelettszintigraphie, Sonographie, ferner ein Skelettstatus – je nach dem Ergebnis der Szintigraphie – erforderlich.

Gastro- und enterogene Zysten (Enterokystome, neuroenterale Zysten): Diese stellen echte Duplikaturen mit Magen- oder Darmschleimhaut als Innenauskleidung dar. Die Schleimhautsekretion verursacht oft eine stärkere Flüssigkeitsfüllung und relativ frühe Größenzunahme, so daß die Diagnose bei 2/3 der Fälle schon im ersten Lebensjahr gestellt wird. Nur bei 20% der Fälle kommuniziert die Zyste mit dem Verdauungstrakt, bei 50% hat sie eine Verbindung zur Wirbelsäule, Ausdruck zahlreicher Anomalien der Hals-, häufiger der Brustwirbelsäule. Dazu kommen bei 1/3 der Patienten assoziierte Fehlbildungen des Darms und Zentralnervensystems [47].

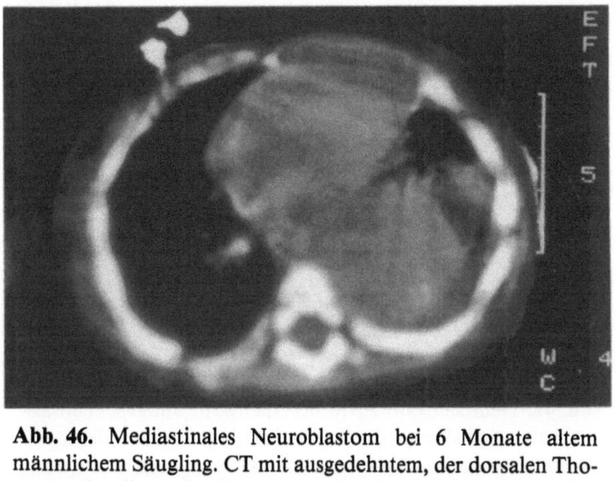

Abb. 46. Mediastinales Neuroblastom bei 6 Monate altem männlichem Säugling. CT mit ausgedehntem, der dorsalen Thoraxwand anliegenden Tumor und einzelnen kleinfleckigen Verkalkungen. (Prof. Dr. M. REITHER, Inst. f. Diagnost. Radiologie, Klinikum-Süd, Nürnberg)

Klinik: Rezidivierende Infekte der oberen Luftwege. Dyspnoe, Zyanose, Dysphagie oder Erbrechen. Ulzerationen führen zu gastrointestinalen Blutungen.

Röntgensymptome: Es findet sich ein zystischer oder tubulärer Tumorschatten in den basalen Abschnitten des hinteren Mediastinum. Er ist in der Regel bilateral ausgedehnt, bei Einseitigkeit häufiger nach rechts. Die Schattendichte ist gering, die Konturen sind oft erst bei weiteren bildgebenden Methoden auszumachen. Im *Seitenbild*, gegebenenfalls kernspintomographisch, findet sich zwischen der Zyste und der dorsalen Thoraxwand – im Gegensatz zum Neuroblastom – ein geringer Abstand. Die Trachea ist nach ventral, der Ösophagus vorwiegend dorsalwärts disloziert. Die Sagittalaufnahme des Thorax, besser die *Skelettaufnahme der Brustwirbelsäule*, zeigt in bis zu 50% der Fälle oberhalb der Zyste gelegene Mißbildungen (Abb. 47). Bei Auskleidung der Zyste mit Magenschleimhaut ist diese szintigraphisch nachzuweisen (99m Tc-Pertechnat). Große Vorteile in der Erfassung der zystischen Natur, der Ursachen der klinischen Drucksymptome und der exakten Bestimmung der Lageverhältnisse zur Wirbelsäule bietet die Computertomographie [40].

Differentialdiagnostisch sind andere Zysten des Mediastinum röntgenologisch von den Duplikaturen nur durch ihre andere Lokalisation zu unterscheiden.

Ösophagusduplikaturen: s. Kap. Ösophagus, Bd. 2.

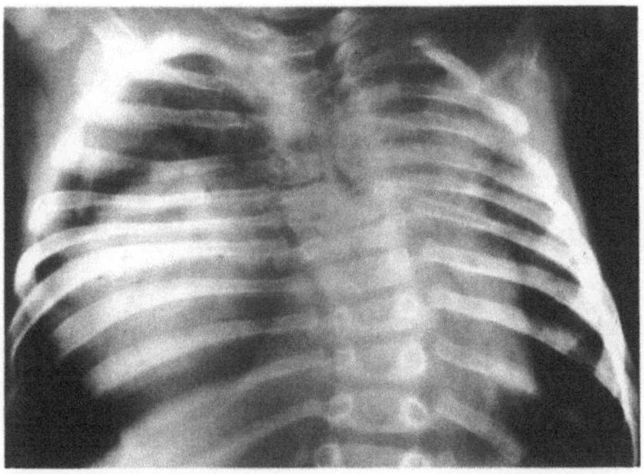

Abb. 47. Neuroenterale Zyste bei 5jährigem Jungen. Thoraxübersicht: Apfelsinengroßer Rundschatten im rechten Hemithorax. Im Seitenbild springt der Tumor von dorsal weit in das mittlere Mediastinum vor. Auf der vorliegenden Skelettaufnahme des Thorax finden sich multiple Mißbildungen der oberen und mittleren Wirbelsäule. Thoraxdeformierung, Totalexstirpation

5.10.6 Sonstige seltene Raumforderungen im Mediastinum

Hierzu gehören die mediastinale Echinokokkose [71] und die mediastinale Hämangiomatose [74]. Ferner werden beobachtet
im vorderen Mediastinum: Seminom, kavernöses Hämangiom [42], Desmoid und Sarkom [45];
im mittleren Mediastinum: chronisches Granulom, Plasmazellgranulom, Rhabdomyosarkom, Sarkom und Fibrom;
im hinteren Mediastinum: Lipom, benignes Hämangioendotheliom, Phäochromozytom und Sarkom [35, 45].

Ferner können entzündliche Pseudotumoren [43] oder ektopes Thymusgewebe [3, 87] mediastinale Tumoren vortäuschen (s. auch S. 198).

Literatur

1. Abel M (1995) Prämedikation und Risiken bei der Computertomographie im Neugeborenen- und Säuglingsalter. Radiologe 25:599
2. Adam EJ, Ignotus PJ (1993) Sonography of the thymus in healthy children: frequency of visualisation, size, and appearance. AJR 161:153
3. Al- Salem AH (1992) Thymic tissue simulating a posterior mediastinal mass. Eur J Pediatr Surg 2:106
4. Amour Th E St, Siegel MJ, Glazer HS, Nadel SN (1987) CT appearances of the normal and abnormal thymus in childhood. J Comp Ass Tomogr 11:645
5. Appell RG, Oppermann HC, Brandeis WE (1981) Skeletal lesions in Hodgkin's disease. Pediatr. Radiol 11:61
6. Bach AM, Hilfer CL, Holgersen LO (1991) Left-sided posterior mediastinal thymus- MRI findings. Pediatr Radiol 21:440
7. Ball F. Stöver B, Vettermann H, Müller U (1982) Zum Aussagewert der Thoraxaufnahmen bei isolierter valvulärer Pulmonalstenose. Monatschr Kinderheilk 130:41
8. Baron RL, Lee JKT, Sagel SS, Peterson RR (1982) Computed tomography of the normal thymus. Radiology 142:121
9. Batistich AT (1976) Dilatation of azygos vein simulating mediastinal tumour. Aust Radiol 20:329
10. Benz G, Brandeis WE, Willich E, (1976) Radiological aspects of leukemia in childhood. Pediatr Radiol 4:201
11. Bisceglia M, Donaldson JS, (1991) Calcification of the ligamentum arteriosum in children: a normal finding on CT. AJR 156:351
12. Bode M. Scheidt W (1988) Change of thymic size during and following cytotoxic therapy in young patients. Pediatr Radiol 18:20
13. Boothroyd AE, Hall- Craggs MA, Dicks-Mireaux C, Shaw DG, (1992) The magnetic resonance appearances of the normal thymus in children. Clin Radiol 45:378
14. Brown LR, Muhm JR, Gray JE (1980) Radiographic detection of thymoma. AJR 134:1181
15. Capitanio MA, Faerber EN, Gainey MA, Wolfson BJ (1984) CT of the pediatric chest. J Radiol 65:727

16. Carty H, (1990 Ultrasound of the normal thymus in the infant: a simple method of resolving a clinical dilemma. Br J Radiol 63:737
17. Chilcote RR, Coccia P, Sather HN, Robison LL, Bachner RL, Nesbit ME, Hammond D (1984) Mediastinal mass in acute lymphoblastic leukemia. Med Pediatr Oncol 12:9
18. Chertoff J, Barth RA, Dickerman JD, (1991) Rebound thymic hyperplasia five years after chemotherapy for Wilms' tumor. Pediatr Radiol 21:596
19. Choyke PL, Zeman RK, Gootenberg JE, Greenberg JN, Hoffer F. Frank JA (1987) Thymic atrophy and regrowth in response to chemotherapy: CT evaluation. AJR 149:269
20. Claus D, Coppens JP (1984) Approche ultrasonographique des masses mediastinales de l'enfant. Ann Radiol 27:150
21. Cohen MD, Weber TH R, Sequeira Fr W, Vane DW, King H (1983) The diagnostic dilemma of the posterior mediastinal thymus. CT manifestations. Radiology 146:691
22. Cohen MD, Klatte EC, Smith JA, Martin-Simmerman P, Carr B, Baehner R, Weetman R, Provisor A, Coates Th Berkow R, Weisman SJ, McKenna S, McGuire W (1985) Magnetic resonance imaging of lymphomas in children Pediatr Radiol 15:179
23. Cohen MD, Siddiqui A, Weetman R, Provisor A, Coates Th (1986) Hodgkin disease and non-Hodgkin lymphomas in children: utilization of radiological modalities. Radiology 158:499
24. Cory DA, Cohen MD, Smith JA (1987) Thymus in the superior mediastinum simulating adenopathy: Appearance on CT. Radiology 162:457
25. Day DL Gedgaudas E (1984) The thymus. Radiol Clin North Am 22:519
26. Deeg, KH, Bellingrath L (1993) Sonographic diagnosis of a huge necrotizing thymic cyst. Pediatr Radiol 23:563
27. Du Montier Ch, Gravis ER, Silberstein MJ, McAlister WH (1985) Bronchogenic cysts in children. Clin Radiol 36: 431
28. Ebel KD (1980) Zur Röntgendiagnostik des Thymus im Kindesalter. Radiologe 20:379
29. Eklöf O, Galatius-Jensen F, Damgaard-Petersen K (1981) Malignant versus benign paravertebral widening in children. Pediatr Radiol 11:193
30. Elkowitz SS, Leonidas JC, Lopez, M, Cherick I, Schiff, RG, Karayalcin G, Lanzkowski P (1993) Comparison of CT and MRI in the evaluation of therapeutic response in thoracic Hodgkin disease. Pediatr Radiol 23:301
31. Fezulidis I, Imhof H. Gritzman N, Hajek P, Karnel F, Sieghart S (1985) Mediastinales Lymphangiom – Wert der Computertomographie. Röfo 143:105
32. Foulner D (1991) Case report: Transient thymic calcification – association with rebound enlargement. Clin Radiol 44:428
33. de Geer G, Webb WR, Gamsu G (1986) Normal thymus: assessment with MR and CT. Radiology 158:313
34. Grulich M, Dörfel W, Reuter G, Skorka B (1983) Lungenbeteiligung bei Lymphogranulomatose im Kindesalter. Pädiatr Grenzgeb 22:149
35. Guillemin F, Schmitt M, Gautry P, Prévot J (1979) Tumeurs rares dans le mediastin posterieur chez l'enfant. Chir Pédiatr 20:413
36. Haller JO, Schneider M, Kassner EG, Friedman AP, Waldroup LD (1980) Sonographic evaluation of the chest in infants and children. AJR 134:1019
37. Harris VJ, Ramilo J, White H (1980) The thymic mass as a mediastinal dilemma. Clin Radiol 31:263
38. Heiberg E, Wolverson MK, Sundaram H, Nouri S (1982) Normal thymus: CT characteristics in subjects under age 20. AJR 138:491
39. Heitzman ER (1988) The mediastinum, Radiologic correlations with anatomy and pathology. Springer, Berlin Heidelberg New York
40. Hernandez RJ (1987) Role of CT in the evaluation of children with foregut cysts, Pediatr Radiol 17:265
41. Hoeffel JC, Pernot C, Worms AM, Brétagne MC, Bernard C (1988) L'hypertrophie thymique post-opératoire dans les cardiopathies congénitales graves. Ann Pédiatr. 35:440
42. Ishii K, Maeda K, Hashihira M et al. (1990) MRI of mediastinal cavernous hemangioma. Pediatr Radiol 20:556
43. Kim I, Kim WS, Yeon KM, Chi JG (1992) Inflammatory pseudotumor of the lung manifesting as a posterior mediastinal mass. Pediatr Radiol 22:467
44. Kim Han B, Babcock DS, Oestreich AE, (1989) Normal thymus in infancy: sonographic characteristics. Radiology 170:471
45. King RM, Telander RL, Smithson WA, Banks PM, Han M-T (1982) Primary mediastinal tumors in children. J. Pediatr Surg 17:512
46. Kirks DR, Korobkin M (1981) Computed tomography of the chest in infants and children: techniques and mediastinal evaluation. Radiol Clin North Am 19:409
47. Köster B, Emons D, Kunath U, Födisch HJ (1987) Neurenterische Zyste des Mediastinum – Fallbericht und Literaturübersicht. Klin Pädiat 199:1
48. Kolygin BA, Vesnin AG (1976) Hodgkin's disease in children: Clinico-roentgenologic features of the lesion in the chest. Pediatr. Radiol 5:144
49. Kornreich L, Horev G, Ziv N, Grünebaum M (1992) Cystic mediastinal lesions in children: evaluation by magnetic resonance and conventional imaging. Eur J Pediat 151:38
50. Leibundgut K, Willi U, Plüss HJ, (1992) Thymic rebound following successfull chemotherapy of B-Lymphoma. Eur J Pediat 151:95
51. Lemaitre L, Leclerc F, Marconi V, Taboureau O, Avni EF, Rémy J (1987) Ultrasonographic findings in thymic lymphoma in children. Eur J Radiol 7:125
52. Lemaitre L, Marconi V, Avni EF, Rémy J (1987) The sonographic evaluation of normal thymus in infants and children. Eur J Radiol 7:130
53. von Lengerke HJ, Schmidt H (1988) Mediastinalsonographie im Kindesalter. Radiologe 28:460
54. Levine Cl (1988) Cervical presentation of a large thymic cyst: CT appearance. J Comput. Assist. Tomogr. 12:656
55. Linde LM, Marcus B Padua E (1991) Normal thymus simulating pericardial disease: diagnostic value of magnetic resonance imaging. Pediatrics 88:328
56. Ludwig R, Oppermann HC, Ulmer HE, Daum R (1979) Exsudative Perikarditis bei cervicomediastinalem Lymphangiom. Monatsschr Kinderheilkd 127:732
57. Malmgreen N, Laurin S, Ivancev K, Békassy A (1987) Mediastinal pseudomass: Pneumonia and atelectasis behind the left pulmonary ligament. Pediatr. Radiol 17:451
58. Mandell GA, Lautieri R, Goodman LR (1982) Tracheobronchial compression in Hodgkin's lymphoma in children. AJR 139:1167
59. Merten DF (1992) Diagnostic imaging of mediastinal masses in children. AJR 158:825
60. Miller JH (Ed) (1985) Imaging in pediatric oncology, Williams & Wilkins, Baltimore London
61. Molina PL, Siegel MJ, Glazer HS, (1990) Thymic masses on MR imaging. AJR 155:495
62. Moskowitz PS, Noon MA, McAlister WH, Mark JBD

(1980) Thymic cyst hemorrhage: a cause of acute, symptomatic mediastinal widening in children with aplastic anemia. AJR 134:832

63. Ng YY, Healy JC, Vencent JM, Kingston JE, Armstrong P, Reznek RH (1994) The radiology of non-Hodgkin's lymphoma in childhood: a review of 80 cases. Clin Radiol 49:594
64. Nogues A, Tovar JA, Sunol M, Palacio M, Albisu J (1987) Hodgkin's disease of the thymus: A rare mediastinal cystic mass. J Pediatr Surg 22:996
65. North LB, Fuller LM, Hagemeister FB, Rogers RW, Butler JJ, Shullenberger CC (1982) Importance of initial mediastinal adenopathy in Hodgkin disease. AJR 138:229
66. Odagiri K, Nishihira K, Hatekayama S, Kobayashi K (1991) Anterior mediastinal masses with calcifications on CT in children with histiocytosis -X (Langerhans cell histiocytosis). Pediatr Radiol 21:550
67. O'Keeffe FN, Swischuk LE, Stansberry SD (1991) Mediastinal pseudomass caused by compression of the thymus in neonates with anterior pneumothorax. AJR 156:145
68. Oppermann HC, Brandeis WE (1975) Konnatales Thymom Z Kinderchir 16:366
69. Oppermann HC, Willich E (1978) Zur Röntgendiagnostik und Differentialdiagnose der Mediastinaltumoren. Radiologe 18:218, 225
70. Oppermann HC, Ulmer HE, Vogt-Moykopf Z (1977) Thymom: seltene Ursache einer akuten respiratorischen Insuffizienz im Kindesalter. Z Kinderchir 21:178
71. Oppermann HC, Appell RG, Bostel FR, van Kaick G, Wahn U (1982) Mediastinal hydatid disease in childhood: CT documentation of response to treatment with mebendazole. J Comp Ass Tomogr 6:175
72. Plenert W, Zintl F (1982) Pädiatrische Onkologie. Thieme, Leipzig
73. Polanski St, Gooding ChA, Potter B (1974) Idiopathic dilatation of the superior vena cava. Pediatr. Radiol 2:167
74. Rautenburg HW, Stambolis Ch (1986) Hämangiomatose im Kindesalter. Pädiatr Prax 33:583
75. Reither M (1974) Thoraxsonographie im Kindesalter. Röntgenpraxis 37:375
76. Rivero H, Gaisie G, Bender TM, Kook Sang Oh (1984) Calcified mediastinal lymph nodes in Hodgkin's disease. Pediatr Radiol 14:11
77. Rösslein R, Herzog B, Oberholzer M, Ohnacker H, Signer E (1988) Zervikale Thymuszyste im Kindesalter. Z Kinderchir 43:334
78. Rose JS, Lam C (1982) Thymic enlargement in association with hyperthyroidsm. Pediatr Radiol 12:37
79. Rosenfield NS (1982) The radiology of childhood leukemia and its therapy. Warren H Green. St. Louis, Miss
80. Salonen OLM, Kivisaari ML, Somer JK (1984) Computed tomography of the thymus of children under 10 years. Pediatr Radiol 14:373
81 Savoca CJ, Brasch RC, Gooding Ch A, Gamsu G (1978) The right paratracheal stripe in children. Pediatr Radiol 6:203
82. Schneider K, Mayr B, Fendel H (1986) Möglichkeiten und Grenzen der sonographischen Diagnostik des Thorax im Kindesalter. Röfo 144:546
83. Sidani AH, Oberson, R, Déléze G, Barras MH, Genton N, Laurini R (1991 Infected teratoma of lower posterior mediastinum in a six-year-old boy. Pediatr Radiol 21:438
84. Siegel MJ, Sagel St S, Reed K (1982) The value of computed tomography in the diagnosis and management of pediatric mediastinal abnormalities. Radiology 142:149
85. Siegel MJ, Nadel SN, Glazer HS, Sagel St S (1986) Mediastinal lesions in children: comparison of CT and MR Radiology 160:241
86. Silverman FN (1985) Caffey's pediatric X-ray diagnosis: an integrated imaging approach, 8th ed. Year Book Med Publ. Chicago
87. Slovis TL, Meza M, Kuhn JP (1992) Aberrant thymus- MR assessment. Pediatr Radiol 22:490
88. Smith WL, Franken EA, Smith JA (1976) Pneumoesophagus as a sign of H-type tracheoesophageal fistula. Pediatrics 58:907
89. Snyder ME, Luck SR, Hernandez R, Sherman JO, Raffensperger JG (1985) Diagnostic dilemmas of mediastinal cysts. J Pediatr Surg 20:810
90. Spighland N, Bensoussan AL, Blanchard H, Russo P (1990) Aberrant cervical thymus in children: three case reports and review of the literature. J Pediat Surg 25: 1196
91. Stöver B, Ball F (1982) Calcifying mediastinal cysts following combined radiation and chemotherapy for malignant lymphoma. Ann Radiol 25:156
92. Stöver B, Ball F, Müller U (1975) Die radiologische Differenzierung eines prominenten Pulmonalsegmentes. Vortr 12. Tagg Ges f Pädiatr Radiologie, Wien
93. Straube EM, Rautenburg HW (1974) Der prominente Pulmonalbogen im Säuglings- und Kindesalter. Klin Pädiatr 186:107
94. Sumner TE, Auringer ST, Preston AA, (1993) Thymic calcifications in histiocytosis X. Pediatr Radiol 23:204
95. Suzuki M, Takashima T, Itoh H, Choutoh Sh, Kawamura J, Watanabe Y (1983) Computed tomography of mediastinal teratomas. J Comp Ass Tomogr 7:74
96. Thalon Ph, Stoll C (1985) Syndrome opso-myoclonique de l'enfant. Pédiatrie 40:441
97. Thurmond AS, Brasch RC (1978) Radiologic evaluation of the thymus in juvenile myasthenia gravis. Pediatr Radiol 7:136
98. Tschäppeler H (1984) CT-evaluation of the pediatric mediastinum. Ann Radiol 27:160
99. Walter E, Willich E, Webb R, (1992) The thymus. Diagnostic imaging, functions, and pathologic anatomy. Springer, Berlin Heidelberg New York Tokyo
100. Willich E (1968) Rupturiertes Aortenaneurysma bei Aortenisthmusstenose. Z Kinderchir 6:100
101. Willich E (1989) Thymus. In: Heuck F (Hrsg) Röntgendiagnostik der oberen Speise- und Atemwege, der Atemorgane und des Mediastinums, Springer, Berlin Heidelberg New York Tokyo (Handbuch der medizinischen Radiologie, Bd IX/5b, S 81–111)
102. Willich E, Kundert JG (1971) Chylothorax in the newborn, Radiologic features. Ann Radiol 14:155
103. Willich E, Benz G, Geiger H (1985) Röntgendiagnostik bei Leukosen im Kindesalter. Röntgenpraxis 28:237
104. Willich E, Appell RG, Brandeis WE (1985) Skelettmanifestationen von malignen, nichtossären Tumoren im Kindesalter. Radiologe 25:166
105. Yulish BS, Owens RP (1980) Thymic enlargement in a child during therapy for primary hypothyroidism, AJR 135: 157
106. van Zanten TEG, Golding RP, Taets van Amerongen AHM, (1987) Osteosarcoma with calcific mediastinal lymphadenopathy. Pediatr Radiol 17:258
107. Zsebök Z (1985) Röntgenanatomie der Neugeborenen- und Säuglingslunge. Thieme, Stuttgart, S 118

Herz und große Gefäße

1 Allgemeine Bemerkungen zur Radiologie des kindlichen Herzens

K.-J. HAGEL und H. W. RAUTENBURG

INHALT

1 Einführung ... 223
2 Zur Untersuchungstechnik für die Nativröntgendiagnostik des kindlichen Herzens ... 224
3 Bedeutungsvolle Röntgenbefunde für die pädiatrische Kardiologie ... 225
3.1 Lungenhochdruck ... 226
3.2 Passive Hyperämie ... 226
3.3 Pulmonalsegment und Pulmonalbogen ... 226
4 Das pathologisch belastete kindliche Herz in der Nativröntgendiagnostik ... 227
4.1 Rechtsherzbelastung ... 227
4.2 Linksherzbelastung des kindlichen Herzens ... 227
4.3 Doppelseitige Belastung des Herzens ... 228
5 Herzkatheterisierung ... 228
5.1 Technik ... 228
5.2 Sedierung des Patienten ... 230
5.3 Katheterpositionen ... 230
6 Angiokardiographie ... 230
6.1 Kontrastmittel ... 233
6.2 Aufnahmeebenen bei der Angiokardiographie ... 233
Literatur ... 234
7 Therapeutische Herzkatheterisierung ... 234
7.1 Ballonatrioseptostomie (BAS) ... 234
7.2 Ballonvalvulvo- und -angioplastie ... 235
7.3 Gefäßerweiterung durch Gefäßstentimplantation ... 235
7.4 Gefäßembolisation abnormer arterieller Verbindungen ... 236
7.5 Interventioneller Verschluß des offenen Ductus arteriosus ... 236
7.6 Interventioneller Verschluß von Vorhof und Ventrikelseptumdefekten ... 238
8 Weitere bildgebende Verfahren zur Herzdiagnostik . 238
Literatur ... 238

1 Einführung

Das Herz war schon immer ein dankbares Objekt für die Untersuchung mit Röntgenstrahlen. In der Allgemeinpraxis und beim medizinischen Laien gilt die Röntgenaufnahme meist als zugehörig zur Herzuntersuchung, z. B. vor irgendwelchen Operationen oder ganz allgemein bei Beschwerden, die auf das Herz bezogen werden.

Bei Kindern ist hier in den letzten Jahren ein gewisser Wandel eingetreten; sei es, daß Eltern der Röntgendiagnostik ihres Kindes skeptisch oder gar ablehnend gegenüberstehen (dies kann Gefahren mit sich bringen) oder daß die Pädiater gelernt haben, Röntgenuntersuchungen gezielt nur dort einzusetzen, wo sie notwendig und unverzichtbar sind. Das mindert den Wert der Röntgenuntersuchung des Herzens im Kindesalter keineswegs, sondern erhöht nur die Aussagekraft dank differentialdiagnostischer Vorüberlegungen. Es muß daran erinnert werden, daß die Grundlagen der kardiologischen Vorfelddiagnostik (Tabelle 1) nach wie vor die genaue Erhebung der Anamnese und die eingehende klinisch-somatische Untersuchung des Kindes sind; erst danach werden weitere diagnostische Verfahren eingesetzt. In Kliniken und Krankenhäusern ist es immer noch weitverbreitet, z. B. beim Vorliegen eines Herzgeräusches – auch eines akzidentellen Geräusches – oder zur Auskunft über die Herzgröße eines Kindes, eine Röntgenaufnahme des Thorax anzufertigen. Das ist vom Standpunkt des Kinderkardiologen sicherlich oft nicht notwendig, da die Frage nach der Herzgröße allein in vielen Fällen durch die klinische Untersuchung zu entscheiden ist und bei der Differentialdiagnose von Herzge-

Tabelle 1. Kardiologische „Vorfelddiagnostik" = ambulant, unblutig, oft wiederholbar

- Anamnese
- Klinisch-somatische Untersuchung
- Elektrokardiogramm
- Phonokardiogramm
- Echo- und Dopplerechokardiographie
- Röntgen
- Pulskurvenanalyse
- Ergometrie und Spiroergometrie

räuschen sowohl der somatische Befund als auch andere diagnostische Verfahren u.U. aussagekräftiger sind.

Zur Differentialdiagnose von manifesten Herzerkrankungen des Kindes bieten sich als bildgebende Verfahren die Nativröntgenaufnahme, die Echokardiographie, die Angiokardiographie und die digitale Subtraktionsangiographie (DSA) an. Die Diagnose einer kardialen Erkrankung des Kindes stellt die Summe der Erkenntnisse von zahlreichen Untersuchungsmethoden dar, zu denen auch die Elektrokardiographie, die Phonokardiographie, die Sphygmographie und die Herzkatheterisierung zu zählen sind. Bei den verschiedenen Herzerkrankungen muß die Validität der einzelnen Verfahren unterschiedlich gewichtet werden.

Wie immer in der Pädiatrie sind *Alter und Wachstum* des Kindes zu berücksichtigen, ein gegenüber der Diagnostik bei Erwachsenen gravierender Unterschied. Stellt sich doch damit z.B. für die Nativröntgendiagnostik des kindlichen Herzens gleich die Frage nach dem sog. „Normalbefund". Es ist einleuchtend, daß derartige „Normalbefunde" alters- und entwicklungsabhängig sein müssen, wenn man die pädiatrische Palette vom Frühgeborenen bis zum ausgewachsenen Jugendlichen bedenkt. Da die physiologische Variationsbreite allein in Bezug auf Form und Größe des Herzschattens außerordentlich groß ist, stellt dies eine weitere Erschwernis bei der röntgenologischen Beurteilung des kindlichen Herzens dar [16]. Wir versagen es uns daher, hier Röntgenaufnahmen des „normalen" Herzens abzubilden, um nicht den Eindruck einer bestimmten Norm zu erwecken, die es nicht geben kann.

So erscheint das Herz des jungen Säuglings stets relativ groß, weil es dem physiologisch hochstehenden Zwerchfell breit aufgelagert ist und deshalb nur einen geringen Neigungswinkel gegenüber der Horizontalen aufweist; das obere Mediastinum ist breit. Erst vom zweiten Lebenshalbjahr an tritt das Zwerchfell tiefer, das Herz nimmt eine schräge Lage ein und der Herzschatten imponiert kleiner als früher. Mit dem Längenwachstum des Thorax im Kleinkindesalter streckt sich das Gefäßband und das obere Mediastinum wird im sagittalen Strahlengang schmäler. Vom 5.–8. Lebensjahr an wird der linke Herzrand schärfer konturiert, die Herzspitze tritt in p.a.-Projektion in den Zwerchfellschatten ein, die sog. Herztaille kann verstrichen und das Pulmonalsegment gering prominent sein. Mit der Phase der zweiten Streckung wird die Herzfigur noch länger und schmäler, der Neigungswinkel steht jetzt steil zur Horizontalen. So wird während des Wachstums die Lage und Form des Herzens weitgehend bestimmt durch den Stand des Zwerchfells und konstitutionelle Momente der Thoraxlängen- und -breitenentwicklung. Die tägliche Routine in der Beurteilung von kindlichen Thoraxröntgenaufnahmen läßt in Verbindung mit klinischen Angaben am ehesten abschätzen, was noch als „normal" anzusehen ist und was schon als pathologisch angesehen werden muß.

Nativröntgenaufnahmen des Thorax ermöglichen die Erkennung von Lage, Größe und Form des Herzens; wichtige zusätzliche Informationen kann die Beurteilung des Gefäßbandes im oberen Mediastinum, der Lungenhili und vor allem der Lungengefäßzeichnung geben. Grundsätzlich soll eine dorsoventrale Thoraxröntgenaufnahme erfolgen. Bei der breiten Verfügbarkeit der Echokardiographie erbringen Nativröntgenaufnahmen im seitlichen Strahlengang oder in Schrägpositionen nur noch selten wesentliche zusätzliche Informationen, die deren Durchführung rechtfertigen können. Das Ösophagogramm in der Herz- und Gefäßdiagnostik bleibt ausschließlich der Erfassung von Gefäßanomalien vorbehalten. Die isolierte Röntgendurchleuchtung des kindlichen Herzens und der großen Gefäße sollte nicht mehr durchgeführt werden.

2 Zur Untersuchungstechnik für die Nativröntgendiagnostik des kindlichen Herzens

Die früher weitverbreiteten, sog. Herzfernaufnahmen mit einem Fokus-Film-Abstand von 1,80–2,00 m, die zur röntgenologischen Größenbestimmung des Herzens gefordert wurden. sind für das Kindesalter nicht erforderlich. Bei dem für Thoraxaufnahmen allgemein üblichen Abstand von 1,50 m ist der Strahlengang parallel genug, um die Herzgröße ohne wesentliche Verzerrung beurteilen zu können; der Vergrößerungseffekt gegenüber 1,80 m Abstand ist gering, hingegen die Handhabung in der Routine wesentlich einfacher und sicherer.

Röntgenaufnahmen des Thorax zur Beurteilung des Herzens sollten nach Möglichkeit im Stehen oder (bei Säuglingen und jüngeren Kleinkindern) im Hängen (Babix-Hülle) erfolgen. Bettaufnahmen im Liegen mit nur geringem Fokus-Film-Abstand, wie sie z.B. bei frischoperierten, schwer herzinsuffizienten oder verunfallten Kindern notwendig werden, eignen sich nicht zur vergleichbaren Beurteilung von Größe und Form des Herzens.

Die Beurteilung der *Herzgröße* kann anhand der Quotienten von BRODEUR und GROEDEL (Cardio-

thoracic-ratio = CTR) vorgenommen werden, wobei der eine Quotient der reziproke Wert des anderen ist.
Quotient nach BRODEUR

$$\frac{\text{Transversaler Herzdurchmesser rechts und und transversaler Herzdurchmesser links}}{\text{Größter Thoraxinnendurchmesser}}$$

Quotient nach GROEDEL

$$\frac{\text{Größter Thoraxinnendurchmesser}}{\text{Transversaler Herzdurchmesser rechts und transversaler Herzdurchmesser links}}$$

Nach BRODEUR ist der Quotient vom 18. Lebensmonat an normal mit einem Wert von 0,5; der Groedel-Quotient wird für Kinder von 3–10 Jahren mit einem Wert von 1,9 und bei einem Mann von 20 Jahren mit 1,92 als normal angesehen. Dabei ist es möglich, daß die rechte Zwerchfellkuppe besonders bei kleineren Kindern in Abhängigkeit von der Atemphase nicht immer in Höhe des größten Thoraxinnendurchmessers gelegen ist. Die Beurteilung erfolgt ausschließlich in der dorsoventralen Aufnahme, also im sagittalen Strahlengang.

Die Beurteilung der *Herzform* und eine anatomische Zuordnung bestimmter Herz- und Gefäßabschnitte ist nur bei streng sagittalem Strahlengang sinnvoll durchführbar. Dabei zeigen beide Sternoklavikulargelenke gleichen Abstand zur Wirbelsäule, der Trachealschatten verläuft mittelständig, und die Hals- und Brustwirbelkörper zeigen keine Verdrehungen. Die anatomische Auflösung des Herzschattens (dorsoventrale Aufnahme, sagittaler Strahlengang) zeigt Abb. 1. Gegenüber dem Erwachsenen fällt beim Kind stets die stärkere Rundung und Vorwölbung des rechten Herzvorhofes am rechten Herzrand auf.

Form und Größe des Herzens im Kindesalter werden von der jeweiligen Herz- und Atemphase stark beeinflußt. Bei den hohen Herzfrequenzen besonders bei kleinen Kindern kann allerdings in praxi auf eine aufwendige EKG-Triggerung verzichtet werden, und eine geschulte Röntgenassistentin wird sich bemühen, die Aufnahme nach Sicht im Inspirium auszulösen. Für die Tomographie und Kymographie gibt es in der pädiatrisch-kardiologischen Diagnostik heutzutage keine Indikation mehr.

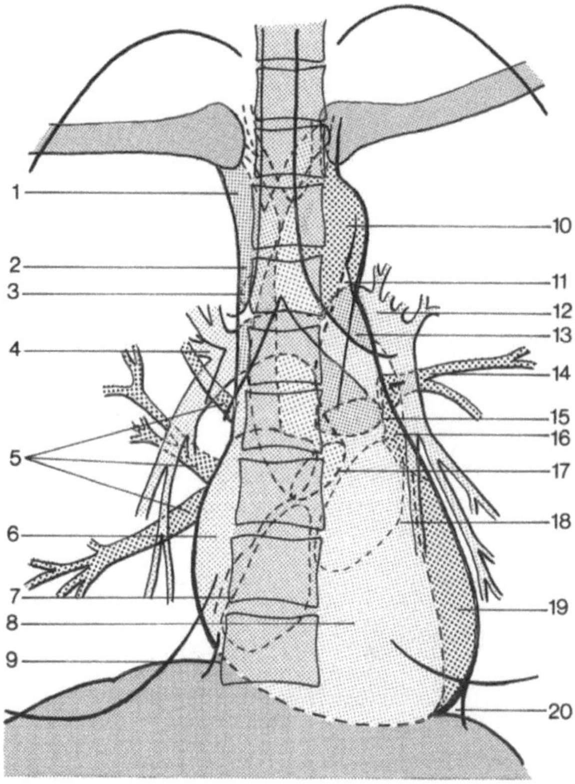

Abb. 1. Anatomische Auflösung des Vorderbildes. *1* V. brachiocephalica dext., *2* V. cava sup., *3* V. azygos, *4* rechte Pulmonalarterie, *5* rechte Pulmonalvenen, *6* rechter Vorhof. *7* Projektion des Trikuspidalostiums, *8* rechte Kammer. *9* V. hepatica dext., *10* Aortenbogen, *11* Ligamentum arteriosum. *12* linke Pulmonalarterie, *13* Pulmonalisstamm, *14* linke Pulmonalvenen, *15* Projektion des Pulmonalostiums. *16* linkes Herzohr, *17* Projektion des Aortenostiums, *18* Projektion des Mitralostiums, *19* linke Kammer, *20* Fettbürzel. (Aus ZDANSKY [16])

3 Bedeutungsvolle Röntgenbefunde für die pädiatrische Kardiologie

Zwei für das Kindesalter in kardiologischer Hinsicht äußerst wichtige Merkmale in der Nativröntgendiagnostik sind die *Lungengefäßzeichnung* und das *Pulmonalsegment*.

Bei der *Lungengefäßzeichnung* sind zunächst zwei pathologisch bedeutsame Abweichungen vom Regelbefund zu vermerken: die aktive und die passive Hyperämie der Lungen. Die aktive Hyperämie betrifft den arteriellen Schenkel der Lungenstrombahn (Pulmonalarterien) und wird vom Kinderkardiologen auch als *vermehrter Lungendurchfluß* bezeichnet. Die passive Hyperämie bezieht sich auf den venösen Schenkel der Lungenstrombahn (Pulmonalvenen) und wird als *Lungenstauung* aufgefaßt. Es handelt sich also bezogen auf das Herz um zwei pathogenetisch verschiedene Zustände. Während ein vermehrter Lungendurchfluß (aktive Hyperämie) einen Hinweis auf einen Links-rechts-Shunt darstellt, ist die Lungenstauung (passive Hyperämie) Ausdruck eines Abflußhindernisses bzw. einer Insuffizienz des linken Herzens.

Bei der aktiven Hyperämie der Lungen (vermehrter Lungendurchfluß) sind die arteriellen Gefäße (Pulmonalarterienstrombahn) bis zur Peripherie hin erweitert. Hilfreich kann der Größenvergleich von gelegentlich orthograd im Strahlengang getroffenen Pulmonalarterien und zugehörigem Bronchus in Hilusnähe sein; ist der Arterienquerschnitt größer als der begleitende Bronchus, so spricht dies für eine aktive Hyperämie [9, 15] (s. Abb. 32 Kap. 2, Abschn. 2.2.3).

3.1 Lungenhochdruck

Bei einem *Lungenhochdruck* (pulmonale Hypertension) als Folge einer pulmonalen Gefäßwiderstandserhöhung mit Umbau der peripheren Pulmonalarterien kann im Nativröntgenbild des Thorax eine Erweiterung der zentralen Arterienabschnitte und damit Verdichtung der Hilusgefäßzeichnung gegenüber einer peripheren Gefäßverengung („Gefäßabbrüche“ oder „Kalibersprung“) und stärkerer Transparenz der Lungenperipherie beobachtet werden [6, 7]. Am Übergang von erweiterten zentralen zu verengten Pulmonalarterienabschnitten sind gelegentlich „knopfförmige“ Auftreibungen (Gefäßverdickungen) zu beobachten.

Infolge eines Strömungshindernisses in der arteriellen Lungenstrombahn oder viel häufiger als Ausdruck eines intrakardialen Rechts-links-Shunts kann die Lungengefäßzeichnung auch vermindert sein *(verminderter Lungendurchfluß)*. Dies führt zur Verkleinerung der arteriellen Gefäßkaliber und zu einer Transparenzzunahme der Lungenfelder. Bei hochgradiger Verminderung des Lungendurchflusses (z. B. bei Fallotscher Tetralogie mit großem Rechts-links-Shunt) können sich Kollateralgefäße im Hilusgebiet erweitern. so daß es zu netz- oder knäuelförmigen Gefäßkonvoluten kommt, die dann die Hilusgefäßzeichnung wiederum verstärken.

Auffällig ist immer wieder eine vermehrte Transparenz und Verminderung der Lungengefäßzeichnung im linken Lungenoberlappen zu beobachten, der anatomisch manchmal eine deutlich geringere arterielle Gefäßversorgung aufweisen kann; dies allein ist jedoch kein Hinweis auf eine Herzerkrankung.

Der vermehrte Lungendurchfluß geht bei Links-rechts-Shunt-Vitien häufig mit einer Prominenz des Pulmonalsegmentes einher [1, 15].

3.2 Passive Hyperämie

Bei der *passiven Hyperämie (Lungenstauung)* ist infolge der Blutrückstauung der pulmonalvenöse Gefäßschenkel erweitert und meist der linke Vorhof vergrößert (nicht bei Pulmonalvenenobstruktion). Bei akuter Stauung kommt es mit dem Auftreten eines Lungenödems zu einer Abnahme der Transparenz und schleierartiger Eintrübung der Lungenfelder sowie unscharfen Gefäßgrenzen. Es können feine interlobäre Ergüsse als sog. Kerley-Linien in Erscheinung treten. Die chronische Lungenstauung läßt eine verstärkte interstitielle Lungenzeichnung erkennen.

3.3 Pulmonalsegment und Pulmonalbogen

Einer besonderen Erwähnung bedarf der teilweise sehr unterschiedliche Befund des *Pulmonalsegmentes* oder *Pulmonalbogens*. Nach angiokardiographischen Untersuchungen wird das Pulmonalsegment durch den Truncus pulmonalis, d. h. die Ausflußbahn des rechten Ventrikels und den Stamm der Pulmonalarterie gebildet [6, 10]. Der Pulmonalbogen kann fehlen, der linke obere Herzrand („Herztaille“) kann verstrichen oder prominent sein. Die Prominenz des Pulmonalbogens wird in seltenen Fällen auch durch die Erweiterung oder den Verlauf der Arteria pulmonalis sinistra bedingt.

Ein fehlendes oder freies Pulmonalsegment besonders im p.a.-Strahlengang kann ein typisches Zeichen für bestimmte angeborene Herzfehler, z. B. die Fallotsche Tetralogie oder die Pulmonalatresie sein (s. Kap. 2, Abschn. 3.1 und 3.2). In etwa 7% findet sich aber ein freies Pulmonalsegment auch bei völlig gesunden Kindern, besonders bei Jugendlichen [15].

Den Regelbefund im Kindesalter stellt die sog. „verstrichene Herztaille“ dar, wobei der linke Herzrand in der dorsoventralen Aufnahme keine Gliederung aufweist und sich vom oberen Mittelschatten sanft gerundet zur Herzspitze schwingt [7, 15].

Eine *Prominenz des Pulmonalbogens* kann sehr unterschiedlich ausgeprägt sein. Während eine geringe bis mittelgradige Pulmonalbogenprominenz bei ca. 20% aller gesunden Kinder röntgenologisch zu beobachten ist und damit allein keinen Hinweis auf eine Herzerkrankung darstellt, ist eine hochgradige Prominenz des Pulmonalbogens, die sich manchmal knopf- oder ballonförmig darstellen kann und bei der Durchleuchtung stark pulsiert, als pathologisch anzusehen. Differentialdiagnostisch ist diese Feststellung allerdings nur im Zusammenhang mit den klinischen Befunden bzw. anderen röntgenologischen Veränderungen zu verwerten [9, 15]. So kann z. B. eine stärkere Pulmonalbogenprominenz bei nicht vermehrtem Lungendurchfluß auf eine poststenotische Dilatation bei valvulärer Pulmonalstenose zurückzuführen sein [9, 12, 13], während die Kombination mit vermehrtem Lungendurchfluß und eine kraniale Verlagerung des Pulmonalsegmentes bei Links-rechts-Shunt-Vitien zu beobachten ist [1, 15]. Schließlich ist ein prominenter Pulmononalbogen möglicherweise zusammen mit den Zeichen der passiven Hyperämie der Lungen Ausdruck einer pulmonalen Hypertension bei einem Abflußhindernis auf der linken Herzseite (z. B. Mitralstenose).

4 Das pathologisch belastete kindliche Herz in der Nativröntgendiagnostik

Das kindliche Herz ist – entgegen dem erwachsenen – öfters rechts- als linksbelastet. Ohne bereits an dieser Stelle auf einzelne Herzfehler einzugehen, sollen hier einige grundsätzliche Bemerkungen angeführt werden.

4.1 Rechtsherzbelastung

Bei der **Rechtsherzbelastung** ist hämodynamisch zwischen einer Widerstandsbelastung und einer Volumenbelastung zu unterscheiden.

Der *Widerstandsbelastung* des rechten Herzens liegt ursächlich ein erschwerter Abfluß aus der rechten Kammer zugrunde, z. B. eine Pulmonalstenose mit intaktem Ventrikelseptum. Die rechte Kammermuskulatur ist zu einer enormen Hypertrophie fähig, um das erforderliche Blutvolumen in die Lungenstrombahn gegen Widerstand auszuwerfen, ohne sofort zu dilatieren. Es kommt zu einer konzentrischen Hypertrophie der rechten Kammer. Daher bleibt die Herzgröße (CTR) normal (s. Abb. 1–3, Kap. 2), bis mit der Herzmuskelinsuffizienz im Spätstadium der Erkrankung eine Dilatation einsetzt. Die Hypertrophie der rechten Kammer wirkt sich vielmehr auf die Längsachse des Herzens aus, so daß der Pulmonalarterienstamm nach kranial verlagert wird (s. Abb. 7. Kap. 2) und die Herzspitze stärker ins Zwerchfell eintaucht (s. Abb. 9a, Kap. 2). Durch eine stärkere Rechtshypertrophie wird der linke Ventrikel nach dorsal verdrängt, so daß der linke Herzrand und auch die Herzspitze auf der dorsoventralen Aufnahme von der rechten Kammer gebildet werden (s. Abb. 43 Kap. 2).

Die *Volumenbelastung* des rechten Herzens ist vorwiegend durch einen Links-rechts-Shunt auf Vorhofebene bedingt, z. B. beim Vorhofseptumdefekt. Hier ist der rechte Ventrikel entsprechend der Größe des Shuntvolumens vergrößert, so daß im dorsoventralen Bild schon frühzeitig eine Verbreiterung des Herzschattens nach links zu beobachten ist. Die Herztaille ist infolge Dilatation und Hypertrophie der rechtsventrikulären Ausflußbahn und des Pulmonalarterienstammes ausgefüllt und fällt vom oberen Gefäßband geradlinig oder nur sanft geschwungen bis zur Herzspitze ab, die infolge einer Rotation und Kippung des Herzens nach links und dorsal stärker gerundet über dem Zwerchfell erscheint. Der rechte Herzrand kann im p.a.-Bild bei größerem Shuntvolumen durch die Vergrößerung des rechten Vorhofs stärker gerundet und etwas vorgewölbt sein. Die so in p.a.-Projektion dargestellte Herzform wird auch als „Rezirkulationsherz“ bezeichnet (s. Abb. 40, Kap. 2).

Eine besondere Konfiguration des Herzschattens kommt bei einem rechtsbelasteten Herzen zustande, das zwar gegen Widerstand im kleinen Kreislauf auswerfen muß, bei dem aber gleichzeitig ein Rechts-links-Shunt besteht, wobei die linke Kammer relativ hypoplastisch wirkt. Dies ist z. B. bei der Fallotschen Tetralogie und bei der Pulmonalatresie der Fall. Es entsteht hier im sagittalen Strahlengang das sogen. „Holzschuhherz“, das bei den entsprechenden Vitien näher beschrieben wird (s. Abb. 43, Kap. 2).

4.2 Linksherzbelastung des kindlichen Herzens

Auch bei der **Linksbelastung** des kindlichen Herzens kann nach Widerstands- und Volumenbelastung unterschieden werden.

Die *Widerstandsbelastung* des linken Ventrikels ist im Kindesalter hauptsächlich durch die angeborene Aortenstenose gegeben. Auch hier handelt es sich bis zum Eintreten der Herzinsuffizienz um eine reine konzentrische Hypertrophie, die zunächst zu keiner Vergrößerung des Herzquerdurchmessers führt (s. Abb. 10, Kap. 2). Durch die Hypertrophie der linken Kammer können die rechten Herzabschnitte nach rechts abgedrängt werden, da das Herz in seiner Längsachse nach rechts rotiert, wodurch der Herzschatten nach rechts verbreitert wird. Da der Pulmonalisstamm dann mitrotieren muß, wird die Herztaille deutlicher eingezogen.

Bei der *Volumenbelastung* des linken Herzens stellt sich die Herzkonfiguration unterschiedlich nach der Hämodynamik des jeweiligen Fehlers dar. Bei gleichzeitiger Volumenbelastung von linker Kammer und linkem Vorhof (z. B. Ventrikelseptumdefekt, offenem Ductus arteriosus oder Mitralinsuffzienz) werden andere röntgenologische Befunde zu erwarten sein als bei reiner Ventrikelbelastung, wie z. B. durch eine Aorteninsuffizienz. Schließlich müssen auch verschiedenartige Auswirkungen der Hämodynamik des jeweiligen Fehlers auf die Größe der Aorta und der A. pulmonalis berücksichtigt werden, so daß verschiedene charakteristische Befunde am oberen Gefäßband erhoben werden können (s. Kap. 2, Abschn. 2.1, 2,2; Kap. 3, Abschn. 2.1).

4.3 Doppelseitige Belastung des Herzens

Die **doppelseitige Belastung** bzw. **Überlastung** des Herzens hat immer eine erhebliche Vergrößerung des Herzschattens mit Verbreiterung nach links und rechts zur Folge. Besonders bei kleineren Kindern kann der Herzschatten dabei eine kugelige oder eiförmige Gestalt annehmen. Eine wichtige Rolle hierbei spielt die Beurteilung der Lungengefäßzeichnung, die u. U. auch eine Kombination von aktiver und passiver Hyperämie aufweisen kann.

5 Herzkatheterisierung

5.1 Technik

Zur Sondierung der einzelnen Herzabschnitte und der zu- und abführenden Gefäße des Herzens werden röntgenkontrastgebende Katheter mit unterschiedlichem Durchmesser, Spitzenform und Wandbeschaffenheit verwendet.

Zur Einführung des Katheters wird im Kindesalter im allgemeinen die Vena oder Arteria femoralis benützt. Im Gegensatz zu den Blutgefäßen an den Armen finden sich hier nicht nur größere Venen und Arterien, sondern auch die Sondierung der linksseitigen Herz- und Gefäßabschnitte über Öffnungen im Vorhofseptum (offenes Foramen ovale, Vorhofseptumdefekt) ist bei diesem Zugang leichter als vom Arm aus möglich.

Die Einführung des Herzkatheters erfolgt perkutan durch Punktion der Vene oder Arterie mit einer modifizierten Seldinger Technik (Abb. 2a–e). Die Punktion und auch die Freilegung der A. femoralis sollte im Säuglings- und Kleinkindesalter wegen der Gefahr des anschließenden Gefäßverschlusses nur sehr wenigen dringenden Indikationen vorbehalten bleiben. Die notwendige Sondierung linksseitiger

Abb. 2a–e. Schematische Darstellung der Einführung einer Katheterschleuse (modifizierte Seldinger-Technik). **a** Perkutane Punktion einer Vene oder Arterie. **b** Einführen eines beweglichen Führungsdrahtes durch die Punktionsnadel in das Gefäß. **c** Die Punktionsnadel wird über den Draht zurückgezogen. **d** Durch Drehbewegungen wird das Einführungsbesteck (Dilatator und Katheterschleuse) in das Gefäß vorgeschoben. **e** Draht und Dilatator werden entfernt. Über die jetzt im Gefäß liegende Schleuse kann jede Art von Katheter eingeführt und gewechselt werden

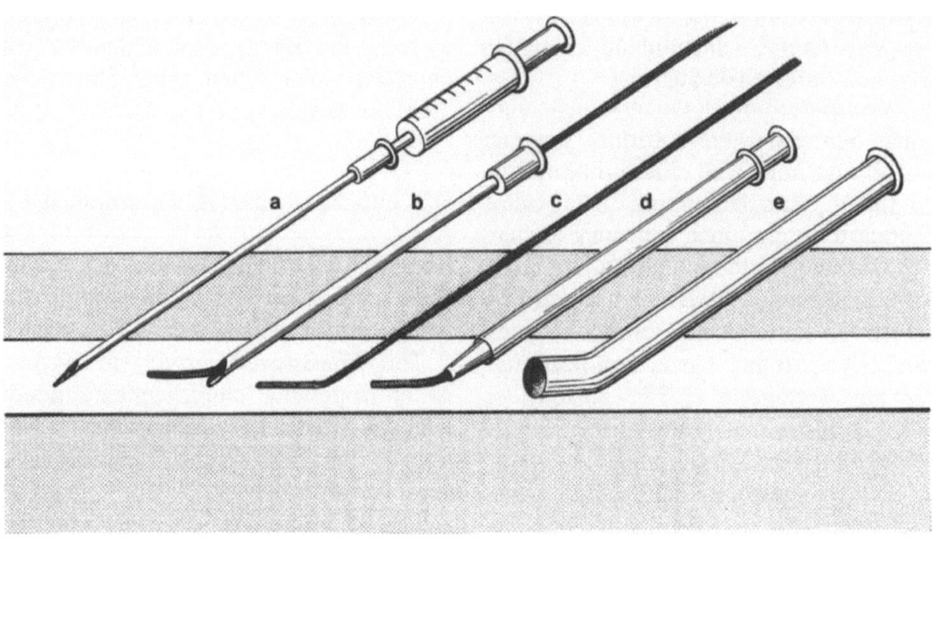

Herz- oder Gefäßabschnitte kann in vielen Fällen entweder über ein offenes Foramen ovale, einen Vorhofseptumdefekt oder Ventrikelseptumdefekt von der rechten Herzseite aus erfolgen. Ist dies nicht möglich, so kann das Vorhofseptum nach Brockenbrough mit einem speziellen Katheterbesteck scharf punktiert werden (transseptale Katheterisierung des linken Herzens).

Je nach Verwendungszweck (Druckmessung, Angiokardiographie) oder je nach den zu sondierenden Herz- oder Gefäßabschnitten sind die Katheter unterschiedlich geformt, weisen verschiedenartige Öffnungen am Katheterende auf oder unterscheiden sich in ihrer Biegsamkeit und Drehstabilität (Abb. 3, 4). Bei gleichzeitiger Röntgendurchleuchtung mit dem Bildverstärker p.a. und/oder seitlich) wird durch vorsichtige Dreh- und Schiebebewegungen am proximalen Ende des Katheters, dessen Spitze gekrümmt, gedreht, vorgeschoben oder zurückgezogen, und so die erstrebte Position im Herzen zu erreichen.

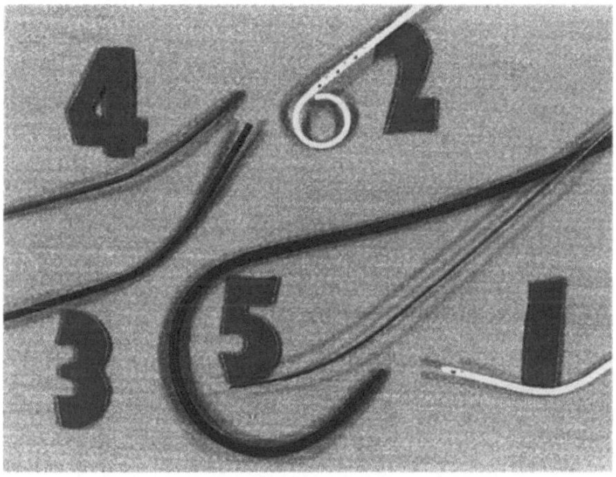

Abb. 3. Herzkatheter-Sonden. *1* NIH-Angiographiekatheter (endständig geschlossen), *2* Pigtail-Katheter (endständig offen oder geschlossen), *3* Cournand-Katheter (endständig offen). *4* Goodale-Lubin-Katheter (endständig offen), *5* Brockenbrough-Katheter mit Punktionsnadel (endständig offen)

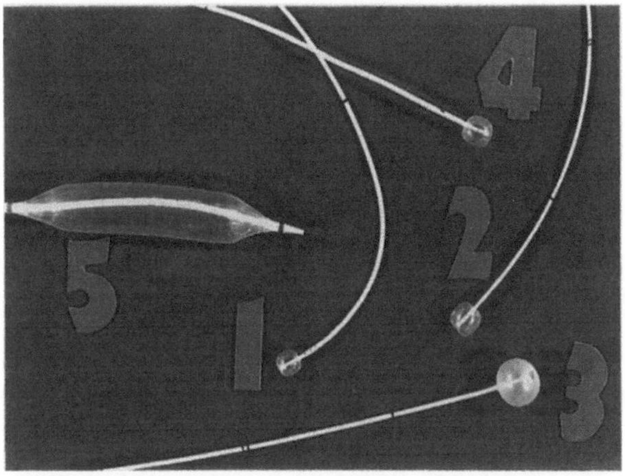

Abb. 4. Ballon-Katheter. *1* Berman-Angioballonkatheter (endständig geschlossen), *2* Swan-Ganz-Ballonkatheter (endständig offen), *3* Atrioseptostomie-Ballonkatheter, *4* Thermodilutionskatheter, *5* Ballondilatationskatheter

Da komplexe angeborene Herzfehler oftmals einen Katheterweg mit extrem engen Kurven erfordern, werden auch Katheter verwendet, an deren Spitze ein Ballon befestigt ist, der durch CO_2 gefüllt werden kann. Dadurch wird die Katheterspitze leichter mit dem Blutstrom mitgeführt (Abb. 4).

Mit gleicher Absicht können biegsame Führungsdrähte über die distale Katheteröffnung vorgeschoben und der Katheter dann entlang dieser Schienung in eine sonst nur schwer erreichbare Position gebracht werden.

Neben dem Röntgendurchleuchtungsbild dient auch die kontinuierliche Druckmessung und die simultan abgebildete typische Form und Höhe der jeweiligen Blutdruckkurve über den mit physiologischer Spülflüssigkeit gefüllten Katheter zur genauen Lokalisation der Katheterspitze. Die Druckmessung erfolgt in allen erreichbaren Herz- oder Gefäßabschnitten. Unmittelbar nach der Druckmessung wird durch den Katheter Blut zur Bestimmung der jeweiligen Sauerstoffsättigung entnommen (Abb. 5).

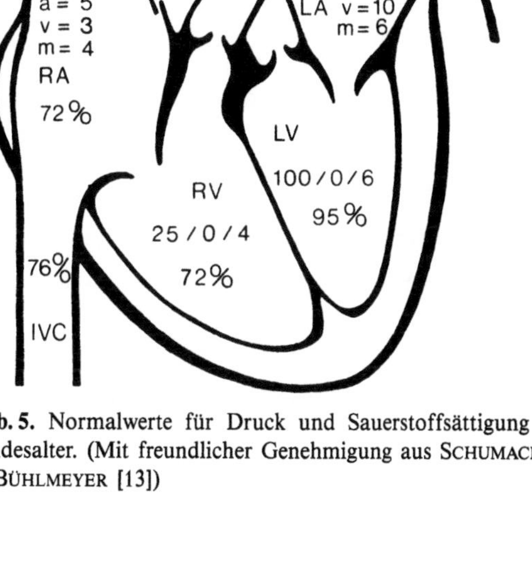

Abb. 5. Normalwerte für Druck und Sauerstoffsättigung im Kindesalter. (Mit freundlicher Genehmigung aus SCHUMACHER u. BÜHLMEYER [13])

Nach der Messung der aktuellen Sauerstoffaufnahme des Patienten können aus den gemessenen Drucken und den Sauerstoffsättigungswerten das Herzzeitvolumen im System- und Lungenkreislauf und die jeweiligen Gefäßwiderstände berechnet werden. Bei Shuntvitien wird auf diese Weise die Bestimmung der Größe des Links-rechts- oder Rechts-links-Shunts möglich [13]. Stenosen der Semilunar- oder Atrioventrikularklappen werden durch direkte Sondierung bei gleichzeitiger Druckmessung diagnostiziert und bezüglich ihrer hämodynamischen Wirksamkeit (Druckgradient) eingestuft (s. z.B. Kap. 2, Abschn. 2.1.1, 2.1.2).

5.2 Sedierung des Patienten

Die Herzkatheteruntersuchung wird in der Regel ohne Allgemeinnarkose durchgeführt. Die Kinder bleiben etwa 6 Std. vor der Untersuchung nüchtern. Zur Sedierung werden vom 6.–12. Lebensmonat an unterschiedliche Kombinationen von Phenobarbital (Luminal), Pethidin (Dolantin) oder Flunitrazepam (Rohypnol) verwendet. Während der Untersuchung kann – z.B. vor einer Angiokardiographie – Diazepam (Valium) zur verstärkten Ruhigstellung der Kinder verabfolgt werden. In seltenen Situationen ist eine Kurznarkose, z.B. durch i.v oder i.m Injektion von Ketaminhydrochlorid (Ketanest), unter Intubationsbereitschaft indiziert. Da an der Punktionsstelle eine sorgfältige Lokalanaesthesie erfolgt, sind größere Schmerzempfindungen während der Punktion und der Herzkatheterisierung selbst nicht zu erwarten.

5.3 Katheterpositionen

Für die Herzkatheterisierung mit Druckmessung und Bestimmung der Sauerstoffsättigung ist die genaue anatomische Position der Herzkatheterspitze ausschlaggebend. Diese erkennt der erfahrene Untersucher durch die Führung des Herzkatheters und an seinem Verlauf auf dem Durchleuchtungsbild. Die folgenden Abbildungen (Abb. 6a–k) zeigen die wichtigsten typischen Positionen der Katheterspitze bei normaler Anatomie des Herzens und der großen Arterien.

Bei komplexen Herz- und Gefäßmißbildungen kann es zur Identifizierung der Katheterposition gelegentlich notwendig werden, durch den Katheter eine geringe Kontrastmittelmenge von Hand zu injizieren, um bei gleichzeitiger Durchleuchtung den Abstrom des Kontrastmittels zu verfolgen.

6 Angiokardiographie

Das Kernstück am Arbeitsplatz des Kinderkardiologen für die Herzkatheteruntersuchung und Angiokardiographie stellt die *Röntgenanlage* zur Durchleuchtung in 2 Ebenen dar. Feste weitere Bestandteile sind hochauflösende (Cäsium-Iodid) Bildverstärker, 35 mm (High-speed-Kinofilmkameras), 2 Video-Bandgeräte zur Aufzeichnung und sofortigen Wiedergabe der Angiokardiographien jeder Ebene und ein digitales Echtzeit-Bilderfassungs- und Bildverarbeitungssystem, das eine filmfreie Angiokardiographie in 2 simultanen Ebenen ermöglicht (Abb. 7).

Einerseits werden mit der Angiokardiographie in der Kinderkardiologie sehr schwierig zu diagnostizierende komplexe angeborene Herzfehler bei z.T. sehr jungen Patienten untersucht, andererseits muß die Belastung durch Röntgenstrahlen und Kontrastmittel gerade in dieser Altersgruppe besonders begrenzt bleiben. Die wichtigste Voraussetzung, beiden Prämissen gerecht zu werden, ist die technisch hochqualifizierte Einrichtung zur Angiokardiographie in 2 Ebenen, auf die in der Kinderkardiologie nicht verzichtet werden kann und darf [5].

Bei den bisherigen biplanen Angiokardiographieanlagen stehen die beiden Ebenen fest installiert senkrecht zueinander, d.h. vertikal (p.a.) und horizontal (seitlich). Die neueren U-Bogen-Anlagen ermöglichen die Durchleuchtung und Angiokardiographie des Kindes in zwei voneinander unabhängigen und in jedem Winkel gedrehten Richtungen.

Einen wesentlichen Schritt zur Verringerung der Röntgenstrahlendosis stellt die *Verwendung der (indirekten) Aufzeichnung vom Röntgenschirmbildverstärker* entweder auf einen Kinofilm im Format von 35×35 mm oder filmlos digital auf einen entsprechenden Massenspeicher dar. Kinofilm kann sicher und weitgehend ohne Qualitätsverlust über viele Jahre archiviert werden. Die digitale Archivierung so großer Datenmengen in sicherer und zeitbeständiger Form wird in den nächsten Jahren möglicherweise die Verwendung des Kinofilms in der kardiologischen Diagnostik verdrängen. Bei der Kinofilmaufzeichnung unter Verwendung von High-speed-Kameras können 12–90 Bilder/sec aufgenommen werden, um so die schnellen Bewegungsabläufe an den Herzklappen und nur kurzfristig sichtbaren Kontrastmittelströmungen im Herzen bei meist hohen Herzfrequenzen im Säuglings- und Kindesalter sicher zu erfassen. Die digitale Bildaufzeichnung kann bislang nur maximal 50 Bildern/sec in 2 Ebenen simultan speichern. Durch zu erwartende technische Verbesserungen digitaler

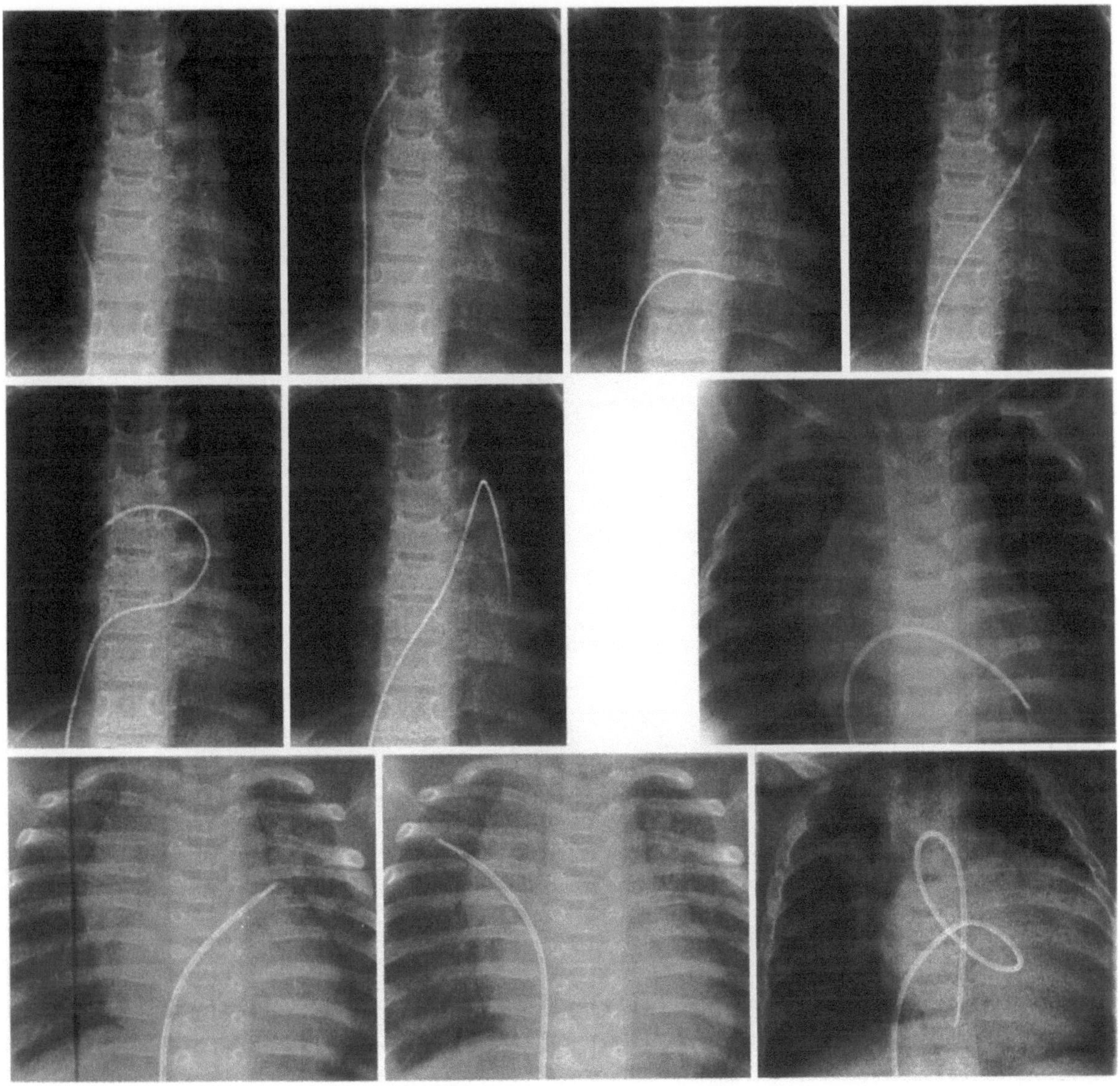

a, b c, d

e, f i

g h k

Abb. 6a–k. Typische Herzkatheterpositionen im rechten und linken Herzen. Bei allen Positionen wurde die Vena femoralis als Einführungsgefäß verwendet. (Erklärung der Abkürzungen beim Sondierungsweg s. Abkürzungsverzeichnis) **a** HK im rechten Vorhof, **b** HK in der oberen Hohlvene (RA → SVC), **c** HK im rechten Ventrikel (RA → TV → RV), **d** HK im Stamm der Pulmonalarterie (RA → TV → RV → PT), **e** HK in der rechten Pulmonalarterie (RA → TV → RV → PT → RPA). **f** HK in der linken Pulmonalarterie (RA → TV → RV → PT → LPA), **g** HK im linken Vorhof (RA → PFO → LA), **h** HK in der rechten Pulmonalvene (RA → PFO → LA → RPV), **i** HK im linken Ventrikel (RA → PFO → LA → MV → LV), **k** HK in der Aorta descendens (RA → PFO → LA → MV → LV → AAO → DAO).

AAO Aorta ascendens. *A.fem.* Arteria femoralis, *ASD* Vorhofseptumdefekt, *CPV* Pulmonalvenöser Confluens, *CVS* Koronarvenensinus, *DAO* Aorta descendens, *HK* Herzkatheter, *IVC* Vena cava inferior. *LA* linker Vorhof, *LPA* linke Pulmonalarterie, *LPSVC* links persistierende Vena cava superior, *LPV* linke Pulmonalvene, *LV* linker Ventrikel, *LVAN* linke Vena anonyma, *MV* Mitralklappe, *PDA* Offener Ductus arteriosus, *PFO* Offenes Foramen ovale, *PT* Pulmonalarterienstamm, *PVA* Pulmonalvenöser Vorhof, *RA* rechter Vorhof, *RPA* rechte Pulmonalarterie

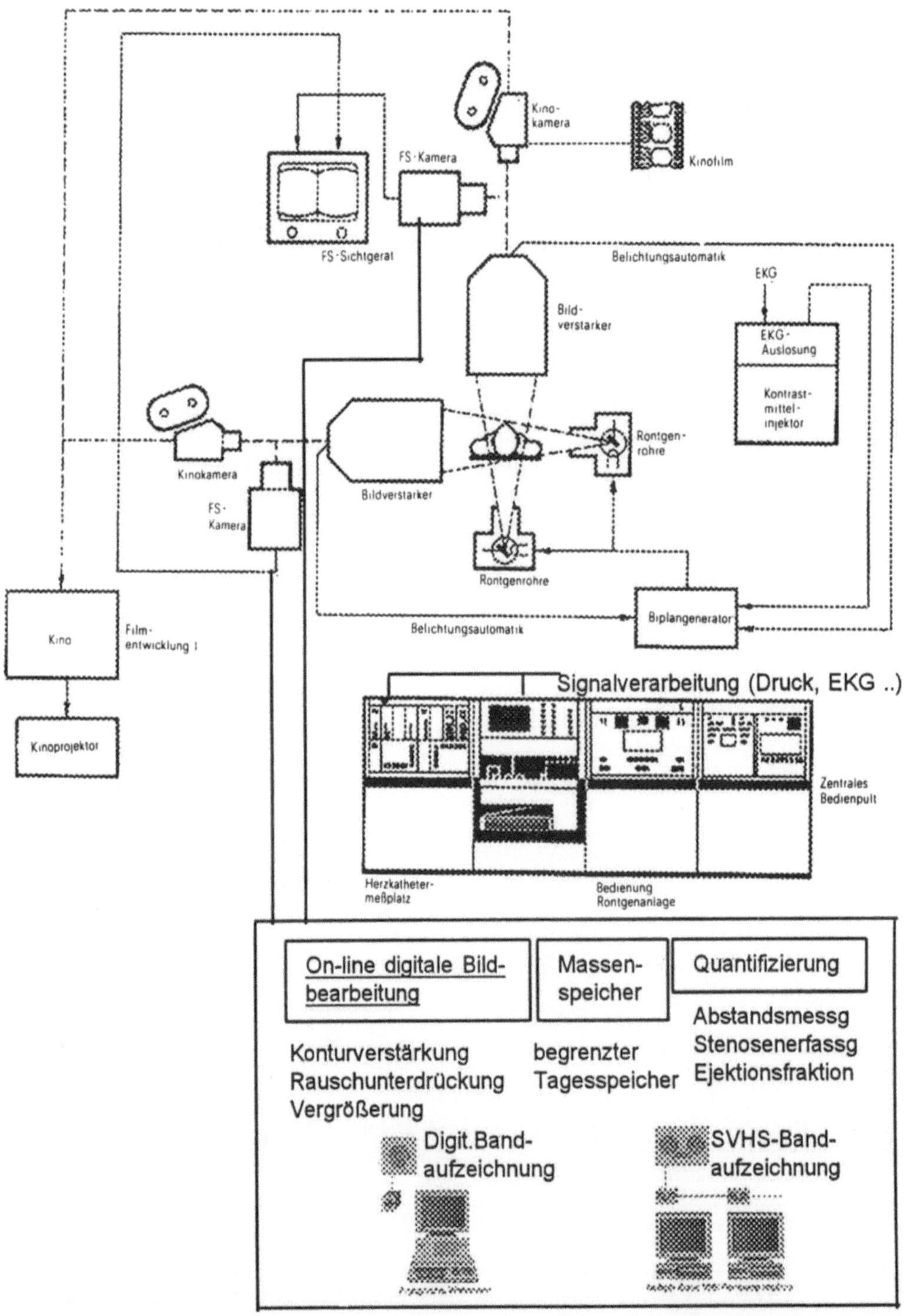

Abb. 7. Blockschaltbild einer Herzkatheter-Angiographie-Anlage mit Registratur und Meßplatz. (Mit freundlicher Genehmigung modifiziert aus SCHUMACHER u. BÜHLMEYER [13])

Massenspeicher wird in den nächsten Jahren die Aufzeichnung auf Kinofilm überflüssig werden (Abb. 7).

Eine weitere Einsparung an Röntgenstrahlung wird durch die Impulssteuerung sowohl bei der Durchleuchtung, als auch im Bildaufnahmebetrieb ermöglicht. Eine Dosisreduzierung wird auch durch die möglichst selektive *bolusmäßige Kontrastmittelinjektion* erreicht, die dort erfolgen soll, wo voraussehbar mit dem größten Informationsgewinn gerechnet werden kann.

Insofern kann bei der Angiokardiographie im Kindesalter unterschieden werden zwischen *Dextrokardiographie* (Kontrastmittelinjektion in die rechtsseitigen Herzabschnitte und die arterielle Lungenstrombahn), *Lävokardiographie* (Kontrastmittelinjektion in die Abschnitte des linken Herzens) und *Aortographie* (Kontrastmittelinjektion in die Aorta). Je nach dem Vorgehen bei der Katheterisierung kann von antegrader oder retrograder Kontrastmitteldarstellung gesprochen werden. Die Koronarographie wird im Kindesalter nur selten notwendig werden.

Durch die Aufzeichnung der Angiokardiographie in beiden Ebenen digital auf eine Festplatte ist eine sofortige Betrachtung, gegebenenfalls Nachbearbeitung und Vergrößerung sowie Vermessung der Bilddaten als bewegte Sequenz oder als Einzelbild beliebig oft möglich. Dadurch kann mit dem jeweils aktuellen Kenntisstand – wenn nötig – gezielt eine Veränderung oder Ergänzung des Untersuchungsablaufs vorgenommen werden.

6.1 Kontrastmittel

Bei der Auswahl eines Röntgenkontrastmittels zur Bolusinjektion mit einem Hochdruckinjektor in das Herz- und Gefäßsystem stehen sich Nutzen (= Kontrastdichte) und Nebenwirkungen als Auswahlkriterien gegenüber. Bei den z. T. sehr komplizierten anatomischen Verhältnissen eines meist angeborenen Herzfehlers im Säuglings- und Kindesalter hat die Kontrastdichte. die im allgemeinen vom Jodgehalt abhängig ist, vorrangige Bedeutung bei der Wahl des Kontrastmittels.

Zur Angiokardiographie werden heute nur noch nichtionische Kontrastmittel vom Typ Iopamidol oder Amipaque verwendet.

Grundsätzlich soll das Kontrastmittel möglichst wenig subjektive Nebenerscheinungen, z. B. Schmerzen und Hitzegefühl, verursachen. Wirklich schwere Kontrastmittelzwischenfälle sind im Kindesalter unabhängig vom Kontrastmittel glücklicherweise sehr selten [11].

6.2 Aufnahmeebenen bei der Angiokardiographie

Das Herz eines gesunden Kindes liegt schräg nach links gerichtet im Thorax. Seine anatomische Achse verläuft von hinten oben rechts nach vorne unten links, entsprechend dem Vorhof- und Ventrikelseptum. Die Atrioventrikularklappenebene steht dazu senkrecht.

Bei dieser dreidimensional schrägen Lage des Herzens wird die Lagerung des Patienten im posterior-anterioren und dazu senkrecht (seitlich) verlaufenden horizontalen Strahlengang immer ein räumlich und größenmäßig verzerrtes und durch andere Strukturen überlagertes Bild in der Angiokardiographie abbilden. Allerdings bieten gerade diese Positionen die Möglichkeit, die Lage des Herzens selbst und seiner 4 Höhlen sowie den Ursprung und Verlauf der großen Gefäße übersichtsmäßig am besten zu beurteilen [5]. Durch Drehung des Patienten um seine Längsachse und/oder Anhebung des Oberkörpers bei fest installiertem 2-Ebenen-System oder durch entsprechende Veränderung der Röntgenebenen beim C-Bogensystem können gezielt einzelne Herzabschnitte optimal dargestellt werden. Dadurch wird nach der vorausgegangenen Herzkatheterisierung und der grundsätzlichen Vorklärung der Diagnose eines Herzfehlers die annähernd selektive Darstellung der betreffenden Anomalie, z. B. eines Ventrikelseptumdefektes oder einer Aortenstenose, möglich.

Die Drehung des Patienten um seine Längsachse nach rechts (linke Schulter nach oben) wird als LAO (left-anterior-oblique), nach links (rechte Schulter nach oben) als RAO-Position (right-anterior-oblique) bezeichnet [2, 3].

Bei dem sog. *Vier-Kammerblick* wird eine 45°-LAO-Projektion mit einer Winkelung des C-Bogens um 30° kraniokaudal kombiniert. Der sog. *lange axiale Blick* wird durch eine 60°-LAO-Projektion mit einer 30° kraniokaudalen Winkelung er-

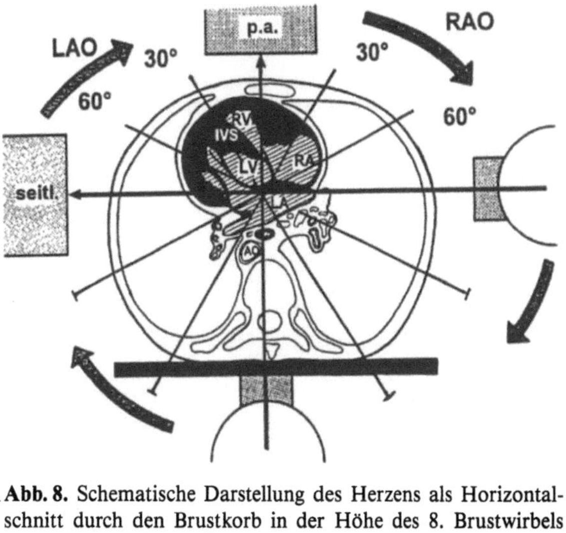

Abb. 8. Schematische Darstellung des Herzens als Horizontalschnitt durch den Brustkorb in der Höhe des 8. Brustwirbels nach Pernkopf (modifiziert aus Zdansky [16]) bei unterschiedlicher Röntgenstrahlrichtung. *p.a.* posterior-anterior, *RAO* right-anterior-oblique, *LAO* left-anterior-oblique

reicht. Der sog. *verlängerte RAO-Blick* kann durch eine Drehung der Röhre um 45° RAO zusammen mit einer Neigung um 30° kraniokaudal eingestellt werden [14].

Durch Hypertrophie, Dilatation und Hypoplasie vor allem der Kammern sind die anatomischen Verhältnisse des Herzens so variabel, daß eine in jedem Fall optimale Lagerung des Patienten voraussehbar unmöglich ist. Eine genaue Voruntersuchung, vor allem die Ergebnisse der zweidimensionalen Echokardiographie, bieten die beste Gewähr für ein optimales Untersuchungsergebnis der Herzkatheteruntersuchung und Angiokardiographie. Die verschiedenen Positionen bzw. „Schnittebenen" des Röntgenstrahlenganges bei der üblichen Angiokardiographie im Kindesalter zeigt Abb. 8.

Literatur

1. Ball F, Vettermann H (1970) Synoptische Darstellung radiologischer und kardiologischer Befunde bei Kindern mit angeborenen Herzfehlern der Links-Rechts-Shuntgruppe. Radiologie 10:226–234
2. Bargeron LM jr (1981) Axialangiography. In: Becker AE. Losekoot G. Marcelletti C, Anderson RH (eds) Paediatric cardiology, vol. 3. Churchill & Livingston, Edinburgh London Melbourne New York, p 66–87
3. Bargeron LM jr, Elliott RP, Soro B, Bream P, Curry GC (1977) Axial cineangiography in congenital heart disease. Circulation 56:1075–1083
4. Brodeur AE (1965) Radiologic diagnosis in infants and children. Mosby, Saint Louis
5. Freedom FM, Culham JAG, Moes CAF (1984) Angiocardiography of congenital heart disease. Macmillan, New York Toronto London
6. Haubrich, R (1963) Klinische Röntgendiagnostik innerer Krankheiten, Bd. I. Springer, Berlin
7. Künzler R (1966) Röntgenuntersuchung des Herzens. In: Opitz H, Schmidt F (Hrsg) Handbuch der Kinderheilkunde. Bd. VII. Springer, Berlin Heidelberg New York. S 342–349
8. Netz H, Schanne U, Rautenburg HW (1984) Messung des Sauerstoffverbrauchs bei gesunden und herzkranken Säuglingen und Kindern. Mschr Kinderheilk 132:723
9. Rautenburg HW, Askevold I-B (1980) Das Nativröntgenbild der Pulmonalstenose mit intaktem Ventrikelseptum im Kindesalter, Herz 5:306–313
10. Richter K (1963) Die zentrale Lungenschlagader im Röntgenbild, Akademie-Verlag Berlin
11. Rutsch W (1981) Kontrastmittel bei verschiedenen kardiologischen Untersuchungsmethoden. In: Weikl A, Lang E, (Hrsg) Kontrastmittel in der Kardiologie. Steinkopff, Darmstadt, S 76–82
12. Schad N, Künzler R, Onat T (1963) Differentialdiagnose kongenitaler Herzfehler. Synopsis von Röntgenbild, Elektrokardiogramm und Phonokardiogramm. Thieme, Stuttgart
13. Schumacher G, Bühlmeyer K (1989) Diagnostik angeborener Herzfehler. 2. Aufl. Bd. I. Allgemeiner Teil. Untersuchungsmethoden Perimed Verlag D. Straube, Erlangen
14. Soto B, Pacifico AD (1990) Angiocardiography in congenital heart malformations. Futura, Mount Kisco, pp 327–353
15. Straube E-M, Rautenburg HW (1974) Der prominente Pulmonalbogen im Säuglings- und Kindesalter. Klin Pädiat 186:107–119
16. Zdansky E (1962) Röntgendiagnostik des Herzens und der großen Gefäße, 3. Aufl. Springer, Wien

7 Therapeutische Herzkatheterisierung

Mit der Dilatation eines stenotischen peripheren Gefäßes mit einem Katheter durch DOTTER und JUDKINS 1964 [2] begann eine immer wichfiger werdende Entwicklung in der Kardiologie sowohl des Erwachsenen wie auch der Kinder. Die Tabelle 2 stellt die wichtigsten Meilensteine therapeutischer Herzkatheterisierung in der Pädiatrie zusammen.

7.1 Ballonatrioseptostomie (BAS)

Mit dieser nichtoperativen Methode zur Schaffung eines Vorhofseptumdefektes begann die Überlebenschance von Kindern z. B. mit TGA (s. Kap. 2, Absch. 3.5) sich deutlich zu verbessern. Mit der 1966 von RASHKIND [5] eingeführten Methode wird bei der Herzkatheteruntersuchung ein besonderer BAS-Katheter über die untere Hohlvene in den rechten Vorhof und über ein offenes Foramen ovale in den linken Vorhof vorgeschoben, ein sehr kräftiger Ballon wird an der Katheterspitze durch Einbringen eines Kochsalz-Kontrastmittelgemisches geöffnet. Anschließend wird der geöffnete Ballon ruckartig in den rechten Vorhof zurückgezogen (Abb. 9a–c).Dabei reißen Teile des Vorhofseptums um das Foramen ovale herum ein, so daß nach mehrmaliger Wiederholung in den meisten

Tabelle 2. Meilensteine der interventionellen Kinderkardiologie

RASHKIND	1966	Ballonatrioseptostomie [5]
PORSTMANN	1967	Nichtchirurgischer Verschluß eines Ductus arteriosus [12]
GIANTURCO	1975	Gefäßverschluß durch mechanische Vorrichtung [3]
RASHKIND	1979	Verschluß des Ductus arteriosus beim Herzkatheter [4]
KAN	1982	Ballonvalvuloplastie bei stenot. Pulmonalklappe [4]
LOCK	1983	Ballondilatation einer Aortenisthmusstenose [8]
LABADIDI	1984	Ballondilatation bei stenotischer Aortenklappe [7]
PALMAZ	1985	Experimentelle Erfolge bei Gefäßstents [11]

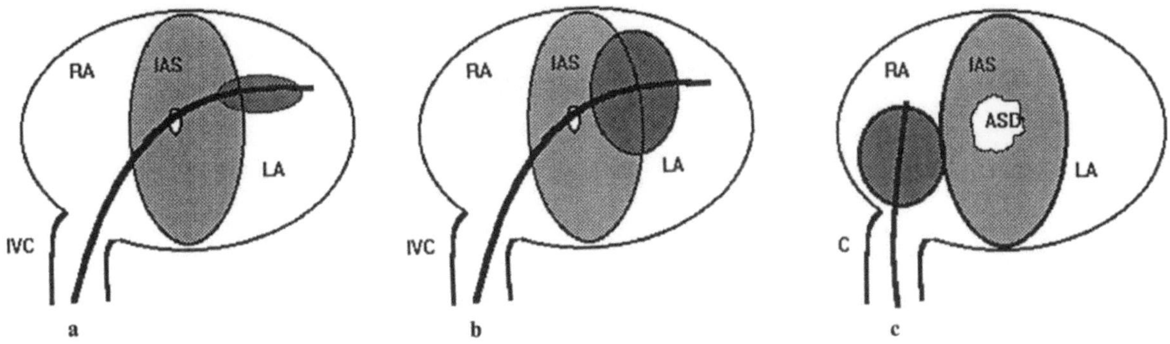

Abb. 9a–c. Schematische Erläuterung einer Ballonatrioseptostomie
a Der Ballonkatheter wurde über die untere Hohlvene (*IVC*) vom rechten Vorhof (*RA*) aus über das offene Foramen ovale des Vorhofseptums (*IAS*) in den linken Vorhof (*LA*) vorgeschoben. **b** Ballonkatheter liegt geöffnet im linken Vorhof. **c** Ballonkatheter wird in geöffnetem Zustand durch das Foramen ovale in den rechten Vorhof ruckartig zurückgezogen. Dabei entsteht ein großer Vorhofseptumdefekt (*ASD*)

Fällen ein deutlicher Defekt im Vorhofseptum vorhanden ist. Im Falle der TGA kommt es unmittelbar nach der BAS zu einem meist sehr deutlichen Anstieg der perkutan gemessenen Sauerstoffsättigung. So dramatisch der Ablauf einer BAS auch ist, so sicher läßt sich diese Prozedur in geübten Händen durchführen.

7.2 Ballonvalvulo- und -angioplastie

Die Erweiterung von stenotischen Gefäßen oder Klappen durch spezielle Ballonkatheter, die perkutan eingeführt werden, nimmt in letzter Zeit einen fest etablierten Bereich der Kinderkardiologie ein. Nach Einzelfallbeschreibungen von Rubio 1954 [17] und Semb 1979 [18] waren es 1982 Kan [4], der die heute übliche Ballonvalvuloplastie bei Kindern mit stenotischen Pulmonalklappen, und 1984 Labadidi [7], der sie bei angeborenen valvulären Aortenstenosen beschrieb. 1983 konnte Lock [8] zeigen, daß auch bei angeborenen Stenosen im Aortenisthmus eine Ballonangioplastie erfolgreich ist; die Methode wird jedoch bis heute von sehr vielen Zentren nicht durchgeführt, da nach den Interventionen im Verlauf eine Zahl von Aortenaneurysmen auftrat . Anders stehen fast alle Zentren den Angioplastien von Restenosen nach operativen Korrekturen von Aortenisthmusstenosen positiv gegenüber – beschrieben von Kan und White 1983 [5]. Hier sind meist sehr gute Erfolge zu erzielen, und bislang sind keine Berichte über anschließende Aneurysmabildung im Dilatationsbereich veröffentlicht worden.

Die Technik der Ballondilatation ist bei allen Anwendungen bei verschiedenen Engstellen im Prinzip gleich (Abb. 10a–c): Zunächst wird ein Führungsdraht über die stenotische Klappe oder das stenotische Gefäßstück vorgeschoben, um dann über diesen liegenden Draht den Ballonkatheter in die stenotische Gegend vorzuschieben. Der Ballon wird mit einem Gemisch aus Kochsalzlösung und Kontrastmittel langsam gefüllt, so daß die Engstelle eine Einschnürung im teilweise geöffneten Ballon hervorruft. Der Ballon wird nun per Hand weiter gefüllt, bis schließlich die Taille im Ballon und damit auch die Stenose nicht mehr zu erkennen ist (Abb. 2d, e). Um den Blutstrom nicht zu lange zu blockieren, wird das Manöver mehrere Male durchgeführt. Eine anschließende Druckmessung und/oder Angiokardiographie demonstriert das Dilatationsergebnis.

7.3 Gefäßerweiterung durch Gefäßstentimplantation

Periphere Pulmonalstenosen oder systemvenöse Stenosen können zwar kurzfristig aufgedehnt werden, der Dilatationserfolg ist aber meist schon kurze Zeit später nicht mehr nachweisbar. Durch die Möglichkeit, Stents in das Gefäßinnere zu bringen und durch Ballons zu öffnen, können Dilatationserfolge langfristig gesichert werden. Dazu wird ein endständig offener Katheter über die Stenose vorgeschoben und über einen sehr steifen Führungsdraht entfernt. Über diesen Draht wird eine lange Mullins-Schleuse durch die Stenose vorgeschoben, um schließlich den auf einen Dilatationsballon montierten Stent durch die lange Schleuse in die Stenose vorzuschieben. Die Schleuse wird zurückgezogen und der Katheter mit Stent durch eine ge-

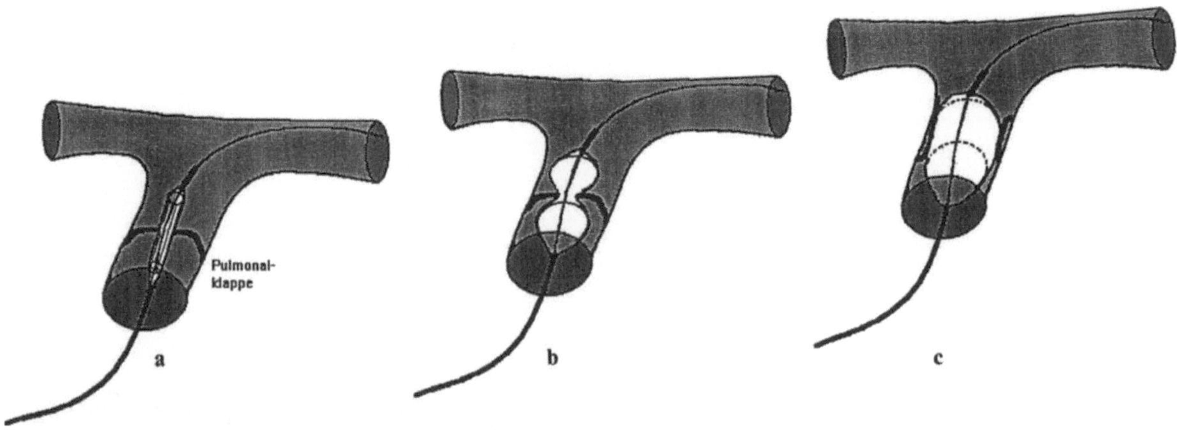

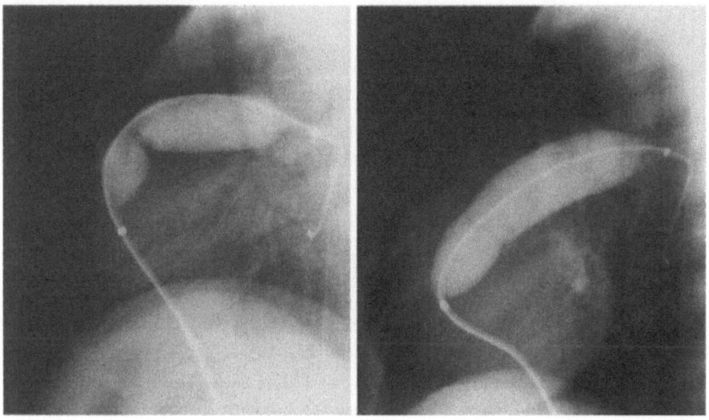

Abb. 10 a–e. Schematischer Ablauf einer Ballonvalvuloplastie (BVP) bei valvulärer PST. **a** Plazierung eines Führungsdrahtes in die linke Pulmonalarterie durch einen endständig offenen Katheter. **b** Teilweises Öffnen des Ballons in der Stenose, um die Lokalisation des Ballons in der Klappe erkennen zu können. **c** Prallfüllung des Ballons, wobei meist die Stenosekerbung im Ballon verschwindet. **d, e** B.M., 6 Jahre, Mädchen, Druckgradient RV-MPA = 70 mmHg vor und 20 mmHg nach BVP, laterale Ebene. **d** Ballonkatheter mit einem maximalen Durchmesser von 16 mm in einer stenotischen Pulmonalklappe plaziert und teilweise geöffnet. **e** Ballon vollständig geöffnet. Die Position des Pulmonalklappenrings ist noch an der Ballonform zu erahnen.

gensinnige Bewegung an der Stelle der Stenose belassen. Schließlich ist die Schleuse entfernt, und der Stent liegt in der Stenose. Nun wird der Ballon und damit der Stent zu seiner dem Gefäß angepaßten Größe geöffnet und der Ballonkatheter anschließend entfernt. Der dilatierte Stenosebereich wird durch den geöffneten Stent auch in der Folgezeit offengehalten [10] (Abb. 11 a–d).

7.4 Gefäßembolisation abnormer arterieller Verbindungen

Die Embolisation von arteriellen Gefäßen, seien es persistierende oder pathologische Gefäße, wird vor allem in der Radiologie der Erwachsenen schon seit langem erfolgreich praktiziert. Hier ist es vor allem der GIANTURCO-Coil der sich am meisten auch in der Kinderkardiologie durchgesetzt hat. Diese kleine Drahtschlinge krümmt sich in sich, wenn sie aus dem Katheter, der in das zu verschließende Gefäß geführt wird, austritt. In diesem gekrümmten Zustand kann ein oder mehrere hintereinander plazierte Coils ein Gefäß vollständig verschließen [1, 3, 11] – s. Abb. 12 a und b am Beispiel eines abnorm langen und offenen Ductus arteriosus. Auf diese Weise können auch kleine und große aortopulmonale Kollateralgefäße nach Korrekturoperationen bei Pulmonalatresien mit VSD nichtoperativ verschlossen werden.

7.5 Interventioneller Verschluß des offenen Ductus arteriosus

Die inzwischen verbesserte RASHKIND-Verschlußvorrichtung [14, 16] wird seit 1981 in sehr vielen Zentren zum Verschluß eines offenen Ductus arteriosus bei der Herzkatheteruntersuchung verwendet. Es handelt sich um einen doppelten Schirm mit einem Durchmesser von 12 mm. Das Grundgerüst dieses Schirms besteht aus rostfreiem Stahl mit doppeltem Federmechanismus zum Öffnen der Schirme. Die „Schirmbespannung" besteht aus Polyurethan. Die geschlossenen Schirme werden durch eine lange MULLINS-Schleuse durch das rechte Herz in den Ductus arteriosus vorgeschoben. Dabei wird ein Schirm zunächst auf der aortalen

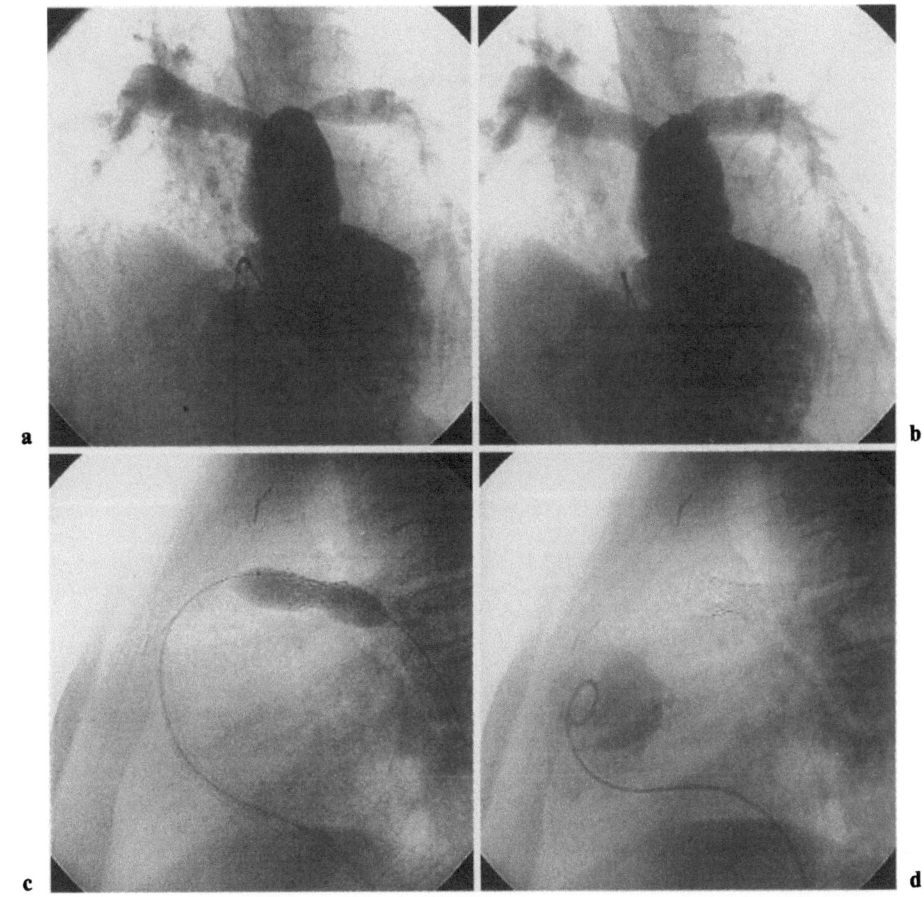

Abb. 11a–d. AKG frontale Ebene mit kraniokaudaler Neigung 30° bei 6jährigem Jungen – Zustand nach Fallot-Korrekturoperation vor 4 Jahren. **a** Abgangsstenose zu linken PA vor, **b** nach Stentimplantation. Das Drahtgeflecht des Stents ist schwach zu erkennen

Lateraler Strahlengang bei gleichem Patienten **c** Eröffnungsphase des auf dem Ballon plazierten Stents durch Füllung des Ballons. **d** Eröffneter Stent im Abgang zur linken Pulmonalarterie ohne Ballonkatheter

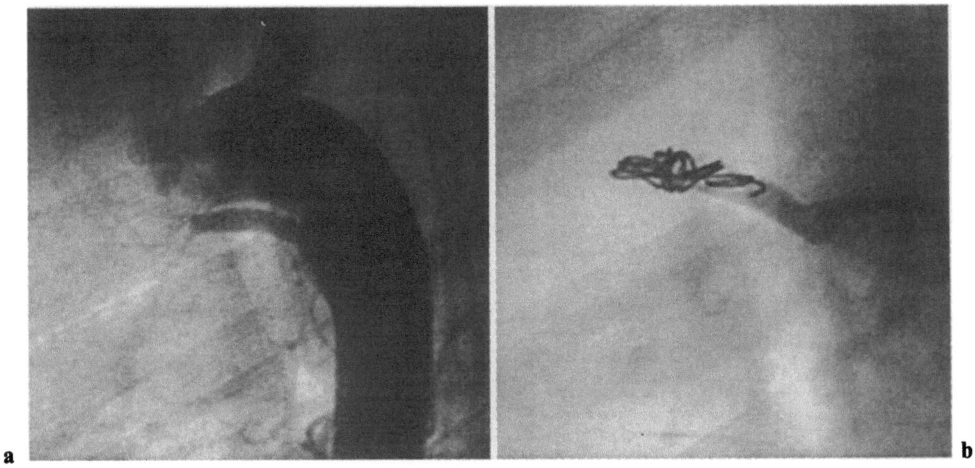

Abb. 12. **a** Angiographie der Aorta mit Abbildung eines abnorm langen und sehr dünnlumigen Ductus arteriosus in der lateralen Ebene. (4jähriges Mädchen, mit typischen Untersuchungsbefunden eines Ductus arteriosus, klinisch ohne Einschränkung der körperlichen Leistungsfähigkeit). **b** Zustand nach Plazierung von 3 Gianturco-Coils im Ductus arteriosus von **a**. Die selektive Kontrastmittelinjektion in den Ductus zeigt einen vollständigen Verschluß zur Pulmonalarterie hin

a 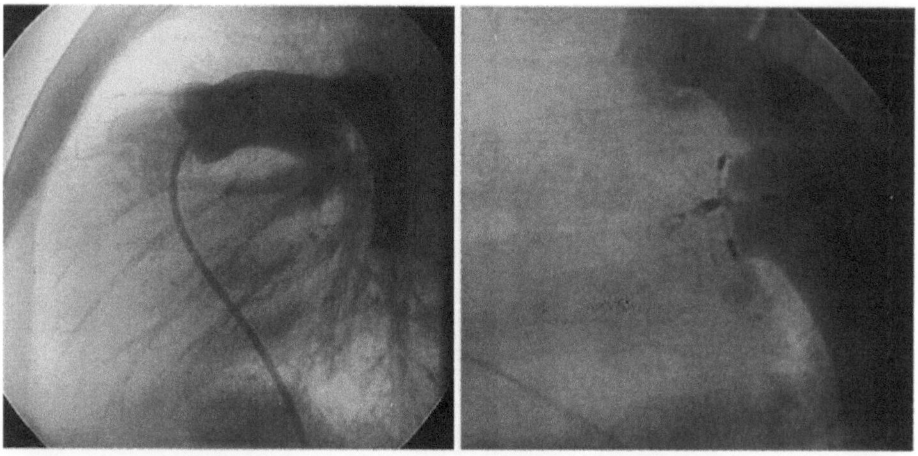 b

Abb. 13. a AKG mit lateraler Ebene. Katheter wurde vom rechten Ventrikel über den PA-Stamm, den offenen Ductus arteriosus in die deszendierende Aorta vorgeschoben. Vor Beginn der Injektion wird ein endständiger Ballon geöffnet, so daß das Kontrastmittel retrograd über den offenen Ductus in die Pulmonalarterie strömt. Ductusdurchmesser 4 mm. (1,5 Jahre alter Junge, Gewicht 7,8 kg). **b** Laterale Ebene bei demselben Patienten unmittelbar nach Einbringung eines RASHKIND-Verschlußsystems. Ein Katheter wurde retrograd über die deszendierende Aorta bis vor den Ductus vorgeschoben. Die AKG zeigt einen kompletten Ductusverschluß

Seite des Ductus geöffnet und der andere auf der pulmonalen Seite. Durch die Federmechanismen beider Schirme wird die Vorrichtung im Ductus fixiert und anschließend vom Transportsystem abgekoppelt. Der Ductus wird entweder sofort komplett verschlossen, oder erst in der Folgezeit durch Thrombusbildung und Gewebsproliferation allmählich für Blut unpassierbar gemacht (Abb. 13a–b). Die Verschlußrate großer erfahrener Zentren liegt bei 80 bis 90%.

Eine der dazu alternativen interventionellen Verschlußmöglichkeiten eines offenen Ductus arteriosus ist ein von der Arbeitsgruppe um REDEL [9] entwickelter Stahlcoil, der unmittelbar nach einer nicht erfolgreichen Plazierung wieder entfernt werden kann und auch für sehr kleine Ductus geeignet ist.

7.6 Interventioneller Verschluß von Vorhof- und Ventrikelseptumdefekten

Sowohl mit dem RASHKIND-Ductusverschlußsystem als auch mit speziell entwickelten Systemen werden in zunehmendem Maße, allerdings immer noch in einem Forschungsstadium, sowohl nicht übermäßig große Vorhofseptum – wie auch muskuläre Ventrikelseptumdefekte bei der Herzkatheteruntersuchung verschlossen [6, 13, 19]. Hier sind die Ergebnisse für eine generelle Akzeptanz dieser Methode noch nicht ausreichend.

8 Weitere bildgebende Verfahren zur Herzdiagnostik

Für die Kinderkardiologie haben bei bestimmten Fragestellungen besonders funktioneller und quantitativer Art die *zweidimensionale Echokardiographie* (s. Kap. 7, Abschn. 1.3) mit der integrierten *farbkodierten gepulsten Dopplerechokardiographie* die digitale Subtraktionsaniographie (DSA) (s. Kap. 8) und vor allem mit Blick auf die weitere Entwicklung die Magnetresonanztomographie (MRA) (s. Kap. 6) Bedeutung erlangt.

Literatur

1. Chuang VP, Wallace S, Gianturco C (1980) A new improved coil for tapered tip catheter for arterial occlusion. Radiology 135:507–509
2. Dotter CT, Judkins MP (1964) Transluminal treatment of arteriosclerotic obstruction: description of a new technique and a preliminary report of application. Circulation 30:654–670
3. Gianturco C, Anderson JH, Wallace S (1975) Mechanical devices for arterial occlusion. AJR 124:428–435
4. Kan JS, White RI Jr, Mitchell SE, Gardner TJ (1982) Percutaneous balloon valvuloplasty: a new method for treating congenital pulmonary valve stenosis. New Engl J Med 307:540–542
5. Kan JS, White RI Jr, Mitchell SE, Farmlett EJ, Donahoo JS, Gardner TJ (1983) Treatment of restenosis of coarctation by percutaneous transluminal angioplasty. Circulation 68:1087–1094
6. King TD, Mills NL (1974) Nonoperative closure of atrial septal defects. Surgery 75:383–388

7. Labadidi Z, Wu RJ, Walls TJ (1984) Percutaneous balloon aortic valvuloplasty: results in 23 patients. Am J Cardiol 53:194–197
8. Lock JE, Bass JL, Amplatz K, Fuhrman BP, Castaneda-Zuniga WR (1983) Balloon dilatation angioplasty of aortic coarctation in infants and children. Circulation 68:109–116
9. Neuss M, Le TP, Grabitz RG, Coe JY, von Bernuth G, Redel DA (1994) Retrievable coils for interventional treatment in congenital heart disease. Cardiology in the Young 4 (suppl. 1) 2
10. O'Laughlin MP, Slack MC, Grifka RG, Perry SB, Lock JE, Mullins CE (1993) Implantation and intermediate term follow-up of stents in congenital heart disease. Circulation 88:605–614
11. Palmaz JC, Sibbitt RR, Reuter SR (1985) Expandable intraluminal graft: a preliminary study. Work in progress. Radiology 156:73–77
12. Porstmann W, Wierny L, Warnke H (1967) Der Verschluß des D.a.p. ohne Thorakotomie. Thoraxchirurgie 15:199
13. Rashkind WJ, Cuaso CC (1977) Transcatheter closure of atrial septal defects in children. Proc Assoc Europ Pediatr Cardiol 13:49
14. Rashkind WJ, Cuaso CC (1979) Transcatheter closure of patent ductus arteriosus: Successful use in a 3.5 kilogram infant. Pediatr Cardiol 1:3–7
15. Rashkind WJ, Miller WW (1966) Creation of an atrial septal defect without thoracotomy: palliative approach to complete transposition of the great arteries. JAMA 196: 991–992
16. Rashkind WJ, Mullins CE, Hellenbrand WE. (1987) Nonsurgical closure of patent ductus arteriosus: clinical application of the Rashkind PDA Occluder System. Circulation 75 (3):583–592
17. Rubio Y, Limm-Lason R (1954) Treatment of pulmonary valvular stenosis and of tricuspid stenosis using a modified catheter. Proc 2nd World Congress of Cardiol. p 205 Washington
18. Semb BKH, Tjonneland S, Stake G, Aabyholm G (1979) "Balloon valvulotomy" of congenital pulmonary valve stenosis with tricuspid valve insuffciency. Cardiovasc. Radiol: 2:239–241
19. Worms AM, Bourlon F, Hausdorf G et al. (1994) European clinical trial of atrial septal defect closure with the buttoned device – early and mid-term results in 125 patients. Cardiology in the Young 4 (suppl. 1) 2

2 Angeborene Herz- und Gefäßfehler

K.-J. HAGEL, M. REITHER
und H.W. RAUTENBURG

INHALT

1 Häufigkeit und Einteilung 240
2 Azyanotische Herz- und Gefäßfehlbildungen 241
2.1 Ohne Shunt 241
2.1.1 Pulmonalstenose (mit intaktem Ventrikelseptum) . 241
2.1.2 Angeborene Aortenstenose 245
2.1.3 Hypertrophe obstruktive Kardiomyopathie 251
2.1.4 Aortenisthmusstenose (Coarctation) 251
2.1.5 Aortenbogenanomalien 253
2.1.6 Angeborene Mitralstenose und Mitralinsuffizienz . 257
2.2 Azyanotische Herz- und Gefäßmißbildungen mit Links-rechts-Shunt 258
2.2.1 Ductus arteriosus persistens 258
2.2.2 Ventrikelseptumdefekt (VSD) 260
2.2.3 Vorhofseptumdefekt (ASD) 262
2.2.4 Atrioventrikularseptumdefekt (AVSD-Atrioventrikularkanal) 264
3 Zyanotische Herz- und Gefäßfehlbildungen 268
3.1 Fallotsche Tetralogie 268
3.2 Pulmonalatresie (PAT) 270
3.3 Trikuspidalatresie (TAT) 275
3.4 Total fehlmündende Lungenvenen (TAPVC) 282
3.5 Komplette Transposition der großen Arterien (TGA) 284
3.6 Angeboren korrigierte Transposition der großen Arterien (korr. TGA) 286
3.7 Truncus arteriosus communis 289
3.8 Ebsteinsche Anomalie 290
3.9 Univentrikuläres Herz 292
3.10 Double Outlet Right Ventricle (DORV) 293
3.11 Hypoplastisches Linksherzsyndrom 295
4 Lageanomalien des Herzens (Malpositionen) 296
4.1 Dextrokardie 296
4.2 Lävokardie 300
4.3 Mesokardie 300
4.4 Situs ambiguus 301
Literatur 301

1 Häufigkeit und Einteilung

Die angeborenen Angiokardiopathien sind mit 0,8–1,0% aller Lebendgeborenen die häufigsten Fehlbildungen überhaupt. Die *Häufigkeitsverteilung* der einzelnen angeborenen Herz- und Gefäßfehler, mit denen der Kinderarzt und Kinderradiologe vornehmlich konfrontiert wird, zeigt die Tabelle 1. Demnach steht an erster Stelle der Ventrikelseptumdefekt. Ventrikelseptumdefekte, Vorhofseptumdefekte, Ductus arteriosus persistens, Pulmonalstenosen, Aortenisthmusstenose, Aortenstenosen, Fallotsche Tetralogie und Transposition der großen Arterien ergeben zusammengefaßt 80% aller vorkommenden Herz- und Gefäßfehlbildungen.

Um eine *systematische Übersicht* zu geben, sind inzwischen mehrere Einteilungsschemata für die angeborenen Herz- und Gefäßfehler in Gebrauch. Für die Belange der Praxis erscheint nach wie vor die alte Einteilung in azyanotische und zyanotische Herzfehlbildungen am geeignetsten.

Tabelle 1. Häufigkeit von Herz- und Gefäßfehlbildungen

		bei der Geburt[a]	in einem klinischen Krankengut (15104) Fälle)[b]
		insgesamt: bei 0,8% der Lebendgeborenen	
Ventrikelseptumdefekt	(VSD)	30,5%	22,9%
Vorhofseptumdefekt	(ASD)	9,8%	11,8%
Ductus arteriosus persistens	(DB)	9,7%	9,8%
Pulmonalstenose	(PST)	6,9% } 80%	9,9% } 80%
Aortenisthmusstenose	(ISTHA)	6,8%	5,1%
Aortenstenose	(AST)	6,1%	7,1%
Fallot	(FIV)	5,8%	9,7%
Transposition der großen Arterien	(TGA)	4,2%	4,4%
Truncus arteriosus communis		2,2%	0,7%
Trikuspidalatresie		1,3%	1,2%
Alle anderen (seltene u. komplexe)		16,3%	17,4%

[a] nach M. CAMPELL, Brit. Heart J. 35, 189 (1973)
[b] nach J.D. KEITH, R.D. ROWE, P. VLAD: Heart Disease in Infancy and Childhood 1978

Einteilung der häufigsten angeborenen Herz- und Gefäßfehler (aHF):

Azyanotische Herz- und Gefäßmißbildungen (ohne Shunt):
- Pulmonalstenose mit intaktem Ventrikelseptum.
- Aortenstenose,
- Hypertrophe obstruktive Kardiomyopathie (HOCM),
- Aortenisthmusstenose (Coarctation),
- Aortenbogenanomalien,
- Mitralstenose:

mit Links-rechts-Shunt
- Ventrikelseptumdefekt,
- Ductus arteriosus persistens,
- Vorhofseptumdefekt,
- partieller (inkompletter) und kompletter Atrioventrikularseptumdefekt,
- partielle Lungenvenenfehlmündung.

Zyanotische Herz- und Gefäßmißbildungen (mit obligatem oder zeitweiligem Rechts-links-Shunt):
- Fallotsche Tetralogie,
- Pulmonalatresie,
- Trikuspidalatresie,
- total fehlmündende Lungenvenen,
- Transposition der großen Arterien,
- Truncus arteriosus communis,
- Ebstein-Anomalie,
- Cor univentriculare (single ventricle),
- Double outlet right ventricle (Ursprung beider großer Arterien aus dem rechten Ventrikel),
- hypoplastisches Linksherzsyndrom,
- Ventrikelseptumdefekt mit pulmonalem Hochdruck und Eisenmenger-Reaktion.

Die Kinderkardiologen und Herzchirurgen verwenden heute gern andere Einteilungsschemata, die hämodynamische und funktionelle Gesichtspunkte stärker berücksichtigen, welche bei Fragen nach der Operabilität eine wichtige Rolle spielen [47].

Unter röntgenologischen Gesichtspunkten erscheint eine andere einfache Einteilung wesentlich (Tabelle 2), da sie funktionell-klinische Merkmale berücksichtigt und die wichtigsten Herzfehlbildungen umfaßt.

Die komplizierten und kombinierten angeborenen Herzfehler sind jedoch nicht so einfach zu klassifizieren, da sowohl die Frage der Lungendurchblutung als auch der Zyanose von der Ausprägung der Einzelkomponenten des jeweiligen Fehlers und ihrer anatomischen Variante abhängig sind. So geht z.B. die Pulmonalatresie stets mit Zyanose einher, die Lungendurchblutung kann aber sehr unterschiedlich sein; ähnliches gilt auch für die Trikuspidalatresie und den Truncus arteriosus communis.

Tabelle 2. Einteilung der angeborenen Herz- und Gefäßfehlbildungen nach klinischen und röntgenologischen Gesichtspunkten. (Mod. nach BÜHLMEYER [12])

	ohne Zyanose	mit Zyanose
Lungendurchblutung vermehrt	Ventrikelseptumdefekt (VSD) Ductus arteriosus Botalli persistens Vorhofseptumdefekt Lungenvenenfehlmündung	Transposition der großen Arterien (TGA) mit VSD Hypoplastisches Linksherzsyndrom
Lungendurchblutung normal	Aortenstenose Aortenisthmusstenose Pulmonalstenose (PST) Aortenbogenanomalien	TGA ohne VSD
Lungendurchblutung vermindert	– –	Fallotsche Tetralogie TGA mit VSD und PST

Im Hinblick auf die *Zyanose* darf an die Definition erinnert werden, daß eine Zyanose der Haut nur sichtbar wird, wenn mehr als 50 g/l reduziertes Hämoglobin im strömenden Kapillarblut vorhanden sind. Die auf einen angeborenen Herzfehler hinweisende Blaufärbung der Haut ist stets eine arterielle, zentrale Zyanose, also eine Mischungszyanose infolge eines Rechts-links-Shunts. Eine pulmonale oder periphere Zyanose kann auf bestimmte Formen der Herzinsuffizienz hinweisen.

2 Azyanotische Herz- und Gefäßfehlbildungen

2.1 Ohne Shunt

2.1.1 Pulmonalstenose (mit intaktem Ventrikelseptum)

Einteilung und Häufigkeit: valvuläre Pulmonalstenose (8–12% aller aHF), infundibuläre Pulmonalstenose (2–3% aller aHF), periphere (multiple) Pulmonalstenosen (1% aller aHF). Kombinationen der einzelnen Formen untereinander sind möglich, ebenso auch ein gemeinsames Vorkommen mit anderen aHF, z.B. Vorhofseptumdefekt, Ventrikelseptumdefekt u.a. Hochgradige valvuläre Pulmonalstenosen beim Neugeborenen mit akuter, lebensbedrohlicher Symptomatik werden als *kritische Pulmonalstenose* bezeichnet und bedürfen der sofortigen Diagnostik und Intervention mit Ballonvalvuloplastie der Pulmonalklappen (s. Kap. 1, Abschn. 7.3) [47].

Im Vordergrund der klinischen Untersuchung steht als *Leitsymptom* das typische systolische Austreibungsgeräusch mit leisem gespaltenem II. Herzton, wobei die IIp-Komponente eine kleinere Amplitude als IIa aufweist, Punctum maximum meist über dem 2. ICR links parasternal. Das EKG zeigt eine Rechtshypertrophie.

Der *Schweregrad* der Pulmonalstenose wird bestimmt durch den systolischen Druckgradienten (Δp_{syst}) zwischen rechtem Ventrikel und A.pulmonalis (Tabelle 3), er korreliert gut mit der Klappenöffnungsfläche und dem Spaltungsintervall des II. Herztones [31].

Bei der *valvulären Pulmonalstenose* ist auf der Nativröntgenaufnahme eine typische poststenotische Dilatation des Pulmonalisstammes (evtl. auch noch des linken Pulmonalarterienhauptastes) zu erkennen, die weitgehend unabhängig vom Schweregrad der Stenose ist [45, 52]. Da der rechte Ventrikel bei allen Formen der Pulmonalstenose das Blut gegen Widerstand auswerfen muß, kommt es zu einer konzentrischen (Widerstands-)Hypertrophie der rechten Kammer und erst bei der Dekompensation zur Dilatation des rechten Ventrikels und damit zur Vergrößerung des Herzschattens im Röntgenbild.

Tabelle 3. Einteilung des Schweregrades der isolierten Pulmonalstenose entsprechend dem systolischen Druckgradienten (Δ_{syst})

Geringe Stenose:	Gradient unter 25 mmHg
Milde Stenose:	Gradient zwischen 25 u. 49 mmHg
Mäßige Stenose:	Gradient zwischen 50 u. 79 mmHg
Hochgradige Stenose:	Gradient über 80 mmHg

Da im kompensierten Zustand das Auswurfvolumen des rechten Ventrikels gleich dem linksventrikulären Schlagvolumen ist, bleibt die Lungengefäßzeichnung in den meisten Fällen von Pulmonalstenose normal. Eine Verminderung des Lungendurchflusses kann gelegentlich bei sehr hochgradigen Pulmonalstenosen beobachtet werden. Im p.a.-Strahlengang wird dann meist ebenfalls eine Verbreiterung des Herzschattens nach links infolge der Rotation der Herzachse erkennbar, wobei der rechte Ventrikel linksrandbildend werden kann.

Bei geringen bis mäßigen Pulmonalstenosen lassen also die Beurteilung von Herzgröße, Pulmonalbogenprominenz und Lungengefäßzeichnung im Nativröntgenbild zur Einschätzung des Schweregrades weitgehend im Stich [44, 47] (Abb. 1; 2; 3).

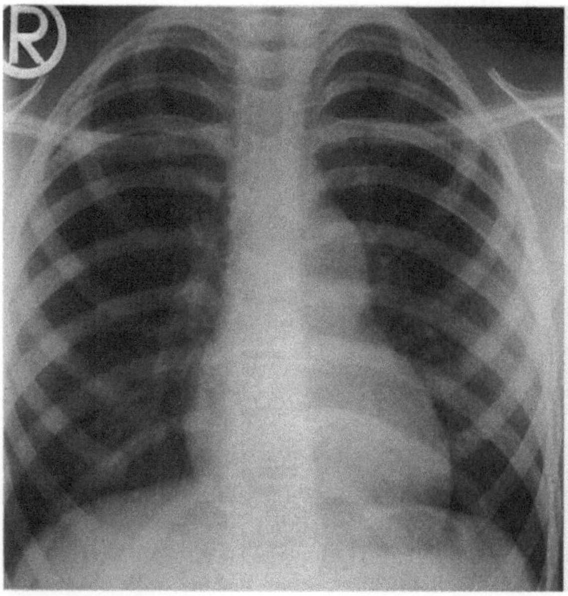

Abb. 1. *Diagnose:* Milde valvuläre Pulmonalstenose ΔP_{syst} = 43 mmHg). Th. A., 8 Jahre, beschwerdefrei systolisches Geräusch 4/6 Maximum 2. ICR links parasternal.
Thorax p.a.: Normal großes Herz, vorspringendes Pulmonalsegment, regelrechte Lungengefäßzeichnung. Nach der Nativaufnahme ist keine Abschätzung des Schweregrades möglich. (Vgl. die zugehörige Angiokardiographie Abb. 4 und Abb. 2, 3)

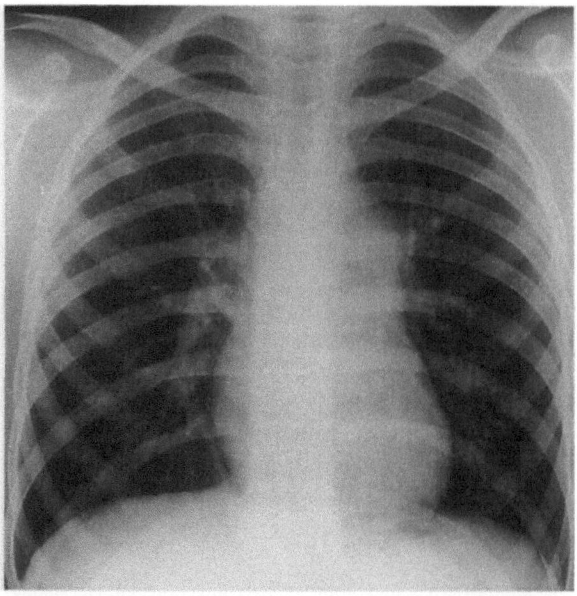

Abb. 2. *Diagnose:* Mäßige valvuläre Pulmonalstenose (ΔP_{syst} = 74 mmHg). Ch. S., 7 Jahre, beschwerdefrei, systolisches Geräusch 4/6 Maximum 2. ICR links parasternal.
Thorax p.a.: Normal großes Herz, prominentes Pulmonalsegment, regelrechte Lungengefäßzeichnung. Nach der Nativröntgenaufnahme ist keine Abschätzung des Schweregrades möglich. (Vgl. die zugehörige Angiokardiographie Abb. 5 und Abb. 1, 3)

Angiokardiographisch ist die valvuläre Pulmonalstenose gut darzustellen, der Schweregrad der Stenose aber auch damit nicht sicher festzulegen (Abb. 4a, b; 5a, b, 6a, b). Die Pulmonalklappen weisen oft in der Systole eine „Domstellung" (Abb. 5b) und in der Diastole eine „Vogelflügelstellung" auf, ihre Beweglichkeit ist eingeschränkt, die Semilunarklappen erscheinen verdickt. In der ersten Systole, die Kontrastmittel aus dem rechten Ventrikel austreibt, kann ein Kontrastmittel-Zentralstrahl (Jetstream) sichtbar werden (Abb. 4b), der die maximale Klappenöffnungsfläche markiert. Ein dezentraler Jetstream deutet auf eine bivalvuläre (bicuspe) Klappe hin. Bei hochgradigen Pulmonalklappenstenosen sind Klappenbewegungen in der Systole und der Diastole nicht mehr erkennbar, die poststenotische Dilatation des Pulmonalarterienstammes ist evident. An der verstärkten Trabekularisierung des rechten Ventrikels ist das Ausmaß der Rechtshypertrophie bei der Pulmonalstenose abzuschätzen (Abb. 4a).

Der Schweregrad der Stenose und damit die Indikation zur Ballonvalvuloplastie kann durch die Dopplerechokardiographie sicher erfaßt werden.

Die isolierte *infundibuläre Pulmonalstenose* – meist als kurze, ringförmige, muskuläre Obstruktion in der Ausflußbahn der rechten Kammer – ist selten, am häufigsten ist die infundibuläre Pulmonalstenose mit einer valvulären Pulmonalstenose kombiniert (Abb. 7). Die infundibuläre Stenose muß mittels Angiokardiographie (Abb. 8a–d) abgegrenzt werden von der Hypertrophie der Crista supraventricularis im Sinne eines sog. kontraktilen Infundibulums bei einer valvulären Pulmonalstenose; hier weitet sich die Ausflußbahn des rechten Ventrikels in der Diastole, bei der echten Infundibulumstenose bleibt sie auch in Diastole eng (Abb. 8a–d).

In ca. 70% der Fälle mit valvulärer und infundibulärer Pulmonalstenose besteht eine Kommunikation auf Vorhofebene, entweder in Form eines offenen Foramen ovale oder eines Vorhofseptumdefektes vom Sekundumtyp (selten auch mit partiell fehlmündenden rechtsseitigen Lungenvenen). In Abhängigkeit vom Grad der Pulmonalstenose kann es also zusätzlich entweder in einem Links-recht-Shunt oder einem Rechts-links-Shunt (bei hochgradigen Stenosen) auf Vorhofebene kommen. Die prä- und postoperativen Röntgenbefunde eines derartigen Falles sind in Abb. 9a–c dargestellt; dabei kann der Lungendurchfluß präoperativ vermindert sein, postoperativ (Abb. 9c) können Hinweise für eine Pulmonal- und Trikuspidalinsuffzienz zur Beobachtung kommen.

Die zweidimensionale Echokardiographie gibt ein klares Bild der strukturellen anatomischen Veränderungen der rechtsseitig beteiligten Herz- und Gefäßstrukturen (bis auf periphere Pulmonalstenosen) (s. Kap 7, Abschn. 2.6). Die zusätzlich integrierte Dopplerechokardiographie bestimmt sehr

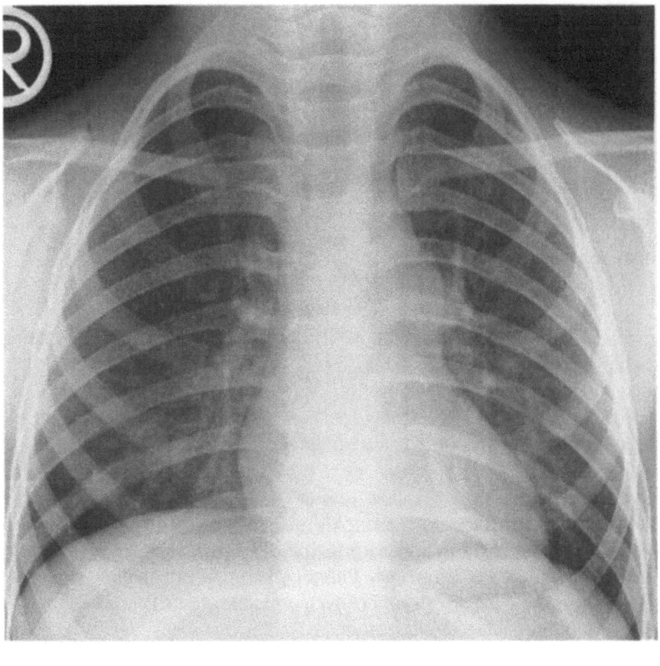

Abb. 3. *Diagnose:* Hochgradige valvuläre Pulmonalstenose ($\Delta P_{syst} = 94$ mmHg).
Th. D., 4 Jahre, beschwerdefrei, systolisches Geräusch 4/6 Maximum 2. ICR links parasternal. Thorax p.a.: Normal großes Herz, prominentes Pulmonalsegment, regelrechte Lungengefäßzeichnung. Nach den Nativaufnahmen ist keine Abschätzung des Schweregrades möglich. (Vgl. die zugehörige Angiokardiographie Abb. 6 und Abb. 1, 2)

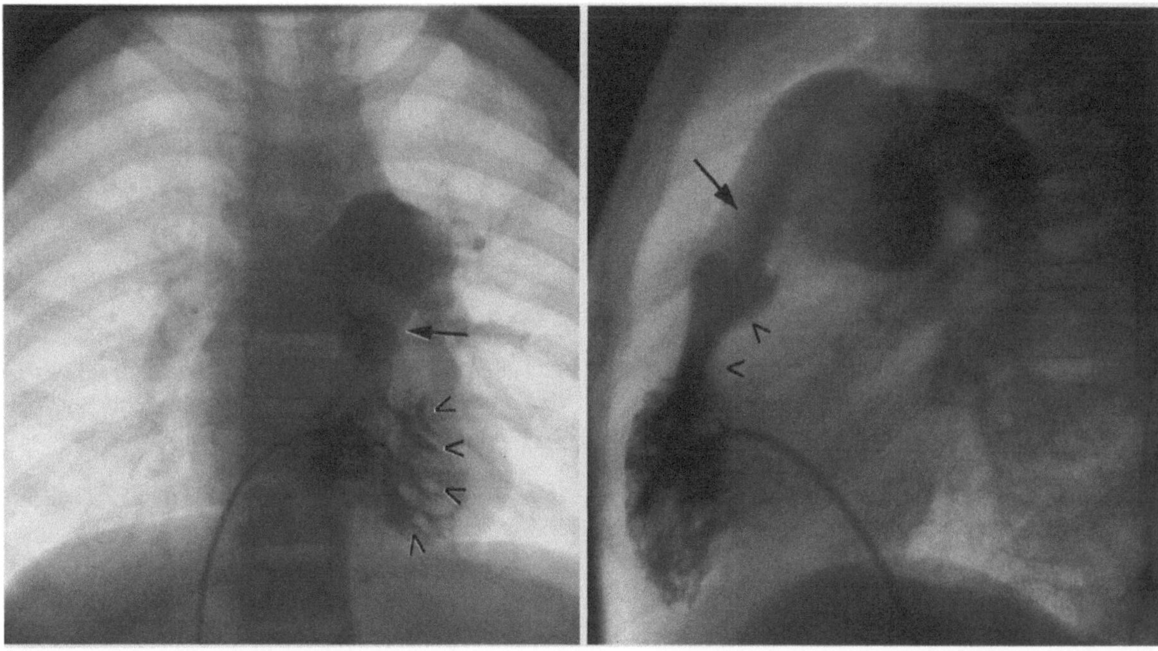

a b

4

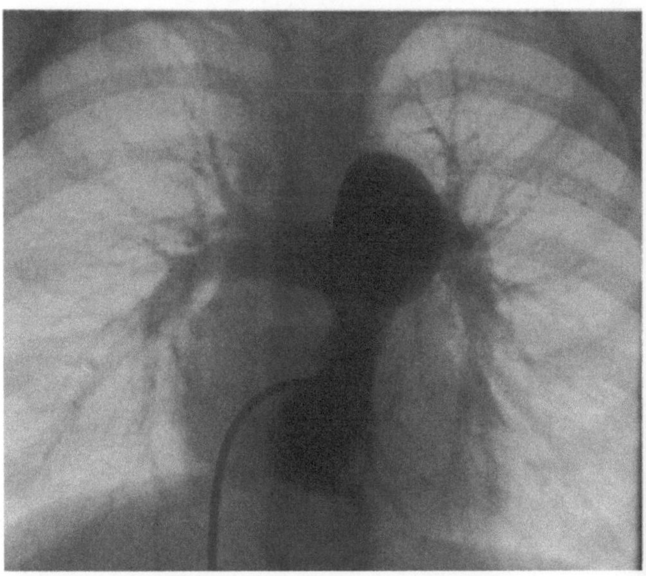

a

5

Abb. 4a, b. *Diagnose:* Milde valvuläre Pulmonalstenose (ΔP_{syst} = 43 mmHg).
Th. A. 8 Jahre, selektive Angiokardiographie (vgl. Nativaufnahme Abb. 1), Format 70×70 mm, Kontrastmittelinjektion in den rechten Ventrikel am Ende der Systole.
a p.a.: Rechtshypertrophie an der Trabekelhypertrophie des rechten Ventrikels erkennbar (*Pfeilspitzen*). Ausflußbahn des rechten Ventrikels weit, deutliche valvuläre Pulmonalstenose mit nichtgeöffneten Klappen (*Pfeil*) weite poststenotische Dilatation des Pulmonalarterienstammes und der rechten Pulmonalarterie; **b** seitlich: Trabekelhypertrophie des rechten Ventrikels. Mäßig hypertrophe Crista supraventricularis (*Pfeilspitzen*). „Vogelflügelstellung“ der verdickten Pulmonalklappen mit deutlichem Kontrastmittelzentralstrahl (*Pfeil*), poststenotische Dilatation des Pulmonalarterienstammes

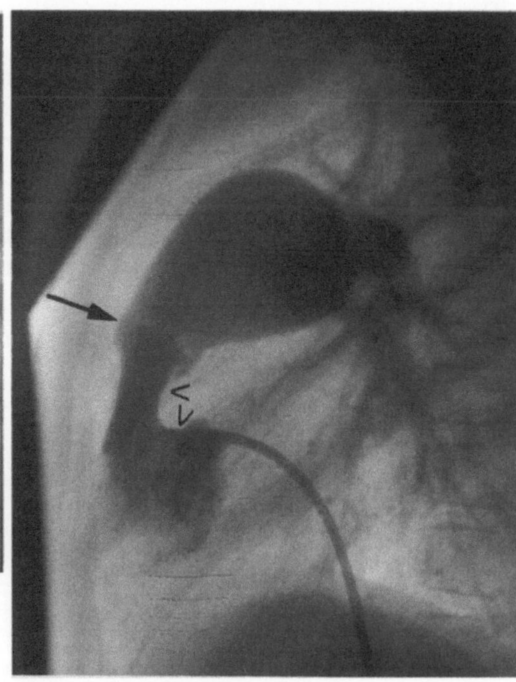

b

Abb. 5a, b. *Diagnose:* Mäßige valvuläre Pulmonalstenose (ΔP_{syst} = 74 mmHg).
Ch. S., 7 Jahre, selektive Angiokardiographie (vgl. Nativaufnahme Abb. 2), Format 70×70 mm, Kontrastmittelinjektion in den rechten Ventrikel zu Beginn der Systole.
a p.a.: Nicht links randbildender rechter Ventrikel, valvuläre Pulmonalstenose erkennbar (nicht selektiv dargestellt), riesige poststenotische Dilatation des Pulmonalarterienstammes: **b** seitlich: Crista supraventricularis (*Pfeilspitzen*) ohne wesentliche Einengung der rechtsventrikulären Ausflußbahn, domförmige Stellung der verdickten Pulmonalklappe (*Pfeil*), poststenotische Dilatation des Pulmonalaterienstammes

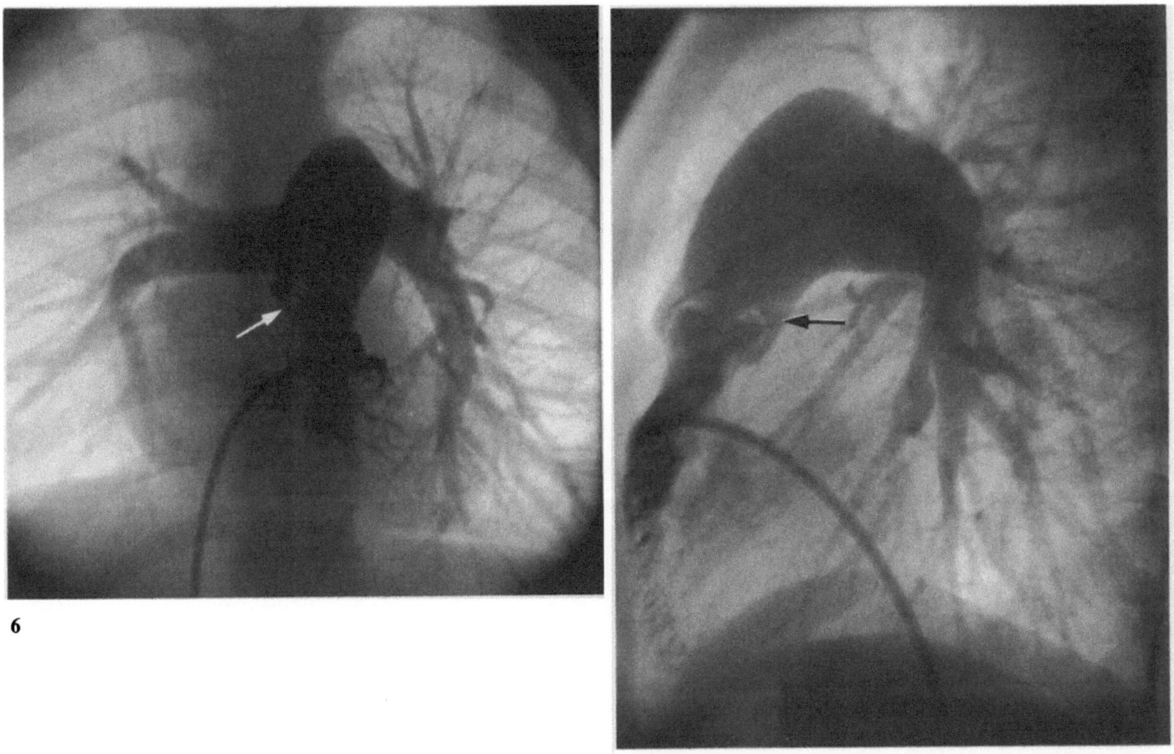

a 6 b

Abb. 6a, b. *Diagnose:* Hochgradige valvuläre Pulmonalstenc (ΔP_{syst} = 94 mmHg).
Th. D., 4 Jahre, selektive Angiokardiographie (vgl. Nativaufna men Abb. 3), Format 70×70 mm, Kontrastmittelinjektion den rechten Ventrikel, frühe Systole.
a p.a.: Keine Einengung der rechtsventrikulären Ausflußbal valvuläre Pulmonalstenose erkennbar (*Pfeil*), riesige poststei tische Dilatation des Pulmonalarterienstammes, gutes Lung dextrogramm bis zur Peripherie hin; **b** seitlich: Hochgradige v vuläre Pulmonalstenose mit verdickten Klappen und Zentr strahl (*Pfeil*), bicuspie (operativ bestätigt), riesige poststenc sche Dilatation des Pulmonalarterienstammes

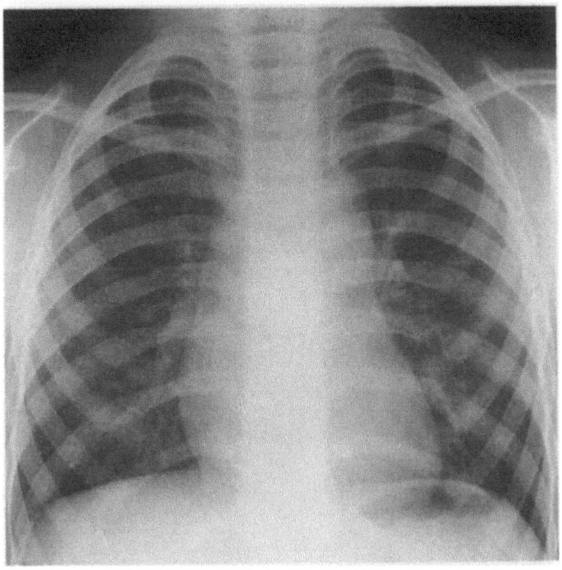

7

Abb. 7. *Diagnose:* Infundibuläre und valvuläre Pulmonalstei se mit intaktem Ventrikelseptum (ΔP_{syst} = 130 mmHg).
Ch. O., 4 Jahre, beschwerdefrei systolisches Geräusch 5/6 Ma mum 2.+3. ICR links parasternal seit Geburt bekannt.
Thorax p.a.: Normal großes Herz, etwas prominentes, nach k nial ausgezogenes Pulmonalsegment, regelrechte Lungengef zeichnung. Die Art der Pulmonalstenose und der Schweregi sind auf der Nativaufnahme nicht zu erkennen. (Vgl. hierzu Angiokardiographien Abb. 8 a–d)

genau den Druckgradienten, so daß eine Herzkatheteruntersuchung nur dann erfolgt, wenn eine sichere Indikation zur Ballonvalvuloplastie dabei gestellt wurde oder zusätzliche Fehlbildungen vorliegen. *Periphere (evtl. multiple) Pulmonalstenosen* können bei der Herzkathetersuchung durch die Druckmessung und angiokardiographisch erkannt werden (s. Abb. 15a).

2.1.2 Angeborene Aortenstenose

Einteilung und Häufigkeit: Unter dem Begriff der angeborenen Aortenstenose werden verschiedene Formen der linkventrikulären Ausflußtraktobstruktion zusammengefaßt. Die Häufigkeit der angeborenen Aortenstenosen wird mit 4–6% aller Angiokardiopathien angegeben. Grundsätzlich

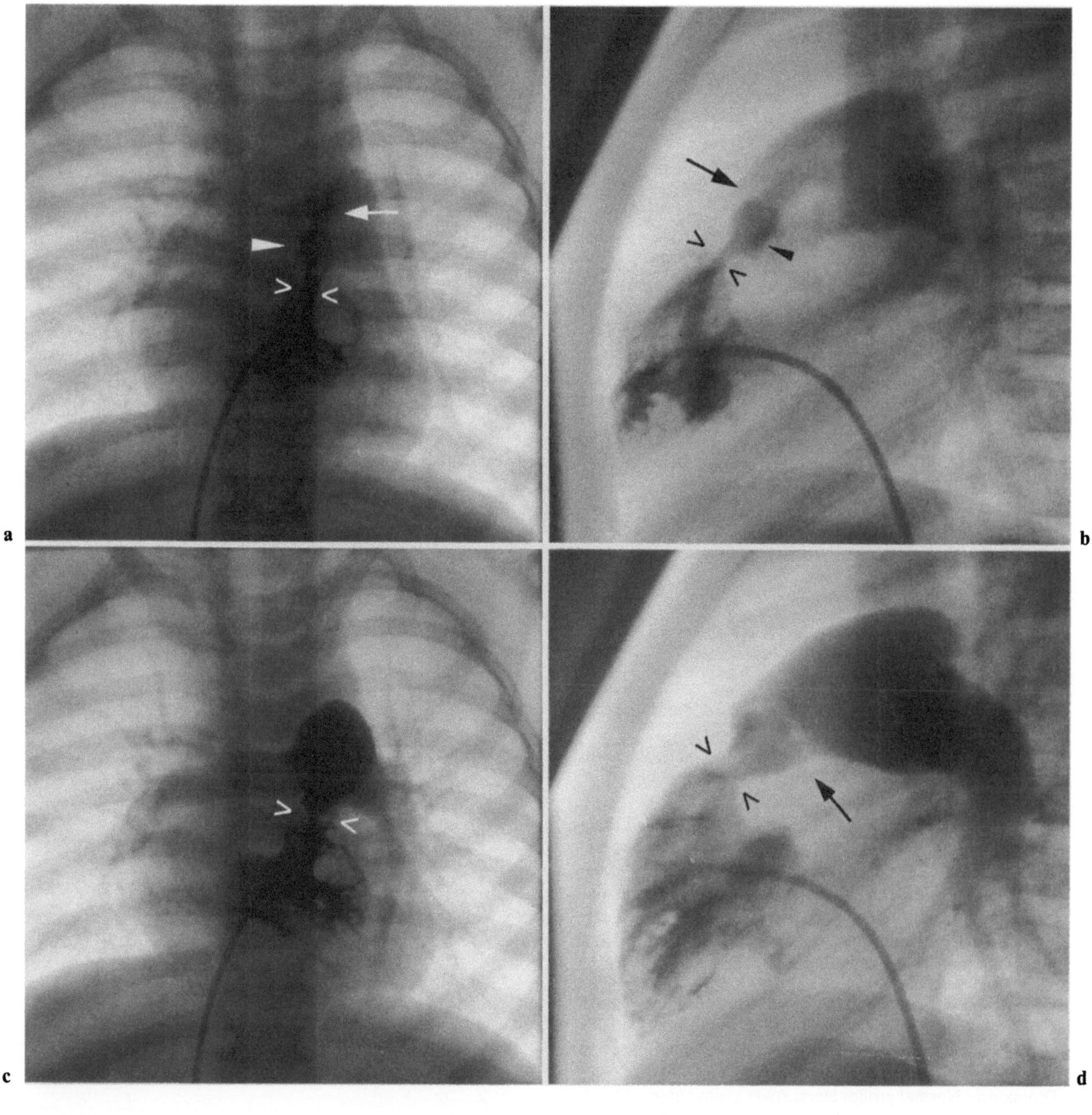

Abb. 8a–d. *Diagnose:* Infundibuläre und valvuläre Pulmonalstenose mit intaktem Ventrikelseptum (ΔP_{syst} = 130 mmHg). Ch. O., 4 Jahre, selektive Angiokardiographie (vgl. Nativaufnahme Abb. 7), Format 70×70 mm, Kontrastmittelinjektion in den rechten Ventrikel, frühe Systole.
a p.a.: Hypertrophe Trabekelstruktur des rechten Ventrikels erkennbar, enges Infundibulum (*Pfeilspitzen*), dem eine sog. dritte Kammer folgt (*fette Pfeilspitze*), danach hochgradige Einengung durch eine valvuläre Pulmonalstenose (*Pfeil*); **b** seitlich: Ausgeprägte Stenose in der Ausflußbahn der rechten Kammer von dorsal (Crista supraventricularis) und ventral (*Pfeilspitzen*), sog. 3. Kammer (*fette Pfeilspitze*), domförmig gestellte, verdickte, hochgradig stenotische Pulmonalklappen (*Pfeil*). Darstellung eines Zentralstrahls und einer poststenotischen Dilatation des Pulmonalarterienstammes. Kontrastmittelinjektion in den rechten Ventrikel, Diastole. **c** p.a.: Rechter Ventrikel mit deutlich hypertrophen Trabekelstrukturen, hochgradige infundibuläre Pulmonalstenose auch in Diastole (vgl. Abb. **a**) (*Pfeifspitzen*), danach valvuläre Pulmonalstenose, riesige poststenotische Dilatation des Pulmonalarterienstammes, die auf der Nativaufnahme (Abb. 7) die Pulmonalbogenprominenz bedingt. **d** Auch in Diastole erheblich eingeengte Ausflußbahn des rechten Ventrikels (vgl. Abb **b**) (*Pfeilspitzen*), sog. 3. Kammer und domförmige hochgradige Stenose der Pulmonalklappen (*Pfeil*), poststenotische Dilatation des Pulmonalarterienstammes

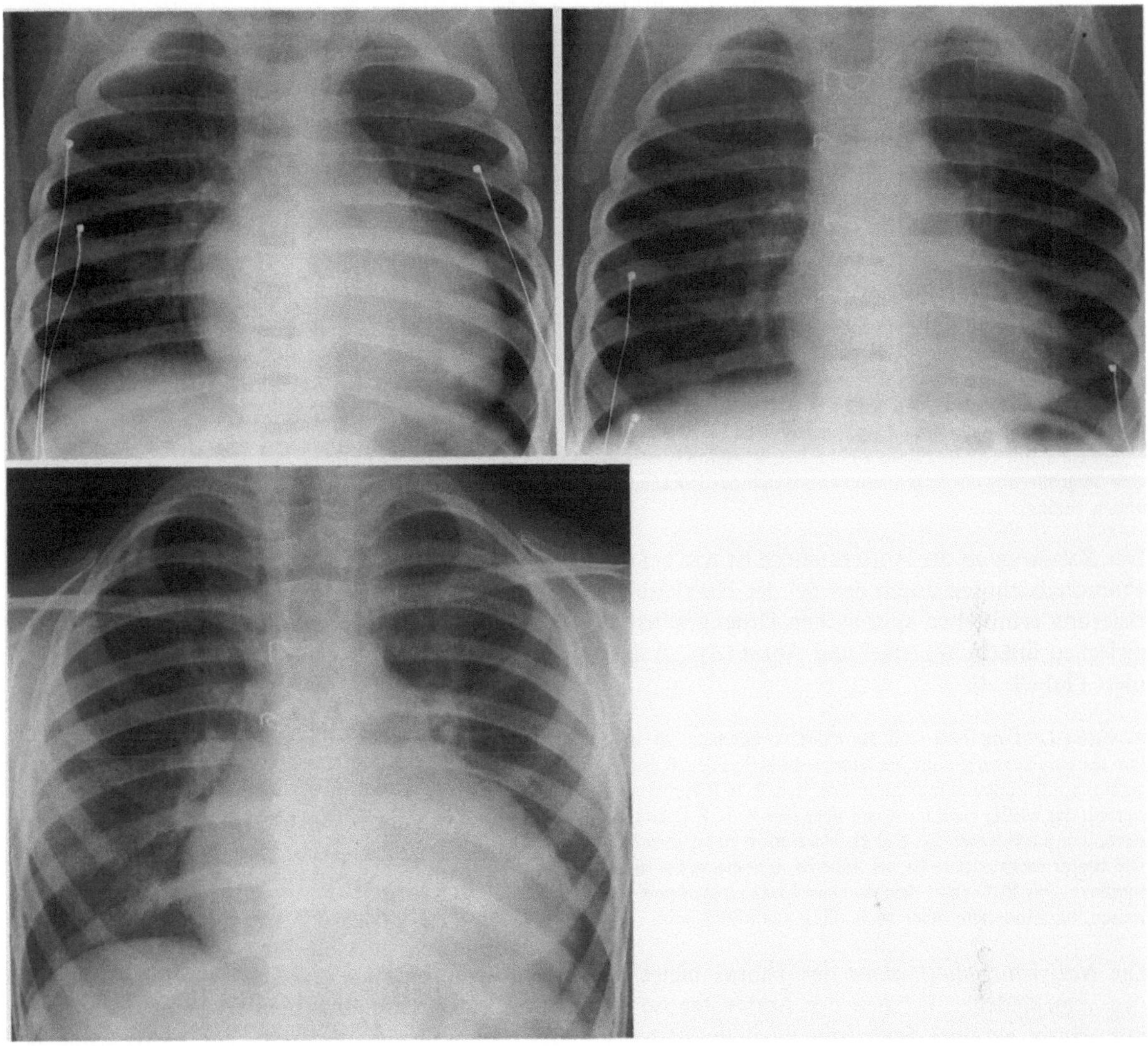

Abb. 9a–c. *Diagnose:* Hochgradige valvuläre Pulmonalstenose ($\Delta P_{syst} = 130$ mmHg) mit Vorhofseptumdefekt vom Sekundumtyp vor und nach der Operation.
H.-J. K., 1 1/2 Jahre, seit Geburt systolisches Geräusch 5/6 bekannt, azyanotisch.
a Thorax p.a. präoperativ: Nach links vergrößertes Herz mit Verlagerung der Herzspitze nach lateral und Vorwölbung des linken Herzbogens als Hinweis für vermehrte Belastung des rechten Ventrikels: prominentes Pulmonalsegment, verminderte Lungengefäßzeichnung. **b** Thorax p.a. 10 Monate nach Sprengung der Pulmonalstenose und Verschluß des Vorhofseptumdefektes: Herzgröße im Normbereich, noch etwas prominentes Pulmonalsegment, normale Lungengefäßzeichnung, Sternumdrahtnähte nach medianer Sternotomie. **c** Thorax p.a. knapp 2 Jahre nach Operation des Herzfehlers: Erneute Größenzunahme des Herzens, jetzt mit Verlagerung der Herzspitze nach lateral und Vorwölbung des rechten und linken Herzbogens als Ausdruck für eine vermehrte Belastung des rechten Vorhofs und Ventrikels; unverändert prominentes Pulmonalsegment, normale Lungengefäßzeichnung. Jetzt: Postoperative Pulmonal- und Trikuspidalklappeninsuffizienz, durch spezielle Herzdiagnostik nachgewiesen

werden nach der Lokalisation 3 Formen unterschieden, bei denen der Kinderkardiologe und der Herzchirurg noch Untergliederungen vornehmen:

valvuläre Aortenstenosen	(ca. 70%)
subvalvuläre Aortenstenosen	(ca. 20%)
supravalvuläre Aortenstenosen	(selten).

Als Sonderformen müssen die *kritische Aortenstenose des Neugeborenen,* die dem hypoplastischen Linksherzsyndrom nahesteht, und die *hypertrophe obstruktive Kardiomyopathie* (HOCM) genannt werden.

Das männliche Geschlecht überwiegt bei der valvulären im Verhältnis 4:1, bei den subvalvulären Aortenstenosen 2:1.

Zur Pathophysiologie: Ähnlich wie bei den Pulmonalstenosen muß der linke Ventrikel sein Blutvolumen gegen Widerstand auswerfen, was zu einer mehr oder weniger ausgeprägten, vom Schweregrad der Stenose abhängigen, konzentrischen (Widerstands-)Hypertrophie des linken Ventrikels führen muß. Auch hier tritt eine Vergrößerung des linken Ventrikelbereiches erst mit der Dilatation der linken Kammer, also bei beginnender Linksinsuffizienz, in Erscheinung. Bei der Aortenklappenstenose entsteht – ebenfalls in Analogie zur Pulmonalklappenstenose – eine poststenotische Dilatation der Aorta ascendens. Bei der Dekompensation des linken Ventrikels kommt es zum Rückstau des Blutes mit Dilatation des linken Vorhofes und den Zeichen der Lungenstauung.

Häufig ist die Aortenklappenstenose – besonders bei dysplastischen Taschenklappen oder Klappenanomalien (z. B. Bicuspie) – mit einer Aorteninsuffizienz kombiniert, was dann wiederum eine Vergrößerung des linken Ventrikels durch das Rückflußvolumen bedingt.

Der *Schweregrad* der Aortenstenose ist wie bei den Pulmonalstenosen durch den bei der Herzkatheterisierung ermittelten systolischen Druckgradienten zwischen linkem Ventrikel und Aorta (Δp_{syst}) definiert (Tabelle 4).

Klinische Leitsymptome sind das meist vorhandene, im Jugulum tastbare Schwirren und ein lautes systolisches Austreibungsgeräusch mit Punctum maximum über dem 2. ICR rechts parasternal, das häufig auch recht laut über dem 4. ICR links parasternal zu auskultieren ist. Der II. Herzton ist nicht gespalten. Die Blutdruckamplitude ist bei höheren Schweregraden eingeschränkt. Das EKG kann Zeichen einer Linkshypertrophie aufweisen, im Kindesalter aber auch völlig unauffällig sein.

Die *Nativröntgenaufnahme* des Thorax bietet bei den verschiedenen Formen der Aortenstenose ein nur relativ geringes Spektrum an diagnostischen Möglichkeiten. Infolge der für lange Zeit konzentrischen Hypertrophie des linken Ventrikels ist die Herzgröße u. U. auch bei hochgradigen Aortenstenosen nicht pathologisch verändert; erst bei Dekompensation oder bei Kombination mit einer Aorteninsuffizienz vergrößert sich infolge der Volumenbelastung des linken Ventrikels die Herzsilhouette in der dorsoventralen Projektion nach links; randbildend ist dabei der linke Ventrikel und die Herzspitze, die dann in den Zwerchfellschatten eintaucht.

Bei der Aortenklappenstenose ist in über der Hälfte der Fälle die poststenotische Dilatation der Aorta ascendens auf der dorsoventralen Aufnahme rechts neben dem Wirbelkörperschatten zu erkennen und wird dann zum röntgenologischen Leitsymptom (Abb. 10a, b). Die Herzgröße korreliert nicht mit dem Schweregrad der Stenose (Abb. 10a). Die verschiedenen Formen der Aortenstenose sind

Tabelle 4. Einteilung des Schweregrades der *Aortenstenosen* entsprechend dem systolischen Druckgradienten (ΔP_{syst}) über die Stenose

Geringe Stenose:	unter 25 mmHg
Milde Stenose:	25 – 49 mmHg
Mäßige Stenose:	50 – 79 mmHg
Hochgradige Stenose:	über 80 mmHg

auf der Nativröntgenaufnahme nicht voneinander zu unterscheiden (Abb. 10a, 12a, 13a).

Eine Unterscheidung der einzelnen Formen und Unterformen der Aortenstenosen gelingt heute gut mit der *Echokardiographie.* (s. Kap. 6, Abschn. 2.1). In Kombination mit der Dopplerechokardiographie, wenn möglich mit Farbkodierung, bietet die Ultraschalltechnik eine gute Möglichkeit, den Druckgradienten abzuschätzen und selbst geringe Aortenklappeninsuffizienzen zu erfassen.

Die Differentialdiagnose der verschiedenen Aortenstenosen ist durch die *Angiokardiographie* möglich.

Die Abb. 10 – 14 zeigen die Nativaufnahmen und die Angiokardiographien der verschiedenen Formen von Aortenstenosen.

Besondere Erwähnung bedarf die Kombination von supravalvulärer Aortenstenose und peripheren Pulmonalstenosen (Abb. 15a, b), die zusammen mit einem „Kobold-", „Gnomen-" oder „Elfen-Gesicht", geistiger Retardierung, Minderwuchs, Zahnfehlbildungen, tiefklingender „metallischer" Stimme, Kryptorchismus und Leistenhernie als schwere Form einer idiopathischen Hyperkalzämie unter der Bezeichnung, *Williams-Beuren-Syndrom* bekannt ist [6, 7, 8].

Die *kritische Aortenstenose des Neugeborenen und jungen Säuglings* stellt eine Sonderform der angeborenen Aortenstenose dar. Sie kann als isolierte Klappenstenose vorkommen oder kombiniert sein mit einem unterentwickelten linken Ventrikel, einem offenen Ductus arteriosus und einem links-rechts-shuntenden Vorhofseptumdefekt. Die letztere Form wird von einzelnen Autoren dem hypoplastischen Linksherzsyndrom (s. Abschn. 3.11) zugeordnet, muß wohl aber nach Verlauf und Prognose eher davon abgetrennt werden [47].

Auf der Nativröntgenaufnahme des Thorax findet sich bei der *kritischen Aortenstenose* immer ein großes, nach beiden Seiten vergrößertes Herz mit gerundeter Spitze; das obere Mediastinum erscheint breit, die Bifurkation der Trachea aufgespreizt infolge Vergrößerung des linken Vorhofs; die Lungengefäßzeichnung kann vermehrt oder

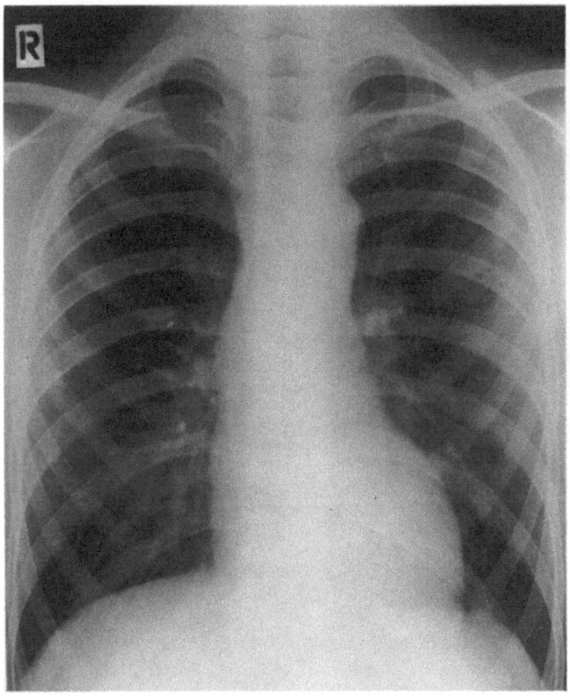

a

10

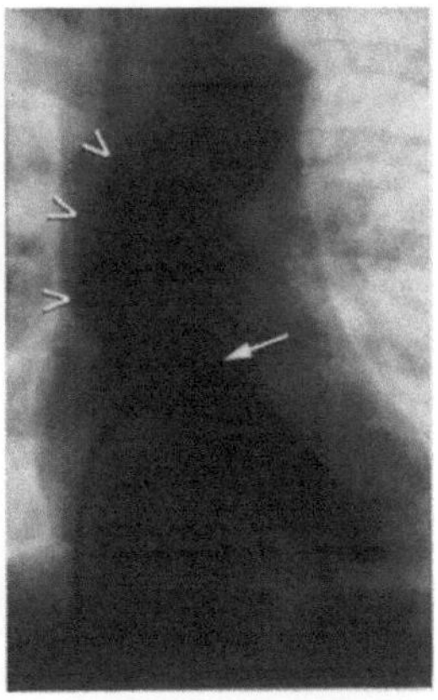

b

Abb. 10a, b. *Diagnose:* Hochgradige valvuläre Aortenstenose (ΔP_{syst} = 150 mmHg).
K. St., 13 Jahre beschwerdefrei, systolisches Geräusch 5/6 Maximum 2. ICR rechts parasternal, Schwirren im Jugulum. **a** Thorax p.a.: Herzgröße im Normbereich, Herzachse nach laterokaudal gerichtet, etwas betonte Herztaille, Hili normal groß, regelrechte Lungengefäßzeichnung; dilatierte Aorta ascendens und betonter Aortenbogen. **b** Selektive Kine-Angiokardiographie in p.a. in Systole, Kontrastmittelinjektion in den linken Ventrikel: Der Herzkatheter ist nach transseptaler Punktion nach Brockenbrough in den linken Ventrikel eingeführt. Die Angiokardiographie stellt den Zentralstrahl durch die verengte Aortenklappe (*Pfeil*) und die poststenotische Dilatation der Aorta ascendens (*Pfeilspitzen*) dar und deutet somit die Nativaufnahme.

Abb. 11a–d. *Diagnose:* Valvuläre Aortenstenosen.
a O. D., 3 Jahre (ΔP_{syst} = 65 mmHg). Beschwerdefrei, normaler EKG-Befund, sehr lautes systolisches Herzgeräusch Maximum über 2. ICR rechts parasternal.
Selektive Kineangiokardiographie mit Kontrastmittelinjektion in den linken Ventrikel. Der Katheter wurde antegrad über ein offenes Foramen ovale plaziert. In p.a. und Systole gut erkennbare, verdickte, sich domförmig stellende Aortenklappen. Mittelgradige Hypertrophie des linken Ventrikels. Aorta ascendens nur wenig im Anfangteil dilatiert. **b** Ph, C., 7 Jahre (ΔP_{syst} = 60 mmHg). Ähnlicher Befund wie **a** bei etwa gleichem ΔP_{syst}, aber deutlicherer Dilatation der Aorta ascendens.
c B. B., 6 Wochen (ΔP_{syst} = 85 mmHg). Noch ausreichende linksventrikuläre Funktion, keine kardialen Dekompensationszeichen, Erregungsrückbildungsstörungen linkspräkordial in den Brustwandableitungen des EKG, Blutdruckgradient zwischen rechtem Oberarm und Unterschenkel 25 mmHg.
Retrograde Sondierung der Aorta ascendens und Aortographie. Seitliche Projektion. Deutliche Darstellung der sich domförmig öffnenden Aortenklappen. Der Klappenöffnung entsprechend wird in der Aorta ascendens ein etwa 3 mm dicker Jet kontrastmittelfreien Blutes abgebildet. Zusätzlich ist eine milde Aortenisthmusstenose erkennbar. **d** P. G., 1 Woche (ΔP_{syst} = 70 mmHg). Nur mäßige linksventrikuläre Funktion, Zeichen der kardialen Dekompensation mit Lungenödem.
Antegrade Sondierung des linken Ventrikels über ein offenes Foramen ovale, dort Kontrastmittelinjektion. Seitliche Projektion, Systole. Domförmige Stellung der Aortenklappen, die verdickt sind. Dilatation der Aorta ascendens nach ventral

11

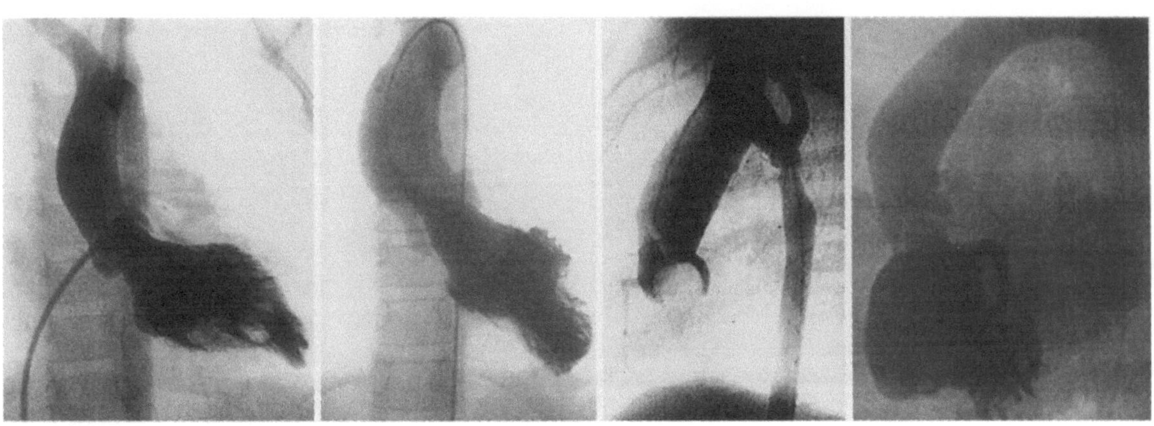

a b c d

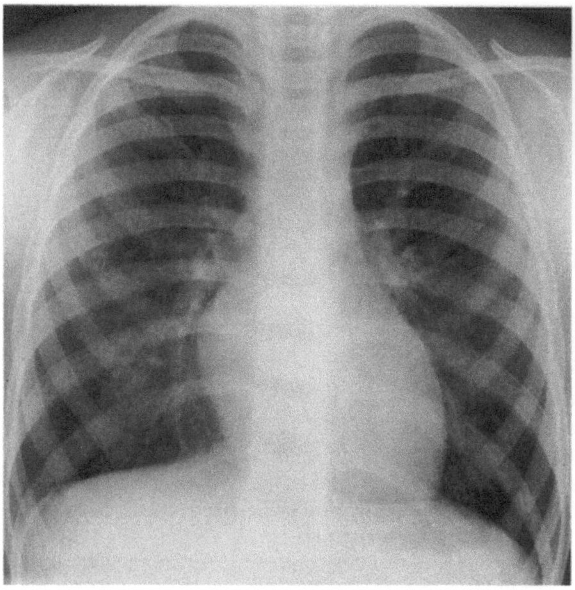

12 a

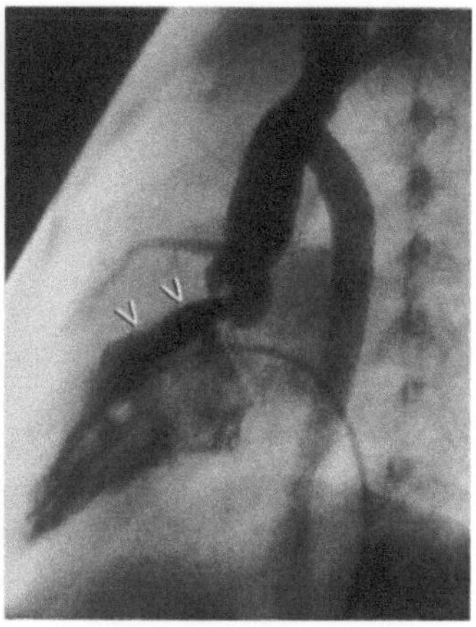

b

Abb. 12a, b. *Diagnose:* Hochgradige, kurze, tunnelförmige subvalvuläre Aortenstenose (ΔP_{syst} = 110 mmHg).
R. Sch., 6 Jahre, beschwerdefrei, systolisches Geräusch 6/6 Maximum 2. ICR rechts parasternal, Schwirren im Jugulum.
a Thorax p.a.: Normal großes Herz, vorgewölbter und doppelkonturierter rechter Herzbogen; Hili regelrecht, scharf begrenzt, normale Lungengefäßzeichnung; keine Vergrößerung des Pulmonal- oder Aortensegmentes, keine poststenotische Dilatation der Aorta ascendens erkennbar **b** Selektive Kine-Angiokardiographie, Kontrastmittelinjektion in den linken Ventrikel, dieser transseptal nach Brockenbrough sondiert. Seitlicher Strahlengang: Ziemlich glatt konturierter dreieckförmiger linker Ventrikel in Diastole: kurze, tunnelförmige, subvalvuläre Aortenstenose (*Pfeilspitzen*), in Diastole nicht aufgeweitet: Aortenklappen unauffällig, kaum poststenotisch dilatierte Aorta

Abb. 13a–c. *Diagnose:* Supravalvuläre Aortenstenose mit Hypoplasie der Aorta ascendens (ΔP_{syst} = 50 mmHg).
S. F., 7 Jahre, beschwerdefrei, Verdacht auf Herzfehler im 3. Lebensmonat geäußert, systolisches Geräusch, Maximum 2. ICR rechts parasternal, Schwirren im Jugulum.
a Thorax p.a.: Normal großes, regelrecht konfiguriertes Herz, verstrichene Herztaille, Hili normal groß, normale Lungengefäßzeichnung, auffallend schmaler Aortenschatten. Die Nativaufnahme gibt keine Hinweise auf den aHF. **b, c** Selektive Kine-Angiokardiographie, retrograde Aortographie, Kontrastmittelinjektion in die Aorta ascendens: **b** p.a.; **c** seitlicher Strahlengang: Großer, dilatierter Aortenbulbus mit weiten Sinus Valsalvae; geschlossene Aortenklappe (Diastole); abrupter Übergang in eine hypoplastische Aorta ascendens, die sich nur allmählich im Bogenteil erweitert. Aus dem weiten Bulbus aortae gehen beide Koronararterien ab, die (unter hohem Druck stehend) erheblich dilatiert sind und stärker geschlängelt verlaufen – noch keine Aneurysmabldung erkennbar. Außerdem ist in **b** eine Stenose am Abgang der A.carotis dextra erkennbar. Die Operation bestätigte die Befunde

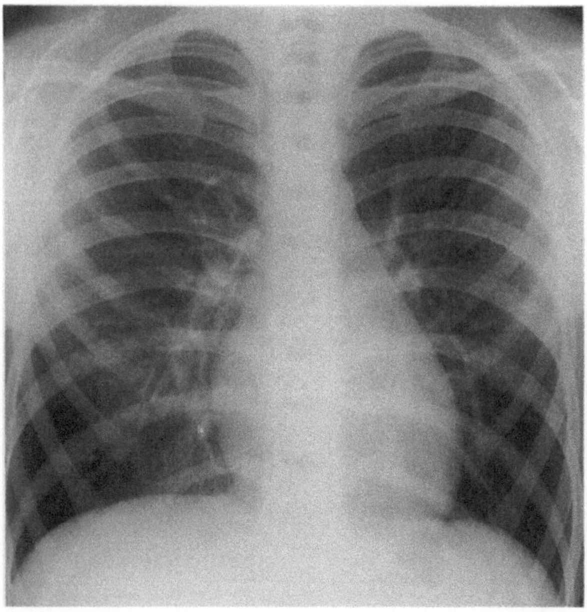

13 a

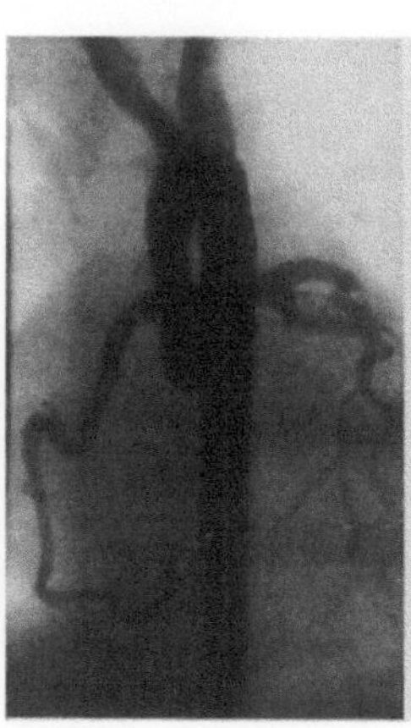

b

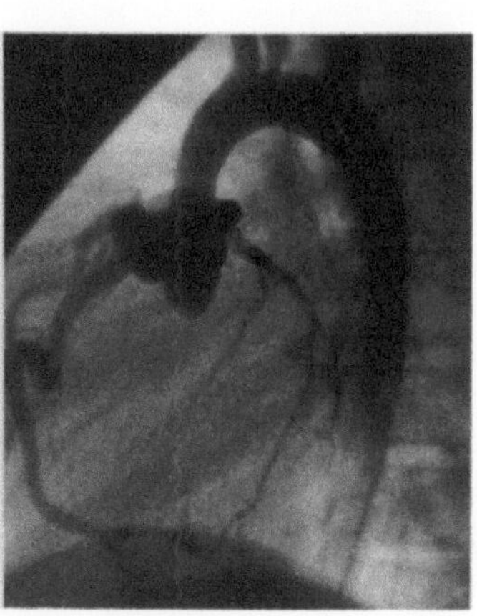

c

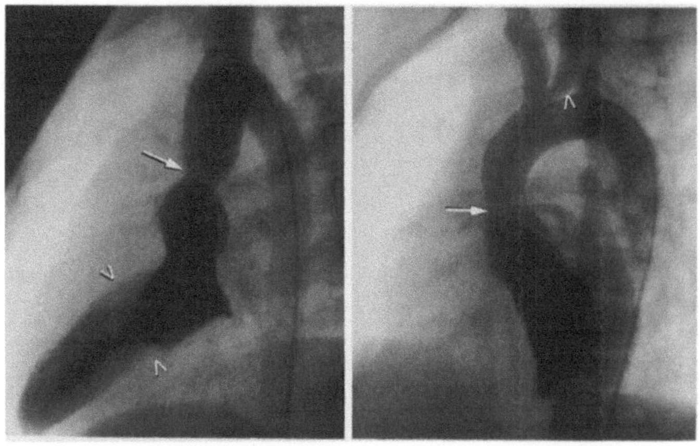

a b 14

Abb. 14a, b. *Diagnose:* Hochgradige, ringförmige, supravalvuläre Aortenstenose (ΔP_{syst} = 100 mmHg).
Th. G., 10 Jahre, geringe Leistungseinschränkung, systolisches Geräusch 4/6 Maximum 2. ICR rechts parasternal, Schwirren im Jugulum.
Selektive Kine-Angiokardiographie. Kontrastmittelinjektion in den linken Ventrikel, der linke Ventrikel ist retrograd arteriell sondiert. **a** Seitlicher Strahlengang: Schlanker langgestreckter linker Ventrikel in Systole: deutlich sind die Papillarmuskeln zu erkennen (*Pfeilspitzen*); ringförmige Einengung der Aorta am Übergang vom Bulbus in die Aorta ascendens (*Pfeil*), keine wesentliche poststenotische Dilatation. **b** Position LAO: linker Ventrikel in Systole; gleich nach dem Abgang der Koronararterien markiert sich eine ringförmige supravalvuläre Aortenstenose (*Pfeil*), Verdacht auf Stenosierung im Abgang der A. carotis dextra (*Pfeilspitze*)

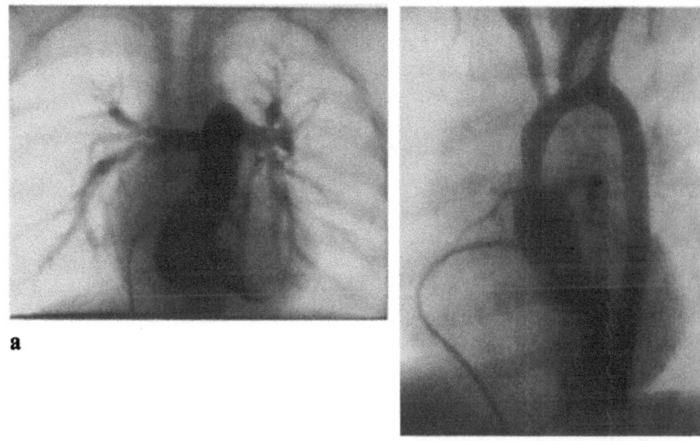

a b 15

Abb. 15a, b. *Diagnose:* Williams-Beuren-Syndrom mit supravalvulärer Aortenstenose und peripheren multiplen Pulmonalstenosen.
A. W., 3 Jahre, beschwerdefrei, Herzgeräusch mit 3 Wochen aufgefallen, systolisches Geräusch 5/6 Maximum 2. ICR rechts und links parasternal, typische Facies.
Selektive Kine-Angiokardiographie: **a** Kontrastmittelinjektion in den rechten Ventrikel in p.a.-Strahlengang. Mittelständig gelegener rechter Ventrikel in Diastole. Pulmonalarterienstamm mäßig erweitert, keine Pulmonalbogenprominenz, multiple periphere Pulmonalstenosen am Übergang von den Hauptästen zu den Lappen- und Segmentästen der Pulmonalarterie (Druck im Pulmonalarterienstamm: 65/15, Mitteldruck 32 mmHg). **b** Kontrastmittelinjektion in den linken Ventrikel in LAO-Strahlengang. Linker Ventrikel über ein offenes Foramen ovale sondiert. Großer, nach dorsal vorgewölbter linker Ventrikel in Diastole, mächtige Erweiterung des Aortenbulbus bis zum Abgang der Koronararterien, die nur geringfügig dilatiert sind, dann abrupter Übergang in eine hypoplastische Aorta ascendens (ΔP_{syst} = 120 mmHg), inzwischen operativ bestätigt. Die Nativaufnahmen gaben keinen sicheren Hinweis auf die vorliegenden Herzfehler

normal sein, bei Dekompensation sind die Lungen eingetrübt infolge Stauung und evtl. beginnenden Lungenödems (Abb. 16). Die Situation erfordert die sofortige chirurgische Kommissurotomie oder alternativ die Ballonvalvuloplastie bei der Herzkatheteruntersuchung. Zur *Echokardiographie* der kritischen Aortenstenose s. Kap. 7, Abschn. 2.2.1.

2.1.3 Hypertrophe obstruktive Kardiomyopathie

Als weitere Sonderform der Aortenstenosen ist die *hypertrophe obstruktive Kardiomyopathie* (HOCM) zu nennen, eine primäre Kardiomyopathie (s. Kap. 4, Abschn. 1).

2.1.4 Aortenisthmusstenose (Coarctation)

Einteilung und Häufigkeit: Nach KEITH [34] wird zwischen der *postduktalen* und der *präduktalen Aortenisthmusstenose* (früher: adulte und infantile

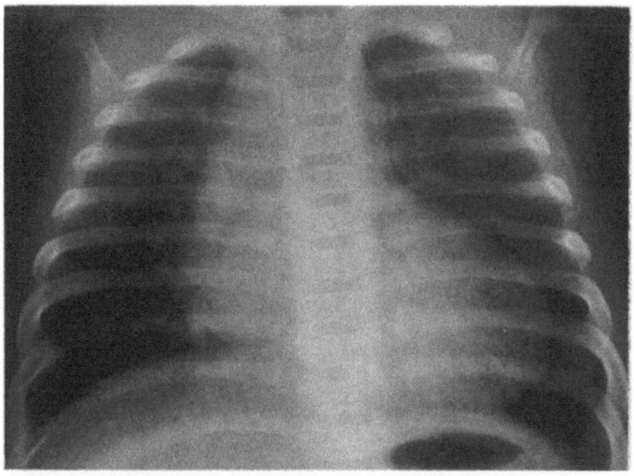

Abb. 16. *Diagnose:* Kritische valvuläre Aortenstenose (ΔP_{syst} = 120 mmHg) eines jungen Säuglings.
P. R., 3 Monate, Herzgeräusch seit der Geburt bekannt, Aufnahme mit Dyspnoe und großer Leber globale Herzinsuffizienz. Thorax p.a.: Nach beiden Seiten verbreitertes Herz, Herzachse nach kaudal-lateral gerichtet; gerundete, nicht angehobene Herzspitze, betonte Herztaille: Spreizung der Trachealbifurkation bei vergrößertem linken Vorhof; Verbreiterung des oberen Mediastinums nach rechts durch Dilatation der Aorta ascendens; normale Lungengefäßzeichnung

Form) unterschieden; RUDOLPH et al. [46] bezeichneten die isolierte, membranartige Stenose mit normal entwickeltem Isthmus als *juxtaduktale Aortenisthmusstenose*. Die präduktale Form ist fast regelmäßig mit anderen kardiovaskulären Fehlbildungen kombiniert (z. B. mit tubulärer Hypoplasie des Aortenbogens, persistierendem Ductus arteriosus, Aortenklappenmißbildungen, Ventrikelseptumdefekt); sie führt in vielen Fällen schon im Neugeborenen- und frühen Säuglingsalter zu rascher kardialer Dekompensation und wird dementsprechend auch als *„kritische Aortenisthmusstenose“* bezeichnet. Die Häufigkeit aller Formen von Aortenisthmusstenose beträgt 5–8% aller aHF. Das männliche Geschlecht ist überwiegend betroffen.

Eine relativ seltene Kombination von Aortenisthmusstenose, Subaortenstenose, „Parachut-Mitralklappe“ und supravalvulärer Mitralstenose ist als *„Shone-Komplex“* bekannt (s. Abschn. 2.1.6) [48].

Als Krankheitsbild von der Aortenisthmusstenose abzugrenzen ist der *unterbrochene Aortenbogen*, der als Fehlen des Aortenisthmus (also vollständige Kontinuitätstrennung) aufgefaßt werden muß [12, 47].

Als „Pseudocoarctation“ oder *„Kinking-Aorta“* wird eine Schlängelung oder Knickung im Aortenbogen- und Isthmusgebiet bezeichnet, die mit keiner Stenosierung einhergeht und meist einen Zufallsbefund darstellt (Abbildung bei Aortenbogenanomalie (s. Abb. 24 d)).

Zur Pathophysiologie: Infolge der Einengung im Aortenverlauf muß der linke Ventrikel gegen Widerstand auswerfen, also den Blutdruck erhöhen und langfristig hypertrophieren (konzentrische Hypertrophie). Die vor der Stenose von der Aorta abgehenden Arterien (Koronararterien, Truncus brachiocephalicus, A. carotis und A. subclavia sinistra stehen unter hohem Druck, distal der Stenose ist der Blutdruck herabgesetzt. Die Stenose selbst kann bei längerem Bestehen von arteriellen Kollateralgefäßen überbrückt werden. Die Hämodynamik ändert sich u. U. in komplizierter Weise bei weiteren Herz- und Gefäßmißbildungen.

Klinische Leitsymptome: Gut tastbare Pulse an den oberen Extremitäten und schlecht bis gar nicht palpable Pulse an den unteren Extremitäten, verbunden mit hypertonen Blutdruckmeßwerten an den oberen Extremitäten und niedrigen bis nicht meßbaren Blutdruckwerten an den unteren Extremitäten. Ein systolisches uncharakteristisches Geräusch links parasternal ist fast regelmäßig zu auskultieren; auf dem Rücken ist oft ein lauteres Systolikum als präkordial zu hören.

Die Operationsindikation wird nicht ausschließlich durch den systolischen Druckgradienten über die Stenose bestimmt, sondern auch von der verschiedenartigen Anatomie und den hämodynamischen Auswirkungen (Hochdruck, Kollateralen etc.).

Mit der *zweidimensionalen Schnittbildechokardiographie* gelingt durch suprasternale Untersuchung oft der direkte Nachweis der Stenosierung im Isthmusbereich (s. Kap. 7, Abschn. 2.2). Die Dopplerechokardiographie zusammen mit der Farbkodierung verbessert die diagnostische Sicherheit und ermöglicht eine gewisse Quantifizierung des Druckgradienten.

Bei der *Nativröntgendiagnostik* erscheint die Konfiguration des Herzens bei der isolierten, juxta- und postduktalen Aortenisthmusstenose in den meisten Fällen uncharakteristisch, die Herzgröße normal, bei älteren Kindern evtl. etwas nach links ausladend. Da Diagnostik und Therapie nach heutiger Auffassung schon im Vorschulalter erfolgen sollen, um Spätschäden vorzubeugen, werden auch röntgenologische Spätzeichen, die durch längerbestehende ausgeprägte Kollateralbildungen entstehen, immer seltener beobachtet; hier sind besonders die früher viel zitierten Rippenusuren (Abb. 17) zu nennen, die bei Kindern unter 10 Jahren selten sind.

Gelegentlich kann eine Vorwölbung nach rechts am Rande des oberen Mediastinalschatten im p.a.-Strahlengang als prästenotische Dilatation der Aorta ascendens bemerkt werden. Häufiger ist eine Einkerbung am linken oberen Mediastinalrand als „3“er-Figur oder „Liansches“ Zeichen zu finden (Abb. 17). Diese Stelle markiert etwa den Übergang des Aortenbogens in die Aorta descendens. Die

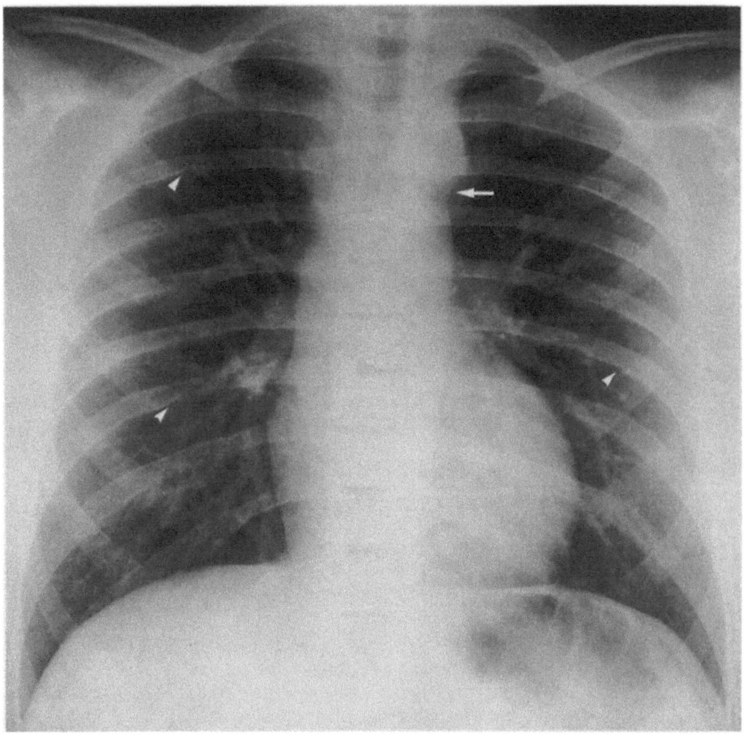

Abb. 17. *Diagnose:* Hochgradige, isolierte postduktale Aortenisthmusstenose mit ausgeprägter Kollateralbildung ($\Delta P_{syst} = 65$ mmHg).
A. M., 11 Jahre, leichte Erschöpfung beim Schulsport mit 10 Jahren, dann erst Herzgeräusch bemerkt.
Thorax p.a.: Normal großes, kugeliges, aortalkonfiguriertes Herz, Hili und Lungengefäßzeichnung normal, Verbreiterung des oberen Mediastinums durch den prästenotischen Aortenbogen, Einkerbung der deszendierenden Aorta in Höhe der 5. Rippe dorsal (*Pfeil*), sog. Liansches Zeichen, beiderseits ausgeprägte Rippenusuren (*Pfeilspitzen*)

Einkerbung stellt nicht die eigentliche Aortenisthmusstenose dar, sondern ist vielmehr bedingt durch die dort prästenotisch entspringende A. subclavia sinistra, die dilatiert, verlängert oder geschlängelt ist und den eigentlichen Aortenknopf überlagert, oder durch Überlagerung des prästenotisch erweiterten Aortenbogens über die poststenotisch dilatierte Aorta descendens (Abb. 18a–c). Das sog. „Epsilonzeichen" (ε) im Ösophagogramm besitzt nur untergeordnete Bedeutung, da andere diagnostische Hinweise wichtiger und eindeutiger sind.

Nur bei der kritischen Aortenisthmusstenose bzw. bei der präduktalen Form im frühen Säuglingsalter läßt die Nativaufnahme des Thorax eine ausgeprägte ungegliederte Kardiomegalie und Zeichen der aktiven und passiven Hyperämie der Lungen erkennen (Abb. 19a–c).

Die *Angiokardiographie* (Aortographie) entweder antegrad vom linken Ventrikel aus (venöse Katheterisierung über ein offenes Foramen ovale oder transseptal nach BROCKENBROUGH oder retrograd nach arterieller Punktion ist in der Lage, die Diagnose und die verschiedenen Formen und evtl. zusätzliche Herz- und Gefäßfehlbildungen zu klären. Besonders die mehr oder weniger ausgeprägten Kollateralbildungen sind ausschließlich angiographisch eindeutig zu erfassen (Abb. 20). Auch die Anatomie des unterbrochenen Aortenbogens wird durch die Angiographie geklärt (Abb. 21a–c) [32, 53].

2.1.5 Aortenbogenanomalien

Bei den Anomalien des Aortenbogens handelt es sich nicht um Unterbrechungen der Aortenkontinuität (s. Abschn. 2.1.4), sondern um Fehlentwicklungen der 4. Kiemenbogenarterien.

Der normale Aortenbogen bildet sich aus der linken 4. Kiemenbogenarterie, während die rechte 4. Kiemenbogenarterie resorbiert wird. Bleiben beide 4. Kiemenbogenarterien bestehen, resultiert daraus ein *doppelter Aortenbogen* (Arcus aortae duplex), das Kaliber der beiden Bögen kann dabei unterschiedlich sein (Häufigkeit: knapp 1% aller aHF). Kommt es zur Resorption der linken 4. Kiemenbogenarterie und bleibt die rechte bestehen, entwickelt sich ein *rechter Aortenbogen* (Arcus aortae dexter) mit oder ohne Gefäßring. Schließlich wird zu den Aortenbogenanomalien noch der tiefe *Fehlabgang der A. subclavia dextra* aus der Aorta descendens gerechnet (Häufigkeit: ca. 0,5% aller aHF); er erzeugt das klinische Krankheitsbild der *Dysphagia lusoria.* Da diese Aortenbogenanomalien ringförmig Trachea und Ösophagus umschlingen können, ist auch die Bezeichnung „Gefäßringe" [9] geläufig (Abb. 22a–c).

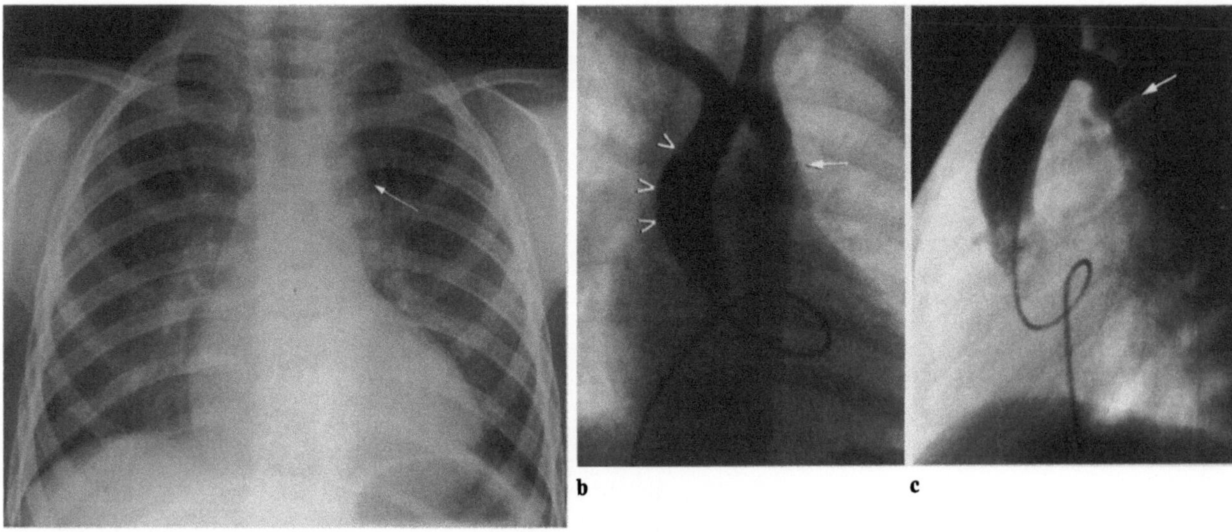

a b c

Abb. 18 a – c. *Diagnose:* Juxtaduktale Aortenisthmusstenose (ΔP_{syst} = 40 mmHg).
P. P., 3 1/2 Jahre, beschwerdefrei
a Thorax p.a.: Unter Berücksichtigung der Atemphase nur geringgradig nach beiden Seiten vergrößertes Herz, aortal konfiguriert, Hili normal groß, scharf begrenzt, normale Lungengefäßzeichnung, konvexbogige Vorwölbung des oberen Mediastinums nach links durch eine Verbreiterung des Aortenbogens und der deszendierenden Aorta mit Einkerbung des Aortenschattens in Höhe der 5. Rippe dorsal (Liansches Zeichen: „3er Zeichen") (*Pfeil*). Keine Rippenusuren. b. Selektive Kine-Angiokardiographie in p.a. (**b**) und seitlich (**c**). Die Aorta ascendens ist nach Punktion des Vorhofseptums (Brockenbrough) antegrad sondiert. In p.a. ist eine deutlich prästenotische Dilatation der Aorta ascendens zu erkennen, ebenso die poststenotische Erweiterung (*Pfeilspitzen*). Das Liansche Zeichen erklärt sich durch die Überprojektion der dilatierten beiden Aortenabschnitte, was auch in der seitlichen Projektion deutlich wird; hier ist die Stenose durch eine dorsale Intimafalte erkennbar (*Pfeil*) (operativ bestätigt)

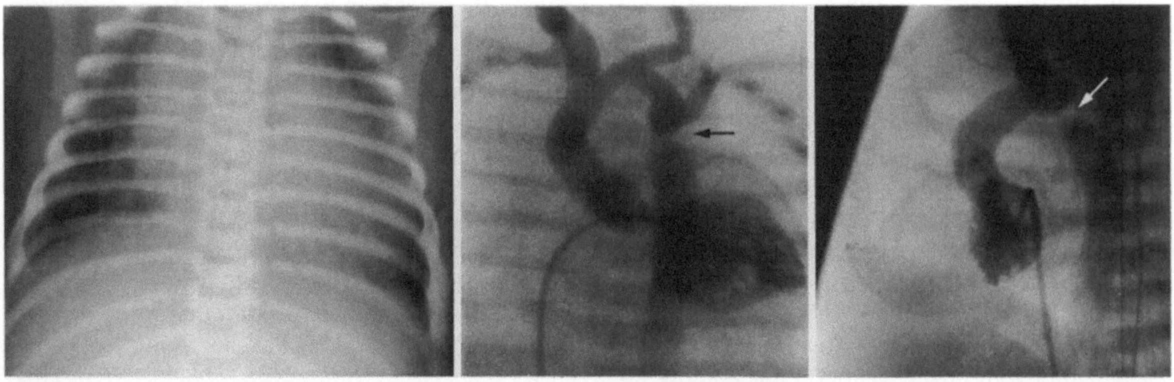

a b c

Abb. 19 a – c. *Diagnose:* Kritische Aortenisthmusstenose.
T M., 7 Tage, Herzinsuffizienz am 5. Lebenstag, systolisches Geräusch 3/6 links parasternal, Pulse an den unteren Extremitäten nicht tastbar.
a Thorax p.a.: Nach beiden Seiten vergrößertes Herz, Zeichen der biventrikulären Belastung mit Verlagerung der Herzspitze nach kaudal-lateral und vermehrter Rundung des linken Herzbogens, deutliche Verbreiterung des oberen Mediastinums, vermehrte Lungengefäßzeichnung mit verwaschenen Gefäßquer- und -längsschnitten als Hinweis für aktive und passive Hpyerämie. Selektive Kine-Angiokardiographie in p.a. (**b**) und seitlich (**c**): Antegrade Sondierung des linken Ventrikels über ein offenes Foramen ovale, Kontrastmittelinjektion in den linken Ventrikel (**b** Diastole, **c** Systole). In beiden Aufnahmeebenen ist ein fast vollständiger Verschluß des Aortenisthmus erkennbar (*Pfeile*), zwischen den Abgängen des Truncus brachiocephalicus und der linken A. subclavia ist der Aortenbogen gegenüber der Aorta ascendens und der poststenotisch dilatierten Aorta descendens relativ eng (sog. tabuläre Hypoplasie)

Nach der Embryogenese und der Hämodynamik gibt es viele Unterformen und Einteilungen. Der rechtsseitige Aortenbogen ohne Gefäßring, d. h. ohne ein linksverlaufendes und Trachea sowie Ösophagus umschlingendes Ligamentum arteriosum, ist als zusätzliche Anomalie bei Fallotscher Tetralogie (25%) (s. Abb. 44a, b), Truncus arteriosus communis (30–40%) und Pulmonalatresie (50%) (s. Abb. 53a, 55) bekannt und symptomfrei.

Klinische Leitsymptome aller Gefäßringe sind z. T. erhebliche Schluck- und Atembeschwerden (Stridor connatus) schon im frühen Säuglingsalter sowie dadurch bedingte Lungenaffektionen und allgemeine Dystrophie; jedoch können alle Gefäßringe auch weitgehend symptomfrei verlaufen und nur zufällig entdeckt werden; die anfängliche klinische Symptomatik kann mit dem Wachstum in vielen Fällen völlig verschwinden.

Röntgenologisch hilfreich ist bei allen Aortenbogenanomalien das *Ösophagogramm* in verschiedenen Drehungspositionen, weswegen diese Krankheitsbilder eine besondere Indikation für die Thoraxdurchleuchtung im Säuglings- und Kindesalter darstellen. Wesentlich ist hierbei der konstante Nachweis einer anatomischen Einengung des Ösophagus (Abb. 23, 24, 25). Bei bestehenden Atembeschwerden (Röcheln, Stridor Stöhnen, evtl. Zyanose) ist die *Bronchoskopie* indiziert. Erst nach Ausschöpfung dieser Untersuchungsmethoden erfordert eine evtl. notwendige Operation die präopera-

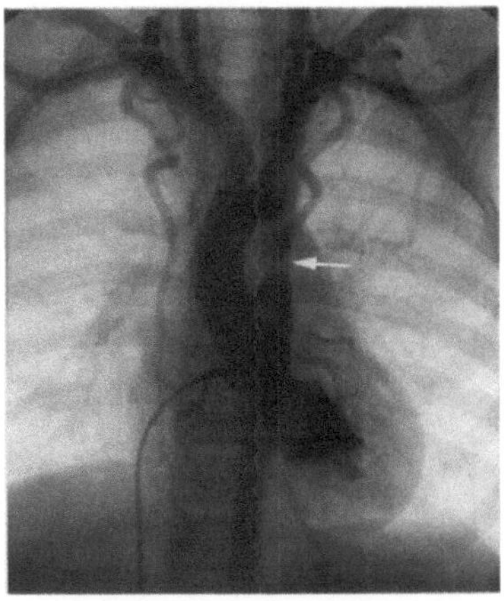

Abb. 20. *Diagnose:* Postduktale Aortenisthmusstenose (ΔP_{syst} = 70 mmHg).
A. H., 6 Jahre, beschwerdefrei
Selektive Kine-Angiokardiographie, Format 70 × 70 mm, p.a-Strahlengang: Antegrade Sondierung des linken Ventrikels über ein offenes Foramen ovale, Systole. Normal konturierter linker Ventrikel, nur geringfügig erweiterte Aorta asendens, deutlich erkennbare isolierte, postduktale Aortenisthmusstenose (*Pfeil*) nach dem Abgang der A. subclavia sinistra, ausgeprägte Kollateralbildung zwischen den Schlüselbein- und Halsarterien und den poststenotischen Abschnitten der Aorta descendens, besonders deutlich markiert sich der geschlängelte Verlauf der erweiterten Aa. thoracicae internae

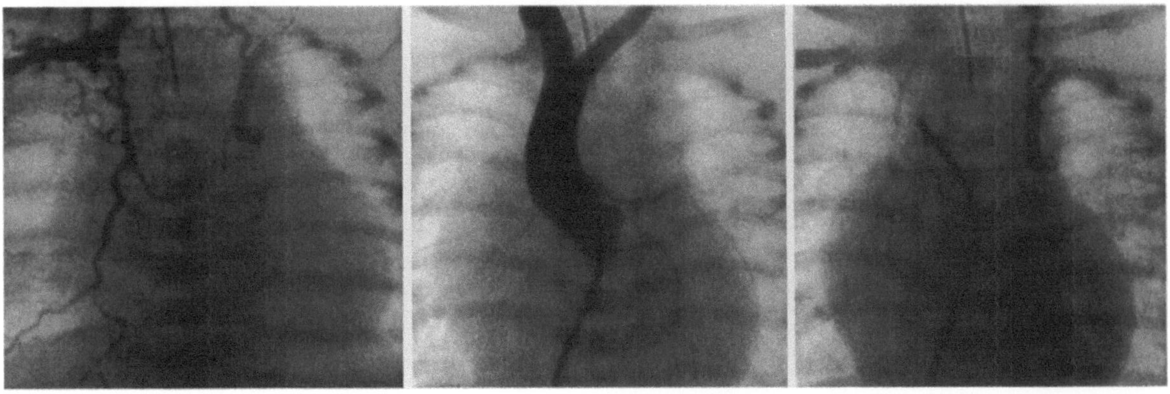

a b c

Abb. 21a–c. *Diagnose:* Unterbrochener Aortenbogen Typ B mit VSD und PDA (operativ bestätigt).
D. B., 2 Tage; wenige Stunden nach der Geburt Zyanose und Tachypnoe, sofortige Intubation und Beatmung.
Selektive Kine-Angiokardiographie im p.a.-Strahlengang. **a** Kontrastmittelinjektion peripher in die A. brachialis dextra. Abfluß des kontrastmittelhaltigen Blutes von der A. subclavia dextra in die A. carotis communis dextra, die A. vertebralis dextra und über eine mediastinale Arterie; der Truncus brachiocephalicus läßt sich nicht darstellen. In der Spätphase fließt Kontrastmittel über die A. venebralis sinistra zurück in die A. subclavia sinistra bis zur tiefen Einmündung in die Aorta descendens (diese nicht dargestellt). **b** Kontrastmittelinjektion in die Aorta ascendens (antegrad über einen VSD sondiert), dabei stellt sich in der Frühphase bei normalem Aortenverlauf der Truncus brachiocephalicus und die linke A. carotis communis dar, typisches sog. V-Zeichen, kein weiterer Aortenbogen. **c** Dieselbe Aortographie in der Spätphase: Rückstrom des Kontrastmittels über die linke A. vertebralis und die A. subclavia bis zu einer fraglichen Aortenisthmusstenose in die Aorta descendens

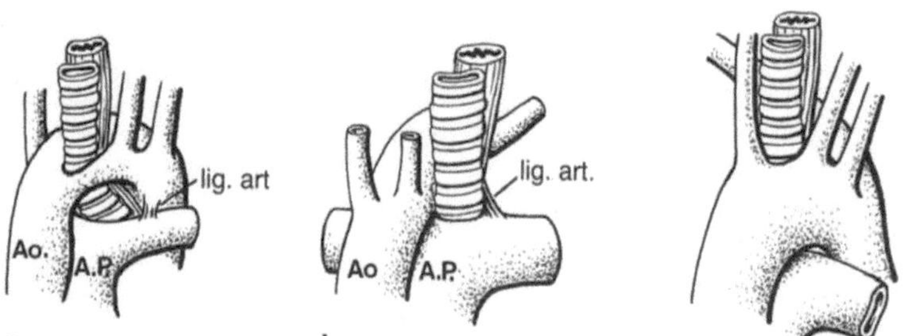

a b c

Abb. 22a–c. 3 verschiedene Formen von Gefäßringen.
a Doppelter Aortenbogen, **b** rechter Aortenbogen und linkes Ligamentum arteriosum, **c** tiefer Fehlabgang der A. subclavia dextra aus der Aorta descendens (Dysphagia lusoria). (Aus BEUREN [9])

Abb. 23a–e. *Diagnose:* Doppelter Aortenbogen mit Kompression der Trachea und des Ösophagus.
Ch. W., 6 Wochen; bald nach der Geburt lebensbedrohliche Dysphagie und Stridor.
a Thorax p.a.: Normal großes Herz, schmales oberes Mediastinum, Überblähung beider Lungen bei maschineller Beatmung; als Nebenbefund zahlreiche, unterschiedlich alte Rippenfrakturen (*Pfeile*) auf beiden Seiten, nach wiederholten Reanimationsmaßnahmen. **b** Ösophagogramm p.a.: Konstante, fast vollständige, schräg verlaufende Impression des Ösophagus knapp oberhalb der Trachealbifurkation (*Pfeil*). **c** Ösophagogramm seitlich: Ringförmige Einengung des Ösophagus (*Pfeil*), gleichzeitige Einengung der Trachea von dorsal in gleicher Höhe (*Pfeilspitzen*).
Selektive Kine-Angiokardiographie, Kontrastmittelinjektion in den linken Ventrikel (antegrad über ein offenes Foramen ovale sondiert). **d** p.a.-Strahlengang, Systole: Deutliche Darstellung von zwei getrennt verlaufenden Aortenbögen, aus denen jeweils die rechten und die linken Hals- und Schlüsselbeinarterien entspringen. **e** LAO-Position, Diastole: Beide Aortenbögen (übereinanderprojiziert) vereinigen sich zur deszendierenden Aorta

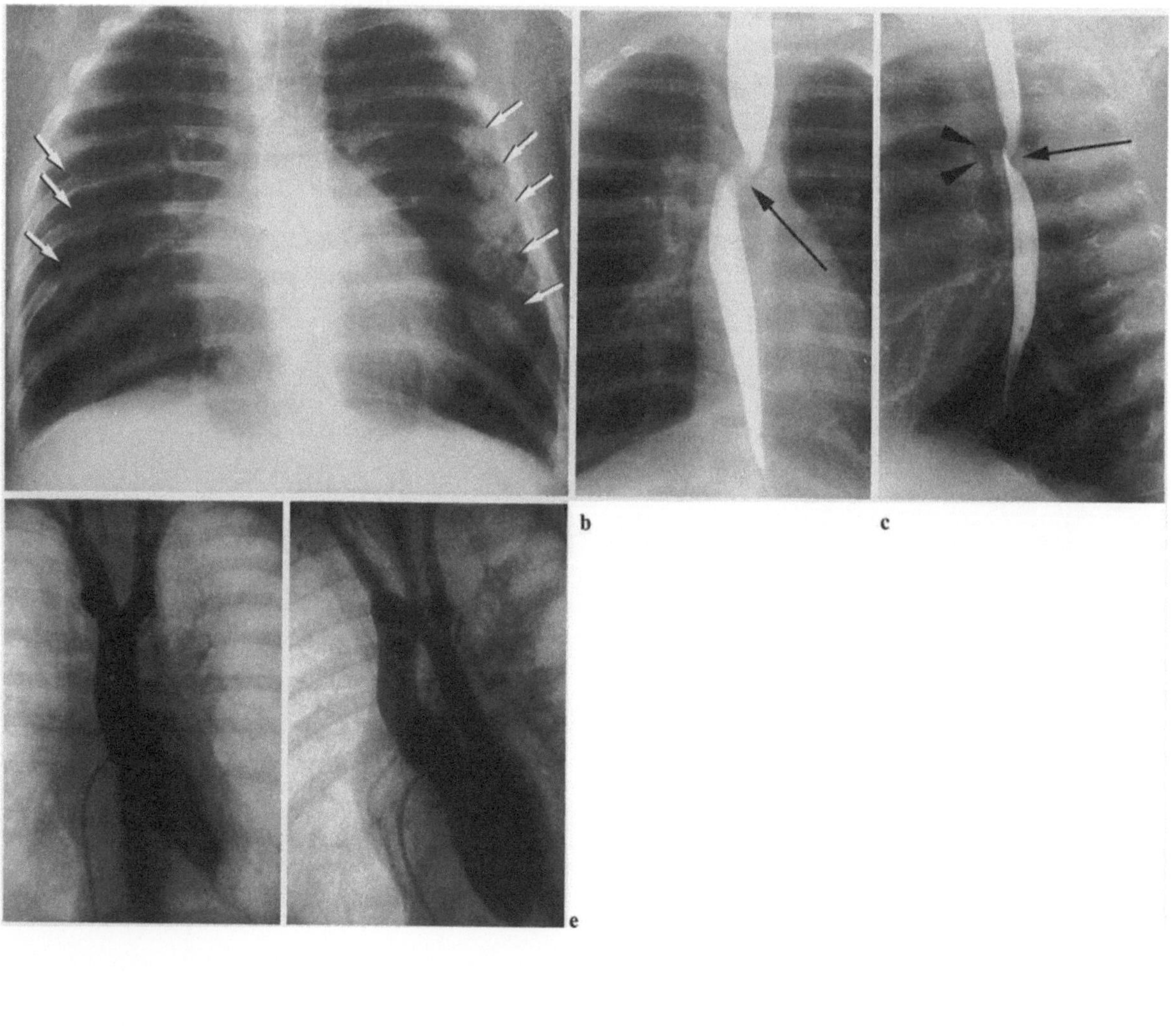

a b c d e

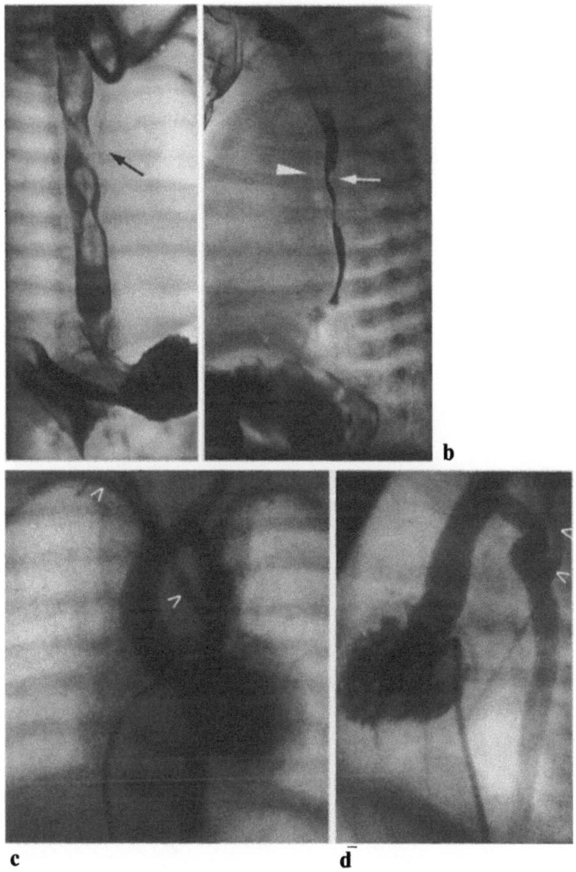

a b c d

Abb. 24a–d. *Diagnose:* Tiefer Fehlabgang der rechten A. subclavia aus der Aorta descendens.
M. F., 6 Wochen alter Säugling mit erheblicher Dysphagie.
a Ösophagogramm p.a.: Von links unten nach rechts oben ziehende Kontrastmittelaussparung des Ösophagus knapp oberhalb der Trachealbifurkation (*Pfeil*) **b** Ösophagogramm seitlich: Die Einengung der Speiseröhre erfolgt von dorsal (*Pfeil*) und engt zusätzlich die Trachea ein (*Pfeilspitze*).
Selektive Kine-Angiokardiographie, Kontrastmittelinjektion in den linken Ventrikel (antegrade Sondierung), Diastole. **c** p.a.-Strahlengang: **d** seitlich: Normal entspringende und verlaufende Aorta mit Kinking des Aortenbogens (in der seitlichen Aufnahme deutlich). Nachdem die beiden Karotiden und die A. subclavia sinistra den Aortenbogen verlassen haben, entspringt tief aus der Aorta descendens die A. subclavia dextra (*Pfeilspitzen*) und zieht dorsal nach schräg rechts oben über die Wirbelsäule

tive *Angiokardiographie* (Aortographie) zur einwandfreien Klärung der Gefäßverläufe [24] (Abb. 23d–e; 24c, d; 25d, e).

2.1.6 Angeborene Mitralstenose und Mitralinsuffizienz

Die kongenitale Mitralstenose ist selten (ca. 0,2% aller aHF), das männliche Geschlecht überwiegt; die isolierte kongenitale Mitralinsuffizienz ist noch seltener. Angeborene Insuffizienzen der Mitralklappe mit hämodynamisch relevanter Bedeutung kommen vor bei Atrioventrikularseptumdefekt (Abschn. 2.2.4) sowie rein funktionell beim Mitralklappenprolapssyndrom (Ballooning der Mitralklappe), bei der hypertrophen obstruktiven Kardiomyopathie (s. Kap. 4, Abschn. 1) und bei der Endokardfibroelastose (s. Kap. 4, Abschn. 2).

Angeborenen Mitralstenosen liegt meist eine Mißbildung des gesamten Mitralklappenapparates zugrunde. So kann durch Hypoplasie und mukoide Degeneration der Klappen eine *membranartige Stenose* oder – häufiger – durch gleichzeitige Fehlbildung des Halteapparates mit nur einem zentralen Papillarmuskel für beide Segel eine *„parachute-mitral-valve"* entstehen. Außerdem ist eine *supravalvuläre Mitralstenose* in Form einer Ringleiste oder Membran oberhalb des Mitralklappenringes bekannt. Die klinische Symptomatik einer Mitralstenose kann auch durch ein *Cor triatriatum sinistrum* und durch einen *Tumor im linken Vorhof* bedingt sein. Die Kombination von *„parachute-mitralvalve"*, supravalvulärer Mitralstenose, Subaortenstenose und Aortenisthmusstenose wird als *Shone-Komplex* bezeichnet [48] (s. Abschn. 2.1.4). Weitere Herzmißbildungen können mit der „parachute-Miralklappe" gekoppelt sein. Die genaue Diagnose und Unterscheidung der Einzelfehlbildungen bedingt die Indikation zur und das Vorgehen bei einer chirurgischen Therapie der kongenitalen Mitralstenose [16, 38].

Röntgen. Infolge der Abflußbehinderung aus dem linken Vorhof kommt es bei allen Formen der kongenitalen Mitralstenose u. U. schon frühzeitig zur Rückstauung des Blutes mit den Zeichen der Lungenstauung und evtl. zur baldigen Entwicklung einer pulmonalen Hypertonie. Einen solchen Fall im Alter von 9 Monaten zeigt Abb. 26.

In Abb. 27a, b werden die Röntgenbefunde eines 5jährigen Jungen demonstriert, der im Alter von 3 Jahren mit einem Herzgeräusch auffällig wurde, mit 6 Jahren eine Mitralkommissurotomie und mit 13 Jahren wegen einer postoperativen Mitralinsuffizienz einen Mitralklappenersatz erhielt.

Die Diagnose der verschiedenen Formen der kongenitalen Mitralstenose gelingt mit der *Echokardiographie* im zweidimensionalen Schnittbild, ist jedoch schwierig. Die farbkodierte Dopplerechokardiographie zusammen mit konventionellen integrierten Dopplermethoden erbringt wichtige diagnostische quantitative Aussagen. Auch die Herzkatheterisierung und Angiokardiographie ergeben charakteristische Befunde.

Die seltene isolierte *kongenitale Mitralinsuffizienz* kann lange symptomlos bleiben und wird oft

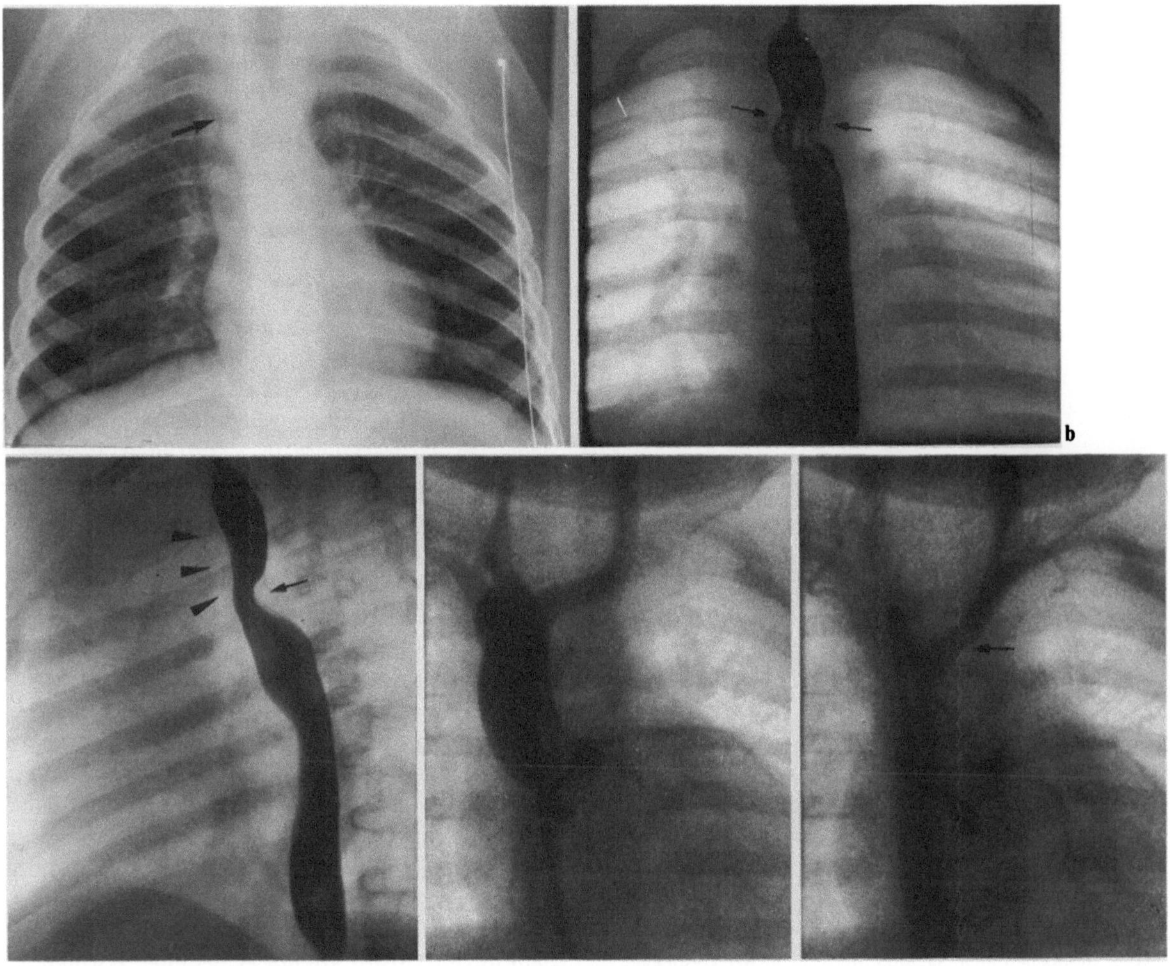

a b c d e

Abb. 25a–e. *Diagnose:* Rechtsseitiger Aortenbogen mit rechts deszendierender thorakaler Aorta, abnormer Verlauf der A. subclavia links, ringförmige Kompression des Ösophagus und der Trachea von dorsal.
Th. M., 3 1/2 Jahre, Schluckbeschwerden.
a Thorax p.a.: Normal großes Herz, hohe Rechtslage des Aortenbogens mit rechts deszendierender Aorta (*Pfeil*), spitz zulaufende Trachea in Höhe des Manubrium sterni. Hili und Lungengefäßzeichnung normal. **b** Ösophagogramm in p.a.: Im Alter von 1 Jahr beiderseits konstante Impression des Ösophagus in Höhe von BWK 3 (*Pfeile*). **c** Ösophagus seitlich: Im seitlichen Strahlengang in gleicher Höhe wie auf **b** Impression des Ösophagus von dorsal (*Pfeil*) mit gleichzeitiger Einengung der Trachea (Pfeilspitzen)
Selektive retrograde Kine-Angiokardiographie in p.a.-Strahlengang: **d** An normaler Stelle aus dem linken Ventrikel entspringende Aorta ascendens, normale Aortenklappe, regelrechtes Koronarogramm; rechtsseitiger Aortenbogen („hohe Rechtslage der Aorta"), der über dem rechten Hauptbrochus „reitet", rechts deszendierende Aorta descendens. Nacheinander gehen aus dem Aortenbogen ab: A. subclavia dextra, A. carotis communis dextra, A. carotis comm. sinistra, die A. subclavia sinistra fehlt. **e** Die A. subclavia sinistra geht tief aus der deszendierenden Aorta ab (*Pfeil*) und umschlingt (s. Ösophagogramm) die Trachea und den Ösophagus

nur durch ein systolisches Geräusch über der Herzspitze zufällig bemerkt, manchmal leiden die Kinder unter leichter Ermüdbarkeit bei körperlichen Belastungen. Röntgenologisch erscheint das Herz, besonders der linke Vorhof, vergrößert, die Lungengefäßzeichnung zeigt eine passive Hyperämie (Abb. 28).

2.2 Azyanotische Herz- und Gefäßfehlbildungen mit Links-rechts-Shunt

2.2.1 Ductus arteriosus persistens

Es handelt sich um das Ausbleiben des normalerweise in den ersten Lebenswochen eintretenden Verschlusses der fetalen Gefäßverbindung zwischen A. pulmonalis und Aorta. Die erste Erwähnung dieses Ganges erfolgte schon im 2. Jahrhundert durch GALEN. Der Ductus arteriosus persistens macht

Abb. 26. *Diagnose:* Kongenitale Mitralstenose mit pulmonaler Hypertonie (Sektion: Lungenfibrose).
S. G., 9 Monate, Herzgeräusch mit 6 Monaten aufgefallen, „blaue Lippen", schlechtes Gedeihen.
Thorax p.a.: Nach beiden Seiten verbreitertes Herz, vermehrt gerundet, rechter und linker Herzbogen als Ausdruck einer Vergrößerung des rechten Vorhofs und rechten Ventrikels, Spreizung der Trachealbifurkation als Hinweis auf eine Vergrößerung des linken Vorhofs; beide Hili vergrößert und verdichtet, unscharf begrenzt, fächerartig in beide Lungen ausstrahlende, milchglasartige streifig-fleckige Verdichtungen als Folge einer ausgeprägten passiven Hyperämie im kleinen Kreislauf. Interlobärverdichtung im rechten Mittelfeld

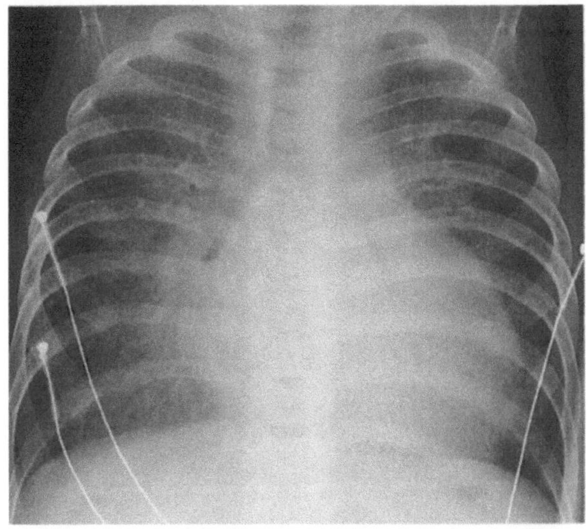

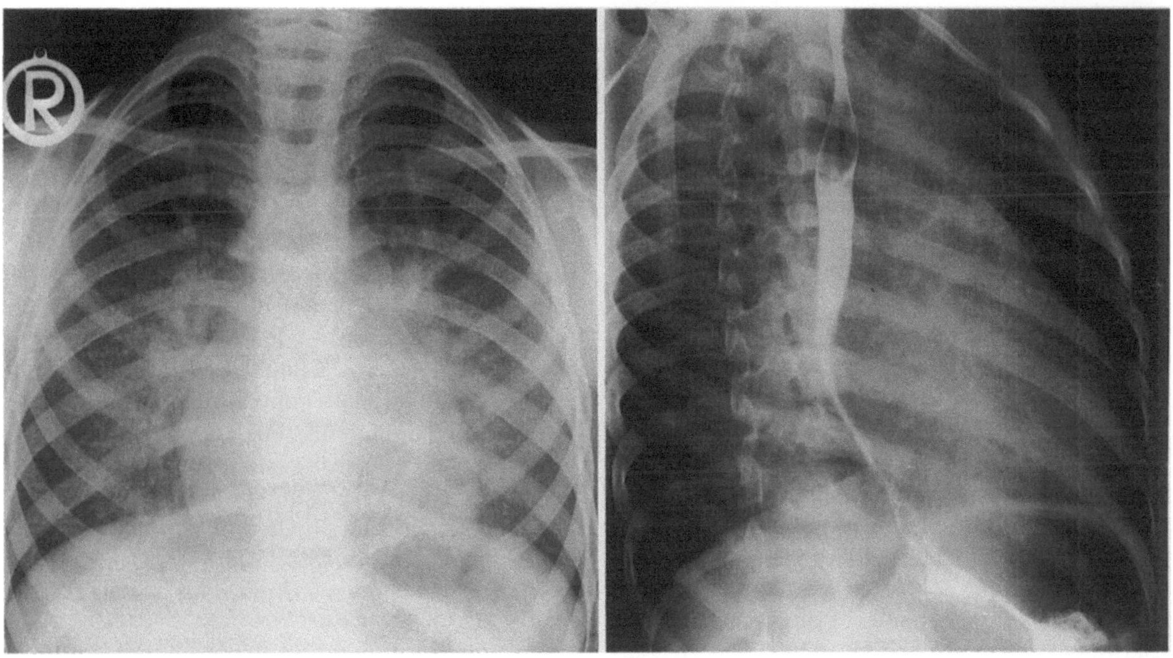

a b

Abb. 27a, b. *Diagnose:* Hochgradige kongenitale membranartige Mitralklappenstenose (operativ bestätigt). Mitteldruck im linken Vorhof: 30 mmHg.
M. L., 5 Jahre, Herzgeräusch erstmals mit 3 Jahren aufgefallen, mit 5 Jahren erste Insuffizienzzeichen.
a Thorax p.a.: Herz im Größennormbereich, vermehrt gerundeter rechter Herzbogen und gespreizte Trachealbifurkation durch vergrößerten linken Vorhof; vergrößerte und verdichtete Hili, unscharf begrenzt; milchglasartige, schmetterlingsförmige Eintrübung der Mittelfelder und zentralen Untergeschosse durch passive Hyperämie mit unscharf begrenzten Lungengefäßen; vorspringendes Pulmonalsegment, schmaler Aortenschatten. **b** Thoraxübersicht im 1. schrägen Durchmesser mit Breischluck: Verlagerung des Ösophagus nach dorsal durch Vergrößerung des linken Vorhofs; geringgradige Vorwölbung des rechten Ventrikels und des Pulmonalsegmentes; passive Hyperämie der Lunge

etwa 10% aller aHF aus und ist häufig mit anderen Herz- und Gefäßfehlbildungen kombiniert. Das weibliche Geschlecht überwiegt im Verhältnis 2 : 1.

Das *klinische Leitsymptom* ist ein kontinuierliches, systolisch-diastolisches Geräusch mit dem Maximum über dem 1. bis 2. ICR links parasternal. Je nach der Weite des offenen Ganges und der Größe des Links-rechts-Shuntvolumens kann es zur Überflutung der Lungenstrombahn und zur Ausbildung eines pulmonalen Hochdrucks kommen.

Bei Früh- und Neugeborenen führt die Kombination von Ductus arteriosus persistens mit großem Links-rechts-Shunt und Atemnotsyndrom (Hyalines-Membran-Syndrom) (s. Kap. Thoraxdiagnostik) zu lebensbedrohlichen Situationen, die nur durch den medikamentösen (Indometacin) oder operativen Verschluß des Ductus zu beherrschen sind [25, 37]. Andererseits ist das Of-

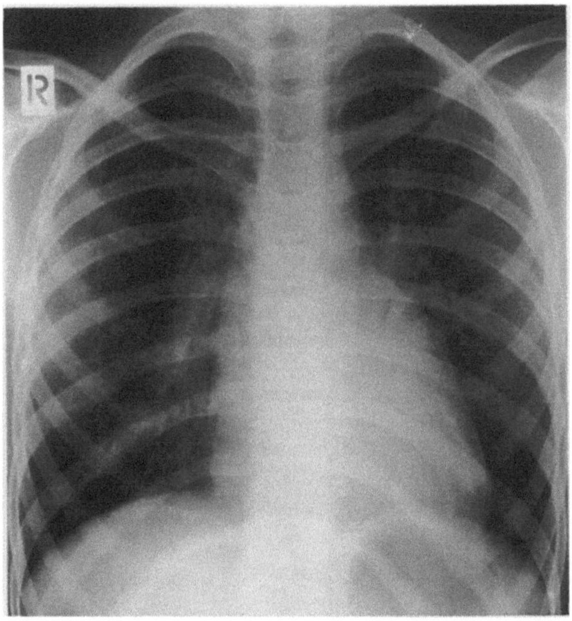

Abb. 28. *Diagnose:* Kongenitale Mitralinsuffizienz.
Ch. S., 10 Jahre, geringe Leistungseinschränkung beim Sport, systolisches Geräusch über der Herzspitze, sonst symptomfrei. Thorax p.a.: Mäßiggradig nach links verbreitertes Herz, Herzspitze nach kaudal-lateral zeigend als Hinweis auf eine linksventrikuläre Belastung; auffällige Vorwölbung des linken Herzohres; Hili prominent und verdichtet bei leichtgradiger passiver Hyperämie

fenbleiben dieser Kurzschlußverbindung bei bestimmten aHF wiederum lebensnotwendig (z.B. bei der Pulmonalatresie), weswegen hier versucht wird, mit Prostaglandin E_1 den Ductus arteriosus bis zu einem operativen Eingriff offen zu halten [14, 40].

Neben den meist typischen klinischen Symptomen bietet die Echokardiographie, zusammen mit der farbkodierten Dopplerechokardiographie, eine sichere Methode zur anatomischen Darstellung und funktionellen Einschätzung eines offenen Ductus arteriosus (s. Kap. 7, Abschn. 2.7.4). Die Herzkatheteruntersuchung ist nur zum interventionellen Verschluß des Ductus erforderlich (s. Kap. 1, Abschn. 7.4).

Röntgenologisch ist bei kleinem Ductus arteriosus persistens in ca. 70% der Fälle der Herzschatten normal groß und die Lungengefäßzeichnung nicht vermehrt (Abb. 29a). Der typische Katheterverlauf bei der Herzkatheterisierung beweist den offenen Ductus (Abb. 29b).

Ist der Ductus arteriosus persistens weit und das Links-rechts-Shuntvolumen groß, so kommt es zu einer Vergrößerung des Herzschattens vor allem durch die Volumenbelastung der linksseitigen Herzabschnitte. Der Pulmonalbogen zeigt eine zunehmende Prominenz, und die Lungengefäßzeichnung ist im Sinne einer aktiven Hyperämie (vermehrter Lungendurchfluß) verstärkt (Abb. 30). Der sehr große offene Ductus arteriosus bei Neugeborenen führt regelmäßig zu einer Kardiomegalie mit den Zeichen des vermehrten Lungendurchflusses (kardiale Dekompensation).

2.2.2 Ventrikelseptumdefekt (VSD)

Häufigkeit: Der isolierte Ventrikelseptumdefekt ist mit ca. 30% die häufigste aller Herzfehlbildungen. Werden die kombinierten aHF mit hinzugerechnet, bei denen der VSD obligat (z.B. Fallotsche Tetralogie) oder häufig (z.B. Transposition der großen Arterien) vorkommt, so geht fast die Hälfte aller aHF mit einem VSD einher.
Einteilung: Der VSD ist eine Kurzschlußverbindung zwischen der rechten und der linken Herzkammer. Bei Fehlen zusätzlicher Herz- und Gefäßfehlbildungen (isolierter VSD) und ohne pulmonale Druckerhöhung besteht entsprechend dem Druckgefälle ein Links-rechts-Shunt. Es gibt mehrere Einteilungen des VSD.

Eine gebräuchliche Einteilung ist die von SOTO beschriebene Klassifizierung [50]. Etwa 70–80% aller VSD, die bei einer Operation oder bei der Autopsie beschrieben werden, liegen im *perimembranösen* Bereich des Kammerseptums. Direkt unterhalb der Pulmonalklappe werden etwa 7% der VSD gefunden und als *Auslaß-VSD* bezeichnet. Weitere etwa 5% liegen posterior und inferior der perimembranösen Defekte und werden als *Einlaß-VSD* bezeichnet. Eine Vielfalt an Einzellokalisationen bieten die *muskulären VSD* – ca. 10–15% – die häufig zu mehreren auftreten, bis hin zu *„Swiss-cheese-VDS"*.

Zur Hämodynamik und Prognose: Für die Prognose des VSD ist der Grad der hämodynamischen Wirksamkeit ausschlaggebend, nicht die Lokalisation des Defektes. Die hämodynamische Wirksamkeit ist abhängig von der Größe des Defektes und der Druckdifferenz zwischen den beiden Ventrikeln, diese wird durch Stenosen im Ausflußtrakt eines der Ventrikel und vom Widerstand in der Lungenstrombahn beeinflußt. Beim unkomplizierten VSD wirft der linke Ventrikel einen Teil seines Blutes über den Defekt direkt in die Pulmonalarterie aus, ohne daß der rechte Ventrikel durch Mehrarbeit betroffen wird. Nach der Zirkulation durch die Lunge belastet dieses Shuntblut zusätzlich den linken Vorhof und den linken Ventrikel (ähnlich wie

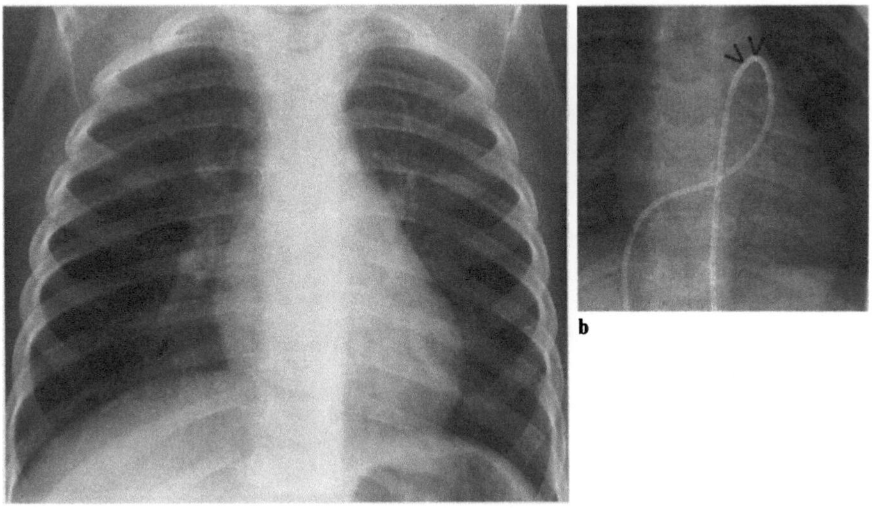

a b

Abb. 29 a, b. *Diagnose:* Kleiner Ductus arteriosus persistens mit geringgradigem Links-rechts-Shunt.
S. K., 1 1/2 Jahre, mit einem Jahr kontinuierliches Herzgeräusch, Maximum 2. ICR links parasternal aufgefallen.
a Thorax p.a.: Normal großes Herz, Herzspitze nach kaudallateral zeigend: Hili normal groß, scharf begrenzt, normale Lungengefäßzeichnung; mittelständige Trachea, keine Prominenz des Aortenbogens oder Pulmonalsegmentes, keine Vergrößerung des linken Vorhofs; **b** p.a.: Typischer Katheterverlauf bei Ductus arteriosus persistens. Der Katheter ist über die untere Hohlvene ins Herz vorgeführt, verläuft durch den rechten Vorhof, die rechte Kammer in den Stamm der Pulmonalarterie, sondiert dann den offenen Ductus arteriosus und deszendiert in der Aorta thoracica. Die *Pfeilspitzen* markieren die Gegend des persistierenden Ductus

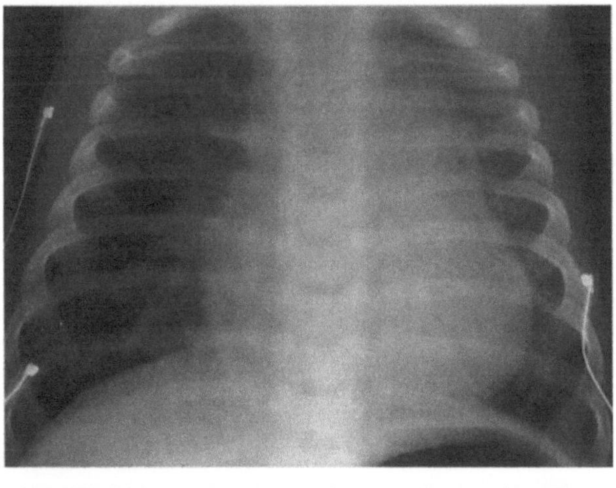

Abb. 30. *Diagnose:* Ductus arteriosus persistens mit großem Links-rechts-Shunt und pulmonalem Hochdruck (Druck in der A. pulmonalis: 45/20, Mitteldruck: 29 mmHg).
S. D., 8 Wochen, mäßige kardiale Dekompensation, Herzgeräusch gleich nach der Geburt aufgefallen.
Thorax p.a.: Nach links vergrößertes Herz mit angehobener abgerundeter Herzspitze; prominentes Pulmonalsegment, vermehrte Lungengefäßzeichnung; mittelständige Trachea, keine Prominenz des Aortenbogens

bei einem Ductus arteriosus persistens). Stenosen im Ausflußtrakt des linken Ventrikels oder im Verlauf der Aorta (Coarctation) müssen zu einer Zunahme des Links-rechts-Shuntvolumens führen, da sie eine Vergrößerung der Druckdifferenz zwischen linker und rechter Kammer bewirken. Verengungen in der Ausflußbahn des rechten Ventrikels (Pulmonalstenose) oder pulmonale Widerstandserhöhung (Hypertonie) vermindern das Links-rechts-Shuntvolumen.

Bei großem VSD mit großem Links-rechts-Shunt hängt die Prognose entscheidend davon ab, ob und in welchem Ausmaß es zu einer pulmonalen Widerstands- und Druckerhöhung kommt. Treten bleibende pulmonalarterielle Gefäßveränderungen ein, so bewirken diese einen ständigen Anstieg des Lungengefäßwiderstandes, der über den Systemwiderstand hinausgehen kann, was eine Shuntrichtungsumkehr und Zyanose zur Folge hat (Eisenmenger-Reaktion).

Andererseits wird bei ca. 30% der Fälle von VSD mit dem Wachstum des Kindes – wiederum abhängig von der Lokalisation des Defektes – ein Spontanverschluß des VSD beobachtet, in vielen weiteren Fällen eine deutliche Verkleinerung des Defektdurchmessers.

Klinisches Leitsymptom ist das fast immer vorhandene typische systolische „Preßstrahlgeräusch" mit dem Maximum über dem 4. ICR links parasternal. Oft ist ein deutliches präkordiales Schwirren palpabel. Im Hinblick auf die Frage der pulmonalen Druckerhöhung kommt der Spaltung und Lautstärke des II. Herztones eine besondere Bedeutung zu.

Röntgen: Die röntgenologische Beurteilung und Belastung der linken Herzabschnitte und vor allem des Lungendurchflusses (aktive Hyperämie) gewinnt besondere Aussagekraft, da sie Rückschlüsse auf die Hämodynamik erlaubt: Während bei einem kleinen, hämodynamisch unbedeutenden VSD die Nativthoraxaufnahme normale Befunde bietet, zeigt sich bei einem hämodynamisch wirksamen VSD eine Vergrößerung des Herzquerdurchmessers und Verbreiterung des Herzschattens nach links infolge Volumenbelastung des linken Vorhofs und der linken Kammer. Der Pulmonalbogen kann prominent werden, und die Lungengefäßzeichnung nimmt im Sinne eines vermehrten Lungendurchflusses zu; sie läßt sich aber noch bis in die Lungenperipherie hinein verfolgen (Abb. 31). Kommt es zur Widerstanderhöhung im kleinen Kreislauf infolge des Umbaus der Lungenarterien, so ist ein Abbruch der Lungengefäßzeichnung („Kalibersprung") zu erkennen (Abb. 32). Bei pulmonaler Hypertension und Eisenmenger-Reaktion wird der Herzschatten wieder kleiner (Shuntabnahme) (Abb. 33).

Mit der *zweidimensionalen Schnittbildechokardiographie* ist ein VSD im allgemeinen gut zu erkennen und seine Größe zu beurteilen (s. Kap. 7, Abschn. 2.7.2). Die Dopplertechnik und besonders die ins zweidimensionale Schnittbild integrierte farbkodierte Flußdarstellung bietet eine sehr zuverlässige und schnell durchzuführende Untersuchungsmethode auch bei sehr kleinen Defekten.

Für die exakte Bestimmung der hämodynamischen Wirksamkeit eines VSD ist die *Herzkatheterisierung* notwendig. Bei der *Angiokardiographie* ist der VSD selektiv darzustellen sowie die Zahl und die Größe der Defekte abzuschätzen. Dabei kommt den seitlichen und schrägen Projektionen eine besondere Bedeutung zu (Abb. 34–36).

Gelegentlich kommen sog. *Aneurysmen des Ventrikelseptums* bei der Lävokardiographie zur Darstellung, die ohne und mit Perforation in den rechten Ventrikel (VSD) einhergehen können (Abb. 37).

Der postoperative Verlauf eines VSD mit pulmonaler Druckerhöhung wird in der Abb. 38a–d dargestellt. Dabei war es in diesem Fall ca. 14 Tage nach dem operativen Verschluß des VSD mittels Dacron-Patch zu einem *Postperikardiotomiesyndrom* mit Perikarderguß gekommen, das hiermit im Verlauf demonstriert werden soll.

Das Postperikardiotomiesyndrom ist eine Erkrankung, die nach herzchirurgischen Eingriffen, besonders nach Operationen von Vorhof- und Ventrikelseptumdefekten, beobachtet wird. Nach einem oftmals fieberfreien Intervall treten 10–14 Tage nach der Operation Fieber, sterile Perikard- und Pleuraergüsse, Rechtsherzinsuffizienz mit Hepatosplenomegalie und entzündliche Blutbildveränderungen auf. Die Ätiologie ist unklar: Coxsackie B- und Zytomegalie-Virusinfektionen sowie Autoimmunreaktionen wurden diskutiert. Die Prognose ist gut, die Rückbildung dauert Wochen bis Monate [19, 20, 21, 30].

2.2.3 *Vorhofseptumdefekt (ASD)*

Einteilung und Häufigkeit: Es wird unterschieden zwischen Ostium-secundum-Defekt (ASD II), Sinus-venosus-Defekt und Ostium-primum-Defekt (ASD I); letzterer ist Bestandteil des Fehlbildungskomplexes des Atrioventrikularseptumdefekts (Atrioventrikularkanals) (Abschn. 2.2.4). Der ASD II ist mit 7–10% aller aHF ein häufiger angeborener Herzfehler; das weibliche Geschlecht überwiegt im Verhältnis 2:1. Der Sinus-venosus-Defekt ist in ca. 90% der Fälle mit einer partiellen Pulmonalvenenfehleinmündung in die obere Hohlvene oder den rechten Vorhof verbunden, beim ASD II in 25%.

Das bei 25% aller Menschen vorkommende *offene Foramen ovale* stellt keinen eigentlichen angeborenen Herzfehler dar, da es hämodynamisch keine Bedeutung hat, sich funktionell schließt und keine Symptome verursacht. Nur bei pathologischen Prozessen, die zu einer Druckerhöhung im rechten Vorhof führen (z.B. Lungenembolie, Pulmonalstenose), kann die Öffnung „wieder aufgedrückt" werden und zu einem Rechts-links-Shunt führen.

Die *Hämodynamik* des ASD II und des Sinus-venosus-Defektes ist einfach: Nach der Geburt entwickeln sich die beiden Ventrikel unterschiedlich. Die größere Dehnbarkeit des rechten Ventrikels und des rechten Vorhofs bewirken das Auftreten eines Links-rechts-Shunts, dessen Ausmaß außer durch die Defektgröße durch dieses Dehnungsverhalten und evtl. zusätzliche Herzfehlbildungen bestimmt wird. Das Links-rechts-Shuntvolumen belastet (im Gegensatz zum VSD) vor allem den rechten Ventrikel, der dilatiert und hypertrophiert und der das gesamte Blut durch die normal weite, aber relativ für das große Blutvolumen zu enge Pulmonalklappe auswerfen muß. Daher ist das systolische Geräusch des ASD II als *klinisches Leitsymptom* ein relatives Pulmonalstenosengeräusch, und der II. Herzton ist volumenbedingt gespalten, der Pulmonalanteil (IIp) laut.

Ein pulmonaler Hochdruck entwickelt sich meist erst gegen Ende des Kindesalters oder beim Erwachsenen. Der ASD II ist häufig mit anderen angeborenen Herzfehlern kombiniert (z.B. Pulmonalstenose).

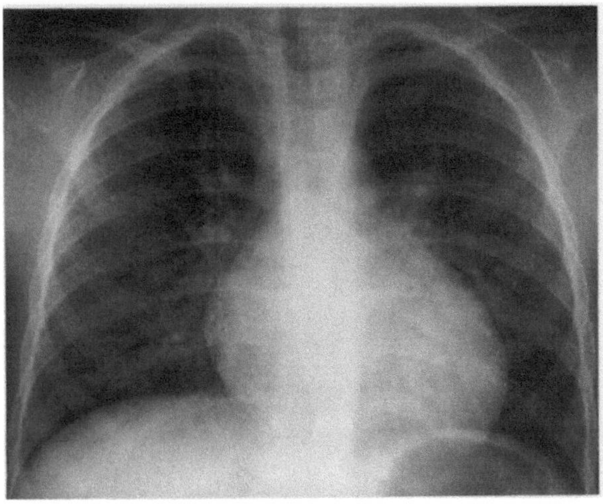

31

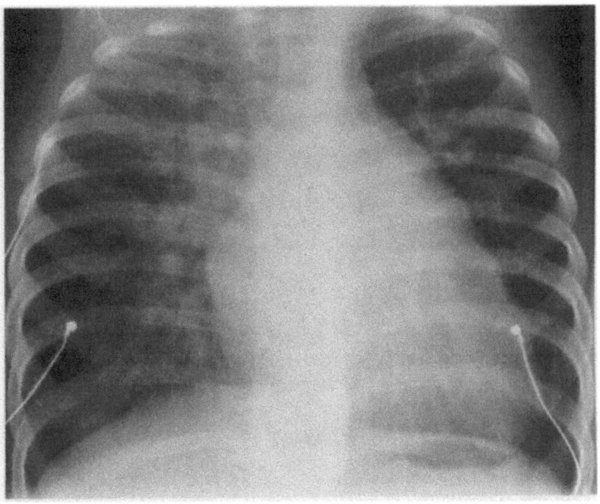

32

Abb. 31. *Diagnose:* Hämodynamisch wirksamer Ventrikelseptumdefekt (unkomplizierter VSD), normaler pulmonalarterieller Widerstand und Druck.
I. G., 4 Jahre, beschwerdefrei, systolisches Geräusch 5/6 Maximum 4. ICR links parasternal seit der 8. Lebenswoche
Thorax p.a.: Nach beiden Seiten vergrößertes Herz, Herzspitze nach kaudal-lateral gerichet; Doppelkontur im rechten Herzbogen und Spreizung der Trachealbifurkation als Zeichen der Vergrößerung des linken Vorhofes. Hili vergrößert und verdichtet, vermehrte Lungengefäßzeichnung bis in die Peripherie, kein „Kalibersprung"; schmaler Aortenschatten

Abb. 32. *Diagnose:* Hämodynamisch wirksamer Ventrikelseptumdefekt mit pulmonaler Hypertonie (Mitteldruck in der A. pulmonalis 42 mmHg, Links-rechts-Shunt = 57%).
B. Sch., 10 Monate, Herzgeräusch seit Geburt bekannt, erste Insuffizienzzeichen mit 5 Monaten.
Thorax p.a.: Nach links vergrößertes Herz mit nach kaudallateral gerichteter Herzachse: etwas vorgewölbtes Pulmonalsegment: Doppelkontur des rechten Herzbogens bei Vergrößerung des linken Vorhofes; Hili vergrößert und verdichtet, unscharf begrenzt, vermehrte Lungengefäßzeichnung mit Gefäßquer- und -längsschnitten mittleren bis großen Kalibers in den zentralen Lungenabschnitten. „Kalibersprung" zur Peripherie; unscharfe Begrenzung der Lungengefäße und milchglasartige Eintrübung der perihilären Lungenareale als Ausdruck einer beginnenden passiven Hyperämie

Röntgen: Die geschilderte Hämodynamik bedingt den Röntgenbefund der Vorhofseptumdefekte. In p.a.-Projektion ist der Herzschatten in der Regel mäßig vergrößert infolge der Volumenbelastung des rechten Ventrikels. Dadurch wird die Herzspitze oft etwas angehoben und vom rechten Ventrikel gebildet, der den linken Ventrikel nach dorsal verdrängt; auch der linke Herzrand entspricht beim ASD im allgemeinen dem vergrößerten rechten Ventrikel. Doch kann die Herzgröße unabhängig von der Shuntgröße auch völlig normal sein (Abb. 39). Ge-

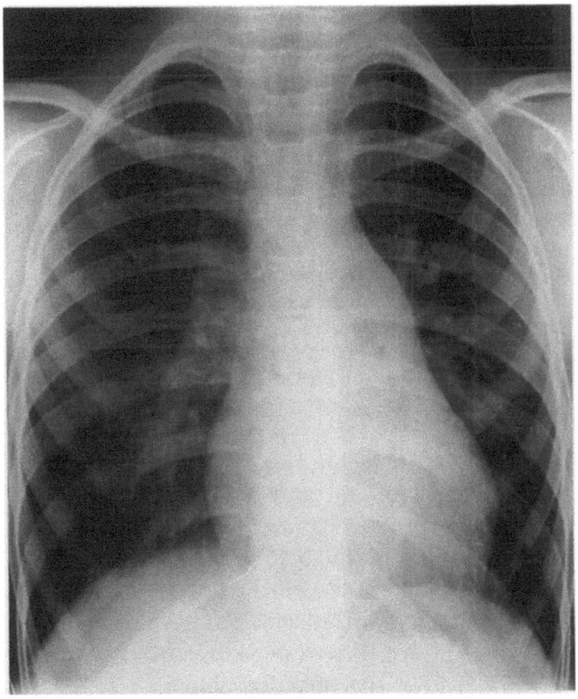

Abb. 33. *Diagnose:* Ventrikelseptumdefekt mit pulmonalem Hochdruck und Eisenmenger-Reaktion (Mitteldruck in der A. pulmonalis: 63 mmHg).
S. R., 7 Jahre, Herzfehler seit Geburt bekannt, ab 4. Lebensjahr zunehmende Zyanose.
Thorax p.a.: Gering nach links verbreitertes Herz, vermehrte Rundung des linken Herzbogens infolge rechtsventrikulärer Druckbelastung; vorgewölbtes Pulmonalsegment, Hili vergrößert, vermehrte Lungengefäßzeichnung in den zentralen Lungenbezirken mit „Kalibersprung" zur Peripherie

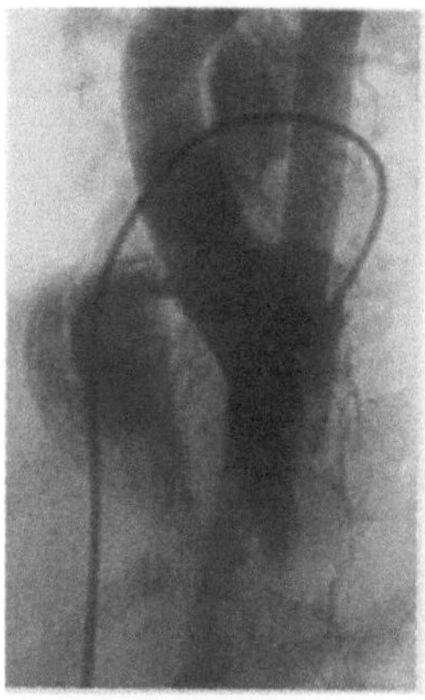

34

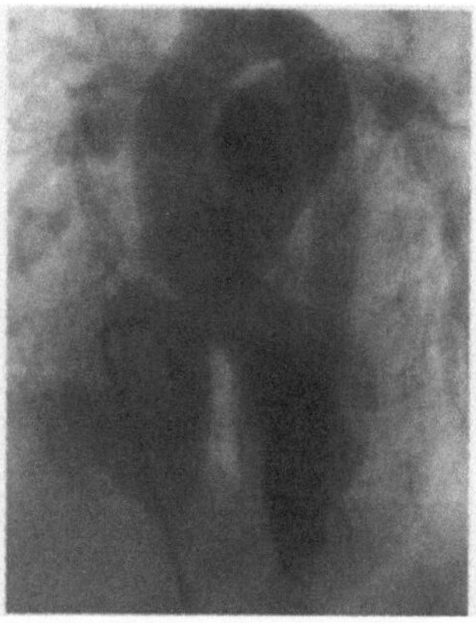

35

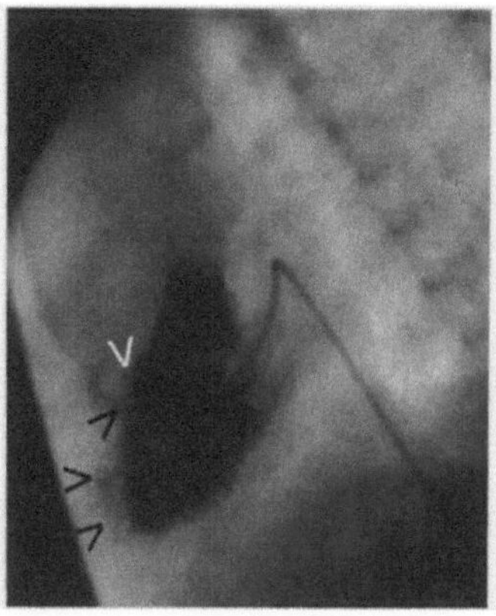

36

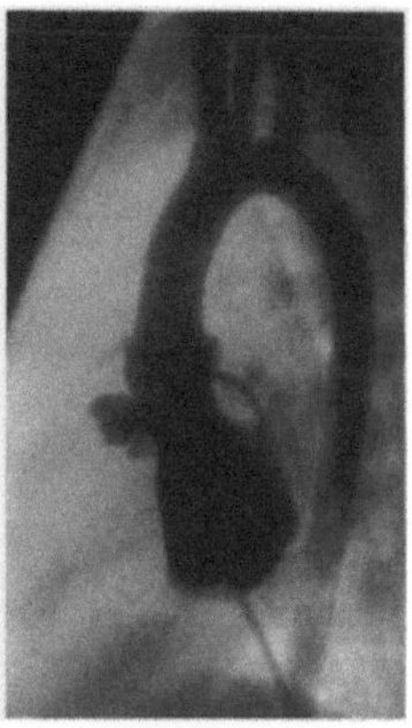

37

Abb. 34. *Diagnose:* Hämodynamisch wenig wirksamer perimembranöser VSD.
U. S., 5 Jabre, beschwerdefrei, Links-rechts-Shunt über den VSD = 45%, normaler Pulmonalisdruck.
Selektive Kine-Angiokardiographie im sog. 4-Kammer-Blick. Antegrade Sondierung des linken Ventrikels über ein offenes Foramen ovale. Nach Kontrastmittelinjektion in den linken Ventrikel wird ein kleiner perimembranöser VSD sichtbar. Das darunter liegende interventrikuläre Septum zeigt keine weiteren Defekte. Durch den Kontrastmittelübertritt wird auch der rechte Ventrikel und nachfolgend die Pulmonalarterie angefärbt

Abb. 35. *Diagnose:* Hämodynamisch sehr wirksamer perimembranöser VSD.
A. S., 9 Monate, mäßiges Gedeihen, unter Digitalisierung keine weiteren Beschwerden. Links-rechts-Shunt über den VSD = 65%, Pulmonalisdruck im Mittel 52 mmHg, Pumonaliswiderstand 3.8 Exm^2.
Sondierung des linken Ventrikels über den VSD vom rechten Ventrikel aus. Kontrastmittelinjektion und Kine-Angiokardiographie im sog. 4-Kammer-Blick. Deutliche Abbildung eines großen perimembranösen VSD, durch den Kontrastmittel in den rechten Ventrikel und von hier in die Pulmonalarterien strömt

Abb. 36. *Diagnose:* Multiple Ventrikelseptumdefekte.
A.-K. R., 2 Jahre, schlechtes Gedeihen, gehäufte Infekte. systolisches Geräusch 5/6 Maximum 4. ICR links parasternal.
Selektive Kine-Angiokardiographie in hepatoklavikulärer Position („4-Kammer-Blick"): Kontrastmittelinjektion in den linken Ventrikel (über ein offenes Foramen ovale sondiert). Bei orthograd im Strahlengang getroffenem Kammerseptum stellen sich mehrere Ventrikelseptumdefekte dar (Pfeilspitzen). Die Aortenklappe ist in Diastole geschlossen

Abb. 37. *Diagnose:* Aneurysma der Pars membranacea des Ventrikelseptums (Hauptdiagnose: Vorhofseptumdefekt).
S. Z., 3 Jahre, beschwerdefrei.
Antegrade Sondierung des linken Ventrikels: Lävokardiographie. Deutliche Vorwölbung und Aussackung des membranösen Ventrikelseptums nach ventral in den rechten Ventrikel, kein Anhalt für Perforation bzw. Ventrikelseptumdefekt. Lävokardiogramm und Aortogramm sonst normal

legentlich ist der rechte Herzrand stärker gerundet und betont, wenn ein großer rechter Vorhof vorliegt. Das Pulmonalsegment (Pulmonalbogen) ist meist prominent infolge Erweiterung des Pulmonalarterienstammes. Das mehr oder weniger große Shuntvolumen führt zu einer aktiven Hyperämie der Lungen (vermehrter Lungendurchfluß), d. h. zu verstärkter arterieller Gefäßzeichnung zentral und peripher. Die Summe dieser röntgenologischen Zeichen wird als „Rezirkulationsherz" bezeichnet (Abb. 40).

Bei der *Echokardiographie* sind im zweidimensionalen Schnittbild die verschiedenen Formen der Vorhofseptumdefekte gut zu diagnostizieren (s. Kap. 7, Abschn. 2.7.1).

Zur Sicherung der Diagnose ist nach der sorgfältigen Echokardiographie die Herzkatheteruntersuchung nicht mehr erforderlich. Die genaue Bestimmung der Shuntgröße ist allerdings nur durch die Oxymetrie bei der Herzkatheteruntersuchung möglich.

Im allgemeinen stellen alle Formen des ASD eine Operationsindikation dar, da Spätschäden im Erwachsenenalter fast unvermeidlich sind und die Lebenserwartung eingeschränkt ist.

2.2.4 Atrioventrikularseptumdefekt (AVSD-Atrioventrikularkanal)

Einteilung und Häufigkeit: Von den eigentlichen Vorhofseptumdefekten (s. Abschn. 2.2.3) wird der Atrioventrikularseptumdefekt (AVSD) heute wegen seiner Entstehung, Bedeutung und unterschiedli-

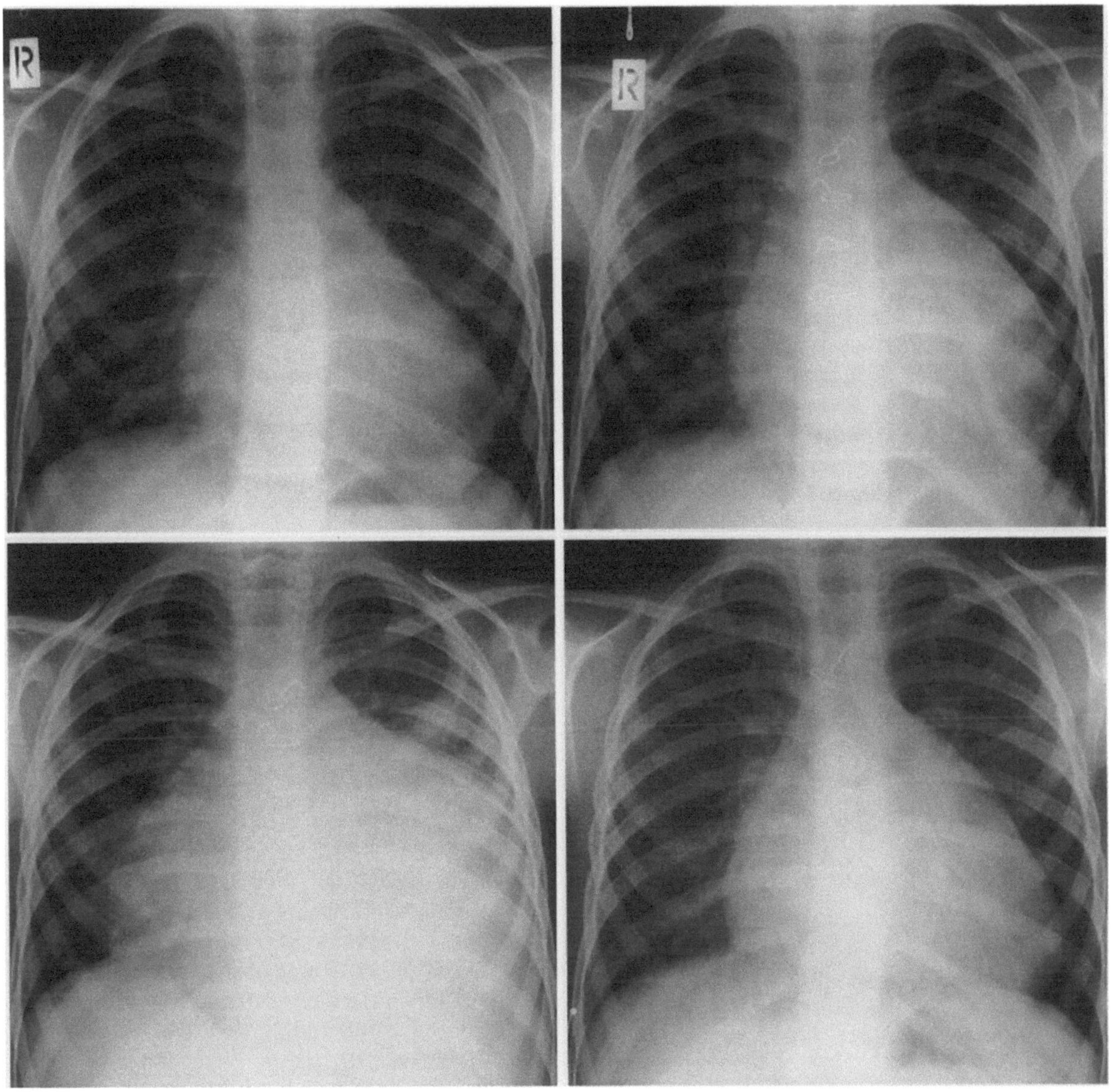

a b c d

Abb. 38a–d. *Diagnose:* Ventrikelseptumdefekt mit pulmonaler Hypertonie (Druck in der Pulmonalarterie 45/17, Mitteldruck 27 mmHg). Prä- und postoperativer Verlauf mit Postperikardiotomiesyndrom.

J. M., 5 Jahre, gelegentlich Belastungsdyspnoe.

a Thorax p.a.: Nach beiden Seiten, überwiegend nach links verbreitertes Herz, abgerundete Herzspitze, etwas vorgewölbtes Pulmonalsegment, nach kaudal-lateral zeigende Herzachse; schmaler nach links deszendierender Aortenschatten; beide Hili vergrößert und verdichtet, vermehrte Lungengefäßzeichnung mit Gefäßquer- und -längsschnitten mittleren Kalibers in den zentralen Lungenabschnitten, „Kalibersprung" zur Peripherie; gleichzeitig unscharfe Begrenzung der Lungengefäße als Hinweis auf eine zusätzliche passive Hyperämie. **b** Thoraxübersicht 7 Tage nach operativer Korrektur des Herzfehlers. Zunahme der Herzgröße nach beiden Seiten mit vermehrt vorgewölbtem linken Herzbogen, weiterhin unscharfe Begrenzung der Lungengefäße als Zeichen der beginnenden passiven Hyperämie. Sternaldrähte nach medianer Sternotomie. **c** Kontrollaufnahme 16 Tage nach der Operation: „Bocksbeutelähnliche" Dilatation des Herzschattens, angehobene Hili, zunehmende Stauung im Lungenkreislauf mit intrapulmonaler Flüssigkeitsansammlung im lateralen linken Obergeschoß und unscharfen Gefäßkonturen bis in die Peripherie. *Diagnose:* Postperikardiotomiesyndrom. **d** Kontrollaufnahme 5 Monate nach der Operation: Rückläufige Herzgröße, angehobene Hili, unverändert unscharfe Begrenzung der Lungengefäße als Ausdruck der weiterhin bestehenden passiven Hyperämie chen Behandlung abgetrennt. Ursache für die Entstehung der Fehlbildungskomplexe des AVSD ist eine Entwicklungsstörung des embryonalen Endokardkissens. Deshalb sind bei der Defektbildung der untere (kaudale) Teil des Vorhofseptums (Ostium primum), der kraniale Teil des Ventrikelseptums (AV-Kanal-Defekt, Sinus septum-Defekt), sowie die Mitral- und Trikuspidalklappen (Cleft) betroffen; außerdem bestehen Lageanomalien des atrioventrikulären Reizleitungssystems. Je nach Ausdehnung der Defekte kann unterschieden werden in reine Vorhofseptumdefekte vom Ostium primum-Typ (ASD I) und in einen partiellen oder kompletten AVSD. Die Nomenklatur ist im internationalen Schrifttum uneinheitlich; Übergangsformen zwischen den einzelnen Defektbildungen sind nicht selten, die Grenzen sind unscharf. Unterschiede in der Anatomie des vorderen Segels einer gemeinsamen AV-Klappe und im Ansatz der Sehnenfäden an die Papillarmuskeln machten weitere Untergliederungen den kompletten AVSD notwendig (RASTELLI et al. [43]; GOOR u. LILLEHEI [26]; FELDT [22]; PFEFFERKORN [42] u.a.).

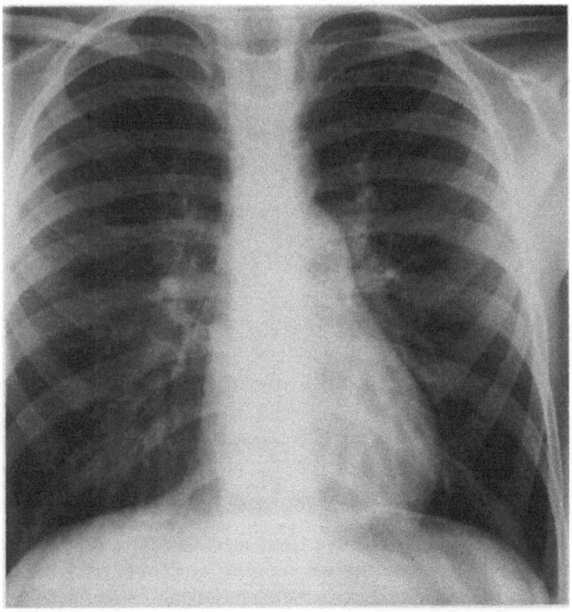

Abb. 39. *Diagnose:* Vorhofseptumdefekt vom Sekundumtyp mit mäßiggradigem Links-rechts-Shunt (ca. 40%), operativ bestätigt.
F. G., 8 Jahre, beschwerdefrei, voll belastbar, systolisches Geräusch 4/6 erstmals bei der Einschulungsuntersuchung mit 6 Jahren aufgefallen.
Thorax p.a.: Normal großes Herz, Vorwölbung des Pulmonalsegmentes, Hili vergrößert und verdichtet durch vermehrte Lungengefäßzeichnung in den zentralen Lungenabschnitten, schmaler Aortenschatten

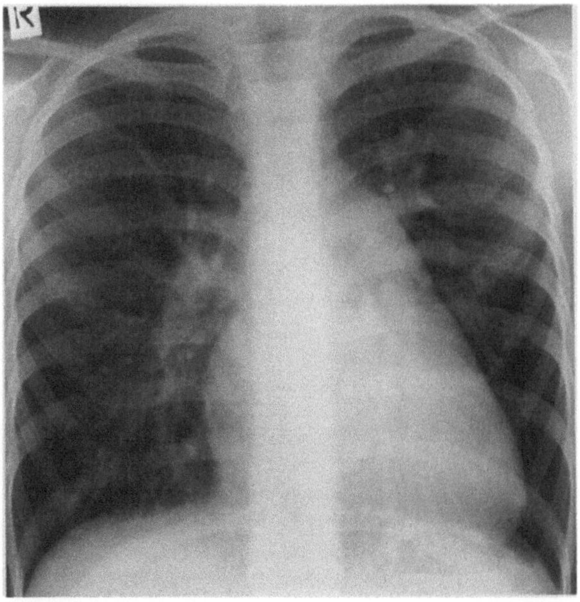

Abb. 40. *Diagnose:* Vorhofseptumdefekt vom Sekundumtyp mit großem Links-rechts-Shunt (ca 75%, sog. „Rezirkulationsherz“ (operativ bestätigt).
N. St., 8 Jahre beschwerdefrei, voll belastbar, systolisches Geräusch 4/6 erstmals mit 6 Jahren bemerkt.
Thorax p. a.: Nach links vergrößertes Herz, gestreckte linke Herzsilhouette, vorspringendes Pulmonalsegment, vermehrte Lungengefäßzeichnung bis in die Peripherie, schmaler Aortenschatten

Die Häufigkeit der Mißbildungskomplexe des AVSD beträgt 2–5% aller aHF. Bis zu 50% der Patienten mit einem AVSD haben gleichzeitig ein *Down-Syndrom* (Trisomie 21). In 30–40% der Fälle ist vor allem der komplette AVSD mit weiteren Herz- und Gefäßfehlbildungen kombiniert (z.B. ASD II, linkspersistierende obere Hohlvene, Pulmonalstenose, Aortenisthmusstenose).

Hämodynamik: Da der Ort der höchsten Druckentwicklung im Herzen normalerweise der linke Ventrikel ist, kommt es bei kompletten AVSD zum Rückstrom des Blutes aus der linken Kammer in den linken und den rechten Vorhof, gleichzeitig zu einem Links-rechts-Shunt auf Vorhof- und Ventrikelebene. Bei partiellem AVSD und ASD I findet der Links-rechts-Shunt vor allem auf der Ebene der Vorhöfe statt. Für die Hämodynamik und deren Folgen ist besonders die Größe des Ventrikelseptumdefekt-Anteils maßgebend, der u.U. die frühzeitige Entwicklung einer pulmonalen Hypertonie bedingt. Je höher die Druckentwicklung im rechten Herzen und je größer die Kommunikation zwischen den einzelnen Herzhöhlen ist, umso eher wird auch

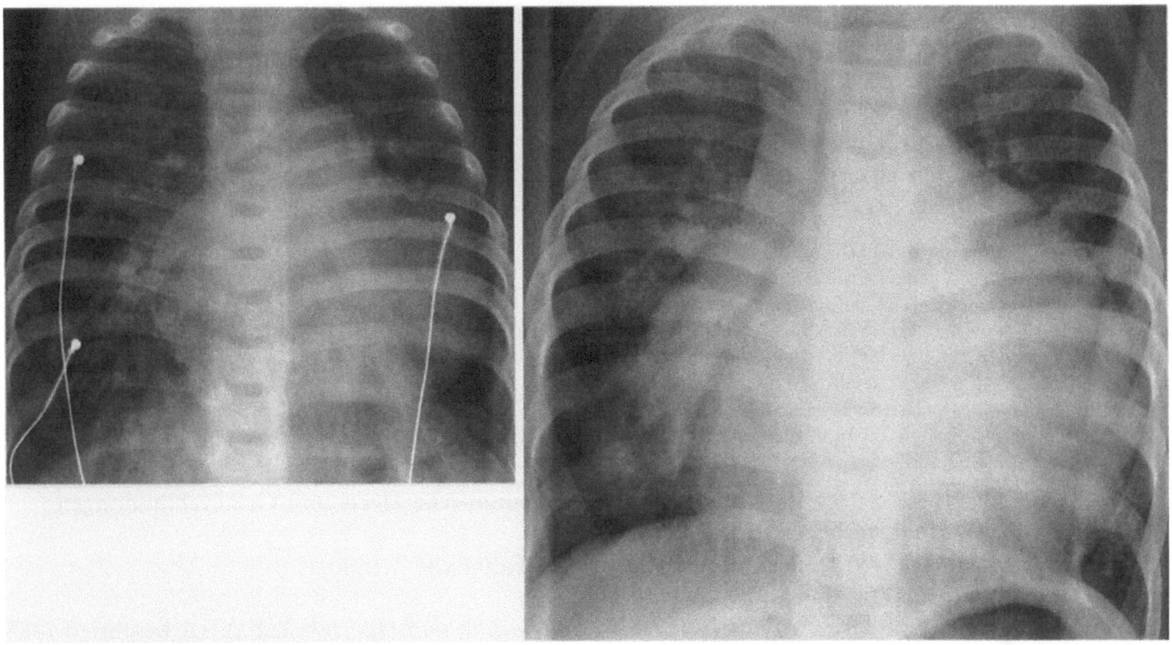

a b

Abb. 41a, b. *Diagnose:* Kompletter Atrioventrikularseptumdefekt mit pulmonalem Hockdruck.
V. R., 5 Monate, Dystrophie, Tachy-Dyspnoe, Rechtsherzinsuffizienz.
a Thorax p.a.: Nach beiden Seiten vergrößertes Herz mit Vorwölbung des rechten und linken Herzbogens, Herzspitze nach lateral gerichet, deutlich vorspringendes Pulmonalsegment, Hili vergrößert und verdichtet mit vermehrter Lungengefäßzeichnung und Gefäßkalibersprung zur Peripherie, schmaler Aortenschatten (Druck in der Pulmonalarterie: 85/40, Mitteldruck 60 mmHg), hypoplastische erste Rippen. **b** Thoraxübersicht, 2 Jahre später (jetzt auch deutlich zyanotisch): Erhebliche Zunahme der Herzvergrößerung nach beiden Seiten mit noch deutlicherer Vorwölbung des rechten Ventrikels nach links lateral, Pulmonalsegment weniger vorspringend, Lungengefäßzeichnung weiterhin vermehrt, „Kalibersprung“ zur Peripherie, Gefäßquer- und -längsschnitte insgesamt kleiner werdend. Spreizung der Trachealbifurkation bei vergrößertem linken Vorhof. Trachea nach rechts verlagert (Druck in der Pulmonalarterie: 120/60; Mitteldruck 85 mmHg)

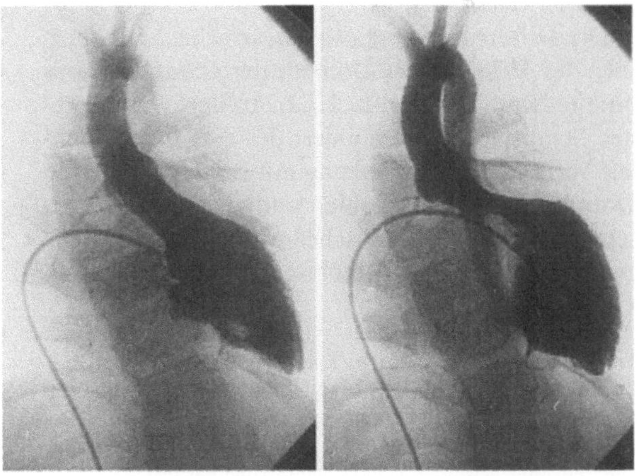

a b

Abb. 42a, b. *Diagnose:* Kompletter Atrioventrikularseptumdefekt.
S. D., 4 Jahre, Trisomie 21, deutliche Kyphoskoliose, keine Insuffizienzzeichen. Herzfehler seit Geburt bekannt, keine Insuffizienzzeichen. Links-rechts-Shunt 55% normaler Pulmonalarteriendruck.
Kine-Angiokardiographie mit Kontrastmittelinjektion in den linken Ventrikel, p.a.-Projektion. **a** Systole: Typische linksventrikuläre Konfiguration. Linksventrikuläre Ausflußbahnen weit, deutliche Ausziehungen der Mitralklappenkontur im Sinne von Mitralclefts. Nur geringer Reflux von Kontrastmittel in den linken Vorhof erkennbar. **b** Diastole: Deutliche Anhebung, Streckung und Einengung der linksventrikulären Ausflußbahn (sog. „Schwanenhals“) durch die geöffnete abnorm positionierte Mitralklappe

ein teilweiser Rechts-links-Shunt (bidirektionaler oder Wechselshunt) beobachtet, der zur Belastungszyanose dieser Kinder führen kann. Druckangleich und pulmonale Gefäßerkrankung (Eisenmenger-Reaktion) können deshalb schon im 2. und 3. Trimenon bei kleinen Säuglingen auftreten.

Klinische Leitsymptome beim AVSD sind die oft dürftige Entwicklung der Kinder, das gehäufte Vorkommen bei Down-Syndrom, eine meist schon frühzeitig auftretende Dyspnoe und Tachypnoe in Ruhe, ein Herzbuckel (Voussure) und ein lautes holosystolisches Geräusch mit Punctum maximum über dem 2.–4. ICR links parasternal, dabei ist der II. Herzton fast immer gespalten und bei pulmonaler Druckerhöhung der Pulmonalanteil (IIp) laut zu hören. Oft besteht bei komplettem AVSD noch ein rauh klingendes mesodiastolisches Geräusch (Strömungsgeräusch über die AV-Klappen) sowie ein III. Herzton.

Röntgen: In allen Aufnahmeebenen ist bei den verschiedenen Formen des AVSD – besonders bei komplettem AVSD – häufig eine ausgeprägte Vergrößerung des gesamten Herzschattens festzustellen („Rezirkulationsherz"), die Herzspitze ist in der p.a.-Ebene nach lateral gerichtet und nach links verlagert, der volumenbelastete rechte Ventrikel wird dann linksrandbildend. Der linke Vorhof ist bei großem ASD-Anteil nicht vergrößert.

Der Pulmonalbogen ist fast immer prominent durch die Dilatation der Pulmonalarterie bei schmaler Aorta. Die Lungengefäßzeichnung ist abhängig von der Größe des Links-rechts-Shuntvolumens vermehrt. Oft bestehen die Zeichen des vermehrten Lungendurchflusses mit pulmonaler Hypertonie (Abb. 41 a, b).

Die Differentialdiagnose der verschiedenen Formen des AVSD ist eine Domäne der *Echokardiographie* (s. Kap. 7, Abschn. 2.7.3). In den verschiedenen Schnittebenen, besonders des zweidimensionalen Verfahrens in Ergänzung mit der farbkodierten Dopplerechokardiographie, sind die morphologischen und hämodynamischen Verhältnisse oftmals besser als angiokardiographisch zu erfassen und zu klären [42].

Von großer Bedeutung für die Frage des chirurgischen Vorgehens sind die Beziehungen der mißbildeten AV-Klappen zum Rest des Kammerseptums und zu den Papillarmuskeln; dieses Verhalten ist in den letzten Jahren unter dem Begriff „Straddling" bekannt geworden (Zusammenfassung bei [4]).

Die Ergebnisse der *Herzkatheterisierung* lassen die oft komplizierte Hämodynamik erkennen. Die *Angiokardiographie* ergibt für den AVSD typische Befunde. Hier seien nur die sog. „Goose-neck"-Deformität der linksventrikulären Ausflußbahn und der Aorta im Lävokardiogramm und die Darstellung der Cleft-Bildungen in der Mitralis und Trikuspidalis erwähnt. Die „Goose-neck"-Deformität in der Diastole ist Folge des tiefen Ansatzes des Mitralklappenringes durch die Verkürzung von Septum- und Ventrikelwandteilen und Verdrängung des anterioren Mitralsegels in die linksventrikuläre Ausflußbahn [2]; dadurch entsteht eine sog. „angehobene Mitralisschulter", die die Ausflußbahn des linken Ventrikels diastolisch hochdrängt und verlängert (Abb. 42 a, b). Auch in den schrägen Aufnahmeebenen läßt sich die Morphologie des AVSD mittels Angiokardiographie gut darstellen, vor allem der VSD-Anteil beurteilen [41, 47].

3 Zyanotische Herz- und Gefäßfehlbildungen

3.1 Fallotsche Tetralogie

Definition und Häufigkeit: FALLOT beschrieb 1888 eine besondere Form der „Maladie bleue" und faßte folgende Einzelbefunde zur „Tetralogie" zusammen: 1. Pulmonalstenose, 2. Ventrikelseptumdefekt, 3. Dextroposition der Aorta („reitende Aorta"), 4. Rechtshypertrophie. Es besteht immer ein Rechts-links-Shunt und deshalb meist eine sichtbare Zyanose. Unter „azyanotischem Fallot" oder „pink-Fallot" wird eine Pulmonalstenose mit VSD *ohne* reitende Aorta und *ohne* Rechts-links-Shunt verstanden.

Embryologisch handelt es sich um eine Störung, die vor allem das Konusseptum betrifft, wodurch die Infundibulumstenose und das „Überreiten der Aorta" erklärt werden können. Wird die Entstehung als konale Malrotation und Malseptierung aufgefaßt, so stellen alle Krankheitsbilder vom isolierten Ventrikelseptumdefekt bis hin zum extremen Fallot mit Pulmonalklappenatresie nur unterschiedliche Varianten ein und desselben embryopathischen Geschehens dar.

Die Häufigkeit der Fallotschen Tetralogie beträgt 7–10% aller aHF; es besteht eine leichte Knabenwendigkeit. Eine gewisse Häufung ist beim Down- und Noonan-Syndrom zu beobachten.

Anatomie: Der bestimmende Teil der komplexen Herzmißbildung ist die rechtsventrikuläre *Ausflußtraktobstruktion* (RVOTO). Sie liegt stets im Infundibulum der rechten Kammer und ist häufig kombiniert mit einer Pulmonalklappenstenose. Bei der Infundibulumstenose kann unterschieden werden zwischen einer kurzen, ringförmigen Ostiumstenose, einer langstreckigen, tubulären Enge und einem verkürzten, verengten Infundibulum; dies ist chirurgisch von Bedeutung. Besteht die RVOTO aus einer infundibulären und einer valvulären Stenose, bildet sich besonders gern bei der langstreckigen Enge eine sog. Infundibulumkammer („3. Kammer"). Entsprechend dem Schweregrad der RVOTO kann der Pulmonalklappenring hypoplastisch und eng sein, ebenso das gesamte sich daran anschließende Pulmonalarteriensystem.

Der *VSD* ist meist recht groß, er liegt am häufigsten im vorderen Anteil des membranösen Ventrikelseptums, zwischen der Crista supraventricularis und dem vorderen und mittleren Segel der Trikuspidalklappe; er kann enge Beziehungen zur Aortenklappe aufweisen.

Hämodynamik: Der Auswurf des Blutes aus der rechten Kammer wird durch die RVOTO behindert, das venöse Blut kreuzt über den VSD in die dextroponierte Aorta, es kommt also zum Rechts-links-Shunt mit arterieller Mischungszyanose. Damit wird klar, daß der Grad der RVOTO und nicht das „Überreiten der Aorta" den Schweregrad des Gesamtfehlers bestimmt. Infolge des großen VSD besteht Druckangleich beider Ventrikel. Über die RVOTO ist immer ein Druckgradient zwischen rechtem Ventrikel und Pulmonalarteriensystem nachweisbar. Der arterielle Lungendurchfluß ist vermindert, die Aorta weit. Bei einem gleichzeitig vorliegenden ASD II (in ca. 17% aller Fallot-Fehler) kann auch noch ein Rechts-links-Shunt auf Vorhofebene bestehen. Ein gewisser Ausgleich der verminderten Lungendurchblutung ist möglich, wenn ein offener Ductus arteriosus besteht oder sich aortopulmonale Kollateralen über die Bronchialarterien ausbilden.

Bei ca. 25% aller Fallot-Fälle ist ein rechtsseitiger Aortenbogen („hohe Rechtslage des Aortenbogens") und eine rechts deszendierende Aorta thoracica assoziiert (s. Abschn. 2.1.5), was u. U. für das Röntgenbild von Bedeutung sein kann.

Die RVOTO ist in den ersten Lebenswochen meist gering, weswegen die Kinder in der Regel anfangs nicht zyanotisch sind. Sie nimmt im Laufe des Säuglingsalters zu, so daß die typische Fallot-Symptomatik mit Zyanose erst mit einigem Abstand von der Geburt in Erscheinung tritt.

Klinische Leitsymptome: Systolisches Herzgeräusch gleich nach der Geburt bei zunächst azyanotischem Kind (meist als VSD gedeutet). In der zweiten Hälfte des ersten Lebensjahres allmählich bemerkbare Zyanose und in der Folge allgemeine Entwicklungsverzögerung. Bei schweren Formen (hochgradige RVOTO) kommt es zu hypoxämischen Anfällen, die Kinder zeigen eine „Hockersymptomatik" und werden bei körperlicher Belastung leicht dyspnoisch. Bei zunehmender Zyanose und stärkerer Verminderung des Lungendurchflusses kommt es zu einer kompensatorischen Polyglobulie, wodurch die Kinder zusätzlich gefährdet sind.

Operative Behandlung: Es bestehen Möglichkeiten einer palliativen und korrigierenden Operation. Die Indikation zum Palliativeingriff ist gegeben bei jungen Säuglingen mit hypoxämischen Anfällen und Hämatokritwerten über 60%, bei Nichtgedeihen und Schwerernährbarkeit dieser jungen Kinder sowie bei anatomischen Besonderheiten (Hypoplasie des ganzen RVOT). Im allgemeinen wird einer arteriopulmonalen Shunt-Operation nach BLALOCK-TAUSSIG der Vorzug gegeben. Dabei wird eine End-zu-Seit-Anastomose zwischen der A. subclavia und der Pulmonalarterie hergestellt, in Modifikation dieses Verfahrens evtl. eine Kunststoffprothese (Gore-Tex) zwischengeschaltet. Derselbe Effekt einer Mehrdurchblutung der Lunge kann auch mit einem zentralen aortopulmonalen Shunt zwischen Aorta ascendens und Pulmonalarterie erreicht werden. In zunehmendem Maße wird die Frühkorrekturoperation – wenn nötig im 2. Lebenshalbjahr – angestrebt. Wenn es der Fall erlaubt, sollte die Fallotsche Tetralogie aber zwischen dem 1.–2. Lebensjahr operativ korrigiert werden. Dazu müssen die RVOTO beseitigt und der VSD so verschlossen werden, daß die Aorta ganz aus dem linken Ventrikel entspringt. Evtl. ist das Einnähen eines Kunststofflickens in die Ausflußbahn des rechten Ventrikels, die Pulmonalklappen und den Pulmonalarterienstamm erforderlich.

Die digitale-Subtraktions-Angiographie (DSA) ist für postoperative Untersuchungen geeignet (s. Kap. 8, Abschn. 3.2).

Röntgen: Auf der Thoraxaufnahme in p.a. ist das Herz in den typischen Fällen normal groß, die Herzfigur bei Säuglingen meist völlig unauffällig. Jenseits des Säuglingsalters bildet sich die pathognomonische „Holzschuh"-Form des Herzschattens heraus („coeur en sabot"). Die Herzspitze ist abgerundet und aus dem Zwerchfellschatten herausgedreht, die Herzspitze wird vom rechten Ventrikel gebildet, der linke Ventrikel ist infolge der Rechtshypertrophie nach dorsal abgedrängt und die Pulmonalisbucht leer (Abb. 43). Die arterielle Lungengefäßzeichnung (Lungendurchfluß) ist in Abhängigkeit vom Schweregrad der RVOTO vermindert. Im Laufe der Zeit kann die Gefäßzeichnung in den Hilusgebieten zunehmen, wenn sich aortopulmonale Kollateralen ausbilden.

In 25% der Fälle von Fallotscher Tetralogie besteht ein rechtsseitiger Aortenbogen (s. Abschn.

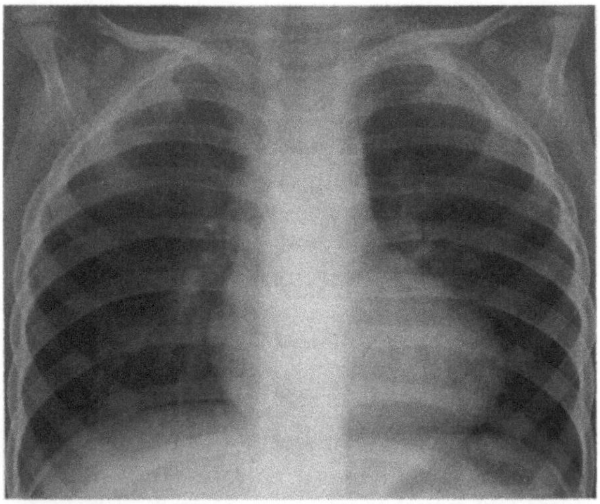

Abb. 43. *Diagnose:* Fallotsche Tetralogie mit vorwiegend infundibulärer Pulmonalstenose.
U. K., 2 Jahre, gehäufte hypoxämische Anfälle, Diagnostik vor Anlage einer Blalock-Taussig-Anastomose.
Thorax p.a.: Herz im oberen Größenbereich, als Zeichen der rechtsventrikulären Hypertrophie Herzspitze nach lateral verlagert, angehoben und abgerundet: betonte Herztaille, kein Pulmonalbogen erkennbar, Hili normal groß, peripher verminderte Lungengefäßzeichnung, linksdeszendierende Aorta (vgl. Abb. 48)

2.1.5) und die Aorta thoracica deszendiert rechts neben der Wirbelsäule. Das führt zu einer Verbreiterung des oberen Mediastinalschattens nach rechts; der „Aortenknopf“ kann rechts neben der Wirbelsäule erkennbar werden (Abb. 44a, b).

Nach der Korrekturoperation bildet sich die für die Fallotsche Tetralogie pathognomonische Holzschuhform des Herzschattens allmählich zurück und normalisiert sich altersentsprechend; auch die Lungengefäßzeichnung wird normal (Abb. 45).

Nach Palliativoperationen bei Fallotscher Tetralogie sind charakteristische Befunde bei der Nativröntgendiagnostik zu erheben. So können BLALOCK-TAUSSIG-Anastomosen in den Thoraxaufnahmen p.a. mit einem scharfen und lateral konvexbogigen Rand im oberen Mediastinum sichtbar werden (Abb. 46a, b), die sich mit der Angiographie in Deckung bringen lassen.

Die *Echokardiographie* ist im eindimensionalen Verfahren, ganz besonders aber mit dem zweidimensionalen Schnittbild ein sicheres Mittel zur Diagnose der Fallotschen Tetralogie (s. Kap. 7, Abschn. 2.8.3), auch hier ergänzt durch das Dopplerverfahren.

Die Hämodynamik der Fallot-Fehler wird mittels *Herzkatheterisierung* erfaßt. Die *Angiokardiographie* klärt oder sichert die morphologischen Befunde. In der Regel erfolgt die Angiokardiographie bei der Fallotschen Tetralogie im sagittalen und seitlichen Strahlengang. Die Morphologie der RVOT stellt sich besonders deutlich in der verlängerten RAO-Projektion dar. Auch das Pulmonalarteriensystem ist dabei gut zu beurteilen.

Charakteristisch für die Fallot-Fehler ist die durch den VSD bedingte gleichzeitige Kontrastmitteldarstellung von Pulmonalisstrombahn und Aorta bei Injektion in den rechten Ventrikel. Im p.a.-Strahlengang wird ersichtlich, daß die Herzspitze und der linke Herzrand vom rechten Ventrikel gebildet werden; die Aufzweigung der Pulmonalarterien stellt sich „mövenflügelähnlich“ dar. In der seitlichen Aufnahmeebene ist das Kammerseptum meist orthograd getroffen und ausgespart, die weite „reitende“ Aorta deshalb gut sichtbar; der rechtsventrikuläre Ausflußtrakt und der Pulmonalisstamm kreuzen die Aorta fast horizontal (Abb. 47a, b). Die Abb. 48a–c gibt das angiokardiographische Ergebnis 4 Jahre nach der Korrekturoperation wieder, es entspricht der Nativaufnahme der Abb. 45.

3.2 Pulmonalatresie (PAT)

Einteilung und Häufigkeit: Bei der Pulmonalatresie handelt es sich um den Verschluß der Ausflußbahn des rechten Ventrikels. Es sind mehrere Einteilungsschemata in Gebrauch. Am einfachsten und übersichtlichsten erscheint die Einteilung in zunächst zwei Unterformen:
A: Pulmonalatresie mit VSD,
B: Pulmonalatresie mit intaktem Ventrikelseptum.
Die Häufigkeit aller Formen von PAT wird mit 1–2% aller aHF angegeben.

ad A): Die *Pulmonalatresie mit VSD* (PAT+VSD) wurde früher als „Pseudotruncus arteriosus“ bezeichnet. Im Hinblick auf das Verhalten der PAT wurde das Krankheitsbild auch als „extremer Fallot“ angesprochen, zumal nach Anastomosenoperation bei der Fallotschen Tetralogie eine sog. sekundäre PAT beobachtet wurde.

Die Atresie betrifft immer die Pulmonal*klappe*, die Ausflußbahn des rechten Ventrikels kann mitbeteiligt sein, infolge Involution der 6. Kiemenbogenarterien können weitere Teile des Pulmonalarteriensystems fehlen. Nach dem Verhalten der intraperikardialen Pulmonalarterien können bei der PAT+VSD einer Einteilung von SOMMERVILLE [49] folgend 4 Typen unterschieden werden (Abb. 49):

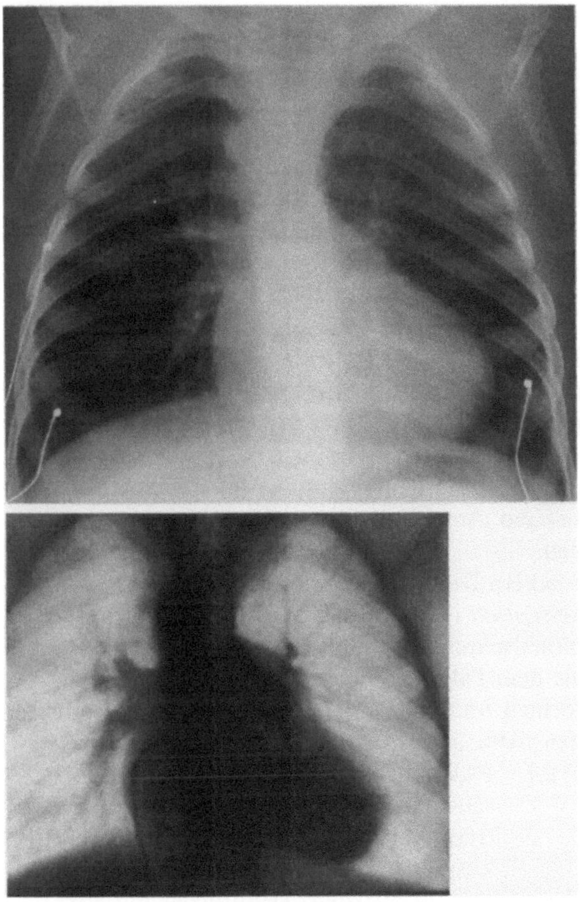

a

b

Abb. 44a, b. *Diagnose:* Fallotsche Tetralogie mit infundibulärer und valvulärer Pulmonalstenose, sog. 3. Kammer und weiten Pulmonalarterien zentral, rechtsseitiger Aortenbogen und rechts deszendierende Aorta thoracalis.

S. A., 3 Jahre, präoperative Diagnostik, anschließend Korrekturoperation.

a Thorax p.a.: Quergelagertes, nach links mäßiggradig vergrößertes Herz, rechtsventrikuläre Hypertrophie mit Verlagerung der angehobenen, abgerundeten Herzspitze nach links lateral; geringe Vorwölbung am oberen linken Herzrand („3. Kammer"), Hili normal groß, normale Lungengefäßzeichnung in den zentralen Lungenabschnitten mit minderdurchbluteter Lungenperipherie. Hohe Rechtslage des Aortenbogens und rechtsdeszendierende Aorta mit Impression der Trachea von rechts. **b** Selektive Kine-Angiokardiographie in p.a., Kontrastmittelinjektion in den linken Ventrikel (Diastole), linker Ventrikel über einen ASD II sondiert. Linker Ventrikel groß und glatt konturiert, fast linksrandbildend, gleichzeitige Darstellung von Aorta und Pulmonalisstrombahn. Am linken Herzrand sind eine infundibuläre und eine höhergradige valvuläre Pulmonalstenose sowie eine sog. 3. Kammer erkennbar, normal weites Pulmonalarteriensystem zentral, periphere Lungengefäßzeichnung vermindert. Rechtsseitiger Aortenbogen (entsprechend der Nativaufnahme) und rechtsdeszendierende Aorta thoracalis, der Truncus brachiocephalicus geht links ab

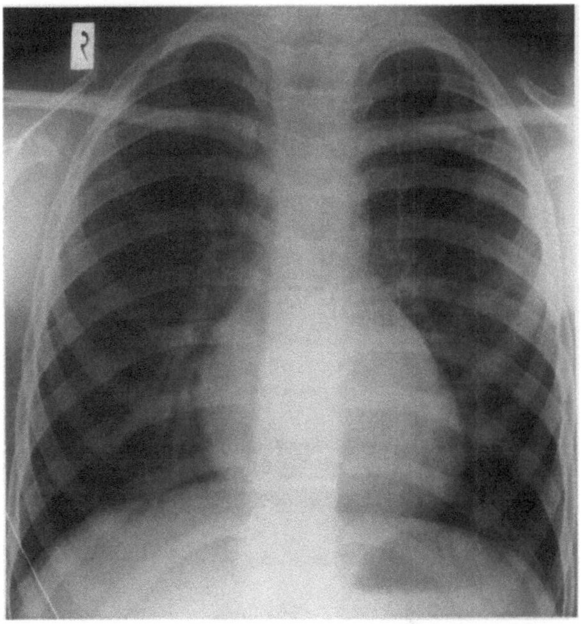

Abb. 45. Kontrollaufnahme der gleichen Patientin wie in Abb. 43 im Alter von 8 Jahren, 4 Jahre nach Korrekturoperation des Herzfehlers: Normal großes, regelrecht konfiguriertes Herz, Herzachse jetzt nach kaudal-lateral zeigend, was für eine Abnahme der ehemaligen Ventrikelhypertrophie rechts und Zunahme des vorher hypoplastischen linken Ventrikels spricht. Normale Lungengefäßzeichnung jetzt auch in der Lungenperipherie. Engerstellung der 3./4. Rippe links nach vorheriger Blalock-Taussig-Anastomose links im Alter von 2 Jahren (vrgl. Abb. 49)

Typ I: PAT+VSD mit normal entwickeltem Pulmonalarterienstamm,

Typ II: PAT+VSD mit Atresie des Pulmonalarterienstammes,

Typ III: PAT+VSD mit Atresie des Pulmonalarterienstammes und Aplasie eines Pulmonalarterienhauptastes,

Typ IV: PAT+VSD ohne Anlage von intraperikardialen Pulmonalarterien. Die Versorgung des peripheren Pulmonalarteriensystems erfolgt dann über aortopulmonale Kollateralen.

Nach einer Mitteilung von Mocellin et al. [36] kommen Typ I und II in einer Häufigkeit von 67%, Typ III von 5,5% und Typ IV von 27,5% aller PAT vor.

Da eine direkte Kommunikation zwischen der rechten Kammer und dem Pulmonalarteriensystem fehlt, erfolgt die Blutversorgung der Lungen entweder über einen offenen Ductus arteriosus, was bei Neugeborenen eher, später nur noch selten der Fall zu sein scheint, oder häufiger über größere aortopulmonale Kollateralen, die meist von der Aorta

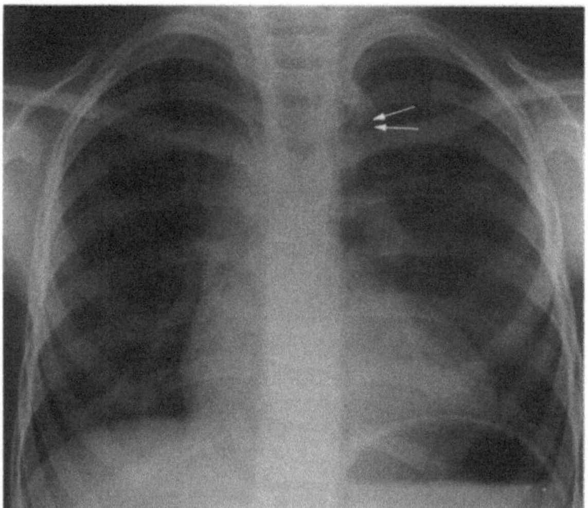

a

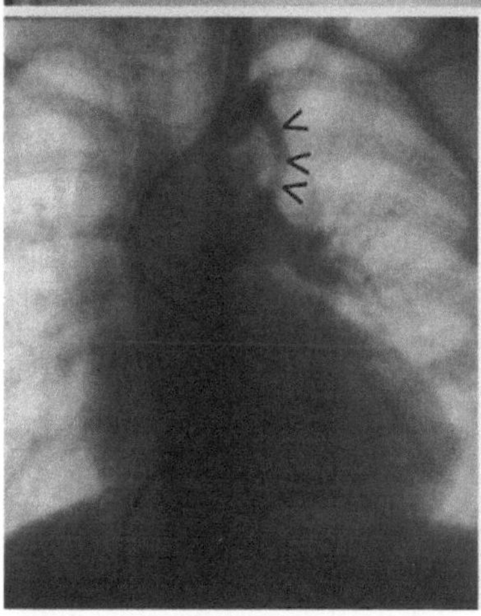

b

Abb. 46a, b. *Diagnose:* Fallotsche Tetralogie mit hypoplastischem Pulmonalarterienstamm; modifizierte Blalock-Taussig-Anastomose (Gore-Tex-Prothese).
Y C., 5 Jahre, 3 Jahre nach Palliativoperation (Blalock-Taussig).
a Thorax p.a.: Leichte Rechtsdrehung des Thorax, bei mangelhafter Inspiration breitbasig aufsitzendes Herz im Größennormbereich, Herzspitze nach lateral verlagert und abgerundet, glatter linker Herzrand, fehlender Pulmonalbogen; linke Pulmonalarterie im Hilus kräftiger gezeichnet als rechts: links etwas vermehrte Lungendurchblutung gegenüber rechts; links paravertebral oberhalb des Schlüsselbeins gefäßähnliche Verschattung mit Verbindung zur linken Pulmonatarterie (*Pfeile*); rechtsdeszendierende Aorta.
b Selektive Kine-Angiokardiographie in p.a. mit Kontrastmittelinjektion in die linke A. subclavia (antegrade Sondierung über den rechten Ventrikel und den VSD). Selektive Darstellung der Gore-Tex-Prothese zwischen der linken A. subclavia und der linken Pulmonalarterie (*Pfeilspitzen*) mit Anfärbung beider Pulmonalarterien

thoracica, seltener von der A. subclavia oder dem Truncus brachiocephalicus entspringen. Es handelt sich dabei nicht um Bronchialarterien, sondern um intersegmentale Arterien, die aus der Embryonalzeit persistieren. Je nachdem, ob die großen Kollateralarterien Anschluß an vorhandene intraperikardiale Pulmonalarterien haben oder nur periphere Anastomosen zu Pulmonalisästen bestehen, wird zwischen unifokaler bzw. bi- oder multifokaler Perfusion der Lungen unterschieden.

Der VSD bei der PAT folgt den morphologischen Lagebeziehungen des VSD bei der Fallotschen Tetralogie, so daß hier ätiologische Zusammenhänge gegeben sind. In ca. 76% der PAT+VSD besteht zusätzlich ein offenes Foramen ovale oder ein ASD II; in etwa 40% ist eine Kombination mit einem rechtsseitigen Aortenbogen (s. Abschn. 2.1.5) vorhanden.

ad B): Die *Pulmonalatresie mit intaktem Ventrikelseptum* (PAT mit iVS) steht der kritischen Pulmonalstenose mit intaktem Ventrikelseptum näher als dem Fallot-Komplex. Hier werden zwei Unterformen und evtl. eine Übergangsform unterschieden (Abb. 50):

Typ I: PAT mit iVS und ausgeprägtem hypoplastischem rechtem Ventrikel, starker rechtsventrikulärer Muskulatur, hypoplastischer Trikuspidalklappe, aber nur geringer Trikuspidalinsuffizienz (Häufigkeit um 80%),

Typ II: PAT mit iVS und normal großem rechtem Ventrikel und ausgeprägter Trikuspidalinsuffizienz.

Dazwischen gibt es Übergangsformen.

Bei beiden Typen der PAT mit iVS ist immer ein Vorhofseptumdefekt (ASD II) vorhanden, außerdem kommen häufig Myokardsinusoide vor. Die Versorgung der Lungen mit Blut erfolgt in der Regel über einen offenen Ductus arteriosus, seltener über aortopulmonale Kollateralen.

Zur *Hämodynamik* der PAT: Da keine Verbindung zwischen dem rechten Ventrikel und der Gegenstrombahn gegeben ist, erfolgt bei der PAT+VSD der Rechts-links-Shunt über den VSD, bei der PAT mit iVS auf Vorhofebene; die Lungenperfusion geschieht über den offenen Ductus arteriosus oder aortopulmonale Kollateralen. Der Verlauf und die Prognose des Krankheitsbildes werden weitgehend bestimmt durch die ausreichende oder ungenügende Lungendurchblutung.

Als *klinische Leitsymptome* sind zu nennen: Eine oft schon bald nach der Geburt erkennbare generalisierte Zyanose, Fehlen des typischen systolischen Geräusches der Fallotschen Tetralogie, gelegentlich auskultierbares kontinuierliches, systolisch-diastoli-

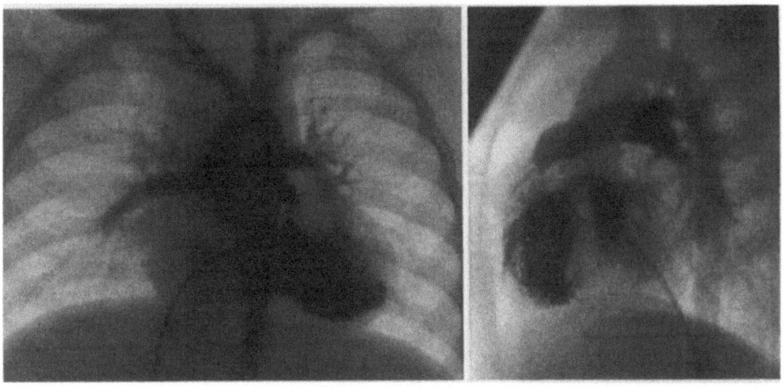

a b

Abb. 47 a, b. *Diagnose:* Fallotsche Tetralogie mit hochgradiger infundibulärer PST.
U. K., 2 Jahre, vor der Anlage einer Blalock-Taussig-Anastomose wegen gehäufter hypoxämischer Anfälle (vrgl. Abb. 43).
Selektive Kine-Angiokardiographie im sagittalen (**a**) und seitlichen (**b**) Strahlengang, Kontrastmittelinjektion in den rechten Ventrikel. Rechter Ventrikel groß und reichlich trabekularisiert (Hypertrophie), die Herzspitze bildend. In beiden Aufnahmeebenen markiert sich deutlich eine hochgradige, langstreckige infundibuläre Pulmonalstenose, die Pulmonalklappe ist nicht wesentlich stenosiert. In p.a. (**a**) „möwenflügelähnliche" Abgänge der Pulmonalisäste, deutlich verminderte arterielle Lungengefäßzeichnung in der Peripherie. Gleichzeitige Darstellung von Pulmonalarteriensystem und Aorta, die topographisch normal verläuft. Im seitlichen Strahlengang (**b**) ist das Ventrikelseptum orthograd getroffen und ausgespart, wodurch das „Überreiten" der weiten Aorta gut erkennbar ist. Der linke Ventrikel ist nach dorsal verdrängt, aber nicht hypoplastisch. Fast horizontaler, gestreckter Verlauf des Pulmonalarterienstammes

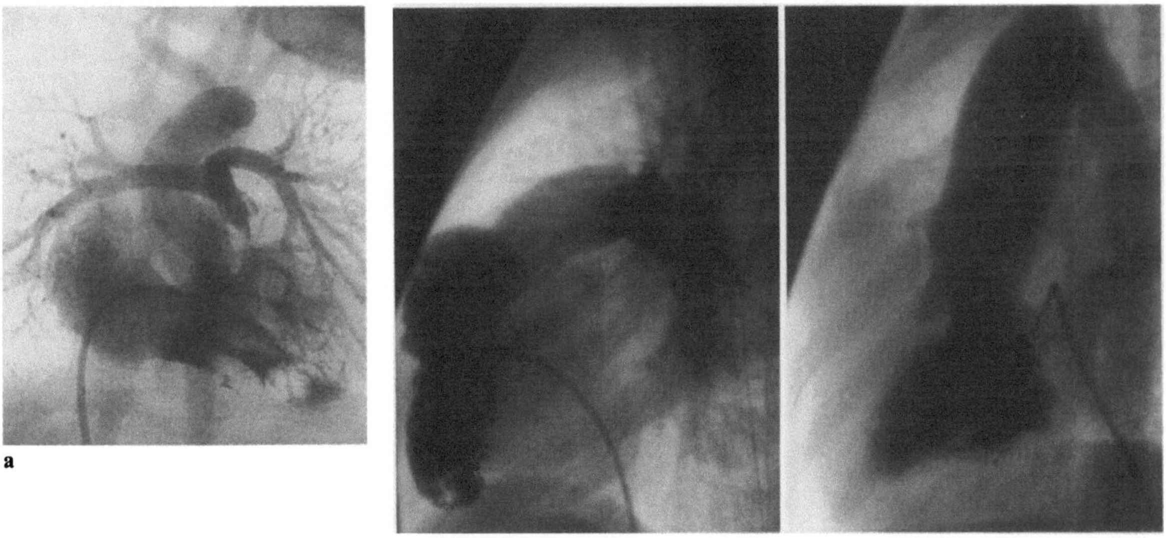

b c

Abb. 48 a–c. *Diagnose:* Fallotsche Tetralogie post op.
U. K., 8 Jahre, 4 Jahre nach Korrekturoperation (gleiche Patientin wie Abb. 43, 45, 47).
Selektive Kine-Angiokardiographie: **a** Kontrastmittelinjektion in den rechten Ventrikel in p.a.: Weiter rechtsventrikulärer Ausflußtrakt infolge des bei der Korrekturoperation eingesetzten Patch, jetzt völlig normale Pulmonalarterienstrombahn rechts und links. **b** Kontrastmittelinjektion in den rechten Ventrikel seitlich: Deutlich erkennbar wird jetzt die Ausweitung der rechtsventrikulären Ausflußbahn durch den Patch und die völlige Beseitigung der infundibulären Stenose (Abb. 47b). Keine valvuläre PST. **c** Kontrastmittelinjektion in den linken Ventrikel seitlich: Antegrad über ein offenes Foramen ovale sondierter normnal großer linker Ventrikel, kein Kontrastmittelübertritt nach rechts, mäßiges Patch-Aneurysma unterhalb der Aortenklappe, VSD dicht. Weiterhin sehr weite, dextroponiert gelegene Aorta ascendens, Abgang der rechten Koronararterie zu erkennen

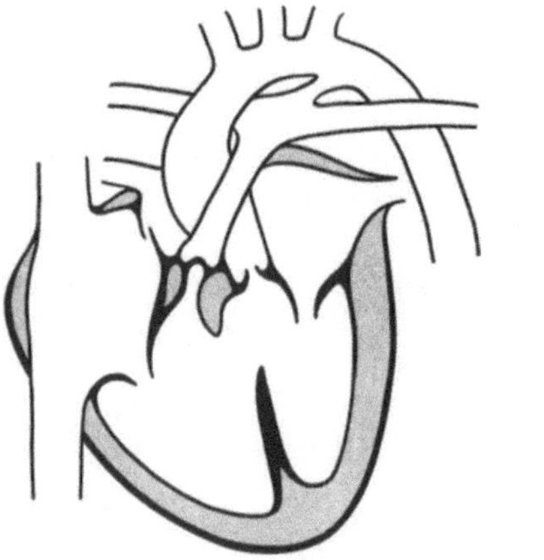

I.
Normal entwickelter Pulmonalarterienhauptstamm
mit Seitenästen

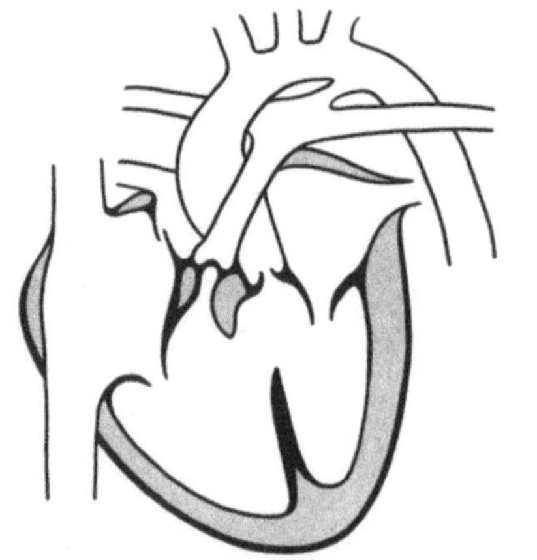

II.
Atresie des Pulmonalishauptstammes
Rechter und linker Pulmonalishauptast vorhanden, evtl. voneinander getrennt

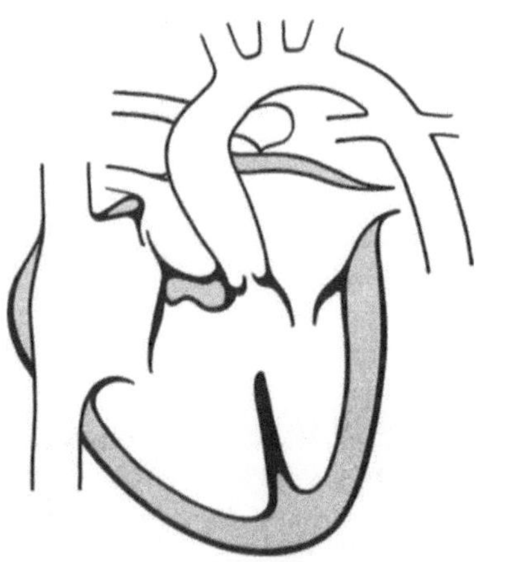

III.
Atresie des Pulmonalishauptstammes und Aplasie eines Pulmonalarterienhauptastes

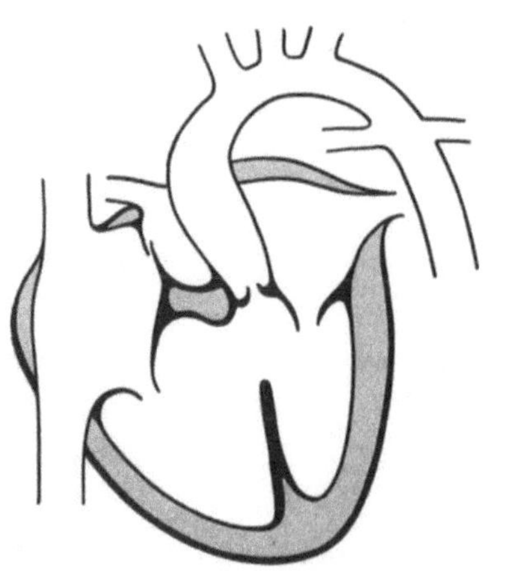

IV.
Keine intraperikardialen Pulmonalarterien
Versorgung des distalen Pulmonalarterienplexus durch aorto-pulmonale Kollateralen

Abb. 49. Schematische Darstellung der verschiedenen Typen der Pulmonalatresie mit Ventrikelseptumdefekt. (Mit freundlicher Genehmigung aus SCHUMACHER u. BÜHLMEYER [47])

sches Geräusch als Ductusgeräusch oder Kollateralgeräusch. Frühzeitig kann eine Tachydyspnoe in Erscheinung treten. Je nach Anlage der rechten Kammer weist das EKG eine Rechts-, Doppel- oder Linkshypertrophie auf.

Röntgen: Bei der komplizierten Morphologie und Hämodynamik sind keine einheitlichen Röntgenbefunde für alle Formen und Typen der PAT zu erwarten. Trotzdem kann die Nativdiagnostik gerade unter Berücksichtigung dieser Kenntnisse gewisse Hinweise zur Diagnose und Differentialdiagnose geben. Die Nativröntgenbefunde sind am besten durch die *Angiokardiographie* zu interpretieren, weshalb hier beide Untersuchungsmethoden zusammen dargestellt werden.

Die Angiokardiographie einer *Pulmonalatresie mit Ventrikelseptumdefekt* vom Typ I zeigen die Abb. 51a–c.

Die Nativaufnahme sowie die dazugehörige Angiokardiographie einer PAT mit VSD Typ II zeigen die Abb. 52a, b.

Eine PAT+VSD vom Typ III ist in den Abb. 53a–d in der Nativaufnahme und den dazugehörigen Angiokardiographien dargestellt.
Die Abb. 54 und 55 demonstrieren die Befunde zweier Kinder mit PAT+VSD vom Typ IV.

In einem Fall besteht eine multifokale Lungenperfusion, die schon durch die gleichseitige Lungengefäßzeichnung (aortopulmonale Kollateralen) auf der Nativaufnahme bei rechtsliegendem Aortenbogen und rechtsdeszendierender Aorta erkennbar

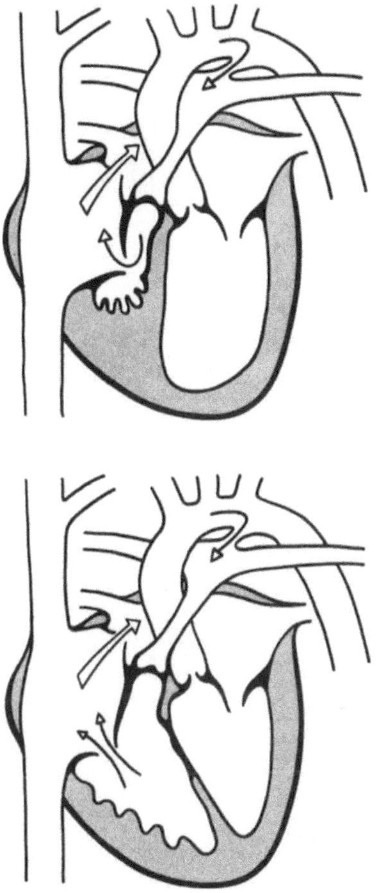

Abb. 50. Schematische Darstellung der 2 Typen der Pulmonalatresie mit intaktem Ventrikelseptum. (Mit freundlicher Genehmigung aus SCHUMACHER u. BÜHLMEYER [47])

wird (Abb. 54). Bei dem anderen Kind mit normal verlaufender Aorta, aber bifokaler Lungenperfusion über eine große Kollaterale zwischen Aorta descendens und rechter Pulmonalarterie wird die linke Lungenseite nur über hypoplastische Lungenarterien versorgt; die selektive Angiokardiographie interpretiert hier eindeutig die Nativröntgenaufnahme (Abb. 55a, b).

Auch bei der *Pulmonalatresie mit intaktem Ventrikelseptum* ergeben Nativaufnahmen und Angiokardiographie gute Interpretationsmöglichkeiten (Abb. 56–59).

Die Abb. 56a–d zeigen die Angiokardiographie bei einer PAT mit iVS Typ I: Hypoplastischer rechter Ventrikel mit Sinusoiden, hypoplastische Trikuspidalklappe, geringe Trikuspidalinsuffizienz sowie Lungenversorgung über einen offenen Ductus arteriosus.

Die Nativaufnahme einer PAT mit iVS vom Typ I/II (Übergangsform) zeigt die Abb. 57.

Bereits die Nativaufnahme läßt bei einer PAT mit iVS Typ II (Abb. 56a) deutlich vom Typ I (Abb. 56a) abweichende Befunde erkennen: Die ausgeprägte Trikuspidalinsuffizienz manifestiert sich in p.a. als Kardiomegalie mit Vergrößerung des Herzquerdurchmessers und Verbreiterung der Herzfigur auch nach rechts (Abb. 58a). Die zugehörige Angiokardiographie (Abb. 58b, c) zeigt den rechten Ventrikel zwar noch etwas klein, aber ohne Sinusoide; infolge einer ausgeprägten Trikuspidalinsuffizienz ist der rechte Vorhof enorm vergrößert, der linke Ventrikel ebenfalls volumenbedingt groß, die Lungenversorgung erfolgt über einen offenen Ductus arteriosus.

Die Thoraxaufnahme Abb. 59 zeigt die Verhältnisse bei dem seltenen Fall eines inzwischen 28jährigen jungen Mannes im Alter von 15 Jahren mit einer PAT mit iVS und multifokaler Lungenperfusion über zahlreiche z.T großkalibrige aortopulmonale Kollateralen in beiden Hili. Nur die netzigwabige Struktur der Lungengefäßzeichnung besonders in den hilusnahen Gebieten deutet auf die Kollateralen hin. Dies ist sicher ein Ausnahmefall.

Die *Echokardiographie* läßt bei der PAT die Situation am Kammerseptum erkennen, auch die Größe des rechten Ventrikels ist gut zu erfassen. Die unterschiedliche Morphologie der Pulmonalarterien kann jedoch nicht immer sicher dargestellt werden (vgl. Kap. 6, Abschn. 2.2, und Kap. 8, Abschn. 4.2).

3.3 Trikuspidalatresie (TAT)

Einteilung und Häufigkeit: Die TAT ist dadurch gekennzeichnet, daß infolge Verschlusses des Trikuspidalklappenostiums eine direkte Verbindung zwischen dem rechten Vorhof und dem rechten Ventrikel fehlt. Das gesamte zum Herzen zurückfließende venöse Blut kann nur vom rechten Vorhof über ein offenes Foramen ovale (66%) oder einen Vorhofseptumdefekt (33%) auf die linke Herzseite abfließen, so daß vom linken Vorhof ab Mischblut vorliegt (Rechts-links-Shunt, Zyanose).

Die gebräuchlichste Einteilung stammt von EDWARDS u. BURCHELL [18]. Danach wird zunächst nach der anatomischen Stellung von Aorta und Pulmonalarterie in einen Typ I (mit ventrikuloarterieller Konkordanz) und einen Typ II (mit ventrikuloarterieller Diskordanz) unterschieden und dann jeweils nach der Morphologie der Pulmonalarterie 3fach gegliedert (Abb. 60).

Eine Diskussion über neue Einteilungsprinzipien auch im Hinblick auf operative Möglichkeiten kam speziell durch die Erkenntnisse der Echokardiographie in den letzten Jahren in Gang. Zunächst wurde der Typ II von VLAD [60] in eine d- und eine l-Transpositionsstellung unterteilt. TANDON u. EDWARDS [53] ergänzen die alte Einteilung von EDWARDS u. BURCHELL [18] um weitere Unterformen beim Typ II. Schließlich fragten ANDERSON et al. [1], ob es sich bei der Atresie der rechten AV-Klappe nicht um ein „univentrikuläres Herz vom linksventrikulären Typ" handeln würde, da u.a. der Verlauf des Reizleitungssystems bei der TAT weitgehend

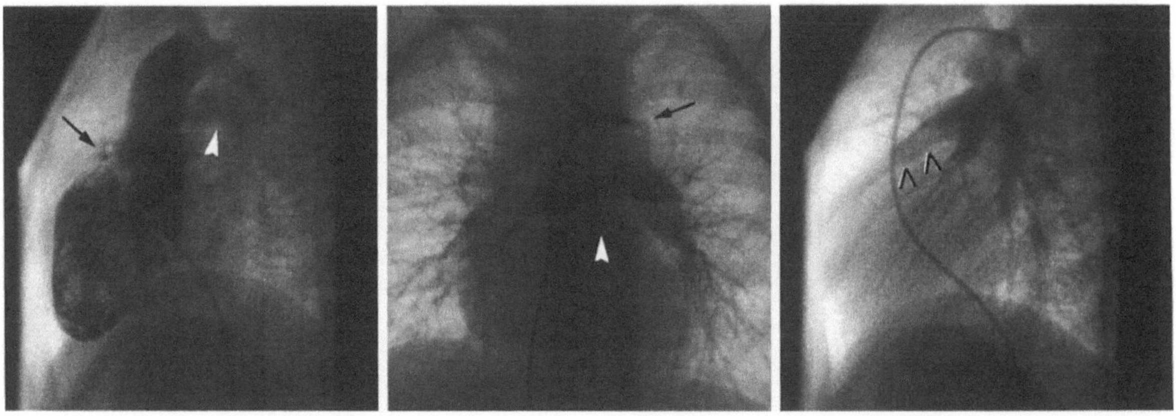

a b c

Abb. 51a–c. *Diagnose:* Pulmonalatresie mit Ventrikelseptumdefekt Typ I.
B. H., 5 Jahre, Zustand nach Blalock-Taussig-Anastomose links mit 10 Monaten, jetzt vor Korrekturoperation.
a Selektive Kine-Angiokardiographie im seitlichen Strahlengang. Kontrastmittelinjektion in den rechten Ventrikel. Großer, reichlich trabekularisierter rechter Ventrikel (Hypertrophie) in Diastole, die rechtsventrikuläre Ausflußbahn ist verschlossen und weit, die Pulmonalklappe von Kontrastmittel ausgespart (*Pfeil*). Abstrom des Kontrastmittels aus dem rechten Ventrikel über einen großen VSD in die Ausflußbahn der linken Kammer und in die weite, etwas dextroponierte Aorta. Rückläufige Kontrastdarstellung der Pulmonalarterien (*Pfeilspitze*), auch des Pulmonalishauptstammes bis zur verschlossenen Klappe über eine Blalock-Taussig-Anastomose. **b** Kontrastmittelinjektion selektiv in die Blalock-Taussig-Anastomose links in p.a., antegrad vom rechten Ventrikel über VSD und Aorta sondiert, die deutlich sichtbar ist (*Pfeil*). Auffüllung beider Pulmonalisäste – links mehr als rechts – mit Kontrastmittel, dabei wird rückläufig auch der Pulmonalisstamm bis zur Klappe dargestellt (*weiße Pfeilspitze*). **c** Dieselbe Angiokardiographie wie **b** im frontalen Strahlengang. Auch hier stellt sich der Pulmonalisstamm rückläufig bis zur atretischen Klappe dar (*Pfeilspitzen*)

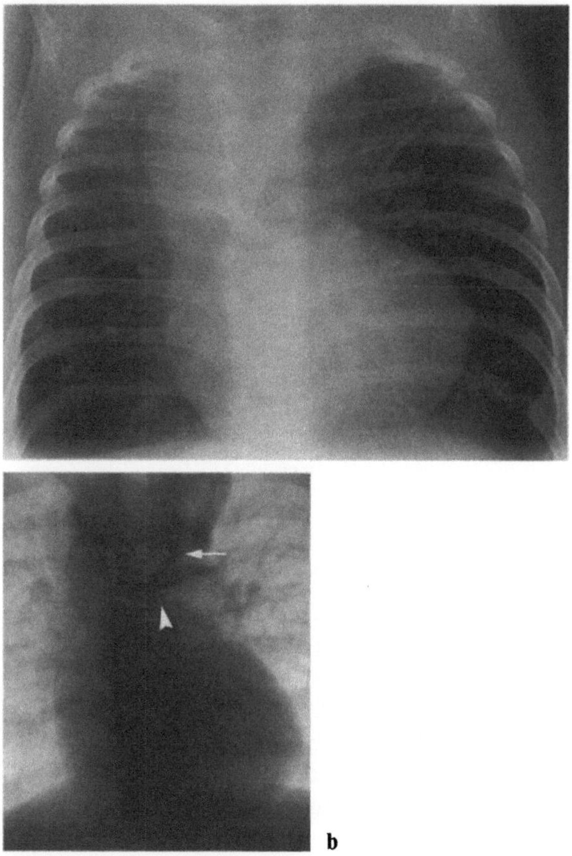

a

b

▷

Abb. 52a, b. *Diagnose:* Pulmonalatresie mit Ventrikelseptumdefekt (Typ II), Versorgung der Lungenarterien durch aortopulmonale Kollateralen, rechtsseitiger Aortenbogen.
J. K., 4 Monate, seit der Geburt Zyanose, seit dem 2. Lebensmonat Ruhedyspnoe, kontinuierliches Herzgeräusch.
a Thorax p.a.: Normal großes, fallotähnlich konfiguriertes Herz mit ausgeprägter Herztaille und angehobener, abgerundeter Herzspitze: „Herniation" des linken Oberlappens, der noch streifige Verdichtungen nach Bronchopneumonie zeigt, in das obere Mediastinum, hohe Rechtslage des Aortenbogens, die Aorta deszendiert rechts; zahlreiche kleinere Gefäßquer- und -längsschnitte im rechten Obergeschoß, die auf Kollateralen hinweisen, normale bis verminderte Lungengefäßzeichnung in den übrigen Lungenfeldern, die besonders basal vermehrt transparent erscheinen.

b Selektive Kine-Angiokardiographie in p.a., Kontrastmittelinjektion in den rechtsliegenden Aortenbogen. Darstellung einer großkalibrigen Kollaterale zwischen linksgelegenem Truncus brachiocephalicus (*Pfeil*) und linker Pulmonalarterie. Darüber Auffüllung der linken und rechten Pulmonalarterie mit Kontrastmittel links mehr als rechts. Deutlich erkennbares „mövenflügelähnliches" Confluens der beiden Pulmonalisäste (*weiße Pfeilspitze*), ein Pulmonalishauptstamm ist gerade angedeutet, aber im weiteren Verlauf bis zur Klappe nicht dargestellt

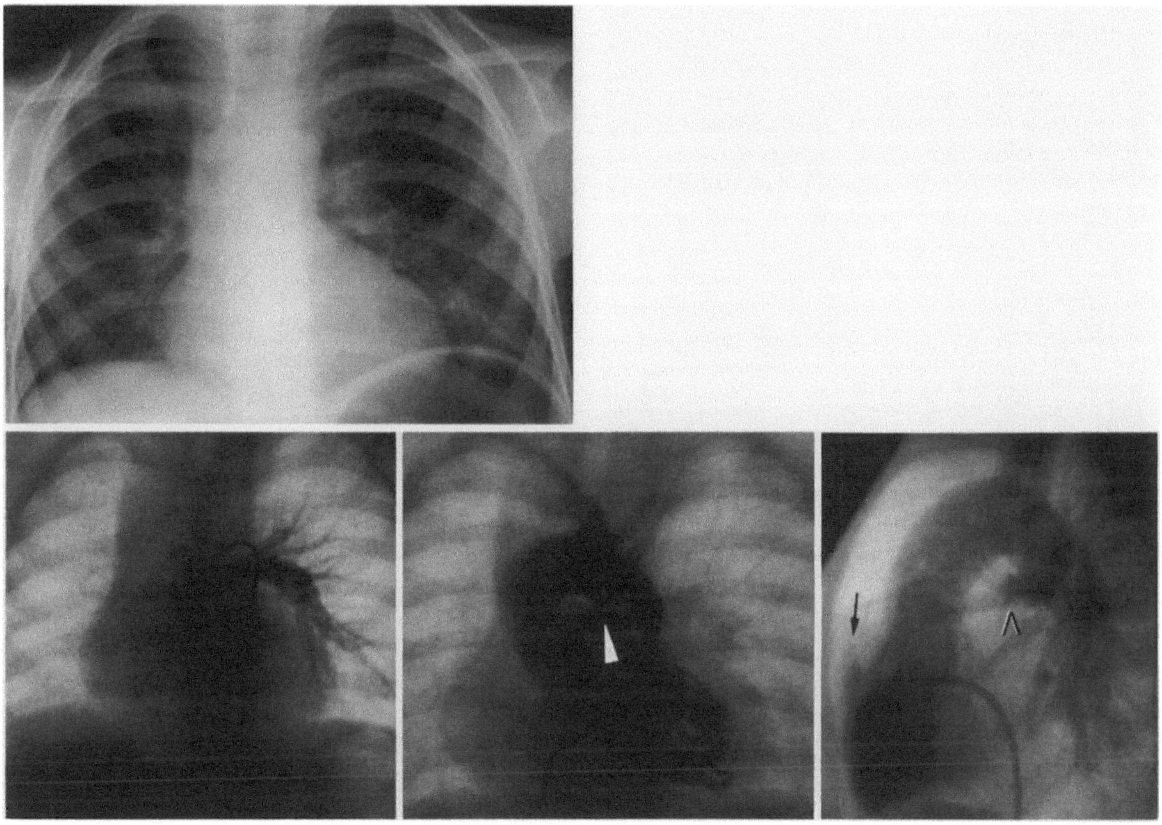

a

b c d

Abb. 53a–d. *Diagnose:* Pulmonalatresie mit Ventrikelseptumdefekt (Typ III, hochgradige Hypoplasie der rechten Pulmonalarterie, Versorgung der linken Lungenarterie über einen offenen Ductus arteriosus, Nebenbefund: links persistierende obere Hohlvene.
T. Y., 3 Jahre, Zyanose und kontinuierliches Herzgeräusch im Alter von 8 Monaten aufgefallen.
a Thorax p.a.: Bei mäßiger Inspirationsphase breitbasig aufsitzendes, normal großes Herz, betonte Herztaille, vermehrt gerundete Herzspitze, rechter Hilus klein, Lungengefäßzeichnung rechts vermindert; linker Hilus kräftig, gegenüber rechts deutlich bessere Lungenperfusion, Aorta links deszendierend. Schatten der Aorta ascendens am linken Rand des oberen Mediastinums deutlich markiert, schwacher Gefäßschatten zwischen linkem Aortenknopf und Klavikel als Hinweis auf eine links persistierende obere Hohlvene. **b** Selektive Kine-Angiokardiographie in p.a., Kontrastmittelinjektion in die linke Pulmonalarterie, die retrograd über die Aorta und einen offenen Ductus arteriosus sondiert wurde. Gute Darstellung des gesamten linksseitigen Pulmonalarteriensystems, keine Kontrastmittelfüllung der rechten Pulmonalarterie erkennbar, ein Pulmonalishauptstamm ist nicht angelegt. **c** Kontrastmittelinjektion in den rechten Ventrikel in p.a. Abstrom des Kontrastmittels aus dem reichlich trabekularisierten rechten Ventrikel ausschließlich in eine sehr weite Aorta ascendens, die in großem Bogen nach links zieht und links deszendiert (kein rechter Aortenbogen!). Darstellung eines relativ weiten offenen Ductus arteriosus, über den Kontrastmittel die linke Lunge erreicht (*weiße Pfeilspitze*). **d** Dieselbe Kontrastmittelinjektion wie **c** im seitlichen Strahlengang. Ausflußbahn des rechten Ventrikels „bürzelförmig" blind endend (*Pfeil*), Abstrom des Kontrastmittels über einen VSD in die weite Aorta, über einen offenen Ductus arteriosus gelangt Kontrastmittel in die Lungenarterien (*Pfeilspitze*)

demjenigen bei univentrikulärem Herz entspricht [3, 17]. Dieser Ansicht wurde von Bharati u. Lev [10] widersprochen. Für Zwecke der klinischen und insbesondere röntgenologischen Diagnostik folgen wir hier der Einteilung der TAT von Edwards u. Burchell von 1949 [18].

Die Häufigkeit des Vorkommens einer TAT wird mit 2–3% aller aHF angegeben. Der Typ I (ventrikuloarterielle Konkordanz) kommt in etwa 69%, der Typ II (ventrikuloarterielle Diskordanz) in 31% der Fälle vor. Die häufigste Form der TAT ist der Typ Ib.

Die *Hämodynamik* der TAT kann sehr kompliziert sein, weil der grundlegende Fehler mit anderen Herz- und Gefäßanomalien gekoppelt sein kann, so daß auch keine einheitliche Symptomatik besteht.

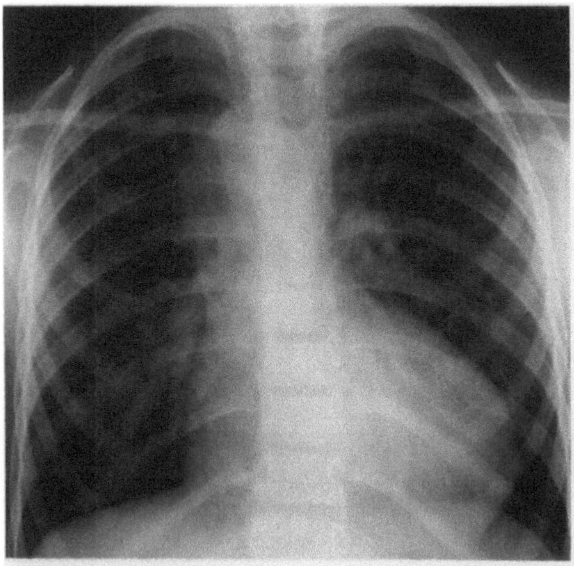

Abb. 54. *Diagnose:* Pulmonalatresie mit Ventrikelseptumdefekt (Typ IV), hohe Rechtslage des Aortenbogens, Gefäßversorgung der Lungen über Kollateralen (multifokale Perfusion).
K.-G. E., 5 Jahre, beginnende Zyanose mit 3 Monaten, kontinuierliches Herzgeräusch seit Geburt.
Thorax p.a.: Nach links verbreitertes Herz, abgerundete, aber nicht wesentlich angehobene Herzspitze; hohe Rechtslage des Aortenbogens mit rechtsdeszendierender Aorta, vermehrte Lungengefäßzeichnung mit einzelnen geschlängelten Gefäßverläufen in den zentralen Lungenabschnitten beiderseits und seitengleich mit netzig-wabigen Strukturen, die auf aortopulmonale Kollateralen beiderseits hinweisen

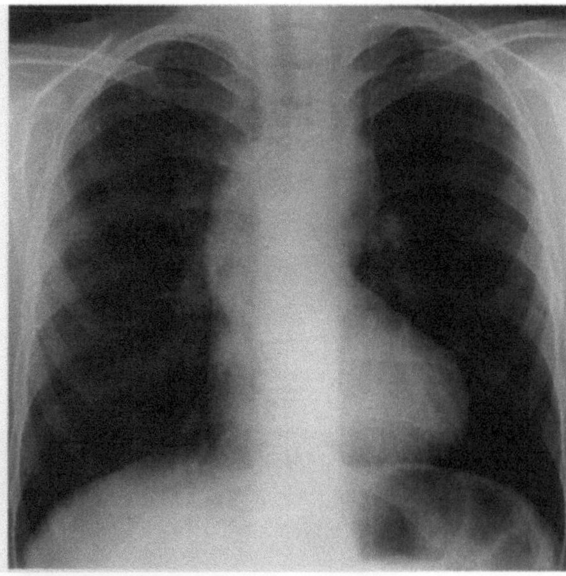

a

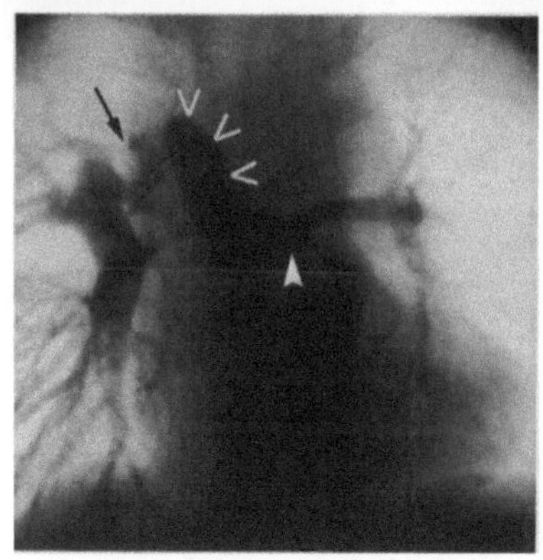

b

Abb. 55 a, b. *Diagnose:* Pulmonalatresie mit Ventrikelseptumdefekt (Typ IV), Versorgung des Lungenkreislaufs über aortopulmonale Kollateralen rechts besser als links (bifokale Lungenperfusion).
M. A., 14 Jahre, Zyanose und kontinuierliches Herzgeräusch seit dem 2. Lebensjahr bekannt.
a Thorax p.a.: Fallotähnliche Herzkonfiguration bei normaler Herzgröße, abgerundete und angehobene Herzspitze, betonte Herztaille, Pulmonalbogen fehlt; Verbreiterung des oberen Mediastinums durch einen dilatierten und weit ausschwingenden Aortenbogen, linksdeszendierende Aorta; kleiner Hilus mit reduzierter Lungengefäßzeichnung links, ausreichende Lungengefäßzeichnung rechts mit auffälliger Gefäßkontur oberhalb des normal großen rechten Hilus (vrgl. Abb. 54). **b** Selektive Kine-Angiokardiographie in p.a., retrograde Aortenkatheterisierung, Kontrastmittelinjektion in eine sehr weite Kollaterale, die von der Aorta descendens über die Wirbelsäule nach rechts zieht (Katheterverlauf), dann im Mediastinalschatten nach kranial bis zur Höhe der 3. Rippe aufsteigt (*Pfeilspitzen*) und über ein engeres, geschlängeltes Zwischenstück (*Pfeil*) Anschluß gewinnt zu einer sehr weiten rechten Pulmonalarterie, von der nur ein stark hypoplastisches Gefäß – wohl als rechter Pulmonalisast – nach links zieht und vor der Wirbelsäule ein Confluens beider Pulmonalarterienäste (*weiße Pfeilspitze*) ohne einen Hauptstamm erkennen läßt. Auf der linken Seite ebenfalls hypoplastische Lungenarterienäste des Ober- und Unterlappens

Die Hämodynamik wird weitgehend durch die Größe des VSD und die Behinderung der Lungendurchblutung bedingt; bei normal weiter Pulmonalarterie besteht die Wahrscheinlichkeit der Entwicklung einer pulmonalen Hypertension.

Die *klinischen Leitsymptome* sind dementsprechend unterschiedlich. In der Regel fallen die Kinder schon bald nach der Geburt durch Zyanose, Dyspnoe und Trinkschwierigkeiten auf, später treten eine schwere Gedeihstörung, Zeichen der Herzinsuffizienz und hypoxämische Anfälle hinzu. Die Ausprägung der Symptome hängt von der Lungendurchblutung und von der Größe des VSD ab. Meist besteht ein uncharakteristisches systolisches Geräusch links parasternal, der II. Herzton ist oft gespalten.

Röntgen: Beim Typ I a und I b ähnelt die Herzfigur auf der Thoraxaufnahme in p.a. dem „Fallot-Herzen“ (Abb. 61 a) mit normal großem Herzdurchmesser, angehobener und stark gerundeter Herzspitze. Fehlen des Pulmonalsegments und vermindertem Lungendurchfluß; handelt es sich doch auch um normal stehende große Arterien mit Pulmonalatresie oder Pulmonalstenose (Abb. 61 b, c).

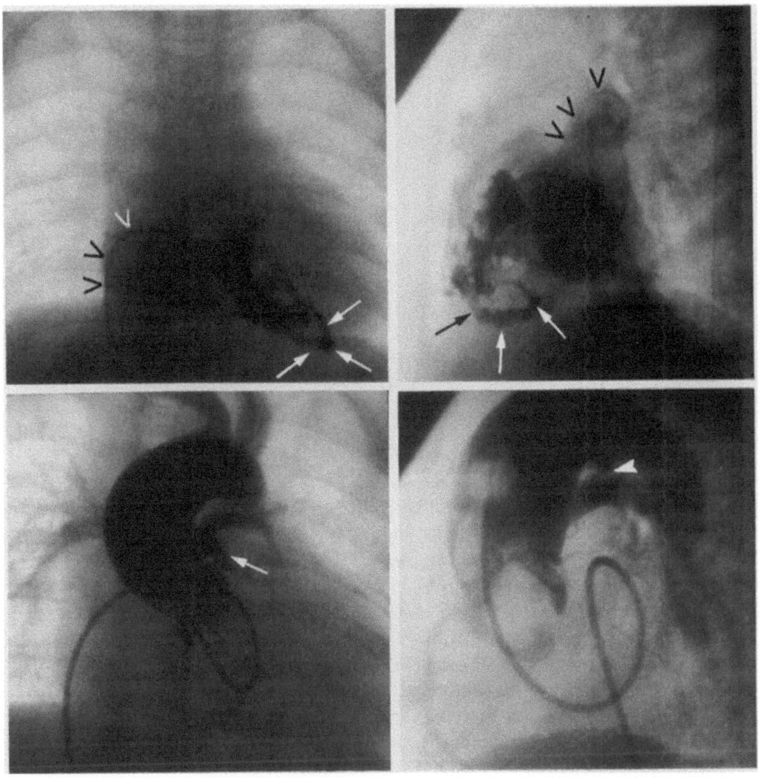

a b c d

Abb. 56a–d. *Diagnose:* Pulmonalatresie mit intaktem Ventrikelseptum (Typ I).
D. Sch., 1 1/2 Jahre, Zyanose gleich nach der Geburt, kein Herzgeräusch, starke Dyspnoe, Polyglobulie.
a, b Selektive Kine-Angiokardiographie in p.a. und seitlich, Kontrastmittelinjektion in den rechten Ventrikel, dieser ist klein und hypoplastisch, weist zahlreiche Sinusoide auf mit Abfluß ins Koronarvenensystem (*Pfeile*); kleine, eher verdickte Trikuspidalklappe, durch die das Kontrastmittel infolge des Injektionsdrucks in den großen rechten Vorhof zurückströmt (*Pfeilspitzen*) und von dort, besonders in der Seitenebene gut erkennbar (*Pfeilspitzen*), über einen ASD in den linken Vorhof. Kein Kontrastmittelübertritt über einen VSD nach links, kein Abfluß aus der rechten Kammer in die Lungenarterie. **c, d** Dasselbe Kind wie a, b, selektive Kine-Angiokardiographie in p.a. und seitlich bei Kontrastmittelinjekion in die Aorta ascendens, die antegrad über einen ASD und den linken Ventrikel sondiert ist. Sehr weite topographisch normal verlaufende Aorta ascendens und Aortenbogen, Kontrastanfärbung der Lungenarterienstrombahn beiderseits über einen offenen Ductus arteriosus (*weiße Pfeilspitze*). Pulmonalishauptstamm angelegt (*Pfeil*), Pulmonalarterie mäßig hypoplastisch

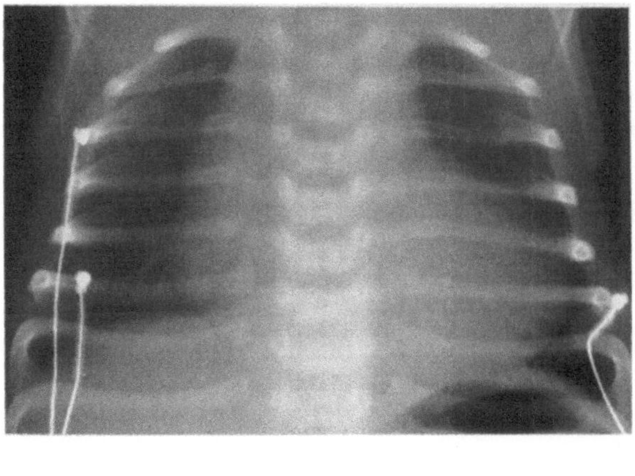

Abb. 57. *Diagnose:* Pulmonalatresie mit intaktem Ventrikelseptum (Typ I/II), mäßig hypoplastischem rechtem Ventrikel und mäßiggradiger Trikuspidalinsuffizienz (Übergangsform)
N. Sch., 4 Wochen alt, Mangelgeborenes mit Zyanose und systolischem Geräusch vom ersten Lebenstag an.
Thorax p.a.: Nach beiden Seiten, vorwiegend nach links vergrößertes Herz, Herzachse nach kaudal-lateral zeigend: vermehrte Rundung des rechten Herzbogens; verminderte Lungengefäßzeichnung, regelrechte Form des oberen Mediastinums, betonter rechter Herzrand mit Kontur des rechten Vorhofs

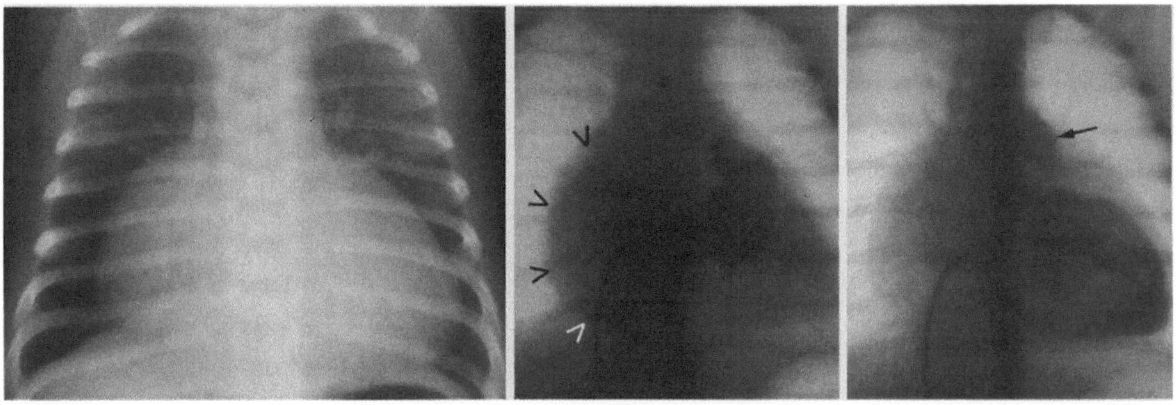

a b c

Abb. 58a–c. *Diagnose:* Pulmonalatresie mit intaktem Ventrikelseptum (Typ II), Vorhofseptumdefekt, offener Ductus arteriosus, ausgeprägte Trikuspidalinsuffizienz.
Ch. M., 4 Wochen alt, Zyanose 1 Tag nach der Geburt, systolisches Geräusch, schwere Atemstörung.
a Thorax p.a.: Nach beiden Seiten vergrößertes, „bocksbeutelähnlich" konfiguriertes Herz, auffällig vorgewölbter, unscharf begrenzter rechter Herzbogen; Herzspitze abgerundet, wenig angehoben, Herzachse nach kaudal-lateral zeigend, was eher für eine Vergrößerung des linken Ventrikels spricht; schmales oberes Mediastinum, Hili teilweise überlagert, ausreichend erscheinende Lungengefäßzeichnung. Selektive Kine-Angiokardiographie im p.a.-Strahlengang. **b** Kontrastmittelinjektion in den rechten Ventrikel, dieser eher klein und ziemlich hochgelegen, keine Sinusoide, massiver Kontrastmittelrückstrom in einen riesigen rechten Vorhof (*Pfeilspitzen*) **c** Kontrastmittelinjektion in den linken Ventrikel (über ASD sondiert), in Diastole. Die große linke Kammer bildet die Herzspitze und den linken Herzrand, die Aorta verläuft normal, der Pulmonalishauptstamm (*Pfeil*) wird über einen offenen Ductus arteriosus kontrastiert

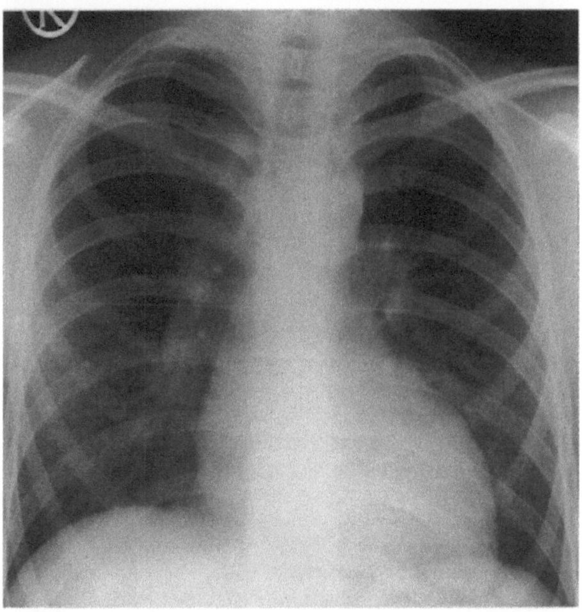

Abb. 59. *Diagnose:* Pulmonalatresie mit intaktem Ventrikelseptum (Typ I), Versorgung des Lungenkreislaufs beiderseits ausschließlich über aortopulmonale Kollateralen (multifokale Perfusion).
A. Z., 15 Jahre, Zyanose und kontinuierliches Herzgeräusch bald nach der Geburt, niemals herzinsuffizient.
Thorax p.a.: Leichtgradig nach links verbreitertes Herz, normale Herztaille, regelrecht konfiguriertes oberes Mediastinum, abgesehen von einem fehlenden Pulmonalsegment: Aorta links deszendierend; Hili normal groß, scharf begrenzt, relativ schmale Lungengefäße in den zentralen Lungenabschnitten und besonders in der Peripherie, netzig-wabige Strukturen perihilär beiderseits

Da der Typ Ic mit vermehrtem Lungendurchfluß einhergeht, ist das Herz hier groß, nach beiden Seiten infolge Vergrößerung des rechten Vorhofs und Volumenbelastung der linken Kammer verbreitert, der Pulmonalisstamm kann prominent sein. Die Lungengefäßzeichnung ist vermehrt (Abb. 62).

Beim Typ II der TAT mit Transpositionsstellung der großen Arterien ähnelt die Herzfigur in p.a. eher der von der TGA her bekannten „liegenden Eiform" (s. Abb. 71). Bis auf den Typ IIa ist die arterielle Lungengefäßzeichnung eher vermehrt (Abb. 63).

Somit gestattet die Nativdiagnostik doch recht gute Aussagen zu den einzelnen Typen der TAT bei differenzierter Betrachtung und Kenntnis der grundsätzlichen Hämodynamik.

Die *Echokardiographie* gibt besonders mit dem zweidimensionalen Schnittbildverfahren eine sichere Beurteilung der TAT nach den verschiedenen Einteilungsschemata (s. Kap. 7, Abschn. 2.8.6).

Die *Herzkatheterisierung* und *Angiokardiographie* gestalten sich manchmal schwierig, da gelegentlich die Sondierung der abführenden Arterien nicht oder nur schwer gelingt und die Angiokardiographie nicht immer selektiv erfolgen kann. Einzel-

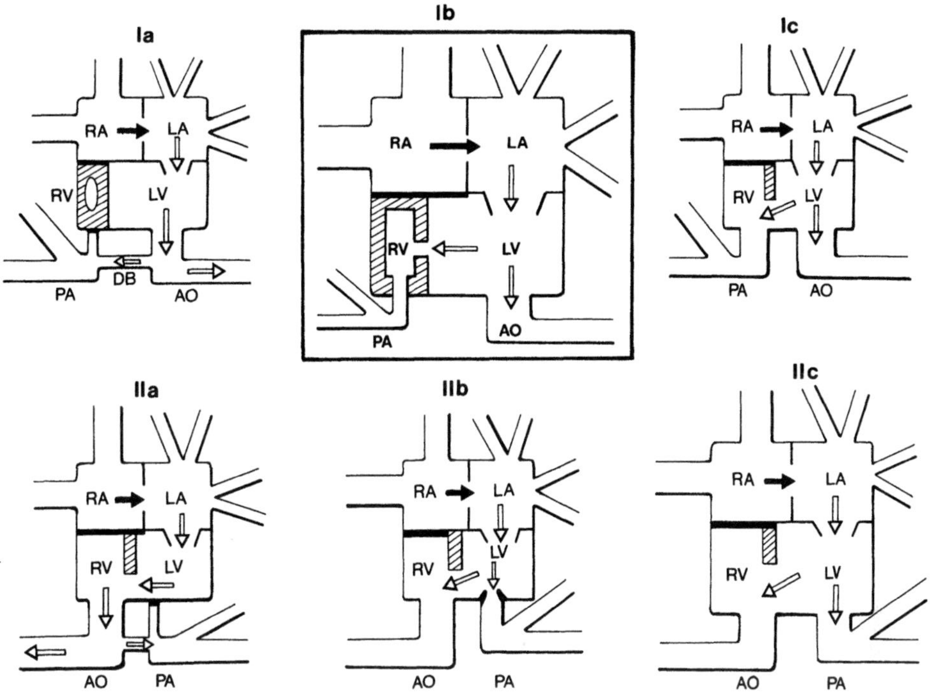

Abb. 60. Einteilung der verschiedenen Formen der Trikuspidalatresie nach EDWARDS u. BURCHELL. (Aus HAGEL [27]). Typ *I* mit normal stehenden großen Arterien (ventrikuloarterielle Konkordanz): *Ia* mit geschlossenem Ventrikelseptum, Pulmonalatresie, persistierendem Ductus arteriosus und stark verminderter Lungendurchblutung; *Ib* mit kleinem Ventrikelseptumdefekt, Subpulmonalstenose, Pulmonalklappenstenose und Pulmonalarterienhypoplasie sowie verminderter Lungendurchblutung; *Ic* mit großem Ventrikelseptumdefekt, ohne Pulmonalstenose, vermehrter Lungendurchblutung und evtl. pulmonaler Hypertonie. Typ *II* mit Transposition der großen Arterien (ventrikuloarterieller Diskordanz): *IIa* mit Pulmonalatresie, persistierendem Ductus arteriosus und Ventrikelseptumdefekt sowie verminderter Lungendurchblutung; *IIb* mit Pulmonalklappen- und Subpulmonalstenose, großem Ventrikelseptumdefekt sowie verminderter Lungendurchblutung; *IIc* mit normal weiter Pulmonalarterie, großem Ventrikelseptumdefekt, vermehrter Lungendurchblutung sowie mit pulmonaler Hypertonie

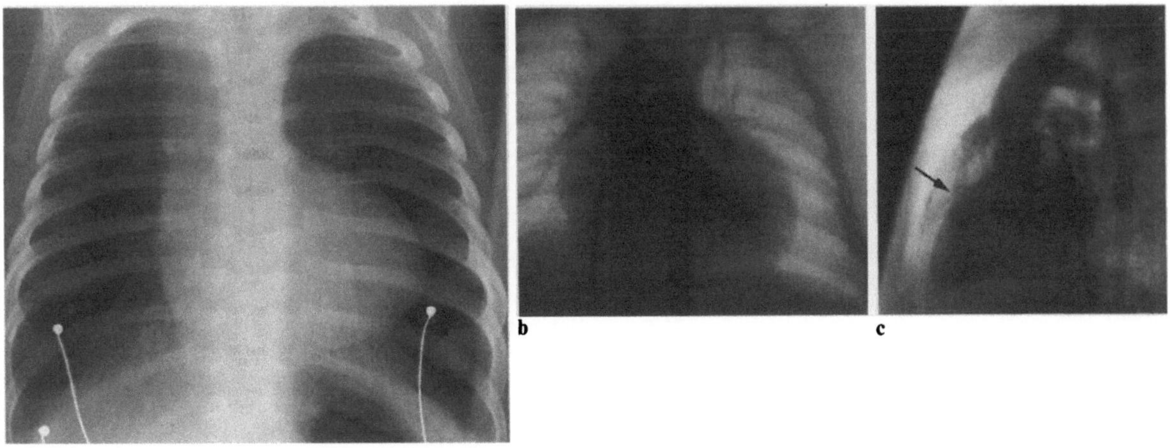

a b c

Abb. 61 a–c. *Diagnose:* Trikuspidalatresie Typ Ib.
M. T., 3 Monate, gleich nach der Geburt Verdacht auf aHF, Zyanose mit einem Monat erkennbar.
a Thorax p.a. Nach links verbreitertes, fallotähnliches Herz, angehobene und abgerundete Herzspitze, betonte Herztaille ohne erkennbares Pulmonalsegment, oberes Mediastinum überwiegend rechts gelegen, Aorta links deszendierend, verminderte Lungengefäßzeichnung. Selektive Kine-Angiokardiographie in p.a. (**b**) und seitlichem Strahlengang (**c**). Kontrastmittelinjektion in den linken Ventrikel. Anfärbung eines hypertrophierten linken Ventrikels (Wanddicke in **b**!), weite normal stehende Aorta, nur spärliche Auffüllung der Lungenstrombahn (**c**) infolge eines relativ kleinen VSD (*Pfeil*), hypoplastische rechte Kammer und hypoplastische Pulmonalartie (**c**)

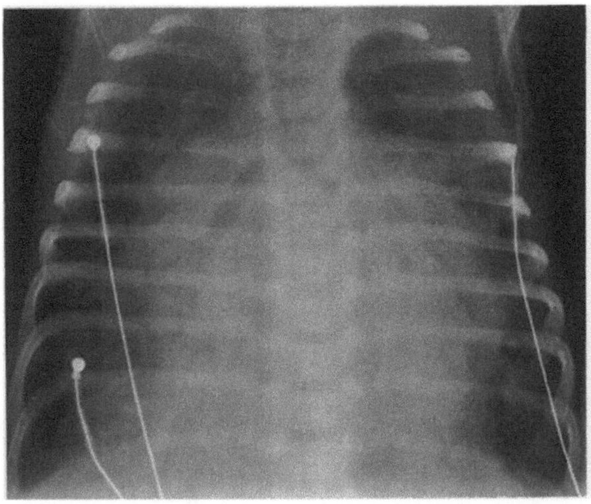

Abb. 62. *Diagnose:* Trikuspidalatresie Typ Ic (ohne Transposition der großen Arterien mit Ventrikelseptumdefekt, pulmonalem Hochdruck und offenem Ductus arteriosus).
M.G., 5 Wochen, seit der Geburt zyanotisch, Dyspnoe, Herzinsuffizienz.
Thorax p.a.: Nach beiden Seiten ausladendes, unscharf begrenztes Herz mit vorgewölbtem rechtem Herzbogen durch Vorhofvergrößerung rechts, gespreizte Trachealbifurkation durch Vorhofvergrößerung links: schmales Gefäßband, vermehrte aktive und passive Hyperämie der Lunge mit Gefäßzeichnung bis in die Peripherie

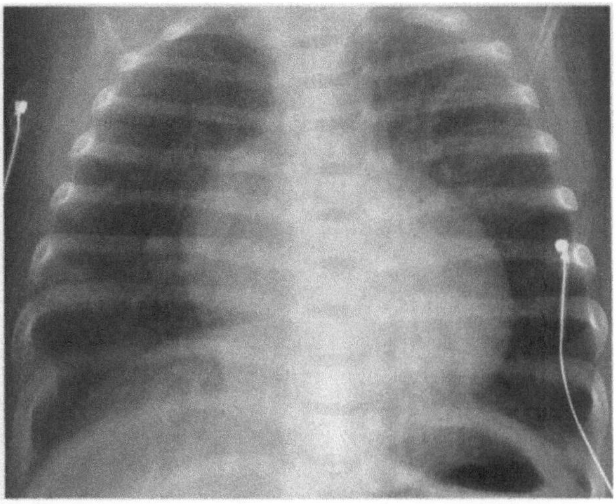

Abb. 63. *Diagnose:* Trikuspidalatresie Typ IIb (vgl. Abb. 67a–c). S. S., 21/2 Monate, Zyanose. Tachydyspnoe und Herzgeräusch seit der Geburt.
Thorax p.a.: Nach beiden Seiten, vorwiegend nach rechts vergrößertes, eiförmiges Herz mit vermehrter Rundung des rechten Herzbogens durch Vergrößerung des rechten Vorhofes; Herzachse nach kaudallateral gerichtet durch linksventrikuläre Vergrößerung; schmales Gefäßband, deutliche Lungengefäßzeichnung bis in die Peripherie

ne Beispiele für die verschiedenen Formen der TAT zeigen die Abb. 61b, c; 64; 65a, b; 66a–c; 67.

3.4 Total fehlmündende Lungenvenen (Total anomalous pulmonary venous connection, TAPVC)

Definition und Häufigkeit: Bei den total fehlmündenden Lungenvenen sind alle Lungenvenen entweder direkt an den rechten Vorhof angeschlossen oder gewinnen Anschluß an ein Venensystem, das in den rechten Vorhof drainiert, so daß der linke Vorhof nur über einen ASD II mit Mischblut gefüllt werden kann.

Die Häufigkeit dieser Fehlbildung wird mit 1–2% aller aHF angegeben. Ein Überwiegen des männlichen Geschlechts ist nur für den Typ III bekannt.

Einteilung: Je nachdem, auf welcher Ebene die Fehlkonnektion des Pulmonalvenensinus erfolgt, werden 4 Formen unterschieden (Abb. 68):

Suprakardialer Typ (Typ I – etwa 50%), hierbei fließt das Lungenvenenblut über eine meist vertikal verlaufende Venenverbindung in die linke Vena anonyma ab, wodurch das charakteristische Röntgenbild verursacht wird (Abb. 69).

Kardialer Typ (TypII – etwa 28%), der Anschluß erfolgt hier über den Koronarvenensinus, oder die Lungenvenen münden direkt in den rechten Vorhof.

Infrakardialer Typ (Typ III – etwa 17%), über eine Venenverbindung hinter dem Herzen wird das Lungenvenenblut in das Abflußgebiet der Pfortader und über einen offenen Ductus venosus in die untere Hohlvene geführt.

Gemischter Typ (Typ IV – etwa 5%), dabei kommen gleichzeitige Verbindungen wie bei den Typen I-III vor.

Häufige Komplikationen entstehen dadurch, daß die intraatriale Verbindung zu klein ist und hier eine Abflußbehinderung zum linken Herzen besteht oder daß eine *Pulmonalvenenobstruktion* vorliegt. Pulmonalvenenobstruktionen und großes Rezirkulationsvolumen (Links-rechts-Shunt) durch das rechte Herz und die Pulmonalarterien führen sehr häufig schon frühzeitig zur *pulmonalen Hypertension.*

Schließlich können noch andere Herzfehlbildungen kombiniert sein, was die hämodynamische Situation noch komplizierter und gravierender macht.

Klinische Leitsymptome: Die Kinder mit totaler Lungenvenenfehlmündung fallen meist schon in den ersten Lebenswochen durch Dyspnoe Trinkschwäche und Zyanose auf. Bald kommt es zur Rechtsherzinsuffizienz und zu rezidivierenden pulmonalen

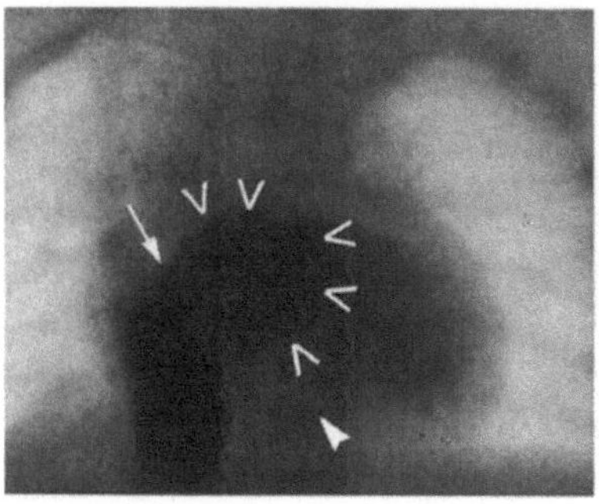

64

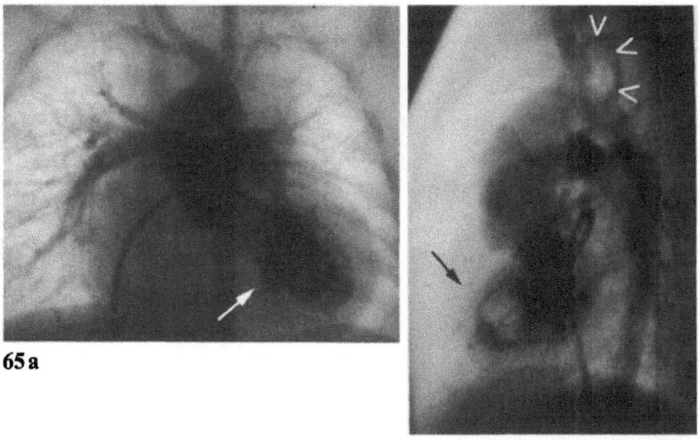

65a

b

Abb. 64. *Diagnose:* Trikuspidalatresie Typ Ia.
N, C., 7 Tage alt, Geburtsgewicht 1700 g, Zyanose bald nach der Geburt.
Selektive Kine-Angiokardiographie in p.a.-Strahlengang. Kontrastmittelinjektion in die untere Hohlvene kurz vor der Einmündung in den rechten Vorhof. Das kontrastmittelhaltige Blut fließt in einen rechtsrandbildenden rechten Vorhof und von dort über einen ASD II (*Pfeil*) in den linken Vorhof (*Pfeilspitzen*), dann weiter in den großen hypertrophierten linken Ventrikel. Typisch ist das „ausgesparte Dreieck" (*großer Pfeil*) zwischen dem Schatten des rechten Vorhofs und der linken Kammer, hier ist die Trikuspidalklappe verschlossen und der rechte Ventrikel fehlt in der Kontrastmittelfüllung

Abb. 65a, b. *Diagnose:* Trikuspidalatresie Typ Ia mit linksseitiger aortopulmonaler Anastomose (Gore-Tex-Prothese).
K. D., 7 Monate, Zyanose bald nach der Geburt, hypoxämische Anfälle.
Selektive Kine-Angiokardiographie in p.a. (**a**) und seitlichem Strahlengang (**b**). Kontrastmittelinjektion in den linken Ventrikel. Anfärbung des hypertrophen, trabekularisierten linken Ventrikels, der sich ausschließlich in die weite, normalstehende Aorta entleert. Die Gegend des rechten Ventrikels bleibt von Kontrastmittel leer (*Pfeil*), ein VSD besteht nicht, die Pulmonalis ist atretisch und wird (**b**) über einen aortopulmonalen Shunt mittels Gore-Tex-Prothese aufgefüllt (*Pfeilspitzen*)

Abb. 66a–c. *Diagnose:* Trikuspidalatresie Typ IIb (vgl. Abb. 64a, b).
S. S., 7 Wochen, Zyanose gleich nach der Geburt, erste Herzkatheterisierung am 3. Lebenstag mit Ballonatrioseptostomie. Selektive Kine-Angiokardiographie in p.a. und seitlicher Position.
a Kontrastmittelinjektion in den linken Ventrikel in p.a.: Großer linker Ventrikel, Pulmonalarterienstamm und Aorta in Superposition, Aorta deszendiert links neben der Wirbelsäule recht kräftige Pulmonalarterienzeichnung hilär und peripher;
b wie **a** in seitlicher Position: Hier wird die Transpositionsstellung von Aorta vorn (*schwarzer Pfeil*) und Pulmonalarterie (*weißer Pfeil*) hinten deutlich. Mittelgroßer VSD und mäßiggroßer Rest der rechten Kammer (*Pfeilspitzen*); **c** Kontrastmittelfüllung selektiv in den rechten Restventrikel, der über den VSD von der linken Kammer aus sondiert ist. Die anatomischen Verhältnisse von **b** stellen sich noch eindeutiger dar, außerdem Subpulmonalstenose und dilatierter Pulmonalisstamm

Abb. 67. *Diagnose:* Trikuspidalatresie Typ IIc mit offenem Ductus arteriosus (zusätzlich: unterbrochener Aortenbogen).
T. B., 2 Jahre, Zyanose gleich nach der Geburt, erste Herzkatheterisierung mit obengen. Diagnose im Alter von 12 Tagen, Ballonatrioseptostomie: mit 5 Monaten Banding-Operation der Pulmonalarterie.
Selektive Kine-Angiokardiographie in LAO-Position, Kontrastmittelinjektion in den linken Ventrikel: Der linke Ventrikel ist retrograd über die Aorta, den offenen Ductus arteriosus und die transponierte Pulmonalarterie sondiert. Großer linker Ventrikel mit Trabekularisierung, großer subpulmonaler VSD (*Pfeile*), Aorta in Transpositionsstellung vorn, große weite Pulmonalarterie hinten gelegen (*Pfeilspitzen*). Unterbrechung des Aortenbogens von der weiten Pulmonalarterie überdeckt. Einengung durch das Pulmonalisbanding in dieser Position nicht zu erkennen

66

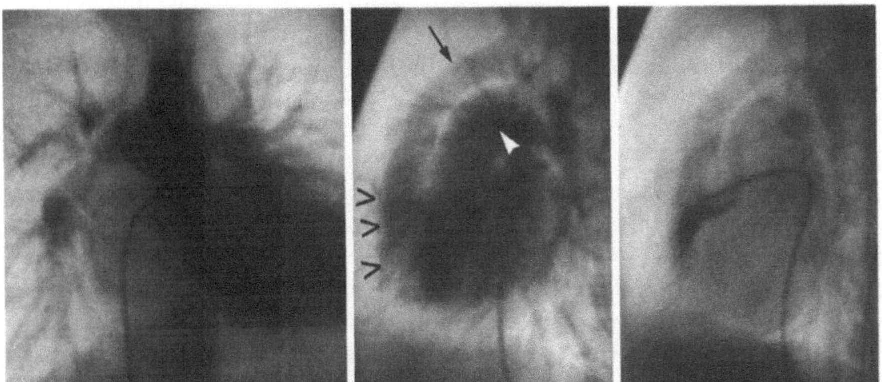

a b c

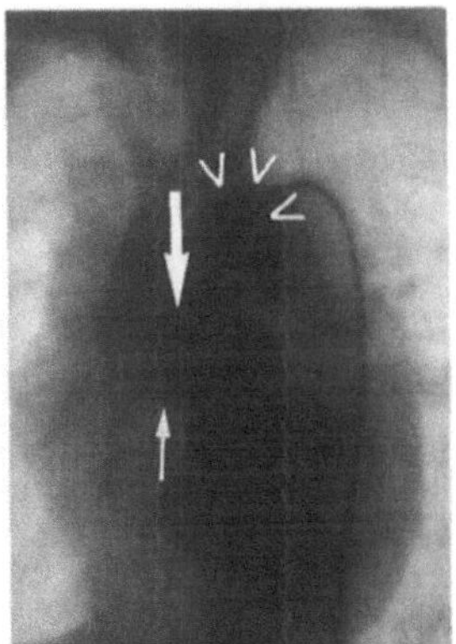

67

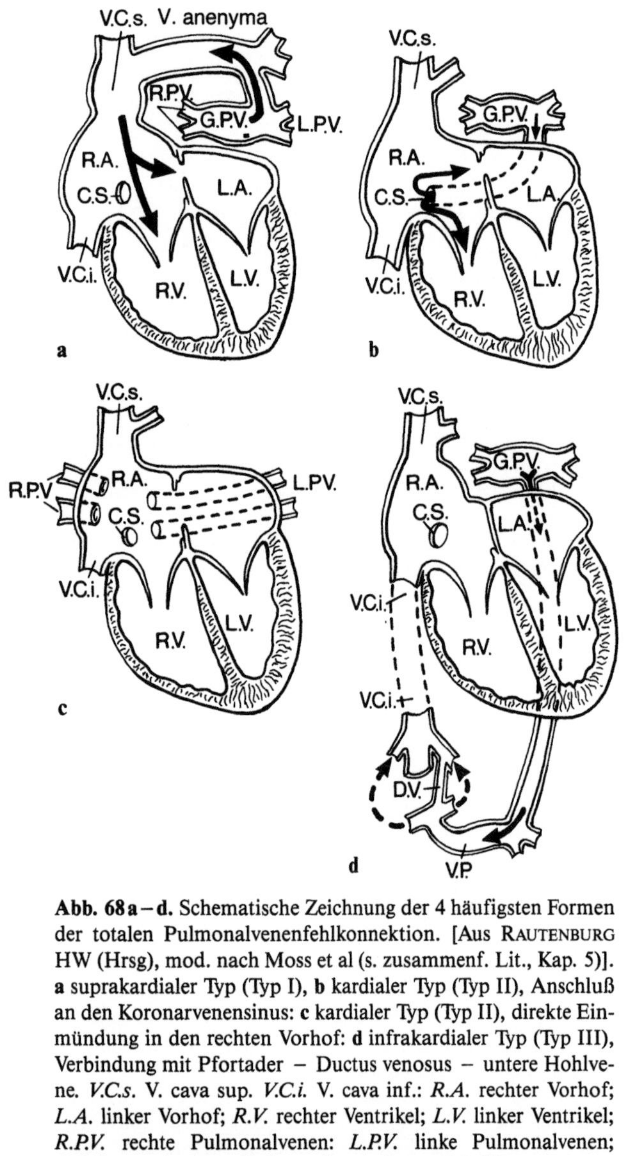

Abb. 68 a–d. Schematische Zeichnung der 4 häufigsten Formen der totalen Pulmonalvenenfehlkonnektion. [Aus RAUTENBURG HW (Hrsg), mod. nach Moss et al (s. zusammenf. Lit., Kap. 5)]. **a** suprakardialer Typ (Typ I), **b** kardialer Typ (Typ II), Anschluß an den Koronarvenensinus: **c** kardialer Typ (Typ II), direkte Einmündung in den rechten Vorhof: **d** infrakardialer Typ (Typ III), Verbindung mit Pfortader – Ductus venosus – untere Hohlvene. *V.C.s.* V. cava sup. *V.C.i.* V. cava inf.: *R.A.* rechter Vorhof; *L.A.* linker Vorhof; *R.V.* rechter Ventrikel; *L.V.* linker Ventrikel; *R.P.V.* rechte Pulmonalvenen: *L.P.V.* linke Pulmonalvenen; *G.P.V.* gemeinsamer Pulmonalvenensinus; *C.S.* Koronarvenensinus; *V.P.* Vena portae; *D.V.* ductus venosus

Infektionen. Ein systolisches (und evtl. diastolisches) Herzgeräusch kann vorhanden sein (muß aber nicht). Der II. Herzton ist meist laut und gespalten zu hören, auch der I. Ton kann gespalten sein. Besonders die Neugeborenen mit gleichzeitiger Pulmonalvenenobstruktion sind hochgradig gefährdet.

Röntgen: Infolge der Rezirkulation des gesamten Lungenvenenblutes durch das Herz ist der Herzschatten groß und die Lungengefäßzeichnung vermehrt (bei Lungenvenenobstruktion auch durch Stauung). Beim Typ I findet sich meist eine sog. Schneemann- oder Achter-Figur (Abb. 69), die als charakteristisches differentialdiagnostisches Zeichen angesehen werden kann.

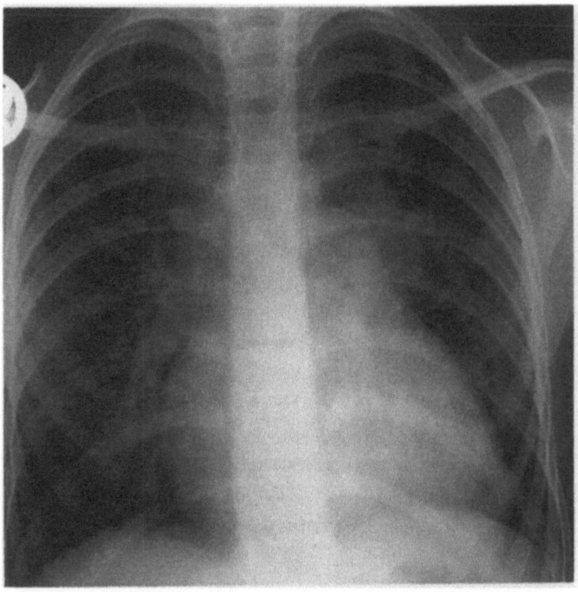

Abb. 69. *Diagnose:* Totale Lungenvenenfehlmündung vom suprakardialen Typ (I).
E. K., 7 Jahre, Herzfehler seit Geburt bekannt, Zyanose.
Thorax p.a.: Vorwiegend nach links vergrößertes Herz, „Schneemannfigur" des gesamten Mittelschattens durch bogige Verbreiterung des oberen Mediastinums, prominentes Pulmonalsegment, Hili vergrößert und verdichtet, vermehrte Lungengefäßzeichnung bis in die Peripherie

Im *Echokardiogramm* kann u. U. das Sammelgefäß der zusammengeschlossenen Pulmonalvenen hinter dem Herzen nachgewiesen werden.

Die Diagnose bedarf der Bestätigung durch *Herzkatheterisierung* und *Angiokardiographie* [24].

3.5 Komplette Transposition der großen Arterien (TGA)

Definition und Häufigkeit: Der Ursprung der Aorta aus dem venösen rechten Ventrikel und der Pulmonalarterie aus dem arteriellen linken Ventrikel wird als komplette Transposition der großen Arterien bezeichnet (im Gegensatz zur sog. angeboren korrigierten Transposition (s. Abschn. 3.6.). Die TGA ist eine der häufigsten zyanotischen Herzfehlbildungen des Neugeborenen und wird mit etwa 4–6% aller aHF angegeben. Knaben werden etwa doppelt so häufig betroffen wie Mädchen.

Anatomie und Hömodynamik: Die aus dem rechten, venösen Ventrikel entspringende Aorta liegt *vorn* und in den meisten Fällen rechts (dexter) neben der Pulmonalarterie, so daß von d-Transpositionsstellung gesprochen wird. Die Pulmonalarterie geht aus dem linken (arteriellen) Ventrikel ab und liegt *hinter* der Aorta (s. auch Abb. 74).

Im Vergleich zum Blutfluß im normalen Kreislauf, bei dem System- und Pulmonalkreislauf hintereinander geschaltet sind, bedingt die Situation der TGA eine „Parallelschaltung" von großem und kleinem Kreislauf (Abb. 70). Deshalb fließt das systemvenöse Blut über den rechten Vorhof in den venösen rechten Ventrikel und von dort in die Aorta sowie in die Körperperipherie, um schließlich wieder über die Hohlvenen zum rechten Vorhof zurückzukehren. Das pulmonalvenöse Blut strömt über den linken Vorhof in den arteriellen linken Ventrikel, von dort in die Pulmonalarterie; nach Passage der Lungenstrombahn gelangt das Blut schließlich wieder über die Pulmonalvenen zurück in den linken Vorhof.

Ein Überleben nach der Geburt ist bei dieser Situation nur möglich, wenn eine Verbindung zwischen beiden Kreislaufsystemen besteht, so daß Blut von der arteriellen Herzseite auf die venöse Herzseite übertreten kann. Meist ist das Foramen ovale unmittelbar nach der Geburt nicht vollständig verschlossen; es kann aber auch bereits ein größerer Vorhofseptumdefekt (ASD II) bestehen, häufiger liegt zusätzlich ein Ventrikelseptumdefekt vor. In den ersten Lebenstagen besteht noch eine Kurzschlußverbindung über den Ductus arteriosus.

Außer durch die verschiedenen Querverbindungen zwischen linker und rechter Herzseite wird die Hämodynamik der TGA beeinflußt durch eine nicht selten vorliegende linksventrikuläre Ausflußbahnobstruktion (Subpulmonalstenose).

Früher war die Prognose der TGA außerordentlich schlecht, heute zählt dieser kombinierte aHF zu den operativ korrigierbaren Vitien, so daß Früherkennung und Frühtherapie geradezu eine hervorstehende Aufgabe der Neugeborenenkardiologie geworden sind.

Je nach Art der zusätzlichen Herzfehlbildung wird die klinische und hämodynamische Situation beeinflußt durch: 1. eine mögliche Hypoxie mit nachfolgender metabolischer Azidose, die schon sehr frühzeitig auftreten kann. 2. durch eine unbehandelt bald einsetzende Herzinsuffizienz und 3. durch eine verminderte Lungendurchblutung beim Vorliegen einer Subpulmonalstenose.

Neugeborene mit einer TGA müssen so bald wie möglich nach der Geburt erkannt und der speziellen Behandlung durch den Kinderkardiologen zugeführt werden (Ballonatrioseptostomie nach Rashkind (s. Kap. 1, Abschn. 7.1).

Klinische Leitsymptome sind eine frühzeitig nach der Geburt auftretende Zyanose und metabolische Azidose, ein Herzgeräusch braucht nicht vorhanden zu sein, oft ist ein leises systolisches Geräusch zu auskultieren. Die Kinder werden schnell dyspnoisch.

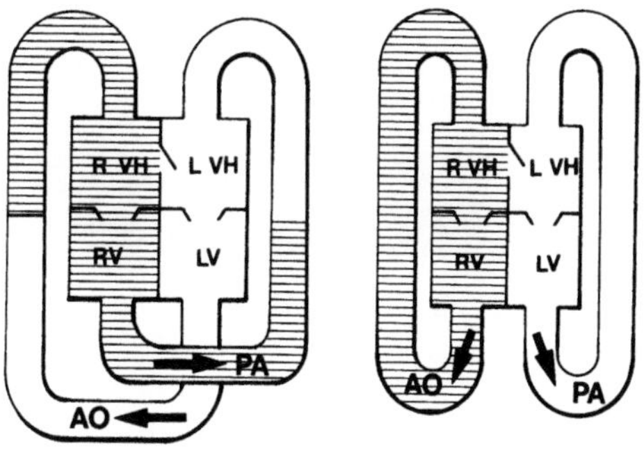

Abb. 70. Schematische Darstellung der Kreislaufsituation bei anatomisch normalen Verhältnissen und bei kompletter Transposition der großen Arterien (Näheres s. Text). (Aus Hagel [28])

Röntgen: Die Nativaufnahme des Thorax in p.a. kann völlig unauffällig sein, zeigt aber in vielen Fällen hinweisende Befunde: Noch normaler oder gering vergrößerter Herzquerdurchmesser, die Herzform ähnelt einem schräg im Thorax liegenden Ei („liegende Eiform") (Abb. 71), außerdem ist fast immer ein sehr schmales oberes Gefäßband auffällig, das durch die besondere Lage der großen Arterien zueinander erklärt wird (in p.a. liegen Aorta und Pulmonalarterie hintereinander). Nur selten ist ein großer Thymus vorhanden, der bei gesunden Säuglingen den oberen Mittelschatten u. U. breit macht, die Lungengefäßzeichnung erscheint bei intaktem Ventrikelseptum normal, bei dem häufig vorliegenden VSD vermehrt (Abb. 71) und beim Vorliegen einer linksventrikulären Ausflußtraktobstruktion (Subpulmonalstenose) vermindert.

Die *Echokardiographie* ermöglicht beim Vorliegen einer TGA fast immer eine sichere und schnelle Diagnosestellung. Besonders hilfreich ist auch hier wieder die zweidimensionale Schnittbilddarstellung zusammen mit der farbkodierten Dopplerechokardiographie (s. Kap. 7, Abschn. 2.8.1).

Je nachdem, ob die arterielle Umkehroperation am gleichen Zentrum, also ohne zusätzlichen Transport stattfinden kann, ob der Herzchirurg auf einer präoperativen Abbildung der Koronargefäße durch eine selektive Angiokardiographie besteht und je nach echokardiographisch vermessener Größe des Vorhofseptumdefektes erscheint eine *Herzkatheteruntersuchung* vor der Operation nicht mehr unbedingt erforderlich. Die Diagnose wird ausschließlich und vollständig durch die Echokardiographie gestellt. Bei sehr kleinem Defekt im Vorhofseptum wird bei der Herzkatheteruntersuchung eine Ballonatrioseptostomie nach Rash-

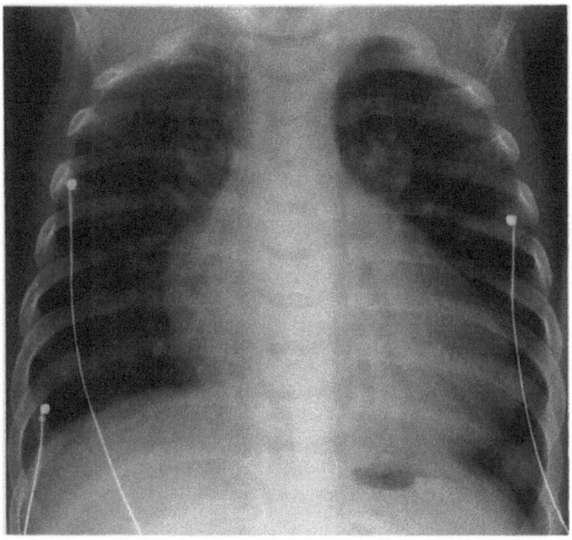

Abb. 71. *Diagnose:* Transposition der großen Arterien. Vorhof- und Ventrikelseptumdefekt, pulmonale Druckerhöhung.
St. U., 8 Monate; Zyanose seit Geburt
Thorax p.a.: Eiförmiges, nach beiden Seiten verbreitertes Herz, schmales oberes Mediastinum, Hili vergrößert und verdichtet, vermehrte Lungengefäßzeichnung mit „Kalibersprung" zur Peripherie

KIND durchgeführt (s. Kap. 1, Abschn. 7.1 und Kap. 7, Abschn. 2.8.1.). Die Operation der Wahl, die arterielle Umkehroperation der großen Arterien erfolgt innerhalb der ersten 2–3 Wochen. Die alternative Operation, die Vorhofumkehr nach SENNING bzw. MUSTARD, wird bei der einfachen Transposition ohne weitere Besonderheiten nicht mehr durchgeführt.

Zu postoperativen Untersuchungen eignet sich die intravenöse digitale Subtraktionsangiographie (DSA) (s. Kap. 8, Abschn. 3.2).

3.6 Angeboren korrigierte Transposition der großen Arterien (korr. TGA)

Von der kompletten TGA (s. Abschn. 3.5) ist die angeboren korrigierte Transposition der großen Arterien (ca. 1% aller aHF) zu unterscheiden. Die „Korrektur" der TGA macht sich schon dadurch bemerkbar, daß diese Kinder *nicht zyanotisch* sind, weshalb dieser Abschnitt auch unter den azyanotischen Vitien besprochen werden könnte, was aber aus didaktischen Gründen hier im Anschluß an die

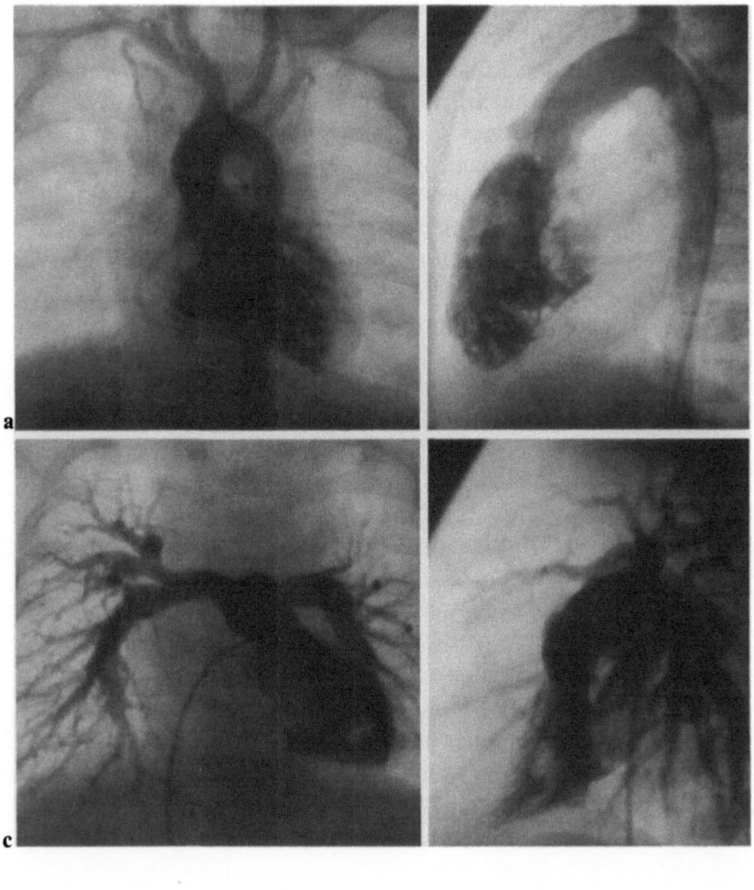

Abb. 72 a–d. *Diagnose:* Komplette d-Transposition der großen Arterien.
Th. L., 20 Std. alt: 10 Std. nach der Geburt tachykard und zyanotisch, metabolische Azidose.
Selektive Kine-Angiokardiographie: Kontrastmittelinjektion in den rechten Ventrikel in p.a. (**a**), seitlich (**b**); Kontrastmittelinjektion in den linken Ventrikel in p.a. (**c**), seitlich (**d**).
Es wird deutlich, daß die Aorta *vorn* aus dem rechten Ventrikel entspringt und rechts neben der Pulmonalarterie liegt (**a, b**), die Pulmonalarterie entspringt dorsal hinter der Aorta aus dem linken Ventrikel (**c, d**). Bei der selektiven Aortographie konnte ein offener Ductus arteriosus als Kurzschlußverbindung nachgewiesen werden

komplette TGA geschieht. Die Anatomie ist äußerst kompliziert und kann hier nur in Grundzügen dargestellt werden.

Anatomie: Wie schon der Bezeichnung zu entnehmen ist, stehen Aorta und Pulmonalarterienstamm immer in Transpositionsstellung, d. h. daß die Aorta *vor* (substernal) der Pulmonalarterie aus dem Herzen entspringt. Dabei kann der Abgang der Aorta rechts (*d-TGA*) oder links (*l-TGA*) neben der Pulmonalarterie liegen. Gleichzeitig besteht eine Inversion der Ventrikel dergestalt, daß bei viszeroatrialem Situs solitus (90,6%) der morphologisch rechte Ventrikel links seitlich zu liegen kommt und an den linken Vorhof angeschlossen ist (l-loop), die „Korrektur" dieser Situation erfolgt dadurch, daß die Aorta aus diesem (arteriellen) Ventrikel entspringt oder aber ein viszeroatrialer Situs inversus besteht (9,4%) bei gleichzeitiger Ventrikelinversion und „Korrektur" durch die TGA (Abb. 73). Damit bestehen Beziehungen zur Dextrokardie (s. Abschn. 4.11). In ca. 84% der Fälle liegt eine l-TGA-Stellung vor, so daß diese oft zum führenden diagnostischen Befund wird.

Infolge der Ventrikelinversion kommt es zu einer „falschen Position" des Ventrikelseptums, woraus sich wiederum die hämodynamische „Korrektur" durch die TGA ergibt (Abb. 74). Die Ventrikelinversion führt fast regelmäßig zu einem *abnormen Ver-*

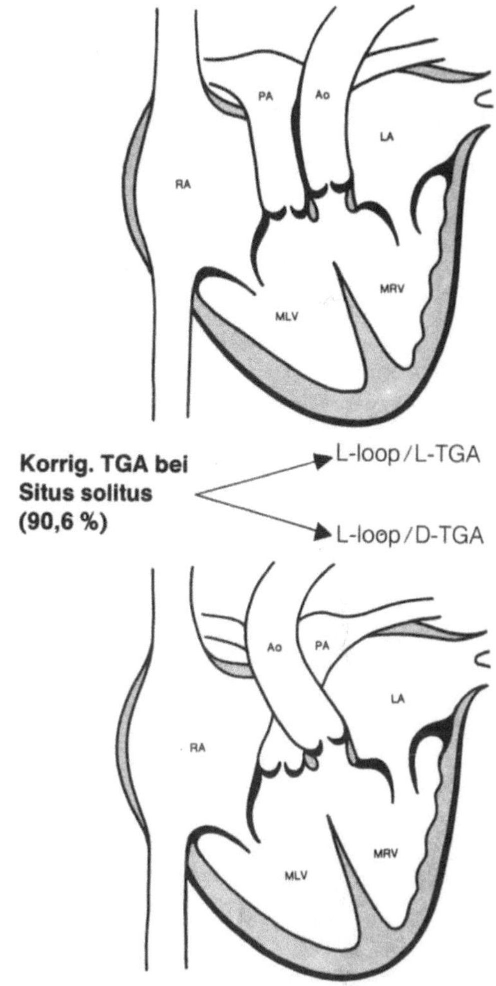

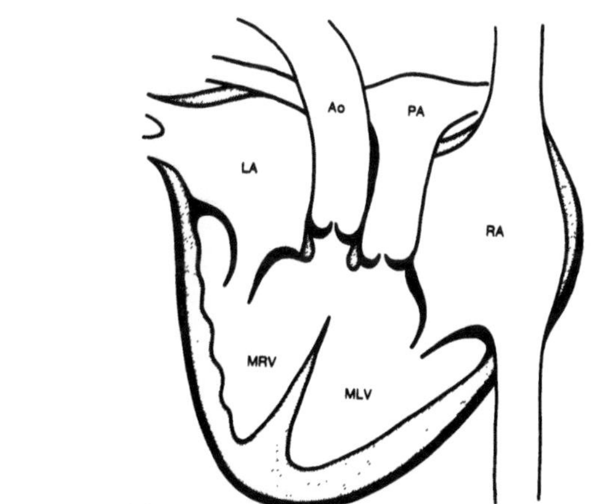

Abb. 73. Einteilungsschema für die angeboren korrigierte Transposition der großen Arterien. *MLV* morphologisch linker Ventrikel, *MRV* morphologisch rechter Ventrikel. *LA* linker Vorhof, *RA* rechter Vorhof, *Ao* Aorta, *PA* Pulmonalarterie. (Mit freundlicher Genehmigung mod. aus SCHUMACHER u. BÜHLMEYER [47])

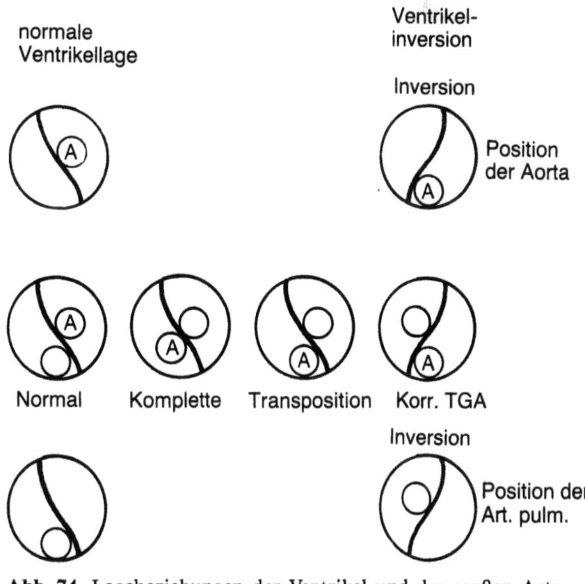

Abb. 74. Lagebeziehungen der Ventrikel und der großen Arterien bei kompletter und angeboren korrigierter TGA. Zu beachten ist der Verlauf des Ventrikelseptums. (In Anlehnung an eine schematische Darstellung von HEINTZEN [31])

Abb. 75. *Diagnose:* Angeboren korrigierte Transposition der ▷ großen Arterien bei Situs inversus mit Ventrikelseptumdefekt, Vorhofseptumdefekt und hochgradiger valvulärer Pulmonalstenose.
G. A., 13 Jahre, keine Zyanose, lautes systolisches Geräusch mit Maximum über dem 3. ICR rechts parasternal.
Thorax p.a.: Auffällige Lage und Form des Mittelschattens, der mit der rechts gelegenen Magenblase an eine Lageanomalie denken läßt. Vermehrt gerundeter rechter Herzbogen, abgeflachter Herzrand links. Vorwölbung des oberen Mediastinums nach rechts durch die Aorta, die rechts auch deszendiert. Prominente Hili, normale Lungengefäßzeichnung.
Im einzelnen besteht ein viszeroatrialer Situs inversus, die untere Hohlvene verläuft *links* neben der Wirbelsäule, der rechte Vorhof liegt *links*, der rechte (morphologisch linke) Ventrikel ist *links* randbildend, der *linke* (morphologisch rechte) Ventrikel ist *rechts* randbildend, die Aorta verläuft *rechts* neben der Wirbelsäule (d-TGA-Position), der Aortenbogen liegt rechtsseitig (= d-loop/d-TGA – s. Abb. 73)

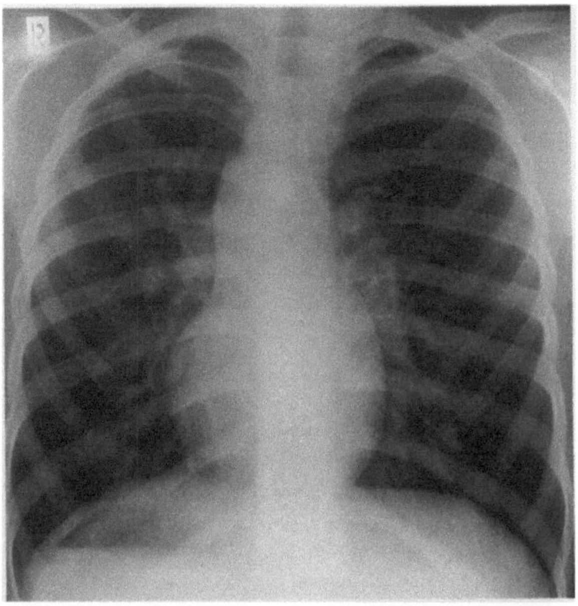

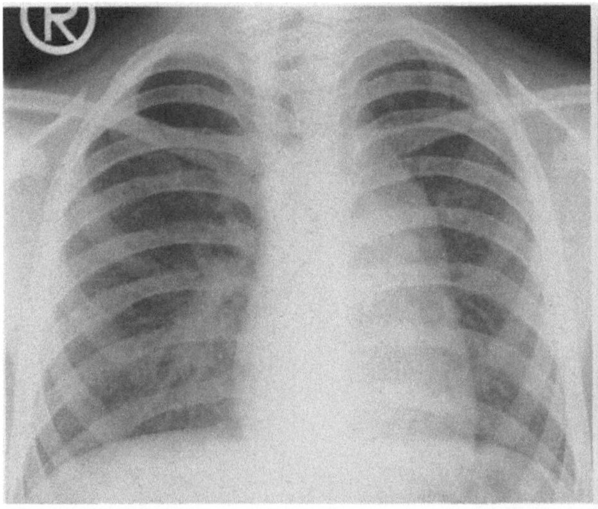

a

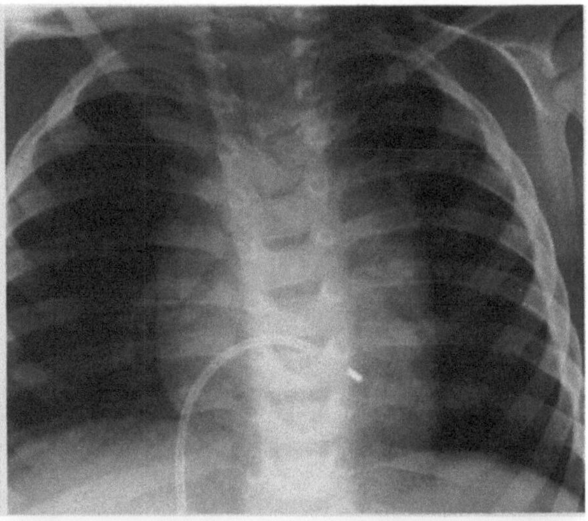

b

Abb. 76 a – c. *Diagnose:* Angeboren korrigierte Transposition der großen Arterien bei Situs solitus mit großem Ventrikelseptumdefekt (hämodynamisch: single ventricle) und hochgradiger valvulärer Pulmonalstenose.
E. T., 4 Jahre, generalisierte Zyanose mit einem Jahr bemerkt, lautes systolisches Geräusch am linken Sternalrand.
a Thorax p.a.: schmales, langgestrecktes Herz (Herzfehler ist kompensiert): auffallend prominente Aorta ascendens am linken Herzrand und oberen Mediastinum (l-TGA), rechts kein Gefäßschatten erkennbar; linker Hilus verdeckt, rechter Hilus verdichtet, etwas vermehrte Lungengefäßzeichnung bis in die Peripherie. Pulmonalarterie nirgends randbildend, median gelegen. Die hochgradige valvuläre PST verhindert trotz des bestehenden großen VSD eine stärkere arterielle Lungengefäßzeichnung, da das Shuntvolumen klein bleibt. **b** Herzkatheterposition (p.a.-Strahlengang): Katheterspitze liegt im morphologisch rechten Ventrikel, aus dem die Aorta entspringt. **c** Herzkatheterposition (p.a.): Katheterspitze verläuft vom rechten Vorhof in den morphologisch linken Ventrikel, über den großen VSD in die Aorta (l-TGA), die Spitze liegt im Truncus brachiocephalicus

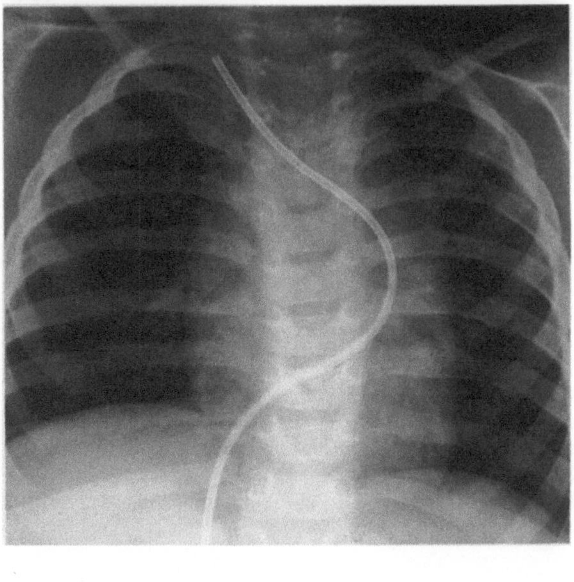

c

lauf des Reizleitungssystems, hieraus können operative Probleme entstehen.

Da bei der Ventrikelinversion auch die AV-Klappen „vertauscht“ sind (zwischem rechtem Vorhof und morphologisch linkem Ventrikel liegt die Mitralklappe. auf der anderen Herzseite die Trikuspidalklappe), finden sich häufig *Anomalien besonders der linksseitigen AV-Klappe,* so daß klinische Symptome einer „Mitralinsuffizienz“ der „Mitralstenose“ bestehen können. Die fehlerhafte Bildung und Stellung des Ventrikelseptums bedingt in etwa 78% der Fälle einen *Ventrikelseptumdefekt.*

In ca. 44% der Fälle läßt sich eine *Pulmonalstenose* (valvulär und subvalvulär) nachweisen, die ebenfalls symptomatisch werden kann, besonders wenn bei einem gleichzeitigen VSD eine „Fallot-Symptomatik“ (Zyanose!) auftritt.

Vorhofseptumdefekte sollen in etwa 47%, ein *offener Ductus arteriosus* in ca. 35% der Fälle vorliegen. Nicht selten fehlt ein so großer Teil des Kammerseptums, daß hämodynamisch von einem *single ventricle* gesprochen werden kann.

Alle diese zusätzlichen Herz- und Gefäßfehlbildungen beeinflussen das *klinische Bild* in so hohem Maße, daß eigentlich keine Leitsymptome angegeben werden können; oft wird die Situation erst bei der Herzkatheterisierung und Angiokardiographie verifiziert. Nur 1% aller korr. TGA haben ein sonst normales Herz.

Röntgen: Die Nativ-Thoraxaufnahmen können wichtige Hinweise auf eine korr. TGA geben. Bereits in der p.a.-Ebene ist die Situation des Situs solitus (Abb. 76, 77.) oder des Situs inversus (Abb. 75) zu klären. Alle Lageanomalien des Herzens (s. Abschn. 4.11) sollten immer auf das Vorliegen einer korr. TGA verdächtig sein. Die Herzgröße ist nur bei Kombination mit einem größeren Ventrikelseptumdefekt oder einer hämodynamisch schwerwiegenden „Mitralinsuffizienz“ pathologisch, sonst meist normal. Am charakteristischsten ist der Aortenverlauf am linken Herzrand bei l-TGA-Position (Abb. 76a), der stets den Verdacht auf eine korr. TGA lenken sollte. Zwei typische Herzkatheterpositionen dazu zeigen die Abb. 76b, c. Bei reiner korr. TGA ohne weitere Herzmißbildungen ist u. U. nur dieser diskrete Befund Hinweis auf den vorliegenden Fehler, da klinische Symptome fehlen (Abb. 77). Das Vorhandensein und die Größe des VSD sowie die Kombination mit einer Pulmonalstenose bedingen die mehr oder weniger deutliche Prominenz der Aorta am linken Herzrand (Abb. 76a). Die Pulmonalarterie liegt median und ist im allgemeinen am rechten oder linken Herzrand nicht zu erkennen.

Die *Angiokardiographie* muß mindestens aus beiden Ventrikeln durchgeführt werden und ist in der Lage, die Situation zu klären; dabei kann eine selektive Darstellung des VSD schwierig sein [24].

Die *Echokardiographie* im 2-D-Bild gibt gute Hinweise zur Lage der großen Arterien und bezüglich der Ventrikelinversion (s. Kap. 7, Abschn. 2.8.2).

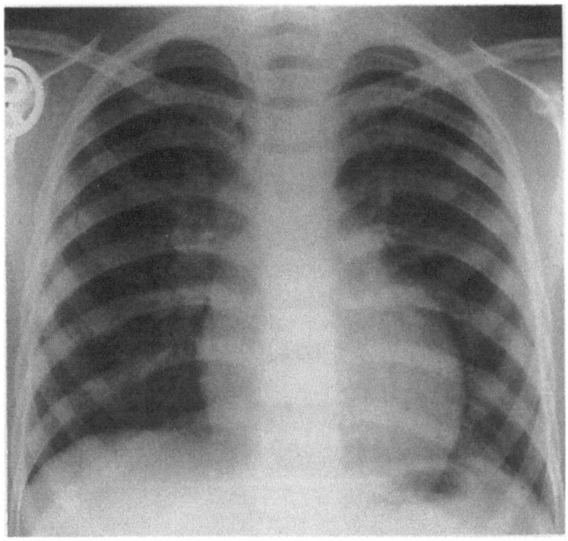

Abb. 77. *Diagnose:* Angeboren korrigierte Transposition der großen Arterien ohne weitere Herz- und Gefäßmißbildungen bei Situs inversus totalis.

S. M., 6 Jahre, keine Zyanose, beschwerdefrei, mit 5 Jahren uncharakteristisches Herzgeräusch aufgefallen.

Thorax p.a.: Kugeliges Herz im oberen Größennormbereich; Vorwölbung des linken oberen Herzrandes durch die transponierte Aorta ascendens (l-TGA); in Projektion auf den Gefäßschatten der oberen Hohlvene, unterhalb des medialen Endes der rechten Klavikel und oberhalb des rechten Herzrandes konvexbogig vorgewölbter, dilatierter Pulmonalarterienstamm (kleine PST); normale Lungengefäßzeichnung. Der Röntgenbefund war der einzige diskrete Hinweis auf den bestehenden aHF!

3.7 Truncus arteriosus communis

Anatomie, Hämodynamik, Einteilung, Häufigkeit: Aus dem Herzen entspringt nur eine große Arterie, der embryonale Truncus arteriosus hat sich nicht in Aorta und Pulmonalarterie geteilt. Aus diesem gemeinsamen arteriellen Gefäßstamm gehen die Koronararterien, die Pulmonalarterie und die Arterien des Systemkreislaufs ab.

Die Lungenschlagadern müssen (nach neuerer Auffassung) *vor* den Brachiozephalarterien den gemeinsamen Gefäßstamm verlassen.

Ein mehr oder weniger großer Ventrikelseptumdefekt ist obligat, über den sich beide Ventrikel in den Truncus entleeren; die Aorta führt deshalb stets Mischblut. Die Pulmonalklappenanlage fehlt, es besteht nur *eine* Semilunarklappe, u. U. allerdings mit mehr als 3 Taschenklappen. Nach dem Abgang der Pulmonalarterien aus dem Truncus werden 3

Typen unterschieden (Abb. 78). Es besteht meist eine pulmonale Hypertonie mit den irreversiblen Folgen für die Lungengefäße. Auch weitere Einteilungsschemata sind in Gebrauch.

Die Häufigkeit des Truncus arteriosus communis wird mit 0,5–1,7% aller aHF angegeben.

Klinische Leitsymptome: Meist mit etwas zeitlichem Abstand von der Geburt treten eine allmählich zunehmende generalisierte Zyanose und oft schon frühzeitig eine Herzinsuffizienz, evtl. auch hypoxämische Anfälle auf. Als typisch werden „hüpfende Pulse" in der Peripherie beschrieben. Auskultatorisch ist immer ein systolisches Geräusch über der Herzbasis und links parasternal vorhanden, manchmal auch ein deutliches Diastolikum. Der II. Herzton ist nicht gespalten, aber laut zu hören; oft besteht ein frühsystolischer Klick (Truncusdehnungston).

Röntgen: In der Regel besteht eine Kardiomegalie, oft stärkeren Ausmaßes. Die Herzform selbst zeigt eine große Variationsbreite. Bei Säuglingen kann der Herzschatten im sagittalen Strahlengang „kugelig" oder „eiförmig" aussehen. Der obere Mediastinalschatten ist besonders jenseits des Säuglingsalters verbreitert und „kaminförmig" oder „schornsteinartig" dem Herzschatten aufgesetzt (Abb. 79). In ca. 30% der Fälle von Truncus arteriosus communis besteht ein rechtsseitiger Aortenbogen, der in die Breite des oberen Mediastinalschattens mit eingehen kann. Die arterielle Lungengefäßzeichnung ist meist vermehrt, nur bei Fällen mit Abgangsstenose der Pulmonalarterie (u. U. einseitig) vermindert. Besonders beim Typ I kann der linke Pulmoalarterienast ziemlich hoch aus dem Truncus abgehen, so daß bei älteren Kindern am linken oberen Mediastinalschatten eine konvexbogige Begrenzung entstehen kann (sog. „hohes Hi-

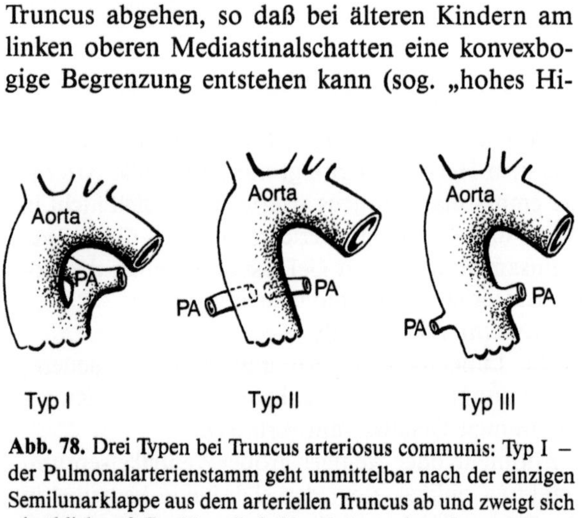

Abb. 78. Drei Typen bei Truncus arteriosus communis: Typ I – der Pulmonalarterienstamm geht unmittelbar nach der einzigen Semilunarklappe aus dem arteriellen Truncus ab und zweigt sich wie üblich auf. Typ II – die beiden Pulmonalarterien rechts und links verlassen den Truncus getrennt an der Hinterwand des aszendierenden Teils. Typ III – die beiden Pulmonalarterien entspringen seitlich aus dem Truncus. Am häufigsten ist der Typ I. (Nach Collet u. Edwards [15], aus Rautenburg HW 1982, s. zusammenf. Lit., Kap. 5)

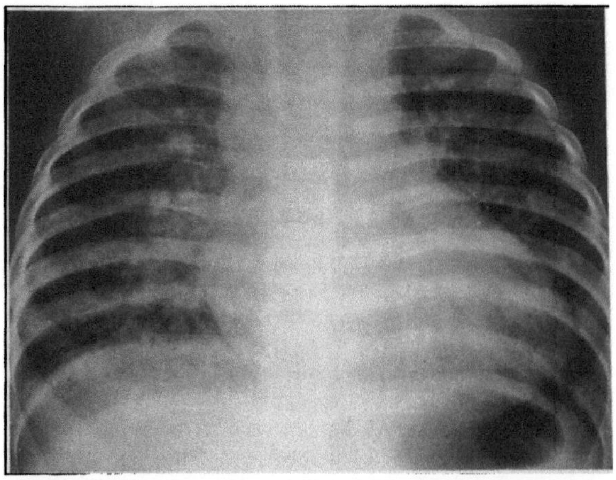

Abb. 79. *Diagnose:* Truncus arteriosus communis Typ I. H.-B. F., 1 1/2 Jahre, Trinkschwäche gleich nach der Geburt. Zyanose erstmals mit 3 Monaten bemerkt.
Thorax p.a.: Nach links verbreitertes Herz, abgerundete, nicht angehobene Herzspitze, kein Pulmonalsegment zu erkennen, geringgradige Verbreiterung des oberen Mediastinums, angedeutet schornsteinartig auf dem Herzschatten sitzend; deutlich vermehrte Lungengefäßzeichnung bis in die Peripherie mit Hinweisen für pulmonale Hypertonie

luskomma"). Auf der frontalen Aufnahme kann substernal das Gebiet des rechtsventrikulären Ausflußtraktes ausgespart sein.

Das *Echokardiogramm* läßt im allgemeinen die Situation des VSD mit dem Truncusgefäß und nur einer einzigen Semilunarklappe gut erkennen und die Diagnose weitgehend stellen (s. Kap. 7, Abschn. 2.8.4).

Die *Herzkatheterisierung* und *Angiokardiographie* sichern die Diagnose und ergeben typische Befunde. Die Angiokardiographie eines Kindes mit Truncus arteriosus Typ I wird zusammen mit der Nativaufnahme dargestellt (Abb. 80a–e).

3.8 Ebsteinsche Anomalie

Definition und Häufigkeit: Als Ebsteinsche Anomalie wird eine Verlagerung (Fehlinsertion) der Trikuspidalklappe in den rechten Ventrikel bezeichnet. Die Häufigkeit liegt unter 1% aller aHF. Es besteht keine Geschlechtsbevorzugung.

Anatomie und Hämodynamik: Die meist am Anulus fibrosus beginnenden Segel der Trikuspidalklappe sind mehr oder weniger ausgiebig mit dem Endokard des rechten Ventrikels verwachsen, so daß manchmal nur in der Tiefe eine hetzartige, rua b c

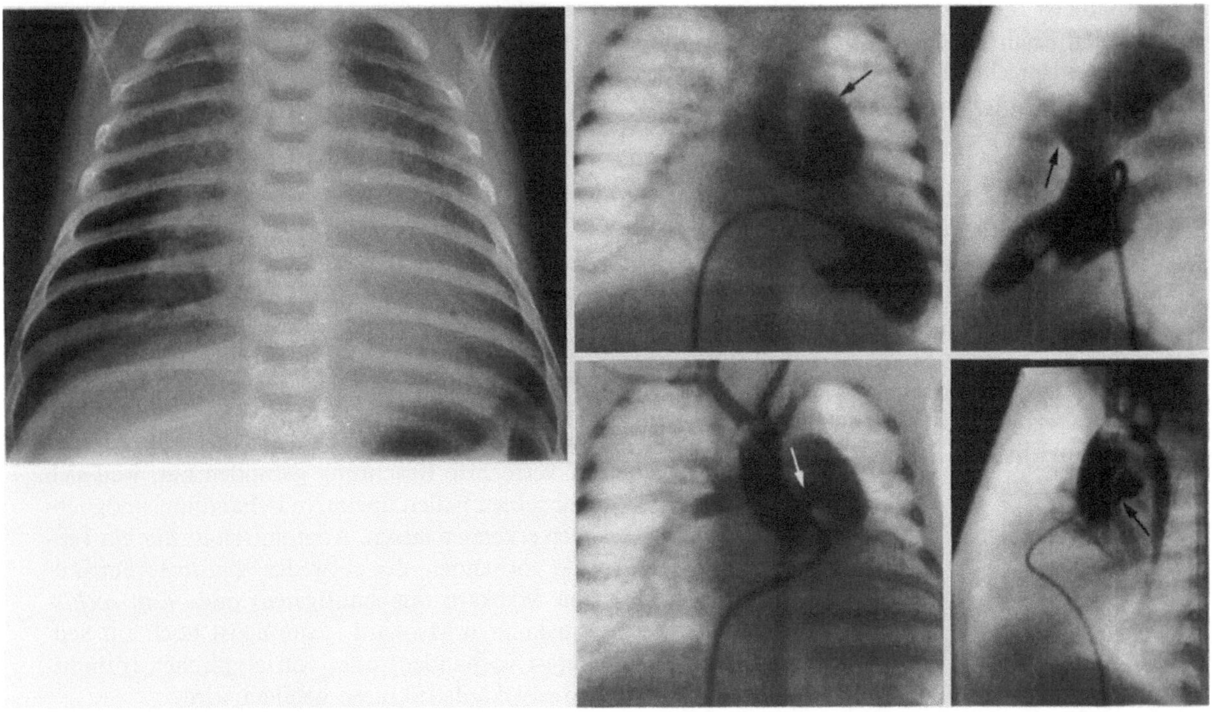

d e

Abb. 80 a–e. *Diagnose:* Truncus arteriosus communis Typ I. S. W., 4 Wochen alt; im Alter von 4 Tagen Rhythmusstörung, seitdem Trinkschwäche, *keine* Zyanose (inzwischen mit 4 Monaten operiert).
a Thorax p.a.: Nach links vergrößertes Herz, Herzspitze nach kaudal-lateral fast bis zur Thoraxwand verlagert; Pulmonalsegment an üblicher Stelle, Aorta links deszendierend; Hili nach kranial verlagert, vergrößert und verdichtet, stark vermehrte Lungengefäßzeichnung bis in die Peripherie; die teilweise unscharfen Gefäße und fleckig-schleierigen Eintrübungen in den Obergeschossen und im rechten Unterfeld sprechen für gleichzeitige passive Hyperämie. Selektive Kine-Angiokardiographie im Alter von 5 Wochen. Kontrastmittelinjektion in den linken Ventrikel, **b** in p.a.-Strahlengang: linksrandbildender linker Ventrikel in Diastole, links neben der normal verlaufenden Aorta ist die große Pulmonalarterie zu erkennen (*Pfeil*), die gleich hinter der Truncusklappe entspringt; **c** im seitlichen Strahlengang: Der Übertritt von Kontrastmittel über einen hochsitzenden VSD in den rechten Ventrikel ist erkennbar (*Pfeil*), Truncus und Pulmonalis sind nicht voneinander zu separieren. Kontrastmittelinjektion in den Truncus arteriosus mit Ballonkatheter (geblockt): damit wird in p.a. (**d**) und seitlich (**e**) deutlich der aus dem Truncus tiefabgehende Pulmonalarterienstamm sichtbar (*Pfeile*)

dimentäre Klappenstruktur vorhanden ist. Dadurch wird ein Teil des rechten Ventrikels funktionell in den rechten Vorhof einbezogen („atrialisiert“); der rechte Ventrikel selbst ist funktionell klein, evtl. ist nur eine Ausflußbahn erhalten. Meist bleibt das Foramen ovale offen oder es besteht ein ASD II. Je kleiner der rechte Restventrikel ist, um so geringer ist die Auswurfmenge in das Pulmonalgefäßsystem, das u. U. noch hypoplastisch angelegt ist.

Der Grad der Widerstandserhöhung in der pulmonalen Strombahn bestimmt dann das Ausmaß des Rechts-links-Shunts auf Vorhofebene (besonders bei Neugeborenen). Da ein Teil des rechten Vorhofs aus Ventrikelmuskulatur besteht, kommt es auch zu zeitlich unterschiedlichen Kontraktionen der rechten Vorhofanteile, was wiederum die Funktionsstörung der rechten Herzseite verstärkt.

In vielen Fällen mit Ebsteinscher Anomalie liegen noch weitere Herz- und Gefäßmißbildungen vor.

Klinische Leitsymptome: Fast die Hälfte aller Kinder mit einer Ebstein-Anomalie fallen schon in der Neugeborenenperiode durch Zyanose und Rechtsherzinsuffizienz auf. Erstaunlicherweise kommt es bei vielen dieser Kinder (nach dem Absinken des pulmonalen Gefäßwiderstandes) zu einer Besserung des Allgemeinbefindens mit relativ guter Leistungsfähigkeit, aber mehr oder weniger ausgeprägter Zyanose.

Vom 5. Lebensjahr an verschlechtert sich vielfach die Situation langsam: es treten erneut Zeichen der Rechtsherzinsuffizienz und oft auch Herzrhythmusstörungen, vor allem paroxysmale Tachykardien auf.

In typischen Fällen von Ebsteinscher Anomalie ist der Auskultationsbefund charakteristisch. Es besteht fast immer ein systolisches, meist auch ein diastolisches Geräusch besonders über dem 4. ICR links parasternal, außerdem fallen ein meist deutlich gespaltener II. Herzton und multiple Extratöne auf, die den Eindruck eines Galopprhythmus machen. Dementsprechend auffällig ist das Phonokardiogramm. Einen hohen Aussagewert besitzt auch das EKG.

Röntgen: Allein die Nativaufnahme im sagittalen Strahlengang kann bei der Ebsteinschen Anomalie sehr typisch sein, so daß die Diagnose nach dem klinischen Befund, dem EKG und der Röntgenaufnahme bereits zu stellen ist. Der Herzschatten ist fast immer nach beiden Seiten stark vergrößert. In schweren Fällen zeigt sich eine sog. „Bocksbeutelform". Das Gefäßband ist dann meist schmal infolge des hypoplastischen Pulmonalsegments. Je ausgeprägter die Zyanose ist, desto mehr ist eine Verminderung des Lungendurchflusses zu erkennen. (Abb. 81).

Die Diagnose der Ebsteinschen Anomalie ist mit der zweidimensionalen Schnittbild-*Echokardiographie* sicher zu stellen (s. Kap. 7, Abschn. 2.8.5).

Die *Herzkatheterisierung* gibt mit dem Verhalten der Druckkurve auf der rechten Herzseite (Trikuspidalinsuffizienz und Verlagerung der Klappenebene) typische Hinweise auf die Hämodynamik. Mit der *Angiokardiographie* sind vor allem zusätzliche Herz- und Gefäßmißbildungen zu erfassen oder auszuschließen [24].

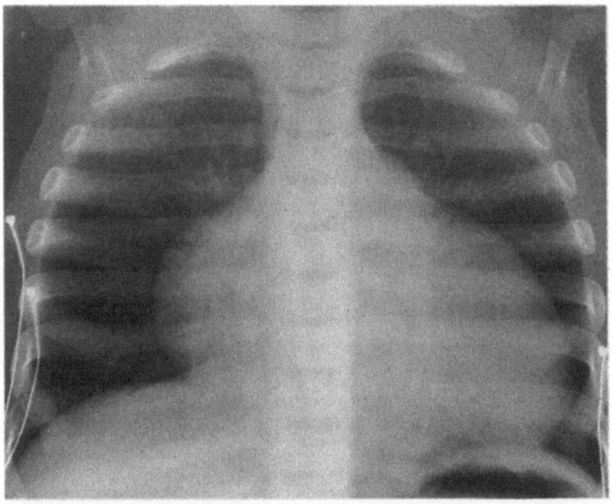

Abb. 81. *Diagnose:* Ebsteinsche Anomalie.
M. K., 2 Jahre, Zyanose im Laufe des 1. Lebensjahres, gut leistungsfähig; mit 7 Jahren Operation.
Thorax p.a.: Nach beiden Seiten verbreitertes, bocksbeutelähnlich konfiguriertes Herz, der auffällig vorgewölbte rechte Herzbogen und die Verlagerung des Herzschattens nach links weisen auf eine deutliche Vergrößerung des rechten Vorhofes hin; schmales oberes Mediastinum: kurzstreckige Vorwölbung der linksdeszendierenden und schmalen Aorta in die nach kranial verlagerte Herztaille; Überlagerung der Hili durch den verbreiterten Herzschatten; erheblich reduzierte Lungengefäßzeichnung

3.9 Univentrikuläres Herz

Synonyma: Cor univentriculare, single ventricle, gemeinsamer Ventrikel, singulärer Ventrikel, Cor triloculare biatriatum.

Häufigkeit: 0,5–2,0% aller aHF. Geschlechtsverhältnis: ♂ : ♀ wie 2:1.

Anatomie: An der Vielzahl der Bezeichnungen für diesen Herzfehler ist erkennbar, daß die anatomische Situation lange bekannt ist, aber erst in letzter Zeit vermehrte Beachtung gefunden hat, weil sich in einzelnen Fällen operative Behandlungsmöglichkeiten erkennen lassen. Anatomisch ist *nur ein Ventrikel* vorhanden, der entweder vom *links*ventrikulären Myokard (am häufigsten) oder vom *rechts*ventrikulären Myokard (dann meist noch ein Septumrest vorhanden) oder von atypischen (primitiven) Myokardstrukturen gebildet wird.

Es können beide AV-Klappen getrennt oder gemeinsam auftreten, eine AV-Klappe kann atretisch sein.

Die großen Arterien können in Normalposition oder häufiger in der Stellung einer Dextro- (d-)- oder Lävo- (l-)-Transposition den gemeinsamen Ventrikel verlassen.

Es ist möglich, daß eine oder zwei Einlaßkammern bestehen und/oder eine links- oder rechtsventrikuläre Auslaßkammer. Bei etwa 50% der Fälle liegen weiterhin eine valvuläre oder subvalvuläre Pulmonalstenose (selten auch eine Pulmonalatresie), in einem Drittel der Fälle eine Subaortalstenose vor. Zahlreiche Kombinationen mit weiteren Herz- und Gefäßfehlbildungen sind möglich [11, 47].

Hämodynamik: Es erfolgt in der gemeinsamen Kammer eine mehr oder weniger vollständige Durchmischung des Blutes; die Kinder sind zyanotisch. Der hohe Ventrikeldruck pflanzt sich ohne Stenosen in den Ausflußtrakt der Aorta und in die Pulmonalarterien fort und führt dann zur pulmonalen Hypertonie mit allen bekannten prekären Folgen. Stenosen an den Semilunarklappen bzw. in dem jeweiligen Ausflußtrakt lenken Teile des Blutauswurfvolumens in das nichtstenosierte Gefäß um, so daß eine unterschiedliche Durchströmung von Aorta und Lunge resultieren kann.

Klinische Leitsymptome: Bei der heterogenen anatomischen und hämodynamischen Situation sind die klinischen Befunde sehr variabel. Bei Obstruktionen im pulmonalen Ausflußtrakt ähnelt die Symptomatik derjenigen einer Fallotschen Tetralogie oder einer Transposition der großen Arterien. Hockersymptomatik und hypoxämische Anfälle können vorkommen.

Ohne Ausflußtraktstenosen wird am ehesten an einen großen Ventrikelseptumdefekt mit *Eisenmenger*-Reaktion gedacht. Über der Herzbasis ist meist ein systolisches Geräusch zu auskultieren.

Röntgen: Die Nativdiagnostik des univentrikulären Herzens ist nicht sehr ergiebig, sie ist u. U. völlig uncharakteristisch und reicht von einer Kardiogmegalie bis zu einem „Fallot-Herzen" (Abb. 82). Der Röntgenbefund wird durch die vielen möglichen Varianten und zusätzlichen Anomalien stark beeinflußt.

Dem zweidimensionalen *Echokardiogramm* kommt in der Diagnostik des univentrikulären Herzens ein hoher Stellenwert zu (s. Kap. 7, Abschn. 2.8.8).

Während die Befunde der *Herzkatheterisierung* beim univentrikulären Herzen oftmals nicht eindeutig und schwer zu interpretieren sind, ist die *Angiokardiographie* für die genaue Diagnose aufschlußreich und mitentscheidend für evtl. therapeutische Maßnahmen. Diese Untersuchung erfordert oft eine diffizile Technik mit mehreren selektiven Kontrastmittelinjektionen in verschiedene Herz- und Gefäßabschnitte.

Die Angiokardiographie zur Nativaufnahme Abb. 82 zeigt, daß es sich um ein univentrikuläres Herz mit Transposition der großen Arterien und valvulärer Pulmonalstenose handelt (Abb. 83). Bei dem Kind der Abb. 84a, b liegt ein univentrikuläres Herz mit Pulmonalatresie, atypischem Ductus arteriosus persistens und rechtsliegendem Aortenbogen vor.

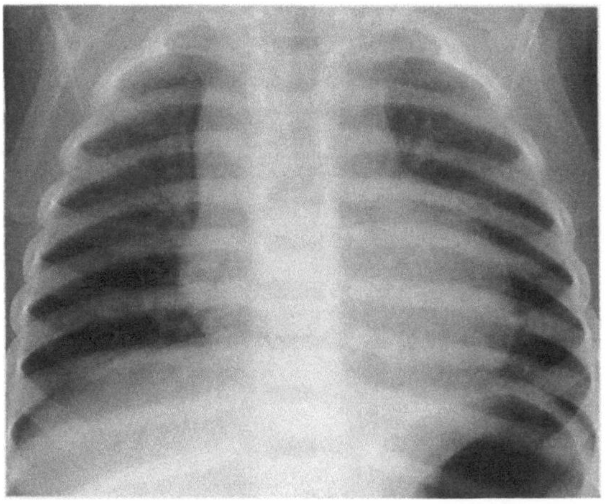

Abb. 82. *Diagnose:* Univentrikuläres Herz vom rechtsventrikulären Typ, Transpositionsstellung der großen Arterien; valvuläre Pulmonalstenose, offener Ductus arteriosus, rechtsseitiger Aortenbogen, links persistierende obere Hohlvene.
L. W., 2 Monate, Zyanose in der dritten Lebenswoche aufgefallen, systolisches Geräusch 3/6 links parasternal
Thorax p.a.: Nach beiden Seiten vergrößertes Herz mit Vorwölbung des linken Herzbogens als Ausdruck der Vergrößerung des rechten Ventrikels; konvexbogige Verbreiterung des oberen Mediastinums, rechts durch einen rechtsseitigen Aortenbogen, links durch eine linkspersistierende obere Hohlvene; auffallend zahlreiche kleinkalibrige Lungengefäße, die bis zur Peripherie reichen und für Kollateralen sprechen

3.10 Double Outlet Right Ventricle (DORV) (Ursprung beider großer Arterien aus dem rechten Ventrikel)

Die *Häufigkeit* dieser Herzmißbildung beträgt unter 1% aller aHF.

Anatomie: Aorta und Pulmonalarterie entspringen aus dem anatomisch rechten Ventrikel. Als Pendant hierzu wird auch – noch seltener – ein double outlet *left* ventricle beobachtet. Ein Ventrikelseptumdefekt ist immer vorhanden: er kann an verschiedenen Stellen des Ventrikelseptums liegen, am häufigsten subpulmonal oder subaortal, je nachdem, in welcher Position Aorta und Pulmonalarterie aus dem rechten Ventrikel entspringen (Abb. 85a, b). Die großen Arterien können in Normalposition oder wie bei Dextro- und Lävotransposition stehen. Valvuläre und subvalvuläre Pulmonalstenosen sind häufig. Aorten- und Pulmonalklappen liegen auf gleicher Höhe.

Der seit langem bekannte Taussig-Bing-Komplex kann als eine Unterform des DORV aufgefaßt werden. Als weitere Herzmißbildungen sind Vorhofseptumdefekte, Atrioventrikularseptumdefekt, persistierender Ductus, sistierender Ductus arteriosus und Aortenisthmusstenose beschrieben worden.

So ergeben sich zahlreiche Kombinationsmöglichkeiten mit unterschiedlicher Hämodynamik, die vor allem durch die Position des VSD und durch das Vorhandensein oder das Fehlen einer PST bestimmt wird [33, 47].

Klinische Leitsymptome: Bei subpulmonalem Ventrikelseptumdefekt werden die Kinder bald zyanotisch; ohne Pulmonalstenose kann schon frühzeitig eine Herzinsuffizienz eintreten. Der Auskultationsbefund ist uneinheitlich; ein systolisches Geräusch ist fast immer links parasternal vorhanden, gelegentlich auch ein funktionelles Diastolikum. Der II. Herzton ist gespalten und meist laut zu hören.

Röntgen: Bei DORV *mit* PST ist das Herz nicht oder nur wenig vergrößert und die arterielle Lun-

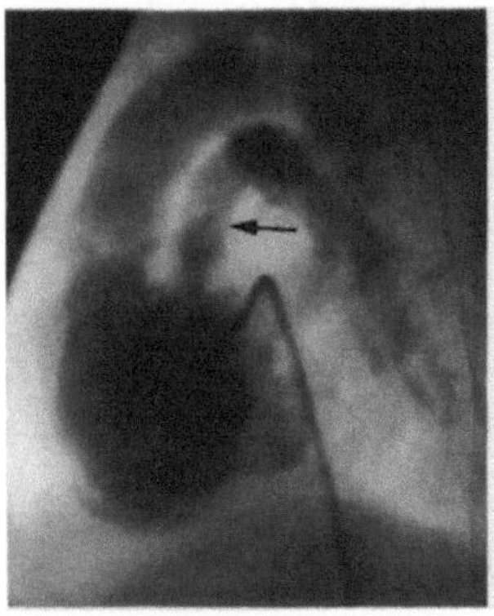

83

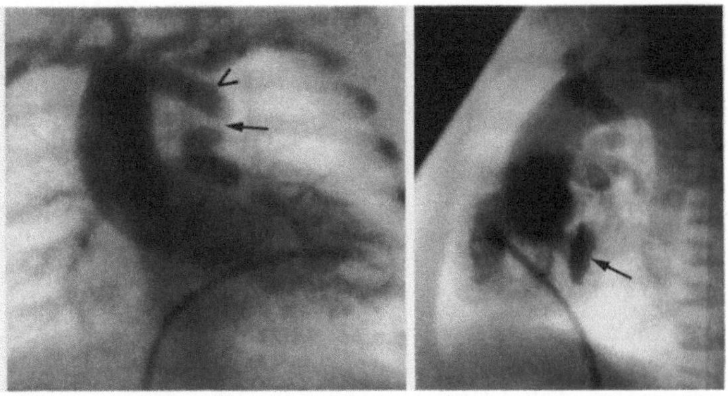

84a b

Abb. 83. *Diagnose:* (s. Abb. 82). Selektive Kine-Angiokardiographie in seitlichem Strahlengang mit Kontrastmittelinjektion in den Ventrikel: Großer rechtsventrikulär strukturierter Ventrikel, aus dem vorn (substernal) die weite Aorta entspringt, die in großem Bogen nach dorsal verläuft; dorsal hinter der Aorta entspringt die Pulmonalarterie, die Pulmonalklappe läßt eine Stenose in Domstellung erkennen (*Pfeil*). Die Abgänge der beiden großen Arterien entsprechen der Situation wie bei einem Double outlet right ventricle

Abb. 84a, b. *Diagnose:* Univentrikuläres Herz vom rechtsventrikulären Typ mit dorsal liegender rudimentärer linker Kammer, Pulmonalatresie, rechtsseitiger Aortenbogen mit atypischem Ductus arteriosus persistens zur linken Pulmonalarterie.
A. M., 3 Tage alt, schwerkrank seit der Geburt, generalisierte Zyanose.
Selektive Kine-Angiokardiographie in p.a. (**a**) und seitlicher (**b**) Position bei Kontrastmittelinjektion in den Ventrikel: In **a** sind der große, reichlich trabekularisierte Ventrikel, die sehr weite Aorta mit rechtsliegendem Aortenbogen und rechtsdeszendierender Aorta thoracica, der weite Ductus arteriosus persistens (*Pfeilspitze*) mit Einengung an der Einmündung in die linke Pulmonalarterie (*Pfeil*) zu erkennen. Die Lungenarterien werden nur über den Ductus aufgefüllt (Pulmonalatresie!) In **b** ist insbesondere der rudimentäre (linke) Ventrikelanteil dargestellt, der dorsal gelegen über einen VSD angeschlossen ist (*Pfeil*)

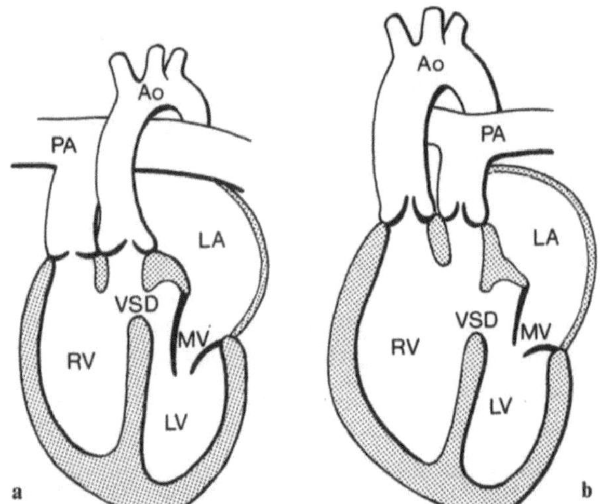

Abb. 85a, b. Schematische Darstellung der anatomischen Situation bei Double outlet right ventricle. Beide großen Arterien (*Ao* Aorta, *PA* Pulmonalis) verlassen den rechten Ventrikel (*RV*). Der linke Ventrikel (*LV*) ist über einen Ventrikelseptumdefekt (*VSD*) an den rechten Ventrikel angeschlossen. **a** Der VSD liegt direkt unter der Aorta, die links neben der Pulmonalis liegt, es muß deshalb keine Zyanose bestehen. **b** Die Aorta ist weiter nach rechts transponiert, so daß die Pulmonalarterie links von der Aorta den rechten Ventrikel verläßt; deshalb liegt der VSD unter der Pulmonalis, es besteht Zyanose (Aus RAUTENBURG HW 1982, s. zusammenf. Lit., Kap. 5)

gengefäßzeichnung vermindert (Abb. 86), bei DORV ohne PST (Abb. 87 besteht eine Kardiomegalie mit verstärkter Lungengefäßzeichnung (vermehrter Lungendurchfluß, pulmonale Hypertonie), und der Pulmonalbogen kann deutlich prominent sein.

Im *Echokardiogramm* ist besonders mit dem zweidimensionalen Verfahren die anatomische Situation oft gut zu erkennen (s. Kap. 7, Abschn. 2.8.7).

Entscheidend für die Diagnose und Operation sind *Herzkatheterisierung* und *Angiokardiographie.* Hier stellt sich der rechte Ventrikel links randbildend dar, die beiden großen Arterien liegen im p.a.-Strahlengang nebeneinander, zwischen ihnen kann sich eine „tropfen- oder zungenförmige“ Kontrastmittelaussparung zeigen; dies ist das Infundibulumseptum, das die beiden Ventrikelausflußbahnen trennt. Liegt die Aorta rechts von der Pulmonalarterie, wird von d-Malposition, bei linksliegender Aorta von l-Malposition gesprochen. In den frontalen Ebenen projizieren sich Aorta und Pulmonalis meist übereinander, sie entspringen dem vorn (retrostenal) gelegenen rechten Ventrikel. Bei der Lävokardiographie läßt sich der Anschluß des dorsal gelegenen linken Ventrikels über einen VSD

86 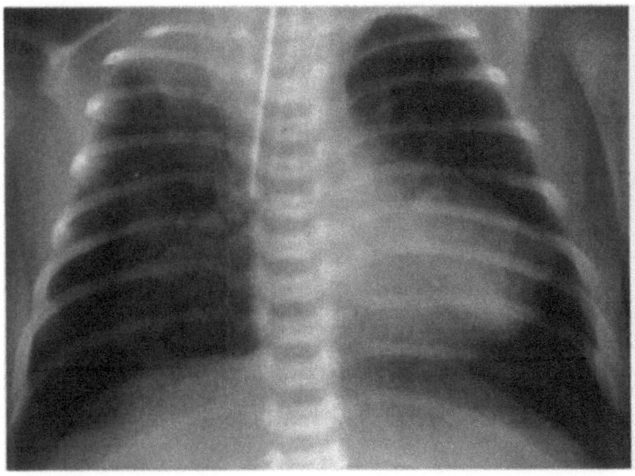

Abb. 86. *Diagnose:* Double outlet right ventricle, subaortaler Ventrikelseptumdefekt, infundibuläre und valvuläre Pulmonalstenose (!), offener Ductus arteriosus, weitere Organfehlbildungen.
M. K., 13 Tage, Frühgeborenes (24. SSW), wegen multipler Fehlbildungen gleich nach der Geburt aufgefallen.
Thorax p.a.: Durch eine leichte Drehung des Patienten bedingte Verlagerung des Mittelschattens nach links, normal großes fallotähnlich konfiguriertes Herz mit angehobener und abgerundeter Herzspitze, deutlich verminderte Lungengefäßzeichnung (PST!). Durch Fehllage des Beatmungstubus Dystelektase der rechten Lunge mit kompensatorischer Überblähung der linken Lunge. Zentralvenöser Katheter rechts

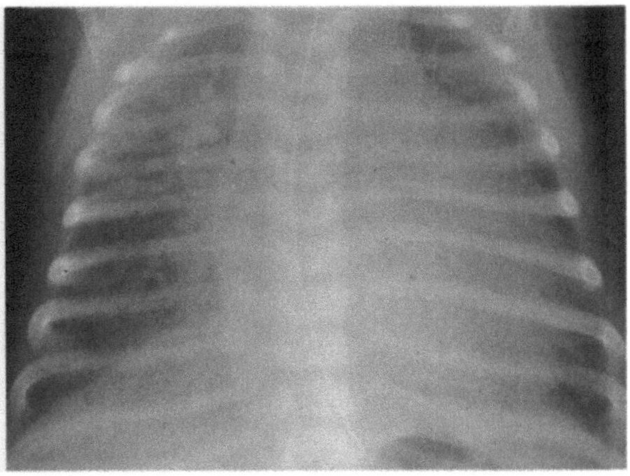 87

Abb. 87. *Diagnose:* Double outlet right ventricle, subaortaler VSD, ASD II, pulmonaler Hochdruck (!).
Ch. H. 3 Wochen, aHF seit Geburt bekannt, keine Zyanose, aber Herzinsuffizienz.
Thorax p.a.: Fast bis zur linken Thoraxwand vergrößertes Herz, Vorwölbung des linken Herzbogens bei biventrikulärer Belastung; vorwiegend zentral, aber auch peripher aktiv und passiv vermehrte Lungengefäßzeichnung mit „Kalibersprung"

darstellen und beweisen, daß die Aorta nicht aus dieser Kammer abgeht (Abb. 88a–c).

Der DORV gehört zu den operablen Herzmißbildungen.

3.11 Hypoplastisches Linksherzsyndrom

Anatomie und Hämodynamik: Zum Begriff des hypoplastischen Linksherzsyndroms werden folgende Teilmißbildungen des Herzens zusammengefaßt: Aortenklappenatresie oder hochgradige Hypoplasie (Stenose), Hypoplasie des linken Ventrikels und der Aorta von der Aortenklappe bis zum Abgang des Truncus brachiocephalicus. Der Aortenbogen ist meist nur mäßig hypoplastisch und zeigt fast immer eine mehr oder weniger deutliche Aortenisthmusstenose.

In 20% liegt zusätzlich eine Mitralatresie vor, so daß dann das linke Ventrikelkavum als linsengroßes Rudiment in der hypertrophen Wand des rechten Ventrikels zu finden ist. Das arterielle Blut aus dem linken Vorhof fließt durch eine interatriale Verbindung in den rechten Vorhof ab; der rechte Ventrikel ist hypertroph und leistet die gesamte Herzarbeit, das Mischblut fließt über den offenen Ductus arteriosus in die Aorta ab, die Aorta ascendens wird rückläufig perfundiert, so erhalten die Koronararterien Blut. Ein VSD kann zusätzlich vorhanden sein.

Es werden nach mehreren Einteilungsprinzipien 4 unterschiedliche Formen des Fehlbildungskomplexes beschrieben [39, 47].

Häufigkeit: Es wird geschätzt, daß etwa 10% aller aHF des Neugeborenen zum hypoplastischen Linksherzsyndrom gerechnet werden müssen.

Klinik: Schon in den ersten Lebenstagen tritt eine generalisierte Zyanose auf; die Neugeborenen kommen rasch in eine therapieresistente globale Herzinsuffizienz.

Die *Prognose* des hypoplastischen Linksherzsyndroms hängt von der Größe der interatrialen Verbindung, die Weite des persistierenden Ductus arteriosus und dem Grad der Isthmusstenose ab und ist ohne operative Maßnahmen schlecht. Die Lebenserwartung dieser Kinder beträgt etwa 10 bis 30 Tage. Die zeitlich gestaffelten NORWOOD-Operationen I–IV stellen eine operative Therapieform dar. Im frühen Säuglingsalter ist die Herztransplantation eine alternative Behandlungsform. Um die zum Teil längerdauernden Wartezeiten bis zur

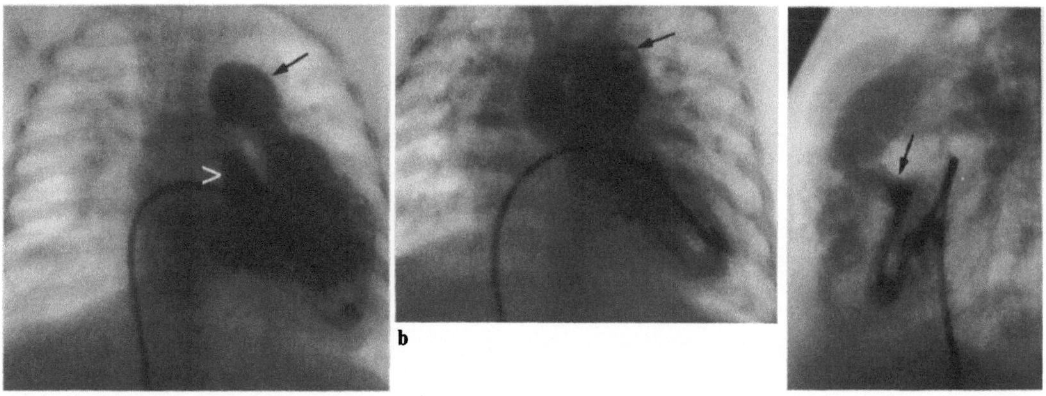

a b c

Abb. 88 a – c. *Diagnose:* Double outlet right ventricle, subaortaler VSD, d-Malposition, ASD II, pulmonale Hypertonie (vgl. Ahb. 87).
Selektive Kine-Angiokardiographie.
a Kontrastmittelinjektion in den rechten Ventrikel in p.a.: Linksrandbildender, reichlich trabekularisierter rechter Ventrikel, Pulmonalarterie weit (*Pfeil*), rechts daneben die im Anfangsteil dargestellte Aorta (*Pfeilspitze*), dazwischen „zungenförmige" Kontrastmittelaussparung. **b** Kontrastmittelinjektion in den linken Ventrikel in p.a. (über ASD sondiert): d-Malpositionsstellung der Aorta deutlich zu erkennen, gleichzeitige Anfärbung von Aorta und sehr weiter Pulmonalarterie (*Pfeil*) (pulmonale Hypertonie!) mit kräftiger arterieller Lungengefäßzeichnung. **c** Dazu im seitlichen Strahlengang: Linker Ventrikel normal gelegen, selektiv dargestellter VSD (*Pfeil*), beide großen Arterien entspringen aus dem rechten Ventrikel, die Aorta etwas weiter dorsal als die Pulmonalarterie

Transplantation zu überleben, wird dem Säugling entweder durch Prostaglandindauerinfusionen oder durch einen Stent in den Ductus arteriosus die Gefäßverbindung zwischen Pulmonalarterie und Aorta offengehalten (s. Kap. 1, Abschn. 7.4).

Die Diagnostik des hypoplastischen Linksherzsyndroms ist heute vor allem eine Frage der *Echokardiographie* (s. Kap. 7, Abschn. 2.8.9).

Röntgen: Meist Kardiomegalie, evtl. kugelige Herzform, Herzspitze angehoben durch den hypertrophierten rechten Ventrikel, in der Regel vermehrter Lungendurchfluß (Abb. 89), bei Mitralatresie und kleiner Verbindung zwischen den beiden Vorhöfen finden sich die Zeichen der Lungenstauung (Abb. 90).

Die *Angiokardiographie* weist bei Kontrastmittelinjektion in die Aorta die Aortenatresie (Abb. 91 a, b) und bei Kontrastmittelinjektion in den linken Vorhof die Mitralatresie eindeutig nach (Abb. 92).

4 Lageanomalien des Herzens (Malpositionen)

Unter Lageanomalien des Herzens werden abnorme Rechts- und Linkslagen der Muskelmasse des Herzens vor allem der Ventrikel verstanden. Die Bedeutung dieser Anomalien liegt in der häufigen Kombination mit aHF.

Einteilung: Es gibt besonders bei embryologischer und pathologisch-anatomischer Betrachtungsweise viele Einteilungsschemata [35, 51, 55]. Für die Klinik und die Röntgenologie empfiehlt es sich zu unterscheiden in:

Dextrokardie,
Lävokardie und
Mesokardie.

Der Situs solitus geht physiologischerweise mit einer „Lävokardie" einher.

Die bei Malpositionen oft komplizierte Lage der Vorhöfe ist durch den viszeralen Situs vorgegeben, wobei normalerweise die Lage der Leber derjenigen des venösen Vorhofs entspricht.

4.1 Dextrokardie

Dabei liegt der größte Teil der Herzmasse in der rechten Thoraxhälfte. Es können 3 Unterformen unterschieden werden: die Spiegelbilddextrokardie, die Dextroversio cordis und die Dextropositio cordis.

Die Häufigkeit der Dextrokardien schwankt infolge der unterschiedlichen Nomenklatur in weiten Grenzen zwischen 0,5% bis 5%. Extrakardiale Anomalien, z. B. das Karthagener-Syndrom, bei dem ein Situs inversus totalis vorliegt, sind häufiger anzutreffen.

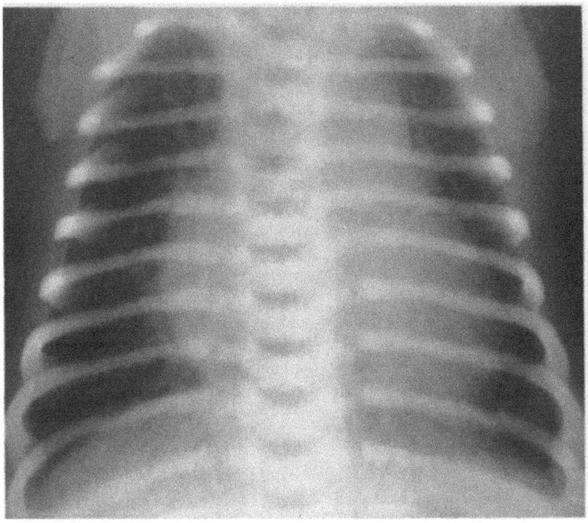

Abb. 89. *Diagnose:* Hypoplastisches Linksherzsyndrom mit sehr weitem offenen Ductus arteriosus und ASD.
H. P., 1 Tag alt, Zyanose gleich nach der Geburt, verstorben am 2. Lebenstag.
Thorax p.a.: Für das Alter des Kindes noch normal großes Herz, Vorwölbung des oberen Mediastinums nach links durch weiten Gefäßschatten des Ductus arteriosus; Hili vergrößert, deutlich vermehrte Lungengefäßzeichnung bis in die Peripherie

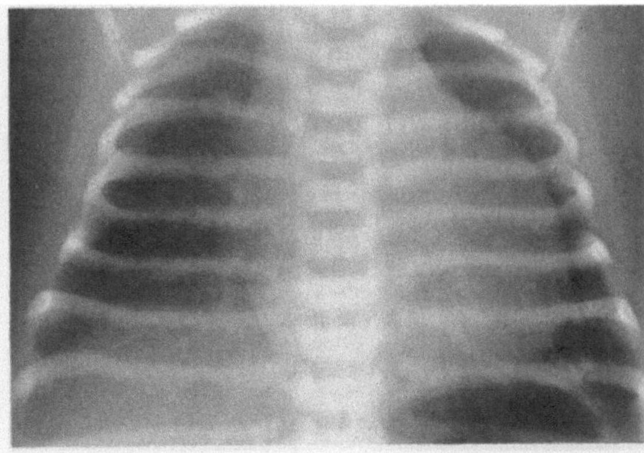

Abb. 90. *Diagnose:* Hypoplastisches Linksherzsyndrom mit Mitralatresie und kleiner interatrialer Verbindung.
I. R., 3 Tage alt, Herzinsuffizienz wenige Stunden nach der Geburt, exitus letalis am 7. Lebenstag.
Thorax p.a.: Nach links verbreitertes Herz, linker Herzbogen durch Vergrößerung des rechten Ventrikels nach kranial vorgewölbt; passive Hyperämie

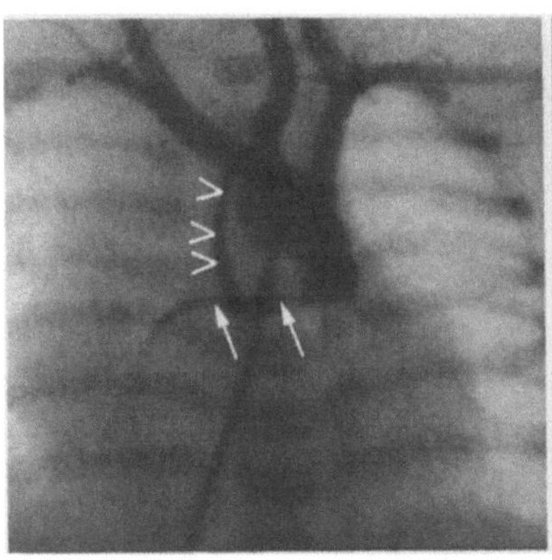

91a

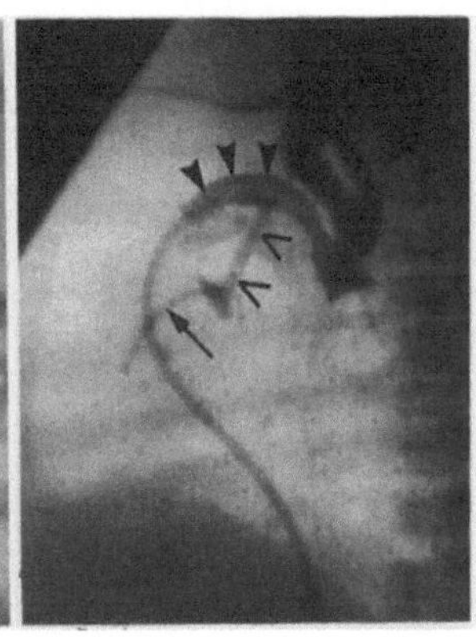

b

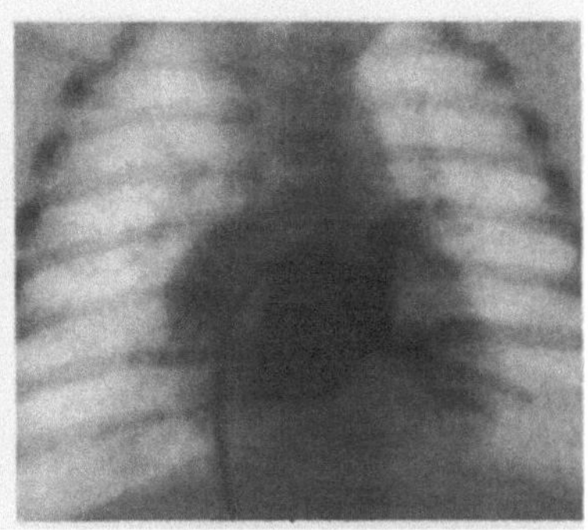

92

Abb. 91a, b. Diagnose: Hypoplastisches Linksherzsyndrom (Typ I mit Aorten- und Mitralatresie).
M. W., 1 Tag alt, wenige Stunden nach der Geburt Zyanose und Herzinsuffizienz; exitus letalis am 2. Lebenstag.
Selektive Kine-Angiokardiographie mit Kontrastmittelinjektion in die Aorta descendens (Sondierung über den offenen Ductus arteriosus, Aorta während der Injektion durch Ballon geblockt).
a p.a.-Strahlengang: Bis zum Abgang des Truncus brachiocephalicus relativ weite Aorta, dann äußerst hypoplastische Aorta ascendens (*Pfeilspitzen*) bis zur verschlossenen Aortenklappe, aus den angelegten Sinus valsalvae gehen die Koronararterien ab (*Pfeile*). (Überlagerung durch den Pulmonalarterienstamm).
b Dieselbe Situation wie **a** in seitlichem Strahlengang; außerdem deutliche rückläufge Darstellung der Pulmonalarterie über den offenen Ductus arteriosus (*Pfeilspitzen schwarz*)

Abb. 92. *Diagnose:* Hypoplastisches Linksherzsyndrom (Typ I mit Aorten- und Mitralatresie).
J.B., 4 Wochen alt, Zyanose fiel erst mit 3 Wochen auf, dann schnell herzinsuffizient, verstorben in der 5. Lebenswoche.
Selektive Kine-Angiokardiographie in p.a. mit Kontrastmittelinjektion in den linken Vorhof: Nachweis der Mitralatresie, kein Übertritt von Kontrastmittel in den linken Ventrikel. Rückstau in die Lungenvenen, Abfluß in den rechten Vorhof

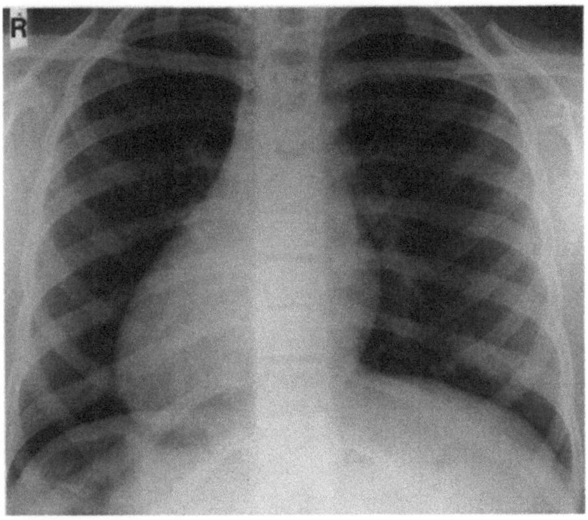

Abb. 93. *Diagnose:* Spiegelbilddextrokardie. Situs inversus totalis, kein angeborener Herzfehler.
R. G.-G., 10 Jahre gesund.
Thorax p.a.: Dextrokardie mit spiegelbildlicher Herzsilhouette, rechts deszendierende Aorta, regelrechte Lungengefäßzeichnung, normale Herzgröße; Magenblase rechts, Leberschatten links gelegen

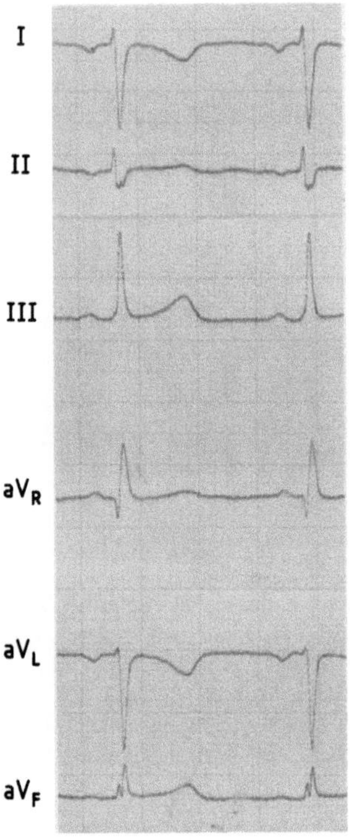

Abb. 94. EKG des Kindes der Abb. 93 mit Spiegelbilddextrokardie. Negative P-Welle in I und II, positive P-Welle in aV_R und negatives P in aV_L

Spiegelbilddextrokardie: Sie kommt gewöhnlich im Rahmen eines Situs inversus totalis vor, wobei keine weiteren angeborenen Herzfehler bestehen müssen. Auf der Thoraxaufnahme in p.a. ist die Masse des Herzens auf der rechten Seite zu erkennen, der Aortenbogen liegt rechts, die Aorta deszendiert rechts neben der Wirbelsäule, der linke Herzrand wird vom venösen Vorhof gebildet, im übrigen sind die Zeichen auch des abdominellen Situs inversus gegeben (Magenblase, Leber) (Abb. 93). Einen wichtigen Hinweis auf eine Spiegelbilddextrokardie gibt das EKG (Abb. 94).

Die isolierte Spiegelbilddextrokardie ist sehr selten und meist mit schweren Herz- und Gefäßmißbildungen gekoppelt. Aber auch der Situs inversus totalis kann mit Angiokardiopathien einhergehen, so daß dann der jeweilige Herzfehler entsprechende Symptome zusätzlich zur Spiegelbilddextrokardie erkennen läßt (Abb. 95, 96).

Die *Echokardiographie* läßt die Lageanomalie klar erkennen, bei der Kombination mit Herzfehlern kann die Interpretation schwierig werden.

Zusätzliche Vitien erfordern die *Herzkatheterisierung* und in jedem Fall auch die *Angiokardiographie.*

Dextroversio cordis: Sie findet sich in der Regel bei Situs solitus. Das Herz erscheint nach rechts gewendet, ähnlich einer umgedrehten Buchseite, wobei die Drehung eben nicht vollständig ist. Daher kommt die arterielle Kammer mehr nach vorn und links zu liegen (Abb. 97a–c). Vom Ausmaß der Kammerdrehung ist abhängig, ob die Ventrikel Anschluß finden an die zu ihnen gehörigen Vorhöfe,

Abb. 97a–c. *Diagnose:* Dextroversio cordis bei Situs solitus, kein angeborener Herzfehler.
M. W., 8 Jahre, beschwerdefrei, systolisches Geräusch links parasternal.
a Thorax p.a.: Herzschatten überwiegend links gelegen, schmales Herz, konvexbogige Vorwölbung in Höhe des Pulmonalsegmentes, Hili normal groß, regelrechte Lungengefäßzeichnung, linksdeszendierende Aorta. Magenblase links, Leberschatten rechts gelegen. Selektive Angiokardiographie (70×70 mm) in p.a: Kontrastmittelinjektion in die untere Hohlvene. **b** Dextrokardiogramm, **c** Lävokardiogramm. Der rechte Ventrikel liegt rechts neben der Wirbelsäule, untere Hohlvene und rechter Vorhof normal gelegen, die rechtsventrikuläre Ausflußbahn zieht nach kranial links, dort liegt auch völlig normal die Pulmonalarterie. Der linke Vorhof liegt topographisch ebenfalls normal, der linke Ventrikel ist linksrandbildend, etwas zur Mittellinie hin verlagert, die Aorta reitet über dem linken Hauptbronchus und deszendiert links, die kranialen Gefäßabgänge sind normal angelegt

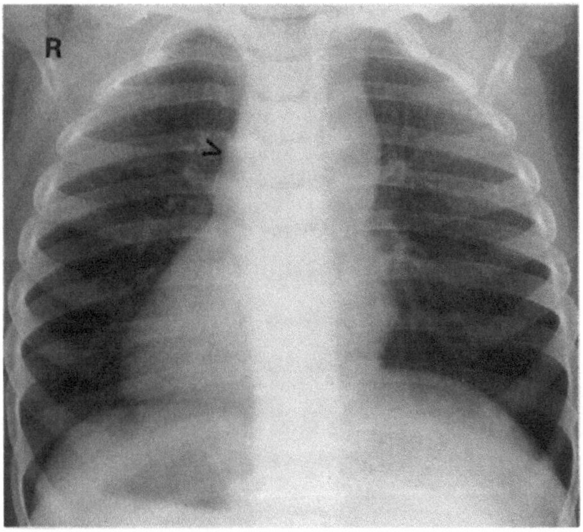

Abb. 95. *Diagnose:* Spiegelbilddextrokardie bei Situs inversus totalis und Fallotscher Tetralogie.
L. E., 2 Jahre, Herzgeräusch gleich nach der Geburt rechts parasternal aufgefallen, mit 6 Monaten beginnend zyanotisch.
Thorax p.a.: Dextrokardie, spiegelbildliche Herzsilhouette, kleines Herz mit abgerundeter Herzspitze, etwas vorspringendes Pulmonalsegment (*Pfeil*), Hili klein, verminderte Lungengefäßzeichnung mit vermehrter Transparenz der Lungen (Fallot!), konvexbogige Vorwölbung des oberen Mediastinums links paravertebral durch die linksaszendierende Aorta, die rechtsdeszendiert; rechts liegende Magenblase, Leberschatten links gelegen

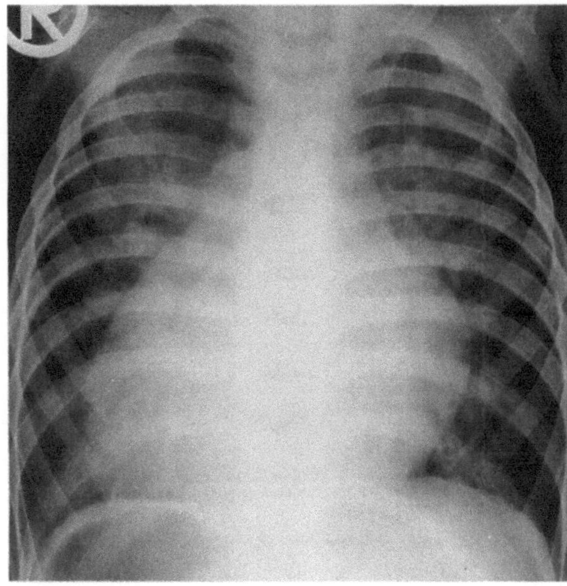

Abb. 96. *Diagnose:* Spiegelbilddextrokardie bei Situs inversus totalis, kompletter AV-Kanal mit pulmonalem Hochdruck, Herzinsuffizienz. U. Sch., 2 Jahre, schwere Gedeihstörung seit der Geburt, Dyspnoe.
Thorax p.a.: Dextrokardie, spiegelbildliche Herzsilhouette, nach beiden Seiten verbreitertes Herz, Herzspitze nach kaudal-lateral gerichtet und rechter Herzbogen vermehrt gerundet als Zeichen der biventrikulären Belastung; prominentes Pulmonalsegment, Hili vergrößert und verdichtet, deutlich vermehrte Lungengefäßzeichnung bis in die Peripherie; Gefäßquer- und -längsschnitte teilweise unscharf gezeichnet, perihiläre, milchglasähnliche Eintrübung als Ausdruck der zusätzlichen passiven Hyperämie. Magenblase rechts, Leberschatten links gelegen

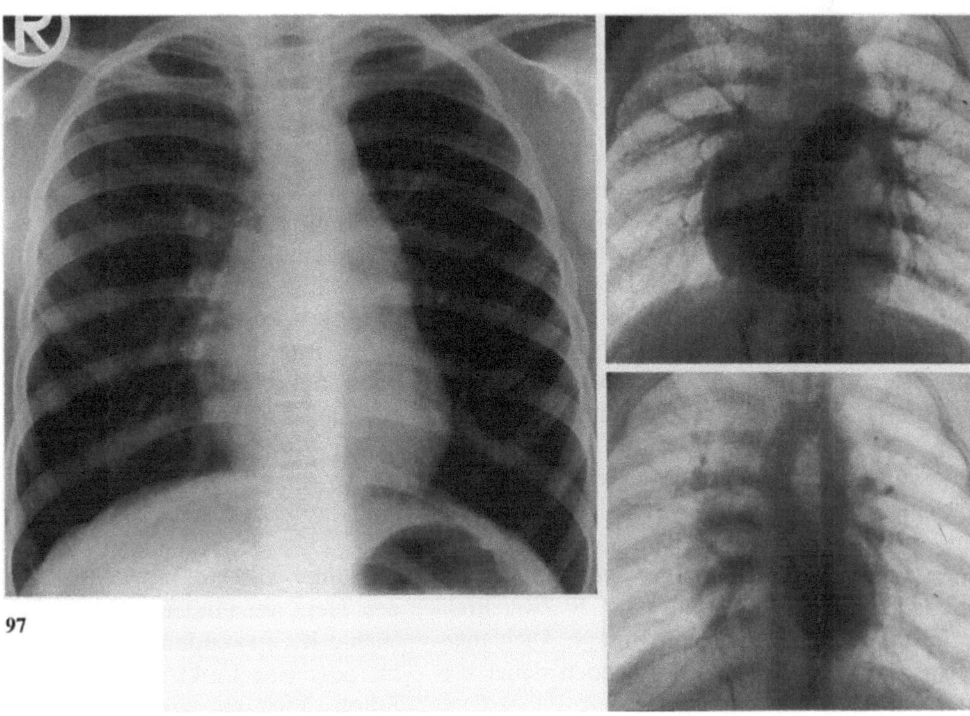

a b c

97

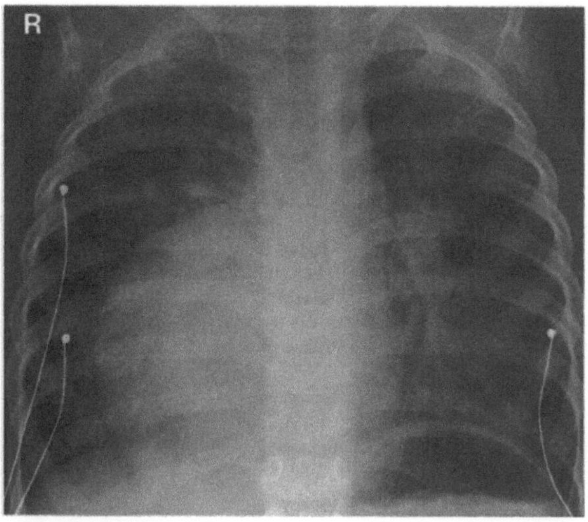

Abb. 98. *Diagnose:* Dextroversio cordis bei Situs solitus. AV-Kanal mit pulmonalem Hochdruck (atrioventrikuläre Konkordanz).
D. O., 2 Jahre, gehäufte Infekte, keine Zyanose, lautes Systolium seit der Geburt. Korrekturoperation mit 2 Jahren.
Thorax p.a.: Dextrokardie, linker Herzbogen nur gering in den linken Hemithorax reichend, kugeliges, nach rechts vergrößertes Herz mit Verlagerung der Herzspitze und der Herzachse nach rechts lateral als Zeichen der rechtsventrikulären Belastung: Hili vergrößert und verdichtet, vermehrte Lungengefäßzeichnung mit Kalibersprung zur Peripherie, Aorta linksdeszendierend. Magenblase links, Leberschatten rechts gelegen

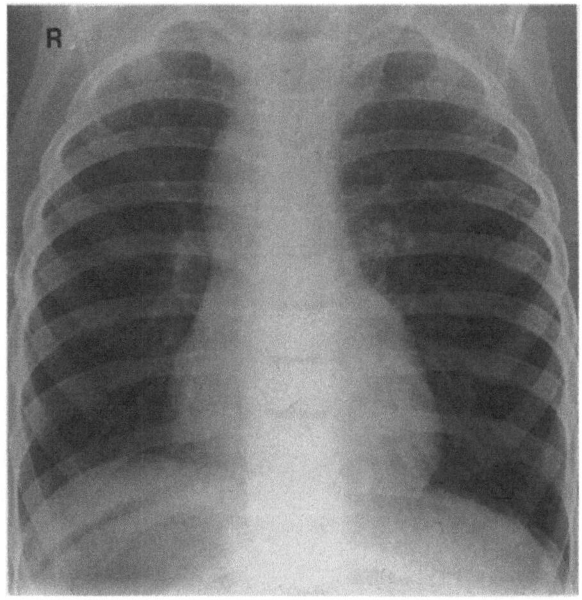

Abb. 99. *Diagnose:* Situs inversus mit Lävokardie (Solitusläovokardie), AV-Kanal, Transposition der großen Arterien, valvuläre Pulmonalstenose.
R. K., 3 Jahre, Herzgeräusch gleich nach der Geburt bemerkt, Zyanose mit 1 Jahr aufgetreten.
Thorax p.a.: Herz überwiegend links gelegen, schmale Herzschatten, Hili normal groß, scharf begrenzt, normale Lungengefäßzeichnung; konvexbogige Vorwölbung des oberen Mediastinums nach rechts durch hohe Rechtslage der Aorta, die rechtsdeszendiert. Magenblase rechts, Leberschatten links gelegen. Da eine Pulmonalstenose besteht, wird die Lungenüberflutung durch den AV-Kanal verhindert, so daß der schwere Herzfehler weitgehend „maskiert" bleibt

welche bei einem Situs solitus normal liegen (konkordante oder diskordante Konnektion). Bei einer vollständigen Dextroversio ist der hintengelegene (venöse) Ventrikel an den arteriellen Vorhof angeschlossen; deshalb sind diese Kinder nur lebensfähig, wenn gleichzeitig eine Transposition der großen Arterien vorliegt (ventrikuloarterielle Diskordanz), wie es bei der „angeboren korrigierten Transposition" der Fall ist (s. Abschn. 3.6).

Die meisten Fälle von Dextroversio cordis sind mit zusätzlichen Angiokardiopathien gekoppelt, die dann das klinische Bild bestimmen (Abb. 98).

Dextropositio cordis: Hier findet sich ein normal angelegtes, nach rechts verlagertes Herz. Ursache sind vor allem extrakardiale Erkrankungen erworbener Natur wie Pneumothorax oder Atelektasen, aber auch angeborene Anomalien, z.B. Zwerchfellhernie links und Hypoplasie der Lunge. Auch angeborene Herz- und Gefäßfehler können dabei vorkommen.

4.2 Lävokardie

Von Lävokardie als Herzlageanomalie wird gesprochen, wenn das Herz links liegt, obwohl es rechts liegen sollte – also bei Situs inversus. Diese Malposition ist etwa 10mal seltener als die Dextrokardie bei Situs inversus. Oft sind schwere angeborene Herzfehler damit gekoppelt. Dadurch wird die Diagnostik u.U. schwierig, wie die Abb. 99 zeigt. Bei Situs inversus der Bauchorgane und Lävokardie wird analog zur Spiegelbilddextrokardie von *Solituslävokardie* gesprochen.

4.3 Mesokardie

Hierunter wird ein in der Mitte des Thorax gelegenes Herz verstanden. Als Ursache kommt eine leichte Rechtswendung des Herzens bei Situs solitus oder eine Linkswendung bei Situs inversus in Frage. Auch ein „Tropfenherz" bei Asthenikern

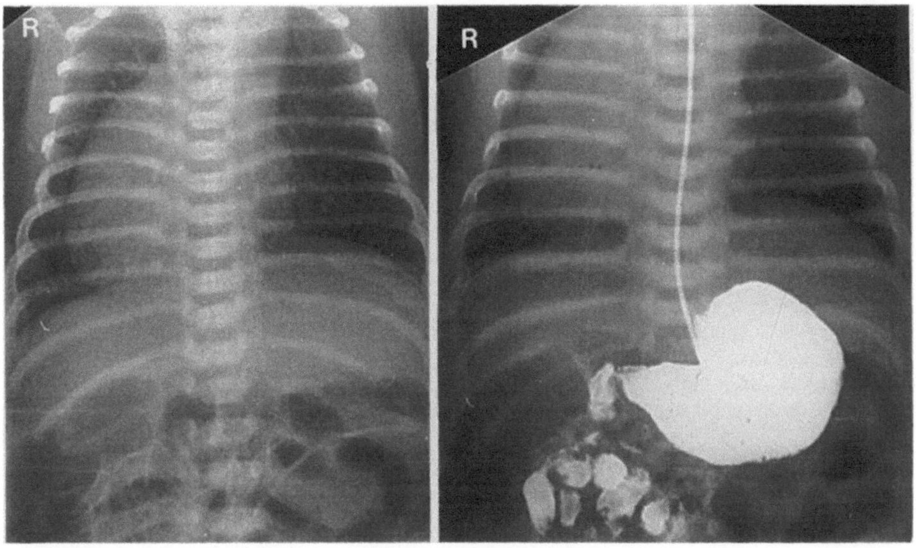

a b

Abb. 100 a, b. *Diagnose:* Ivemark-Syndrom mit Dextrokardie; komplexes zyanotisches Vitium: Univentrikuläres Herz, Pulmonalatresie, offener Ductus arteriosus, gemeinsame AV-Klappe; mittelständige Leber; Medialverlagerung des Magens und Malrotation des Dünndarms, Analatresie.
Ch. P., 1 Tag alt, sofortige Klinikeinweisung wegen angeborenem Herzfehler.
a Thorax p.a. und Oberbauch: Dextrokardie, Vergrößerung des Herzens mit Verlagerung der Herzspitze nach kaudal und lateral sowie Vorwölbung des rechten Herzbogens als Zeichen der Vergrößerung beider Ventrikel; regelrechte Lungengefäßzeichnung, mittelständiger Leberschatten, links höherstehendes Zwerchfell als rechts, geblähte Dünn- und Dickdarmschlingen bei membranöser Analatresie. **b** Obere Magen-Darm-Passage des gleichen Patienten wie in **a**: Magen nach medial verlagert, Magenfundus deutlich vom linken Zwerchfell distanziert: Fehldrehung des Dünndarms, der überwiegend rechts von der Wirbelsäule gelegen ist

oder bei abnormem Zwerchfelltiefstand (z. B. bei Asthma) wird gelegentlich als Mesokardie bezeichnet. Komplizierende angeborene Herzfehler sind auch bei der Mesokardie möglich.

4.4 Situs ambiguus

Eine Sonderform der generellen Malposition, nicht nur des Herzens, stellt der Situs ambiguus dar, der im Zusammenhang mit dem Asplenie- (IVEMARK) bzw. Heterotaxiesyndrom beschrieben wurde [23, 35, 55], Hierbei ist eine Lageanomalie des Herzens, meist gekoppelt mit schweren Herz- und Gefäßmißbildungen, nur ein Teil des Gesamtsyndroms. Hinweisend kann ein mittelständiger Leberschatten sein (Abb. 100 a); die Lage des Herzens kann sowohl einer Lävokardie, als auch einer Dextrokardie (Abb. 100 b) entsprechen. Der atriale Situs erscheint morphologisch unsicher oder nicht bestimmbar. Besonders häufig wurde bei Asplenie oder Polyspleniesyndrom das Vorkommen von Pulmonalvenenobstruktionen beschrieben (47%). manchmal gekoppelt mit Fallotscher Tetralogie oder Pulmonalatresie und gemeinsamer AV-Klappe.

Literatur

1. Anderson RH, Becker AE, Macartney FJ, Shinebourne EA, Wilkinson JL, Tynan MJ (1979) Is „Tricuspid Atresia" a Univentricular Heart? Pediatr Cardiol 1:51–56
2. Baron MG, Wolf BS, Steinfeld L, van Mierop LHS (1964) Endocardial cushion defects. Spezific diagnosis by angiocardiography. Amer J Cardiol 14:162
3. Becker AE. Meyboom EJ, Wilkinson JL, Smith A, Anderson RH (1979) „Tricuspid atresia" is a form of univentricular heart: a concept supported by the anatomy of the atrioventricular conduction tissue. Abstract Europ J Cardiol 10:307
4. Becker AE, Losekoot G, Marcelletti C, Anderson RH Straddling atrioventricular valves. (eds) (1981) Paediatric cardiology, vol. 3. Churchill Livingstone, Edinburgh London Melbourne New York pp 399–445
5. Becu LM, Fontana RS, Dushane JW, Kirklin JW, Burchell HB, Edwards JE (1956) Anatomic and pathologic studies in ventricular septal defect. Circulation 14:349
6. Beuren AJ, Apitz J, Hamjanz D (1962) Supravalvular aortic stenosis in association with mental retardion and a certain facial appearence. Circulation 26:1235
7. Beuren AJ, Schulze CH, Eberle P, Hamjanz D, Apitz J (1964) The Syndrom of supravalvular aortic stenosis, peripheral pulmonary stenosis, mental retardation and similar facial appearence. Amer J Cardiol 13:471
8. Beuren AJ, Apitz J, Stoermer J, Kaiser B, Schlange H, v. Berg W, Jörgensen G (1966) Vitamin-D-hypercalcämische Herz- und Gefäßerkrankung. Mschr Kinderhk 114:457

9. Beuren AJ (1966) Gefäßringe. In: Opitz H, Schmid F (Hrsg) Handbuch der Kinderheilkunde, Bd. VII. Springer, Berlin Heidelberg New York S. 639
10. Bharati S, Lev M (1979) The concept of tricuspid atresia complex as distinct from that of the single ventricle complex. Pediatr Cardiol 1:57-62
11. Bühlmeyer K (1979) (Hrsg) Das univentrikuläre Herz. Symposium. Herz 4: Nr. 2
12. Bühlmeyer K (1984) Erkrankungen des kardiovaskulären Systems. In: Betke K, Künzer W (Hrsg) Keller/Wiskott, Lehrbuch der Kinderheilkunde, 5. Aufl. Thieme, Stuttgart New York
13. Celoria GC, Patton RB (1959) Congenital absence of the aortic arch. Amer Heart J 58:407
14. Coceani F, Olley PM (1973) The response of the ductus arteriosus to prostaglandins. Can J Physiol Pharmacol 51:220
15. Collet RW, Edwards JW (1949) Persistent truncus arteriosus: A classification according to anatomic types. Surg Clin N Amer 29:1245
16. Collins-Nakai RL, Rosenthal A, Castaneda AR, Bernhard WF, Nadas AS (1977) Congenital mitral stenosis. A review of 20years experience. Circulation 56:1039
17. Dickinson DF, Wilkinson JL, Smith A, Becker AE, Anderson RH (1979) Atrioventricular conduction tissues in univentricular hearts of left ventricle type with absent right atrioventricular connection (tricuspid atresia). Brit Heart J 42:1
18. Edwards JE, Burchell HB (1949) Congenital tricuspid atresia: a classification. Med Clin N Amer 33:1177
19. Engle MA, Ito T (1961) The postpericardiotomy syndrome. Amer J Cardiol 7:73
20. Engle MA (1979) Postoperative syndromes. In: Moss AJ, Adams FH, Emmanouilides GC (eds) Hean disease in infants, children and adolescents, 2nd edn. Williams & Wilkins, Baltimore, pp 700-704.
21. Engle MA, Zabriskie JB, Senterfit LB, Gay WA, O'Loughlin JE jr., Ehlers KH (1980) Viral illness and the postpericardiotomy syndroms. Circulation 62:1151-1158
22. Feldt RH (ed) (1976) Atrioventricular canal defects. Saunders, Philadelphia London Toronto
23. Freedom RM (1971) The heterotaxy syndrome. Circulation, Suppl II:115
24. Freedom FM, Culham JAG, Moes CAF (1984) Angiocardiography of Congenital Heart Disease. Macmillan Publishing Company New York Toronto London
25. Friedman WF, Hischklau MJ, Printz MP, Pitlick FT, Kirkpatrick SE (1976) Pharmacologic closure of patent ductus arteriosus in premature infant. New Engl J Med 295:526
26. Goor DA, Lillehei CW (1975) Congenital malformations of the heart. Embryology, anatomy and operative considerations, Grune & Stratton, New York
27. Hagel K-J (1980) Trikuspidalatresie. Der Kinderarzt II: 1689-1693
28. Hagel K-J (1982) Komplette Transposition der großen Arterien. In: Rautenburg HW (Hrsg.) Kardiologische Pädiatrie in der Praxis. Hansisches Verlagskontor, Lübeck, S. 157-166
29. Hagel KJ (1982) Endokardkissendefekte. In: Rautenburg HW (Hrsg) Kardiologische Pädiatrie in der Praxis. Hansisches Verlagskontor, Lübeck, S 57
30. Handrick W, Meister E-M (1977) Das Postperfusionssyndrom im Kindesalter. Dtsch Med Wschr 102:239-242
31. Heintzen P (1963) Differentialdiagnose des Symptoms: Systolisches Geräusch und Differentialdiagnose des Symptoms: Zyanose. In: Catel W (Hrsg) Differentialdiagnose von Krankheitssymptomen bei Kindern und Jugendlichen, 3. Aufl., Bd. 2, Thieme, Stuttgart, S. 445, 638
32. Jaffe RB (1975/76) Complete interruption of the aortic arch. 1. Caracteristic radiographic findings in 21 patients, 2. Caracteristic angiographic features with amphains on collateral circulation of the dexcending aorta. Circulation 52:714; 53:161
33. Kallfelz HC (1978) Double outlet ventricle. In: Bachmann KD u. a. (Hrsg) Pädiatrie in Praxis und Klinik. Bd. I. Fischer-Thieme, Stuttgart New York, S 7.119
34. Keith JD (1978) Coarctation of the aorta. In: Keith JD, Rowe RJ, Vlad P (eds) Heart disease in infancy and childhood. 3rd edn. Macmillan, New York, p 737
35. Kelley MJ, Jaffe CC, Kleinman CS (1982) (eds) Cardiac imaging in infants and children. Saunders, Philadelphia London Toronto Mexico City Rio de Janeiro Sydney Tokyo
36. Mocellin R, Krettek M, Sauer U, Bühlmeyer K (1977) Pulmonalatresie mit Ventrikelseptumdefekt. Behandlungsergebnisse 1963 bis 1976 und diagnostische Maßnahmen unter besonderer Berücksichtigung der großen Kollateralgefäße. Z Kardiol 66:382
37. Nadas AS (1976) Patent ductus revisited. New Engl J Med 295:563
38. Neufeld HN, Blieden LC (1976) Pathology of congenital mitral valve disease. In: Kalmanson D (ed.) The mitral valve. A pluridisciplinary approach. E. Arnold Ltd., London, p 79
39. Noonan JA, Nadas AS (1958) The hypoplastic left heart syndrom. An analysis of 101 cases. Pediat Clin North Amer 5:1029
40. Olley PM, Coceani F, Bodach E (1976) E-type prostaglandins. A new emergency therapy for certain cyanotic congenital heart malformations. Circulation 53:728
41. Quero-Jiménez M, Ugarte-Pena M, Enriquez de Salamanca F, Knapp J, Acerete F, Herraiz-Sarachaga I (1977) Anatomie der Atrioventrikularklappen bei Endokardkissendefekten. Diagnostische Folgerungen. Herz 2:385
42. Pfefferkorn J (1984) Echokardiographische Diagnostik bei atrioventrikulären Defekten. Thieme-Copythek, Stuttgart
43. Rastelli GC, Kirklin JW, Titus JL (1966) Anatomic observations on complete form of persistent common atrioventricular canal with special reference to atrioventricular valves. Mayo Clin Proc 41:296
44. Rautenburg HW, Askevold I-B (1980) Das Nativröntgenbild der Pulmonalstenose mit intaktem Ventrikelseptum im Kindesalter. Herz 5:306-313
45. Richter KC (1963) Die zentrale Lungenschlagader im Röntgenbild. Akademie-Verlag, Berlin
46. Rudolph AM, Heymann MA, Spitznas U (1972) Hemodynamic considerations in the development of narrowing of the aorta. Amer J Cardiol 30:514
47. Schumacher G, Bühlmeyer K (1980) Diagnostik angeborener Herzfehler 2. Aufl. Systematik der angeborenen Herzfehler, Perimed-Verlag D. Straube, Erlangen
48. Shone JD, Sellers RD, Anderson QC, Adams PJR, Lillehei C, Edwards JE (1963) The developmental complex of „parachute mitral valve", supravalvular ring of the left atrium, subaortic stenosis, and coarctation of the aorta, Amer J Cardiol 11:714
49. Sommerville J (1970) Management of pulmonary atresia. Brit Heart J 32:641

50. Soto B, Pacifico AD (1990) Angiocardiography in congenital heart malformations. Futura, Mount Kisco, pp 327–353
51. Stoermer J (1978) Die Lageanomalien des Herzens, In: Bachmann KD u. a. (Hrsg) Pädiatrie in Praxis und Klinik, Bd. I. Fischer-Thieme, Stuttgart New York, S. 7.151
52. Straube EM, Rautenburg HW (1974) Der prominente Pulmonalbogen im Säuglings- und Kindesalter. Klin Pädiat 186:107–119
53. Tandon R, Edwards JE (1974) Tricuspid atresia. A re-evaluation and classification. J Thorac Cardiovasc Surg 67:530
54. Praagh R van, Bernhard WF, Rosenthal A, Parisi LF, Fyler DC (1971) Interrupted aortic arch: Surgical treatment. Amer J Cardiol 27:200
55. van Praagh R, Weinberg PM, van Praagh S (1979) Malposition of the Heart. In: Moss AJ, Adams FH. Emmanouilides GC (eds) Heart disease in infants, children and adolescents, 2nd edn. Williams & Wilkins. Baltimore, pp 394–417
56. Vlad P (1967) Tricuspid atresia. In: Keith JD, Rowe RD, Vlad P (1967) (eds) Heart disease in infancy and childhood, 2nd edn. Macmillan, New York

3 Erworbene Herzerkrankungen

K.-J. HAGEL, M. REITHER
und H.W. RAUTENBURG

INHALT

1 Entzündliche Herzerkrankungen (Karditis) 304
1.1 Rheumatische Karditis 304
1.2. Nichtrheumatische Karditiden 304
1.2.1 Bakterielle Endokarditis 304
1.2.2 Viruskarditis 305
1.2.3 Perikarditis 305
2 Erworbene Herzklappenfehler. 305
2.1 Mitralklappenfehler 307
2.2 Aortenklappenfehler 309
2.3 Zustand nach operativem Herzklappenersatz 310
2.4 Sonderfall: Kawasaki-Syndrom 311
Literatur 311

1 Entzündliche Herzerkrankungen (Karditis)

Einteilung: Die Karditiden können entweder nach anatomischen oder nach ätiologischen Gesichtspunkten eingeteilt werden [4] (Tabelle 1).

Tabelle 1. Einteilung der entzündlichen Herzerkrankungen

Anatomisch: Endo-/ Myo-/ Perikarditis
Endomyokarditis
Perimyokarditis
Pankarditis

Ätiologisch: rheumatisch – nichtrheumatisch
Bakterien
Viren
Pilze
Protozoen

1.1 Rheumatische Karditis

Die rheumatische Karditis ist die wichtigste Teilerkrankung des rheumatischen Fiebers und ist mit dessen Rückgang in den letzten zwanzig Jahren in Mitteleuropa eine seltene Erkrankung geworden.

Die Diagnose der rheumatischen Karditis erfolgt im Zusammenhang mit der Diagnose des rheumatischen Fiebers und kann infolge uncharakteristischer Symptome schwierig sein. *Röntgenologisch* wird im Laufe der Erkrankung vor allem beim Übergang in einen manifesten Herzklappenfehler eine Vergrößerung des Herzens festgestellt. Die Herzfigur ist dabei völlig uncharakteristisch.

1.2 Nichtrheumatische Karditiden

Die *Häufigkeit* von nichtrheumatischer Karditis in einem klinisch-pädiatrischen Krankengut wird mit etwa 7% angegeben: die Prognose ist u.U. auf lange Sicht schlecht. Es ist eine gewisse *Präferenz der Erreger* zum Endo- oder Myokard festzustellen: Viren und Protozoen verursachen vorwiegend Myokarditiden, während Bakterien und Pilze eher das Endokard befallen. Ein deutlich erhöhtes Endokarditisrisiko findet sich bei Kindern mit Ventrikelseptumdefekten, valvulären Pulmonalstenosen und nach Operationen am Herzen, bei denen Kunststoffflicken oder -prothesen verwandt werden [4].

1.2.1 Bakterielle Endokarditis

Sie kann unterschieden werden in eine akute Verlaufsform (Endokarditis ulcerosa) mit unterschiedlichem Erregerspektrum und eine subakute Form (Endokarditis lenta), die vorwiegend durch Viridans-Streptokokken verursacht wird. Das Erregerspektrum der bakteriellen Endokarditis zeigt die Tabelle 2.

Die Folgen der bakteriellen Endokarditiden sind oft schwerwiegende Herzklappenfehler, die u.U. der Operation bedürfen. Einen solchen Verlauf in

Tabelle 2. Erregerspektrum der bakteriellen Endokarditis

Streptokokken der Viridansgruppe:	60–75%
Andere Streptokokken:	5–15%
Staphylokokken:	5–15%
Enterobacteriaceae:	1–5%
Andere Spezies:	1–1%

der Röntgendiagnostik zeigen die Abb. 1 a–f. Ausgehend von einem hämodynamisch unwirksamen VSD bei einem türkischen Jungen führten Endomyokarditiden über Mitral- und Aortenklappenfehler bis zum Doppelklappenersatz.

1.2.2 Viruskarditis

Hier sind als Erreger vor allem Coxsackie-Viren der Gruppen B 1–5, ECHO-Viren, Zytomegalie- und Epstein-Barr-Viren zu nennen. Viren verursachen meist Myokarditiden, die schwer zu diagnostizieren sind; besonders die für die Prognose entscheidende Früherkennung kann außerordentlich schwierig sein. Die manifeste Virusinfektion bedingt oft eine Gefügedilatation des Herzens, die evtl. nach Jahren in eine infauste „sekundäre dilatative (kongestive) Kardiomyopathie" übergehen kann (s. Kap. 4, Abschn. 2).

Einen der wichtigsten diagnostischen Hinweise bei allen nichtrheumatischen Karditiden stellt die *röntgenologisch* meßbare Herzvergrößerung dar.

Bei allen entzündlichen Herzerkrankungen können die *echokardiographisch* meßbaren Kontraktionsparameter pathologische Werte aufweisen, was als ein weiterer diagnostischer Baustein angesehen werden muß (s. Kap. 7, Abschn. 1.5.5). Bei Endokarditiden an den Herzklappen sind im Echokardiogramm evtl. „Auflagerungen" an den Klappen nachweisbar (s. Kap. 7, Abschn. 2.4.1).

1.2.3 Perikarditis

Entzündliche Perikardergüsse sind bei jeder Form und Art von Karditis möglich und oft nur flüchtig und gering. Eitrige Perikarditiden haben bei Kindern eine schlechte Prognose. Bei den Viruskarditiden mit Perikarderguß kann eine Herzbeuteltamponade und eine ausgesprochene Rezidivneigung große therapeutische Probleme verursachen.

Die Diagnose der Perikarditis bzw. des Perikardergusses ist heute eine Domäne der *Echokardiographie*; sie ist sicherer als die Diagnose nach der Röntgennativaufnahme, zumal auch kleine Ergüsse bereits erfaßt werden können (s. Kap 7, Abschn. 2.4.2).

Bei größeren Perikardergüssen (z. B. infolge Perikarditis) kann sich röntgenologisch eine erheblich vergrößerte, verplumpte, „dreieckförmige" oder „zeltförmige" Herzfigur finden (Abb. 2).

2 Erworbene Herzklappenfehler

Alle Karditiden können im Laufe der Zeit Herzklappenfehler verursachen, rheumatisches Fieber

Abb. 1a–f. M.Y; Verlauf von 1975–1979.
Thorax p.a. vom 22. 8. 1975: **a** Normal großes Herz, regelrechte Herzform, keine auffällige Spreizung der Trachealbifurkation, zarte Doppelkontur im oberen Anteil des rechten Herzbogens ohne sicheren Hinweis für eine Vergrößerung des linken Vorhofes, normal große Hili, regelrechte Lungengefäßzeichnung. *Diagnose*: Kleiner VSD (durch Herzkatheterisierung nachgewiesen); röntgenologisch normale Thoraxorgane.
b Thoraxübersicht des gleichen Patienten wie in **a** knapp 2 Jahre später: Bei mäßiger Inspirationsphase ausgeprägte Verbreiterung des Herzschattens nach beiden Seiten mit teilweise unscharfer Begrenzung, Vorwölbung der Region des linken Herzohres; deutliche Spreizung der Trachealbifurkation; Hili etwas nach kranial angehoben, verdichtet, unscharf begrenzt, passive Hyperämie im Lungenkreislauf, kein Pleuraerguß. *Diagnose*: Hochgradige Mitralinsuffizienz nach Endomyokarditis.
c Thoraxübersicht des gleichen Patienten wie in **a, b** knapp 3 Wochen später: Deutliche Abnahme der Herzgröße insgesamt, vorwiegend nach links mäßiggradig verbreiterter Herzschatten mit teilweise unscharfer Begrenzung; seichte Herztaille und normaler Trachealbifurkationswinkel als Zeichen der Verkleinerung des linken Vorhofes; Abnahme der passiven Hyperämie im kleinen Kreislauf; Björk-Shiley-Klappenprothese in Mitralposition. *Beurteilung*: Röntgenologisch ausdrucksvolle Befundbesserung nach Implantation einer künstlichen Mitralklappe.
d Thoraxaufnahme im 2.schrägen Durchmesser mit Breischluck gut 2 Monate später: Noch mäßiggradige Vergrößerung des linken Ventrikels und der Vorhofregion, allerdings ohne Dorsalverlagerung des Ösophagus; Vorwölbung der aortalen Ausflußbahn; künstliche Herzklappe in Mitralposition. *Diagnose*: Kombinierte Mitral- und Aorteninsuffizienz.
e Thoraxübersicht im 2.schrägen Durchmesser mit Breischluck 5 Wochen später: Deutliche Verkleinerung der Vorhof- und Ventrikelregion links sowie der aortalen Ausflußbahn nach zusätzlicher Implantation einer weiteren Björk-Shiley-Klappenprothese in Aortenposition. *Beurteilung*: Deutliche Besserung der kombinierten Mitral- und Aorteninsuffizienz nach zusätzlicher Implantation einer künstlichen Herzklappe in Aortenposition.
f Thoraxübersicht p.a. des gleichen Patienten wie in **a** – 1 1/2 Jahre später: Nach links mäßiggradig vergrößertes Herz nach der Position der Herzachse und Lage der Herzspitze durch eine Vergrößerung des linken Ventrikels bedingt; erhaltene Herztaille, normales Pulmonal- und Aortensegment, normaler rechter Herzbogen; Hili normal groß, regelrechte Lungengefäßzeichnung. *Beurteilung*: Abgesehen von einer mäßiggradigen Vergrößerung des linken Ventrikels röntgenologisch kein pathologischer Befund an den Thoraxorganen

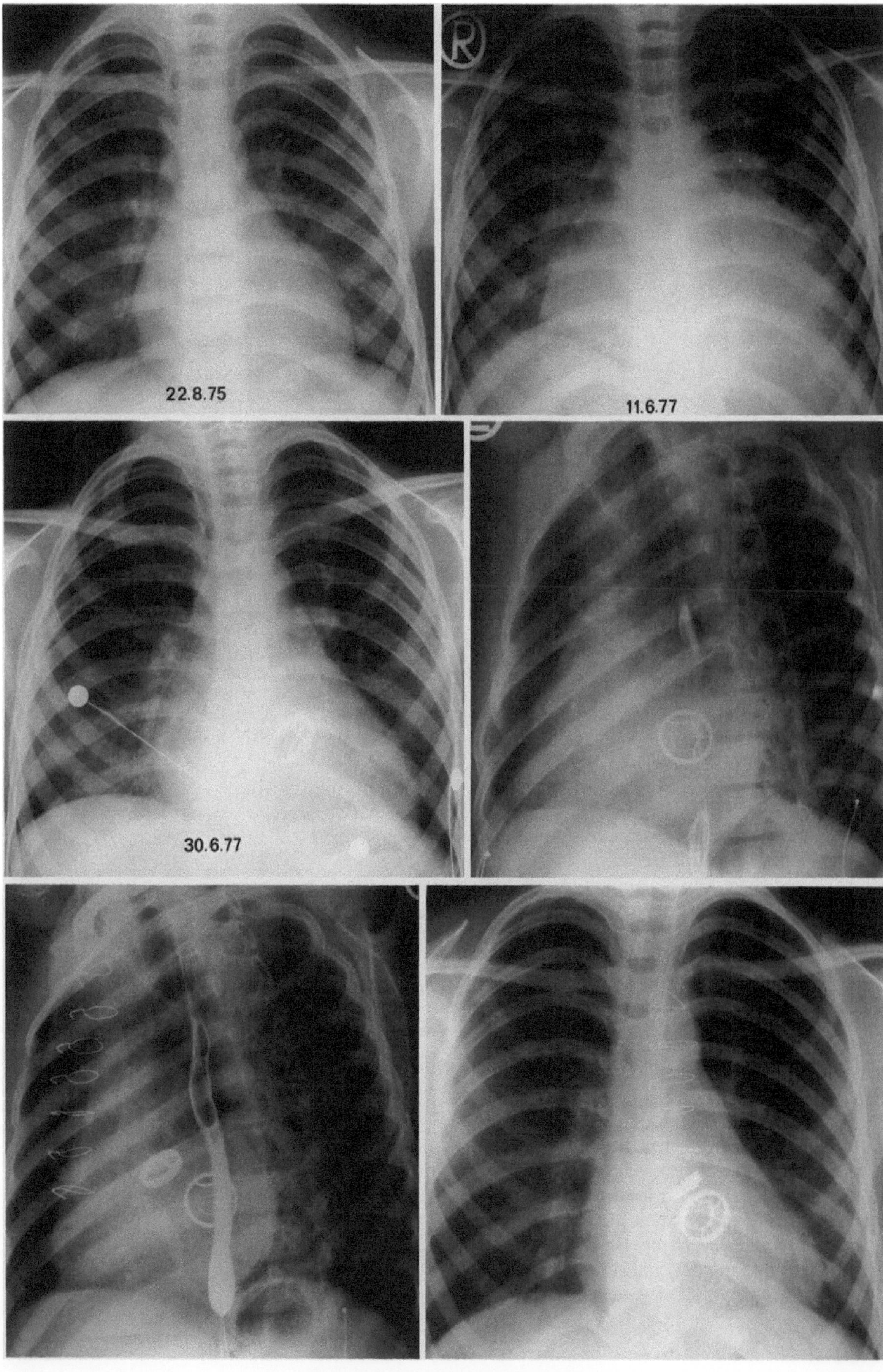

a b c d e f

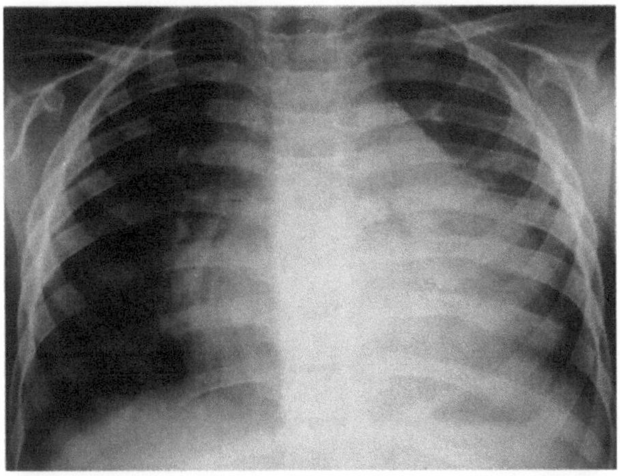

Abb. 2. *Diagnose*: Viruskarditis mit großem Perikarderguß und passiver Hyperämie. A.Sch., 6 Jahre, vor 3 Wochen Windpocken, seit 2 Wochen kardial dekompensiert, Myokarditis mit Perikarditis, drohende Herztamponade (Echokardiogramm), Herzbeutelpunktion nach der Röntgenaufnahme: 265 ml seröser Erguß entleert. Thorax p.a.: Nach beiden Seiten ausladendes, dreieckförmiges Herz, unscharfe Begrenzung des Herzrandes und der Lungengefäße, Spreizung der Trachealbifurkation als Zeichen der Vorhofvergrößerung links: Hili vergrößert und verdichtet, vorwiegend perihiläre passive Hyperämie

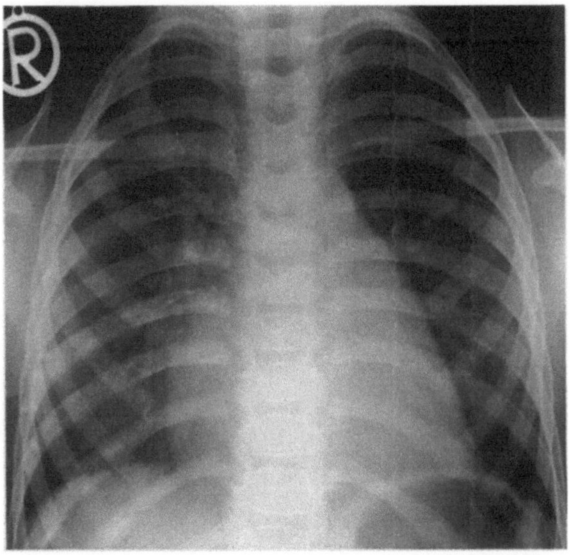

Abb. 3. *Diagnose*: Geringgradige Mitralinsuffizienz (lt. Herzkatheterisierung) nach Sepsis durch vergrünende Streptokokken B.M., 6 Jahre, evtl. Beginn als rheumatische Karditis, dann Viridans-Sepsis nachgewiesen.
Thorax: p.a.: Nach beiden Seiten leicht verbreitertes Herz, Vorwölbung des linken Herzohres, schmaler Aortenschatten, zarte Doppelkontur im rechten Herzbogen, keine Spreizung der Trachealbifurkation, somit keine signifikante Vergrößerung des linken Vorhofes, normale Lungengefäßzeichnung

und Bakterien infolge Endokarditis an den Herzklappen selbst, Viren durch Dilatation des Klappenhalteapparates nach Myokarditis. [4]. Befallen sind im Kindesalter fast ausschließlich die linksseitigen Herzklappen, also Mitral- und Aortenklappen. Nach der Anatomie und Hämodynamik kann bekanntlich in *Klappeninsuffizienzen* und *Klappenstenosen* unterschieden werden. Kommen Übergangsformen von Insuffizienz und Stenose an ein und derselben Klappe vor, so wird von einem *kombinierten Vitium* gesprochen. Weisen Mitral- und Aortenklappen eine Insuffizienz oder/und Stenose auf, so spricht man von einem *Doppelklappenvitium*.

Bei allen erworbenen Herzklappenfehlern ist die *Echokardiographie* diagnostisch führend.

2.1 Mitralklappenfehler

Der häufigste erworbene Herzklappenfehler im Kindesalter scheint auch heute noch die *Mitralinsuffizienz* zu sein. Frühere Zahlenangaben zur Häufigkeit haben nach dem erheblichen Rückgang des rheumatischen Fiebers keine Gültigkeit mehr. Auch differieren die Morbiditätsangaben zwischen den einzelnen Ländern erheblich; wenn in Deutschland erworbene Mitralfehler bei Kindern selten geworden sind, so stimmt dies z. B. nicht für die Balkanländer und die Türkei.

Die Schweregrade der Mitralinsuffizienz werden nach klinischen Gesichtspunkten eingeteilt (New York Heart Association), *Röntgenbefunde* können dabei behilflich sein.

Die zweidimensionale Echokardiographie und die integrierte Doppelerechokardiographie bieten nicht nur die Möglichkeit zur Diagnostik morphologischer Klappenveränderungen, sondern lassen, vor allem auch im Verlauf, sehr deutlich die hämodynamisch-pathologischen Veränderungen erkennbar werden.

Das wesentlichste hämodynamische Merkmal der Mitralinsuffizienz ist die Schlußunfähigkeit der Mitralis in der Systole und damit der Rückstrom einer mehr oder weniger großen Blutmenge in den linken Vorhof Die Ursache der vorausgegangenen Karditis spielt dabei keine Rolle. Linker Ventrikel und linker Vorhof müssen sich über kurz oder lang infolge des Pendelblutes vergrößern (Abb. 3).

Den Verlauf einer rheumatischen Mitralinsuffizienz im Röntgenbild bis zum Mitralklappenersatz bei einem 12jährigen Mädchen zeigen die Abb. 4 a–c.

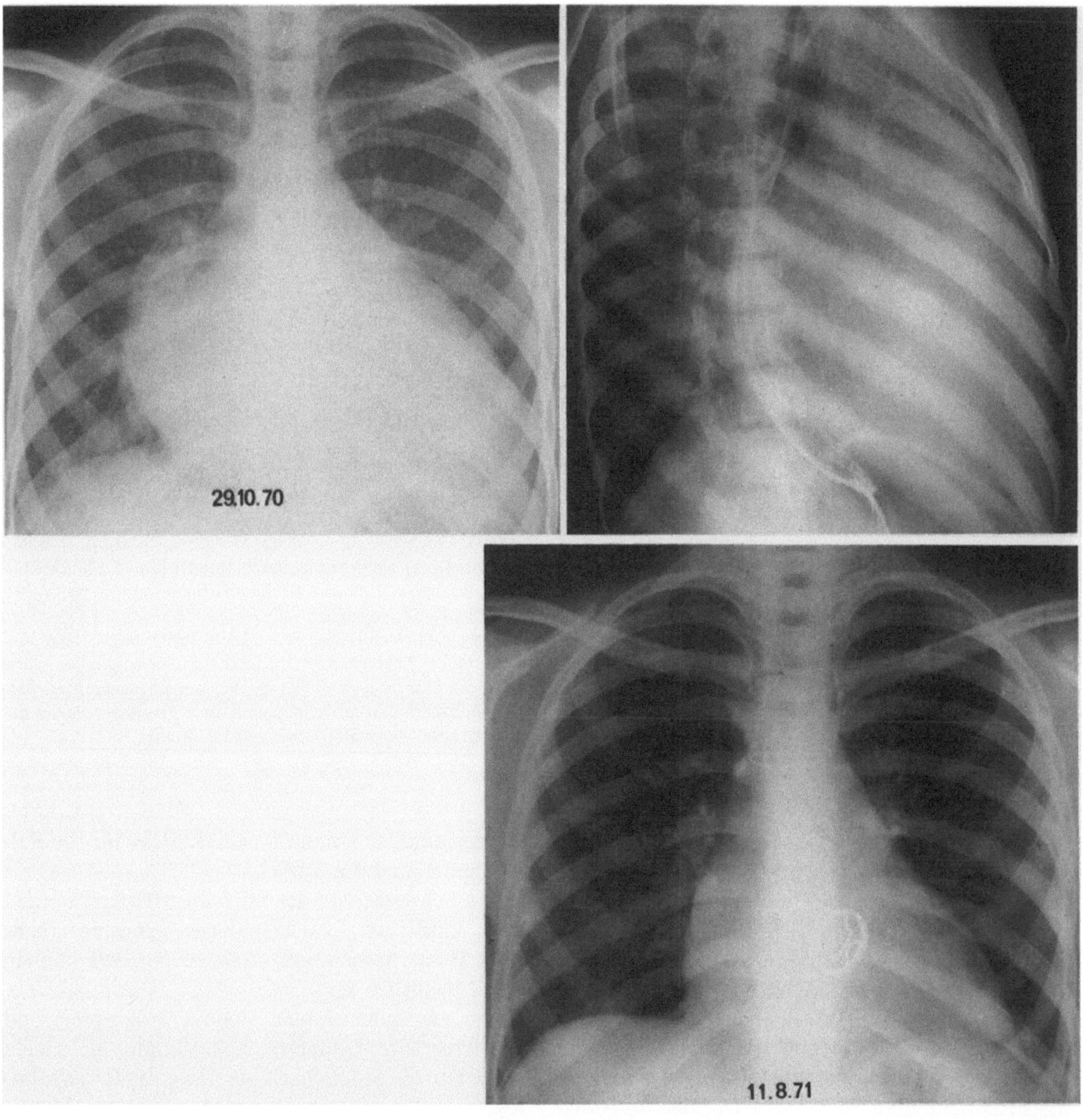

a b c

Abb. 4a–c. *Diagnose*: Mitralinsuffizienz nach rheumatischem Fieber. L.V., 12 Jahre vorausgegangene Behandlung des rheumatischen Fiebers im Ausland.
a Thorax p.a.: Massive Vergrößerung des Herzens nach beiden Seiten, Dilatation des linken Ventrikels mit Verlagerung der Herzspitze nach kaudal-lateral bis fast zur Thoraxwand, verstrichene Herztaille, schmales oberes Mediastinum; Spreizung der Trachealbifurkation, vermehrte Vorwölbung des rechten Herzbogens; Vergrößerung und Verdichtung besonders des rechten Hilus und passive Hyperämie in den zentralen Lungenabschnitten.
b Thoraxübersicht derselben Patientin wie in **a** im 1.schrägen Durchmesser mit Breischluck: Einengung des retrokardialen Raumes und Dorsalverlagerung des Ösophagus durch den vergrößerten linken Vorhof. *Beurteilung*: Ausgeprägte Mitralinsuffizienz.
c Thoraxübersicht derselben Patienten wie in **a** knapp 10 Monate später nach Mitralklappenersatz: Deutliche Rückbildung der Herzvergrößerung insgesamt, leichtgradige Vergrößerung des linken Vorhofs und Ventrikels, erstere durch Doppelkontur im rechten Herzbogen und durch eine rundliche prävertebrale Verdichtung in Projektion auf den Herzschatten zu erkennen. Björk-Shiley-Klappenprothese in Mitralposition. Normal große Hili, regelrechte Lungengefäßzeichnung. *Beurteilung*: Deutliche Besserung der ehemaligen ausgeprägten Mitralinsuffizienz nach Klappenersatz (Björk-Shiley-Ventil)

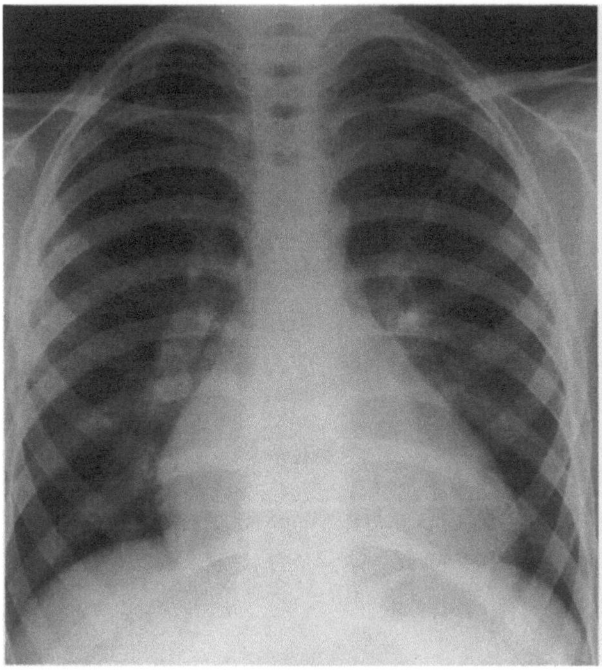

a

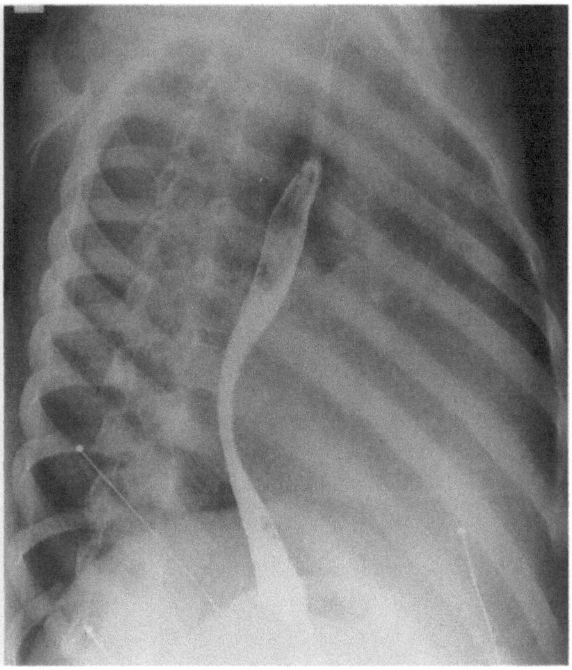

b

Abb. 5a, b. *Diagnose*: Kombinierte mittelschwere Mitralstenose und schwere Mitralinsuffizienz, wahrscheinlich nach rheumatischem Fieber, mit pulmonalem Hochdruck (lt. Herzkatheterisierung und Angiokardiographie). M.A, 9 Jahre, türkischer Junge mit vorausgegangenen Gelenk- und Herzbeschwerden.
a Thorax p.a: Nach beiden Seiten mäßiggradig verbreitertes, mitralkonfiguriertes Herz, verstrichene Herztaille, Doppelkontur im Bereich des rechten Herzbogens und rundliche Verdichtung prävertebral in Projektion auf den Herzschatten durch den vergrößerten linken Vorhof: schmaler Aortenschatten, Hili vergrößert und verdichtet, passive Hyperämie im kleinen Kreislauf **b** 1.schräger Durchmesser mit Breischluck: Dorsalverlagerung des Ösophagus in Höhe des linken Vorhofs, Einengung des retrosternalen Raumes, die für eine Vergrößerung des rechten Ventrikels spricht

Reine erworbene Mitralstenosen sind im Kindesalter selten geworden, wohl als Erfolg der rechtzeitigen Behandlung des rheumatischen Fiebers und der bakteriellen Endokarditis.

Gelegentlich werden *kombinierte Mitralvitien* beobachtet. Einen derartigen Fall nach wahrscheinlich nicht erkanntem und nicht behandeltem rheumatischen Fieber zeigen die Abb. 5 a, b.

Mitralklappenfehler – besonders die Mitralstenose – bieten typische Befunde bei der *Echokardiographie.*

2.2 Aortenklappenfehler

Während erworbene Aortenklappenstenosen im Kindesalter selten geworden sind (einen Fall zeigen

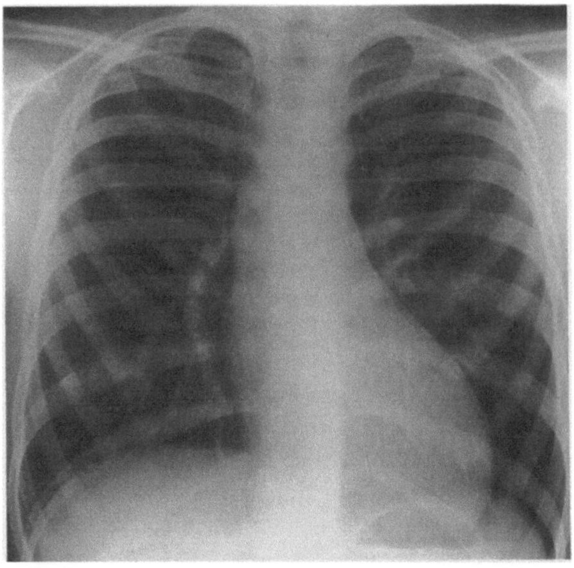

Abb. 6. Diagnose: Hämodynamisch wirksame Aortensuffizienz (evtl. auf dem Boden einer vorher bekanntgewesenen Aortenklappenmißbildung). M.T., 12 Jahre, keine Beschwerden, lautes systolisches und diastolisches Geräusch links pasternal.
Thorax p.a.: Mäßiggradig nach links verbreitertes Herz, langgestrecktes, aortal konfiguriertes Herz, leichte Verbreiterung des oberen Mediastinums durch den Aortenbogen, der rechts und links randbildend ist; Hili normal groß, regelrechte Lungengefäßzeichnung

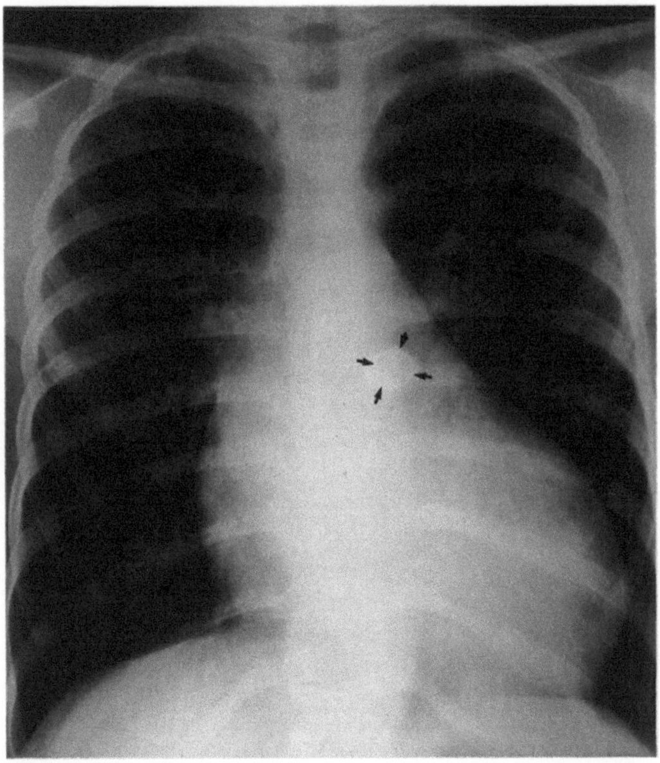

Abb. 7. *Diagnose*: Kawasaki-Syndrom mit verkalktem Aneurysma der linken Koronararterie. H.Sch., 8 Jahre, mit 2 Jahren Kawasaki-Syndrom diagnostiziert, nach 8 Monaten. Vorderwandmyokardinfarkt infolge eines Aneurysmas mit Verschluß des Ramus interventricularis der A.coronaria sinistra.
Thorax p.a.: Erste Verkalkungen auf der Nativaufnahme im Alter von 5 Jahren erkennbar (*Pfeile*) Das Herz ist deutlich vergrößert und nach links verbreitert, der linke Herzrand vermehrt gerundet, die Lungengefäßzeichnung normal.
(Abbildung mit Genehmigung von Prof. Dr. RUPPRATH, damals Abt. Pädiatrische Kardiologie der Univ. Göttingen)

die Abb. 1 a–f – kann eine Aorteninsuffizienz gelegentlich als Folge einer Endokarditis – evtl. auf dem Boden einer angeborenen Aortenklappenmißbildung – in Erscheinung treten. Aorteninsuffizienzen können klinisch lange Zeit unbemerkt bleiben und plötzlich bei einer ärztlichen Untersuchung durch ein diastolisches Geräusch über dem 2. und 4. ICR links parasternal auffallen.

Röntgenologisch kommt es bei der Aorteninsuffizienz infolge des Blutrückflusses aus der Aorta in den linken Ventrikel zu einer Vergrößerung des linken Herzens infolge Dilatation und Hypertrophie. Die Aorta ist im Gegensatz zur Aortenstenose weit (Abb. 6). Bei schweren Formen von Aorteninsuffizienz erfolgt bei erhöhtem enddiastolischen Druck im linken Ventrikel ein Rückstau in den linken Vorhof und in die Lungenvenen. Auch bei der Aorteninsuffizienz folgt die Schweregradeinteilung klinischen und subjektiven Gesichtspunkten (New York Heart Association).

Kombinierte Aortenvitien sind im Kindesalter ebenfalls selten und dann meist Folge einer bakteriellen Endokarditis.

2.3 Zustand nach operativem Herzklappenersatz

Der Ersatz von Herzklappen durch Kunstventile oder biologisches Material ist auch im Kindesalter möglich und bei entsprechender Indikation nötig.

Röntgenologisch eindeutig zu plazieren und zu beurteilen sind alle Herzklappenprothesen, bei denen Metall verwendet wurde (z. B. Starr-Edwards-Kugelventile oder Björk-Shiley-Scheibenprothesen) (Abb. 1 c–f, 4 c). Die aus Pyrrolidon bestehenden Zweiflügelklappen vom Typ St.Jude-Medical-Prosthesis (SJM-Klappe) sind auf der Nativaufnahme nicht oder nur sehr schwer zu erkennen. Biologisches Material zum Herzklappenersatz ist röntgenologisch nicht festzustellen, höchstens bei Kalk-

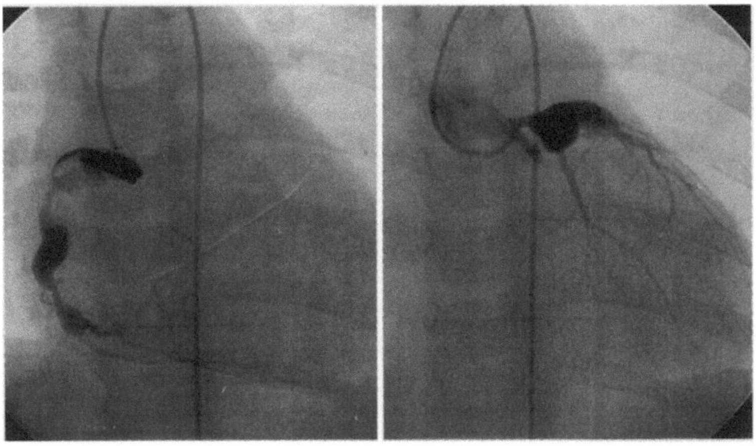

a b

Abb. 8 a, b. *Diagnose*: Zustand nach Kawasaki-Syndrom mit multiplen großen Aneurysmen der rechten **a** und linken **b** Koronararterie. Selektive Koronarographie: Während die linke Koronararterie keine Veränderungen in der Peripherie erkennen läßt, sind bei der rechten Koronararterie neben einer thrombotischen Ablagerung im proximalen Aneurysma zusätzlich deutliche Wandunregelmäßigkeiten und peripher auch Stenosen nachweisbar

einlagerungen oder wenn in einem Kunststoff-Conduit ein Metallring eingearbeitet ist.

Die Klappenfunktionen nach Klappenersatzoperationen sind – gleichgültig welches Material verwendet wurde – im *Echokardiogram* meist gut zu beurteilen. Die Dopplerechokardiographie bietet auch hier zusätzlich die Möglichkeit, die Funktion der Kunstklappen nichtinvasiv zu überprüfen.

2.4 Sonderfall: Kawasaki-Syndrom

Zu dem von KAWASAKI 1967 erstmals in Japan beschriebenen „akuten mukokutanen Lymphknotensyndrom" [2, 3] gehört auch eine Periarteriitis-nodosa-artige Entzündung der Gefäße, mit besonderer Ausprägung und Häufung an den Koronararterien. Die entzündlichen Veränderungen der Koronararterienwand führt in vielen Fällen zu Koronaraneurysmen, mit einer hohen Rückbildungsrate, aber auch mit der Gefahr von Aneurysmarupturen, Koronarstenosen und, weniger häufig, zu Myokardinfarkten. Da die Aneurysmen meist im proximalen Teil der Koronarien zu finden sind, stellt die Echokardiographie eine wichtige Untersuchungsmethode zur Feststellung von Aneurysmen dar (s. Kap. 7, Abschn. 2.4.3.). Die selektive Koronarographie schließt sich in Verdachtsfällen zur vollständigen Abbildung der Koronararterien an (Abb. 8 a, b).

Röntgenologisch kann in seltenen Fällen auf den Nativaufnahmen ein ringförmiger Kalkschatten im Bereich des Koronararterienaneurysmas gefunden werden (Abb. 7).

Literatur

1. Gersony WM (1991) Kawasaki disease: clinical overview. Cardiol Young 1:192–195
2. Kawasaki T, Kosaki F, Okawa S, Shigematsu I, Yanagawa H (1974) A new infantile acute febrile mucocutaneous lymphnode syndrome (MLNS) prevailing in Japan. Pediatrics 54:271
3. Kawasaki T (1980) Das mukokutane Lymphknotensyndrom (MCLS). Monatsschr Kinderheilk 128:578
4. Rautenburg H. W. (1989) Klinik und Therapie entzündlicher Herzerkrankungen. In: Herzerkrankungen im Kindes- und Jugendalter (Hrsg) perimed. Erlangen S 172–187

4 Kardiomyopathien

K.-J. Hagel, M. Reither
und H. W. Rautenburg

INHALT

1 Hypertrophische Kardiomyopathie (HCM) 312
2 Dilatative Kardiomyopathie 313
3 Endokardfibroelastose (EFE) (Fibroelastosis endocardiaca) 313
Literatur 314

Der Begriff „Cardiomyopathy" wurde 1960 zum ersten Mal von Goodwin et al. [1] in die medizinische Literatur eingeführt. Im Laufe der Jahre sind vielfache Einteilungen und Unterteilungen dieses Krankheitsbegriffes vorgenommen worden [5]. In Anlehnung an Grosse-Brockhoff [2] sowie an Kuhn et al. [3] wird im Hinblick auf das Kindesalter derzeit folgende Einteilung vorgenommen (Tabelle 1): Von den primären Kardiomyopathien haben für das Kindesalter vor allem drei Krankheitsbilder klinische Relevanz.

Tabelle 1. Einteilung der Kardiomyopathien

1. Idiopathische (primäre) Kardiomyopathien
   A. Hypertrophische Kardiomyopathie (familiär oder sporadisch)
      a) hypertrophische obstruktive Kardiomyopathie (HOCM)
      b) hypertrophische nichtobstruktive Kardiomyopathie (HNCM)
   B. Dilatative Kardiomyopathie
   C. Latente Kardiomyopathie
   D. Obliterative (restriktive) Kardiomyopathie (z. B. Fibroelastosis endocardica)
   E. Rechtsventrikuläre Dysplasie (Uhlsche Anomalie)
2. Sekundäre Kardiomyopathien
   A. Entzündliche Herzmuskelerkrankungen
      rheumatisch/nichtrheumatisch
      (bakteriell/Viren)
      hyperergisch – allergisch
      bei Kollagenosen
   B. Nutritive und toxische Schäden
      z. B. Mangelernährung, Zytostatika
      (Adriamycin)
   C. Metabolische Störungen
      z. B. Glykogenspeicherkrankheit
      Mukopolysacchoridosen
      endokrine Erkrankungen
      Carnitin-Mangel
   D. Neuropathien und Myopathien
   E. Infiltrative Störungen
      z. B. Tumoren, Leukämie

1 Hypertrophische Kardiomyopathie (HCM)

Es handelt sich bei dieser Erkrankung um eine primäre kardiale Muskelerkrankung, die sich durch eine deutliche Hypertrophie der Herzmuskulatur – meist überwiegend im Septumbereich – auszeichnet, ohne daß es zu einer Dilatation der Kammern kommt und ohne daß andere Erkrankungen des Herzens oder des übrigen Körpers diese Hypertrophie hervorrufen können [6]. Die meist sehr ausgeprägte Verdickung des interventrikulären Septums führt bei einer Anzahl von Patienten zu einer dynamischen linksventrikulären Ausflußbahnobstruktion – hypertrophe obstruktive Kardiomyopathie HOCM. Die Echokardiographie konnte jedoch zeigen, daß die meisten dieser Patienten entweder keine oder nur eine sehr milde Obstruktion der linksventrikulären Ausflußbahn aufweisen (HNCM) [5].

Neben der sporadischen Form der HCM, die mit Spontanmutationen unterschiedlicher Penetranz einhergeht, ist die familiäre HCM eine heterogene Erkrankung mit autosomal dominantem Erbgang. 1989 wurde der erste Genlokus für die HCM bei dem kardialen Myosingen auf Chromosom 14q1 gefunden. Seither sind mehrere β-myosin-heavy chain-Genmutationen am Arm des 14. Chromosoms entdeckt worden [4].

Der klinische Verlauf von Patienten mit HCM ist sehr unterschiedlich und im Einzelfall schwer einzuschätzen. Treten bereits im Kindesalter Symptome auf, so wird die Prognose als sehr schlecht angesehen. Häufig kommt es zum plötzlichen Herztod, der bei einem Teil der Patienten auf Rhythmusstörungen zurückzuführen ist.

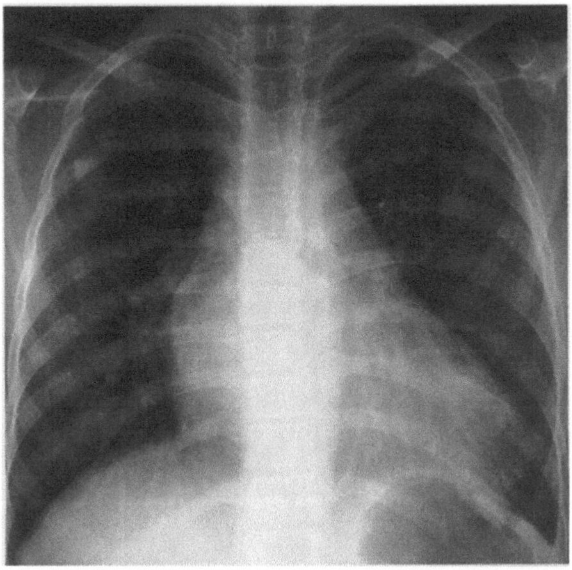

Abb. 1. *Diagnose*: Hypertrophische obstruktive Kardiomyopathie mit kompensierter Mitralinsuffizienz. S.O., 13 Jahre, HOCM mit 2 Jahren durch Herzkatheterisierung und Angiokardiographie diagnostiziert. Thorax p.a.: Nach beiden Seiten, vor allem nach links vergrößertes Herz, Herzspitze nach kaudal-lateral fast bis an die linke Thoraxwand reichend: Spreizung der Trachealbifurkation und Doppelkontur im rechten Herzbogen bei vergrößertem linken Vorhof. Hili normal groß, scharf begrenzt, normale Lungengefäßzeichnung, schmaler Aortenschatten

Pathophysiologie und Hämodynamik: Bei der HOCM besteht eine funktionelle Ausflußbehinderung aus dem linken Ventrikel durch eine Hypertrophie des Ventrikelseptums, welches in Systole den linksventrikulären Ausflußtrakt einengt. Dementsprechend läßt sich bei der intrakardialen Druckmessung ein systolischer Druckgradient zwischen Ein- und Ausflußbahn des linken Ventrikels nachweisen. Die Einengung führt zu unterschiedlich veränderten Auswurfvolumina des linken Ventrikels. Die Dehnbarkeit des linken Ventrikels ist infolge der Wandverdickung herabgesetzt. Eine Mitralinsuffizienz ist in etwa 50% der Fälle zusätzlich vorhanden. Im Kindesalter besteht meist Beschwerdefreiheit; irgendwann fällt einmal ein systolisches Herzgeräusch auf.

Das zuverlässigste Verfahren zur Diagnose der HOCM ist die Echokardiographie (s. Kap. 7, Abschn. 2.3). Linksherzkatheterisierung und Angiokardiographie sind im Kindesalter nicht in allen Fällen erforderlich.

Die *Nativröntgenaufnahme* kann ein großes Herz ohne nähere differentialdiagnostische Möglichkeiten zeigen, aber auch unauffällig sein. Bei klinischer Manifestation bereits im Säuglingsalter besteht eine Kardiomegalie. Bei gleichzeitiger Mitralinsuffizienz kann sich eine Vergrößerung des linken Vorhofs mit Aufspreizung der Bifurkation der Trachea und Einengung des Retrokardialraumes im frontalen und schräglinken Strahlengang finden (Abb. 1).

2 Dilatative Kardiomyopathie

Neben den zahlreichen kausal gesicherten Formen der primären und sekundären dilatativen Kardiomyopathien (s. Tabelle 1) stellt die idiopathische dilatative (kongestive) Kardiomyopathie eine primäre Herzmuskelerkrankung dar, die nicht durch kardiale oder systemorganische Erkrankungen erklärt werden kann. Sie ist charakterisiert durch eine Dilatation der Herzkammern und durch eine meist sehr schlechte Pumpfunktion des Herzens. Diese idiopathische Form der Kardiomyopathie wird durch intensivere (serologisch und herzmuskelbioptisch) Diagnostik immer weiter eingegrenzt [5]. In neuerer Zeit werden auch Genmutationen in zunehmendem Maße beschrieben [4]. Klare gesicherte Aussagen werden bei dieser ätiologisch sehr unterschiedlichen Patientengruppe wohl auch in nächster Zeit nicht zu erwarten sein. Viele dieser Patienten sind nach häufig sehr wechselhaften Verläufen auf eine Herztransplantation angewiesen.

Die Röntgenbefunde dieser Patienten sind völlig unspezifisch und zeigen immer eine Vergrößerung des Herzschattens mit und ohne Lungenstauung, je nach Ausprägung des Insuffzienzgrades (Abb. 2).

3 Endokardfibroelastose (EFE) (Fibroelastosis endocardiaca)

Bei der Endokardfibroelastose werden die Herzinnenwände verdickt und mit porzellanartig aussehendem fibrotischem Gewebe ausgekleidet, gleichzeitig nimmt aber auch die gesamte Myokardmasse zu.

Je nach Verlauf werden zwei Krankheitsformen der EFE unterschieden: die weitaus häufigere *dilatierte* Form und die in etwa 5% der EFE-Patienten auftretende *kontrakte* Form dieser Erkrankung. Während die erste Form mehr der dilatativen Kardiomyopathie zuzuordnen ist, zeigt die zweite Form die Hämodynamik einer restriktiven Kardiomyopathie (s. Kap. 6, Abschn. 9). Die Ätiologie dieser Erkrankung ist nach wie vor nicht sicher geklärt,

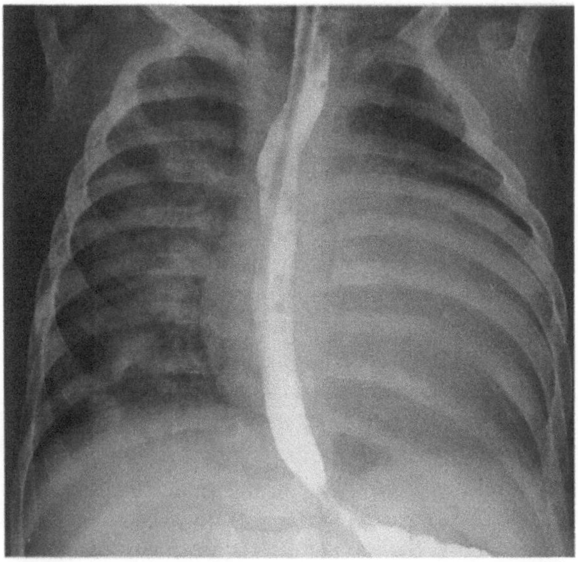

Abb. 2. *Diagnose*: Glykogenose Typ II (Pompe). A.D., 7 Monate, massive globale Herzinsuffizienz, lt. Herzkatheterisierung kein Herzfehler nachgewiesen, Diagnose nach histologischen und biochemischen Untersuchungen einer Leberbiopsie. Thorax p.a. mit Breischluck: Bis zur linken lateralen Thoraxwand vergrößertes Herz mit deutlicher Vorwölbung des linken Herzbogens bei beidseitiger Ventrikelvergrößerung: linker Hilus verdeckt, rechter Hilus vergrößert und verdichtet, massive passive Hyperämie bis in die Lungenperipherie; Dystelektase des rechten Ober- und linken Unterlappens. Keine Verlagerung des Ösophagus in dieser Projektion: die Spreizung der Trachealbifurkation weist auf eine Vergrößerung des linken Vorhofes

wenn auch viele Fakten für eine virale Erkrankung sprechen und dabei die EFE als Folge einer interstitiellen Myokarditis gesehen wird. Die Prognose ist unterschiedlich, im allgemeinen bei den meisten Patienten schlecht [5].

Röntgenologisch findet sich – wie bei allen „Kardiomyopathien" – ein großes Herz ohne typische Konfiguration, der linke Vorhof kann (mit und ohne Mitralinsuffizienz) vergrößert und die Lunge gestaut sein [5].

Auch bei der Endokardfibroelastose ist die *Echokardiographie* viel aufschlußreicher, besonders was die Funktion bzw. Kontraktilität des linken Ventrikels betrifft.

Herzkatheterisierung und *Angiokardiographie* sind keineswegs immer notwendig und müssen nicht eindeutige Befunde ergeben. Zur Differentialdiagnose zwischen hypertropher Kardiomyopathie, Myokarditis und Endokardfibroelastose wird heute in einzelnen Fällen die Myokardbiopsie herangezogen [7].

Literatur

1. Goodwin JF, Hollman A, Cleland WP, Teare D (1960) Obstructive cardiomyopathy simulating aortic stenosis. Brit Heart J 22:403
2. Grosse-Brockhoff F (1971) Zur Klassifizierung, Ätiologie und Pathogenese der Myokardiopathien. Dtsch Med Wschr 96:659
3. Kuhn H, Breithardt L-K, Breithardt G, Seipel L, Loogen F (1974) Die Bedeutung des Elektrokardiogramms für die Diagnose und Verlaufsbeobachtung von Patienten mit kongestiver Kardiomyopathie. Z Kardiol 63:916–927
4. Marian AJ, Roberts R (1994) Molecular basis of hypertrophic and dilated cardiomyopathy. Tex Heart Inst J 21:6–15
5. Maron BJ (1989) Cardiomyopathies. In: Adams FH, Emmanouilides GC, Riemenschneider ThA (eds) Heart Disease in Infants, Children, and Adolescents, 4th edn. Williams & Wilkins, Baltimore, pp 940–964
6. Maron BJ (1979) Hypertrophic cardiomyopathy: a discussion of nomenclature. Am J Cardiol 43:1242–1244
7. Schmaltz AA (1989) Kardiomyopathien im Kindesalter. In: Singer H (Hrsg) Herzerkrankungen im Kindes- und Jugendalter. Perimed Erlangen, S 159–172

5 Herzrhythmusstörungen

K.-J. Hagel, M. Reither
und H. W. Rautenburg

Zur Diagnose und Differentialdiagnose von Rhythmusstörungen ist das EKG am besten geeignet. Röntgenologische und bildgebende Verfahren haben hier nur bei ganz bestimmten Problemen einen Aussagewert. Eine für die Praxis verwendbare Einteilung der bei Kindern vorkommenden Herzrhythmusstörungen zeigt die Tabelle 1.

Sowohl tachykarde wie auch bradykarde Herzrhythmusstörungen können bei Kindern zur Herzinsuffizienz führen. In diesem Stadium läßt die Röntgenaufnahme selbstverständlich die Zeichen der Herzinsuffzienz – Herzvergrößerung, passive und aktive Hyperämie der Lungen etc. – erkennen.

Bei Kindern mit angeborenem AV-Block III. Grades oder lange bestehenden höhergradigen AV-Blockierungen kann sich das Herz deutlich vergrößern, da es infolge der nicht aufeinander abgestimmten Aktion der Vorhöfe und der Kammern zu Entleerungsschwierigkeiten der Vorhöfe und Regurgitation durch die AV-Klappen kommt, was vor allem zu einer Vorhofvergrößerung führt. Die Ventrikel müssen bei langer Diastolendauer ein größeres Schlagvolumen fördern; das bedingt eine Vergrößerung des Herzens im Ventrikelbereich. Belastungen des linken und des rechten Herzens sind röntgenologisch an den bekannten Kriterien festzustellen (s. Kap. 1, Abschn. 4).

Ein besonderes klinisches Problem im Kindesalter stellt die Behandlung von bradykarden Herzrhythmusstörungen mit *elektrischen Herzschrittmachern* dar. Hierbei können sich besondere Fragen an den Röntgenologen ergeben. Bei Schrittmacherstörungen bzw. Schrittmacherausfall sind es in erster Linie *Kabelbrüche* und *Elektrodenkonnektionsstörungen*, die eine akute Gefährdung der Kinder bedeuten.

Der Bruch eines Kabels zwischen Generator und Elektrode ist im allgemeinen bei sorgfältiger Suche und guter Aufnahmetechnik röntgenologisch nachweisbar Es muß darauf geachtet werden, daß der ganze Kabelverlauf von der Konnektion mit der Batterie bis zum Herzen vollständig auf den Röntgenaufnahmen abgebildet ist.

Die elektrische Stimulation des Herzens kann durch epikardiale (Abb. 1) oder transvenöse Abb. 2 a–f) Elektroden erfolgen. Die elektroni-

Tabelle 1. Praxisnahe Einteilung von Herzrhythmusstörungen im Kindesalter

Arrhythmien	Sinusarrhythmien Supraventrikuläre Extrasyst. Ventrikuläre Extrasystolen

Tachykardien	Bradykardien

– Sinustachykardien
– Paroxysmale *supraventr. T.*
  – bei WPW-Syndrom (Wolff-Parkinson-White)
  – bei LGL-Syndrom (Lown-Ganong-Levine)
  – Chronische *supraventr.*
    – junktional ektope
    – verborgene akzessorische Bahn
    – permanente Form der junktional reziproken Tachykardie
– paroxysmale *ventrikuläre* T.
– long QT-Syndrom“ und „torsade de pointes“
	– Sinusbradykardien
	– AV-Leitungsstörungen
	  – AV-Block I° (verlängerte PQ-Zeit)
	  – AV-Block II° (QRS-Ausfall)
	  – AV-Block III° (kompletter AV-Block)

Vorhofflattern/-flimmern

Syndrom des kranken Sinusknotens (Sick-sinus-Syndrom)

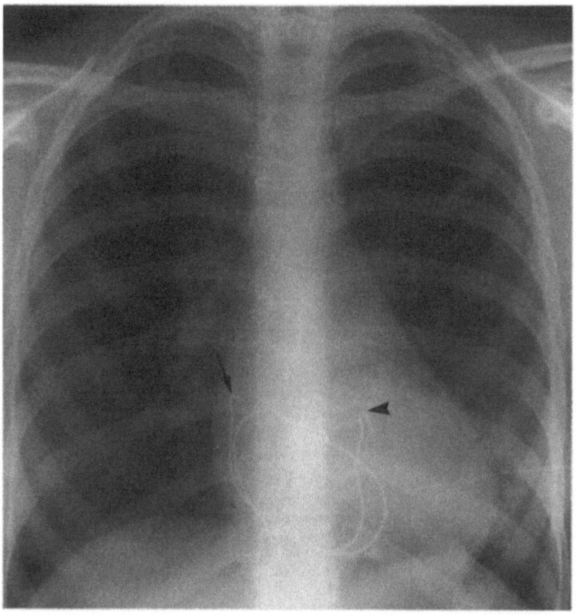

Abb. 1. *Diagnose*: Epikardiale Implantation von 2 Elektroden eines „vorhofgesteuerten" elektrischen Schrittmachers (DDD) wegen AV-Block III° nach operativem Verschluß eines Ventrikelseptumdefektes und eines Trikuspidalklappenersatzes mit biologischer Prothese (Ionescu) wegen angeborener hochgradiger Trikuspidalinsuffizienz (Ch. G., 17 Jahre).
Thorax p.a.: Zwei Elektrodenkabel verlaufen aus dem linken Oberbauch (dort befindet sich der Generator) schleifenförmig zum Herzen. Die eine Elektrode ist epikardial am rechten Vorhof (sensing) befestigt (*Pfeil*). die andere am rechten Ventrikel (pacing) (*Pfeilspitze*). Das Herz ist im Durchmesser nicht vergrößert, der linke Herzrand verstrichen, die Lungengefäßzeichnung normal; Drahtnähte auch medianer Sternotomie

sche Steuerung durch den Generator bedingt die Anzahl der Elektroden. Während bei rein ventrikelstimulierten Schrittmachern *eine* (meist transvenöse Elektrode besonders bei kleinen Kindern in das Herz eingebracht wird (Abb. 2 a–d), müssen bei den sog. „vorhofgesteuerten" Schrittmachern *zwei* Elektroden – eine mit dem rechten Vorhof und eine mit der rechten Kammer – verbunden werden (Abb. 1; 2 e–f).

Die Schwierigkeiten, die sich bei kindlichen Schrittmacherträgern mit dem Wachstum ergeben, sind aus der Serie der Abb. 2 a–f ersichtlich. Die Streckung des Kabels infolge des Wachstums des Kindes kann bei transvenöser Applikation zur Elektrodendiskonnektion und damit zum Schrittmacherversagen führen, so daß Neuimplantationen (außer dem von Zeit zu Zeit nötigen Generatorwechsel), Kabelverlängerungen etc. vorgenommen werden müssen.

Bei Säuglingen und kleinen Kindern werden die Schrittmachergeneratoren zwischen Faszie und Muskulatur der oberen Bauchwand operativ eingebracht (Abb. 2 a–d), bei größeren Kindern unter dem Musculus pectoralis major (Abb. 2 e, f) befestigt.

1957 wurde von JERVELL und LANGE-NIELSEN [3] ein Syndrom beschrieben, das mit Synkopen und daraus resultierendem plötzlichem Herztod, mit Verlängerung der QT-Strecke, angeborener Taubheit und autosomal rezessivem Erbgang einhergeht. Ähnliche Merkmale zeigt ein Syndrom,

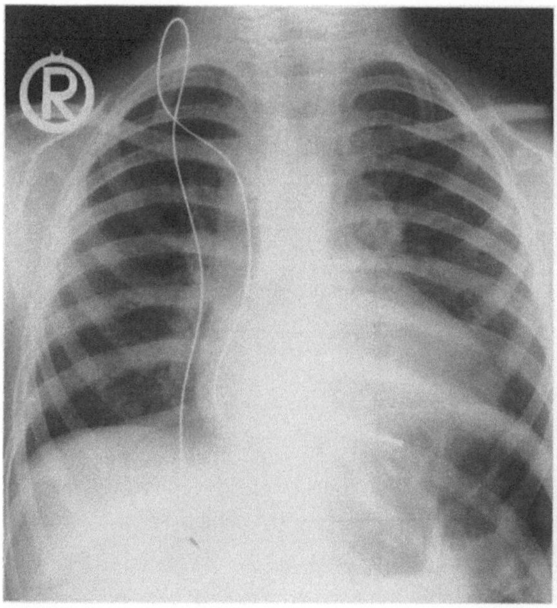

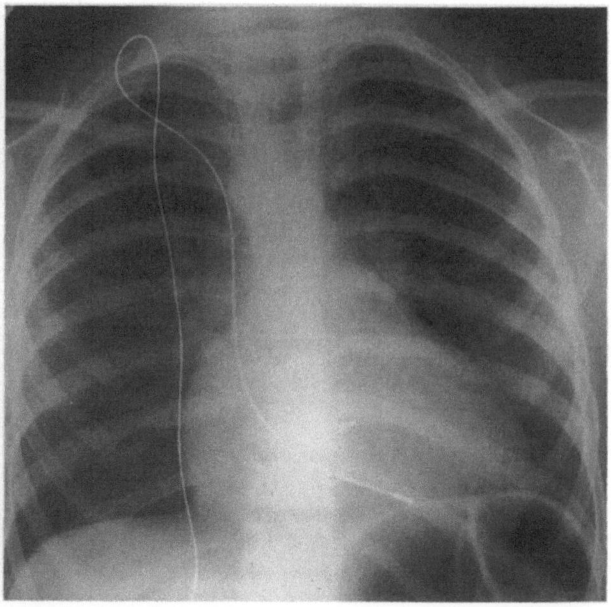

a **Abb. 2a, b.** s. nächste Seite b

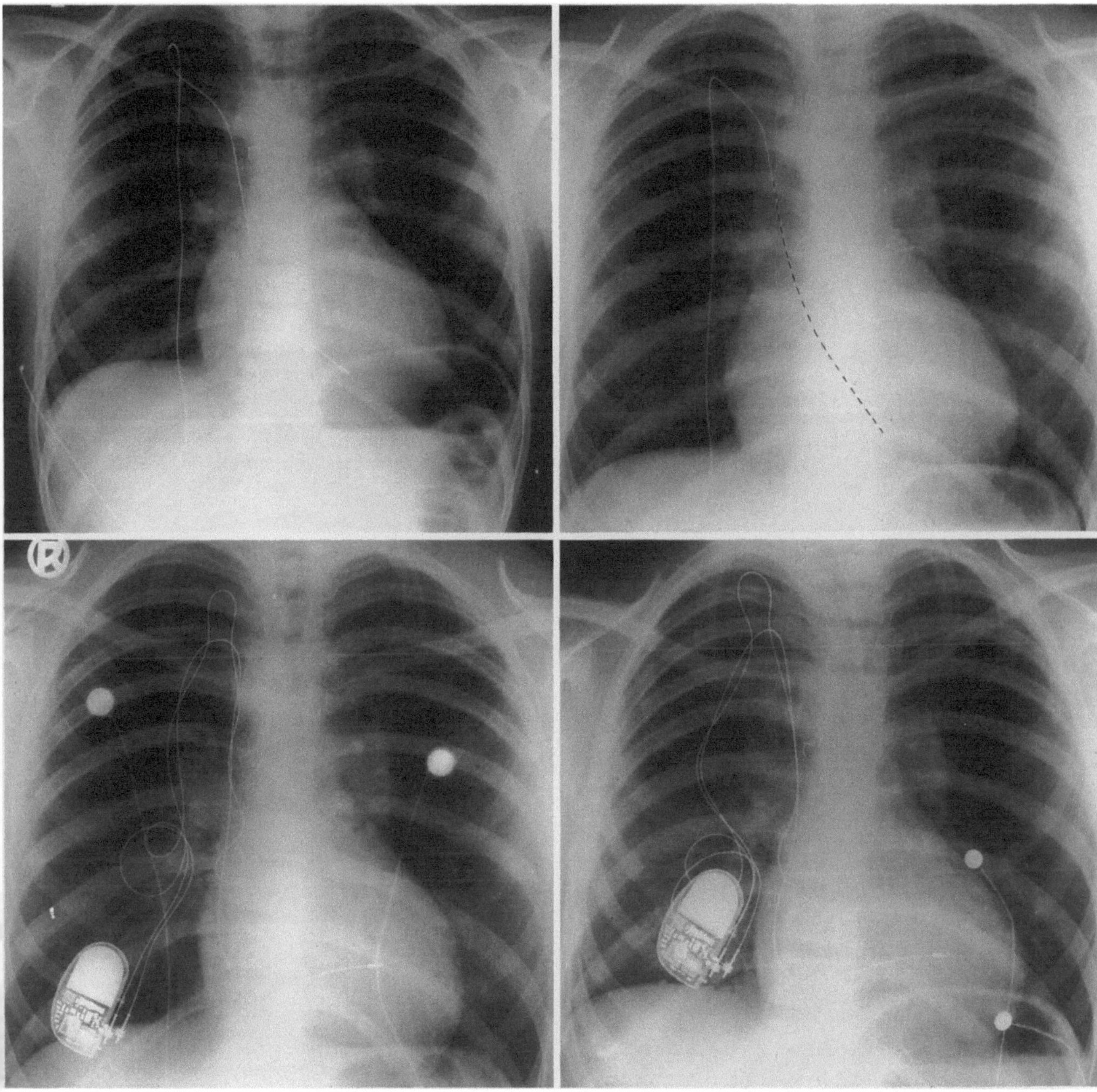

d

f

Abb. 2a–f. *Diagnose*: Fallotsche Tetralogie, Korrekturoperation im Alter von 6 Jahren, postoperativer totaler AV-Block III°: Schrittmacherimplantation (R. W. *3. 7. 64).
Thorax p.a. von 1967–1984 (**a–f**). **a** Transvenöse Schrittmacherelektrode mit Spitze im rechten Ventrikel mit Generator im rechten Oberbauch. Das Elektrodenkabel ist subkutan an der rechten Thoraxwand aufwärts bis zur Vena jugularis interna geführt, es ist eine große Schleife in der Halsregion zu erkennen, die ein „Mitwachsen" gestatten soll; das Elektrodenkabel ist im Herzen an der lateralen Wand des rechten Vorhofs angestemmt, die Elektrode selbst im rechten Ventrikel fest konnektiert.
b–f Mit dem Wachstum des Kindes streckt sich das Elektrodenkabel und die subkutane Schleife wird immer enger; 1982 (**d**) ist eine Diskonnektion der Elektrode eingetreten. Daraufhin erfolgt Neuimplantation eines „vorhofgesteuerten„ Schrittmachers mit Batterie unter dem rechten M. pectoralis major und die Einführung von 2 Elektroden zum rechten Vorhof (sensing) und zur rechten Kammer (pacing) (**e**). Bereits 2 Jahre später ist wiederum Streckung der Elektrodenkabel bzw. die Verlagerung der Schleifen infolge weiteren Größenwachstums des Kindes erkennbar (**f**). Außerdem: EKG-Elektroden zur Überwachung

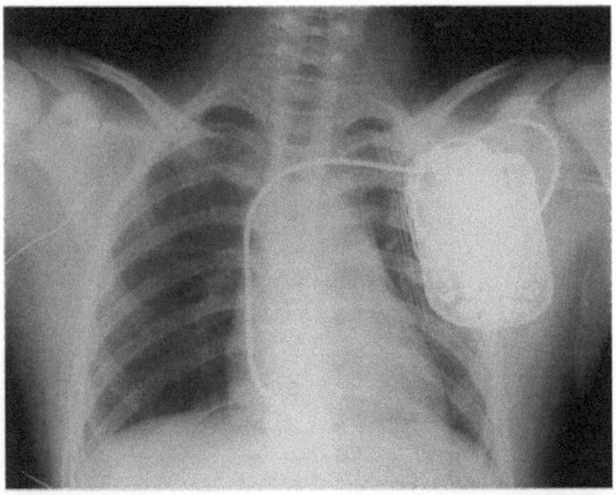

Abb. 3. Thorax p.a. eines 12 Jahre alten Mädchens mit einem Syndrom der langen QT-Dauer. Rezidivierende Bewußtlosigkeiten seit Jahren, weswegen eine antikonvulsive Therapie eingeleitet worden war. Schließlich Feststellung eines „chaotischen" EKG-Befundes mit ventrikulären Tachykardien. Trotz medikamentöser Einstellung auf β-Blocker traten zuletzt bei dem Mädchen in Abständen von wenigen Minuten unterschiedlich lang anhaltende ventrikuläre Tachykardien auf, die teilweise zu einer Bewußtlosigkeit führten und teilweise elektrisch kardiovertiert werden mußten. Da die Tachykardien immer nach postextrasystolischen Pausen auftraten, wurde eine intrakardiale Schrittmacherbehandlung mit einem implantierten automatischen Defibrillator kombiniert

das 1963 von ROMANO, GEMME u. PONGIGLIONO [12] und 1964 von WARD [19] beschrieben wurde. Es zeigt gleiche EKG Veränderungen und Symptomatik. Die Patienten sind jedoch nicht taub, und der Erbgang ist autosomal dominant. Die bei beiden Syndromformen beschriebenen Synkopen werden durch eine paroxysmale ventrikuläre Tachykardie – eine sog. „torsade de pointes" – ausgelöst. Neben einer vorbeugenden medikamentösen Therapie mit β-Blockern besteht in letzter Zeit bei Therapieresistenz auch für Kinder die Möglichkeit eines implantierten Defibrillators, kombiniert mit einem Schrittmacher (Abb. 3).

Literatur

1. Freedom FM, Culham JAG, Moes CAF (1984) Angiocardiography of congenital heart disease. Macmillan, New York Toronto London
2. Gilette PC, Garson A jr (ed) (1990) Pediatric arrhythmias: electrophysiology and pacing. Saunders, Philadelphia
3. Jervell A, Lange-Nielsen F (1957) Congenital deaf-mutism, functional heart disease with prolongation of the QT interval and sudden death. Am Heart J 54:59
4. Jordan SC, Scott O (1981) Heart disease in paediatrics, 2nd edn. Butterworth, London Boston Sydney Wellington Durban Toronto
5. Keck EW (1980) Pädiatrische Kardiologie. Herzkrankheiten im Säuglings- und Kindesalter. 3. Aufl. Urban & Schwarzenberg, München Wien Baltimore
6. Keith JD. Rowe RD, Vlad P (1978) Heart disease in infancy and childhood, 3rd edn. Macmillan, New York
7. Kelley MJ, Jaffe CC, Kleinman CS (eds) (1982) Cardiac imaging in infants and children. Saunders Philadelphia London Toronto Mexico City Rio de Janeiro Sydney Tokyo
8. Moss AJ, Adams FH, Emmanouilides GC (eds) (1979) Heart disease in infants, children and adolescents, 2nd edn. Williams & Wilkins, Baltimore
9. Nadas AS, Fyler D (1968) Peadiatric cardiology, Saunders, Philadelphia London
10. Perloff JK (1978) The clinical recognition of congenital heart disease. 2nd edn. Saunders, Philadelphia London Toronto
11. Rautenburg HW (Hrsg) (1982) Kardiologische Pädiatrie in der Praxis, Documenta Pädiatrica Bd. 10. Hanseatisches Verlagskontor, Lübeck
11. Rautenburg HW (1986) Herzfehler im Kindes- und Jugendalter, Bücherei des Pädiaters, Bd 90. Beihefte zur Zeitschrift „Klinische Pädiatrie". Enke Stuttgart
12. Romano C, Gemme G, Pongiglione R (1963) Aritmie cardiache rare della'età pediatrica. Clin Pediatr 45:565
13. Roskamm H. Reindell H (Hrsg) (1982) Herzkrankheiten, Pathophysiologie, Diagnostik, Therapie, 2. Aufl. Springer, Berlin Heidelberg New York
14. Rudolph AM (1974) Cogenital disease of the heart, Year Book Medical Publ., Chicago
15. Saksena S, Krol RB, Kaushik RR (1994) Innovations in pulse generators and lead systems: balancing complexity with clinical benefit and long-term results. Am Heart J 127:1010–21
16. Schinz W (1983) Radiologische Diagnostik in Klinik und Praxis, 7. Aufl. Frommhold W, Dihlmann W, Stender H-St, Thurn P (Hrsg), Bd II: Thurn P (Hrsg) Herz, Große Gefäße, Thieme, Stuttgart New York
17. Shinebourne EA, Anderson RH (eds) (1980) Current paediatric cardiology. Oxford University Press, Oxford New York Toronto
18. Stark J, deLeval M (eds) (1983) Surgery for congenital heart defects. Grune & Stratton, London
19. Ward O (1964) A new familial cardiac syndrome in children. J Irish Med Assoc 54:103

6 Magnetresonanztomographie (MRT) in der Kinderkardiologie

H. STERN

INHALT

1 Technische Aspekte ... 319
2 Spezielle Indikationen ... 320
2.1 Fehlbildungen der thorakalen Aorta ... 320
2.2 Fehlbildungen der zentralen Pulmonalarterien ... 321
2.3 Systemvenöse Anomalien ... 323
2.4 Pulmonalvenöse Anomalien ... 323
2.5 Komplexe Vitien ... 324
2.6 Intraventrikuläre Fehlbildungen ... 326
2.7 Volumen- und Massenberechnungen ... 327
2.8 Seltene Indikationen zur MRT ... 327
3 Ausblick ... 328
Literatur ... 329

1 Technische Aspekte

Grundlage der anatomischen Diagnostik in der MRT sind nach wie vor EKG-getriggerte *Spinechosequenzen* (SE). In der Regel werden Multislicetechniken verwendet, die allerdings das Problem mit sich bringen, daß die einzelnen Bilder nicht zum gleichen Zeitpunkt des Herzzyklus akquiriert werden. Turbo-SE-Sequenzen haben noch einen Qualitätsverlust gegenüber konventionellen SE-Sequenzen. Unerwünschte Flußsignale in den Gefäßen stellen ein wesentliches Problem in der anatomischen und funktionellen Diagnostik durch SE-Sequenzen dar, die auch durch Absättigung und Flußkompensation oft nicht völlig eliminiert werden können.

In solchen Fällen empfiehlt es sich, identische Schnitte in SE- und *Gradientenecho-(GE)-Technik* anzufertigen. Hierdurch wird die hohe anatomische Information der SE-Sequenz mit der Flußinformation der GE-Sequenz kombiniert und ergänzt. GE-Sequenzen können pro Schicht mit einer adäquaten Zahl von 6–8 Phasen pro Herzzyklus akquiriert und als „Cineloop" in Bewegung wiedergegeben werden.

Eine etwas ältere, jedoch häufig hilfreiche Technik ist das *Doppelechoverfahren*, bei dem das „even echo rephasing" ausgenutzt wird. Bei SE-Sequenzen mit Echozeiten, die im Verhältnis 1:2 stehen, z. B. 30 und 60 ms, kann langsamer Fluß im ersten Echo von stationärem Gewebe durch Signalveränderung im 2. Echo unterschieden werden. Dies ist u. a. bei der Unterscheidung von langsamem Fluß und intrakavitären Thromben von Bedeutung.

In der klinischen Routine noch wenig Bedeutung haben quantitative Flußanalysen, die im Prinzip aus der Phaseninformation des Resonanzsignals durchgeführt werden können [21, 32, 40]. Erfolgreiche Anwendungen wurden bereits bei Shuntbestimmungen [40], Quantifizierung von Klappeninsuffizienzen und Klappenstenosen [8, 12, 19], Analyse von pulmonalarteriellem Fluß nach Fontan-Operation [24] und bei pulmonaler Hypertonie [20] durchgeführt. In der Weiterentwicklung derartiger Sequenzen wird ein wesentlicher Anteil hämodynamischer Information durch die MRT in den nächsten Jahren liegen.

MR-Angiographien sind im Thoraxbereich erheblichen Artefaktquellen durch Herz- und Atembewegung ausgesetzt. Dies gilt sowohl für Inflow- wie auch Phasenkontrasttechniken, wobei die m2-D-Inflow-Technik noch am robustesten gegenüber den Bewegungsartefakten ist und die besten Gefäßdarstellungen erzielt [3]. Die Abb. 1 zeigt eine Inflow-Angiographie des Aortenbogens (rechte Bildhälfte) mit einem kleinen Aneurysma nach Dilatation einer Aortenisthmusstenose in einer „maximum intensity projection". Zum Vergleich ist auf der linken Bildhälfte eine konventionelle Schichtaufnahme der gleichen anatomischen Struktur in GE-Technik zu sehen. Mit Verbesserung der Artefaktunterdrückung wird die MR-Angiographie eine wesentliche Zusatzinformation bei angeborenen Herz- und Gefäßfehlern liefern.

Die Reduktion der Atemartefakte durch Atemgating oder geschickte Anordnung der Daten im K-Raum bei gleichzeitiger Registrierung der Atemexkursion ist prinzipiell wünschenswert, aber, zumin-

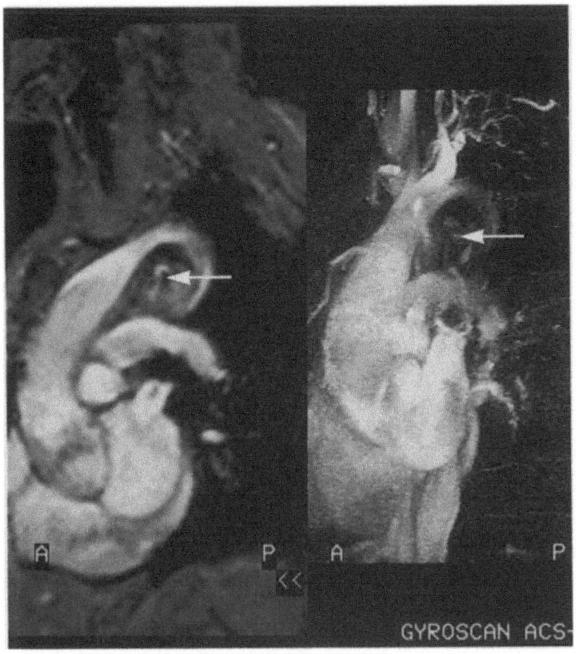

Abb. 1. Jugendlicher mit kleinem Aneurysma im Bereich des Aortenisthmus (*Pfeil*) nach Dilatation einer Aortenisthmusstenose. *Linker Bildteil*: konventionelle Gradientenecho-Sequenz (GE) als Schnittbild, *rechter Bildteil*: „Maximum-intensity-Projection" einer m-2-D Inflow-MR-Angiographie

dest im Fall des echten Gatings in Exspiration, sehr zeitaufwendig.

Prinzipiell empfiehlt es sich, mit dünnen Schichten von 3–6 mm je nach verwendeter Spule und mit hoher Akquisition zu arbeiten, da in der Regel kleine Strukturen untersucht werden. Zur besseren Unterdrückung von Bewegungsartefakten empfiehlt es sich, eine höhere Zahl von gemittelten Messungen zu verwenden. Die längere Untersuchungszeit ist im Interesse einer eindeutigeren Aussage oft in Kauf zu nehmen.

Bei allen angeborenen Vitien liegen räumlich komplexe Verhältnisse vor, und es empfiehlt sich, alle drei orthogonalen Ebenen darzustellen. Angulierte Schnitte sind nur bei ganz gezielter Fragestellung sinnvoll, da sonst häufig Abbildungen resultieren, die anatomisch nicht mehr interpretierbar sind.

2 Spezielle Indikationen

2.1 Fehlbildungen der thorakalen Aorta

Allem voran ist hier die *Aortenisthmusstenose (CoA)* (s. Kap. 2 Abschn. 2.1.4) zu nennen, die sich MR-tomographisch gut darstellen und auch quantifizieren läßt (Abb. 2 und 3) [2, 7, 27, 30]. Bei 40 Kindern mit einer CoA stellten sich unterschiedliche Ebenen als günstigste Projektion zur Quantifizierung dar. In Abhängigkeit von der Morphologie der Enge erwiesen sich sowohl transversale (n = 14) und sagittale (n = 18) als auch in der kraniokaudalen (n = 2) und Links-rechts-Achse (n = 6) angulierte Schnittebenen als günstig [37]. Bei 15 Kindern ergab eine vergleichende Durchmesserbestimmung mit der Angiographie eine mittlere Differenz von 2,7 ± 2,1 mm [38]. Hierbei ist unbedingt eine kleine Schichtdicke von 3–4 mm zur Vermeidung von Partialvolumeneffekten anzustreben. Weitere Indikationen für die MRT ergeben sich zum *Ausschluß eines Aortenisthmusaneurysmas* nach Ballondilatation einer CoA [36] (s. Kap. 1, Abschn. 7.2), bei Tra-

2

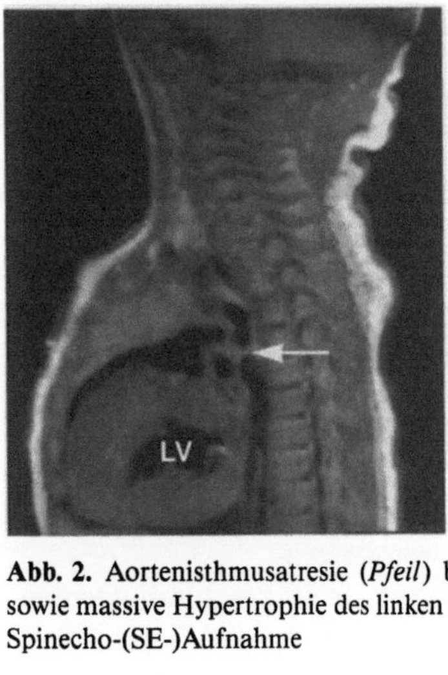

Abb. 2. Aortenisthmusatresie (*Pfeil*) bei einem Neugeborenen sowie massive Hypertrophie des linken Ventrikels (LV). Sagittale Spinecho-(SE-)Aufnahme

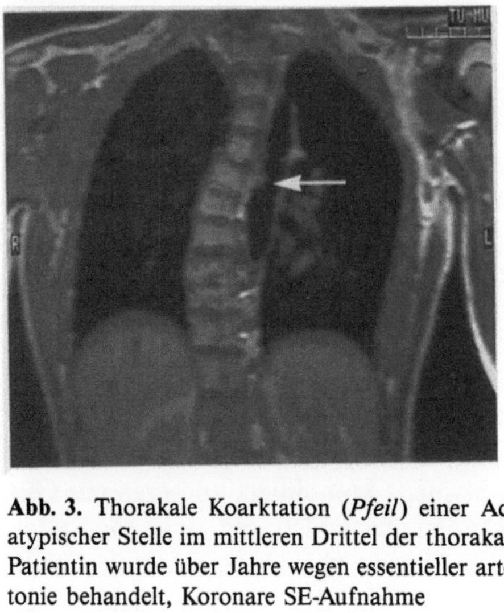

3

Abb. 3. Thorakale Koarktation (*Pfeil*) einer Adoleszenten an atypischer Stelle im mittleren Drittel der thorakalen Aorta. Die Patientin wurde über Jahre wegen essentieller arterieller Hypertonie behandelt, Koronare SE-Aufnahme

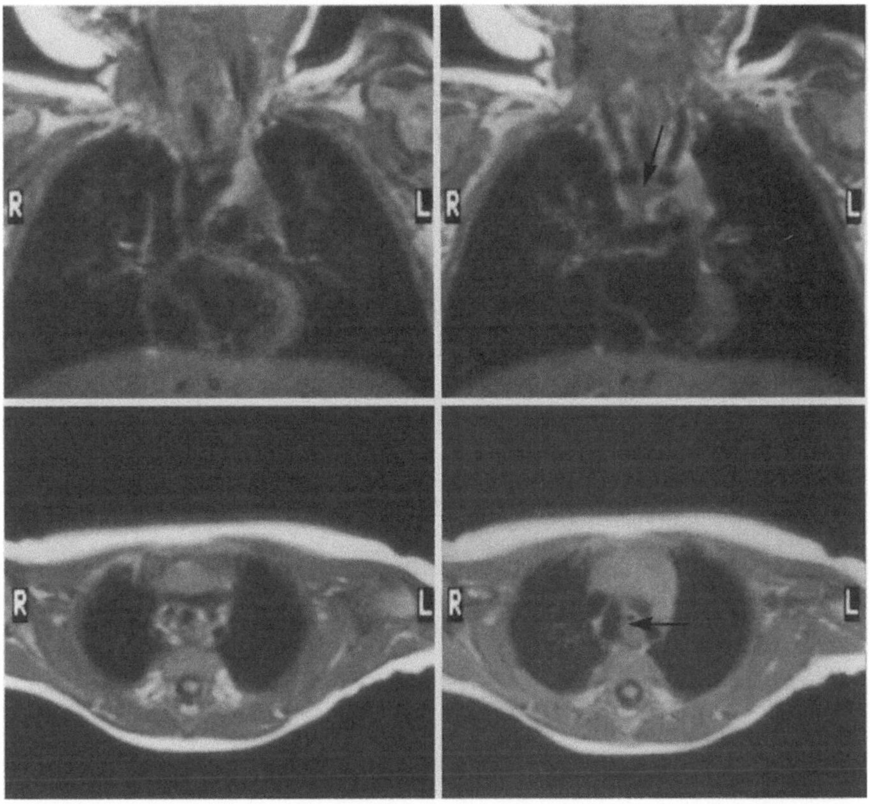

Abb. 4. Koronare und transversale SE-Bilder bei einem Säugling mit doppeltem Aortenbogen und Stenosierung der Trachea (*Pfeil*). Beide Aortenbögen sind annähernd gleich groß

chealstenosen durch *Aortenbogenanomalien* [41] und zur Diagnose eines rechten Aortenbogens (s. Kap. 2, Abschn. 2.1.5). Die Abb. 4 zeigt ein Beispiel einer Trachealstenose durch einen doppelten Aortenbogen. Hierbei erweist sich die gleichzeitige Darstellung der zentralen Atemwege und der großen Arterien als ein wesentlicher Vorteil der MRT gegenüber der Echokardiographie und Angiokardiographie [1].

2.2 Fehlbildungen der zentralen Pulmonalarterien

Atypischer Verlauf und Hypoplasie der zentralen Pulmonalarterien (PA) stellen wesentliche Indikationen zur MRT bei angeborenen Vitien dar, da dieser Bereich für alle Formen der Echokardiographie schwer einzusehen ist. Dies gilt insbesondere für größere und voroperierte Kinder [10, 14, 26, 27, 29].

Hypoplastische Pulmonalarterien finden sich häufig bei Vitien mit rechtsventrikulärer Obstruktion (s. Kap. 2, Abschn. 3.2) und erfordern eine Palliativoperation zur besseren PA-Perfusion, bevor eine eventuelle Korrekturoperation ins Auge gefaßt werden kann. Bei der Überprüfung des Wachstums der zentralen PA nach Palliativoperation liegt eine bedeutende Indikation für die MRT, da hierdurch zusätzliche Angiographien vermieden werden können (Abb. 5). Die mittlere Abweichung der Pulmonalarteriengröße im Vergleich zur Angiographie liegt bei dünner Schichtdicke zwischen 1 und 2 mm [37].

Neben der Pulmonalarteriengröße ist die MRT auch in der Lage, *zentrale Pulmonalarterienstenosen* darzustellen, wie sie häufig nativ oder nach Shuntoperationen auftreten. Die Abb. 6 zeigt ein Beispiel einer Abgangsstenose der linken Pulmonalarterie bei weiter rechter Pulmonalarterie.

Eine umfassende *Darstellung aortopulmonaler Kollateralen* bei Patienten mit *Pulmonalatresie und Ventrikelseptumdefekt* (s. Kap. 2, Abschn. 3.2) gelingt in konventionellen MR-Schnittverfahren wegen der Komplexität des räumlichen Verlaufs nicht. Dies ist eine wichtige Indikation für die MR-Angiographie, wofür bereits erste erfolgreiche Anwendungen beschrieben sind [34].

Besondere Indikationen bei PA-Anomalien ergeben sich bei angeblichen Aplasien eines Pulmonalarterien-Hauptastes. Ähnlich der Pulmonalvenen-Wedge-Injektion bei der Angiokardiographie kann

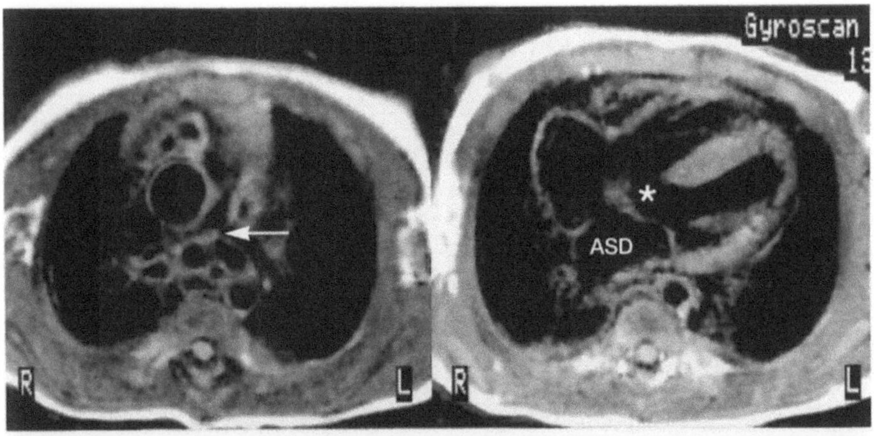

Abb. 5. Transversale SE-Bilder bei einem Neugeborenen mit Pulmonalatresie und Ventrikelseptumdefekt (*Asterisk*) sowie deutlich hypoplastischen Pulmonalarterien (*Pfeil*) mit einem Durchmesser von ca. 4 mm. Zusätzlich zu erkennen ist ein Vorhofseptumdefekt (ASD)

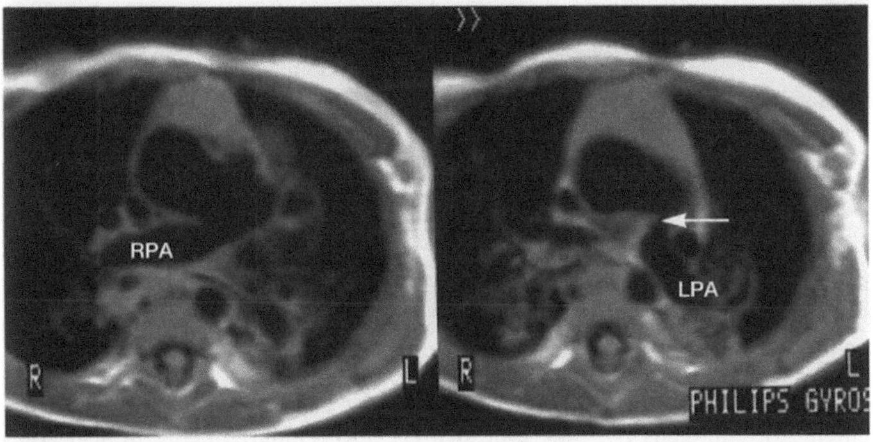

Abb. 6. Transversale SE-Bilder bei einem Säugling mit Truncus arteriosus communis und Abgangsstenose (*Pfeil*) der linken Pulmonalarterie (LPA). Die rechte Pulmonalarterie (RPA) ist hingegen weitgestellt

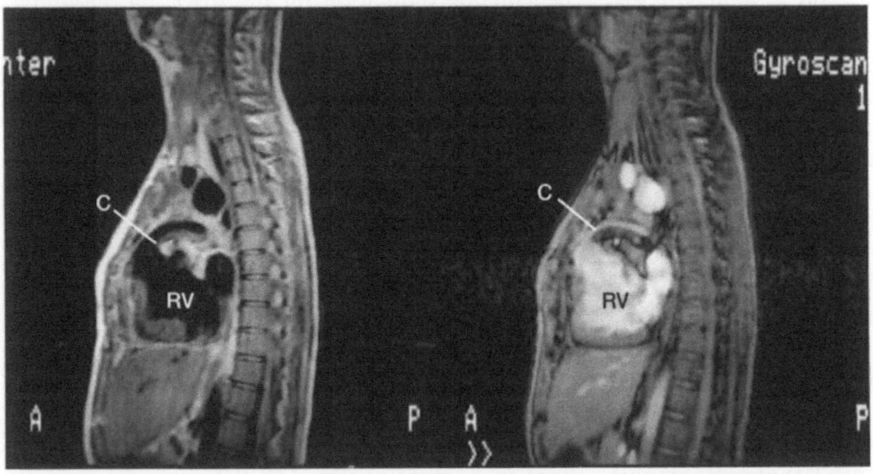

Abb. 7. Sagittale SE- und GE-Bilder bei einem Jungen mit klappenlosem Conduit (C) vom rechten Ventrikel (RV) zu den hypoplastischen Pulmonalarterien bei Pulmonalatresie mit VSD: Gute Darstellung des gesamten Conduitverlaufs

die MRT differenzieren, ob ein zentraler Pulmonalarterienast nicht angelegt ist oder nur nicht mit den zentralen Pulmonalarterien in Verbindung steht. *Klappenlose Conduits* vom RV zu den zentralen PA bei Pulmonalatresien mit Ventrikelseptumdefekt lassen sich MR-tomographisch wesentlich besser darstellen als mit Ultraschall (Abb. 7). Shuntverbindungen sind im Prinzip ebenfalls in der MRT darstellbar [13]. Wegen des geringen Durchmessers der Shuntprothesen sind Partialvolumeneffekte jedoch ein häufiges Problem, weil sie Stenosen vortäuschen.

Eine elegante Diagnostik bietet die MRT für das *Pulmonary-sling-Syndrom* an [33, 41], da hierbei, ähnlich wie bei den aortalen Fehlbildungen, gleichzeitig Gefäße und Atemwege dargestellt sind.

Weitere, jedoch seltene Indikationen ergeben sich beim *aortopulmonalen Fenster* [33], bei postoperativ entstandenen Aneurysmen des rechtsventrikulären Ausflußtrakts, beim Pulmonalisbändchen und bei der supravalvulären Pulmonalstenose nach Arterial-Switch-Operation [3] (s. Kap. 2, Abschn. 3.5).

2.3 Systemvenöse Anomalien

Systemvenöse Fehlbildungen bieten eine Indikation zur MRT, wenn eine *linkspersistierende* (oder, bei situs inversus, rechtspersistierende) *obere Hohlvene* oder eine *Azygos-/Hemiazygoskontinuität* nachgewiesen oder ausgeschlossen werden soll. In beiden Fällen stellt die MRT eine zuverlässige Methode dar [9, 37] (Abb. 8). Spinechosequenzen können allerdings bei langsamem venösem Fluß Probleme der Abgrenzung zu umgebendem Weichteilgewebe verursachen und den Einsatz von Gradientenechosequenzen notwendig machen.

Postoperativ ergeben klinisch vermutete Lecks im Patchbereich nach Vorhofumlagerungsoperation bei Transposition der großen Arterien (s. Kap. 2, Abschn. 3.5) häufig große Probleme für bildgebende Verfahren. Die MRT ist in der Darstellung durch GE-Sequenzen in der Lage, derartige Lecks zu identifizieren. Ähnliche Probleme und Anwendungen ergeben sich bei Lecks im Patchbereich nach modifizierter Fontanoperation (Abb. 9) (s. Kap. 2, Abschn. 3.3).

Stenosen im systemvenösen Fach nach Vorhofumlagerungsoperation stellen eine wichtige Indikation für die MRT dar [16]. Diese ist in der Lage, die Stenose direkt darzustellen und auch Umgehungskreisläufe über die V. azygos aufzuzeigen.

2.4 Pulmonalvenöse Anomalien

Bei pulmonalvenösen (PV) Anomalien ergeben sich für die MRT Indikationen, wenn eine *partielle Lungenvenenfehlkonnektion* vorliegt oder Stenosen im Vorhofbereich postoperativ auftreten [22, 28]. Letzteres kann an der Anastomose nach Korrektur einer totalen Fehlmündung der PV oder nach Vorhofumkehroperation bei Transposition der großen Arterien (s. Kap. 2, Abschn. 3.5) entstehen [6, 16, 28, 37]. Die *totale Lungenvenenfehlkonnektion* des Neugeborenen ist auf Grund des häufig kritischen Zustandes des Kindes und des damit verbundenen Transportrisikos von der Intensivstation zum Magneten in der Regel keine Indikation zur MRT.

Fehlmündende Lungenvenen (s. Kap. 2, Abschn. 3.4) werden, sofern sie nicht nur kleine Segmentvenen darstellen, in der MRT korrekt wiedergegeben (Abb. 10). Ebenso wie bei den Systemvenen bietet langsamer Fluß im SE-Mode Schwierigkeiten in der Abgrenzung zu Lunge und Mediastinum und muß durch identische Schnittführungen im Spinecho- und Gradientenechomode untersucht werden.

Stenosen im pulmonalvenösen Fach bei Patienten nach Vorhofumlagerungsoperation und Transposition der großen Arterien sind eine bedeutsame Indikation zur MRT. Diese Engen sind angiogra-

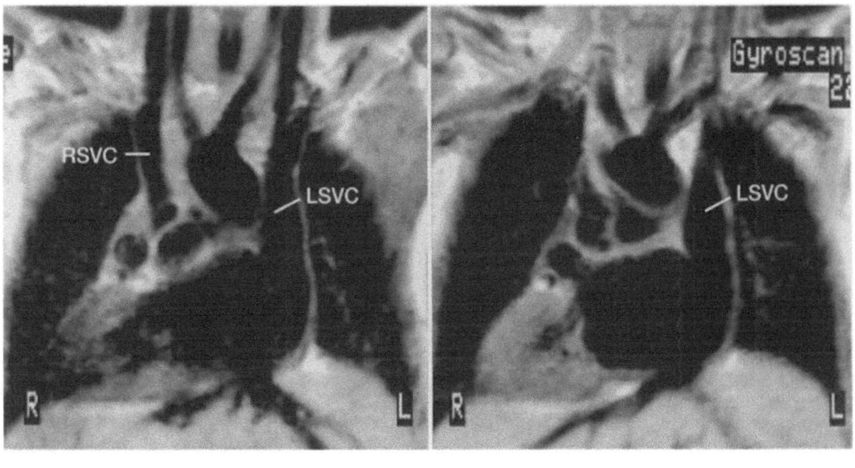

Abb. 8. Koronare SE-Bilder bei einem Kind mit einem komplexen Vitium, Dextrokardie und rechter (RSVC) wie auch linker (LSVC) oberer Hohlvene

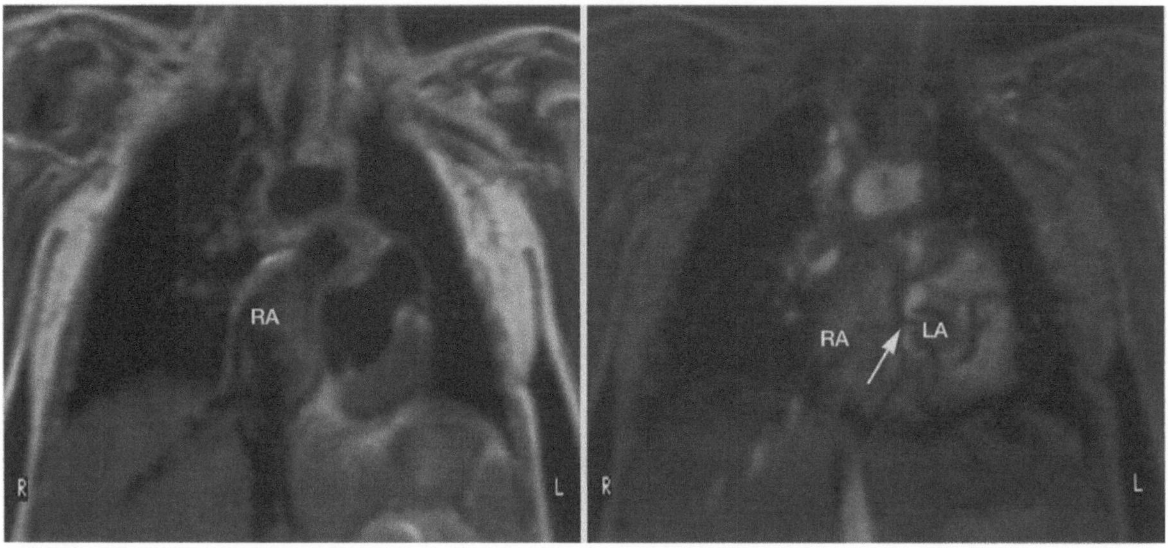

Abb. 9. Koronare SE- und GE-Bilder bei einem Kind nach Fontan-Operation und residuellem Rechts-links-Shunt im Patchbereich (*Pfeil*). *RA* rechter Vorhof, *LA* linker Vorhof

phisch schwer zu erkennen und in konventioneller Echokardiographie häufig nicht darstellbar. Hier ist vor allem auf die Einmündung der linken Lungenvenen in das pulmonalvenöse Fach zu achten (Abb. 11 a, b). Die zweithäufigste Lokalisation liegt am Übergang des oberen zum unteren Anteil des räumlich komplexen lungenvenösen Fachs.

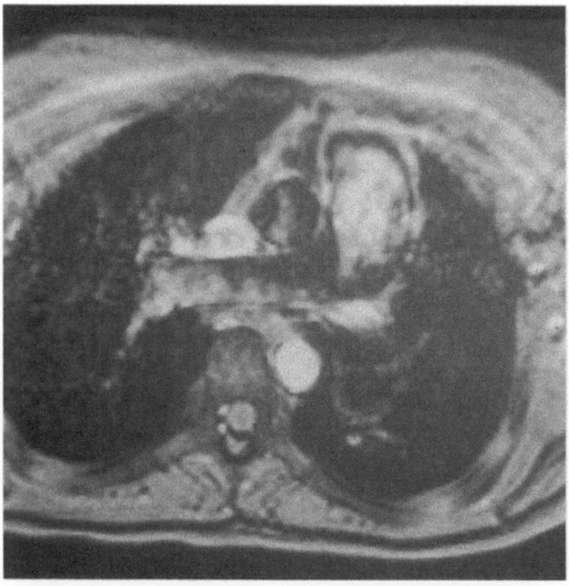

Abb. 10. Sinus-venosus-Defekt mit fehlmündender rechter oberer Lungenvene in die obere Holvene. Transversaler Schnitt in GE-Technik

2.5 Komplexe Vitien

Bei komplexen Herzfehlern erweist sich die MRT über die in den vorangegangenen Abschnitten genannten Indikationen hinaus als nützlich, wenn

- eine superoinferiore Ventrikellage vorliegt,
- eine rechts- oder linksatriale Isomerie vermutet wird [11, 18],
- eine Fontanoperation durchgeführt wurde [15, 29, 38] oder
- die Myokardmasse bzw. das exakte Ventrikelvolumen gemessen werden sollen[23].

Die superoinferiore Ventrikellage ergibt sich aus den einfachen sagittalen SE-Bildern (Abb. 12).

Rechts- oder linksatriale Isomerien können meistens nachgewiesen werden durch die Lage der unteren Hohlvene zur Aorta sowie die Morphologie der Vorhofsohren und der Hauptbronchien.

Bei Kindern mit unterschiedlichen Fontan-Modifikationen läßt sich die Anastomose zum Pulmonaliskreislauf zuverlässig berechnen [37]. Die Querschnittsfläche der Anastomose steht statistisch signifikant mit dem Auftreten postoperativer Ergüsse in Beziehung. Anatomische Informationen, die mit anderen Verfahren nicht oder nur schwer zu gewinnen sind, lassen sich MR-tomographisch leicht darstellen. Hierzu zählen das Vorkommen oder der Ausschluß intrakavitärer Thromben, die Größe des rechten Vorhofs, die Mündung des Koronarsinus, die Größe der Anastomose zu den Pulmonalarterien und gelegentlich der Nachweis abgekapselter Perikard-oder Pleuraergüsse. (Abb. 13)

Bei *hypoplastischen linken Ventrikeln* kann die MRT zuverlässig enddiastolische Volumina ange-

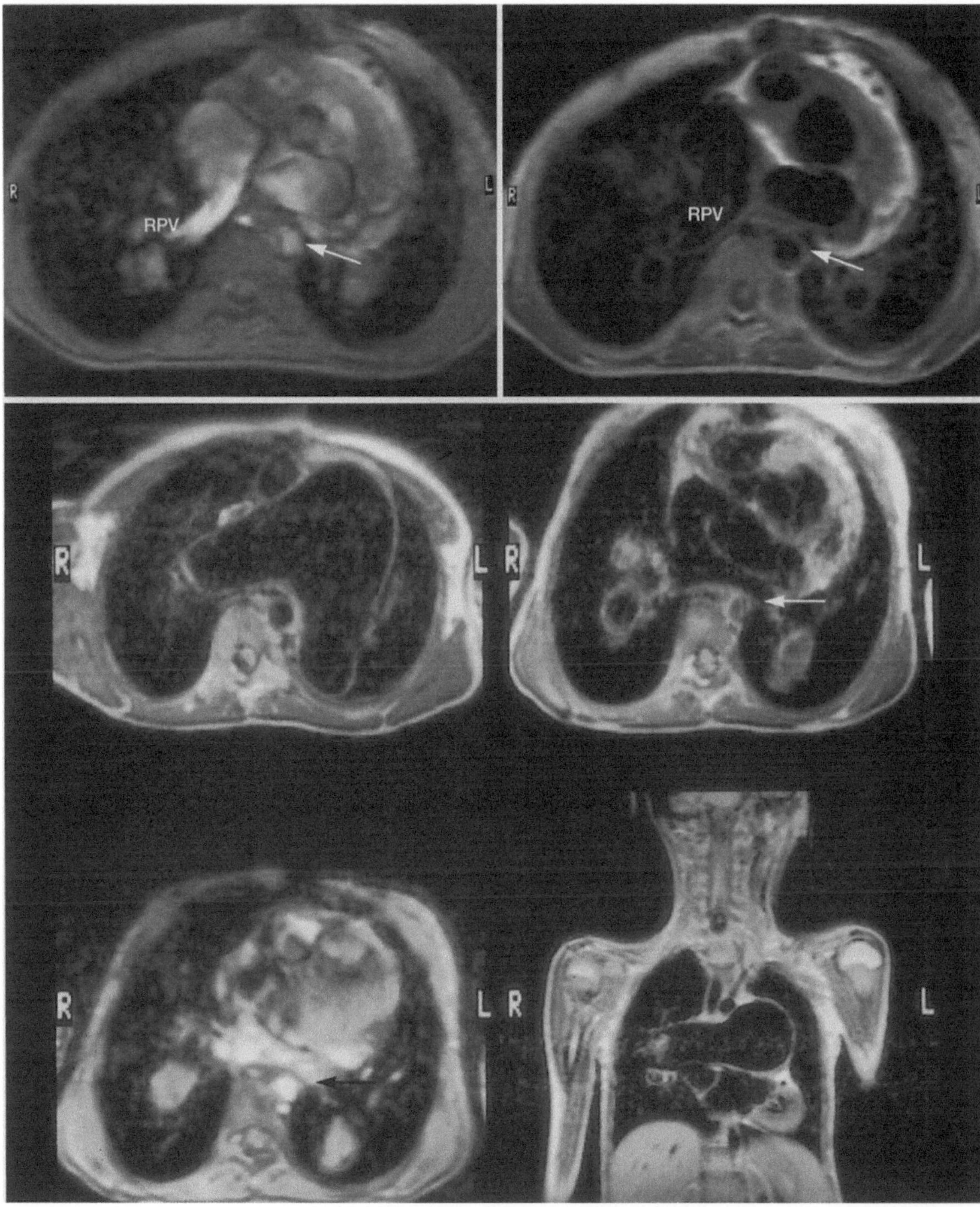

a

b

Abb. 11 a. 14 Jahre alter Junge nach Mustard-Operation, pulmonaler Hypertonie und Stenose des pulmonalvenösen Fachs an der Einmündung der linken Lungenvenen. Transversale SE- und Gradientenechobilder. Ungehinderte Einmündung der rechten Lungenvenen (RPV) bei nicht mehr abgrenzbarer Konnektion der linken Lungenvenen zum pulmonalvenösen Vorhof auf Grund narbiger Verwachsungen (*Pfeil*). **b** Kind nach der gleichen Operation ebenfalls mit pulmonaler Hypertension, jedoch regulärer Mündung der linken Lungenvenen (*Pfeil*)

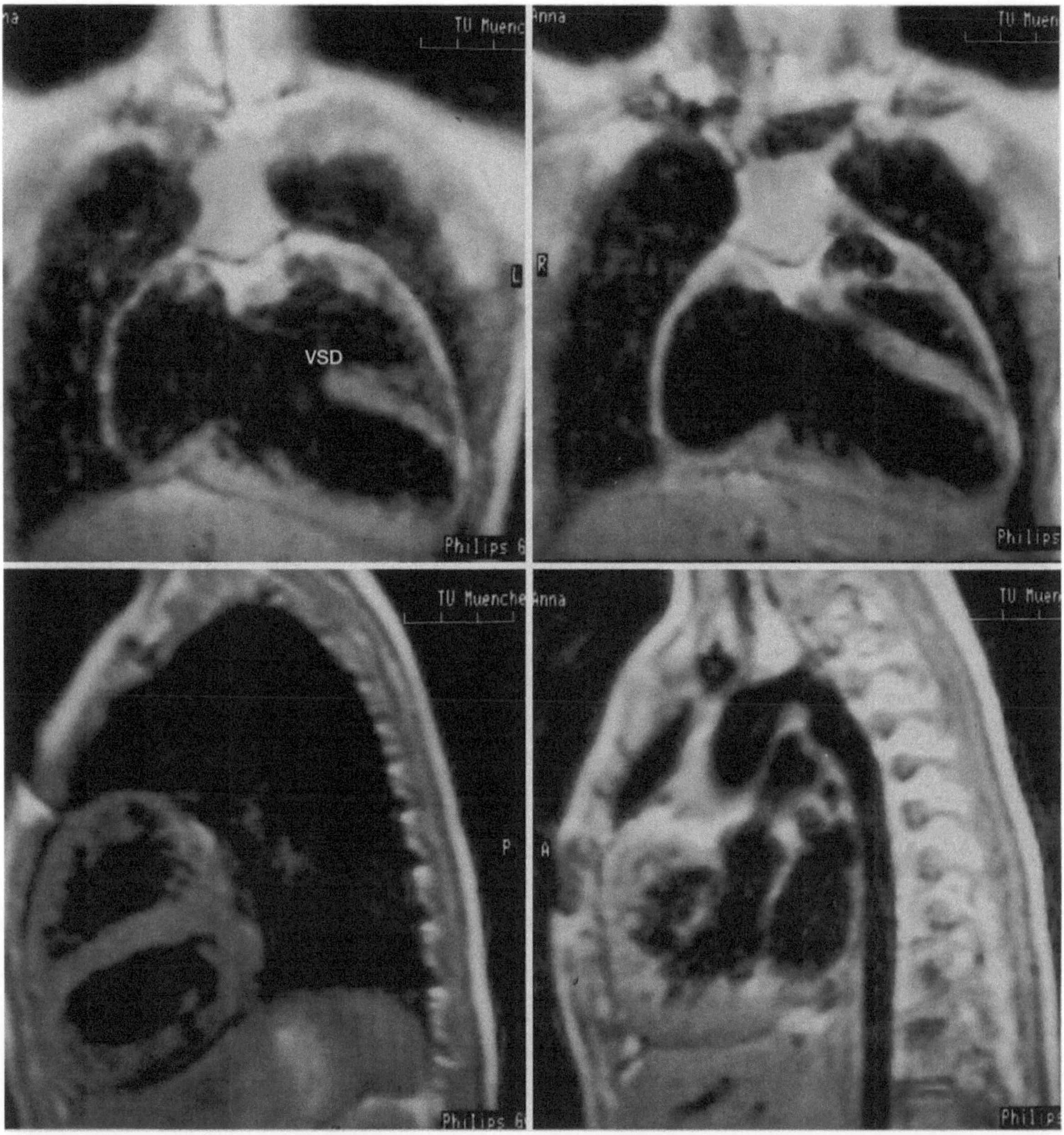

Abb. 12. Superoinferiore Ventrikellage. SE-Bilder in sagittaler und koronarer Projektion. Ebenfalls zu erkennen ist die überreitende Trikuspidalklappe und der VSD

ben, so daß der Entschluß zur Durchführung einer Korrekturoperation mit oder ohne Trennung der Ventrikel gefällt werden kann (s. Kap. 2, Abschn. 3.11).

2.6 Intraventrikuläre Fehlbildungen

Ventrikelseptumdefekte, (s. Kap. 2, Abschn. 2.2.2) stellen selten eine Indikation für die MRT dar, da sie meist echokardiographisch gut erkennbar sind. In ausgewählten Fällen sind VSD jedoch nicht gut lokalisierbar und die MRT kann zusätzliche Information liefern. Dies trifft gelegentlich für apexnahe, muskuläre VSD zu.

Vorhofseptumdefekte, (s. Kap. 2, Abschn. 2.2.3) insbesondere Sinus-venosus-Defekte, sind häufiger mittels konventioneller Echokardiographie nicht ausreichend darzustellen. In diesen Fällen liefert die MRT Aussagen über Lage und Größe des Defektes sowie über eine mögliche partielle Lungenvenenfehlkonnektion.

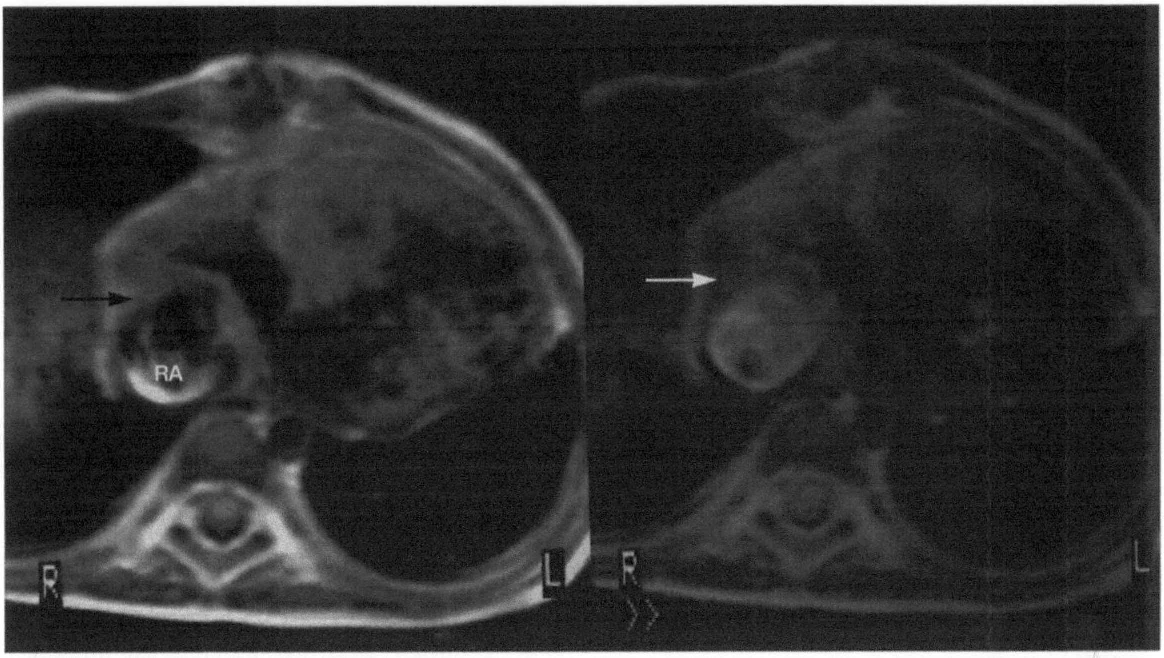

Abb. 13. Transversale SE-Bilder bei einem Kind nach modifizierter Fontan-Operation. Die Echozeit des linken Bildes beträgt 30 ms, die des rechten 60 ms. Deutlich ist die Rephasierung im „rechten Vorhof" als Hinweis auf einen deutlich verlangsamten Fluß. An der Wand des „rechten Vorhofs" ist thrombotisches Material zu erkennen (*Pfeil*)

Probleme in der genauen Abbildung des Vorhofseptums können sich durch die relativ starke und nicht konstante Beweglichkeit des Vorhofseptums ergeben. GE-Sequenzen mit möglichst vielen Phasen können diesem Problem Abhilfe schaffen.

Klappenstenosen können in den GE-Sequenzen durch die Phasenauslöschung erkannt, jedoch nicht quantifiziert werden. Hier wird in Zukunft die quantitative Flußanalyse der Phasenbilder neue Möglichkeiten schaffen.

Ähnliches gilt für die Erkennung und Quantifizierung von *Klappeninsuffizienzen*. Die Signalauslöschung durch den Regurgitationsjet in den GE-Sequenzen gibt zwar einen semiquantitativen Hinweis für den Grad der Insuffizienz, erlaubt jedoch keine exakten Rückschlüsse auf das Regurgitationsvolumen.

2.7 Volumen- und Masseberechnungen

Die MRT hat gegenüber anderen bildgebenden Verfahren des Herzens den großen Vorteil, bei der Volumetrie von Körpern auf geometrischen Annahmen wie etwa die eines Rotationsellipsoids verzichten zu können [3]. Derartige geometrische Annahmen treffen bei komplexen Herzfehlern, insbesondere bei der Berechnung rechtsventrikulärer Volumina und Massen, nicht zu und können zu großen Berechnungsfehlern führen.

Durch simple Planimetrie einzelner Schichten und Aufsummierung einzelner Teilvolumina (Abb. 14) ergeben sich Volumina mit einem experimentell ermittelten Fehler von ca. 5% [3]. Voraussetzung für ein solches Verfahren ist jedoch, daß die einzelnen Schichten zum gleichen Zeitpunkt des Herzzyklus getriggert sind. Typischerweise werden hier Phasen in Enddiastole und Endsystole ausgesucht.

Myokardmassen errechnen sich aus dem Myokardvolumen, multipliziert mit dem spezifischen Gewicht des Myokards von 1,05 g/ml [25]; sie sind bedeutsam in der Abschätzung der *Ventrikelcompliance*. Die MRT dürfte hierfür eines der genauesten Verfahren darstellen.

2.8 Seltene Indikationen zur MRT

Seltenere Indikationen zur kardialen MRT sind *intrakardiale Tumoren* (s. Kap. 7, Abschn. 2.9), wobei jedoch bis auf das Vorhoflilipom und seltene Hämangiome keine spezifische Aussage über die Gewebsstruktur gemacht werden kann. Eine häufiger auftretende Differentialdiagnose ist die Unterscheidung zwischen einem *Vorhofthrombus* und einem

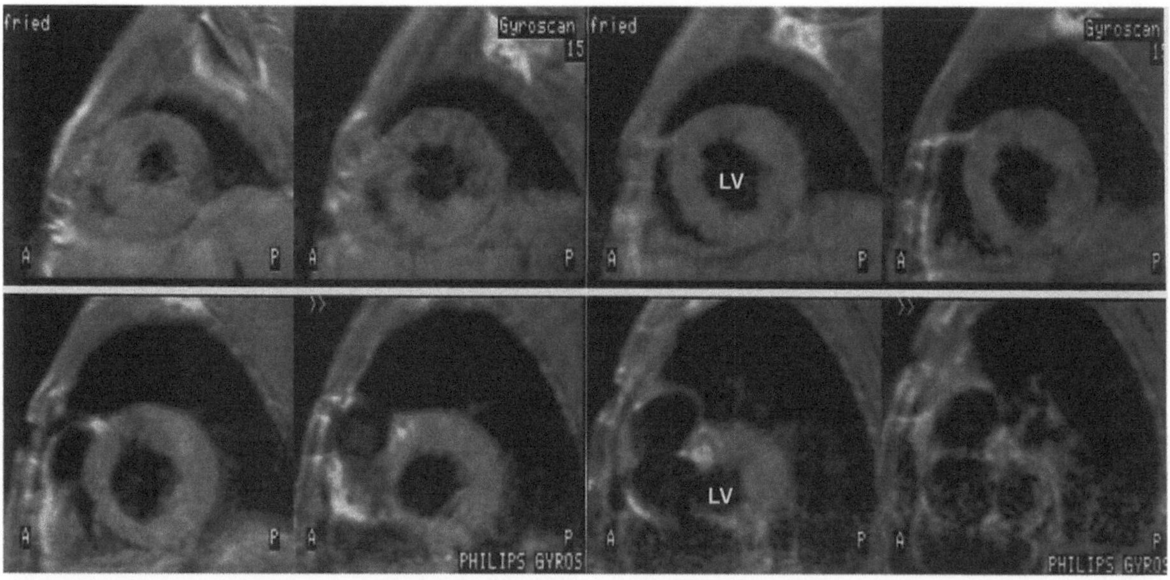

Abb. 14. 8 konsekutive SE-Bilder in kurzer Achse (Doppelangulation) senkrecht zur Länagsachse des LV) durch den linken Ventrikel (LV). Alle Bilder sind enddiastolisch getriggert. Bei bekannter Schichtdicke läßt sich das Volumen des LV und das Myokardvolumen mittels MRT berechnen

Vorhofmyxom. Hier hilft die Gabe von Gadolinium-DTPA weiter. In der Regel nehmen Thromben kein oder wenig Kontrastmittel auf, während dies bei Tumoren häufig ist.

Restriktive Kardiomyopathien (s. Kap. 4, Abschn. 3) können eventl. auf Perikardveränderungen zurückgeführt werden, die in der MRT erkennbar sind. Kalkstrukturen sind jedoch in der Computertomographie wesentlich besser darzustellen.

Die Klärung der Pulmonalisabgänge beim *Truncus arteriosus communis* (s. Kap. 2, Abschn. 3.7) können durch Überlagerungseffekte in der Angiographie schwierig sein. Die MRT kann hier eine Darstellung herbeiführen.

Gelegentlich ist die Differenzierung zwischen einem *Ventrikelaneurysma* und einem *Divertikel eines Ventrikels* von Bedeutung. Das Unterscheidungsmerkmal zwischen beiden ist die Wanddicke des Myokards, die leicht aus den Spinechobildern bestimmt werden kann. Gelegentlich ergibt sich die Frage, ob zwei normal große Ventrikel mit einem sehr großen VSD oder tatsächlich nur ein singulärer Ventrikel vorliegen. Im letzteren Fall wäre eine modifizierte Fontan-Operation anzustreben, im ersteren Fall kann evtl. eine Septierung möglich sein. Die MRT kann in konventionellen, tranversalen Schnittführungen durch die Ventrikel hierauf eine Antwort geben.

Die Erkennung eines *Cor triatriatum* kann bei ungewöhnlicher Lage der Membranen im linken Vorhof große diagnostische Probleme bereiten. Die Abb. 15 zeigt die MRT eines 9 Monate alten Kindes, bei dem eine solche Diagnose bis zur MRT nicht möglich war. Sehr gut ist das komplizierte Membrangebilde (→) zu erkennen.

3 Ausblick

Die MRT hat die Kapazität, neben der Echokardiographie das zweite nichtinvasive Standbein der kinderkardiologischen Diagnostik zu werden. Wichti-

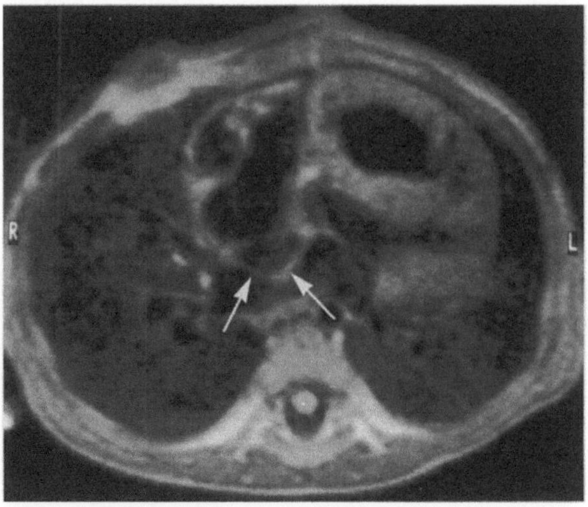

Abb. 15. 9 Monate altes Kind mit einem Cor triatriatum, transversales SE-Bild. Deutlich erkennbar ist der komplexe Verlauf der Membranen (*Pfeil*) im linken Vorhof

ge Voraussetzungen zur festen Etablierung in der diagnostischen Palette der kinderkardiologischen Abteilungen wird die Aussagefähigkeit der MRT nicht nur in der Morphologie, sondern auch in der Hämodynamik sein. Hierfür sind quantitative Flußanalysen eine unbedingte Forderung. Die Verfügbarkeit aussagefähiger MR-Angiographien im Thoraxbereich wird von entscheidender Bedeutung in der sukzessiven Ablösung konventioneller Angiographieindikationen sein. Die Rolle von Kontrastmitteln in der Analyse von Myokardtextur [5] wie auch der Stellenwert der MR-Phosphorspektroskopie zur Bestimmung energiereicher Phosphate des Myokards bei Kindern [37] sind noch weitgehend ungeklärt.

Literatur

1. Ali F, Higgins CB, Gooding CA (1994) MRI of tracheal and esophageal compression following surgery for congenital heart disease. J Comput Assist Tomogr 18:39–42
2. Amparo EG, Higgins CB, Shafton EP (1984) Demonstration of coarctation of the aorta by magnetic resonance imaging. AJR 143:1192- 1194
3. Bauer R, Flierdt E v. d., Busch U, Stettmeier H, Lutilsky L, Langer W, Allgayer B (1988) Quantifizierung der Herzfunktion mit der Kernspintomographie. Nukl-Med 3:203–212
4. Blakenberg F, Rhee J, Hardy C, Helton G, Higgins SS, Higgins CB (994) MRI versus echocardiography in the evaluation of the Jatene procedure. J Comput Assist Tomogr 18:749–754
5. Brasch RC (1992) New directions in the development of MR imaging contrast media. Radiology 183:1–11
6. Chung KJ, Simpson IA, Glass RF, Sahn DJ, Hesselink JR (1988) Cine magnetic resonance imaging after surgical repair in patients with transposition of the great arteries. Circulation 77:104- 109
7. Didier D, Higgins CB, Fisher MR, Osaki L, Silverman NH, Cheitlin MD (1986) Congenital heart disease: gated MR imaging in 72 patients. Radiology 158:227–235
8. Dulce MC, Mostbeck GH, O'Sullivan M, Cheitlin M, Caputo GR, Higgins CB (1992) Severity of aortic regurgitation: interstudy reproducibility of measurements with velocityencoded cine MR imaging. Radiology 185:235–240
9. Fisher MR, Hricak H, Higgins CB (1985) Magnetic resonance imaging of developmental venous anomalies. AJR 145:705–709
10. Fletcher BD, Jacobstein MD, Nelson D, Riemenschneider TA, Alfidi RF (1984) Gated magnetic resonance imaging of congenital cardiac malformation. Radiology 150:137–140
11. Geva T, Vick GW, Wendt RE, Rockey R (1994) Role of spin echo and cine magnetic resonance imaging in presurgical planning of heterotaxy syndrome. Comparison with echocardiography and catheterization. Circulation 90:348–356
12. Honda N, Machida K, Hashimoto M et al. (1993) Aortic regurgitation: quantification with MR imaging velocity mapping Radiology 186:189–194
13. Ichida F, Hashimoto I, Miyazaki A et al. (1992) Magnetic resonance imaging: evaluation of the Blalock Taussig shunts and anatomy of the pulmonary artery. J Cardiol 22: 669–678
14. Jacobstein MD, Fletcher BD, Goldstein S, Riemenschneider TA (1985) Magnetic resonance imaging in patients with hypoplastic right heart syndrome. Am Heart J 110:154–158
15. Julsrud PR, Ehman RL, Hagler DJ, Ilstrup DM (1989) Extracardiac vasculature in candidates for Fontan surgery: MR imaging. Radiology 173:503–506
16. Kaemmerer H, Theissen P, Kaulitz R et al. (1992) Magnetresonanztomographische Beurteilung von Anatomie und Ventrikelfunktion nach Mustard-Korrektur bei Transposition der großen Arterien Z Kardiol 81:217–225
17. Kersting-Sommerhoff BA, Sechtem UP, Higgins CB (1988) Evaluation of pulmonary blood supply by nuclear magnetic resonance imaging in patients with pulmonary atresia JACC 11:166–171
18. Kersting-Sommerhoff BA, Diethelm L, Stanger P, Dery R, Higashino SS, Higgins SM, Higgins CB (1990) Evaluation of complex congenital ventricular anomalies with magnetic resonance imaging Am Heart J 120:133–142
19. Kilner PJ, Firmin DN, Rees RSO et al. (1991) Valve and great vessel stenosis: Assessment with MR jet velocity mapping. Radiology 178:229–235
20. Kondo C, Caputo GR, Masui T, et al. (1992) Pulmonary hypertension: pulmonary blood flow quantification and flow profile analysis with velocity-encoded cine MR imaging. Radiology 183:751-758
21. Maier SE, Bösiger P (1991) Quantitative in vivo blood flow measurements with magnetic resonance imaging. In: Lanzer P, Yoganathan AP, (eds) Vascular imaging by color Doppler and magnetic resonance. Springer, Berlin Heidelberg New York Tokyo, S 310–331
22. Masui T, Seelos KC, Kersting-Sommerhoff BA, Higgins CB (1991) Abnormalities of the pulmonary veins: evaluation with MR imaging and comaprison with cardiac angiography and echocardiography Radiology 181:645–649
23. McDonald KM, Parrish T, Wennberg P, Stillman AE, Francis GS, Cohn JN, Hunter D (1992) Rapid, acurate and simultaneous noninvasive assessment of right and left ventricular mass with nuclear magnetic resonance imaging using the snapshot gradient method JACC 19:1601–1607
24. Mohiaddin RH, Wann SL, Underwood R, Firmin DN, Rees S, Longmore DB (1990) Vena caval flow: assessment with cine MR velocity mapping. Radiology 177:537–541
25. Onnasch DGW, Lange PE, Heintzen PH (1984) Left ventricular muscle volume in children and young adults. Pediatr Cardiol 5:101- 106
26. Parsons JM, Baker EJ (1990) The use of magnetic resonance imaging in the investigation of infants and children with congenital heart disease: current status and future prospects. Int J Cardiol 29:263–275
27. Rees RSO, Sommerville J, Underwood SR, Wright J, Firmin DN, Klippstein RH, Longmore DB (1987) Magnetic resonance imaging of the pulmonary arteries and their systemic connections in pulmonary atresia: comparison with angiographic and surgical findings. Br Heart J 58:621–626
28. Rees S, Sommerville J, Warnes C, Underwood R, Firmin D, Klipstein R, Longmore D (1988) Comparison of magnetic resonance imaging with echocardiography and radionuclide angiography in assessing cardiac function and anatomy following Mustard's operation for transposition of the great arteries. Am J Cardiol 61:1316–1322
29. Sampson C, Martinez JE, Rees S, Sommerville J, Underwood R, Longmore DB (1990) Evaluation of Fontan's ope-

ration by magnetic resonance imaging. Am J Cardiol 65:819–821

30. Schulthess GK von, Higashino SM, Higgins SS, Didier D, Fisher MR, Higgins CB (1986) Coarctation of the aorta: MR imaging. Radiology 158:469–474
31. Seelos KC, von Smekal A, Steinborn M, Gieseke J, Redel DA, Reiser M /1994) MR angiography of congenital heart disease: value of segmented two-dimensional inflow technique and maximum intensity projection display. J Magn Reson Imaging 4:29–36
32. Sieverding L, Jung WI, Klose U, Apitz J (1990) Dynamische Kernspintomographie in der pädiatrischen Kardiologie: Erweiterung der diagnostischen Möglichkeiten mit Hilfe einer flußrephasierten Gradientenechosequenz. Z Kardiol 79: 774–782
33. Sieverding L, Klose U, Apitz J (1990) Morphological diagnosis of congenital and acqired heart disease by magnetic resonance imaging. Pediatr Radiol 20:311–319
34. Sieverding L, Jung WI, Schick F, Widmaier S, Apitz J (1994) „White blood" imaging of the cardiovascular system using a rapid echo flow-rephased spin echo technique (Abstract). Card Young (Suppl. 1) 4:8
35. Simpson IA, Chung KJ, Glass RF, Sahn DJ, Sherman FS, Hesselink J (1988) Cine magnetic resonance imaging for evaluation of anatomy and flow relations in infants and children with coarctation of the aorta. Circulation 78:142–148
36. Soulen RL, Kan J, Mitchell S, White RI (1987) Evaluation of balloon angioplasty of coarctation restenosis by magnetic resonance imaging. Am J Cardiol 60:343–345
37. Stern H (1994) Diagnostik angeborener Herz- und Gefäßfehler im Kindesalter. Med Welt 45:18–25
38. Stern HC, Locher D, Wallnöfer K, Weber F, Scheid KF, Emmrich P, Bühlmeyer K (1991) Noninvasive assessment of coarctation of the aorta: comparative measurements by twodimensional echocardiography, magnetic resonance, and angiography. Pediatr Cardiol 12:1–5
39. Stern H, Bauer R, Schröter G, Sauer U, Emmrich P, Bühlmeyer K (1992) Magnetic resonance imaging in patients after modified Fontan operation. Card Young 2:158–168
40. Underwood SR, Firmin DN, Klipstein RH, Rees RSO, Longmore DB (1987) Magnetic resonance velocitiy mapping: clinical application of a new technique. Br Heart J 57:404–412
41. Vogl T, Wilimzig C, Hofmann U, Hofmann D, Dresel S, Lissner J (1991) MRI in tracheal stenosis by innomonate artery in children. Pediatr Radiol 21:89–93

7 Echokardiographie

G. RUPPRATH

INHALT

1 Grundlagen ... 331
1.1 Allgemeiner Teil ... 331
1.2 M-mode-Echokardiographie ... 331
1.3 Zweidimensionale Echokardiographie ... 332
1.4 Standardschnittebenen ... 332
1.4.1 Parasternale lange Achse ... 333
1.4.2 Parasternale kurze Achse ... 333
1.4.3 Vierkammerblick ... 335
1.4.4 Suprasternale Aortenbogendarstellung ... 335
1.5 Doppler-Echokardiographie ... 335
1.5.1 Gepulste Doppler-Sonographie ... 335
1.5.2 CW-Doppler-Sonographie ... 337
1.5.3 Farbdoppler-Sonographie ... 338
1.5.4 Untersuchungstechnik ... 340
1.5.5 Auswertung ... 340
2 Herz- und Gefäßerkrankungen ... 341
2.1 Aortenstenosen ... 341
2.1.1 Vavuläre Aortenstenose ... 341
2.1.2 Subaortenstenose ... 342
2.1.3 Aorteninsuffizienz ... 342
2.1.4 Supravalvuläre Aortenstenose ... 345
2.2 Aortenisthmusstenose ... 345
2.3 Erkrankungen des Myokards ... 346
2.3.1 Hypertrophe obstruktive Kardiomyopathie (HOCM) ... 346
2.3.2 Dilatative Kardiomyopathie ... 346
2.4 Entzündliche Herzerkrankungen ... 348
2.4.1 Endokarditis ... 348
2.4.2 Perikarderkrankungen ... 348
2.4.3 Kawasaki-Syndrom ... 350
2.5. Mitralklappenprolaps, Mitralinsuffizienz ... 350
2.6 Pulmonalstenosen ... 351
2.7 Vitien mit Links-rechts-Shunt ... 352
2.7.1 Vorhofseptumdefekt (ASD) ... 352
2.7.2 Ventrikelseptumdefekt (VSD) ... 353
2.7.3 Atrioventrikularseptumdefekt (atrioventrikulärer Kanal) ... 355
2.7.4 Persistierender Ductus Arteriosus (PDA) ... 356
2.8 Komplexe Herzfehler ... 357
2.8.1 Transposition der großen Arterien (TGA) ... 357
2.8.2 Angeboren korrigierte Transposition der großen Arterien ... 358
2.8.3 Fallotsche Tetralogie ... 359
2.8.4 Truncus arteriosus ... 360
2.8.5 Ebsteinsche Anomalie ... 360
2.8.6 Trikuspidalatresie ... 362
2.8.7 Ursprung beider großen Arterien aus dem rechten Ventrikel ... 363
2.8.8 Univentrikuläres Herz ... 365
2.8.9 Hypoplastisches Linksherz ... 366
2.9 Herztumoren ... 367
Literatur ... 367

1 Grundlagen

1.1 Allgemeiner Teil

Die Echokardiographie hat sich innerhalb weniger Jahre zur wichtigsten nichtinvasiven diagnostischen Methode kongenitaler Herzfehler entwickelt. Die beliebige Wiederholbarkeit und Unschädlichkeit, die Wiedergabe der zu untersuchenden Strukturen im Schnittbild mit hoher räumlicher und bei Bewegungsabläufen mit hoher zeitlicher Auflösung sowie die Ermittlung der normalen und pathologischen Hämodynamik machen sie zu einem idealen diagnostischen Instrument.

Man unterscheidet eine eindimensionale M-mode = Motion mode) und zweidimensionale Echokardiographie (2-D-Echo) mit oder ohne integrierte Doppler-Sonographie.

1.2 M-mode-Echokardiographie

Das Herz wird bei der M-mode-Echokardiographie mit einem schmalen Schallstrahl, der von einem einzelnen Kristall mit einer Impulsfrequenz von 1000/s ausgesandt wird, untersucht. Aufgrund ihres hohen zeitlichen Auflösungsvermögen ist sie hervorragend zur Analyse schneller Bewegungsabläufe geeignet. Die räumliche Auflösung ist abhängig von der Frequenz und der Entfernung der Struktur vom Transducer, sie beträgt bei einem handelsüblichen Schallkopf von 3,5 MHz ca. 1 mm in axialer Richtung (längs des Schallstrahls) und erlaubt damit sehr genaue Abstandsmessungen. Lateral wird das Auflösungsvermögen durch die Breite des Schallstrahls begrenzt und mit zunehmender Entfernung vom Transducer schlechter. Folgende

Werte, die alters- und gewichtsabhängig sind, sollten bei jeder Untersuchung gemessen werden: Durchmesser des rechten und des linken Ventrikels (enddiastolisch), des linken Vorhofes und der Aorta, Durchmesser des Kammerseptums und Dicke der Hinterwand des linken Ventrikels. Für eine grobe Abschätzung der linksventrikulären Kontraktilität reicht die Bestimmung der prozentualen Faserverkürzung (FS = fractional shortening) und der mittleren Faserverkürzungsgeschwindigkeit (velocity of circumferential fiber shortening = VCF) aus [19].

Die Formeln lauten:

$$FS = \frac{EDD - ESD}{EDD} \times 100\ (\%)$$

$$\text{mittlere VCF} = \frac{EDD - ESD}{EDD \times LVET}\ (\text{Zirkumferenzen/Sek.})$$

EDD = enddiastolischer Diameter; ESD = endsystolischer Diameter des linken Ventrikels; LVET = linksventrikuläre Ejektionszeit = Zeitdauer der Aortenklappenöffnung.

Normwerte: FS über 25%; mittlere VCF über 1/s [1, 2].

Bei allen echokardiographischen Untersuchungen sollte, soweit es das Gerät zuläßt, das EKG gleichzeitig in der Standardableitung II als zeitlicher Bezugspunkt aufgezeichnet werden.

Bei der eindimensionalen Bestimmung der linksventrikulären Funktion muß beachtet werden, daß der Schall den linken Ventrikel an repräsentativer Stelle, d.h. auf Chordae- oder bei Kleinkindern auf Mitralebene durchkreuzt und daß die VCF frequenzabhängig bei höheren Herzfrequenzen zunimmt. Es können daher lediglich ausgeprägte myokardiale Funktionsschwankungen erfaßt werden (Abb. 1) [2].

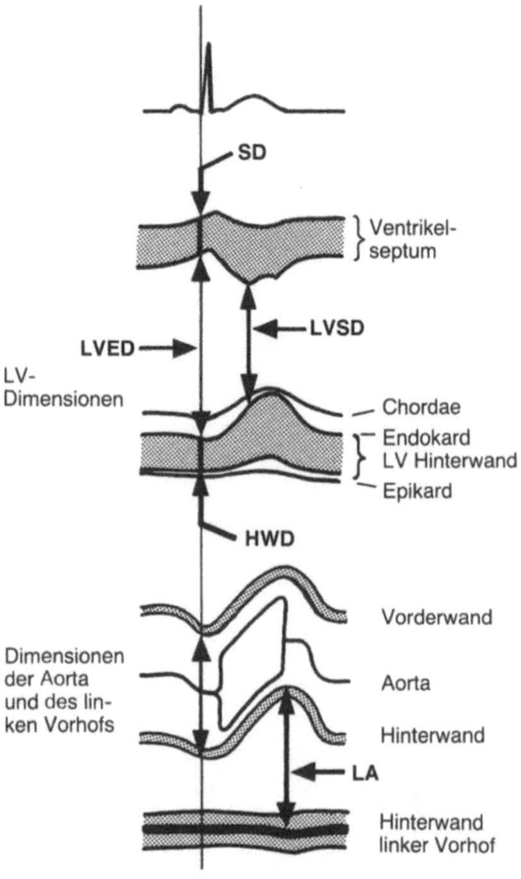

Abb. 1. M-mode Diagramm der echokardiographischen Standardmessungen, wie sie von der amerikanischen Gesellschaft für Echokardiographie vorgeschlagen wurden. *HWD* Hinterwanddicke, *LVED* linksventrikulärer enddiastolischer Durchmesser *SD* Septumdicke enddiastolisch, LA maximaler Durchmesser des linken Vorhofes. (Mod. nach HENRY et al. [7])

1.3 Zweidimensionale Echokardiographie

Die zweidimensionale Echokardiographie (2-D-Echo) erlaubt eine bessere räumliche Orientierung im Herzen. Üblich ist eine sektorförmige Darstellung der gewählten Schnittebene. Das Herz ist nur von bestimmten Schallfenstern aus zu untersuchen, da das darüberliegende lufthaltige Lungengewebe den Ultraschallstrahl vollständig reflektiert und der Knochen wenig schalldurchlässig ist (Abb. 2).

1.4 Standardschnittebenen

Es ist eine beliebige Zahl von Schnittebenen und verschiedenen Richtungen durch das Herz denkbar, jedoch sind diese aus Gründen der Vereinheitlichung auf 3 zueinander senkrechte Ebenen, sog. Standardebenen, beschränkt worden (Abb. 3). Sie sind nicht in anatomischer Weise auf den Körper im ganzen bezogen (sagittal, frontal etc.), sondern benennen die Ebene, in der das Herz selbst vom Ultraschallstrahl geschnitten wird [6]. Die Ebene längs, d.h. parallel zur Längsachse und senkrecht zur Vorderwand und Hinterwand des Herzens, ist die lange Achse. Die kurze Achse verläuft senkrecht zur langen Achse und zu beiden senkrecht liegt die Ebene des Vierkammerblicks. Diese Schnittebenen sind prinzipiell je nach Größe des akustischen Fensters von unterschiedlichen Transducerpositionen

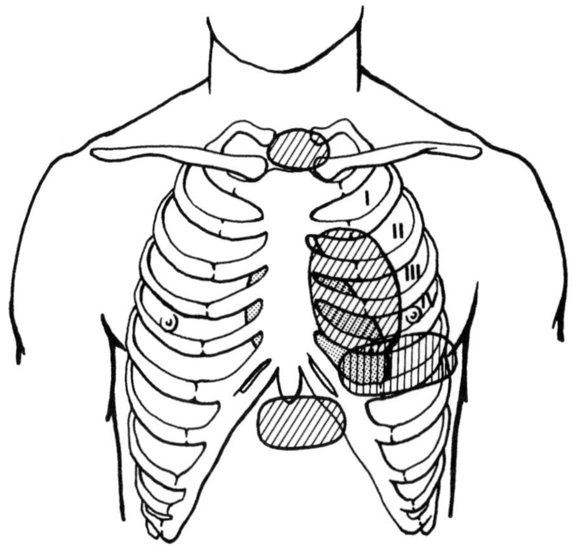

Abb. 2. Der Transducer wird über bestimmten akustischen Schallfenstern zur Untersuchung des Herzens aufgesetzt (suprasternal, subkostal, parasternal und apikal)

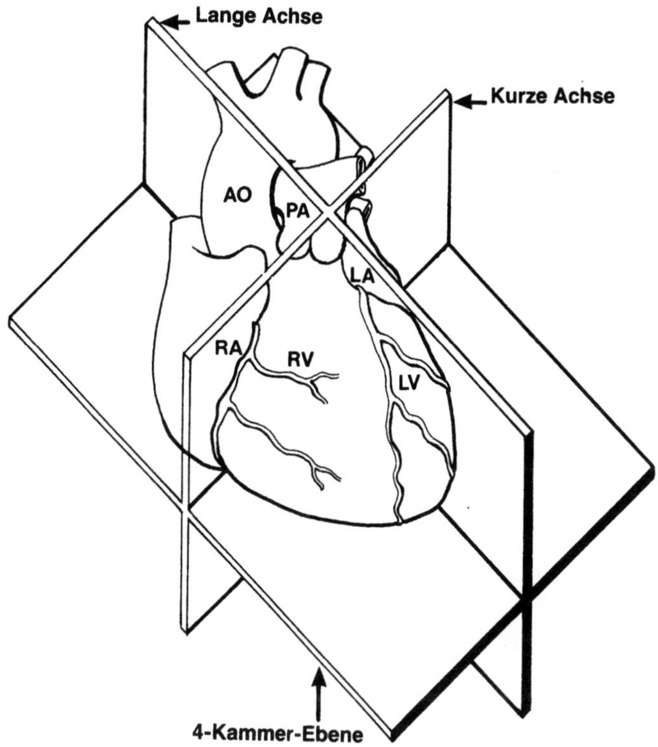

Abb. 3. Diagramm der 3 zueinander senkrechten Standardschnittebenen. (Nach Henry et al. [6]) *Ao* Aorta, *PA* Pulmonalarterie, *LA* linker Vorhof, *RA* rechter Vorhof, *RV* rechter Ventrikei, *LV* linker Ventrikel

zu erreichen, z. B. kann der Vierkammerblick von subkostal und apikal, eine Längsachse von suprasternal, parasternal und apikal erhalten werden. Es ändert sich lediglich die Orientierung des Herzens im Sektorbild [1, 2].

1.4.1 Parasternale lange Achse

Das Schallfenster liegt im 3. oder 4. Interkostalraum. Der Transducer wird bei älteren Patienten mit etwas Druck zwischen die Rippen gepreßt, um eine Schwächung des Ultraschalls durch Knochen zu vermeiden. Aortenvorderwand und Ventrikelseptum sind in eine Linie zu bringen, die Hinterwand der Aorta setzt sich in das vordere Mitralsegel fort (Abb. 4a, b). Die Transducerausrichtung selbst hängt von der variablen anatomischen Herzlängsachse ab [10].

1.4.2 Parasternale kurze Achse

Am gleichen Aufsatzpunkt wie bei der langen Achse (3. und 4. ICR links) wird der Transducer um ca. 90° im Uhrzeigersinn gedreht, so daß die Schallkopfmarkierung nach rechts (linke Patientenseite) weist. Man beginnt mit der spitzennahen linksventrikulären Ebene auf Papillarmuskelhöhe (Abb. 5a, b).

Die richtige Einstellung ist erreicht, wenn der linke Ventrikel mit Septum und freier Wand nahezu kreisrund erscheint.

Durch leichtes Kippen des Transducers zur Herzbasis wird die linksventrikuläre Ebene auf Höhe der Mitralis erreicht. Das größere vordere und kleinere hintere Mitralsegel gleichen in ihrer systolisch-diastolischen Bewegung einem sich öffnenden und schließenden Fischmaul (Abb. 6a, b).

Durch weitere Verlagerung der Schallebene nach kranial wird der Ausflußtrakt des linken Ventrikels durchfahren und die kurze Achse auf Gefäßebene eingestellt (Abb. 7a, b). Die Aorta mit dem Sinus von Valsalva befindet sich kreisrund in der Mitte des Sektorbildes, in Diastole legen sich die Kommissuren der Taschenklappen in Form eines Y aneinander (Abb. 7b). Die rechtsventrikuläre Ausflußbahn liegt anterior zur Aorta und windet sich „wurstförmig“ um die Aorta („circle and sausage“) [2]. Damit ist eine normale Gefäßstellung bewiesen bzw. eine Transpositionsstellung ausgeschlossen [18]. Durch leichtes weiteres Drehen des Transducers und Kippen wird die Bifurkation des anterio-

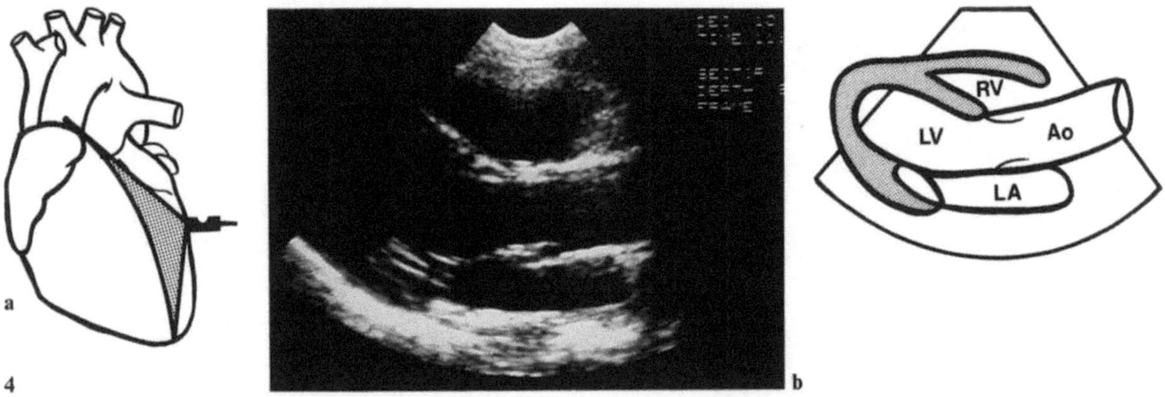

a b

4

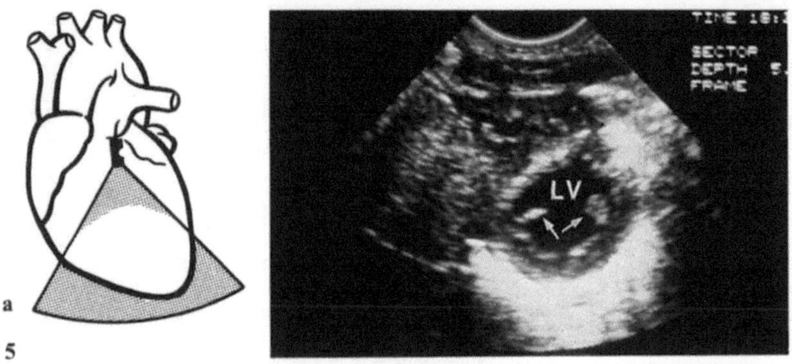

a b

5

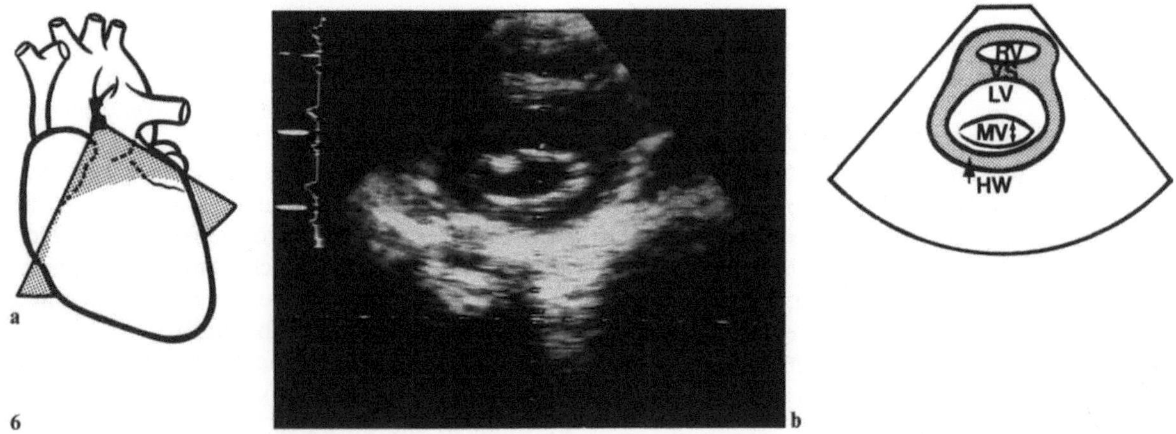

a b

6

Abb. 4. a Transducerposition für die parasternale lange Achse. Die Schnittebene reicht von der Aorta durch den linken Ventrikel bis zur Herzspitze. **b** Echo und Diagramm der parasternalen langen Achse in Systole. Das Ventrikelseptum geht über in die Aortenvorderwand, die Aortenhinterwand steht in fibröser Kontinuität zum vorderen Mitralsegel. Beide Aortentaschen haben sich der Wand des Sinus von Valsalva angelegt. *LA* linker Vorhof, *LV* linker Ventrikel, *Ao* Aorta, *RV* rechter Ventrikel

Abb. 5. a Schnittführung und **b** Querschnitt durch den linken Ventrikel in der parasternalen kurzen Achse auf Höhe der beiden Papillarmuskeln (*Pfeile*). *LV* linker Ventrikel

Abb. 6. a Schnittebene der parasternalen kurzen Achse auf Mitralhöhe, **b** Der linke Ventrikel ist fast kreisrund. Die Mitralklappe (*MV*) ist geöffnet, das hintere Segel liegt der Hinterwand (*HW*)des linken Ventrikels (*LV*) an. *RV* rechter Venrikel, *VS* Ventrikelseptum

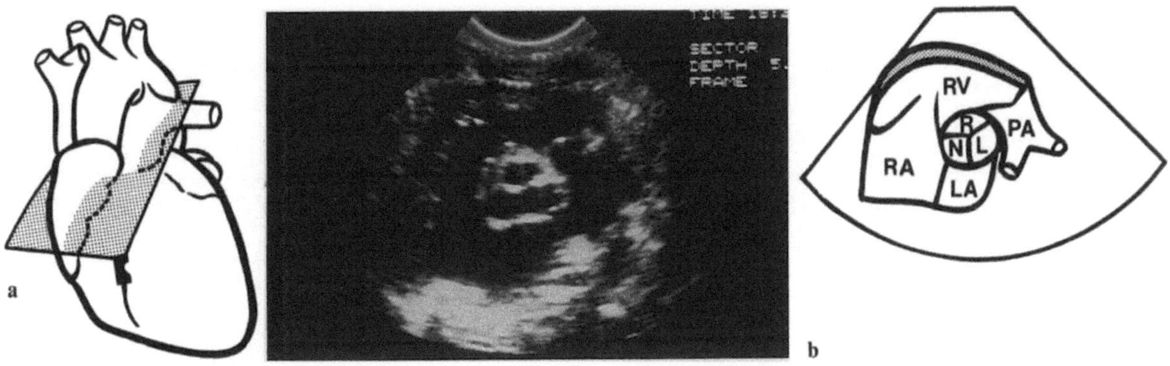

Abb. 7. a Parasternale kurze Achse auf Gefäßebene. **b** In Diastole sind das geöffnete anteriore und septale Segel der Trikuspidalis zwischen rechtem Vorhof (*RA*) und rechtem Ventrikel (*RV*) zu erkennen. Die Klappen der Pulmonalarterie (*PA*) und der Aorta sind geschlossen. Die Aorta liegt kreisrund im Zentrum, die Kommissuren der 3 Taschen liegen in Form eines Y aneinander, anterior die rechte (*R*) und posterior die linke (*L*) und die neutrale (*N*) Tasche. Der Ausftußtrakt des rechten Ventrikels und die Pulmonalarterie ziehen von anterior nach posterior um die kreisförmig dargestellte Aorta herum. Dadurch ist eine normale Gefäßstellung bewiesen

ren Gefäßes dargestellt und damit nachgewiesen, daß es sich um eine Pulmonalarterie handelt [12, 15].

1.4.3 Vierkammerblick

Die Ebene des Vierkammerblicks ist von apikal und subkostal einstellbar. Der Transducer wird in Linksseitenlage des Patienten in der Region der Herzspitze bzw. des Herzspitzenstoßes oder der vorderen Axillarlinie aufgesetzt. Die Markierung des Transducers zeigt nach rechts. Er wird in eine spitzwinklige Stellung zur Brustwand gebracht, so daß gerade noch ein Kontakt zwischen Transducerfläche und Haut des Patienten bestehen bleibt. Es ist dies der wichtigste Blickwinkel zur Beurteilung der Atrioventrikularklappen und der Größenverhältnisse von Vorhöfen und Kammern (Abb. 8a, b) [16].

Im subkostalen Vierkammerblick wird der Transducer im Epigastrium aufgesetzt und, soweit es die Bauchdeckenspannung zuläßt, auf die linke Schulter ausgerichtet (Abb. 9a, b). Die Markierung am Schallkopf zeigt nach rechts. Diese Einstellung gelingt am besten bei Säuglingen und kleinen Kindern. Das Vorhofseptum wird orthograd getroffen. Defekte sind daher in dieser Ebene sehr gut zu diagnostizieren [1].

1.4.4 Suprasternale Aortenbogendarstellung

Durch paralleles Ausrichten der Schnittebene des Transducers zum Aortenbogen wird dieser in einer Längsachse getroffen. Die Markierung des Schallkopfes zeigt zum linken Schulterblatt des Patienten. Die rechte A.pulmonalis unterkreuzt den Aortenbogen und ist quer angeschnitten (Abb. 10a, b).

1.5 Doppler-Echokardiographie

Die Doppler-Echokardiographie zur Messung von Blutströmungen beruht auf dem sog. Doppler-Effekt, demzufolge sich die Frequenz von reflektierten Ultraschallwellen ändert, wenn sich der Reflektionsgegenstand (beim Blut die Erythrozyten) relativ zum Schallkopf bewegt. Eine Frequenzverschiebung (Doppler-Shift) zu höheren Frequenzen tritt auf, wenn sich das bewegte Objekt dem Schallkopf nähert, zu niederen Frequenzen, wenn es sich entfernt. Aus der Doppler-Shift und dem Winkel zwischen Schallstrahl und Blutströmungsrichtung kann die Strömungsgeschwindigkeit des Blutes gemessen werden [5].

Es gilt folgende Gleichung: $fd = 2f \times v/c \times \cos \alpha$ wobei fd die Doppler-Shift, f die Sendefrequenz (im allgemeinen 2–5 MHz), v die zu untersuchende Strömungsgeschwindigkeit und c die Ausbreitungsgeschwindigkeit des Ultraschalls im untersuchten Medium bedeuten.

Prinzipiell stehen zur Flußmessung 2 verschiedene Methoden zur Verfügung.

1.5.1 Gepulste Doppler-Sonographie

Beim gepulsten Doppler-Verfahren (Pulsed wave = PW) sind Sender- und Empfängerkristall identisch. Es werden mit einer bestimmten Häufigkeit Schall-

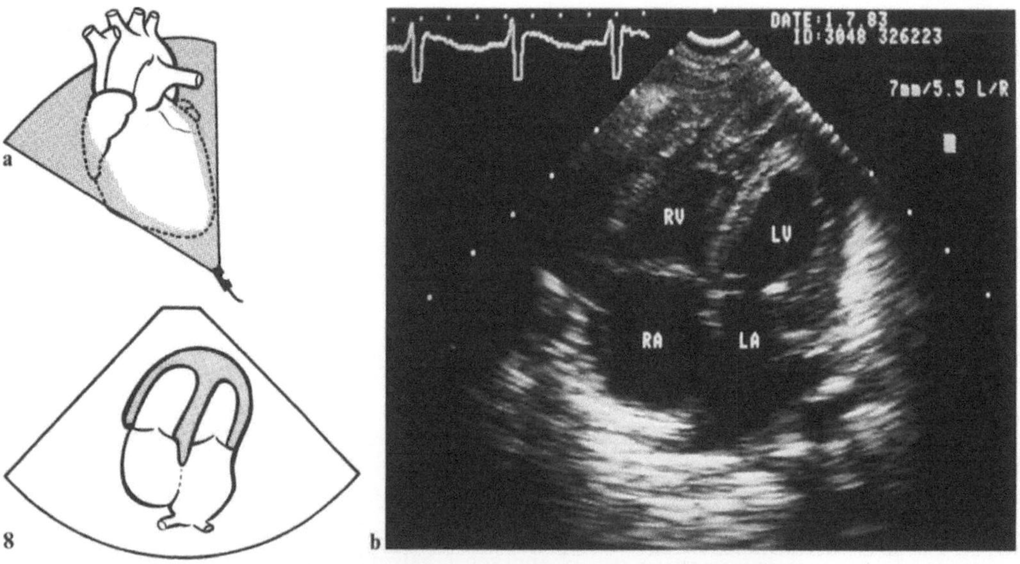

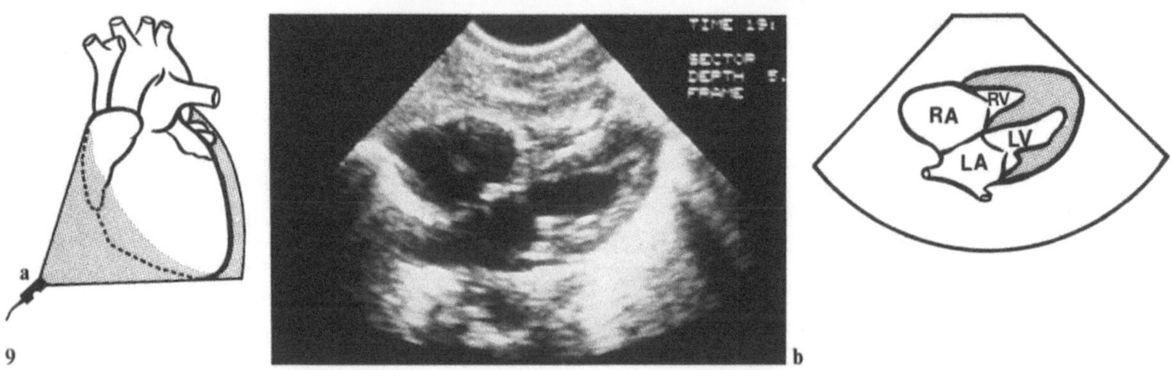

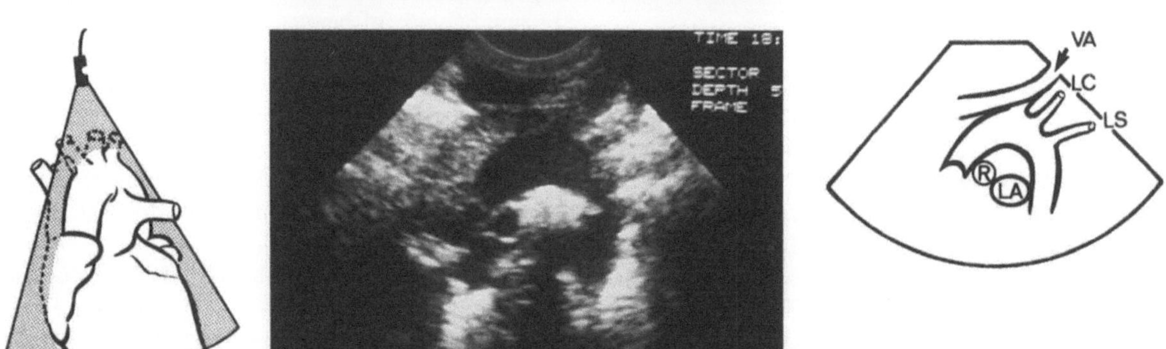

Abb. 8. a Ebene des apikalen Vierkammerblicks **b** Apikaler Vierkammerblick in Systole. Beide Atrioventrikularklappen sind geschlossen. Das Vorhofseptum zeigt in der Mitte zwischen rechtem Vorhof (*RA*) und linkem Vorhof (*LA*) einen artifiziellen Drop out. Es besteht kein Vorhofseptumdefekt. *RV* rechter Ventrikel, *LV* linker Ventrikel

Abb. 9. a Vierkammerblick aus subkostaler Schallkopfposition **b** Systole. Beide Atrioventrikularklappen sind geschlossen. Rechter (*RA*) und linker Vorhof (*LA*) sind gut zu beurteilen, das Vorhofseptum ist orthograd getroffen und läßt eine Ausdünnung ohne Defekt im Bereich der Fossa ovalis erkennen. Der linke Ventrikel (*LV*) ist in seiner ganzen Länge bis zur Herzspitze, der rechte Ventrikel (*RV*) verkürzt dargestellt

Abb. 10. a Schallkopfposition und Schnittebene für die suprasternale Untersuchung. Die Ebene verläuft parallel zum Aortenbogen **b** Der Aortenbogen ist mit den abgehenden Gefäßen dargestellt. Der Truncus brachiocephalicus wird an seinem Ursprung von der Vena anonyma (*VA*) überdeckt, gut ist im allgemeinen die linke A. carotis (*LC*) und oft auch die linke A. subclavia (*LS*) zu erkennen. Der Aortenbogen wird von der quer angeschnittenen rechten Pulmonalarterie (*R*) unterkreuzt. *LA* linker Vorhof

Tabelle 1a. Normalwerte für Früh- und Reifgeborene in mm (aus Biamino und Lange [1])

Gewicht in Gramm	Rechter Ventrikel	Linker Ventrikel enddiastolisch	Linker Vorhof	Aorta	Septum	Hinterwand des linken Ventrikels
750	**2,8**	**11,1**	**5,3**	**6,7**	**2,5**	**2,6**
	–6,4	6,4–15,9	0–8,5	4,6–9	1,1–3,8	–4,1
1000	**3,3**	**11,9**	**5,9**	**7,1**	**2,6**	**2,7**
	–6,9	7,2–16,7	2,7–9,1	5–9,5	1,3–4	1,3–4,2
1250	**3,8**	**12,7**	**6,6**	**7,7**	**2,8**	**2,8**
	0,3–7,4	8–17,5	3,5–9,7	5,4–9,9	1,4–4,2	1,4–4,3
1500	**4,3**	**13,4**	**7,2**	**8,1**	**2,9**	**2,9**
	0,7–7,9	8,9–18,2	4,1–10,3	5,9–10,4	1,6–4,4	1,5–4,4
1750	**4,8**	**14,2**	**7,8**	**8,6**	**3,1**	**3**
	1,2–8,4	9,7–18,9	4,8–10,9	6,3–10,8	1,7–4,5	1,6–4,5
2000	**5,3**	**15**	**8,5**	**9**	**3,3**	**3,1**
	1,7–8,9	10,3–19,7	5,4–11,6	6,8–11,2	1,8–4,6	1,7–4,6
2250	**5,8**	**15,8**	**9,1**	**9,6**	**3,4**	**3,2**
	2,2–9,4	11,1–20,5	6–12,2	7,3–11,7	2,1–4,8	1,8–4,7
2500	**6,3**	**16,6**	**9,8**	**10,1**	**3,6**	**3,3**
	2,7–9,9	11,8–21,3	6,7–12,8	7,8–12,2	2,3–5	1,9–4,8
2750	**6,8**	**17,4**	**10,4**	**10,5**	**3,7**	**3,4**
	3,2–10,4	12,6–22	7,3–13,5	8,2–12,7	2,4–5,2	2–4,9
3000	**7,4**	**18,2**	**11,1**	**10,9**	**3,9**	**3,5**
	3,8–10,9	13,4–22,8	7,9–14,2	8,7–13,2	2,6–5,4	2–5
3250	**7,8**	**18,8**	**11,7**	**11,4**	**4,1**	**3,6**
	4,3–11,4	14,2–23,7	8,6–14,8	9,1–13,7	2,7–5,5	2,1–5,1
3500	**8,3**	**19,6**	**12,4**	**11,9**	**4,3**	**3,7**
	4,8–11,9	14,9–24,4	9,2–15,6	9,7–14,2	2,8–5,7	2,2–5,2
3750	**8,8**	**205**	**13**	**12,3**	**4,4**	**3,8**
	5,2–12,4	15,6–25,2	9,9–16,2	10,2–14,7	3–5,8	2,3–5,3
4000	**9,3**	**21,3**	**13,6**	**12,8**	**4,6**	**3,9**
	5,7–13	16,4–26	10,5–16.8	10.6–25,2	3,2–6	2,4–5,4

impulse abgegeben (Pulsrepetitionsrate) und die resultierende Frequenzverschiebung ermittelt. Die Geschwindigkeitsmessung erfolgt in einem kleinen Meßvolumen, welches längs des Schallstrahls verschoben werden kann (Abb. 11). Die Flußmessung ist damit selektiv in einem bestimmten Bereich möglich. Der Nachteil des PW-Dopplers besteht darin, daß mit zunehmender Meßtiefe und höherer Schallfrequenz die maximal meßbare Strömungsgeschwindigkeit aus physikalischen Gründen abnimmt: z. B. kann mit einem 2-MHz-Transducer in 4 cm Tiefe eine Maximalgeschwindigkeit von 4 m/s und in 8 cm Tiefe von nur 2 m/s gemessen werden, mit einem 5-MHz-Transducer liegt die obere meßbare Geschwindigkeit in 4 cm Tiefe bei 1,5 m/s und in 8 cm Tiefe bei 0,8 m/s. Höhere Geschwindigkeiten können nicht mehr exakt ermittelt werden, es tritt das sog. Aliasphänomen (Umschlag in die Gegenfarbe) mit Unschärfe bei der Bestimmung der Doppler-Shift auf (s. Tabelle 2).

1.5.2 CW-Doppler-Sonographie

Beim CW-Doppler-Verfahren (Continous wave = CW-Ultraschall) wird von einem Sendekristall kontinuierlich eine Schallwelle ausgesandt und von einem zweiten Empfangskristall die Frequenz des reflektierten Schalles aufgenommen und die Frequenzverschiebung berechnet. Mit dem CW-Verfahren können Strömungsgeschwindigkeiten ohne obere Begrenzung ermittelt werden, eine selektive Messung ist jedoch an einem bestimmten Punkt längs des Schallstrahles, wie beim PW-Verfahren, nicht möglich. Es werden alle Signale entlang des Schallstrahles aus verschiedenen Tiefen simultan registriert (Abb. 12). PW- und CW-Doppler sind daher nicht als konkurrierende Methoden, sondern als sich ergänzende Verfahren zu betrachten, die nach Möglichkeit in einem Ultraschallgerät integriert sein sollten.

Eine maximale Doppler-Shift wird gemessen, wenn die Schallrichtung parallel zur Strömungsrichtung gelegen ist ($\cos 0° = 1$), senkrecht zur

Tabelle 1b. Normalwerte vom 1. bis 15. Lebensjahr in mm

Körperoberfläche (m^2)	Rechter Ventrikel	Linker Ventrikel enddiastolisch	Linker Vorhof	Aorta	Septum	Hinterwand des linken Ventrikels
0,4	**8,7**	**29**	**19**	**16,7**	**5,8**	**4,7**
	3 – 14,3	20,5 – 37,2	12,9 – 25,4	12,6 – 20,7	3,5 – 8	2,5 – 6,8
0,5	**9,4**	**30,4**	**19,9**	**17,6**	**6**	**5**
	3,8 – 15	32 – 38,8	13,7 – 26,2	13,5 – 21,5	3,8 – 8,3	2,8 – 7,2
0,6	**10**	**33,3**	**20,8**	**18,5**	**6,3**	**5,4**
	4,5 – 15,7	23,6 – 40,2	14,5 – 26,9	14,4 – 22,4	4,1 – 8,6	3,2 – 7,2
0,7	**10,8**	**34,8**	**21,6**	**19,3**	**6,6**	**5,7**
	5,1 – 16,4	25,2 – 41,8	15,2 – 27,8	15,3 – 23,2	4,3 – 8,8	3,5 – 7,8
0,8	**11,6**	**36,1**	**22,3**	**20**	**6,9**	**6**
	5,9 – 17,1	26,8 – 42,5	16 – 28,5	16,1 – 24	4,6 – 9,1	3,8 – 8,2
0,9	**12,3**	**37,8**	**23,1**	**20,9**	**7,2**	**6,3**
	6,7 – 17,9	28,5 – 45	16,9 – 29,3	17 – 24,9	5 – 9,4	42 – 8,5
1,0	**13**	**39,5**	**24**	**21,8**	**7,5**	**6,6**
	7,4 – 18,9	30 – 46,5	17,8 – 30,1	17,9 – 25,8	5,3 – 9,7	4,5 – 8,8
1,1	**13,7**	**41**	**24,8**	**22,7**	**7,8**	**7**
	8,1 – 19,3	31,6 – 48,4	18,5 – 30,9	18,8 – 26,7	5,6 – 10	4,8 – 9,2
1,2	**14,3**	**42,8**	**25,6**	**23,6**	**8,1**	**7,3**
	8,8 – 20	33,2 – 50	19,3 – 31,8	19,6 – 27,6	5,8 – 10,2	5,2 – 9,5
1,3	**15**	**44,8**	**26,8**	**24,4**	**8,4**	**7,7**
	9,5 – 20,7	34,8 – 51,5	20,1 – 32,7	20,4 – 28,4	6,1 – 10,5	5,5 – 9,8
1,4	**15,7**	**46,5**	**27**	**25,2**	**8,7**	**8**
	10,1 – 21,4	36,5 – 53	20,9 – 33,5	21,2 – 29,2	6,4 – 10,8	5,8 – 10,2
1,5	**16,4**	**48,5**	**27,9**	**26,1**	**8,9**	**8,4**
	10,8 – 22,1	38 – 54,8	21,7 – 34,3	22 – 30,1	6,8 – 11,1	6,1 – 10,55

Echokardiographische Normalwerte. Bei Kindern bis 4 kg sind die Werte gewichtsbezogen, darüber körperoberflächenbezogen angegeben. Die Mittelwerte sind in fetten, die Streubereiche in mageren Ziffern dargestellt.

Flußrichtung wird kein Doppler-Signal erzeugt (cos 90° = 0). Bis zu einem Winkel von ca. 20° (cos 20° = 0,94) ist der entstehende Winkelfehler mit 6% zu vernachlässigen. Es muß daher Ziel einer jeden Doppler-Untersuchung sein, den Schallstrahl möglichst parallel zum untersuchenden Blutstrom auszurichten (Abb. 13a, b). Dies führt dazu, daß die günstigste Schallrichtung und Schallkopfposition für Doppler-Untersuchungen meist nicht diejenige ist, in der die beste Darstellung im 2-D-Bild erreicht wird [4, 11]. Letztere ist mit bester Schallreflektion bei vertikalem Auftreffen auf die zu untersuchenden Grenzflächen zu erhalten.

Tabelle 2. Maximale Blutströmungsgeschwindigkeiten bei gesunden Kindern. (Nach HATLE u. ANGEISEN [5])

Ort der Messung:	Geschwindigkeit (m/s)
Mitralis	1,00 (0,8 – 1,3)
Trikuspidalis	0,60 (0,5 – 0,8)
A. Pulmonalis	0,90 (0,7 – 1,2)
Aorta	1,50 (1,2 – 1,8)

1.5.3 Farbdoppler-Sonographie

Die Farbdoppler-Echokardiographie führte nochmals zu einer erheblichen Verbesserung der Ultraschalldiagnostik. Prinzipiell handelt es sich bei der Farbdoppler-Sonographie um ein gepulstes Doppler-Verfahren, bei dem ein Flächendoppler innerhalb eines variablen Sektors im zweidimensionalen Schnittbild die Blutströmung in einem großen Bildausschnitt simultan analysiert [8, 9, 11]. Auf elektronischem Weg wird in diesem Bereich in einer Vielzahl von kleinen einzelnen Meßvolumina die dort vorhandene Strömung erfaßt und innerhalb des variablen Sektors farbig kodiert wiedergegeben. Dadurch ist eine schnelle räumliche Orientierung über Strömungsrichtung, -geschwindigkeit und -qualität möglich. Die Richtung des Blutflußes im analysierten Ausschnitt wird farbig dargestellt, so daß ein Fluß auf den Schallkopf zu in rot, vom Schallkopf fort in blau angezeigt wird (Abb. 14a, b).

Die *Geschwindigkeit* des Blutes wird über die Farbhelligkeit unter Zugabe von Weißtönen gegeben. Die *Flußart* (laminar oder turbulent) wird ent-

11
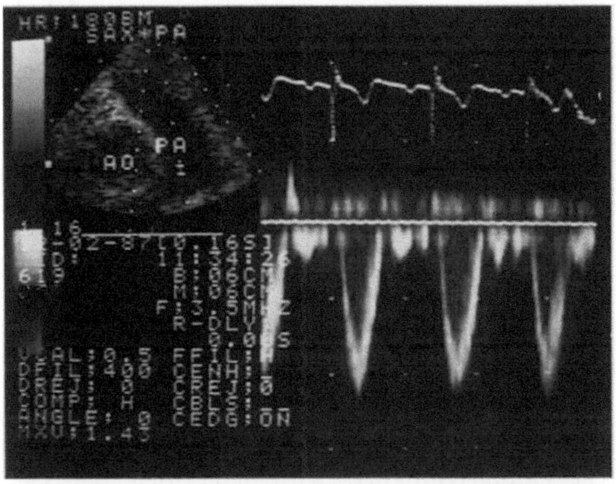

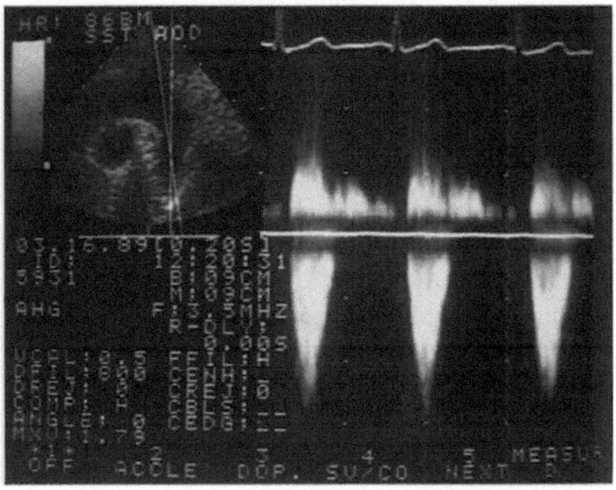
12

a
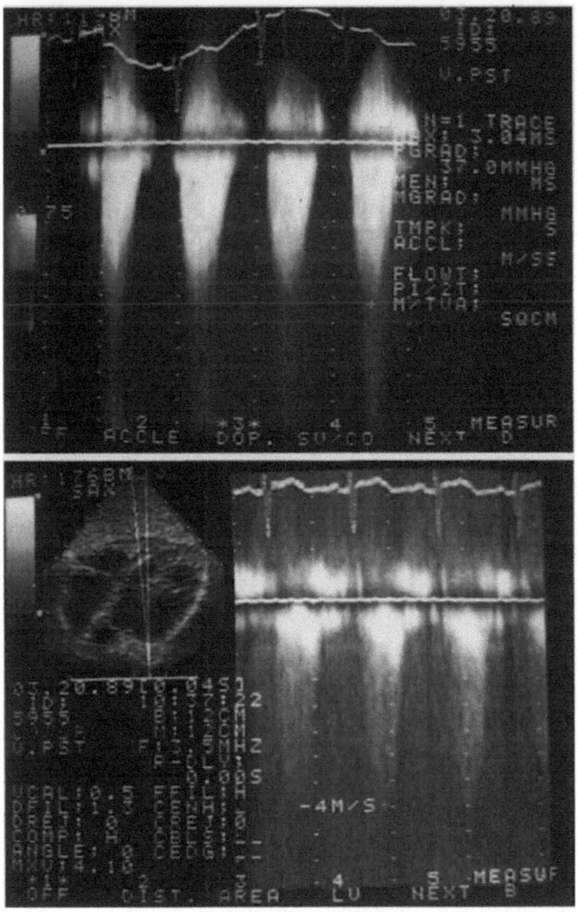

b
13

Abb. 11. Kurze Achse auf Gefäßebene. *Linkes oberes 2-D-Bild*: Das Meßvolumen des gepulsten Dopplers („*I*") liegt im Stamm der Pulmonalarterie (*PA*). Links daneben die kreisförmig angeschnittene Aorta (*AO*). *Rechter Bildteil*: Flußkurve in der Pulmonalarterie, wie sie im Bereich des Meßvolumens bei gepulster Doppler-Echokardiographie registriert wird. In Systole erfolgt ein Fluß vom Schallkopf weg (Flußkurve unterhalb der Nullinie) mit einer maximalen Geschwindigkeit von 1,2 m/s. Da keine Turbulenzen vorliegen, ist die umhüllende Flußkurve schmal und die Gesamtkurve innen nicht ausgefüllt

Abb. 12. CW-Doppler-Flußkurve in der deszendierenden Aorta. *Linker oberer Bildteil:* Simultane CW-Doppler-Registrierung aus dem 2-D-Schnittbild bei suprasternaler Darstellung des Aortenbogens. Der CW-Dopplerstrahl (senkrechte Linie) wird auf das obere Teil der deszendierenden Aorta fokussiert (Schnittpunkt von schräger Linie und senkrechter Linie). *Rechte Bildseite*: Die maximale systolische Flußgeschwindigkeit in der deszendierenden Aorta beträgt 1,4 m/s, die Kurve verläuft in Systole unterhalb der Nullinie, da der Fluß vom Schallkopf weg erfolgt. Gleichzeitig wird der systolische Fluß in der linken A. carotis mit aufgezeichnet und der Positivfluß mit ca. 0,7 m/s oberhalb der Nullinie dargestellt, da er auf den Schallkopf gerichtet ist

Abb. 13. a CW-Doppler-Flußkurve in der Pulmonalarterie bei einem 2jährigen Patienten vor Ballondilatation der Pulmonalklappe. Parasternal kurze Achse. Bei großem Winkel zwischen Schallstrahl und maximalem systolischem Jet wird der Schweregrad der Pulmonalstenose unterschätzt, die maximale systolische Flußgeschwindigkeit beträgt ca. 3 m/s entsprechend einem systolischen Gradienten von 37 mmHg zwischen rechtem Ventrikel und Pulmonalarterie. **b** Gleicher Patient wie Abb. a. In subkostaler Schallposition ist der Winkel zwischen Schallstrahl und systolischem Jet sehr klein, die maximale systolische Flußgeschwindigkeit beträgt 4 m/s entsprechend einem Druckgradienten von ca. 64 mmHg. Bei der Herzkatheteruntersuchung wurde ein Gradient von 70 mmHg gemessen sprechend dem Ausmaß von Turbulenzen durch zusätzliche Beimischung von grünen Farbtönen kodiert. Dies hat zur Folge, daß turbulente Strömungen, die auf den Transducer zugerichtet sind, gelbgrün und bei abgewandter Strömungsrichtung türkis-blau erscheinen.

Die Farbdoppler-Sonographie ermöglicht somit eine sehr schnelle Orientierung über normale oder pathologische Hämodynamik, wie sie mit einfacher gepulster Doppler-Sonographie über das verschiebliche Meßvolumen nur mit großem zeitlichen Aufwand erreicht werden könnte, was bei der Untersuchung gerade von kleinen Kindern einen wichtigen Faktor darstellt [13].

1.5.4 Untersuchungstechnik

Die Schallkopfposition wird entsprechend der zu untersuchenden Blutströmungsrichtung gewählt. Aus dem zweidimensionalen Schnittbild ist beim PW- oder CW-Doppler unter Zuhilfenahme des Audiosignals (das ist die im hörbaren Bereich gelegene Differenzfrequenz, die der Doppler-Shift entspricht) die günstigste Schallrichtung auszusuchen. Die Doppler-Untersuchung erfolgt ähnlich wie die zweidimensionale Echokardiographie, aus folgenden Schallrichtungen:

Apikal in der Gegend der Herzspitze. Die Funktion von Mitralis und Trikuspidalis können gut beurteilt werden, Vorhof und Ventrikelseptum sind auf Defekte zu untersuchen (s. Abb. 47). Durch Kippen des Schallkopfes nach anterior wird der Ausflußtrakt des linken Ventrikels und die proximale Aorta ascendens dargestellt (s. Abb. 42).

Subkostal im Vierkammerblick kann das Vorhofseptum auf Defekte untersucht werden, auch der Ausflußtrakt des linken Ventrikels ist bei kleinen Kindern gut darzustellen.

Parasternal in der Längsachse des Herzens ist das Ventrikelseptum orthograd getroffen. Defekte im perimembranösen Bereich des Septums zeigen eine Strömungsrichtung auf den Transducer zu (s. Abb. 45). Aorten- und Mitralfluß erfolgen mit größerem Winkel zur Schallrichtung. Turbulenzen infolge einer Stenose oder einer Klappeninsuffizienz sind in dieser Position gut erkennbar. Bei Aortenstenosen gelingt die exakte Bestimmung der systolischen maximalen Flußgeschwindigkeit in der Aorta ascendens besser von einer hohen rechssternalen Position (2. ICR). Die Strömung ist hier direkt auf den Schallkopf gerichtet. Der Winkel zwischen Fluß- und Meßrichtung liegt meist unter 20 ° Grad.

In der kurzen Achse auf Gefäßebene sind Pulmonalklappe und Pulmonalfluß gut darstellbar, da der Winkel zwischen Schallrichtung und Strömungsrichtung klein ist (Abb. 11).

Von suprasternal ist bei den meisten Patienten eine gute Flußanalyse in der Aorta ascendens und descendens möglich. Günstig ist ein Einzelelement-Schallkopf (CW-Pencil), mit dem von suprasternal besonders bei Aortenstenosen die maximale Flußgeschwindigkeit sehr genau gemessen werden kann.

1.5.5 Auswertung

Die Dopplerflußkurve wird unter folgenden Gesichtspunkten analysiert:

1. Die *Strömungsrichtung* des Blutes in Systole und Diastole im untersuchten Abschnitt, die zeitliche Orientierung erfolgt am EKG. Eine Trikuspidal- und Mitralinsuffzienz stellen sich z. B. in der apikalen Schallposition mit einer Strömung vom Transducer fort dar (s. Abb. 47).

Vorteilhaft ist zur räumlichen Orientierung die Farbdoppler-Sonographie oder die gepulste Doppler-Sonographie unter zweidimensionaler Bildkontrolle. Nach Möglichkeit sollte aus verschiedenen Schnittrichtungen versucht werden, eine optimale Flußkurve zu erreichen [11].

2. *Die maximale Strömungsgeschwindikeit:* Diese Information ist besonders wichtig. Höhere Geschwindigkeiten können bei größerer Eindringtiefe nur mit dem CW-Doppler gemessen werden. Normale Flußgeschwindigkeiten bei gesunden Kindern sind in Tabelle 2 aufgelistet. Ein enger Meßwinkel zwischen Schallstrahl und Blutströmung ist für eine auswertbare Flußkurve notwendig, ggf. muß eine Winkelkorrektur bei bekanntem Schallwinkel durchgeführt werden.

Da im Bereich von Stenosen die Flußgeschwindigkeit in Abhängigkeit vom Schweregrad der Stenose erhöht ist, kann aus der maximalen Strömungsgeschwindigkeit der Druckunterschied im Bereich der Obstruktion nach folgender vereinfachter *Bernoulli-Gleichung* kalkuliert werden:

$$P1 - P2 = 4 \times V^2$$

Dabei ist V die *maximale* dopplersonographisch registrierte Geschwindigkeit im Bereich der Obstruktion und P1 − P2 der Druckgradient. Es muß unbedingt versucht werden, die maximale Flußgeschwindigkeit zu ermitteln, die nur in einem bestimmten engen Bereich distal der Stenose zu regi-

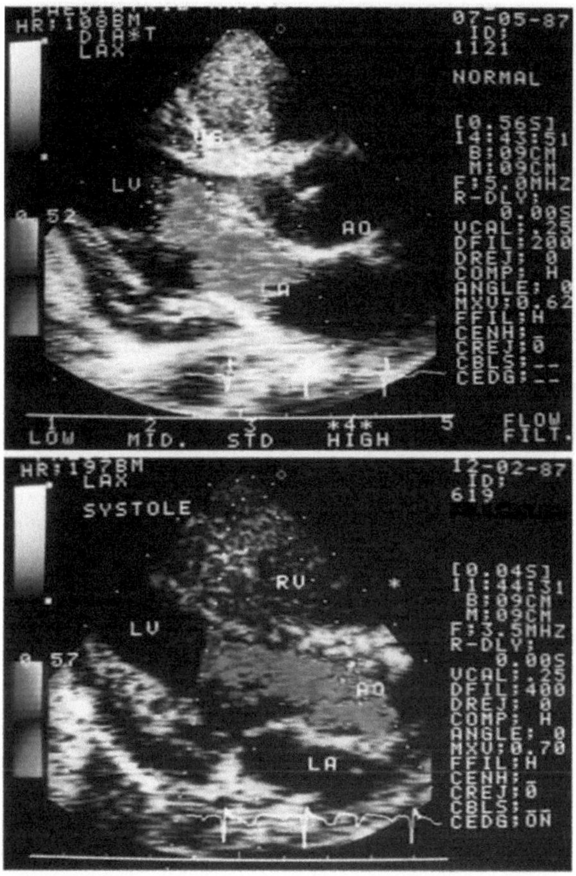

14

Abb. 14. a Farbkodierte Flußkurve in Diastole. Parasternale Längsachse. Über die geöffnete Mitralklappe erkennt man den auf den Schallkopf hin gerichteten diastolischen Einstrom über die Mitralklappe, der darum orange kodiert ist: Geringe, nach posterior gerichtete Strömungen im Ausflußtrakt des linken Ventrikels und an der rechtsventrikulären Ventrikelseptumseite (*VS*) sind in blau dargestellt. Die Aortenklappe (*AO*) ist geschlossen. *LA* linker Vorhof *LV* linker Ventrikel. **b** In Systole ist innerhalb des Farbsektors der Ausstrom aus dem linken Ventrikel in die Aorta in blau kodiert dargestellt, da er vom Schallkopf weg erfolgt. Der überwiegende Teil des linken Ventrikels ist nicht vom Farbsektor erfaßt, so daß in diesem Bereich kein Fluß dargestellt werden kann. *RV* rechter Ventrikel

strieren ist. Beispielsweise ist bei einer maximalen Flußgeschwindigkeit von 5 m/s ein Druckgradient von 100 mm Hg zu errechnen. Es handelt sich dabei um den maximalen instanten Druckunterschied, der bei Stenosen etwas höher als der invasiv ermittelte Spitzendruckgradient liegt (sog. Peak-to-Peak-Gradient). In gleicher Weise kann der Druckunterschied zwischen linkem Ventrikel und rechtem Ventrikel bei vorhandenem Ventrikelseptumdefekt über die maximale systolische Flußgeschwindigkeit ermittelt werden und bei Kenntnis des linksventrikulären Drucks (simultane Blutdruckmessung) der rechts-ventrikuläre Druck errechnet werden [4, 4a, 5].

3. Die *Flußcharakteristik* (turbulent, laminar) im untersuchten Bereich: aus der spektralen Verteilung der Doppler-Signale um den Mittelwert herum kann die Flußart ermittelt werden. Bei normaler Flußkurve besteht eine enge Verteilung der Meßpunkte um den Mittelwert herum, so daß eine schmale, gut begrenzte Kurve resultiert (s. Abb. 11), bei turbulenter Strömung ist eine starke Verbreiterung der spektralen Flußkurve vorhanden, da die einzelnen Erythrozyten im Bereich der Turbulenzen um den Jet herum unterschiedliche Flußgeschwindigkeiten aufweisen.

2 Herz- und Gefäßerkrankungen

2.1 Aortenstenosen (s. Kap. 2, Abschn. 2.1.2)

2.1.1 Valvuläre Aortenstenose

In der parasternalen Längsachse ist die unregelmäßige Verdickung der Klappentaschen am besten zu erkennen, die Motilität der Klappe ist eingeschränkt, so daß sie sich in Systole nicht der Wand des Aortensinus anlegt, sondern in sog. Domstellung getroffen wird (Abb. 15). Die maximale systolische Klappenseparation und damit die verbleibende Klappenöffnungsfläche ist jedoch nicht hinreichend genau bestimmbar. In Diastole ist häufig eine exzentrisch gelegene Schlußlinie der Klappen zu erkennen, die zudem stärker echogebend sind und sich diastolisch infolge eines Überschusses an Klappengewebe, z. B. bei bikuspidaler Klappe, etwas ventrikelwärts vorwölben (Abb. 16) [10, 13]. Ein zusätzlicher Hinweis auf eine Aortenstenose ist eine poststenotische Dilatation der Aorta ascendens.

In der kurzen Achse ist die normale y-förmige Schlußlinie der Klappentaschen meist verzerrt, bei bikuspidaler Klappenanlage kann in Diastole eine horizontal oder senkrecht verlaufende Schlußlinie erkannt werden (Abb. 17). Häufig ist jedoch bei bikuspidaler Klappe eine Raphe im Bereich der beiden Taschen vorhanden, so daß die Klappe im 2-D-Bild trikuspid erscheint. Eine bikuspidale Klappenanlage per se ist noch nicht beweisend für eine Stenose, da die Aortenklappe bei ca. 1% aller Patienten biskuspid angelegt ist und es sich damit um die häufigste kongenitale Herzanomalie handelt.

Der Druckgradient ist dopplersonographisch zuverlässig zu bestimmen. Hierzu wird die maximale

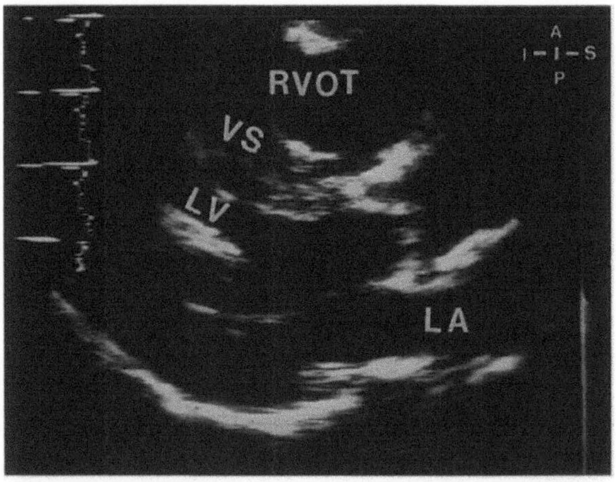

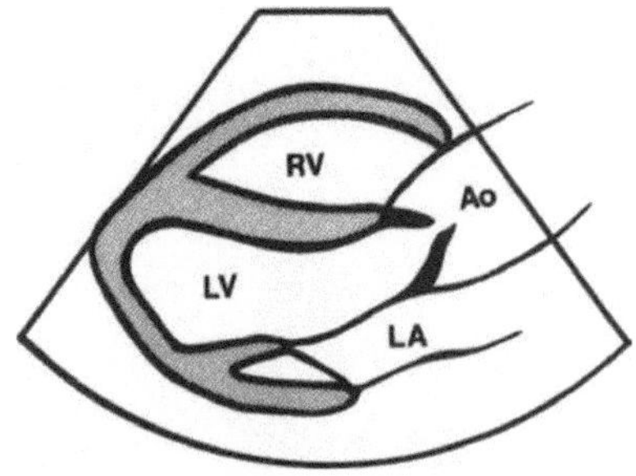

Abb. 15. Parasternale lange Achse bei valvulärer Aortenstenose. Systolische Domstellung der verdickten rechtskoronaren und neutralen Aortentasche, die sich nur angedeutet öffnen. *Ao* Aorta *LA* linker Vorhof, *LV* linker Ventrikel, *RV* rechter Ventrikel, *RVOT* rechtsventrikulärer Ausflußtrakt, *VS* verdicktes Ventrikelseptum

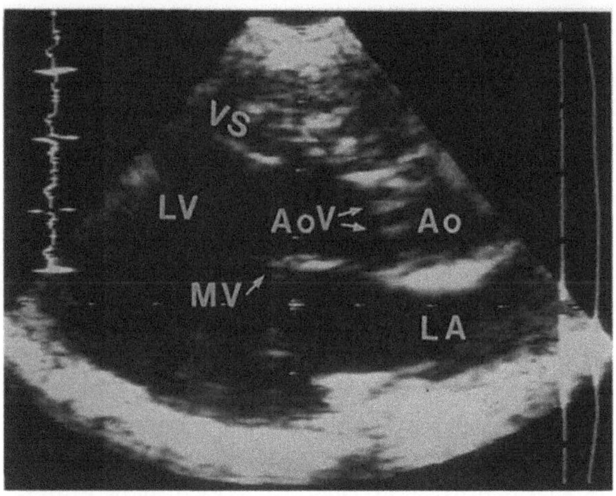

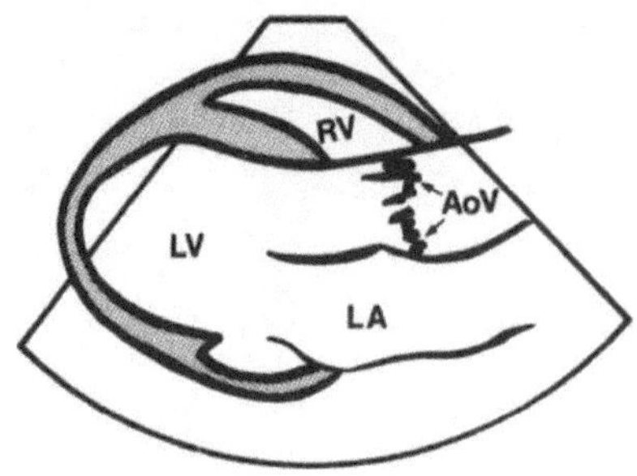

Abb. 16. Lange Achse in Diastole. Verdickte Schlußlinie der Aortenklappen (*AoV*). *LA* linker Vorhof, *LV* linker Ventrikel, *RV* rechter Ventrikel, *VS* verdicktes Ventrikelseptum, *MV* geöffnetes vorderes Mitralsegel

systolische Flußgeschwindigkeit mittels CW-Doppler vom 2./3. ICR rechts parasternal ermittelt. Die CW-Einzelsonde wird in den entsprechenden Interkostalraum gedrückt und auf die Aortenklappe hin ausgerichtet, um die maximale systolische Flußgeschwindigkeit zu bestimmen. Ebenso wird von suprasternal aus die maximale systolische Geschwindigkeit in der Aorta ascendens ermittelt und der höchste Wert aus beiden Messungen für die Kalkulation des Druckgradienten herangezogen. Von beiden Meßpunkten aus ist der Winkel zwischen Schall- und Flußrichtung sehr gering, während von parasternal in der normalen Längsachse nur ausnahmsweise die maximale systolische Flußgeschwindigkeit exakt zu messen ist. (Abb. 18a, b).

Bei der sog. *kritischen* Aortenstenose und Aortenstenose des Neugeborenen oder Säuglings ist der Klappenring in der Regel eng (bei Neugeborenen unter 9 mm), die Aorta ascendens kann ein normales Kaliber aufweisen oder hypoplastisch sein (Abb. 19). Auch die Größe des linken Ventrikels ist variabel, er kann klein, von normaler Größe oder dilatiert sein, eine Linkshypertrophie ist in den ersten Tagen und Wochen noch nicht vorhanden, das Endokard kann bei bestehender Endokardfibroelastose verdichtet erscheinen. Eine Ballondilatation oder Operation ist bei nicht beherrschbarer Herzinsuffizienz indiziert, eine Herzkatheteruntersuchung zur präoperativen Diagnostik nicht notwendig [12, 13].

2.1.2 Subaortenstenose

Subaortenstenosen treten erheblich seltener als valvuläre Aortenstenosen auf, es können kurzstreckige membranöse oder längerstreckige fibromuskuläre (tunnelförmige) Einengungen vorliegen (Abb. 20). Sie sind in der parasternalen Längsachse auch bei niedrigem Druckgradienten gut zu erkennen und

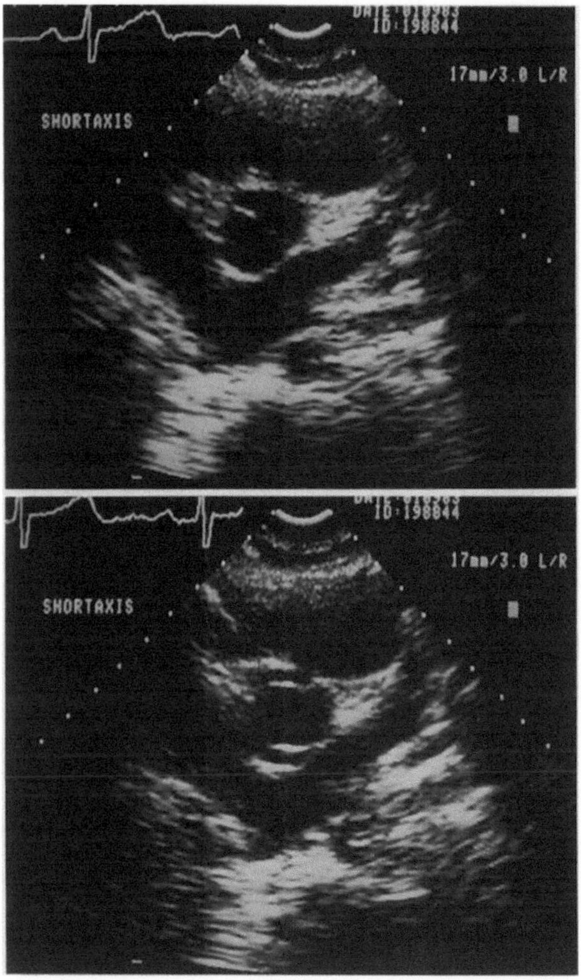

a

b

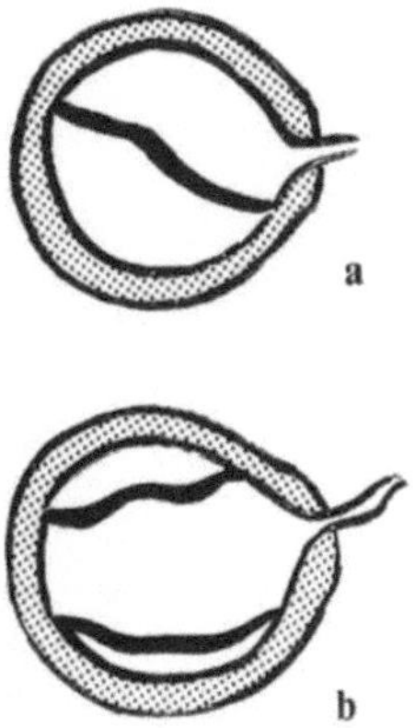

a

b

Abb. 17 a, b. Parasternale kurze Achse bei bikuspidaler Aortenklappe **a** in Diastole, **b** in Systole. Schematischc Darstellung in Diastole und Systole. Die Klappenschlußlinie verläuft in Diastole quer durch die kreisförmig dargestellte Aorta, in Systole legen sich beide Klappentaschen nicht vollständig an die Wand des Sinus von Valsalva an

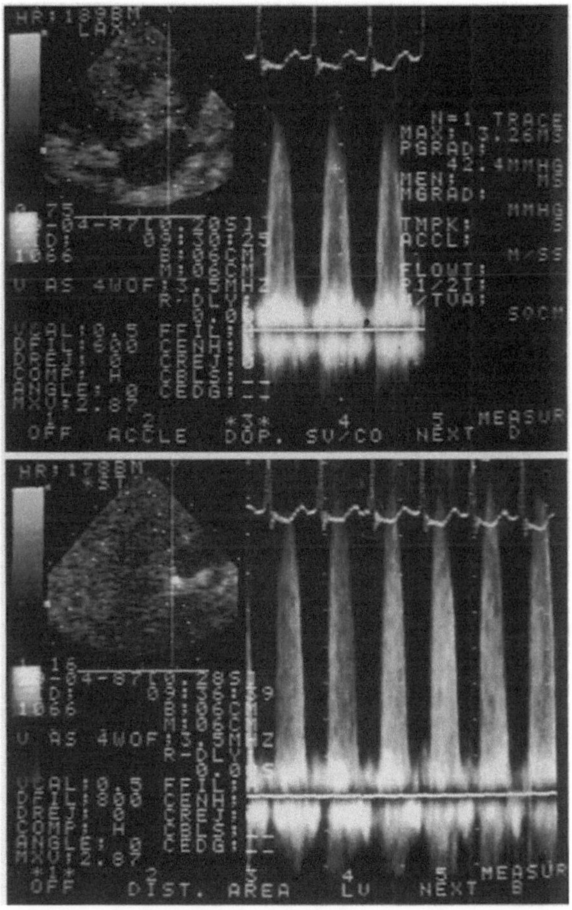

a

b

Abb. 18. a 4 Wochen alter Patient mit hochgradiger valvulärer Aortenstenose. Parasternale Längsachse. Messung der maximalen systolischen Flußgeschwindigkeit von parasternal (2. ICR rechts). Die maximale systolische Flußgeschwindigkeit in der Aorta ascendens wird bei großem Winkel zwischen Flußrichtung und Schallstrahl mit 3,2 m/s gemessen. **b** Von suprasternal wird in der Aorta ascendens beim gleichen Patienten eine maximale Flußgeschwindigkeit von 4,3 m/s gemessen der systolische Druckgradient beträgt somit nicht 42 (wie Abb. a) sondern ca. 70 mmHg. Invasiv wurde ein Gradient von 75 mm Hg gemessen

häufig progredient [12]. Der Gradient wird wie bei der valvulären Aortenstenose dopplersonographisch bestimmt. Der therapeutische Erfolg einer operativen Resektion oder einer Ballondilatation (bei membranöser Form als Palliativmaßnahme möglich) kann gut verfolgt werden.

2.1.3 Aorteninsuffizienz

Eine Aorteninsuffizienz kann durch Dopplersonographie sehr zuverlässig diagnostiziert werden. Es findet sich ein turbulenter diastolischer Fluß mit hoher Geschwindigkeit im linksventrikulären Aus-

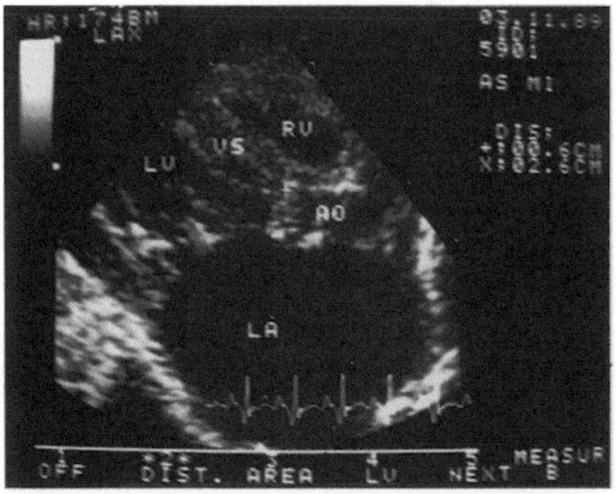

Abb. 19. Parasternale Längsachse. Hochgradige kritische valvuläre Aortenstenose. 2 Tage alter Patient. Die Aortenklappe ist verdickt, der Aortenklappenring eng (6 mm), die Aorta ascendens ebenfalls hypoplastisch. Verdicktes Ventrikelseptum (*VS*), normale Größe von rechtem (*RV*) und linkem Ventrikel (*LV*). Hochgradige Mitralinsuffzienz mit enorm vergrößertem linken Vorhof (*LA*). Nach Ballondilatation der stenotischen Klappe am 2. Lebenstag erheblich besserer Fluß in der Aorta und Rückgang der hochgradigen Mitralinsuffizienz

flußtrakt in Diastole, meist entlang des vorderen Mitralsegels. Ein indirektes sonographisches Zeichen (TM-Mode) ist ein feines diastolisches Flattern des vorderen Mitralsegels oder des interventrikulären Septums in dem Bereich, auf den der Rückfluß jetzt prallt.

Die Quantifizierung einer Aorteninsuffizienz ist derzeit nicht zuverlässig möglich. Zur Semiquantifizierung sind verschiedene Methoden vorgeschlagen: Die Länge des Jets von der Aortenklappe in den linken Ventrikel hinein, die Fläche des Turbulenzjets im linken Ventrikel, der Durchmesser des Rückflußjets direkt auf dem Niveau der Aortenklappe und die Relation der Jetbreite zur Breite des linken ventrikulären Ausflußtraktes. Die Phase der isovolumetrischen Relaxation (Mitralis noch geschlossen) ist wahrscheinlich der beste Zeitpunkt für die Messung [11].

Eine schwere Aorteninsuffizienz liegt vor, wenn das linksventrikuläre Kavum in Diastole komplett mit Turbulenzen infolge der Regurgitation gefüllt ist. Der endsystolische und enddiastolische Durch-

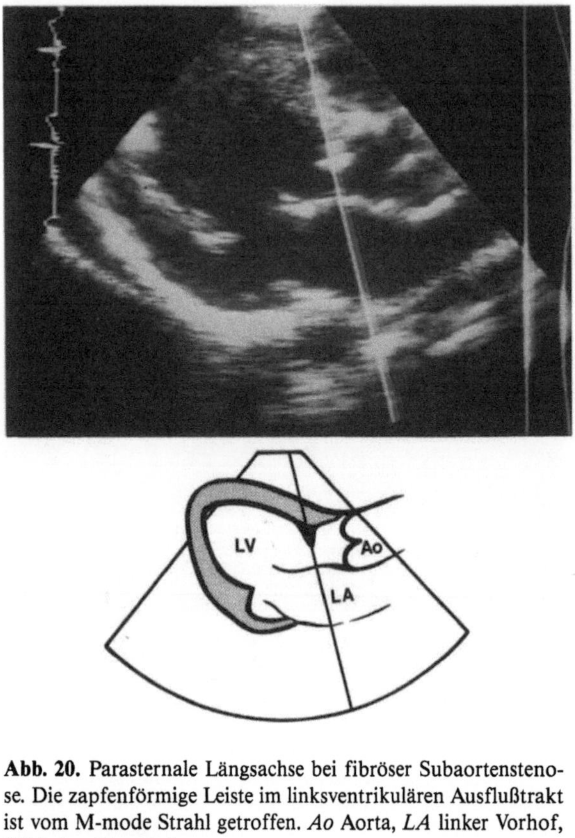

Abb. 20. Parasternale Längsachse bei fibröser Subaortenstenose. Die zapfenförmige Leiste im linksventrikulären Ausflußtrakt ist vom M-mode Strahl getroffen. *Ao* Aorta, *LA* linker Vorhof, *LV* linker Ventrikel

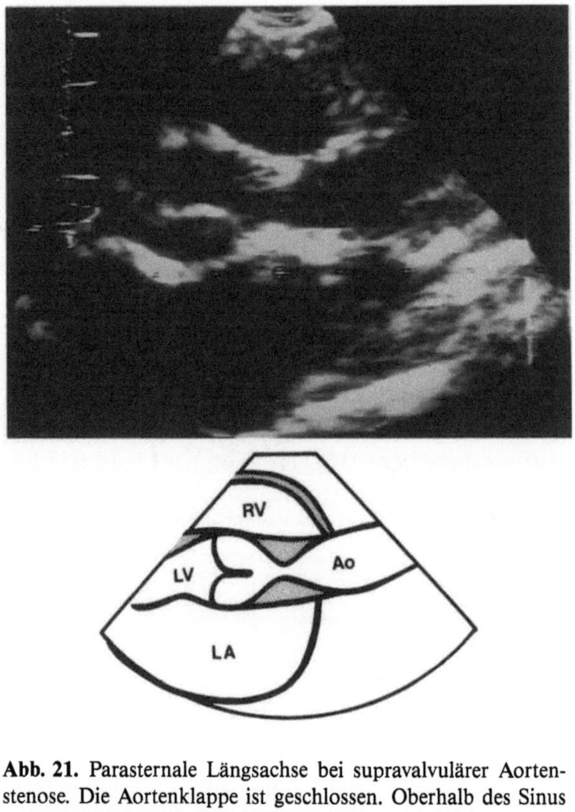

Abb. 21. Parasternale Längsachse bei supravalvulärer Aortenstenose. Die Aortenklappe ist geschlossen. Oberhalb des Sinus von Valsalva ist die Aortenwand verdickt und das Lumen der Aorta (*Ao*) sanduhrförmig eingeengt. *LA* linker Vorhof, *LV* linker Ventrikel, *RV* rechter Ventrikel

messer des linken Ventrikels liegt dann über der Norm (s. Tabelle 1).

2.1.4 Supravalvuläre Aortenstenose

Die supravalvuläre Aortenstenose ist in der parasternalen Längsachse gut darzustellen, gelegentlich muß der Transducer im 2. ICR rechts oder über dem Sternum aufgesetzt werden, so daß die Region der Aorta ascendens oberhalb des Sinus von Valsalva besser darstellbar wird (Abb. 21). Die Form mit typischer Facies, geistiger Retardierung und Herzbeteiligung (Williams-Beuren-Syndrom, s. Kap. 2, Abschn. 2.1.2) tritt sporadisch auf, jene mit alleiniger supravalvulärer Aortenstenose und peripheren Pulmonalstenosen wird autosomal dominant vererbt. Bei Verdacht auf dieses Krankheitsbild sollten die Familienmitglieder echokardiographisch untersucht werden, um eine gezielte genetische Beratung durchführen zu können [13].

Je nach dem Typ der Stenose (Sanduhrform oder generelle Hypoplasie der Aorta ascendens) ist eine kurzstreckige oder über die gesamte Aorta reichende Mediahypertrophie mit deutlicher Wandverdickung vorhanden (Abb. 22).

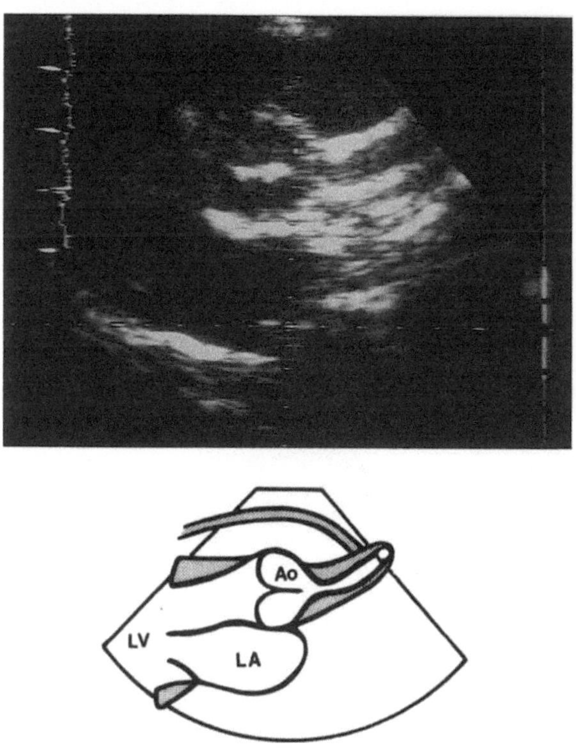

Abb. 22. Parasternale Längsachse bei supravalvulärer Aortenstenose. Diastole. Generelle Hypoplasie der Aorta ascendens oberhalb des Sinus von Valsalva mit ausgeprägter Wandverdickung. *Ao* Aorta, *LA* linker Vorhof, *LV* linker Ventrikel

Der Druckgradient über der supravalvulären Aortenstenose kann von suprasternal oder hochparasternal rechts, wie bei der valvulären Aortenstenose, gut ermittelt werden. Eine Herzkatheteruntersuchung sollte zum Ausschluß von signifikanten Begleitanomalien (periphere Pulmonalstenosen) präoperativ durchgeführt werden.

2.2 Aortenisthmusstenose (s. Kap. 2, Abschn. 2.1.4)

Die Aortenisthmusstenose kann mit dem 2-D-Echo nicht zuverlässig diagnostiziert werden. Im Längsschnitt durch den Aortenbogen von suprasternal sind der transverse Teil der Aorta mit den abgehenden Halsgefäßen, insbesondere die linke A.carotis, gut zu erkennen. Zur deszendierenden Aorta verläuft der Schall jedoch weitgehend parallel und wird schlecht reflektiert, so daß gerade der Isthmusbereich oft unvollständig erkennbar ist. Falsch-positive und falsch-negative Befunde können durch geringe Bewegungen des Transducers produziert werden. Auch dopplersonographisch sind Irrtümer durch Anlotung von Kollateralen (bei Neugeborenen auch eines Ductus Botalli) möglich. Im typischen Fall erhält man in der Aorta descendens einen systolisch nach kaudal gerichteten Fluß mit hoher Geschwindigkeit, der „sägezahnartig" auch über die Diastole anhält (Abb. 23) [4, 4a]

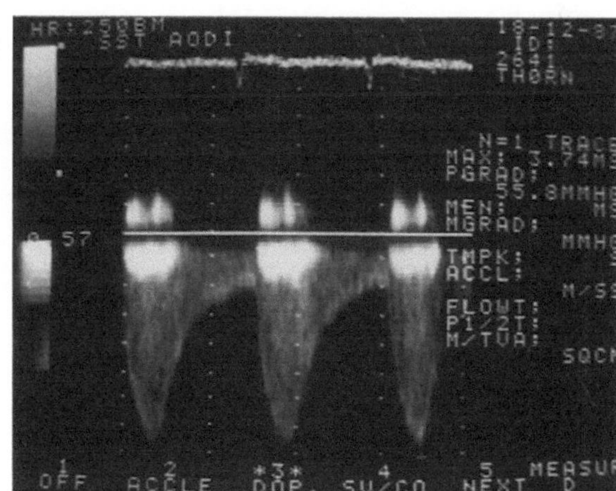

Abb. 23. 2jähriger Patient mit hochgradiger Aortenisthmusstenose. CW-Flußmessung der Aorta descendens von suprasternal. Die maximale systolische Flußgeschwindigkeit ist auf 3,7 m/s erhöht entsprechend einem systolischen Gradienten von ca. 55 mmHg. Der nach kaudal gerichtete Fluß in der Aorta erfolgt in Systole und in Diastole. so daß ein „sägezahnartiges" Flußprofil vorliegt. Die maximale systolische Flußgeschwindigkeit ist auf 3,7 m/s erhöht, entsprechend einem Gradienten von ca. 55 mmHg zwischen Aortenbogen und Aorta descendens

2.3 Erkrankungen des Myokards

2.3.1 Hypertrophe obstruktive Kardiomyopathie (HOCM) (s. Kap. 4, Abschn. 1)

Eine hypertrophe Kardiomyopathie ist echokardiographisch sicher zu diagnostizieren und auszuschließen. Dopplersonographisch kann die Druckdifferenz im Bereich der Obstruktion ermittelt werden und eine Unterscheidung nach obstruktiven und nichtobstruktiven Formen erfolgen.

Im M-mode-Echokardiogramm findet man eine asymmetrische Septumhypertrophie mit einem Verhältnis von Septumdicke zum Durchmesser der Hinterwand des linken Ventrikels von über 1,3, eine systolisch nach anterior gerichtete Bewegung des Mitralklappenapparates (Systolic-anterior-Movement = SAM) und einen früh- bis mesosystolischen Schluß der Aortenklappe (Abb. 24). Ein asymmetrisch verdicktes Septum kann auch bei Patienten mit erhöhtem rechtsventrikulärem Druck oder bei genetisch determinierten Formen der Kardiomyopathie ohne Obstruktion vorhanden sein. Ein schräger Anschnitt des Septums durch den Schallstrahl kann ebenfalls eine pathologische Septumdicke produzieren, so daß das Ventrikelseptum simultan aus dem 2-D-Bild in der kurzen Achse beurteilt und gemessen werden sollte.

Auch im parasternalen Längsschnitt und von apikal sind Ausmaß und Lokalisation der Septumhypertrophie gut erkennbar (Abb. 25). Chordae und Mitralis nähern sich gleichzeitig dem in der Systole in den Ausflußtrakt vorspringenden Ventrikelseptum. Durch Farb- und CW-Doppler ist von parasternal, apikal und subkostal der Druckgradient und der Erfolg einer medikamentösen oder operativen Therapie gut zu ermitteln (Abb. 25, 26a–c) [5, 13].

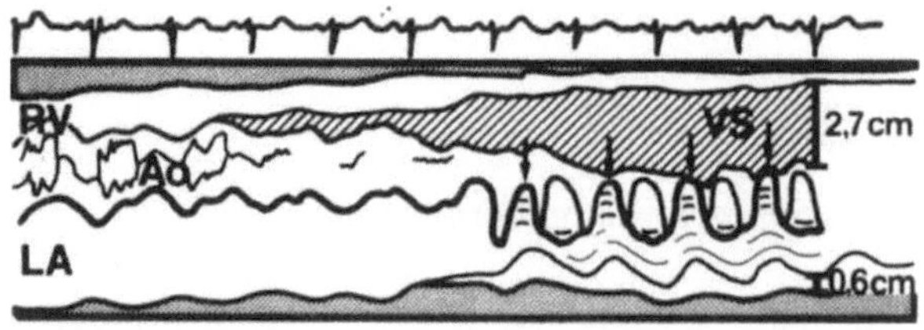

Abb. 24. Schematische Darstellung eines M-mode Echokardiogramms bei schwerer hypertropher obstruktiver Kardiomyopathie bei einem 5jährigen Patienten. Intraventrikulärer Druckgradient 120 mmHg. Exzessiv verdicktes Ventrikelseptum (*VS*) = 2,7 cm. Normale Dicke der Hinterwand des linken Ventrikel (0,6 cm). Ausgeprägte systolische anteriore Bewegung des Mitralapparates, durch senkrechte Pfeile markiert. Frühsystolischer Klappenschluß, systolische Oszillation der Aortenklappentaschen (*Ao*). *LA* linker Vorhof, *RV* rechter Ventrikel

2.3.2 Dilatative Kardiomyopathie (s. Kap. 4, Abschn. 2)

Die eingeschränkte Kontraktilität des linken Ventrikels mit Dilatation ist gut im M-mode zu erkennen. Die Öffnungsamplitude der Mitralis ist reduziert, der Mitralklappenapparat infolge der Ventrikeldilatation nach posterior verlagert (Abb. 27). Enddiastolischer und endsystolischer Durchmesser des linken Ventrikels sind vergrößert, die Septum- und Hinterwandbewegung ist abgeflacht. Daraus resultiert eine erniedrigte Faserverkürzungsgeschwindigkeit (unter 1 Zirkumferenz/s), die Faserverkürzungsfraktion ist unter 20% vermindert. Der linke Vorhof kann dilatiert sein. Eine ätiologische Differenzierung ist nicht möglich (Abb. 28) [18, 19].

Im Säuglingsalter können starke Endokardechos bei unregelmäßiger innerer Oberfläche des linken Ventrikels hinweisend für eine Endokardfibroelastose sein (s. Kap. 4, Abschn. 3). Eine regional ge-

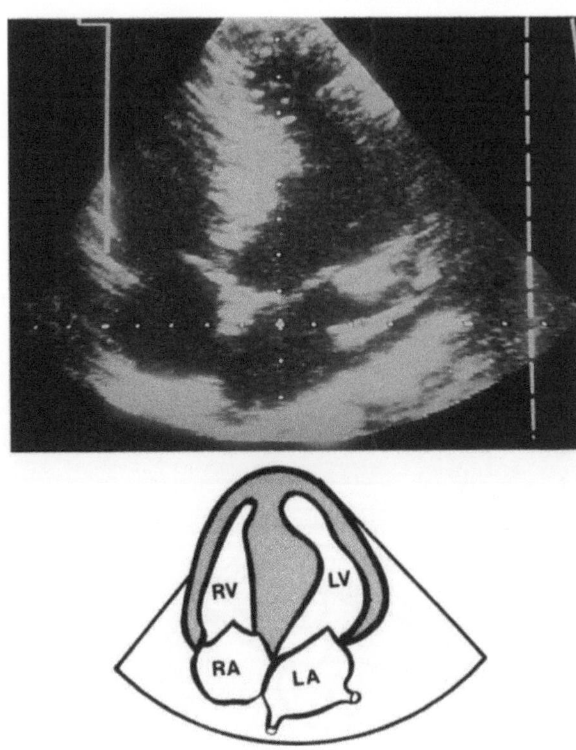

Abb. 25. Apikaler Vierkammerblick bei hypertropher obstruktiver Kardiomyopathie. Systole. Exzessive Verdickung des Ventrikelseptums im mittleren Abschnitt zwischen rechtem Ventrikel (*RV*) und linkem Ventrikel (*LV*) Die freie Wand des linken Ventrikels ist normal dick. *LA* linker Vorhof, *RA* rechter Vorhof

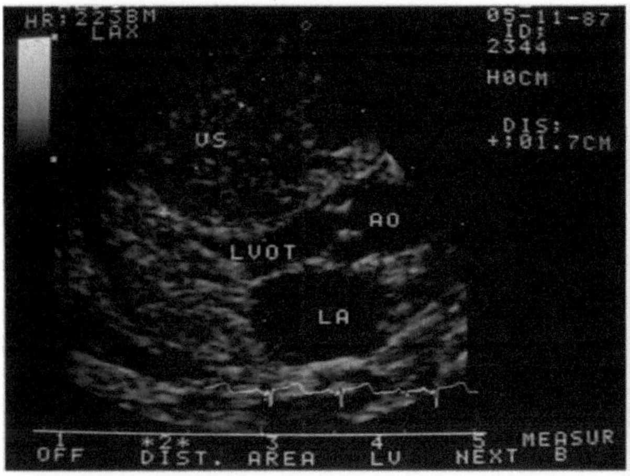

a

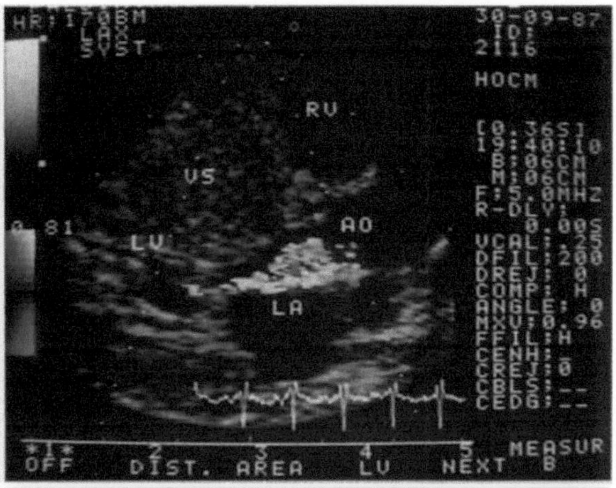

b

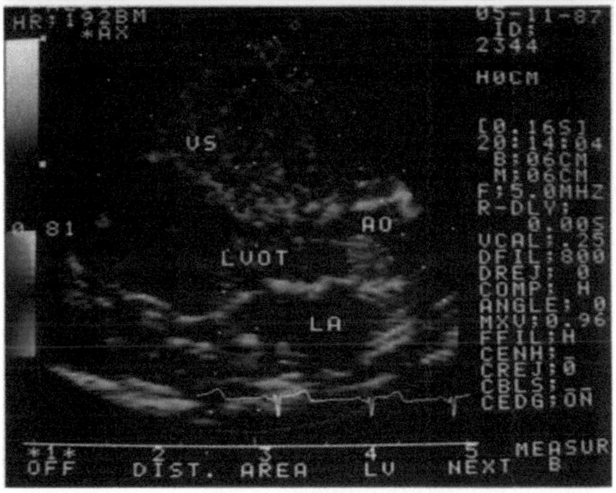

c

Abb. 26 a – c. Hochgradige obstruktive Kardiomyopathie bei einem langzeitbeatmeten Frühgeborenen, die sich im Alter von 5 Monaten bei einem Gewicht von 2,5 kg in kurzer Zeit entwickelte. **a** (*Linke Seite*). Parasternaler Längsschnitt. Hochgradig verdicktes Ventrikelseptum (*VS*) mit 16 mm Durchmesser, Dicke der Hinterwand 4 mm, eingeengter linksventrikulärer Ausflußtrakt (*LVOT*), die Aortenklappen sind in partiell offener Stellung am Ende der Systole getroffen (*Ao* Aorta, *LA* linker Vorhof). **b** Farbdoppler-Sonographie zum gleichen Zeitpunkt. Systolisch fast vollständig komprimierter linker Ventrikel (*LV*). Turbulenter gelb-grün kodierter systolischer Fluß im Ausflußtrakt des linken Ventrikels infolge der hochgradigen intraventrikulären Obstruktion. Der systolische Druckgradient betrug bei CW-Doppler-Messung 90 mmHg. **c** Gleicher Patient wie Abb. **a** und **b** 5 Wochen nach Kombinationsbehandlung mit einem Betablocker und Kalziumantagonisten. Parasternale Längsachse. Der linke Ventrikel ist normal groß, der Ausflußtrakt nicht mehr eingeengt, das Ventrikelseptum ist zwar noch verdickt, der Durchmesser jedoch auf 11 mm zurückgegangen und damit noch über dem dreifachen der Altersnorm gelegen. Der normale laminare Fluß im Ausflußtrakt des linken Ventrikels und der Aorta ist blau kodiert

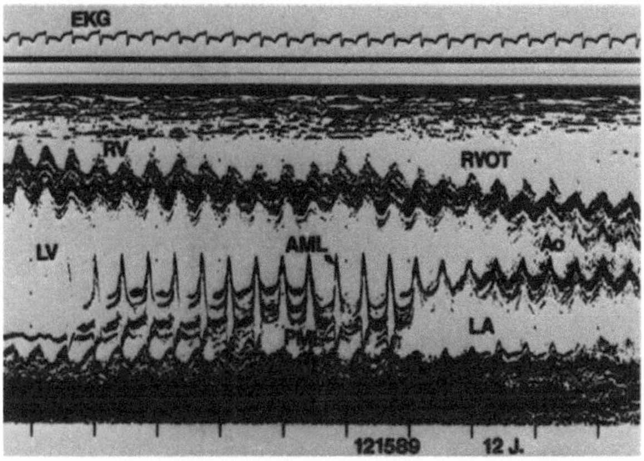

Abb. 27. M-mode Echokardiogramm bei Myokarditis. Dilatierter linker Ventrikel (*LV*), kleine Amplitude von vorderem (*AML*) und hinterem Mitralsegel (*PML*). *LA* linker Vorhof, *LV* linker Ventrikel, *RV* rechter Ventrikel, *RVOT* rechtsventrikulärer Ausflußtrakt, *Ao* Aorta

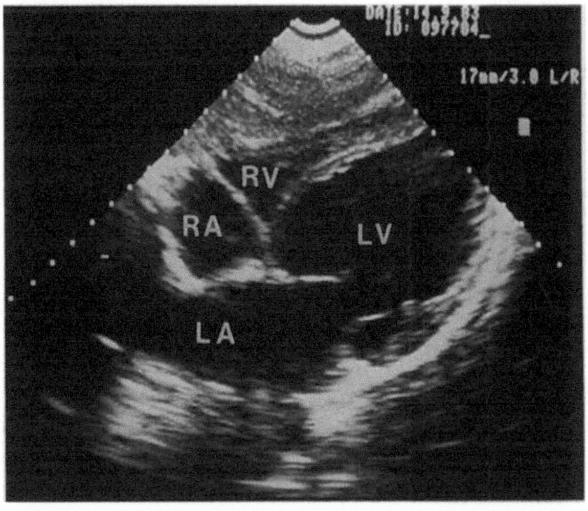

Abb. 28. Subkostaler Vierkammerblick bei kongestiver (dilatativer) Kardiomyopathie. Der linke Ventrikel (*LV*) ist dilatiert und kugelig, der linke Vorhof (*LA*) ebenfalls vergrößert. *RA* rechter Vorhof, *RV* rechter Ventrikel. Ventrikelseptum und freie Wand des linken Ventrikels sind nicht verdickt

störte Wandbewegung des linken Ventrikels infolge einer Koronarerkrankung (Fehlabgang der linken A. coronaria aus der Pulmonalarterie oder koronare Minderdurchblutung bei Koronaraneurysmen im Rahmen des Kawasaki-Syndrom) sind nur im 2-D-Echo zu diagnostizieren [10]. Häufig ist eine Mitralinsuffizienz, die dopplersonographisch nachgewiesen werden kann, assoziiert.

2.4 Entzündliche Herzerkrankungen

2.4.1 Endokarditis (s. Kap. 3, Abschn. 1)

Endokarditische Klappenauflagerungen sind im 2-D-Echo besser als durch M-mode zu diagnostizieren. Lokalisation, Größe und Beweglichkeit der Vegetationen sind gut zu erkennen (Abb. 29), ohne daß Rückschlüsse auf das Alter der Vegetationen gezogen werden können. Da nur Auflagerungen von einer bestimmten Größe an (>2 mm) erfaßt werden, schließt ein negativer Befund bei entsprechender Klinik eine Endokarditis nicht aus. Eine invasive Diagnostik ist kontraindiziert. Dopplersonographisch kann die Klappendysfunktion gesichert werden.

2.4.2 Perikarderkrankungen (s. Kap. 3, Abschn. 1.2.3)

Die Echokardiographie ist die Methode der Wahl zum Nachweis oder Ausschluß eines Perikardergus-

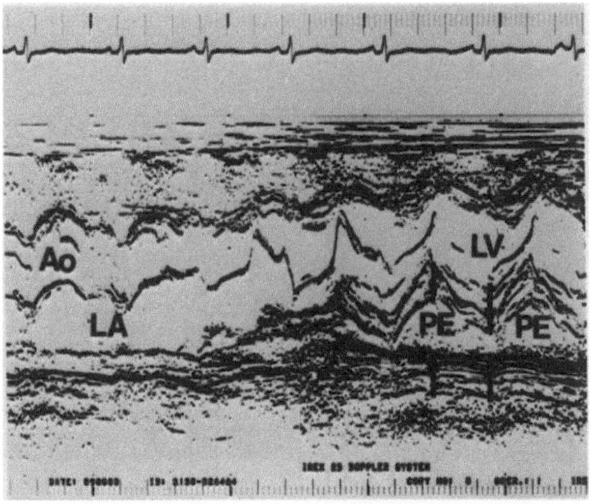

Abb. 30. M-mode Echokardiogramm bei einem Perikarderguß (*PE*), der zu einem systolisch und diastolisch nachweisbaren echofreien Raum (*Pfeile*) hinter dem linken Ventrikel führt. Er verschwindet am Übergang zum linken Vorhof (*LA*), *Ao* Aorta, *LV* linker Ventrikel

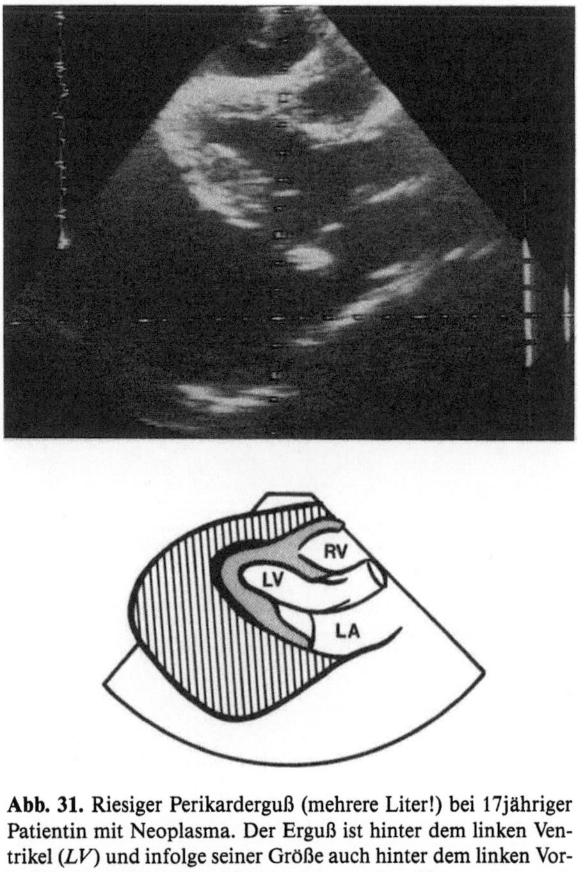

Abb. 31. Riesiger Perikarderguß (mehrere Liter!) bei 17jähriger Patientin mit Neoplasma. Der Erguß ist hinter dem linken Ventrikel (*LV*) und infolge seiner Größe auch hinter dem linken Vorhof (*LA*) nachzuweisen. Er ist auch vor dem Herzen darzustellen. *RV* rechter Ventrikel

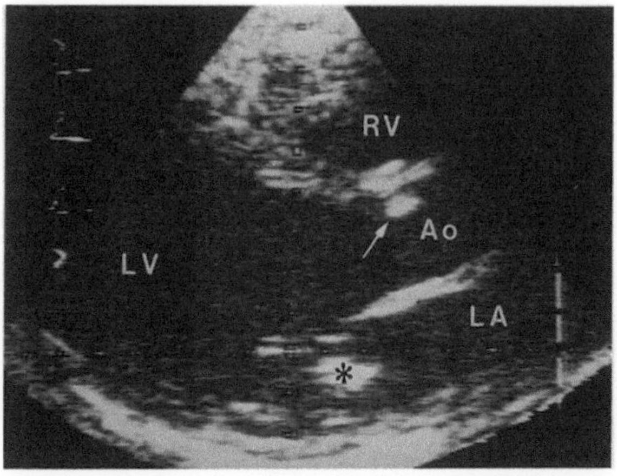

Abb. 29. Parasternale lange Achse bei Streptokokkus-viridans-Endokarditis. Systole. Auflagerungen an der rechten Aortentasche (*Pfeil*) und am hinteren Mitralsegel (*Stern*). *Ao* Aorta, *LA* linker Vorhof, *LV* linker Ventrikel, *RV* rechter Ventrikel. (Aus RUPPRATH et al. [14])

ses. Auch eine geringe Zunahme der Perikardflüssigkeit (normal ca. 20 ml) kann zuverlässig erkannt werden, während röntgenologisch beim Erwachsenen erst Ergußmengen über 250 ml zu einer Kardiomegalie führen [2].

Im M-mode wird von parasternal der linke Ventrikel so eingestellt, daß Endo- und Myokard gut vom stark schallreflektierenden Perikard abgegrenzt werden können. Ein Perikarderguß stellt sich als echofreier Raum zwischen Epi- und Perikard dar (Abb. 30). Er hat seine maximale Ausdehnung hinter dem linken Ventrikel und nimmt zur Herzspitze etwas ab, während er nach kranial am Übergang zum linken Vorhof in der Umschlagfalte zu den Pulmonalvenen endet. Bei exzessiven Ergüssen kann jedoch auch hinter dem linken Vorhof durch Ausweitung des Perikards ein Erguß bestehen (Abb. 31). Eine nur in Systole auftretende Separation von Epi- und Perikard ist noch physiologisch (Abb. 32). Kleine Ergüsse (größer als 50 ml) sind nur hinter dem linken Ventrikel und nicht vor dem rechten Ventrikel nachweisbar und führen zu einer systolischen und diastolischen Trennung von Epi- und Perikard. Bei größeren Ergüssen (über 200 ml bei Jugendlichen) sind Epi- und Perikard vollständig getrennt und der Erguß ist auch vor dem rechten Ventrikel nachweisbar. Eine Mengenabschätzung ist grob möglich (Abb. 33). Beträgt die diastolische Distanz zwischen Epi- und Perikard mehr als 1 cm, so besteht ein großer Perikarderguß. Das Herz schwingt im Erguß rhythmisch hin und her („swinging heart").

Für eine drohende Herztamponade, die nicht abhängig ist von der Ergußmenge, sondern von der Geschwindigkeit, mit der er sich entwickelt, gibt es keine spezifischen Befunde: Inspiratorisch nimmt der Durchmesser des rechten Ventrikels zu und der des linken Ventrikels ab, die diastolische Mitralbewegung wird flacher (Pulsus paradoxus mit inspiratorisch abnehmender Pulsstärke). Ein wichtiger Hinweis ist ein sog. frühdistolischer Kollaps des rechten Ventrikels mit einer zu Beginn der Diastole nach posterior gerichteten Bewegung der rechtsventrikulären Vorderwand.

Das M-mode reicht für die Diagnose eines Perikardergusses aus [19]. Gekammerte, in bestimmten Bereichen lokalisierte Ergüsse können im 2-D-Schnitt besser erkannt werden. Geeignet sind vor allem die parasternale kurze Achse sowie die lange Achse und die Vierkammerblicke. Ein gleichzeitig bestehender Pleuraerguß ist ebenfalls besser durch 2-D-Echo, am besten in extremer Linksseitenlage, abzugrenzen (Abb. 34).

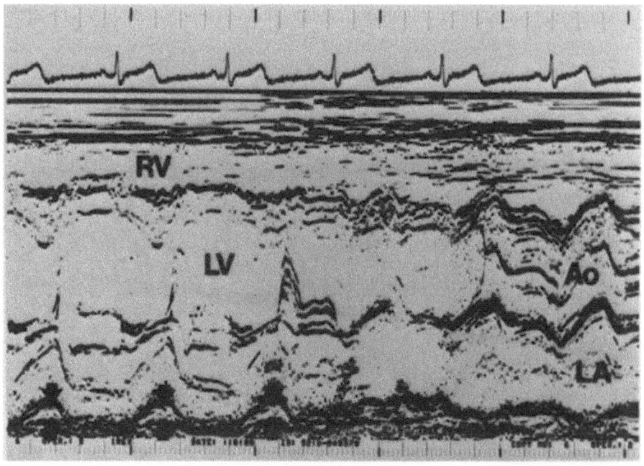

Abb. 32. M-mode Echokardiogramm bei einem 12jährigen Patienten mit noch physiologischer Flüssigkeitsmenge im Perikardraum. Die Separation von Endo- und Perikard ist nur systolisch vorhanden. *LA* linker Vorhof, *Ao* Aorta, *LV* linker Ventrikel, *RV* rechter Ventrikel

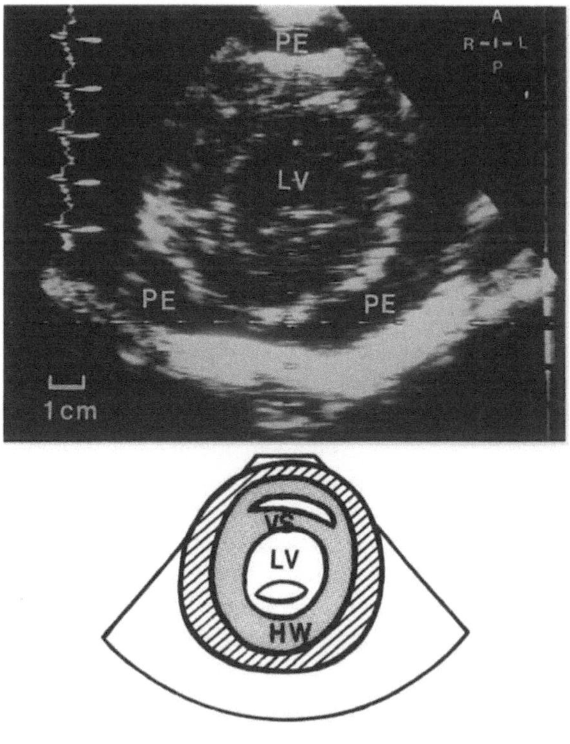

Abb. 33. Parasternale kurze Achse bei einem Patienten mit Aortenstenose und postoperativ aufgetretenem Hämoperikard. Die freie Wand des linken Ventrikels (*HW*) und das Ventrikelseptum (VS) sind verdickt. Das Herz ist sowohl posterior als auch seitlich und anterior von einem großen Perikarderguß (*schraffiert*) umgeben. *PE* Perikarderguß, *LV* linker Ventrikel

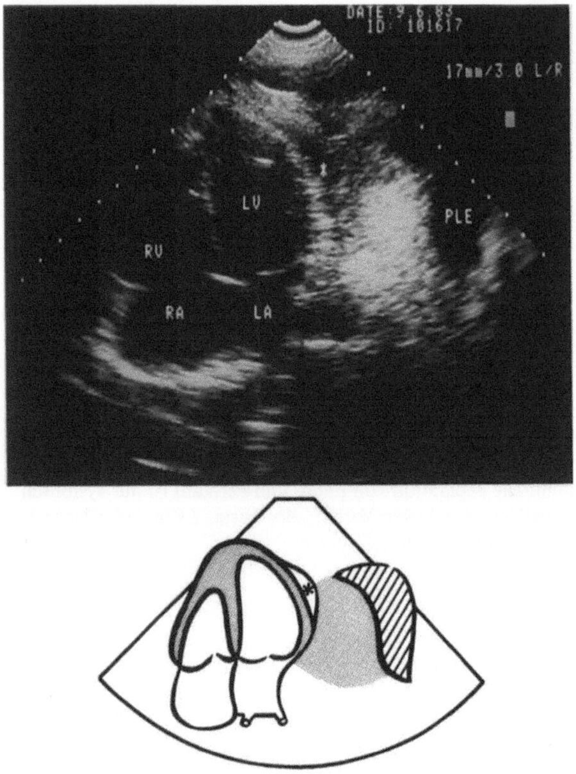

Abb. 34. Apikaler Vierkammerblick bei einem Patienten mit großem Pleuraerguß (*PLE*) und kleinem Perikarderguß (*Stern*). Dieser ist durch interponiertes Lungengewebe von dem Pleuraerguß getrennt. *LA* linker Vorhof *RV* rechter Ventrikel, *LV* linker Ventrikel, *RA* rechter Vorhof

2.4.3 Kawasaki-Syndrom
(s. Kap. 3, Abschn. 2.4)

In der akuten Phase (1.–3. Woche) können im M-mode verminderte Septumexkursionen und eine reduzierte Kontraktilität des linken Ventrikels, evtl. mit gleichzeitig auftretendem kleinen Perikarderguß, hinweisend für eine Koronarbeteiligung sein. Koronaraneurysmen bilden sich in der Phase danach aus. Sie sind vorwiegend im proximalen Abschnitt der linken Koronararterie und an der Bifurkation zum Ramus interventricularis anterior und Ramus circumflexus lokalisiert. Dieser Bereich ist in der kurzen Achse bei günstigen Verhältnissen gerade noch zu überblicken und die Entwicklung von Koronarerweiterungen daher zu erkennen (Abb. 35). Periphere Aneurysmen sind im allgemeinen nicht zu diagnostizieren. Ein negatives Echokardiogramm schließt eine Koronarbeteiligung nicht aus und ersetzt bei hohem Risikoscore keine Koronarographie.

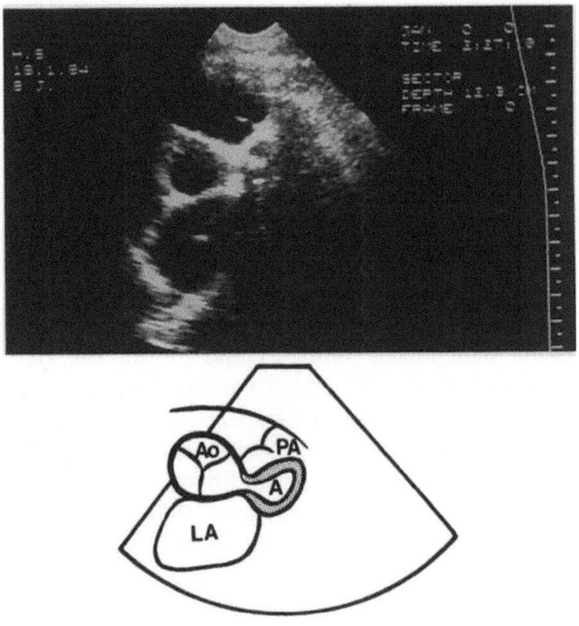

Abb. 35. Parasternale kurze Achse bei Gefäßebene bei einem 9 Jahre alten Patienten mit verkalktem Koronaraneurysma der linken Koronararterie (*A*) Das Aneurysma scheint sich in den Bereich der Pulmonalarterie vorzuwölben und reflektiert durch die Kalkeinlagerungen verstärkt den Schall. *LA* linker Vorhof, *PA* Pulmonalarterie. *Ao* Aorta

2.5 Mitralklappenprolaps und Mitralinsuffizienz

Eine Mitralklappenprolaps wurde in verschiedenen Studien bei gesunden Kindern mit stark variierender Häufigkeit (0,4–21%) gefunden. Bei überschüssigem Mitralklappengewebe oder myxomatöser Klappendegeneration (z.B. Marfansyndrom, Ehlers-Danlos-Syndrom) ist ein Mitralklappenprolaps die Regel. In Systole ist im M-Mode eine Separation von vorderem und hinterem Mitralsegel von mindestens 3 mm kennzeichnend.

Im 2-D-Echo ist am besten in der parasternalen Längsachse ein Ballonieren des vorderen und oder hinteren Segels der Mitralklappe zum Vorhof hin zu erkennen (Abb. 36). Hierbei überschreiten die Segel eine gedachte Linie von der Basis der Aortenklappe zur atrioventrikulären Verbindung (Ebene des AV-Klappenringes). Vorderes und hinteres Mitralsegel bilden dann eine Form, die einer „3" ähnelt. Eine Mitralinsuffizienz ist häufig assoziiert und dopplersonographisch leicht erkennbar.

Ein sekundärer Mitralklappenprolaps kann bei ausgeprägter valvulärer Aortenstenose oder bei hypertropher obstruktiver Kardiomyopathie als Folge des stark erhöhten systolischen intraventrikulären Druckes gefunden wurden.

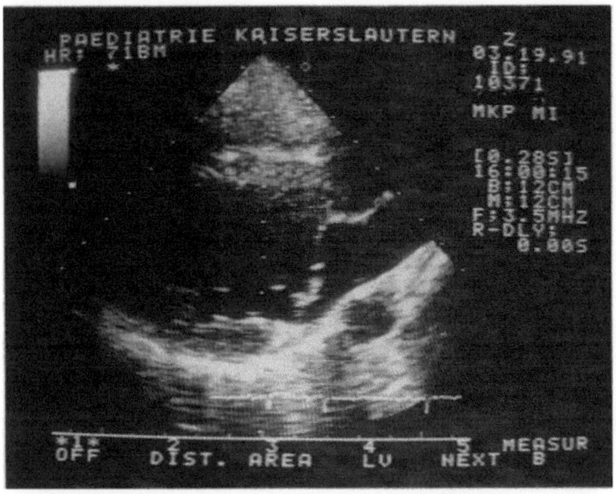

Abb. 36. Parasternale Längsachse bei 13jährigem Mädchen mit holosystolischem Mitralklappenprolaps. Das große vordere Mitralsegel wölbt sich konvexbogig am Ende der Systole in den linken Vorhof, das kleine hintere Segel ist ebenfalls, wie der gesamte Mitralklappenapparat, zum linken Vorhof hin verlagert. Dopplersonographisch geringe Mitralinsuffizienz

Im Vierkammerblick ist eine Rückwärtsbewegung über die Mitralebene in den linken Vorhof hinaus in bis zu 30% bei gesunden Kindern nachgewiesen worden, während sie nur bei 1,5% aller Kinder in der Längsachse zu erkennen war [17].

Ein Mitralklappenprolaps ohne begleitende Mitralklappeninsuffzienz bedarf keiner Endokarditisprophylaxe.

2.6 Pulmonalstenosen (s. Kap. 2, Abschn. 2.1.1)

Geringgradige valvuläre Pulmonalstenosen sind schlecht im 2-D-Schnittbild darstellbar und oft erst an der poststenotischen Dilatation des Stammes der Pulmonalarterie erkennbar. Die verdickten Pulmonalklappen können systolisch eine Domstellung aufweisen. Auch die infundibuläre Pulmonalstenose ist wegen ihrer nahen Lage zum Schallkopf von parasternal im 2-D-Schnittbild schwierig zu diagnostizieren.

Dopplersonographisch ist wie bei der Aortenstenose der Druckgradient und damit der Schweregrad der Pulmonalstenose sehr gut zu ermitteln (Abb. 37a, b). Über die maximale systolische Flußgeschwindigkeit in der Pulmonalarterie ist der systolische Druckgradient einfach zu kalkulieren, von Bedeutung ist jedoch, daß die maximale systolische Flußgeschwindigkeit genau ermittelt wird. Bei parasternaler Anschallung aus der kurzen Achse kann der Winkel zwischen dem Jet durch die Stenose und dem Schallstrahl über 30° liegen, so daß fälschlich eine zu geringe Flußgeschwindigkeit angenommen wird, von subkostal ist eine nahezu parallele Ausrichtung des Schallstrahles zum Fluß im Stamm der Pulmonalarterie möglich (s. Abb. 13a, b, 37a, b). Wenn möglich, sollte daher diese Schallposition mit dem CW-Doppler gewählt werden [5, 11, 13].

Durch Farbdoppler-Sonographie ist außerdem der Jet und damit der Winkel zum Schallstrahl gut

a 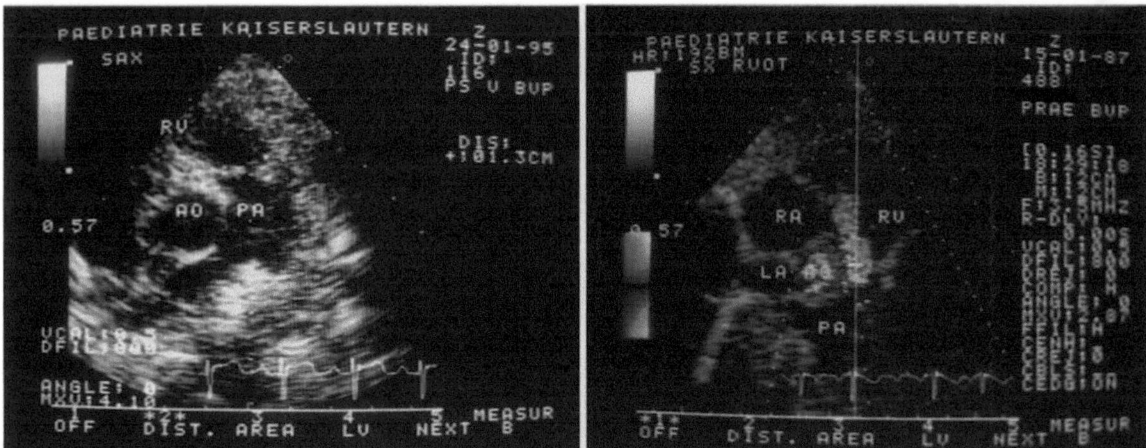 b

Abb. 37. a Parasternale kurze Achse bei vierjährigem Jungen mit valvulärer Pulmonalstenose, dopplersonographisch Spitzengradient von 80 mmHg. Die Pulmonalklappe ist erheblich verdickt und zeigt in Systole nur eine geringgradige Öffnung. Keine poststenotische Dilatation des Hauptstammes der Pulmonalis. **b** Subkostale Darstellung des rechten ventrikulären Ausflußtaktes mit Pulmonalarterie. Der CW-Strahl liegt fast parallel zur Flußrichtung durch die stenotische Pulmonalklappe. Die systolischen Turbulenzen distal der Pulmonalklappe führen zu einem Farbumschlag. In dieser Position ist die maximale systolische Flußgeschwindigkeit sehr genau zu erfassen. Spitzengradient bei diesem Patienten 65 mmHg. *LA* linker Vorhof, *RA* rechter Vorhof, *RV* rechter Ventrikel, *PA* Pulmonalarterie, *AO* Aorta

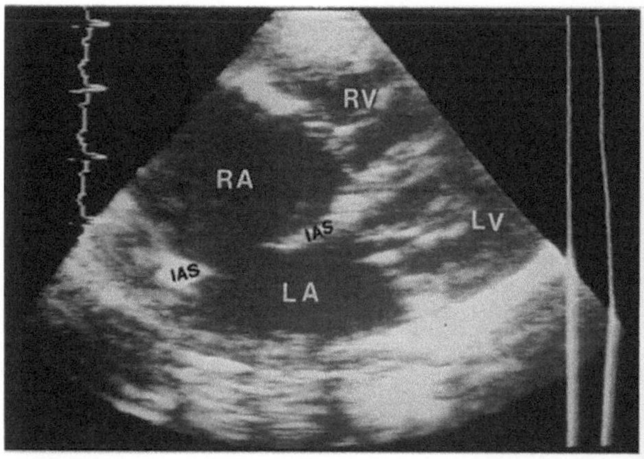

a

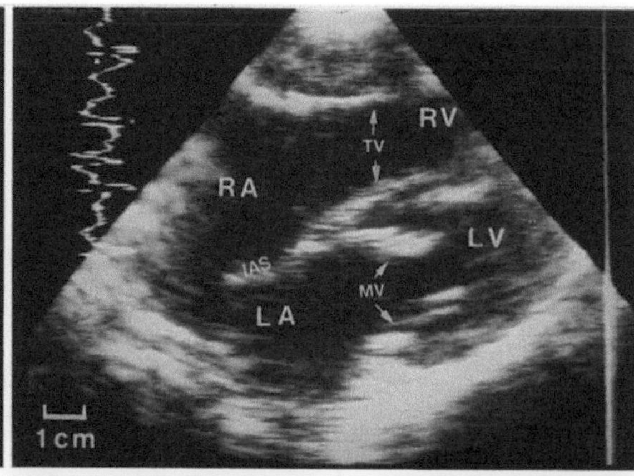

b

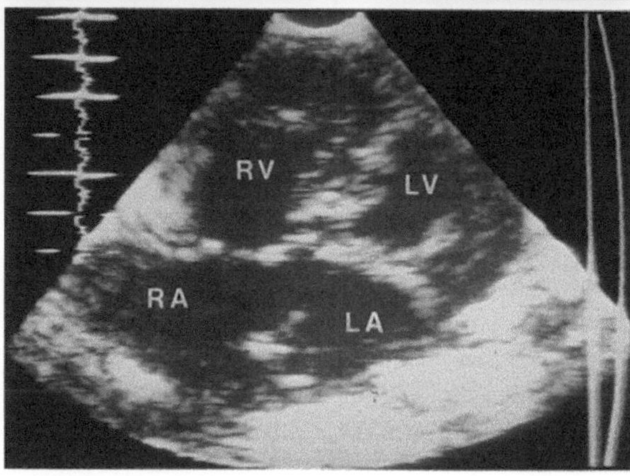

c

Abb. 38. a Subkostaler Vierkammerblick bei Vorhofseptumdefekt vom Sekundumtyp. Das Vorhofseptum (*IAS*) weist einen zentralen Defekt auf. Rechter Vorhof (*RA*) und rechter Ventrikel (*RV*) sind vergrößert. **b** Subkostaler Vierkammerblick bei Vorhofseptumdefekt vom Sinus-venosus-Typ. Das Vorhofseptum ist im posterior-superioren Abschnitt unterbrochen. **c** Apikaler Vierkammerblick bei Vorhofseptumdefekt vom Primumtyp. Die Fortsetzung des Vorhofseptums zur AV-Klappenebene (Septum primum) ist unterbrochen, das Septum secundum trennt nur im posterior-superioren Abschnitt den linken Vorhof (*LA*) vom rechten Vorhof (*RA*). *RV* rechter Ventrikel, *MV* Mitralklappe, *TV* Trikuspidalklappe

erkennbar, auch geringgradige valvuläre Pulmonalstenosen sind infolge des turbulenten systolischen Flusses in der Pulmonalarterie einfach zu erkennen. Auch die Unterscheidung einer Pulmonalatresie von einer hochgradigen Pulmonalstenose ist dadurch möglich (s. Abb. 57a, b).

2.7 Vitien mit Links-rechts-Shunt

Im M-mode kann nur die Auswirkung des Links-rechts-Shunts auf das rechte Herz mit vergrößertem rechten Ventrikel und großer Pulmonalarterie nachgewiesen werden (Rechtsvolumenbelastung). Das Ventrikelseptum bewegt sich in seinem mittleren Anteil auf Höhe der Mitralis und der Chordae parallel zur Hinterwand (paradoxe Bewegung) oder zeigt nur geringe diastolisch-systolische Exkursionen. Dieser Befund ist vor allem beim Vorhofseptumdefekt und Lungenvenenfehlmündungen anzutreffen, weniger beim Ventrikelseptumdefekt.

2.7.1 Vorhofseptumdefekt (s. Kap. 2, Abschn. 2.2.3)

Im 2-D-Echo ist im subkostalen Vierkammerblick das Vorhofseptum orthograd getroffen, Defekte können daher aus dieser Schallposition gut erkannt und in ihrer Größe beurteilt werden. Aus der Lokalisation ist auf den Typ des Defektes zu schließen (Abb. 38a–c). Da bei größeren Kindern und Jugendlichen das Vorhofseptum weiter vom Schallkopf entfernt ist, nimmt die Darstellbarkeit von subkostal entsprechend der Verminderung des Auflösungsvermögens ab, so daß diagnostische Probleme entstehen können. Ein Vorhofseptumdefekt ist als groß zu betrachten, wenn er ca. 1/3 der gesamten Septumlänge einnimmt.

Von apikal kann das Vorhofseptum ebenfalls beurteilt werden, jedoch ist ein sog. Drop-out im Bereich der Fossa ovalis auch bei Gesunden anzutreffen, so daß ein Vorhofseptumdefekt vom Sekundumtyp vermutet werden könnte (s. Abb. 8b). Eine fehlende Rechtsvolumenbelastung und ein normales Septum ohne Unterbrechung bei subkostaler Anschallung führen zur Klärung. Der Defekt vom Primumtyp ist sowohl von apikal als auch von subkostal sehr gut erkennbar (Abb. 38c).

Bei typischem klinischem Befund und echokardiographischem Nachweis eines großen Defektes mit Rechtsvolumenbelastung kann u. U. auf eine Herzkatheterisierung verzichtet werden. Bei vergrößertem rechten Vorhof und rechtem Ventrikel ohne erkennbaren Defekt im Vorhofseptum muß an eine partielle Form der Lungenvenenfehlmündung in den rechten Vorhof gedacht und diese eventl. durch Herzkatheter nachgewiesen werden. Kleine Defekte ohne hämodynamische Bedeutung (inkompetentes Foramen ovale) sind ebenfalls gut abzugrenzen (Abb. 39) [11].

2.7.2 Ventrikelseptumdefekt (VSD) (s. Kap. 2, Abschn. 2.2.2)

Im *M-mode* kann ein VSD dargestellt werden, wenn er größer ist als der Durchmesser des Schallstrahles, da dieser ihn zum Nachweis ungehindert passieren muß. Dies ist nur bei großen Defekten der Fall, kleine und mittlere sind deshalb nicht direkt nachweisbar. Im 2-D-Echo kann man einen membranösen VSD am besten in der parasternalen Längsachse und von apikal oder subkostal im Vierkammerblick erkennen (Abb. 40). Bei hochfrequentem Schallkopf (5 MHz) können Defekte mit einem Durchmesser von 0,3 – 1 cm, insbesondere bei Säuglingen und Kleinkindern, gut nachgewiesen werden [2]. Die Größenbestimmung selbst ist problematisch, da sich der Durchmesser des Defektes und die Schnittebene im Herzzyklus ständig ändern.

Defekte unter 3 mm sind nur gelegentlich zu erkennen. Sogenannte Drop-outs, besonders von api-

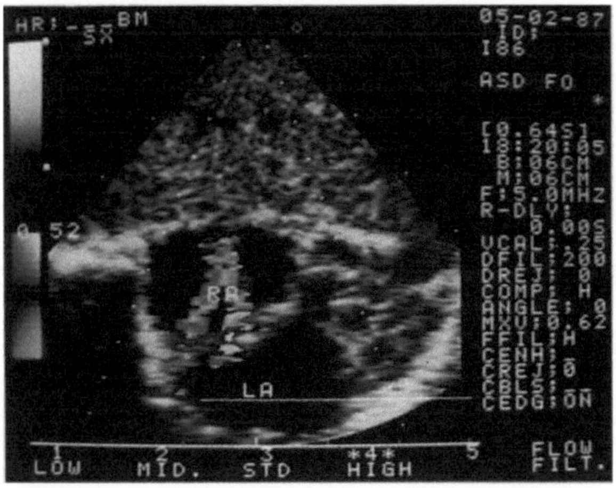

Abb. 39. Subkostale Schallposition. 4 Wochen alter Patient. Kleiner Links-rechts-Shunt über das Vorhofseptum, welches im 2-D-Schnittbild keinen erkennbaren Defekt aufweist. Links neben dem Shunt über das Vorhofseptum ist der Einstrom über die obere Hohlvene in den rechten Vorhof (*RA*) zu erkennen. *LA* linker Vorhof. Es handelt sich um ein sog. inkompetentes Foramen ovale, ein Spontanverschluß ist wahrscheinlich

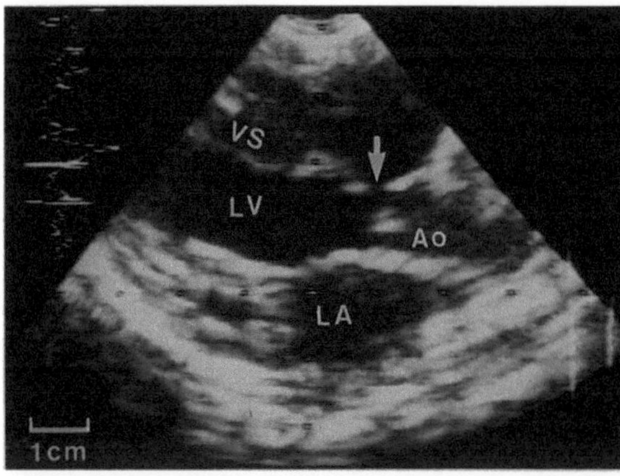

Abb. 40. Membranöser drucktrennender Ventrikelseptumdefekt bei einem Säugling. Die Unterbrechung des Septums am Übergang zur Aorta ist nur diastolisch erkennbar *LA* linker Vorhof, *LV* linker Ventrikel, *Ao* Aorta, *VS* Ventrikelseptum. Der *Pfeil* markiert den Defekt

kaler und subkostaler Schallposition, können einen Ventrikelseptumdefekt vortäuschen. Ein Defekt sollte möglichst in 2 Schallebenen unabhängig voneinander nachgewiesen werden [15].

Muskuläre Defekte sind schlechter direkt erkennbar und verlaufen gelegentlich schräg durch das Septum. Sie sind die häufigste Form des Ventrikelseptumdefektes, die Spontanverschlußrate ist sehr hoch [11]. Große Defekte sind einfach nachzuweisen (Abb. 41), kleine können zuverlässig durch Farbdoppler-Sonographie erkannt werden, dies gilt besonders für multiple Defekte (Abb. 42). Die günstigste Schnittposition ist der apikale Vierkammerblick.

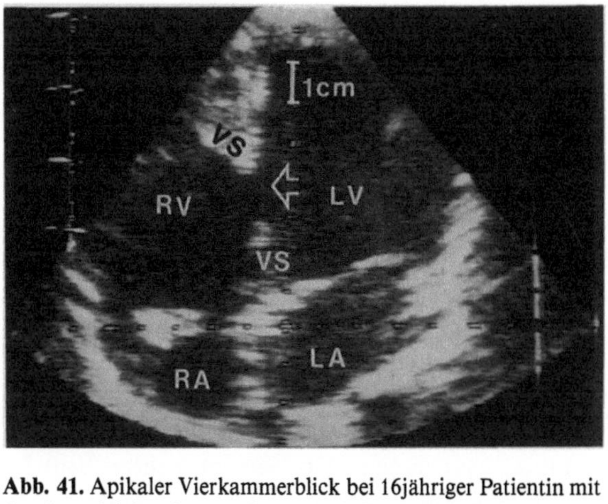

Abb. 41. Apikaler Vierkammerblick bei 16jähriger Patientin mit druckausgleichendem großem muskulären Ventrikelseptumdefekt (*Pfeil*). Systole. Beide Ventrikel sind vergrößert. *LA* linker Vorhof *RA* rechter Vorhof *LV* linker Ventrikel, *RV* rechter Ventrikel, *VS* Ventrikelseptum

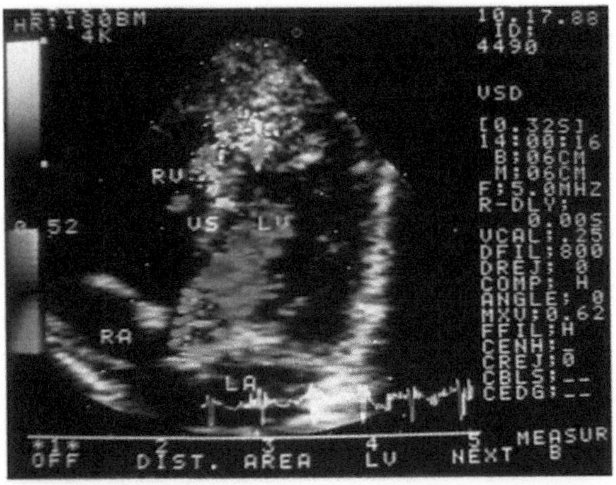

Abb. 42. Apikaler Vierkammerblick. Systole. Der Ausflußtrakt des linken Ventrikels (LV) mit der in blau kodierten systolischen Störung, die vom Schallkopf fort gerichtet ist. Im Bereich der Aortenregion Aliasphänomen mit zentralem Umschlag der blau kodierten Strömung in die rote Gegenfarbe. Die maximal in dieser Tiefe zu registrierende systolische Flußgeschwindigkeit (ca. 0,6 m/s) ist überschritten. Es sind 2 Ventrikelseptumdefekte, erkenntlich an ihrem gelb-grünlichen Fluß durch das Ventrikelseptum (*VS*) zu erkennen, einer apikal und einer in der Mitte des Ventrikelseptums. *RV* rechter Ventrikel, *RA* rechter Vorhof, *LA* linker Vorhof

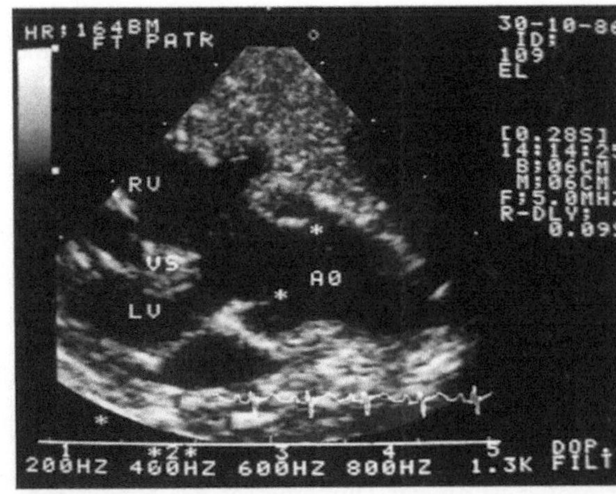

Abb. 43. Fallotsche Tetralogie mit Pulmonalatresie. Parasternale Längsachse. 2jähriger Patient. Große, zu über 50% das Ventrikelseptum (*VS*) überreitende Aorta (*Ao*). Systole mit geöffneten Klappentaschen (*), die sich nicht vollständig dem erweiterten Sinus von Valsalva anlegen. Großer rechter Ventrikel (*RV*) kleinerer linker Ventrikel (*LV*)

Konotrunkale Defekte bei komplexen Herzfehlern (Fallotsche Tetralogie, Truncus) sind gut in der parasternalen Längsachse und von apikal und subkostal darzustellen (Abb. 43), da meist ein Überreiten der Aorta über dem Ventrikelseptum besteht. Defekte vom AV-Kanaltyp liegen basisnah in der Einflußzone zwischen den Ventrikeln und können von apikal und subkostal im Vierkammerblick gut erkannt werden.

Neben der Lokalisation von Ventrikelseptumdefekten, die durch *Doppler-Sonographie* erheblich erleichtert oder überhaupt erst ermöglicht wird, sind Shuntgröße und der Druck im rechten Ventrikel und der Pulmonalarterie von besonderer Bedeutung. Die Shuntgröße kann durch Farbdoppler-Sonographie nicht zuverlässig aus der Größe der Turbulenzwolke im rechten Ventrikel abgeleitet werden. Der systolische Druckgradient zwischen linkem und rechtem Ventrikel kann jedoch sehr gut und reproduzierbar über die maximale systolische Flußgeschwindigkeit im Bereich des Ventrikelseptumdefektes errechnet werden (Abb. 44, 45). Der Abfall des systolischen Druckes im rechten Ventrikel bei sinkendem Lungengefäßwiderstand ist an der Zunahme der maximalen systolischen Flußgeschwindigkeit zu erkennen. Bei Patienten mit normalem Druck im rechten Ventrikel ist eine frühe Herzkatheteruntersuchung noch nicht notwendig. Bei Druckgleichheit im rechten und linken Ventrikel ist jedoch frühzeitig in den ersten Lebensmonaten eine Herzkatheteruntersuchung zur Ermittlung des Lungengefäßwiderstandes weiterhin erforderlich (Abb. 44). Grundsätzlich sollte präoperativ bei

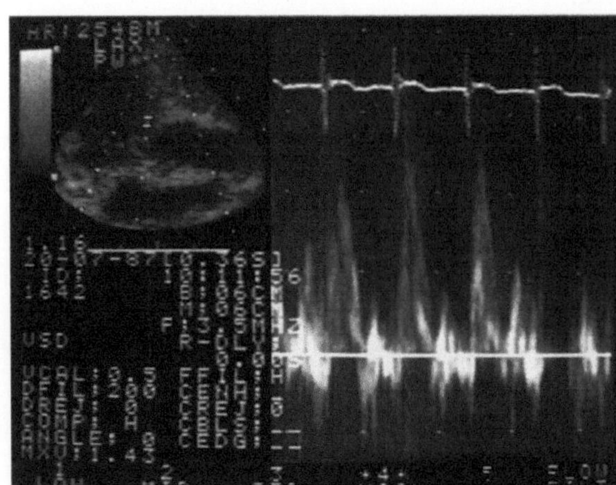

Abb. 44. Parasternale Längsachse bei 6 Monate altem Patienten. *Linkes Bild*: Das Meßvolumen des gepulsten Dopplers liegt im membranösen Ventrikelseptumdefekt. *Rechte Bildseite*: In Systole ist ein nach anterior über das Ventrikelseptum gerichteter Fluß mit einer maximalen Geschwindigkeit von 1,3 m/s zu registrieren. Der Druckunterschied zwischen linkem und rechtem Ventrikel liegt in Systole unter 10 mmHg. Es besteht somit ein druckausgleichender Ventrikelseptumdefekt mit pulmonaler Hypertonie (eine Pulmonalstenose wurde ausgeschlossen). Die Herzkatheteruntersuchung ergab einen Druck von 90 mmHg im linken und 78 mmHg im rechten Ventrikel

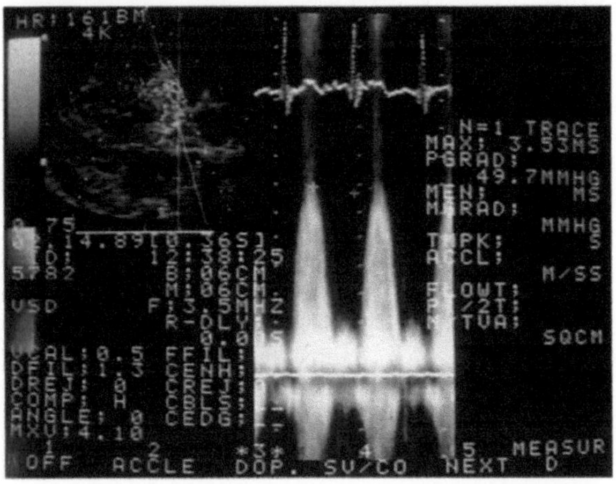

Abb. 45. Perimembranöser drucktrennender Ventrikelseptumdefekt. *Linke Bildseite:* Parasternale Längsachse. Der CW-Strahl ist auf den systolischen Fluß über den Ventrikelseptumdefekt gerichtet, der infolge der Turbulenzen grün-rot kodiert ist. *Rechte Bildseite:* Der systolische Fluß erfolgt mit einer Geschwindigkeit von 3,5 m/s, entsprechend einem Druckgradient von ca. 50 mmHg zwischen linkem und rechtem Ventrikel, bei einem Druck von 80 mmHg im linken Ventrikel beträgt der systolische rechtsventrikuläre Druck ca. 30 mmHg

jedem Ventrikelseptumdefekt eine Herzkatheteruntersuchung zur Ermittlung der Shunt- und Widerstandsverhältnisse durchgeführt werden [4a].

2.7.3 Atrioventrikularseptumdefekt (atrioventrikulärer Kanal) (s. Kap. 2, Abschn. 2.2.4)

Beim kompletten Atrioventrikularseptumdefekt liegt auf Vorhofebene ein Defekt im Bereich des Septum primum, auf Ventrikelebene im Einflußseptum zwischen beiden Ventrikeln vor, die Atrioventrikularklappen sind in variablem Ausmaß fehlgebildet. Es handelt sich um den beim Down-Syndrom typischen Herzfehler. Von apikal und subkostal sind die Defekte gut zu erkennen (Abb. 46a, b). Auch die Fehlbildung der Atrioventrikularklappen ist in diesen Untersuchungsebenen nachweisbar Das vordere gemeinsame Segel kann geteilt oder ungeteilt sein und dann frei im großen Defekt zwischen Vorhöfen und Ventrikeln flattieren. Gele-

a

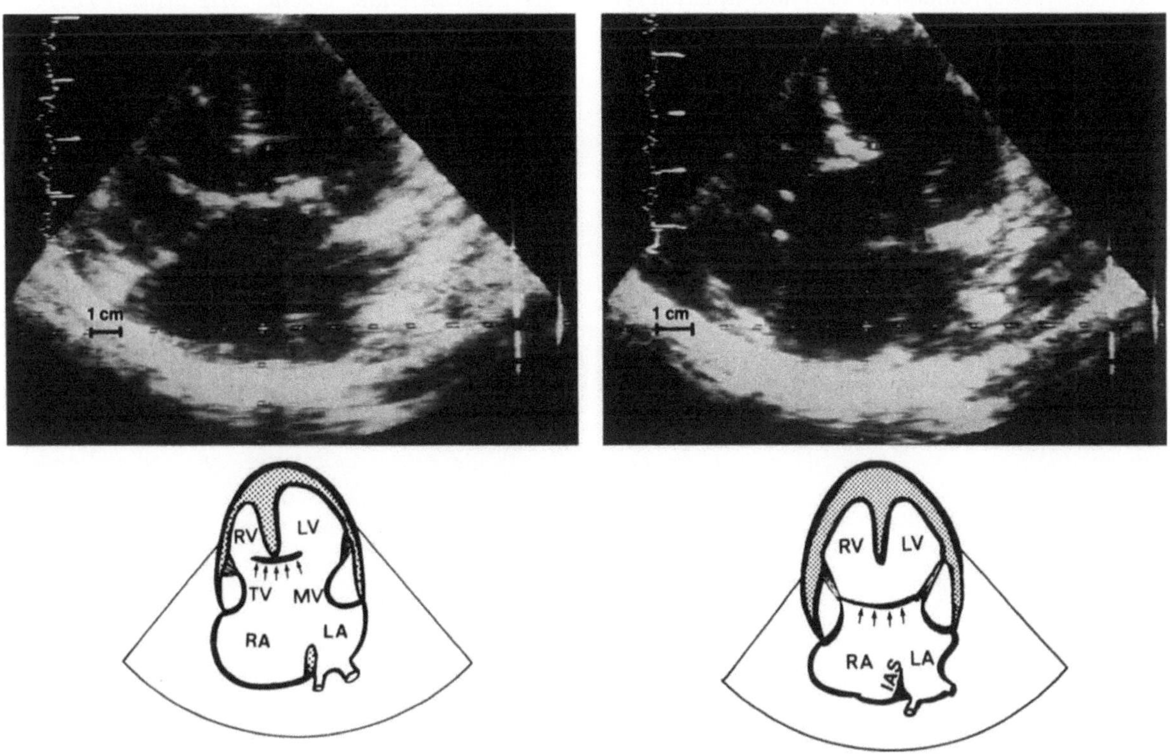

b

Abb. 46a, b. Apikaler Vierkammerblick beim kompletten AV-Kanal. **a** Systole. Das ungeteilte gemeinsame vordere Segel (*Pfeile*), der große Ventrikelseptumdefekt und der Vorhofseptumdefekt vom Primumtyp sind gut zu erkennen. Das Septum secundum ist nur rudimentär angelegt. **b** In Diastole berührt das gemeinsame vordere Segel (*Pfeile*) den First des Ventrikelseptums. Vorhof- und Ventrikelseptumdefekt gehen jetzt ohne Unterbrechung ineinander über. Es besteht ein AV-Kanal mit ungeteiltem, nicht am Septum fixiertem vorderem Segel. *IAS* Interatriales Septum, *LA* linker Vorhof *RA* rechter Vorhof, *MV* Mitralklappe, *TV* Trikuspidalklappe, *LV* linker Ventrikel, *RV* rechter Ventrikel gentlich kann das Vorhofseptum völlig fehlen (gemeinsamer Vorhof).

Dopplersonographisch sind eine zusätzliche Mitral- und Trikuspidalinsuffizienz zu erfassen. Auch bei erheblich deformierter oder gemeinsamer AV-Klappe kann eine begleitende Mitral- oder Trikuspidalinsuffizienz fehlen. Aus der systolischen Rückflußgeschwindigkeit bei Trikuspidalinsuffizienz ist der Druckgradient systolisch zwischen rechtem Ventrikel und rechtem Vorhof und somit näherungsweise der Druck im rechtem Ventrikel zu kalkulieren.

Ein pulmonaler Hochdruck stellt beim kompletten AV-Kanal eine Indikation zur Frühkorrektur dar. Es stehen zwei Wege zur Errechung des rechtsventrikulären und pulmonalarteriellen Drucks zur Verfügung: einmal über die systolische Rückflußgeschwindigkeit bei vorhandener Trikuspidalinsuffizienz und zum zweiten durch die Erfassung der systolischen Flußgeschwindigkeit über den Ventrikelseptumdefekt. Bei druckausgleichendem Ventrikelseptumdefekt ist diese niedrig (unter 1,5 m/s).

Die Unterscheidung eines kompletten AV-Kanals (mit Ventrikelseptumdefekt) vom inkompletten AV-Kanal (ohne Ventrikelseptumdefekt) ist sowohl aus dem 2-D-Bild als auch aus der dopplersonographischen Analyse sehr gut möglich. Eine Korrekturoperation bei komplettem AV-Kanal erfordert eine Herzkatheteruntersuchung präoperativ zur Ermittlung der Widerstands- und Shuntverhältnisse.

Nach Korrektur eines inkompletten oder kompletten AV-Kanals sind residuale Mitral- oder Trikuspidalinsuffizienzen nicht selten (Abb. 47).

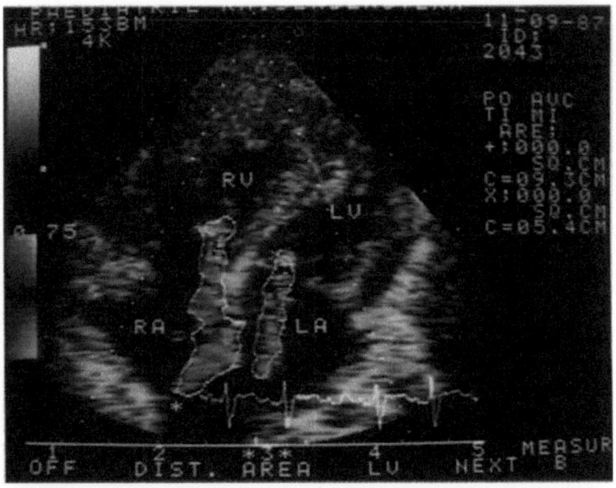

Abb. 47. Apikaler Vierkammerblick nach Korrektur eines inkompletten AV-Kanals: 1 Jahr altes Kind. Noch deutliche Mitral- und Trikuspidalklappeninsuffizienz mit turbulentem blau-grün kodiertem Rückfluß in den rechten (*RA*) und linken Vorhof (*LA*). Die Regurgitationsflächen sind nachträglich zur Flächenmessung umhüllt worden. *LV* linker Ventrikel, *RV* rechter Ventrikel

2.7.4 *Persistierender Ductus Arteriosus (PDA)* (s. Kap. 2, Abschn. 2.2.1)

Eine direkte Darstellung eines persistierenden Ductus arteriosus gelingt im 2-D-Echo nur bei sehr großem Ductus. Die Vergrößerung des Vorhofes im Verhältnis zur Aorta (Quotient linker Vorhof zur Aorta über 1,3) ist ein unspezifisches Zeichen, welches sich bei gleichzeitig vorhandenem Vorhofseptumdefekt infolge des interatrialen Shunts nicht

a

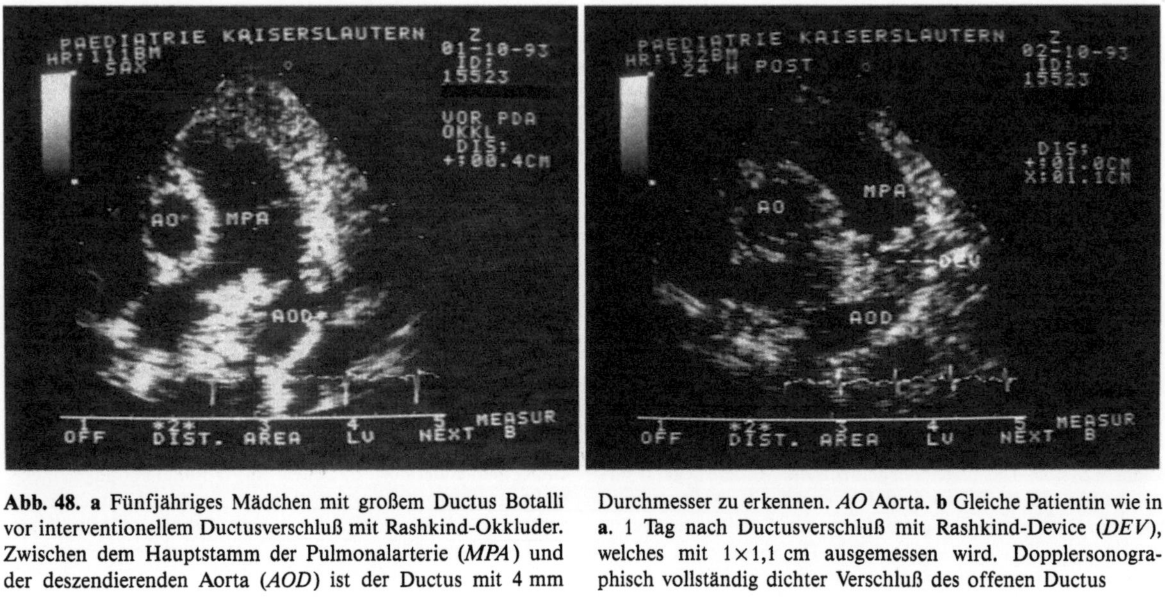

b

Abb. 48. a Fünfjähriges Mädchen mit großem Ductus Botalli vor interventionellem Ductusverschluß mit Rashkind-Okkluder. Zwischen dem Hauptstamm der Pulmonalarterie (*MPA*) und der deszendierenden Aorta (*AOD*) ist der Ductus mit 4 mm Durchmesser zu erkennen. *AO* Aorta. **b** Gleiche Patientin wie in **a.** 1 Tag nach Ductusverschluß mit Rashkind-Device (*DEV*), welches mit 1×1,1 cm ausgemessen wird. Dopplersonographisch vollständig dichter Verschluß des offenen Ductus entwickelt. Dennoch sind bei Frühgeborenen Verlaufskontrollen mit Bestimmung der Größe des linken Vorhofes nützlich.

Dopplersonographisch ist ein PDA eindeutig zu sichern. Insbesondere durch Farbdoppler-Sonographie ist sehr schnell der typische kontinuierliche Fluß über den Ductus in die Pulmonalarterie nachzuweisen. Aus der maximalen systolischen und diastolischen Flußgeschwindigkeit ist bei Kenntnis des Aortendrucks der Druck im Pulmonalkreislauf zu errechnen (s. Kap. 2, Abschn. 2.7.2) (Abb. 49).

Eine Herzkatheteruntersuchung vor operativem Ductusverschluß ist nicht mehr indiziert. Sollte ein interventioneller Ductusverschluß mittels Rashkind-Okkluder (s. Kap. 1, Abschn. 7.5) vorgenommen werden, so ist im zweidimensionalen Schnittbild die Ductusgröße näherungsweise zu ermitteln. Die optimale Größe für den Okkluder liegt bei ca. 3 mm, ein Ductus mit einem Durchmesser über 5 mm ist durch den Okkluder nicht zuverlässig zu verschließen und sollte operativ durchtrennt werden. Gleichzeitig werden die Shuntrichtung und der pulmonale Druck errechnet. Nach Okklusion können die Lage des Schirmchens im Ductus und dessen vollständiger Verschluß dokumentiert werden (Abb. 48 a, b).

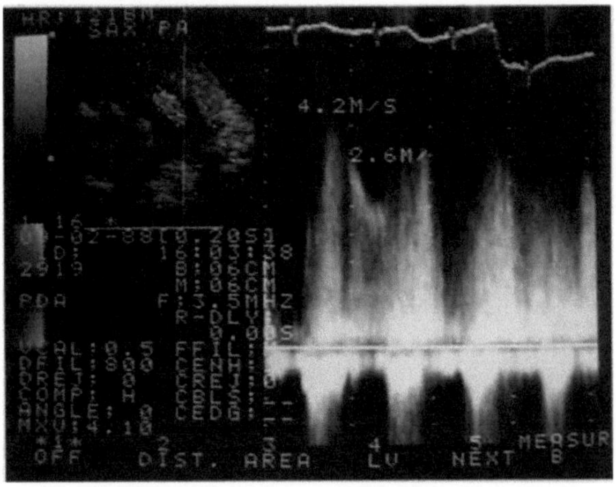

Abb. 49. Parasternale kurze Achse bei offenem Ductus Botalli. 1 Jahr alter Patient. *Linker oberer Bildteil:* In Diastole ist ein orange kodierter Fluß auf den Schallkopf zu im Stamm der Pulmonalarterie darstellbar (diastolisch ist normalerweise kein Fluß in der Pulmonalarterie zu registrieren). *Rechter Bildteil:* CW-Doppler Flußmessung im Stamm der Pulmonalarterie. In Systole erfolgt ein Fluß mit maximal 4,2 m/s über den Duktus in den Stamm der Pulmonalarterie, in Diastole von 2,6 m/s. Daraus errechnet sich ein systolischer Druckgradient zwischen Aorta und Pulmonalis von ca. 65, in Diastole in ca. 30 mmHg. Der Druck in der Pulmonalarterie ist bei einem unblutig gemessenen systolischen Aortendruck von 80/40 mmHg normal

2.8 Komplexe Herzfehler

2.8.1 Transposition der großen Arterien (TGA) (s. Kap. 2, Abschn. 3.5)

Die Diagnose einer TGA durch M-mode ist wegen schlechter räumlicher Orientierung unzuverlässig. Im 2-D-Echo kann die abnorme Gefäßstellung am besten in der parasternalen kurzen Achse beurteilt werden (Abb. 50 a, b). Beide Arterien werden quer angeschnitten und erscheinen als Kreis. Es ist von

Abb. 50 a, b. Parasternale kurze Achse bei einem 1 Tag alten Neugeborenen. Da beide Arterien parallel zueinander ohne typische Gefäßumschlingung verlaufen, werden sie im Querschnitt kreisförmig dargestellt. **a** Es resultiert der typische Doppelkreis, die Aorta ist rechts und vorn, die A.pulmonalis links und posterior gelegen. **b** Eine geringe Verlagerung der Schnittebene nach kranial durch Kippen des Transducers läßt die Aufzweigung des posterioren Gefäßes in eine Bifurkation erkennen (*Pfeile*). Der kreisförmige Querschnitt des anterioren Gefäßes verändert sich dabei nicht. *PA* Pulmonalarterie, *Ao* Aorta

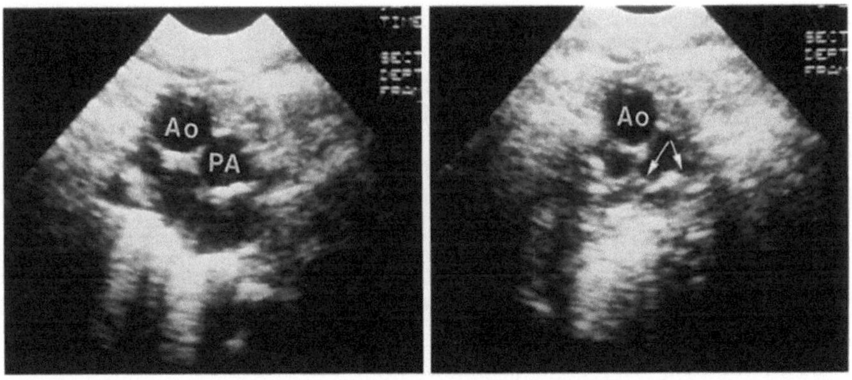

a b

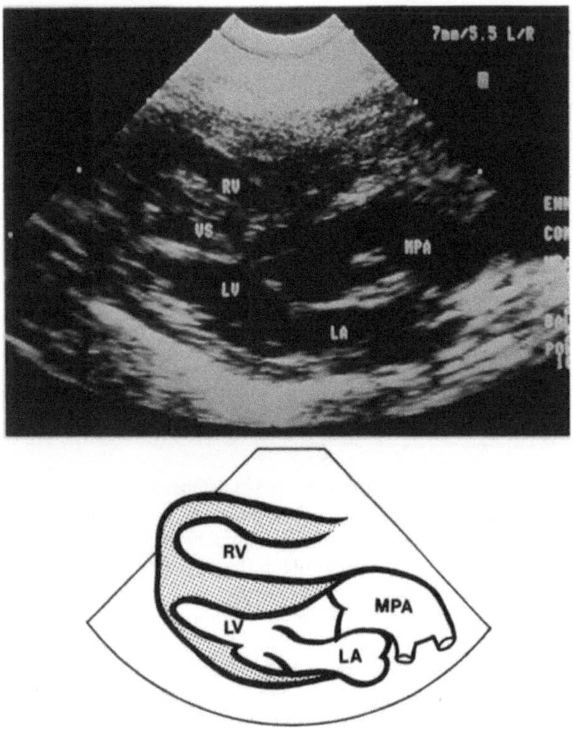

Abb. 51. Parasternale Längsachse bei einem Neugeborenen mit Transposition der großen Arterien. Verdicktes Ventrikelseptum (*VS*) und großer rechter Ventrikel. Die aus dem linken Ventrikel entspringende Pulmonalarterie zieht mit ihrem Hauptstamm (*MPA*) nach posterior und zweigt sich auf. *LA* linker Vorhof, *LV* linker Ventrikel, *RV* rechter Ventrikel

außerordentlicher Wichtigkeit, 1. die hinten stehende Pulmonalarterie durch Kippen des Transducers mit Darstellung einer Bifurkation als Pulmonalarterie zu identifizieren, 2. nachzuweisen, daß das vorn stehende Gefäß (Aorta) sich nicht wie eine normale Pulmonalarterie aufzweigt und 3. damit die typische normale Gefäßumschlingung fehlt [10, 12, 15, 18].

In der parasternalen Längsachse verläuft die hinten stehende A. pulmonalis nach ihrem Abgang aus dem linken Ventrikel steil nach posterior (Abb. 51). Dopplersonographisch wird die Gefäßidentifizierung bei noch persistierendem Duktus arteriosus dadurch erleichtert, daß im posterioren Gefäß (Pulmonalarterie) ein kontinuierlicher Fluß über den Ductus zu registrieren ist.

Eine Rashkind-Ballonatrioseptostomie (s. Kap. 1, Abschn. 7.1) ist bei Transposition mit intaktem Ventrikelseptum auch unter 2-D-Echo-Kontrolle möglich. Der erzeugte Vorhofseptumdefekt sollte mindestens 4–5 mm im Durchmesser aufweisen oder ein Drittel der Septumlänge einnehmen. (Abb. 52a–c) Die Herzkatheteruntersuchung vor anatomischer Korrektur kann entfallen, wenn echokardiographisch eine intramural verlaufende Koronararterie ausgeschlossen werden kann.

2.8.2 Angeboren korrigierte Transposition der großen Arterien (s. Kap. 2, Abschn. 3.6)

Dieser seltene und in der Regel azyanotische komplexe Herzfehler kann echokardiographisch sicher diagnostiziert werden. Zunächst wird in der kurzen Achse die Lävotranspositionsstellung (Abb. 53) nachgewiesen mit einem vorne links gelegenen Kreis (Aorta) und einem rechten posterior dazu gelegenen 2. Kreis (A. pulmonalis). Wie bei der normalen Transposition der großen Arterien ist es sehr wichtig zu erkennen, welches Gefäß sich mit einer Bifurkation aufzweigt und damit die Pulmonalarterie ist. Dies gelingt durch Kippen des Transducers mit Nachweis der typischen Gefäßaufzweigung.

Beim Versuch eine parasternale Längsachse einzustellen, ergeben sich Schwierigkeiten, die Gefäße den entsprechenden Ventrikeln zuzuordnen.

Das posteriore Gefäß (A. pulmonalis) nimmt nämlich nicht seinen Ursprung aus dem posterioren Ventrikel (in diesem Fall der funktionelle arterielle Ventrikel, der morphologisch ein rechter Ventrikel ist). In dieser Schnittebene wird die posteriore A. pulmonalis durch das senkrecht (frontal) verlaufende Ventrikelseptum vom arteriellen Ventrikel getrennt, sie entspringt aus dem venösen (morphologisch linken) Ventrikel, der weiter anterior und rechts gelegen ist.

Die kurze Achse auf Kammerebene zeigt gelegentlich, daß die linksseitige arterielle AV-Klappe (anatomische Trikuspidalis) sich nicht fischmaulartig wie eine normale Mitralklappe bewegt, sondern eine dreiecksförmige Öffnungsfigur hat. Beide Ventrikel liegen nicht schräg hintereinander, sondern nebeneinander, der arterielle, links gelegene Ventrikel weist zudem 3 Papillarmuskeln auf. Von apikal und subkostal ist im Idealfall die typische Morphologie beider Ventrikel erkennbar, der arterielle Ventrikel (anatomisch rechte) ist rundlich und grob trabekuliert, der venöse (anatomisch linke) Ventrikel schwanzförmig ausgezogen und von glatter innerer Oberfläche (Abb. 54). Die arterielle AV-Klappe (anatomische Trikuspidalis) befindet sich mit ihrem Ansatz am Ventrikelseptum näher zur Herzspitze als die kontralaterale venöse AV-Klappe (anatomische Mitralis).

In der Regel liegen zusätzliche Anomalien (Ventrikelseptumdefekt, valvuläre und subvalvuläre

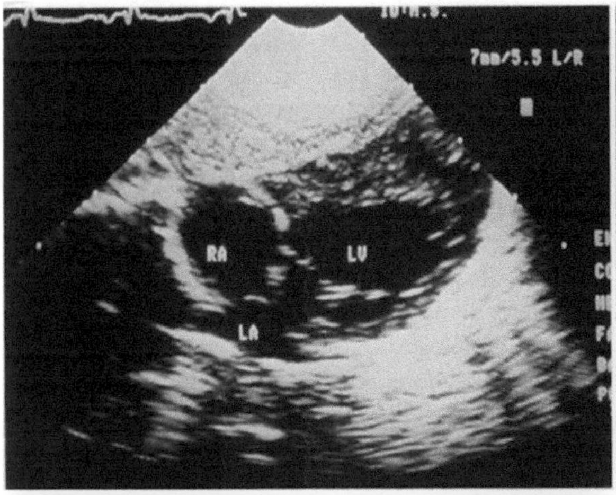

a

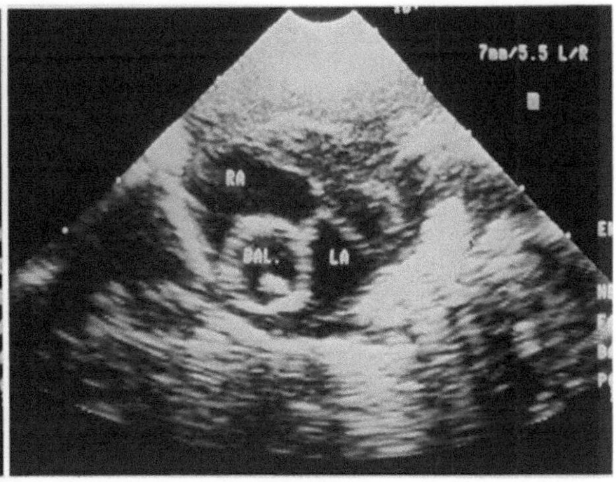

b

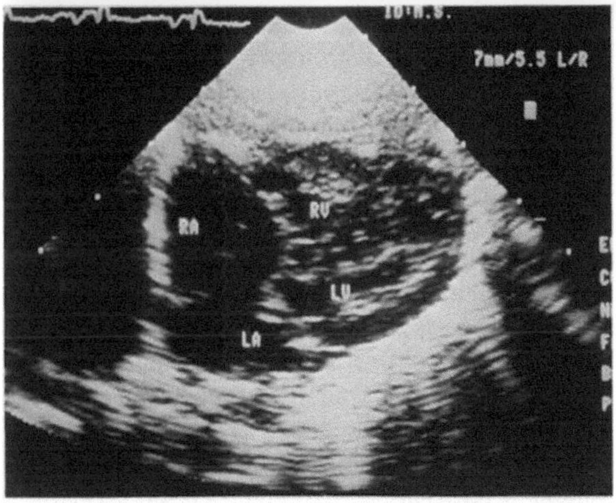

c

Abb. 52a–c. Subkostaler Vierkammerblick bei einem 1 Tag alten Neugeborenen vor, während und unmittelbar nach der Ballonsprengung des Vorhofseptums. **a** Vor der Ballonsprengung ist eine Kommunikation zwischen rechtem Vorhof (*RA*) und linkem Vorhof (*LA*) nur angedeutet zu erkennen. **b** Der gefüllte Ballon (*BAL*) mit einem Durchmesser von ca. 1,4 cm passiert das Vorhofseptum. **c** Unmittelbar danach ist ein Defekt mit einem Durchmesser von 0,9 cm zwischen beiden Vorhöfen vorhanden. *RV* rechter Ventrikel, *LV* linker Ventrikel

Pulmonalstenose, Insuffizienz der arteriellen Atrioventrikularklappe) vor. Diese sind dopplersonographisch, insbesondere bei kombinierter Anwendung der Farb- und CW-Doppler-Echokardiographie sehr gut zu erfassen, und der Schweregrad und die Shuntverhältnisse sind hinreichend genau zu bestimmen. Eine Herzkatheteruntersuchung ist nur vor einer eventuellen Operation, insbesondere bei fehlender Pulmonalstenose und Verdacht auf pulmonalen Hochdruck, präoperativ indiziert.

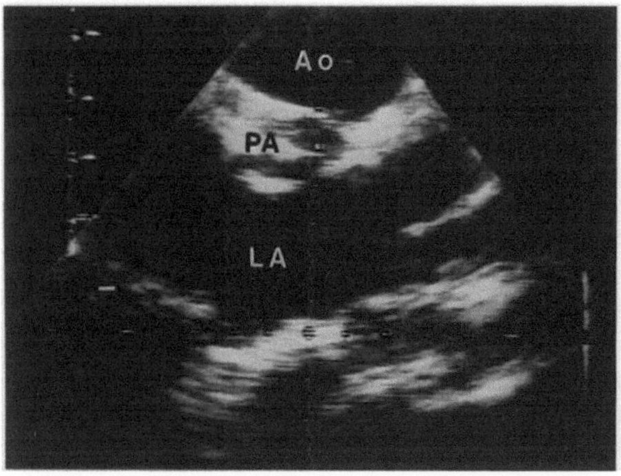

Abb. 53. Parasternale kurze Achse bei korrigierter Transposition der großen Arterien. Es resultiert ein Doppelkreis, die große Aorta (*Ao*) liegt links und anterior von der kleineren Pulmonalarterie (*PA*). Die Pulmonalklappe ist verdickt, es besteht zusätzlich eine hier nicht erkennbare Subpulmonalstenose. *LA* linker Vorhof

2.8.3 *Fallotsche Tetralogie* (s. Kap. 2, Abschn. 3.1)

Im parasternalen Längsschnitt ist der Abbruch des Ventrikelseptums und das Überreiten der Aorta gut nachzuweisen. Durch die anteriore Lage der Aorta relativ zum Ventrikelseptum wird der Ventrikelseptumdefekt besser darstellbar (s. Abb. 43). Entsprechend dem Ausmaß des Rechts-links-Shunts ist die Aorta vergrößert. Wichtig ist eine genaue Ausrichtung der Schnittebene in der Längsachse, um nicht durch ein Verkanten ein Überreiten zu produzieren. Die parasternale kurze Achse auf Gefäßebene zeigt die große, nach vorn verlagerte Aorta und anterior dazu den rechtsventrikulären Ausflußtrakt. Die Infundibulumstenose ist wegen ihrer Nähe zum Transducer nur sehr schwer erkennbar. Die Pulmonalklappe ist verdickt und schwer beweglich, der

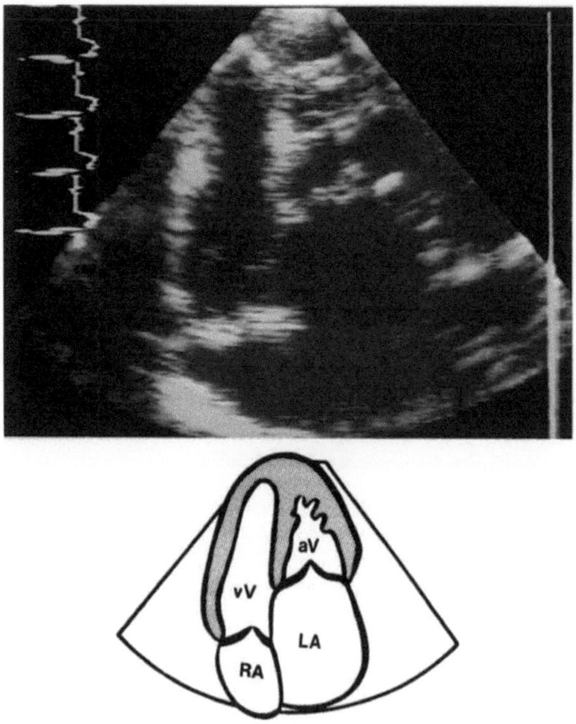

Abb. 54. Apikaler Vierkammerblick bei korrigierter Transposition der großen Arterien. Der venöse Ventrikel (*vV*) ist lang ausgezogen, da es sich morphologisch um einen linken Ventrikel handelt, der arterielle Ventrikel (*aV*) ist grob trabekuliert und rund. Es besteht zusätzlich eine sog. Ebsteinsche Fehlbildung der linksseitigen arteriellen AV-Klappe (anatomische Trikuspidalis), die in ihrem Ansatz ca. 3 cm gegenüber der venösen AV-Klappe herzspitzenwärts verschoben ist. Der linke Vorhof (*LA*) ist dilatiert. *RA* rechter Vorhof

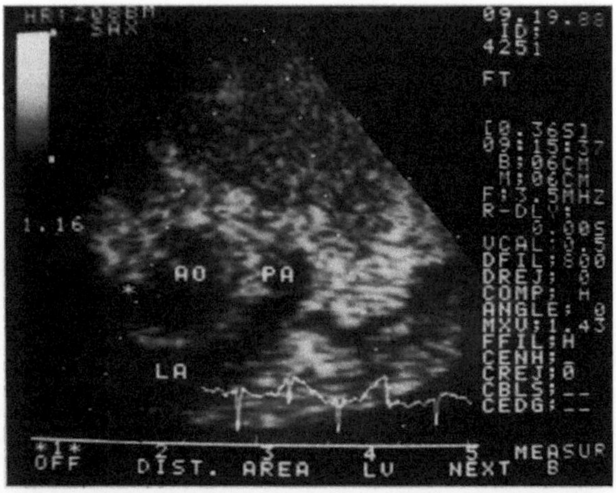

Abb. 55. 2 Monate alter Patient mit Fallotscher Tetralogie und hochgradiger infundibulärer und valvulärer Pulmonalstenose. Kurze Achse auf Gefäßebene, große Aorta (*AO*), die quer getroffen ist, hypoplastischer Stamm der Pulmonalarterie (*PA*), kleiner linker Vorhof (*LA*) Die Pulmonalklappe ist nicht sicher zu erkennen, der anterior zur Aorta gelegene Ausflußtrakt ist durch hypertrophierte Infundibulummuskulatur hochgradig ohne erkennbares Lumen eingeengt. Gleicher Patient wie Abb. 56a, b

Hauptstamm und die Bifurkation meist unterentwickelt (Abb. 55). Die A. pulmonalis ist bei ausgeprägter Hypoplasie schlecht darstellbar.

Eine extreme Pulmonalstenose kann von einer Pulmonalatresie nicht zuverlässig differenziert werden, da in beiden Fällen die Klappe stark verdickt ist. Die Größe der rechten Pulmonalarterie kann auch von suprasternal im Längsschnitt beurteilt werden, die rechte A. pulmonalis unterkreuzt in dieser Ebene den Aortenbogen und wird darunterliegend als Kreis dargestellt.

Es muß beachtet werden, daß bei Fallotscher Tetralogie die Aorta auch vollständig aus dem linken Ventrikel ohne Überleiten entspringen kann. Der Ventrikelseptumdefekt ist in diesen Fällen schwieriger zu erkennen, die Diagnose „Fallotsche Tetralogie" wird durch gleichzeitigen Nachweis einer erheblichen Pulmonalstenose gestellt. Dopplersonographisch ist der Rechts-links-Shunt oder bidirektionale Shunt auf Ventrikelebene nachweisbar, außerdem ist die wichtige differentialdiagnostische Abgrenzung einer Pulmonalatresie von einer hochgradigen Pulmonalstenose durch Nachweis eines systolischen antegraden Flusses im Stamm der Pulmonalarterie möglich (Abb. 56a, b). Ebenso kann die retrograde Perfusion der Pulmonalarterie über einen noch offenen Ductus zuverlässig nachgewiesen und dieses Kriterium zur Therapiekontrolle bei Prostaglandin-E-1-Infusion zum Offenhalten des Ductus arteriosus benutzt werden (Abb. 57a, b).

2.8.4 *Truncus arteriosus* (s. Kap. 2, Abschn. 3.7)

Ebenso wie bei der Fallotschen Tetralogie ist in der parasternalen Längsachse ein großes, das Septum überreitendes Gefäß darstellbar (Abb. 58). Infolge des vermehrten Lungendurchflusses ist der linke Vorhof vergrößert. In der kurzen Achse ist anterior zur Aorta kein rechtsventrikulärer Ausflußtrakt und auch keine Pulmonalarterie nachweisbar. Der Ursprung der A. pulmonalis aus der seitlichen Hinterwand der Aorta kann im Idealfall in der parasternalen langen und kurzen Achse dargestellt werden. Nur in diesem Fall ist die Differentialdiagnose zur Fallotschen Tetralogie zu stellen. Eine Herzkatheteruntersuchung zur Klärung der Lungendurchblutung ist notwendig.

2.8.5 *Ebsteinsche Anomalie* (s. Kap. 2, Abschn. 3.8)

Im M-Mode bestehen die Zeichen der rechtsventrikulären Volumenbelastung, der Trikuspidalklap-

a

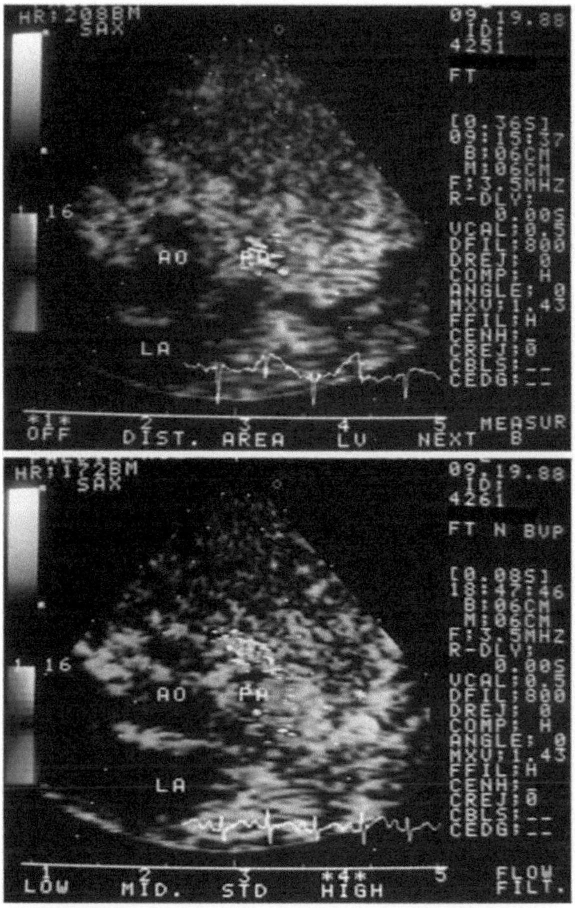

b

Abb. 56a, b. Fallotsche Tetralogie mit extremer valvulärer und infundibulärer Pulmonalstenose, gleicher Patient wie Abb. 55. Parasternale kurze Achse. **a** Die differentialdiagnostische Abgrenzung einer Pulmonalatresie von einer extremen valvulären Pulmonalstenose gelingt durch den Nachweis eines minimalen antegraden Flusses in der Pulmonalarterie (*PA*), der aufgrund der systolischen Turbulenzen mosaikartig gelb-grün kodiert ist. **b** Nach Ballondilatation der stenotischen Pulmonalklappe deutlich besserer antegrader Fluß über die noch stenotische Pulmonalklappe. Die arterielle Sauerstoffsättigung in der Aorta stieg nach Dilatation um 18% auf 93% an. *AO* Aorta, *LA* linker Vorhof

penschluß ist gegenüber der Mitralis verzögert (mehr als 0,06 s Schlußdifferenz), das anteriore Trikuspidalsegel ist sehr groß. Diese Befunde sind jedoch nicht spezifisch.

Im 2-D-Echo ist im apikalen Vierkammerblick sehr gut die Dreiteilung des rechten Herzens in den dilatierten rechten Vorhof, den atrialisierten Ventrikel und den rechten Ventrikel zu erkennen. Typisch ist die Verlagerung des septalen Trikuspidalsegels spitzenwärts (Abb. 59). Die Dystopie dieses Segels kann fast bis in den Spitzenbereich des rechten Ventrikels reichen; wenn es rudimentär ausgebildet ist,

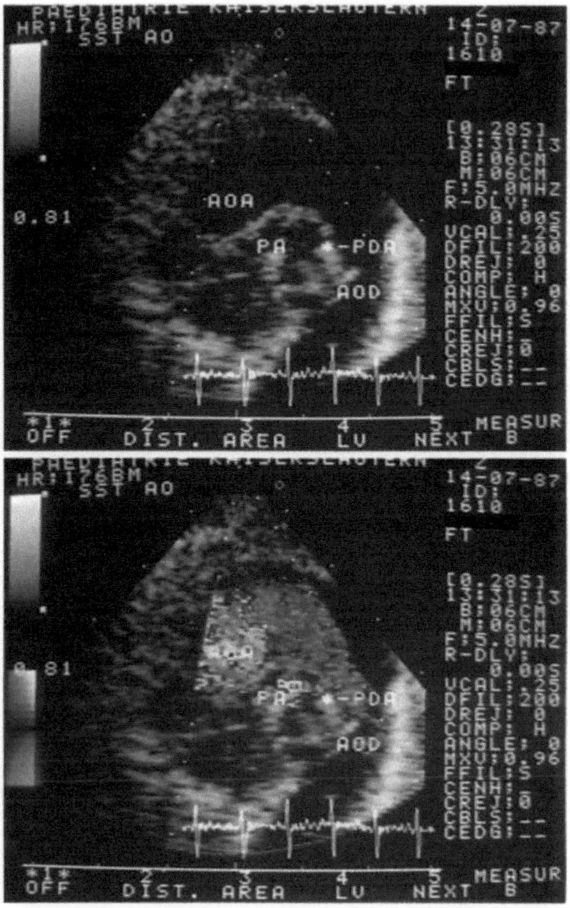

a

b

Abb. 57. a Suprasternale Darstellung des Aortenbogens mit der aszendierenden (*AOA*) und deszendierenden Aorta (AOD). 2 Monate alter Patient mit Fallotscher Tetralogie und Pulmonalatresie. Die Pulmonalarterie ist hypoplastisch (*PA*) und unterkreuzt den Aortenbogen. Oberhalb des Sterns ist die kleine Ductusmündung (*PDA*) erkennbar. **b** Gleicher Patient wie in **a**. Farbkodierte Darstellung des Aortenbogens. Man erkennt in der aszendierenden Aorta innerhalb des Farbsektors den auf den Schallkopf gerichteten systolischen Fluß, der in rot kodiert ist, im Aortenbogen und der deszendierenden Aorta erfolgt der Fluß vom Schallkopf weg und wird in blau dargestellt. Über den kleinen Ductus Botalli erfolgt ein turbulenter systolischer Jet mit hoher Geschwindigeit in die hypoplastische Pulmonalarterie. Die Druckdifferenz zwischen Aorta und Pulmonalarterie kann über den Ductusfluß (vgl. Abb. 49) errechnet werden

kann es mit Papillarmuskeln verwechselt werden. Diese Verlagerung des Klappenapparates mit dem meist großen, segelartig in die Ventrikelhöhle hineinragenden anterioren Segel der Trikuspidalis ist typisch für die Ebsteinsche Anomalie. Der linke Vorhof und linke Ventrikel sind klein, bei sehr dilatiertem Herzen kann es schwierig sein, eine adäquate Vierkammerebene einzustellen. Oft gelingt dies nur in extremer Linksseitenlage von der vorderen bis mittleren Axillarlinie aus.

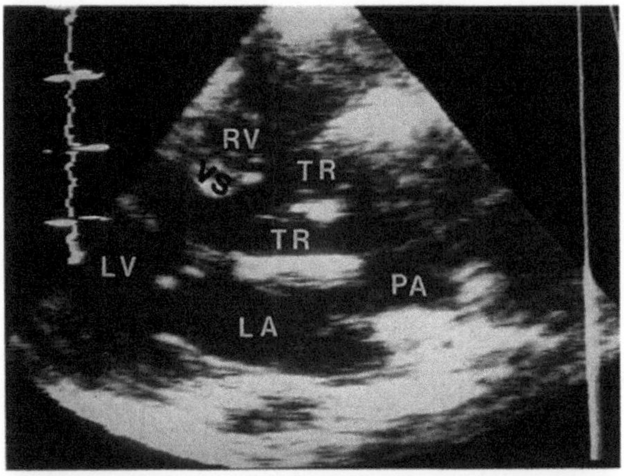

Abb. 58. Parasternaler Längsschnitt bei einem Truncus arteriosus. Der große Truncus (*TR*) überreitet das Ventrikelseptum (*VS*) und nimmt damit zu gleichen Teilen seinen Ursprung aus dem rechten Ventrikel (*RV*) und linken Ventrikel (*LV*). Die Truncusklappe ist geschlossen. Oberhalb der Klappe ist die Unterbrechung der Hinterwand infolge des Abgangs der Pulmonalarterie (*PA*) aus dem Truncus zu erkennen. *LA* linker Vorhof

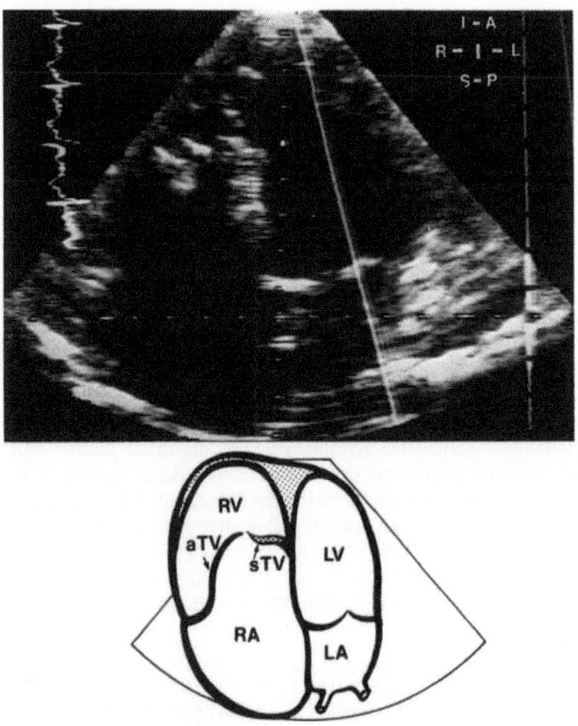

Abb. 59. Apikaler Vierkammerblick bei Ebsteinscher Anomalie. Linker Vorhof (*LA*) und linker Ventrikel (*LV*) sind normal groß. In Systole ist der normale Ansatz der geschlossenen Mitralklappe am Ventrikelseptum zu erkennen. Demgegenüber ist der Ansatzpunkt des septalen Trikuspidalsegels (*sTV*) 4 cm ventrikelwärts verschoben. Das anteriore Trikuspidalsegel (*aTV*) ist sehr groß und inseriert normal am AV-Klappenring. Der rechte Vorhof (*RA*) und der atrialisierte Ventrikel sind dilatiert. *RV* rechter Ventrikel

Eine Kontrastechokardiographie mit Injektion von Glukose in eine periphere Vene ist gut geeignet, einen Rechts-links-Shunt auf Vorhofebene nachzuweisen. Zusätzlich ist eine Kontrastmittelverweildauer im rechten Herzen von über 30 Sek. nach Erscheinen der ersten Kontrastechos ein Hinweis für eine Trikuspidalinsuffizienz. Auch durch Doppler- und Farbdoppler-Sonographie ist die Trikuspidalinsuffizienz zuverlässig nachweisbar, der Druck im rechten Ventrikel kann aus der maximalen systolischen Rückflußgeschwindigkeit kalkuliert werden (s. Abschn. 1.1), so daß eine Herzkatheteruntersuchung bei diesem Herzfehler in typischen Fällen nicht mehr indiziert ist (Abb. 60) [10, 12, 15].

2.8.6 *Trikuspidalatresie* (s. Kap. 2, Abschn. 3.3)

Anatomische und funktionelle Veränderungen an den Atrioventrikularklappen können im 2-D-Echo ausgezeichnet und besser als mit jeder anderen Methode dargestellt werden. Die fehlende Anlage der Trikuspidalis ist im Vierkammerblick von apikal und subkostal zu diagnostizieren. In Trikuspidalposition ist eine dichte Gewebezone zu registrieren, die diastolisch keine Öffnungsbewegung zum Ventrikel zeigt. Zwischen beiden Vorhöfen besteht ein Vorhofseptumdefekt, der linke Vorhof und linke Ventrikel sind vergrößert (Abb. 61). Liegt ein stenotisch wirkender Vorhofseptumdefekt vor, so wölbt sich das interatriale Septum in den linken Vorhof hinein und auch der rechte Vorhof ist dilatiert. Der hypoplastische rechte Ventrikel kann gelegentlich dargestellt werden, er ist sehr dickwandig. Von Bedeutung ist die Gefäßstellung. Bei normaler Gefäß-

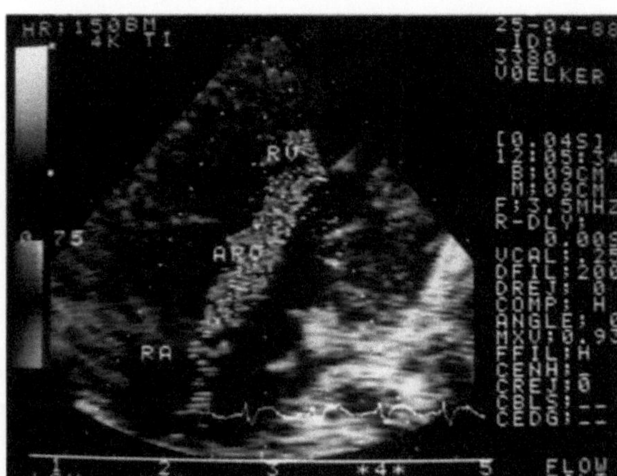

Abb. 60. Ebsteinsche Anomalie. Apikaler Vierkammerblick. Großer rechter Vorhof (*RA*) und vergrößerter atrialisierter rechter Ventrikel (*ARV*). Kleine restliche rechtsventrikuläre Höhle (*RV*). Linker Vorhof und linker Ventrikel sind nur andeutungsweise erkennbar. Der lange systolische Regurgitationsjet vom rechten Ventrikel bis zum Dach des rechten Vorhofes ist blaugrün kodiert dargestellt

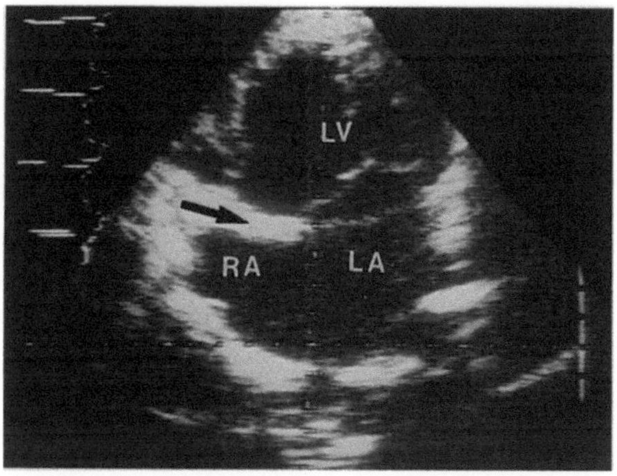

Abb. 61. Apikaler Vierkammerblick bei Trikuspidalatresie. In Trikuspidalposition ist nur eine dicke, stark reflektierende unbewegliche Gewebezone erkennbar (*Pfeil*). Linker Vorhof (*LA*), Mitralklappe und linker Ventrikel (*LV*) sind vergrößert. *RA* rechter Vorhof

stellung ist die Pulmonalarterie meist hypoplastisch, sie entspringt aus dem hypoplastischen rechten Ventrikel. Bei Transpositionsstellung nimmt die Aorta aus diesem kleinen rechten Ventrikel ihren Ursprung, die Pulmonalarterie liegt posterior und ist infolge pulmonaler Hypertension im Vergleich zur Aorta erheblich dilatiert. Eine Herzkatheteruntersuchung ist zur Klärung der Lungendurchblutung und zum Ausschluß zusätzlicher Anomalien auf Gefäßebene indiziert.

2.8.7 Ursprung beider großer Arterien aus dem rechten Ventrikel (s. Kap. 2, Abschn. 3.10)

Der gemeinsame Ursprung beider großer Arterien aus dem rechten Ventrikel (double outlet right ventricle, DORV) ist ein morphologisch variabler Herzfehler, angefangen von einer weit nach vorn verlagerten, das Septum mit einem Ventrikelseptumdefekt überreitenden Aorta, die zusätzlich zur Pulmonalarterie überwiegend aus dem rechten Ventrikel entspringt, über den klassischen vollständigen Ursprung beider großen Gefäße aus dem rechten Ventrikel bis hin zur Transposition, bei der der Ursprung der Aorta aus dem rechten Ventrikel erfolgt und die Pulmonalarterie posterior über einem Ventrikelseptumdefekt reitet, jedoch noch zum größeren Teil aus dem rechten Ventrikel ihren Ursprung nimmt.

Auf Gefäßebene in der kurzen Achse fällt die abnorme Gefäßstellung auf, die typische Gefäßumschlingung von Pulmonalarterie und der Aorta ist nicht vorhanden, somit besteht eine Malpositionstellung.

Die Gefäßkreise beider großen Arterien liegen entweder nebeneinander (Seit-bei-Seit-Stellung), oder die Aorta ist in Transpositionsstellung rechts und anterior, die Pulmonalarterie links und posterior (Abb. 62) angeordnet.

In der Längsachse ist der Ursprung beider großen Arterien aus dem rechten Ventrikel zu erkennen. Zusätzlich muß der VSD in Relation zur Semilunarklappe der Aorta bzw. der Pulmonalarterie definiert werden, was infolge der abnormen Lage des Ventrikelseptums sehr schwierig sein kann, für die operativen Konsequenzen jedoch außerordentlich wichtig ist.

Zur Identifizierung der beiden großen Arterien als Aorta oder als Pulmonalarterie ist wiederum der Verlauf der Gefäße (Abb. 63) sehr wesentlich.

Zusätzliche intrakardiale Anomalien sind bei diesem Herzfehler die Regel. Ohne Pulmonalsteno-

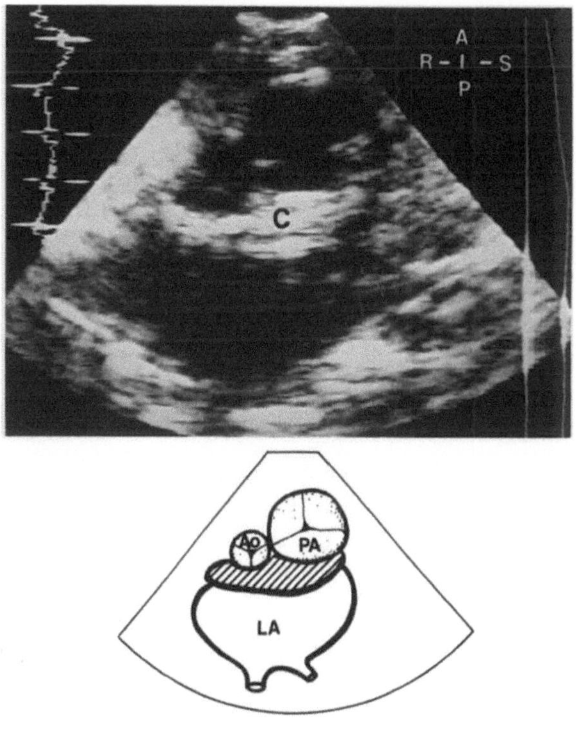

Abb. 62. Parasternale kurze Achse bei gemeinsamem Ursprung beider großen Arterien aus dem rechten Ventrikel ohne Pulmonalstenose. Beide Gefäßkreise stehen nebeneinander, die dilatierte Pulmonalarterie (*PA*) überragt nach anterior die kleinere Aorta (*Ao*). Posterior zu beiden Gefäßbasen ist die Konusmuskulatur als verdickte Gewebezone zu erkennen. Dilatierter linker Vorhof (*LA*). Durch den verdickten Konusmuskel (*C*) besteht keine fibröse Kontinuität von Mitralis und Hinterwand des posterioren Gefäßes

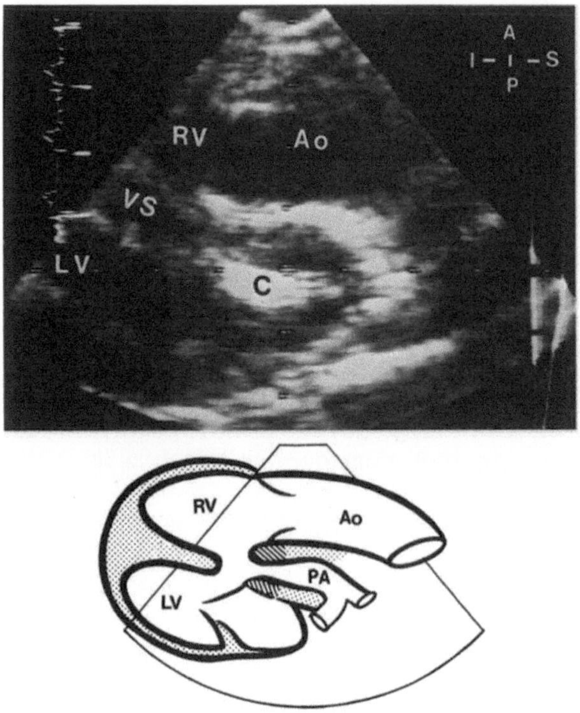

Abb. 63. Parasternale lange Achse mit gemeinsamem Ursprung beider großen Arterien aus dem rechten Ventrikel. Der rechte Ventrikel (*RV*) und die Aorta (*Ao*) sind sehr groß. Es besteht eine Transpositionsstellung, die Aorta ist anterior gelegen, die kleinere Pulmonalarterie (*PA*) posterior. Der Ursprung *beider* Arterien liegt anterior zum Ventrikelseptum. Es ist ein subaortaler und subpulmonaler Konus (*schraffiert*) zu erkennen. *LV* linker Ventrikel, *VS* Ventrikelseptum, *C* Konusmuskel (vgl. Abb. 62)

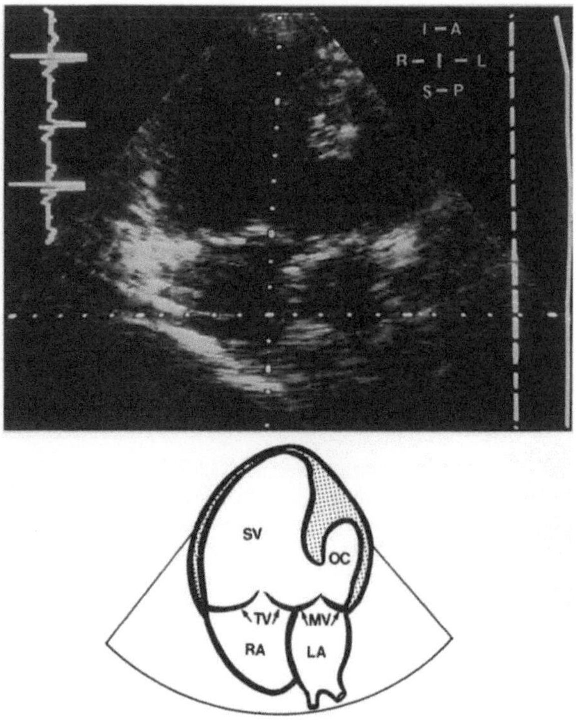

Abb. 65. Apikaler Vierkammerblick bei gemeinsamem Ventrikel mit 2 AV-Klappen mit intaktem Vorhofseptum. In der Einflußzone ist kein Ventrikelseptum erkennbar. Es besteht eine rudimentäre Ausflußkammer (*OC*). Das Septum der Ausflußkammer steht nicht in Beziehung zur Atrioventrikularklappenebene. *SV* single ventricle, *RA* rechter Vorhof, *LA* linker Vorhof, *TV* Trikuspidalklappe, *MV* Mitralklappe

a

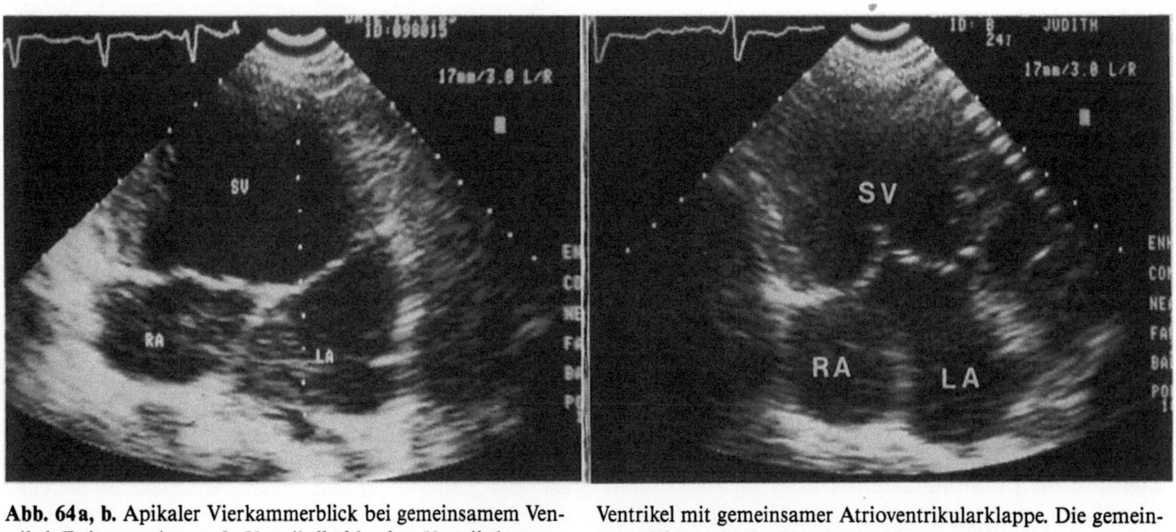

b

Abb. 64a, b. Apikaler Vierkammerblick bei gemeinsamem Ventrikel. Es ist nur eine große Ventrikelhöhle ohne Ventrikelseptum erkennbar (*SV*). **a** Gemeinsamer Ventrikel mit 2 Atrioventrikularklappen. In Systole sind die Trikuspidalis und Mitralis geschlossen. Zwischen rechtem Vorhof (*RA*) und linkem Vorhof (*LA*) ist das Vorhofseptum normal ausgebildet. **b** Gemeinsamer Ventrikel mit gemeinsamer Atrioventrikularklappe. Die gemeinsame Klappe ist in Systole geschlossen. Zeltförmig ist ihr Ursprung bis an die Atrioventrikulargrenze zu verfolgen. Zusätzlich besteht in typischer Weise ein großer Vorhofseptumdefekt vom Primumtyp

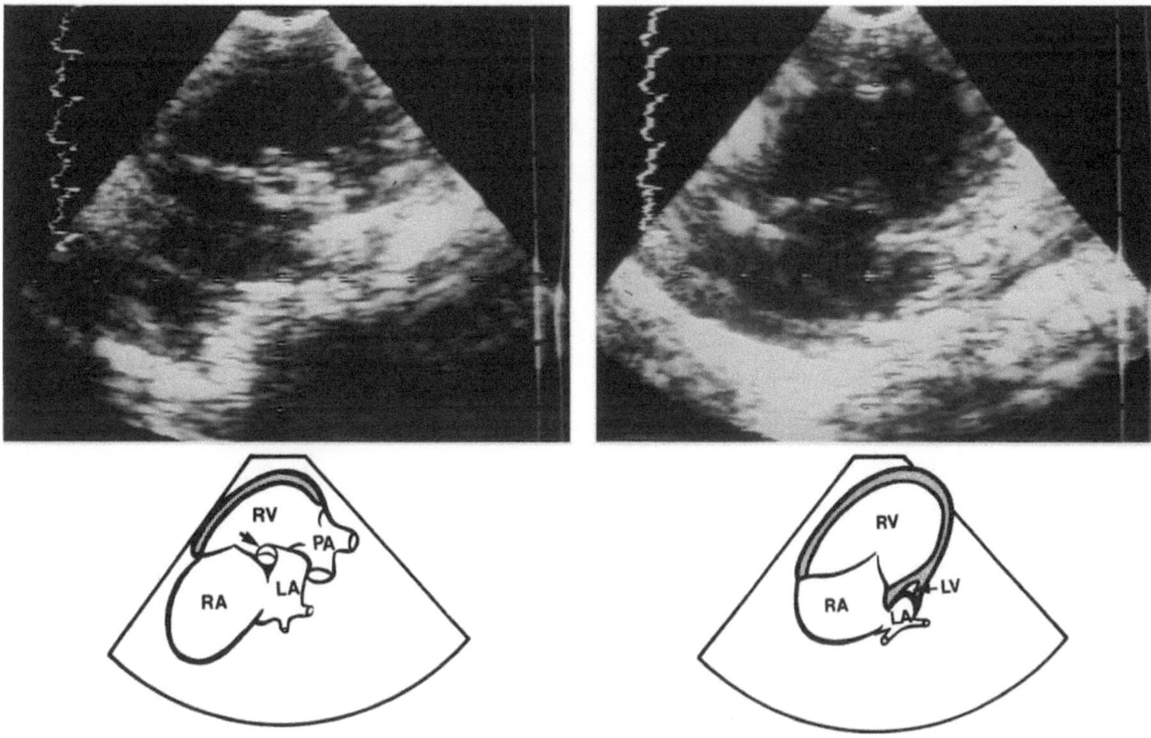

Abb. 66. a Parasternale kurze Achse bei hypoplastischem Linksherzen mit Mitral- und Aortenatresie. Dilatierter rechter Vorhof (*RA*), rechter Ventrikel (*RV*) und Pulmonalarterie (*PA*). Die hypoplastische Aorta (*Pfeil*) ist kaum zu erkennen (Durchmesser 4 mm). **b** Riesiger rechter Vorhof und rechter Ventrikel im apikalen Vierkammerblick. Der linke Ventrikel (*LV*) ist extrem hypoplastisch und kaum abzugrenzen. Der linke Vorhof ist ebenfalls klein. Eine Mitralklappe ist nicht erkennbar. Die Differentialdiagnose zum gemeinsamen Ventrikel mit gemeinsamer AV-Klappe wird durch den Nachweis einer hypoplastischen Aorta (**a**) gestellt

se besteht eine pulmonale Hypertonie, da im rechten Ventrikel Systemdruck vorhanden ist. Der Ventrikelseptumdefekt ist der einzige Auslaß für den linken Ventrikel, er kann restriktiv sein. Die Hämodynamik ist durch Farb- und CW-Doppler-Echokardiographie gut nachzuweisen. Von prognostischer Bedeutung ist außerdem die Größe der Mitralklappe und des linken Ventrikels, da beim DORV ohne Pulmonalstenose häufig eine Mitralhypoplasie mit hypoplastischem linken Ventrikel vorliegt.

2.8.8 Univentrikuläres Herz
(s. Kap. 2, Abschn. 3.9)

Die intrakardiale Morphologie beim univentrikulären Herz kann sehr gut im 2-D-Echo beurteilt werden. Das Fehlen eines Ventrikelseptums ist von api-

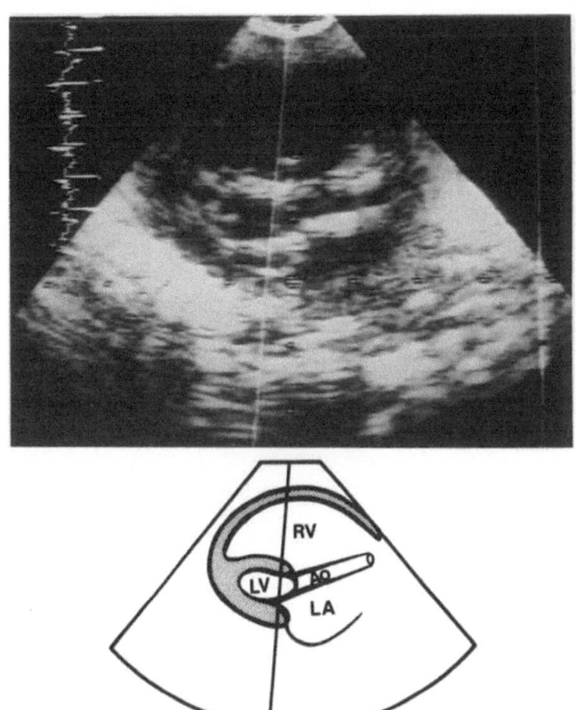

Abb. 67. Parasternale Längsachse bei hypoplastischem Linksherzen. Hypoplastische, schwer bewegliche Mitralis, vergrößerter linker Vorhof (*LA*). Hypoplastischer linker Ventrikel (*LV*) und verdickte, fast unbewegliche Aortenklappe. Ausgeprägte Hypoplasie der gesamten Aorta ascendens (*Ao*) mit einem Durchmesser von 4 mm. Riesiger rechter Ventrikel (*RV*)

kal und subkostal im Vierkammerblick zu diagnostizieren (Abb. 64a, b). Große, abnorm gelegene Papillarmuskeln können einen Ventrikelseptumrest vortäuschen, sie sind durch den Klappenansatz zu identifizieren. Auch in der kurzen Achse ist, anders als beim großen Ventrikelseptumdefekt kein Septum zwischen den AV-Klappen erkennbar. Unterschieden werden muß ein Ausflußtraktseptum, welches einen rudimentären Ausflußtrakt, aus dem eine große Aorta entspringt, vom übrigen Ventrikel abgrenzt. Dieses Septum trennt jedoch nicht die beiden AV-Klappen, da es nicht in der Einflußzone gelegen ist (Abb. 65).

Die Lagebeziehung der AV-Klappen zueinander und ihre Anatomie ist gleichfalls am besten von apikal oder subkostal zu klären. Die oft abnorme Gefäßstellung wird in der kurzen Achse untersucht. Eine bei Transpositionsstellung meist vorhandene valvuläre und subvalvuläre Pulmonalstenose wird in der parasternalen Längsachse diagnostiziert. Eine Herzkatheteruntersuchung ist in erster Linie zur Klärung der Lungendurchblutung erforderlich.

2.8.9 Hypoplastisches Linksherz (s. Kap. 2, Abschn. 3.11)

Die Diagnose eines hypoplastischen Linksherzens kann echokardiographisch zuverlässig gestellt werden. Mit dem M-mode ist es schwieriger als mit dem 2-D-Echo, die hypoplastische Aorta (Durchmesser unter 6 mm) und den hypoplastischen linken Ventrikel (maximaler Durchmesser kleiner als 1 cm) zu finden. Das Mitralecho verläuft, ähnlich wie die Chordae, in der kleinen linksventrikulären Höhle parallel zur Hinterwand. Rechter Ventrikel und Pulmonalis sind enorm dilatiert.

Das 2-D-Echo ermöglicht eine schnellere räumliche Orientierung. Von apikal fällt der große rechte Vorhof mit großer Trikuspidalklappe und dilatiertem rechten Ventrikel auf. In Mitralposition ist meist nur ein dichtes Echo ohne Klappenbewegung zu registrieren, der linke Ventrikel kann kaum dargestellt werden. In dieser Schnittebene muß differentialdiagnostisch an einen gemeinsamen Ventrikel gedacht werden (Abb. 66).

Beweisend ist das Schnittbild in der kurzen und langen Achse. Bei hochgradiger Hypoplasie ist die Aorta mitunter schwierig auszumachen und erscheint als kleiner Kreis im Schnittbild, anterior dazu findet man die riesige Pulmonalarterie (Abb. 66a). Sie muß unbedingt durch ihren weiteren Verlauf (Bifurkation) als solche identifiziert werden. Auch in der Längsachse ist die hypoplastische Aorta auszumachen (Abb. 67).

Dopplersonographisch ist der Rechts-links-Shunt über den Ductus arteriosus zur deszendierenden Aorta und vor allem der retrograde Fluß im Aortenbogen bis zur Klappenbasis beweisend für eine Aortenatresie [11], bei Mitralatresie ist kein Fluß über die Mitralklappe in den hypoplastischen linken Ventrikel zu registrieren. Differentialdiagno-

a

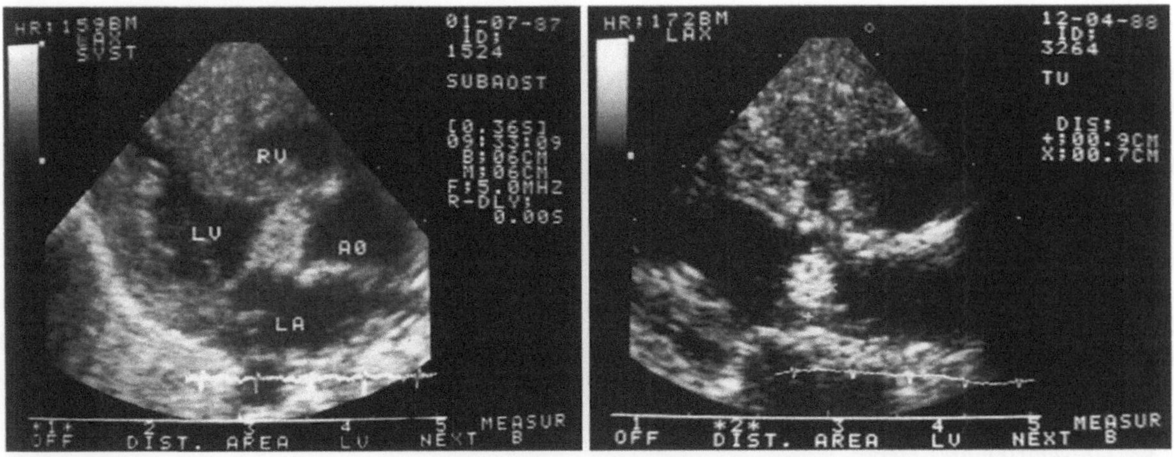

b

Abb. 68. a Parasternale Längsachse bei 5 Tage altem Patienten mit intrakavitärem, in den linksventrikulären Ausflußtrakt hineinragenden Herztumor, der eine subaortale Obstruktion erzeugt (durch CW-Doppler gemessener Gradient von 30 mmHg). Der Tumor hat einen Durchmesser von ca. 9×8 mm. *Ao* Aorta, *LA* linker Vorhof, *RV* rechter Ventrikel.

b Parasternale Längsachse. 9 Monate später bei gleichem Patienten. Der Tumor hat sich geringfügig verkleinert, die subaortale Obstruktion ist geringer geworden (Gradient zwischen linkem Ventrikel und Aorta von ca. 25 mmHg). Das Ventrikelseptum ist geringgradig verdickt stisch muß eine kritische valvuläre Aortenstenose abgegrenzt werden. Der linke Ventrikel hat bei diesem Herzfehler einen größeren enddiastolischen Durchmesser (über 1 cm), der Aortenklappenring ist über 5 mm weit, und die aszendierende Aorta zeigt oberhalb der Klappenbasis eine normale Weite oder poststenotische Dilatation. Dopplersonographisch ist ein turbulenter systolischer Fluß durch die Aortenklappe zu registrieren, der systolische Druckunterschied zwischen linkem Ventrikel und Aorta ascendens ist im allgemeinen wegen der unzureichenden linksventrikulären Kontraktilität gering (s. Abb. 18, 19).

2.9 Herztumoren

Das 2-D-Echo ist hierfür die Untersuchungstechnik der Wahl. Intrakardiale Tumoren treten im Kindesalter extrem selten auf (Abb. 68a, b). Myxome sind meist im linken oder rechten Vorhof gelegen und sind mit ihrer Größe und Dynamik gut im parasternalen Längsschnitt oder im Vierkammerblick erkennbar. Intramurale Tumoren können ebenfalls gut dargestellt werden, wandständige sind jedoch schwer von der endokardialen Oberfläche abzugrenzen. Die Differentialdiagnose zu wandständigen Thromben, z. B. bei Dilatation des linken Ventrikels oder Endokarditis, ist sehr schwierig.

Literatur

1. Biamino G, Lange L (1983) Echokardiographie. Hoechst AG, Frankfurt
2. Feigenbaum H (1986) Echocardiography, 4th edn. Lea & Febiger, Philadelphia
3. Garson A, Bricker JT, McNamara DG (1990) The science and practice of pediatric cardiology, vol I-III. Lea & Febiger, Philadelphia
4. Grube E (1985) Zweidimensionale Echokardiographie. Thieme, Stuttgart

4a. Grube E (1989) Farb-Doppler- und Kontrast-Echokardiographie. Thieme Stuttgart New York

5. Hatle, Angelsen B (1985) Doppler ultrasound in cardiology, 2nd edn. Lea & Febiger, Philadelphia
6. Henry WL, de Maria A, Gramiak R, King DL, Kisslo JA, Popp RL, Sahn DJ, Schiller NB, Tajik A, Teichholz LE, Weyman AE (1980) Report of the American Society of Echocardiography Commitee on nomenclature and standards in twodimensional echocardiography. Circulation 62:212
7. Henry WL, Gardin JM, Ware JH (1980) Methods for obtaining M-mode echocardiographic measurements. Circulation 62:1054
8. Ludomirsky A, Huhta JC (1987) Color Doppler of congenital heart disease in the child and adult. Futura Publishing Comp., Mount Kisco New York
9. Omoto R (1984) Color atlas of real time twodimensional Doppler echocardiography. Lea & Febiger, Philadelphia
10. Pfefferkorn JR (1988) Kinderechokardiographie. Thieme, Stuttgart New York
11. Redel DA (1988) Color blood flow imaging of the heart. Springer, Berlin Heidelberg New York Tokyo
12. Rupprath G, Vogt J (1986) Angeborene Erkrankungen des Herzens in Sold G (1986) Zweidimensionale Echokardiographie, M-mode- und Dopplerechokardiographie. Methodik, Klinik. Mit einem Beitrag von Rupprath G und Vogt J. Urban & Schwarzenberg, München
13. Rupprath G, Kutzner DD (1989) Diagnostik kongenitaler Herzfehler durch Farb- und CW-Doppler-Echokardiographie in Grube E Farb-Doppler- und Echokardiographie. Thieme, Stuttgart New York
14. Rupprath G, Vogt J, Koncz St (1982) Differentialdiagnose entzündlicher Herzerkrankungen durch zweidimensionale Echokardiographie. Monatsschr Kinderheilkunde 130: 498–502
15. Seward JB, Tajik AJ, Edwards WD, Hagler DJ (1987) Twodimensional echocardiographic atlas, vol 1: Congenital heart disease. Springer Berlin Heidelberg New York Tokyo
16. Sold G (1986) Zweidimensionale Echokardiographie. M-mode- und Dopplerechokardiographie. Methodik, Klinik. Mit einem Beitrag von Rupprath G und Vogt J. Urban & Schwarzenberg München
17. Warth DC (1985) Prevalence of mitral valve prolaps in normal children. J Am Coll Cardiol 5:1173–1177
18. Weyman AE (1982) Cross-sectional echocardiography. Lea & Febiger Philadelphia
19. Williams RG (1977) Echocardiographic diagnosis of congenital heart disease. Little, Brown, Boston

8 Digitale Subtraktionsangio-kardiographie

J. H. BÜRSCH

INHALT

1 Einleitung ... 368
2 Technisch-methodische Grundlagen ... 369
2.1 Bildaufnahme ... 369
2.2 Bildverarbeitung ... 369
3 Intravenöse DSA ... 370
3.1 Hohlvenenanomalien ... 370
3.2 Status nach Herzoperationen ... 370
4 Selektive DSA ... 371
4.1 Pulmonalstenosen mit Ventrikelseptumdefekt ... 372
4.2 Pulmonale Perfusionsstörungen ... 372
4.3 Lungenvenenanomalien ... 372
4.4 Aortenisthmusstenosen ... 372
4.5 Koronaranomalien ... 372
5 Ventrikel- und Klappenfunktion ... 372
Literatur ... 374

1 Einleitung

Die Einführung der digitalen Subtraktionsangiographie (DSA) stellte Anfang der 80er Jahre einen großen Fortschritt in der Diagnostik arterieller Gefäßerkrankungen dar [9]. Das Risiko für Gefäßkomplikationen konnte durch venöse Kontrastmittelapplikationen entscheidend reduziert werden. Die hohe Erfolgsquote der DSA wurde durch den Umstand begünstigt, daß bei peripheren Gefäßen mit geringer Motilität kaum Subtraktionsartefakte auftraten. Unter diesen Gegebenheiten konnte die DSA als „dynamische Bildsubtraktion" eingesetzt werden, d. h. nach Speicherung einer „Bildmaske" (vor Kontrastmittelinjektion) wurde die gesamte Angiographie fortlaufend in Form von Subtraktionsbildern dargestellt.

Die DSA wurde orientierend auch in der pädiatrischen Kardiologie eingesetzt [1, 2, 5, 13, 18, 23]. Für Kinder erschien es besonders vorteilhaft, eine Reduzierung der herkömmlichen Kontrastmittelmengen und der Röntgendosis erreichen zu können. Diese Vorteile wurden jedoch in der Praxis z.T. dadurch aufgehoben, daß viele Untersuchungen wegen mangelhafter Bildqualität zu wiederholen waren. Der Anteil mißlungener DSA-Studien betrug bei Kindern anfänglich bis zu 20%. Eine wesentliche Ursache für diese Mißerfolge waren Atemexkursionen und pulsatorische Bewegungen, die zur unscharfen Abbildung der Herz- und Gefäßkonturen führten und dadurch die Diagnostik beeinträchtigten. Die für die radiologische Gefäßdiagnostik konzipierte DSA-Methode konnte daher in der Kinderkardiologie nicht als optimal angesehen werden.

Der Weiterentwicklung digitaler Bildtechniken ist es zu danken, daß den speziellen Anforderungen der Kardiologie, respiratorische und pulsatorische Subtraktionsartefakte auszuschalten, heute durch Methoden der sog. *Bildnachverarbeitung* Rechnung getragen werden kann. Auf diese Weise ist es möglich, für jedes gewünschte Kontrastbild eine individuelle Bildmaske der gleichen Puls- und Atemlage auszusuchen.

Von der eingangs erwähnten dynamischen Bildsubtraktion ist also die *Einzelbild-Subtraktion* zu unterscheiden, die aus methodischen Gründen für die Herzfehlerdiagnostik besser geeignet ist.

Die technischen Voraussetzungen für eine Bildnachverarbeitung sind heute bei Angiokardiographieanlagen für die Kardiologie (Digital Imaging) gegeben. Die DSA findet damit in der Herzfehlerdiagnostik zunehmend Anwendung. Sie wird z. Zt. überwiegend als komplementäre Diagnostik zum Film eingesetzt. Das wird sich voraussichtlich ändern, wenn der konventionelle Cine-Filmbetrieb durch digitale Bildgebung mit Langzeitspeicherung („optical discs") endgültig abgelöst ist. Die DSA könnte dann u. a. als Dokumentationshilfe (in der Krankenakte) dienen, da sie in wenigen Bildern die für das Vitium typischen Fehlbildungen in optimalem Kontrast zusammenfaßt.

Dieses mag als ein Beispiel für die vielseitigen Einsatzmöglichkeiten der DSA gelten. Ihre spezifische Leistung liegt aber in der *Kontrastverstärkung* zum Nutzen einer qualitativ besseren oder risikomindernden Herzfehlerdiagnostik. So können Strukturen sichtbar gemacht werden, die sich der Beurteilung bei konventioneller Technik entziehen. Es kann unter Umständen auf die selektive Sondierung schwer zugänglicher Gefäße oder auch des linken Herzens verzichtet werden. Schließlich bietet die intravenöse DSA eine schonende Untersuchungsmöglichkeit für gezielte Fragestellungen wie die der postoperativen Befundkontrolle.

Ein weiteres Merkmal der DSA ist die *Elimination des unspezifischen Bildhintergrundes* wie Knochen usw., so daß quantitative Messungen der Kontrastmitteldichte zuverlässig und einfach durchgeführt werden können. Sie ermöglichen die Berechnung der ventrikulären Auswurffraktion und der Regurgitation bei arteriellen Klappeninsuffizienzen. Auch andere Verfahren der Kreislaufanalyse mit röntgendensitometrischen Methoden wurden entwickelt, für die in der pädiatrischen Kardiologie jedoch noch keine größeren Erfahrungen vorliegen. Hierzu gehören die Messung der Lungen- und Gefäßdurchblutung sowie die Darstellung des Myokards und der Koronarperfusion.

2 Technisch-methodische Grundlagen

2.1 Bildaufnahme

Die DSA basiert auf der Digitalisierung der Signale einer Videokamera, wobei die Zeilenzahl für das örtliche Auflösungsvermögen bestimmend ist. Üblicherweise wird jede Videozeile in die gleiche Anzahl diskreter Bildpunkte zerlegt, wie es der Zeilenzahl (in vertikaler Bildrichtung) entspricht. Damit entsteht eine Bildmatrix, die für kardiologische Anwendungen zumeist 512×512 Bildpunkte umfaßt. Die maximal mögliche Digitalisierungsrate derzeitiger Bildverarbeitungssysteme gestattet es, bei einer 512er Bildmatrix eine Bildrate von 50 Bildern/s digital umzuwandeln. Sofern die Angiokardiographie im 2-Ebenen-Betrieb vorgenommen wird, halbiert sich die Bildrate pro Röntgenebene auf 25 Bilder/s. Diese Kenngrößen stellen einen Kompromiß zwischen örtlichem und zeitlichem Auflösungsvermögen dar, der für die Belange der pädiatrischen Kardiologie geeignet ist. Selbstverständlich kann die Bildfrequenz halbiert, geviertelt usw. werden, um z. B. die Strahlendosis zu reduzieren. Anwendungsbeispiele hierfür sind die Untersuchung der Hohlvenen (mit niedriger Flußgeschwindigkeit) oder die Darstellung der Aorta im Durchlauflävogramm.

Die digitale Angiokardiographie kann parallel zum Filmbetrieb oder eigenständig betrieben werden. Für kardiologische Anwendungen ist die simultane Aufnahme und Speicherung des EKG (am Bildrand) hilfreich, um die Bildauswahl unter Berücksichtigung gleicher Herzphasen zu unterstützen. Vor jeder Angiokardiographie ist ein kontrastmittelfreier „Vorspann“ von 2–2,5 s einzuplanen, um Bilder (Maskenfunktion) über die Periode eines vollständigen Atemzyklus bereitzustellen.

Die Aufnahme digitalisierter Angiokardiogramme erfordert große Speicherkapazitäten mit schnellem Zugriff für die Bildnachverarbeitung. Digitale Platten erlauben es, die Angiokardiogramme mehrerer Patienten aufzunehmen. Sie bieten letztlich aber nur einen begrenzten Speicherplatz, so daß dem Überschreiben bzw. Löschen der Bilddaten durch rasche Nachverarbeitung Rechnung zu tragen ist.

2.2 Bildverarbeitung

Zur Gewinnung einzelner Subtraktionsbilder wird zunächst aus dem Angiokardiogramm das interessierende Bild der Kontrastphase ausgewählt. Im zweiten Schritt wird die Sequenz der Bilder *vor* Kontrastmittelinjektion (2–2,5 s) durchgesehen, um jenes Maskenbild zu finden, das mit dem Kontrastbild die geringsten Subtraktionsartefakte zeigt (Korrespondenz in Atem- und Herzphase). Der Vorgang ist schematisch in Abb. 1 dargestellt. Die Kontrast- und Helligkeitswerte für das DSA-Bild werden durch Kontrast- und Helligkeitsregelung optimiert, um dann z. B. auf Blattfilm dokumentiert zu werden. Für die quantitative Auswertung sind die DSA-Bilder ggf. erneut digital zu speichern.

Nach eigenen Erfahrungen ergibt sich bei systematischer Anwendung der Subtraktionstechnik im Rahmen routinemäßiger Herzkatheteruntersuchungen bei Kindern ein Zeitaufwand pro DSA-Bild von etwa 2 min. Bei vollständiger Dokumentation der für ein Vitium cordis repräsentativen 10 Bilder im DSA-Format müssen durchschnittlich 20 min. angesetzt werden.

Für densitometrische Auswertungen der DSA-Bilder wird eine periphere Workstation (oder PC) bevorzugt. Als Beispiel sei der Bildrechner AWOS (Siemens, Erlangen) genannt, der mit einer speziellen Software die densitometrische Bestimmung der ventrikulären Volumina und der Regurgitationsfraktion bei arteriellen Klappeninsuffizienzen er-

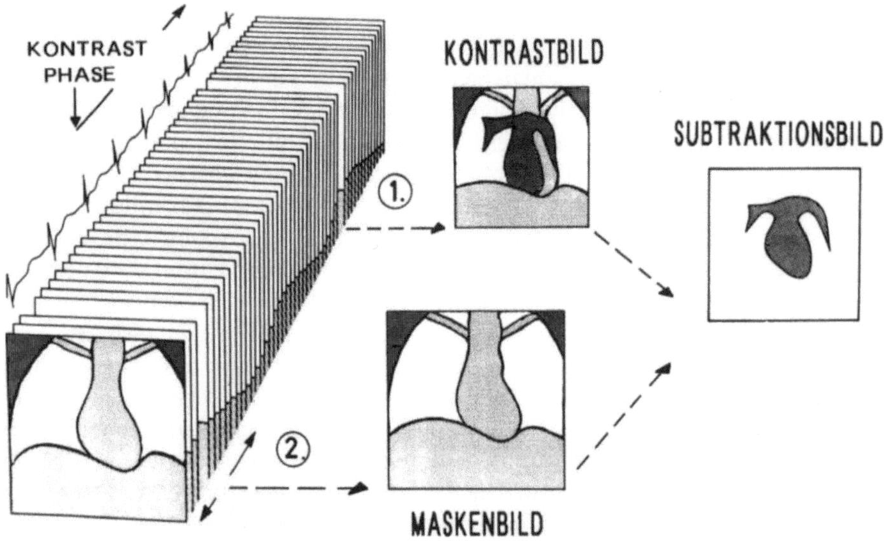

Abb. 1. Prinzip der interaktiven Auswahl von Bildern aus dem digital gespeicherten Angiokardiogramm (*links*). Der Untersucher hat über das Bedienpult der Anlage „manuellen Zugriff" zu jedem Einzelbild der Serie. Im ersten Schritt (*1.*) werden die Bilder der Kontrastphase am TV-Monitor durchgesehen, um eines der Bilder für die DSA auszuwählen. Dann wird der Subtraktionsmodus aktiviert, wonach jedes vom Untersucher angewählte Bild automatisch von dem Kontrastbild subtrahiert wird. Im zweiten Schritt (*2.*) der Bildauswahl werden die Maskenbilder „durchgeblättert". Bei vergleichender Betrachtung wird so *das* DSA-Bild mit den geringsten Subtraktionsartefakten gefunden (gleiche Atem- und Herzphase im Kontrast- und Maskenbild)

laubt. Diese Rechner verfügen auch über Programme der klassischen Volumetrie in zwei Röntgenebenen (Flächen-Längen-Methode) und der Gefäßstenosenmessung.

3 Intravenöse DSA

Die intravenöse DSA hat ohne Kenntnis von Druck- und Flußparametern eine begrenzte diagnostische Aussagekraft. Sie wird als eigenständiges Diagnostikum nur bei wenigen Fragestellungen gezielt eingesetzt. Im wesentlichen gibt es zwei Indikationsbereiche:

3.1 Hohlvenenanomalien

Vor allem vor einer Operation sollen Hohlvenenanomalien ausgeschlossen werden. Bei Verdacht auf eine linkspersistierende oberen Hohlvene kann diese durch peripher venöse Injektion diagnostiziert werden. Auch für die Darstellung der Glennschen Anastomose ist die i.v.-DSA bestens geeignet. Gelegentlich muß zur Frage eines thrombotischen Venenverschlusses Stellung genommen werden, wobei die DSA Hilfe leistet.

Die Kontrastmittelgabe wird im allgemeinen durch eine Injektion von Hand mit wenigen Millilitern nichtionischen Kontrastmittels in eine periphere Vene durchgeführt (V. cubitalis). Besonders geeignet ist die Überschichtung des Kontrastmittels durch eine isotone Lösung (senkrecht gehaltene Spritze), um das Kontrastmittel aus den peripheren Venen zügig auszuspülen.

3.2 Status nach Herzoperationen

Der Status nach Herzoperationen kann methodisch einfach überprüft werden, wenn die DSA in der frühen postoperativen Phase durchgeführt wird [5, 22]. Dazu kann ein zentraler Venenkatheter für postoperative Infusionszwecke genutzt werden.

Diese Katheter tolerieren einen Injektionsfluß bis 8 ml/s, so daß bei einer maximalen Injektionsdauer von 2,5 s bis zu 20 ml Kontrastmittel injiziert werden können. Die Injektionsmengen gewährleisten durch DSA eine sehr gute Darstellung des rechten Herzens und der Pulmonalarterien. Im Durchlauflävogramm werden der linke Ventrikel und die thorakale Aorta ausreichend kontrastiert (Abb. 2).

Routinemäßig wurde dieses Verfahren nur in wenigen Zentren eingesetzt. Es zeigte aber gute Eignung zur Beurteilung von Rest-Aortenisthmusstenosen, der rechtsventrikulären Morphologie (Ausflußtrakt) nach Korrektur der Fallotschen Tetralogie (s. Kap. 2, Abschn. 3.1) und zur Abklärung von

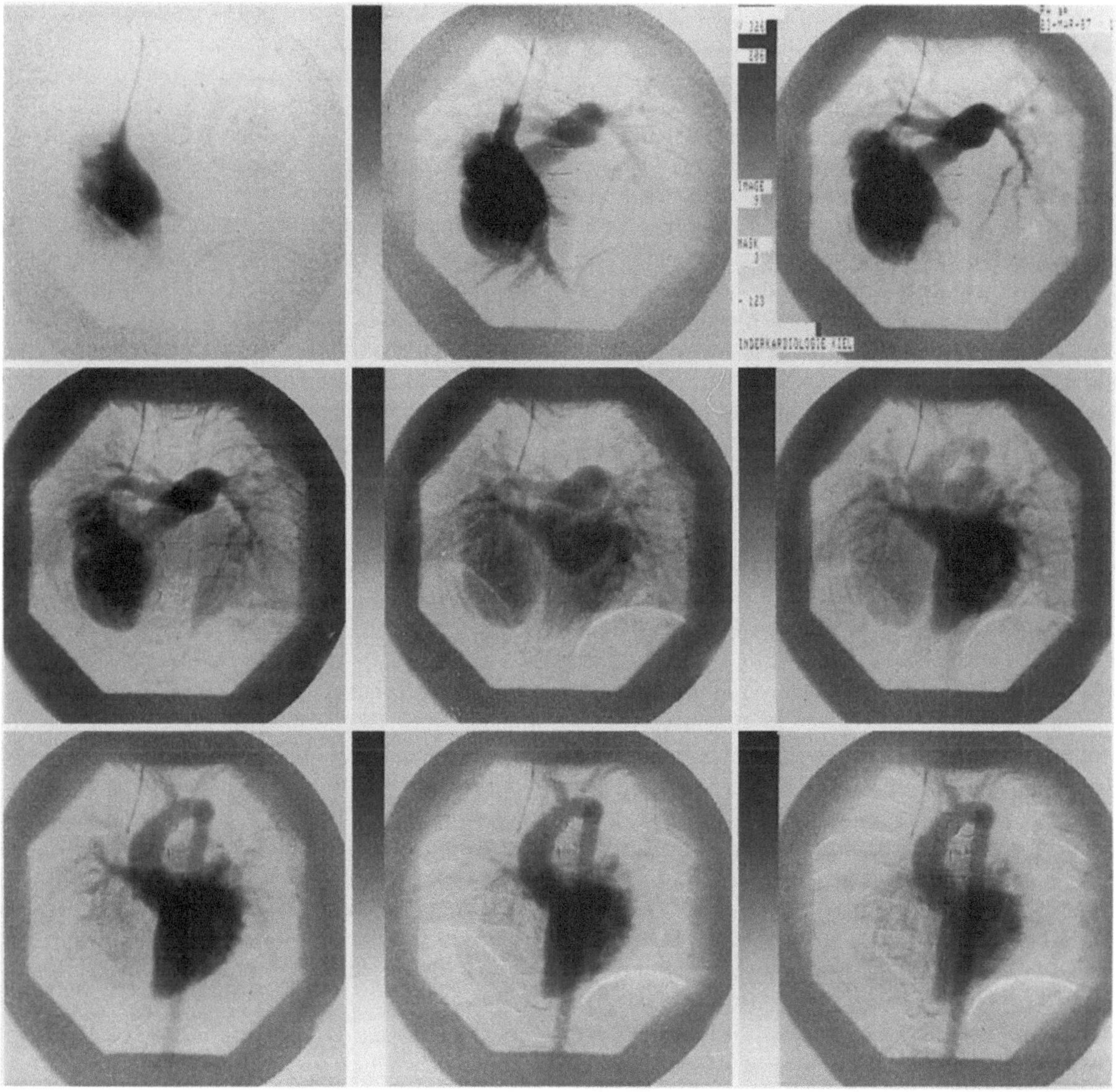

Abb. 2. DSA-Bilder einer postoperativen Untersuchung bei 2jährigem Kind mit Dextroversio cordis und vollständigem Verschluß eines großen Ventrikelseptumdefektes. Die Kontrastmittelinjektion erfolgte durch einen zentralen Venenkatheter. Die Sequenz der 9 DSA-Bilder (*von links oben nach rechts unten*) zeigt auch in der Lävophase vollwertige diagnostische Kontraste

Obstruktionen der oberen Hohlvene nach Vorhofumkehr bei Transposition der großen Arterien (s. Kap. 2, Abschn. 3.5).

Der Einsatz der intravenösen DSA erfüllt in diesen Anwendungen eine diagnostische Aufgabe, die von der Echokardiographie – insbesondere nach thoraxchirurgischen Eingriffen – nicht geleistet werden kann.

4 Selektive DSA

Abgesehen von der vorteilhaften Nutzung der DSA-Bilder als Dokumentationshilfe gibt es spezifische Anwendungen, zu denen grundsätzlich die Einsparung an Kontrastmittel zählt.

Man darf davon ausgehen, daß der angiographische Kontrast durch Subtraktion um das Vierfache gesteigert werden kann. Hiervon ließe sich ableiten, daß 25% der üblichen Kontrastmittelmenge ausreichen, um die kardiologische Diagnostik zu sichern. Da nichtionische Kontrastmittel als gut verträglich gelten und bis zu 5 ml/kg KG von Kindern toleriert werden, wird der Aspekt der Mengenreduzierung nur in Fällen schwerstkranker Kinder Berücksichtigung finden. Unter Nutzung der DSA wird man dann auf etwa 50% Kontrastmittel pro Injektion zurückgehen.

Weitaus häufiger erweist sich die DSA als diagnostische Hilfe, wenn ein durch die Kreislaufgegebenheiten schwacher Kontrast verstärkt werden soll. Ihr klinischer Nutzen wird deutlich, wenn die natürliche Durchblutung eines Gefäßbereiches stark vermindert ist und die selektive Sondierung (Stenosen oder Anastomosen) auf Schwierigkeiten stößt oder praktisch nicht möglich ist. Zum anderen kann in einigen Fällen auf die retrograde Linksherzkatheterisierung verzichtet werden, wenn das Durchlauflävogramm durch digitale Subtraktion ausreichend kontrastreich dargestellt wird. Unter diesen Aspekten ist die DSA bei der Katheterisierung der folgenden Vitien indiziert:

4.1 Pulmonalstenosen mit Ventrikelseptumdefekt

Sie gehören zu den Vitien mit verminderter Lungendurchblutung. Hier kann in Einzelfällen der pulmonale Gefäßkontrast so schwach sein, daß die Beurteilung der Gefäßstenosen oder -hypoplasien von der Kontrastverstärkung profitiert. Im Falle einer Pulmonalklappenatresie (s. Kap. 2, Abschn. 3.2) ist häufig der Nachweis zentraler Pulmonalarterien im normalen Angiogramm nicht möglich. Die Kontrastverstärkung bei schwacher Durchblutung über aortopulmonale Kollateralen kann dann u. U. die pulmonale Gefäßmorphologie eindeutig demonstrieren. Wenn aber zum Nachweis oder Ausschluß von zentralen Pulmonalarterien die retrograde Angiographie durch Injektion in pulmonaler Wedge-Position des Katheters notwendig ist, hat sich die Kontrastverstärkung ebenfalls als wertvoll erwiesen.

4.2 Pulmonale Perfusionsstörungen

Sie können durch Gefäßstenosen, thrombembolische Verschlüsse, aortopulmonale Kollateralen oder auch als Folge umschriebener Ventilationsstörungen hervorgerufen werden. Auf den Wert der DSA zur Emboliediagnostik wurde hingewiesen [11]. Durch Kontrastverstärkung der kapillären Perfusion werden auch Parenchymausfälle nachweisbar. Der diagnostische Wert der Lungenparechym-DSA ist vergleichbar mit dem der Szintigraphie [17] (Abb. 3). Die erforderliche Kontrastmittelmenge und der Injektionsmodus entsprechen denen der üblichen Dextrographie.

4.3 Lungenvenenanomalien

Lungenvenenanomalien (s. Kap. 2, Abschn. 3.4) wie die partielle oder auch totale Lungenvenenfehlmündung oder das Scimitar-Syndrom lassen häufig die diagnostische Sicherheit der konventionellen Angiographie vermissen, um zur genauen Lokalisation der Fehlmündung und der Anzahl falsch drainierender Venen Stellung zu nehmen (Abb. 4). Die Vorteile der DSA sind offensichtlich [6], so daß diese Anwendung bereits in den frühen Arbeiten zur pädiatrischen DSA hervorgehoben wurde.

4.4 Aortenisthmusstenosen (s. Kap. 2, Abschn. 2.1.4)

Sie gehören zu den häufigen vaskulären Fehlbildungen. Ihre Diagnose wird im allgemeinen klinisch gestellt. Das Blutdruckverhalten und die Dopplersonographie kennzeichnen den Schweregrad der Stenose, jedoch ist die angiographische Darstellung des Aortenbogens, der supraaortalen Gefäße, der Stenose selbst und des Kollateralkreislaufes als präoperative Maßnahme unerläßlich. Die DSA des Durchlauflävogramms enthebt ggf. der Notwendigkeit einer retrograden Sondierung der Aorta.

4.5 Koronaranomalien

Koronaranomalien, insbesondere das Bland-White-Garland-Syndrom, erfordern zur sicheren Diagnosestellung häufig die selektive Koronarinjektion. Hierauf kann zugunsten einer Injektion in die Aortenwurzel verzichtet werden, wenn der Fehlabgang bzw. die pathologische Morphologie durch DSA eindeutig dargestellt wird.

5 Ventrikel- und Klappenfunktion

Die quantitative Auswertung von Dextro- und Lävokardiogrammen wird häufig durch Herzrhythmusstörungen beeinträchtigt, die durch hohe Flußraten bei der Injektion ausgelöst werden.

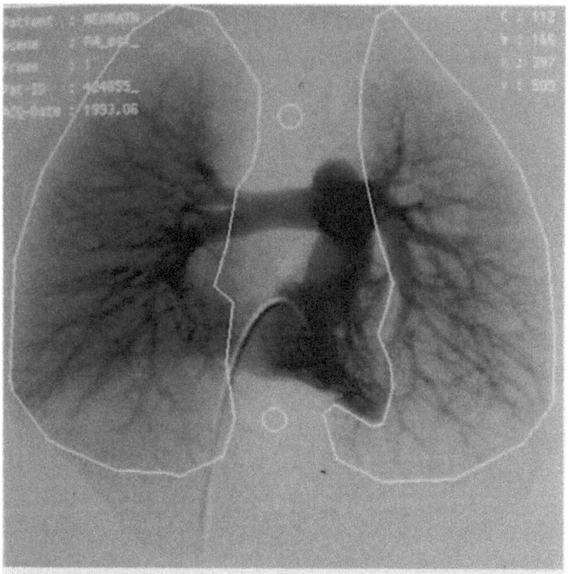

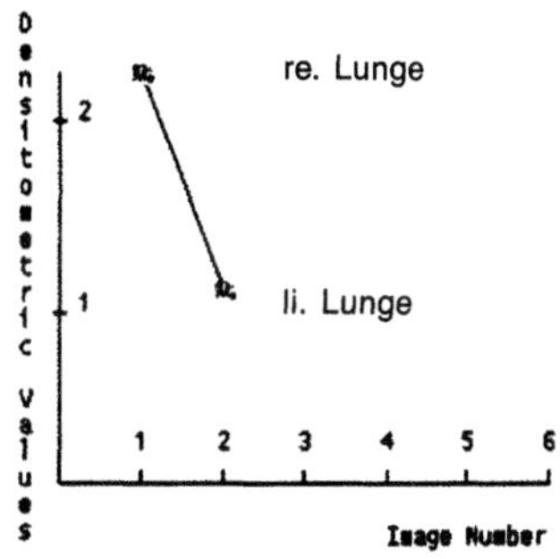

a

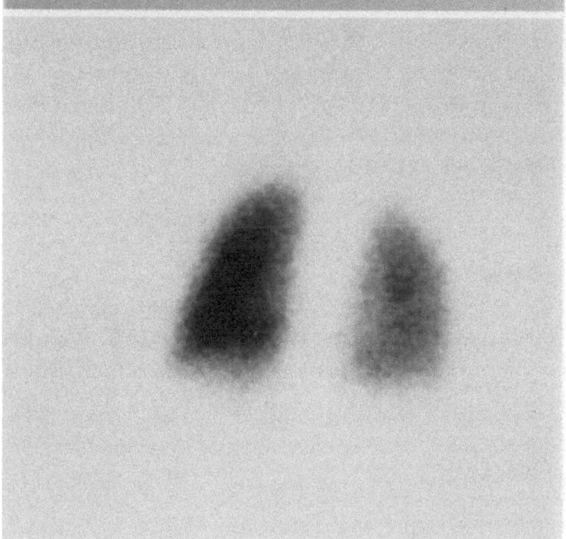

b

Abb. 3. a DSA-Bild der frühen pulmonalen Perfusionsphase nach rechtsventrikulärer Injektion (p.a.-Strahlengang). Der Kontrastunterschied im Vergleich beider Lungen ist für die seitendifferente Durchblutung kennzeichnend. Die röntgenologische Dichtemessung ergibt für die rechte Lunge 68%, für die linke Lunge 32%. **b** Pulmonales Szintigramm desselben Patienten, mit dem die Größenordnung der Perfusionsstörung bestätigt wurde: rechte Lunge 64%, linke Lunge 36%

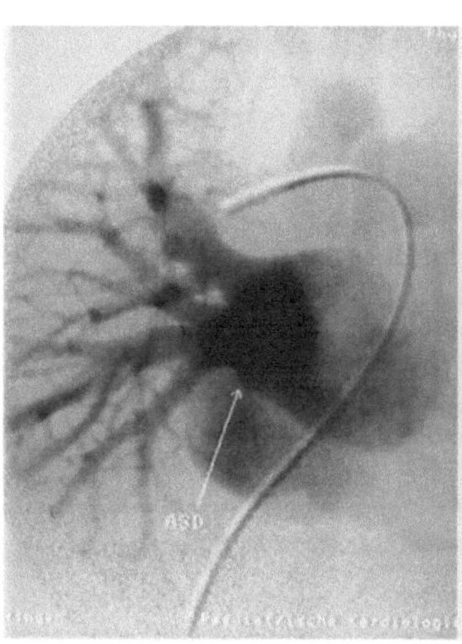

a

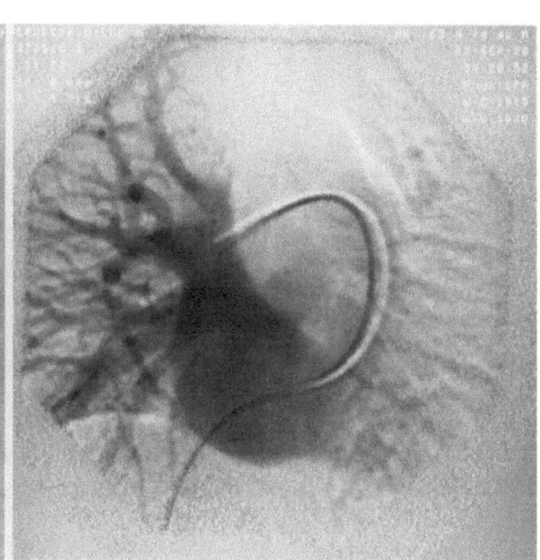

b

Abb. 4. a DSA-Bild eines Patienten mit Vorhofseptumdefekt (ASD) und normaler Mündung der rechtsseitigen Lungenvenen. Der rechte Vorhof wird über den ASD mit Links-rechts-Shunt ebenfalls kontrastiert. **b** DSA-Bild eines Patienten mit Fehlmündung aller rechtsseitigen Lungenvenen. Es sind die obere Hohlvene und der rechte Vorhof kontrastreich dargestellt

Extrasystolen und der dadurch verursachte artifizielle Kontrastmittelrückstrom durch die AV-Klappen kann weitgehend vermieden werden, wenn die Injektionsvolumina und -geschwindigkeiten um 50% reduziert werden, z. B. 0,5 ml Kontrastmittel pro kg KG bei Kindern [12]. Alternativ sind auch Durchlauflävogramme quantitativ auswertbar [19]. Die DSA sichert eine ausreichende Konturerkennung der kontrastschwachen Endokardgrenzen [10]. Wenn durch die Injektion eine starke Arrhythmie ausgelöst wird und die funktionelle Beurteilung für weitere Entscheidungen wichtig ist (Volumenüberlastung oder Hypoplasie eines Ventrikels), ist eine Zweitinjektion zur DSA und anschließenden Volumetrie gerechtfertigt.

Die Einhaltung möglichst physiologischer Bedingungen bei der Kardiographie gilt auch für densitometrische Analysen. Mit dieser Methode wird prinzipiell die Kontrastmittelverdünnung gemessen. Ein regelmäßiger Herzrhythmus ist die Voraussetzung zur Bestimmung der ventrikulären Auswurffraktion und der Regurgitationsfraktion bei Klappeninsuffizienzen [3, 8, 16, 21]. Die Messung des Insuffizienzgrades hat in der pädiatrischen Kardiologie besonders für postoperative Funktionsstörungen der Pulmonalklappe Bedeutung (Fallotsche Tetralogie) gewonnen [15], da andere quantifizierende Methoden fehlen. Ein Beispiel ist in Abb. 5 wiedergegeben. Die Analyse basiert auf der vergleichenden Dichtemessung des Kontrastmittels in Diastole und Systole dreier aufeinanderfolgender Zyklen. Die Meßwerte jedes DSA-Bildes sind ein Maß für die Kontrastmittelmengen im Ventrikel und zeigen im zeitlichen Verlauf den fraktionierten Auswurf und Rückstrom des Blutes an. Ein ähnliches Prinzip wurde auch für die densitometrische Bestimmung absoluter Volumina des linken Ventrikels genutzt [14].

Die digitale Bildverarbeitung und DSA haben schließlich auch zur Entwicklung anderer Meßverfahren der Herz- und Kreislauffunktion geführt. Hier ist vor allem die sog. Parameterextraktion zu nennen [4, 7]. Ein Beispiel in der Kinderkardiologie ist die Messung pulmonaler Kreislaufzeiten bei Widerstandserhöhung der Lunge [20]. Diese Methoden haben jedoch bislang nur klinisch-wissenschaftliches Interesse gefunden.

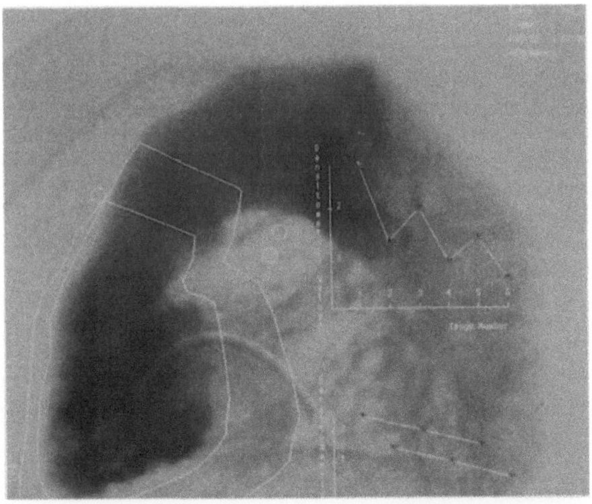

Abb. 5. DSA-Bild aus dem Dextrogramm (seitliche Projektion) eines Patienten mit postoperativer Pulmonalklappeninsuffizienz nach Korrektur einer Fallotschen Tetralogie. Zur densitometrischen Bestimmung (AWOS Workstation) wurden die Konturen der enddiastolischen und endsystolischen Ventrikelsilhouette gezeichnet. Nach konsekutiver Auswertung dreier Herzzyklen (6 Einzelbilder) wird die Auswaschkurve (im Bild rechts überlagert) dargestellt. Sie läßt die systolische Mengenabnahme und, jeweils folgend, die diastolische Mengenzunahme durch Kontrastmittelregurgitation erkennen. Die Relation der diastolisch-systolischen Mengenänderungen (eines jeden Schlages) entspricht der Regurgitationsfraktion. Das Verhältnis der systolischen Änderung zur diastolischen Menge entspricht der ventrikulären Auswurffraktion

Literatur

1. Amundson GM, Wesenberg RL, Mueller DL, Reid RH (1984) Pediatric digital subtraction angiography. Radiology 153:649–654
2. Bogren HG, Bürsch JH (1984) Digital angiography in the diagnosis of congenital heart disease. Cardiovasc Intervent Radiol 7:180–188
3. Bürsch JH, Heintzen PH (1988) The role of digital subtraction angiography in congenital and valvular heart disease. In: Mancini GBJ (ed) Clinical applications of cardiac digital angiography. Raven Press, New York, pp 199–217
4. Bürsch JH, Hahne HJ, Brennecke R, Grönemeyer D, Heintzen PH (1981) Assessment of arterial blood flow measurements by digital angiography. Radiology 14:39–47
5. Chung KJ, Hesselink JR, Chernoff HL, Kreidberg MB, Cleveland RJ (1985) Digital subtraction angiography in patients with transposition of the great arteries after surgical repair. J Am Coll Cardiol 5,1:113–117
6. Greene CA, Case CL, Osliziok P, Gillette PC (1993) „Superimposition" digital subtraction angiography; evaluation of total anomalous pulmonary venous connection. Pediatr Cardiol 14(1):47–48
7. Heintzen PH (1985) Digital angiocardiography. In: Collins SM, Skorton DJ (eds) Cardiac imaging and image processing. Mc Graw-Hill, New York, pp 239–279
8. Heintzen PH, Brennecke R, Bürsch JH et al (1982) Quantitative analysis of structure and function of the cardiovascular system by roentgen-video-computer techniques. Mayo Clin Proc 57:Suppl 78–91
9. Jeans WD (1990) The development and use of digital subtraction angiography. Br J Radiol 63(747):161–168
10. Koning G, van den Brand M, Zorn I, Loois G, Reiber JH

(1990) Usefulness of digital angiography in the assessment of left ventricular ejection fraction. Cathet Cardiovasc Diagn 21(3):185–194

11. Kuhn M, Gross-Fengels W, Neufang KF, Kruger J (1990) Bedeutung der i.v. DSA für die Diagnostik der akuten Lungenembolie. Röntgenblätter 43(5):188–194
12. Lange PE, Radtke W, Fellows KE, Onnasch DGW, Heintzen PH (1988) Comparison of digital with conventional ventriculography for quantitative right ventricular studies. Cardiovasc Intervent Radiol 11:5–9
13. Levin AR, Goldberg HL, Borer JS et al (1983) Digital angiography in the pediatric patient with congenital heart disease: comparison with standard methods. Circulation 68:374–384
14. Machnig T, Lehmkuhl H, Reynen K, Engels G, Eicker B, Barth K, Bachmann K (1993) Digitale Subtraktionsangiokardiographie: Zuverlässigkeit densitometrischer Bestimmung des linksventrikulären Volumens und der Ejektionsfraktion. Z Kardiol 82(7):443–448
15. Müller-Scholden J, Bürsch J, Wessel A, Eigster G, Ruschewski W (1993) Quantifizierung der postoperativen Pulmonalinsuffizienz: Schweregrad und klinische Symptomatik. Z Kardiol 82:692–699
16. Onnasch GW, Jarrens U, Heintzen PH (1991) Determination of cardiac ejection and valvular regurgitation fraction by on-line digital densitometry – methodology, validation, and application. Int J of Cardiac Imaging 7:113–124
17. Oudkerk M, Sturm MF, Heystraten FM, Ruijs JH (1990) Digital subtraction angiography in abnormal perfusion scintigraphy of the lungs. Eur J Radiol 10(3):188–194
18. Ouyang Y, Ma H, Zhou Q et al (1993) Digital subtraction angiography in the diagnosis of congenital heart diseases: analysis of 60 cases. Radiat Med 11(1):1–6
19. Perondi R, Gregorini L, Pomidossi G, Saino A, Alessio P, Zanchetti A, Mancia G (1991) Use of intravenous digital subtraction ventriculography in the evaluation of left ventricle volumes and ejection fraction. Eur Heart J 12(3): 363–367
20. Riediger G, Grävinghoff LM, Höhne KH, Keck EW (1988) Digital cine angiographic evaluation of pulmonary blood flow velocity in ventricular septal defect. Cardiovasc Intervent Radiol 11:1–4
21. Shiba K, Nanki M, Hori H, Sakamoto N (1991) Evaluation of the densitometric method of ejection fraction by direct digital subtraction left ventriculography. Cath Cardiovasc Diagn 23(1):61–66
22. Vogel M, Sebening W, Schumacher G, Sauer U, Bühlmeyer K (1985) Klinische Anwendungen der digitalen Subtraktionsangiographie zur Darstellung der Anatomie unmittelbar nach Herzoperationen im Kindesalter. Herz 10(4):201–207
23. Wagner ML, Singleton EB, Egan ME (1983) Digital subtraction angiography in children. Amer J Radiol 140:127–133

Gastrointestinaltrakt

1 Untersuchungstechnik des Magen-Darm-Traktes

D. EMONS

INHALT

1 Sonographie ... 377
2 Endoskopie ... 379
3 Röntgendiagnostik ... 380
3.1 Nativdiagnostik ... 381
3.2 Kontrastmitteluntersuchung ... 382
3.2.1 Oberer Verdauungstrakt ... 383
3.2.2 Dünndarm ... 384
3.2.3 Dickdarm ... 386
4 Nuklearmedizinische Diagnostik ... 392
5 Angiographie und Computertomographie ... 392
Literatur ... 393

1 Sonographie

Die Sonographie schließt sich bei allen unklaren, akuten oder chronischen Baucherkrankungen der klinischen Untersuchung an. Die klinischen Fragestellungen betreffen häufig die intra- und retroperitonealen parenchymatösen Organe; hierbei darf jedoch nicht versäumt werden, auch die vom Darm eingenommene Peritonealhöhle zu inspizieren.

Sonographisch darstellbar sind Erkrankungen des Magen-Darm-Traktes, die zu einer Verdickung der Darmwand bzw. zu einer Verdickung des Mesenteriums führen, nicht aber Läsionen, die ausschließlich die Schleimhaut betreffen. Totalreflexion des Ultraschalls hindert sehr oft die Untersuchung der mit Luft oder gashaltigem Stuhl gefüllten Darmabschnitte; funktionelle Störungen sind daher nur bei Füllung des Lumens mit Flüssigkeit oder Mekonium nachweisbar. Das Abdomen wird in Sagittal- und Transversalschnitten durchmustert, ein suspekter Darmabschnitt in Längs- und Querschnitten dargestellt. Bei Luftüberlagerung können zarte Kompression und Palpation sowie ein Lagewechsel des Patienten weiterführen; im Oberbauchbereich ist gelegentlich eine Teemahlzeit, im Becken ein Einlauf hilfreich; zumeist empfiehlt sich bei Unklarheiten jedoch eine Wiederholungsuntersuchung des nüchternen und ggf. abgeführten Patienten. In den jüngeren Altersstufen sollten nach Möglichkeit Ultraschallfrequenzen von 5–7 MHZ mit guter Auflösung des Nahbereichs angewendet werden [18, 22, 40].

Mukosa und Submukosa des Magen-Darm-Traktes sind bei Untersuchungsfrequenzen bis 5 MHZ nicht sicher vom echogenen Inhalt des Lumens abzugrenzen und je nach Auffaltung von sehr variabler Dicke; die Tunica muscularis ist von geringer Echogenität, durchschnittlich 1–2 mm, im Magen bis 4 mm dick. *Echoarme Wandverdickungen* finden sich u. a. bei der hypertrophischen Pylorusstenose, der Invagination, Darmwandeinblutungen, penetrierendem Ulkus, malignen Lymphomen und entzündlichen Erkrankungen wie der Appendizitis und dem M. Crohn (Abb. 1, 2). *Raumforderungen* mit variabler Echogenität, die sedimentierten Detritus enthalten können, treten bei größeren Darmwandhämatomen und bei intraperitonealen Abszessen auf. Zystische intraperitoneale Raumforderungen beruhen vorwiegend auf Ovarial- und Mesenterialzysten (Abb. 3), bei Neugeborenen gelegentlich auf Meckelschen Riesendivertikeln. Lymphknotenvergrößerungen bei *Lymphadenitis mesenterialis*, z. B. einer Yersiniose, sind sonographisch treffsicherer darzustellen als mit der Computertomographie [35]. Bei chronisch entzündlichen Darmerkankungen oder der intraperitonealen Aussaat von malignen Tumoren können erhebliche Verdickungen des Mesenteriums entstehen; bei *portaler Hypertension* können Kollateralgefäße zu einer Verdickung des Omentum minus führen und auf das Vorliegen von Ösophagusvarizen hinweisen [33].

Größere *intraluminale Flüssigkeitsansammlungen* finden sich u. a. bei der Enteritis, einem Ileus und den seltenen inneren Hernien. Bewegungen des Darminhalts zeigen sich im Real-time-Verfahren unter günstigen Schallbedingungen durch das Wandern eingeschlossener, echogener Luftbläschen, so daß Pendelperistaltik oder ein gastroösophagealer Reflux sichtbar wird (Abb. 4). Besonders günstige Voraussetzungen zur Untersuchung obstruktiver

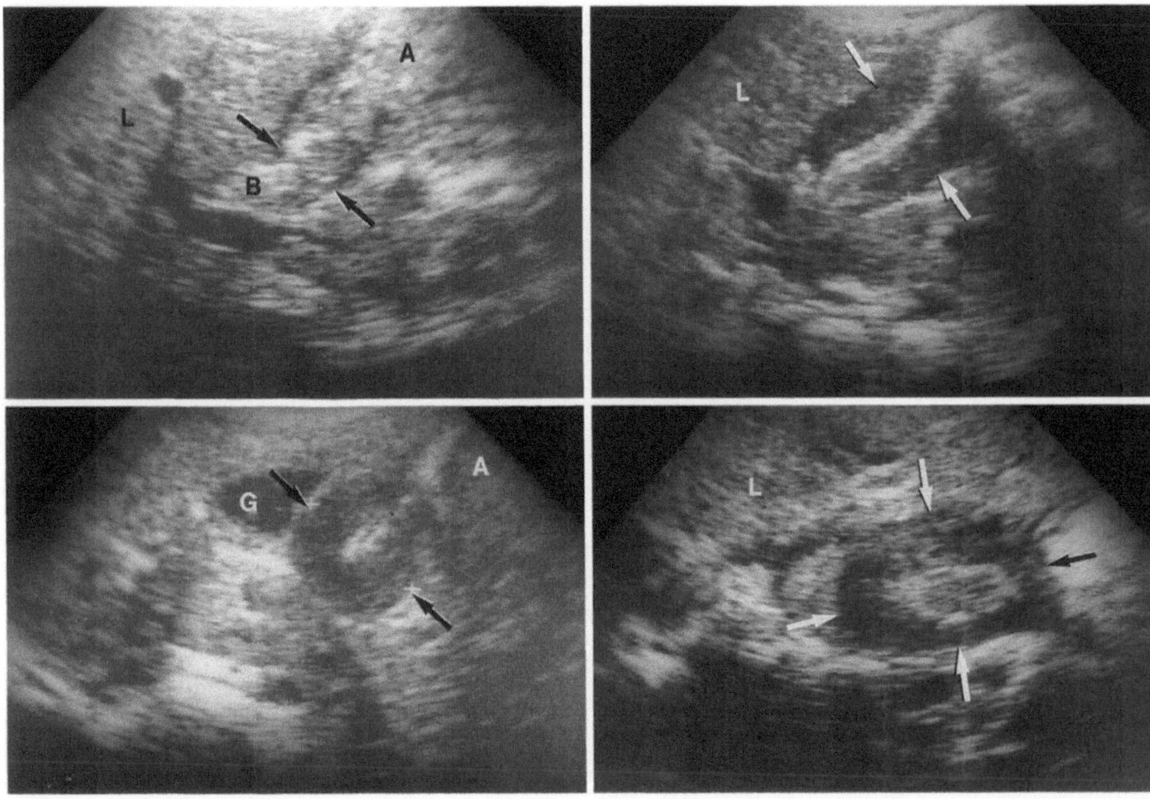

a b c d

1a–d

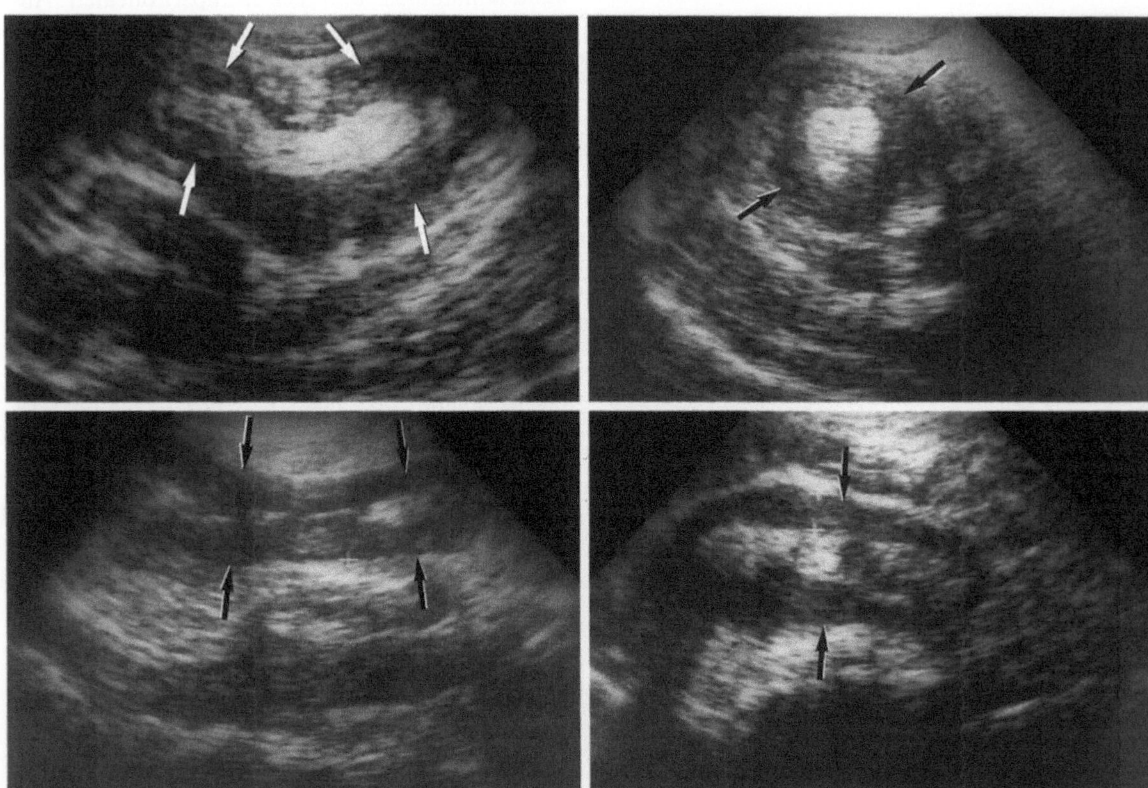
a b c d

2a–d

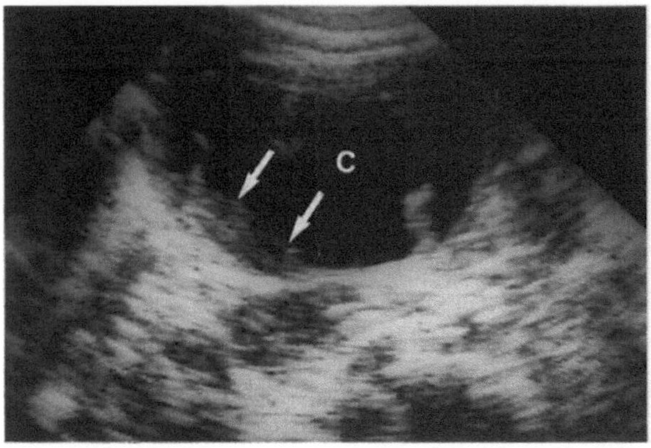

3

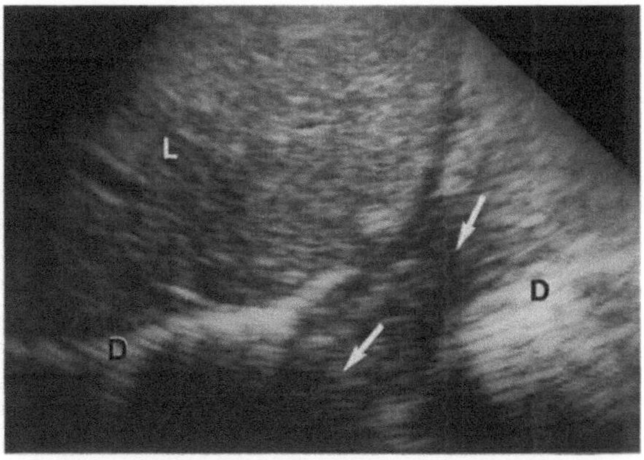

4

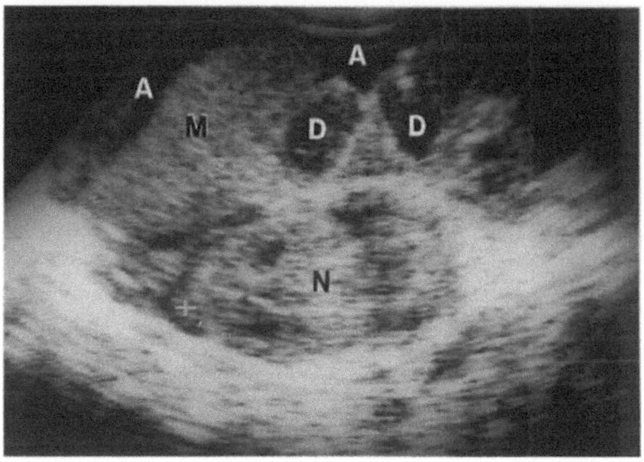

5

Abb. 3. Ovarialzyste im rechten Unterbauch; sonographisch septierte Zyste (*C*) mit lageabhängig verschieblichem Detritus (*Pfeile*); bei Operation stielgedrehte, hämorrhagisch infarzierte Zyste (junger Säugling)

Abb. 4. Sonographisch nachweisbarer, erheblicher gastroösophagealer Reflux; röntgenologisch gesicherte ösophagogastrische Hernie (älterer Säugling) (epigastrischer, kopfwärts gewinkelter Transversalschnitt; *Pfeile* Reflux, *D* Zwerchfell, *L* Leber)

Abb. 5. Fetaler Aszites (Neugeborenes) (Sagittalschnitt der linken Flanke; *A* Aszites, *D* mekoniumgefüllter Darm, *N* Niere)

Darmerkrankungen bieten sich bei Neugeborenen vor der Luftfüllung des Darms.

Aszites ist sehr zuverlässig darstellbar; kleinere Ergüsse sammeln sich in Rückenlage oder in aufrechter Position im retrovesikalen Raum, in rechter Seitenlage zwischen Leber und Niere (Abb. 5). In linker Seitenlage kann der Nachweis von freier Luft zwischen Leber und Zwerchfell gelingen [14, 18, 22, 40].

◁

Abb. 1a–d. Sonographische Darstellung des Pylorus. (*Pfeile* Pylorus, *A* Antrum, *B* Bulbus, *G* Gallenblase, *L* Leber) **a** Normaler Pylorus während der Magenentleerung (junger Säugling). **b, c** Hypertrophische Pylorusstenose mit engem, verlängertem Pyloruskanal im Längsschnitt (**b**) und stark verdickter Muskulatur im Querschnitt (**c**) (junger Säugling). **d** Non-Hodgkin-Lymphom mit Magenbefall; im Querschnitt erhebliche Verdickung der Antrumwand, keine Einengung des Lumens (7jähriger Junge)

Abb. 2a–d. Darmwandverdickungen (*Pfeile*) unterschiedlicher Genese. **a, b** Ileokolische Invagination; Längsschnitt (**a**) und Querschnitt (**b**) durch die Intussuszeption im rechten Oberbauch (1 1/2jähriger Junge). **c** Ileozökaler M. Crohn, Längsschnitt durch betroffene Ileumabschnitte (13jähriger Junge). **d** Mukozele der Appendix, operativ gesichert, bei zystischer Fibrose (3jähriger Junge)

Die Sonographie sichert die klinische Diagnose einer *hypertrophischen Pylorusstenose* [38] oder einer *Invagination* [39] sowie den Verdacht auf freie Flüssigkeit in der Bauchhöhle; ein positiver Befund sichert die klinische Diagnose einer *Appendizitis* und das Vorliegen einer Lymphadenitis mesenterialis. Die Sonographie kann bei entzündlichen, traumatischen und neoplastischen sowie bei funktionellen Erkrankungen wie dem *gastroösophagealen* Reflux wegweisend sein und zur Verlaufskontrolle dienen; bei akutem Abdomen ergänzt sie die Abdomenübersichtsaufnahme, wenn der Darm wenig Luft enthält. Wegen der häufig vorhandenen Schallhindernisse muß aber immer mit der Möglichkeit eines falsch negativen Befundes gerechnet werden [18].

2 Endoskopie

Die Ösophagogastroduodenoskopie kann in jedem Lebensalter durchgeführt werden; sie muß in den jüngeren Altersstufen zumeist in starker Sedierung,

Tabelle 1. Indikationen zur Endoskopie des oberen Verdauungstrakts

Primäre Endoskopie, keine primäre Röntgendiagnostik
Blutungen: Hämatemesis, Melaena
Verätzungen: ggf. spätere Röntgenkontrollen bei Verdacht auf Strikturen
Chronische epigastrische Schmerzen: ab dem Schulalter insbesondere bei Assoziation mit Übelkeit, Erbrechen, Diarrhöen, Gewichtsabnahme, Hinweisen auf eine Helicobacter pylori-Infektion
Weitere Indikationen der Endoskopie
Unklare Röntgenbefunde
Neoplasien
Therapeutische Eingriffe: Bergung potentiell gefährlicher Fremdkörper, Sklerosierung von Ösophagusvarizen u. a.
Bei den häufigen periumbilikalen Bauchschmerzen des Kindesalters ohne zusätzliche Symptome ist die Endoskopie nur in Ausnahmefällen indiziert

selten in Intubationsnarkose erfolgen (Indikationen s. Tabelle 1).

Der Schweregrad frischer Verätzungen, die bei Kindern meist akzidentell entstehen, ist klinisch und röntgenologisch schlecht beurteilbar; die Entwicklung von Narbenstrikturen kann nach ca. 6–8 Wochen röntgenologisch zuverlässiger als endoskopisch nachgewiesen werden. Blutungen aus dem oberen Verdauungstrakt beruhen im Kindesalter zumeist auf Ösophagusvarizen oder Magenerosionen, einer Refluxösophagitis oder einem Mallory-Weiss-Syndrom, seltener auf einem Ulkus; epigastrische Beschwerden werden vorwiegend von einer Ösophagitis, einer Gastritis oder auch einem Ulkus hervorgerufen. Neoplastische Erkrankungen des Magen-Darm-Traktes sind selten, Karzinome eine Rarität.

Die Pankoloskopie mit flexiblen Instrumenten gelingt kaum vor dem 2. Lebensjahr und belastet den Patienten nicht unerheblich, so daß oft nicht auf eine Prämedikation verzichtet werden kann. Die Rektoskopie mit starren pädiatrischen Geräten ist in jedem Lebensalter zumeist ohne Prämedikation durchführbar (Indikationen s. Tabelle 2). Nach Biopsien mit großen Rektoskopiezangen ist zu beachten, daß beim nachfolgenden Kontrasteinlauf ein erhöhtes Risiko der Perforation und der Kontrastmittelembolie besteht; daher sollte ein Sicherheitsintervall von wenigstens 7 Tagen eingehalten werden. Nach Gewebeentnahmen mit den kleinen Zangen flexibler Instrumente ist ein erhöhtes Perforationsrisiko nicht zu befürchten [17].

Blutungen aus dem unteren Darmtrakt beruhen im Kindesalter vorwiegend auf analen Rhagaden, einer Proktosigmoiditis oder einer unspezifischen Kolitis, weniger häufig auf juvenilen Polypen, die neben Blutabgang eine auffallende Zunahme der Stuhlfrequenz bewirken können; nicht ganz selten findet sich eine Colitis ulcerosa oder ein M. Crohn.

Tabelle 2. Indikationen zur Rektoskopie und Pankoloskopie

Primäre Endoskopie, keine primäre Röntgendiagnostik
Blutungen aus dem unteren Darmtrakt ohne zusätzliche Symptome
Unklare, chronische Bauchbeschwerden mit Absetzen von durchfälligen Stühlen, Schleim oder Blut
Weitere Indikationen zur Endoskopie
Unklare Röntgenbefunde
Verlaufskontrolle bei Neoplasien
Therapeutische Eingriffe: Polypektomie u. a.

Die Endoskopie ist der Röntgendiagnostik bei Schleimhauterkrankungen des Magen-Darm-Traktes nicht zuletzt wegen der Möglichkeit einer bioptischen Sicherung der Diagnose überlegen. Die Röntgendiagnostik ist demgegenüber nicht invasiv, sie gibt Aufschlüsse über die topographischen Verhältnisse und ist in der Reichweite nicht begrenzt; die Röntgendiagnostik ist nicht nur eine Methode der morphologischen, sondern auch der funktionellen Untersuchung, so z. B. beim Nachweis submuköser Prozesse wie geringgradiger Stenosen, die der Endoskopie entgehen können. Bei sachgerechter Zusammenarbeit ergänzen sich Endoskopie und Röntgendiagnostik in vorteilhafter Weise [1, 3, 42].

3 Röntgendiagnostik

Die konventionellen Kontrastmitteluntersuchungen des Magen-Darm-Trakts haben sich an der Treffsicherheit der Endoskopie zu messen. Sie sind mit einer relativ hohen diagnostischen Strahlenbelastung verbunden, und bei Mädchen können die Gonaden oftmals nicht geschützt werden; daher muß hier besonderer Nachdruck auf eine stichhaltige Indikation gelegt werden.

Apparative Möglichkeiten zur Reduzierung der Strahlenbelastung sind ein Gonadenschutz bei Jungen, die Verwendung hochverstärkender Film-Folien-Systeme (Seltene-Erden-Folien) und die Wahl hoher Aufnahmespannungen, soweit dies die Bildqualität zuläßt. Für Bauchaufnahmen junger Säuglinge werden keine Buckyblenden benötigt. Die Durchleuchtung muß bei Kindern mit Röntgenbildverstärker-Fernsehkette erfolgen; bei Säuglingen und Kleinkindern läßt sich die Durchleuchtungsdosis durch Verzicht auf ein Raster und Aufhärtung der Strahlung (z. B. Zusatzfilterung mit 0,1 mm Molybdän) ganz erheblich reduzieren, ohne daß die Bildqualität nennenswert beeinträchtigt wird. Auch bei der Durchleuchtung müssen die Gonaden soweit möglich mit Bleigummi abgedeckt werden. Im Säuglingsalter können Fixierungshilfen nützlich sein, bei Kleinkindern führen eher Geduld, Zuspruch und Gewöhnung an die Untersuchungssituation weiter [6, 10, 19] (s. Band 1, Kap. von W. SCHUSTER).

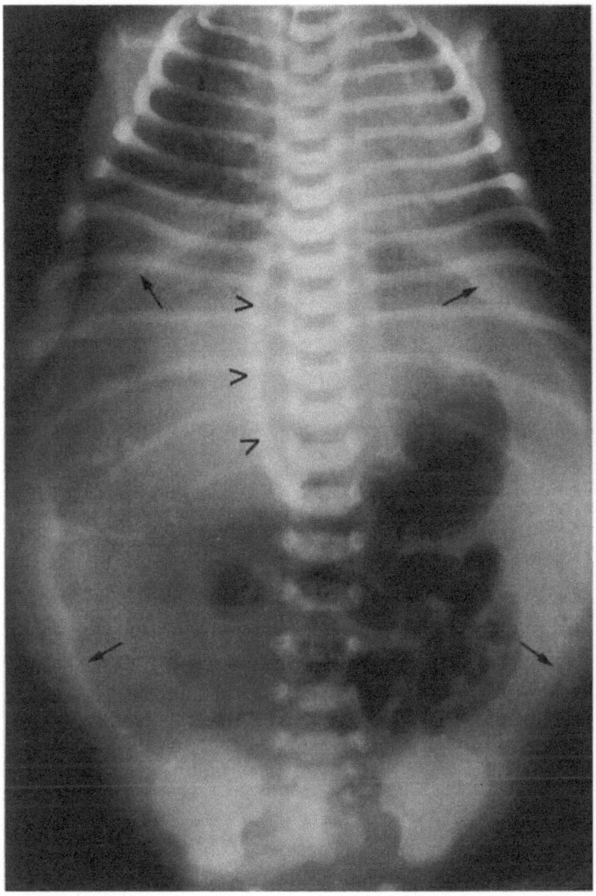

a

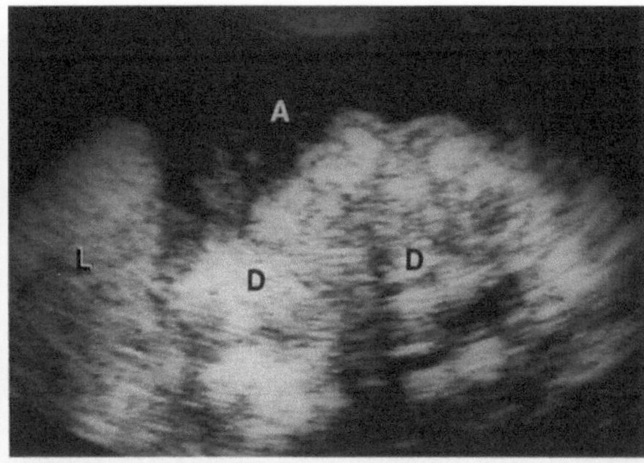

b

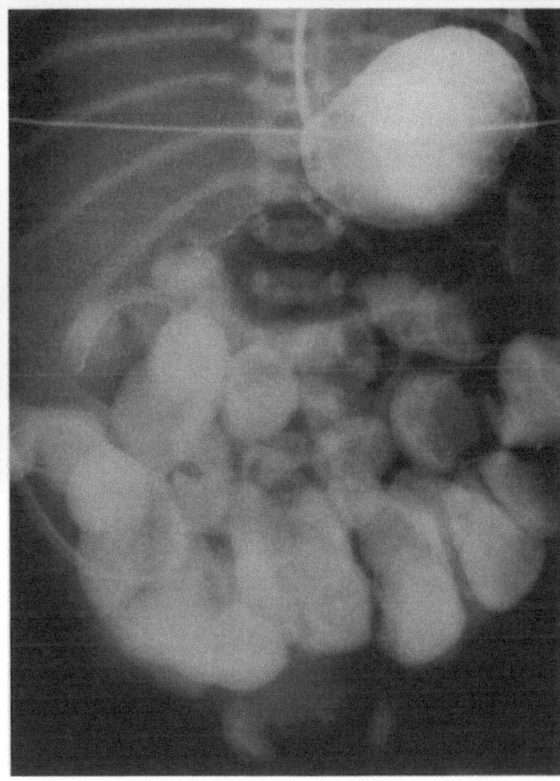

c

Abb. 6 a – c. Mekoniumperitonitis bei Ileumatresie (Neugeborenes). **a** Thorax- und Abdomenübersicht in Rückenlage; Pneumoperitoneum (*Pfeile*) mit Sichtbarkeit des Lig. teres hepatis (*Pfeilspitzen*: Fußballzeichen) und intraperitonealen Verkalkungen im rechten Oberbauch). **b** Sonographisch flockiger Aszites (Sagittalschnitt des rechten Oberbauchs; *A* Aszites, *D* luftgefüllter Darm, *L* Leber). **c** Postoperative Passageprüfung mit Instillation eines niederosmolaren, jodierten Kontrastmittels über die Magensonde

3.1 Nativdiagnostik

Wichtigste Indikation ist das Vorliegen eines akuten Bauchs. Die Übersichtsaufnahme zeigt den Luft- und Stuhlgehalt der einzelnen Darmabschnitte am übersichtlichsten in Rückenlage bei Exposition mit vertikalem Strahlengang. Zum Nachweis von Spiegelbildungen und geringen Mengen freier Luft in der Bauchhöhle sind Aufnahmen mit horizontalem Strahlengang erforderlich: Bei Verdacht auf einen Ileus oder ein Pneumoperitoneum wird die Übersichtsaufnahme daher unter Einschluß von Zwerchfell und Symphyse in aufrechter Position angefertigt. Diese Position kann Schwerkranken oft nicht zugemutet werden; falls eine erste Aufnahme im Liegen nicht ausreicht (Abb. 6), wird sie durch eine Darstellung mit horizontalem Strahlengang ergänzt, die als Übersichtsaufnahme in linker Seitenlage (freie Luft zwischen Leber und Bauchwand) oder auch als Seitenbild in Rückenlage (freie Luft unter dem Nabel) exponiert werden kann. Bei unklarem akutem Abdomen ist zumeist eine Zusatzaufnahme des Thorax ratsam; bei jungen Säuglingen können Thorax und Abdomen gemeinsam abgebildet werden (Abb. 6). Weitere Indikationen der Nativdiagnostik sind der Verdacht auf eine nekrotisierende Enterokolitis bei Frühgeborenen und die Ingestion röntgendichter Fremdkörper; allerdings kann die Fremdkörpersuche mit orientierender Durchleuchtung der Halsweichteile, des Mediastinums und des Oberbauchs, dokumentiert mit einer Zielaufnahme, eine geringere Strahlenbelastung ergeben als die Lokalisation mit Übersichtsaufnahmen.

Der Patient mit stumpfem Bauchtrauma, palpablem abdominalem Tumor oder einer Organvergrößerung wird primär sonographisch untersucht; die Übersichtsaufnahme kann ergänzend zum Nachweis von Skelettläsionen oder Tumorverkalkungen herangezogen werden. Bei chronisch rezidivierenden Bauchschmerzen ist die Nativdiagnostik nur in Ausnahmefällen indiziert; keine Indikation besteht bei Blutungen aus dem Verdauungstrakt und bei Festlegung auf die Diagnose einer Appendizitis anhand klinischer Kriterien [6, 10].

Im Kindesalter wird ein akutes Abdomen nicht selten durch Blähungsbeschwerden vorgetäuscht. Die Verdachtsdiagnose kann klinisch gestellt und ex juvantibus mit einem unverzüglich wirksamen Klistier erhärtet werden.

3.2 Kontrastmitteluntersuchungen

Die Entwicklung dieser Untersuchungsmethoden war langwierig, sie lief über Jahrzehnte: Eine der Hauptschwierigkeiten bestand in der Herstellung von Kontrastmitteln, die bei der Durchmischung mit gastrointestinalen Sekreten nicht klumpten oder ausflockten, sondern eine homogene Filmbildung auf der Schleimhaut ergaben. Morphologische Untersuchungen waren zunächst nur sehr begrenzt möglich, so daß sich das Interesse vorzugsweise auf die funktionelle Untersuchung richtete [31].

Die Kontrastmittel der Wahl sind heute *Bariumsulfatsuspensionen* in Zubereitungen, die auf die vorgesehene Untersuchungsmethode abgestimmt sind. Da die eigene Herstellung der Suspensionen kaum möglich ist, müssen Fertigprodukte verwendet werden, deren Gebrauchsanweisung strikt beachtet werden sollte; Fehler bei der Lagerung und dem Anrühren können die Untersuchung mißlingen lassen.

Bis zur Einführung der Endoskopie dominierte die Bariumuntersuchung mit *Monokontrasttechnik*: Das Schleimhautrelief des Magen-Darm-Traktes wird nach dünner Kontrastmittelbeschichtung bei kollabiertem oder komprimiertem Lumen abgebildet (*Reliefdiagnostik*); in Prallfüllung sind ergänzend auch die Dehnbarkeit und die Motilität des Magen-Darm-Traktes darstellbar, jedoch verschattet die dichte Kontrastfüllung dann aber das Reliefbild (z.B. Abb. 10a) [20]. In der Konkurrenz zur Endoskopie hat sich die *Doppelkontrasttechnik* durchgesetzt: Die kontrastmittelbeschichtete Schleimhaut wird abgebildet, wenn das Lumen mit einem Medium geringer Röntgendichte entfaltet worden ist; die Distension erfolgt mit Luftinsufflation oder der Freisetzung von Kohlendioxyd aus Brausepulver, in speziellen Verfahren auch mit einem Einlauf von Wasser oder viskösen kolloidalen Lösungen (z.B. Abb. 9, 14, 17) [21]. Die Doppelkontrasttechnik mit Luft- oder CO_2-Insufflation ist bei Schleimhautläsionen in der Regel treffsicherer als die Monokontrasttechnik.

Im Kindesalter steht die Untersuchung von funktionellen und mechanischen Passagestörungen im Vordergrund, nicht die Suche nach Schleimhautläsionen. Daher hat sich hier die weniger aufwendige Monokontrasttechnik behauptet, die zudem inzwischen verbessert worden ist: Es können Bariumsuspensionen hergestellt werden, die in starker Verdünnung stabil und haftfähig bleiben; diese Suspensionen lassen sich mit Hartstrahltechnik so weit penetrieren, daß das Reliefbild sowohl bei kollabiertem als auch bei entfaltetem Darmlumen sichtbar ist (*high voltage – low density barium technique* bzw. *Darstellung des Darmtraktes mit semitransparentem Kontrastmittel*: z.B. Abb. 10, 14) [8, 15, 30, 36]).

Kontraindikationen für die Anwendung von Bariumsuspensionen sind Perforation und Perforationsgefahr; die anterograde Bariumverabreichung ist kontraindiziert bei einem möglicherweise dringlich zu operierenden Ileus und bei hochgradiger Kolonstenose: Der Kontrastmittelaustritt in die Bauchhöhle ruft eine Bariumperitonitis hervor [7], und im Kolon können prästenotisch eindickende Suspensionen einen kompletten Verschluß bewirken. Bei Dünndarmstenosen besteht diese Gefahr nicht [25].

Falls sich die Verabreichung von Bariumsuspensionen verbietet, können *wasserlösliche jodierte Kontrastmittel* zur Passageprüfung angewendet werden. Diese Präparate werden enteral kaum resorbiert und sind bei Austritt in die Bauchhöhle untoxisch, ergeben aber infolge ihrer geringen Haftfähigkeit oftmals unzulängliche Schleimhautdarstellungen. Konzentrierte ionische Lösungen sind stark hyperosmolar (das nicht mehr erhältliche Gastrografin z.B. ca. 1800 mosm/l, ähnlich Telebrix Gastro), führen zu erheblichem Wasserverlust in den Dünndarm und sind daher bei Exsikkose kontraindiziert; bei anterograder Verabreichung muß die Dosis auf ca. 2 ml/kg KG begrenzt werden, und es ist ratsam, Flüssigkeit i.v. zuzuführen [6, 25]. Die neueren, niederosmolaren Kontrastmittel, wie Metrizamid, Johexol und Jopamidol, weisen diesen Nachteil nicht auf. Außerdem ergeben sie bei der Magen-Darm-Passage deutlich kontrastreichere Darstellungen der distalen Dünndarmabschnitte als die hyperosmolaren Lösungen, weil sie nicht durch Wassereinstrom in das Darmlumen verdünnt werden; sie sind daher bei anterograder Verabreichung unbedingt vorzuziehen (Dosierung: 150–200 mg Jod/ml Kontrastmittellösung; bei jungen Säuglingen ca. 5 ml/kg KG, bei älteren Kindern 3–4 ml/kg KG, ggf. auch doppelte Dosen) (Abb. 6) [34].

Zur retrograden Passageprüfung mit dem Kontrasteinlauf ist die Anwendung der teuren, niederosmolaren Präparate nicht notwendig. Die ionischen Kontrastmittellösungen können hierzu soweit verdünnt werden, daß sie bei längerer Verweildauer im Kolon sogar etwas eindicken (ca. 20%ige Lösungen). Da ein stärkerer Wasserverlust in den Dickdarm nicht zu befürchten ist, können adäquate Mengen verabreicht werden. Bei Reflux in den Dünndarm muß Flüssigkeit i.v. zugeführt werden; bei Vorliegen einer Exsikkose sind jedoch auch die verdünnten Lösungen kontraindiziert [4, 6].

Bei luftleerem Darm ist *Luft als ein völlig ungefährliches Kontrastmittel* zur Passageprüfung geeignet. Die Luftinsufflation über eine Magensonde ist insbesondere bei Neugeborenen mit „weißer" Übersichtsaufnahme und sonographischem Nachweis von dilatierten Darmschlingen zu bevorzugen (bei Verdacht auf hochsitzende Darmobstruktion Luftinsufflation unter Durchleuchtungskontrolle, bei Verdacht auf tiefe Obstruktion wiederholte Gaben von ca. 10–30 ml Luft, Lagerung auf die linke Seite, Übersichtsaufnahme nach ca. 1–2 Std.).

Die *Kontrastmittelaspiration* kann zu erheblichen Lungen schädigungen führen. Das Vorliegen einer Ösophagusatresie, einer ösophagotrachealen Fistel oder einer laryngoösophagealen Spaltbildung sowie neurogene Schluckstörungen oder auch das Erbrechen nach der Magenuntersuchung können Ursache schwerwiegender Aspirationen sein. Bei Neugeborenen mit Verdacht auf *Ösophagusatresie* ist die Kontrastmittelgabe per os kontraindiziert; nach einer Übersichtsaufnahme von Thorax und Abdomen wird der obere Ösophagusblindsack unter Durchleuchtung über eine schattengebende Sonde mit Luft dargestellt; ggf. kann auch eine geringe Kontrastmittelmenge instilliert werden (ca. 0,5 ml), die nach der Untersuchung abgesaugt werden muß. Zur Darstellung einer *ösophago-trachealen Fistel* ist die Kontrastmittelinjektion über eine Ösophagussonde zu bevorzugen. Bei *Schluckstörungen*, deren Ursache im pharyngealen Bereich vermutet wird, muß das Kontrastmittel per os verabreicht werden; in der Regel besteht hierzu keine Indikation, wenn ein anatomischer Defekt wie z. B. eine Gaumenspalte sichtbar ist, bzw. wenn eine Zerebralparese oder eine neuromuskuläre Erkrankung bekannt sind [6, 12].

Kontrastmittel bei Aspirationsgefahr: Hyperosmolare Kontrastmittel rufen bei Übertritt in die Alveolen ein toxisches Lungenödem hervor, und zur Bronchographie geeignete ölige Kontrastmittel können bei jungen Säuglingen zu Atemwegobstruktionen führen sowie wegen ihrer niedrigen Oberflächenspannung gelegentlich auch bei normalem Schluckakt aspiriert werden [12, 27]. Diese Kontrastmittel sind daher nach Möglichkeit zu vermeiden. Empfohlen werden die zur Bronchographie geeigneten wäßrigen Kontrastmittelsuspensionen wie Hytrast [6] oder die niederosmolaren wasserlöslichen Kontrastmittel; die letzteren sind bei Aspiration kaum toxisch und wurden bereits zur Bronchographie eingesetzt [37]. Zahlreiche erfahrene Untersucher bevorzugen nicht zuletzt aus Kostengründen auch bei Aspirationsgefahr Bariumsuspensionen, da die Aspiration bis in einzelne Segmentbronchien harmlos ist [12, 20]; erst der Übertritt in die Alveolen bewirkt eine Bariumpneumonie [27]. In jedem Falle muß die Untersuchung in Absaug- und Intubationsbereitschaft unter sorgfältiger Durchleuchtungskontrolle erfolgen. Einer stärkeren Aspiration wird durch vorsichtig dosiertes Einspritzen in die Mundhöhle vorgebeugt. Bei Säuglingen, die zu Erbrechen neigen, sollte das Kontrastmittel nach der Untersuchung aus dem Magen abgesaugt werden.

Säuglinge erhalten das Kontrastmittel aus der Flasche. *Beim Füttern unter dem Bildschirm* hat sich die Flasche nach FÖRSTER mit seitlich ansitzendem Sauger bewährt. Ein weiteres Hilfsmittel ist der „Catheter Dummy", ein Schnuller, durch den eine Sonde in die Mundhöhle führt; das Füttern gestaltet sich hiermit etwas schwieriger als mit der Flasche, weil das Kontrastmittel synchron mit den Saugbewegungen injiziert werden muß; von Vorteil ist jedoch die Möglichkeit, bei Aspirationsgefahr vorsichtig und genau dosieren zu können. Bei inkooperativen Kleinkindern muß das Kontrastmittel über eine Ösophagus- oder Magensonde zugeführt werden [6].

3.2.1 Oberer Verdauungstrakt

Indikationen zur Monokontrastuntersuchung sind der Verdacht auf mechanische oder funktionelle Passagestörungen, aberrierende thorakale Gefäße oder einen Mediastinaltumor, weiter die Ingestion größerer, nicht schattengebender Fremdkörper u. a. Bei rezidivierendem Erbrechen im Säuglingsalter ist die Untersuchung nach sonographischer und gastroenterologischer Voruntersuchung indiziert, wenn die Klärung der anatomischen und funktionellen Abnormitäten die therapeutischen Entscheidungen beeinflußt. Die Lage des Treitzschen Ligaments muß bei rezidivierendem Erbrechen in allen Altersstufen mit dargestellt werden, um eine Darmfehllage bzw. eine hochsitzende Dünndarmstenose auszuschließen (Abb. 7). Die Doppelkontrasttechnik ist zu bevorzugen bei chronischen epigastrischen oder retrosternalen Beschwerden ab dem Schulalter; abgesehen von der Refluxösophagitis treten Schleimhauterkrankungen in den jüngeren Altersstufen selten auf. Hämatemesis und Melaena sind Indikationen zu primärer Endoskopie; alternativ kann die Doppelkontrasttechnik angewendet werden (Kontraindikationen der Bariumuntersuchung sowie Kontrastmittelaspiration s. Abschn. 3.2).

Zur *Vorbereitung* der Röntgenuntersuchung müssen jüngere Säuglinge 3–4 Std., ältere Säuglinge 4–6 Std. nüchtern bleiben. Kleinkinder und Schulkinder werden morgens nüchtern untersucht. Auch wenn nur eine Darstellung des Ösophagus geplant ist, sollte der Magen leer sein, da sich nicht selten die Notwendigkeit zu einer Ausweitung der Untersuchung ergibt. Jüngere Kinder produzieren gelegentlich große Mengen Nüchternsekret, die durch eine Prämedikation mit Cimetidin vermindert werden können (20 mg/kg KG, maximal 400 mg) [6, 8].

Monokontrastuntersuchung: Geeignete Bariumsuspensionen enthalten ca. 50–100 g $BaSO_4$/100 ml und sind säurestabil; eine dünnsahnige Konsistenz gewährleistet die Schleimhauthaftung (z. B. Micropaque, mit Zusatz eines Entschäumers wie sab simplex Dimeticon, und verdünnt mit etwas Wasser). Homogenität und Filmbildung der Suspension können durch Eintauchen eines Objektträgers geprüft werden; mit dem Einrühren einiger Tropfen 0,1 N Salzsäure in den Bariumfilm läßt sich die Säurestabilität testen. Die Durchleuchtungsuntersuchung erfolgt bei Kindern vorzugsweise im Liegen. Zunächst wird die Ösophaguspassage einiger Breischlucke beobachtet und das Magenschleimhautrelief unter rotierender Durchleuchtung mit dosierter Kompression dargestellt. Anschließend werden weitere Kontrastmittelschlucke verabreicht; hierbei wird der Patient mit leicht angehobener linker Seite auf den Bauch gelagert, so daß die Kardia, das Antrum und die zunehmende Füllung des Duodenums gleichzeitig sichtbar sind. Nach Darstellung des Treitzschen-Ligaments in sagittalem Strahlengang wird der Magen kräftig aufgefüllt und die Passage in den proximalen Dünndarmschlingen verfolgt. Die zur Prallfüllung verabreichte Menge sollte bei jungen Säuglingen etwa der einer Flaschenmahlzeit entsprechen und bei älteren Kindern ca. 200–250 ml betragen. Gegebenenfalls kann abschließend das Vorliegen eines gastroösophagealen Refluxes geprüft werden, indem der Patient aus der Rückenlage wiederholt zur rechten und linken Seite gedreht wird. Dieses Manöver kann durch zarte Kompression unterstützt oder durch Autokompression des Magens in Bauchlage nach wiederholten

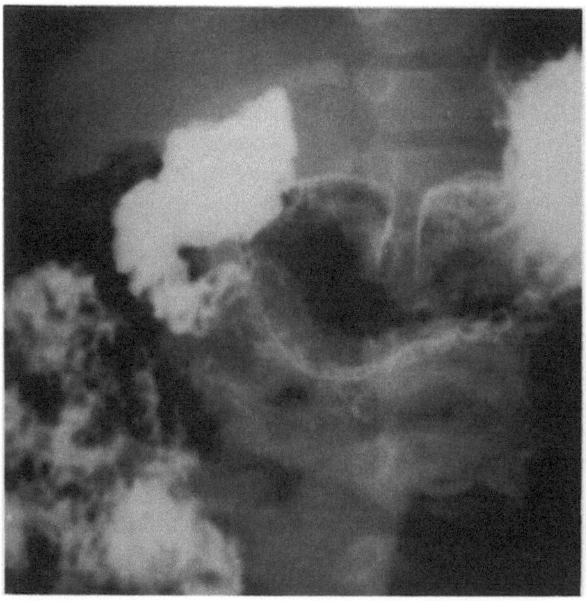

a

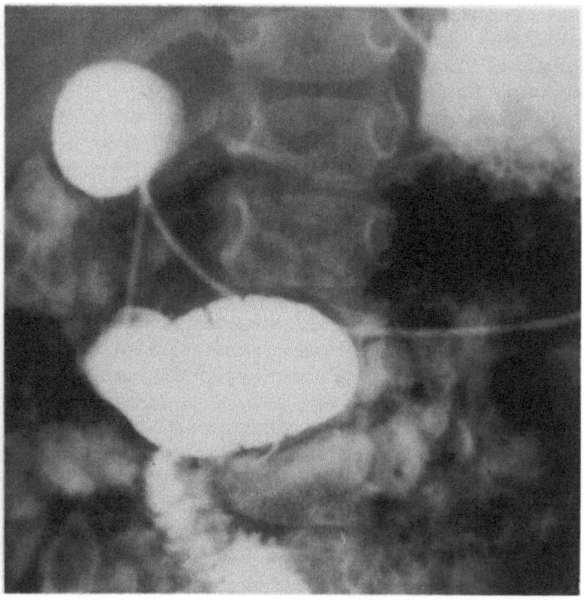

b

Abb. 7 a, b. Malrotation mit Laddschen Bändern (Mädchen mit rezidivierendem Erbrechen). **a** Im Alter von 7 Monaten Nachweis einer Fehllage des Jejunums; bei geringer Kontrastmittelfüllung des Magens kein Nachweis einer Duodenalstenose. **b** Im Alter von knapp 2 Jahren Nachweis der Duodenalstenose bei Injektion eines großen Kontrastmittelbolus über eine Duodenalsonde

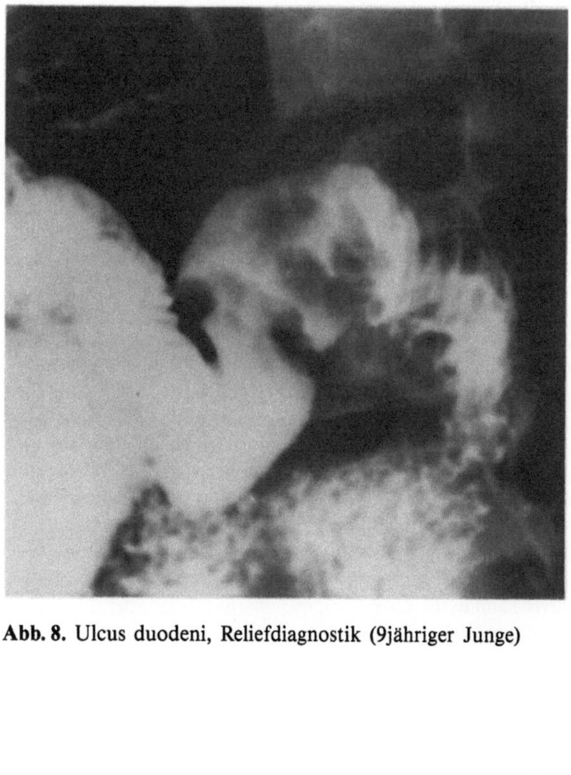

Abb. 8. Ulcus duodeni, Reliefdiagnostik (9jähriger Junge)

Drehungen ergänzt werden. Zielaufnahmen der untersuchten Abschnitte mit Hartstrahltechnik dokumentieren die Untersuchung. Dieses Vorgehen muß je nach Erfordernis mehr oder weniger variiert werden. In einzelnen Fällen kann die Pharmakoradiographie weiterführen, z. B. die Gabe von Metoclopramid bei stark verzögerter Magenentleerung oder die Injektion eines Spasmolytikums zur Differenzierung organischer von funktionellen Stenosen (Abb. 7, 8) [6, 11, 20].

Doppelkontrasttechnik: Geeignete Bariumsuspensionen enthalten ca. 100–150 g $BaSO_4$/100 ml und ergeben homogene, säurestabile, kontrastreiche Beschichtungen der Schleimhaut; Schaumbildung wird durch Entschäumerzusatz verhindert. Im Erwachsenenalter werden vielfach Zubereitungen mit hohem Bariumgehalt und niedriger Viskosität bevorzugt, die einen besonders dünnen, röntgendichten Kontrastfilm bilden (H.D.-Präparate; ca. 200–300 g $BaSO_4$/100 ml). Für ältere Kinder gut geeignet, können sie in den jüngeren Altersstufen sehr harte, unharmonische Kontraste erzeugen. Zu Untersuchungsbeginn wird ein Spasmolytikum injiziert [Buscopan (Hyoscin-N-Butylbromid) 0,2–0,3 mg/kg KG, oder Glukagon ca. 0,01 mg/kg KG, maximal ca. 0,2 mg]. Nach Verabreichung eines CO_2-freisetzenden Granulats mit etwas Wasser werden der Ösophagus in aufrechter Position, Magen und Duodenum im Liegen unter rotierender Durchleuchtung mit Zielaufnahmen dargestellt. Bei abklingender medikamentöser Hypotonie schließt sich eine Monokontrastuntersuchung in Prallfüllung an; sie ist zur Beurteilung der Motilität unerläßlich (Abb. 9) [6, 21].

3.2.2 Dünndarm

Indikationen zur Kontrastmitteluntersuchung sind der Verdacht auf mechanische Passagehindernisse oder Neoplasien, die im Dünndarm vermutet werden müssen; der Verdacht auf eine chronisch entzündliche Dünndarmerkrankung wie den M. Crohn, der ab dem 7. Lebensjahr nicht ganz selten

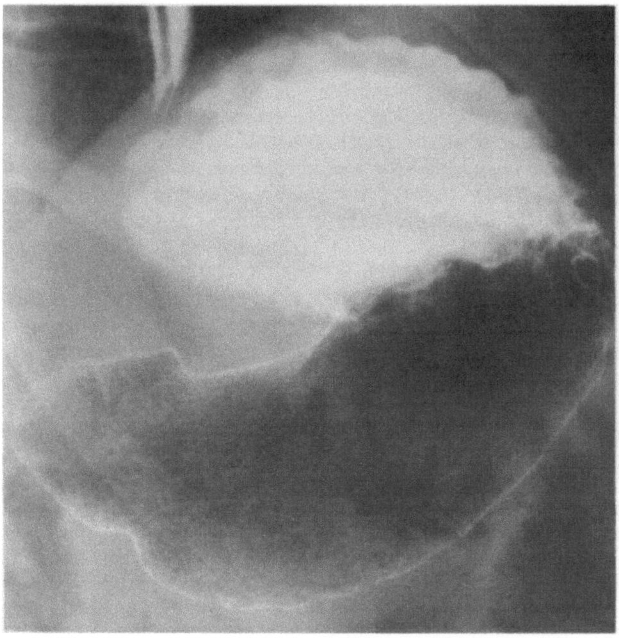
a

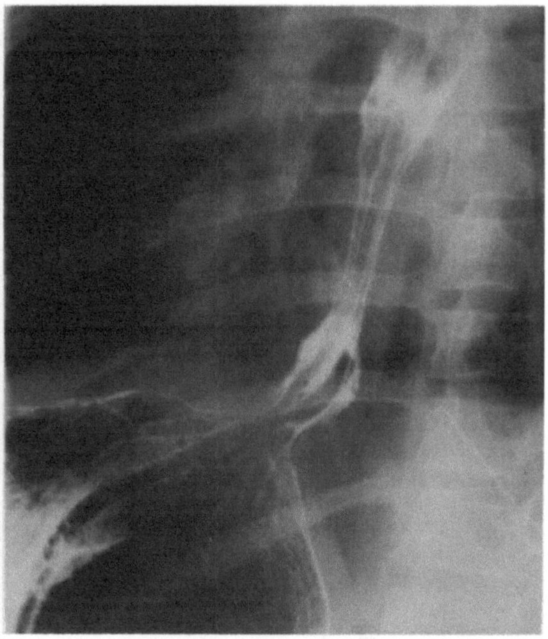
b

Abb. 9a, b. Ösophagus und Magen in Doppelkontrasttechnik. **a** Normalbefund, Areae gastricae sichtbar (14jähriges Mädchen mit Leukose, epigastrische Beschwerden). **b** Kleine ösophagogastrische Hernie mit Refluxösophagitis (zerebral geschädigtes 12jähriges Mädchen)

auftritt; eine Malabsorption oder ein enteraler Proteinverlust, die mit gastroenterologischen Methoden nicht zu klären sind und die auf Anomalien wie dem „Blind-loop-Syndrom" oder einem kongenitalen Kurzdarm beruhen könnten; eine Darmblutung, deren Quelle endoskopisch oder radiologisch nicht im Dickdarm lokalisiert werden kann und bei der mit Tc-Szintigraphie keine ektope Magenschleimhaut nachzuweisen ist; schließlich chronisch rezidivierende Bauchschmerzen, die sich von den außerordentlich häufigen psychofunktionellen Bauchschmerzen durch eine ungewöhnliche Anamnese, die Heftigkeit oder die Lokalisation fernab vom Nabel unterscheiden bzw. die mit zusätzlichen Symptomen oder pathologischen klinisch-chemischen Befunden einhergehen. Es bedarf einiger Erfahrung in der pädiatrischen Gastroenterologie, die Indikationen nicht zu eng oder zu weit zu stellen [11].

Psychofunktionelle Bauchschmerzen wie Nabelkoliken, Colon irritabile und spastische Obstipation lassen sich aufgrund einer sorgfältigen Anamnese, des unauffälligen klinischen Befundes und des negativen Ergebnisses einfacher Laboruntersuchungen mit hoher Sicherheit diagnostizieren. Die Diagnose kann vielfach ex juvantibus durch Verordnung ballastreicher Kost mit Zusatz von Weizenkleie erhärtet werden [9]. Ebenso wie die Röntgenuntersuchung ist die sonographische und endoskopische Ausschlußdiagnostik hier unergiebig; in außergewöhnlichen Fällen wird eine Erkrankung der Oberbauchorgane oder eine obstruktive Uropathie gefunden.

Die Durchführung der Dünndarmuntersuchung ist nicht ganz einfach; Tonus, Peristaltik und Schleimhautrelief des Dünndarms sind außerordentlich variabel, die einzelnen Darmabschnitte überlagern sich, und die gastrointestinalen Sekrete können bei langen Passagezeiten sowie bei manchen Erkrankungen des Dünndarms vorzeitige Kontrastmittelausflockungen bewirken. Die einzige nicht-invasive Kontrollmöglichkeit unklarer Röntgenbefunde ist die Wiederholung der Untersuchung mit verbesserter Methodik. Im Kindesalter erfolgt die Dünndarmdarstellung primär mit der Magen-Darm-Passage, ergänzend kann die Refluxdarstellung des Ileums mit dem Kontrasteinlauf herangezogen werden. Einlaufuntersuchungen des Dünndarms über eine Duodenalsonde sind selten indiziert (Kontraindikationen der Bariumanwendung sowie Kontrastmittelaspiration s. Abschn. 3.2).

Zur Vorbereitung bleibt der Patient nüchtern; ab dem 2. Lebensjahr ist eine Prämedikation mit Cimetidin empfehlenswert (s. Abschn. 3.2.1). Außerdem muß eine Darmreinigung durchgeführt werden, da Skybala im Zökum die Dünndarmpassage stark verzögern und die Beurteilbarkeit der Ileozökalregion erheblich einschränken [11, 36].

Magen-Darm-Passage (MDP): Sie kann sich der Untersuchung des oberen Verdauungstraktes anschließen oder als gezielte Untersuchung erfolgen. Angestrebt wird eine gut beurteilbare

Reliefdarstellung aller Dünndarmabschnitte in Monokontrasttechnik. Die früher übliche, sparsame Bariumverabreichung sollte nicht penetrierbare Schlingenüberlagerungen vermeiden: Die wesentliche Schwierigkeit dieses Verfahrens bestand darin, eine kontinuierliche und homogene Füllung des Dünndarms zu erzielen. Da eine geringe Trinkmenge die Peristaltik nur wenig stimuliert, traten häufig zerrissene Füllungen und Kontrastmittelausflockungen auf. Die Peristaltikstimulation mit Prostigmin, Cholezystokinin oder Ceruletid hat sich hier nur wenig bewährt, da erhebliche, die Beurteilung erschwerende Darmkontraktionen hervorgerufen werden können; ebenso haben sich passagefördernde hyperosmolare Kontrastmittelzusätze wie Gastrografin nicht durchgesetzt, da diese Präparate in höherer Konzentration die Stabilität der Suspension beeinträchtigen können. Einfacher und gut wirksam ist die Passageförderung mit einem Frühstück nach der Kontrastmittelverabreichung. Gegebenenfalls kann auch Metoclopramid gegeben werden, das vorwiegend die Magenentleerung stimuliert (0,2–0,3 mg/kg KG per os, maximal 15 mg) [8, 20, 36].

Die MDP mit einer größeren Trinkmenge ist per se peristaltikstimulierend und ergibt zuverlässiger als eine kleine Menge die angestrebte homogene und kontinuierliche Dünndarmfüllung. Der Nachteil verstärkter Schlingenüberlagerungen kann durch die Anwendung verdünnter, semitransparenter Bariumsuspensionen ausgeglichen werden; die Darstellung des Dünndarms in stärkerer Distension ist bei manchen Läsionen wie z. B. Stenosen diagnostisch von Vorteil [8, 11, 23, 26, 36].

Geeignete Bariumsuspensionen weisen eine sahnige Konsistenz auf und durchmischen sich mit gastrointestinalen Sekreten, ohne auszuflocken. Vielfach werden Suspensionen mit ca. 50–100 g $BaSO_4$/100 ml angewendet (z. B. Micropaque, ggf. verdünnt mit Wasser). Vorteilhafter sind *semitransparente Bariumsuspensionen*, die durch starke Verdünnung eines geeigneten Fertigprodukts mit Zelluloselösung hergestellt werden; der Zellulosezusatz stabilisiert die Suspension und dickt sie so weit an, daß eine sahnige Konsistenz die Haftfähigkeit gewährleistet (z. B. Micropaque mit Zusatz dünnflüssiger Methyl-, Carboxymethyl- oder Hydroxyäthylzelluloselösungen; Bariumgehalt der verdünnten Suspension bei Kleinkindern ca. 20 g/100 ml, bei älteren Kindern ca. 25 g/100 ml, z. B. 1 Vol.-Anteil Micropaque gemischt mit 4 bzw. 3 Vol.-Anteilen dünner Zelluloselösung) [8, 36]. Bei Säuglingen ist es erwägenswert, wasserlösliche niederosmolare Kontrastmittel anstelle der in dieser Altersstufe frühzeitig ausflockenden Bariumsuspensionen zu verwenden.

Vorgehen: Zunächst wird eine Kontrastmittelportion von ca. 100–200 ml verabreicht und die fortschreitende Füllung des Dünndarms in rechter Seitenlage oder Bauchlage des Patienten abgewartet. Bis zum Abschluß der Passage ist eine mäßige bis mittlere Magenfüllung aufrechtzuerhalten, um die Peristaltik anzuregen und den Luftübertritt aus dem Magen in den Dünndarm zu vermeiden. Das Kontrastmittel kann schluckweise („fraktioniert") oder in größeren Portionen nachgegeben werden. Magenentleerung und Passagefortschritte müssen über 30–40 min engmaschig in Abständen von 5–10 min überwacht werden, um der vollständigen Magenentleerung zuvorzukommen und rechtzeitig nachtrinken zu lassen (Trinkmengen ca. 300–600 ml; Passagezeiten ca. 1–2 Std.). Sobald die Ileozökalregion nahezu erreicht ist, kann sich ein Frühstück anschließen; die vorherige Verabreichung eines Bechers dünnflüssiger Zelluloselösung kann rasch eindickendes Kontrastmittel erneut verdünnen; eine Doppelkontrastierung bewirkt dies nicht. Die Passageförderung mit Metoclopramid ist selten notwendig [6, 8].

Aufnahmen der einzelnen Dünndarmabschnitte werden bevorzugt als großformatige Übersichten mit Hartstrahltechnik angefertigt, die in Bauchlage (Autokompression des Darms) mit Obertischröhre exponiert werden. Zielaufnahmen mit dosierter Kompression unter rotierender Durchleuchtung ergänzen die Untersuchung bei suspekten Befunden und sind meist auch zur Darstellung der Ileozökalregion erforderlich. Bei einem im kleinen Becken unzugänglich lokalisierten Ileumkonglomerat kann in Bauchlage des Patienten ein festes Kissen unter die suprapubische Region geschoben werden; diese Maßnahme kann mit einer vorsichtigen rektalen Luftinsufflation unterstützt werden, die das Schlingenkonglomerat etwas anhebt. In seltenen Fällen ist ein Pneumokolon mit Doppelkontrastierung des Endileums durch Luftreflux hilfreich (Abb. 10–12).

Refluxdarstellung des Ileums: Indikationen sind unklare MDP-Befunde im Ileum, tiefe Dünndarmstenosen bzw. die Darstellung tiefer Anastomosen. Als Kontrastmittel empfiehlt sich die gleiche, mit Zelluloselösung verdünnte Zubereitung wie zur MDP (s. o.). Nach Prallfüllung des Kolons mit dem Kontrasteinlauf (s. Abschn. 3.2.3) wird der Füllungsdruck in rechter Seitenlage des Patienten über 5–10 min aufrecht erhalten, bis ein Reflux auftritt; falls dies mißlingt, können Spasmolytika hilfreich sein. Anschließend erfolgt ein Einlauf mit Wasser [30] oder besser mit dünnflüssiger Zelluloselösung (s. Abschn. 3.2.3), um das Kontrastmittel vorwärts zu treiben und die Überlagerung des Ileums durch das Rektosigma zu beseitigen. Aufnahmen werden bei Prallfüllung und nach Entleerung des Dickdarms angefertigt. Die Refluxprovokation gelingt bei ca. 70–90% der Patienten (Abb. 13) [30].

Einlaufuntersuchung über die Duodenalsonde: Wichtigste Indikation im Kindesalter ist ein unklarer Befund bei der MDP. Die Monokontrastuntersuchung (Enteroklysma) erfolgt mit semitransparentem Kontrastmittel, das mit Flußgeschwindigkeiten von ca. 40–50 ml/min, bei Säuglingen 10–30 ml/min, über die Duodenalsonde infundiert wird (gleiche Kontrastmittelzubereitung wie bei der MDP). Der Einlauf wird beendet, sobald die Ileozökalregion erreicht ist; die Passagezeiten betragen ca. 15–30 min.

Zur Doppelkontrastuntersuchung wird ein Bariumbolus injiziert, der anschließend mit einem Einlauf von dünnflüssiger Zelluloselösung bis zum Zökum vorwärts getrieben wird. Die Zelluloselösung hinterläßt für ca. 20 min einen dünnen Bariumbeschlag der Schleimhaut. Bei der Doppelkontrastuntersuchung mit Luft wird der Dünndarm zunächst möglichst sparsam bis zur Ileozökalregion mit Kontrastmittel gefüllt, dann wird Luft insuffliert und ein Spasmolytikum injiziert. Aufnahmen werden bevorzugt als Übersichten in Bauchlage angefertigt und ggf. durch Zielaufnahmen unter rotierender Durchleuchtung mit dosierter Kompression ergänzt (Abb. 14).

Diese Untersuchungen sind belastend und die technischen Schwierigkeiten nicht zu unterschätzen: Bei Kindern treten häufiger als bei Erwachsenen komplizierte Schlingenüberlagerungen im Ileum auf, die mit Kompression nicht mehr zu trennen sind; bei der Doppelkontrastuntersuchung mit Zelluloselösung sollte die Qualität der Feinreliefdarstellung nicht überbewertet werden. Die Doppelkontrastuntersuchung mit Luft mißlingt selbst dem Geübten zu ca. 30%. Der wesentliche Vorteil der Verfahren liegt darin, daß ein suspekter MDP-Befund bei maximaler Distension des Lumens kontrolliert werden kann [2, 23, 32, 36].

3.2.3 Dickdarm

Indikationen zum Kolonkontrasteinlauf in Monokontrasttechnik sind der Verdacht auf ein mechanisches Passagehindernis oder eine Lageanomalie des

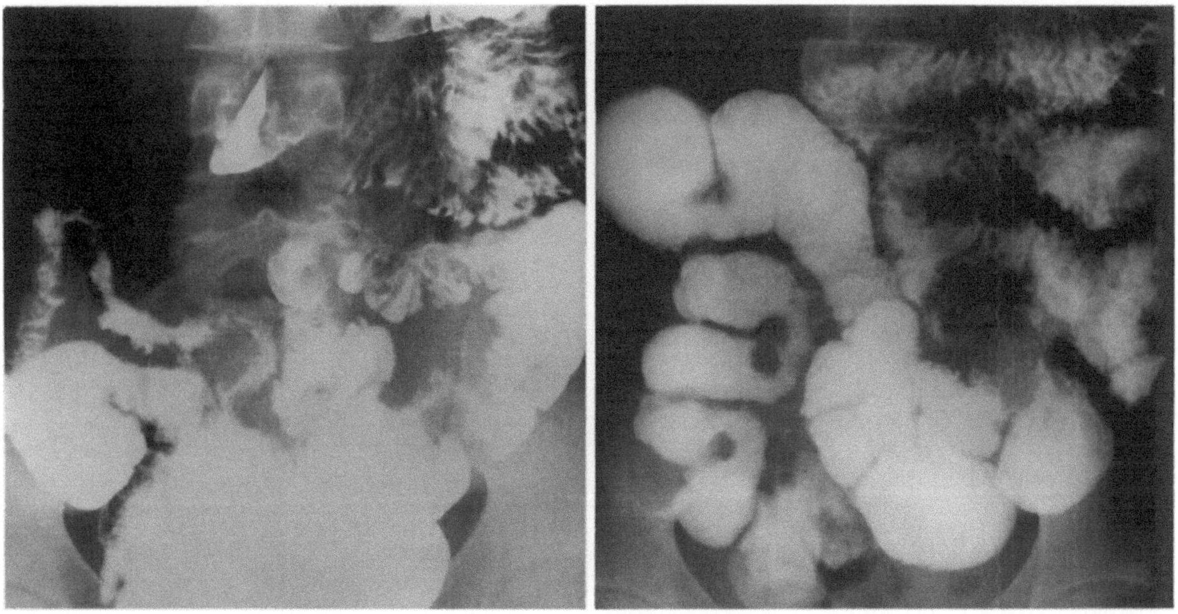

a b

Abb. 10a, b. Magen-Darm-Passage mit einer größeren Trinkmenge (Adoleszenter mit M. Crohn des mittleren Dünndarms). **a** Dichte Schlingenüberlagerungen nach Verabreichung einer konzentrierten Bariumsuspension. **b** Kontrolluntersuchung mit semitransparentem Kontrastmittel, Darstellung derselben Dünndarmschlingen

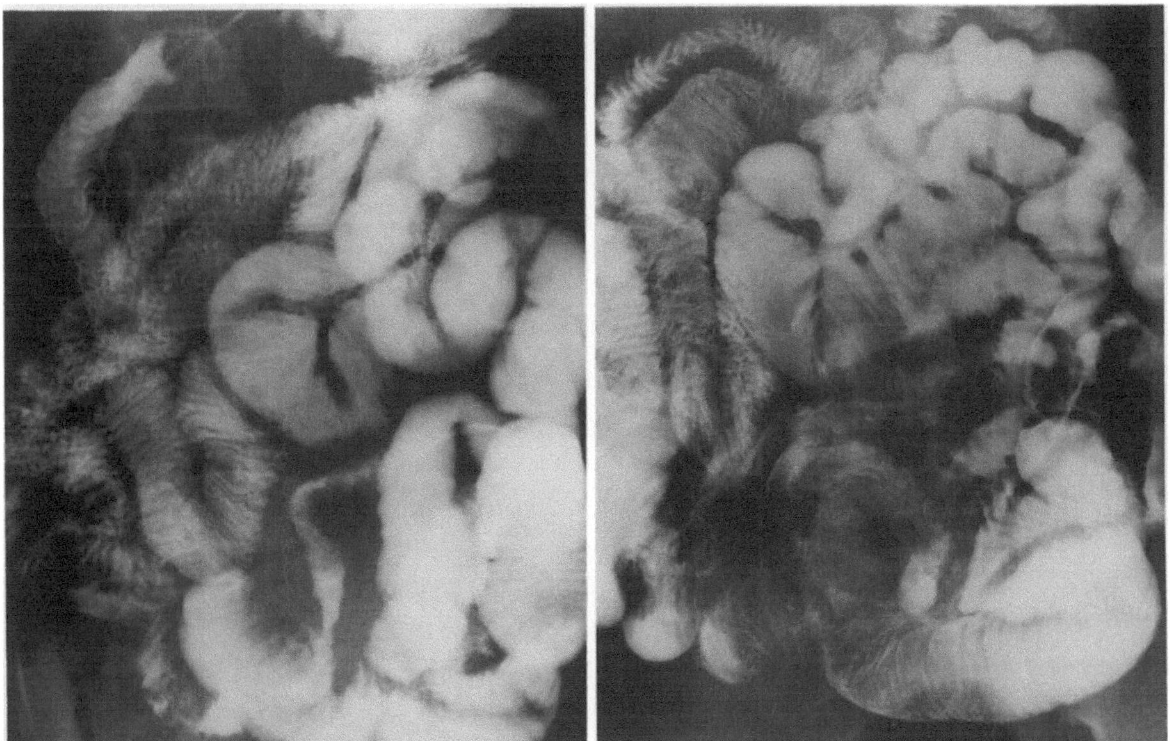

a b

Abb. 11a, b. Magen-Darm-Passage mit semitransparentem Kontrastmittel (10jähriges Mädchen mit schwerwiegendem, floridem M. Crohn des mittleren Dünndarms). **a** Proximaler Dünndarm. **b** Distaler Dünndarm nach Füllung des Zökums; in zahlreichen Dünndarmschlingen Schleimhautödem, multiple Ulzerationen

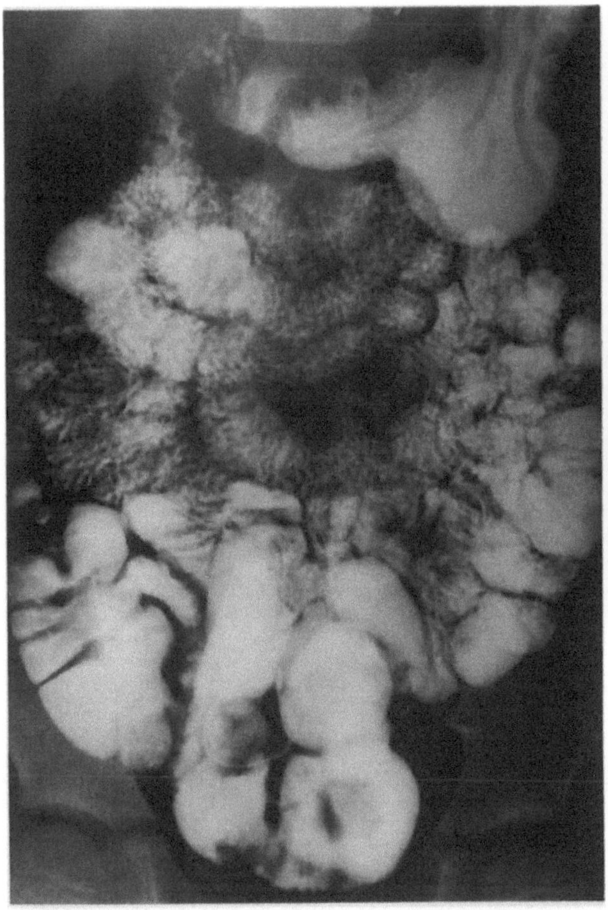

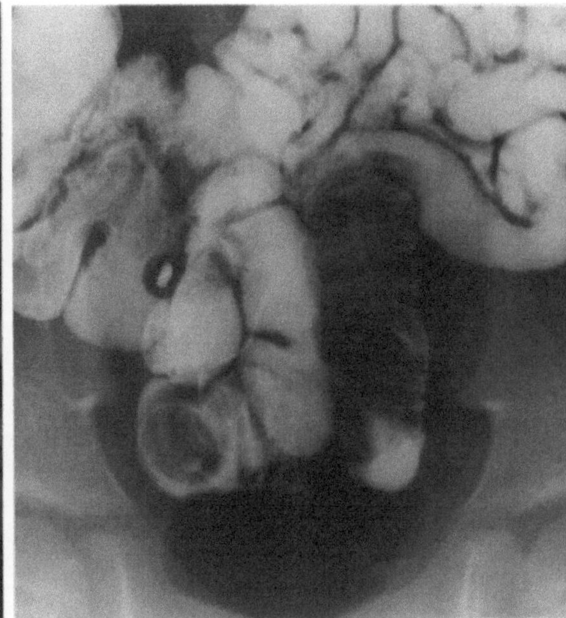

b

Abb. 12. a, b. Chronische ileoilische Invagination infolge eines eingestülpten Meckelschen Divertikels (7jähriger Junge mit Bauchschmerzen und Anämie). **a** Ausgedehnter Füllungsdefekt im distalen Ileum. **b** Darstellung des Invaginats; Bauchlage, suprapubisches Kissen sowie geringe Insufflation des Rektums zur Anhebung des Schlingenkonglomerats

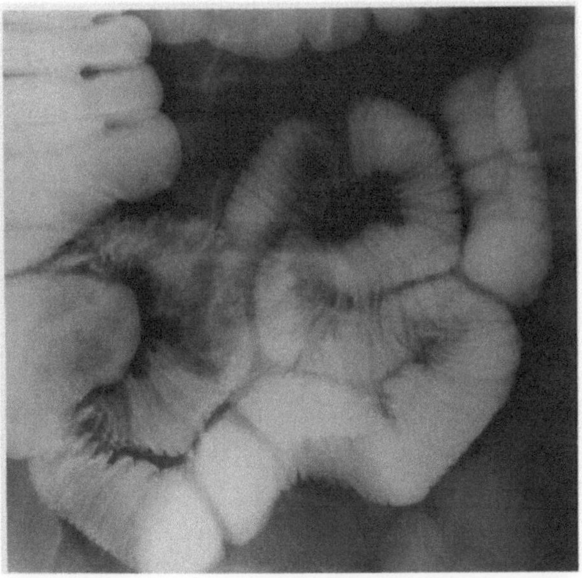

Abb. 13. Refluxdarstellung des distalen Ileums mit semitransparentem Kontrastmittel. Normalbefund (13jähriges Mädchen, klinisch Verdacht auf M. Crohn); Überlagerung des Ileums durch das Rektosigma mit Wassereinlauf beseitigt

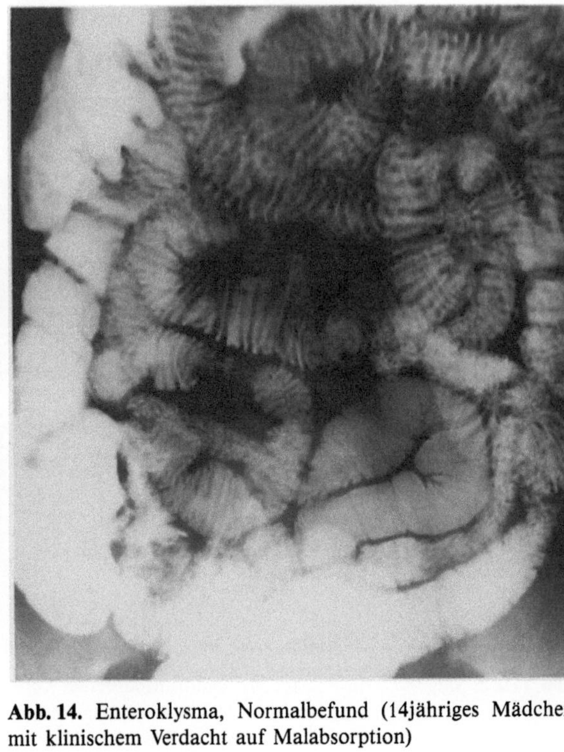

Abb. 14. Enteroklysma, Normalbefund (14jähriges Mädchen mit klinischem Verdacht auf Malabsorption)

Kolons, der Verdacht auf eine Entleerungsstörung des Dickdarms, die möglicherweise operativ behandelt werden muß, und die Untersuchung der Ileozökalregion mit Refluxdarstellung des Ileums. Die Monokontrastuntersuchung des Dickdarms kann auch im Anschluß an die MDP erfolgen; gröbere Veränderungen wie eine Lageanomalie oder die Ausdehnung eines schwerwiegenden M. Crohn, lassen sich hiermit durchaus erfassen. Eine hinlängliche Darstellung per os erfordert die vorherige Darmreinigung, auch muß die Homogenität der Bariumsuspension nach der Dünndarmpassage erhalten sein (Abb. 15, 16a). Die Schleimhautdiagnostik mit Doppelkontrasttechnik ist indiziert bei rektaler Blutung, bei entzündlichen Erkrankungen wie der Colitis ulcerosa und dem M. Crohn sowie bei Verdacht auf Neoplasien, z. B. juvenile Polpen; die Röntgenuntersuchung sollte in diesen Fällen erst nach einer Rektoskopie durchgeführt werden.

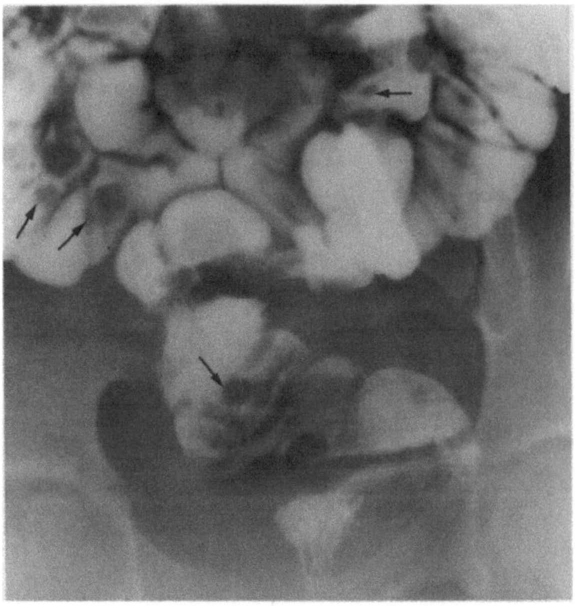

Abb. 15. Dickdarmdarstellung im Anschluß an die Magen-Darm-Passage; polypoide Füllungsdefekte im Ileum und im Rektosigma (*Pfeile*) (8jähriges Mädchen mit zahlreichen kutanen und mukösen Hämangiomen bei Bean-Syndrom)

Bei der häufig mit Enkopresis verbundenen habituellen Obstipation (funktionelles Megakolon) und bei der spastischen Obstipation besteht zumeist keine Indikation zur Röntgenuntersuchung. Die Diagnose dieser psychofunktionellen Erkrankungen kann mit hoher Sicherheit aufgrund der Anamnese und der klinischen Untersuchung mit Einschluß einer rektalen Austastung gestellt werden; zum Nachweis von Läsionen der Analschleimhaut ist ggf. eine Proktoskopie notwendig. Der Erfolg einer konservativen Therapie erhärtet die Diagnose. Erst bei Versagen der Behandlung können eine manometrische und bioptische Untersuchung des Rektums sowie eine funktionelle Röntgendiagnostik (Defäkographie) angezeigt sein [16].

Kontraindikationen der Bariumanwendung sind Perforation und Perforationsgefahr; bei hochgradigen Dickdarmstenosen soll die Kontrastmittelüberfüllung der prästenotisch dilatierten Abschnitte vermieden werden, weil eindickender Bariumbrei einen Ileus hervorrufen kann. Eine erhöhte Perforationsgefahr besteht nach Biopsien mit den großen Zangen starrer Rektoskope, so daß eine die Endoskopie ergänzende Röntgenuntersuchung erst nach einem Sicherheitsintervall von wenigstens 7 Tagen vorgenommen werden sollte [17]. Relativ häufige Indikationen zum Kolonkontrasteinlauf sind ein Ileus unklarer Genese und der Verdacht auf eine tiefsitzende Darmobstruktion; die Einlaufuntersuchung klärt die Situation zumeist sicherer und rascher als die antegrade Verabreichung wasserlöslicher Kontrastmittel und kann gleichzeitig therapeutisch wirksam sein. Da hier aber das Perforationsrisiko im Einzelfall nicht abzuschätzen ist, empfiehlt sich der gefahrlose Einlauf mit wasserlöslichen jodierten Kontrastmitteln (s. Abschn. 3.2). Die Vorbereitung des Patienten mit einer Darmreinigung ist in diesen Fällen unnötig; auch bei jungen Säuglingen mit Verdacht auf M. Hirschsprung soll sie unterlassen werden, weil sich sonst die Chance vermindert, das aganglionäre enge Segment und die prästenotische Darmdilatation nachzuweisen [6].

Von diesen Ausnahmen abgesehen, muß eine gründliche *Dickdarmreinigung* angestrebt werden; durch Stuhlresiduen wird insbesondere die Qualität der Doppelkontrastuntersuchung beeinträchtigt. Bei Erwachsenen wird die Darmreinigung vielfach per os mit dünndarmresorbierbarer Kost, Laxanzien und reichlicher Trinkmenge durchgeführt. Dieses Vorgehen ist Kindern kaum zuzumuten; weniger belastend sind Reinigungseinläufe, z. B. mit physiologischer Kochsalzlösung, die wiederholt am Nachmittag vor der Untersuchung und ca. 2–3 Std. vorher verabreicht werden. Die Einlaufmenge soll etwa der einer Prallfüllung mit dem Kontrasteinlauf entsprechen (Säuglinge 150–200 ml, Kleinkinder 250–500 ml, ältere Kinder 1–1,5 l); den ersten 1–2 Spülungen kann bei älteren Kindern ein Laxans zugesetzt werden, sofern nicht eine floride Dickdarmentzündung vorliegt [z. B. 5 ml Dulcolax spezial (Bisacodyl) auf ca. 1,5 l physiol. NaCl-Lösung, bei geringeren Einlaufmengen entsprechend weniger]. Bei älteren Kindern mit hartnäckiger Obstipation müssen die Darmspülungen gelegentlich über mehrere Tage fortgesetzt werden, weil eine Un-

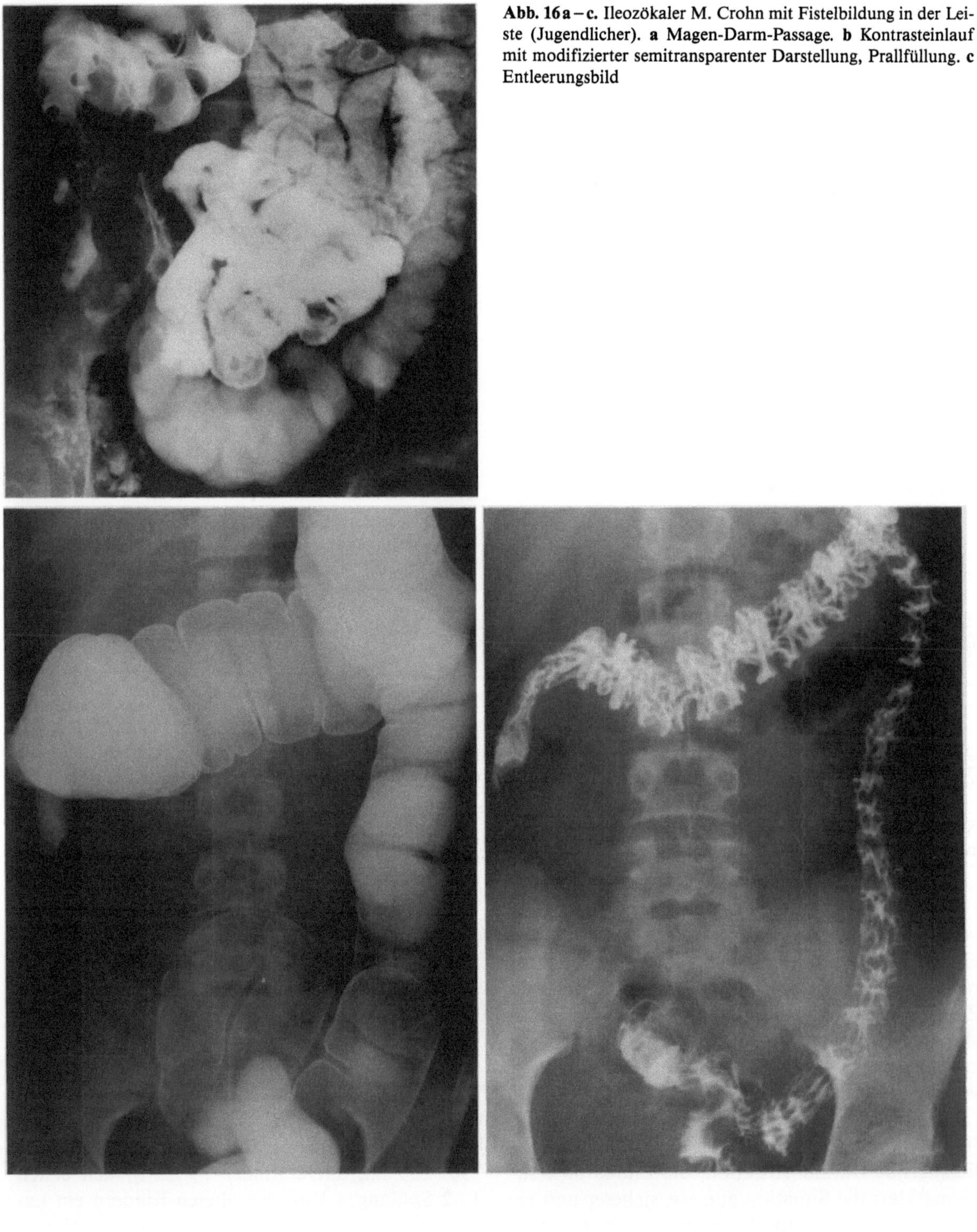

a b c

Abb. 16 a – c. Ileozökaler M. Crohn mit Fistelbildung in der Leiste (Jugendlicher). **a** Magen-Darm-Passage. **b** Kontrasteinlauf mit modifizierter semitransparenter Darstellung, Prallfüllung. **c** Entleerungsbild tersuchung vor Entleerung der retinierten, harten Stuhlmassen oft nicht möglich ist. Für den Tag vor der Untersuchung wird leichte, möglichst dünndarmresorbierbare Kost verordnet; am Morgen des Untersuchungstages kann der Patient den Durst stillen, soll aber keine feste Nahrung zu sich nehmen.

Reinigungs- und Kontrasteinläufe sollen gut handwarm sein und zügig, aber nicht zu rasch verabreicht werden, um nicht ein allzu starkes Druckgefühl und einen vorzeitigen Defäkationsreiz hervorzurufen (Spiegelhöhe des Irrigators bei viskösen Kontrastmitteln ca. 70–90 cm über dem Abdomen, bei wäßrigen Lösungen weniger). Für die Untersuchung sind Darmrohre mit endständigen Öffnungen zu bevorzugen. *Perforationen mit dem Darmrohr* lassen sich vermeiden, indem zunächst eine rektale Austastung vorgenommen und die Katheterspitze nur bis ins Rektum eingeführt wird; mit äußerer Fixation wird das Vordringen des Darmrohrs bis in das Sigma verhindert. Ballonkatheter dürfen nur bei gut dehnbarer Ampulla recti, keinesfalls bei Verdacht auf M. Hirschsprung oder bei funktionellem Mikrokolon der Neugeborenen verwendet werden [6, 11, 20].

Monokontrastuntersuchung: Zumeist werden dünnsahnige Bariumsuspensionen mit ca. 50 g $BaSO_4$/100 ml verabreicht. Bei entzündlichen Darmerkrankungen und bei Megakolon empfiehlt sich der Zusatz von 4–5 g Kochsalz/l, um einer Wasserintoxikation vorzubeugen. Der Einlauf erfolgt mit Drehungen des Patienten in rechte und linke Schräglage unter kurzen Durchleuchtungskontrollen; die Füllung ist beendet, wenn die Ileozökalregion sicher erkannt werden kann. Anschließend werden Übersichtsaufnahmen (Hartstrahltechnik) in Prallfüllung und nach Entleerung des Darms angefertigt und ggf. mit Zielaufnahmen ergänzt [6, 11, 20].

Der Verfasser bevorzugt eine modifizierte semitransparente Darstellung: Der Dickdarm wird bis zum Colon ascendens mit verdünnter, semitransparenter Bariumsuspension gefüllt (gleiche Zubereitung wie bei der MDP, s. Abschn. 3.2.2). Das Kontrastmittel kann bei Distension des Lumens nur unzureichend penetriert werden, jedoch würde eine stärkere Verdünnung die Darstellung feiner marginaler Details erschweren [15, 36]. Daher erfolgt die Prallfüllung mit dünnflüssiger Zelluloselösung, die einen doppelkontrastähnlichen Schleimhautbeschlag hinterläßt. Prallfüllungsaufnahmen werden in Bauch- und Rückenlage angefertigt, um nicht penetrierbare Kontrastmittelpfützen zu verlagern: abschließend wird der entleerte Darm dargestellt (Abb. 16). Dieses Verfahren kann die Doppelkontrastuntersuchung mit Luft nicht ersetzen, ermöglicht aber eine bessere Beurteilung grober Läsionen in Dickdarmdistension als der einfache Kolonkontrasteinlauf.

Doppelkontrastuntersuchung: Geeignete Kontrastmittel enthalten wasserbindende Additive, die ein rasches Antrocknen und Abbröckeln der Schleimhautbeschichtung verhindern, oft aber auch die Viskosität der Suspension stark erhöhen; der Bariumgehalt muß mit der Filmdicke der jeweiligen Zubereitung harmonieren und ist daher sehr variabel [31]. Der Dickdarm wird nur bis zur linken Flexur gefüllt; anschließend muß das Kontrastmittel mit Luftinsufflation in rechter Seitenlage, ggf. auch Kopftieflage des Patienten bis zum Zökum vorgetrieben werden. Nach Entleerung des überschüssigen Bariumbreies aus dem Rektum erfolgt eine weitere Luftinsufflation, bis der gesamte Dickdarm moderat aufgedehnt ist. Übersichtsaufnahmen (Hartstrahltechnik) werden in Bauch- und Rückenlage sowie mit horizontalem Strahlengang in rechter und linker Seitenlage angefertigt. Sofern nicht alle Schleimhautabschnitte in Doppelkontrasttechnik dargestellt sind, wird die Untersuchung mit Zielaufnahmen ergänzt (Abb. 17) [6, 21, 41].

Spezielle Untersuchungsverfahren

Defäkographie: Wichtigste Indikation ist die postoperative Kontrolle bei anorektalen Mißbildungen. Die Darmentleerung wird im Anschluß an die Prallfüllung des Kolons oder als gezielte Untersuchung nach Prallfüllung des Rektosigmas beobachtet; Windelkinder werden im Liegen, ältere Kinder auf einem Plastiktopf sitzend untersucht. Nach Entfernen des Darmrohrs sind die Erschlaffung des Beckenbodens bei der Entleerung sowie die Unterbrechung der Defäkation durch willkürliche Sphinkterkontraktion in seitlichem Strahlengang darzustellen [6].

Vorgehen bei Invagination: Nach der sonographischen Diagnose wird eine Abdomenübersichtsaufnahme zum Ausschluß einer Perforation angefertigt. Der Versuch einer Reposition des Invaginats mit einem Kontrasteinlauf oder einem Pneumokolon kann sich anschließen, falls nicht anamnestische Hinweise auf einen über mehr als 24 Std. verschleppten Ileus oder klinische Hinweise auf eine Peritonitis vorliegen. Beim therapeutischen Einlauf wird die Prallfüllung des Kolons mit einer maximalen Irrigatorhöhe von 1,2 m oberhalb des Abdomens über ca. 10 min aufrecht erhalten, bis ein ausgiebiger Reflux in das Ileum die erfolgreiche Reposition anzeigt. Die vorzeitige Kontrastmittelentleerung muß mit Ballonkatheter, ggf. auch mit manueller Gesäßkompression verhindert werden. Bei starkem Pressen des Patienten empfiehlt sich eine Sedierung oder auch die Narkoseeinleitung, falls Operationsbereitschaft besteht. Bleiben 2–3 Repositionsversuche erfolglos, ist die chirurgische Behandlung notwendig. Viele Autoren verwenden Bariumsuspensionen für den Einlauf; der Verfasser bevorzugt wegen des erhöhten Perforationsrisikos [7] wasserlösliche Kontrastmittel (s. Abschn. 3.2) [6] bzw. das therapeutische Pneumokolon, ein altes, in den letzten Jahren wiederentdecktes Verfahren: Der Enddarm wird mit einem Ballonkatheter abgedichtet, dann erfolgt eine Luftinsufflation in das distale Kolon, bis ein Druck von ca. 80–100 mmHg, max. 120 mmHg, aufgebaut ist (Pumpe und Manometer einer Blutdruckmanschette). Der Kopf des Invaginats ist als rundliche Aussparung am proximalen Ende der Luftsäule sichtbar und gleitet häufig sehr schnell zurück; der Luftreflux in den Dünndarm zeigt die erfolgreiche Reposition. Dieses Verfahren gelingt meist rascher und glatter als die Einlaufmethode, so daß die Durchleuchtungszeit reduziert werden kann [5].

Vorgehen bei M. Hirschsprung: Über ein Darmrohr mit endständiger Öffnung, die knapp oberhalb des Analkanals liegen sollte, wird das Kontrastmittel möglichst langsam instilliert, um eine passive Überdehnung des aganglionären Segments zu vermeiden. Die Füllung ist beendet, sobald sich dilatierte Darmabschnitte füllen. In Zweifelsfällen können vorsichtige Luftinsufflation, Defäkographie und Spätaufnahmen nach 12–24 Std. weiterführen. Ballonkatheter sind kontraindiziert [6, 20].

Vorgehen bei Mekoniumpfropfsyndrom, Mekoniumileus und „Inspissated-Milk-Syndrom": Diese Formen einer tiefen Darmobstruktion betreffen Früh- und Neugeborene und lassen sich mit Einläufen behandeln.

Mit einer Übersichtsaufnahme und der Sonographie muß das Vorliegen einer Mekoniumperitonitis bzw. einer nekrotisierenden Enterokolitis, d.h. eine Perforation bzw. das Drohen einer solchen, ausgeschlossen werden. Zunächst wird ein diagnostischer Einlauf mit einem 15- bis 20%igen wasserlöslichen Kontrastmittel durchgeführt. Dieser Einlauf ist beim Mekoniumpfropfsyndrom zumeist bereits therapeutisch wirksam. Findet sich ein Verschluß des Endileums mit Mekonium oder einge-

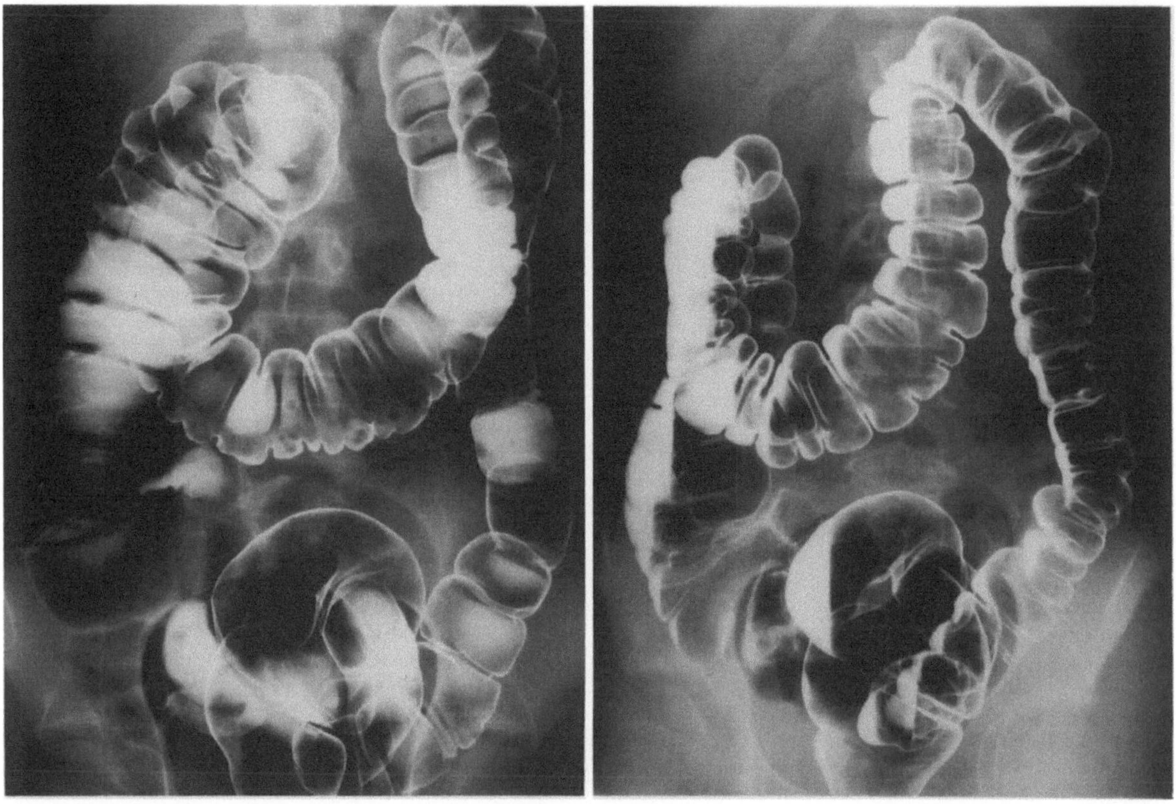

a b

Abb. 17a, b. Doppelkontrastuntersuchung des Kolons, Normalbefund (9jähriges Mädchen mit wiederholten Darmblutungen). **a** Übersichtsaufnahme in Rückenlage; störende Luftblasen im Querkolon. **b** In rechter Seitenlage unauffällige Schleimhaut des Querkolons

dickter Nahrung, kann mit einer Refluxprovokation die Lösung der Obstruktion versucht werden. Hierbei kann der Einlaufflüssigkeit ein Mukolytikum (ca. 2 g Azetylzystein/100 ml) zugesetzt werden. Die Spülversuche können bei einem initialen Teilerfolg mehrfach über 12–24 Std. wiederholt werden, bis die prästenotisch dilatierten Dünndarmschlingen erreicht sind. Ein konstanter Passagestop muß bei Mekoniumileus an die häufig assoziierten sekundären Atresien denken lassen. Mißlingen die Spülungen, ist eine chirurgische Behandlung notwendig. Ballonkatheter sind kontraindiziert; eine reichliche i.v.-Flüssigkeitszufuhr soll der Dehydratation vorbeugen [4, 6].

Zum Vorgehen bei anorektalen Fehlbildungen s. Bd. 2, Kap. 8 von K.-D. EBEL).

4 Nuklearmedizinische Diagnostik

Sie ist einigen speziellen Fragestellungen vorbehalten. Mit ^{99m}Tc-Pertechnetat läßt sich *ektope Magenschleimhaut* nachweisen, die in Meckelschen Divertikeln sowie in den seltenen Darmduplikaturen auftreten und Blutungen aus peptischen Geschwüren hervorrufen kann [24] (s. auch Bd. 1, Nuklearmedizinische Untersuchungen von K.-D. EBEL).

An ein blutendes Meckelsches Divertikel ist zu denken, wenn sonst beschwerdefreie Patienten Teerstühle, himbeergeleefarbene Stühle oder frisches Blut absetzen, und wenn Endoskopie und Kontrasteinlauf die Ursache der Blutung nicht klären. Die Schleimhautektopie ist nuklearmedizinisch mit einer Treffsicherheit von ca. 80–90% nachweisbar, während die MDP bei blutenden Divertikeln häufig unergiebig ist.

Gastrointestinale Blutungen können auch direkt mit Injektion Tc-markierter Erythrozyten oder Tc-markierten Schwefelkolloids nachgewiesen werden. Die Sensitivität dieser Verfahren ist höher als die der Angiographie; eine exakte Lokalisation des Blutungsortes ist jedoch nicht möglich.

Mit Zusatz von Tc-markiertem Schwefelkolloid zur Nahrung läßt sich der *gastroösophageale Reflux* nachweisen. Auch diese Methode ist sensitiver als die Röntgendiagnostik. Läsionen des Kardiabereichs sind jedoch nicht darstellbar.

Erwähnenswert ist die *Galliumszintigraphie*, die den Nachweis von entzündlichen und malignen Erkrankungen der Bauchhöhle ermöglicht. Da das Verfahren mit einer relativ hohen Strahlenbelastung verbunden ist, liegt eine Indikation nur in seltenen Fällen vor [24].

5 Angiographie und Computertomographie

Die angiographische Lokalisation intestinaler Blutungsquellen, die nur bei Blutungen von mindestens 0,5 – 1 ml/min gelingt, ist seit der Einführung der Endoskopie und der Technetiumszintigraphie nur noch in Ausnahmefällen notwendig [28]. Die Computertomographie wird zum Staging maligner gastrointestinaler Tumoren, bei Komplikationen der chronisch entzündlichen Darmerkrankungen sowie bei polytraumatisierten Patienten angewendet [29].

Literatur

1. Ament ME, Vargas J (1991) Fiberoptic upper intestinal endoskopy. In: Walker WA, Durie PR, Hamilton JR, Walker-Smith JA, Watkins JB (eds) Pediatric gastrointestinal disease, vol 2. Decker, Philadelphia Toronto, pp 1247 – 1256
2. Antes G, Lissner J (1981) Die Doppelkontrastdarstellung des Dünndarms mit Barium und Methylzellulose. Fortschr Röntgenstr 134:10 – 15
3. Bines JE, Winter HS (1991) Lower endoskopy. In: Walker WA, Durie PR, Hamilton JR, Walker-Smith JA, Watkins JB (eds) Pediatric gastrointestinal disease, vol 2. Decker, Philadelphia Toronto, pp 1257 – 1271
4. Cipel L (1978) Radiology of the acute abdomen in the newborn. Grune & Stratton, New York San Francisco London
5. Daneman A, Alton DJ, Ein S, Wesson D, Superina R, Thorner P (1995) Perforation during attempted intussusception reduction in children – a comparison of perforation with barium and air. Pediatr Radiol 25:81 – 88
6. Ebel K-D, Willich E (1979) Die Röntgenuntersuchung im Kindesalter. Technik und Indikation, 2. neubearb Aufl. Springer, Berlin Heidelberg New York
7. Eklöf O, Hald J, Thomasson B (1983) Barium peritonitis. Experience of 5 pediatric cases. Pediatr Radiol 13:5 – 9
8. Emons D (1981) Semitransparente Dünndarmdarstellung per os. Fortschr Röntgenstr 135:446 – 452
9. Feldman W, McGrath P, Hodgson C, Ritter H, Shipman RT (1985) The use of dietary fiber in the management of simple, childhood, idiopathic, recurrent abdominal pain. Am J Dis Child 139:1216 – 1218
10. Fendel H, Stieve F-E (Hrsg) (1983) Strahlenschutz in der Kinderradiologie. NCRP-Bericht Nr 68 (dtsch Übers. Hoffmann, Berlin)
11. Franken EA (1982) Examination techniques and gastrointestinal symptoms in infants and children. In: Franken EA (ed) Gastrointestinal imaging in pediatrics, 2nd edn. Harper & Row, Philadelphia, pp 2 – 18
12. Franken EA (1982) The pharynx. In: Franken EA (ed) Gastrointestinal imaging in pediatrics, 2nd edn. Harper & Row, Philadelphia, pp 19 – 32
13. Frimann-Dahl J (1973) The acute abdomen. In: Margulis AR, Burhenne HJ (eds) Alimentary tract roentgenology, 2nd edn, vol 1. Mosby, St. Louis, pp 172 – 227
14. Garel L, Pariente D, Sauvegrain J (1984) Ultrasound in infancy and childhood. In: Laws JW (ed) Non-invasive radiology. Saunders, London Philadelphia Toronto (Clinics in Gastroenterology, vol 13/1, pp 161 – 182)
15. Gianturco C (1950) High-voltage technic in the diagnosis of polypoid growths of the colon. Radiology 55:27 – 29
16. Harms K (1974) Die Aufgabe des Pädiaters in der Diagnostik und Behandlung der Obstipation im Kindesalter. Klin Pädiat 186:200 – 207
17. Harned RK, Consigny PM, Cooper NB, Williams SM, Woltjen AJ (1982) Barium enema examination following biopsy of the rectum or colon. Radiology 145:11 – 16
18. Hayden CK, Swischuk LE (1992) Pediatric ultrasonography, 2nd edn. Williams & Wilkins, Baltimore Hong Kong London Munich Philadelphia Sydney Tokyo, pp 106 – 176
19. Heinrich H, Schuster W (1976) Reduction of dose by filtration in paediatric fluoroscopy and fluorography. Ann Radiol 19:57 – 66
20. Lassrich MA, Prévôt R (1983) Röntgendiagnostik des Verdauungstraktes bei Kindern und Erwachsenen, 2. neubearb Aufl. Thieme, Stuttgart New York
21. Laufer I (ed) (1979) Double contrast gastrointestinal radiology with endoscopic correlation. Saunders, Philadelphia
22. LeDosseur P, Dewald M, Eurin D (1985) Intraperitoneale Erkrankungen und Bauchtraumen. In: Kalifa G (Hrsg) Sonographie in der Pädiatrie. VCH Verlagsgesellschaft, Weinheim, S 139 – 166
23. Lintott D, Herlinger H (1984) Small intestine. In: Laws JW (ed) Non-invasive radiology. Saunders, London Philadelphia Toronto (Clinics in Gastroenterology, vol 13/1, pp 73 – 98)
24. Majd M (1982) Nuclear medicine. In: Franken EA (ed) Gastrointestinal imaging in pediatrics, 2nd edn. Harper & Row, Philadelphia, pp 530 – 579
25. Margulis AR (1973) Use of iodinated water-soluble contrast agents in acute gastrointestinal disease. In: Margulis AR, Burhenne HJ (eds) Alimentary tract roentgenology, 2nd edn. Mosby, St. Louis, pp 271 – 280
26. Marshak RH, Lindner AE (1976) Radiology of the small intestine, 2nd edn. Saunders, Philadelphia London Toronto
27. McAlister WH, Siegel MJ (1984) Fatal aspirations in infancy during gastrointestinal series. Pediatr Radiol 14:81 – 83
28. Meyerovitz MF, Fellows KE (1984) Angiography in gastrointestinal bleeding in children. AJR 143:837 – 840
29. Meyers MA (ed) (1986) Computed tomography of the gastrointestinal tract including the peritoneal cavity and mesentery. Springer, New York Berlin Heidelberg Tokyo
30. Miller RE (1965) Complete reflux small bowel examination. Radiology 84:457 – 463
31. Miller RE (1973) Barium sulfate as a contrast medium. In: Margulis AR, Burhenne HJ (eds) Alimentary tract roentgenology, 2nd edn. Mosby, St. Louis, pp 114 – 126
32. Miller RE, Sellink JL (1979) Enteroclysis: The small bowel enema. How to succeed and how to fail. Gastrointest Radiol 4:269 – 283
33. Patriquin H, Tessier G, Grignon A, Boisvert J (1985) Lesser omental thickness in normal children: baseline for detection of portal hypertension. AJR 145:693 – 696
34. Ratcliffe JF (1986) The use of low osmolality water soluble contrast media in the pediatric gastrointestinal tract. A report of 115 examinations. Pediatr Radiol 16:47 – 52
35. Seelen JL, Puylaert JB (1991) Bakterielle Ileocaecitis: eine „neue" Krankheit. Ultraschall Med 12:269 – 271
36. Sellink JL (1976) Radiological atlas of common diseases of the small bowel. Stenfert Kroese, Leiden
37. Smith W, Franken EA (1984) Metrizamide as a contrast medium for visualization of the tracheobronchial tree: its drawbacks and possible advantages. Pediatr Radiol 14: 158 – 160
38. Stunden RJ, LeQuesne GW, Little KET (1986) The improved ultrasound diagnosis of hypertrophic pyloric stenosis. Pediatr Radiol 16:200 – 205
39. Swischuk LE, Hayden CK, Boulden T (1985) Intussusception: indications for ultrasonography and an explanation of

the doughnut and pseudokidney signs. Pediatr Radiol 15:388–391

40. Weitzel D, Dinkel E, Dittrich M, Peters H (1984) Pädiatrische Ultraschalldiagnostik. Springer, Berlin Heidelberg New York Tokyo
41. Welin S (1969) The technical approach in the study of the large bowel with particular emphasis on the examination for polyps. In: Kaufmann HJ (ed) Gastro-intestinal tract. Karger, Basel New York (Progress in pediatric radiology, vol 2, pp 52–64)
42. Willital GH, Meier H (Hrsg) (1979) Symposium über Endoskopie im Kindesalter. Z Kinderchir (Suppl 27)

2 Bauchwand

D. Emons

INHALT

1 Mißbildungen ... 395
1.1 Spaltbildungen der vorderen Bauchwand ... 395
1.2 Residuen des Ductus omphaloentericus (D. vitellinus) ... 397
1.3 Urachusanomalien ... 398
1.4 Teratome ... 399
1.5 Anteriore sakrale Meningozele ... 400
1.6 Prune belly-Syndrom (Bauchmuskelaplasie-Syndrom, Urethral obstruction sequence) ... 400
2 Hernien ... 401
3 Peritonitis ... 401
3.1 Mekoniumperitonitis ... 404
4 Tumoren ... 408
Literatur ... 409

Die Lendenwirbelsäule, die Beckenknochen und das Zwerchfell sind die augenfälligen Bauchwandstrukturen in Übersichtsaufnahmen. Nach den Fettbegleitsäumen der Nieren und der lateralen Psoasränder sowie den in beiden Flanken zum Hypogastrium ziehenden präperitonealen Fettbegleitsäumen muß dagegen häufig gesucht werden; die Deformierung oder Auslöschung dieser Säume kann bei raumfordernden und entzündlichen Prozessen diagnostisch wegweisend sein. Hierbei muß berücksichtigt werden, daß die Flankenlinien, die der lateralen Begrenzung der Bauchhöhle entsprechen, aufgrund des geringen Fettgehaltes der Bauchwand in den ersten Lebensmonaten häufig fehlen, und daß die retroperitonealen Fettbegleitsäume sich meist erst im Grundschulalter darstellen [12]. Nabelschnurreste, Nabelhernien und andere oberflächliche Raumforderungen können schattengebend sein, während Lipome Aufhellungen hervorrufen können; Unklarheiten sind in diesen Fällen leicht durch Inspektion des Patienten oder durch Palpation auszuräumen. *Bauchwandverkalkungen* sind selten und können auf Fremdkörpern, verkalkten Abszessen oder Parasiten, einer Myositis ossificans, Phlebolithen eines Hämangioms oder neoplastischen Erkrankungen beruhen. Auch Phlebolithen der Beckenvenen werden im Kindesalter nur selten und frühestens gegen Ende des ersten Lebensjahrzehnts beobachtet [4].

Die klinische Untersuchung, die Sonographie und Übersichtsaufnahmen sind häufig hinreichend zu einer ersten Klärung von Bauchwanderkrankungen. Die diagnostisch wichtigen prä- und paravertebralen Weichteile müssen jedoch ggf. mit der Computertomographie (CT) dargestellt werden; da die Abgrenzung der dorsalen Bauchwand vom Darmkonvolut im Kindesalter wegen der geringen Dicke der Fettschichten Schwierigkeiten bereitet, empfiehlt sich die Primäruntersuchung nach Gabe eines geeigneten Kontrastmittels per os. Die computertomographische Beurteilung des Zwerchfells wird durch den tangentialen Anschnitt und durch Bewegungsartefakte erschwert; hier sowie auch im kleinen Becken kann in seltenen Fällen die Magnetresonanztomographie (MRT) mit multiplanarer Schnittführung weiterhelfen.

1 Mißbildungen

Soweit sie sichtbar sind, werden sie bei der Inspektion des Neugeborenen diagnostiziert; häufig zeigen sie sich bereits bei der fetalen Ultraschalluntersuchung. Die bildgebenden Verfahren müssen zur Klärung chirurgischer Fragestellungen und insbesondere zur Darstellung der oftmals assoziierten Mißbildungen herangezogen werden (Mißbildungen der Wirbelsäule und des Zwerchfells s. Bd. 1, Kap. von C.P. Fliegel und Bd. 2 von H.C. Oppermann).

1.1 Spaltbildungen der vorderen Bauchwand

Das frühembryonale Zölom bildet sich bei der Abfaltung des scheibenförmigen Embryos vom Dottersack zwischen vier nach ventral auswachsenden mesodermalen Falten, die sich später am Nabelring vereinigen. Entwicklungsstörungen der lateralen Falten führen zu einer Nabellücke mit Persistenz des extraembryonalen Zöloms, das prolabierten Darm enthält (Omphalozele); Entwicklungsstörungen der kranialen oder der kaudalen Falte bewirken Spaltbildungen der Körperwand im thorakal-epigastrischen Bereich (Kelosomia superior; Cantrell-Sequenz) bzw. im Hypogastrium (Kelosomia inferior; Blasen- oder Kloakenekstrophie). Die Genese einer weiteren Spaltbildung, der Laparoschisis, ist nicht völlig geklärt. Die Bauchspalten treten zumeist sporadisch auf; ihre Ätiologie ist unbekannt [3, 5].

Omphalozele (Nabelschnurbruch, Exomphalos): Diese nicht ganz seltene Verschlußstörung des Nabelrings (ca. 1 auf 4000 bis 1 auf 10000 Geburten) betrifft Jungen und Mädchen annähernd gleich häufig. Durch eine Nabellücke prolabieren Anteile des Darmes und oftmals auch der Leber in einen häutigen Sack, dessen Schichten aus Peritoneum, Whartonscher Sulze und Amnion gebildet werden. Die Nabelschnur sitzt im Bereich der Zele an (Abb. 1); fast immer besteht eine Darmfehllage. Die Zelengröße variiert beträchtlich: neben nahezu kompletten Eventrationen des Darmes und der Leber sind kleine Brüche beschrieben worden, bei denen mit dem Abklemmen der Nabelschnur unbemerkt eine einzelne Darmschlinge mit unterbunden und ein Ileus hervorgerufen wurde. Zusätzliche Mißbildungen treten bei ca. 50–70% der Patienten auf; es können Residuen des Ductus omphaloentericus, Darmatresien und ein Volvulus sowie Mißbildungen des Urogenitaltrakts, Herzfehler, Myelomeningozelen und Zwerchfellhernien vorhanden sein. Die Omphalozele findet sich auch in Kombination mit weiteren Verschlußstörungen der vorderen Körperwand (Cantrell-Sequenz, Kloakenekstrophie), den Trisomien 13, 18 und 21 sowie dem Wiedemann-Beckwith-Syndrom (Omphalozele, Gigantismus, Makroglossie, Hepatosplenomegalie, vergrößerte Nieren u.a.). Die Prognose hängt nicht zuletzt von der Schwere der assoziierten Mißbildungen ab [3]; sie hat sich durch die modernen Behandlungsverfahren erheblich gebessert.

Die bildgebenden Verfahren haben vor allem die assoziierten Mißbildungen nachzuweisen. Zur primären Diagnostik empfehlen sich die sonographische Untersuchung des Abdomens, die Echokardiographie sowie eine Übersichtsaufnahme von Thorax und Abdomen, ggf. ergänzt durch Kontrastmitteluntersuchungen. Verlaufskontrollen richten sich nach den chirurgischen Fragestellungen. Die in die Bauchhöhle zurückverlagerte Leber kann später sehr ungewöhnliche Formen und Lappungen aufweisen [11].

Laparoschisis (Gastroschisis): Sie betrifft leicht überwiegend Mädchen, und in einem Großteil der Fälle handelt es sich um Frühgeborene. Die Häufigkeit, die nach älteren Angaben ca. 1 auf 30000 Geburten betrug [23], hat nach neueren Beobachtungen anscheinend deutlich zugenommen [3]. Es besteht eine Bauchwandlücke, die fast immer rechts neben der normal ansitzenden Nabelschnur liegt und nicht überhäutet ist. Durch diese Lücke prolabieren große Anteile des Magen-Darm-Trakts (Abb. 2); auch die Blase, der Uterus und die Adnexe können vorfallen, während die Leber in der Bauchhöhle verbleibt. Der Darm, der ungeschützt dem hypotonen Fruchtwasser ausgesetzt war, ist livide verfärbt, mit sulzigen Schichten bedeckt und partiell verklebt. Differentialdiagnostische Schwierigkeiten können sich bei der Abgrenzung von einer rupturierten Omphalozele ergeben. Zusätzliche Mißbildungen sind selten: es handelt sich meist um Darmatresien, die wahrscheinlich sekundär in 5–10% der Fälle auftreten. Die Ergebnisse der operativen Behandlung sind inzwischen überwiegend günstig [32].

Die Röntgendiagnostik dient vornehmlich zur Klärung von Passagehindernissen in der postoperativen Behandlungsphase. Hierbei ist zu berücksichtigen, daß der zunächst verdickte, verkürzte und rigide Darm oft erst nach Wochen eine Tendenz zur Normalisierung von Peristaltik und Kaliber zeigt [3, 11].

Cantrell-Sequenz: Bei dieser seltenen Mißbildung klaffen die kaudalen Hälften des Sternums, so daß das dextroponierte Herz zwar überhäutet, aber nicht vom Brustkorb überdeckt ist (Ectopia cordis). Im Epigastrium besteht eine breite Rektusdiastase mit Bauchwandhernie, zusätzlich kann eine Omphalozele vorliegen. Das Zwerchfell weist eine anteromediane Lücke auf, und Peritoneal- und Perikardhöhle stehen in Verbindung. Die Cantrell-Sequenz ist fast immer mit Herzfehlern kombiniert; weitere Mißbildungen werden seltener beobachtet [5], ausgenommen Fehllagen des Magen-Darm-Trakts. Die Mißbildung ist operabel, die Prognose von der Schwere des Herzfehlers abhängig.

Übersichtsaufnahmen zeigen die Dextroposition des Herzens und die weit lateral stehenden Rippenenden; die unteren Sternumkerne sind nicht ossifiziert. Die abdominale Luftverteilung läßt ggf. auf eine Darmfehllage schließen, gelegentlich wird herniierter Darm im Perikard gefunden [11, 29].

Blasenekstrophie: Sie ist eine seltene Spaltbildung des Hypogastriums (ca. 1 auf 10000 bis 1 auf 30000 Geburten), die überwiegend Jungen betrifft. Die hintere Blasenwand, das Trigonum vesicae und die dorsale Wand der Urethra liegen frei zutage, so daß eine komplette Epispadie besteht und die Ureterostien sichtbar sind. Weiter ist ein Spaltbecken vorhanden; auch Leistenhoden und Leistenbrüche sind häufig assoziiert, während Mißbildungen des oberen Harntrakts und anderer Organe kaum beobachtet werden. Gelegentlich finden sich auch vielgestaltige inkomplette Formen der Blasenekstrophie. Die operative Behandlung ist schwierig, die verbleibenden Behinderungen sind oft nicht unerheblich [20]. Als Komplikationen treten aszendierende Pyelonephritiden und sekundäre Harnwegsobstruktionen auf [3].

Die primäre Diagnostik kann sich auf die sonographische Untersuchung des oberen Harntrakts beschränken, ggf. ergänzt durch die Urographie. Zur Verlaufskontrolle werden die Methoden der Harntraktuntersuchung herangezogen [11].

Kloakenekstrophie (vesikointestinale Fissur): Sie ist die seltenste und schwerwiegendste Verschlußstörung der vorderen Bauchwand (ca. 1 auf 60000 Geburten) und betrifft Jungen und Mädchen mit gleicher Häufigkeit. Kaudal einer infraumbilikalen Omphalozele findet sich eine ekstrophierte Blase mit median gespaltener Schleimhaut, zwischen deren Hälften eine Ileum- oder Zökumfistel prolabiert. Unterhalb dieser Fistel können 1–3 weitere Fisteln vorliegen, die einem blind endenden Kolon variabler Länge zugehören; zumeist besteht eine Rektumagenesie. Das Genitale ist gespalten, verdoppelt oder nicht angelegt. Häufig sind auch Mißbildungen der Nieren und der oberen Harnwege sowie Myelomeningozelen oder eine Fixation des Fi-

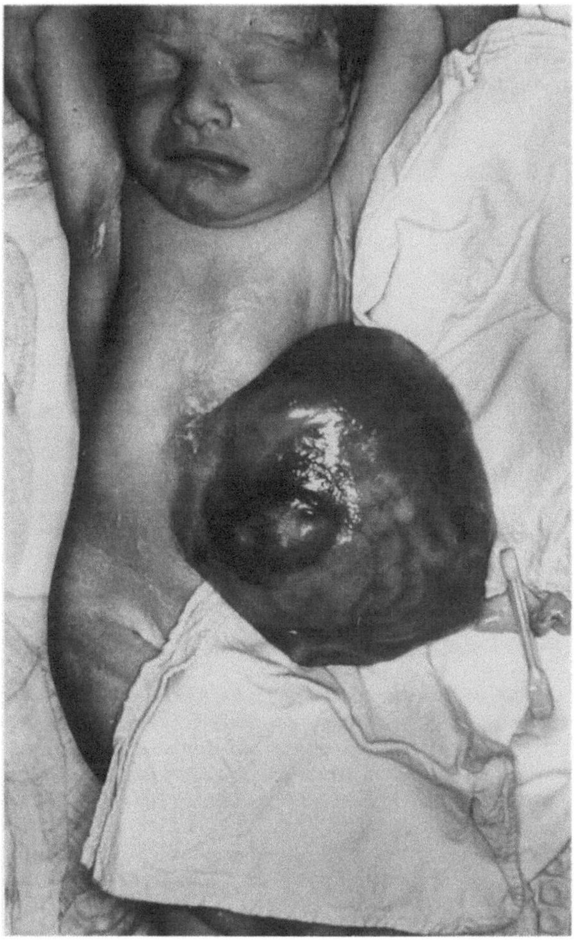

Abb. 1. Omphalozele (freundlicherweise überlassen von Frau Dr. M. NIESEN, Univ.-Frauenklinik Bonn)

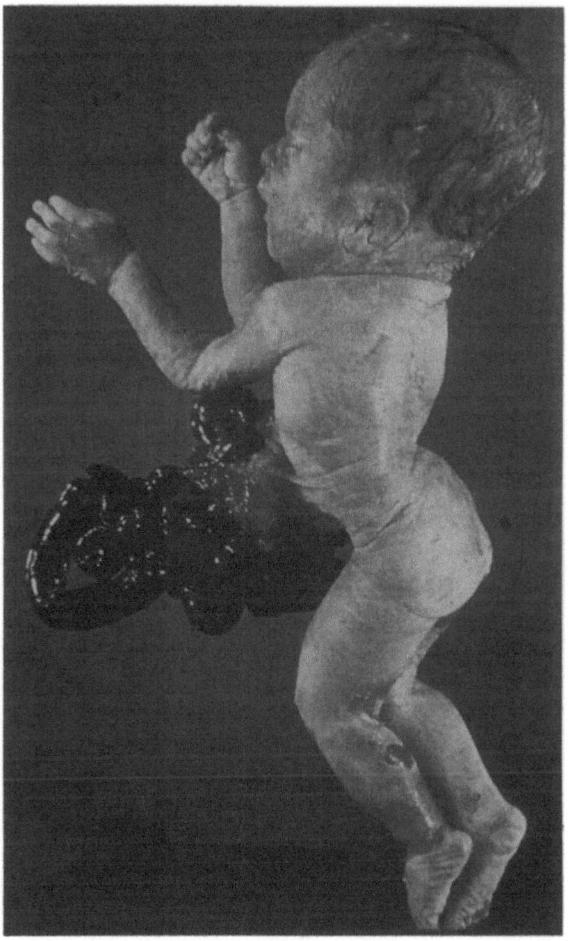

Abb. 2. Laparoschisis (Totgeburt) (freundlicherweise überlassen von Frau Dr. M. NIESEN, Univ.-Frauenklinik Bonn)

lum terminale des Myelons (Tethered cord) assoziiert (OEIS-Komplex: *O*mphalozele, *E*kstrophie, Anus *i*mperforatus, *s*pinale Anomalie). Es können Darmduplikaturen, Darmstenosen und Mißbildungen der unteren Extremitäten vorhanden sein. Die operative Behandlung ist äußerst schwierig, die verbleibenden Behinderungen sind erheblich. Nicht wenige der Kinder versterben in den ersten Lebenswochen [3, 26].

Die Übersichtsaufnahme zeigt ein Spaltbecken und gegebenenfalls vorhandene Wirbelsäulenmißbildungen; Nierenmißbildungen werden primär sonographisch nachgewiesen. Die weitere Diagnostik richtet sich nach den chirurgischen Fragestellungen: Durchgängigkeit, Lageverhältnisse und Länge des proximalen Darmtrakts können mit einer Magen-Darm-Passage dargestellt werden; die Fistulographie mit wasserlöslichem Kontrastmittel kann die Länge der Kolonanlage bestimmen und klären, ob eine ileokolische Anastomose mit Kolostomie durchführbar ist [11]. Bei Neugeborenen sollte sonographisch, bei älteren Patienten mit der MRT nach spinalen Anomalien gesucht werden [27].

1.2 Residuen des Ductus omphaloentericus (D. vitellinus)

Das Meckelsche Divertikel, proximales Ende eines inkomplett persistierenden Ductus omphaloentericus (Abb. 3), ist die häufigste Form der Gangpersistenz und wird bei 1–2% der Obduktionen gefunden. Komplikationen betreffen überwiegend Jungen und treten zu etwa 50% bereits in den ersten beiden Lebensjahren auf. Die häufigste Komplikation ist eine Divertikelblutung aus peptischen Ulzera, hervorgerufen von ektoper Magenschleimhaut; die Perforation dieser Ulzera ist selten. Briden oder zystische Divertikelauftreibungen durch Verklebung können zu einem Ileus, Divertikeleinstülpungen zu einer nichtobstruktiven oder obstruktiven ileoilischen Invagination führen. Es kann zu Divertikulitiden kommen, die klinisch nicht von einer Appendizitis zu unterscheiden sind [3].

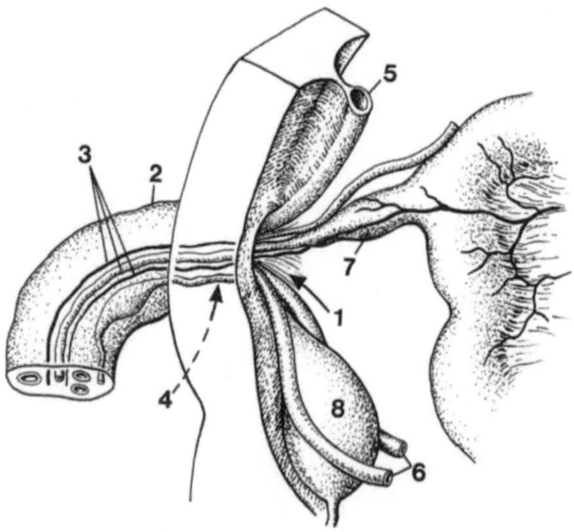

Abb. 3. Schematische Darstellung der Nabelschnurgefäße. *1* Nabelring, *2* Nabelschnur, *3* Ductus omphaloentericus, A. u. V. omphalomesenterica, *4* Allantois, *5* Nabelvene, *6* Nabelarterien, *7* Meckelsches Divertikel, *8* Blase. (Nach CAFFEY [4])

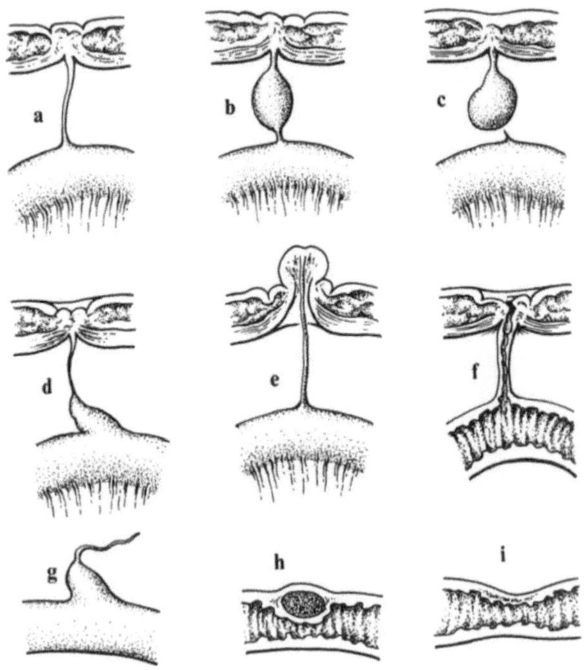

Abb. 4a–i. Variationen des persistierenden Ductus omphaloentericus. **a** Fibröser Strang, der das Ileum am Nabel fixiert; **b, c** Dottergangzysten; **d** Meckelsches Divertikel, mit Strangbildung am Nabel fixiert; **e** Nabelpolyp mit Strangbildung zum Ileum; **f** Fistel; **g** Meckelsches Divertikel mit einem unfixierten, obliterierten Gangresiduum; **h** durch Verklebungen zystisch aufgetriebenes, sekundär intramural gelegenes Meckelsches Divertikel; **i** Ileumstenose im Bereich proximaler Gangresiduen. (Nach CAFFEY [4])

Die weiteren Formen der Gangpersistenz sind selten. Distale Residuen können als blind endender Nabelsinus oder als Nabelpolyp sichtbar sein; sie enthalten Darmschleimhaut. Aus beidseits geschlossenen, mit Mukosa ausgekleideten Gangresiduen entwickeln sich Zysten, die unterhalb des Nabels intra- oder extraperitoneal lokalisiert sind; diese Dottergangzysten (Rosersche Zysten) werden häufig von eitrigen Entzündungen betroffen. Der Ductus omphaloentericus kann als bindegewebiger Strang oder als Fistelgang zwischen unterem Ileum und Nabel erhalten bleiben und prädisponiert dann durch die Anheftung des Darmkonvoluts an der vorderen Bauchwand zu Volvulus oder Strangulationsileus (Abb. 4). Die Fistel zeigt sich in der Neonatalperiode durch Schleim- und Stuhlabsonderungen aus dem Nabel, gelegentlich durch Ausstülpung des Ganges bzw. auch durch Eventration des Ganges und der zu- und abführenden Ileumschlinge [3, 4].

Die Fistulographie mit wasserlöslichem Kontrastmittel sichert die offene Verbindung zwischen Nabel und Ileum. Bei Verdacht auf das Vorliegen eines blutenden Meckelschen Divertikels ist als Primäruntersuchung der szintigraphische Nachweis ektoper Magenschleimhaut mit Technetium-Pertechnetat angezeigt (s. auch Kap. 2); die konventionellen Kontrastmitteluntersuchungen haben eine deutlich geringere Treffsicherheit bei der Divertikeldarstellung. Bei einem Nabelsinus oder Nabelpolypen können auch proximale Gangresiduen vorhanden sein, so daß eine Magen-Darm-Passage erwägenswert ist. Obstruktive Komplikationen ergeben klinisch und röntgenologisch zumeist unspezifische Ileusbefunde, und die endgültige Diagnose wird bei der operativen Behandlung gestellt; die Intussuszeption infolge eines Meckelschen Divertikels kann jedoch sonographisch sowie mit einem Kontrastmitteleinlauf dargestellt werden, wobei gelegentlich auch das invertierte Divertikel sichtbar wird (Abb. 5; s. auch Abb. 12 in Kap. „Untersuchungstechnik des Magen-Darm-Trakts", 2. Aufl.) [12, 21, 22].

1.3 Urachusanomalien

Der Urachus, der aus dem Allantoisgang (Abb. 3) entsteht, kann als Fistel zwischen Nabel und Blase persistieren, so daß sich Urin aus dem Nabel entleert. Obliteriert der Gang nur teilweise, entwickeln sich zum Blasenscheitel oder zum Nabel hin offene

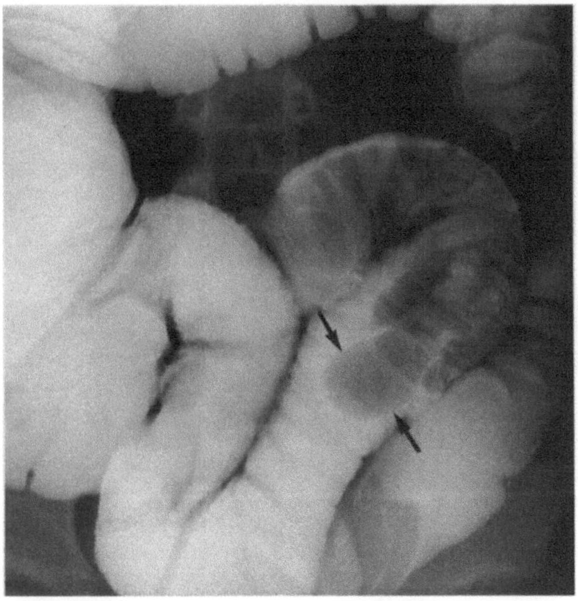

Abb. 5. Ileoilische Invagination infolge eines eingestülpten Meckelschen Divertikels, operativ bestätigt (Kontrasteinlauf bei einem 7jährigen Jungen mit Bauchschmerzen und Anämie; *Pfeile* Divertikel)

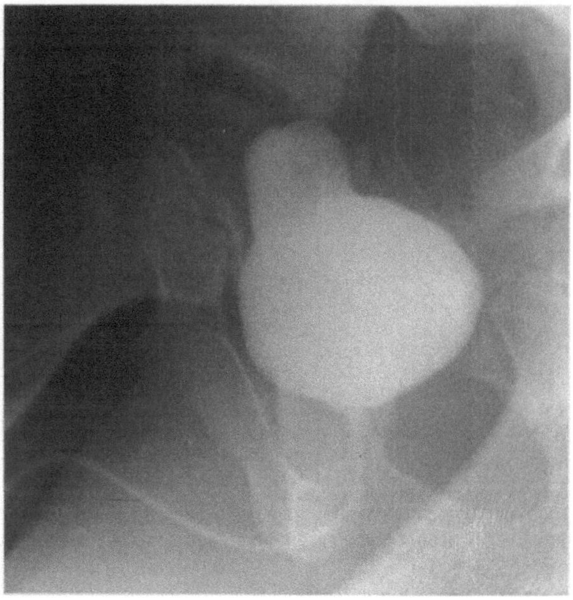

Abb. 6. Urachusdivertikel der Blase (Miktionszystourethrogramm bei einem 12jährigen zerebral geschädigten Jungen mit Enuresis)

Urachusdivertikel. Geschlossene, mit Übergangsepithel ausgekleidete Residuen können sich zu großen Zysten entwickeln, die subumbilikal in der medianen Bauchwand lokalisiert sind; diese Urachuszysten neigen zu eitrigen Infektionen. Im Erwachsenenalter manifestieren sich Gangresiduen nicht ganz selten mit maligner Entartung. Urachusanomalien sind seltener als persistierende Gangstrukturen des Ductus omphaloentericus [3].

Die Fistulographie sichert die offene Verbindung zwischen Nabel und Blase; da die Urachusfistel oft mit Harnentleerungsstörungen assoziiert ist, empfehlen sich zusätzlich eine sonographische Untersuchung der Harnwege und ein Miktionszystourethrogramm. Das Urachusdivertikel der Blase wird in der Regel bei der Röntgenuntersuchung der Harnwege festgestellt (Abb. 6). Die Urachuszyste, die oft palpabel ist, läßt sich sonographisch darstellen [4, 12, 30] (zur Differentialdiagnose s. [24]).

1.4 Teratome

Diese Mißbildungstumoren weisen die 3 embryonalen Gewebeschichten auf („abortiver Zwilling") und zeigen häufig grobe Verkalkungen oder auch differenziertere Organanlagen wie Zahnbildungen. Teratome finden sich intrakraniell, in Mediastinum und Retroperitoneum, dem Steißbein ansitzend (Mittellinienteratome) sowie in den Gonaden. Sie werden in allen Altersstufen beobachtet, manifestieren sich aber zumeist im Kindesalter. Maligne Entartung und Metastasierung sind häufige Komplikationen; Tumormarker ist in diesen Fällen das alpha-Fetoprotein [3].

Steißteratom: Es ist die häufigste dieser Mißbildungen und zugleich auch die häufigste Neoplasie bei Neugeborenen; betroffen sind überwiegend Mädchen. Unmittelbar postpartal muß in ca. 10% der Fälle mit maligner Entartung gerechnet werden; bei späterer Entdeckung, inkompletter Resektion oder verzögerter operativer Behandlung steigt das Risiko in wenigen Monaten rasch auf 30% und mehr. Der dem Steißbein ansitzende Tumor führt zu einer erheblichen Deformierung der Gesäßregion und des Perineums sowie zu einer Ventralverlagerung des Anus; der Sphinktermechanismus ist in der Regel intakt. Intrapelvine Tumoranteile, die ein beträchtliches Ausmaß erreichen können, finden sich bei ca. 50%, ausschließlich intrapelvine, präsakrale Teratome nur bei ca. 10% der Patienten. Assoziierte Mißbildungen sind selten. Die Diagnose kann meist mit hoher Sicherheit durch die Inspektion gestellt werden, da andere raumfordernde Prozesse des Sakralbereichs kaum zu vergleichbarer Deformierung des Perineums führen (Abb. 7). Die perineale Resektion muß bei großem pelvinem Tumor über einen abdominalen Zugang vervollständigt werden; die Erhaltung der Kontinenz ist technisch schwierig [12].

Übersichtsaufnahmen können die häufig vorhandenen Verkalkungen darstellen; Kreuz- und Steißbein sind zumeist unauffällig, so daß sich das Vorliegen einer Meningozele oder eines Knochentumors ausschließen läßt. Die Sonographie zeigt den überwiegend zystischen Tumoraufbau und die intraabdominale Tumorausdehnung (Abb. 7), die insbesondere bei Neugeborenen

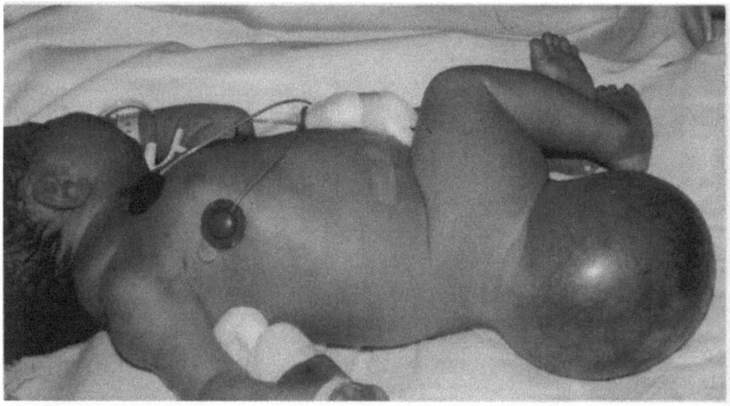
a

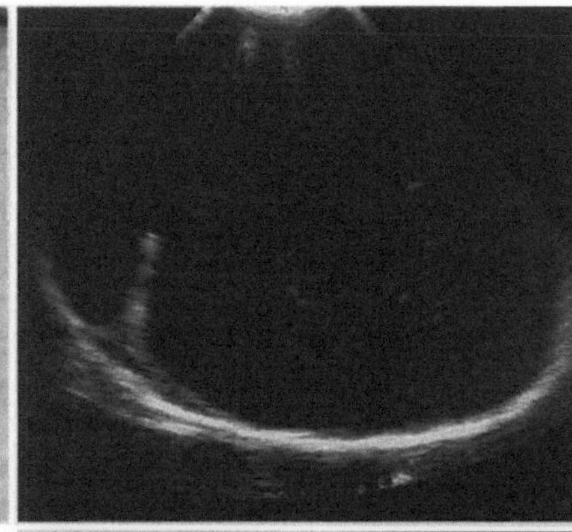
b

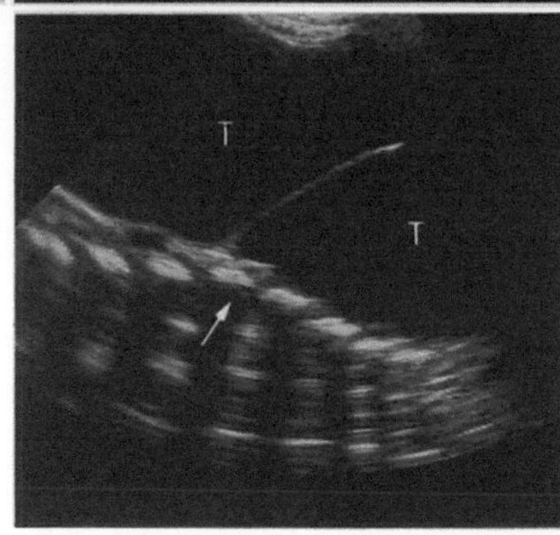

c

Abb. 7a–c. Steißteratom (reifgeborenes Mädchen). **a** Dem Steiß ansitzender Tumor, assoziiert ein Hygroma colli. **b** Sonographisch zystischer, septierter Steißtumor. **c** Beträchtliche intraabdominale Ausdehnung des Tumors (suprapubischer sonographischer Schnitt in der Mediansagittalebene *Pfeil* Promontorium, *T* Teratom)

vor der Luftfüllung des Darmes sehr zuverlässig erfaßt werden kann, weiter auch das Ausmaß der durch intrapelvine Raumforderung bedingten Harnabflußstörung [35]. Ergänzend können Kontrastmitteluntersuchungen des Harntrakts und des nach ventral verlagerten, oftmals stark komprimierten Enddarms erforderlich sein. Falls der Chirurg eine präoperative Angiographie wünscht, kann sie als Übersichtsaortographie über einen Nabelarterienkatheter durchgeführt werden [3, 12].

Retroperitoneales Teratom: Klinisch manifestiert sich dieser vorwiegend links lokalisierte Mißbildungstumor im Kindesalter meist als tastbare abdominale Raumforderung; die Häufigkeit der malignen Entartung beträgt ca. 10%.

Das Vorliegen eines Teratoms ist in Erwägung zu ziehen, wenn die Übersichtsaufnahme grobe Verkalkungen oder knochenähnliche Formationen im Tumor zeigt; die Lagebeziehung zu den Nieren und das Ausmaß der Harnabflußstörung sind mit Sonographie und Ausscheidungsurographie darzustellen. Differentialdiagnostisch ist zu beachten, daß Verkalkungen auch in Neuroblastomen und gelegentlich in Wilms-Tumoren auftreten können, hier aber zumeist feinfleckiger ausgebildet sind. Eine Sonderform des retroperitonealen Teratoms ist der Fetus in fetu: In diesen Fällen hat das Teratom distinkte Organe entwickelt, und die Übersichtsaufnahme kann differenzierte Skelettanteile im Tumor sichtbar machen [3, 4, 12].

1.5 Anteriore sakrale Meningozele

Bei dieser seltenen sakralen Mißbildung herniiert ein Durasack, der Liquor und Fettgewebe enthält, in den retrorektalen Raum. Das Sakrum ist halbseitig hypoplastisch und sichelförmig gestaltet oder auch aplastisch. Die anteriore sakrale Meningozele betrifft überwiegend das weibliche Geschlecht und tritt gelegentlich familiär gehäuft oder bei Marfan-Syndrom auf. Als assoziierte Mißbildungen sind Rektumstenosen und -atresien, Doppelanlagen von Vagina und Uterus sowie Teratome beschrieben worden. Die Patienten werden durch Obstipation, nicht selten auch durch neurogene Blasenentleerungsstörungen klinisch auffällig. Hautveränderungen über dem Kreuz- oder Steißbein fehlen fast immer [1, 12].

Die Sonographie kann den retrorektalen Tumor aufdecken. Übersichtsaufnahmen zeigen die sakrale Fehlbildung und schließen entzündliche oder neoplastische Prozesse dieser Region weitgehend aus. In seitlichen Zusatzaufnahmen ist eine Verbreiterung des retrorektalen Raumes darstellbar. CT oder MRT erhärten die Diagnose; ergänzend empfehlen sich eine Defäkographie und ein Miktionszystourethrographie [12].

1.6 Prune belly-Syndrom (Bauchmuskelaplasiesyndrom, Urethral obstruction sequence)

Die Hypoplasie oder Aplasie, nach anderer Auffassung die Atrophie der Bauchmuskulatur, sowie Kryptorchismus und oftmals schwerwiegende, zumeist nicht offenkundig obstruktive, beidseitige Fehlbildungen des Harntrakts bilden die Trias dieses Syndroms, das fast ausschließlich Jungen betrifft. In 5–10% der Fälle sind Urethralklappen, distale Urethrastenosen und Urethradivertikel beobachtet worden; die Ätiologie ist unbekannt. Wie es die Nomenklatur widerspiegelt, ist die Pathogenese kontrovers: Diskutiert werden eine mesenchymale Dysplasie oder die Folgen einer fetalen, funktionellen urethralen Obstruktion aufgrund der anscheinend immer vorhandenen Prostatahypoplasie (Lit. s. [33]). Die schlaffe, stark gefältelte, dörrpflaumenähnliche Bauchwand („prune belly") gestattet in typischen Fällen eine Blickdiagnose (Abb. 8). Die Ausprägung der einzelnen Merkmale ist sehr variabel. Zusätzliche Mißbildungen, wie solche der unteren Extremitäten, lassen sich nur z. T. auf die Oligohydramniesequenz zurückführen [33]; nicht ganz selten bestehen Anomalien des Darmtrakts (Darmfehllagen, M. Hirschsprung u. a.). Die Prognose ist vom Ausmaß der pyelonephritischen Komplikationen und der Niereninsuffizienz abhängig. Der Nutzen harnableitender Operationen ist umstritten [2].

Die Darstellung des Harntrakts erfolgt primär mit Sonographie, Miktionszystourethrographie und Ausscheidungsurographie. Es finden sich Nierendysplasien, Ausscheidungs- und Harntransportstörungen, Erweiterungen der oberen Harnwege sowie vesikoureterale Refluxe in unterschiedlicher Ausprägung. Die vergrößerte Harnblase kann eine erheblich verdickte Wand und ein Urachusdivertikel aufweisen; die hypoplastische Prostata führt zu einer charakteristischen Erweiterung und Deformierung der posterioren Urethra (Abb. 8) [15].

2 Hernien

Die Nabelhernie ist eine häufige und in der Regel belanglose Anomalie des Säuglingsalters, die sich zumeist spontan im Verlauf der ersten beiden Lebensjahre zurückbildet; Inkarzerationen sind eine Rarität. Selten finden sich paraumbilikale und epigastrische Hernien, bei denen ebenfalls meist mit einer Operation zugewartet werden kann. Dagegen bedürfen die häufigen, indirekten Leistenhernien, die ganz vorwiegend männliche Säuglinge betreffen und oft schon bei der Erstmanifestation inkarzeriert sind, immer der operativen Behandlung. Die weiteren Hernienformen des inguinoperinealen Bereichs – direkte und interparietale Leistenhernie, Femoral- und Perinealhernie – werden bei Kindern nur in Ausnahmefällen angetroffen [3, 19].

Diagnostische Schwierigkeiten können sich bei der Abgrenzung einer inkarzerierten Leistenhernie von einer Hydrozele des Samenstrangs, selten auch von einem Leistenhoden ergeben. Bei schmerzhaftem Leistentumor ist die Differenzierung einer inkarzerierten Hernie von einer Lymphadenitis oder einer Hodentorsion klinisch nicht immer möglich. Bei Mädchen kann die indirekte Hernie in eine der großen Labien mit Adnexvorfall und Ovarialtorsion einhergehen, so daß ähnliche diagnostische Probleme entstehen können wie bei Jungen. Die Situation ist gelegentlich sonographisch zu klären, in Zweifelsfällen darf jedoch nicht mit der operativen Revision gezögert werden [3, 25, 36].

Bei einseitiger indirekter Leistenhernie ist der kontralaterale Processus vaginalis im Säuglingsalter häufig ebenfalls noch offen, und ca. 10–20% der Patienten entwickeln später einen Bruch der klinisch zunächst unauffälligen Gegenseite. Der offene Leistenkanal kann sehr zuverlässig mit einer prä- oder intraoperativen *Herniographie* (Peritoneographie) dargestellt werden; die Untersuchung erfolgt mit Instillation eines wasserlöslichen Kontrastmittels in die Peritonealhöhle (technische Einzelheiten s. [9]). Da es aber in der Mehrzahl der Fälle zu einem spontanen Verschluß des asymptomatischen offenen Leistenkanals innerhalb der beiden ersten Lebenjahre kommt, wird die prophylaktische Operation gleichzeitig mit der behandlungsbedürftigen Gegenseite von zahlreichen Autoren abgelehnt. Eine Indikation zur Herniographie ergibt sich somit nur in unklaren Fällen, z. B. bei der Frage einer Rezidivhernie [3, 4, 12].

Innere Hernien sind im Kindesalter selten. Sie treten meist in Verbindung mit einer Malrotation auf, werden vorwiegend als paraduodenale Hernien im Retroperitoneum oder als Bruch in das Mesocolon ascendens (Hernia mesocolica) vorgefunden und können sich akut als mechanischer Ileus manifestieren. Falls lediglich unklare, chronische Bauchbeschwerden bestehen, kann die Magen-Darm-Passage ein abgeschnürtes, palpatorisch nicht zu trennendes Konglomerat von Dünndarmschlingen zeigen [3, 7, 12].

3 Peritonitis

Die *eitrige Peritonitis* entsteht zumeist sekundär, vorwiegend infolge einer Appendizitis, im weiteren bei Perforationen des Magen-Darm-Trakts oder

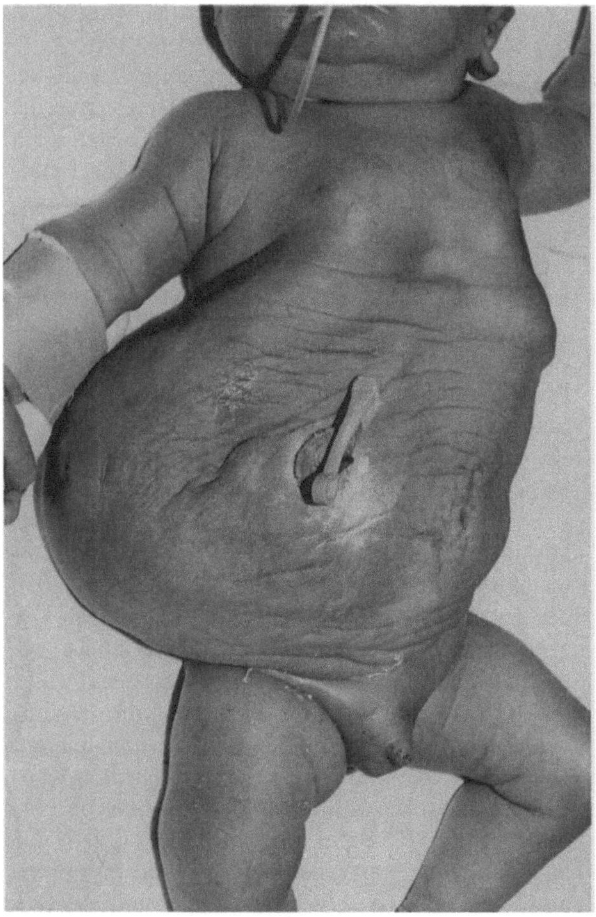

a

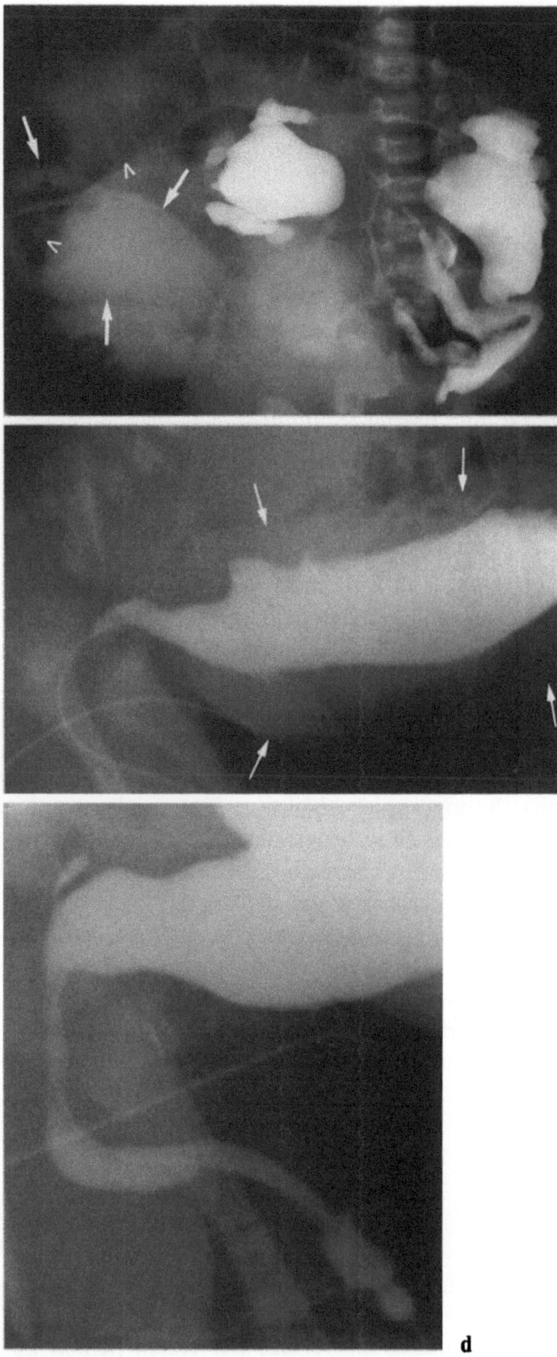

b

c

d

Abb. 8a–d. Prune belly-Syndrom. **a** Bauchmuskelaplasie (zusätzlich Kryptorchismus). **b** Hydronephrose beidseits. Ureterdilatation und -elongation links, exzessiver Megaureter rechts (Urogramm 4 Std. p.i.; *Pfeile* rechter Ureter, *Pfeilspitzen* Kontur des Blasendachs). **c** Megazystis, erheblich verdickte Blasenwand (*Pfeile*). **d** Bei Miktion verlängerter trigonaler Kanal, Dilatation der posterioren Urethra, Reflux in die Prostata, distales Urethradivertikel, kein infravesikales Abflußhindernis (**c**, **d** Miktionszystourethrogramm)

Abszessen der parenchymatösen Bauchorgane. Gelegentliche Ursachen sind u.a. ein verschleppter mechanischer Ileus, ein stumpfes oder ein penetrierendes Bauchtrauma, eine Colitis ulcerosa oder ein M. Crohn, selten die Ingestion eines spitzen Fremdkörpers; iatrogen kann sie durch die Peritonealdialyse oder einen ventrikuloperitonealen Shunt hervorgerufen werden. Die primäre eitrige Peritonitis als hämatogene oder lymphogene Infektion betrifft vorwiegend Kinder mit nephrotischem Syndrom und Aszites; sie tritt selten auch bei zuvor gesunden Kindern auf: Da es sich in diesen Fällen überwiegend um Mädchen im Alter von ca. 3–10 Jahren handelt, ist neben der hämatogenen Infektion auch die Keimaszension über das Genitale diskutiert worden. Die Peritonitis kann zu Abszessen führen, die bevorzugt subphrenisch, subhepatisch, in den Flanken und im Becken lokalisiert sind [3] (zur intraperitonealen Abszeßausbreitung s. [28]).

Klinisch finden sich Fieber, Bauchschmerzen, Erbrechen, flache Atmung und nicht selten durchfällige Stühle, zumeist begleitet von einem elenden Allgemeinzustand, gelegentlich auch von einem Schockzustand. Der druckschmerzhafte Bauch ist meist aufgetrieben, es besteht eine deutliche lokale oder diffuse Abwehrspannung, die Darmgeräusche sind spärlich.

In der Neugeborenenperiode liegt der Peritonitis in der Regel eine nekrotisierende Enterokolitis, gelegentlich auch eine spontane Magenperforation, eine Perforation bei Ileus oder eine iatrogene Rektumperforation mit dem Darmrohr oder dem Fieberthermometer zugrunde. Nabelinfektion, perinatale Sepsis und transplazentare Infektion sind nur noch selten Ursache der Peritonitis. Im Säuglingsalter kann sich die Erkrankung mit sehr uncharakteristischen Symptomen wie akuter Verschlechterung des Allgemeinzustandes, Unruhe, Bauchauftreibung und suprapubischem Bauchwandödem manifestieren; die reflektorische Abwehrspannung wird oftmals vermißt [6].

Die *gallige Peritonitis* aufgrund einer spontanen oder verschlußbedingten Ruptur der Gallenwege ist eine Rarität [16]. Die *tuberkulöse Peritonitis* wird fast nur noch bei Kindern aus den Entwicklungsländern beobachtet; die Verdachtsdiagnose wird klinisch gestellt und durch bakteriologische Untersuchung des Aszites, ggf. auch durch eine Peritonealbiopsie erhärtet; die Magen-Darm-Passage kann Strikturen und Adhäsionen der Darmschlingen zeigen, während intraperitoneale Verkalkungen selten sind [8, 31]. Die *Bariumperitonitis*, eine durch Kontrastmittelaustritt hervorgerufene Fremdkörperperitonitis [10], sollte weitgehend vermeidbar sein, wenn die Kontraindikationen der Bariumanwendung und die Regeln für die Durchführung des Kolonkontrasteinlaufs beachtet werden. In Risikofällen sollte die Untersuchung mit wasserlöslichen Kontrastmitteln durchgeführt werden; bei Applikation per os sind niederosmolare Präparate zu bevorzugen.

Die Diagnose der Peritonitis beruht im wesentlichen auf den klinischen Befunden; die bildgebenden Verfahren tragen zur weiteren Klärung der Erkrankung bei. Übersichtsaufnahmen des Abdomens werden ggf. mit vertikalem und horizontalem Strahlengang angefertigt und müssen mit einer Thoraxaufnahme ergänzt werden. Als Zeichen des paralytischen Ileus finden sich eine moderate Dilatation von Dünn- und Dickdarm sowie Spiegelbildungen, die wie in einem System kommunizierender Röhren etagenweise in gleicher Höhe stehen. Die verstärkte Separation benachbarter Darmschlingen weist auf ein Wandödem hin, kann jedoch auch von intraluminalen oder intraperitonealen Flüssigkeitsansammlungen herrühren (Abb. 9). Es muß nach freier Luft in der Bauchhöhle und nach Hinweisen auf einen mechanischen Ileus gesucht werden, d. h. nach Kriterien, die für eine unverzügliche operative Revision sprechen (Differentialdiagnose des Pneumoperitoneums s. Tabelle 1). Die Peritonitis kann bei älteren Kindern ebenso wie bei Erwachsenen eine Dichtezunahme des präperitonealen Fettbegleitsaums hervorrufen; dieses Zeichen ist in den ersten beiden Lebensjahren nicht verwertbar, da der Fettsaum hier nicht immer sichtbar sein muß. Freie Flüssigkeit in der Bauchhöhle ist leicht sonographisch nachzuweisen (Differentialdiagnose s. Tabelle 2a, b). Gelegentlich kann die ultraschallgezielte Punktion des Exsudats weiterführen [4, 6, 12, 13, 23].

Die Hinweise auf einen *intraabdominalen Abszeß* können in Nativaufnahmen mit verwirrenden Luftmustern leicht übersehen werden. Es finden sich Verlagerungen des dilatierten Darmtrakts, Verschattungen in einer Flanke oder Abszeßspiegel, die je nach Lage schwierig von intestinalen Luftfüllungen zu unterscheiden sind. Subphrenische Abszesse führen rasch zu kleinen Pleuraergüssen; bei Kindern entwickeln sich in diesen Fällen seltener als bei Erwachsenen subphrenische Spiegelbildungen. Ein indirektes Zeichen entzündlicher Flankenprozesse ist die fixierte Wirbelsäulenausbiegung

Tabelle 1. Differentialdiagnose des Pneumoperitoneums [12, 23]

Perforation des Magen-Darm-Trakts, perforierende Wunden der Bauchwand, Uterusperforation usw.

Iatrogen nach Laparotomie, Sternotomie, Punktionen usw. (Luftresorption bei Kindern meist innerhalb von 2–4 Tagen, selten innerhalb von mehreren Wochen)

Wanderung pneumomediastinaler Luftansammlungen bei Pneumomediastinum, interstitiellem pulmonalem Emphysem (Ausbreitung der Luft entlang der großen Gefäße und Lücken des Retroperitoneums oder auch über Lymphgefäße des anterioren Mediastinums)

Infektion mit gasbildenden Bakterien

Genese nicht zu klären

Cave Pseudopneumoperitoneum durch Koloninterposition zwischen Leber und Zwerchfell, basale Atelektasen, extraperitoneales subphrenisches Fett (täuschende subphrenische Aufhellung meist nicht unter dem höchstgelegenen Punkt der Zwerchfellkuppe, bei Umlagerung des Patienten nicht frei verschieblich)

Tabelle 2a. Differentialdiagnose intraperitonealer Flüssigkeitsansammlungen bei Neugeborenen [6, 12, 17]

Zumeist ohne Hydrops fetalis

Harnaszites bei kongenitalen Harnwegobstruktionen

Perforation des Magen-Darm-Trakts, Mekoniumperitonitis (die Perforation kann sich bereits intrauterin spontan verschlossen haben; geringe intraperitoneale Flüssigkeitsansammlung auch bei mechanischem Ileus ohne Perforation möglich)

Chylöser Aszites, idiopathisch oder bei Mißbildung bzw. Kompression der Lymphwege (milchiges Aussehen des Aszites erst nach Ernährung per os)

Neonatale Sepsis

Portale Hypertension bei kongenitalen oder neonatalen Lebererkrankungen aufgrund von intrauterinen Infektionen, Gallenwegmißbildungen oder Stoffwechselerkrankungen, sehr selten bei Dysplasie oder Stenose der V. portae

Biliärer Aszites, am ehesten bei spontaner Ruptur, sehr selten bei Verschluß der Gallenwege oder bei Ruptur gallehaltiger Leberzysten

Hämoperitoneum, am ehesten bei Ruptur eines geburtstraumatischen subkapsulären Leberhämatoms, seltener durch Ruptur eines Milzhämatoms oder eines adrenalen Hämatoms bzw. durch Perforation bei Gefäßkatheterisierung

Selten rupturierte Ovarialzyste, Hydrometrokolpos, benigner fetaler Aszites bei Polyhydramnie, Infusoperitoneum bei perforiertem zentralvenösem Katheter, Zwerchfellücke mit Inkarzeration von Bauchorganen oder mit Inkarzeration eines Peritonealsacks und einseitigem Hydrothorax [14] u. a.

Oftmals mit Hydrops fetalis

Rh-Inkompatibilität (Erythroblastosis fetalis)

Kardiovaskuläre Erkrankungen, z. B. komplexe Fehlbildungen, Dysrhythmien, myokardiale Funktionsminderungen, Herztumoren, prämaturer Verschluß fetaler Blutwege (des Foramen ovale, des Ductus arteriosus, der Nabelvene)

Transplazentare Infektion (Toxoplasmose, Röteln, Zytomegalie, Herpes, Lues, Leptospirose, Chagas-Krankheit u. a.)

Nichtimmunogene fetale Anämie (fetofetale oder fetomaternale Transfusion, homozygote alpha-Thalassämie, Glukose-6-Phosphatdehydrogenase-Mangel)

Mißbildungen, z. B. chromosomale Anomalien, syndromatische Erkrankungen, pulmonale Mißbildungen wie zystisch-adenomatoide Lungenfehlbildung oder pulmonale Lymphangiektasie u. a.

Hypoproteinämie (kongenitales nephrotisches Syndrom, exsudative Enteropathie)

Mütterliche Erkrankungen (nur noch selten bei EPH-Gestose, Diabetes mellitus)

Plazentare Erkrankungen (Chorionangiom, choriale Venenthrombose u. a.)

Genese nicht zu klären

(Abb. 10). Die Sonographie ist hier das primäre Darstellungsverfahren; sie zeigt Raumforderungen mit variabler, z. T. komplexer Echogenität, wechselnden Mengen eines echogenen Detritus, variabler Wanddicke und gelegentlich auch mit Gasansammlungen. Bei starken Schallhindernissen kann die Computertomographie herangezogen werden,

Tabelle 2b. Differentialdiagnose intraperitonealer Flüssigkeitsansammlungen bei älteren Kindern [12, 18]

Transsudativer Aszites bei portaler Hypertension aufgrund eines prähepatischen Blocks, bei Leberzirrhose, Stauungsleber (Herzinsuffizienz, Budd-Chiari-Syndrom, konstriktive Perikarditis), bei Hypoproteinämie (nephrotisches Syndrom, enteraler Proteinverlust, Proteinmangelernährung)

Exsudativer Aszites bei Peritonitis, malignen Tumoren (maligne Lymphome, gonadale Tumoren, Hepatom, Neuro- und Nephroblastom u. a.), bei Kollagenkrankheiten u. a.

Perforation des Magen-Darm-Trakts

Hämoperitoneum bei stumpfem Bauchtrauma, Blutungsübeln

Chylöser und biliärer Aszites, Harnaszites, Aszites bei Pankreatitis und traumatischen Pankreaspseudozysten u. a.

Genese nicht zu klären

die in Verbindung mit dem Kontrastmittelenhancement der Abszeßwand sehr treffsicher ist. In Ausnahmefällen kann bei unklaren, chronisch-entzündlichen Baucherkrankungen auch die Durchführung einer Galliumszintigraphie erwogen werden, die allerdings zu einer hohen Strahlenbelastung führt [4, 12, 23, 28].

3.1 Mekoniumperitonitis

Sie beruht auf einer pränatalen Darmperforation; der Austritt des sterilen fetalen Darminhalts ruft eine chemische Peritonitis mit intensiver fibroplastischer Reaktion, Fremdkörpergranulomen und disseminierten intraperitonealen Verkalkungen hervor (Häufigkeit ca. 1 auf 35000 Geburten). In einem Großteil der Fälle (10–40%) liegt eine zystische Fibrose (Mukoviszidose) mit Mekoniumileus zugrunde; die weiteren Formen der Darmobstruktion folgen in der Häufigkeit. Selten finden sich lediglich Wanddefekte, deren Genese vielfach auf ischämische Läsionen zurückzuführen sein soll. Die Erkrankung manifestiert sich in der Regel innerhalb der ersten Lebenstage mit den klinischen Zeichen des Ileus [3, 4, 12, 23].

Es werden 3 Formen der Mekoniumperitonitis unterschieden:

a) die häufige fibroadhäsive Form, die mit erheblichen Adhäsionen und rasch entstehenden, in Zahl und Größe sehr variablen Verkalkungen in der gesamten Peritonealhöhle einhergeht; der Darm ist oft als Konglomerattumor an der hinteren Bauchwand fixiert; die Perforation kann zum Zeitpunkt der Geburt gedeckt bzw. spontan narbig geheilt sein, so daß Kinder ohne eine gleichzeitige Darmobstruktion asymptomatisch bleiben können;

b) die zystische Form, bei der die Perforation in eine Pseudozyste mündet, die aus miteinander verklebten Darmschlingen gebildet wird; dieser Hohlraum kann eine beträchtliche Größe erreichen und besitzt eine dicke, oftmals schalenförmig verkalkte

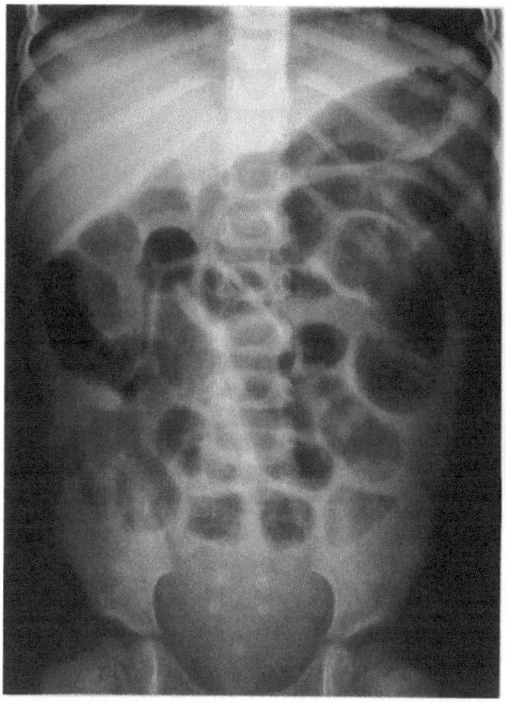
a

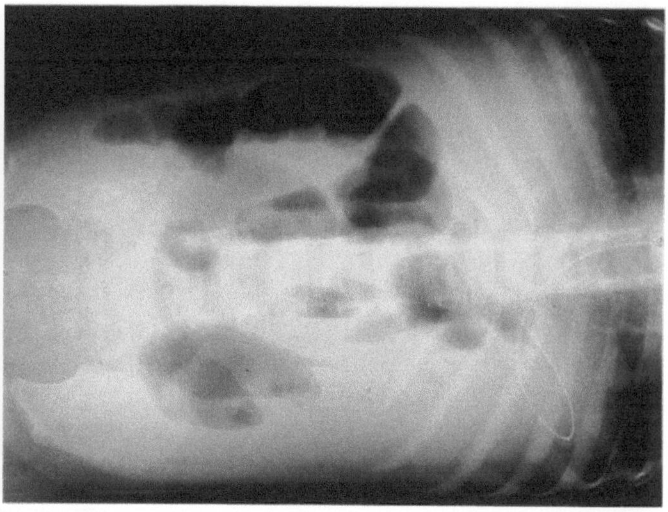
b

Abb. 9a, b. Primäre eitrige Peritonitis, operativ gesichert (im Exsudat hämolysierende Streptokokken; knapp 2jähriges Mädchen). **a** Moderate Dilatation des Dünndarms, spärlich Luft im Kolon nach Absetzen einiger kleiner, durchfälliger Stuhlportionen, separierte Darmschlingen; sonographisch Aszites (Abdomenübersicht in Rückenlage). **b** Zeichen des paralytischen Ileus, kein Anhalt für Perforation (Aufnahme mit horizontalem Strahlengang in linker Seitenlage nach Absaugen des Magens)

Membran, auch einzelne disseminierte Verkalkungen können vorhanden sein;

c) die generalisierte Form, die durch Perforation kurz vor oder während der Geburt entsteht; die Bauchhöhle enthält zähflüssigen, mekoniumfarbenen Darminhalt, Adhäsionen sind spärlich; Verkalkungen können sich als kalziumdurchtränkte flockige Aufschwemmungen finden und haften nicht an den serösen Oberflächen [6].

Mit Ausnahme der gelegentlichen spontan geheilten Fälle ist eine operative Behandlung erforderlich. Die Prognose ist vorwiegend von der zugrundeliegenden Darmerkrankung abhängig; relativ ungünstig sind die Ergebnisse bei den Kindern mit zystischer Fibrose und Mekoniumileus. Die intraperitonealen Verkalkungen bilden sich innerhalb einiger Monate oder Jahre zurück [3, 6].

Intraperitoneale Verkalkungen, bei Jungen auch skrotale Verkalkungen innerhalb des Processus vaginalis, sind in der Neonatalperiode nahezu pathognomonisch für das Vorliegen einer Mekoniumperitonitis, so daß die Diagnose in der Mehrzahl der Fälle mit einer Übersichtsaufnahme gestellt werden kann (Abb. 11, 12). Als einzige weitere, exzeptionelle Ursache disseminierter intraperitonealer Verkalkungen bei Neugeborenen ist eine fibroplastische Peritonitis bei Hydrometrokolpos beobachtet worden, die offenbar durch den Austritt uteriner Sekrete aus den Tuben bzw. eine Uterusperforation bewirkt war [6, 34]; diese Differentialdiagnose ist leicht sonographisch auszuschließen.

Die Kalkherde sind in der Regel feinschollig, sie finden sich u.a. zwischen Oberbauchorganen und Zwerchfell sowie zwischen Kolon und lateraler Bauchwand; Lokalisation und Verteilung ermöglichen zumeist eine sichere Unterscheidung von retroperitonealen und intrahepatischen Verkalkungen sowie insbesondere von intraluminalen Verkalkungen des Darmtrakts, die bei Analagenesie mit Fistel zum Harntrakt oder auch anderen Formen

Tabelle 3. Differentialdiagnose abdominaler Verkalkungen bei Neugeborenen [6]

Intraperitoneal disseminiert bei Mekoniumperitonitis, ausnahmsweise bei Hydrometrokolpos

Gastrointestinal – intraluminal gelegentlich bei Darmobstruktionen mit oder ohne Fistel zum Harntrakt (z.B. den hohen Formen der Analagenesie) – intramural bei Infarzierung der Darmwand oder selten auch bei Obstruktion

Intrahepatisch bei Tumoren (Hepatoblastom, Hämangiom, Neuroblastommetastasen), nach Nabelvenenkatheter oder Infektion

Retroperitoneal – adrenal bei Nebennierenblutungen, Neuroblastom, Wolmanscher Krankheit – renal bei Nephrokalzinose unterschiedlicher Genese – bei Teratom

Selten Ovarialteratom, Blasennekrose, vaskuläre Verkalkungen, Bauchwandverkalkungen, infarzierter intraabdominaler Hoden, skrotal bei Mekoniumperitonitis oder Teratom

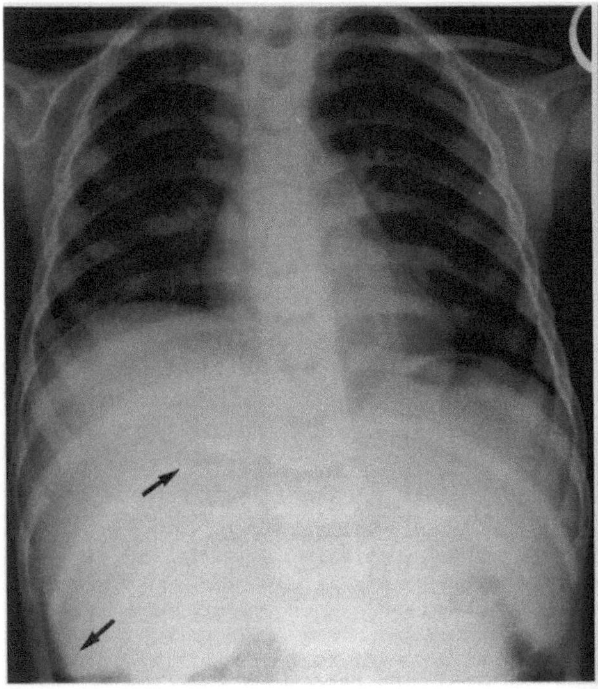

a

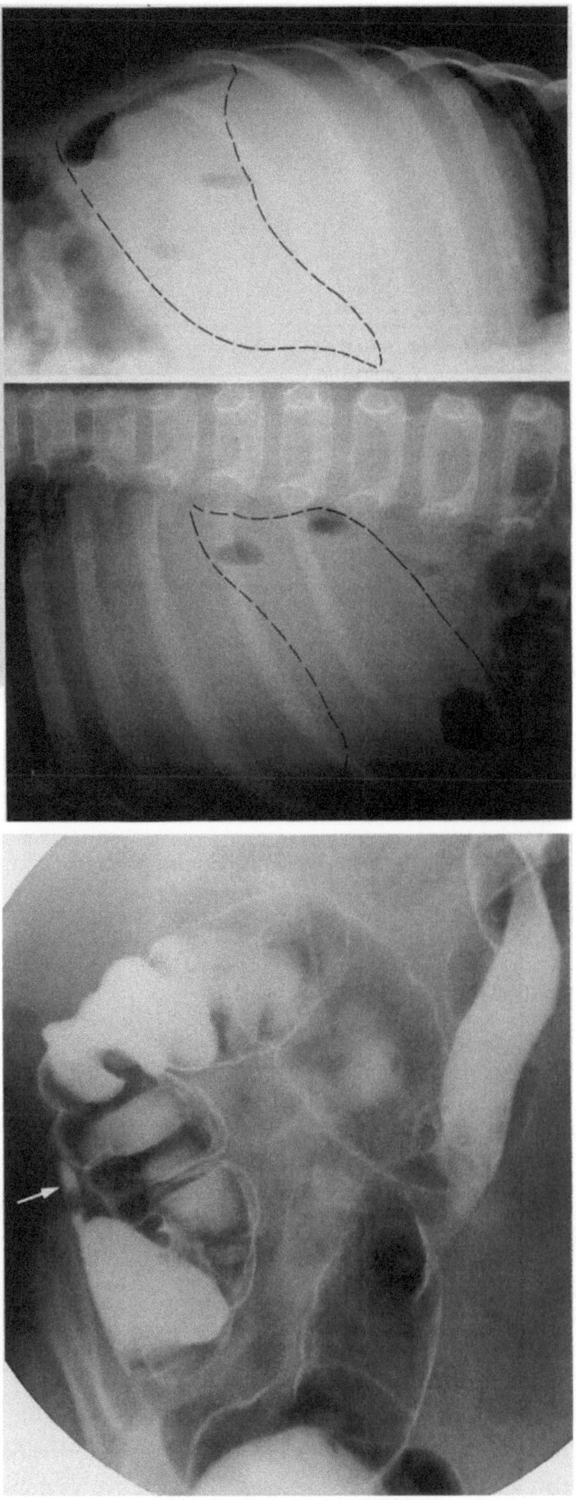

b

c

d

Abb. 10a–d. Perforierte retrokolische Appendizitis mit Abszeß im rechten subhepatischen Raum (2jähriger Junge; Untersuchung vor der Verfügbarkeit der Sonographie). **a** Schlecht eingeblendete Thoraxaufnahme bei klinischem Verdacht auf Pneumonie; Luft (*Pfeile*) im Leberwinkel und innerhalb des Leberschattens, keine freie Luft unter dem Zwerchfell. **b, c** Rechter Oberbauch, Ausschnitte aus Übersichtsaufnahmen mit horizontalem Strahlengang in linker (**b**) und rechter (**c**) Seitenlage; die Verschieblichkeit dreier Abszeßspiegel ist auf den anterioren und posterioren subhepatischen Raum mit seiner posterosuperioren Fortsetzung in die Fossa hepatorenalis (Morisonsche Tasche) begrenzt; fixierte Linksausbiegung der Wirbelsäule (subhepatischer Raum *punktiert*). **d** Inkomplette Kontrastierung einer retrokolischen Appendix (*Pfeil*) (Kontrasteinlauf nach 4wöchiger antibiotischer Behandlung; bei der anschließenden Intervallappendektomie ausgedehnte entzündliche Verklebungen im subhepatischen Raum)

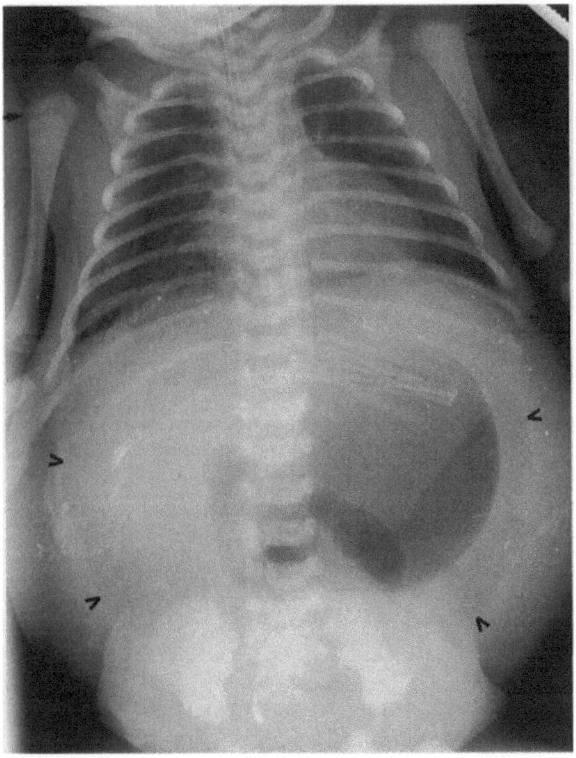

Abb. 11. Mekoniumperitonitis mit disseminierten intraperitonealen Verkalkungen, Aszites, freier Luft in der Bauchhöhle (*Pfeilspitzen*), Zeichen der hochsitzenden Dünndarmobstruktion und metaphysären Aufhellungsbändern (*Pfeile*) (Thorax-Abdomenübersichtsaufnahme am 2. Lebenstag; Darmperforation bei Mekoniumileus infolge einer zystischen Fibrose)

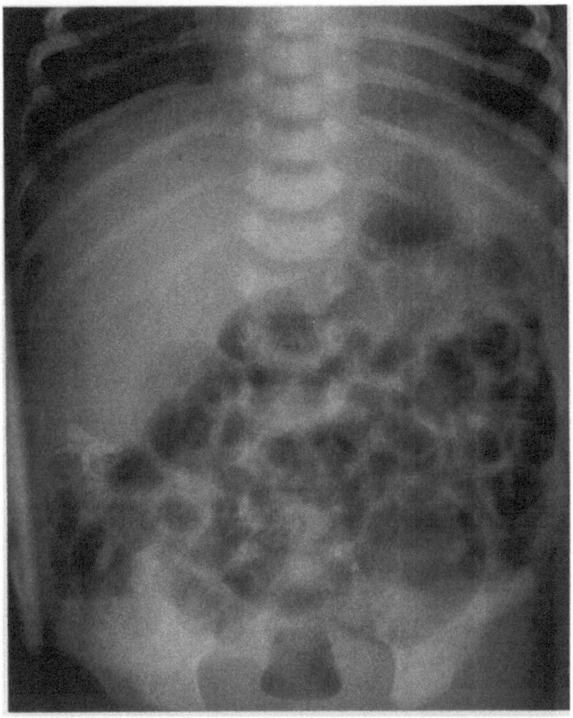

Abb. 12. Mekoniumperitonitis, spontan intrauterin geheilt, mit einigen wenigen intraperitonealen Verkalkungen im Bereich von Leber und Milz; Luftmuster des Darms unauffällig (Neugeborenes, überwiesen zur Klärung eines fetalen Aszites; Magen-Darm-Passage im Alter von 1 Woche normal)

der Darmatresie vorkommen können (Abb. 13; Differentialdiagnose abdominaler Verkalkungen bei Neugeborenen s. Tabelle 3). Kennzeichnend für die zystische Form der Mekoniumperitonitis ist eine Raumforderung mit schalenförmigen Kalkeinlagerungen, die bei erhaltener Verbindung zum Darm auch einen Spiegel aufweisen kann. In seltenen Fällen ergeben sich ähnliche Bilder bei verkalkten Ovarialzysten, Darmduplikaturen oder hochgradig dilatierten prästenotischen Darmschlingen [6].

Falls sich neben intraperitonealen Verkalkungen die Zeichen des mechanischen Ileus oder ein Pneumoperitoneum finden, ist die unverzügliche operative Behandlung angezeigt. Bei der Ileusdiagnostik muß die Passagezeit der Luft im neonatalen Darm

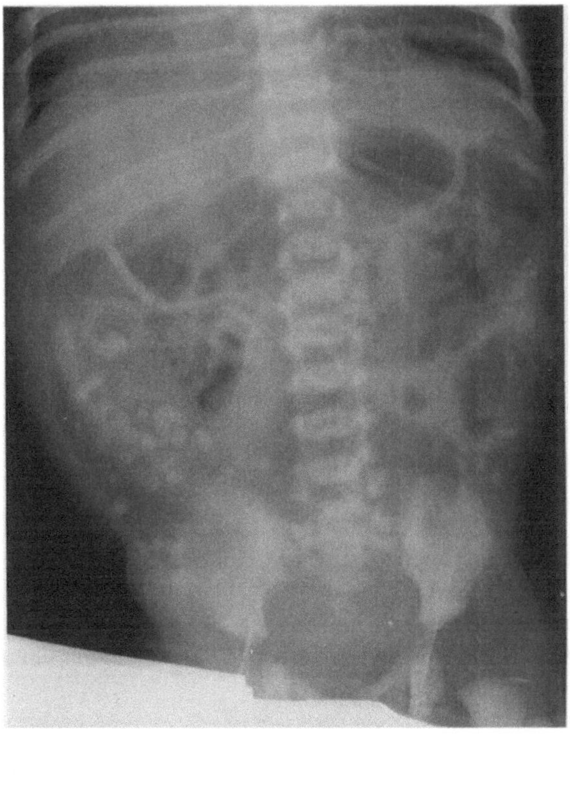

▷ **Abb. 13.** Intraluminal verkalktes Mekonium im Dickdarm (autoptisch gesichert) bei einem Neugeborenen mit Analagenesie ohne Fistel zum Harntrakt und multiplen weiteren Mißbildungen; keine metaphysären Aufhellungsbänder

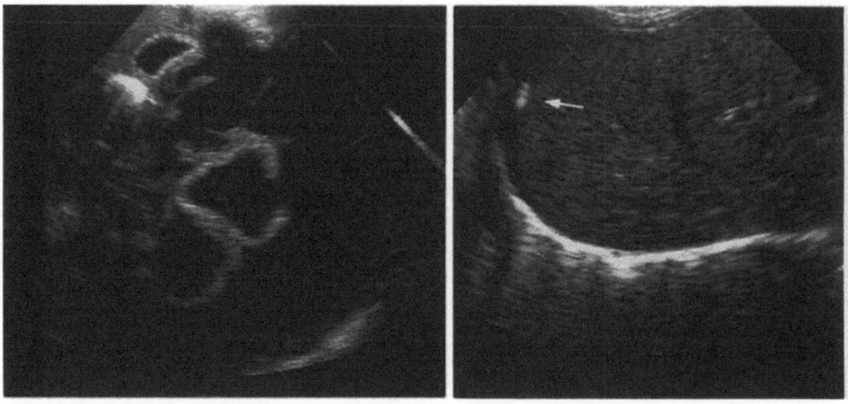

Abb. 14a, b. Sonographische Befunde bei 2 Patienten mit Mekoniumperitonitis. **a** Aszites, Darmdilatation, echogene Darmwände und flottierende Strangbildungen (Frühgeborenes, röntgenologisch Zeichen des Ileus und fraglich intraperitoneale Verkalkungen). **b** Kleine subphrenische Verkalkung (*Pfeil*) auf der Leberoberfläche, geringfügiger Aszites (derselbe Patient wie in Abb. 12, subkostaler Schrägschnitt)

(ca. 4–8 Std.) berücksichtigt und die Übersichtsaufnahme u. U. ein bis zwei Std. nach Luftinsufflation über eine Magensonde wiederholt werden. Bei neonatalem Ileus ohne intraperitoneale Verkalkungen ist auf metaphysäre Aufhellungsbänder an den mit dargestellten langen Röhrenknochen zu achten: dieses unspezifische Zeichen intrauteriner Erkrankungen mit kurzfristigen Wachstumsretardierungen wird u. a. bei der Mekoniumperitonitis angetroffen, nicht aber bei unkomplizierten Formen des Darmverschlusses; es weist daher auf die Möglichkeit der intrauterinen Perforation hin (Abb. 11) [6].

In unklaren Situationen kann die Sonographie entscheidend weiterführen: es findet sich Aszites, der bei der Mekoniumperitonitis vielfach echogene Aufschwemmungen enthält; es können sich Strangbildungen zwischen abschnittsweise dilatierten Darmschlingen und echogene Plaques auf den serösen Oberflächen zeigen; kleinere Verkalkungen, kenntlich an dorsaler Schallauslöschung, sind sehr genau lokalisierbar (Abb. 14). Das Erscheinungsbild kann so charakteristisch sein, daß die Diagnose bereits mit fetaler Ultraschalldiagnostik zu stellen ist. Postnatal lassen sich insbesondere die generalisierten Formen und differentialdiagnostisch schwierige zystische Formen der Mekoniumperitonitis zuverlässiger abgrenzen. Untersuchungen mit wasserlöslichen Kontrastmitteln sind selten erforderlich und sollten möglichst vermieden werden, insbesondere sind konservative Behandlungsversuche eines Mekoniumileus mit Kontrasteinläufen kontraindiziert.

4 Tumoren

Bauchwandtumoren werden meist bei der klinischen Untersuchung entdeckt; die bildgebenden Verfahren grenzen die Differentialdiagnose ein. Retroperitoneale Tumoren, die den Bauchwandtumoren zugerechnet werden können, stellen die weitaus größte Gruppe abdominaler Neoplasien im Kindesalter: es überwiegen Wilms-Tumoren, Neuroblastome und Metastasen maligner Lymphome; seltener finden sich Teratome (s. o.) oder Lymphangiome, Rhabdomyosarkome oder andere Weichteilsarkome. Differentialdiagnostisch sind gelegentlich retroperitoneale Blutungen oder Abszesse in Betracht zu ziehen. Bei den eigentlichen muralen Tumoren kann es sich um Hämangiome, Lipome oder auch um Fibrome, Dermoide und andere handeln. Primäre Tumoren des Peritoneums sind eine Rarität, während die intraperitoneale Tumoraussaat z. B. bei Neuroblastom, malignem Lymphom und gonadalen Tumoren nicht ganz selten zu beobachten ist. Zystische Raumforderungen können von Residuen des Ductus omphaloentericus und des Urachus (s. o.) herrühren oder auf einer Mesenterialzyste bzw. einer Zyste des Omentums beruhen. Präsakrale Raumforderungen sind häufig neurogenen Ursprungs (z. B. Neuroblastome), oder es liegen Mißbildungen vor (Teratome oder anteriore Meningozele, s. o., Hamartome, Rektumduplikaturen und andere); Neoplasien des Sakrums und der retrorektalen Weichteile sind selten; in diesen Fällen muß differentialdiagnostisch an entzündliche Prozesse gedacht werden [12].

Literatur

1. Anderson FM, Burke BL (1977) Anterior sacral meningocele: A presentation of 3 cases. JAMA 237:39–42
2. Belohradsky BH, Henkel C (1984) Das Prune-Belly-Syndrom. In: Frick P, Harnack GA v, Kochsiek K, Martini GA, Prader A (Hrsg) Ergebn Inn Med Kinderheilk, Bd 52. Springer, Berlin Heidelberg New York Tokyo, S 157–205
3. Bettex M, Genton N, Stockmann M (Hrsg) (1982) Kinderchirurgie, 2. neubearb Aufl. Thieme, Stuttgart New York
4. Caffey J (1978) Pediatric x-ray diagnosis, 7th edn, vol 1. Year Book Medical Publishers, Chicago London, pp 616–630
5. Carmi R, Boughman JA (1992) Pentalogy of Cantrell and associated midline anomalies: a possible ventral midline developmental field. Amer J Med Genet 42:90–95
6. Cipel L (1978) Radiology of the acute abdomen in the newborn. Grune & Stratton, New York San Francisco London
7. Deffrenne P (1970) Les hernies internes du nouveau-né et du nourrisson. Ann Chir Infant 11:319–328
8. Denath FM (1990) Abdominal tuberculosis in children: CT findings. Gastrointest Radiol 15:303–306
9. Ebel K-D, Willich E (1979) Die Röntgenuntersuchung im Kindesalter. Technik und Indikation, 2. neubearb Aufl. Springer, Berlin Heidelberg New York
10. Eklöf O, Hald J, Thomasson B (1983) Barium peritonitis. Experience of 5 pediatric cases. Pediatr Radiol 13:5–9
11. Franken EA (1971) Anomalies of the anterior abdominal wall: Classification and roentgenology. AJR 112:58–67
12. Franken EA, Kirks DR, Berger PE, Jorulf H (1982) The abdomen and the peritoneal cavity. In: Franken EA (ed) Gastrointestinal imaging in pediatrics, 2nd edn. Harper & Row, Philadelphia, pp 357–424
13. Frimann-Dahl J (1973) The acute abdomen. In: Margulis AR, Burhenne HJ (eds) Alimentary tract roentgenology, 2nd edn, vol 1. Mosby, St. Louis, pp 172–227
14. Gilsanz V, Emons D, Hansmann M, Meradji M, Donaldson JS, Omeñaca F, Quero J, Tucker BL (1986) Hydrothorax, ascites, and right diaphragmatic hernia. Radiology 158:243–246
15. Grossman NT, Winchester PH, Waldbaum RS (1970) Syndrome of congenital deficiency of abdominal wall musculature and associated genitourinary abnormalities (Prune Belly Syndrome). In: Kaufmann HJ (ed) Progress in Pediatric Radiology, vol 3. Karger, Basel München Paris New York, pp 327–343
16. Hansen RC, Wasnich RD, De Vries PA, Sunshine P (1974) Bile ascites in infancy: Diagnosis with I-131 rose bengal. J Pediatr 84:719–721
17. Hansmann M, Hackelöer B-J, Staudach A (1985) Ultraschalldiagnostik in Geburtshilfe und Gynäkologie. Springer, Berlin Heidelberg New York Tokyo, S 277
18. Hertl M (1986) Pädiatrische Differentialdiagnose, 2. überarb Aufl. Thieme, Stuttgart New York
19. Hubbard AM, Egelhoff JC (1989) Posterior perineal hernia presenting in infancy as a gluteal mass. Pediatr Radiol 19:246
20. de la Hunt MN, O'Donnell B (1989) Current management of bladder exstrophy: a BAPS collective review from eight centres of 81 patients born between 1975 and 1985. J Pediatr Surg 24:584–585
21. Itagaki A, Uchida M, Ueki K, Kajii T (1991) Double targets sign in ultrasonic diagnosis of intussuscepted Meckel diverticulum. Pediatr Radiol 21:148–149
22. Johnson JF, Lorenzetti RJ, Ballard ET (1993) Plain film identification of inverted Meckel diverticulum. Pediatr Radiol 23:551–552
23. Lassrich MA, Prévôt R (1983) Röntgendiagnostik des Verdauungstraktes bei Kindern und Erwachsenen, 2. neubearb Aufl. Thieme, Stuttgart New York
24. Leicher-Düber A, Schumacher R (1991) Urachal remnants in asymptomatic children: sonographic morphology. Pediatr Radiol 21:200–202
25. Lerner RM, Mevorach RA, Hulbert WC, Rabinowitz R (1990) Color Doppler US in the evaluation of acute scrotal disease. Radiology 176:355–358
26. Lund DP, Hendren WH (1993) Cloacal exstrophy: experience with 20 cases. J Pediatr Surg 28:1360–1369
27. Meglin AJ, Balotin RJ, Jelinek JS, Fishman EK, Jeffs RD, Ghaed V (1990) Cloacal exstrophy: radiologic findings in 13 patients. AJR 155:1267–1272
28. Meyers MA (1976) Dynamic radiology of the abdomen. Springer, New York Heidelberg Berlin
29. Milne LW, Morosin AM, Campbell JR, Harrison MW (1990) Pars sternalis diaphragmatic hernia with omphalocele: a report of two cases. J Pediatr Surg 25:726–730
30. Nagasaki A, Handa N, Kawanami T (1991) Diagnosis of urachal anomalies in infancy and childhood by contrast fistulography, ultrasound and CT. Pediatr Radiol 21: 321–323
31. Nagi B, Duggal R, Gupta R, Mehta S (1987) Tuberculous peritonitis in children. Pediatr Radiol 17:282–284
32. Novotny DA, Klein RL, Boekman CR (1993) Gastroschisis: an 18-year review. J Pediatr Surg 28:650–652
33. Perez-Aytes A, Graham JM, Hersh JH, Hoyme HE, Aleck K, Carey JC (1993) Urethral obstruction sequence and lower limb deficiency: evidence for the vascular disruption hypothesis. J Pediatr 123:398–405
34. Stephenson CA, Ball TI Jr, Ricketts RR (1992) An unusual case of meconium peritonitis associated with perforated hydrocolpos. Pediatr Radiol 22:279–280
35. Zaninovic AC, Westra SJ, Hall TR, Sherman MP, Wong L, Boechat MI (1992) Congenital bladder rupture and urine ascites secondary to a sacrococcygeal teratoma. Pediatr Radiol 22:509–511
36. Zerin JM, DiPietro MA, Grignon A, Shea D (1990) Testicular infarction in the newborn: ultrasound findings. Pediatr Radiol 20:329–330

3 Ösophagus

E. Willich

INHALT

1 Röntgenanatomie 410
2. Bildgebende Verfahren und Untersuchungstechnik . 411
3 Anomalien und Mißbildungen 412
3.1 Ösophagusatresie 412
3.2 Angeborene Ösophagotrachealfistel und Ösophagobronchialfistel ohne Atresie 417
3.3 Angeborene Ösophagusstenose 418
3.4 Brachyösophagus 418
3.5 Ösophagusduplikatur 419
3.6 Gefäßbedingte Ösophagusveränderungen 419
4 Ösophagitis, Periösophagitis. Erworbene Stenosen (Strikturen) 419
5 Kardiainsuffizienz 423
5.1 Allgemeines 423
5.2 Bildgebende Methoden 424
5.3 Röntgensymptome 425
5.4 Klassifikation 427
6 Hiatushernie 428
6.1 Allgemeines 428
6.2 Formen der Hiatushernie 430
6.3 Röntgensymptome 431
6.4 Komplikationen 432
6.5 Seltenere Formen der Hiatushernie 433
7 Achalasie der Kardia 433
8 Verätzungen 435
9 Ösophagus-Varizen 436
10 Tumoren 438
11 Trauma des Ösophagus 438
12 Divertikel 440
Literatur 440

1 **Röntgenanatomie** (Abb. 1)

Die Speiseröhre beginnt mit dem Ösophagusmund, der sich bei Neugeborenen in Höhe des 3.–4. Halswirbelkörpers, bei Säuglingen des 4.–5. Halswirbelkörpers und bei Schulkindern in Höhe des 5.–6. Halswirbelkörpers befindet und somit um 1–3 Wirbel höher als der des Erwachsenen gelegen ist. Das untere Ende, die Kardia, liegt in Höhe des 10.–11. Brustwirbelkörpers.

Der Ösophagus wird in 3 Abschnitte eingeteilt:

1. Pars cervicalis, die direkt hinter der Trachea und vor der Wirbelsäule liegt,

2. Pars thoracica, die den Aortenbogen überkreuzt, wobei dieser bei älteren Kindern besonders im Liegen oder in der ersten Schräglage eine Impression der linken vorderen Ösophaguskontur verursachen kann. Etwas tiefer kreuzt der linke Hauptbronchus die Speiseröhrenvorderwand; er kann ebenfalls eine leichte Eindellung verursachen. Etwas darunter bekommt die Speiseröhre an ihrer Vorderwand Kontakt mit dem linken Vorhof, der im Normfalle eine leichte, im Liegen eine deutlichere, bei Vergrößerung jedoch stärkere Impression hervorruft.

3. Als Pars abdominalis wird der unterhalb des Zwerchfells befindliche Teil der Speiseröhre bezeichnet, der bei Neugeborenen und jungen Säuglingen noch gar nicht angelegt, später 1–2 cm lang ist und in die Kardia mündet.

Am Ösophagus gibt es 3 *physiologische Engen*, die keine Stenosen darstellen, sondern durch anliegende Organe und daraus resultierender verminderter Dehnfähigkeit der Speiseröhrenmuskulatur bedingt sind: am Ösophagusmund, an der Kreuzungsstelle mit dem linken Hauptbronchus und beim Durchtritt durch den Hiatus oesophagi des Zwerchfells.

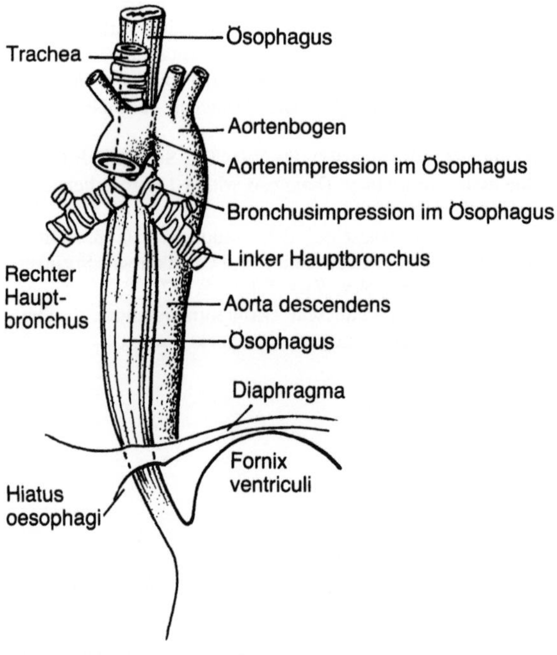

Abb. 1. Röntgentopographie der Speiseröhre

Die Muskelfasern des Ösophagus verlaufen im Hals- und Brustteil schrägelliptisch bis spiralig, die Ansicht der äußeren Längs- und inneren Ringmuskelschicht ist durch Untersuchungen STELZNERS und LIERSES zugunsten der schraubig verlaufenden Muskelfasern korrigiert. Am terminalen Ösophagus ändern die Muskelfasern ihren Verlauf in horizontaler Richtung und bilden einen sog. Greifscheren- oder Dehnverschluß [69].

Einen „Wetterwinkel" bildet bei Kindern die *Kardiaregion* [80]. Ihre Anatomie ist in Abb. 21 wiedergegeben. Das Fehlen der Pars abdominalis bei Säuglingen ist deswegen von Bedeutung, weil dadurch die Schlußfähigkeit der Kardia beeinträchtigt ist. Der Verschlußmechanismus der Kardia gehört zu den „werdenden Funktionen" des Neugeborenen; er bildet sich im ersten Trimenon heraus.

Die *Funktion der Speiseröhre* resultiert im Säuglingsalter aus dem Tonus und der Schwerkraft der Nahrung, so daß diese unter Röntgendurchleuchtung in aufrechter Position wie durch ein flexibles Rohr befördert wird, während sich die koordinierte Motorik, d. s. die peristaltischen Wellen, im Liegen erst im Laufe der ersten Lebensmonate einstellt.

So erklären sich auch die bei jungen Säuglingen zu beobachtende und atmungsabhängige Pendelperistaltik, ferner Kontraktionen bis zu Strohhalmdicke und Dilatationen, die früher zu der klinischen Bezeichnung der „atonisch-hypertonen Dysphagie" führten. Die Kenntnis dieser motorischen Funktionen wurde aus kinematographischen Studien gewonnen [48], die durch manometrische und pharmakoradiographische Untersuchungen komplettiert wurden [81]. Erst vom Kleinkindesalter an finden sich die endgültigen Transportfaktoren bei der Nahrungsaufnahme: die durch den Schluckakt mitgeteilte Bewegung, die Peristaltik, der Tonus und die Schwerkraft.

Bezüglich der *Funktion des distalen Speiseröhrensegmentes* wird neuerdings neben den erwähnten anatomischen Besonderheiten einer hormonalen Steuerung, pharmakologischen und nervalen Einflüssen (β-Rezeptoren) ein dominierender Einfluß auf den Verschlußmechanismus eingeräumt.

Dazu kommt die „Sphinkterwirkung" der ösophagogastrischen Übergangszone, die im angloamerikanischen Sprachraum zur Annahme eines „unteren Ösophagussphinkters" geführt hat. Da dieser bei jungen Säuglingen noch schwach entwickelt ist, kann sich die Ampulla oesophagi derart aufdehnen, daß sie mit einer kleinen Hernie zu verwechseln ist. Auch kann die Nahrung je nach Atemphase und Tonus im distalen Abschnitt, der Ampulla oesophagi, vorübergehend sistieren.

Die bei Erwachsenen beschriebenen 3 unteren Ösophagusringe sind im Kindesalter noch nicht nachweisbar. Im Säuglingsalter lassen sich im Kardiabereich 3 Abschnitte unterscheiden [35]: der untere Ösophagus mit parallelstreifigem Faltenrelief, der durch eine erste inkonstant darstellbare, angedeutet ringförmige Einschnürung getrennt ist vom folgenden Abschnitt, dem Antrum cardiacum (= Vestibulum), das im Gegensatz zu späteren Altersstufen nicht unterhalb des Hiatusschlitzes, sondern innerhalb desselben oder – je nach Zwerchfellstand bzw. Atemphase – sogar leicht darüber gelegen („Cardia mobilis"), nur locker fixiert ist und die Verbindung zum 3. Abschnitt, dem Magenfornix herstellt. Dieses Antrum ist 0,5–1 cm lang, enthält die sich in den ersten Lebensmonaten herausbildende Hochdruckzone, ist somit maßgeblich an der Verschlußfunktion der Kardia beteiligt. Nur selten führt bei Kleinkindern der Durchtritt des Ösophagus durch den Hiatusschlitz zu einer zweiten Ringfigur.

2 Bildgebende Verfahren und Untersuchungstechnik

Im Gegensatz zu anderen Körperabschnitten dominieren in der Anwendung bildgebender Verfahren im oberen Magen-Darm-Trakt von Kindern nach wie vor konventionelle Methoden: die *Nativdiagnostik* sollte insbesondere bei Neugeborenen und Säuglingen am Anfang stehen, je nach Fragestellung und Indikation zur Röntgenuntersuchung, nach Alter des Patienten und seiner Grundkrankheit [86].

Grundsatz sollte immer sein, mit der geringstmöglichen Strahlenbelastung den bestmöglichen diagnostischen Gewinn zu erzielen. Das Beispiel der Atresien des oberen Magen-Darm-Traktes, die alle mit einer Nativaufnahme, ohne Kontrastmittelanwendung oder Durchleuchtung, diagnostizierbar sind, möge für zahlreiche andere stehen. Die Röntgenanforderung einer Ösophagus-Magenpassage („MDP") durch den Kliniker an den Kinderradiologen bedarf somit jeweils individueller Prüfung auf die Notwendigkeit einer Durchleuchtungsuntersuchung.

Auch bei der *Kontrastmitteltechnik* gibt es im Kindesalter keine generelle Regel, da je nach Fragestellung und klinischer Symptomatik Röntgenverfahren mit dickem oder flüssigem Kontrastmittel, mit Bariumsulfat oder wasserlöslichem Kontrastmittel (letzteres bei Säuglingen möglichst isotonisch) zum Einsatz kommen. Die Menge und Zufuhr des Kontrastmittels hängt vom Alter ab. Dies wird bei *Säuglingen* durch die Flasche, bei Durchleuchtung mit Untertischröhre mit der abgewinkelten Flasche [18] oder einem Nippel [25], bei Nahrungsverweigerung mit Sonde zugeführt. *Kleinkinder* trinken aus dem Becher oder werden mit dem Löffel gefüttert. Auch die Position des Patienten – aufrecht, liegend oder in Kopftieflage – und die Untersuchung mit Schleimhautdarstellung oder Prallfüllung hängen von der Fragestellung ab. Die Kontrastmittelpassage beinhaltet die Durchleuchtung von der Mundhöhle (Schluckakt) bis zum Erreichen des Magens zunächst mit wenigen Schlucken. Da Mittelschatten und Herz sowie die Wirbelsäule die Sicht und Beurteilung der Speiseröhre im sagittalen Strahlengang beeinträchtigen, ermöglichen die beiden Schrägdurchmesser eine überlagerungsfreie Darstellung.

Eine Zusatzuntersuchung zur Ösophagographie ist die *Untersuchung der Speiseröhre in Hypotonie* [87], die bei Ösophagusvarizen, funktionellen bzw. organischen Stenosen oder Tumorverdacht bessere Ergebnisse bringt. Einzelheiten zur Untersuchungstechnik siehe bei EBEL u. WILLICH [16], FRANKEN [21] und LASSRICH u. PRÉVÔT [49]. Betrifft die Fragestellung *Speiseröhre und Magen* z.B. bei Verätzungen, Hiatushernien u.ä., so steht die Magenuntersuchung immer an erster Stelle, ihr folgt die der Speiseröhre.

Die *Strahlenbelastung* einer Ösophagus-Magenuntersuchung beträgt 6,8 mGy (Oberflächendosis), bei männlichen Individuen als Gonadendosis 0,2 mGy [49].

Ohne Strahlenbelastung wird heute die Ultraschalldiagnostik eingesetzt, z.B. zur Refluxprüfung, Diagnostik von Hiatushernien, Varizen, Tumoren, Duplikationszysten und Ösophagitis ([5, 58, 67] s. Abschn. 5 und 6).

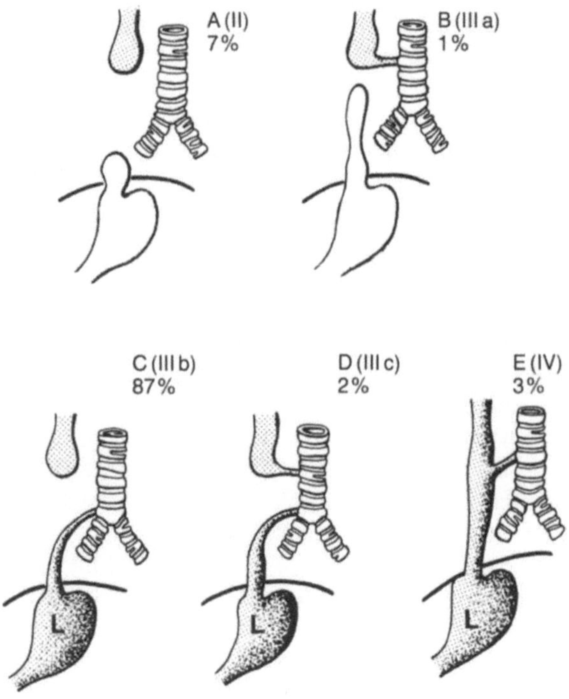

Abb. 2. 5 Typen der Ösophagusatresie und ihre Häufgkeit nach GROSS [26] (in Klammern die Typenbezeichnung nach VOGT [76]). *A* (= II); Reine Atresie ohne Fistel zur Trachea. *B* (= IIIa): Atresie mit Fistel des oberen Segmentes zur Trachea. *C* (= IIIb): Atresie mit Fistel des unteren Segmentes zur Trachea. *D* (= IIIc): Atresie mit Fistel des oberen und unteren Segmentes zur Trachea. *E* (= IV): isolierte Ösophagotrachealfistel (sog. H-Fistel) ohne Atresie der Speiseröhre (s. Abschn. 3.2). *L* Luft im Magen-Darm-Trakt

3 Anomalien und Mißbildungen

Eine schematische Übersicht über 32 verschiedene Formen der Ösophagusfehlbildungen gibt DAUM [11]. Nachfolgend sollen die für den Radiologen wichtigsten besprochen werden.

3.1 Ösophagusatresie

Die Ösophagusatresie stellt eine schwere und mit einem Auftreten von 1:3000 Neugeborenen die häufigste Mißbildung der Speiseröhre dar, bei der im mittleren Anteil ein Stück fehlt oder durch Bindegewebe ersetzt ist. Der obere und untere Anteil enden zur Mitte blind, können aber auch mit der Trachea in Verbindung stehen. Daraus ergeben sich 5 Typen, die nach GROSS [26] bzw. nach VOGT [76] klassifiziert sind (Abb. 2).

Ohne sofortige Diagnostik führt die Fehlbildung innerhalb von wenigen Tagen, gelegentlich unerkannt, durch Aspiration jeder zugeführten Nahrung zum Tode.

Bemerkenswert ist die Häufigkeit von Begleitmißbildungen, die bei mehr als der Hälfte der Patienten beobachtet werden.

Anamnese: Ein Hydramnion der Mutter muß an diese Diagnose beim Fetus denken lassen, besonders bei Atresien ohne Fistel zur Trachea. Frühgeborene sind bevorzugt betroffen.

Klinik: Vermehrte Schaumbildung und Speichelsekretion aus Mund und Nase wenige Stunden nach der Geburt, Aspiration, schwere Atemstörungen, Husten, Dyspnoe, Zyanose bis zu Erstickungsanfällen sind die häufigsten Symptome.

Diagnose: Die Diagnose wird heutzutage in der Regel direkt nach der Geburt mittels Sondierung der Speiseröhre gestellt.

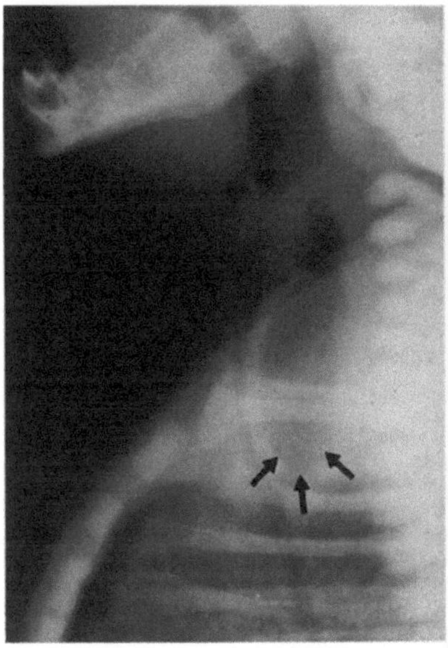

a

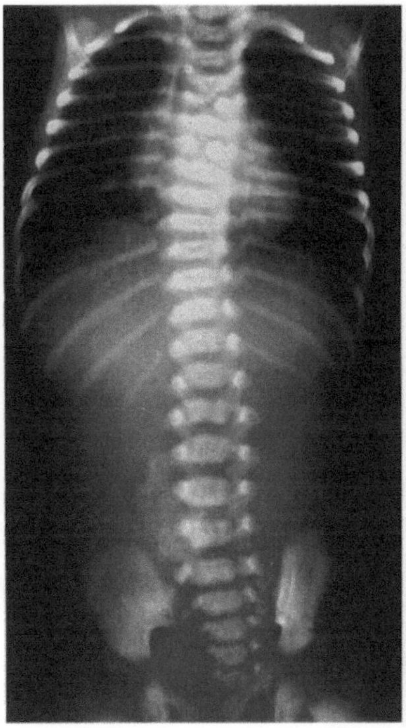

b

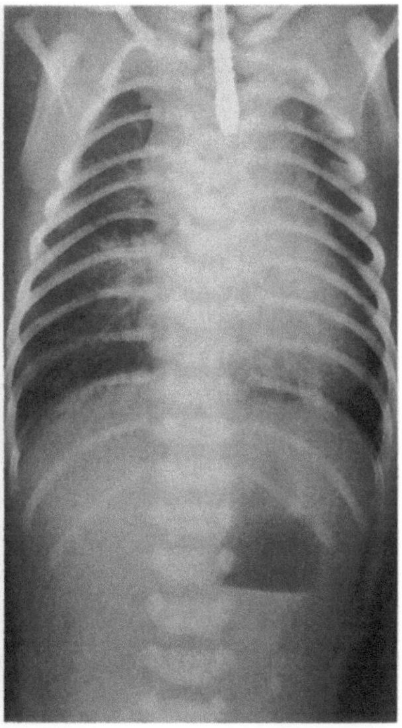

c

Abb. 3. a Ösophagusatresie. Nativaufnahme seitlich. Die Höhe der Atresie ist durch die Luftfüllung des oberen Blindsackes ersichtlich (*Pfeile*). Die Luft im unteren Ösophagus deutet auf eine untere Ösophagotrachealfistel hin. Geringe Kompression der Trachea durch den oberen Ösophagusanteil. **b** Ösophagusatresie Typ A (II) oder B (IIIa): Luftleere im Abdomen, Luftaufhellung im oberen Ösophagussegment mit Projektion auf die obere Brustwirbelsäule, darunter Wirbelmißbildungen. **c** Untersuchung ohne Kontrastmittel mittels Bronchographiekatheter. Luftaufhellung im oberen Blindsack in der Katheterumgebung. Luft im Magen deutet auf eine untere Ösophagotrachealfistel, der Flüssigkeitsspiegel im Magen und die Luftleere im Darmtrakt auf eine Duodenalatresie hin. (**c** aus EBEL u. WILLICH [16])

Röntgendiagnostik [8]: In jedem Fall wird ein Übersichtsbild des Thorax einschließlich Abdomen in aufrechter Position angefertigt. Es erlaubt die Feststellung von Lungenveränderungen (Aspirationspneumonie) und von Luft im Darmtrakt, was gleichzeitig den Schluß auf eine untere Ösophagotrachealfistel (Typ C = IIIb oder D = IIIc) zuläßt (Abb. 3a, c; 4c, d). Oft läßt sich bereits der obere Blindsack als Aufhellungsbezirk erkennen (Abb. 3a, b). Fehlende Luft im Darmtrakt weist auf die seltenen Typen A (II) und B (IIIa) hin (Abb. 3b), ein Flüssigkeitsspiegel im Magen auf einen zusätzlichen Duodenalverschluß (Abb. 3c). Die Wirbelsäule und deren eventuelle Mißbildungen werden dadurch gleichzeitig erfaßt (Abb. 3b).

Der nächste diagnostische Schritt ist die für den Kinderchirurgen bedeutsame Länge (untere Grenze) des oberen Blindsackes, für dessen Nachweis mehrere Möglichkeiten bestehen: Die *Katheteruntersuchung ohne Kontrastmittel* sollte wegen der Aspirationsgefahr bevorzugt werden [62]. Sie kann mit einem dicken Katheter mit schattengebender Spitze (z. B. Bronchographiekatheter) oder mittels Luftinsufflation jeweils nach vorherigem Absaugen von Sekret erfolgen (Abb. 3c). Im letzteren Falle verstärkt sich die Luft im Magen, wenn es sich um die Typen C (IIIb) und D (IIIc) handelt. In beiden Fällen genügt eine Übersichtsaufnahme ohne Durchleuchtung. Im Falle der *Untersuchung mit Kontrastmittel* werden 0,5–1 ml wasserlöslichen Kontrastmittels instilliert, das nach Exposition der Aufnahme sofort wieder abgesaugt wird (Abb. 4a). Da fehlende Luft im Magen offen läßt, ob eine obere Fistel fehlt (Typ A = II) oder vorhanden ist (Typ B = IIIa), wird eine Klärung durch den Versuch der Füllung der oberen Fistel mit dünnflüssigem isotonen Kontrastmittel erreicht oder mittels der Darstellung des unteren Ösophagussegmentes über eine Gastrostomie: Typ A (II) besitzt ein sehr kurzes, Typ B (IIIa) ein langes unteres Segment [4].

Ein gutes Reliefbild des oberen Blindsackes erhält man mit wenig Kontrastmittel und sofortiger Luftinsufflation (*Doppelkontrastmethode*). Die zusätzliche Seitenaufnahme wird zur Anzeige falscher Katheterlage und günstigeren Beurteilung der Länge

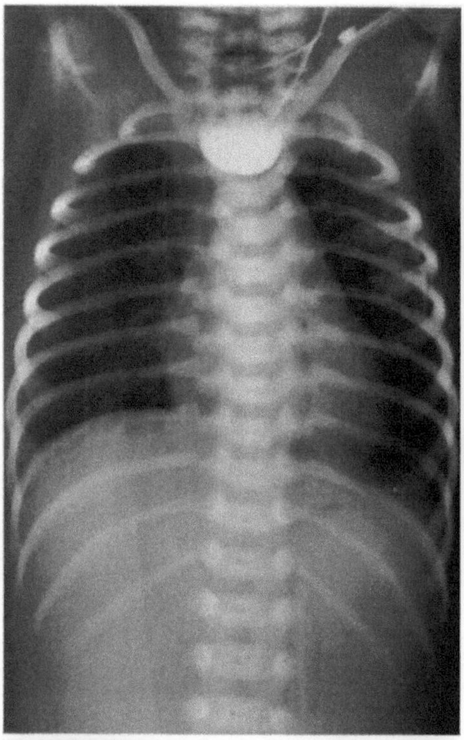

a

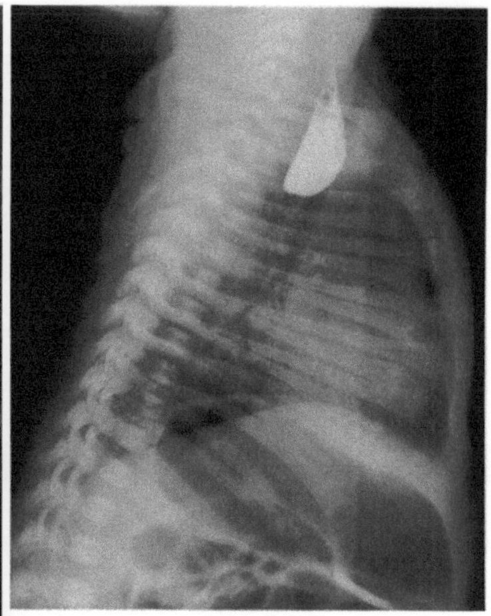

b

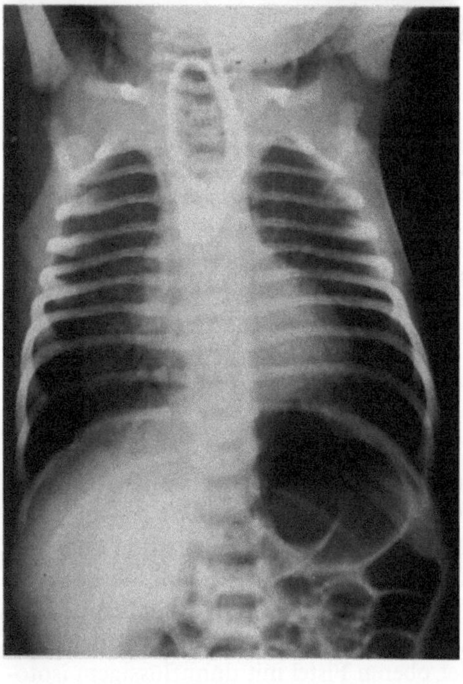

c

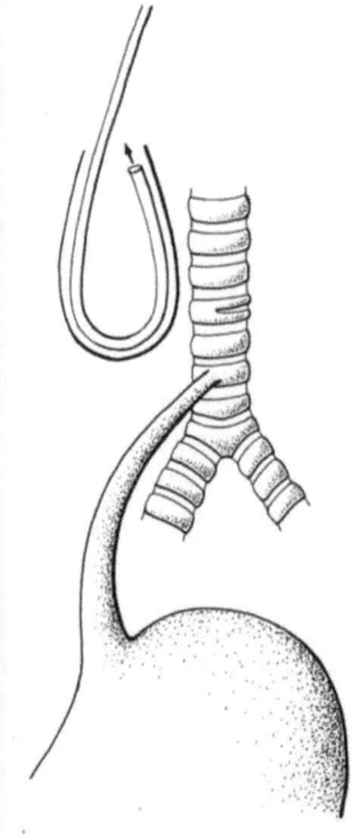

d

Abb. 4a–d. Kontrastmittelmethode zum Nachweis des oberen Segmentes bei Ösophagusatresie: **a** Sagittalbild, fehlender Übertritt in eine obere Fistel und das Fehlen von Luft im Darmtrakt sprechen für Typ A (= II). **b** Seitenbild eines anderen Kindes: die Luft im Magen-Darm-Trakt zeigt den Typ C (= IIIb) an. **c** Ein zu dünner Katheter wirft sich, dadurch Fehldiagnose der Durchgängigkeit möglich. Luft im Darmtrakt – Beweis für eine untere Ösophagotrachealfistel (Typ C = IIIb). **d** Skizze zu **c**
(**a, b** aus EBEL u. WILLICH [16])

des oberen Blindsackes in bezug auf die Wirbelsäule empfohlen (Abb. 4b).

Irrtümer kommen bei Anwendung zu dünner Nahrungskatheter vor (Abb. 4c): Der Katheter kann im Falle eines Types D (= IIIc) über die obere Fistel in die Trachea und über die untere in den Magen gelangen (Abb. 5).

Besteht die Notwendigkeit der Kontrastmitteldarstellung des unteren Blindsackes infolge einer zu großen Distanz zwischen oberem und unterem Blindsack und der Unmöglichkeit einer sofortigen Anastomosierung, so läßt sich nach der Gastrostomie (Witzel-Fistel) durch Einführen eines schattengebenden Katheters durch den Magen oder auf dem

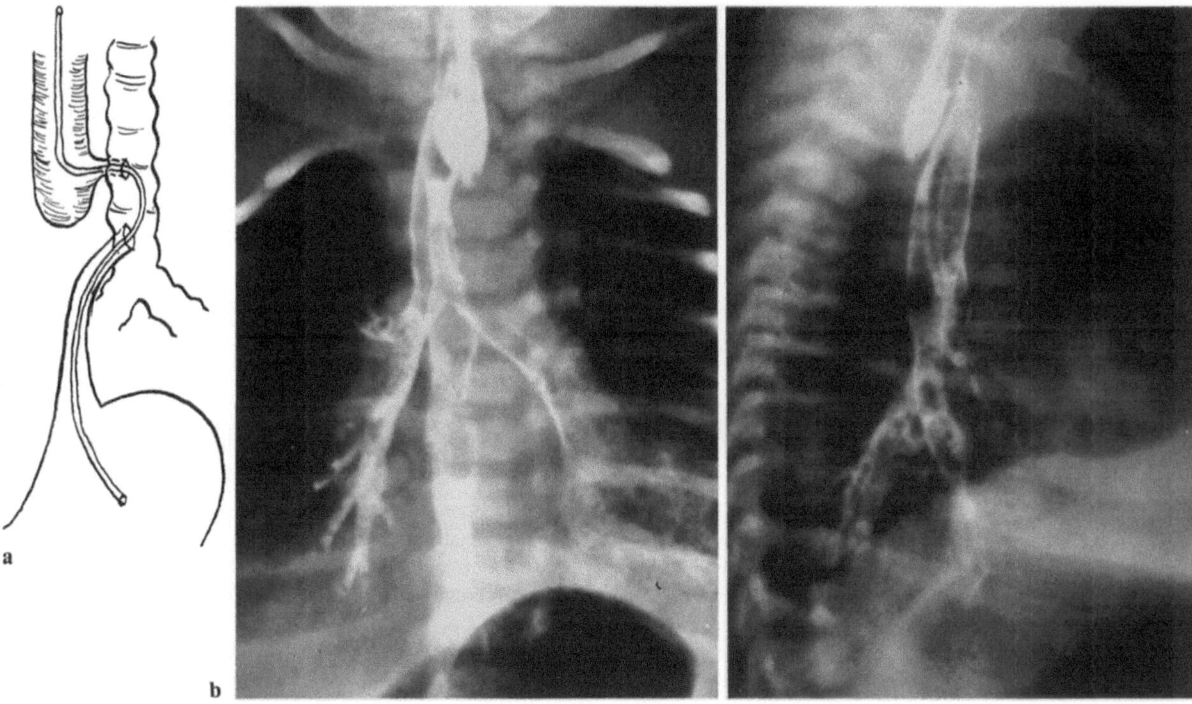

a b c

Abb. 5a–c. Ösophagusatresie Typ D (IIIc): **a** Situationsskizze: der Katheter gelangt durch die obere Fistel in die Trachea, durch die untere in den Magen. **b** Kontrastmitteluntersuchung sagittal. **c** Seitlich: geringe Füllung des oberen Blindsackes. Übertritt des Kontrastmittels in die Trachea und Bronchien. Über eine untere Fistel erfolgt die Füllung des unteren Ösophagussegmentes

Refluxwege der Abstand röntgenologisch genau festlegen und im Verlauf der Behandlung (Fadenmethode nach REHBEIN oder Dehnung) kontrollieren (Abb. 6). Mit der Computertomographie läßt sich die präoperative Diagnostik nichtinvasiv vereinfachen [71].

Postoperative Komplikationen [23]. Wegen der meist schon präoperativ erfolgten Sekretaspiration sind Thoraxkontrollen zur Erfassung und Behandlung von *Lungenkomplikationen* unumgänglich. In

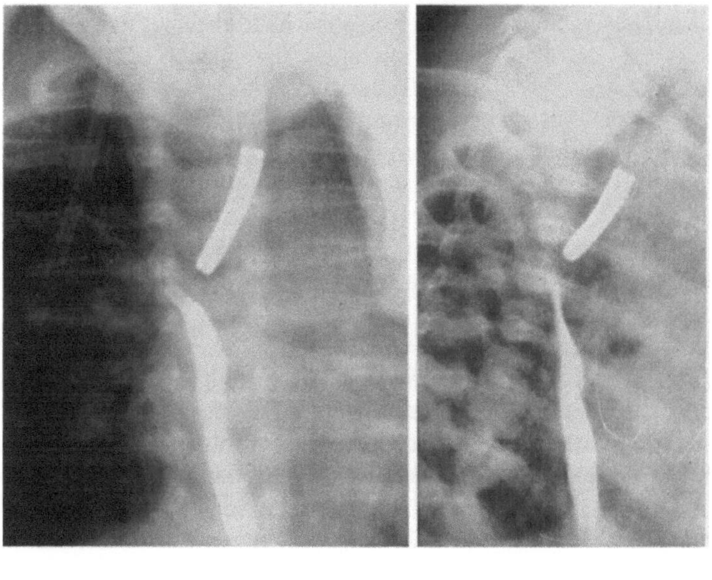

a b

Abb. 6a, b. Ösophagusatresie ohne primäre Operationsmöglichkeit wegen zu großer Distanz der beiden Segmente. Zustand nach mehrwöchiger Dehnung des oberen Segmentes. Thoraxübersicht in 2 Ebenen (**a, b**): Darstellung des oberen Blindsackes mittels schattengebenden Katheters, des unteren Segmentes mittels eines über die Gastrostomie eingeschobenen Katheters und Kontrastmittelinstillation (Ausnützung eines Refluxes)

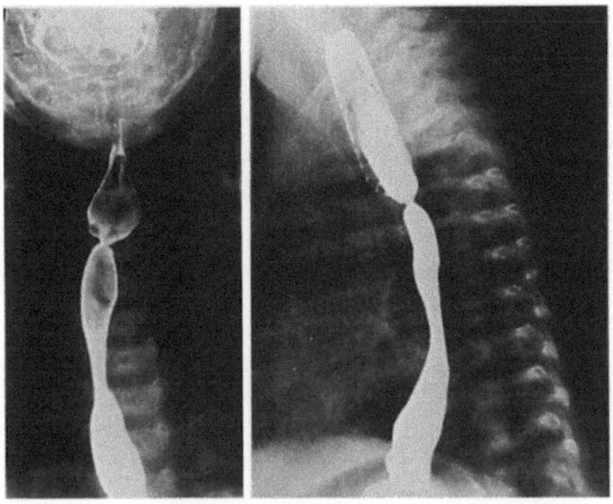

7a b

Abb. 7a, b. Nahtstenose nach Operation einer Ösophagusatresie. **a** Sagittal aufrecht, **b** seitlich im Liegen (1 1/2 Monate altes Kind; s. Abb. 23 desselben Kindes im Kap. Mediastinum, Bd. 2)

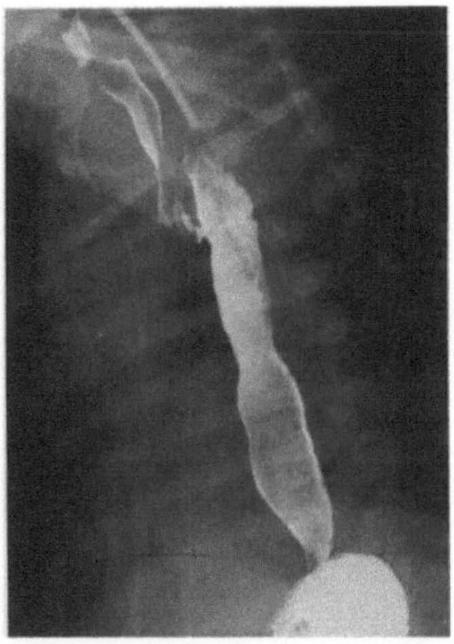

8

Abb. 8. Rekanalisation einer ösophagotrachealen Fistel nach Operation einer Ösophagusatresie. Geringe zirkuläre Einschnürung in Anastomosenhöhe. Kontrastmittelnachweis mit Katheter

allen Fällen kommt es zu Störungen der Peristaltik [19]. Regelmäßig bildet sich in Höhe der Anastomose, d.h. etwa in Höhe des 3.–4. Brustwirbelkörpers eine zirkuläre Narbe, die nicht selten Anlaß für die Impaktierung von Fremdkörpern ist, wenn eine relative Enge verbleibt (Abb. 7). Diese kann eine *Narben-* bzw. *Nahtstenose* darstellen und bei breiiger und fester Nahrung zu Schluckbeschwerden und Dysphagie führen.

Derartige Strikturen entwickeln sich bei 1/3 bis der Hälfte der operierten Patienten, bleiben aber, wenngleich bis ins Schulalter hinein röntgenologisch nachweisbar, überwiegend klinisch symptomlos. Die nicht selten aber Schluckbeschwerden verursachenden Narbenstenosen werden heute bevorzugt mit der Ballondilatation unter Durchleuchtungskontrolle behandelt. Diese hat vor der Bougierung den Vorzug besserer und sicherer Wirkung, sie läßt sich ambulant unter Sedierung durchführen, und Kompliktionen sind kaum zu erwarten [37, 63].

Die Dilatation des oberen Ösophagussegmentes führt schon vor der Operation, häufiger danach durch zusätzliche Narben und Ödembildung zur Ventraldislokation und *Stenosierung der Trachea*. Die Trachealstenose ist entweder klinisch irrelevant oder sie führt zu stridoröser Atmung bis zu Erstickungsanfällen. Eine echte lebensbedrohliche Komplikation stellt die *Nahtinsuffizienz* dar, die am 3. bis 5. Tag postoperativ durch zu große Spannung entsteht, unter der schwierig zu vereinigende Ösophagusabschnitte stehen, oder durch Infektion. Verschlechterung des Allgemeinbefindens und Dyspnoe sind hinweisende klinische Symptome. Im Röntgenbild (Bettaufnahme) finden sich Zeichen der Mediastinitis (s. Abb. 23 im Kap. Mediastinum Bd. 2), Pneumothorax oder Pneumomediastinum und Lungeninfiltrationen. Der Nachweis läßt sich mit wenigen Schlucken wasserlöslichen Kontrastmittels, evtl. auch mittels Sondeneinführung erbringen.

Die *Rekanalisation einer vorher unterbundenen Ösophagotrachealfistel* kann ähnliche Symptome verursachen: in der Nativdiagnostik spielen der Pneumoösophagus und Meteorismus eine hinweisende Rolle [70]. Diese Fistel wird mit einer Ösophagographie diagnostiziert, bei der der schnabelartige Vorsprung der vorderen Ösophaguswand in Anastomosenhöhe bezeichnend ist (Abb. 8). Untersuchung wie bei der Ösophagotrachealfistel.

Ein weiteres postoperatives Problem stellt die operativ bedingte *Verkürzung der Speiseröhre* dar, deren unteres Segment bei der Anastomosierung hochgezogen wird, die daher meist den Ventilmechanismus der Kardia verliert, röntgenologisch einen stumpfen Hisschen Winkel aufweist und als sekundärer *Brachyösophagus* erscheint. Dieser wiederum ist Ursache für eine häufige postoperative Komplikation, den gastroösophagealen Reflux [14].

Wegen der seltenen Assoziation von Ösophagusatresien mit angeborenen Ösophagusstenosen wird die Forderung erhoben, bei jedem Kind entweder intraoperativ einen Katheter in den Magen zu schieben oder postoperativ eine Ösophagographie durchzuführen [73].

Unerkannter, d.h. auch symptomloser Reflux kann selten über eine Refluxösophagitis zur *peptischen Narbenstriktur des Ösophagus führen,* die gelegentlich erst im Kleinkindes- oder Schulalter entdeckt wird und eine langwierige und schwierige Behandlung erforderlich macht (s. Abschn. 4 im Kap. Mediastinum). Mit der Ballondilatation unter Durchleuchtungskontrolle und Sedierung des Kindes wurde gegenüber der bisherigen Bougierungsbehandlung ein wesentlicher Fortschritt erzielt [34].

3.2 Angeborene Ösophagotrachealfistel und Ösophagobronchialfistel ohne Atresie

Bei den *angeborenen Ösophagotrachealfisteln* handelt es sich um eine seltene Fehlbildung (1:80000 Neugeborene), bei der eine Fistel von der Trachea vorwiegend in Höhe von C VI bis Th II, also zwischen Pharynx und Bifurkation entspringend, zum normal angelegten Ösophagus verläuft, daher bedeutend höher liegt als die bei der Ösophagusatresie vorkommenden Fisteln. Sie werden auch als H-Fisteln bezeichnet. Wegen des schnelleren Wachstums der Speiseröhre im Vergleich zur Trachea verläuft die Fistel von der Vorderwand des Ösophagus jeweils schräg nach kranial zur Luftröhre (Abb. 9).

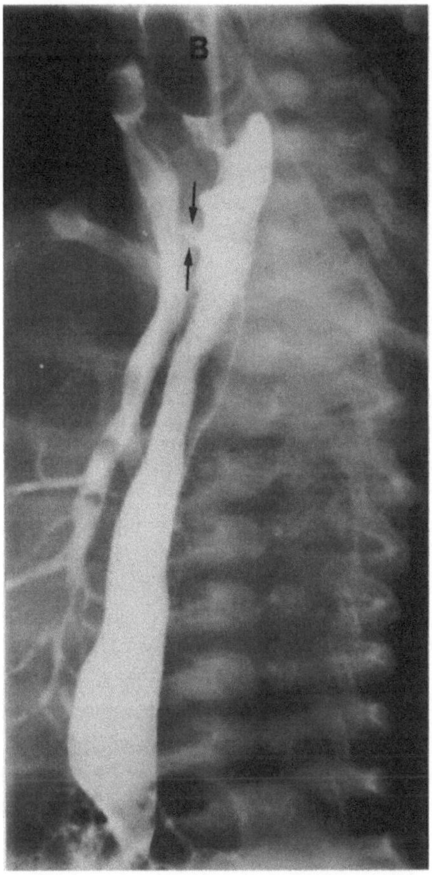

Abb. 9. Angeborene Ösophagotrachealfistel ohne Atresie bei 6 Wochen altem Säugling. Kontrastmitteldarstellung (*Pfeile*). *B* Ballonkatheter zur Abdichtung oralwärts. Stau des Kontrastmittels im distalen Ösophagus infolge Magenkompression

Klinik: Kennzeichnend ist die Symptomentrias Hustenattacken, chronisch rezidivierende Aspirationspneumonie und Darmmeteorismus. Diese Symptome sind oft ungleichmäßig ausgeprägt und kommen auch nach dem Neugeborenenalter vor.

Röntgendiagnostik [8, 43]: Im *Nativbild* sind die Zeichen chronisch rezidivierender Aspiration in Form von bronchopneumonischen Herden oder Infiltrationen zu erwarten, ferner deutlich vermehrter Luftgehalt im Magen-Darm-Trakt, gelegentlich auch im Ösophagus [66].

Das Prinzip der *Kontrastmitteldarstellung* besteht in der Abdichtung der Kardia, damit ein erhöhter intraösophagealer Druck und Prallfüllung in der Speiseröhre erzeugt werden können. Der Katheter wird nur bis in den zervikalen Ösophagus eingeführt, das Zurückfließen kann durch Anwendung eines subglottisch plazierten Ballonkatheters vermieden werden (Abb. 9).

Mit Serienaufnahmen in Mittelformattechnik gelingt unter Durchleuchtungsbeobachtung die Darstellung der Fistel am ehesten.

Nicht selten sind wiederholte Darstellungsversuche erforderlich. Fehldiagnosen gibt es durch Übertritt von Kontrastmittel über den Kehlkopf in die Trachea und das Bronchialsystem. Der fehlende Nachweis einer Fistel schließt ihre Existenz nicht aus!

Die Ösophagoskopie oder Tracheoskopie ist beim Mißlingen des Röntgennachweises indiziert, neuerdings ist die Diagnose auch mit der Computertomographie möglich [38].

Assoziation mit weiteren Mißbildungen ist in bis zu 50% der Fälle beschrieben.

Von den noch *selteneren angeborenen Ösophagobronchialfisteln* sind bisher 105, davon 21 Fälle bei Kindern unter 15 Jahren beschrieben. Sie bleiben somit zunächst überwiegend klinisch stumm. Das männliche Geschlecht weist die doppelte Häufigkeit auf. Betroffen ist besonders der rechte Hauptbronchus. Husten in Zusammenhang mit der Nahrungsaufnahme, chronisch-rezidivierende Pneumonien und Atemstörungen sind die klinischen Zeichen. Die Kontrastfüllung der Speiseröhre mit dünnflüssigem Kontrastmittel ist ergiebiger als die Bronchographie. Bronchoskopie oder Ösophagoskopie ermöglichen gelegentlich das Auffinden der Fistelöffnung. Auch mit der Computertomographie oder Kernspintomographie ist eine Diagnose möglich [77].

3.3 Angeborene Ösophagusstenose

Isoliert auftretende, angeborene Verengungen der Speiseröhre sind – im Gegensatz zu den erworbenen – recht selten (1:50000 Neugeborene). Darüber hinaus wird die Speiseröhre eingeengt durch anomale Gefäße, Duplikaturen, fibröse oder fibromuskuläre Wandeinlagerungen [74] oder bindegewebige Stränge. Man unterscheidet innere Stenosen von solchen durch mechanische Kompression von außen.

Klinik: Schluckbeschwerden, die bezeichnenderweise erst beim Übergang von flüssiger zu breiiger Nahrung (um den 6. Lebensmonat) beginnen, Regurgitation unverdauter, nicht-saurer Nahrung direkt nach dem Schlucken. Bei Stenosen mit geringerer Lumeneinengung späterer Symptombeginn. Manifestation von Stenosen auch erst durch einen festsitzenden gröberen Nahrungsbrocken.

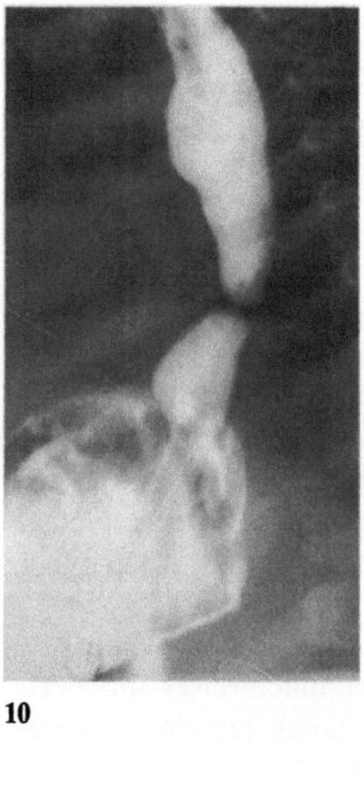

10

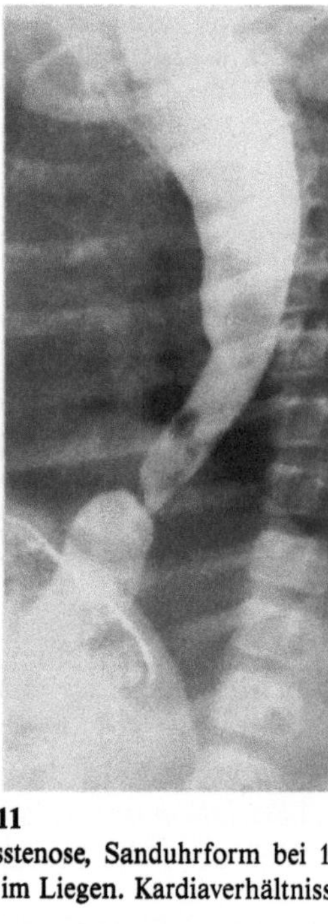

11

Abb. 10. Angeborene Ösophagusstenose, Sanduhrform bei 16 Monate altem Kind. Prallfüllung im Liegen. Kardiaverhältnisse unauffällig

Abb. 11. Diaphragmatyp der angeborenen Ösophagusstenose. 6 Monate altes Kind. Kardia an normaler Stelle

Röntgenmorphologisch werden 3 Formen unterschieden: 1. Sanduhrstenosen mit kurzstreckig verengtem Ösophagus (Abb. 10), 2. Membranstenosen mit zentraler oder exzentrischer Diaphragmaöffnung („Lochmembran", Abb. 11), 3. Röhrenstenose durch fibromuskuläre Wandverdickung.

Die *Röntgendiagnostik* [12] erfolgt mittels der Ösophagographie, bei erbrechenden untergewichtigen Säuglingen vorsichtigerweise anfangs mit wasserlöslichem nichtionischen Kontrastmittel. Die Konstanz der Enge ist mittels mehrfacher Durchleuchtungskontrolle zu prüfen, ferner muß ihre Ausdehnung festgelegt werden. Bleibt die Verengung unerkannt, so entwickelt sich eine prästenotische Dilatation, die sogar die Trachea komprimieren und daher zu Atemstörungen und Hustenattacken führen kann. Ein schmaler querer Füllungsdefekt spricht für die Diaphragmaform (Abb. 11) [57].

Der Radiologe darf sich wegen der therapeutichen Konsequenzen *nicht* mit der Diagnose „Ösophagusstenose" begnügen, sondern muß bestrebt sein, die Art der Stenose, ob angeboren oder erworben, festzustellen. Hierfür ist eine komplette Ösophagus-Magenuntersuchung mit Nachweis normaler Lage und Funktion der Kardia erforderlich [78, 79]. Läßt sich infolge einer sehr tiefliegenden kardianahen Stenose der Ausschluß einer erworbenen Stenose nicht sichern, so muß die Ösophagoskopie eingesetzt werden.

Angeborene Ösophagusstenosen sind auch als assoziierte Mißbildungen bei Ösophagusatresie [23, 73], isolierten ösophagotrachealen Fisteln [53], Duodenalatresien und -duplikaturen, Malrotation des Darms, Analagenesie, Herzfehlern, Apert- und Down-Syndrom u. a. beschrieben [59].

3.4 Brachyösophagus

Unter diesem Begriff wird der verkürzte Ösophagus verstanden, bei dem Teile des Magens in den Thoraxraum gezogen sind.

Der *angeborene (primäre) Brachyösophagus* stellt eine embryonale Hemmungsmißbildung dar, bei der mit dem Fehlen des Deszensus der Magenanlage ein fetaler Zustand persistiert.

ÅKERLUND und Mitarbeiter hatten den Brachyösophagus für eine assoziierte Fehlbildung bei Hiatushernie gehalten und in ihre Klassifikation als Typ I der Hiatushernie eingebracht [1], ein

Irrtum, der inzwischen korrigiert wurde zugunsten des sekundären, postnatal erworbenen Brachyösophagus.

Die wichtigsten Kriterien des primären Brachyösophagus sind erst mittels der Operation beweiskräftig:

a) Gefäßversorgung des thorakalen Magenanteils von kleinen Ästen aus der thorakalen Aorta,

b) fehlender Peritonealüberzug des intrathorakalen Magenanteils,

c) sekundäre Herniierung des Magens in den Thoraxraum (sekundäre Hiatushernie),

d) Verkürzung des Ösophagus mit trichterförmig gestreckter Form, der bei der Operation nicht reponibel ist.

Nur das letztgenannte Symptom ist röntgenologisch nachweisbar. Dazu kommen als weitere Röntgensymptome (Abb. 12): das Fehlen einer Ösophagitis und seltener auch ein gastroösophagealer Reflux [85].

Eine relativ häufige Form stellt der *sekundäre Brachyösophagus bei Hiatushernie dar.*

Pathogenese: Durch Reflux von Magensaft kommt es zu peptischer Andauung der Ösophagusschleimhaut, zu Ösophagitis, schließlich zur Periösophagitis und zur Vernarbung, die entweder zur Stenose oder Kontraktur der Speiseröhre oder zu beidem führt.

Diese Entwicklung von der Hiatushernie zum Brachyösophagus (oder zur Stenose) kann um so rascher erfolgen, je jünger das Kind ist, und zwar auch schon im frühen Säuglingsalter (Abb. 13, 18, 32c). Siehe auch Abschnitte 4 und 6.4.

Einen umgekehrten pathogenetischen Mechanismus stellt die durch die Operation einer *Ösophagusatresie* verursachte Verkürzung der Speiseröhre mit nachfolgender Kardiainsuffizienz dar (s. Abschn. 3.1).

3.5 Ösophagusduplikatur

Die Doppelbildungen der Speiseröhre sind sehr selten und können andere Krankheitsbilder vortäuschen.

Synonyma: Ösophaguszysten, enterogene Zysten, Mediastinalzysten.

Man unterscheidet die zervikalen und thorakalen Formen. Diese Fehlbildungen finden sich entweder isoliert, unmittelbar benachbart zur Speiseröhre oder sie besitzen eine Fistelverbindung. Sie können zystisch oder tubulär sein, Luft oder Flüssigkeit enthalten.

Klinik: Dysphagie oder Erbrechen, bei Druck auf größere Lungenabschnitte auch Atemstörungen. Durch Ulzerationen kommen Perforationen in die Lunge oder Speiseröhre vor, ferner: einseitige Halsschwellung, bedrohliche Zyanose, Stridor. Gelegentlich ohne Symptome.

Röntgendiagnostik: Entweder Zufallsbefund oder bei Kindern vorwiegend Zeichen einer Raumforderung im hinteren Mediastinum, als Weichteilschatten häufiger rechts als links mit einseitiger „Mediastinalverbreiterung“. Verdrängungszeichen von Trachea, Herz oder Lungen kommen vor. Die *Ösophagographie* führt in der Regel zur Dislokation der Speiseröhre nach rechts und dorsal (Abb. 14) oder ventral. Nur im Falle der Kommunikation mit dem Ösophaguslumen besteht die Chance der Darstellung der Doppelbildung selbst, wenn die Fistel nicht zu eng und das Kontrastmittel dünnflüssig genug sind.

Die präoperative Diagnostik ist sonographisch möglich [31]. Kombinationen mit anderen Fehlbildungen sind häufig [41, 44] (s. Kap. Mediastinum, Abb. 47).

3.6 Gefäßbedingte Ösophagusveränderungen (Impression, Dislokation, Stenose)

Siehe Kapitel Trachea u. Bronchien; Bd. 1, Kapitel Mediastinum, Bd. 2.

4 Ösophagitis, Periösophagitis. Erworbene Stenosen (Strikturen)

Entzündungen der Speiseröhre kommen in allen Altersstufen von Kindern vor, wenngleich in unterschiedlicher Häufigkeit je nach Ursache.

Ätiologisch kommen 3 Gruppen in Betracht:

a) Verätzungen und Verbrühungen, ferner durch Sondierung und festsitzende Fremdkörper,
b) infolge eines gastroösophagealen Refluxes, ferner bei zerebralen Prozessen und schließlich auch medikamentös,
c) bei Infektionskrankheiten und Mykosen oder bei Steroidbehandlung, bei Leukämien und anderen schweren konsumierenden Erkrankungen mit Zytostatikabehandlung.

Klinik: Abhängig von der Art der Noxe: Schock oder Intoxikationserscheinungen, Salivation. Schmerzen beim Essen bzw. bei der Fütterung, Würgen, Erbrechen bis zur Hämatemesis, Sodbrennen.

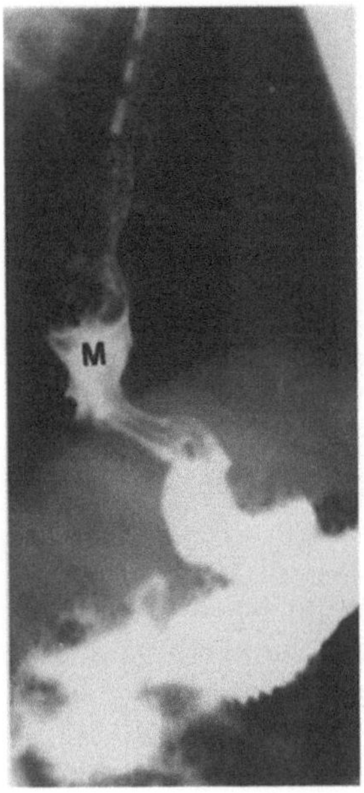

12

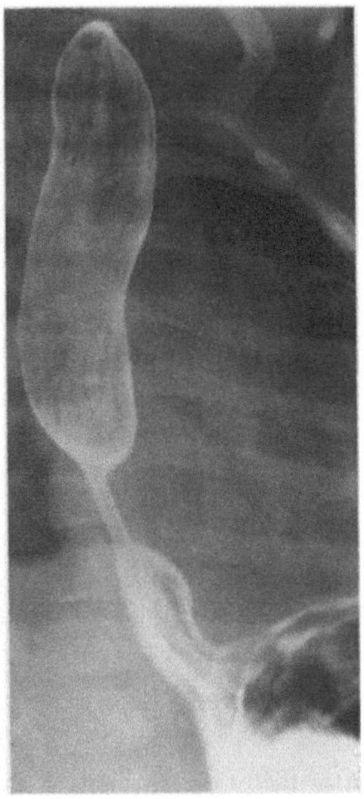

13

Röntgensymptome [10]: Lange vor dem Nachweis von Schleimhautveränderungen treten *funktionelle Störungen* auf: Peristaltikverminderung, Tonus- und Motilitätsstörungen im späteren Alter (Abb. 18a u. b)

Morphologische Veränderungen sind durch Schleimhautödeme gekennzeichnet, die anfangs eine Faltenverdickung, später völligen Schwund der Faltenbildung verursachen (Abb. 15, 39). Ulzerationen der Ösophagusschleimhaut sind bei Säuglingen nicht darstellbar, dafür kommt es zu lokalen Spasmen. Bei der *Periösophagitis* greift der entzündliche Prozeß auf die Submukosa über. Es lassen sich atypisch verlaufende Ösophagusfalten, völliger Schleimhautverlust, gezähnelte Konturen der Ösophaguswand als Zeichen für Erosionen oder tiefere Ulzerationen (Abb. 16) und Wandstarre nachweisen. Durch die schnellere Passage eines chemischen

Abb. 12. Primärer Brachyösophagus (operativ gesichert) bei 2 Monate altem Kind. Mikrogastrie, Teile des Magens oberhalb des Zwerchfells gelegen. Seitlich aufrecht mit Katheterfüllung. *M* Magen

Abb. 13. Sekundärer Brachyösophagus bei angeborener Hiatushernie mit gastroösophagealem Reflux. Gleichzeitig peptische Stenose des distalen Ösophagus. 4 Monate altes Kind. (Aus WILLICH [84])

Abb. 14a, b. Ösophagusduplikatur bei 6 Monate altem männlichen Säugling mit Zyanose und atonischem Erbrechen. Routineuntersuchung wegen Verdachts auf angeborenen Herzfehler. Ösophagographie in 2 Ebenen. **a** Bogige Lateraldislokation des Ösophagus nach rechts in Hilushöhe, **b** seitlich: Dorsaldislokation. Glatte Passage. (Angiokardiographie: partielle Lungenvenenfehlmündung. CT: solide Raumforderung.) Thorakotomie und Histologie führten zur Diagnose. (Dr. E. SCHIRG, Rö.-Abt. der Kinderklinik der Mediz. Hochschule Hannover)
▽

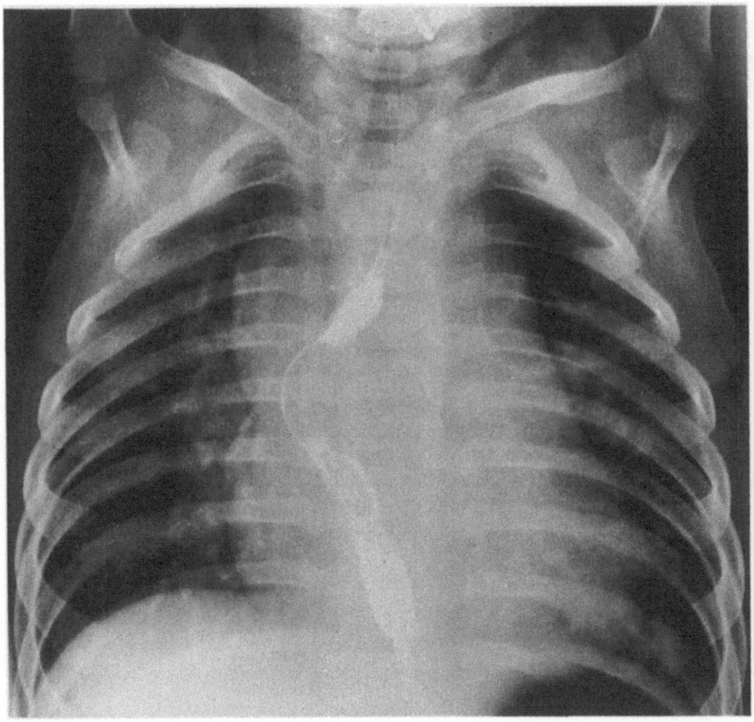

a

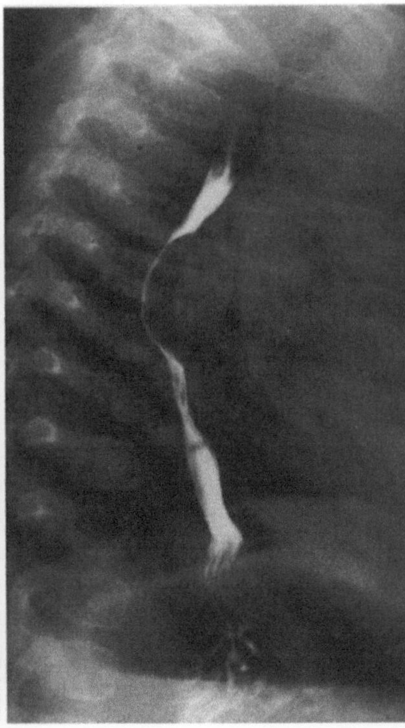

b

Abb. 15. Ösophagitis unklarer Genese bei 1 1/2jährigem Kleinkind. Prallfüllung; mäßige Weitstellung der Speiseröhre, unregelmäßige Konturen, im oberen Anteil Zähnelung

Abb. 16. Schwere refluxbedingte Periösophagitis bei 13 Jahre altem Mädchen mit psychomotorischer Retardierung und Tetraspastik. Ösophaguspassage im Liegen (Prallfüllung): fehlende Peristaltik, Faltenverlust im lufthaltigen oberen Anteil, Zähnelung der Konturen, gedeckte Perforation eines Ulkus mit oralwärts verlaufender Fistel im unteren Anteil

Abb. 17. Refluxbedingte Ösophagusstenose mit Hiatushernie bei 6 Monate altem Säugling. Klinisch: Stridor und gelegentlich Erbrechen seit Geburt. Ösophaguspassage im Liegen seitlich im Exspirium: schwere Stenose mit prästenotischer Dilatation am Übergang vom mittleren zum distalen Drittel. Fingerendgliedgroße Hiatushernie. *Pfeile* = Kardia

Abb. 18 a, b. Entwicklung einer Ösophagusstenose bei einem 5 Monate alten Säugling mit Kardiainsuffizienz. Klinisch: Erbrechen. **a** „Pneumoösophagus", Faltenverlust, Aperistaltik und Dilatation als Zeichen der Ösophagitis. **b** 3 Monate später: Entwicklung einer peptischen Narbenstenose. Hohe Lage der Kardia (*Pfeile*). kleine Hiatushernie. Sekundärer Brachyösophagus. (Aus WILLICH [84])

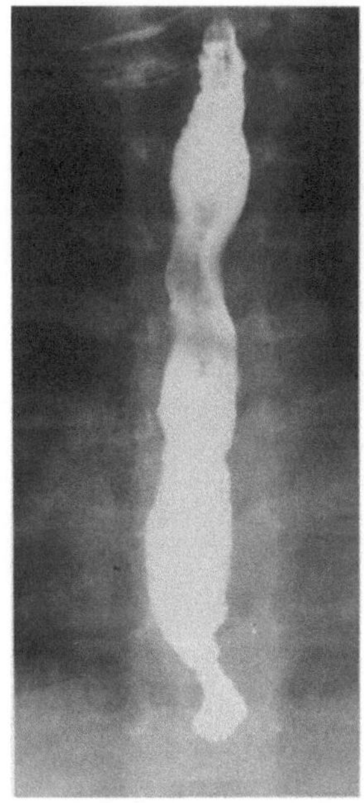

15

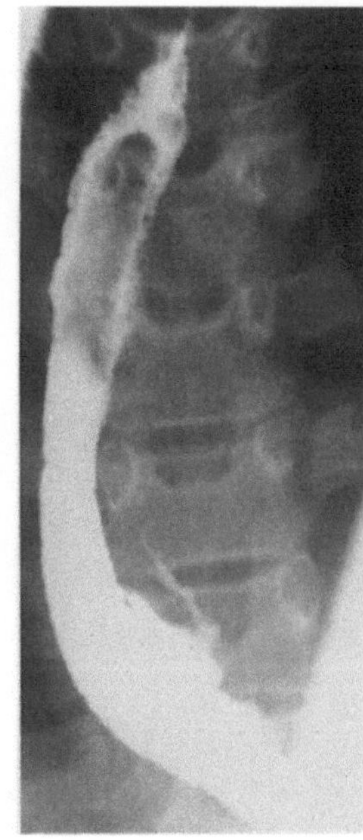

16

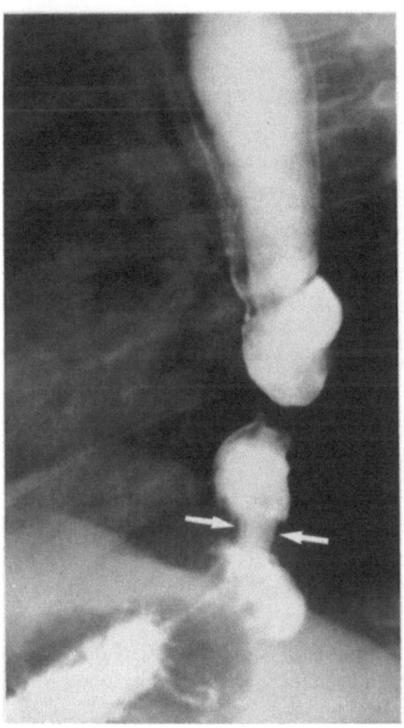

17

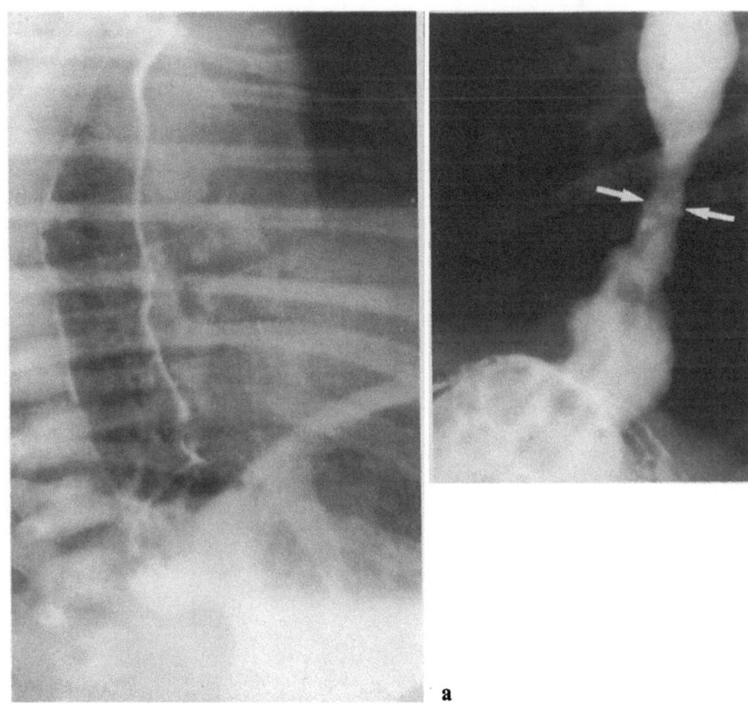

18 a b

Agens oder infolge zu heißer Flüssigkeit im oberen Ösophagusabschnitt sind in solchen Fällen vorwiegend die unteren Anteile betroffen.

Die röntgenologische Diagnose einer Ösophagitis verpflichtet zur Feststellung ihrer Ursache. Bei unklarer Ursache müssen die Magenpassage bzw. eine Ösophagoskopie angeschlossen werden.

Erworbene Ösophagusstenosen (Strikturen: [79]): Ein großer Teil der Ösophagitiden, besonders der unbehandelten chronischen und hiervon wiederum der refluxbedingten, führt – je jünger das Kind, um so rascher – zur Ösophagusstenose.

Wenn vorwiegend die Längsschichten der Muskulatur betroffen sind, resultiert eine Speiseröhren-

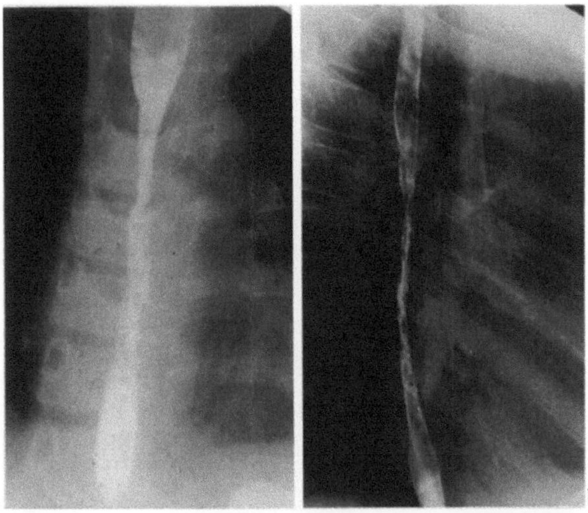

a b

Abb. 19 a, b. Tubuläre Ösophagusstenose bei 10jährigem Jungen nach Bestrahlung des Mediastinum mit 24,5 Gy und Zytostatikagaben wegen akuter lymphatischer Leukämie und Übergang in Non-Hodgkin-Lymphom (T-Zelltyp). Ösophagographie in 2 Ebenen (**a, b**): langstreckige Stenosierung des mittleren Ösophagusdrittels mit gezähnelten Konturen und polypoiden Füllungsdefekten. Maximum der Stenose im Zentrum des Bestrahlungsfeldes

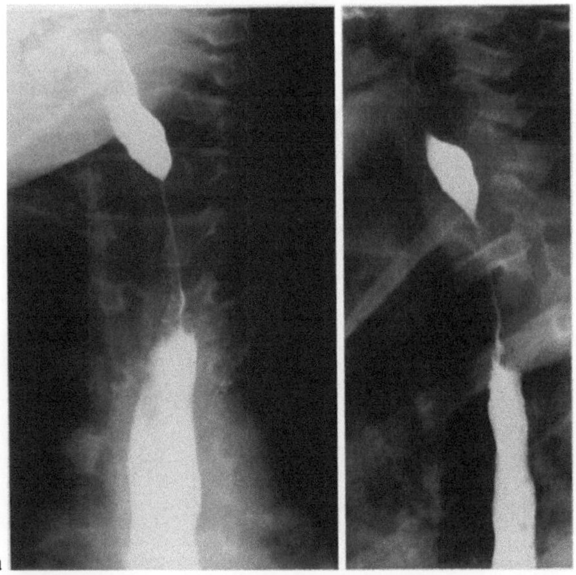

a b

Abb. 20 a, b. Ösophagusstriktur bei Epidermolysis bullosa hereditaria dystrophica eines 43/4 Jahre alten Jungen. Ösophagographie in 2 Ebenen (**a, b**): 3,5 cm lange Fadenstenose im oberen Ösophagusdrittel. Träge Peristaltik

verkürzung (sekundärer Brachyösophagus, Abb. 13), während Schrumpfung der zirkulären Muskelbündel zur *Narbenstenose* führt. Nicht selten sind beide Komponenten beteiligt, so daß die Narbenstenose mit einem Kardiahochstand einhergeht (Abb. 17). Die Entwicklung dieses Prozesses ist an Röntgenserien gut zu verfolgen (Abb. 18, 32). Bei hochgradiger Verengung (Fadenstenose) kann die röntgenologische Differenzierung der Art der Stenose schwierig sein, so daß nach Anlegen einer Magenfistel die Stenose aufbougiert und dadurch eine Kontrastmittelfüllung des Magens ermöglicht wird. In leichteren Fällen läßt sich die Stenose mit Ballonkatheter unter Durchleuchtungskontrolle beseitigen [63].

Eine weitere organisch bedingte Form der erworbenen Ösophagusstenose stellen die Strikturen *nach Verätzung und Verbrühung dar* (s. Abschn. 8).

Die *Narbenstrikturen nach Infektionskrankheiten* (s. o.) stellen Endzustände von Ösophagitiden und ulzerösen Entzündungen dar und gelten als gutartig. Stenosen der Speiseröhre durch *festsitzende Fremdkörper:* siehe Kapitel Fremdkörperinkorporation, Bd. 2.

Nahtstenosen nach Operation einer Ösophagusatresie: siehe Abschnitt 3.1.

Die *Achalasie der Speiseröhre* zeigt röntgenmorphologisch und klinisch alle Symptome einer tiefsitzenden Stenose (s. Abschn. 7).

Bei malignen Prozessen kommt es durch eine *Interaktion von Zytostatikagaben und der Bestrahlungstherapie* zu Ösophagitiden und *Ösophagusstrikturen,* z. B. bei der Kombinationsbehandlung von mediastinalen Non-Hodgkin-Lymphomen und akuten lymphatischen Leukämien im Rahmen der Bestrahlung des Mediastinum [52]. Diese Strikturen sind im Zentrum des Bestrahlungsfeldes am stärksten ausgeprägt und nehmen mit dem Dosisabfall oral- und aboralwärts ab (Abb. 19).

Bei Kindern jeder Altersstufe sind die *Ösophagusstrikturen als Komplikation von Epidermolysen* gefürchtet. Hierzu gehören neben den seltenen Stenosen beim Lyell-Syndrom [30] die häufiger vorkommenden bei der schon postnatal beobachteten Epidermolysis bullosa hereditaria dystrophica. Bei dieser ist eine Schleimhautbeteiligung nicht selten, sie betrifft dann den Kehlkopf und vorwiegend das *obere* Speiseröhrendrittel (Abb. 20).

Ältere Kinder mit Kollagenkrankheiten, insbesondere Sklerodermie, bedürfen regelmäßiger Röntgenkontrollen wegen der nicht seltenen Ösophagusbeteiligung in Form von Entzündungen und Strikturen.

Stenosen bei intramuralen Tumoren: siehe Abschnitt 10.

Als *äußere Stenosen* werden Einengungen infolge Kompression der Speiseröhre durch anliegende Gefäße oder durch Raumforderungen im Mediastinum bezeichnet. Zu letzteren gehören Mediastinaltumoren, wie auch Zysten und Duplikaturen (s. Abschn. 3.5; Abb. 14), und ferner Aortenaneurysmen (s. Kap. Mediastinum, Abb. 28, Bd. 2).

Funktionelle Stenosen der Speiseröhre werden bei Kindern aller Altersstufen gelegentlich beobachtet und als „Ösophagospasmus" bezeichnet. Sie haben eine neuropathische Ursache und stellen eine lokalisierte oder allgemeine Tonussteigerung (Vagusneurose) dar [79].

5 Kardiainsuffizienz

5.1 Allgemeines

Die mangelnde Schlußfähigkeit des Mageneingangs rangiert unter zahlreichen Bezeichnungen: cardial oder gastroesophageal incompetence, cardio-esophageal relaxation, lax esophagus (anglo-amerikanisch), malfonction hiatale (französisch), deutsch auch „Chalasie der Kardia". Diesen allen gemeinsam ist das Röntgensymptom des *gastroösophagealen Refluxes.*

Die *Röntgenanatomie* der Kardiaregion ist aus Abb. 21 ersichtlich. Die röntgenmorphologischen Formen der Kardiainsuffizienz gibt Abb. 22 wieder. Daraus ergibt sich beim Neugeborenen das Fehlen der Pars abdominalis oesophagi, ebenso wie auch der regulären Peristaltik. Es resultiert ein „physiologischer Reflux", der oft nur den unteren oder mittleren Ösophagus erreicht, gelegentlich aber auch zum harmlosen Speien führt. Die Hochdruckzone stellt sich erst nach dem ersten Trimenon gleichzeitig mit dem sich auf unter 90° normalisierenden Hisschen Winkel ein. Auch die ungewöhnlichen Lageverschiebungen im frühen Kindesalter (Cardia mobilis) sind ein mit oder ohne Reflux einhergehender, bedingt physiologischer Befund (Abb. 25).

Von der Kenntnis der *klinischen Symptome* hängt die Indikation für weitere Untersuchungen, deren Auswahl und Reihenfolge ab:

Die *Anamnese* (Erbrechen), das *Alter* des Kindes (physiologischer Reflux im ersten Trimenon), die *Art des Erbrechens* (Regurgitation und Speien, Erbrechen im Strahl bei Pylorusstenose, galliges Erbrechen bei postpapillärer Duodenalobstruktion), der *Zeitpunkt des Erbrechens* in Beziehung zur Nahrungsaufnahme, die *Menge des Erbrochenen* und schließlich das *Aussehen des Erbrochenen* (Blutbeimengungen) spielen für die Bewertung des Krankheitsbildes sowie für die Indikation zur Röntgenuntersuchung eine gewichtige Rolle. Hämatinerbrechen stellt ein alarmierendes, auf eine Refluxösophagitis hinweisendes Symptom dar, ebenso wie okkultes Blut im Stuhl.

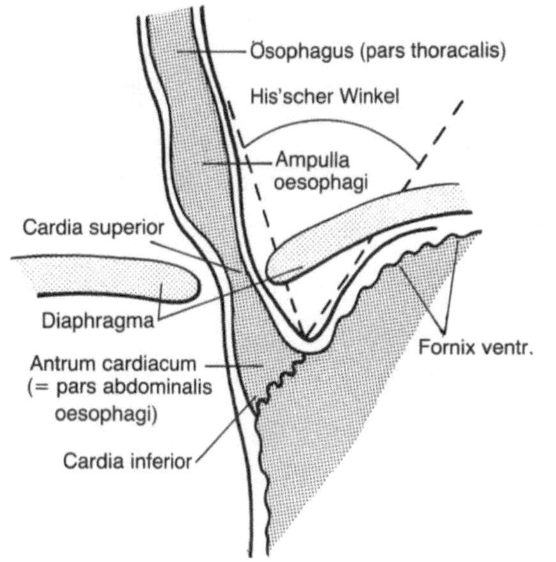

Abb. 21. Röntgenanatomie der Kardiaregion

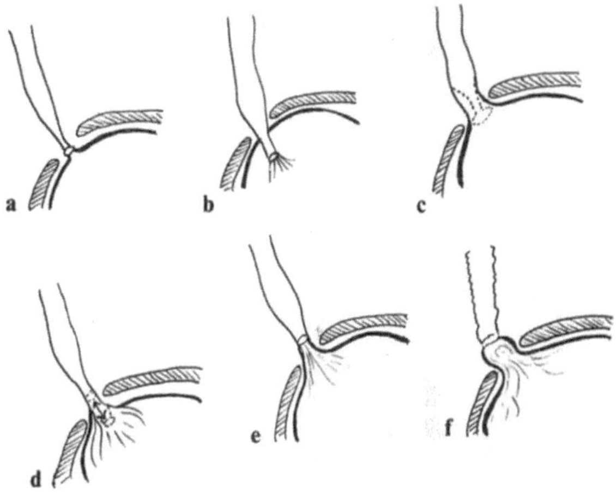

Abb. 22a–f. Röntgenmorphologische Formen der Kardiainsuffizienz. **a** Normalbefund bei Neugeborenen und Säuglingen: fehlende Pars abdominalis oesophagi. Hisscher Winkel um 90°. **b** Normalbefund bei Klein- und Schulkindern. Hisscher Winkel spitz. **c** Funktionelle Kardiastörung: vergrößertes Kaliber, Funktionsstörung (gastroösophagealer Reflux), inkonstante Kardiaweite. **d** Cardia mobilis mit oder ohne Reflux. **e** Primäre Kardiainsuffizienz: hochstehende, weitgestellte Kardia, schlaffer Ösophagus, „Chalasie". **f** Epiphrenische Magentasche, Minorform der Hiatushernie, Refluxösophagitis. (Aus WILLICH [84])

Indikationen für die Anwendung bildgebender Verfahren: Chronisch rezidivierendes („habituelles") Erbrechen, unzureichende Gewichtszunahme und

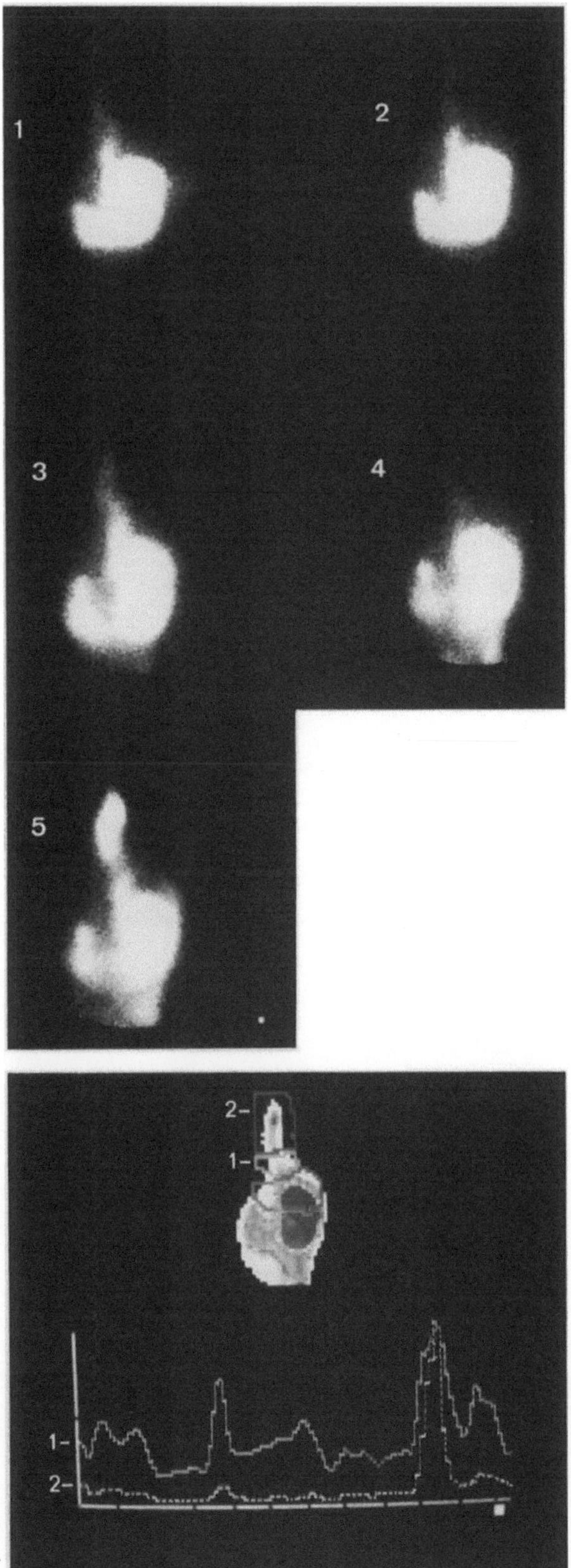

a

b

Gedeihstörung, Atemstörungen, Eisenmangelanämie, Dysphage und neuropsychiatrische Symptome.

An *Untersuchungsmethoden* stehen heute zur Verfügung:

bildgebend:	Röntgenuntersuchung, Ultraschalldiagnostik, Szintigraphie;
nicht bildgebend:	Endoskopie, pH-Metrie, Elektromanometrie.

5.2 Bildgebende Methoden

Die *Kontrastmittelpassage* des Ösophagus und Magens erfolgt zunächst mit geringen Mengen, später bis zur Magenprallfüllung, ferner schließt sie die Untersuchung im Liegen und aufrecht ein, letztere zur Beurteilung des Hisschen Winkels, schließlich den sagittalen Strahlengang, z.B. zur Erkennung von Malrotationen des Darms, und schräge bis seitliche Zielaufnahmen zur Darstellung der Kardia und Erkennung einer Pylorusstenose oder einer Hiatushernie [16]. Zur Abkürzung der Röntgenuntersuchung und damit zur Verminderung der Strahlenbelastung wird der *Wasser-Siphon-Test*, die Carvalhosche Probe, angeschlossen [20]:

Indem man Tee oder Mineralwasser in den konstrastgefüllten Magen schlucken läßt, ist ein Reflux leicht provozierbar. Dieser Test ist ein empfindliches Screening. Empfindlichkeitsgrad siehe Tabelle 1.

Die *Ultraschalluntersuchung* bietet die Möglichkeit der bildgebenden Refluxerfassung ohne Strahlenbelastung [5, 58].

Die Untersuchungsdauer spielt daher keine Rolle und kann beliebig erweitert und auf Kontrollen ausgedehnt werden. Weitere Vorteile sind die Kosteneinsparung von Kontrastmitteln und Filmen sowie die physiologischen Gegebenheiten normaler flüssiger Nahrung. Der Nachteil besteht in der Schwierigkeit der Er-

Abb. 23a, b. Refluxszintigraphie nach Operation einer Hiatushernie wegen Erbrechens bei einem 14 Jahre alten Jungen. Röntgenologisch kein Reflux. **a** Serie nach Einnahme von 1 mCi^{99m} Tc Schwefelkolloid mit Flüssigkeit. Reflux auf Bild *1*, *3* und *5*, in letzterem bis in den oberen Ösophagus. **b** Zeitaktivitätskurven über Kardia (*1*) und Ösophagus (*2*) mehrere Zacken (Reflux) über der Kardia, am Ende höchster Zacken über beiden Regionen entsprechend **a**, Bild 5. (Prof. Dr. K.D. EBEL, Radiol. Abt., Städt. Kinderkrankenhaus, Köln-Riehl). (Aus EBEL u. TREVES [15]) fassung anatomischer Details und der Bilddokumentation, da nur Seriensonogramme, z.B. als Videofilm, die Flußrichtung wiederzugeben vermögen.

Die *Szintigraphie* mit 99 mTc-Schwefelkolloid übertrifft an Empfindlichkeit die Röntgenuntersuchung erheblich (s. Abb. 23 und Tabelle 1) [15, 61].

Die Strahlenbelastung beträgt bei Säuglingen nur 0,2 mGy. Vorzüge der Methode sind die Möglichkeit des Refluxstudiums über 1 Std. mit Kontrolle nach 4 Std., darin eingeschlossen die Bestimmung der zum Reflux in Beziehung stehenden Magenentleerungszeit [32] sowie die Erfassung von aspiriertem radioaktiven Material in den Lungen nach 24 Std. Ein Nachteil ist das Fehlen von Aussagen über morphologisch-anatomische Veränderungen im Kardiabereich (s. Bd. 1, Beitrag EBEL).

Die *Ösophagoskopie* ist als invasive Untersuchung komplizierten Fällen vorbehalten: Ösophagitis, Ösophagusstenosen, Achalasien der Speiseröhre, insbesondere als präoperative Methode bei schweren Refluxformen und Hiatushernie.

Die *pH-Metrie* gilt als die sensibelste und sicherste Methode zur Refluxprüfung (sog. Tuttle-Test). Da sie über 24 Std. fortgesetzt werden sollte, ist sie zeitaufwendig und ebenfalls ohne Aussagen über die pathologische Anatomie, besonders bei sekundärem Reflux [2, 64].

Schließlich wird die *Elektromanometrie der Speiseröhre* als nicht-invasive Methode ohne Strahlenbelastung mit guter Empfindlichkeit eingesetzt [46, 82].

Von den genannten 6 Untersuchungsmethoden ist keine allein aussagekräftig genug. Es sollten daher nach Verfügbarkeit der personellen und apparativen Voraussetzungen mindestens 2–3 Methoden kombiniert werden [84].

5.3 Röntgensymptome

Die *Röntgensymptomatik* des gastroösophagealen Refluxes ist äußerst vielfältig: im *Nativbild* gilt der dilatierte lufthaltige Ösophagus, auch als Pneumoösophagus bezeichnet, bei Säuglingen als pathognomonisch (Abb. 24). Ein luftleeres Abdomen muß differentialdiagnostisch ebenso einen Reflux berücksichtigen. Schließlich bedarf jedes erbrechende Kind einer Lungenaufnahme zur Erfassung von chronisch-rezidivierenden Bronchopneumonien oder Herden infolge wiederholter Aspiration refluierter Nahrung. Hauptaufgabe der *Kontrastmitteluntersuchung* ist die Bestimmung der Kardialage, ihrer atem- und füllungsabhängigen Mobilität (Cardia mobilis, Abb. 25), ihrer Weite und ihrer Schlußfähigkeit.

Der *Hissche Winkel* beträgt beim Neugeborenen um 90° oder darüber, da der intraabdominale Ösophagusabschnitt noch fehlt; er verkleinert sich unter normalen Bedingungen auf Werte unter 90°, bleibt bei der Kardiainsuffzienz meist stumpf, auf-

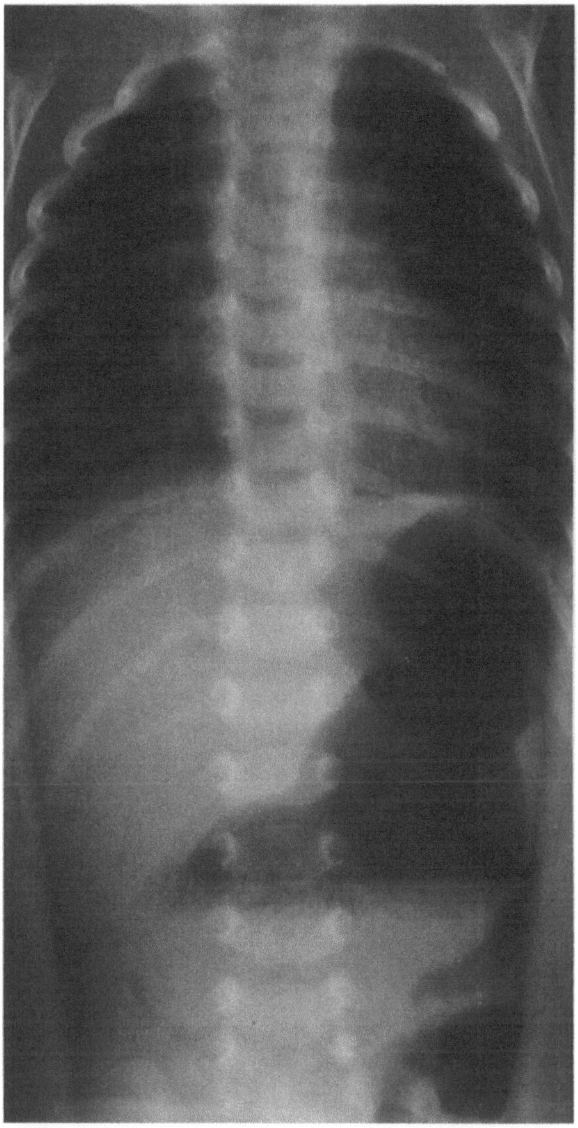

Abb. 24. „Pneumoösophagus" bei Kardiainsuffizienz infolge Pylorusstenose (4 Wochen alter weiblicher Säugling). Die luftgefüllte Säule der Speiseröhre überlagert die ganze Thoraxwirbelsäule und reicht in den ektatischen Magen

rechte Haltung vorausgesetzt (Abb. 21, 22). Bei der *Darstellung der Schleimhautfalten* am ösophagogastrischen Übergang (Abb. 26) ergibt sich die Höhe der Kardia bei pathologischen Fällen aus der Grenzlinie zwischen den feinen parallelen Schleimhautfalten des Ösophagus und den gröberen, kaudalwärts divergierenden des Magens.

Die *Refluxbeurteilung* erfolgt nach dem spontanen Auftreten oder der Provozierbarkeit, nach der Menge und der Höhe. Für letztere wurden 6 Schweregrade angegeben, von denen die ersten beiden (bis zum distalen Ösophagus bzw. bis zur Bifurkations-

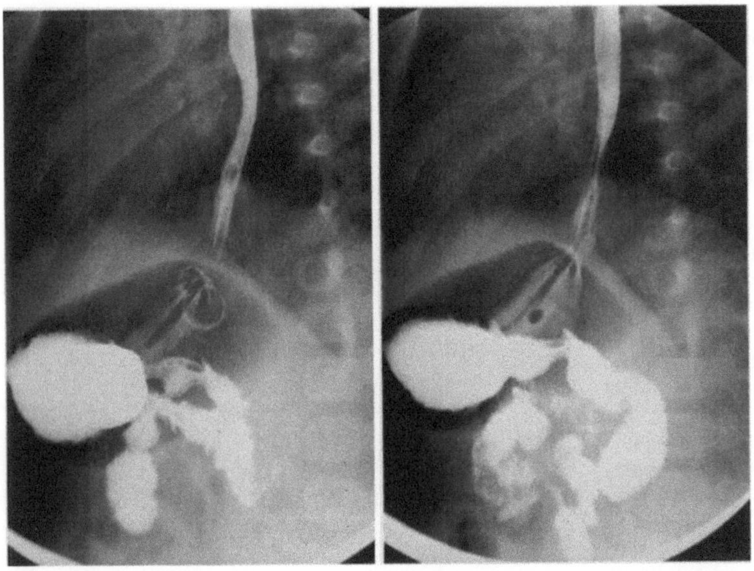

a b

25

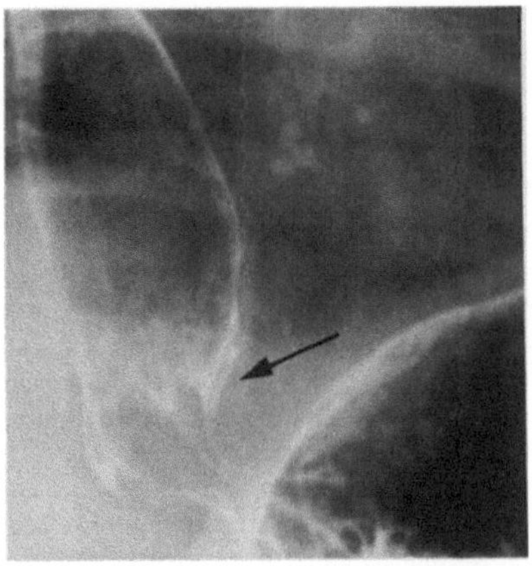

26

Abb. 25 a, b. Cardia mobilis bei funktioneller Kardiastörung eines 11 Monate alten männlichen Säuglings. 100 mm-Bildverstärker-Photographie-Serie. **a** normale Kardialage, rechte schräge Bauchlage, **b** Kardia oberhalb des Zwerchfells gelegen. (Aus WILLICH [84])

Abb. 26. Sekundäre Kardiainsuffizienz bei einem 19 Monate alten Mädchen. Kleine fixierte Hiatushernie. (Nach WILLICH [84])

höhe) als harmlos zu betrachten sind, die übrigen (bis in den zervikalen Ösophagus bei klaffender Kardia, mit Lungenaspiration und verzögertem Reflux als Spätaufnahmen) als pathologisch und behandlungsbedürftig [55].

Zu beachten sind ferner die *Peristaltik des Ösophagus*, seine Konturen (Entzündung, Ulzerationen bei Refluxösophagitis), die Schleimhautdarstellung (Fehlen bei Ösophagitis), sein Lumen (beginnende peptische Stenose) und der Magenausgang (sekundärer Reflux bei Pylorusstenose).

Mit dem *„Zeichen der kommunizierenden Ballone"* [24] werden das Eindringen von Luft aus dem Magenfornix durch die offene Kardia in den Ösophagus und daraus resultierende zwei Kontrastmittelspiegel bezeichnet, deren Höhe in Abhängigkeit von der Atmung variiert (Abb. 27).

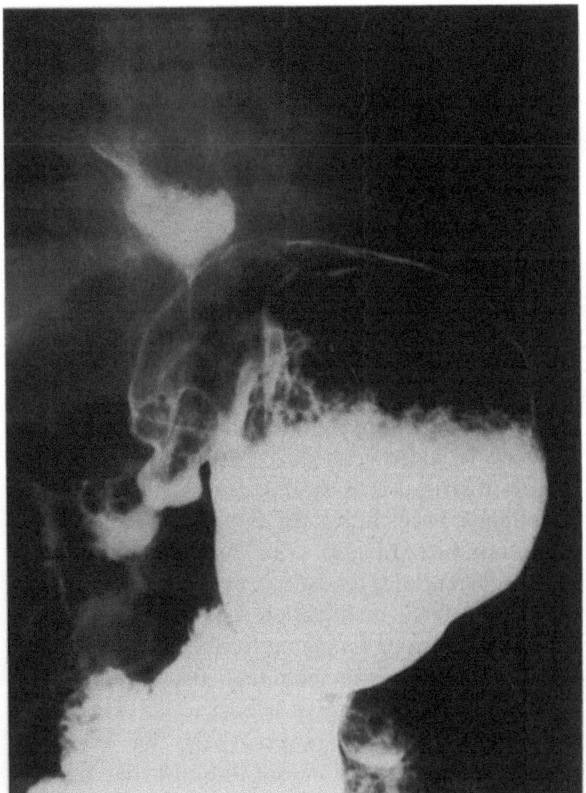

Abb. 27. „Zeichen der kommunizierenden Ballone" bei Kardiainsuffizienz infolge Magentorsion. 2 atembewegliche Spiegel. 4 Monate alter männlicher Säugling. Aufnahme in aufrechter Position. (Aus WILLICH [84])

Der gastroösophageale Reflux bei *Lage- und Drehungsanomalien des Magens* ist durch den veränderten Hisschen Winkel erklärt. Er verschwindet bei Torsionen des Magens innerhalb des 1. Lebensjahres, während bei Malrotationen oder Magenvolvulus operative Behandlung erforderlich ist.

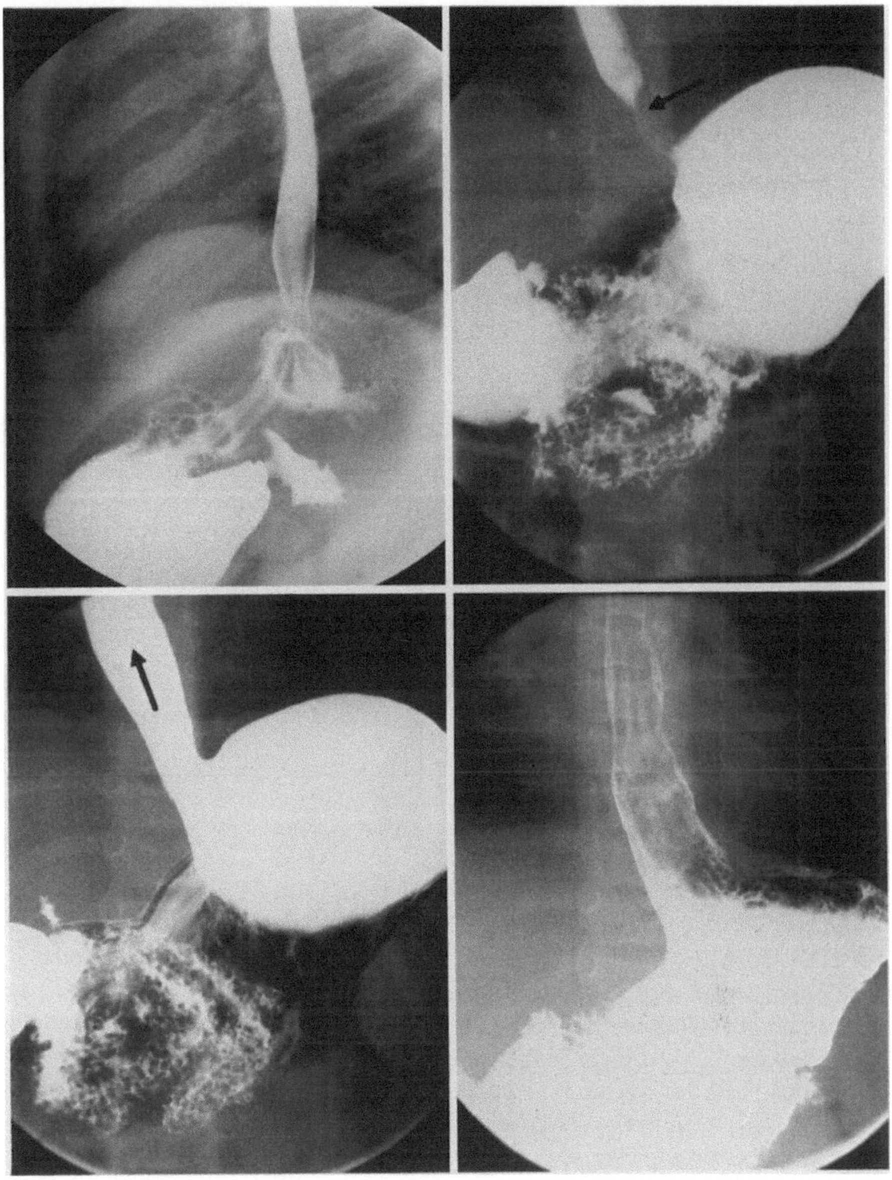

Abb. 28a–d. Funktionelle Kardiastörung bei 8 Monate altem weiblichen Säugling. 100 mm-Bildverstärker-Serien-Aufnahmen. **a** Rechte schräge Bauchlage: normale Kardialage; **b** in Rückenlage geringer gastroösophagealer Reflux des Kontrastmittels mit Pendelperistaltik, Kardia höher gelegen, **c** kurz darauf schwerer Reflux. **d** in aufrechter Position: weit offene Kardia, die Luft entweicht aus dem Magen, der Hissche Winkel ist stumpf. (Aus WILLICH [84])

5.4 Klassifikation

Die Klassifikation des gastroösophagealen Refluxes muß klinische *und* röntgenologische Kriterien berücksichtigen.

Die funktionellen Kardiastörungen finden sich am häufigsten bei Neugeborenen und Säuglingen des ersten Trimenons. Klinik: Speien oder habituelles Erbrechen ohne wesentliche Gedeihstörung. Röntgenologisch noch unkontrollierte Ösophagusperistaltik mit spastischen oder hypotonen Phasen, mobile, inkonstant klaffende Kardia und ein nicht regelmäßig reproduzierbarer Reflux (Abb. 22c, d; 28).

Demgegenüber läßt sich die *primäre Kardiainsuffizienz* im ganzen ersten Lebensjahr beobachten.

Klinik: Reduzierter Ernährungszustand, fehlende Gewichtszunahme, massives Erbrechen, gelegentlich verbunden mit Anämie.

Röntgenologisch ist die Peristaltik des Ösophagus verlangsamt bis aufgehoben, der Tonus herabgesetzt, das Kaliber erweitert, die Kardia liegt zu hoch und klafft konstant, Magenfalten konvergieren oberhalb des Zwerchfells, die Ösophagus-Schleimhautzeichnung fehlt. Der Reflux tritt regelmäßig und spontan auf, ist massiv und gelangt bis in den oberen Ösophagus (Abb. 22e, 29).

Unter der *sekundären Kardiainsuffizienz* werden alle Refluxformen zusammengefaßt, die durch Stenosen oder Atresien des Pylorus und Duodenum hervorgerufen sind, jedoch auch die häufigen Refluxe bei Hiatushernien (s. Abschn. 6). Sie können je nach Grundkrankheit klinisch symptomlos sein oder auch mit schwerem Erbrechen bis zur Hämatemesis einhergehen. Bei Py-

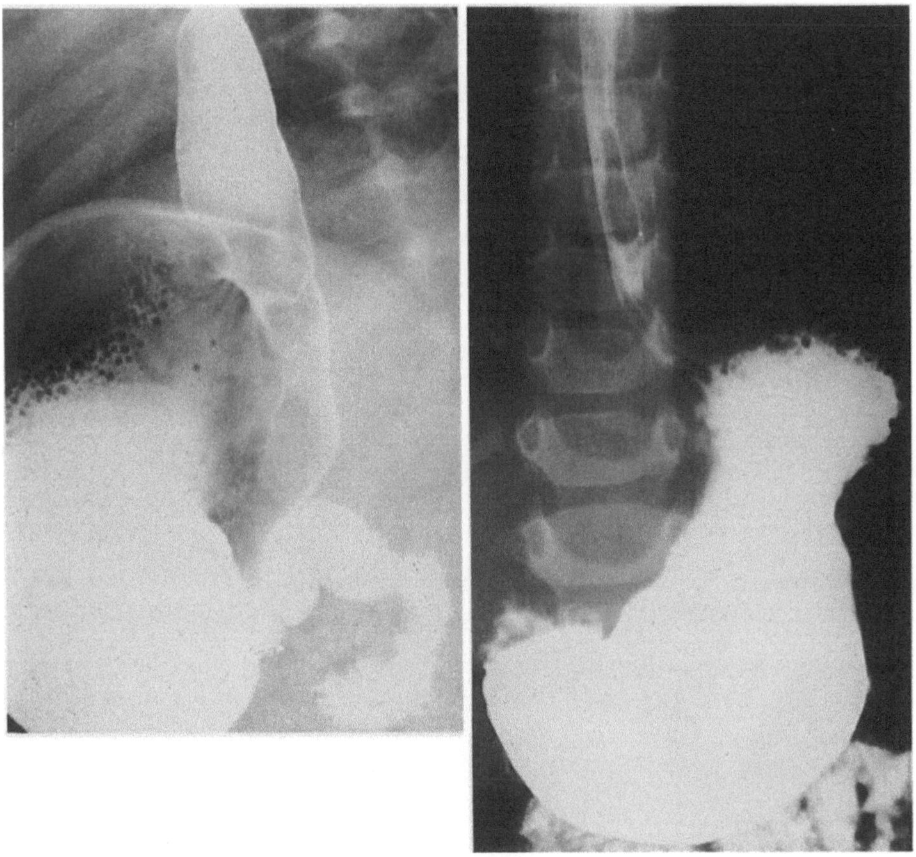

Abb. 29 a, b. Primäre Kardiainsuffizienz bei einem 15 Monate alten Jungen mit therapieresistentem Erbrechen. **a** Unveränderter spontaner gastroösophagealer Reflux. Rechte schräge Bauchlage. **b** In aufrechter Position ist der Magen luftleer, der Hissche Winkel ist größer als 90°. Geringe Bariumreste infolge des Refluxes im Ösophagus. (Aus WILLICH [84])

lorusstenosen genügt zum präoperativen Nachweis die Ultraschalluntersuchung.

In unklaren Fällen sind weitere der obengenannten Refluxdiagnostikmethoden heran- oder vorzuziehen (s. Tabelle 1). Vordringliche Aufgabe der Röntgendiagnostik ist der Nachweis anatomischer Anomalien und Fehlbildungen, insbesondere von Obstruktionen des oberen Magen-Darm-Traktes, bei denen die übrigen Testmethoden ungeeignet sind oder gar versagen, während bei jenen die Röntgenuntersuchung als hoch sensitiv und spezifisch gilt.

Tabelle 1. Empfindlichkeit diagnostischer Methoden bei Verdacht auf Kardiainsuffizienz

Methode	Empfindlichkeit	Sensitivität	Spezifität
Ultraschalldiagnostik (Refluxsonographie)	gut	?	?
Röntgenologische Refluxprüfung	gering	48%	30–50%
Wasser-Siphon-Test (Carvalho)	gut	95%	62%
Manometrie der Speiseröhre	gut	38%	
Refluxszintigraphie	sehr gut	80%	93%
pH-Metrie (Tuttle-Test)	hochsensibel	100%	97%

Komplikationen des Refluxes siehe Abschnitt 6.4.

Gastroösophageale Refluxe kommen weiterhin als *Ursache* oder als *Folge* von Krankheitszuständen oder auch assoziiert mit solchen vor [84].

6 Hiatushernie

6.1 Allgemeines

Der Durchtritt der Kardia oder von Magenteilen durch den Hiatus oesophagi ist ein bei Säuglingen relativ häufiger angeborener Krankheitszustand, der jenseits des 40. Lebensjahres als erworbener Prozeß einen zweiten Altersgipfel erfährt. Ursachen sind dieselben wie bei der Kardiainsuffizienz, die einerseits als Vorstufe einer Hiatushernie angesehen wird und in eine Hernie übergehen kann, wie

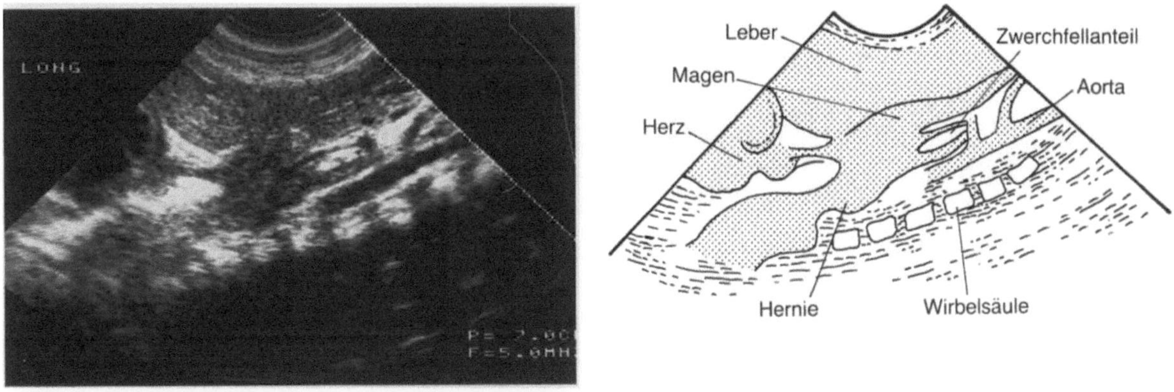

a

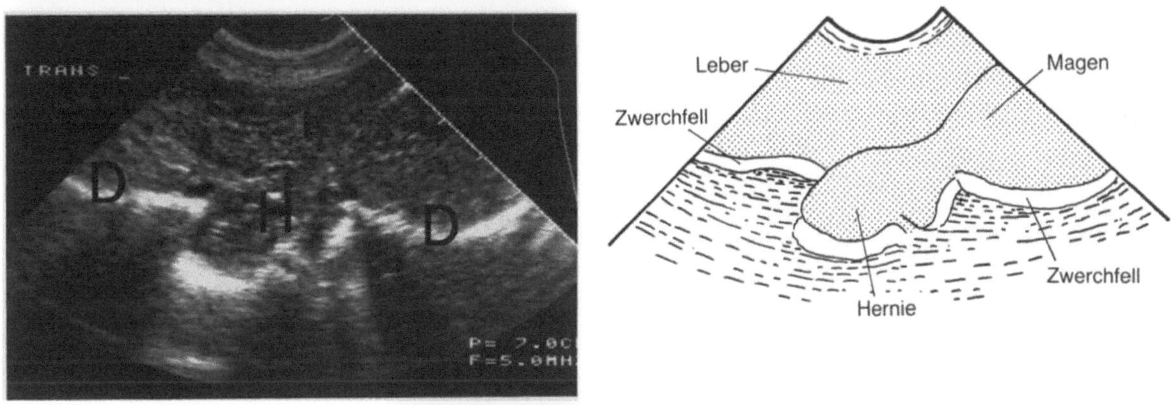

b

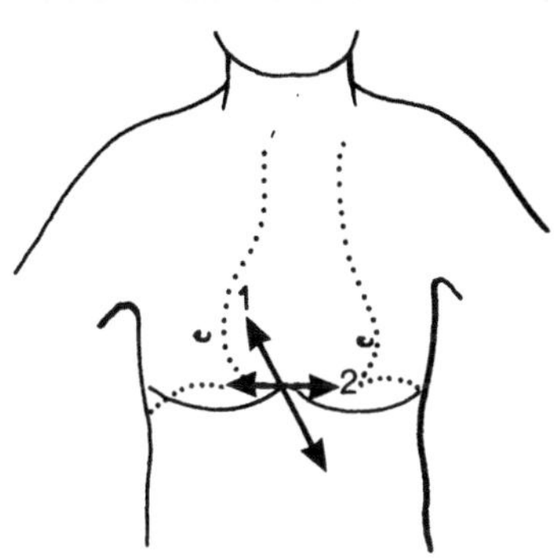

c

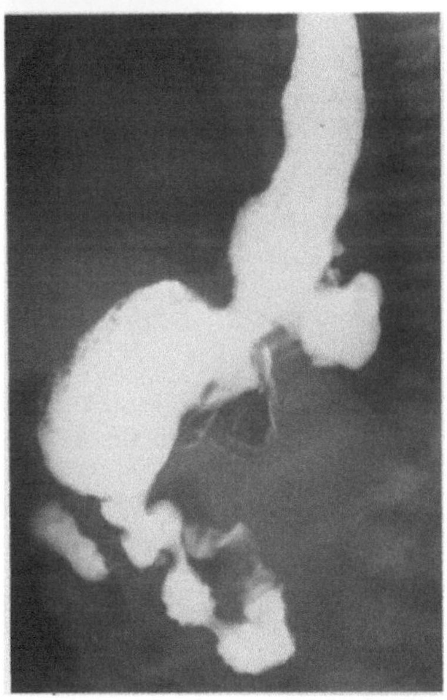

d

Abb. 30a–d. Ultraschalldiagnostik der Hiatushernie bei einem 5 Wochen alten Säugling. **a** Longitudinalschnitt, **b** Transversalschnitt, **c** Schnittführung, **d** Röntgenbild mit Hiatushernie und Zeichen der Refluxösophagitis. *D* Diaphragma, *H* Hernie, *F* Leber (Dr. PRACROS, Service de Radiologie, Hôpital Débrousse, Lyon)

auch umgekehrt die meisten Hiatushernien mit einer Kardiainsuffizienz einhergehen.

Der angeborene Charakter der Hiatushernie der Säuglinge läßt sich aus der Anamnese, nämlich dem klinischen Leitsymptom des Erbrechens, ableiten, das regelmäßig schon bis in die ersten Lebenstage zurückreicht.

Klinik: Blutspuren im Erbrochenen bis zum Hämatinerbrechen, okkultes Blut im Stuhl bis zu Teerstühlen, Eisenmangelanämie, Gedeihstörung. Es gibt auch Fälle, die nur ein oder zwei der genannten Symptome aufweisen. Größere Hiatushernien können klinisch stumm bleiben. Für die Lungensym-

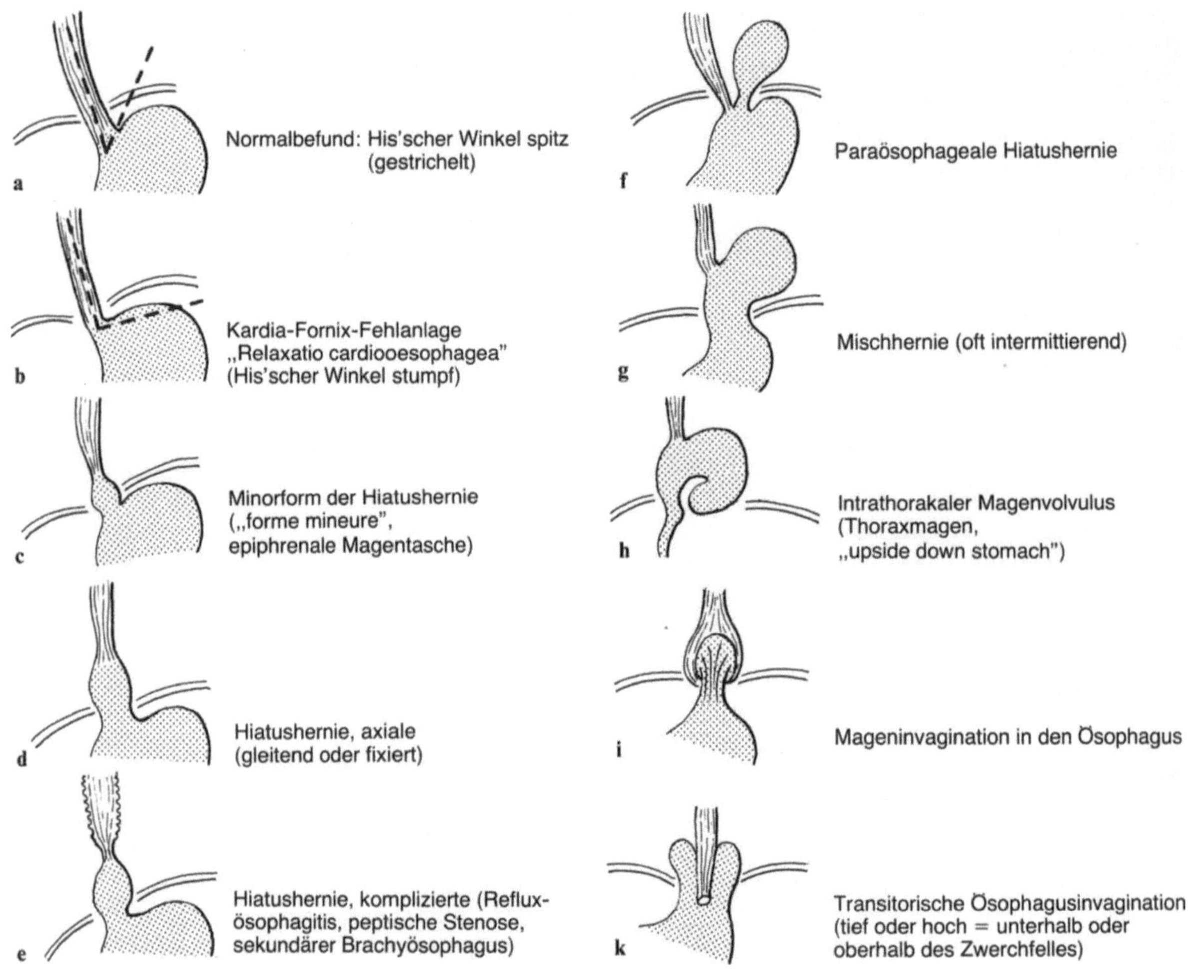

Abb. 31a–k. Röntgenmorphologische Formen der Hiatushernie

ptome gilt das unter Kardiainsuffizienz (Abschn. 5) Ausgeführte.

Indikation zur Röntgenuntersuchung: Angesichts der Häufigkeit des Säuglingserbrechens sollte man zurückhaltend sein. Dies ist schon deshalb geboten, weil 90% aller Erbrechenszustände infolge eines Refluxes mit konservativer Therapie verschwinden [50]. Im übrigen gelten die im Abschnitt 5 angegebenen Indikationen.

Mit der *Ultraschalluntersuchung* gelingt es, Hiatushernien nachzuweisen (Abb. 30). Sie sollte bei allen Fällen, die wegen Erbrechens zur Röntgenuntersuchung vorgesehen sind, *vor* die Röntgenuntersuchung gezogen werden, wenn nicht eine andere der obengenannten Methoden zur Refluxprüfung eingesetzt wird.

Der *Gang der Röntgenuntersuchung* entspricht dem im Abschnitt 5.1 angegebenen.

6.2 Formen der Hiatushernie

Abb. 31 gibt die wichtigsten Formen der Hiatushernie wieder, sie bildet gleichzeitig den pathogenetichen Anschluß an Abb. 22.

Als *Vorstufen der Hiatushernie,* auch Minorformen (formes mineures) genannt, gelten kleine epiphrenale Magentaschen, die primäre Kardiainsuffizienz, die Relaxatio cardiooesophagea und bedingt auch die mit Reflux einhergehenden Formen der mobilen Kardia. Sie stellen das Bindeglied zwischen den funktionellen Kardiastörungen und den eigentlichen Hiatushernien dar. Flüchtig oder kon-

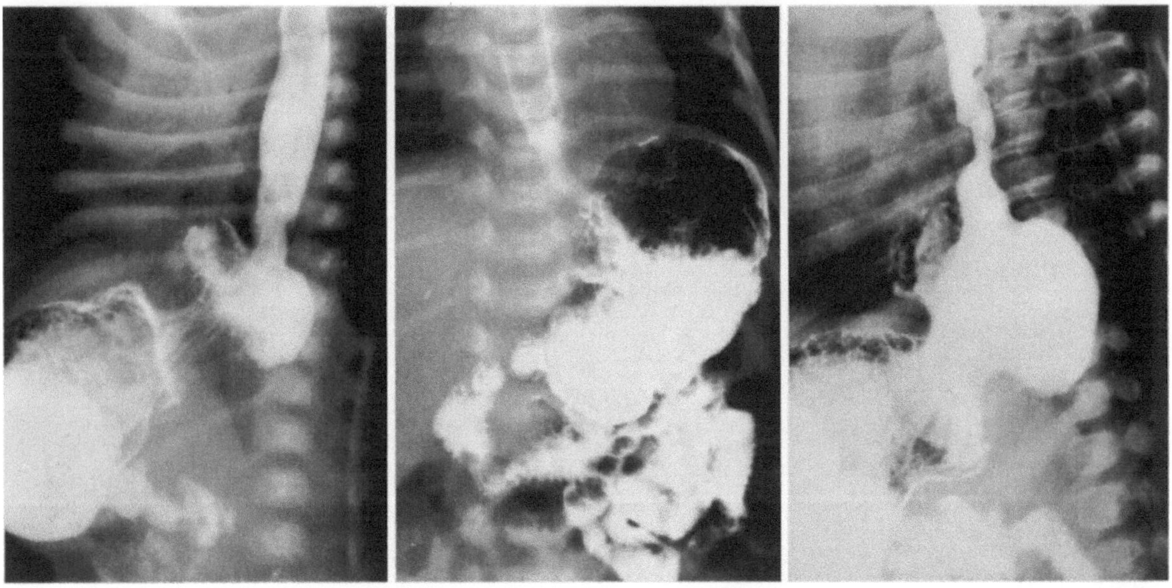

a b c

Abb. 32a–c. Gleitende Hiatushernie bei 3 Monate altem männlichen Säugling. **a** Rechte schräge Bauchlage: große herausgetretene Hernie, fehlende Ösophagusperistaltik. **b** Aufnahme aufrecht sagittal: die Hernie ist verschwunden, der Hissche Winkel spitz. Unauffällige Kardiaverhältnisse. **c** Entwicklung einer refluxbedingten, peptischen Narbenstenose 10 Wochen später. Schräge rechte Bauchlage in Prallfüllung: Bleistiftdicke Stenose am Übergang vom mittleren zum distalen Ösophagusdrittel, sekundärer Brachyösophagus. Fixierte große Hernie

stant reichen Magenschleimhautfalten über den Hiatus oberhalb des Zwerchfells hinaus (Abb. 22f, 26, 31c), der Reflux ist obligat. Bezeichnend ist die Diskrepanz zwischen dem oft geringfügigen Röntgenbefund und der Intensität der klinischen Symptome. Kontrolluntersuchungen sind je nach klinischer Symptomatik deshalb erforderlich, weil sowohl im Gefolge des Refluxes eine peptische Ösophagusstenose auftreten, sich eine echte Hernie entwickeln oder der Befund rückläufig sein kann.

Die *echten Hiatushernien* werden in gleitende und fixierte, von anderen auch in solche ohne und mit Ösophagusveränderungen unterteilt. Gleitende Hiatushernien treten bei Säuglingen – im Gegensatz zum Erwachsenen – in Bruchteilen von Sekunden durch den erhöhten intraabdominalen Druck nur im maximalen Inspirium hervor, sind daher nur mittels schneller Mittelformatserien (4–6 Bilder/sec) zu erfassen (Abb. 32a, b). Zur Fixation einer Hiatushernie führen in der Regel periösophagitische Prozesse infolge chronischen Refluxes (Abb. 26). Im Thorax-Nativbild können Hiatushernien als „Lungenzysten" fehlgedeutet werden, weshalb jeder zystische, gelegentlich auch mit Spiegelbildung versehene Hohlraum im kardiophrenischen Winkel einer Kontrastmitteluntersuchung des Ösophagus und Magens bedarf (Abb. 33a).

6.3 Röntgensymptome

Gleitende Hernien sind durch den fast immer bestehenden Reflux charakterisiert. Die Röntgensymptome entsprechen den in Abschnitt 5.3 aufgeführten Zeichen. Dazu kommen die Größenänderungen der Hernie, deren atem- und lageabhängiges Hervortreten, das durch manuelle Kompression der Magengegend provoziert werden kann, ferner die fehlende Magenluftblase, der kleine Magen und oft auch entzündliche Ösophagusveränderungen. Anzustreben sind eine exakte Darstellung der oberhalb des Zwerchfells gelegenen Magenschleimhautfalten, des gesamten Ösophagus sowie die Lagebestimmung der Kardia. Leichter ist die Diagnostik der weniger häufigen *fixierten* Hiatushernie, da die Hernie unabhängig von der Lage des Patienten darzustellen ist (Abb. 26).

Ebenso wie bei der Kardiainsuffizienz sind zur Erfassung der gelegentlich klinisch stummen *Lungenkomplikationen* in Form von bronchopneumonischen Herden bis zu chronisch-rezidivierenden Bronchopneumonien regelmäßig Thoraxkontrolluntersuchungen vorzunehmen.

Eine Assoziation mit hypertrophischer Pylorusstenose stellt das phrenopylorische Syndrom dar.

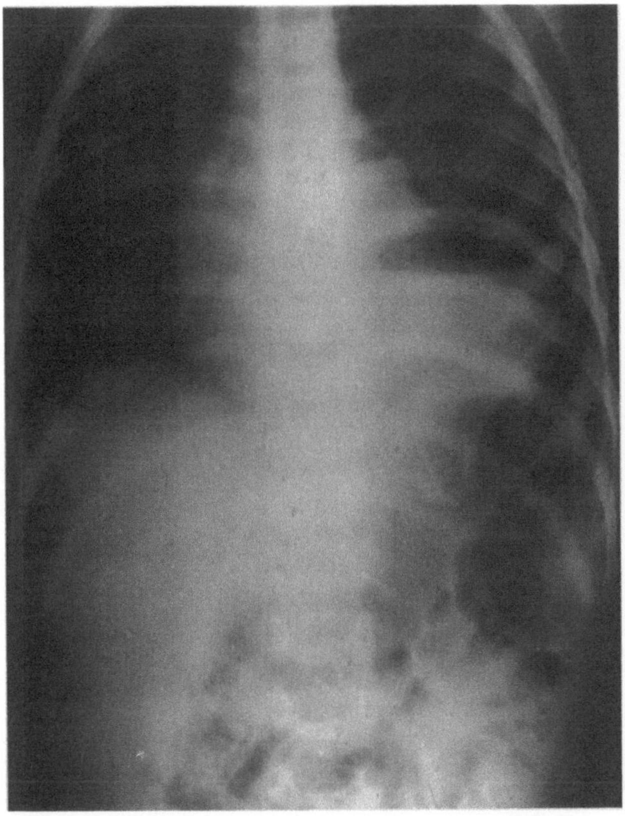

a

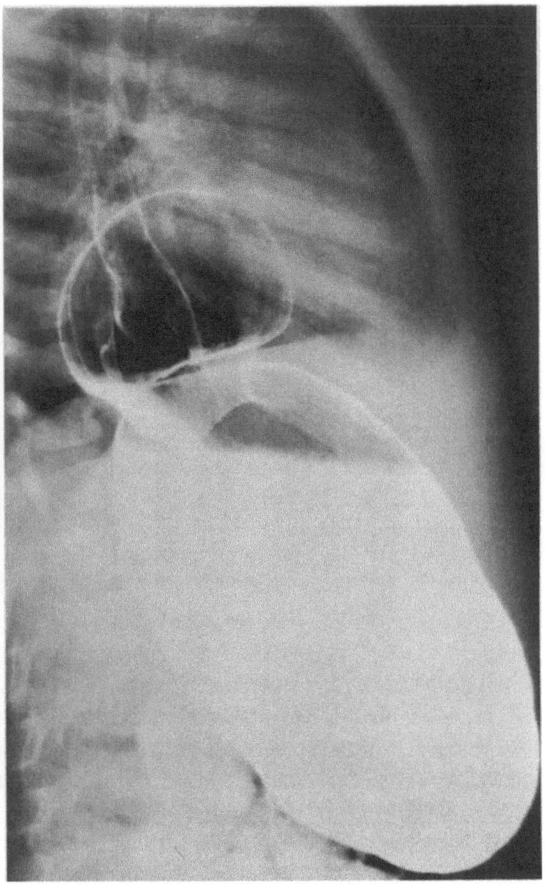

b

Abb. 33a, b. Paraösophageale Hernie bei einem 1 Jahr und 10 Monate alten Kind. **a** Thoraxübersicht: links parakardial Ringschatten mit Flüssigkeitsspiegel. **b** Ösophagus-Magen-Passage, Aufnahme seitlich aufrecht: apfelgroße Hernie, normal gelegene klaffende Kardia. (s. Abb. 31 f)

Im Falle der konservativen Therapie von Hiatushernien sind in angemessenen Abständen von etwa 2–3 Monaten Kontrolluntersuchungen auch dann erforderlich, wenn das Erbrechen sistiert. Letzteres kann nämlich auch durch eine peptische Ösophagusstenose bedingt sein. Häufiger ist allerdings die synchrone Rückbildungstendenz der klinischen wie röntgenologischen Symptome. Nicht selten bleibt im Falle konservativer Behandlung die Hernie bestehen, und es bildet sich im Kleinkindesalter mit dem Aufhören des Erbrechens eine Schlußfähigkeit der Kardia heraus [9].

6.4 Komplikationen

Die röntgenologische Nachweisrate der *Refluxösophagitis* liegt bei allen Patienten mit Reflux bzw. Hiatushernie unter 30%. Daher ist bei negativem Röntgenbefund und klinischem Verdacht (Hämatemesis, Blut im Stuhl) insbesondere zur präoperativen Diagnostik die Ösophagoskopie indiziert. Die dabei sichtbaren Veränderungen führen zu narbigen Prozessen der Ösophaguswand und Schrumpfung bis zum sog. *„sekundären Brachyösophagus"* (s. Abschn. 3.4 und Abb. 18b, 32c). Während dieser durch vorwiegenden Befall der längsgerichteten Ösophagusmuskulatur hervorgerufen wird, sind die *peptischen Ösophagusstenosen* Endstufen narbig-entzündlicher Prozesse der Ringmuskulatur (s. Abschn. 4). Oberhalb des Zwerchfells finden sich unterschiedlich große Magenanteile. Die stenosierte Strecke kann mehrere mm bis cm lang, ja tubulär sein, so daß der hochgezogene Magen einen dem Ösophagus ähnlichen Schlauch darstellt (Abb. 13).

An Langzeitserien läßt sich die Entwicklung einer Hernie bis zur Ösophagusstenose gut dokumentieren (Abb. 32), wobei das „Zeitraffertempo" dieser Entwicklung – im Gegensatz zum Erwachsenen – eine Eigenart des frühen Kindesalters ist und wenige Wochen betragen kann.

Die Angaben zur Häufigkeit der peptischen Narbenstenosen schwanken in großen Serien zwischen 3 und 23% aller beobachteten Hiatushernien [49, 79].

6.5 Seltenere Formen der Hiatushernie (Abb. 31f–k)

Die *paraösophageale Hiatushernie* bildet einen mit Peritoneum überzogenen, meist rechts liegenden Bruchsack, der sich neben dem Ösophagus im hinteren Mediastinum vorwölbt. 5–10% aller Hiatushernien betreffen diese Form.

Klinik: Anämie, Erbrechen, Gedeihmangel können ausgeprägt sein, aber auch fehlen. *Röntgenologisch* kann die Hernie einen Zufallsbefund darstellen und sich im Röntgenbild des Thorax je nach dem Grad der Füllung mit Mageninhalt als Rundschatten oder als „Zyste" mit und ohne Flüssigkeitsspiegel manifestieren (Abb. 33a). Bei der Durchleuchtungsuntersuchung kommt es im Inspirium zur Vergrößerung, im Exspirium zur Verkleinerung des intrathorakalen Magenanteils. Bei der Kontrastmittelpassage befinden sich die Kardia und der terminale Ösophagus an normaler Stelle, die Magenluftblase ist erhalten, ein gastroösophagealer Reflux fehlt, aber Kontrastmittel läßt sich im Liegen in den Hernienteil bringen (Abb. 31f, 33b).

Findet sich bei paraösophagealen Hernien jedoch auch ein gastroösophagealer Reflux, so liegt meist eine sog. *Mischhernie* vor, d. h. eine Kombination von hiataler Gleit- und paraösophagealer Hernie (Abb. 31g, 34a, b). Durch das Höhertreten der Kardia über das Zwerchfellniveau hinaus bekommt der paraösophageale Hernienanteil Verbindung mit der Speiseröhre, so daß ein Reflux auftritt und damit die Voraussetzung für pathologische refluxbedingte Ösophagusveränderungen gegeben ist. Nicht selten handelt es sich jedoch um Funktionszustände einer paraösophagealen Hernie, wobei je nach Atemphase der Befund einer Mischhernie entsteht oder auch verschwindet, die sog. *intermittierende Mischhernie* (Abb. 34). Weitere Funktionszustände mit vorübergehenden Lageanomalien stellen die Invaginationen im Kardiabereich dar: hierbei kann der Ösophagus infolge eines Durchtrittes von Magenschleimhaut durch den Hiatus in den Magen invaginieren als sog. *transitorische Ösophagusinvagination* [45] (Abb. 31k) oder aber Magenanteile invaginieren in den normal gelegenen distalen Ösophagus (Abb. 31i). Bei der Atmung erscheint dieser Befund wie das Gleiten eines Kolbens im Zylinder (Abb. 35). Gelangt weit mehr als die Hälfte des Magens in den Thoraxraum, so kommt es zum *„Thoraxmagen"*, der meist mit einem Volvulus des intrathorakalen Magenanteils einhergeht, sog. „upside down stomach", und

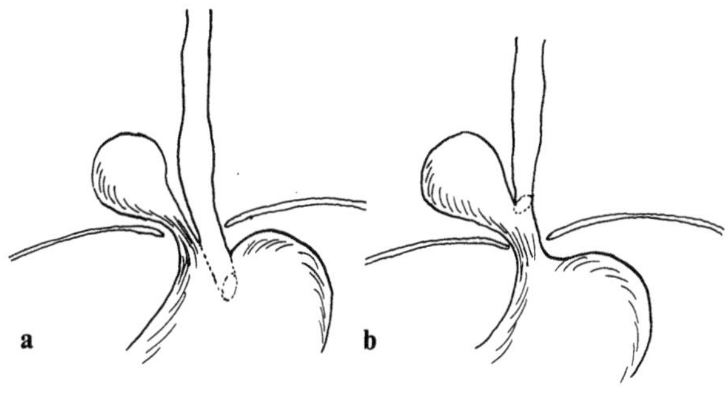

Abb. 34a, b. Intermittierende Mischhernie schematisch: **a** in Exspiration, ähnlich der paraösophagealen Hernie; **b** in Inspiration Bild der Mischhernie

sich aus großen Hiatus- oder paraösophagealen Hernien entwickeln kann (Abb. 31h, 36).

7 Achalasie der Kardia

Unter der Kardia-Achalasie wird eine Öffnungsstörung der Ösophagusmündung verstanden, der bei Säuglingen entweder eine primäre Agenesie bzw.

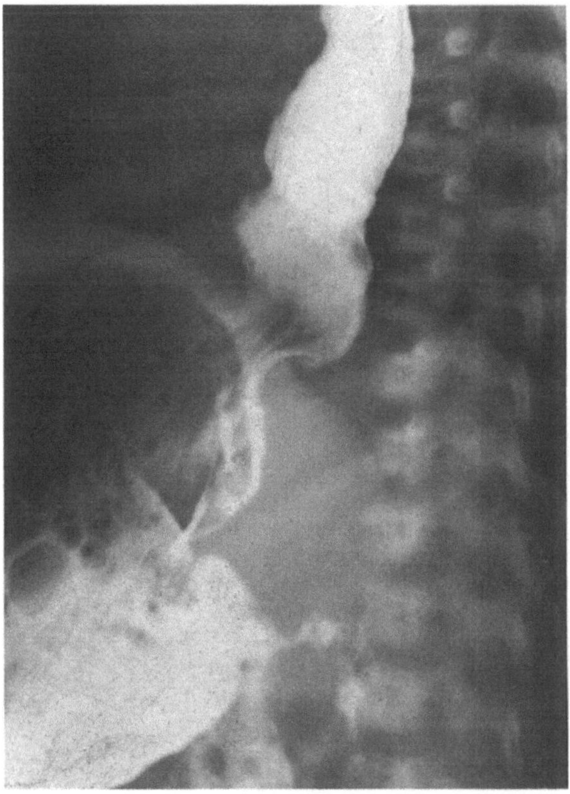

Abb. 35. Mageninvagination in den Ösophagus. 4 Wochen alter Säugling. Magenschleimhautfalten ziehen durch den Hiatus und prolabieren in Walnußgröße in den Ösophagus als „Invaginat" (s. Abb. 31i)

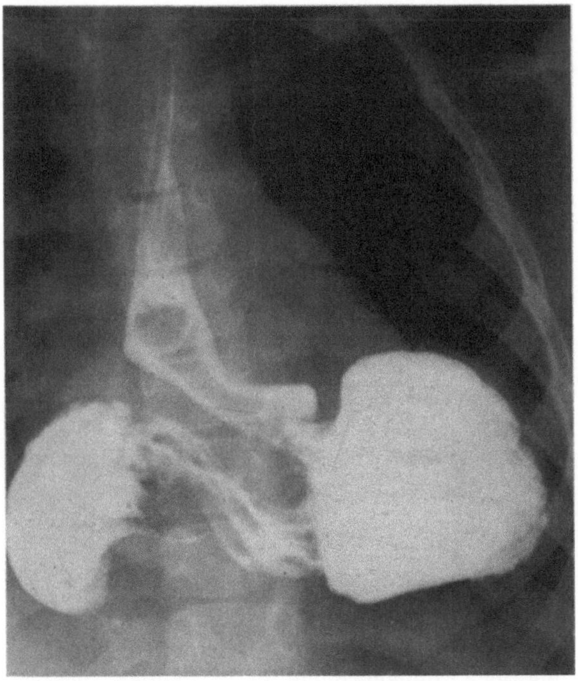

Abb. 36. Thoraxmagen, gesamter Magen in den Thoraxraum prolabiert („upside down stomach"). 8 Wochen alter Säugling (s. Abb. 31h)

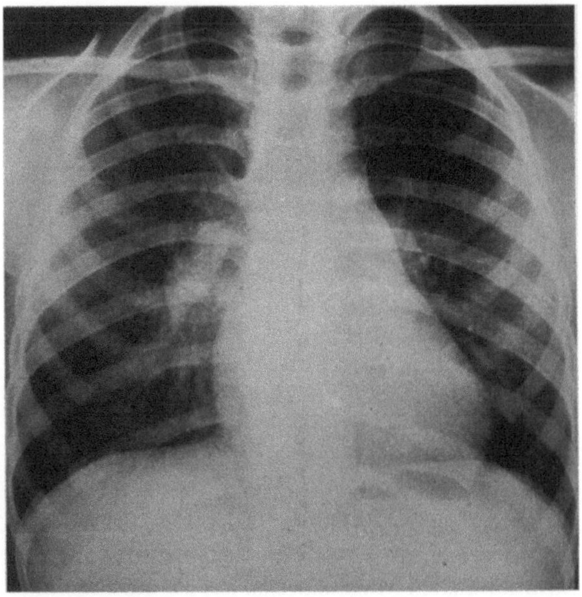

Abb. 37. Thoraxübersichtsaufnahme eines 5 Jahre alten Mädchens mit jahrelang rezidivierenden herdförmigen Bronchopneumonien bis zur Diagnosestellung einer Achalasie. Kleine Magenluftblase!

Hypoplasie der Ganglienzellen des Plexus myentericus ähnlich der Aganglionose des Kolon (M. Hirschsprung) oder – bei Kindern und Erwachsenen – eine erworbene Schädigung des N. vagus bzw. der intramuralen Ganglienzellen unklarer Ätiologie zugrunde liegt. Bei Kleinkindern wurden auch Knorpeleinschlüsse in der distalen Ösophaguswand gefunden.

Als Synoyme wurden früher „Kardiospasmus", kardiotonische bzw. idiopathische Ösophagusdilatation benützt. Die noch heute übliche Bezeichnung „Megaösophagus" ist eher als Symptom für zahlreiche mit Erweiterung der Speiseröhre einhergehenden Krankheitszustände geeignet [33], zumal sie nur die Sekundärpathologie und nicht die Pathogenese beinhaltet. Der Anteil an Kindern bis zu 15 Jahren macht nur 3–5% aus [36, 68]. Ca. 20 Fälle wurden im Säuglingsalter publiziert [40, 65]. Familiarität ist mehrfach beschrieben.

Klinik: Schluckstörungen, Regurgitation, ferner Gewichtsverlust und chronische Gedeihstörung. Ein Drittel der Kinder entwickelt auch rezidivierende pulmonale Infekte.

Röntgendiagnostik [83]: Im *Nativbild* des Thorax läßt sich gelegentlich der durch die rechte Wand des dilatierten Ösophagus hervorgerufene paramediastinale Begleitschatten erkennen, der eine Lufthaube mit Flüssigkeitsspiegel in der Speiseröhre aufweisen kann. Diagnostisch hinweisend ist auch die sehr kleine oder fehlende Magenluftblase bei 2/3 der Patienten. Schließlich muß auf Lungenveränderungen in Form von multiplen bronchopneumonischen Herden infolge chronischer Mikroaspirationen geachtet werden. Letztere bilden gelegentlich das einzige faßbare Zeichen, und es kann Monate bis Jahre dauern, bis die Ursache bekannt, nämlich die Diagnose gestellt wird (Abb. 37).

Mit der *Ösophagographie* wird die Diagnose gesichert (Abb. 38). Es finden sich:

a) im Frühstadium unter Durchleuchtung Dysperistaltik, später verlangsamte, abgeschwächte oder fehlende Peristaltikwellen bei glatten Konturen der Speiseröhre;
b) Zuspitzung des terminalen Ösophagus von der Form einer Rettichwurzel unterhalb des Zwerchfells;
c) allgemeine Erweiterung der Speiseröhre mit durch Speisereste hervorgerufenen Aufhellungsbezirken im distalen Abschnitt, fehlende Faltenzeichnung;
d) eine haarnadelenge Kardia mit zeitweilig völligem Stopp der Kontrastmittelpassage. Unter Durchleuchtung bei liegendem Patienten fehlt jeder Kontrastmitteldurchtritt, in aufrechter Position kommt es zum schubweisen Ablauf minimaler Kontrastmittelmengen in den Magen.

Zusätzliche diagnostische Möglichkeiten bilden die Endoskopie, Manometrie und schnelle Serien im

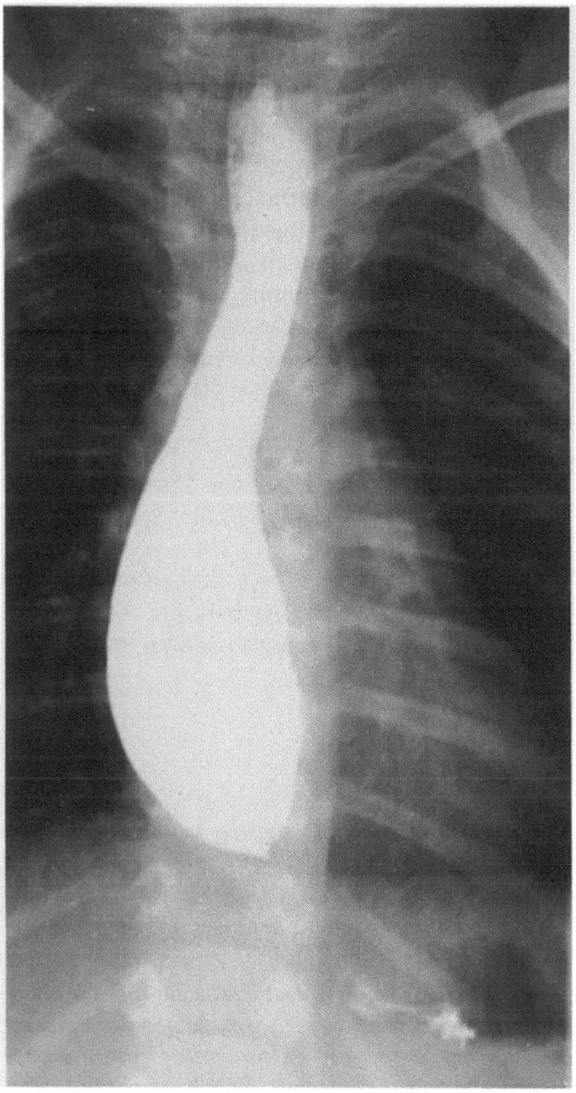

Abb. 38. Schwere Achalasie der Kardia. Ösophagographie im Stehen bei einem 1 1/2 jährigen Jungen mit Dysphagie. Stricknadeldünne Kardia: die rechte Ösophaguskontur überragt die des Herzens. Angedeutete Spiegelbildung in der oberen Speiseröhre

Mittelformat oder auf Magnetband, die insbesondere die Funktion nach Behandlung mittels Kardiomyotomie besser erfassen [47].

Differentialdiagnostisch müssen einfache transitorische Spasmen im Kardiabereich, Tumoren oder Strikturen erwogen werden. Hierfür ist der Nachweis einwandfreier Schleimhautfalten im Kardiabereich erforderlich.

8 Verätzungen

Chemische Substanzen vermögen schwerste Schädigungen der Speiseröhre beim Kind hervorzurufen. Es handelt sich um irrtümlich von Kindern unter 3 Jahren eingenommene Säuren oder Laugen. Bevorzugt sind Haushaltsreiniger und Entkalker, welche Säure oder Laugen, ferner Ammoniak, Phenole, Silbernitrat u. a. enthalten.

Laugen verflüssigen das Gewebe unter Bildung wasserlöslicher Alkali-Albuminate, erfassen das Nachbargewebe durch Imbibierung und verursachen die schwersten Verätzungen der Speiseröhre. Dagegen erzeugen Säuren trockene Koagulationsnekrosen und binden lokal die Substanz an das Gewebe, bevorzugt in der präpylorischen Region, während sich der Ösophagus relativ säureresistent erweist. Nach 2–3 Tagen ergibt sich kein Unterschied im Befund zwischen den Ätzmitteln mehr. Es werden 3 Schweregrade unterschieden.

Klinik: Fehlen von Schleimhautveränderungen in der Mundhöhle macht eine Verätzung des Ösophagus eher unwahrscheinlich. Würgreiz, Schluckschmerz, Speichelfluß und Kreislaufschock sind die wichtigsten Symptome. Bei unzureichender Behandlung kommen nach 4–8 Wochen relativer Beschwerdefreiheit dysphagische Beschwerden hinzu.

Die *Röntgendiagnostik* hat in letzter Zeit durch die Endoskopie in der Primärdiagnostik an Bedeutung verloren, aber unter bestimmten Indikationen noch ihren festen Platz. In Zweifelsfällen läßt sich zu Beginn der Erkrankung durch die Darstellung normaler Ösophagusschleimhaut ein Schleimhautödem ausschließen und eine Ösophagoskopie erübrigen, ferner hat die Ösophagographie bei Perforationsverdacht ihre absolute Indikation, während routinemäßig der Stellenwert der Endoskopie trotz des vergleichsweise invasiven Charakters unbestritten ist, da die Röntgenuntersuchung die Tatsache und Schwere der Schädigung nicht erkennen läßt. Zweckmäßigerweise beginnt man mit isotonischem wasserlöslichen Kontrastmittel, bevor man Bariumsulfatsuspension verabreicht.

Im *Frühstadium* (1.–6. Tag) finden sich leichte funktionelle Symptome, wie verzögerte Passage bis zur Atonie in Form eines „Megaösophagus", lokale Spasmen und durch das Schleimhautödem auch Verlust der Faltenzeichnung (Abb. 39). In schweren Fällen lassen sich Ulzerationen, Konturunregelmäßigkeit, Aperistaltik und Ösophagospasmus nachweisen [21]. Persistenz der klinischen Anfangssymptome muß den Verdacht auf Penetration, Perforation, Mediastinitis oder Mediastinalabszeß lenken und ebenfalls zur Röntgenuntersuchung führen. Dabei kann bereits die *Thoraxübersichtsaufnahme* durch die Mediastinalverbreiterung auf eine

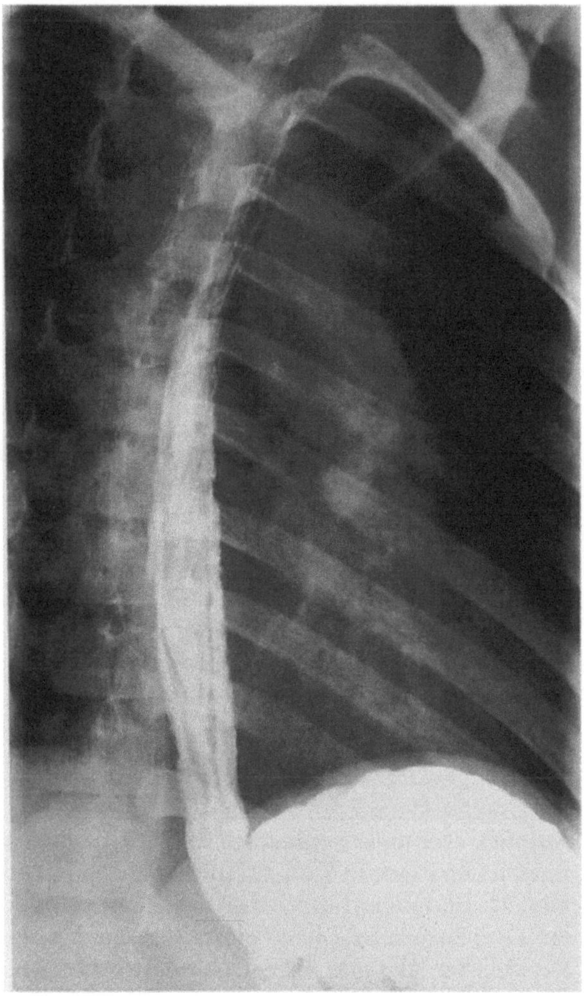

Abb. 39. Kaustische Ösophagitis bei 4jährigem Jungen. Ösophagogramm schräg seitlich: Aboralwärts deutlich zunehmende Schleimhautfaltenvergröberung mit ulzerierenden Wandveränderungen. Im oberen Anteil normaler Befund

Mediastinitis, durch ein Luftdepot, ein Pneumomediastinum oder einen Pleuraerguß auf eine Ösophagusperforation hinweisen (Abb. 43a). Gleichzeitig werden durch die Dysphagie bedingte Aspirationsherde erfaßt. Die genannten Komplikationen werden jeweils von einem septisch-toxischen Zustand des Patienten begleitet.

Im *chronischen Stadium,* das einem asymptomatischen Intervall von wenigen Wochen folgt, kommt es bei 7–30% der Laugenverätzungen zur Entwicklung kurz- oder langstreckiger Strikturen, die mittels Ösophagographie nur mit dünnflüssigem wasserlöslichen Kontrastmittel verifiziert werden dürfen. Sie können auch umschrieben ringförmig oder multipel sanduhr- oder röhrenförmig (Abb. 40) auftreten. Somit liegt die Domäne der Röntgendiagnostik in der Verlaufskontrolle unter der Chemo- und Bougierungstherapie und in der Beurteilung des Therapieerfolges.

Ähnlich wie bei den peptischen Narbenstenosen der Hiatushernie kann es zu Verkürzung der Speiseröhre (sekundärer Brachyösophagus) und zum gastroösophagealen Reflux kommen. Prädilektionsorte für Schädigungen sind die physiologischen Engen des Ösophagus, bevorzugt wegen der distalwärtigen Verlangsamung der Passagezeit die unteren Speiseröhrenabschnitte, besonders das distale Drittel. Prästenotische Erweiterung führt zum „Megaösophagus" (Abb. 40c), die Faltenzeichnung ist verschwunden.

Iatrogene Komplikationen, wie Perforation und Mediastinitis, kommen bei der Ösophagoskopie, Sondierung oder unter der Dehnungsbehandlung vor (s. Abschn. 11).

Der *Magen* wird nur bei Einnahme größerer Mengen von der Verätzung befallen. Er muß jedoch in jede Röntgenuntersuchung einbezogen werden [22].

9 Ösophagus-Varizen

Erweiterungen der submukösen Venen vorwiegend im unteren Ösophagusgebiet entstehen durch Druckerhöhung und Stenosen im Pfortaderkreislauf. Die venöse Abflußbehinderung hat einen Kolateralkreislauf zur Folge. Der Pfortaderhochdruck wiederum ist durch *intra*hepatische Erkrankung, Leberzirrhose, bei Kindern aber zu 3/4 der Fälle infolge einer *prä-* bzw. *extrahepatischen Blockade* verursacht als Folge von Nabelveneninfektionen nach Katheterisierung im Neugeborenenalter, die zur Pfortaderthrombose führen können. Angeborene Varizen sind sehr selten.

Klinik: Milzvergrößerung, Anämie infolge Blutungen (Hämatemesis, Teerstühle), hepatolienales Syndrom (M. Banti, M. Wilson und Leberzirrhose). Die Varizenblutung ist bei der Leberzirrhose ein Spätsymptom, bei extrahepatischen Stenosen das Frühsymptom, das schon bei Kleinkindern manifest wird und absolute Indikation zur sofortigen Untersuchung mittels bildgebender Methoden darstellt [17].

Die *bildgebenden Untersuchungsmethoden* und dazugehörige Diagnostik erfordern ein spezielles Vorgehen [16]: Die *Ösophagographie* wird prinzipiell im Liegen mit sahnigem Kontrastmittel und Aufnahmen in 2 Ebenen vorgenommen. Die Aufnahme erfolgt unter Durchleuchtungskontrolle möglichst im Exspirium oder beim Valsalvaschen Preßversuch, dem der Moment des Schreiens beim

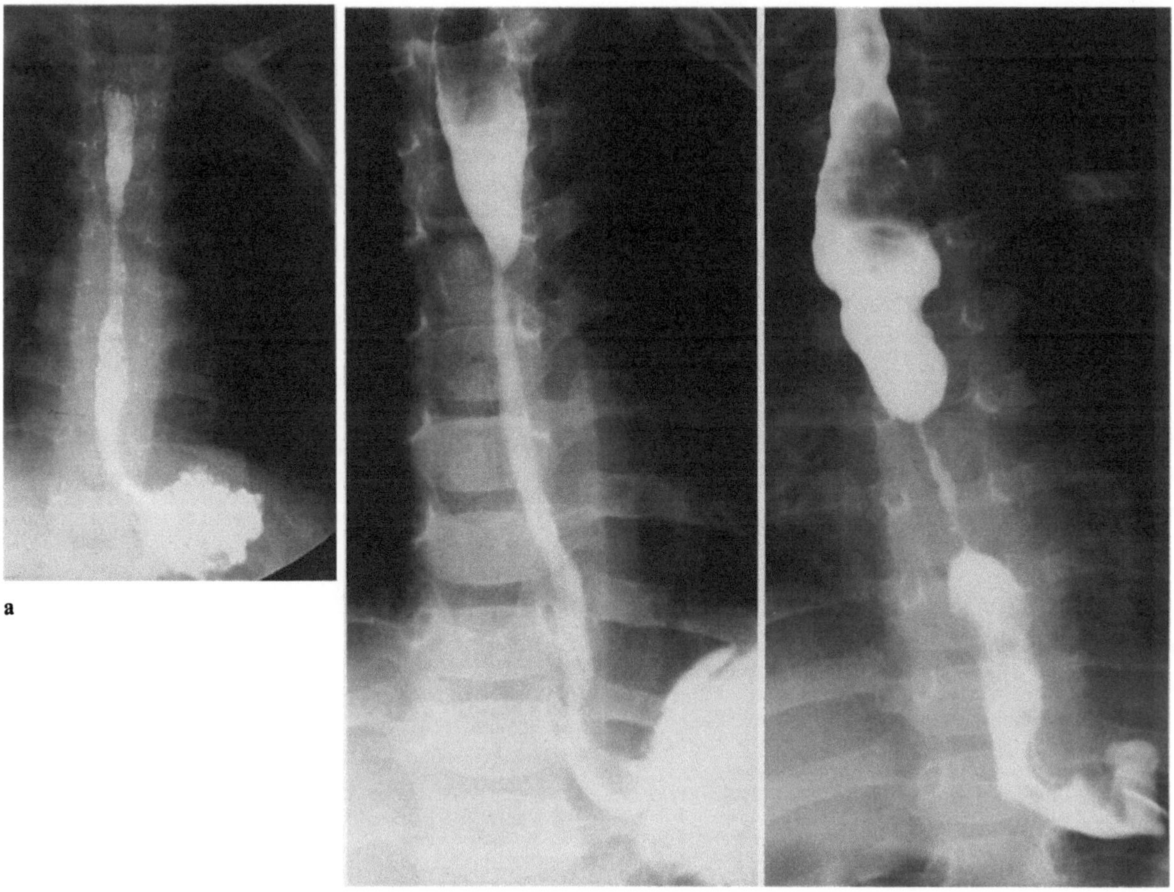

a b c

Abb. 40a–c. Entwicklung einer kaustischen Ösophagusstenose nach Ameisensäureverätzung eines 18 Monate alten Kleinkindes. Ösophagographie: **a** 4 Wochen nach der Verätzung Dysperistaltik, geringe langstreckige Stenosierung im mittleren Drittel, verdächtige Magenveränderungen; **b** nach einem Jahr Stenose in Bifurkationshöhe beginnend; **c** nach zwei Jahren schwere, 3 cm lange stricknadeldicke Striktur. Bizarre Wandkonturen, prästenotische Dilatation

Kleinkinde ähnelt; eine Erhöhung der Aussage, besonders bei noch geringer Varizenbildung, wird durch die Untersuchung in Hypotonie (nach Buscopan oder Glukagon) erreicht [87]. Das Röntgenbild ist pathognomonisch (Abb. 41): perlschnurartige, geschlängelte Füllungsdefekte, die an Intensität vom mittleren zum unteren Ösophagus zunehmen, sind in fortgeschrittenen Fällen von verlangsamter Passage, reduzierter Peristaltik bis zur Atonie begleitet. Bei beginnenden oder noch geringfügigen Varizen finden sich nur im Reliefbild verbreiterte Falten, Unterbrechungen oder diskrete Unregelmäßigkeiten der Schleimhautfalten im distalen Ösophagus, z.B. bei Vorhandensein nur eines einzigen Varixknotens. In schwereren Fällen ist der Befund bereits bei Prallfüllung erkennbar. Serienaufnahmen im 100 mm-Mittelformat sind hierbei wertvoll. Ist ein solcher Befund auch nach der Shuntoperation zu erheben, so deutet er auf einen thrombotischen Verschluß der portokavalen Anastomose hin.

Varizen werden in der Regel nur unterhalb der Höhe der V. azygos, selten darüber angetroffen. Die Einbeziehung des Fornix ventriculi in die Röntgendarstellung gehört zur Routine, da dieser bei Beteiligung der Vv. gastricae den Prädilektionsort darstellt (Abb. 41a, Pfeil). Durch die verlangsamte Entleerung der Speiseröhre bleibt Kontrastmittel in den Faltentälern noch bis zu 3 min über die Kontrastmitteleinnahme hinaus haften. Differentialdiagnostisch müssen Luftblasen, kurze Kontraktionen und normale Schleimhautfalten sowie Granulationsgewebe bei Ösophagitis durch die Konstanz des Befundes ausgeschlossen werden.

Auch mittels der *Ultraschalldiagnostik* gelingt es, die Diagnose einer prä-, intra- oder posthepatischen Blockade zu stellen [7], den postoperativen Erfolg einer portokavalen Shuntoperation zu registrieren [72] und das Funktionieren der portokavalen Anastomose nachzuweisen [6]. Kriterien sind

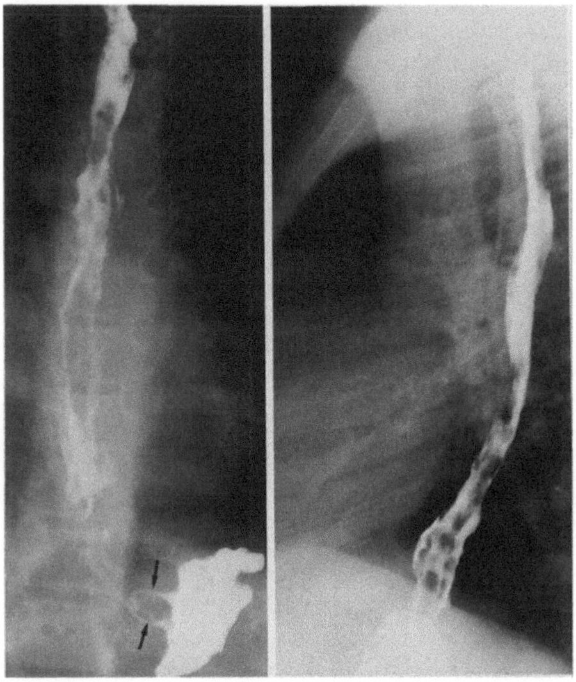

Abb. 41a,b. Ösophagusvarizen bei 7jährigem Jungen mit Hämatemesis. Ösophagographie in 2 Ebenen: **a, b** Multiple, kaudalwärts an Zahl zunehmende rundliche Füllungsdefekte bis in den Magenfundus hinein (*Pfeile*). Wellige Wandkonturen, verlangsamte Passage

hierbei die Abnahme der Dicke des Omentum minus, des Kalibers sowohl der gastroösophagealen Kollateralen als auch der Milzvene, die Verkleinerung der Pfortader und die Zunahme des Durchmessers der V. cava inf. im Vergleich zum präoperativen Status. Die Sonographie erübrigt angiographische Untersuchungen zwar bei *intra*hepatischen Blockaden (Leberzirrhose), nicht aber bei *extra*hepatischen Pfortaderstenosen wegen deren morphologischen Vielgestaltigkeit und Polyätiologie.

10 Tumoren

Geschwülste der Speiseröhre sind bei Kindern außerordentlich selten und überwiegend benigne: gelegentlich kann ein Mediastinaltumor in den Ösophagus einwachsen, eine Metastase, ein Lymphknoten oder auch eine akute lymphatische Leukämie in die Ösophaguswand infiltrieren.

Polypen kommen im Rahmen einer Polyposis oder isoliert vor [39], ebenso sind *Leiomyome*, Hamartome, intramurale Zysten, Lipome, Myxofibrome und Neurofibrome beschrieben [56], an malignen Tumoren Leiomyosarkome, Rhabdomyosarkome und Karzinome [42], jeweils als kasuistische Mitteilung oder im Rahmen größerer Monographien.

Klinik: Oftmals symptomlos, in fortgeschrittenen Fällen Brustschmerz oder Dysphagie.

Bildgebende Diagnostik: Die Tumoren können entweder exzentrisch wachsen oder das Lumen einengen. In letzterem Falle finden sich bei der Ösophagographie polypoide Füllungsdefekte, Reliefveränderungen, Faltenabbrüche, Passagebehinderungen bis zur Stenose und prästenotische Erweiterungen (Abb. 42). Bei vorwiegender Wandverdickung und infiltrierendem Wachstum in die Umgebung gibt die bei Erwachsenen mit Erfolg eingesetzte Computertomographie eine bedeutend bessere Information.

11 Trauma des Ösophagus

Perforationen der Speiseröhre werden in jedem Alter bei Kindern beobachtet. Ursachen sind das direkte Trauma (10%), Spontanrupturen (auch bei Neugeborenen; [13]), wobei der Häufigkeitsgipfel zwischen 40 und 60 Jahren liegt (17% = Boerhaave-Syndrom), verschluckte, fest sitzende Fremd-

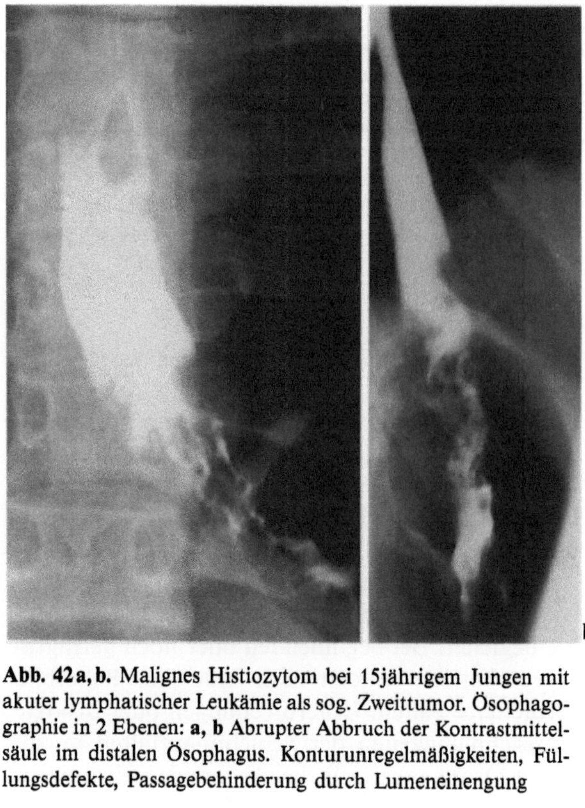

Abb. 42a,b. Malignes Histiozytom bei 15jährigem Jungen mit akuter lymphatischer Leukämie als sog. Zweittumor. Ösophagographie in 2 Ebenen: **a, b** Abrupter Abbruch der Kontrastmittelsäule im distalen Ösophagus. Konturunregelmäßigkeiten, Füllungsdefekte, Passagebehinderung durch Lumeneinengung körper vorwiegend bei Kleinkindern (7%), iatrogene Verletzungen durch Endoskopie, Katheter, Fremdkörperextraktion und Bougierung (65%; [75]), bei Frühgeborenen auch durch unvorsichtiges Absaugen, ungeübtes Intubieren oder beim Legen der Ernährungssonde, und die traumatisch-pneumatische Ösophagusruptur (1%; [3]).

Als prädisponierende Faktoren kommen angeborene Muskeldefekte, erhöhter intraösophagealer Druck (z. B. unter der Geburt), Entzündungen (Ösophagitis), Divertikel und Stenosen der Ösophaguswand hinzu. Bevorzugt sind die physiologischen Engen und der terminale Abschnitt.

Klinische Frühsymptome: Schockzustände mit Abgeschlagenheit, Tachykardie, retrosternale oder Rückenschmerzen, zervikales Hautemphysem, Dysphagie bis zum Erbrechen, Sialorrhö, Dyspnoe, Kollapsneigung und Fieber. *Spätsymptome:* Pleuraerguß, Pneumothorax, Mediastinitis, Empyem, Pneumomediastinum, retropharyngealer Abszeß.

Röntgensymptome: Eine frühzeitige Diagnostik ist wegen der unter der 6 Stundengrenze mit günstigerer Prognose versehenen Operation unerläßlich. Im Beginn steht immer ein *Nativbild des Thorax* zur Erfassung von Flüssigkeitsspiegeln, Mediastinalverbreiterung (Mediastinitis), Hydropneumothorax, schattengebenden Fremdkörpern (Spielzeugteile, Münzen), Lungenatelektasen, Luftbeimischungen im Mediastinalraum (Abszesse) und von einem Mediastinalemphysem (s. Abb. 23 a, Kap. Mediastinum, Bd. 2). Wichtige *röntgenologische Frühsymptome* sind der periösophageale Luftrahmen (Minnigerodesches Zeichen, meist im zervikalen Abschnitt (Abb. 45 a)) und – bei Perforationen im unteren Ösophagus – das „V-Zeichen“: die aus dem Ösophagus entweichende Luft sammelt sich im linken unteren Mediastinum entlang der Aorta und über der linken Zwerchfellkuppe unter Bildung einer V-Form an.

Bei gesichertem Trauma, z. B. Perforation, ist die *Ösophagoskopie* ein weiterer diagnostischer Schritt, obgleich wegen der Gefahr, den Riß zu vergrößern, und wegen der Unübersichtlichkeit durch die Blutfüllung auch davor gewarnt und die *Ösophagographie* bevorzugt wird [29] (Abb. 16, 43b). Letztere wird routinemäßig als Ausschlußdiagno-

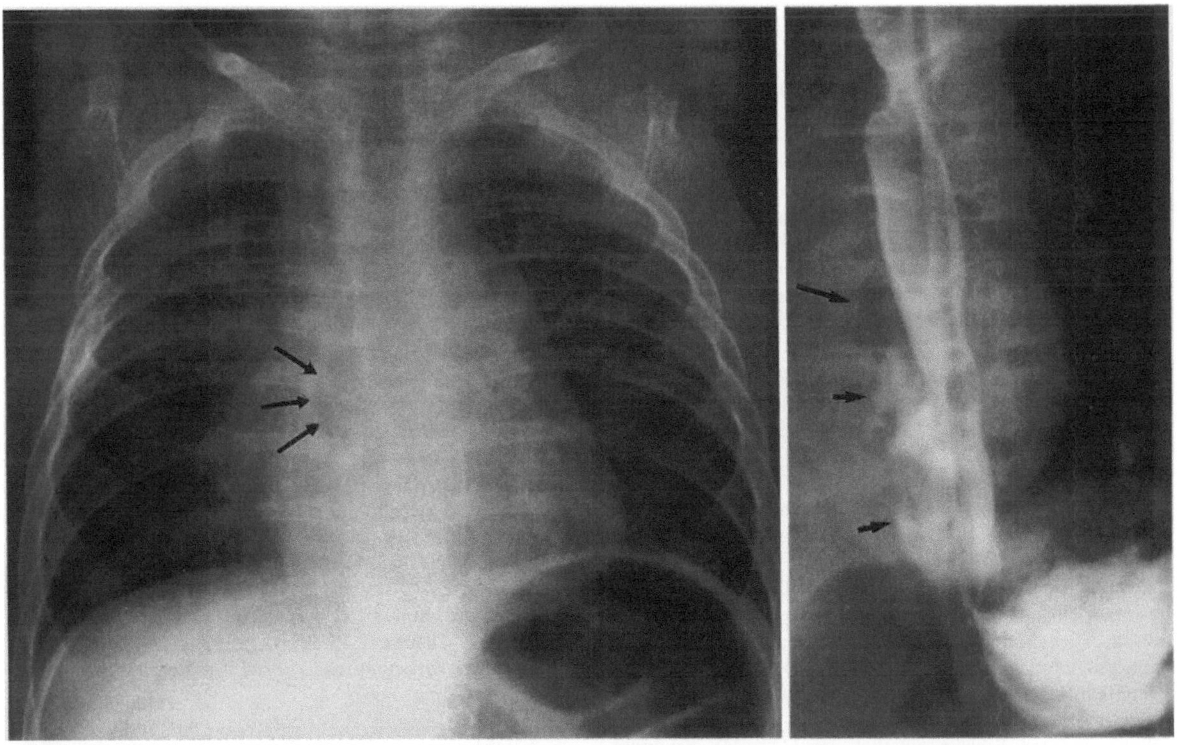

a b

Abb. 43 a, b. Ösophagusperforation bei Bougierung. 9 Monate alter Säugling nach Operation einer Ösophagusatresie und zusätzlicher angeborener Ösophagusstenose im distalen Drittel. Akut schwerer Krankheitszustand, Fieber. **a** Thoraxübersicht a.p.: Unterhalb der Bifurkation rechts paramediastinal nach lateral bikonvex begrenztes Luftdepot innerhalb des Mediastinums (*3 Pfeile*). „Periösophagealer Luftrahmen“. **b** Ösophagographie: Glatte Passage. Lufthaltige Perforationshöhle (*langer Pfeil*), unterhalb derer Kontrastmittel paraösophageal nachweisbar ist (*2 Pfeile*). (Prof. Dr. K. D. Ebel, Radiologische Abt. d. Städt. Kinderkrankenhauses Köln-Riehl) stik eingesetzt, wenn eine Perforation nicht bewiesen ist oder wenn nur verdächtige Symptome vorhanden sind, und zwar mit dünnflüssigem, wasserlöslichem isotonischen Kontrastmittel. Bei Neugeborenen liegt der Riß in der Ösophaguswand fast immer rechts supradiaphragmal.

Von Bedeutung ist die *Schlußfähigkeit der Kardia*. Bei deren Insuffizienz kommt es rasch zum Eindringen von Luft und Mageninhalt in das Mediastinum und in die Pleurahöhle, damit zu foudroyanter Infektion.

Nach Ösophagographie *ohne* Perforationsnachweis, aber mit anhaltenden verdächtigen klinischen Symptomen kann eine doch vorhandene, röntgenologisch unsichtbare Perforation durch den Kontrastmittelnachweis im Urin bewiesen werden: extraenteral in das Mediastinum gelangtes Kontrastmittel wird resorbiert und durch die Nieren ausgeschieden [28].

12 Divertikel

Erworbene wie angeborene Divertikel sind bei Kindern im Gegensatz zu Erwachsenen sehr selten. Man unterscheidet ätiologisch *Pulsionsdivertikel*, bei denen infolge des Ösophagusinnendruckes die Schleimhaut durch präformierte muskuläre Wandlücken vorgewölbt wird, von *Traktionsdivertikeln*, bei denen durch meist vorausgegangene Entzündungen der Umgebung alle Wandschichten der Speiseröhre ausgezogen werden.

Auf letztere weisen z. B. verkalkte Lymphknoten in der Hilusregion oder anamnestische Daten über Perforationen von Lymphknoten oder der Speiseröhre hin, deren Vernarbung zu Adhäsion und Divertikelbildung, meist ein bis zu 3 an Zahl, führt.

Abzutrennen hiervon sind die *intramuralen Pseudodivertikel*, über den ganzen Ösophagus verteilte kleinste Blindsäcke, die als Schleimdrüsenektasien angesehen werden [54].

Klinik: Tiefersitzende Divertikel sind symptomlos, höhersitzende verursachen Dysphagie, Stridor, auch Erbrechen. Salivation, Halsschmerz oder Fremdkörpergefühl durch die Druckwirkung der Füllung.

Röntgenologisch entgehen Traktionsdivertikel nicht selten der Beobachtung wegen der geringen Größe und Flüchtigkeit ihrer Darstellung. Untersuchung im Liegen und – wegen des oft ventralen oder prävertebralen Sitzes der Divertikel – in Seitenlage ist vorzuziehen; unter Durchleuchtung läßt sich das Divertikel oft nur in dem Moment der Kontrastmittelpassage erkennen, ist dann mit schnellen Serienaufnahmen zu dokumentieren. Auf Lymphknotenverkalkungen in gleicher Höhe wie das Divertikel ist zu achten. Pulsionsdivertikel stellen sich konstant bei Prallfüllung und mit Schleimhautrelief dar (Abb. 44). Sekundär kommt es bei größeren Divertikeln infolge Speiseretention zu entzündlichen Schleimhautveränderungen in der Umgebung.

Intramurale Pseudodivertikel nehmen große Abschnitte der Speiseröhre ein, gehen häufig mit gastroösophagealem Reflux, Ösophagitis und Stenosen einher. Sie besitzen einen engen Hals, eine weitere Basis und nur wenige mm Tiefe, somit das Aussehen einer Perlenkette. Sie bleiben über Jahrzehnte unverändert [60].

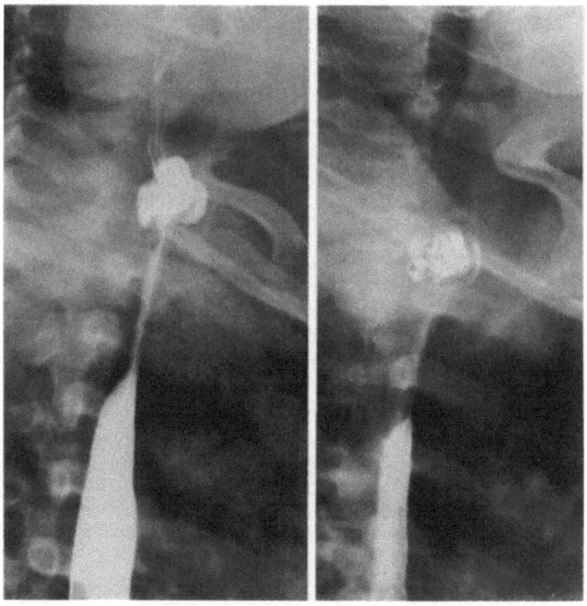

a b

Abb. 44a, b. Funktionelles (Pulsions-)Divertikel bei 1 Jahr und 7 Monate altem Jungen 2 Wochen nach Entfernung eines im oberen Ösophagus eingeklemmten Fremdkörpers. Ösophagographie schräg seitlich: **a** im Liegen mit Prallfüllung, **b** in aufrechter Position mit Schleimhautdarstellung

Literatur

1. Åkerlund A, Öhnell H, Key E (1926) Hernia diaphragmatica hiatus oesophagei („Der Hiatusbruch"). Acta radiol (Stockh) 6:3
2. Albertini M, Bérard E, Bébin B, Boutte P, Mariani R (1984) Apport de la pHmétrie de longue durée dans le diagnostic du reflux gastro-oesophagien de l'enfant. Arch fr Pédiatr 41:541
3. Başaclar AC (1990) Oesophageal rupture due to air-blast in children: case report and review of the literature. Z Kinderchir 45:257
4. Berdon WE, Baker DH (1975) Radiographic findings in esophageal atresia with proximal pouch fistula (Type B). Pediat Radiol 3:70
5. Bliesener JA (1989) Sonography of the terminal oesophagus in children. 26th Congr. ESPR Dublin. Pediat Radiol 19:268
6. Boucher D, Brunelle F, Bernard O, Forel F, Autrel D, Hadchouel P, Chaumont P (1985) Ultrasonic demonstration of porto-caval anastomosis in portal hypertension in children. Pediat Radiol 15:307
7. Brunelle F, Alagille D, Pariente D, Chaumont P (1981) Etude échotomographique de l'hypertension portale chez l'enfant. Ann Radiol 24:121
8. Bützler HO, Ebel Kl-D, Braune M (1975) Angeborene oesophagotracheale Fisteln. Röntgen-Bl 28:1
9. Carré IJ (1971) The conservative management of the partial thoracic stomach (hiatus hernia) in children. Pädiat Pädol 6:247

10. Darling DB, McCauley RGK, Leape LL, Ramenofsky ML, Bhan J, Leonidas JC (1982) The child with peptic esophagitis: a correlation of radiologic signs with esophageal pathology. Radiology 145:673
11. Daum R (1970) Formen der Oesophagusfehlbildungen. Z Kinderchir 8:39
12. Dominguez R, Zarabi M, Kook Sang Oh, Bender Th, Girdany BR (1985) Congenital oesophageal stenosis. Clin Radiol 36:263
13. Dubos JP, Bouchez MD, Kacet N, Liesse A, Lequien P, Rémy J (1986) Spontaneous rupture of the esophagus in the newborn. Pediat Radiol 16:317
14. Ebel KD, Heiming E (1968) Die Funktion der Speiseröhre nach operativer Behandlung der Ösophagusatresie. Z Kinderchir 6:26
15. Ebel Kl.-D, Treves S (1985) Pädiatrische Nuklearmedizin. In: Hundeshagen H (ed von) Nuklearmedizin. Springer, Berlin Heidelberg New York Tokyo (Handbuch der medizinischen Radiologie, Bd XV/3, S 465–486)
16. Ebel Kl.-D, Willich E (1979) Die Röntgenuntersuchung im Kindesalter. Technik und Indikation, 2. Aufl. Springer, Berlin Heidelberg New York
17. Feist D, Obladen M, Beduhn D (1975) Diagnostische und therapeutische Probleme der extrahepatischen Pfortaderstenose aus pädiatrischer Sicht. Monatsschr Kinderheilkd 123:1
18. Förster A (1968) Die Spezialflasche und ihre Anwendung bei der Röntgendurchleuchtung. Ann Radiol 11:442
19. Fotter R, Höllwarth M (1979) Röntgenkinematographische Studien mit operierter Ösophagusatresie. Röntgen-Bl 32: 416
20. Fotter R, Höllwarth M (1981) Wassersiphontest und gastroösophagealer Reflux im Kindesalter. Korrelation mit Klinik und Ösophagusmanometrie. Röfo 135:53
21. Franken EA (1982) Gastrointestinal imaging in pediatrics, 2nd edn. Harper & Row. Philadelphia, p 74
22. Frommhold H, Rohmer HG, Koischwitz D, Kühr J (1976) Das Röntgenbild kaustischer Veränderungen des oberen Intestinaltraktes. Röfo 125:514
23. Gharib M, Bliesener JA (1978) Probleme und Folgeerscheinungen operierter Ösophagusatresien. Z Kinderchir 24:191
24. Giedion A (1963) Zur Röntgendiagnostik des Magen-Darmtraktes im Säuglings- und Kindesalter. In: Rossi F (Hrsg) Magen-Darm-Erkrankungen bei Kindern. Pädiatr Fortb Kurse, Bd 7–8. Karger, Basel New York, S 46
25. Giedion A (1968) Pacifier nipple (dummy) in pediatric radiology. Ann Radiol 11:437
26. Gross: zit nach Gwinn JL
27. Gwinn JL (1969) Tracheoesophageal fistula with and without esophageal atresia. Special aspects. Progr Pediat Radiol 2:170
28 Hager J, Menardi G (1990) Zur Diagnostik und Therapie der Ösophagusperforation bzw. -ruptur im Säuglings- und Kindesalter. Röfo 152:311
29. Halsband H, Brockmüller U, Graudins J (1976) Spontanruptur des Ösophagus im Kindesalter. Z Kinderchir 18:242
30. Herman TE, Kushner DC, Cleveland RH (1984) Esophageal structure secondary to drug-induced toxic epidermal necrolysis. Pediat Radiol 14:439
31. Herman TE, Oser AB, McAlister HW(1991) Tubular communicating duplications of esophagus and stomach. Pediat Radiol 21:494
32. Hillemeier AC, Lange R, McCallum R, Seashore J, Gryboski J (1981) Delayed gastric emptying in infants with gastroesophageal reflux. J Pediat 98:190
33. Höllwarth M, Graf D, Fotter R (1981) Megaösophagus – Differentialdiagnose und Therapie. Z Kinderchir 32:27
34 Hoffer FA, Winter HS, Fellows KE, Folkman J (1987) The treatment of post-operative and peptic esophageal strictures after esophageal atresia repair. Pediat Radiol 17:454
35. Holthusen W (1970) Über das Verhalten des Verschlußsegmentes der Speiseröhre bei der Hiatushernie des Säuglings. Röfo 113:746
36. Jaschke W, Hoellen J (1984) Achalasie im Neugeborenen- und Kleinkindesalter. Z Kinderchir 39:262
37. Johnsen A, Ingemann Jensen L, Mauritzen K (1986) Balloondilatation of esophageal strictures in children. Pediat Radiol 16:388
38. Johnson JF, Sueoka BL, Mulligan ME, Lugo EJ (1985) Tracheoesophageal fistula: diagnosis with CT. Pediat Radiol 15:134
39. Jones TB, Heller RM, Kirchner SG, Greene HL (1979) Inflammatory esophagogastric polyp in children. AJR 33:314
40. Kaar TK, Waldron R, Ashraf MS, Watson JBG, ONeill M, Kirwan WO (1991) Familial infantile oesophageal achalasia. Arch Dis Childh 66:1353
41. Kassner EG, Rosen Y, Klotz jr DH (1975) Mediastinal esophageal duplication cyst associated with a partial pericardial defect. Pediat Radiol 4:53
42. Kinnman J, Shin HJ, Wetteland P (1968) Carcinoma of the oesophagus after lye corrosion: Report of a case in a 15 year-old Korean male. Acta Chir Scand 134:489
43. Kirk JME, Dicks-Mireaux C (1989) Difficulties in diagnosis of congenital H-Type tracheo-oesophageal fistula. Clin Radiol 40:150
44. Kirks DR, Filston HC (1981) The association of esophageal duplication cyst with esophageal atresia. Pediat Radiol 11:214
45. Klinefelter EW (1956) Invagination of the esophagus in hiatus hernia. Radiology 67:562
46. Koch A (1986) Der gastroösophageale Reflux im Säuglingsalter. In: Daum R, Mildenberger H, Rehbein F (Hrsg) Bibliothek für Kinderchir. Hippokrates, Stuttgart
47. Koch A, Bettex M, Tschäppeler H, König W (1983) Die Funktion des Ösophagus nach Kardiomyotomie bei der kindlichen Achalasie. Z Kinderchir 38:206
48. Lassrich MA (1959) In: Linneweh F (Hrsg) Die physiologische Entwicklung des Kindes. Springer, Berlin Göttingen Heidelberg, S 256
49. Lassrich MA, Prévôt R (1983) Röntgendiagnostik des Verdauungstraktes bei Kindern und Erwachsenen, 2. Aufl. Thieme, Stuttgart New York
50. Leonidas JC (1984) Gastroesophageal reflux in infants: Role of the upper gastrointestinal series. AJR 143:1350
51. Lombay B, Kiss A, Sólyom E (1991) Balloon catheter dilatation of esophageal stricture due to fungal infection in a child with acute lymphoid leukemia. Year Book Pediat Radiol 3:59
52. Ludwig R, Debatin KM, Brandeis WE (1987) Lokale Rezidive bei mediastinalen Non-Hodgkin-Lymphomen im Kindesalter. Klin Pädiat 199:15
53. Margarit J, Castañon M, Ribó J M, Muntaner A, Lee KW, Salarich J (1994) Congenital esophageal stenosis associated with tracheoesophageal fistula. Pediat Surg Int 9:577
54. Markle BM, Hanson K (1992) Esophageal pseudodiverticulosis: two new cases in children. Pediat Radiol 22:194
55. McCauley RGK, Darling DB, Leonidas JC. Schwartz AM (1978) Gastroesophageal reflux in infants and children: A useful classification and reliable physiologic technic for its demonstration. AJR 130:47

56. Miller JH (1985) Imaging in pediatric oncology. Williams & Wilkins, Baltimore, p 217
57. Müller H, Boosz D (1979) Angeborene Ösophagusstenose durch Lochmembran. Z Kinderchir 26:160
58. Naik DR, Moore DJ (1984) Ultrasound diagnosis of gastro-oesophageal reflux. Arch Dis Child 59:366
59. Nihoul-Fékété C, De Backer A, Lortat-Jacob S. Pellerin D (1987) Congenital esophageal stenosis. Pediat Surg Int 2:86
60. Peters ME, Crummy AB, Wojtowycz MM, Toussaint JB (1983) Intramural esophageal pseudodiverticulosis: A report in a child with a 16-year follow-up. Pediat Radiol 13:229
61. Piepsz A, Georges B, Perlmutter N, Rodesch P. Cadranel S (1981) Gastro-oesophageal scintiscanning in children. Pediat Radiol 11:71
62. Rehbein F (1976) Kinderchirurgische Operationen. Hippokrates, Stuttgart
63. Sato Y, Frey EE, Smith WL, Pringle KC, Soper RT, Franken EA (1988) Balloon dilatation of esophageal stenosis in children. AJR 150:639
64. Seibert JJ; Byrone WJ, Euler AR, Latture T, Leach M, Campbell M (1983) Gastroesophageal reflux – The acid test: Scintigraphy or the pH-probe? AJR 140:1087
65. Şenocak ME, Hiçsönmez A, Güyükpamukçu N (1990) Familial childhood achalasia. Z Kinderchir 45:111
66. Smith WL, Franken EA, Smith JA (1976) Pneumoesophagus as a sign of H-type tracheoesophageal fistula. Pediatrics 58:907
67. Sommer B, Peitz HG, Bliesener JA (1991) Technik und Indikation der Sonographie des terminalen Ösophagus bei Säuglingen und Kleinkindern. Ultraschall Klin Prax 6:274
68. Starinski R, Berlovitz J, Mares AJ, Versano D, Pajewsky M, Modai D (1984) Infantile achalasia. Pediat Radiol 14:113
69. Stelzner F, Lierse W (1968) Der angiomuskuläre Dehnverschluß der terminalen Speiseröhre. Langenbecks Arch Chir 321:35
70. Stringer DA, Ein SH (1984) Recurrent tracheo-esophageal fistula: A protocoll for investigation. Radiology 151:637
71. Tam PKH, Chan FL, Saing H (1987) Diagnosis and evaluation of esophageal atresia by direct sagittal CT. Pediat Radiol 17:68
72. Terwey B, Bolkenius M, Gerhardt P, Daum R (1981) Prä- und postoperative Ultraschalluntersuchung des Pfortaderkreislaufs bei portaler Hypertension im Kindesalter. Z Kinderchir 32:337
73. Thomason MA, Gay BB (1987) Esophageal stenosis with esophageal atresia. Pediat Radiol 17:197
74. Todani T, Watanabe Y, Mizuguchi T, Uemura S, Matsuo SH, Kimura T (1984) Congenital oesophageal stenosis due to fibromuscular thickening. Z Kinderchir 39:11
75. Töpke B, Buchenau W, Linke M, Menzel K (1986) Iatrogene Perforation des Ösophagus bei Neugeborenen. Kinderärztl Prax 54:583
76. Vogt EC (1929) Congenital esophageal atresia. AJR 22:463
77. Wang CR, Tiu CM, Chou YH, Chang T (1993) Congenital bronchoesophageal fistula in childhood. Pediat Radiol 25:158
78. Willich E (1961) Kongenitale oder refluxbedingte Oesophagusstenose? Dtsch med Wochenschr 86:509
79. Willich E (1963) Die angeborene und erworbene Verengung der Speiseröhre im Kindesalter. Pädiat Prax 2:51
80. Willich E (1965) Die Röntgenpathologie der Kardiaregion im frühen Kindesalter. Röfo 103:20
81. Willich E (1970) Kardiafunktion im Kindesalter. Manometrische, kinematographische und pharmakoradiographische Untersuchungen. Habil. Schr. Heidelberg
82. Willich E (1971) Oesophagusmanometrie im Kindesalter. Indikationen, Ergebnisse, Wertung. Radiologe 11: 321
83. Willich E (1973) Achalasia of the cardia in children. Manometric, cinematographic and pharmacoradiographic studies. Pediat Radiol 1:229
84. Willich E (1986) Gastroesophageal reflux: Radiological aspects. Pediat Surg Int 1:144
85. Willich E, Daum R (1973) Multiple Fehlbildungen des oberen Magen-Darm-Traktes. Z Kinderchir 12:40
86. Wolf HG (1959) Röntgendiagnostik beim Neugeborenen und Säugling. Maudrich, Wien Bonn Bern, S 181 ff.
87. Zwad HD, Uthgenannt H (1975) Die Anwendung der hypotonen Ösophagusuntersuchung in der pädiatrischen Radiologie. Röntgen-Bl 28:455

4 Magen

K. Helmke und M. A. Lassrich

INHALT

1 Allgemeines 443
1.1 Radiologisch-anatomische Verhältnisse 444
1.2 Magenwand 444
1.3 Reliefgestaltung 446
1.4 Fixierung und topographische Beziehungen 446
1.5 Radiologisch-physiologische Verhältnisse 446
1.6 Magenentleerung 447
1.7 Fassungsvermögen des Magens 447
2 Untersuchungstechnik 448
2.1 Ultraschall 448
2.2 Röntgenverfahren 448
2.2.1 Spezielle Untersuchungstechniken bei Neugeborenen und Säuglingen 448
2.2.2 Spezielle Untersuchungstechniken bei Kleinkindern und Schulkindern 449
2.3 Doppekontrastmethode 449
3 Anomalien 451
3.1 Allgemeines 451
3.2 Agastrie 451
3.3 Mikrogastrie 451
3.4 Riesenmagen 451
3.5 Innere Magenobstruktionen 452
3.6 Angeborene Einschnürungen des Magenkörpers .. 452
3.7 Pylorusatresie 452
3.8 Magenduplikaturen 453
3.9 Magendivertikel 454
3.10 Angeborene Wanddefekte mit Magenruptur 454
3.11 Magenvolvulus 457
4 Lagenanomalien und Lageveränderungen 457
4.1 Allgemeines 457
4.2 Magenverlagerungen bei Zwerchfellerkrankungen . 458
4.3 Kaskadenmagen 458
4.4 Verlagerung des Magens durch Nachbarorgane ... 460
5 Erkrankungen 461
5.1 Aerophagie 461
5.2 Obstruktionen am Magenausgang 462
5.3 Hypertrophische Pylorusstenose 463
5.4 Pylorusspasmus 466
5.5 Funktionsstörungen 467
5.6 Fremdkörper 468
5.7 Magentumoren 472
6 Postoperative Röntgenuntersuchungen 474
6.1 Gastrostomie 474
6.2 Gastrotomie 475
6.3 Pylorotomie 475
6.4 Übernähungen 475
6.5 Gastroenterostomie (GE) 476
6.6 Magenresektionen 476
6.7 Postoperative Frühkomplikationen 477
6.8 Postoperative Spätkomplikationen 478
Literatur 478

1 Allgemeines

Der Einsatz der verschiedenen bildgebenden Verfahren orientiert sich an der vermuteten Erkrankung. Die folgenden Methoden kommen mit Erfolg zur Klärung der Diagnose einzeln oder im Verbund zur Anwendung:

Ultraschall des oberen Abdomens: Diese Methode klärt nicht nur die Lagebeziehung zu den umgebenden Organen, sondern auch die Echointensität der Muskulatur und ihre Dicke. Außerdem sind Funktionsbeurteilungen möglich.

Röntgenübersichtsaufnahme des Abdomens: Die Aufnahmen sind in Abhängigkeit von der Indikation und dem Gesundheitszustand des Kindes in aufrechter oder liegender Position anzufertigen. Die Aufgabe kann die Lagekontrolle einer applizierten Magensonde ebenso sein wie die Bestimmung des Luftgehalts oder der Nachweis eines Fremdkörpers.

Kontrastmitteldarstellung des Magens mit Aufnahmen des Schleimhautreliefs und als Doppelkontrastmethode: Gegenstand solcher Untersuchungen sind fragliche extragastrische Prozesse, Funktionsstörungen oder Oberflächenveränderungen.

Endoskopie: Neben der Inspektion der Magenschleimhaut sind Biopsien möglich. Dieses Verfahren bedarf zumindest bei Säuglingen und Kleinkindern einer Anaesthesie. Außerdem ist das Instrumentarium für kleinere Kinder nicht überall verfügbar.

In der Kinderradiologie werden im wesentlichen die ersten drei Verfahren eingesetzt. Der Umgang mit diesen Verfahren hat die Kenntnisse der normalen Anatomie und Physiologie zur Voraussetzung, insbesondere deshalb, da in den ersten Lebensjahren ein schneller Wandel der Organsituation eintritt. Auf die entsprechenden Verhältnisse wird nachfolgend eingegangen.

1.1 Radiologisch-anatomische Verhältnisse

Der Magen stellt den weitesten Abschnitt des Verdauungstraktes dar. Seine Größe und Form sind allerdings außerordentlich variabel und hängen vom Lebensalter, dem Wandtonus und von der Position des Kindes ab. Weil der Magen im wesentlichen nur an der Kardia und am Pylorus fixiert ist, besitzt er eine beachtliche Beweglichkeit, so daß seine Lage durch die Einwirkungen der Nachbarorgane erheblich beeinflußt werden kann.

Die Eimündung des Ösophagus erfolgt fast ohne Winkelbildung an der kleinen Kurvaturseite. Links oberhalb der *Kardia* findet sich eine sattelförmige Einsenkung (*Incisura cardiaca*), die zusammen mit dem Fornix den *Hisschen Winkel* ergibt. Der *Fornix* (das Magengewölbe) bildet den höchsten Abschnitt des Magens. Er wird meist durch die Magenblase ausgespannt und umfaßt den Raum links oberhalb der Kardia, die man zuweilen im medialen Drittel des luftgefüllten Fornix als Ring- oder Sternfigur erkennen kann.

Der absteigende Hauptteil des Magens (*Magenkörper, Pars media*) erstreckt sich vom Fornix bis zum Antrum und endet an der *Incisura angularis.* Die konkave *kleine Kurvatur* bildet die mediale, die konvexe *große Kurvatur* die laterale Begrenzung. Das *Antrum (Pars pylorica, präpylorische Region)* liegt zwischen der Pars media und dem Pylorus (Abb. 1, 2).

Beim Neugeborenen ist der Magen noch so unterentwickelt, daß sich praktisch nur eine Unterteilung in das Fornix- und das Antrumgebiet ergibt. Auch ist die Magenwand relativ dünn, das Magengewölbe wenig ausgebildet und der Angulus kaum ausgeprägt. Durch die postnatale Beanspruchung wächst der Korpusteil erheblich in die Länge, so daß der Magen dann gestreckter erscheint und eine mehr vertikale Position einnimmt. Dabei spielt offenbar auch die Schwerkraft (Laufbeginn) eine Rolle. Zudem wird der Formenwandel des Magens durch das Wachstum der Bauchhöhle und durch die Abnahme der physiologischen Luftblähung des Dünndarms begünstigt.

Das *Wachstum des Magens* ähnelt in seinem Ausmaß und in seiner Geschwindigkeit dem Körperwachstum. Die Länge des Magens (vom Fornix bis zum Pylorus) beträgt bei Neugeborenen nach der Nahrungsaufnahme ca. 5 – 8 cm, bei Erwachsenen 27 – 32 cm. Bei reifen Neugeborenen wiegt der Magen ca. 4,5 g, für 14- bis 20jährige werden 128 g angegeben.

Weil die Magenwand weich und zugleich kontraktil ist, sind die Form und das Aussehen des Magens einem ständigen Wechsel unterworfen. Trotzdem lassen sich aber zwei Grundtypen erkennen, nämlich die *Hakenform* und der *Stierhornmagen.*

Der Hakenmagen gilt als die physiologische Eigenform und ist mit zunehmendem Alter häufiger anzutreffen. Unter diesen Bedingungen ist die vertikale Achse des Magenkörpers in die Länge gezogen, wobei das Antrum scharf abknickt.

Der Stierhornmagen kommt der anatomischen Grundform nahe. Er wird durch eine ausgesprochene Querlage mit Anhebung der großen Kurvatur gekennzeichnet.

Um diese beiden Typen variieren die mannigfaltigen Magenformen, die sich am lebenden Organ beobachten lassen, aber für die Funktion keinerlei Bedeutung haben.

1.2 Magenwand

Sie besteht aus 5 Schichten, nämlich der *Mukosa,* der *Muscularis mucosae,* der *Tela submucosa,* der *Tunica muscularis* und der *Tunica serosa.* Alle Schichten haben sowohl für die *Magenphysiologie* (Motorik und Sekretion) als auch für die *Magenpathologie* große Bedeutung.

Die *Mukosa* erscheint mit ihrem Epithel und ihren Drüsen im Mikrorelief chagriniert. Dieses Aussehen beruht auf den *Areae gastricae,* den charakteristischen kleinen polygonalen Feldern von 1,5 – 4 mm Durchmesser.

Die *Muscularis mucosae* enthält zarte glatte Muskelfasern. Sie ermöglichen die funktionell wichtige Autoplastik der Schleimhaut.

In der *Tela submucosa* findet man lockeres Bindegewebe, elastische Fasern und Fettgewebe. Hier verlaufen auch die Blut- und Lymphgefäße sowie die Nerven.

Die *Tunica muscularis* besteht aus 3 Schichten glatter Muskulatur. Sie bilden den Muskelmantel des Magens, der sich vom Angulus zum Antrum hin verstärkt und durch seine Aktivität die Austreibung des Mageninhalts bewerkstelligt. Die Muskel-

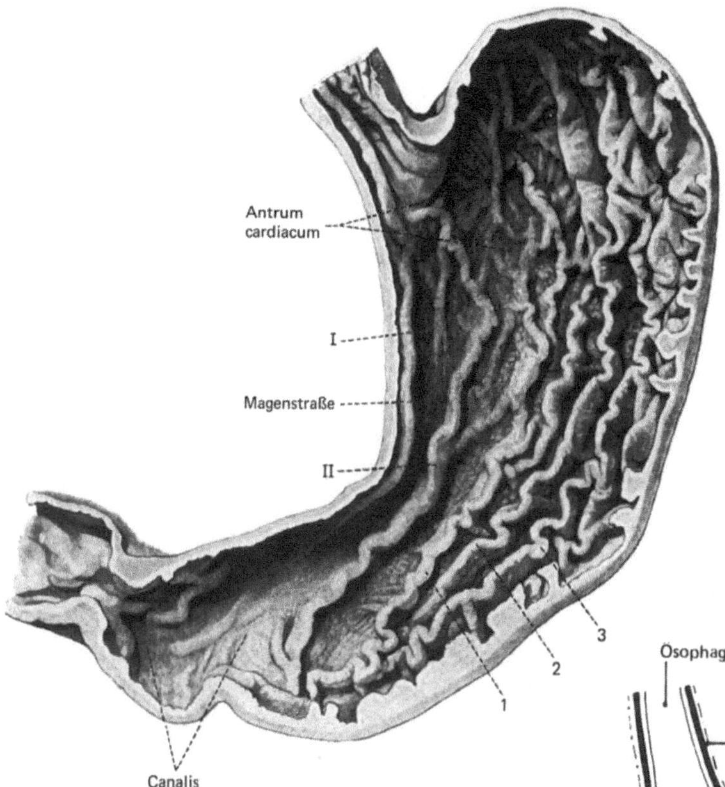

Abb. 1. Form und Relief des Magens (nach ELZE). Anatomisches Präparat eines eröffneten Magens. Das Faltenkaliber und der Faltenverlauf sind an der kleinen Kurvaturseite im Magenkörper und an der großen Kurvatur gut zu erkennen. *I* Falte der Magenstraße; *II* Grenzfalte zwischen Magenkörper und Canalis egestorius; *1, 2, 3.* Falten der Magenhinterwand (Aus Lassrich u. PRÉVÔT [10]

Abb. 2. Schematische Darstellung der Röntgenanatomie des distalen Ösophagus, des Magens und des oberen Duodenums

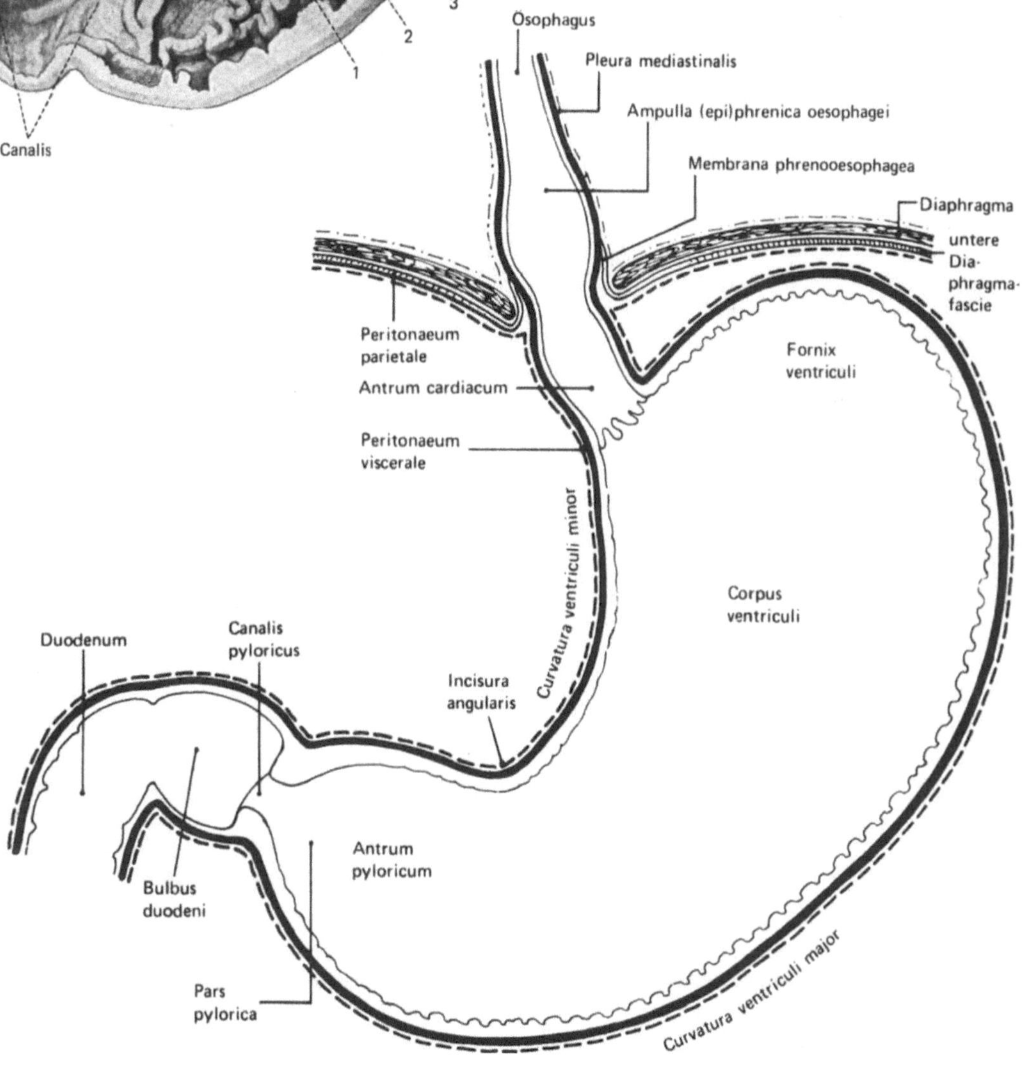

wand nimmt zum Pylorus hin kontinuierlich zu und bildet am Pylorus selbst einen dreieckigen Wulst, den *M. sphincter pylori.* Dieser anatomisch nachweisbare Sphinkter vermag zusammen mit der übrigen Ringmuskulatur des Antrums den Magenausgang vollständig zu verschließen.

Die *Tunica serosa* überkleidet als Teil des eigentlichen Bauchfells mit ihren vorwiegend längsgerichteten Bindegewebsfasern die Magenoberfläche.

1.3 Reliefgestaltung

Die Schleimhautfalten zeigen keinen fixierten, sondern einen wechselnden Verlaufstypus. Die groben Faltenzüge bilden sog. Reservefalten, weil die Schleimhaut mit einer relativ großen Oberfläche heranwächst, um auch bei maximaler Magenfüllung die Mageninnenwand ohne Spannung gut bedecken zu können.

Bereits bei *Neugeborenen* kann man sehr zarte niedrige Schleimhautfalten finden. Ihr Nachweis ist aber aufgrund der geringen Niveauunterschiede so wie des meist üppigen Sekrets und bei einer stärkeren Magendilatation (verschluckte Luft) nicht immer möglich.

Im kontrahierten *Säuglingsmagen* sieht man die Falten bereits deutlicher. Während des 2. Lebensjahres nimmt die Faltenhöhe derart zu, daß fast regelmäßig Reliefbilder gelingen und sich auch eine Zähnelung der großen Kurvatur erkennen läßt.

Bei *Kleinkindern,* besonders aber während des *Schulalters,* erreicht das Relief eine Ausprägung, die bereits derjenigen des Erwachsenen weitgehend ähnelt. Bei leerem Magen ist ein gewisser Grundtypus des Faltenverlaufs vorhanden. Normalerweise zeigen der Fornix und die große Kurvatur marginale Einkerbungen, die auch bei stärkerer Auffüllung noch sichtbar bleiben. Die Schleimhautfalten des Magenkörpers sind mehr in der Längsrichtung angeordnet und nahe der kleinen Kurvatur ziemlich niedrig. An der großen Kurvaturseite verlaufen sie geschlängelter und sind plumper.

Aber es gibt weder im Magen noch im Darm des Menschen permanente Schleimhautfalten. Das Schleimhautrelief, das wir im Röntgenbild oder im anatomischen Präparat beobachten, ist kein konstantes anatomisches Gebilde, sondern repräsentiert nur eine Phase aus dem plastischen Bewegungsspiel der Mukosa.

Die Oberfläche der Falten zeigt im Feinrelief eine gleichmäßige wabenartige Felderung, die von der Areae gastricae herrührt. Diese Felderung ist bereits bei jungen Säuglingen vorhanden und wird bei hypertrophischer Magenschleimhaut besonders deutlich. Im Antrumbereich sind gelegentlich zahlreiche Lymphfollikel in die Lamina propria eingelagert, so daß dadurch eine sagokornähnliche Oberfläche und eine leicht gezähnelte Randkontur zustande kommen. Dieser Zustand ist klinisch ohne Bedeutung.

1.4 Fixierung und topographische Beziehungen

Der Magen wird fast ganz vom Peritoneum bedeckt. Klinisch wichtige Peritonealduplikaturen, nämlich das Lig. hepatogastricum und das Lig. hepatoduodenale stellen Teile des Aufhängeapparates dar. Ferner sind das Lig. phrenicogastricum, gastrolienale und gastrocolicum zu nennen, die mehr Zügel als Tragbänder sind.

Die Vorderseite des Magens liegt der vorderen Bauchwand und der Unterseite des linken Leberlappens an. Die Pylorusregion befindet sich in enger Nachbarschaft zum Lobus quadratus und zur Gallenblase. Die Magenhinterwand berührt die retroperitonealen Organe (linke Niere, linke Nebenniere, Pankreas einschließlich der Milzgefäße), von denen der Magen durch die *Bursa omentalis* getrennt wird. Links lateral vom Fornix befindet sich die Milz. Sie kann bei einer Vergrößerung den Magen eindellen oder gar verlagern.

1.5 Radiologisch-physiologische Verhältnisse

Neben der akuten Sekretion des Magens nach oraler Alimentation gibt es noch eine Grundsekretion. Bei Säuglingen ist die Sezernierung des Magensaftes geringer als bei ältern Kindern. Prinzipiell befindet sich morgens, im nüchternen Zustand, am wenigsten Sekret im Magen.

Die Motorik nimmt vom Fornix zum Antrum hin zu. Der Fornix dient als inaktives Reservoir für die aufgenommene Nahrung. Das Antrum sorgt für die Durchmischung der Nahrung sowie den Transport zum Pylorus und die Magenentleerung.

Der *Tonus des Magens,* nämlich die Ruhelänge und Ruhespannung aller kontraktilen Elemente, ist eine von der Peristaltik unabhängige Grundfunktion.

Die *Peristaltik* wird durch einen Dehnungsreiz ausgelöst und besitzt eine vom Tonus und von anderen Faktoren abhängige Reizschwelle. Sie liegt umso niedriger, je höher der Tonus ist. Auch ist der peristaltikauslösende Dehnungsreiz dann besonders wirkungsvoll, wenn er plötzlich einsetzt.

Die motorische Aktivität verhält sich während verschiedener Altersstufen unterschiedlich: Während der ersten Lebenstage sind die peristaltischen Wellen klein, treten in größeren Intervallen auf und sind intermittierend. Selten kann man mehr als eine Welle beobachten. Die Kontraktionen beginnen im Magenkörper und werden zum Pylorus hin etwas tiefer. Nach der Breifütterung sieht man machmal sofort eine lebhaftere Peristaltik, denen einige Minuten der Inaktivität folgen, ehe die normale Peristaltik erreicht wird.

Bei älteren Kindern beginnen die peristaltischen Wellen wenige Minuten nach der Breigabe. Sie nehmen ihren Ausgang etwa in der Mitte des Magenkörpers, sind hier nur schwach ausgeprägt, vertiefen sich in Richtung auf das Antrum und laufen als ringförmige Kontraktionen zum Pylorus hin.

Bei Untersuchungen über die Frequenz der Peristaltik [21] ergab sich, daß am gesunden Magen 2–3 peristaltische Wellen gleichzeitig zu sehen sind. Ist deren Zahl erhöht, so beruht dieser Zustand nicht etwa auf einer Funktionssteigerung, einer „Hyperperistaltik“, sondern eher auf dem Gegenteil, nämlich einer verlangsamten Fortpflanzungsgeschwindigkeit.

1.6 Magenentleerung

Der äußerst komplexe Entleerungsvorgang wird autonom gesteuert und beginnt, sobald die Magenfüllung und die Muskeldehnung der Magenwand einen Schwellenwert übersteigen. Bei starker Magenfüllung ist die Entleerungsgeschwindigkeit größer, die zudem noch von der Zusammensetzung der Nahrung abhängt und außerdem von gastrointestinalen Hormonen beeinflußt wird. Psychische Faktoren sind ebenfalls beteiligt.

Der Tonus der Magenwand und des Pylorus sind für die Magenentleerung ebenso von Bedeutung wie die Peristaltik selbst. Keineswegs öffnet sich der Pylorus bei jeder peristaltischen Welle.

Flüssige, aber auch breiförmige Kost passiert bei *Säuglingen* in Rechtsseitenlage häufig sofort den Pylorus. Länger anhaltende, aber vorübergehende Kontraktionen der präpylorischen Region können einen verlängerten Canalis egestorius vortäuschen. Eine starke Magendehnung durch verschluckte Luft oder eine Dünndarmblähung reduzieren die Magenperistaltik. Leichte Massage oder ein Beklopfen der Magengegend bewirken oft eine Steigerung der Motorik.

Für die Beurteilung der Dauer von Magenentleerungen beim Säugling sind dessen Position während und nach der Mahlzeit sowie die Luftblähung des Magens und des Dünndarms entscheidend. Restfüllungen sind 12, ja sogar 24 Std. nach der Fütterung beobachtet worden. Aber solche Zeitangaben allein gelten nicht als Beweis für eine Entleerungsverzögerung oder gar für eine Stenose im Magenausgang, wenn nicht die Untersuchungsbedingungen angegeben werden. Falls der Säugling nach der Fütterung in Rückenlage verbleibt, sammelt sich die verschluckte Luft in den am höchsten gelegenen Magenabschnitten, nämlich dem Magenkörper und dem Antrum an, während der nach dorsal aussackende Fornix mit Nahrung gefüllt bleibt. In solch einer Position blockiert die verschluckte Luft eine rasche Magenentleerung, weil die geringe Eigenperistaltik kaum ausreicht, die Nahrung aus dem Fornix auszutreiben. Reichlich Flüssigkeit im Fornix blockiert ihrerseits die Kardia, so daß die Luft auch nicht in den Ösophagus entweichen kann, ohne Mageninhalt mitzureißen. In aufrechter Position oder in flacher Bauchlage ändern Luft und Flüssigkeit im Magen ihre Position dergestalt, daß die Luft in den Fornix aufsteigt und entweichen kann, die Flüssigkeit aber das Antrum erreicht und rasch über den Pylorus entleert wird.

In der Regel ist der Magen nach weniger als 3 Std. entleert, wenn der Säugling in die rechte Seitenlage oder die Bauchlage plaziert wird.

Bei Schulkindern schwankt nach Gabe einer Breimenge von ca. 150–200 ml die Entleerungszeit des gesunden Magens zwischen 1–2 Std. und ist weitgehend vom Tonus und von der Peristaltik abhängig. Solche Angaben beziehen sich lediglich auf die Magenentleerung nach einer Kontrastmittelgabe. Nahrungsstoffe können diese Normwerte erheblich verändern.

1.7 Fassungsvermögen des Magens

Es beträgt am ersten Lebenstage 6–9 ml, am 2. Lebenstage 13–23 ml und steigt bis zum 10. Lebenstage auf 79–104 ml an [14]. Diese Zahlenangaben beziehen sich auf Kinder, die fünfmal am Tage angelegt werden. Die rasche Zunahme des Fassungsvermögens während der ersten Lebenstage beruht auf einer Adaption an die steigende Nahrungsmenge und nicht etwa auf einem Wachstum. Am Ende des ersten Lebensjahres sind 370–460 und mit 8 Jahren 840–980 ml Kapazität erreicht.

2 Untersuchungstechnik

Im folgenden werden die wesentlichen Punkte der Ultraschall- und Röntgenkontrastmethodik dargestellt.

2.1 Ultraschall

Mit Hilfe der Sonographie ist die Darstellung dynamischer Abläufe ebenso möglich, wie die Messung des Durchmessers der Muskulatur. Für solche Untersuchungen werden je nach Größe des verfügbaren Schallfensters sowohl Sektor- als auch kurze Linearschallköpfe eingesetzt, die möglichst eine Frequenz von 5 MHz haben sollten.

Bariumhaltige Kontrastmittelreste stehen wegen der hohen Schallreflexion einer regelrechten sonographischen Inspektion des Magens entgegen. In Abhängigkeit von der Fragestellung sollte die Untersuchung *vor als auch nach Fütterung* mit möglichst luftfreier Flüssigkeit (Tee, Saft) vorgenommen werden. Durch Umlagerung des Kindes ist es möglich, kleinere Mengen Restluft aus dem dargestellten Sektor zu entfernen, oder aber die Flüssigkeit zur Provokation am Mageneingang- oder -ausgang zu positionieren.

Im Ultraschallbild ist eine Schichtung der Magenwand zu erkennen. Der echoarme Anteil entspricht der Muscularis propria. Sie sollte in Ruhephase im Antrum einen Durchmesser von 4–6 mm nicht übersteigen. Im Bereich der Canalis egestorius beträgt der Grenzwert des Gesamtdurchmessers 15 mm und die Länge 18 mm. An die Muskelschicht grenzt nach innen die reflexreiche Schleimhaut (Abb. 3).

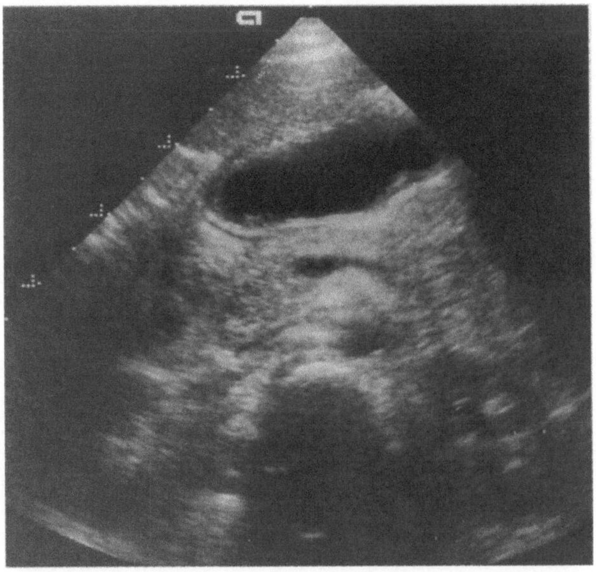

Abb. 3. Normale Magensituation. 5jähriger Junge mit rezidivierenden Nabelkoliken. Oberbauchquerschnitt: Vor dem Pankreas liegt der mit Flüssigkeit gefüllte Antrumabschnitt des Magens. Die Luft befindet sich in Rückenlage des Patienten im Fundusbereich

2.2 Röntgenverfahren

2.2.1 Spezielle Untersuchungstechniken bei Neugeborenen und Säuglingen

Während dieser Altersstufe veranlassen andere klinische Probleme (insbesondere das Erbrechen) eine Röntgenuntersuchung als bei älteren Kindern. Häufig wird nach Veränderungen am Mageneingang (Hiatushernie, Chalasie) und am Magenausgang (hypertrophische Pylorusstenose, nach Anomalien und andere Passagehindernisse) gesucht.

Nativaufnahme des Abdomens: Sie läßt sich auch bei schwerkranken Kindern ohne stärkere Belästigung rasch anfertigen. Die Diagnostik beruht auf den Kontrastunterschieden zwischen den parenchymatösen Oberbauchorganen und der Luft innerhalb des Magen-Darm-Traktes. Die Aufnahmeposition (im Liegen oder in aufrechter Haltung) richtet sich nach der klinischen Fragestellung und dem Zustand des Kindes. die Verwendung einer Buckyblende ist bei Neugeborenen und jungen Säuglingen entbehrlich.

Man kann mit solchen Nativaufnahmen die physiologische Luftpassage, eine ungewöhnliche Luftfüllung des Magens, eine atypische Luftverteilung, Fremdinhalt und einige charakteristische Lageanomalien und Organverlagerungen erkennen, z.B. einen Situs inversus abdominalis, eine Nonrotation (bei ausreichender Luftfüllung des Kolons), ferner eine vergrößerte Milz mit Verdrängung der Magenblase nach medial. Bei einer Relaxatio links werden Magen und Milz betroffen. Ausgedehnte Lückenbildungen, vor allem im linken Zwerchfell mit der Verlagerung des Magens und großer Teile der Baucheingeweide, ergeben charakteristische Röntgenbilder. Nach stärkerem Erbrechen (z.B. bei Hiatushernie und hypertrophischer Pylorusstenose) kann allerdings die Luft im Magen vorübergehend fehlen oder die Magenblase auffallend klein sein.

Kontrastmitteluntersuchungen: Bariumsulfat eignet sich in verschiedenen Verdünnungen für nahezu alle Untersuchungen und Fragestellungen. Es weist eine hohe Kontrastdichte auf, liefert einen sehr guten Schleimhautbeschlag, ist billig und frei von Nebenwirkungen. Vorsicht ist lediglich bei einer Aspirationsgefahr geboten. Kontraindiziert ist die Applikation bei einem Perforationsverdacht.

Wasserlösliche nichtionische Kontrastmittel sind manchmal bei Risikogruppen, also insbesondere bei Früh- und Neugeborenen mit instabilem Wasser- und Elektrolythaushalt in vorgeschriebener Menge von Vorteil, insbesondere wenn eine Obstruktion der Klärung bedarf.

Neugeborene und Säuglinge erhalten das Kontrastmittel mit dem *Kathetersauger* (Fa. Radioplast Upsala), der eine gut steuerbare Zufuhr ermöglicht, oder mit der *Flasche*, dem *Löffel* oder über eine *Magensonde*.

Für die Durchführung einer Kontrastmitteluntersuchung dürfen Säuglinge aber nicht im üblichen Sinne nüchtern gehalten werden, da sie an regelmäßige Mahlzeiten gewöhnt sind und eine längere Nahrungspause sowohl Unruhe als auch Schreien mit einem verstärkten Luftschlucken zur Folge hat. Daher soll die Untersuchung zum Zeitpunkt einer fälligen üblichen Fütterung erfolgen.

Nach der Fütterung wird das Kind aus der Rückenlage in die rechte horizontale Seitenlage bzw. in die halbrechte Bauchseitenlage gedreht. Der Kontrastbrei fließt dann aus dem Fornix wie über eine Kaskade in den Magenkörper und in das Antrum. Hier wird er innerhalb weniger Minuten von der Peristaltik erfaßt und über den Pylorus entleert. Antrum und Pylorus sowie der Bulbus und die Duodenalschleife lassen sich in dieser Position am besten übersehen, weil sie dann filmparallel verlaufen. Durch das Anheben der unteren Körperhälfte verbessert sich entscheidend die Freiprojektion dieser Region, die man mit Zielaufnahmen festhalten kann.

2.2.2 Spezielle Untersuchungstechniken bei Kleinkindern und Schulkindern

Nativaufnahme des Abdomens: Sie wird als Buckyaufnahme in Rückenlage angefertigt. Bei ausreichender Luftfüllung des Magens ergibt sie wichtige Informationen über seine Form, Größe und Lage, über Impressionen der Magenwand durch die Nachbarorgane, über schattengebende Fremdkörper und eine Magenerweiterung bei Atonie oder bei einer Obstruktion am Magenausgang.

Kontrastmitteluntersuchung: Sie schließt sich beim nüchternen Kinde unmittelbar an das Studium der Speiseröhre an. Die Untersuchung wird bei Kleinkindern im Liegen vorgenommen, sollte aber bei älteren Kindern im Stehen begonnen und später im Liegen fortgesetzt werden. Nur die Kombination von Durchleuchtungen in wechselnden Durchmessern, der Palpation und gezielten Blendenaufnahmen mit dosierter Kompression erlauben – wie im übrigen Magen-Darm-Takt – die erforderliche morphologische Feindiagnostik. Dabei überprüft man neben dem Schleim- und Sekretgehalt den zusammenhängenden Verlauf der einzelnen Falten, ihre Breite, Elastizität und Schlängelung (Abb. 4).

Da sich fast alle Entzündungen, Ulzerationen und Neubildungen an der Innenwand, also an der eigentlichen Schleimhaut abspielen und nur selten von außen her übergreifen, ist ein exaktes Schleimhautstudium unerläßlich. Die Methode der Reliefuntersuchung beruht auf der Anwendung einer möglichst geringen Kontrastmittelmenge. Sie soll eben ausreichen, die Vertiefungen, also die Faltentäler zu füllen, so daß die eigentlichen Schleimhautfalten oder sonstigen Reliefformationen als Aufhellungen aus dem Kontrastmittel herausragen (Abb. 5).

Durch die Palpation sind Druckpunkte, Resistenzen oder Tumoren oder Schleimhauterosionen zu lokalisieren.

An diese Detailuntersuchung wird *eine Übersichtsaufnahme in Bauchlage* angeschlossen, weil in dieser Position der Magen annähernd filmparallel liegt und durch die Autokompression die Reliefzeichnung gut zur Darstellung kommt.

Anschließend wird der Magen mit ca. 100 ml Kontrastmittel aufgefüllt – sog. *Prallfüllung* –, um die Dehnbarkeit der Magenwand, aber auch die Magenentleerung zu prüfen.

2.3 Doppelkontrastmethode

Zur Darstellung von Reliefveränderungen und kleinen Tumoren im Bereich des Fornix und des Magenkörpers, vor allem aber im Antrum, bewährt sich auch beim Kinde das Doppelkontrastverfahren. Das Prinzip der Methode besteht in der Kombination eines positiven Kontrastmittels (Barium) mit einem negativen Kontrastmittel (Luft, Gas). Eine besondere Vorbereitung des nüchternen Kindes

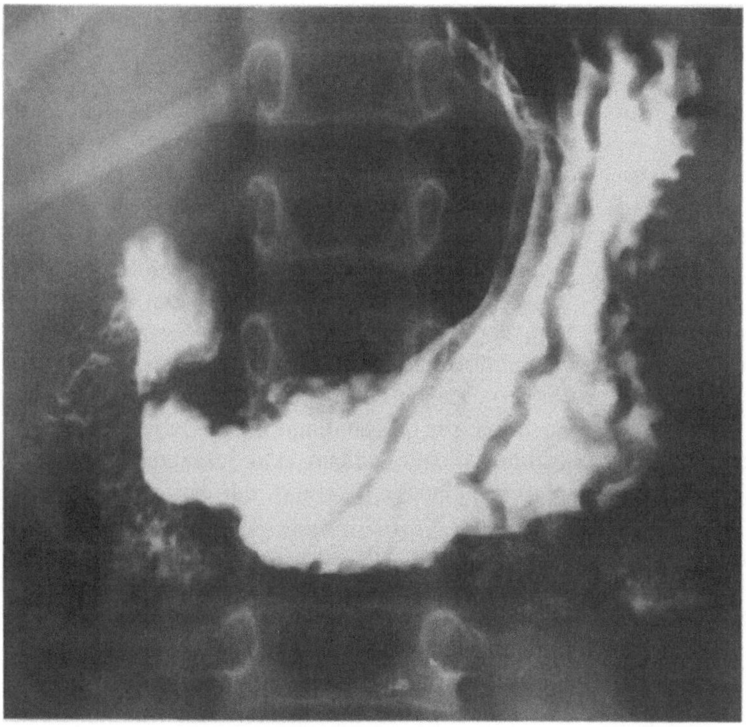

Abb. 4. Normaler Magen. 9jähriges Kind – Relieftechnik. Im Bereich des Magenkörpers verlaufen die zarten Falten an der kleinen Kurvatur gestreckt, sind in der Nähe der großen Kurvatur etwas stärker geschlängelt, weichen nach dorsal auseinander, um in Richtung zum Pylorus hin wieder zu konvergieren. Physiologische marginale Einkerbungen an der großen Kurvatur durch quergetroffene Falten

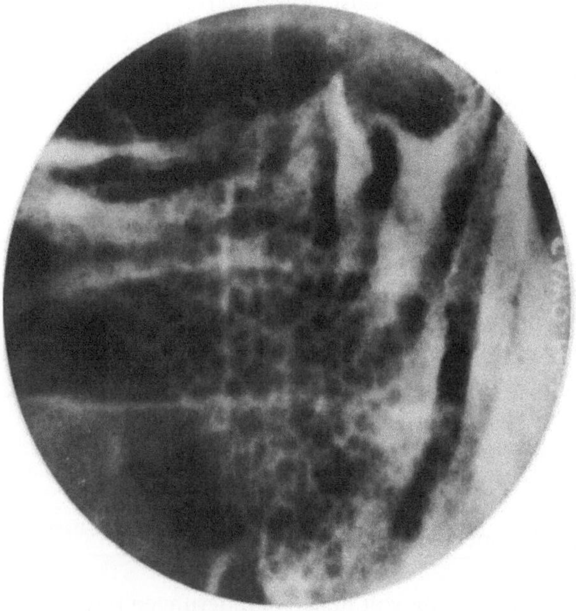

Abb. 5. Areolazeichnung im Antrum. 14jähriges Kind. Die einzelnen Areae gastricae zeigen alle die gleiche Größe und sind durch sehr flache, mit Kontrastmittel gefüllte Furchen voneinander getrennt. Die Darstellung erfordert einen sekretarmen Magen und genau dosierte Kompression

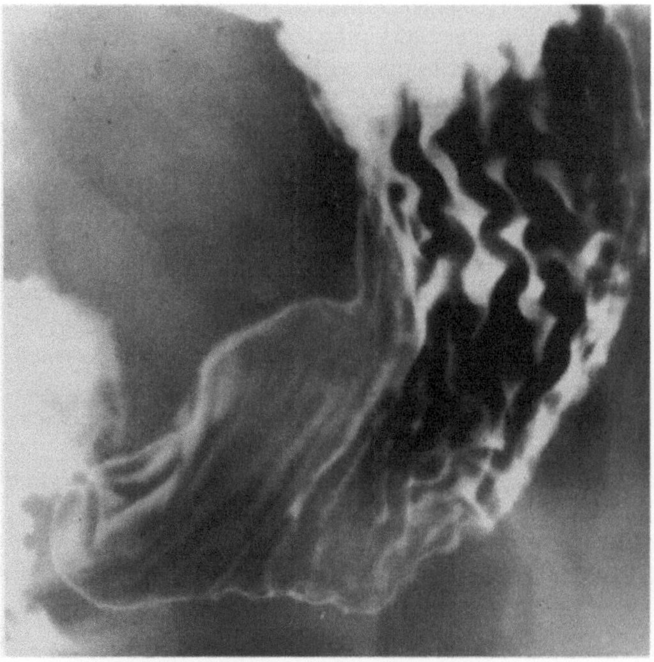

Abb. 6. Normale Magenschleimhaut. Darstellung mit Doppelkontrast. 12jähriges Kind – Aufnahme in Rückenlage. Es wurde lediglich die vorhandene Magenluft zur Darstellung benutzt. Der Kontrastbrei hat sich dorsal im Fornix angesammelt, während der Magenkörper und das Antrum durch die Luft so gebläht werden, daß man einen Doppelkontrast erhält

ist nicht notwendig. Findet sich aber reichlich Nüchternsekret (kurze Durchleuchtung vor der Kontrastmittelgabe), so empfiehlt es sich, den Magensaft mit einer Sonde abzusaugen. Einige Untersucher verordnen sicherheitshalber Atropin.

Im einzelnen gestaltet sich die Untersuchung folgendermaßen: Nach Applikation von 20–30 ml bariumhaltigem Kontrastmittel wird das Kind rotiert, so daß sich das Kontrastmittel gleichmäßig verteilt. In Rückenlage fließt der Bariumbrei in den Fornix, während sich die Luft in die Korpus- und Antrumregion verlagert und so ein Pneumorelief erzeugt. Die Durchleuchtung in verschiedenen Projektionen, die Palpation und Zielaufnahmen dienen der wichtigen Detaildiagnostik (Abb. 6).

3 Anomalien

3.1 Allgemeines

Anomalien des Magens sind selten. Hochgradige Mißbildungen wie eine Agastrie, eine Mikrogastrie und komplette Obstruktionen innerhalb des Magens oder am Magenausgang äußern sich bei Neugeborenen bereits während des ersten Fütterungsversuches mit heftigem Erbrechen, das bei den schwersten Formen unbeeinflußbar ist.

Die *Röntgenuntersuchung* umfaßt jeweils Nativaufnahmen, die im Einzelfall durch Kontrastmitteluntersuchungen ergänzt werden müssen. Man kann damit sowohl die anatomische Beschaffenheit und Lokalisation als auch die funktionellen Auswirkungen der Anomalie aufdecken.

3.2 Agastrie

Bei dieser Anomalie fehlt aufgrund einer schweren Entwicklungsstörung der Magen vollständig. Bisher wurden nur einige Beobachtungen dieser Art zusammengetragen. Es wurden nur wenige Kinder beobachtet, bei denen die Speiseröhre direkt in ein erweitertes Duodenum mündete.

3.3 Mikrogastrie

Allgemeines und Klinik: Die Anomalie wird durch eine erhebliche Unterentwicklung des Magens gekennzeichnet. Das überaus kleine Organ kann kaum Nahrung speichern, auch entfällt praktisch seine Verdauungsfunktion. Erbrechen besteht von Geburt an. Fehlbildungen an anderen Bauchorganen sowie eine Agenesie der Milz kommen oft hinzu.

Röntgendiagnostik: Im Nativbild vermißt man die Magenblase. Bei der Kontrastmitteluntersuchung findet man den röhrenförmigen rudimentären Magen in der Median-Sagittalebene. Er stellt eigentlich nur eine schlauchartige Verbindung zwischen dem Ösophagus und dem Duodenum dar und läßt sich nicht mehr in Fornix, Körper und Antrum unterteilen. Die Kardia ist meist insuffizient, wobei der untere erweiterte Ösophagusabschnitt teilweise die Speicherung der Nahrung übernimmt. Häufig liegt zusätzlich eine Malrotation vor, so daß die erste Portion des Duodenums nach vorne gerichtet ist (Abb. 7).

3.4 Riesenmagen

Diese Anomalie wurde bisher nur bei einigen Erwachsenen beobachtet, bei denen solch ein riesiges

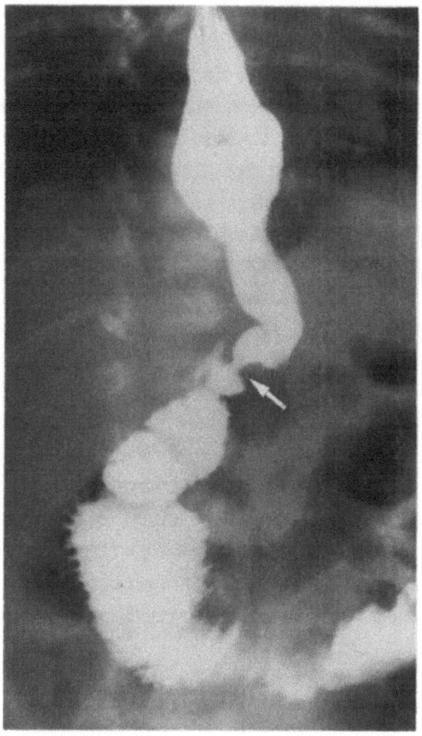

Abb. 7. Mikrogastrie (Magenhypoplasie) 15 Tage altes Frühgeborenes. Erbrechen seit der Geburt. Der winzige Magen stellt lediglich ein schlauchartiges Organ dar und erfüllt weder die Aufgabe als Nahrungsspeicher noch als Verdauungsorgan. Weiter Ösophagus (*Pfeil* = Pylorus). (Aufn.: Dr. Schulz)

Organ mehrere Kilogramm wog und die große Kurvaturseite bis zu 2 m lang war. Ungeklärt blieb, ob dieser isolierte Riesenwuchs bereits bei der Geburt bestand. Bisher fehlt eine entsprechende Beobachtung bei Kindern.

3.5 Innere Magenobstruktionen

Allgemeines und Klinik: Obstruierende Anomalien im Magenlumen sind selten. Sie stellen meist ein im Antrum oder präpylorisch gelegenes querverlaufendes Schleimhautseptum bzw. eine Membran dar, die den Magen in zwei Abschnitte teilt. Solche Septen können als komplette Sperren ausgebildet sein, so daß bereits bei Neugeborenen unstillbares Erbrechen ohne Gallenbeimengungen auftritt. Bei den häufigeren inkompletten Membranen kann die anatomische Situation jahrelang unbemerkt bleiben, weil lediglich eine Brechneigung besteht und man die röntgenologische Klärung verspätet durchführt. Das Erbrechen beginnt häufig erst dann, wenn beim Säugling feste Nahrung zugefüttert wird.

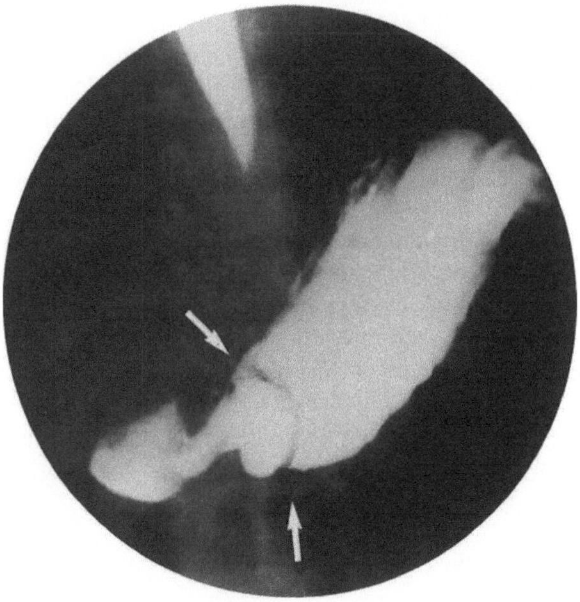

Abb. 8. Präpylorische Membran. 3 Wochen alter Säugling mit rezidivierendem Erbrechen. Im Antrum querverlaufende dünne Membran (*Pfeile*). Präpylorische Kontraktionsneigung. Keine nennenswerte Passagebehinderung

Röntgendiagnostik: Bei einem *kompletten Verschluß* ergibt die Nativaufnahme eine Luftblähung des Magens mit einem Flüssigkeitsspiegel, während distal des Pylorus keine Luft vorhanden ist. Unmittelbar nach dem Erbrechen kann auch vorübergehend die Magenluft fehlen. Eine Magensondierung mit Absaugen des Sekrets und eine Luftinsufflation klären dann die Situation.

Inkomplette Membranen lassen sich erst nach einer Kontrastmittelgabe erkennen. Manchmal kann solch ein Hindernis nur als linearer Füllungsdefekt während der Durchleuchtung und mit Zielaufnahmen sichtbar werden. Er zieht dann quer über das Antrum, so daß eine Art präpylorische Kammer zustandekommt. Gelegentlich zeigt sich eine lebhafte Peristaltik oder gar eine Widerstandsperistaltik. Distal der Membran findet man häufig eine anhaltende Kontraktion bzw. eine Vereinigung oder Einschnürung des Antrums, was einen langen Pyloruskanal vortäuscht. Die Magenentleerung ist beeinträchtigt und die Duodenalfüllung bleibt spärlich (Abb. 8).

3.6 Angeborene Einschnürungen des Magenkörpers

Sie gelten als Grundlage einer Sanduhrform. Wenn man sie als Resultat einer angeborenen Stenose auffaßt, so darf sich dabei pathologisch-anatomisch keinerlei Hinweis auf eine abgelaufene Entzündung der Narbenbildung finden. Ursächlich werden intrauterine Durchblutungsstörungen der Magenwand diskutiert. Auch ektopisches, den Magen umgreifendes Pankreasgewebe kann je nach Lokalisation und Gewebemenge eine Antrumstenose, eine Pylorusstenose oder einen „Sanduhrmagen" bewirken.

3.7 Pylorusatresie

Allgemeines und Klinik: Bei dieser seltenen Anomalie verschließt eine Membran komplett den Magenausgang, wobei die anatomischen Strukturen der Umgebung nur wenig verändert sind. Manchmal findet sich aber auch zwischen der prä- und der postatretischen Portion ein fibröser Strang, ganz selten liegt sogar eine echte Kontinuitätstrennung vor.

Erworbene komplette Pylorus- bzw. Bulbusverschlüsse mit der gleichen klinischen und röntgenologischen Symptomatologie können auch auf einer intrauterin durchgemachten örtlichen Entzündung (Ulkus) beruhen.

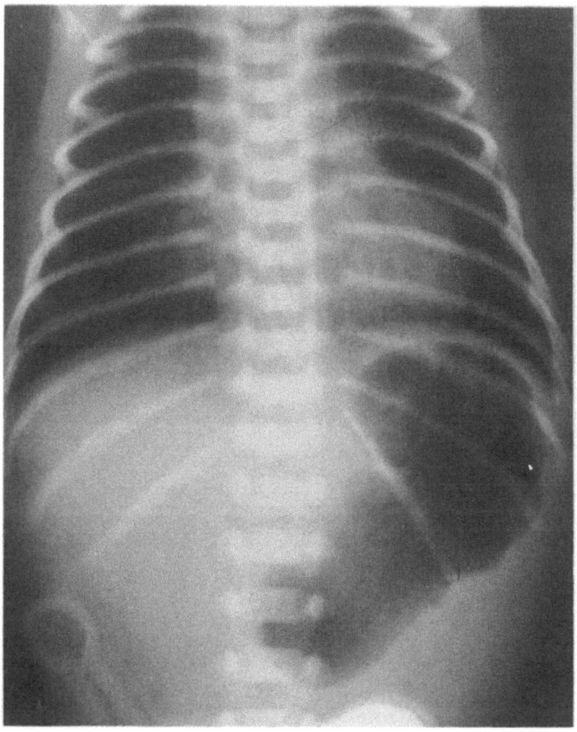

9

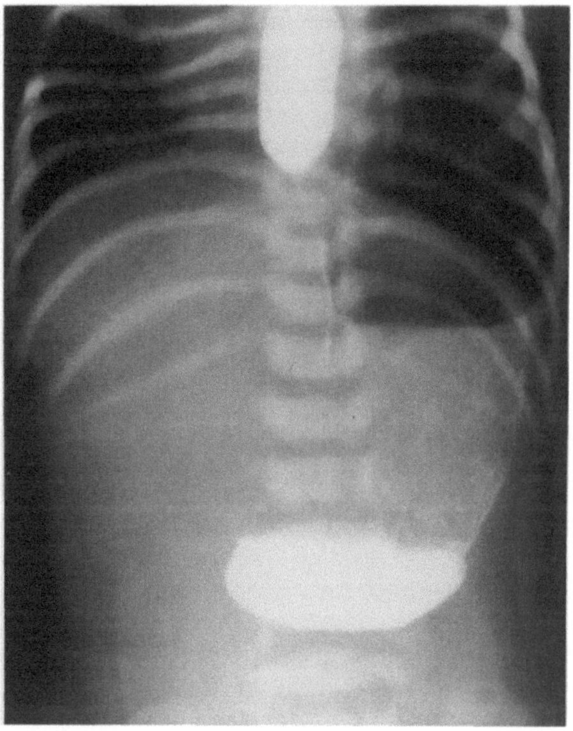

10

Abb. 9. Pylorusatresie. Neugeborenes, 1. Lebenstag. Seit dem ersten Trinkversuch Erbrechen ohne Gallebeimengungen. Übersichtsaufnahme im Liegen. Nur der Magen enthält Luft. Duodenum und Dünndarm sind luftfrei. Operativ bestätigte, durch eine Membran verursachte Pylorusatresie

Abb. 10. Pränataler Pylorusverschluß durch Entzündung. Neugeborenes mit Erbrechen – Untersuchung im Hängen. Kardiospasmus. Reichlich Sekret im Magen. Das Kontrastmittel kann wegen eines kompletten Pylorusverschlusses den Magen nicht verlassen. Sektion: Verschluß des Pylorus durch einen organisierten Thrombus, der sich im Gefolge eines intrauterin entstandenen blutenden Ulcus duodeni entwickelt hatte

Die Neugeborenen erbrechen beim ersten Fütterungsversuch den ganzen Mageninhalt, dem aber keine Galle beigemengt ist. Der Oberbauch ist etwas aufgetrieben, der Unterbauch deutlich eingefallen. Charakteristisch ist ein Hydramnion.

Röntgendiagnostik: Das Nativbild in aufrechter Position wird durch einen luftgefüllten Magen mit Flüssigkeitsspiegel charakterisiert. Die Luft- und die Flüssigkeitsmenge hängen davon ab, ob das Kind unmittelbar vor der Röntgenaufnahme erbrochen hat. Distal des Pylorus fehlt jegliche Darmluft. Bei diagnostischen Zweifeln wird mit einer Sonde der Mageninhalt abgesaugt und etwas Luft eingebracht, wonach dann die Blockade am Magenausgang klar erkennbar ist. Ein linksseitiger Zwerchfellhochstand und vor allem eine Aspirationspneumonie sind übliche Begleitphänomene (Abb. 9, 10).

Eine Kontrastmittelapplikation ist üblicherweise nicht erforderlich, aber bei diagnostischen Zweifeln gerechtfertigt und bei sorgfältiger Durchführung und anschließendem Absaugen auch ungefährlich.

3.8 Magenduplikaturen

Allgemeines und Klinik: Man vermutet einen ähnlichen Entstehungsmechanismus wie bei den Duplikaturen an anderen Stellen des Magen-Darm-Traktes. Sie lokalisieren sich gewöhnlich als zystische oder schlauchartige Gebilde längs der kleinen oder der großen Kurvatur, legen sich der Magenwand an und sind häufig als Zufallsbefunde zu betrachten. Durch permanente Sekretion der Mukosa mit entsprechendem Sekretstau kann es zu einem raschen Wachstum kommen, so daß in kurzer Zeit die Größe des Magens übertroffen wird. In diesem Fall kann eine Manifestation im Säuglingsalter eintreten.

Klinische Symptome entstehen hauptsächlich durch Verdrängungserscheinungen, ferner durch Ulzerationen, die aufgrund einer erheblichen Überdehnung der Duplikaturen zustande kommen. Allerdings sind solche Ulzera sowie Perforationen in die Bauchhöhle oder in die Nachbarorgane selten. Nach starker Größenzunahme lassen sich diese Gebilde durch die Bauchdecken als rundliche pralle Tumoren tasten. Gelegentlich kommt auch eine passagere Obstruktion des Magenausgangs zustande.

BILDGEBENDE DIAGNOSTIK

Ultraschall: Duplikaturen erscheinen als gut bewegliche Zysten mit variabler Echoqualität. Bei dem Inhalt kann es sich um klare Flüssigkeit oder eingedickten Zelldetritus handeln (Abb. 11, 12).

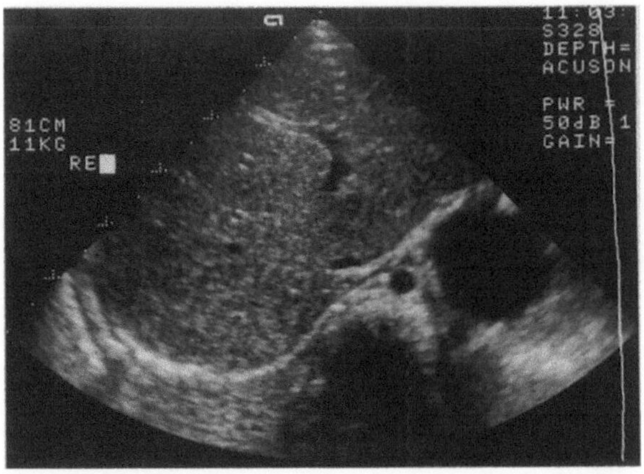

Abb. 11. Magenduplikatur (operativ bestätigt). 1 1/4jähriges Mädchen mit leicht erhöhter Ausscheidung von Vanillinmandelsäure im Screening. Oberbauchquerschnitt: Rundlicher, zystischer Tumor im Bereich der linken Nebennierenregion

Röntgendiagnostik: Im nativen Röntgenbild wirken Duplikaturen raumfordernd. Durch eine KM-Applikation sind zusätzliche Informationen nicht zu erzielen, da Magenlumen und Zyste in der Regel nicht miteinander kommunizieren. Im günstigsten Falle kommt es zu einem Füllungsdefekt.

Hinter dem Magen gelegene Duplikaturen können mit Pankreaszysten, subserös gelegene Gebilde mit Geschwülsten und intrathorakale Zysten mit Tumoren verwechselt werden (Abb. 13). Falls eine offene Verbindung mit dem Magenlumen besteht und die Füllung mit Kontrastmittel gelingt, ähneln solche kommunizierenden, mehr tubulären Doppelbildungen den Magendivertikeln.

3.9 Magendivertikel

Allgemeines und Klinik: Man beobachtet diese Anomalie gelegentlich schon bei Neugeborenen, etwas häufiger bei älteren Kindern. Die angeborenen Divertikel liegen fast immer an der Hinterwand des Fornix oder des Magenkörpers unmittelbar unterhalb der Kardia. Sie sind taschen- oder sackförmig, besitzen eine offene Verbindung zum Magenlumen und können auch als inkomplette, kommunizierende Duplikate betrachtet werden.

Magendivertikel werden meist zufällig während einer Röntgenuntersuchung entdeckt, weil sie im allgemeinen klinisch symptomlos bleiben. Allerdings können länger anhaltende Retentionen zu Komplikationen führen. Symptome wie Leibschmerzen, Erbrechen oder gar Bluterbrechen finden sich nur dann, wenn entzündliche Schleimhautläsionen vorliegen oder sich eine Perforation anbahnt. Ein Divertikel kann perforieren und ein Pneumoperitoneum bzw. eine Peritonitis zur Folge haben.

Röntgendiagnostik: Die Kontrastmitteldarstellung eines solchen finger- oder sackförmigen Gebildes an der Hinterwand oder an der kleinen Kurvatur gelingt am besten in halbrechter oder halblinker Rückenlage während einer fließenden Rotation. Man muß dabei versuchen, daß sich das Divertikel gut füllt und der Divertikelhals sichtbar wird. Natürlich kann der radiologische Nachweis versagen, wenn das Divertikel vollständig mit Nahrung angefüllt ist (Abb. 14).

3.10 Angeborene Wanddefekte mit Magenruptur

Allgemeines und Klinik: Die klinische Bedeutung solcher „angeborener Wanddefekte" liegt darin, daß sich während der üblichen postnatalen Magenblähung oder bei einer Maskenbeatmung, unterstützt durch zusätzliches Schreien und Pressen, an den muskelschwachen Stellen eine Perforation mit Austritt von Luft und von Mageninhalt entwickeln kann. Solche Risse sind wiederholt bei Früh- und Neugeborenen meist zwischen dem 2.–8. Lebenstage an der Vorder- oder Hinterwand beobachtet worden. Ob für dieses dramatische Ereignis immer ein angeborener Wanddefekt als Voraussetzung gelten darf, wird angezweifelt. Eine solche Perforation kann auch durch eine akute lokale Ischämie mit Nekrose der Magenwand eingeleitet werden. Weil

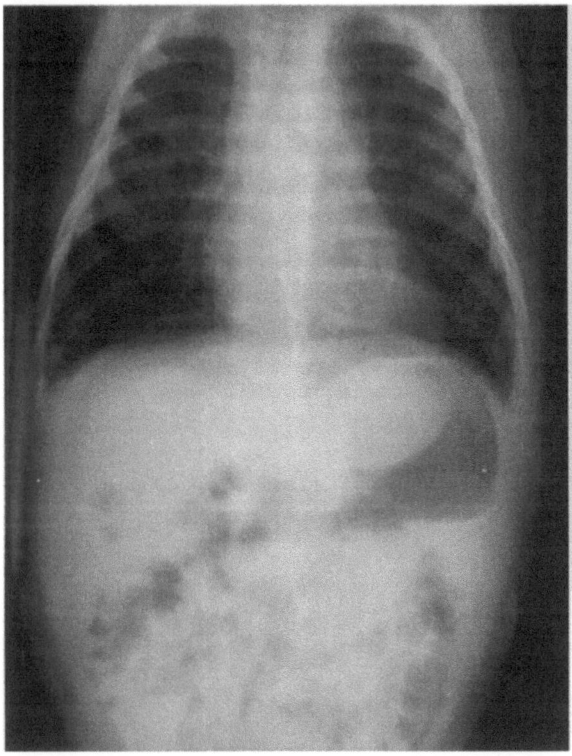

a

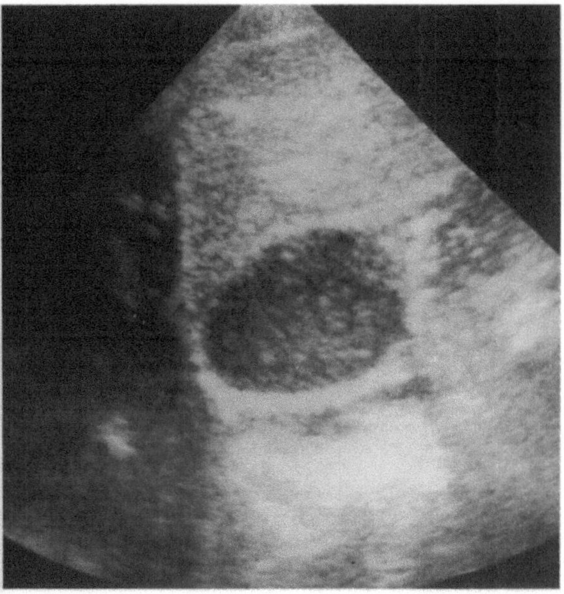

b

Abb. 12a, b. Magenduplikatur. 5jähriges Mädchen mit Verdacht auf basale Pneumonie. **a** Thorax sagittal: In die luftgefüllte Magenblase projiziert sich eine eiförmige Transparenzminderung. **b** Parasagittaler Schnitt durch den linken Leberlappen: inhomogene, reflexgebende, ovaläre, zwerchfellnahe Formation, die der Magenduplikatur entspricht

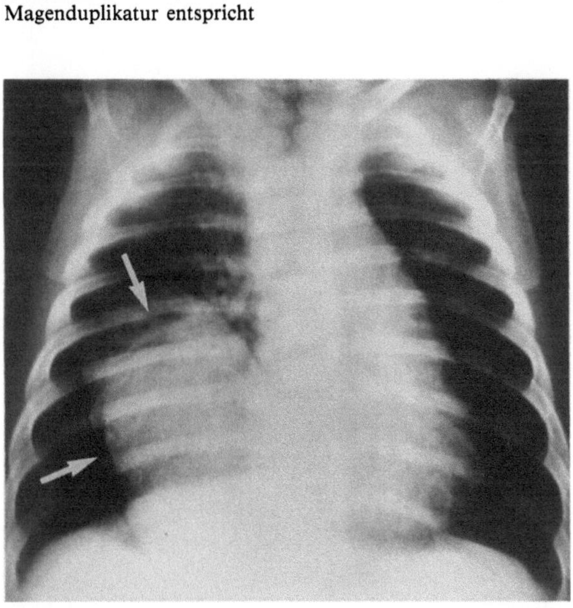

Abb. 13. Magenduplikatur (intrathorakal). 4 Monate alter Säugling. Intrathorakaler, dorsal gelegener und glatt begrenzter „Tumor" (*Pfeile*), der während der letzten 3 Wochen erheblich an Größe zunahm und weit in den Thoraxraum reichte. Operativ bestätigte Duplikatur, die sich durch den erweiterten Hiatusschlitz geschoben hatte

viele der betroffenen Kinder eine perinatale Hypoxie durchgemacht haben und anoxämische Läsionen im Gehirn, der Leber und den Nebennieren aufweisen, wird dieser Mechanismus auch für die Magenwand diskutiert. Zudem führt die durch hypoxämische Zustände herbeigeführte Motilitätsstörung zu einer Magendilatation, was die Perforationsgefahr steigert. Die betroffenen Neugeborenen sind schwerkrank, verweigern die Nahrung, zeigen einen aufgetriebenen Leib, Schocksypmtome und Erbrechen.

Röntgendiagnostik: Der Nachweis einer solchen Perforation erfolgt mit einer Übersichtsaufnahme in aufrechter Position. Dabei zeigt sich Luft intraperitoneal, besonders unter dem Zwerchfell, nicht aber der Ort der Perforation selbst. Ein kollabierter Magen, der frei von Luft und Flüssigkeit ist, läßt lediglich die Vermutung zu, daß die Perforation hier stattgefunden hat (Abb. 15).

Falls eine Röntgenaufnahme nur im Liegen, evtl. im Inkubator angefertigt werden kann, findet sich als typisches Perforationssymptom eine kugelige Aufhellungszone im medialen Oberbauch. Sie entspricht der freien Luft in der Bauchhöhle, die sich am höchsten Punkte unterhalb der stark gewölbten Bauchdecke ansammelt (sog. „Fußballphänomen"). Allerdings gelingt dieser Nachweis einer Perforation erst dann, wenn eine größere Luftmen-

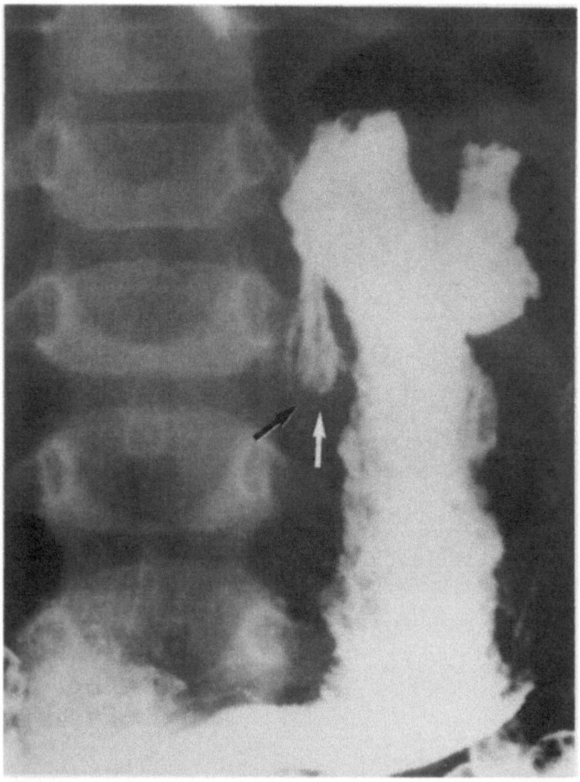

14

Abb. 14. Magendivertikel. 2 1/2jähriger Junge, der über Leibschmerzen klagte und wiederholt erbrach. Fingerförmiges, nahe der Kardia gelegenes Divertikel (*Pfeile*)

Abb. 15. Magenperforation. Neugeborenes, Aufnahme in aufrechter Position. Breite Luftansammlung beiderseits unter dem Zwerchfell. Die Leber ist herabgesunken, der Magen nur noch partiell mit Luft gefüllt. Operativ bestätigt

Abb. 16. Magenperforation. Frühgeborenes mit schwerem Atemnotsyndrom. Am 10. Lebenstage plötzlicher Verfall. Aufnahme im Inkubator in Rückenlage mit vertikalem Strahlengang. Große kugelige Aufhellungszone im medialen Oberbauch (*Pfeile*). Sie entspricht der freien Luft in der Bauchhöhle, die sich am höchsten Punkt unter der Bauchdecke gesammelt hat (sog. „Fußballphänomen"). Reichlich Exsudat im Bauchraum. Operativ: Magenperforation auf der Grundlage von Erosionen

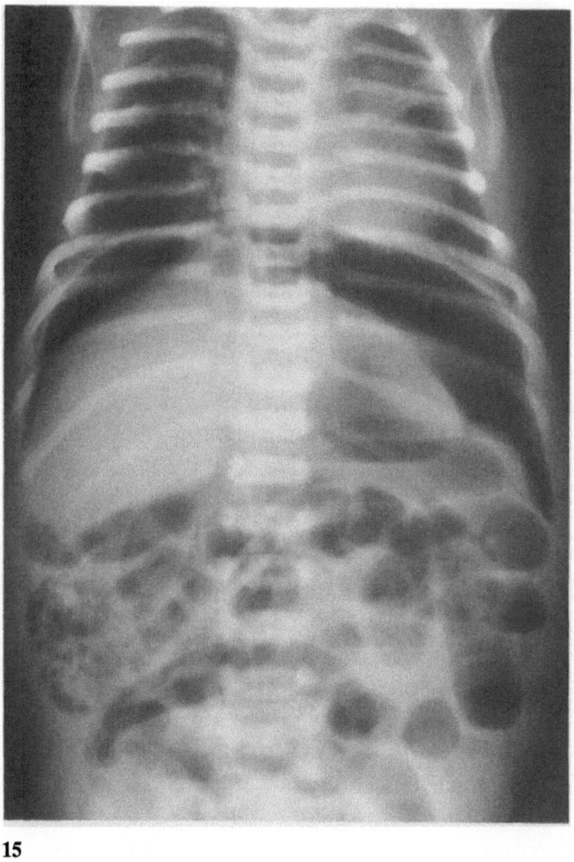

15

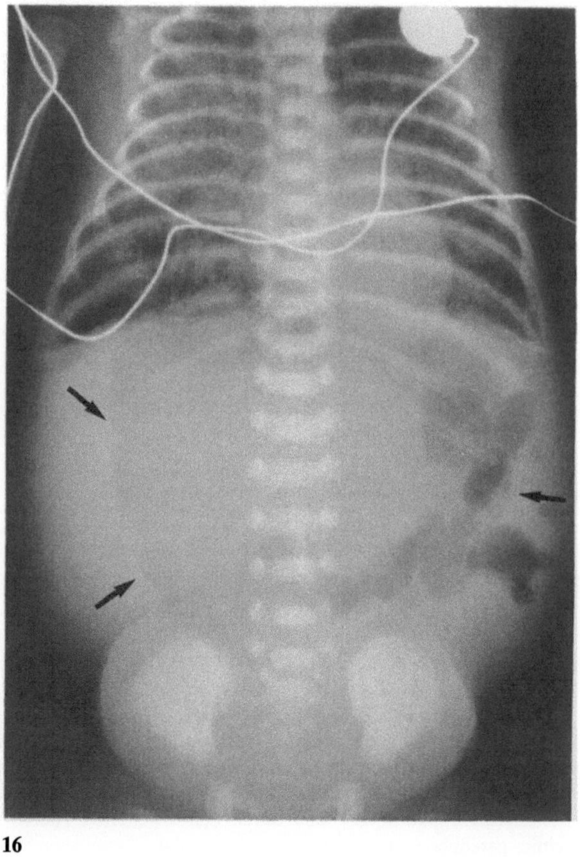

16

ge in die freie Bauchhöhle ausgetreten ist (Abb. 16).

Cave: Keine KM-Applikation, da Perforationsgefahr.

3.11 Magenvolvulus

Allgemeines und Klinik: Die partielle oder totale Abschnürung des Mageneingangs und des Magenausgangs kommt durch eine spiralige Verdrehung des gesamten Organs zustande, die entweder mehr in der Achse Kardia-Pylorus (mesenterioaxiale Form) oder senkrecht dazu (organoaxiale Form) erfolgt. Als Voraussetzung bzw. Ursachen gelten Zwerchfellhernien, eine Relaxatio, Tumoren der Nachbarschaft, Verwachsungsstränge, die Schrumpfung des Netzes und eine ungewöhnlich starke Darmblähung. Ein Volvulus kann auch auftreten, wenn die Bauchpresse während des Brechaktes oder durch sehr starken Husten besonders beansprucht wird.

Bei einem totalen Magenvolvulus kann sich der Mageninhalt weder durch die Kardia noch über den Pylorus entleeren, so daß der klinische Befund eines hochsitzenden Ileus resultiert. Er geht mit schwerem Kollaps, quälendem Würg- und Brechreiz sowie heftigen Schmerzen einher. Die Kinder mögen nicht mehr essen und trinken. Bereits verschluckte Nahrung stagniert im Ösophagus, weil der Mageneingang verschlossen bleibt. Der Magenmeteorismus ist beträchtlich. Eine Infarzierung der Magenwand, eine Perforation oder eine Gasembolie in das Pfortadersystem sind als Komplikationen beschrieben worden.

Neben dieser akuten Form gibt es leichtere, bzw. mehr chronisch verlaufende Fälle (insbesondere der organoaxiale Volvulus) mit geringfügiger Symptomatologie. Die Beschwerden sind abhängig vom Grad der Achsendrehung, von der Intensität des peritonealen Zuges und vor allem von der Durchgängigkeit des Mageneingangs und des Magenausgangs.

Röntgendiagnostik: Bei akuten und kompletten Abschnürungen läßt sich die Diagnose bereits durch einen negativ endenden Sondierungsversuch des Magens vor allem aber durch Übersichtsaufnahmen und Kontrastmitteluntersuchungen, stellen. Die Nativaufnahme zeigt einen luftgeblähten Magen und wenig oder keine Luft distal des Pylorus. Das Kontrastmittel erreicht kaum den Magen.

Bei der *mesenterioaxialen Form* ist die Kardiaregion nach unten und medial verlagert, während der obstruierte Pylorus oben unmittelbar unter der linken Zwerchfellkuppe fast in der Medianebene liegt. Mageninhalt und Barium werden entsprechend retiniert.

Bei der *organoaxialen Form* befindet sich der Magen etwa in der Mittelebene. Nach der Rotation liegt die Magenhinterwand vorne und die Magenvorderwand hinten. Auch die Position der großen und der kleinen Kurvaturseite sind vertauscht (Abb. 17).

Stärkere Lageveränderungen des Magens können durch eine übermäßige Luftfüllung des Dünn- und des Dickdarms hervorgerufen werden und sind entsprechend flüchtig. So findet man bei Neugeborenen und Säuglingen gelegentlich eine auf dieser Basis entstandene *intermittierende Magentorsion.* Dabei wird die große Kurvaturseite infolge der Verbindung mit dem Kolon durch das Lig. gastrocolicum derart stark angehoben, daß ein inkompletter Volvulus um die Achse Kardia-Pylorus entsteht oder eine Verdrehung des Magenkörpers gegenüber dem Fornix zustande kommt. Dieser Vorgang kann Erbrechen hervorrufen, das aber prompt verschwindet, sobald der Magen nach Rückbildung des Meteorismus wieder seine normale Position einnimmt (Abb. 18).

4 Lageanomalien und Lageveränderungen

4.1 Allgemeines

Sie können auf Entwicklungshemmungen beruhen, kommen jedoch meist durch äußere Einwirkungen zustande. Die klinische Bedeutung ist im Hinblick auf die Magenfunktion und auf Beschwerden nur gering, selbst hochgradige Verlagerungen verursachen häufig keine nennenswerten Symptome. Der Nachweis von Lageanomalien besitzt aber insofern eine Bedeutung, als er uns auf pathologische Zustände der Nachbarorgane aufmerksam macht.

Röntgendiagnostik: Die Untersuchungstechnik muß sich der jeweiligen Lageanomalie anpassen. Großformatige Übersichtsaufnahmen ohne und mit Kontrastmittel, evtl. in 2 Ebenen und in Schrägpositionen, informieren am besten über die Verlagerung selbst, vor allem auch über die Position und über die Veränderungen der Nachbarorgane, ermöglichen zudem ein Urteil über die Magenentleerung und über Funktionsstörungen.

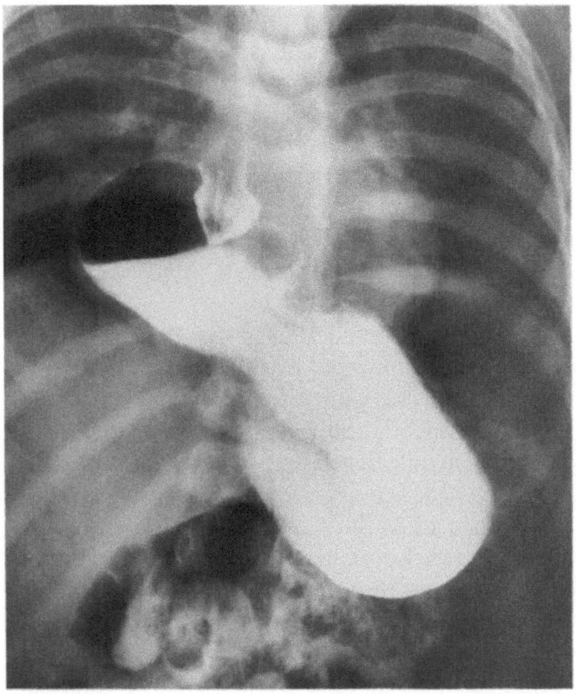

17

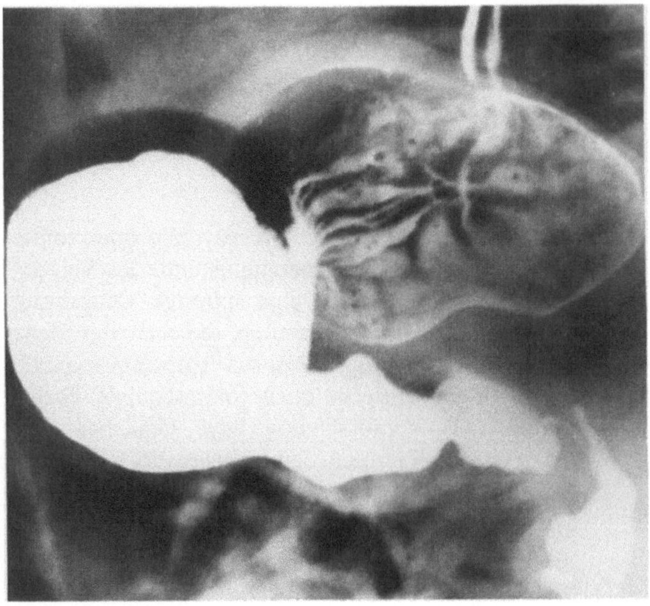

18

Abb. 17. Magenvolvulus. 3jähriges Kind. Der Magenfornix ist infolge einer paraösophagealen Herniation in den Thoraxraum geschlüpft. Dabei kam ein inkompletter Volvulus zustande, der die Magenentleerung erheblich beeinträchtigte

Abb. 18. Intermittierende Magentorsion. 2 Monate alter Säugling mit rezidivierendem Erbrechen. Der Magenkörper und das Antrum sind gegen den Magenfornix abgedreht. Spiraliger Verlauf der Schleimhautfalten an der Torsionsstelle

4.2 Magenverlagerungen bei Zwerchfellerkrankungen

Infolge der engen topographischen Beziehungen beeinträchtigen der Stand sowie einige Anomalien und Erkrankungen des Zwerchfells erheblich die Magenposition und die Magenform. Linksseitige Zwerchfellschäden (Lähmung, Hochstand durch schrumpfende Lungenprozesse oder nach Lobektomie, Pleuraerkrankungen, eine linksseitige Lungenhypoplasie oder Lungenaplasie) können einen Hochstand oder eine Querlage zur Folge haben (Abb. 19, 20). Durch eine solche Zwerchfellerkrankung wird auch die Entstehung eines Magenvolvulus begünstigt. Bei angeborenen *linksseitigen Zwerchfellücken* kann neben dem Dickdarm und dem Dünndarm, der Niere und Milz, vor allem auch die Magenposition beeinträchtigt werden. Nativaufnahmen der Thorax- und der Bauchorgane klären weitgehend die Situation. Bei Zweifeln läßt sich die abnorme Lage des Magens bei Neugeborenen durch eine eingeführte Sonde bestimmen. Die klinischen Symptome hängen dabei mehr von der schweren Beeinträchtigung der Thoraxorgane als von der Positionsänderung des Magens ab.

Beim *Bochdalek-Typ* einer Zwerchfellhernie (dorsopleuroperitoneale Verbindung) links kann auch ein Teil des Magens in den Thoraxraum prolabieren (Abb. 21).

Beim *Morgagni-Typ* (retrosternale Hernie, meist rechts) können distale Magenabschnitte in den Bruchsack gelangen.

Bei der *peritoneoperikardialen Hernie* durch einen ventralen Zwechfelldefekt verlagert sich ein Teil des Magens in das Perikard (Abb. 22).

Posttraumatische Zwerchfellhernien nach Unfällen mit Kompression des Bauch- oder des Thoraxraumes liegen überwiegend links und haben zur Folge, daß der Magenfornix prolabieren kann. Aber auch eine Verlagerung des Magens unter die rechte Zwechfellkuppe mit einer Torsion um die Längs- und Querachse wurde beobachtet.

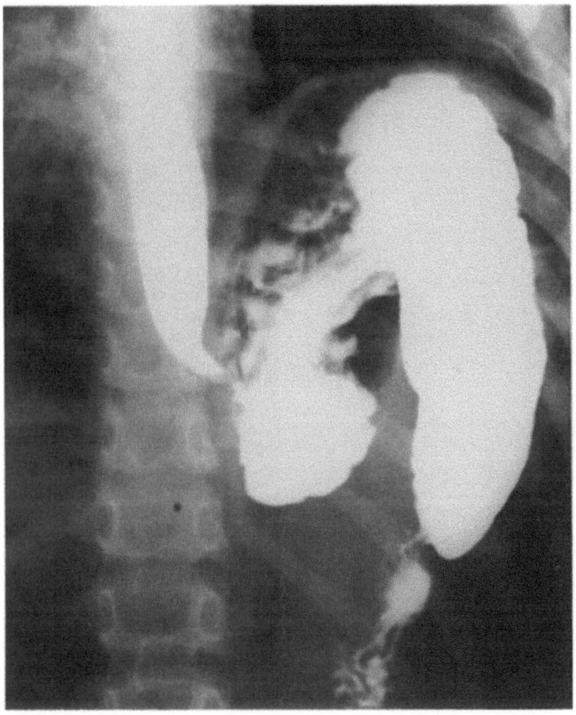

19

Abb. 19. Inversion des Magens bei Relaxatio. 3jähriges Kind. Reguläre Kardiaposition. Inversion des Magens mit tiefliegendem Fornix, kranialwärts gerichtetem Magenkörper und abwärts verlaufendem Antrum. Keine Entleerungsprobleme

Abb. 20. Totale Magenverlagerung. 11jähriges Kind mit Brechneigung. Aufnahme in rechter Seitenlage. Der ganze Magen ist in den Thoraxraum verlagert. Die große Kurvatur bildet den höchsten Punkt. Sowohl Kardia, als auch Pylorus (*Pfeile*) liegen oberhalb des Zwerchfells etwa in gleicher Höhe. Das Duodenum verläuft steil nach abwärts ▷

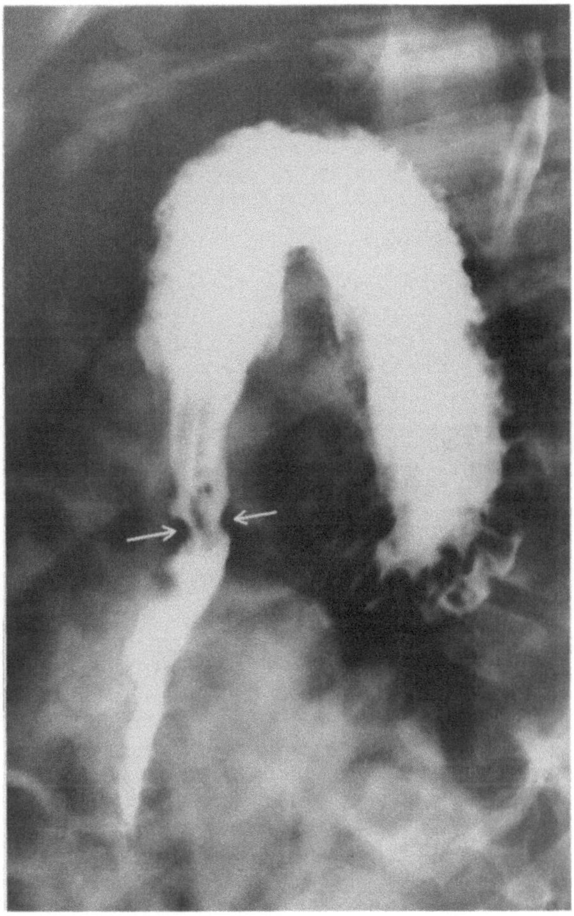

20

4.3 Kaskadenmagen

Allgemeines und Klinik: Diese Anomalie stellt eine passagere, aber nicht ungewöhnliche Lage- und Formvariante dar. Der „Wasserfall"- oder Kaskadentyp des Magens bildet sich dann aus, wenn der Fornix gegenüber dem Magenkörper nach dorsal abknickt. Als auslösender Faktor für diese funktionelle Unterteilung wird eine abnorme Kontraktionsneigung der Schrägmuskulatur der Magenhinterwand angesehen. Die Kaskadenbildung kann aber auch durch Veränderungen der Nachbarorgane (vergrößerte Milz, Pankreastumoren, andere Bauchtumoren oder eine starke Luftblähung des Kolons) hervorgerufen werden. Eine Narbenbildung im Magen selbst (nach Ulkus oder einer Verätzung) sowie Verwachsungen im Gefolge einer Peritonitis begünstigen ebenfalls diese Entwicklung.

Die Kaskadenbildung bereitet keine Beschwerden und bedarf daher auch keiner klinischen Behandlung. Selbst bei organischen Formen ist nur mit großem Vorbehalt eine Operation zu erwägen.

Röntgendiagnostik: Bei der Untersuchung mit Kontrastmittel in aufrechter Position füllt sich zunächst ausschließlich der dorsale Fornixabschnitt wie eine große Schale mit Kontrastmittel auf, das dann überläuft, um wie über eine Kaskade in den Magenkörper und in das Antrum zu fließen. Beim Vorwärtsneigen des Kindes und in halbrechter horizontaler Bauchlage kann man solch eine Kaskade ebenfalls leicht entleeren. Üblicherweise ist die Anomalie flüchtig und wird in der Regel zufällig entdeckt. Falls ein stark geblähtes distales Querkolon ursächlich anzuschuldigen ist, verschwindet nach der Beseitigung dieser Luftfüllung der Kaskadenmagen wieder (Abb. 23).

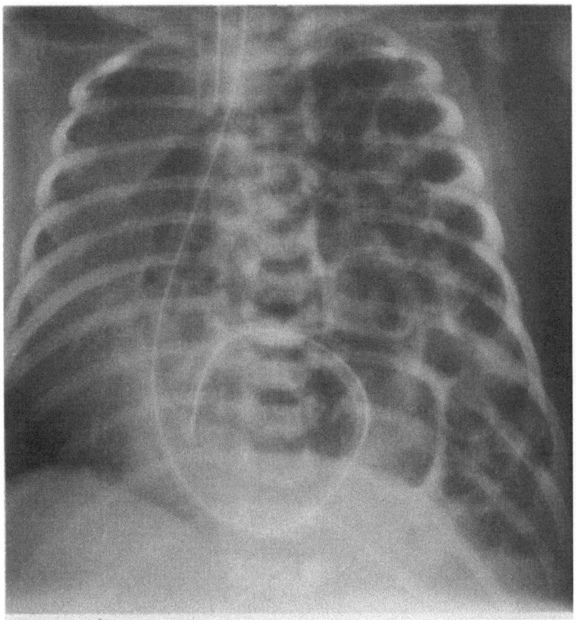

21

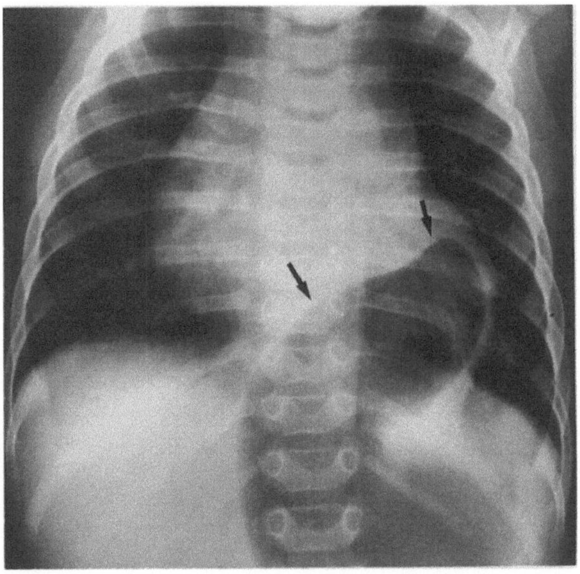

22

Abb. 21. Magenverlagerung bei Zwerchfellhernie. 3 Std. altes Neugeborenes mit schwerer Atemnot. Die Magensonde zeigt die intrathorakale Magenposition an und dient dazu, die weitere bedrohliche Luftblähung des Darmtraktes zu verhindern. Die ganze linke Thoraxhälfte ist mit luftgeblähten Dünndarmschlingen gefüllt

Abb. 22. Magenverlagerung bei intraperikardialer Zwerchfellhernie. 9 Monate alter Säugling mit zunehmendem Hämatin-Erbrechen. Luftgefüllter Magenfornix (*Pfeile*) innerhalb des Mittelschattens. Operativ bestätigte parasternale Zwerchfell-Lücke, durch die Teile des Magens und des Querkolons in das Perikard verlagert wurden und die Hälfte des Herzbeutels ausfüllten

4.4 Verlagerung des Magens durch Nachbarorgane

Allgemeines und Klinik: Durch den Druck der dem Magen anliegenden Organe kommt es zu typischen Lageveränderungen. Die Richtung der Verlagerung und die Art der Formveränderung wird weitgehend durch die Lokalisation und den Typus der jeweiligen Organvergrößerung oder eines Tumors bestimmt und kann daher differentialdiagnostisch verwertet werden.

Die *Milz* kann sich gelegentlich zwischen den Magenfornix und das linke Zwerchfell schieben. Es resultieren flache Impressionen der Fornixkuppe oder der Fornixseitenwand. Starke Milzvergrößerungen (Zyste, Tumor, portale Hypertension, Systemerkrankungen) verlagern den Magen außerordentlich stark nach medial (Abb. 24).

Eine vergrößerte *linke Niere und Nebenniere* haben eine ähnliche Wirkung. Vergrößerungen des *linken Leberlappens* verursachen eine Impression der kleinen Kurvatur mit einer Magenverlagerung nach links.

Pankreastumoren (Zysten, Neoplasmen) und vergrößerte *retroperitoneale Lymphknotengruppen* sowie retroperitoneale Tumoren, wie *Neuroblastome,* haben häufig eine Lageveränderung des Magens, meist mit einer Eindellung oder Anhebung des Magenkörpers oder des Antrums zur Folge. *Mesenteriale Tumoren* oder *Zysten des Omentums* können den Magen nach hinten und oben verlagern (Abb. 25, 26).

Bei einem *totalen Situs inversus* sowie bei *Situs inversus partialis abdominalis* liegt der Magen-Darm-Trakt in spiegelbildlicher Position und der Magen unter der rechten Zwerchfellkuppe. Beim *Aspleniesyndrom* (Ivemark-Syndrom) findet man den Magen meist in einer Mittelposition.

Die *Wirbelsäule* erzeugt bei Aufnahmen in Rückenlage bei mageren Kindern mit einer verstärkten Lendenlordose mitunter eine deutliche Impression des Magens.

BILDGEBENDE DIAGANOSTIK

Ultraschall: Es gelingt in der Regel problemlos, die Größe und Position der Organe festzustellen wie

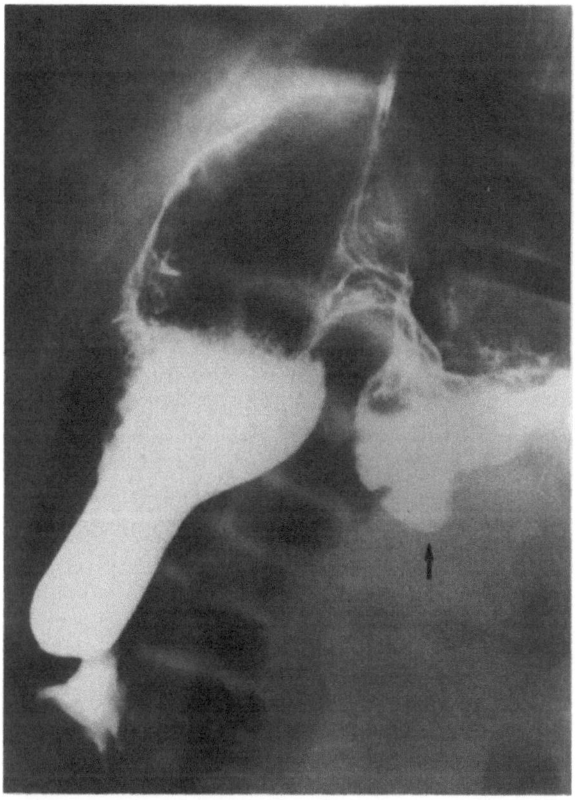

Abb. 23. Kaskadenmagen. 12jähriger Junge, starker Luftschlucker, klagte oft über einen geblähten Leib. Gezielte Seitenaufnahme im Stehen. Das stark luftgeblähte Kolon hat den Magenkörper angehoben und unterteilt. Das Kontrastmittel gelangt zuerst in die dorsal liegende Kaskade (*Pfeil*), die sich beim Vorwärtsneigen weitgehend entleert

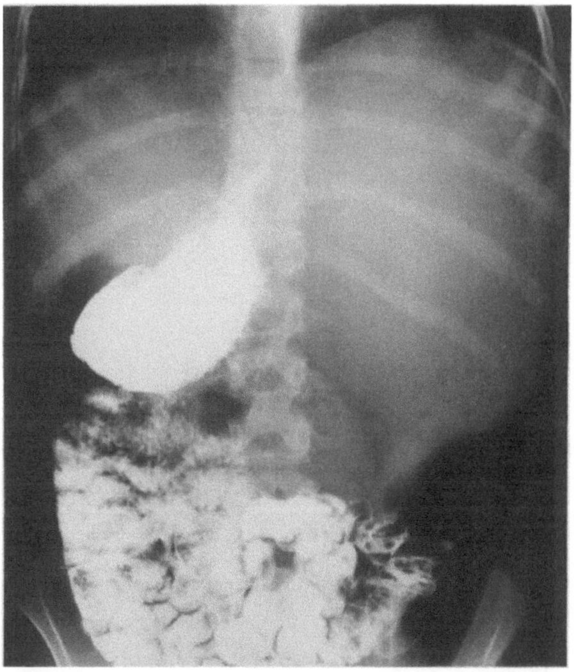

Abb. 24. Magenverlagerung durch posttraumatische Milzzyste. 11jähriges Kind. Stumpfes Bauchtrauma vor 21/2 Jahren. Stark vergrößerte Milz, die den Magen erheblich nach rechts und den Dünndarm nach kaudal und medial verlagert. Operativ: Zysteninhalt 2 l

auch reale Raumforderungen oder Anomalien nachzuweisen.

Röntgendiagnostik: Die native Röntgenübersichtsaufnahme informiert bei lufthaltiger Magenblase über deren Position. Durch Nachweis von Verkalkungen im Gewebe oder Wirbelkörperläsionen sind zusätzliche Hinweise bei der Diagnostik und Dignität von Tumoren zu erwarten.

5 Erkrankungen

5.1 Aerophagie

Allgemeines und Klinik: Das Luftschlucken und das Aufstoßen gelten bis zu einem gewissen Grade bei Säuglingen als normal. Sie verschlucken bei jedem Füttern Luft, die hauptsächlich aus dem Pha-

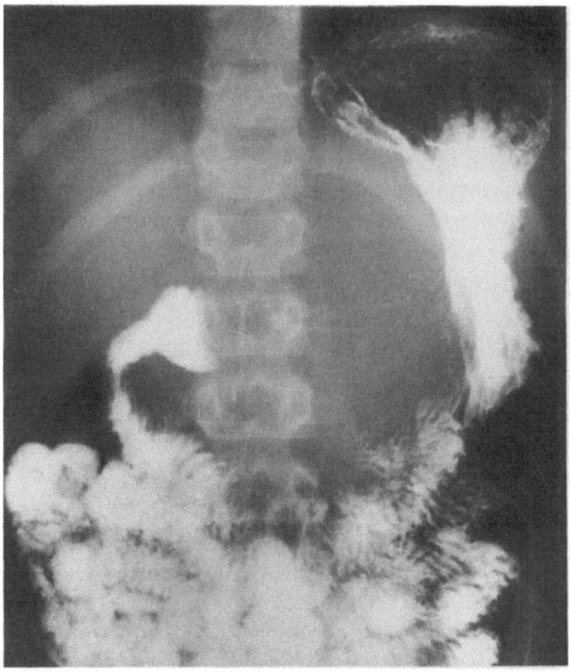

Abb. 25. Magenverlagerung durch posttraumatische Pankreaszyste. 9jähriger Junge. Bei Sturz mit dem Fahrrad wurde der Lenker in den Bauch gestoßen. Innerhalb von 3 Monaten entwickelte sich eine große Zyste im Pankreaskörper. Starker Kompressionseffekt im mittleren Oberbauch mit Linksverlagerung des Magenkörpers und Pelottierung des Antrums

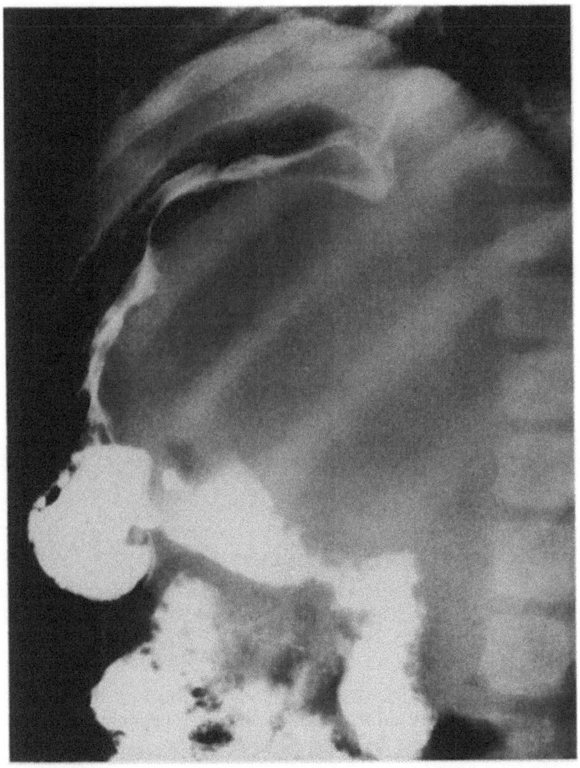

Abb. 26. Magenverlagerung durch Neuroblastom. 3jähriges Kind. Der Magenkörper ist erheblich ventralwärts verlagert und wird durch einen großen retroperitonealen Tumor plattgedrückt. Keine Entleerungsschwierigkeiten, operativ bestätigt

rynxraum mitgerissen wird. Die Luftmenge ist bei flüssiger Nahrung, engem Saugerloch und hastigem Saugen und Schlucken größer als bei ruhigem Trinken, bei eingedickter oder breiiger Kost und bei Löffelfütterung.

Gelegentlich kann bei schreienden Säuglingen, also ohne den eigentlichen Schluckakt, Luft in den Ösophagus eindringen, der sie dann mit seiner Peristaltik in den Magen befördert. Diese „Atmungsaerophagie" wirkt sich oft äußerst nachteilig auf alle Röntgenuntersuchungen der Bauchorgane aus.

Während des Fütterns in Rückenlage sammelt sich die Nahrung zuerst in dem nach dorsal aussackenden Fornix und blockiert die Kardia. Gleichzeitig akkumuliert die verschluckte Luft im mehr ventral liegenden Korpus- und Antrumgebiet, so daß sie den Magen erheblich erweitern kann. Falls der Säuglling während des Trinkens keine Gelegenheit zum Aufstoßen erhält, wird sein Magen auf ein mehrfaches der üblichen Größe gedehnt, so daß sich die Pylorusregion dann praktisch an der rechten Bauchseite befindet. Durch das Umlagern in die rechte horizontale Seitenlage vertauschen der Mageninhalt und die verschluckte Luft ihre Position. Damit wird der Magenluft der Weg durch den Pylorus in den Darm verschlossen, sie kann aber jetzt im Sitzen durch Aufstoßen entweichen.

Größere Luftmengen im Magen tragen häufig dazu bei, daß Nahrung beim Regurgitieren mitgerissen wird. Wenn durch heftiges Aufstoßen die Bauchpresse aktiviert und damit die retrograde Magenentleerung eingeleitet wird, löst dies sogar Erbrechen aus.

Man findet ein stärkeres Luftsschlucken häufig bei zerebral geschädigten und bei neuropathischen Kindern. Aber auch Erkrankungen, die mit reichlicher Speichelbildung verbunden sind (z.B. Stomatitis), bewirken eine Zunahme der Schluckbewegungen und damit ein verstärktes Luftschlucken. Bei dystrophischen Säuglingen scheint der Hunger eine Aerophagie herbeizuführen. Solche Kinder saugen sehr gierig und verschlucken dabei besonders reichlich Luft. Einige Anomalien (Lippen-Kiefer-Gaumenspalte, isolierte Ösophagotrachealfistel) disponieren zum Luftschlucken und einem entsprechenden Meteorismus.

Röntgendiagnostik: Falls wegen einer anhaltenden und ungewöhnlich starken Aerophagie eine Röntgenuntersuchung erforderlich wird, soll man den Säuglingen das Kontrastmittel unter den gleichen äußeren Bedingungen applizieren wie sie bei der täglichen Fütterung üblich sind. Zu achten ist dabei vor allem auf die gleiche Fütterungstechnik und auf ein Kontrastmittel ähnlicher Konsistenz wie die Nahrung. Man muß ferner denselben Sauger und dieselbe Flasche verwenden. Bei einer ausgeprägten Aerophagie kann man dann beobachten, wie groß die verschluckte Luftmenge ist, die zusammen mit dem Barium in zahlreichen Luftblasen die Speiseröhre passiert (Abb. 27).

5.2 Obstruktionen am Magenausgang

Sie gehören bei Säuglingen mit Erbrechen zu den wichtigsten Fragestellungen, die eine Röntgenuntersuchung notwendig machen. Die klinischen Symptome können auf eine Anomalie (z.B. intragastrale Ligamente), auf lokalen Erkrankungen (z.B. hypertrophische Pylorusstenose), auf funktionellen Störungen (z.B. Pylorospasmus) oder auf Auswirkungen einer schweren Allgemeinerkrankung (Magenhypotonie, Magenatonie) beruhen. Mit solch einer Röntgenuntersuchung lassen sich

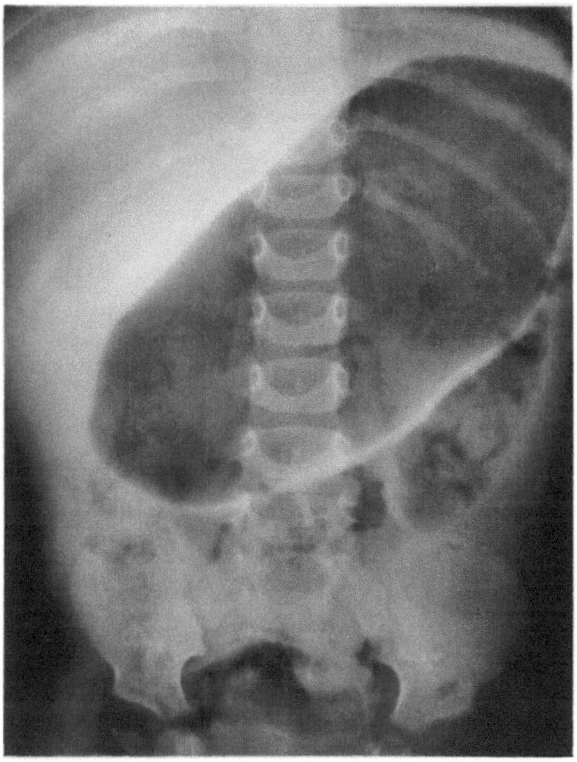

Abb. 27. Aerophagie. 1jähriges Kind. Während des Schreiens wurde der Magen sehr schnell durch die verschluckte Luft so stark aufgebläht, daß er fast bis an die rechte Bauchwand reicht. Der Dünndarm blieb dabei infolge einer Pyloruskontraktion relativ luftleer

gleichzeitig Veränderungen am Mageneingang (Chalasie, Hiatushernie) mit ähnlicher Symptomatologie, diagnostizieren oder ausschließen.

5.3 Hypertrophische Pylorusstenose

Allgemeines und Klinik: Sie gilt als die wichtigste erworbene Magenerkrankung während der ersten Lebenswochen und kommt aus unbekannten Gründen bei Jungen häufiger als bei Mädchen vor. Aufgrund statistischer Erhebungen wird ein Geschlechtsverhältnis von 9 : 1 bis 3 : 1 angegeben. WALLGREN [20] konnte radiologisch nachweisen, daß die Muskelhypertrophie erst postnatal beginnt. Bei seinen groß angelegten Untersuchungen an 1000 symptomfreien Neugeborenen ergab sich, daß 5 dieser bei der Geburt noch gesunden Kinder sowohl klinisch als auch radiologisch zu typischer Zeit eindeutige Symptome einer hypertrophischen Pylorusstenose entwickelten. Genetische Einflüsse sind in manchen Fällen anzunehmen. Dispositionelle und peristatische Faktoren scheinen eine noch nicht ganz überschaubare, auslösende Rolle zu spielen. Insgesamt läßt sich den vielen, teilweise sogar kontroversen Hypothesen nur entnehmen, daß über die Ursache der sich erst postnatal entwickelnden Muskelhypertrophie keine Klarheit besteht.

Pathologisch-anatomisch findet sich eine Verdickung der zirkulären Muskulatur des Pylorus, einschließllich des präpylorischen Segments. Dadurch wird der Magenausgang allseitig eingeengt und zu einem langen Kanal *(Canalis egestorius)* umgeformt. Hier können auch oberflächliche Ulzerationen entstehen.

In typischen Fällen beginnt die Symptomatologie in der 2.–6. Lebenswoche. Erbrechen stellt sich zunächst nur gelegentlich nach der Fütterung ein, nimmt aber dann innerhalb weniger Tage an Häufigkeit und Intensität zu, bis es nach jeder Mahlzeit im Schwalle bzw. in hohem Bogen erfolgt. Das Erbrochene enthält keine Galle, gelegentlich aber etwas Blut als Hinweis auf eine hämorrhagische Gastritis oder Ösophagitis. Die Magenperistaltik ist verstärkt und läßt sich durch die meist mageren Bauchdecken gut erkennen. Gewichtsstillstand oder gar eine Gewichtsabnahme kommen hinzu.

Bildgebende Diagnostik

Ultraschall: Die früher übliche Röntgenuntersuchung wird meist durch die Ultraschalldiagnostik ersetzt und als „Kontrastmittel“ Tee verwendet. Die Pylorusregion befindet sich in unmittelbarer Nähe der Gallenblase. Bei einer hypertrophischen Pylorusstenose kann man im Längsschnitt den elongierten, eingeengten Canalis egestorius, umgeben von dem stark verdickten Pylorusmuskel, sehen.

Unter sonographischer Kontrolle zeigt sich, daß trotz Hyperperistaltik nur wenig Flüssigkeit den Magen in Richtung Duodenum verläßt.

Eine hypertrophe Pylorusstenose kann als gesichert gelten, wenn der Gesamtdurchmesser des Pylorus 14 mm übersteigt und die Länge oberhalb von 17 mm liegt.

Röntgendiagnostik: Nur in Zweifelsfällen bei der Ultraschalldiagnostik ist gelegentlich zur Sicherung des Befundes bzw. zum Nachweis anderer Erkrankungen mit ähnlicher Symptomatologie eine Röntgenuntersuchung indiziert.

Die *Übersichtsaufnahme* zeigt einen stark luftgeblähten Magen mit Tiefstand des Magenknies bis zum 3. oder 4. Lendenwirbelkörper. Manchmal fin-

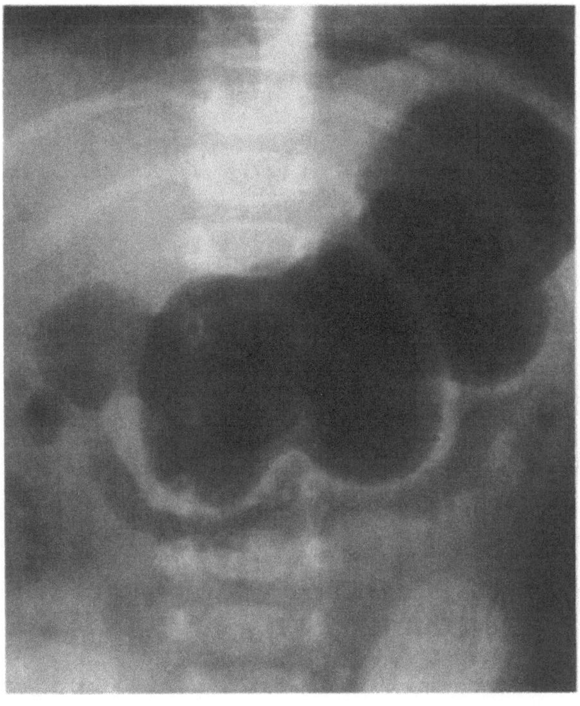

28

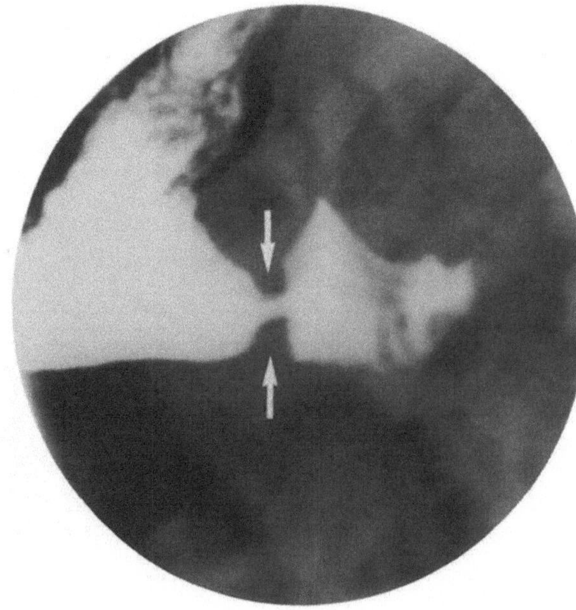

29

Abb. 28. Hypertrophische Pylorusstenose. Nativaufnahme. 2 Monate alter Säugling. Die Hyperperistaltik des luftgeblähten und dilatierten Magens zeigt sich in Form zirkulärer Einschnürungen. Verdickte Magenwand, Dünndarm und Dickdarm sind luftarm

Abb. 29. Normaler Pylorus beim Säugling. 3 Monate alter Säugling. Zielaufnahme in rechter Seitenlage. Die Kerbe zwischen Antrum und Bulbus duodeni (*Pfeile*) entspricht dem normalen Pyloruswulst. Er ist etwa 2–4 mm lang und verläuft fast horizontal nach hinten

det man auch eine verdickte Antrumwand, die aufgrund der Hyperperistaltik tiefe Einschnürungen aufweist. Natürlich fehlt die Luftblähung des Magens, wenn das Kind unmittelbar vor der Aufnahme erbrochen hat. Findet sich auf Zielaufnahmen des Magenausgangs bereits eine „Schnabelbildung" oder eine „Schulterbildung", so erhärtet dies den klinischen Verdacht und macht mitunter sogar eine Kontrastmitteluntersuchung überflüssig (Abb. 28).

Die Untersuchung mit *Kontrastmittel* muß bei den meist elenden oder gar dystrophischen Säuglingen besonders schonend durchgeführt werden. Das Kontrastmittel kann durch Flaschenfütterung, vorteilhafter aber über eine Sonde appliziert werden. Damit gelingt es, vorher die Magenluft und den reichlich vorhandenen Magensaft abzusaugen und so entscheidend die Diagnostik zu verbessern. In linker horizontaler Seitenlage bzw. in Rückenlage werden durch die Sonde nur ca. 10 ml des dünnflüssigen Kontrastmittels instilliert. Anschließend bringt man das Kind in die horizontale rechte Seitenlage bzw. in die rechte Bauchseitenlage. Während dieses Lagemanövers fließt das Kontrastmittel rasch in das präpylorische Antrum und steht in seiner ganzen Menge für die Diagnostik zur Verfügung.

Alle röntgenologisch sichtbaren Verformungen des Magenausganges resultieren aus der muskulären Hypertrophie der präpylorischen Region. Das Antrum wird von distal her durch einen hypertrophischen Muskelwulst imprimiert, so daß eine Art „Schulter" zustande kommt. In Richtung auf den langen Pyloruskanal läßt sich immer wieder eine Kontrastmittelfüllung in Form eines Trichters („Schnabel") beobachten. Sobald genügend Kontrastmittel den Bulbus erreicht hat, erkennt man an seiner Basis eine pilzförmige Impression durch den Muskelwulst des verdickten Pylorus. Die Stenosesymptome werden durch eine präpylorische Schleimhautschwellung und durch lokale Spasmen verstärkt (Abb. 29–31).

Der Canalis egestorius ist in ausgeprägten Krankheitsfällen erheblich eingeengt. Er erweitert sich kaum und verläuft bei starker Hypertrophie bogenförmig nach dorsal. Seine Länge beträgt etwa 1–4 cm und entspricht dem Grade der Muskelhypertrophie. Er stellt sich als strichförmiger Barium-

a
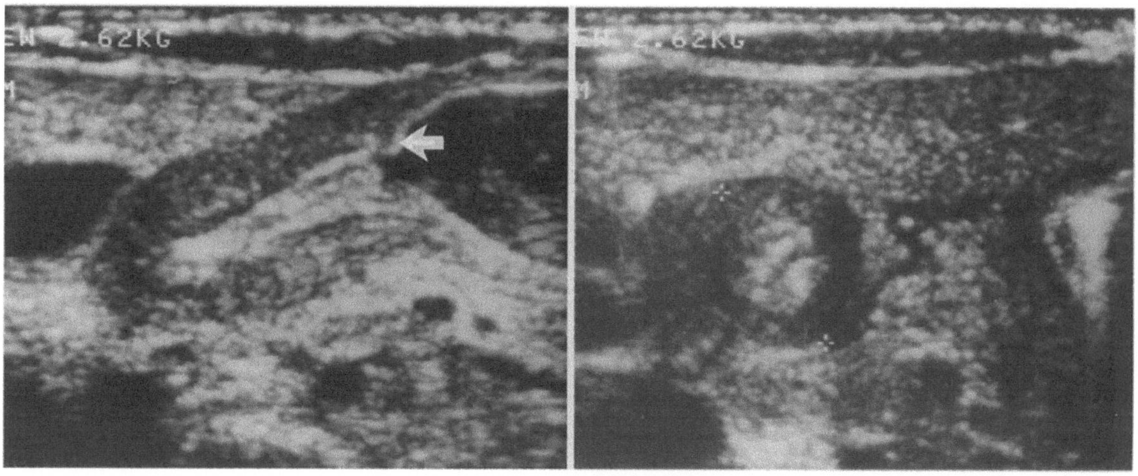
b

30

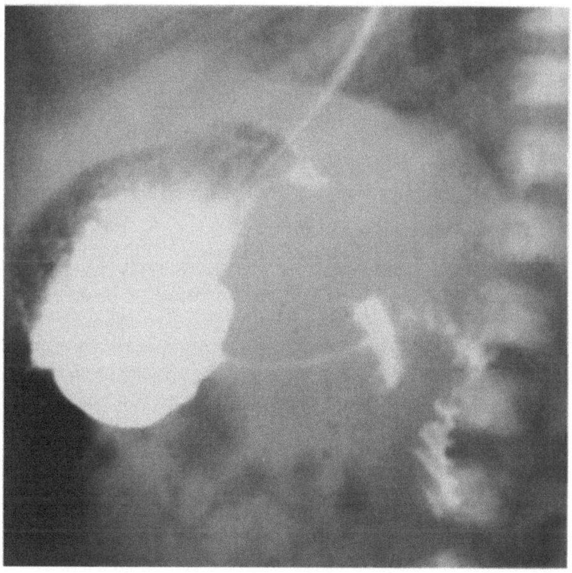

31

Abb. 30 a, b. Hypertrophe Pylorusstenose. 5 Wochen alter Junge mit schwallartigem Erbrechen und Elektrolytverschiebung. **a** Oberbauchschrägschnitt mit flüssigkeitgefüllter Magenblase und langstreckig verdickter Muskulatur in Angrenzung an die Gallenblase. Reflexreiche Schleimhaut im Bereich des Canalis egestorius. Beginnende „Schulterbildung" am Magenausgang (*Pfeil*). **b** Parasagittaler Schnitt rechts: Querschnitt durch den hypertrophierten Wandbereich (*Kreuze*)

Abb. 31. Hypertrophische Pylorusstenose. 3 Wochen alter Säugling. Gezielte Übersicht nach Bariumapplikation mit der Sonde. Der Canalis egestorius ist erheblich verlängert und hochgradig eingeengt. Bulbusimpression durch Muskelhypertrophie. Spärliche Duodenalfüllung. Aufnahme nach 15 min

schatten dar oder wird in Form von 2–3 parallel durch Schleimhautfalten gebildete dünne Linien sichtbar. Während einiger Untersuchungsphasen scheint kaum eine Lumenverbindung zwischen dem Antrum und dem Bulbus zu bestehen, so daß die Füllung praktisch verschwindet bzw. abreißt.

Sowohl die klinischen als auch die radiologischen Symptome können sich innerhalb weniger Tage erheblich verstärken.

Bei schwerer Erkrankung kann sich nach anfänglicher Hyperperistaltik rasch eine Magenatonie einstellen. Der dilatierte Magen erscheint dann praktisch ohne Peristaltik und die Entleerung wird so stark verzögert, daß der direkte Nachweis eines verlängerten Canalis egestorius nicht mehr gelingt.

Falls die Breiapplikation mit der Flasche erfolgt oder man nach der Entfernung einer Magensonde noch etwas Barium mit dem Löffel füttert, lassen sich auch Ösophagusanomalien nachweisen, die mit einer ähnlichen Symptomatologie einhergehen.

Die Kombination einer hypertrophischen Pylorusstenose mit einem gastroösophagealen Reflux *(phrenopylorisches Syndrom" – Roviralta)* kommt in 5% vor. Bisher fehlt eine überzeugende Erklärung für das Zusammentreffen beider Krankheiten. Dabei bleibt nachzuweisen, ob solch ein gastroösophagealer Reflux die Folge einer kleinen Hiatushernie ist oder ob die Chalasie bzw. die Hiatushernie sekundär im Gefolge der Pylorusobstruktion zustande kommen. Bei sorgfältiger Erhebung der

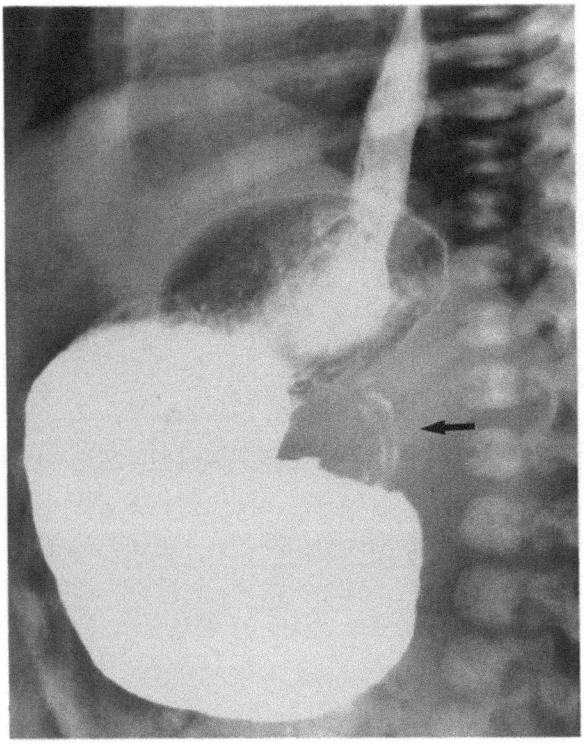

32

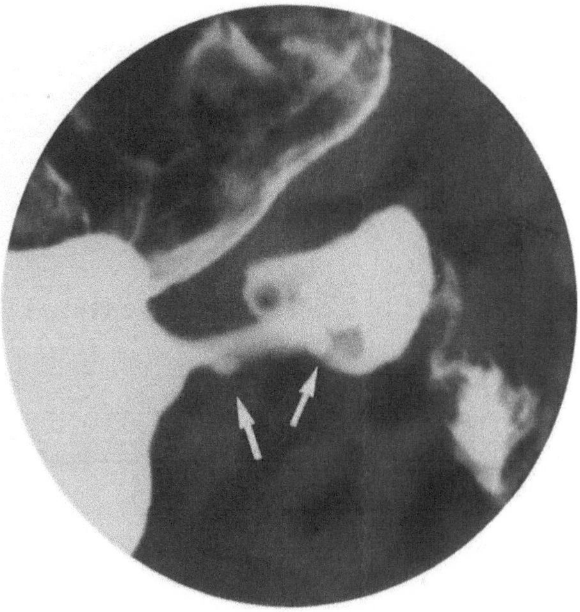

33

Abb. 32. Phrenopylorisches Syndrom (ROVIRALTA). 18 Tage alter Säugling, der im Strahl erbrach. Kombination einer hypertrophischen Pylorusstenose mit einem gastroösophagealen Reflux. Der verlängerte und bogig verlaufende Canalis egestorius (*Pfeil*) füllte sich erst nach 20 min. Es kam wiederholt zu massivem Reflux in die Speiseröhre

Abb. 33. Hypertrophische Pylorusstenose, Ulzera im Canalis egestorius. 10 Wochen alter Säugling, Blutbeimischungen im Erbrochenen. Der Canalis egestorius ist eng und verlängert. Es finden sich zwei Ulzera (*Pfeile*), die während der Operation bestätigt wurden

Brechanamnese ergibt sich meist die Tatsache, daß bei diesen Kindern zuerst Symptome einer Hiatushernie vorhanden waren, demnach auch das phrenopylorische Syndrom nicht als Folge der Pylorusobstruktion aufzufassen ist (Abb. 32).

Es sind auch Kombinationen der hypertrophischen Pylorusstenose mit einer zusätzlichen duodenalen Obstruktion bekannt geworden. Solch ein Zusammentreffen läßt sich vor einer Pylorotomie radiologisch nicht erkennen, weil distal des Pylorus zu wenig Kontrastmittel für eine Diagnostik zur Verfügung steht. Diese zusätzliche Obstruktion wird erst darstellbar, sobald das erste Hindernis, nämlich die hypertrophische Pylorusstenose durch eine Operation beseitigt ist.

Unmittelbar nach der Pylorotomie zeigt sich röntgenologisch vorübergehend eine verminderte Magenaktivität, die aber selten länger als 24 Std. anhält. Obgleich der Canalis egestorius nach dieser kurzen Übergangsperiode noch verlängert ist (Abb. 33), öffnet er sich bereits nach der ersten oder zweiten peristaltischen Welle und weitet sich gut auf. Das Kontrastmittel verläßt viel schneller den Magen als vor der Operation. Die Entleerungszeit normalisiert sich, obwohl die Hypertrophie des Pylorusmuskels noch viele Monate, sogar noch Jahre bestehen kann. Gelegentlich sieht man auch eine postoperative Bulbusdeformität.

5.4 Pylorospasmus

Allgemeines und Klinik: Der Pylorospasmus des jungen Säuglings wird als eine temporäre, rein funktionelle Verengung der präpylorischen Region angesehen. Im Gegensatz zur hypertrophischen Pylorusstenose fehlen sowohl eine Verdickung der Antrummuskulatur als auch der Schleimhaut. Bei dieser Funktionsstörung läßt sich keine organische Ursache finden. Gelegentlich liegen auslösend ein adrenogenitales Syndrom, eine geburtstraumatische Hirnschädigung, eine Sepsis oder örtlich ein Magenulkus vor. Fehlverhalten der Mutter oder der

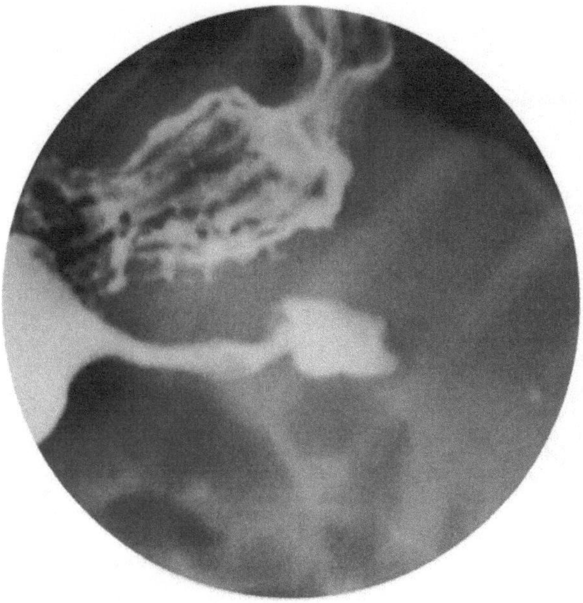

34

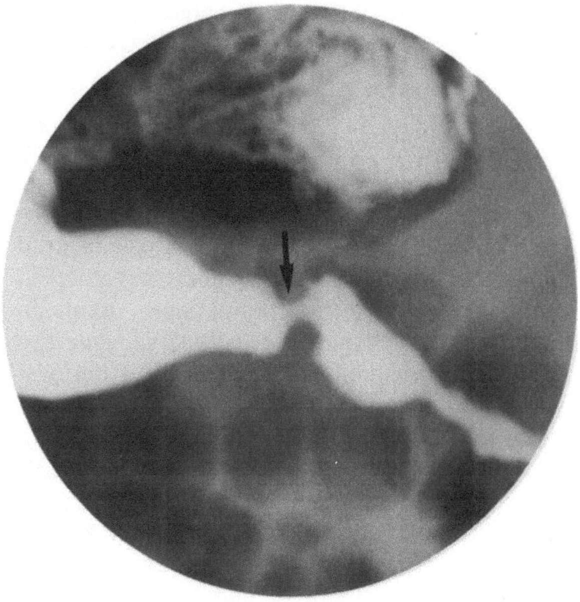

35

Abb. 34. Pylorospasmus, Höhepunkt. 2 Monate alter Säugling mit rezidivierendem Erbrechen. Kontrahiertes röhrenförmiges Antrum, in dem sich zuweilen eine durchlaufende Peristaltik zeigte. Späte Bulbusfüllung. Kein Hinweis für eine Muskelhypertrophie

Abb. 35. Pylorospasmus, nach Lösung. Dasselbe Kind wie in Abb. 35. Kontrolle nach Behandlung. Das Antrum weitet sich jetzt gut auf. Normaler Pylorus (*Pfeil*). Sofortiger Breiübertritt in den Bulbus. Keinerlei Anzeichen für eine Hypertrophie der Antrum- oder der Pylorusmuskulatur

Pflegerin, also eine nennenswerte psychische Beeinträchtigung des Säuglings soll ebenfalls eine Rolle spielen können.

Das klinische Bild entspricht dem einer Obstruktion am Magenausgang. Es ist durch intermittierendes Erbrechen und schlechtes Trinken gekennzeichnet und bessert sich auf Spasmolytika hin. Manchmal findet sich ein kurzdauernder funktioneller Pylorusverschluß bei übermäßiger Aerophagie, besonders dann, wenn fast der ganze Bauchraum vom stark luftgeblähten Magen eingenommen wird. Ein Pylorustumor läßt sich nie tasten (Abb. 34, 35).

BILDGEBENDE DIAGNOSTIK

Ultraschall: Die echoarme Muskulatur in der Pylorusregion ist verdickt. Allerdings liegt keine Längenzunahme vor. Meist zeigt sich bei intermittierenden dynamischen Untersuchungen, daß oral applizierter Tee sehr wohl den Spasmus zu überwinden vermag.

Röntgendiagnostik: Eine Kontrastmittelpassage der vermuteten Enge wird hilfsweise bei unklaren sonographischen Befunden durchgeführt. Das Prozedere ist ähnlich dem der hypertrophen Pylorusstenose.

5.5 Funktionsstörungen

Die normale peristaltische Aktivität des Magens wird durch die Ausbildung einer Ringwelle charakterisiert, die proximal beginnt, nach distal wandert, an Tiefe zunimmt und im Pylorusgebiet endet. Während einer Antrumkontraktion wird nur ein Teil des Mageninhalts durch den Pylorus gedrückt (sofern er sich öffnet), während der andere Teil in den Magenkörper zurückfließt.

Zu den Funktionsstörungen, die keiner weiteren Röntgenuntersuchung bedürfen, gehören der zentrale oder reflektorische Brechakt, die Regurgitation und die Rumination.

Tonusanomalien lassen sich am klarsten während der Durchleuchtung in aufrechter Position erkennen. Sie werden meist durch eine Störung der zentral vegetativen Steuerung ausgelöst.

Magenhypertonie: Hierbei zeigt sich der Magen den Ingesta gegenüber außerordentlich aktiv. Die Magenwand umfaßt das Kontrastmittel schon im Korpusteil und läßt es nur langsam bis zum Antrum vordringen. Die peristaltischen Einschnürungen sind tiefer als üblich, die Reliefgestaltung ist als Resultat der gesteigerten Autoplastik ebenfalls intensiviert.

Magenhypotonie: Sie beruht auf denselben schweren Allgemeinerkrankungen, die auch im übrigen Magendarmtrakt einen funktionellen Ileus hervorrufen können. Hierzu gehören eine Sepsis, Erkrankungen des zentralen Nervensystems, örtliche Entzündungen, Stoffwechselerkrankungen, akute intraabdominelle Erkrankungen, Medikamente u. a. Die Grundstörung muß klinisch diagnostiziert werden.

Das native Röntgenbild zeigt im Magen eine ungewöhnlich starke Luftblähung und einen relativ hohen Nüchternsekretspiegel. Die Spannungslage der Magenmuskulatur ist herabgesetzt und die Motilität eingeschränkt oder gar aufgehoben.

Nur falls der klinische Befund und die Nativaufnahme eine Magenhypotonie nicht erkennen lassen, ist die Kontrastmitteluntersuchung erforderlich. Dabei gleitet das Barium langsam durch die hohe Sekretschicht in den sackartig erweiterten und schlaffen, wie bewegungslos erscheinenden Magen und breitet sich schüsselförmig am Boden aus. In großen Intervallen kommt eine ganz flache und fast wirkungslose Peristaltik auf, der nur eine spärliche Duodenalfüllung folgt. Wichtig ist dabei, eine organische Obstruktion am Magenausgang auszuschließen. Wegen der Aspirationsgefahr sollte das Kontrastmittel später mit einer Sonde wieder abgesaugt werden.

Magenatonie: Sie stellt eine besonders schwerwiegende Funktionsstörung dar und kommt als Komplikation verschiedener ernsthafter Erkrankungen vor, z. B. im Anschluß an eine Bauchoperation, ein Bauchtrauma, bei Schockzuständen, bei einer Sepsis, einer perinatalen Anoxie, bei starkem Neugeborenenikterus, schwerwiegenden Elektrolytstörungen u. a. (Abb. 36).

Dieser paralytische Zustand, der vom Tonusverlust der Magenwand und nicht von einer Obstruktion am Magenausgang herrührt, ist mit einer plötzlichen Magenerweiterung, einer starken Vermehrung des Magensekrets und einer Magendilatation durch verschluckte Luft sowie dem retrograden Transport von Darmsekret in den Magen verbunden. Die Frage einer Stenose am Magenausgang kann in dieser akuten Phase mit einer Kontrastmitteluntersuchung nicht geklärt werden, weil die Muskulatur praktisch paralysiert ist.

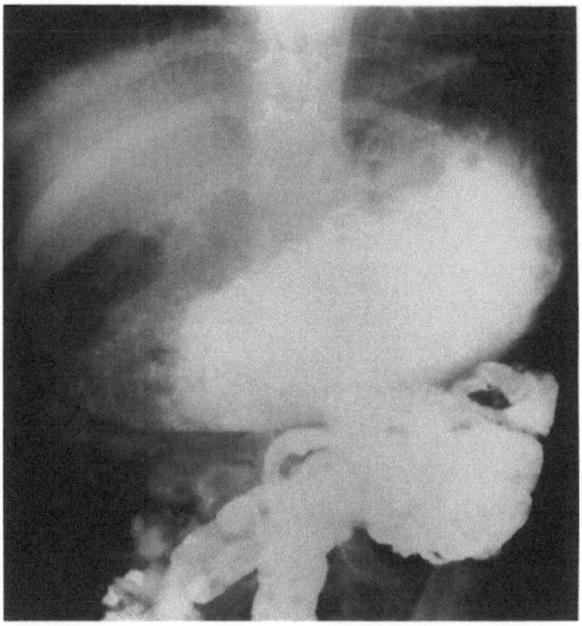

Abb. 36. Magenatonie. 3jähriges zerebral schwer geschädigtes Kind. Erbrechen und Nahrungsverweigerung während einer fieberhaften Infektion. Röntgenaufnahme 24 Std. nach Kontrastmittelgabe. Atonischer, mit Luft, Sekret und Kontrastmittelresten gefüllter, stark vergrößerter Magen, der von der linken bis zur rechten Bauchwand reicht. Keinerlei Peristaltik. Außerordentlich verzögerte und inkomplette Magenentleerung

5.6 Fremdkörper

Allgemeines und Klinik: Bei den von Säuglingen und Kleinkindern in ihrem Spieltrieb verschluckten Fremdkörpern handelt es sich meist um Spielzeugteilchen, Murmeln, Knöpfe, Münzen usw. Sie bleiben je nach Größe, Form und Beschaffenheit für kürzere oder längere Zeit im Magen liegen, weil sie manchmal auch von der Peristaltik unzureichend erfaßt werden und immer wieder in die Angulusgegend zurückschlüpfen.

Bei solchen rundlichen Fremdkörpern besteht für das Kind keine Gefahr. Man kann sie bedenkenlos einige Tage im Magen liegen lassen, ohne therapeutisch aktiv werden zu müssen. Eine wichtige Ausnahme bilden aber Knopfbatterien, die unverzüglich (endoskopisch oder mit dem Magneten) zu entfernen sind, weil die chemisch aggressiven Substanzen des Batterieinhalts durch die Einwirkung der Magensalzsäure frei werden können und zu einer gefährlichen Schädigung (Ulkusperforation) führen. Die neueren Knopfbatterien enthalten diese Substanzen nicht mehr, so daß sie bis zu 8 Stunden im Magen liegen bleiben können.

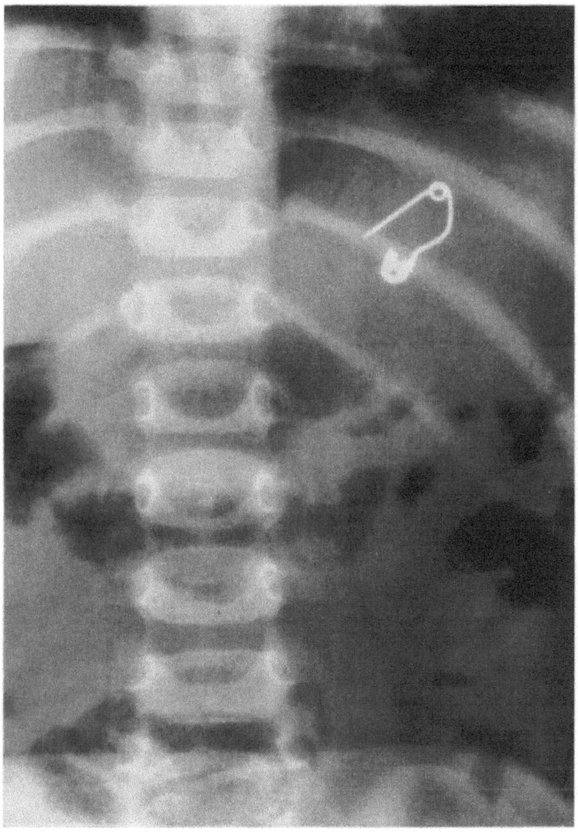

37

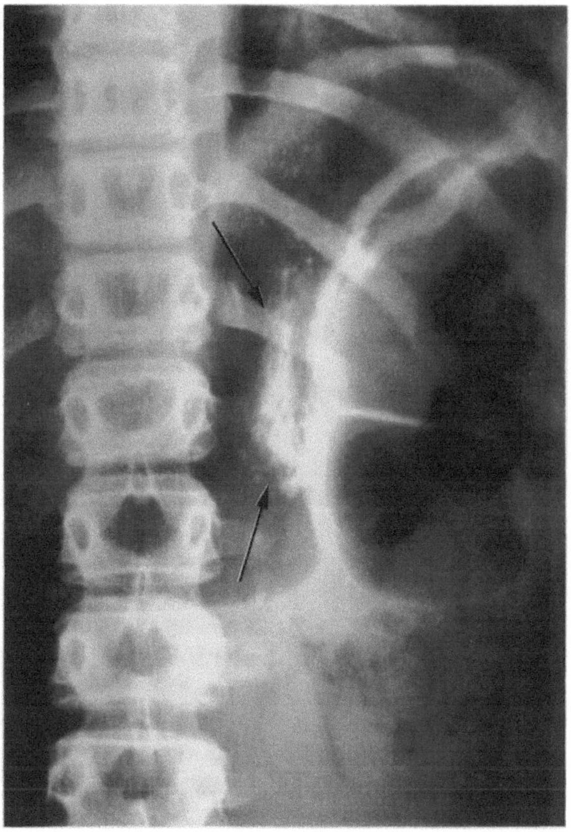

38

Abb. 37. Verschluckte Sicherheitsnadel. 11 Monate alter Säugling. Geöffnete Sicherheitsnadel im Magenfornix. Übersichtsaufnahme in Rückenlage, um die Autokompression zu vermeiden

Abb. 38. Tablettenreste im Magen. 14jähriges Mädchen, nach Suizidversuch bewußtlos in die Klinik eingeliefert. Aufgelöste Tablettenreste im Magen (*Pfeile*)

Von sperrigen oder spitzen Gegenständen (Nägeln, Nadeln, Haarklemmen usw.) droht ebenfalls Gefahr, weil sie durch die Magenperistaltik erfaßt werden und die Magenwand verletzen können. Eine brüske Palpation ist zu vermeiden, weil dadurch solch ein Fremdkörper in die Magenwand eingespießt werden kann.

Bei Kindern mit schweren Intoxikationen oder unklaren komatösen Zuständen soll man mit einer Übersichtsaufnahme nach Tablettenresten suchen. Sie können versehentlich oder in suizidaler Absicht geschluckt worden sein und im Magen liegen. Ein großer Teil der für einen Suizidversuch verwendeten Tabletten enthält Bromverbindungen, die wie manche Tablettengrundsubstanz schattengebend sind. Ein solcher Nachweis von Tablettenresten bedeutet einen wichtigen Hinweis für die erforderliche Therapie.

Röntgendiagnostik: Fremdkörper lassen sich mit Nativaufnahmen nur dann nachweisen, wenn sie aus Metall bestehen oder Metallteile enthalten. Zuweilen benötigt man zur Lokalisation die Darstellung in einer zweiten Ebene. Gelegentlich ist es wünschenswert, während einer Durchleuchtung die Lage und die Verschieblichkeit des Fremdkörpers zu überprüfen. Falls er in Kopftieflage in den Fornix und bei aufrechter Position in das Antrum rutscht, liegt er mit Sicherheit noch frei im Magen (Abb. 37, 38).

Wenn sich der Magen aufgrund fehlender Magenluft kaum oder nur ungenügend von seiner Umgebung abhebt, kann es notwendig werden, entweder nach einer Luftfüllung (kohlesäurehaltige Getränke) oder nach einer Kontrastmittelgabe die Suche nach Fremdkörpern und den Lokalisationsversuch fortzusetzen. Es darf dazu nur so wenig Kontrastmittel gegeben werden, daß sich der Fremdkörper während der Durchleuchtung unter dosierter Kompression zeigt. Besonders nichtmetallische Fremdkörper lassen sich mit dieser Reliefmethode nachweisen.

Der Abgang kleinerer Fremdkörper wird erleichtert, wenn man das Kind nach einer Mahlzeit in die rechte horizontale Seitenlage bringt, weil die verschluckten Gegenstände dann von der Peristaltik im Antrum besser erfaßt und leichter ausgetrieben werden. Falls rundliche Fremdkörper, die nach allgemeiner Erfahrung den Pylorus und das Duodenum ohne Schwierigkeiten passieren, über längere Zeit im Magen nachweisbar sind, sollte man nach einer Ursache dieser Passagebehinderung fahnden. Häufig deckt die Kontrastmitteluntersuchung eine Anomalie am Magenausgang oder im Duodenum auf, die zwar den üblichen Mageninhalt bei der Passage nicht behindert, aber den Fremdkörperabgang beeinträchtigt und erschwert.

Bezoare: Unverdauliches organisches Material sammelt sich gelegentlich im Magen und konglomeriert im Laufe der Zeit zu einem Fremdkörper, einem „Bezoar". Der Name stammt von der Bezoarziege, die beim Lecken an ihrem Fell große Mengen von Haaren verschluckt, die sich im Magen zu Kugeln zusammenballen. Je nach der Zusammensetzung dieser Gebilde unterscheidet man zwischen Tricho-, Phyto- und Laktobezoaren.

BILDGEBENDE DIAGNOSTIK

Ultraschall: Bei Verdacht auf einen Bezoar ist zunächst reichlich Flüssigkeit zu applizieren. Während der Untersuchung ist es notwendig, der Luft im Magen durch eine günstige Schnittführung auszuweichen. Geeignet ist z.B. eine translienale Schallapplikation bei Rückenlage. Ist ein Tumor auffindbar, sollte der Patient umgelagert werden, um seine freie Beweglichkeit nachzuweisen. Die Schallintensität eines Laktobezoars ist prinzipiell geringer als die eines Trichobezoars.

Native Röntgendiagnostik: Im Magen stellt sich eine inhomogene weichteildichte Masse dar, die beweglich und formbar ist. Durch die Befunde aus dem Ultraschall und der Röntgenuntersuchung sowie der Anamnese ist eine entsprechende Diagnose möglich. In Zweifelsfällen und aus chirurgischer Indikation kann jedoch eine KM-Applikation notwendig werden.

Trichobezoare sind jenseits des Säuglingsalters die häufigsten Fremdkörper dieser Art. Man findet sie vor allem bei der Trichotillomanie, für die ein Ausreißen und ein Verschlucken der Haare (Kopfhaare, Augenbrauen) charakteristisch ist. Manche Kinder zupfen auch die Haarsubstanz aus Wolldecken, Spieltierchen oder Kleidungsstücken. Diese neurotische Fehlhaltung findet man meist zusammen mit anderen psychischen Auffälligkeiten. Appetitlosigkeit, periodischer Brechreiz, unklare Oberbauchbeschwerden, gerupftes oder spärliches Kopfhaar mit einzelnen größeren Alopezien sind charakteristisch, gelegentlich aber bestehen keinerlei Beschwerden.

Die Hauptmasse solch eines Haarklumpens liegt im Magen und paßt sich seiner Form an. Teile des Trichobezoars können sogar in das Duodenum, ausnahmsweise bis in den oberen Dünndarm reichen. Als Komplikationen wurden Ulzera, Blutungen, Obstruktionen und sogar Perforationen beobachtet.

Bei einer *Kontrastmittelgabe* zeigt sich, daß der Magen von einer grobsträhnigen Masse ausgefüllt wird, die sich bei Palpation von der Magenwand abdrängen läßt und nach der Magenentleerung noch deutlich sichtbar bleibt. Im Bezoar werden für einige Zeit Kontrastmittelreste retiniert, so daß man diesen Fremdkörper halb imprägniert, halb strahlendurchlässig gut erkennen kann (Abb. 39, 40).

Phytobezoare enthalten unverdauliche vegetabilische Substanzen wie Zellulosefasern. Sie werden in eine Art festes Koagulum umgewandelt, das wegen seines zunehmenden Umfangs den Magen nicht verlassen kann. Solche Gebilde entwickeln sich gelegentlich nach dem Genuß faserreicher unreifer Apfelsinen, von Kokosnüssen usw. Betroffen werden vor allem Kinder mit neuromuskulären Erkrankungen und einer gestörten Peristaltik im Magendarmtrakt.

Laktobezoare beobachtet man am häufigsten bei Neugeborenen und jungen Säuglingen. Die Entwicklung dieser Fremdkörper beruht offenbar einerseits auf der unsachgemäßen Zubereitung einer Trinkmahlzeit aus Milchpulver (zu konzentriert), andererseits besonders bei Frühgeborenen auf einer mangelhaften Verdauungsleistung. Die unzweckmäßig zubereitete Flaschennahrung erzeugt eine Durchfallsstörung mit Erbrechen, die eine Dehydratation einleitet und so die Entstehung eines Laktobezoars begünstigt. Solch ein Fremdkörper kann symptomlos bleiben, aber auch zu Erbrechen, ja sogar zur Perforation führen.

Nach *Kontrastmittelapplikation* zeigt sich, daß der Magen von einer gut formbaren Substanz ausgefüllt ist, deren Oberfläche von Konstrastmittel benetzt wird und in die Barium eindringen kann.

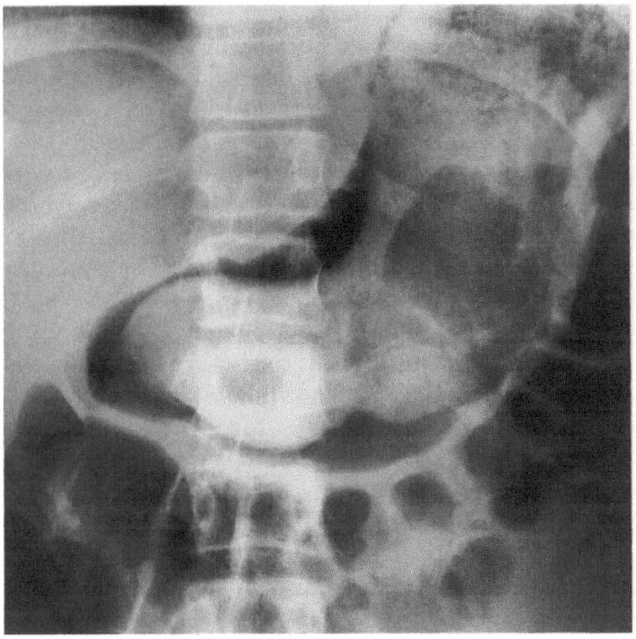

39

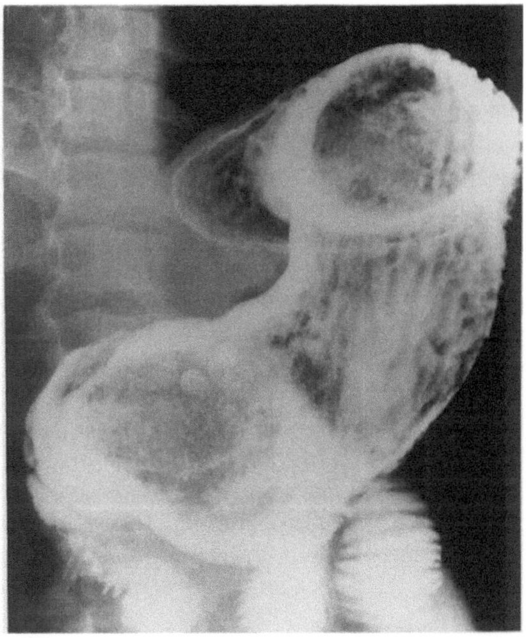

40

Abb. 39. Trichobezoar. 13jähriges Mädchen, das sich büschelweise die Haare ausriß und sie verschluckte. – Der Magen wird von einer inhomogenen, zusammenhängenden Substanz ausgefüllt, die sich der Magenform anpaßt. Luftmantel um den Fremdkörper nach Trinken von Brause (Röntgenaufnahme Dr. HOLTHAUSEN)

Abb. 40. Trichobezoar. Dasselbe Kind wie in Abb. 39. Nach Bariumgabe wird der Trichobezoar mit dem Kontrastmittel durchtränkt, das lediglich an der kleinen Kurvaturseite einigermaßen unbehindert den Magen passieren kann

Abb. 41. Laktobezoar. 2jähriges, zerebral schwer geschädigtes und appetitloses Kleinkind. Zur Substitution wurde über eine Magensonde mit Eiweiß angereicherte und konzentrierte Nahrung aus Milchpulver verabreicht, die sich zu einem Laktobezoar umwandelte. Der ganze Magen ist mit einer gut formbaren Substanz ausgefüllt, in die Barium eindringen konnte. Ein großer Teil des Kontrastmittels passiert aber ohne Behinderung den Magen

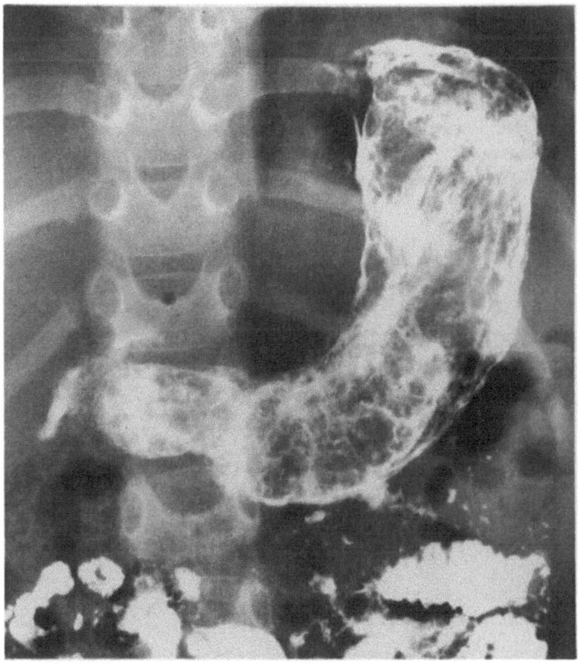

41

Der größte Teil des Kontrastmittels passiert aber unbehindert den Magen (Abb. 41).

Fast immer läßt sich mit einer verstärkten Flüssigkeitszufuhr sowie einer Korrektur der Ernährung das Laktobezoar beseitigen. Als seltene Komplikationen sind Ulzerationen, Perforationen und eine Pneumatosis der Magenwand beschrieben worden.

Debile oder verhaltensgestörte Kinder essen und verschlucken gelegentlich alle möglichen unverdaulichen Fremdkörper wie Erde, Sand, Kohle, Mauerkalk usw., die dann vorübergehend im Magendarmtrakt nachweisbar sind oder schon im Magen selbst konglomerieren können. Sie lassen sich häufig nur aufgrund anamnestischer Angaben identifizieren.

5.7 Magentumoren

Allgemeines und Klinik: Sie sind bei Kindern viel seltener als bei Erwachsenen und zu einer Hälfte epithelialen, zur anderen Hälfte mesodermalen oder gemischten Ursprungs. Die klinischen Symptome beinhalten hauptsächlich Oberbauchbeschwerden, Völlegefühl im Magen mit Übelkeit und Erbrechen, Appetitverlust, Teerstühle, Fieber usw. Diese Symptome können einzeln oder in Kombinationen auftreten und sind für keine Tumorform charakteristisch.

Gutartige Tumoren: Hierher gehören hauptsächlich *Neurinome, Neurofibrome* und *Leiomyome.* Sie werden klinisch dann manifest, wenn Komplikationen in Form von Blutungen nach Ulzerationen oder eine Invagination mit einem Verschluß des Magenausgangs zustandekommen. *Polypen* findet man vereinzelt oder im Rahmen einer Polyposis, *Teratome* werden überwiegend bei männlichen Säuglingen und Kleinkindern beobachtet. Diese Geschwülste enthalten in zystischen oder in soliden Arealen Gewebe aller drei Keimblätter. Bei beträchtlicher Größe erweitern sie den Bauchraum, lassen sich dann als prallelastische Resistenz im linken Oberbauch tasten und verursachen manchmal Bluterbrechen oder Blutbeimengungen im Stuhl (Abb. 42, 43).

Röntgendiagnostik: Mit Nativaufnahmen lassen sich gelegentlich größere Tumoren bereits bei ausreichender Luftfüllung des Magens erkennen, wobei sie sich als weichteildichte Formationen gegenüber dem Magenlumen abheben und seine Deformierung bewirken.

Mit einer *Kontrastmitteluntersuchung* erzielt man zwar eine klare Information über die Lokalisation, die Größe und Form, über die Oberflächenstruktur und evtl. über vorhandene Zerfallserscheinungen in Form großflächiger Ulzerationen, über die Beweglichkeit und Anheftung, ferner über Verschlußsymptome in der Pylorusregion, aber die radiologische Differenzierung hat ihre Grenzen. Hierfür müssen die Gastroskopie und die Biopsie herangezogen werden.

Teratome können durch ihr rasches Wachstum eine erhebliche Deformierung oder Verlagerung des

Abb. 42. Polypöser Magentumor (Peutz-Jeghers-Syndrom). 3jähriges Kind. Melaninflecken um den Mund. Etwa kirschgroßer rundlicher Füllungsdefekt im Magen durch polypösen Tumor (*Pfeil*)

Abb. 43. Neurofibromatose des Magens. 12jähriger Junge mit ausgedehnten Neurofibromen auf der Bauch- und Rückenhaut. – Zielaufnahme des Magenfornix in Schrägposition. Verbreiterte, irregulär verlaufende Schleimhautfalten im Magengewölbe (*Pfeile*) durch Neurofibrome der Magenwand

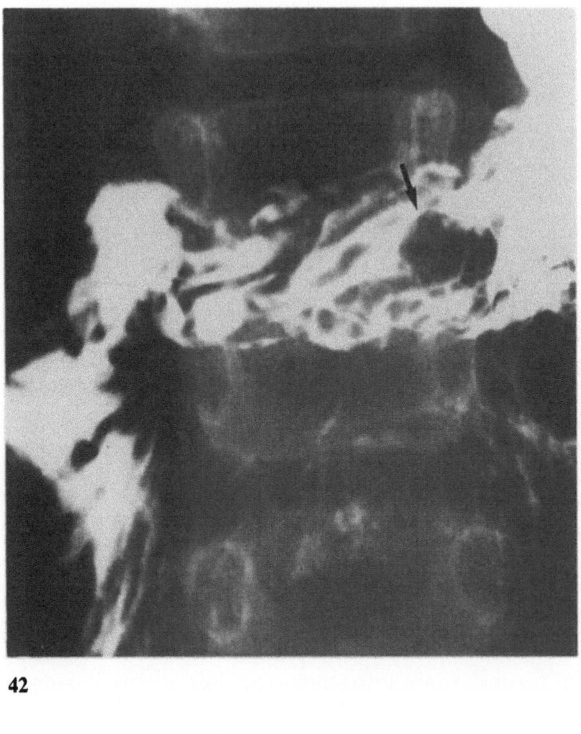

42

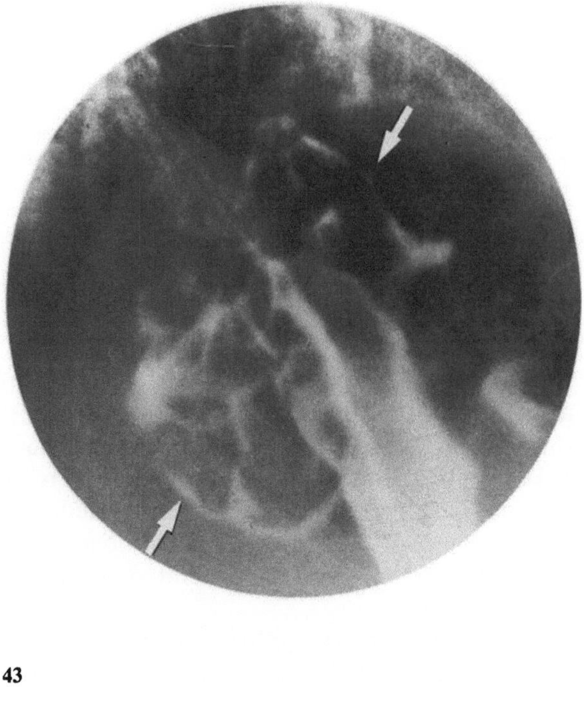

43

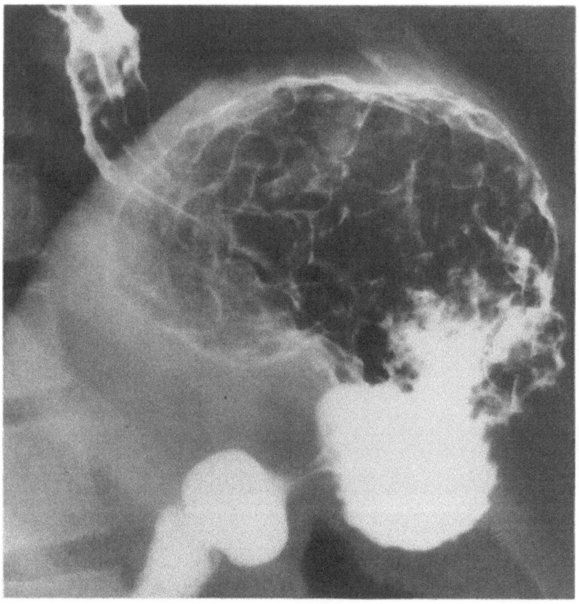

Abb. 44. Tumorähnliche Schleimhautveränderungen durch Magenvarizen. 11jähriges Kind, seit dem 9. Lebensjahr wiederholt Hämatemesis. Die ausgeprägte Varizenbildung beginnt im distalen Ösophagus und greift auf das Magengewölbe über. Mit der Doppelkontrastmethode dargestellte unregelmäßige, tumorähnliche Schleimhautveränderungen, die prallgefüllten Fornixvarizen entsprechen

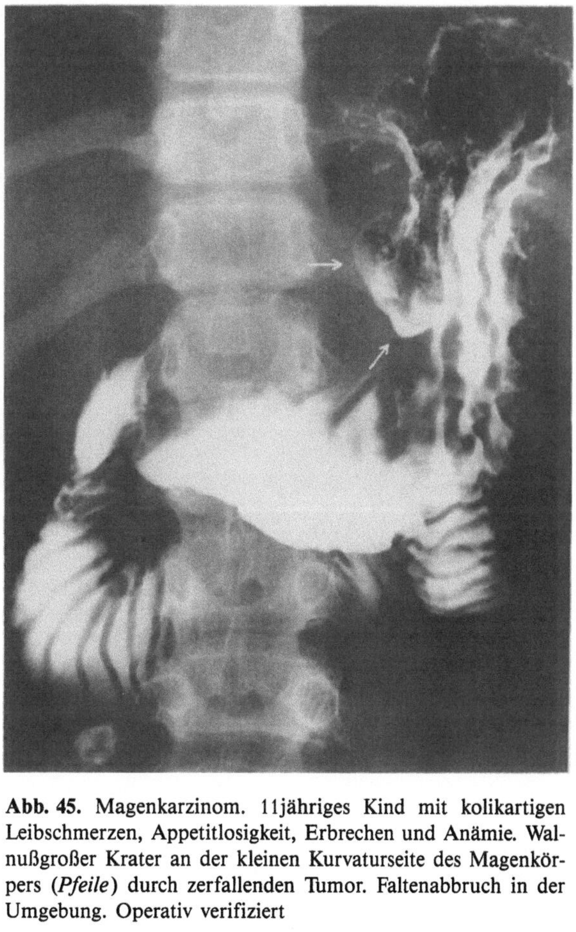

Abb. 45. Magenkarzinom. 11jähriges Kind mit kolikartigen Leibschmerzen, Appetitlosigkeit, Erbrechen und Anämie. Walnußgroßer Krater an der kleinen Kurvaturseite des Magenkörpers (*Pfeile*) durch zerfallenden Tumor. Faltenabbruch in der Umgebung. Operativ verifiziert

Magenlumens bewirken, zudem finden sich manchmal Verkalkungen im Tumorbereich durch Zahnanlagen und durch Knochengewebe.

Magenkarzinome und Magensarkome sowie andere bösartige Tumoren gleichen im makroskopischen Aussehen und in der röntgenologischen Manifestation denen der Erwachsenen. Es zeigen sich nämlich ein Faltenabbruch, eine Wandstarre und später Ulzerationen im Tumorgebiet (Abb. 44–47). *CT-Untersuchungen* sind zusätzlich immer erforderlich, weil sie die Beteiligung der Magenwand und die Invasion in die Nachbarorgane sowie Metastasen aufdecken können. Die *Angiographie* ist heutzutage fast immer entbehrlich.

Bösartige Tumoren: Hierher gehören vor allem *Non-Hodgkin-Lymphome, Leiomyosarkome, maligne Neurinome* und *Teratome* sowie *Magenkarzinome* und *Magensarkome.* Diese sehr seltenen Tumoren werden aber meist erst so spät erkannt, daß infolge einer Zerstörung der Magenwand und der Metastasierung eine erfolgreiche operative Behandlung nicht mehr möglich ist.

WILLICH et al. [22] haben die klinischen Symptome, die Alters- und Geschlechtsverteilung, vor

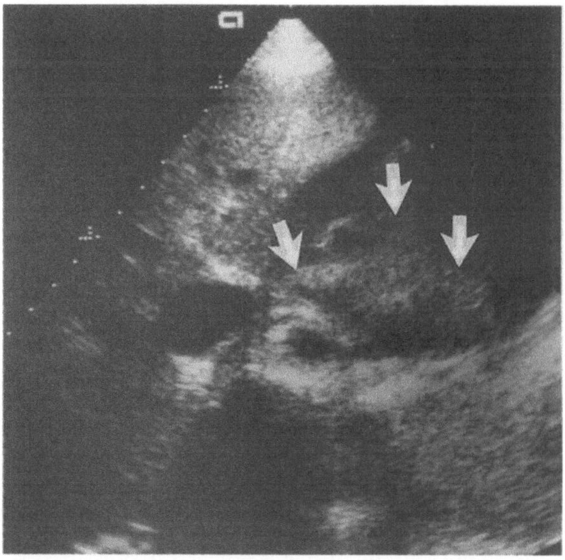

Abb. 46. Niedrig malignes B-Non-Hodgkin-Lymphom vom MALT-Typ (Mucosae Associated Lymphoid Tissue, Histologie). 15jährige Jugendliche mit rezidivierenden ulkusähnlichen Beschwerden. Ultraschallquerschnitt des Oberbauches: Im flüssigkeitsgefüllten Antrum befindet sich eine polypöse Raumforderung (*Pfeile*)

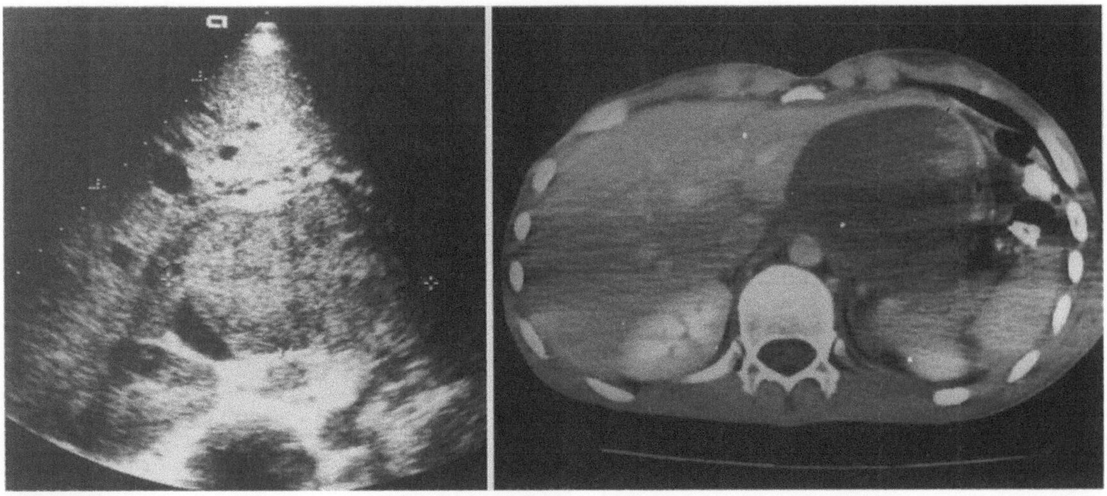

a b

Abb. 47a, b. Mischtumor des Magens (Histologie: Karzinom- und PNET-Anteile, primitiver neuroektodermaler Tumor). 18jähriger Mann mit Kachexie und choreatischem Bewegungsmuster. **a** Oberbauchquerschnitt: Große Raumforderung mit inhomogener Echointensität im Magenantrum. **b** Im Computertomogramm stellt sich der Tumor als hypodenser Bezirk dar. Die Artefakte sind Folge der extrapyramidalen Bewegungsstörung

allem auch die Röntgensymptomatologie der vielfältigen Tumorformen, detailliert beschrieben.

BILDGEBENDE DIAGNOSTIK

Ultraschall: Die Untersuchung des Magens sollte, wenn möglich, ohne und mit Flüssigkeitsfüllung erfolgen. Prinzipiell sind die Tumoren der Magenwand mit diesem Verfahren nachweisbar. Allerdings können bei größeren Raumforderungen Probleme hinsichtlich ihrer Zuordnung entstehen. Die meisten Neubildungen zeigen ein inhomogenes Reflexverhalten. Eine weitere Diagnostik ist unabdingbar.

6 Postoperative Röntgenuntersuchungen

Das Ziel dieser Untersuchungen ist, die operativ bedingten Formänderungen und Funktionsstörungen sowie die sich daraus ergebenden Komplikationen nachzuweisen. Die Kenntnis der Art und des Zwecks der durchgeführten Operation sind wichtige Voraussetzungen, weil diagnostisch immer individuell vorgegangen werden muß.

Spezielle Operationen bei *Neugeborenen und Säuglingen* bedürfen postoperativ oft einer radiologischen Kontrolle.

6.1 Gastrostomie

Sie gilt als eine wenig eingreifende, aber wirkungsvolle Palliativoperation und kann eine Reihe anderer Operationen günstig, ja entscheidend beeinflussen. Sie dient durch den eingelegten Katheter (Sekretableitung) dem Schutze des Operationsgebietes bei allen oralwärts gelegenen Hindernissen, z. B. Anastomosen am Ösophagus, einer Koloninterposition, Ätzstrikturen und peptischen Stenosen oder auch zur Bougierung. Sie wird ferner als Ernährungshilfe (bei Ösophagusatresie Typ II) verwendet. Auch kann dann bei dieser Anomalie etwas Luft in den Magen eingebracht werden, deren freie Passage bis ins Jejunum eine zusätzliche, bis dahin aber röntgenologisch nicht erkennbare Duodenalatresie ausschließt.

Durch Kontrastfüllung des Magens über die Fistel läßt sich die Kardiaregion und bei Reflux auch die untere Ösophagushälfte beurteilen. Bei der Beobachtung des Kontrastmittelabflusses durch den Pylorus überprüft man die Region unmittelbar distal des Magens, falls sie Operationsgebiet war (nach Eingriffen am Pylorus, Duodenum, Pankreas und den Gallenwegen) (Abb. 48).

Komplikationen wie eine Infektion an der Operationsstelle mit starkem Ödem und Abdrängung des Magenlumens von der vorderen Bauchwand, ein Leck zur Bauchhöhle hin, vom Magen ausgehende Fisteln oder ein in das Duodenum prolabierter Tubus bedürfen der Röntgenuntersuchung. Sie soll mit nichtionischem Kontrastmittel erfolgen.

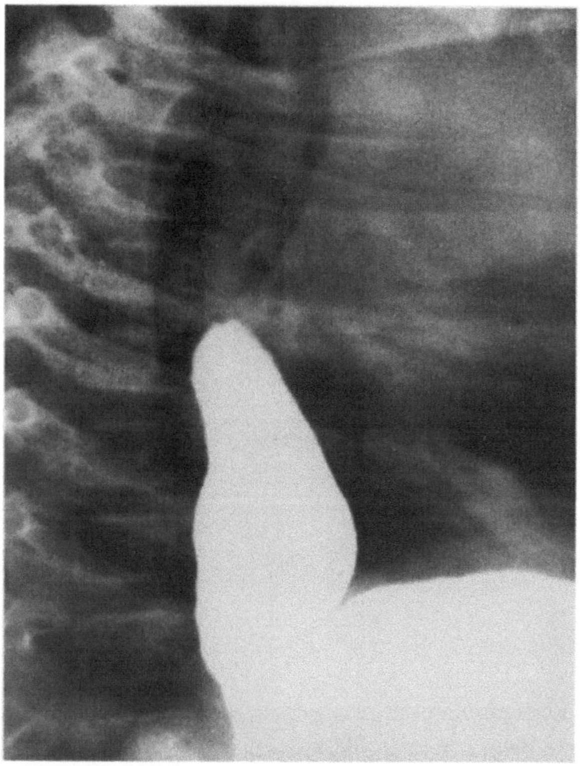

Abb. 48. Gastrostomie bei Ösophagusatresie. Zur Längenbestimmung des distalen Segments wurde über eine Gastrostomie der Magen stark mit Kontrastmittel aufgefüllt und Reflux erzielt. Damit lassen sich Länge und Kaliber dieses Ösophagusabschnittes präoperativ bestimmen

6.2 Gastrotomie

Intragastale Hindernisse wie komplette oder inkomplette präpylorische Membranen werden nach der Eröffnung des Magens lokalisiert und exzidiert. Röntgenologisch ist das Operationsgebiet im Hinblick auf die Magenfunktion zu überprüfen.

6.3 Pylorotomie

Bei dieser typischen Operation (Weber-Ramstedt) bei hypertrophischer Pylorusstenose wird eine längsverlaufende, etwa 10–15 mm lange Myotomie im superior-anterioren gefäßfreien Abschnitt des Pylorusmuskels angelegt und die Schnittführung so gehandhabt, daß nach dem Auseinanderdrängen der Schnittränder die Mukosa in die Muskellücke prolabiert. Danach erweitert sich der Canalis egestorius rasch und die Passage wird frei. Persistiert aber postoperativ das Erbrechen (vielleicht durch einige nicht durchtrennte Muskelfasern) wird eine Röntgenkontrolle erforderlich, die den Grad der noch vorhandenen Entleerungsverzögerung des Magens und evtl. eine Magenatonie aufzeigt.

Bei *älteren Kindern* sind Operationen am Magen und Duodenum zwar selten indiziert (Ulkus und Ulkuskomplikationen, Tumoren), aber nicht ungewöhnlich. Die postoperative Röntgenuntersuchung wird mit ähnlicher Technik wie bei Erwachsenen durchgeführt. Man soll je nach Art des Eingriffs die *Übernähung*, die *Resektion*, die *Gastroenterostomie* oder eine *Anastomose* aufsuchen und kontrollieren. Dies gelingt am besten, wenn man unter fließender Rotation während der Durchleuchtung diejenige Position herausfindet, die alle operativen Veränderungen überzeugend wiedergibt.

Die spezielle chirurgische Nahttechnik, nämlich die Wundränder nach innen einzustülpen und in mehreren Schichten zu schließen, verursacht im Magen- oder Darmlumen einen recht typischen Wulst, der aus zwei Wandschichten besteht (Abb. 49).

6.4 Übernähungen

Sie gehören zu den Notoperationen im Bereich des Magen-Darm-Traktes. Hierzu zählen besonders akute Perforationen von Geschwüren und von Fremdkörpern oder Verschlüsse nach operativer Eröffnung während der Suche nach einer Blutungsquelle. Nach der Einstülpung der Wundränder nach innen muß überprüft werden, ob eine nennenswerte Beeinträchtigung des Lumens oder eine Passagestörung (Duodenum) entstanden ist (Abb. 50).

6.5 Gastroenterostomie (GE)

Sie kann retrokolisch oder antekolisch angelegt werden. Diese Operation verändert die ursprüngliche Magenform kaum. Lediglich an der Operationsstelle (Hinterwand oder große Kurvatur) zeigt sich eine geringe Pelottierung. Üblicherweise kann man die GE an der tiefsten Stelle der großen Kurvatur vermuten. Die abführende Schlinge soll isoperistaltisch angelegt werden. Es kommt dann im Bereich des neuen Magenausgangs nicht mehr zu einer Gegenströmung durch eine unterschiedlich ablaufende Peristaltik, so daß die Entleerungsbedingungen für den Magen postoperativ günstig sind

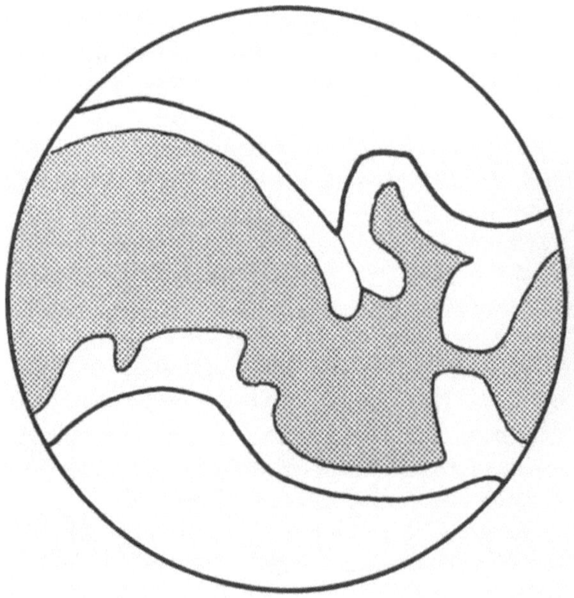

49

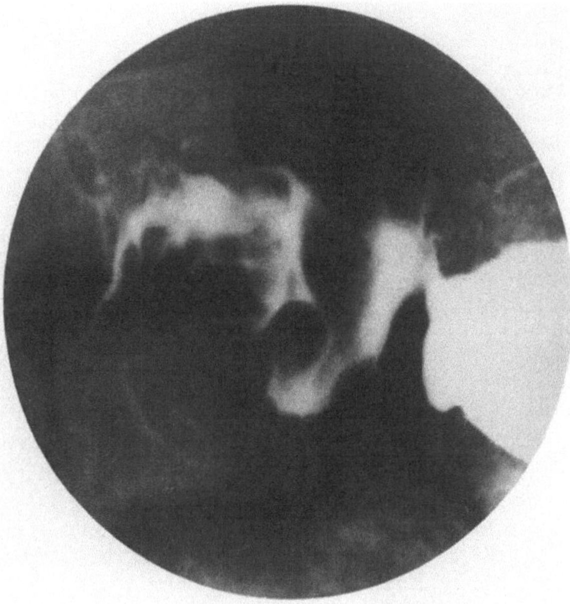

50

Abb. 49. Übernähter Bulbus duodeni. Schematische Darstellung einer Übernähung. Die Wundränder sind nach innen eingestülpt und wölben sich in das Lumen vor

Abb. 50. Übernähter Bulbus duodeni. 5jähriges Kind mit massiver Hämatemesis. Eröffnung des Bulbus duodeni bei der Suche nach einer Blutungsquelle, ohne daß sich hier ein Ulkus fand. Großer Füllungsdefekt durch die nach innen eingestülpten Wundränder

und entzündliche Komplikationen seltener auftreten (Abb. 51).

An der Operationsstelle sind Form und Breite der Anastomose zu überprüfen. Während der Untersuchung füllt sich bei einer gut funktionierenden GE zunächst die abführende Schlinge, später erst kommt es zur Darstellung der zuführenden Schlinge über den Pylorus, sofern er bei der Operation nicht verschlossen wurde.

6.6 Magenresektionen

Bei der Operation nach BILLROTH I werden lediglich das Antrum und der Bulbus duodeni entfernt, so daß diese Operationsmethode in ihrem Endresultat den physiologischen Bedingungen am nächsten kommt. Um nach der Resektion den im Durchmesser sehr viel größeren Magenstumpf mit dem Duodenum vereinigen zu können, muß man operativ den Querschnitt des Magenstumpfes einengen. Röntgenologisch resultiert danach ein deutlich verkleinerter Magen, der aber in seiner Form dem normalen Magen noch ähnlich ist. An der Anastomose zeigt sich ein ringartiger Wulst, der an einen Pyloruswulst erinnert.

Wegen ausgedehnter ulzeröser Prozesse oder Neoplasmen müssen gelegentlich größere Teile des Magens oder des Duodenums entfernt werden (BILLROTH II). Nach der Originalmethode werden der Magenstumpf und der Duodenalstumpf blind verschlossen und die Magenentleerung durch eine GE gewährleistet. Um Betriebsstörungen und Entzündungen zu verringern, wurden mehre Modifikationen der Originalmethode entwickelt.

An der Operationsstelle sind jeweils Form und Breite der Anastomose zu überprüfen. Das Kontrastmittel läßt sich dabei leicht in das Operationsgebiet befördern. Danach füllen sich während tiefer In- und Exspiration sowie der Peristaltik oft innerhalb weniger Minuten die zur Anastomose oder der Gastroenterostomie verwendeten Darmschlingen (Abb. 52, 53).

6.7 Postoperative Frühkomplikationen

Sie bedürfen meist des röntgenologischen Nachweises. Hierzu gehören Blutungen, eine Nahtinsuffizienz, die Undurchgängigkeit einer Anastomose und eine Magenatonie.

Abb. 51. Isoperistaltische retrokolische Gastroenterostomie bei Duodenalatresie. 5jähriges Kind. Gezielte Übersichtsaufnahme im I. schrägen Durchmesser. Gut funktionierende GE an der Magenhinterwand. Es füllen sich problemlos sowohl die zuführende Schlinge bis zum Duodenalverschluß (*Pfeil*), vor allem auch die abführende Schlinge. Keine entzündlichen Veränderungen im Anastomosebereich

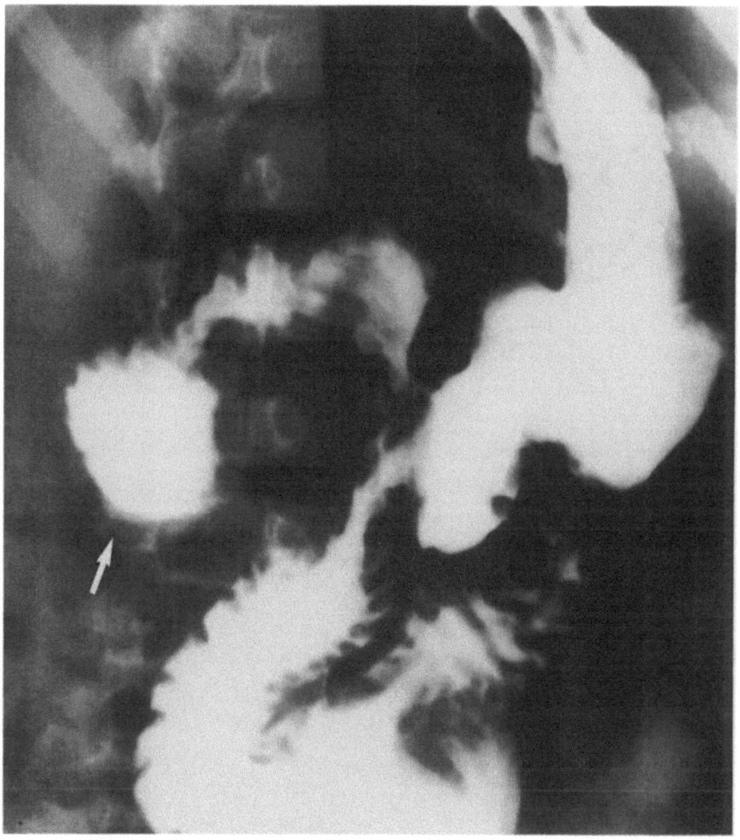

Blutungen: Nach dem Abgleiten oder Lösen von Ligaturen können Blutungen sowohl in die freie Bauchhöhle als auch in den Magen-Darm-Trakt erfolgen. Sonographisch ist die sanguineuse, meist reflektierende Flüssigkeit sowohl im Peritonealraum als auch in Darmschlingen früher als auf entsprechenden Röntgenaufnahmen nachweisbar. Allerdings ist mit Hilfe des Ultraschalls eine zuverlässige Angabe über den Ort der Blutung nicht möglich. Die Endoskopie ist bei der Lokalisation der Lekkage dann das entscheidende Verfahren.

Nahtinsuffizienz: Falls sich die postoperativ unter dem Zwerchfell liegenden Luftsicheln rasch vergrößern und die Bauchdeckenspannung zunimmt, ist an einen Luftaustritt zu denken. Eine Fistelbildung läßt sich direkt durch eine Kontrastmittelgabe (wasserlöslich) nachweisen, sobald sich ein extraenteral gelegenes Kontrastmitteldepot zeigt.

Undurchgängige Anastomose: Sie beruht als häufigste postoperative Frühkomplikation meist auf einem Ödem der Schleimhaut und der Submukosa im Operationsgebiet und bildet sich dann innerhalb von ca. 8 Tagen zurück.

Magenatonie: Sie tritt in gewissem Umfange nach jeder Magenoperation innerhalb der ersten 24–48 Std. auf und bedeutet gleichzeitig eine Sekretstauung. Nur selten entwickelt sich eine lebensbedrohliche Atonie mit akuter Dilatation und einem entsprechend radiologisch sehr weiten Magen im Rahmen eines paralytischen Ileus.

6.8 Postoperative Spätkomplikationen

Unter den postoperativen Spätkomplikationen sind die postoperative Gastritis und Betriebsstörungen zu nennen.

Postoperative Gastritis: Da durch den operativen Eingriff (z. B. Umgehung oder Entfernung einer entzündlichen Stenose, eines penetrierenden oder blutenden Geschwürs) das eigentliche Grundleiden nicht beseitigt werden kann, muß man auch nach solch einer Operation mit dem Fortbestand entzündlicher Veränderungen rechnen. Man findet daher das Faltenrelief im operierten Magen nie so zart und elastisch wie dasjenige eines nicht operierten Organs. Deswegen gehören entzündliche Verände-

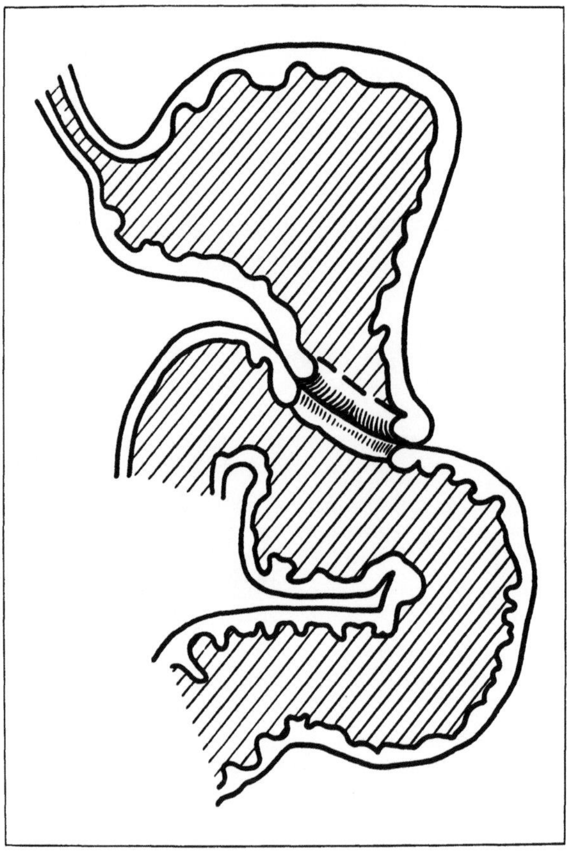

52

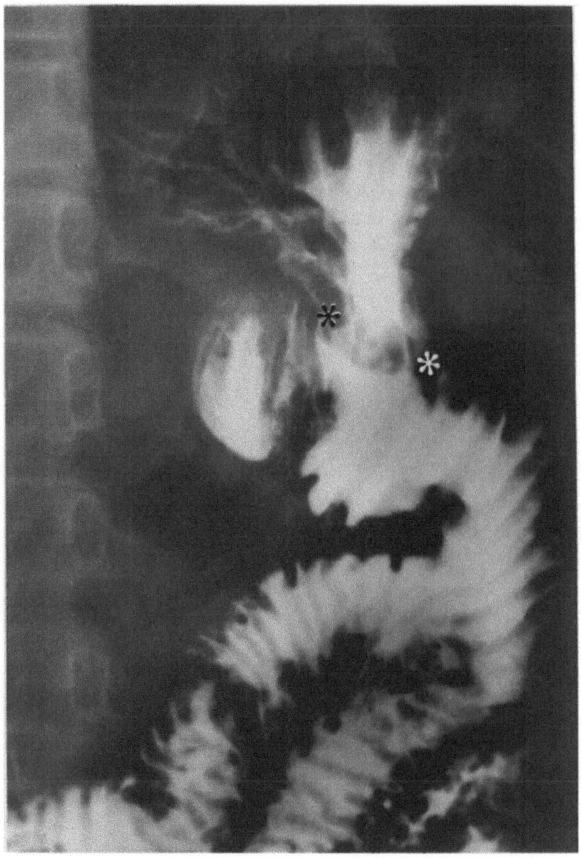

53

Abb. 52. Magenresektion nach BILLROTH II. Schematische Darstellung einer Magenresektion nach BILLROTH II in der Modifikation von REICHEL-POLYA. Skizze zu Abb. 30

Abb. 53. Magenresektion nach BILLROTH II. 14jähriger Junge. Operation wegen hochgradiger Duodenalstenose nach Ulcus duodeni. Modifikation nach REICHEL-POLYA mit einer breiten retrokolischen Anastomose. Etwas plumpe Falten im Magenstumpf. Quer verlaufender Anastomosering (**), quer gestellte und steife Falten in der abführenden Dünndarmschlinge

rungen zu den häufigsten postoperativen Störungen.

Betriebsstörungen am operierten Magen: Die Beeinträchtigung der normalen Entleerungsmechanismen kann durch narbige Verwachsungen und winkelige Abknickungen, aber auch durch eine fehlerhafte Lage der zuführenden bzw. der abführenden Dünndarmschlinge verursacht werden. Sie bedürfen zur Darstellung einer beonders sorgfältigen Untersuchung, wobei die exakte Kenntnis der vorgenommenen Operation Voraussetzung ist.

Literatur

1. Arthur RJ, Ziervogel MA, Azmy AF (1984) Barium meal examination of infants under 4 months of age presenting with vomiting. Pediatr Radiol 14:84
2. Astley R (1987) Radiology of the gastrointestinal tract. In: Anderson ChM, Burke V, Gracey M (eds) Paediatric Gastroenterology, 2 nd ed. Blackwell Scientific Publications, Melbourne
3. Blumenhagen JD, Maclin L, Krauter D et al. (1988) Sonographic diagnosis of hypertrophic stenosis. Am J Roentgenol 150:1367
4. Bowen B, Ros PR, McCarthy MJ, Olsted WW, Hjermstad O (1987) Gastrointestinal teratoms: CT and US appearance with pathologic correlation. Radiology 162:431
5. Braun O, Grüttner R, Lassrich MA (1984) Pädiatrische Gastroenterologie. Thieme, Stuttgaart
6. Burdelski M, Huchzermeyer H (1981) Gastrointestinale Endoskopie im Kindesalter. Springer, Berlin Heidelberg New York
7. Dunnick NR, Harell GS, Parker BR (1976) Multiple „bull's-ey" lesions in gastric lymphoma. Am J Roentgenol 126:965
8. Franken EA Jr (1982) Gastrointestinal imaging in pediatrics, 2nd ed. Harper & Row, Philadelphia

8a. Giardiello FM et al. (1987) Increased risk of cancer in the Peutz-Jeghers syndrome. N Engl J Med 316:1511

9. Gürses N et al. (1987) Bezoars – Analysis of seven cases. Z Kinderchir 42:291
10. Lassrich MA, Prévôt R (1983) Röntgendiagnostik des Verdauungstraktes bei Kindern und Erwachsenen. Thieme, Stuttgart
11. McAlister WH, Siegel MJ (1984) Fatal aspiration in infancy during gastrointestinal series. Pediatr Radiol 14:81
12. Maves MD, Lloyd TV, Carithers JS (1986) Radiographic identification of ingested disc batteries. Pediatr Radiol 16:154
13. Odes HS et al. (1981) Benign lymphoid hyperplasia of the stomach. Report in a young girl and review of the literature. Pediatr Radiol 10:244
14. Scammon RE, Doyle LD (1920) Observation of the capacity of the stomach in the first days of postnatal life. Amer J Dis Child 20
15. Schneider K, Dickerhoff R, Bertele RM (1986) Malignant gastric sarcoma-diagnosis by ultrasound. Pediatr Radiol 16:69
16. Silverman FN (1985) Caffey's pediatric x-ray diagnosis. Year Book Medical Publishers, Chicago
17. Stringer DA, Daneman A, Brunelle F et al. (1986) Sonography of the normal and abnormal stomach (excluding hypertrophic pylonic stenosis) in children. J Ultrasound Med 5:183
18. Teele RL, Share JC (1991) Ultrasonography of Infants and Children. Saunders, Philadelphia
19. Vogel H (1986) Risiken der Röntgendiagnostik. Urban & Schwarzenberg, München
20. Wallgren A (1946) Preclinical stage of infantile pyloric stenosis. Am J Dis Child 72:371
21. Weltz GA (1940) Magenphysiologie für Röntgenzwecke. Thieme, Leipzig
22. Willich E, Brandeis WE, Bolkenius M, Stromeyer H (1985/86) Magentumoren im Kindesalter. Pädiat Prax 32:267
23. Zieger B et al. (1988) Ein neues Kontrastmittel für die Magen-Darm-Diagnostik: Solutrast Gastro: Klinische Prüfung in der Pädiatrischen Radiologie. Röntgenpraxis 41:353

5 Duodenum

K. HELMKE und M.A. LASSRICH

INHALT

1 Allgemeines ... 480
1.1 Radiologisch-anatomische Verhältnisse ... 480
1.2 Variationen des Duodenalverlaufs ... 482
1.3 Wandbau ... 483
1.4 Radiologisch-physiologische Verhältnisse ... 483
2 Untersuchungstechnik ... 484
2.1 Allgemeines ... 484
2.2 Ultraschall ... 484
2.3 Röntgenverfahren ... 484
2.3.1 Spezielle Untersuchungstechnik bei Neugeborenen und Säuglingen ... 484
2.3.2 Spezielle Untersuchungstechniken bei Kleinkindern und Schulkindern ... 484
3 Anomalien ... 485
3.1 Allgemeines ... 485
3.2 Duodenalatresie ... 486
3.3 Duodenalstenosen ... 487
3.4 Pancreas anulare ... 491
3.5 Duplikaturen ... 491
3.6 Divertikel ... 493
4 Erkrankungen ... 494
4.1 Erworbene Form- und Lageveränderungen ... 494
4.2 Erworbene Obstruktionen ... 497
4.2.1 Aortomensenteriale Duodenalkompression ... 497
4.2.2 Intramurales Duodenalhämatom ... 498
4.2.3 Volvulus ... 499
4.3 Fremdkörper ... 499
4.4 Tumoren ... 502
4.5 Ektopisches Pankreasgewebe ... 502
Literatur ... 504

1 Allgemeines

Die wichtigsten bildgebenden Verfahren in der kinderradiologischen Diagnostik von Duodenalerkrankungen sind: Abdomenübersichtsaufnahme, Kontrastmitteluntersuchung und Ultraschall. Die Reihenfolge der einzusetzenden Methoden richtet sich nach der Verdachtsdiagnose. Die Zusammenfassung aller einzelnen Befunde bestimmt dann das jeweilige Procedere.

1.1 Radiologisch-anatomische Verhältnisse

Das Duodenum ist bei Neugeborenen zwischen 7,5–10 cm lang und 1,0–1,5 cm breit. Es wächst entsprechend dem allgemeinen Entwicklungstempo anfangs rasch und später etwas langsamer, so daß man bei Erwachsenen eine Länge von 25–30 cm und eine Breite von 4–6 cm vorfindet.

Der Duodenalverlauf ist hufeisenförmig, wobei der Kopf der Bauchspeicheldrüse konvexbogig umfaßt wird. Ein Mesenterium liegt nur in der Bulbusregion vor, deshalb ist der übrige Abschnitt fixiert.

Die drei verschiedenen Abschnitte des Duodenums *(Pars superior, Pars descendens, Pars ascendens)* sind durch die beiden Flexuren miteinander verbunden.

Die *Pars superior duodeni* beginnt als kürzeste Portion am Pylorus und endet am oberen Duodenalknie (*Flexura duodeni superior*). Sie zieht schräg nach rechts hinten, berührt den Gallenblasenhals und biegt in die Pars descendens um. Der als *Bulbus duodeni* bezeichnete Abschnitt ist gewöhnlich konisch. Form und Achsenstellung sind mannigfaltig (Abb. 1–4).

▷

Abb. 1. Projektion des Bulbus duodeni in rechter vorderer Schrägstellung. Die Freiprojektion erfolgt naeh der Drehung in den 1. schrägen Durchmesser (Fechterstellung, rechte Schulter vorne)

Abb. 2. Normaler Bulbus duodeni, Schleimhautbild 8jähriges Kind. Korrespondierende Zielaufnahme zur Abb. 1. In dieser Position ist mit dosierter Kompression eine gute Schleimhautdarstellung möglich. Zarte längsverlaufende Falten, normales Kaliber, einwandfreie Konturen

Abb. 3. Projektion des Bulbus duodeni in linker vorderer Schrägstellung. Die Freiprojektion des Bulbus erfolgt nach Drehung des Kindes in den II. schrägen Durchmesser (Boxerstellung, linke Schulter vorne)

Abb. 4. Normaler Bulbus duodeni im II. schrägen Durchmesser. Korrespondierendes Röntgenbild zur Abb. 3. Diese Position eignet sich besonders gut, um die Vorderwand und die Hinterwand zu beurteilen

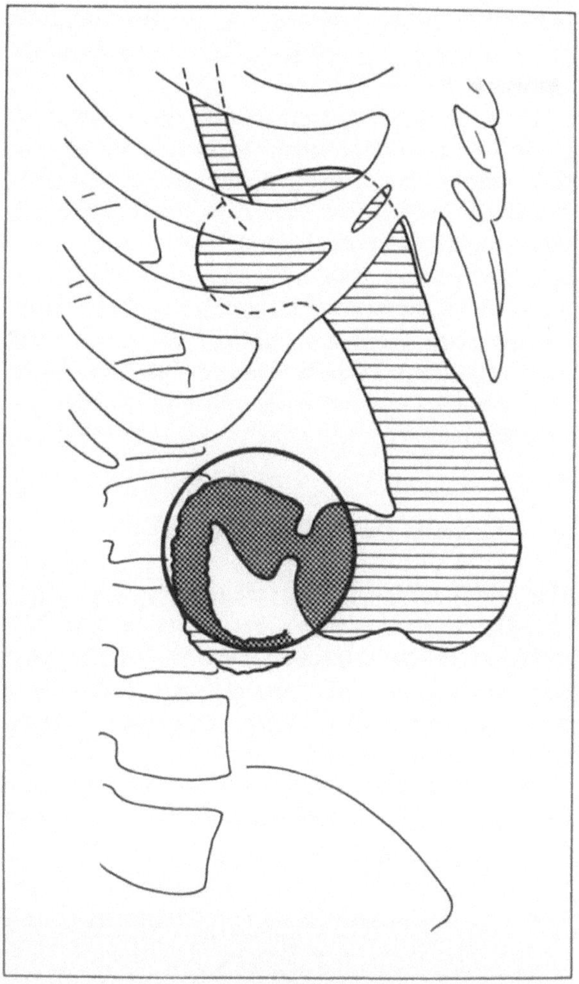

1

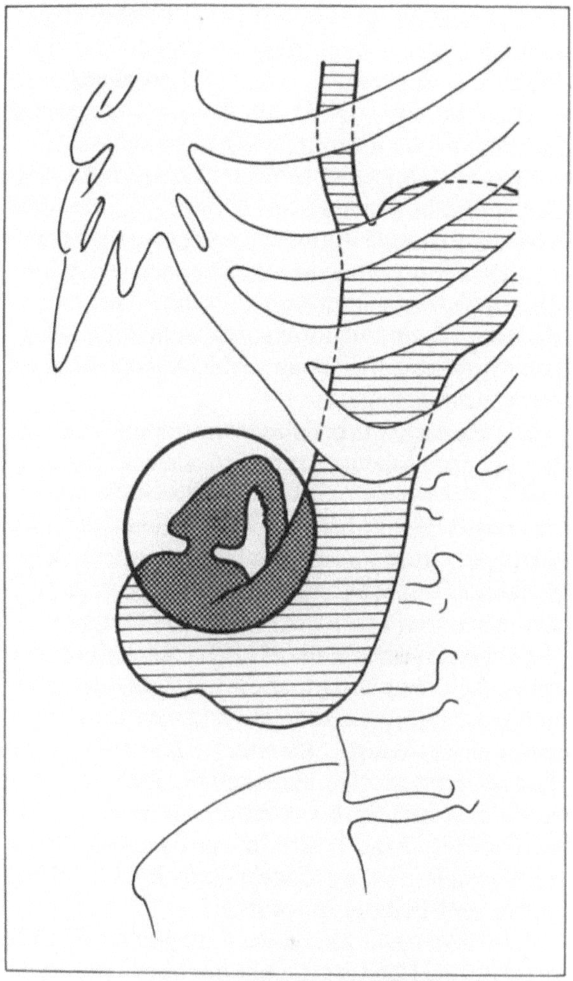

3

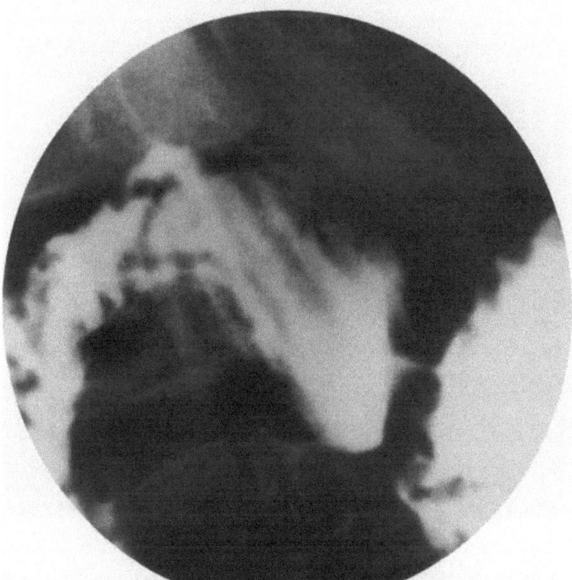

2

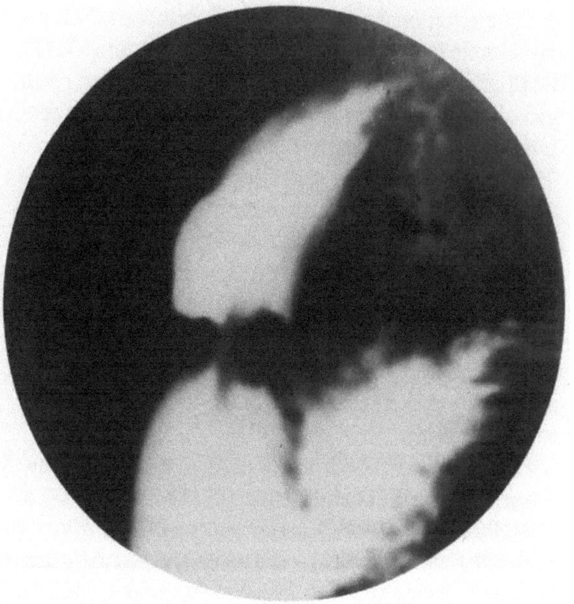

4

Bei Neugeborenen und Säuglingen findet sich ein Bulbus duodeni, der entweder sphärisch oder zylindrisch ist, während der konische Typ seltener vorkommt. In diesem Alter verläuft die Bulbusachse fast direkt nach dorsal und wird bei frontaler Projektion vom Antrum überdeckt. Gelegentlich zeigt sich am Bulbusausgang eine relative Enge, die aber weder die Passage behindert, noch eine prästenotische Dilatation zur Folge hat. Es handelt sich dabei offenbar um eine Impression, die durch den Ductus choledochus am dünnwandigen Duodenum verursacht wird. Gut ausgeprägte Schleimhautfalten sind noch nicht erkennbar.

Die *Pars descendens duodeni* ist doppelt so lang wie die Pars superior, zieht fast senkrecht vor der Niere an der rechten Seite der Wirbelsäule und der Vena cava inferior bis zum 3.–4. Lendenwirbel abwärts, um ventral und medial in den unteren Duodenalabschnitt überzugehen. Vor ihr liegen das Colon transversum sowie der rechte Leberlappen.

Bei Neugeborenen und bei jungen Säuglingen erscheint die Pars descendens oft auffällig geschlängelt, so daß Knicke zustande kommen und Engen vorgetäuscht werden. Es besteht dabei aber keine Passagebehinderung. Man nimmt daher an, daß ursächlich eine noch unzureichende Fixierung die entscheidende Rolle spielt, die mit dem Wachstum verschwindet. Dieser Duodenalabschnitt wird nur vorne vom Peritoneum bedeckt.

Das Duodenum descendens umgreift den Kopf des Pankreas. Der Ductus choledochus verläuft neben und hinter dem absteigenden Duodenum und durchbohrt zusammen mit dem Ductus pancreaticus die einzelnen Schichten der Darmwand. Die gemeinsame Mündung ist als Papilla duodeni (VATERI) häufig in Form einer kleinen Aussparung röntgenologisch zu erkennen. Aufgrund zahlreicher Untersuchungen wurde bekannt, daß sie nur in 38% in der Mitte des Duodenum descendens, in 45% aber im unteren Duodenalknie und im übrigen an anderen Stellen des Zwölffingerdarms liegt.

Die Schleimhautfalten werden distal des Bulbus breiter und tiefer und verlaufen spiralig (Plicae circulares), so daß bei mittlerer Füllung von hier ab eine marginale Zähnelung zustande kommt. Sie kann aber bei stärkerer Füllung und bei einer Erweiterung verschwinden.

Die *Pars inferior duodeni* zieht als engster und längster Teil des Duodenums von rechts unten, die Mittellinie überquerend, nach links oben (*Pars horizontalis inferior* bzw. *Pars ascendens*). Mit einer scharfen Biegung, der *Flexura duodenojejunalis*, geht sie in das Jejunum über. Ein vom linken Zwerchfellschenkel herabziehender fibrös-muskulärer Strang (*Treitzsches Band, M. suspensorius duodeni*) fixiert diese Flexur.

Dorsal der Pars inferior duodeni liegen die V. cava inf. und die abdominelle Aorta, aus der etwa in Höhe der Flexura duodenojejunalis die Mesenterialgefäße entspringen. Sie ziehen ventralwärts und überkreuzen vorne die Pars inferior duodeni. Diese Lageverhältnisse disponieren unter bestimmten Gegebenheiten zu einer aortomesenterialen Duodenalkompression. Abgesehen von der obersten Portion liegen die übrigen Duodenalabschnitte retroperitoneal, besitzen also nur an der Vorderwand einen Serosaüberzug.

1.2 Varianten des Duodenalverlaufs

Als Überbleibsel aus der frühen Fetalzeit, in der das Duodenum noch ein regelrechtes, an die Wirbelsäule fixiertes Mesoduodenum mit relativ freier Beweglichkeit besaß, finden wir gelegentlich Varianten des Duodenalverlaufs in Form *abnormer Schleifenbildungen* (Abb. 5).

Eine kleine Schleife nahe der oberen Flexur kann den Eindruck einer Bulbusdeformität oder -verla-

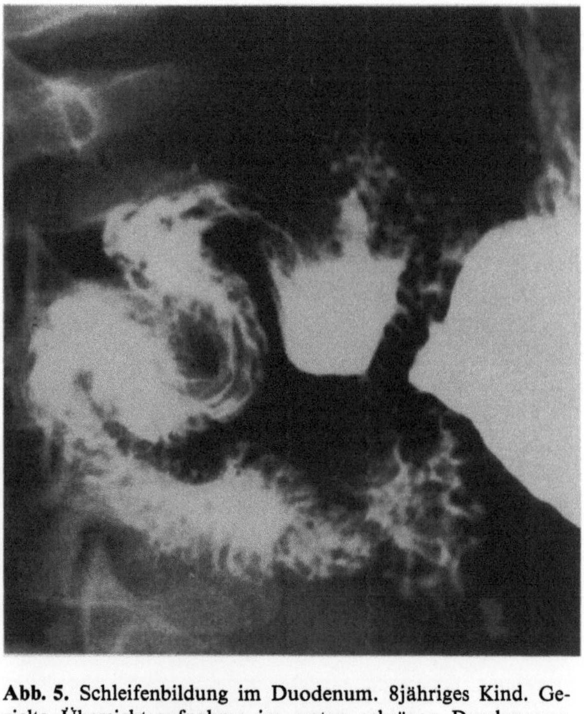

Abb. 5. Schleifenbildung im Duodenum. 8jähriges Kind. Gezielte Übersichtsaufnahme im ersten schrägen Durchmesser. Ausgeprägte Schleife als Verlaufsvariante. Keine Beeinträchtigung der Passage, keine Beschwerden

gerung erwecken. Unbedeutende Schleifenbildungen zeigen sich gelegentlich im Duodenum descendens und ascendens.

Eine ausgesprochene Schleifenbildung mit erhöhter Beweglichkeit (*Duodenum liberum*) kommt dann zustande, wenn ein Mesoduodenum vorliegt. Hierbei lokalisiert sich die 3. Duodenalportion lateral des Duodenum descendens, so daß sie rechts aufsteigend die Wirbelsäule oberhalb des Bulbus duodeni kreuzt. Als Folge ergibt sich dann eine V-Form des Duodenums mit üppiger Retroperistaltik und einer Erweiterung des unteren Duodenalknies mit einer Beeinträchtigung der Passage.

Die Flexura duodenojejunalis kann bei abnorm kurzem Treitzschen Band relativ hoch liegen und über die kleine Kurvatur des Magens hinausragen.

Bei einer inkompletten Darmdrehung (Mesenterium ileocolicum commune mit intestinaler Fehlrotation) zieht das Duodenum von der unteren Flexur nach kaudal oder nach rechts lateral und mündet hier in das rechts gelegene Jejunum. Diese Anomalie nimmt daher dem Untersucher die Möglichkeit, Pankreaserkrankungen aufgrund einer Veränderung des C-Bogens zu diagnostizieren.

1.3 Wandbau

Das Duodenum wird außen vom Peritoneum, der *Tunica serosa,* bedeckt.

Nach innen folgt *die Tunica muscularis,* die eine äußere Längs- und eine innere Ringmuskelschicht enthält. Die relativ starke innere Muskellage ermöglicht durch ihre Kontraktionen die teilweise lebhaften perialistischen Bewegungen, die den Transport und die Mischung der Ingesta bewirken.

Die *Tela submucosa* besteht aus relativ lockerem Gewebe, in dem die Gefäße und Nerven verlaufen. In diese Wandschicht sind auch in den oberen Duodenalabschnitten die *Brunnerschen Drüsen* eingelagert. Bei knotiger oder tumorähnlicher Vergrößerung erscheint dann die Schleimhautoberfläche pseudopolypös. Auch die in die Lamina propria eingelagerten Lymphfollikel können bei Kindern ähnliche Röntgenbilder produzieren.

Die *Lamina muscularis mucosae* befindet sich an der Grenze zur eigentlichen Schleimhaut und stellt die anatomische Grundlage für die Autoplastik dar.

Die *Mukosa* ist samtartig und enthält die Darmzotten, die jeweils, wie im Jejunum und Ileum, als fingerförmige Gebilde einen zentralen Chylusraum und zahlreiche kleine Blutgefäße enthalten.

1.4 Radiologisch-physiologische Verhältnisse

Die Vielfalt und das Ineinandergreifen der Bewegungsvorgänge im Duodenum sind mit Hilfe der Röntgendurchleuchtung und der Röntgenkinematographie näher bekannt geworden. Hinsichtlich des motorischen Verhaltens bestehen Unterschiede zwischen dem Bulbus und den übrigen Duodenalabschnitten.

Durch eine zirkuläre Totalkontraktion wird das Kontrastmittel aus dem Bulbus in die Pars descendens getrieben und in die Pars inferior und Pars ascendens weiter transportiert. Der Bulbus kann sich bei herabgesetztem Tonus umschrieben erweitern, sein Fassungsvermögen erhöhen und sich so der Entleerungsmotorik des Magens besser anpassen.

Die Pars descendens bleibt in der Regel nicht gefüllt, weil das Kontrastmittel diesen Abschnitt rasch durcheilt. Zu ihrer Beurteilung ist es daher erforderlich, jeden Kontrastmittelschub während seiner Passage genau zu verfolgen.

Nicht jeder Breischub, der die Pars descendens passiert hat, verläßt sofort die Pars inferior duodeni. Er wird manchmal an der Kreuzungsstelle der Mesenterialgefäße aufgehalten, so daß wiederum ein Reflux in die Pars descendens stattfindet. Dieser rückläufige Transport des Kontrastbreis erscheint um so häufiger und intensiver, je stärker die Mesenterialgefäße einen Druck auf das Duodenum ausüben, also insbesondere bei mageren Kindern und während der Untersuchung in horizontaler Rückenlage. Die Vorwärts- und Rückwärtsperistaltik ist dann ungewöhnlich ausgeprägt.

Auch an der Flexura duodenojejunalis wird gelegentlich eine Entleerungsverzögerung beobachtet, weil die Darmkrümmung hier am stärksten ist und zudem die Passage durch kongenitale Bänder oder deren Reste etwas behindert sein kann.

Unabhängig von der Transporttätigkeit des Duodenums sind zusätzlich Kontraktionen und Tonusschwankungen zu beobachten, wodurch sog. „Pendelbewegungen" ausgelöst werden. Mit ihren Hin- und Herbewegungen gewährleisten sie eine intensive Durchmischung des Darminhalts.

2 Untersuchungstechnik

2.1 Allgemeines

Für Anomalien und erworbene Erkrankungen sind unterschiedliche Untersuchungstechniken erforderlich. Bei einem Verdacht auf kompletten duodenulen Verschluß liefern Ultraschall und Röntgennativdiagnostik wichtige Hinweise. Wird jedoch eine inkomplette Obstruktion vermutet, sind Kontrastmitteluntersuchungen unerläßlich.

2.2 Ultraschall

Die Darstellung des oberen und des deszendierenden Duodenums gelingt mit einem 5-MHz-Sektorschallkopf in guter Qualität. Eine Einstellung der Pars ascendens ist sonographisch meist nicht möglich. Bei entsprechender spezifischer Fragestellung sollte die Applikation von klarer Flüssigkeit (Tee) vor dem Ultraschall versucht werden. Ist eine Flüssigkeitszufuhr nicht durchführbar, so kann eine Untersuchung des oberen Duodenums durch Kompression insbesondere bei verdickter Darmwand gelingen.

Im Ultraschall wird das Antrum zunächst im Querschnitt eingestellt. Anschließend ist der Schallapplikator parallel nach rechts zu verschieben. Die Darmmuskulatur wird als echoarmer Ring erkennbar. Der muskuläre Durchmesser beträgt bei Kleinkindern etwa 1–2 mm und nimmt mit dem Alter bis auf 3–4 mm zu. Da die Dicke der Darmwand abhängig ist von der Kontraktionsphase, sind diese Daten nur als Anhaltspunkte zu betrachten. Wichtig ist die Beobachtung der Peristaltik und der Nachweis einer gleichmäßigen Wanddicke mit kontinuierlicher Echointensität. Bei Flüssigkeit im Duodenum gelingt es auch, die reflexreiche Schleimhaut gut abzugrenzen. Unter solchen Bedingungen werden Stenosen des Lumens nachweisbar [5, 15].

2.3 Röntgenverfahren

2.3.1 Spezielle Untersuchungstechnik bei Neugeborenen und Säuglingen

Man untersucht die Magenentleerung, den Bulbus duodeni und das übrige Duodenum am besten in rechter horizontaler Seitenlage oder fast in Bauchlage, weil der Bulbus sich nur in dieser Position in ganzer Länge filmparallel darstellt. Auch lassen sich dadurch der Pylorus, der Bulbus sowie das übrige Duodenum gut vom Magen freiprojizieren. In den ersten Lebenstagen sowie während des Säuglingsalters ist es besonders schwierig, Einzelheiten der Kontrastmittelpassage zu erfassen, weil sie noch überstürzt abläuft und wesentliche Teile des

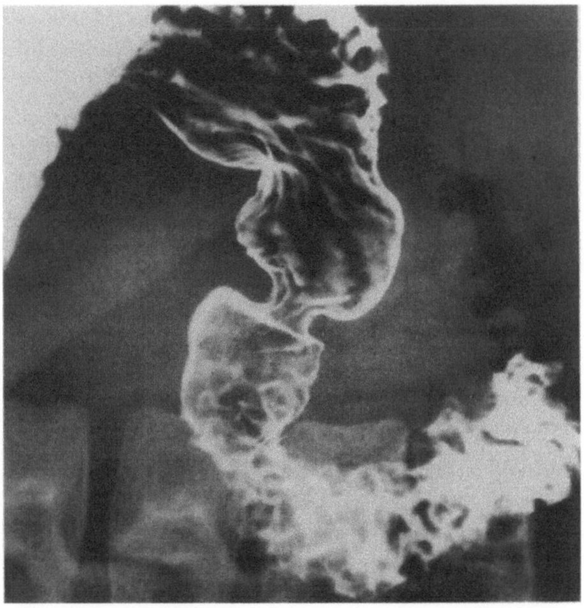

Abb. 6. Normaler Bulbus duodeni, Darstellung mit Doppelkontrast. 6jähriges Kind. Nach der Kontrastmittelgabe ist durch Lagemanöver die Magenluft in das Antrum und in den Bulbus duodeni dirigiert worden, so daß ein Doppelkontrast zustande kommt

Duodenums durch den relativ großen Magen verdeckt werden können. Als Kontrastmittel verwendet man üblicherweise Barium, nur bei Risikogruppen ein wasserlösliches Präparat.

2.3.2 Spezielle Untersuchungstechniken bei Kleinkindern und Schulkindern

Vorzugsweise wird die Untersuchung in halbschräger rechter Bauchseitenlage (umgekehrter erster Schrägdurchmesser) gewählt. Dabei läßt sich die Autokompression für eine befriedigende Schleimhautdarstellung ausnutzen. Nach Kontrastmittelfüllung kann der Bulbus in halbrechter und halblinker Schrägposition, also in allen Durchmessern, tangential abgeleuchtet werden.

Damit ist es ferner möglich, den Bulbus sowohl aus dem Schatten der Wirbelsäule als auch des Magens und der Flexura duodenojejunalis heraus zu projizieren.

Nur die geschickte Kombination von Durchleuchtung, Palpation und Aufnahmeverfahren in Form von Zielaufnahmen, gezielten Übersichten und Übersichtsaufnahmen bietet die Gewähr für eine erfolgreiche Diagnostik. Reliefveränderungen lassen sich gut im ersten schrägen Durchmesser erkennen, weil sich in dieser Position die besten Bedingungen für eine genau dosierte Kompression ergeben. Dann liegen Vorder- und Hinterwand mehr oder weniger parallel zum Leuchtschirm. Die Kompression ist durch den tastenden Druck des Tubus so durchzuführen, daß Vorder- und Hinterwand sich eben berühren und das Kontrastmittel nur noch in den Faltentälern liegen bleibt.

Die Untersuchung des absteigenden Duodenums gelingt besonders gut in flacher horizontaler Rückenlage. Infolge der dorsalen Position dieses Duodenalabschnitts bleibt dann das Kontrastmittel hier oft viel länger liegen, als während einer Untersuchung im Stehen. Die Pars descendens erscheint normalerweise bei Kindern durch das relativ große Pankreas öfter etwas ausgeweitet.

Die *Doppelkontrastmethode* kann im Bulbusbereich auch ohne die Verwendung von Pharmaka ergiebig sein. Oberflächliche Schleimhautläsionen oder kleine Tumoren lassen sich dadurch besonders gut darstellen. Eine Luftfüllung des Bulbus gelingt meist dann, wenn man das Kind in die linke horizontale Seitenlage bringt und damit die Magenluft in den Bulbus duodeni dirigiert (Abb. 6).

3 Anomalien

3.1 Allgemeines

Das Duodenum gilt neben der Speiseröhre und der Rektoanalregion als derjenige Darmabschnitt, in dem sich Fehlbildungen am häufigsten lokalisieren. Ihre Diagnostik ist besonders dringlich, weil in schweren Fällen nur die frühe Erkennung und Behandlung ein Überleben ermöglicht. Allerdings werden die Operationschancen dieser meist frühgeborenen und lebensschwachen Kinder dadurch beeinträchtigt, daß gleichzeitig noch andere Anomalien vorliegen (Ösophagusmißbildungen, Herzfehler, Down-Syndrom, Spaltbildungen im Bereich der Wirbelsäule sowie im Lippen-, Kiefer- und Gaumenbereich usw.).

Über die Entstehungsmechanismen dieser Anomalien existieren unterschiedliche Vorstellungen. Gegenwärtig wird der Theorie einer Störung der Rekanalisation der Vorrang eingeräumt. Danach soll die Fehlentwicklung ähnlich wie bei den Ösophagusmißbildungen ablaufen: Nach der 5. Embryonalwoche obliteriert aufgrund einer üppigen Epithelproliferation das Lumen der primitiven Darmanlage, die sich vorübergehend in einen soliden Zellstrang umwandelt. Kurze Zeit später erfolgt durch eine fortschreitende Vakuolisierung eine Rekanalisation. Bei Störungen dieser Entwicklung bilden sich Atresien, Stenosen, Duplikaturen und Divertikel aus. Weil dieselbe Noxe an mehreren Abschnitten des primitiven Magen-Darm-Traktes wirksam sein kann, finden sich gelegentlich weitere korrespondierende Anomalien. Es wird aber auch die Ansicht vertreten, daß intrauterine Gefäßschäden eine entscheidende Rolle spielen. Ferner liegt wegen der großen Zahl assoziierter Mißbildungen der Gedanke nahe, daß ein allgemeiner Insult während der frühen Embryonalperiode verantwortlich zu machen ist. Diese Ansicht wird durch die Beobachtungen gestützt, daß als Folge der Einwirkungen einer chemischen Noxe (Thalidomid) neben den bekannten Extremitätenmißbildungen auch gehäuft Duodenalatresien und Duodenalstenosen registriert wurden.

Die *angeborenen Obstruktionen* im Duodenum stellen *komplette* oder *inkomplette* Passagehindernisse dar. Man unterteilt sie demnach in *Atresien* und *Stenosen*. Die Stenosen beruhen entweder auf *inneren*, im Darm lokalisierten Lumenveränderungen oder auf Einengungen von *außen*. Es gibt darüber hinaus auch *kombinierte Formen*.

Einteilung der Duodenalverschlüsse

A. *Atresien*
   durch Membran (häufig)
   durch Unterbrechung der Kontinuität (selten)
B. *Stenosen*
   a) *innere Formen:* durch eine perforierte Membran, ein enges Segment, eine ringförmige Stenose, ein intramurales Divertikel
   b) *äußere Formen*
      1 bei Lageanomalien (durch eine Malrotation mit Bridenbildung, einen Volvutus),
      2 ohne Lageanomalien (durch ein verstärktes Treitzsches Band, atypische Gefäße, Tumoren, Duplikaturen, eine aortomesenteriale Duodenalkompression, ein Pancreas anulare)
   c) *kombinierte Formen*

3.2 Duodenalatresie

Allgemeines und Klinik: Die Angaben über die Häufigkeit bewegen sich zwischen 1:9000 und 1:40000. Der Mißbildung liegt pathologisch-anatomisch entweder eine membranöse Scheidewand oder aber ein solider fibröser Strang zwischen den beiden blind endenden Darmlumina zugrunde.

Manchmal bestehen auch zwei Blindsäcke ohne jegliche Verbindung.

Atresien lokalisieren sich am häufigsten in das absteigende Duodenum und liegen oberhalb oder unterhalb der Papille. Sie können aber auch an jeder anderen Stelle zwischen Pylorus und Flexura duodenojejunalis zu finden sein. Es besteht ein gewaltiger Lumenunterschied zwischen dem präatretisch dilatierten Duodenalabschnitt und der kollabierten, funktionell nicht beanspruchten Portion distal des Verschlusses. Oft sind auch der Magenausgang und der Bulbus duodeni so stark erweitert, daß sich der Pylorus während der Operation nicht lokalisieren läßt.

Atresien werden wegen ihrer dramatischen Symptomatologie meist früh entdeckt. Erbrechen tritt bereits während des ersten Lebenstages, manchmal sogar vor dem ersten Trinkversuch auf. Gallebeimengungen im Erbrochenen weisen auf einen infrapapillär gelegenen Verschluß hin. Meist ist der Oberbauch aufgetrieben, der Mittel- und Unterbauch dagegen eingefallen, weil die übliche Luftfüllung des Dünn- und Dickdarms ausbleibt. Ein Hydramnion gilt als wichtiger Hinweis für die Existenz einer kompletten Duodenalobstruktion.

BILDGEBENDE DIAGNOSTIK

Ultraschall: Der Magen ist ebenso mit Flüssigkeit gefüllt wie das präatretisch dilatierte Duodenum. Der Übergang zum atretischen Abschnitt wird dadurch erkennbar, daß die nachfolgenden Dünndarmabschnitte bisweilen kollabiert sind. Gelegentlich weist der postatretische Duodenal- und Dünndarmtrakt einen perlschnurartigen Charakter auf. In diesem Falle wechseln atretische Anteile mit solchen, bei denen ein Lumen vorhanden ist. In den dilatierten Darmbereichen gelingt es gelegentlich, Flüssigkeit mit unterschiedlicher Echointensität nachzuweisen (Durchmischung z. B. mit zellhaltigem Material).

Röntgendiagnostik: Meist läßt sich die Diagnose mit Hilfe einer Übersichtsaufnahme des Abdomens und der Thoraxorgane in aufrechter Position stellen. Flüssigkeit und Luft sammeln sich sowohl im Magen als auch im präatretisch erweiterten Duodenum an, so daß man in typischen Fällen im Oberbauch zwei Luftblasen mit jeweils einer Spiegelbildung erkennt („double bubble"). Die größere obere, im linken Oberbauch gelegene Luftblase gehört dem Magen, die kleinere etwas rechts der Mittellinie gelegene dem Duodenum an. Die Luftmenge im Magen und im Duodenum hängt davon ab, ob das Neugeborene lebenskräftig ist, schreien kann und dabei ausreichend Luft schluckt, ob es gefüttert wurde, ob es erbrochen hat oder die Untersuchung unmittelbar nach einer Brechattacke erfolgt. Auch bleibt während einer Ernährung mit intravenöser Tropfinfusion die verschluckte Luftmenge meist gering (Abb. 7, 8).

Bei einer Atresie an der Flexura duodenojejunalis sind die Luftansammlung und die Spiegelbildung im Duodenum (1 oder 2 Spiegel) auffallend groß und erstrecken sich von der rechten bis zur linken Bauchwand.

Distal einer kompletten Obstruktion findet man keine Luft. In Einzelfällen wurde allerdings beobachtet, daß etwas Luft jenseits einer solchen Duo-

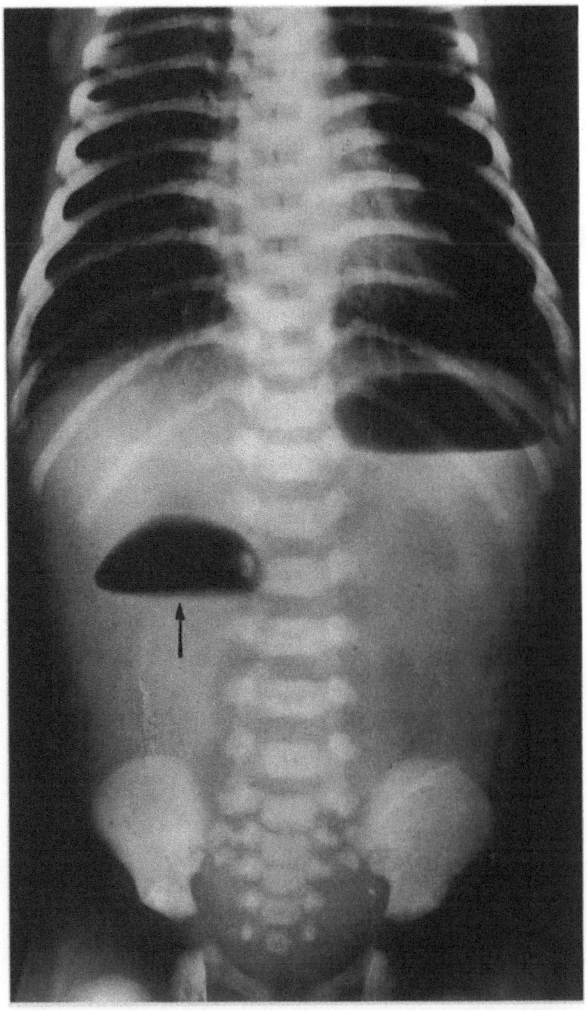

Abb. 7. Duodenalatresie. Neugeborenes mit unstillbarem galligen Erbrechen. Aufnahme in aufrechter Position. Luftgefüllter Magen mit Sekretspiegel. Eine zweite Luftblase (*Pfeil*) mit Flüssigkeitsspiegel im stark dilatierten Duodenum. Der übrige Darmtrakt ist luftleer

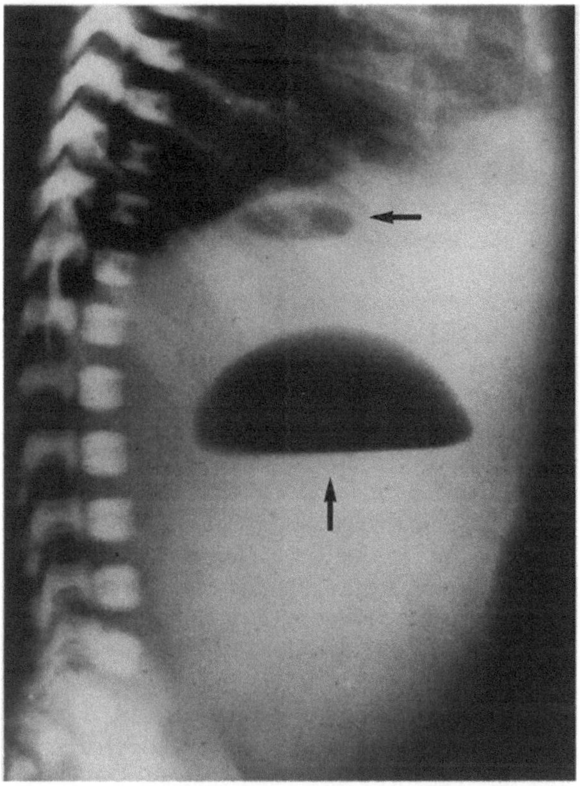

Abb. 8. Duodenalatresie. Seitenaufnahme zur Abb. 7. Die untere Luftblase (*Pfeil*) mit Flüssigkeitsspiegel entspricht dem präatretisch sehr stark erweiterten Duodenum. Durch Erbrechen ist die Luft aus dem Magen (*horizontaler Pfeil*) fast entwichen

denalobstruktion eine Atresie nicht zuverlässig ausschließt. Falls der Ductus choledochus im Atresiebereich ypsilonförmig gegabelt ist und ein Arm oberhalb und ein Arm unterhalb der Atresie einmündet, kann trotz eines kompletten Verschlusses über diese Bifurkation etwas Luft in den Dünndarm eindringen.

Wenn der Magen und das Duodenum zu wenig Luft enthalten, bleibt die Nativdiagnostik unsicher. Auch kann die atretische Duodenalportion vollständig mit Flüssigkeit gefüllt sein, so daß nur ein Flüssigkeitsspiegel im Magen sichtbar wird und man eine Obstruktion lediglich am Magenausgang vermuten könnte. In solchen Fällen muß der reichlich vorhandene Magensaft abgesaugt und etwas Luft eingebracht werden. Lagemanöver (linke horizontale Seitenlage) erleichtern den Austausch von Luft und Flüssigkeit im Duodenum, so daß danach eine zuverlässige Diagnostik möglich wird.

Ein Pneumoperitoneum kommt dann zustande, wenn aufgrund von Erosionen im Magen oder im Duodenum eine Perforation erfolgt. Sie führt dazu, daß der Magen und das präatretische Duodenum kollabieren und dann pathognomonische Röntgensymptome einer Atresie fehlen.

Eine orale Kontrastmittelgabe ist kontraindiziert aufgrund einer möglichen Aspiration. Dagegen wird von chirurgischer Seite ein Kolonkontrasteinlauf zur präoperativen Beurteilung der Gesamtsituation als sinnvoll angesehen, da sich so die Position des Zökumpols klären läßt. Zusätzlich kann eine Drehstörung (existiert in etwa 20%) mit Bridenbildung oder gar ein Volvulus als Ursache des Duodenalverschlusses ausgeschlossen werden.

Multiple Atresien bereiten der Röntgendiagnostik oft unüberwindliche Schwierigkeiten, weil man jeweils nur die proximale Obstruktion nachweisen kann. Selbst intraoperativ werden gelegentlich multiple Verschlüsse übersehen.

Die Röntgenaufnahme der Thoraxorgane (Aspirationspneumonie, Herzfehler, Wirbelsäulenanomalien) verschafft dem Kliniker eine größere Sicherheit für die anstehende Operation.

3.3 Duodenalstenosen

Allgemeines, Klinik: Ihr Erscheinungsbild ist morphologisch und klinisch uneinheitlich. Sie lassen sich pathologisch-anatomisch in *innere, äußere* und *kombinierte* Formen unterteilen. Die klinischen Leitsymptome, nämlich Erbrechen und evtl. eine Dystrophie, sind unterschiedlich stark ausgeprägt. Allerdings kann schon während der ersten Lebenstage heftiges und sogar unstillbares Erbrechen auftreten. In manchen Fällen gibt es symptomarme oder gar symptomfreie Perioden mit einer ausreichenden Gewichtszunahme, so daß die Diagnose erst während des späten Säuglingsalters oder gar erst bei Klein- und Schulkindern gestellt wird.

Innere Stenosen: Es kann ein *tubuläres enges Segment* vorliegen oder eine *ringförmige Enge* vorhanden sein. Gelegentlich findet sich auch ein *fibröser, bzw. mehr knorpeliger Ring,* der dann einen Teil der Darmwand darstellt. Weil eine derartige Enge nicht mitwächst, nimmt die Stenosewirkung allmählich zu. Manchmal zeigt sich eine *diaphragmaähnliche Membran* mit zentraler oder exzentrischer Öffnung, gelegentlich auch mit mehreren Öffnungen. Das jeweilige anatomische Substrat solcher partieller innerer Obstruktionen läßt sich jedoch oft erst während der Operation nach der Eröffnung des Darmlumens erkennen.

Äußere Stenosen: Man findet sie etwas häufiger als innere Obstruktionen. Sie lokalisieren sich meist in das untere Duodenum oder in die Nähe der Flexura duodenojejunalis. Ihre anatomische Grundsituation ist variabel. Milde Formen werden oft nur zufällig vom Pathologen entdeckt.

Eine *Malrotation* spielt bei der Entwicklung äußerer inkompletter Verschlüsse die wichtigste Rolle. In solchen Fällen haben weder das Zäkum, noch das Colon ascendens gegen Ende der fetalen Darmdrehung ihre normale Position erreicht und sind an atypischen Orten festgewachsen. Die Anheftung erfolgt durch derbe fibröse Bänder (*Briden*), die über das Duodenum zur Mesenterialwurzel ziehen und durch eine Kompression das Darmlumen einengen. Die Malrotation läßt sich an einer abnormen Kürze der Duodenalschleife mit einer atypisch gelegenen Flexur (zu weit kaudal, meist rechts der Wirbelsäule) und an einer atypischen Lage der obersten Dünndarmschlingen im rechten Oberbauch erkennen. Hinzu kommen ein medial und hoch gelegener Zäkumpol oder ein medial oder gar links der Wirbelsäule liegendes Colon ascendens.

Auch die *Nonrotation* führt häufig zu einer Stenosierung des Duodenums, falls periduodenale Briden das Darmlumen von außen her einengen. Solch eine fehlerhafte mesenteriale Fixation, verbunden mit verschiedenen Graden und Formen einer Drehstörung, kann eine Torsion begünstigen und damit zum Volvulus führen.

Umschriebene Einengungen des Duodenallumens können auch ohne die Existenz einer Lageanomalie oder einer echten Stenose vorkommen. Hierzu gehören Beobachtungen, daß gelegentlich ein besonders straffes oder kurzes Treitzsches Band eine Enge an der Flexura duodenojejunalis verursacht.

Atypische Gefäße in Form von Venenringen, besonders aber eine *präduodenal gelegene Pfortader,* können Auswirkungen auf das Duodenallumen und auf die freie Passage haben. Solch eine fehlerhaft verlaufende Pfortader imprimiert das Duodenum von vorn und bereitet bei operativen Eingriffen in dieser Region erhebliche Schwierigkeiten. Allerdings sind die Auswirkungen dieses großen Gefäßes als Ursache einer Passagestörung auch bezweifelt worden mit dem Argument, daß eine so dünnwandige Vene mit niedrigem Innendruck wohl kaum das Duodenallumen nennenswert komprimieren könne.

Eine präduodenal gelegene V. portae wird heute meist als Teil einer komplexen Duodenalmißbildung aufgefaßt, weil man sie oft in Verbindung mit angeborenen Stenosen vorfindet.

Intermittierende Formen der Duodenalstenose bereiten diagnostisch große Schwierigkeiten, ganz gleich, ob es sich dabei um eine Membran mit kleiner Öffnung, eine Strangulation durch Briden oder um einen lockeren Volvulus handelt. Bei diesen Kindern sind Röntgenuntersuchungen möglichst während der Brechattacken vorzunehmen, weil man nur dann die Obstruktion sichtbar machen kann.

Die *Kombination innerer und äußerer Formen* der Duodenalstenose soll etwa 10–16% aller Fälle betreffen.

BILDGEBENDE DIAGNOSTIK

Ultraschall: Wenn sich im erweiterten prästenotischen Duodenum keine Flüssigkeit angesammelt hat, sollte eine vorsichtige Ingestion erfolgen. Nach dieser Prozedur und bei richtiger Lagerung läßt sich die Region der Stenose und evtl. eine Strömung durch die umschriebene Einengung nachweisen (Farbdopplersonographie).

Röntgendiagnostik: Ihre Aufgabe ist es, die Obstruktion exakt zu lokalisieren sowie deren Form und ihre Auswirkungen abzuschätzen. Die Untersuchung soll mit einer Nativaufnahme in aufrechter Position begonnen und mit einer Kontrastmittelpassage fortgesetzt werden. Nur mit diesem kombinierten Verfahren kann man die vielfältigen pathologisch-anatomischen Grundlagen der Anomalie aufdecken und häufig auch den Typus der Obstruktion bestimmen.

Die *Nativaufnahme* ist nur bei so hochgradigen Stenosen diagnostisch ergiebig, die auch die Luftpassage beeinträchtigen. In solchen Fällen zeigt sich ein dilatiertes oberes Duodenum und eine reduzierte Luftmenge im Dünn- und Dickdarm.

Oral verabreichtes Kontrastmittel ist für den direkten Nachweis einer Stenose und ihrer Auswirkungen auf die Passage unerläßlich. Es genügt die Applikation einer geringen Menge, deren Reste nach Beendigung der Untersuchung wieder aus dem Magen abgesaugt werden sollen. Wichtig ist ein kombiniertes Durchleuchtungs- und Aufnahmeverfahren, um die Enge bei optimaler Füllung und bei guter Freiprojektion sowie den ganzen Duodenalverlauf im Bilde festzuhalten. Der Magen ist meist unauffällig, aber der Pylorus klafft weit, so daß häufig eine unbehinderte Kontrastmittelbewegung in beiden Richtungen erfolgt. Die prästenotische Duodenalerweiterung entspricht dem Grade der Stenose und korreliert auch gut mit der Intensität der klinischen Symptome. Die erweiterte Duo-

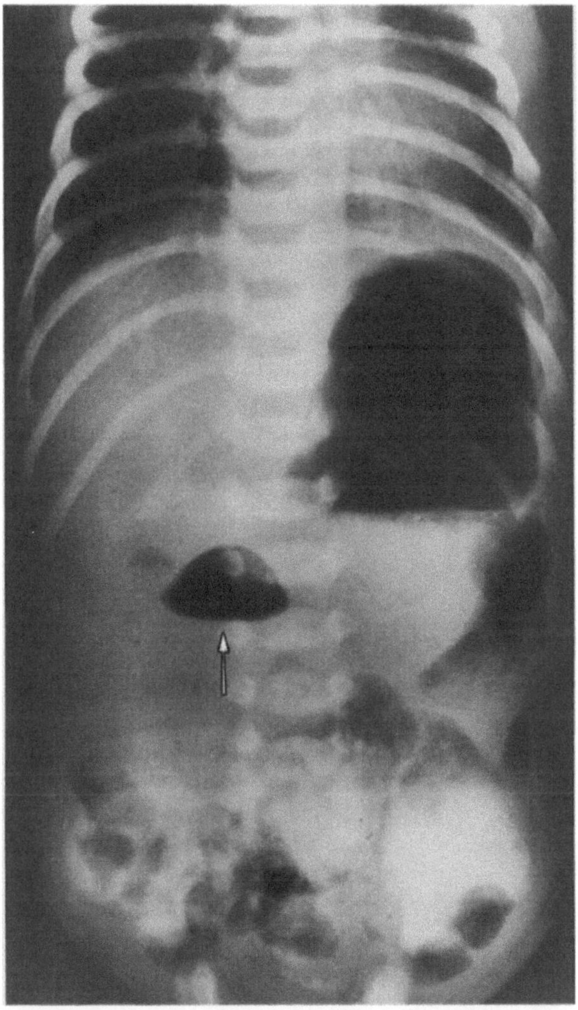

9

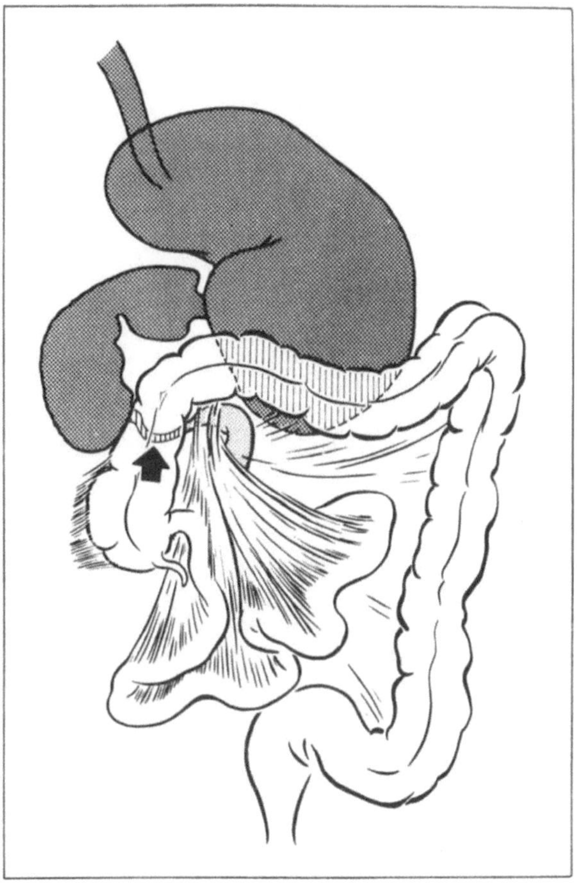

11

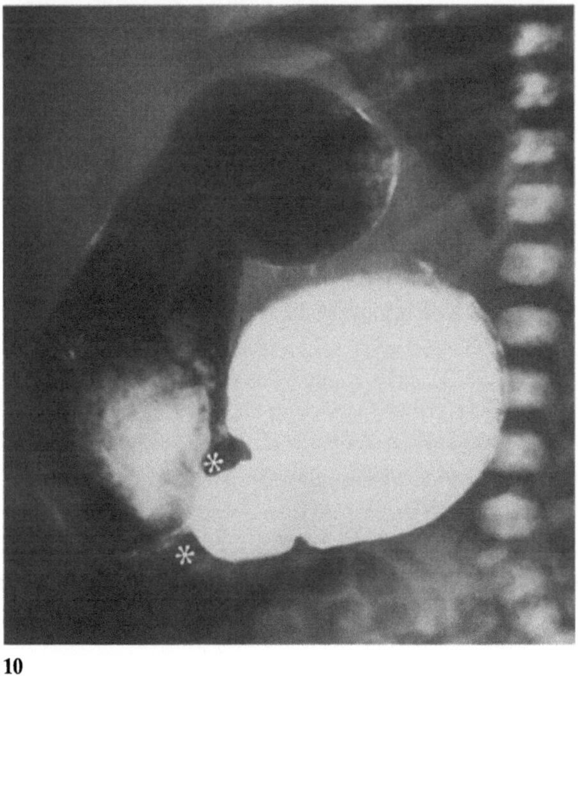

10

Abb. 9. Angeborene innere Duodenalstenose. 5 Tage altes Neugeborenes. Aufnahme in aufrechter Position. Große Luftblase mit Flüssigkeitsspiegel im Magen, kleinere Luftblase mit Flüssigkeitsspiegel im Duodenum (*Pfeil*), ohne daß sich das wahre Kaliber der prästenotisch stark erweiterten Duodenalportion erkennen läßt. Der Dünndarm und der Dickdarm enthalten nur sehr wenig Luft

Abb. 10. Angeborene innere Duodenalstenose. Dasselbe Kind wie in Abb. 9. Erst nach Kontrastmittelgabe und einer Aufnahme in horizontaler rechter Seitenlage läßt sich die ungewöhnliche Weite des prästenotisch dilatierten Duodenums erkennen. Ausgesprochene Hyperperistaltik mit ständigem Reflux durch den klaffenden Pylorus (**). Sektion: Hochgradige innere Duodenalstenose mit stricknadeldickem Lumen

Abb. 11. Angeborene äußere Duodenalstenose bei Malrotation. Anheftung des unvollständig gewanderten und inkomplett deszendierten Zäkumpols nahe der Mesenterialwurzel durch dicke Briden. Sie komprimieren die Pars inferior. Erhebliche prästenotische Dilatation. (Aus Lassrich u. Prévôt [10])

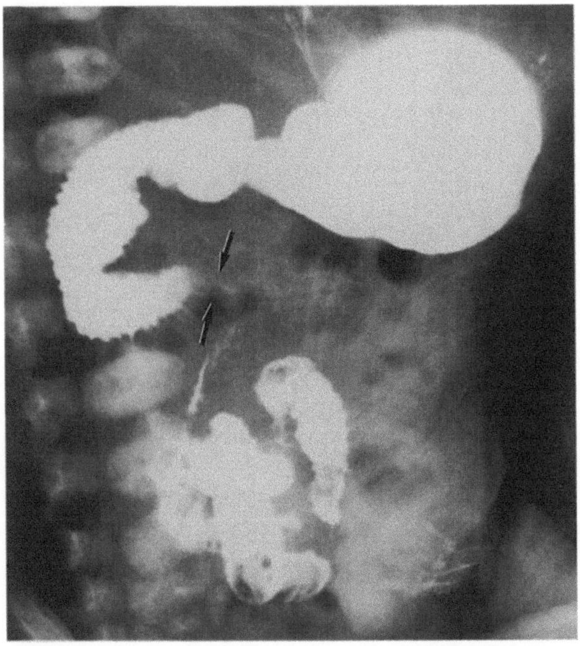

12

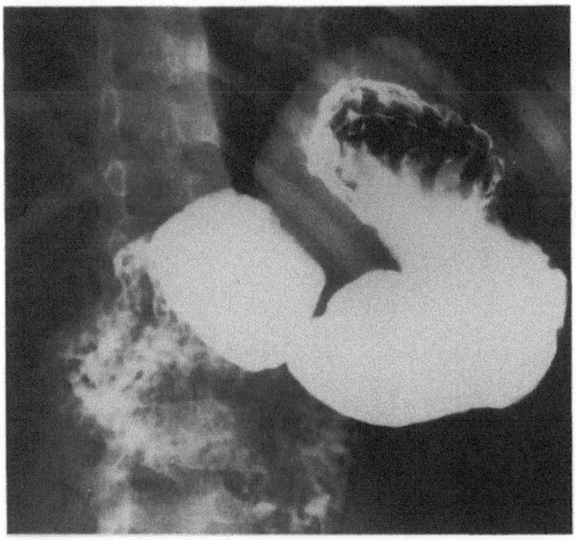

13

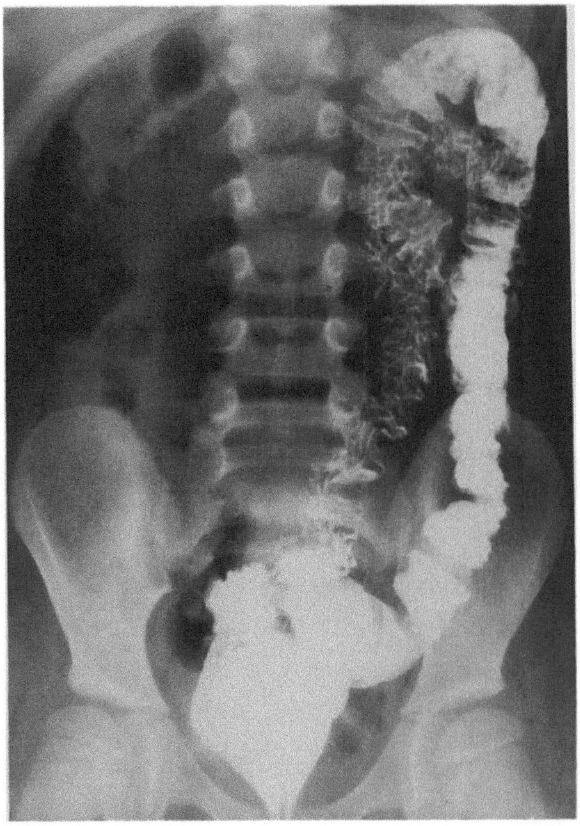

14

Abb. 12. Angeborene äußere Duodenalstenose (Malrotation). 8 Tage altes Neugeborenes. Der Operationssitus entsprach dem Schema Abb. 11. Klaffender Pylorus. Prästenotisch dilatiertes Duodenum infolge einer Einengung durch Briden (*Pfeile*). Spärliche Füllung des oberen Dünndarms

Abb. 13. Angeborene Duodenalstenose bei Nonrotation. 5jähriges Kind, gelegentlich Erbrechen. Stark erweiterter und prall gefüllter Bulbus duodeni mit erheblicher Stenose am Bulbusausgang. Rechtslage des Dünndarms, der sich nur spärlich und verlangsamt füllt

Abb. 14. Nonrotation mit Duodenalstenose. Dasselbe Kind wie in Abb. 13. Typische Linksposition des gesamten Dickdarms. Luftgefüllte Dünndarmschlingen sind nur innerhalb der rechten Bauchhälfte zu finden

denalportion füllt sich prall auf, ist glattwandig und zeigt eine lebhafte Widerstandsperistaltik, während der jenseits der Stenose gelegene Anteil sich nur spärlich und verzögert mit Kontrastmittel füllt.

Mit einem *Kontrasteinlauf* (er kann unmittelbar nach der Erstuntersuchung durchgeführt werden, läßt sich eine Lageanomalie des Dickdarms, besonders des Zäkumpols mit ihren Auswirkungen auf das Duodenallumen aufdecken. Aber auch die Aufnahme 24 Std. nach oraler Kontrastmittelgabe ermöglicht noch eine einwandfreie Positionsbeurteilung des Kolons. (Abb. 9–14).

Die *kombinierte Anwendung* eines negativen (orale Luft) und eines positiven Kontrastmittels (rektales Barium) läßt am schonendsten einen akuten Duodenalverschluß (z. B. durch einen Volvulus) erkennen und differenzieren.

Als Sonderform einer Duodenalstenose ist die Einengung zu erwähnen, die im *Gefolge einer Bestrahlung der Nierenregion* bei Malignomen auftreten kann. Die Anamnese weist dann den Weg für eine richtige Zuordnung solcher Engen.

3.4 Pancreas anulare

Allgemeines und Klinik: Aufgrund einer fehlerhaften Pankreasentwicklung kann sich Drüsengewebe des Pankreaskopfes ringförmig um das Duodenum legen. Die Fehlbildung beruht offenbar auf einer mangelhaften oder gar ausgebliebenen Rückbildung der ventralen Pankreasanlage. Während der Darmdrehung kommt dann eine zirkuläre Duodenaleinschnürung zustande. Von MERELL u. RAFFENSPERGER [11] wurde aufgrund eigener Beobachtungen an 24 Kindern die Ansicht vertreten, daß zwar ein ringförmiges Pankreas das Duodenum von außen einschnüren kann, eine derartige Anomalie jedoch häufig gemeinsam mit einer *inneren Duodenalstenose* oder gar mit einer *Duodenalatresie* vorkommt und sich Pankreasgewebe mit der Wandmuskulatur des Duodenums mischt. Das Pancreas anulare wird dabei nur als *ein Faktor* der Obstruktion angesehen oder kommt überhaupt erst aufgrund einer Entwicklungsstörung des Duodenums zustande, die letztlich in einer Stenose oder in einer Atresie endet. Diese besondere Form läßt sich als eine *komplexe Mißbildung* sowohl des Pankreas, als auch des Duodenums auffassen.

Die Anomalie ist dann erst klinisch bedeutungsvoll, wenn das Duodenallumen (graduell unterschiedlich) eingeengt wird. Meist umgreift ein Teil des Pankreaskopfes das obere Drittel der Pars descendens und komprimiert sie von lateral her. Aber die Ringbildung ist häufig nicht vollständig. Auch der Pylorus und der Bulbus duodeni oder sogar die 3. Duodenalportion können durch solches Pankreasgewebe verengt und deformiert werden. Meist münden der Ductus choledochus und der Ductus pancreaticus unterhalb der Einschnürung. Die variablen Mündungsverhältnisse dieser Gangsysteme sind durch sorgfältige Untersuchungen anatomischer Präparate bekannt geworden [13]. Manchmal wird aber auch die Mündung des Ductus choledochus in die Mißbildung einbezogen, so daß ein Ikterus oder eine Pankreatitis drohen. Unterhalb des Pancreas anulare ist das Duodenum gelegentlich zwiebelförmig aufgetrieben. Häufig sind zusätzliche Anomalien (Herz, Ösophagus, Down-Syndrom) vorhanden.

Als Komplikationen der Passagebehinderung resultieren manchmal Schleimhautödeme, oberflächliche Ulzerationen oder gar Ulkusbildungen. Ein Pancreas anulare wird bei Neugeborenen und Säuglingen differentialdiagnostisch immer zu erwägen sein, wenn Symptome einer kompletten oder inkompletten Duodenalobstruktion vorliegen.

BILDGEBENDE DIAGNOSTIK

Ultraschall: Mit dieser Methode ist der Nachweis von Pankreasgewebe vor und hinter der Pars descendens duodeni mit Hilfe von Querschnitten möglich. Nützlich für die Diagnostik ist die Untersuchung vor und nach Flüssigkeitszufuhr, da auf diese Weise die anatomische Situation verdeutlicht wird.

Röntgendiagnostik: Im Falle einer kompletten Obstruktion zeigt sich im Nativbild eine doppelte Luftblase wie bei einer Duodenalatresie. Es kann aber auch eine Pylorusatresie vorgetäuscht werden, falls die Luftpassage schon am Magenausgang blockiert wird. Mildere Formen verursachen lediglich das Bild einer Duodenalstenose. Sie wird oft zufällig entdeckt, weil sie symptomlos oder symptomarm bleibt. Ein Pancreas anulare läßt sich dann vermuten, wenn sich während der Kontrastmitteluntersuchung in der Pars descendens eine glattrandige Einengung zeigt, deren anatomisches Substrat wie ein Tumor imponiert und wenige Millimeter bis zu 4 cm lang ist (Abb. 15–17).

Die direkte präoperative Diagnose gelingt zuweilen mit Hilfe der ERP mit dem Vorteil, zusätzlich Aufschluß über die Mündungsverhältnisse des Ductus pancreaticus zu erhalten.

3.5 Duplikaturen

Allgemeines und Klinik: Es handelt sich um relativ seltene extramuköse bzw. intramural gelegene Gebilde, die gewöhnlich an der mesenterialen Seite liegen und nur ausnahmsweise eine Verbindung mit dem Darmlumen aufweisen. Ihre Entwicklung verläuft im Duodenalbereich in gleicher Weise wie in den anderen Abschnitten des Magendarmtraktes. Wenn bei Duplikaturen eine offene Kommunikation zum Darmlumen fehlt, wachsen sie zu zystischen oder mehr tubulären Formationen heran, die dem Darmlumen anliegen. Gelegentlich reichen sie sogar durch eine Zwerchfelllücke bis in das mittlere oder hintere Mediastinum. Ihre innere Auskleidung enthält sezernierendes Darmepithel, aber nicht ausschließlich Schleimhaut des Duodenums. Manchmal findet man auch Inseln von Magenschleimhaut.

Das klinische Bild einer Duplikatur beruht auf Kompressions- und Verdrängungssymptomen, die aufgrund der Größenzunahme während des ersten Lebensjahres auftreten. Man findet demnach einen

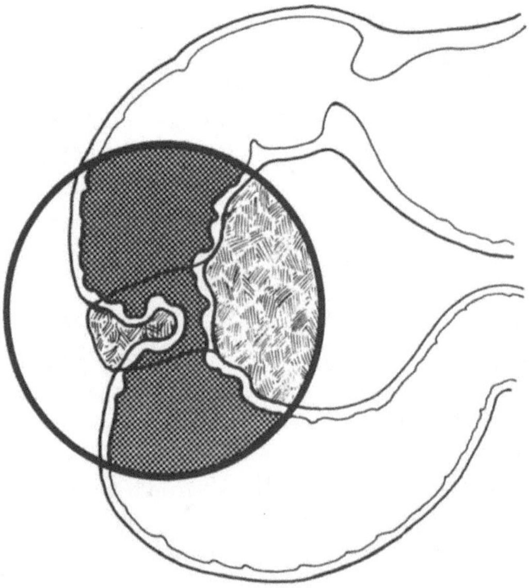

15

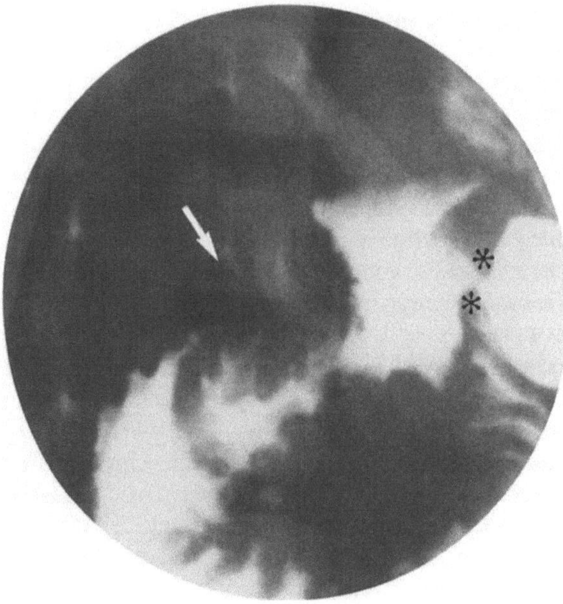

17

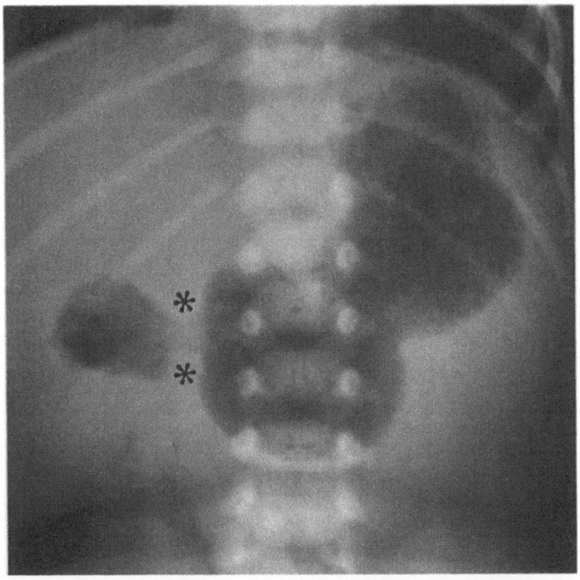

16

Abb. 15. Pancreas anulare. Die schematische Darstellung entspricht einer Zielaufnahme des Duodenum descendens mit einem operativ verifizierten Befund. Der Pankreaskopf umgreift ringförmig das absteigende Duodenum und engt das Lumen erheblich ein. (Aus LASSRICH u. PRÉVÔT [10])

Abb. 16. Pancreas anulare. Neugeborenes mit unstillbarem Erbrechen. Nativaufnahme im Liegen. Luftgefüllter Magen, klaffender Pylorus (**), weites luftgefülltes oberes Duodenum. Komplette Obstruktion im absteigenden Duodenum. Keine Luft im Dünndarm und im Dickdarm. Operativ: vollständiger Duodenalverschluß durch Pancreas anulare

Abb. 17. Pancreas anulare, 1 1/2jähriges Kind. Seit der Geburt immer wieder Erbrechen, aber befriedigendes Gedeihen. Zielaufnahme des Duodenums, dessen absteigende Portion von Pankreasgewebe turmorähnlich umschlossen und eingeengt wird (*Pfeil*). **Pylorus

palpablen Tumor sowie Erbrechen infolge einer Einengung des Duodenallumens oder des Magenausgangs. Falls eine offene Verbindung zum Darmlumen besteht und eine Ulkusbildung in der ektopischen Magenschleimhaut zustandekommt, resultieren eine Hämatemesis und eine Meläna [3].

BILDGEBENDE DIAGNOSTIK

Ultraschall: Die Duplikationszysten imponieren als zystische Tumoren, deren Echointensität richtet sich nach dem Inhalt. Solche Raumforderungen führen in Abhängigkeit von ihrer Größe zu einer unterschiedlichen Einengung des Darmlumens.

Röntgendiagnostik: Sobald Duplikationen ein gewisses Volumen erreicht haben, findet sich im Nativbild ein weichteildichter homogener Tumorschatten mit einer Verlagerung der luftgefüllten Nachbarorgane.

Nur bei einer offenen Verbindung mit dem Darmlumen kann auch Luft in den dann relativ kleinen Hohlraum eindringen.

Untersuchungen mit Kontrastmittel zeigen ein nach oben und nach lateral verdrängtes Duodenum, das durch dieses zystische Gebilde aufgeweitet wird. Damit läßt sich eine Duplikatur genauer lokalisieren, vor allem kann man auch ihre Kompressionswirkung und die Passagestörung erkennen, wofür die Lage der Anomalie entscheidender ist, als deren Größe. Auch kleine, im Nativbild nicht sichtbare Duplikaturen lassen sich durch ihre Pelottenwirkung gelegentlich noch nachweisen.

Differentialdiagnostisch sind Mesenterialzysten abzugrenzen, die manchmal Kalkeinlagerungen in ihrer Wand aufweisen, sich aber nie mit Kontrastmittel füllen lassen. Zysten des Omentum liegen anterior zum Darm, Choledochuszysten oder Choledochozelen verursachen intermittierend Gelbsucht und acholische Stühle.

3.6 Divertikel

Allgemeines und Klinik: Angeborene Divertikel entstehen offenbar in derselben Weise wie in anderen Abschnitten des Magen-Darm-Traktes. Man findet sie meist auf der antimesenterialen Seite, wo sie von kleinen Epithelknospen aus ungefähr zum Ende des 2. Embryonalmonats mit ihrer Aussprossung beginnen, aber während der weiteren Darmentwicklung meist wieder verschwinden. Hält die Weiterentwicklung an, so kann aus einem sich differenzierenden Epithelhaufen ein Divertikel entstehen. Manchmal penetriert ein solches Gebilde die Muskellagen des Duodenums und lokalisiert sich dann lateral der Duodenalwand.

Die Wand des Divertikels wird lediglich aus Mukosa und Serosa gebildet, zwischen die sich eine dünne Muscularis mucosae schiebt. Einige spärliche longitudinale Muskelfasern können die Wand verstärken.

Als Symptome sind Schmerzen, ein Völlegefühl, Erbrechen und eine Meläna bekannt geworden, falls durch Retention und Entzündungen flache Ulzerationen zustandekommen.

Röntgendiagnostik: Intramurale Divertikel lassen sich nur dann erkennen, wenn sie sich mit Kontrastmittel füllen und Kontrastmittel retinieren. Je nach ihrer Größe und Form wölben sie sich mehr oder weniger in das Duodenallumen, können es einengen oder verlagern. Die Größe der Divertikel wechselt gelegentlich durch deren Eigenperistaltik. Auch im Bulbus duodeni sind Divertikel von Linsen- bis Bohnengröße beobachtet worden, deren Differentialdiagnose gegenüber penetrierenden Geschwüren nicht immer leicht ist.

Die Entleerung eines Divertikels erfolgt häufig langsamer als die des übrigen Duodenums. Oft überdauert die Divertikelfüllung auch die Entleerung des Magens, so daß ein entsprehendes Kontrastmitteldepot für einige Zeit sichtbar bleibt. Störungen der Pankreasfunktion und des Galleabflusses können dann zustandekommen, wenn sich das Divertikel in unmittelbarer Nähe der Einmündungsstelle des Ductus choledochus bzw. des Ductus pancreaticus befindet und sie beeinträchtigt. Sogar ein Reflux von Kontrastmittel in das Gangsystem ist möglich (Abb. 18, 19).

4 Erkrankungen

4.1 Erworbene Form- und Lageveränderungen

Die Position des Duodenums sowie dessen Form, Füllung und Entleerung werden durch Veränderun-

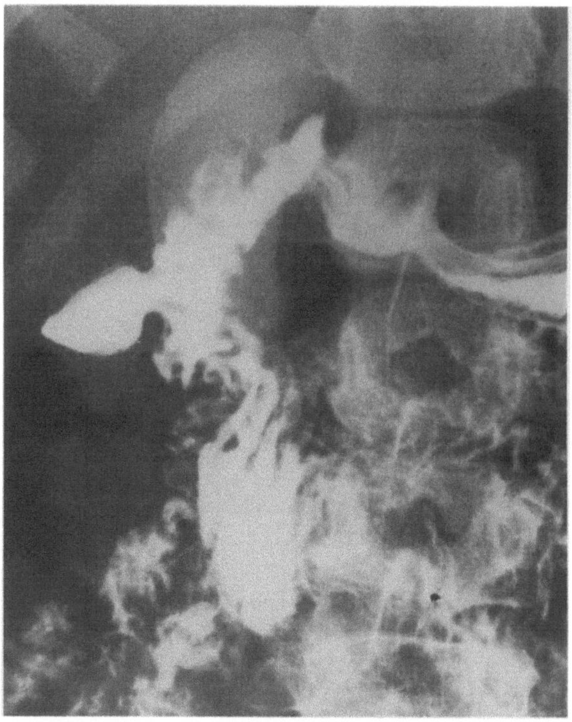

Abb. 18. Angeborenes Duodenaldivertikel. 7jähriges Kind, gelegentlich Erbrechen. An der lateralen Seite der Pars descendens gelegenes Divertikel. Es zeigt eine lebhafte peristaltische Aktivität. Cholangiographisch fand sich keine Beeinträchtigung der Gallenblase und der Gallenwege

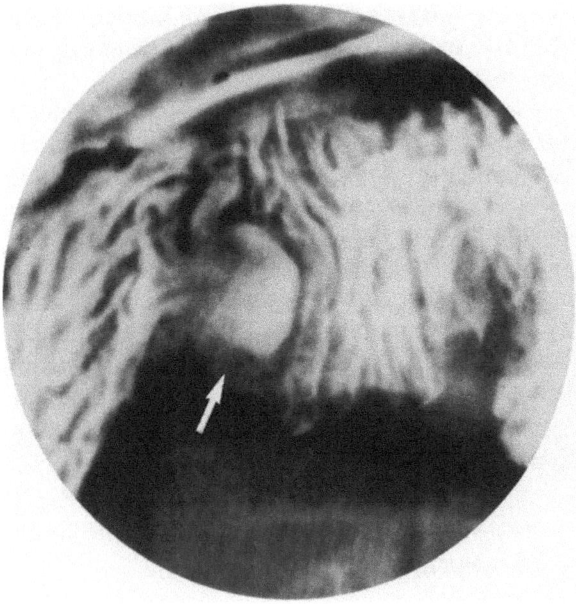

19

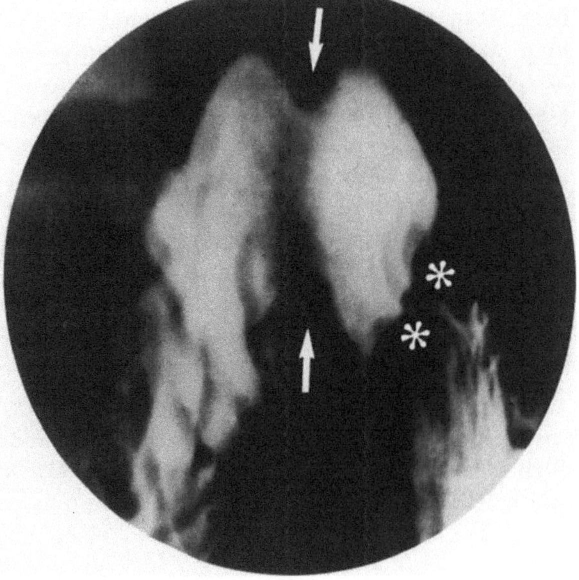

21

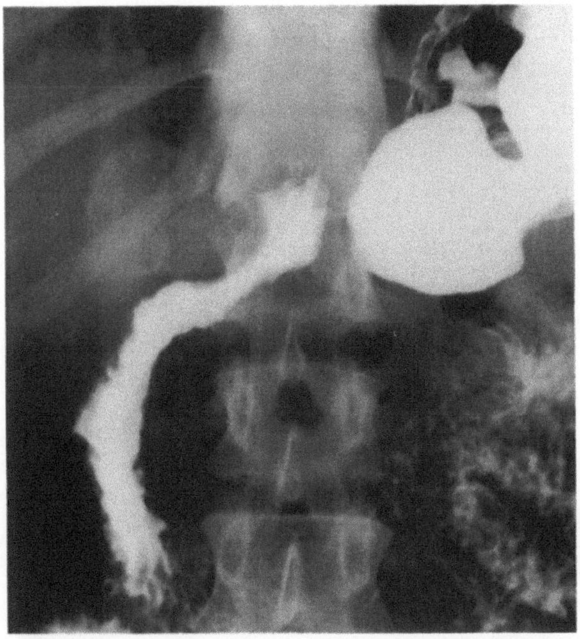

20

Abb. 19. Intramurales Divertikel. 11jähriges Kind, gelegentlich Erbrechen. Zielaufnahme des Duodenum ascendens, das nahe der Flexura duodenojejunalis ein haselnußgroßes Divertikel mit deutlich sichtbarem Hals aufweist (*Pfeil*)

Abb. 20. Gallenblasenimpression am Bulbus duodeni. 14jähriges Kind. Gallenblasenfüllung nach oraler Cholezystographie. Flachbogige Impression des Bulbus duodeni durch die anliegende Gallenblase (Normalbefund)

Abb. 21. Choledochusimpression am Bulbus duodeni. 12jähriges Kind. Zielaufnahme mit Darstellung im ersten schrägen Durchmesser. Rinnenförmige Impression der Bulbusmitte (*Pfeile*) durch den dorsal gelegenen Ductus choledochus. **Pyloruskanal

gen und Erkrankungen der Nachbarorgane oft in typischer Weise beeinflußt.

Eine *vergrößerte Gallenblase* kann eine flache Impression der Bulbusvorderwand herbeiführen und die Pars superior verlagern (Abb. 20).

Der *Ductus choledochus* legt sich dem Bulbus an und vermag eine rinnenförmige Impression der Bulbusmitte oder an der Bulbusspitze, bzw. dem oberen Duodenalknie hervorzurufen, besonders dann, wenn eine Erweiterung des Gallengangs oder eine Atonie des Bulbus vorliegen (Abb. 21). Ausgeprägte Verlagerungen finden sich bei schweren Gallengangsanomalien, wie z.B. einer großen *Choledochuszyste.*

Die *paraportalen Venen* sind normalerweise so dünn, daß sie weder bei Kontrastmitteluntersu-

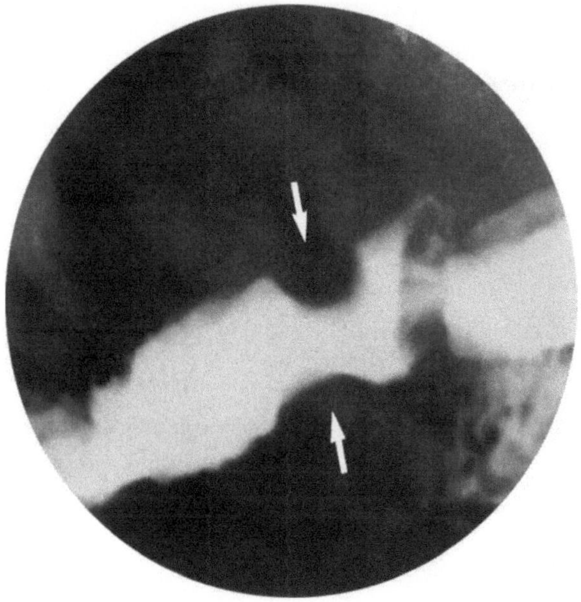

22

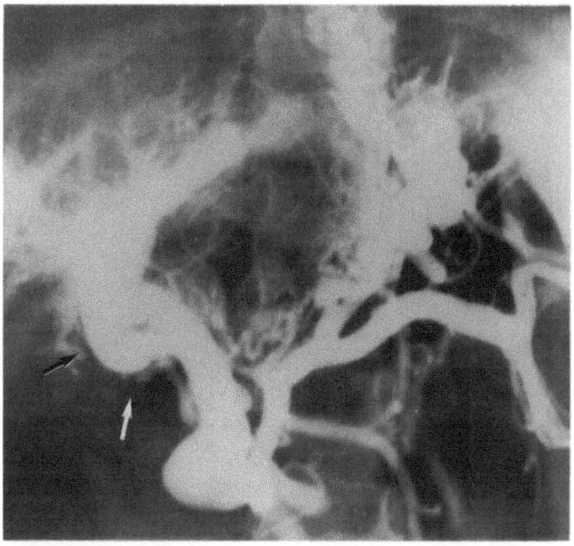

23

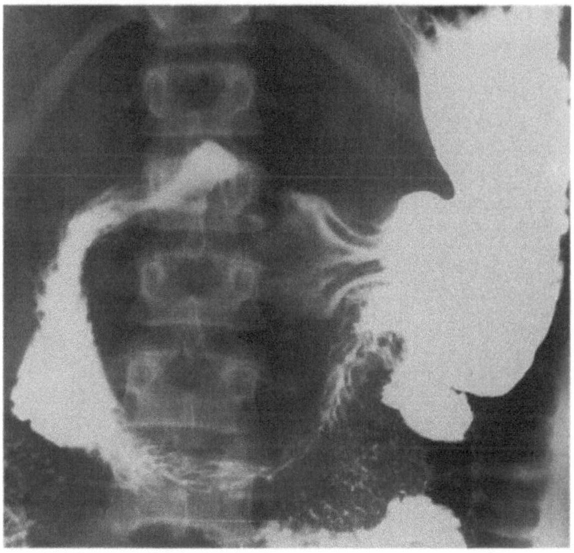

24

Abb. 22. Sog. „Bulbusvarizen“. 4jähriges Kind mit einer Hämatemesis und einer Milzvergrößerung. Großkalibrige Gefäßimpressionen (*Pfeile*) des Bulbus duodeni durch stark erweiterte paraportale Venen bei portaler Hypertension mit prähepatischer Blockade

Abb. 23. Portale Hypertension mit Ösophagus-, Magen- und „Bulbusvarizen“. Dasselbe Kind wie in Abb. 22. Ausgedehnte Varizenbildung im distalen Ösophagus und im Magenfornix. Die breiten paraportalen Venen (*Pfeile*) ermöglichen den Kontrastmittelabstrom zur Leberpforte und verursachen die bogenförmigen Impressionen am Duodenum bei extrahepatischer Blockade

Abb. 24. Duodenalverlagerung durch Lymphosarkommetastasen. 13jähriges Kind. Impression des Antrums mit Kranialverlagerung. Der ganze Duodenalbogen ist durch retroperitoneale Metastasen ausgeweitet, so daß röntgenologisch das Bild eines Pankreastumors zustande kommt

chungen des Duodenums noch bei Angiographien sichtbar werden. Diese venösen Gefäße erweitern sich aber bei einer prähepatischen Obstruktion der Pfortader (Thrombose, Mißbildung) erheblich und ziehen dann als hepatopetale Kollateralen zur Leberpforte. Bei starker Dilatation verlaufen sie dann als geschlängelte, plexusartig miteinander verbundene breite Venen um das Duodenum und können als sog. „Bulbusvarizen“ im Röntgenbild des Bulbus und des oberen Duodenums indirekt nachweisbar werden. Sie imprimieren die Duodenalwand in charakteristischer Weise, so daß eine bogige bzw. stark wellige Wandkontur entsteht. Bei einer portalen Hypertension gelten sie als Hinweis für die Existenz einer *extrahepatischen Blockade* (häufigste Form bei Kindern) (Abb. 22, 23).

Sobald *retroperitoneal gelegene Tumoren* oder *Metastasen* in den peripankreatischen Lymphknoten eine gewisse Größe erreicht haben, verändern sie den Duodenalverlauf. Liegen sie links, so wird die Flexura duodenojejunalis, liegen sie mehr rechts, so wird der absteigende Duodenalschenkel verlagert und das Lumen entsprechend eingeengt (Abb. 24, 25).

Vergrößerungen des *rechten oberen Nierenpols* sowie der *Nebennieren* (Blutungen) haben eine ähnliche Wirkung auf den Duodenalverlauf. Eine durch schwere Hydronephrose veränderte *Niere*

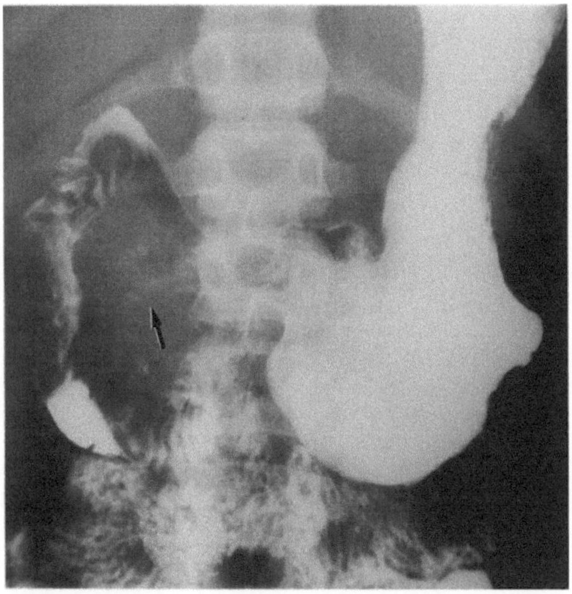

25

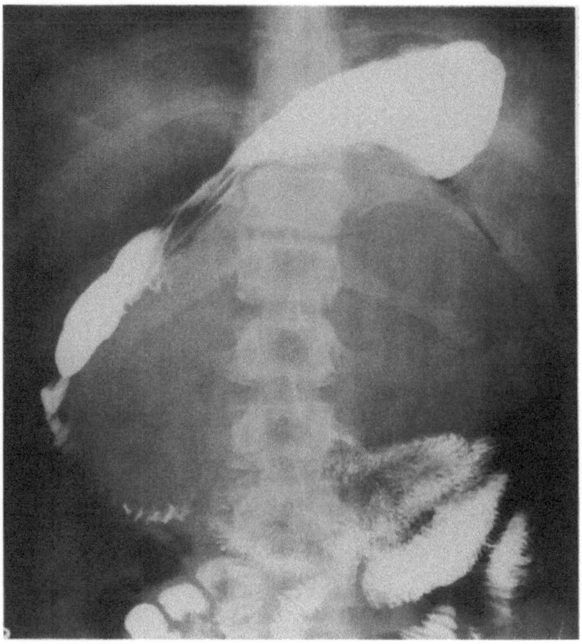

26

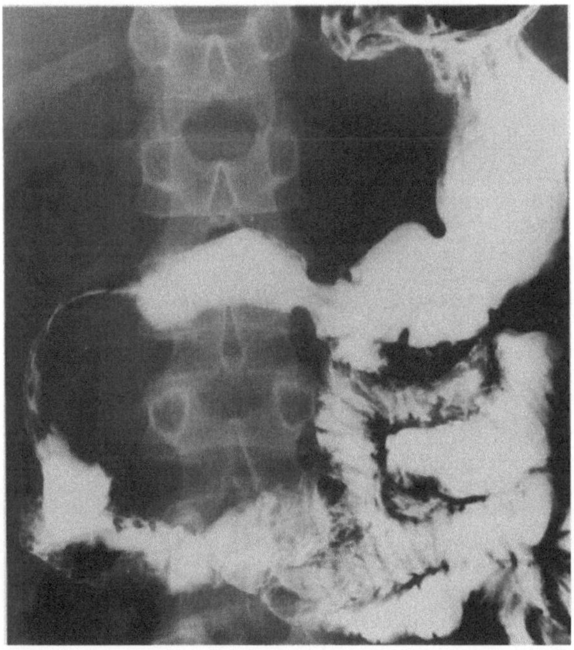

27

Abb. 25. Ausweitung des Duodenalbogens durch große Lymphknoten. 14jähriges Kind mit M. Hodgkin. Untersuchung 10 Tage nach einer Lymphographie. Die stark vergrößerten peripankreatischen Lymphknoten enthalten noch Kontrastmittelreste (*Pfeil*) und weiten den Duodenalbogen deutlich aus

Abb. 26. Posttraumatische Pankreaszyste im Kopfgebiet. 14jähriges Kind. Vor 4 Jahren stumpfes Bauchtrauma. Die Zunahme des Bauchumfangs erfolgte erst innerhalb der letzten 6 Monate. Magenkörper und Antrum sind stark angehoben, ausgespannt und eingeengt. Riesige Erweiterung der Duodenalschleife. Der Dünndarm ist nach kaudal verdrängt. Operativ bestätigt

Abb. 27. Duodenalveränderung bei chronisch-rezidivierender Pankreatitis. 10jähriges Kind, das mehrere Schübe einer Pankreatitis durchgemacht hatte. Deutliche Ausweitung des ganzen Duodenalbogens durch den tumorartig vergrößerten Pankreaskopf

verdrängt das Duodenum sowohl nach ventral als auch gelegentlich nach links oder rechts.

Veränderungen im Pankreasbereich durch angeborene oder posttraumatische Pankreaszysten, eine Vergrößerung des eigentlichen Drüsenkörpers, eine Verdickung, Infiltration oder Blutung in den Mesenterialansatz haben eine Aufbiegung des ganzen Duodenums oder eine Depression der Flexura duodenojejunalis zur Folge (Abb. 26–28).

BILDGEBENDE DIAGNOSTIK

Ultraschall: Durch die Sonographie ist zwar nicht der Verlauf des Duodenums zu klären, wohl aber sind Raumforderungen in dieser Region nachweisbar, die eine Lageänderung des Duodenums zur Folge haben. In einzelnen Fällen ist für die Diagnostik der Einsatz weiterer Verfahren wie Farbdopplersonographie, Computertomographie oder eine Splenoportographie notwendig.

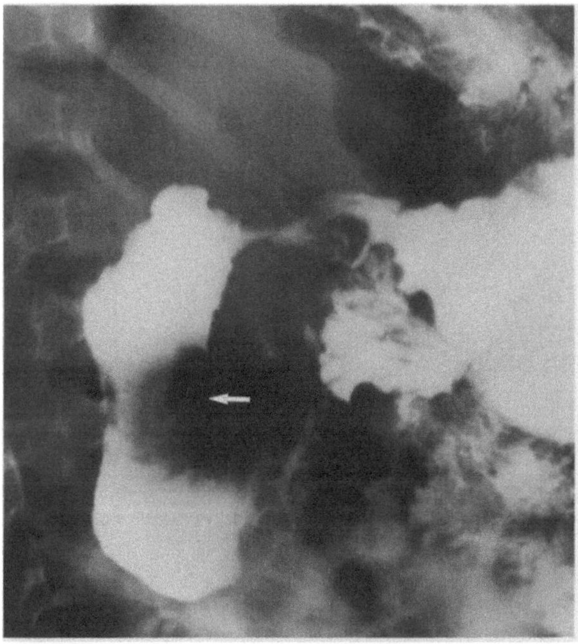

Abb. 28. Akute Pankreatitis. 4jähriges Kind. Postoperative Komplikation nach der Übernähung eines stark blutenden Ulcus duodeni. Impression des atonischen Duodenum descendens durch einen erheblich vergrößerten Pankreaskopf (*Pfeil*)

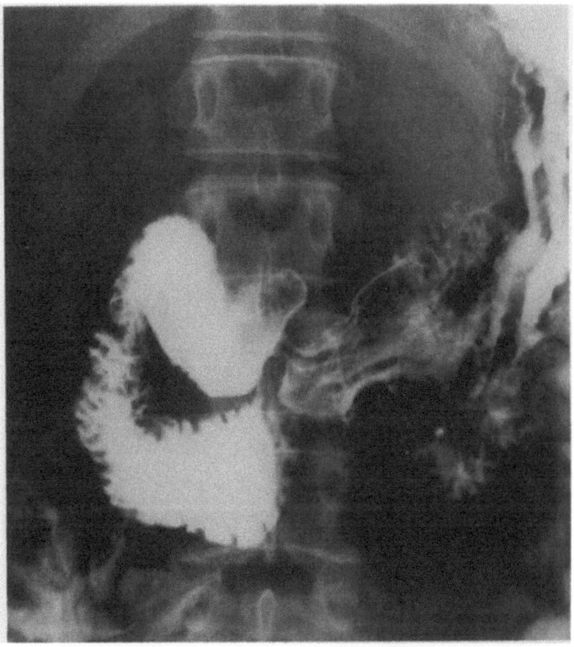

Abb. 29. Aortomesenteriale Duodenalkompression. 16jähriges Mädchen mit starker Abmagerung, Völlegefühl und Brechattacken nach den Mahlzeiten. Aufnahme in Rückenlage. Das Kontrastmittel staut sich an der Gefäßkreuzung und weitet das untere Duodenalknie und den Bulbus deutlich auf. Lebhafte Pendelperistaltik

Röntgendiagnostik: Ihre Aufgabe besteht darin, Form-, Lage- und Reliefveränderungen zu definieren und evtl. eine Beeinträchtigung der Passage zu verifizieren.

4.2 Erworbene Obstruktionen

4.2.1 Aortomesenteriale Duodenalkompression

Allgemeines und Klinik: Die Arteria mesenterica superior geht in einem spitzen Winkel aus der Aorta ab. Dieser Winkel ist bei normal entwickeltem intraabdominellen bzw. mesenterialen Fettgewebe und normalen Tonusverhältnissen groß genug, um die zwischen der Aorta und der A. mes. sup. verlaufende horizontale Duodenalportion nicht zu beeinträchtigen. Aber dieser Gefäßwinkel verkleinert sich erheblich, wenn ein starkes Untergewicht mit einer Enteroptose oder gar eine ausgesprochene Magersucht, ein übermäßiges Längenwachstum um die Pubertät, eine postoperative Atonie oder eine verstärkte Lendenlordose vorliegen, so daß unter diesen Gegebenheiten die 3. Duodenalportion eingeengt oder gar partiell abgeklemmt werden kann.

Bei dieser intermittierenden Obstruktion findet man ein Druck- und Völlegefühl nach den Mahlzeiten sowie Brechreiz und Erbrechen. Akute Formen kommen offensichtlich bei einer Überfüllung des Magens zustande. Die Symptomatologie kann sich dabei bis zu einem ileusähnlichen Bilde steigern. Die Beschwerden sind besonders im Stehen und in Rückenlage vorhanden [2].

Röntgendiagnostik: Die Störung läßt sich gut erkennen, wenn man die Duodenalpassage in verschiedenen Positionen, also im Stehen, vor allem aber in flacher Rückenlage, aber auch in rechter Seitenlage und in Bauchlage untersucht. Die Passagebehinderung zeigt sich deutlich im Stehen, am stärksten in flacher Rückenlage. Hierbei kommt fast ein geradliniger Abbruch der Duodenalfüllung in der unteren Duodenalportion am Orte der Gefäßkreuzung zustande.

Nur kleinere Breiportionen passieren diese Stelle, und eine reguläre Dünndarmfüllung ist nicht zu erzielen. Der prästenotische Abschnitt erweitert sich vorübergehend und zeigt eine lebhafte Peristaltik mit retroperistaltischer Bewegung. Das Kontrastmittel wird dabei häufig sogar in den Magen zu-

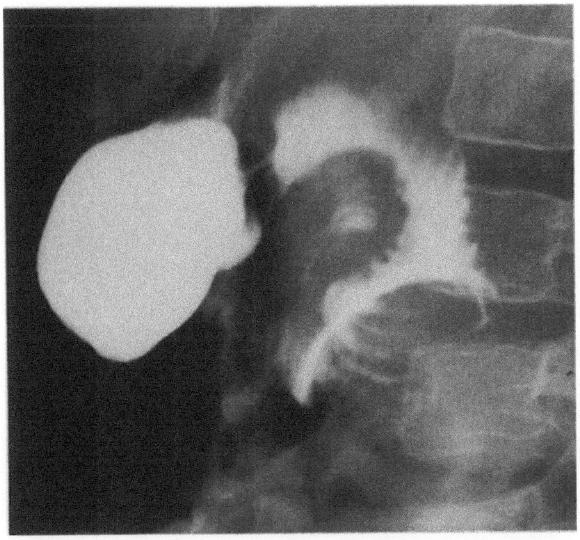

Abb. 30. Intramurales Duodenalhämatom. 6jähriges Kind. Oberbauchtrauma durch Fahrradlenker bei Unfall. Aufnahme in rechter Seitenlage. Starke Lumenerweiterung in der Pars descendens mit verbreiterten und ödematösen Schleimhautfalten, die vor dem ausgedehnten Wandhämatom spiralig verlaufen. Inkomplette Obstruktion. Operativ wurde das sehr große Hämatom in der Duodenalwand ausgeräumt

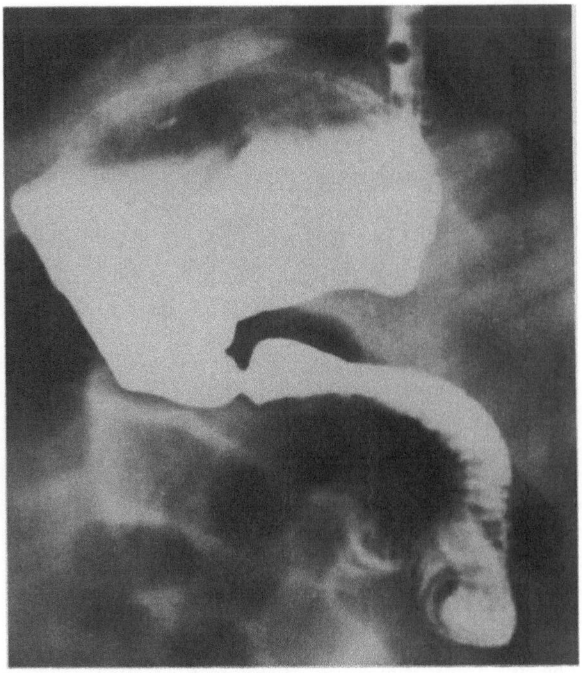

Abb. 31. Intramurales Duodenalhämatom bei einem Neugeborenen. Neugeborenes mit Erbrechen, 4. Lebenstag. Spiraliger Verlauf der verbreiterten Schleimhautfalten im Duodenum descendens mit Erweiterung und partieller Blockade

rückbefördert. In rechter horizontaler Seitenlage oder in Bauchlage verringert sich dieser Kompressionseffekt oder verschwindet weitgehend dadurch (Abb. 29), weil eine erhebliche Reduktion der Zwingenwirkung beider Gefäße auf das Duodenum die Folge ist.

4.2.2 Intramurales Duodenalhämatom

Allgemeines und Klinik: Das Duodenum ist für traumatische Schädigungen bei stumpfen Bauchtraumen (Kindesmißhandlung) deswegen besonders prädisponiert, weil es retroperitoneal gut fixiert ist, nicht ausweichen kann, nahe der Wirbelsäule liegt und hier sein Widerlager findet. Zudem spannen kleinere Kinder im Augenblick des Insults nicht reflektorisch die Bauchdecken, so daß ein Stoß oder ein Schlag nur ungenügend abgefangen werden kann. Nach solch einem Trauma klagen die Kinder meist nur über flüchtige Leibschmerzen und Unwohlsein. Wenige Stunden oder Tage später kommt es zu galligem Erbrechen und zur Nahrungsverweigerung, also Hinweisen auf eine Duodenalobstruktion. Betroffen werden meist jüngere Kinder bis etwa zum 12. Lebensjahr [8, 9].

BILDGEBENDE DIAGNOSTIK

Ultraschall: Unterhalb der Leber wird im Quer- und auch im Längsschnitt (paramedian) eine meist ovaläre Formation sichtbar, deren Echointensität gering oder inhomogen ist. Nach Flüssigkeitszufuhr werden die obstruktiven Verhältnisse deutlich. Die Diagnose wird im Zusammenhang mit der Anamnese und der Nativaufnahme relativ sicher zu stellen sein. Eine Kontrolle des Befundes empfiehlt sich wegen der Perforationsgefahr während der ersten 7–10 Tage nach dem Trauma. Immer wieder ist dabei auch auf begleitende Pankreasläsionen oder die Entstehung von Pseudozysten zu achten.

Röntgendiagnostik: Die Nativaufnahme im Stehen zeigt in typischen Fällen eine Spiegelbildung im Magen und im Duodenum und je nach dem Grade der Obstruktion eine reduzierte Luftmenge im Dünndarm. Nach der Kontrastmittelgabe findet sich als charakteristisches Röntgensymptom einer intramuralen Blutung ein „Wandtumor". Die Pars descendens weitet sich erheblich auf. Hier sind die Schleimhautfalten verbreitert und verlaufen spiralig vor dem ausgedehnten Wandhämatom, das fast das Duodenallumen verschließt. Die veränderten

Schleimhautfalten können vom absteigenden Duodenum bis zum Treitzschen Band reichen. Die Untersuchung soll der besseren Freiprojektion wegen in rechter Seitenlage erfolgen (Abb. 30).

Auch bei Neugeborenen werden gelegentlich solche Läsionen, offenbar im Gefolge einer geburtstraumatischen Schädigung bei gegebener Blutungsbereitschaft gefunden. Sie stellen die Ursache heftigen galligen Erbrechens dar (Abb. 31).

4.2.3 Volvulus

Allgemeines und Klinik: Drehstörungen und eine mangelhafte oder fehlende Darmfixation im Sinne eines Mesenterium ileocolicum commune (Dünndarm und Dickdarm hängen bei schmalem Mesenterialstil an einem gemeinsamen Mesenterium) begünstigen die Entwicklung eines Volvulus. Dabei rotiert der gesamte Darm meist im Uhrzeigersinne um 180° und mehr um den Mesenterialstil. Je stärker die Torsion ist, um so intensiver werden die Gefäße gedrosselt und um so fataler sind die Folgen (Abb. 32).

In der akuten Form tritt ein Volvulus häufig während der ersten Lebenstage auf und führt dann rasch zum klinischen Bild des erworbenen Duodenalverschlusses. Galliges Erbrechen und Nahrungsverweigerung (bei Neugeborenen mit normalem Mekoniumabgang) sind entscheidende Verdachtsmomente. Der Gefäßdrosselung folgen eine Darminfarzierung mit Nekrose, eine Perforation und Peritonitis mit Kollaps und Schocksymptomen. Geringe Grade eines Volvulus, wie sie gelegentlich später bei Kindern vorkommen, können einige Zeit ohne schwere Passagebehinderung und ohne Gefährdung der Darmdurchblutung bestehen und sich sogar wieder spontan zurückbilden.

Röntgendiagnostik: Das Nativbild allein ergibt unterschiedliche, ja widersprüchliche Informationen, weil man entweder normale Verhältnisse oder eine mäßige bis mittelgradige Dilatation des Magens (die durch Erbrechen schnell verschwindet) und des oberen Duodenums entsprechend einer Duodenalstenose finden kann. Erst die Kontrastmitteluntersuchung bestätigt oder widerlegt diesen Verdacht. Am schonendsten für das Neugeborene ist es, über eine Sonde Luft als negatives Kontrastmittel in den Magen einzubringen und sie in linker Seitenlage in das Duodenum zu dirigieren, so daß die Obstruktion an typischer Stelle sichtbar wird (Abb. 33).

Falls sich aber mit dieser Untersuchung keine Klärung erzielen läßt, wird die orale Kontrastmittelapplikation erforderlich. Wasserlösliches Konrastmittel ist zu bevorzugen, weil bei einer evtl. notwendigen Resektion Schwierigkeiten nach der Verwendung von Barium entstehen können. Das Absaugen des Kontrastmittels aus dem Magen nach der Untersuchung verringert die Aspirationsgefahr während der Brechneigung und der Brechattacken.

Bei einem Volvulus zeigt sich in Höhe der Pars inferior duodeni oder an der Flexur eine komplette oder inkomplette Blockade. Gelegentlich kann man sogar eine charakteristische Volvulusspirale erkennen. Finden sich distal dieser Spirale verbreiterte Schleimhautfalten, so entsprechen diese Veränderungen der venösen Stauung und ihren Auswirkungen auf die Schleimhaut infolge der vaskulären Kompression (Abb. 34).

Die Beurteilung der topographischen Situation der Duodenalschleife, des duodenojejunalen Übergangs und der Darmlage sind ebenso wichtig wie der Nachweis einer relativen Enge und der prästenotischen Dilatation im Duodenum. Aufgrund einer Entwicklungsanomalie ist manchmal die Duodenalschleife bei normaler Kolonposition ungenügend fixiert und von außen komprimiert (inkomplette Duodenalrotation), sie kann abnorm kurz mit atypischer Position der Flexur sein, zu weit kaudal oder rechts der Wirbelsäule liegen.

Zusätzlich muß man versuchen, die Diagnose mit Hilfe eines Kontrasteinlaufs und dem Nachweis einer Fehlposition des Dickdarms zu sichern. Als Hinweis auf einen Volvulus zeigt sich eine pathologische Dickdarmposition mit hochliegendem, nach kranial und medial verlagerten Zäkumpol. Einschränkend ist darauf hinzuweisen, daß ein Zäkumpol bei Neugeborenen und jungen Säuglingen physiologischerweise höher liegen kann als üblich.

Die pathologische Zäkumposition schließt auch eine Duodenalatresie aus, die bei Neugeborenen mit komplettem Duodenalverschluß aufgrund des Nativbildes vermutet werden könnte.

4.3 Fremdkörper

Allgemeines und Klinik: Kleinere rundliche Gegenstände (Münzen, Murmeln usw.), die ohne Organschädigung den Magen erreicht und den Pylorus passiert haben, werden auch rasch und problemlos durch das Duodenum befördert. Es besteht deshalb zu häufigen röntgenologischen Lagekontrollen kein Anlaß. Dagegen erfordern spitze, starre und längli-

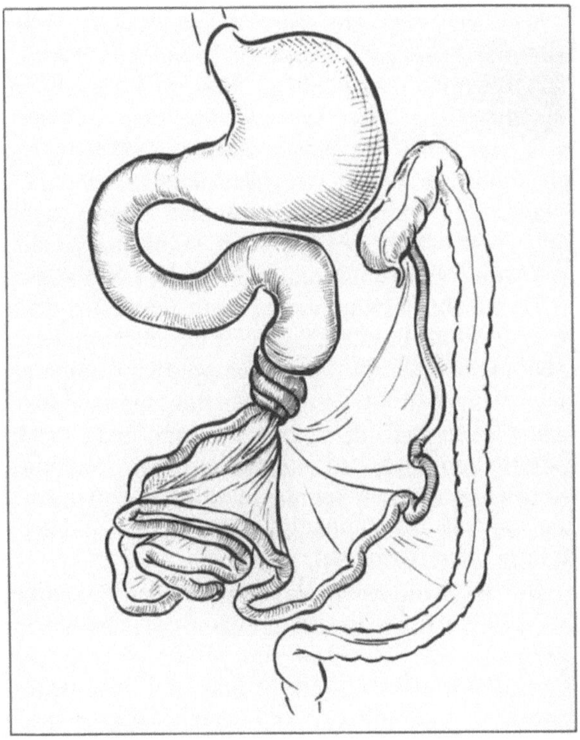

32

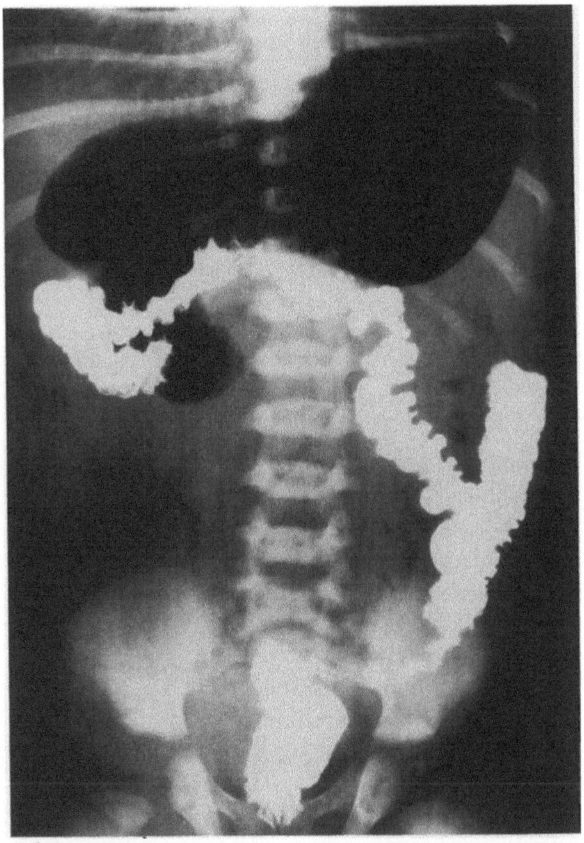

33

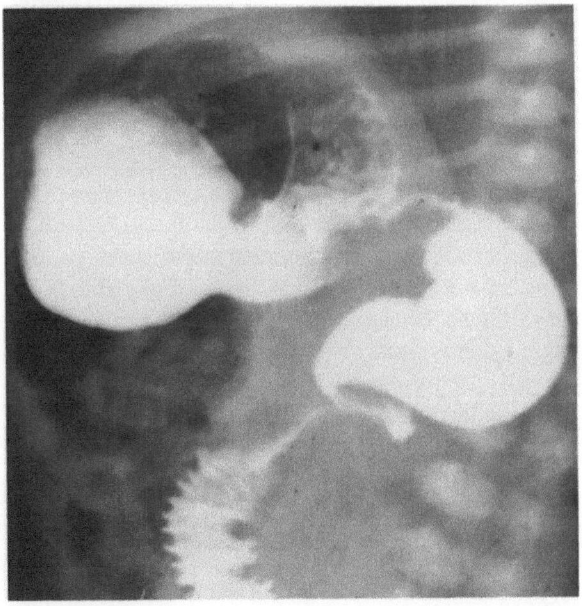

34

Abb. 32. Volvulus. Schematische Darstellung mit mehrfacher Drehung des Dünndarms um die Mesenterialwurzel mit Drosselung der Blutzufuhr. Die abnorme Position von terminalem Ileum, Zäkum und Appendix charakterisieren eine Nonrotation, die oft einem Volvulus zugrundeliegt. (Aus LASSRICH u. PRÉVÔT [10]

Abb. 33. Volvulus. 1 Monat alter Säugling. Kombinierte Anwendung eines positiven Kontrastmittels (Barium) zur Darstellung der pathologischen Zäkumposition und eines negativen Kontrastmittels (Luft) zur Darstellung der Obstruktion am unteren Duodenalknie. Damit reduziert sich die Gefährdung des Kindes (Kontrastmittelaspiration) wesentlich. Operativ bestätigter Dünndarmvolvulus

Abb. 34. Volvulus. 11 Tage alter Säugling, der seit der Geburt zunehmend erbrach. Untersuchung in rechter Seitenlage. Spiraliger Duodenalverlauf mit erheblichem Aufstau, jedoch ohne komplette Obstruktion. Operativ: Volvulus bei Malrotation II

che Fremdkörper wegen der besonderen anatomischen Situation und wegen der Perforationsgefahr spezielle Aufmerksamkeit. Befindet sich solch ein Gegenstand längere Zeit im Duodenum, so bedeutet diese Tatsache bereits eine Gefährdung des Kindes. Die Flexura duodenojejunalis verdient besondere Beachtung, weil lange dünne und spitze Gegenstände hier Schaden anrichten können. Die Gefahr ist um so größer, je stärker die Darmkrümmung an dieser Stelle ausgebildet ist, weil diese

35
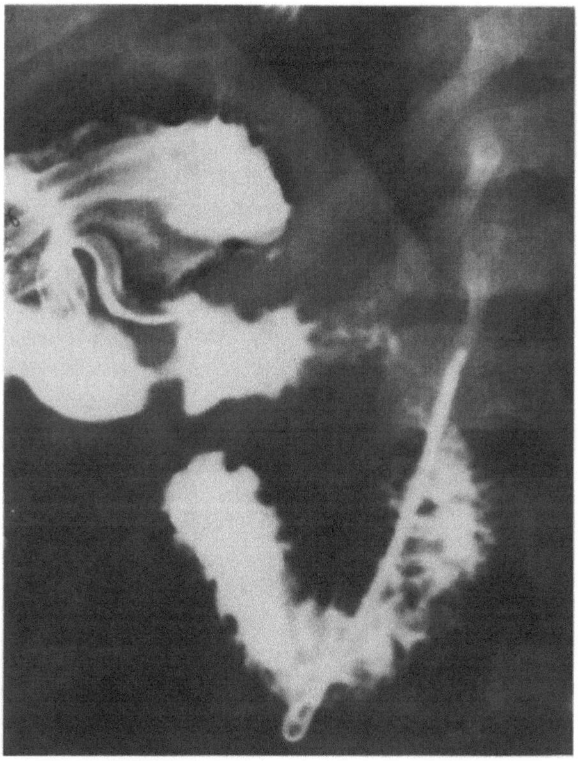

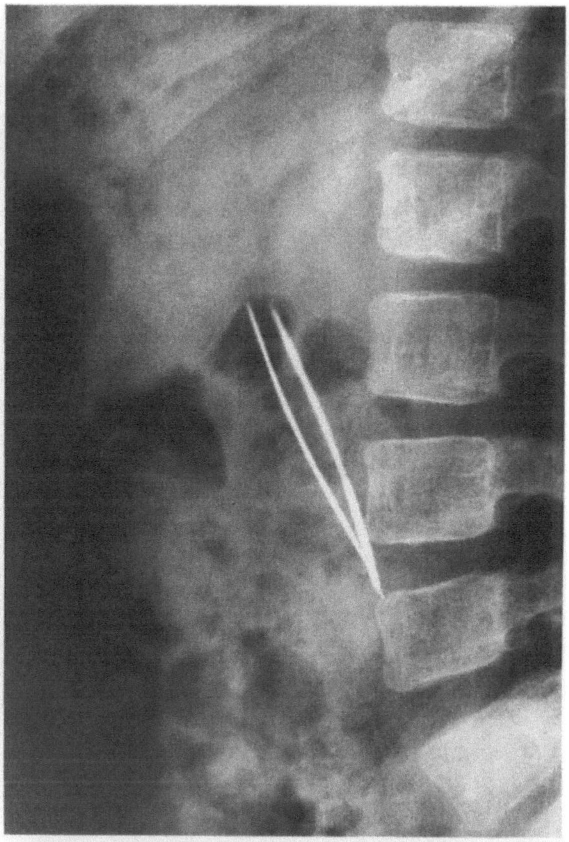
36

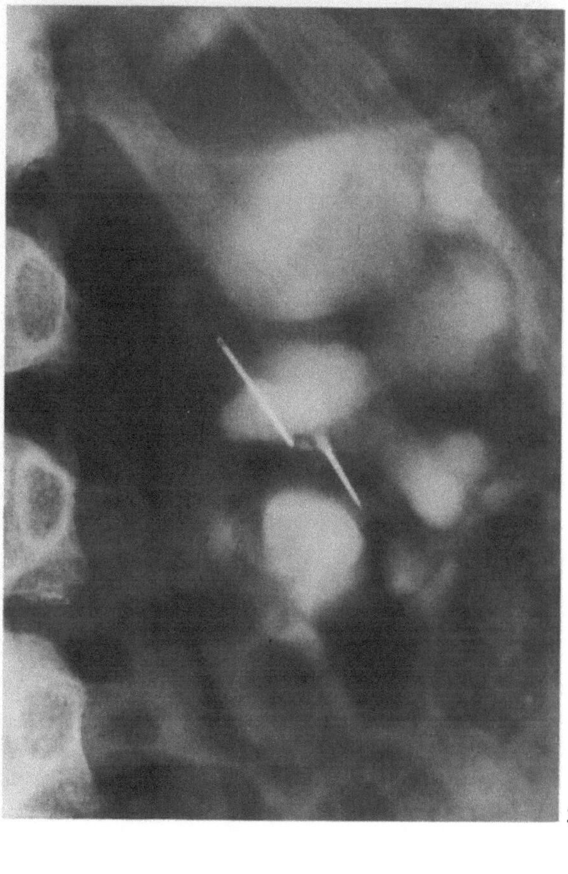
37

Abb. 35. Haarklemme im Duodenum. 3jähriges Kind. Die Lokalisation im absteigenden Duodenum veranschaulicht die Gefahr, die bei der Passage solch eines langen und starren Fremdkörpers hier auftritt

Abb. 36. Im Duodenum perforierte Haarklemme. 3jähriges Kind mit Verdacht auf Koxitis. – Haarklemme vor der Wirbelsäule in der Psoasregion

Abb. 37. Perforation einer Nähnadel. 10jähriger Junge, bei dem eine verschluckte Nähnadel das Duodenum perforiert hatte und in das Nierenbecken eingedrungen war. Die Nadel ist zerbrochen, Konkrementbildung an der Bruchstelle. Sekundäre Pyonephrose

Schleifenbildung zusammen mit dem engen Lumen ein Einspießen begünstigt. Besonders Nadeln, Nägel, Haarklemmen und andere starre Gegenstände mit scharfen Ecken können hier eine Perforation herbeiführen. Psoasabszesse oder gar eine Nierenbeckeninfektion sind nach dem Eindringen eines solchen Fremdkörpers möglich.

Röntgendiagnostik: Der Nachweis und die Lokalisation eines schattengebenden Fremdkörpers erfolgt mit Nativaufnahmen evtl. in mehreren Ebenen. Diese Untersuchungen dürfen nur in Rückenlage und Seitenlage vorgenommen werden, um die Autokompression zu vermeiden. Lagekontrollen sind erforderlich, um Komplikationen rechtzeitig aufzudecken. Falls Zweifel an der exakten Lokalisation bestehen, sollte man mit einer geringen Kontrastmittelmenge die Situation klären. Nichtschattengebende Fremdkörper (wie kleinere Gegenstände aus Plastik, aus Holz, Geflügelknochen u. a.) lassen sich dann indirekt durch Füllungsdefekte oder durch einen Wandbeschlag nachweisen. Die Kontrastmitteluntersuchung muß besonders behutsam und ohne Palpationsmanöver durchgeführt werden, damit nicht durch die Untersuchung selbst spitze und lange Fremdkörper in die Duodenalwand eingespießt werden oder gar das Duodenum perforieren. Zeigt solch ein Fremdkörper bei Kontrollaufnahmen keine Lageänderung, so ist er als verhakt oder verklemmt anzusehen, selbst wenn anfänglich noch Symptome fehlen. Auch Schmerzen und Erbrechen, für die sonst eine Erklärung fehlt, signalisieren Gefahr und sollten den Entschluß zu einer endoskopischen oder chirurgischen Intervention fördern. Die Indikation zu einem Eingriff kann von radiologischer Seite dann unterstützt werden, wenn ein intestinaler Verschluß (z. B. Bezoar im Duodenum), eine Darmperforation oder ein Psoasabszeß nachzuweisen und die Fremdkörper zu lang oder zu sperrig sind, um spontan das enge und stark gekrümmte Duodenum passieren zu können (Abb. 35 – 37).

4.4 Tumoren

Allgemeines und Klinik: Die beim Kinde selten im Bulbus und im übrigen Duodenum lokalisierten Geschwülste sind meist gutartig und können einzeln, aber auch multipel vorhanden sein. Unter den benignen Tumoren findet man am häufigsten die sog. „Polypen". Darunter versteht man breitbasig aufsitzende oder gestielte Geschwülste, womit lediglich die Form des Tumors gekennzeichnet, aber nichts über dessen gewebliche Zusammensetzung ausgesagt wird. Histologisch können sie Adenomen, Papillomen, Lipomen, Angiomen, Fibromen, Neurinomen oder Zysten entsprechen. Ganz selten sind Passagestörungen, Erbrechen oder Leibschmerzen vorhanden.

Als anatomisches Substrat rundlicher kleiner Füllungsdefekte im Bulbus und im oberen Duodenum findet man gelegentlich eine *Hyperplasie der Brunnerschen Drüsen.* Sie liegen in den tiefen Schichten der Mukosa, besonders der Submukosa, und können im Röntgenbild bei geeigneter Untersuchungstechnik sowohl ein granuläres, bei stärkerer Ausprägung auch ein grobpolypöses Reliefbild verursachen. Häufig bestehen dabei Beschwerden wie bei einer Gastritis. Die Hyperplasie kann den Ausgangspunkt für eine umschriebene Adenombildung darstellen. Beim Erwachsenen sind auf dieser Grundlage sogar ulzerierende Bulbustumoren beobachtet worden (Abb. 38, 39).

Eine *lymphatische Hyperplasie* ist dann anzunehmen, wenn im Reliefbild des Bulbus duodeni kleinpolypöse Formationen zu erkennen sind. Solche vergrößerten Lymphfollikel innerhalb der Schleimhaut können konstitutionell oder reaktiv vorkommen und werden auch im übrigen Duodenum, ähnlich wie in anderen Abschnitten des Dünn- und Dickdarms, sichtbar. Es handelt sich dabei um kleinere granuläre Füllungsdefekte, deren Durchmesser bei 2 – 3 mm liegt. Sie erreichen aber nie die Größe von Adenomen oder eines Polypen. Falls eine Differenzierung zwischen hyperplastischen Lymphfollikeln und einer Adenomatose erforderlich wird, kann für kurze Zeit ein Kortisonpräparat verabreicht werden. Lymphfollikel verkleinern sich danach rasch, während Adenome unbeeinflußt bleiben.

Röntgendiagnostik: Beim Nachweis solcher Gebilde muß man bestrebt sein, mit der Relieftechnik und mit Zielaufnahmen in mehreren Ebenen den Tumor bzw. seine Basis mit dem randständigen Füllungsdefekt darzustellen. Jedoch gelingt es dabei praktisch kaum, solche Geschwülste röntgenologisch zu differenzieren. Aber endoskopisch-bioptisch bietet sich meist die Möglichkeit für eine weitere Klärung. Zweifelhafte Befunde bedürfen unbedingt einer kurzfristigen Kontrolle (Abb. 40).

4.5 Ektopisches Pankreasgewebe

Allgemeines und Klinik: Es läßt sich röntgenologisch und operativ bei etwa 1 – 2% aller Patienten, autoptisch sogar in 12,5% nachweisen, wobei auch akzessorische Pankreasanlagen unter 0,5 cm Durchmesser mitgezählt wurden. Sie lokalisieren sich hauptsächlich um die Pankreasregion, bevorzugen also das Duodenum, finden sich aber auch im Magen und Jejunum sowie gelegentlich in anderen Abschnitten des Magendarmtraktes, ferner in den Gallenwegen, dem Mesenterium und in der Milz.

Im Duodenum findet man diese Gebilde meist in der Nähe der Papille. Sie sind rundlich oder oval, liegen innerhalb der Submukosa und dehnen sich nur selten in die Muskularis aus. Diese Gewebsfor-

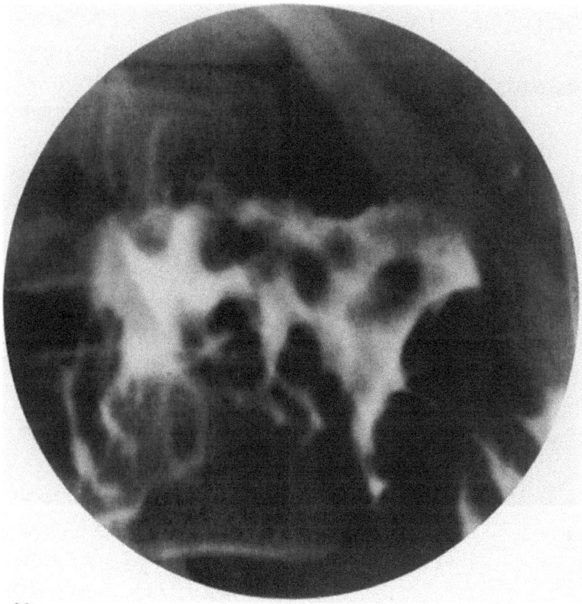

38

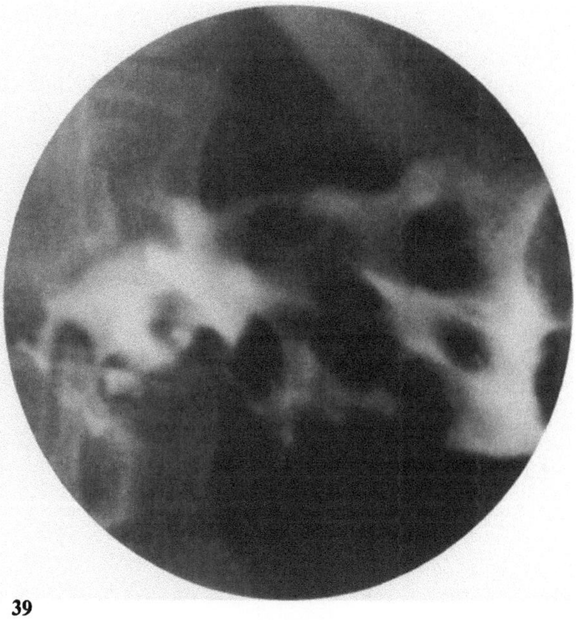

39

Abb. 38. „Adenomatose" des Bulbus duodeni. 10jähriges Kind. Zielaufnahme des Bulbus duodeni mit zahlreichen linsengroßen Füllungsdefekten

Abb. 39. „Adenomatose" des Bulbus duodeni. Dasselbe Kind wie in Abb. 38, 6 Jahre später. Erhebliche Größenzunahme der Füllungsdefekte im Bulbus duodeni bei weiterhin bestehenden Beschwerden. Offenbar handelt es sich um eine Adenomatose der Brunnerschen Drüsen

Abb. 40. Peutz-Jeghers-Syndrom. 10jähriger Junge mit plötzlich einsetzenden Leibschmerzen, Bluterbrechen und Blutbeimengungen im Stuhl, Pigmentflecken auf dem Lippenrot, perioral und enoral. Blumenkohlartiger umschriebener Füllungsdefekt (*Pfeile*) ohne stärkere Passagebehinderung im unteren Duodenum unmittelbar vor der Flexura duodenojejunalis

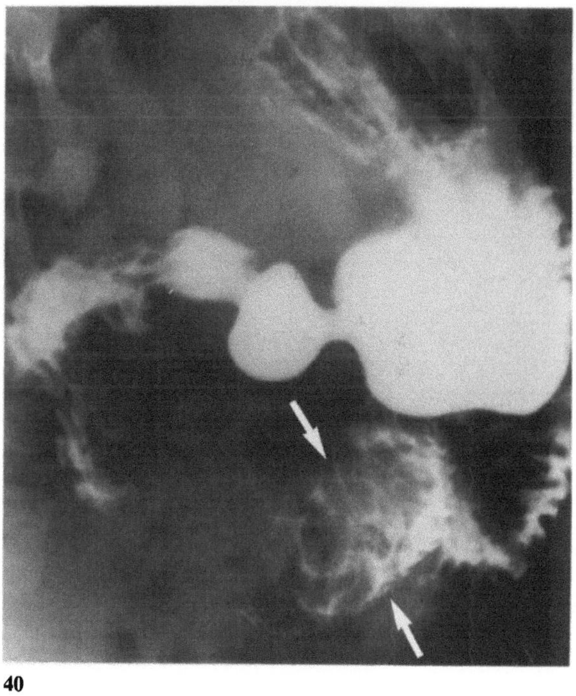

40

mationen sind einige Millimeter bis zu wenigen Zentimetern groß und ragen manchmal mamillenartig in das Darmlumen vor. Solche breitbasigen Erhebungen weisen eine kleine zentrale Delle auf, an deren Grund sich punktförmig die Öffnung des Ausführungsganges zeigt. Histologisch enthält das ektopische Pankreasgewebe sezernierendes Parenchym, aber auch Langerhanssche Inseln, so daß diese Formationen gleichzeitig mit dem Hauptorgan erkranken können und damit dessen ganze Pathologie widerspiegeln.

Ektopisches Pankreasgewebe ist klinisch meist bedeutungslos und wird zufällig während einer Röntgenuntersuchung, endoskopisch oder bei einer Operation entdeckt. Aber gelegentlich klagen die Kinder über Beschwerden in Form von Leibschmerzen, Brechreiz oder Erbrechen, für die eine ausreichende Erklärung fehlt, so lange keine Komplikationen vorhanden sind. Größe und Lage können allerdings für Beschwerden von Bedeutung sein. So sind partielle Obstruktionen am Magenausgang, ein Ikterus durch Abflußstörungen der Gallenflüssigkeit und Invaginationen bekannt geworden. Aber auch akute und chronische Entzündungen so-

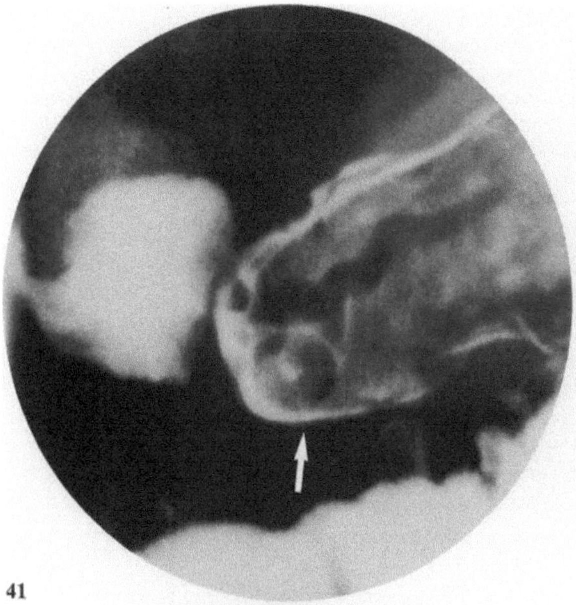

41

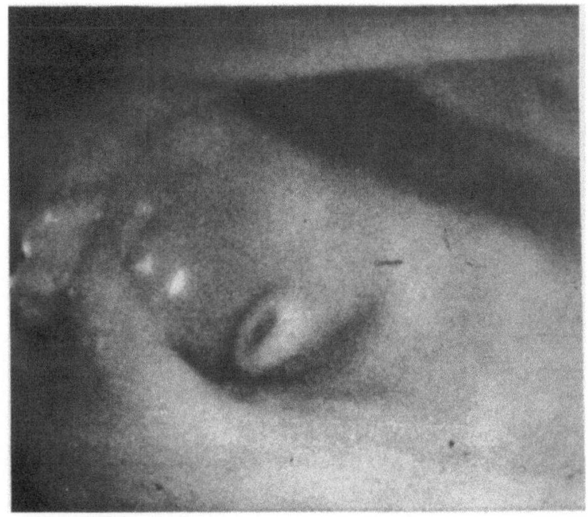

42

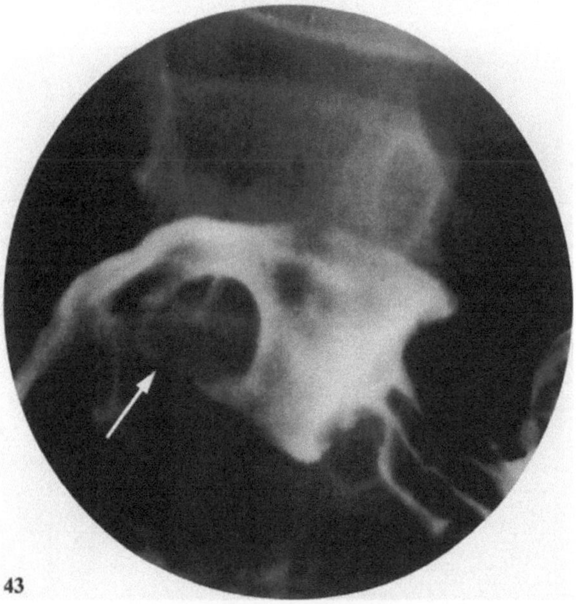

43

wie deren Folgen, nämlich Abszesse und Zysten kommen vor. Zudem sind entzündliche Reaktionen der umgebenden Schleimhaut, selbst Ulzera und akute Blutungen beobachtet worden.

Röntgendiagnostik: Ektopisches Pankreasgewebe manifestiert sich als ein breitbasig aufsitzender flacher Tumor. Man findet daher bei Kontrastmitteluntersuchungen oder mit der Doppelkontrastmethode unter dosierter Kompression einen unbeweglichen, rundlichen, glatt begrenzten Füllungsdefekt mit normaler Schleimhaut in der Umgebung. Zeigt sich in dieser etwas erhabenen Formation zusätzlich eine Nabelung der Oberfläche mit einer punktförmigen Kontrastmittelansammlung in der Öffnung des Ausführungsganges, so gilt dies als ein wichtiges, nahezu beweisendes Röntgensymptom. Diagnostisch ergänzen sich Endoskopie und Röntgenuntersuchung, sie weisen etwa dieselbe Treffsicherheit auf (Abb. 41–43).

Abb. 41. Ektopisches Pankreasgewebe im Magen. 3jähriges Kind. Rundlicher nicht verschieblicher Tumor an der großen Kurvaturseite des Antrums mit zentraler Delle (*Pfeil*). Darstellung mit Doppelkontrastverfahren. Endoskopisch verifiziert

Abb. 42. Ektopische Pankreasinsel im Magen. Korrespondierender endoskopischer Befund. Erhabene rundliche Gewebsformation mit flacher zentraler Delle

Abb. 43. Ektopisches Pankreasgewebe im Bulbus duodeni. 9jähriges Kind. Rundliche Aussparung (*Pfeil*) durch einen flachen, fest haftenden „Tumor", der eine zentrale Delle aufweist. Die Passage ist nicht beeinträchtigt. Endoskopisch verifiziert

Literatur

1. Al-Mofarreh H et al. (1986) Duodenal varices, Report of 13 cases. Z Gastroenterologie 24:673
2. Appell RG, Bolkenius M (1984) Der arterio-mesenteriale Duodenalverschluß bei Kindern und Jugendlichen – Eine seltene Form der intestinalen Obstruktion. Z Kinderchir 39:310
3. Avni F, Kalifa G, Sauvegrain J (1980) Gastric and duodenal duplications in infants and children. Ann Radiol 23:195
4. Bettex M, Genton N, Stockmann M (1982) Kinderchirurgie. Thieme, Stuttgart New York

5. Cohen HL, Haller JO, Mester A et al. (1987) Neonatal duodenum: Fluid-aided US examination. Radiology 164: 805
6. Danismend EN, Brown S, Frank JD (1986) Morbidity and mortality in duodenal atresia. Z. Kinderchir 41:86
7. Gaßner I (1990) Gastrointestinale Erkrankungen. In: Schulz RD, Willi UV (Hrsg) Atlas der Ultraschalldiagnostik beim Kind. Thieme, Stuttgart New York, S 76–86
8. Gwinn JL, Stanley Ph (1980) Diagnostic imaging in pediatric trauma. Springer, Berlin Heidelberg New York
9. Kleinmann PK, Brill PW, Winchester P (1986) Resolving duodenal-jejunal hematoma in abused children. Radiology 160:747
10. Lassrich MA, Prévôt R (1983) Röntgendiagnostik des Verdauungstraktes bei Kindern und Erwachsenen. Thieme, Stuttgart New York
11. Merril JR, Raffensperger JG (1977) Pediatric annular pancreas; twenty years experience. J pediat Surg 11:921
12. Rasmussen I et al. (1987) Intestinal malrotation without volvulus in infancy and childhood, Z Kinderchir 42:19
13. Rehbein F (1976)) Kinderchirurgische Operationen. Hippokrates, Stuttgart
14. Rösch W (1988) ERCP im Kindesalter. Z. Kinderchir 43:52
15. Siegel MJ (1991) Pediatric Sonography. Raven, New York
16. Swischuk LE (1980) Radiology of the newborn and young infant, 2nd ed. Williams & Wilkins, Baltimore

6 Entzündungen des Magens und des Duodenums

K. HELMKE und M. A. LASSRICH

INHALT

1	Allgemeines	506
2	Gastritis	506
2.1	Klinische Aspekte	506
2.2	Antrumgastritis	507
2.3	Chronische Gastritis	508
2.4	Ménétrier-Syndrom	508
2.5	Granulomatöse Entzündungen	509
2.6	Magenschleimhautprolaps	509
2.7	Verätzungen	510
2.8	Strahlengastritis	512
2.9	Allergische Gastritis	512
3	Ulcus ventriculi, Ulcus duodeni	513
3.1	Magenulkus	513
3.2	Duodenitis und Duodenalulkus	515
3.3	Sonderformen	517
Literatur		520

1 Allgemeines

Die Entwicklung dünnkalibriger Fiberendoskope hat dazu geführt, daß die Intestinoskopie des Magens und des Duodenums bei Kindern aller Altersstufen mit Erfolg einsetzbar ist, wobei eine etwaige Narkose eine besondere zusätzliche Belastung darstellt. Mit Einsatz der Endoskopie ist die Anzahl der Kontrastmitteldarstellungen von Magen und Duodenum rückläufig. Mit zunehmender Erfahrung auf dem Gebiet der Sonographie wird in diesem oberen Darmabschnitt die Bedeutung der KM-Untersuchung eher noch weiter abnehmen. Wegen der fehlenden Strahlenbelastung könnten die Endoskopie und der Ultraschall bei Kindern kombiniert angewendet werden und sich ergänzen. Trotzdem scheint die Darstellung von Entzündungen des Magens und des Duodenums mit Hilfe von Kontrastmittel zum gegenwärtigen Zeitpunkt sinnvoll. Mit diesem Röntgenverfahren werden spezifischere Befunde erzielt als durch die Sonographie. Ein weiterer Vorteil ist, daß Übersichtsaufnahmen wie auch Detailaufnahmen die Lokalisation und Ausdehnung der Erkrankung nachvollziehbar abbilden.

2 Gastritis

2.1 Klinische Aspekte

Sehr unterschiedliche Noxen rufen Gastritiden hervor. Als bekannte Ursachen gelten virale und bakterielle Infektionen, Lebensmittelvergiftungen, zu heiße oder zu kalte Getränke und Speisen, eine alimentäre Überlastung, Medikamente (z. B. Salizylate, Antibiotika, Zytostatica), ätzende Substanzen u. a. Gastritiden werden auch öfters als Begleitmanifestationen einer entzündlichen Erkrankung benachbarter Organe wie der Speiseröhre und des Dünndarms beobachtet.

Bei *Neugeborenen* kommen gelegentlich akute Erosionen als Manifestation einer Gastritis vor, die sich überwiegend im Korpusteil lokalisiert. Die Magenblutung gilt als ein charakteristisches klinisches Symptom derartiger Schleimhautveränderungen, so daß mit und ohne Hämatemesis blutige Stühle, manchmal sogar eine Magenperforation auftreten.

Bei *Säuglingen* manifestieren sich akute Entzündungen der Magenschleimhaut meist als Ernährungsstörung.

Bei *Kleinkindern* kennzeichnen Appetitlosigkeit, Brechreiz und Erbrechen das Krankheitsbild. Gelegentlich ist dem Erbrochenen etwas Blut beigemengt.

Ältere Kinder klagen bei einer Gastritis über vage Oberbauchschmerzen, ein Druckgefühl nach dem Essen und Brechreiz. Sie sind appetitlos, sonst aber nicht stärker beeinträchtigt. Solch eine Gastritis manifestiert sich klinisch meist als „banale Magenverstimmung".

BILDGEBENDE DIAGNOSTIK

Ultraschall: Gastritiden haben im allgemeinen kein spezifisches Echomuster. Die Magenwand erweist sich lokalisiert oder über eine größere Fläche als verdickt, wobei im wesentlichen ein echoarmes Reflexionsmuster vorliegt. Dieser Wandabschnitt zeigt eine eingeschränkte Motilität.

Röntgendiagnostik: Jeder pathologische Zustand, der mit einer Entzündung oder einer Ulzeration einhergeht, ruft mehr oder weniger deutliche Veränderungen des Reliefbildes und der Funktion hervor.

Nur einige morphologisch besonders charakteristische Gastritisformen lassen sich unter günstigen Voraussetzungen erfassen. Hierzu gehören manchmal erosive bzw. akute Entzündungen, atrophisch-hyperplastische (später polypöse) Formen und die Antrumgastritis. Es muß aber betont werden, daß der Röntgenbefund bei akuter Gastritis nur geringfügig sein kann. Allerdings sind gelegentlich das *Relief,* die *Motilität* und die *Sekretion* in typischer Weise verändert.

Das entzündliche Ödem ist mit seinen *Reliefveränderungen* als ein Röntgensymptom der Gastritis diagnostisch von Bedeutung. Es betrifft die Schleimhaut, vor allem auch die Submukosa sowie die Muskulatur und die seröse Bedeckung. Anstatt zarter elastischer Falten sieht man gelegentlich eine ausgesprochene Querstellung besonders präpylorisch. Die Schleimhautfalten sind plumper und breiter als gewöhnlich, werden starrer und steif, so daß daumendicke Wülste entstehen. Ähnliche Veränderungen werden allerdings auch bei allergischen Reaktionen beobachtet und täuschen dann eine schwere Gastritis vor.

Die Diagnostik von Erosionen gelingt nur dann, wenn die Schleimsekretion gering ist und eine subtile, auf die Wiedergabe des Feinreliefs ausgerichtete Untersuchungstechnik angewendet wird. Solche linsengroße Erosionen sind dann im Antrum auf den Faltenkämmen zu finden und weisen in ihrem Zentrum ein winziges Kontrastmitteldepot auf (Abb. 1).

Die *Motilität* ist fast regelmäßig verändert. Betroffen ist vor allem die Antrumgegend, wo man ungewöhnlich lang anhaltende Kontraktionen finden kann, die sich während einer intensiven Palpation manchmal noch verstärken.

Die *Magensekretion* kann bei einer Gastritis normal, aber auch vermindert oder gesteigert sein. Die Vermehrung der Sekretmenge läßt sich bereits während des ersten Breischlucks daran erkennen, daß das Kontrastmittel sirupartig durch die Sekret- und Schleimschicht gleitet, ohne an der Magenwand zu haften. Ist reichlich Schleim vorhanden, so wird er dem Kontrastmittel beigemengt und verursacht eine Beeinträchtigung seiner Homogenität. Das Kontrastmittel bekommt dabei ein eigentümlich flockiges Aussehen („Schummerung"), das an geronnene Milch erinnert.

2.2 Antrumgastritis

Bei einer Gastritis mit oder ohne Ulzeration lokalisieren sich die Schleimhautveränderungen überwiegend in die Antrumgegend, während eine Erkrankung des gesamten Organs (Pangastritis) seltener vorkommt. Typischerweise findet man dabei eine unregelmäßige Areolazeichnung mit warzigen, polypösen und wulstigen Schleimhautverdickungen (Abb. 2).

Die röntgenologischen Veränderungen entsprechen dem anatomischen Bilde, wobei man bei der hypertrophischen Form verbreiterte Schleimhautfalten im Antrum nachweisen kann, aber bei den mehr chronischen Formen zusätzlich auch eine unterschiedlich starke Muskelhypertrophie des Antrums mit mangelhafter Dehnbarkeit vorfindet. Das Lumen des Canalis egestorius kann durch eine derartige Wandverdickung und durch einen lokalen Spasmus erheblich eingeengt werden (Abb. 3).

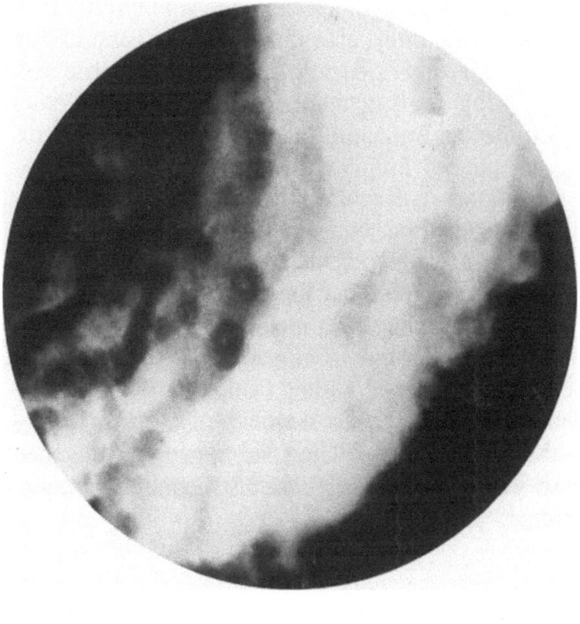

Abb. 1. Erosive Gastritis. 13jähriges Kind mit Oberbauchbeschwerden, lokalem Druckschmerz und Brechreiz. Zielaufnahme der Angulusgegend. Zahlreiche rundliche Aufhellungen mit punktförmigen Erosionen auf den Kämmen der Schleimhautfalten

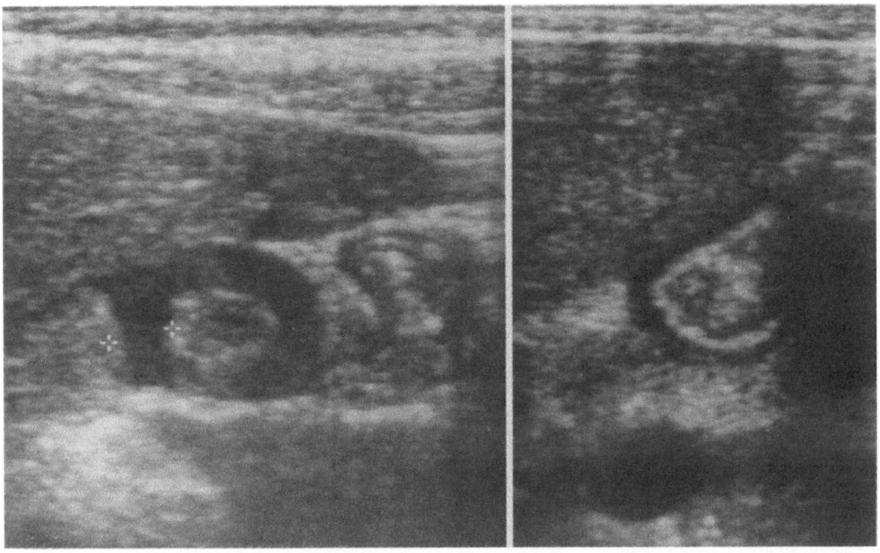

a b

Abb. 2a, b. Erosive Gastritis (Endoskopie). 6jähriger Junge mit rezidivierenden Bauchschmerzen und Diabetes mellitus. **a** Parasagittaler Längsschnitt: Die verdickte reflexarme Antrumwand hat einen Durchmesser von ca. 7 mm. **b** Ähnlicher Schnitt wie in **a**. Normale Verhältnisse in der Antrumregion bei einem etwa gleichaltrigen Patienten

2.3 Chronische Gastritis

Hierbei sind positive Röntgenbefunde wesentlich häufiger als bei den akuten Formen. Eine Faltenwulstung und eine Wandstarre müssen dann als pathologisch angesehen werden, wenn sie seit Wochen oder Monaten bestehen. Sie können durch eine Schleimhauthypertrophie oder ein submuköses Ödem hervorgerufen werden. Aber nicht jede Vergröberung des Faltenkalibers ist als Ausdruck einer chronischen Entzündung zu werten, weil auch vorübergehende Turgorveränderungen und Kontraktionsphasen einen wesentlichen Einfluß auf diese Formationen ausüben.

Während frühe Formen, nämlich atrophisch-hyperplastische Veränderungen, sich nur bei günstigen Untersuchungsbedingungen und einer einwandfreien Technik röntgenologisch diagnostizieren lassen (unregelmäßige Felderung der Schleimhautoberfläche, Etat mamelonnè), sind fortgeschrittene Stadien leichter zu erkennen. Sie gehen mit warzigen bzw. polypösen Schleimhautveränderungen einher (Abb. 4, 5).

2.4 Ménétrier-Syndrom

Diese spezielle Form der polypösen Gastritis hebt sich aufgrund ihres eigentümlichen Verlaufs von den übrigen Formen ab. MÉNÉTRIER [10] unterschied zwei morphologisch verschiedene Typen. Der Typ I ist durch das Auftreten multipler Einzelpolypen gekennzeichnet, während der Typ II mehr eine beetartige Schleimhauthypertrophie aufweist.

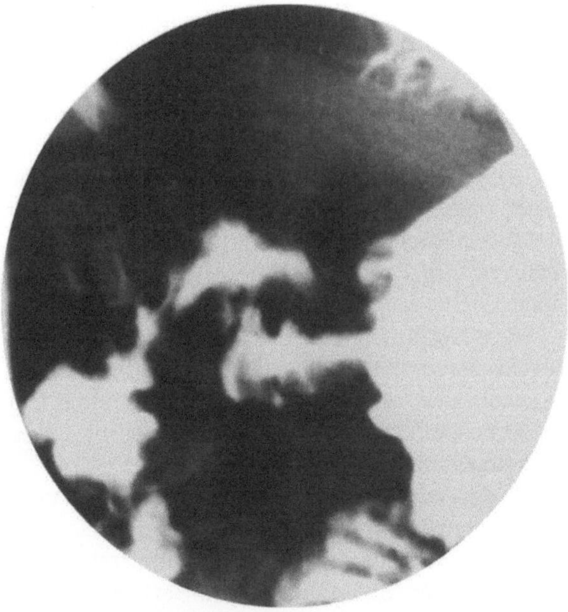

Abb. 3. Antrumgastritis. 21/2jähriges Kind mit Appetitlosigkeit und Erbrechen. Zielaufnahme des Antrums. Unregelmäßige Wandkontur durch polypöse Schleimhautveränderungen mit Kontraktionsneigung. Erhebliche Wandhypertrophie

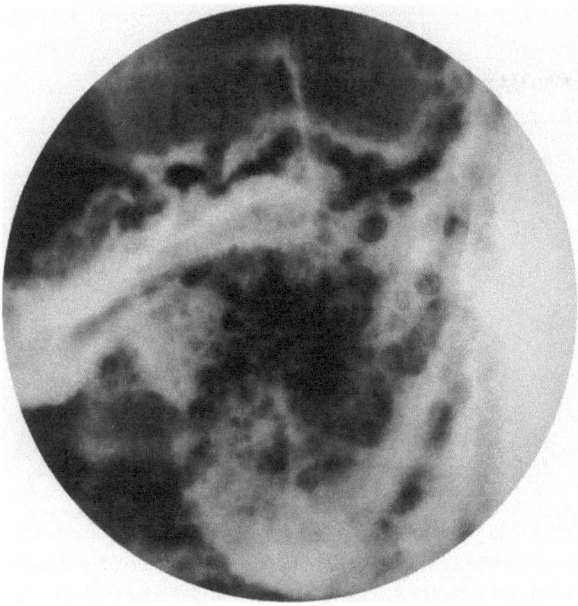

Abb. 4. Polypöse Gastritis: 13jähriges Kind mit Appetitmangel, Druckgefühl im Oberbauch und Brechreiz. Zielaufnahme des Antrums unter dosierter Kompression. Polypöse Schleimhautveränderungen verursachen unterschiedlich große rundliche Aussparungen

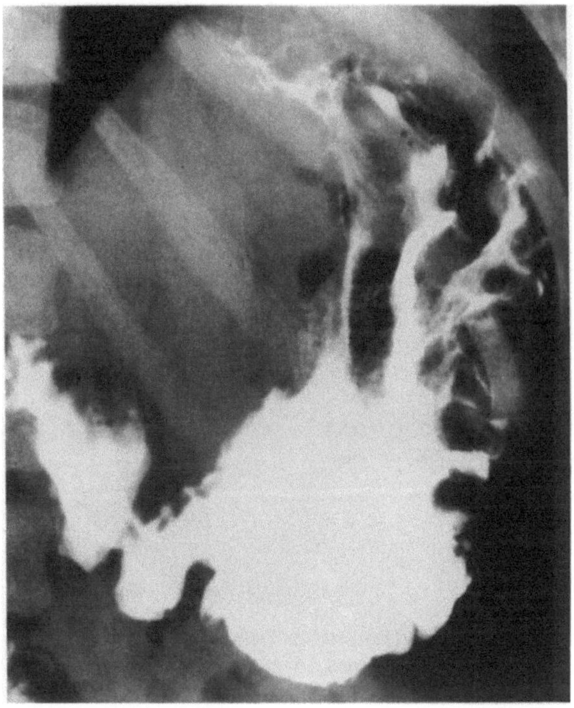

Abb. 5. Urämische Gastritis. 8jähriger Junge mit chronischer Niereninsuffizienz. Wiederholt Dialysen. Brechreiz und Druckschmerz im Oberbauch. Ungewöhnlich starke Faltenwulstung im Magenkörper mit besonders ausgeprägter tiefer Zähnelung der großen Kurvatur. Die Falten erwiesen sich als ziemlich starr

Sie betrifft vorwiegend den exkretorischen Drüsenanteil.

Bei Kindern bestehen gastritisähnliche Beschwerden mit Schmerzen, einem Völlegefühl und Brechneigung, gelegentlich mit Blutungen und Durchfällen. Als Ausdruck der Hypoproteinämie durch einen Eiweißverlust aus dem Magen oder dem Darm kommt es zur Ödembildung an den Unterschenkeln, den Händen und im Gesicht.

Im Ultraschall wie auch röntgenologisch sind wulstartige, verdickte Falten als Symptom einer übermäßigen Schleimhautentwicklung nachweisbar.

2.5 Granulomatöse Entzündungen

Sie können im Gefolge einiger Infektionen die Magenschleimhaut besonders im Antrum verändern. Hierzu gehören die Tuberkulose, eine Syphilis oder eine Herpesinfektion. Weiter werden die Sarkoidosis, eine lokalisierte Histiozystosis X und der M. Crohn, ferner granulomatöse Entzündungen unbekannter Ätiologie genannt. Man findet röntgenologisch dabei Ulzerationen, pseudopolypöse Formationen in der Schleimhaut und eine antrale Einengung durch Ödem und Spasmus (Abb. 6, 7).

2.6 Magenschleimhautprolaps

Ätiologisch werden mehrere Faktoren angeschuldigt, nämlich eine entzündlich hypertrophierte Antrumschleimhaut, eine Hypermotilität des Magens und anatomische Varianten in der Pylorusregion. Die verdickten wulstigen Falten prolabieren dann gelegentlich in den Bulbus duodeni, wenn sie durch eine gesteigerte Peristaltik in Kombination mit dem Abscherungsdruck des Mageninhalts gedehnt und pyloruswärts in das Duodenum vorgeschoben werden, nachdem eine Art Lockerung der Mukosa gegenüber der Submukosa stattgefunden hat. Der Vorgang ist üblicherweise reversibel, allerdings sind bei Erwachsenen Einklemmungen im Pylorus mit Schleimhauterosionen und Blutungen beobachtet worden.

Bei einem unkomplizierten Prolaps liegen Beschwerden vor, die an eine Gastroduodenitis erinnern. Akute Einklemmungen gehen mit plötzlich auftretenden kolikartigen Schmerzen bzw. perforationsähnlichen Symptomen einher. Aufgrund des

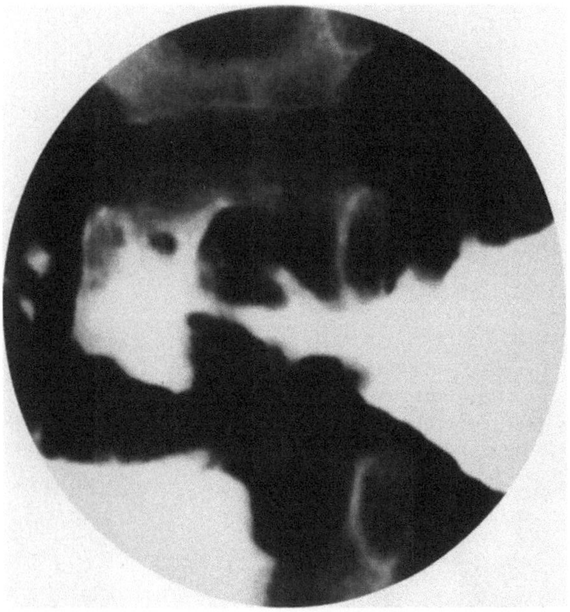

Abb. 6. Granulomatöse Gastritis. 7jähriges Kind. Zielaufnahme des präpylorischen Antrums. Umschriebene Einengung, zerstörte Schleimhaut, unregelmäßige Konturen mit Ulzerationen. Histologisch als granulomatöse Entzündungen verifiziert

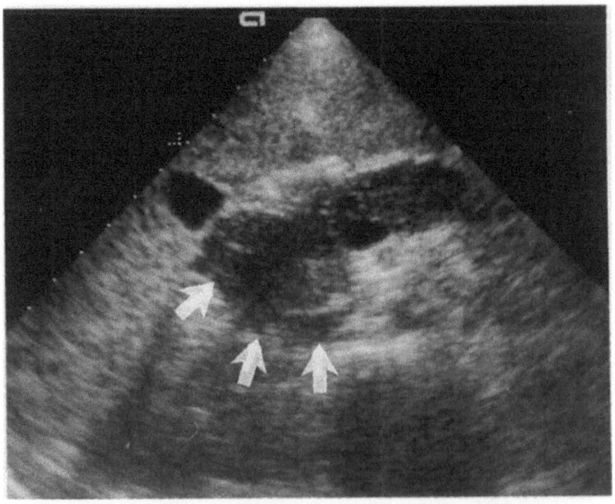

Abb. 7. M. Crohn mit Befall des Duodenums (Endoskopie). 14jähriger Junge mit häufigem Erbrechen und Magenschmerzen. Oberbauchquerschnitt: Der Konglomerattumor zwischen Leber und Pankreaskopf besteht aus vergrößerten Lymphknoten und Duodenum (*Pfeile*)

vorhandenen Operationsmaterials bei Erwachsenen muß man aber annehmen, daß nur stärkeren Graden dieses Prolapses ein Krankheitswert zukommt. Aber offenbar gibt es dieses Phänomen auch bei gesunden Menschen, wie überhaupt flüchtige Invaginationen an mehreren Stellen des Magen-Darm-Traktes vorkommen und nicht immer Beschwerden verursachen.

Gering ausgeprägte Prolapse werden von einigen Autoren als physiologische Varianten aufgefaßt.

Selbst bei Kindern ist der Magenschleimhautprolaps nicht ungewöhnlich, verläuft aber offenbar meist asymptomatisch. Manchmal besteht allerdings eine lokale Druckschmerzhaftigkeit im Pylorusgebiet. Okkulte Blutungen werden gelegentlich nachgewiesen. In einer Gruppe von 300 Kindern aller Altersstufen, bei denen röntgenologisch eine Magendarmuntersuchung durchgeführt wurde, fanden wir in 7% einen Prolaps von 1–2 Schleimhautfalten, einen stärkeren Prolaps in 3% und einen ausgeprägten Prolaps aber nur selten. Obwohl pathologisch-anatomische Untersuchungen von unseren Kindern nicht vorliegen, darf man einen ähnlichen Mechanismus wie bei Erwachsenen annehmen.

Röntgenologisch zeigen sich bei einem solchen Prolaps an der Bulbusbasis pilz-, schirm- bzw. blumenkohlähnliche Füllungsdefekte, die sich während der Untersuchung ändern. Die Faltenzeichnung des Antrums läßt sich kontinuierlich bis in die Bulbusbasis verfolgen. Die Magenperistaltik ist meist verstärkt und vertieft. Alle Veränderungen kann man am besten mit Zielaufnahmen festhalten, wobei sich der Schleimhautprolaps im Liegen und im Stehen zeigt (Abb. 8).

Neben diesen relativ häufigen gastroduodenalen Invaginationen kann man noch *retrograde gastroösophageale Einstülpungen* beobachten (Abb. 9). Ein Teil wird durch Tumore oder Schleimhautwülste ausgelöst, bei den übrigen Formen müssen anderweitige mechanische oder funktionelle Momente angeschuldigt werden. Die Immobilisation eines umschriebenen Magendarmabschnitts durch eine Operation kann ausreichen, daß sich ein angrenzender Teil über ihn stülpt.

2.7 Verätzungen

Allgemeines: Sie nehmen unter den akuten Entzündungen der Magenschleimhaut insofern eine Sonderstellung ein, als ihnen eine gemeinsame Ätiologie, nämlich die Einwirkung chemischer Substanzen, zugrunde liegt. Verätzungen kommen bei Kindern versehentlich durch das Trinken verschiedener Ätzgifte zustande. Säuren, Basen und andere ätzende Flüssigkeiten (Desinfektionsmittel) sind zu nennen. Konzentrierte Säuren erweisen sich als besonders gefährlich, während ein Teil der Laugeneinwir-

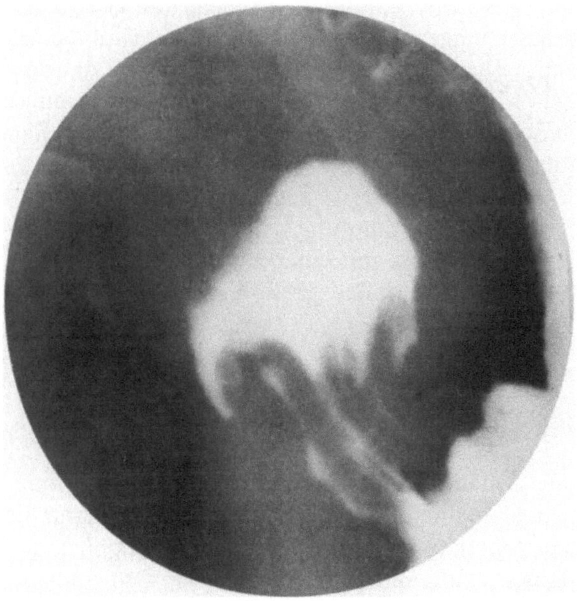

Abb. 8. Magenschleimhautprolaps. 8jähriges Kind, das über Schmerzen im Oberbauch klagte. Erheblicher zirkulärer Prolaps von Antrumschleimhaut in die Bulbusbasis. Er ruft schirmartige Füllungsdefekte hervor

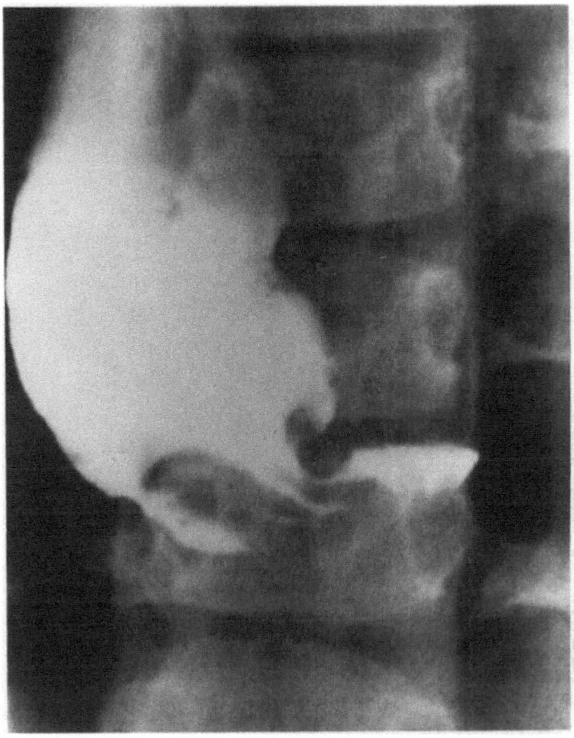

Abb. 9. Retrograde gastroösophageale Invagination. 8jähriges Kind mit Würgreiz und Schluckbeschwerden. Kontrolluntersuchung nach Ösophagotomie wegen eines Megaösophagus. Das Kontrastmittel wird durch eine retrograde Invagination aufgestaut. Stark behinderter Abstrom in den Magen

kung offenbar durch die Magensalzsäure und den Speisebrei neutralisiert wird.

Art und Menge, vor allem aber die Konzentration der ätzenden Substanz, die Dauer ihrer Einwirkung, der jeweilige Füllungszustand des Magens und die Menge des schützenden Schleims bestimmen die Intensität der Magenschädigung. Bei leerem Magen rinnt die ätzende Flüssigkeit vorwiegend an der Hinterwand und an der kleinen Kurvatur herab bis ins Antrum. Hier stagniert sie vor dem reflektorisch verschlossenen Pylorus, so daß die Ätzwirkung in dieser Region am intensivsten ist und zu einer flächenhaften Schädigung bzw. Nekrose führt. Doch werden auch Verätzungen der ganzen Magenschleimhaut beobachtet. Bei Neugeborenen und Säuglingen kann sich bereits nach der Gabe von konzentriertem Kalziumchlorid (Tetaniebehandlung) wegen der besonders verletzlichen Magenmukosa ein schweres entzündliches Ödem der Magenwand mit Blutungen und Perforationen entwickeln. Gelegentlich findet man daraufhin sogar Wandverkalkungen. Auch die Gabe von Schwermetallverbindungen (Eisensulfat) wirkt in zu großen Mengen und in zu konzentrierter Form schädigend auf die Magenschleimhaut ein.

Pathologisch-anatomisch findet man alle Grade einer akuten Wandschädigung, angefangen von der einfachen katarrhalischen Gastritis bei verdünntem Ätzmittel bis zu den schwersten Formen der hämorrhagisch-nekrotisierenden Entzündung. Solch eine Koagulationsnekrose der Magenwand mit einer Perforation und einer Peritonitis kann tödlich enden. Auch öffnet sich die stark geschädigte Magenwand einer gefährlichen bakteriellen Infektion. Etwa eine Woche später bahnt sich die Regeneration mit der Entwicklung von Granulationsgewebe an, bis nach ca. 3–4 Wochen die fibröse Schrumpfung und Narbenbildung im Vordergrund stehen.

Die Entwicklung von Strikturen und Adhäsionen erstreckt sich über Monate und Jahre.

Röntgendiagnostik: Die Röntgenuntersuchung soll sich bei frischen Verätzungen während der ersten Tage auf Nativaufnahmen der Thoraxorgane (Mediastinitis durch schwerste Ösophagusverätzungen) und eine Übersichtsaufnahme des Abdomens (Perforation) beschränken. Nach der akuten Phase (ca. nach 1 Woche) ist eine Kontrastmitteluntersuchung sinnvoll, um sich über die Schwere und die Ausdehnung des Schadens zu orientieren.

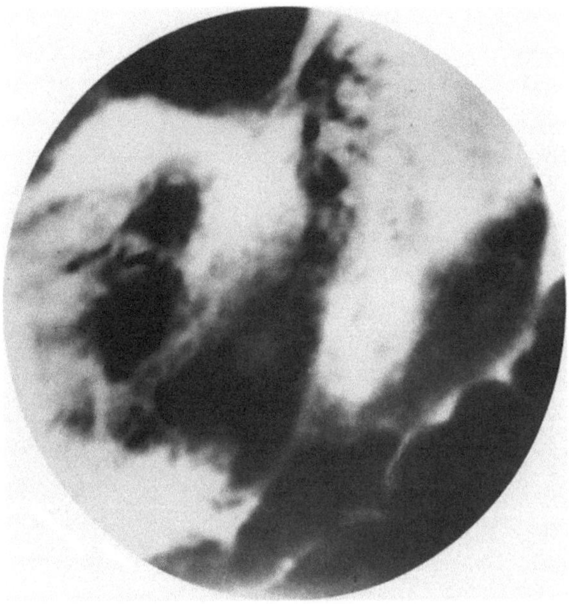

Abb. 10. Ätzgastritis. Zielaufnahme der Angulusgegend nach frischer Verätzung. Massive Faltenwulstung, deutlich verstärkte Schleimsekretion

Trotz fehlender oder nur geringer Veränderungen an der Speiseröhre können sich im Magen erhebliche Schädigungen zeigen (Abb. 10). Der jeweilige Röntgenbefund hängt allerdings stark vom zeitlichen Abstand zur Verätzung ab. Besonders in der präpylorischen Region engen klobige, entzündliche Schleimhautkissen das Lumen trichterförmig ein. Zuweilen ist die ganze Mukosa in eine unregelmäßig gekörnte, granuliert erscheinende ödematöse Fläche umgewandelt. Die Magenwand wird danach starr. Die Motorik ist erheblich beeinträchtigt oder gar erloschen. Ätzgeschwüre in Form dornförmiger Nischen mahnen wegen der Perforations- und Blutungsgefahr zu größter Vorsicht. Am Ende dieses Entzündungsprozesses steht eine mehr oder weniger starke Schrumpfung. Eine hochgradige präpylorische Stenose mit einer Erweiterung des unversehrten Magenrestes (Feldflaschenform) können folgen (Abb. 11).

2.8 Strahlengastritis

Die Schädigung des Magens während einer Strahlenbehandlung ist relativ selten, weil das Organ die bei Oberbauch- und Nierentumoren applizierten Dosen relativ gut toleriert. Aber ein Schleimhautödem, Motilitätsstörungen, später eine Wandfibrose sowie ein starres, evtl. eingeengtes Antrum mit einem Verlust der Falten können resultieren. Sogar Ulzera mit Perforationsneigung wurden kurz nach einer Bestrahlung beobachtet.

2.9 Allergische Gastritis

Bei einer nutritiven Allergie, bei der das Allergen im Magen-Darm-Trakt resorbiert wird und wirksam ist, kommt es auch gelegentlich bei Kindern zu einer allergischen Gastritis mit Übelkeit, einem

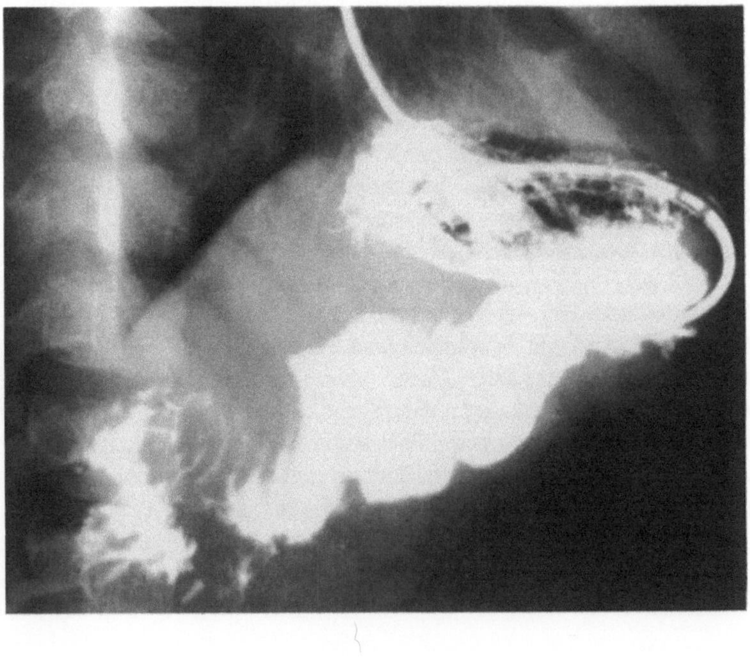

Abb. 11. Magenverätzung mit Narbenbildung. 3jähriges Kind. Untersuchung 2 Monate nach Magenverätzung. Die Minorseite ist starr, ihre Oberfläche etwas unregelmäßig, während an der großen Kurvaturseite normale peristaltische Wellen sichtbar werden. Endoskopisch: großflächige Narbenbildung an der kleinen Kurvaturseite als Verätzungsfolge

Druckgefühl im Oberbauch oder einer plötzlichen Durchfallneigung. Meist manifestiert sich diese allergische Reaktion ziemlich bald nach Einnahme des Allergens.

Bei entsprechenden tierexperimentellen Untersuchungen zeigte sich neben zahlreichen miliaren Hämorrhagien im gesamten Magen-Darm-Trakt speziell in der präpylorischen Region eine erhebliche ödematöse Schwellung der Schleimhaut und der Submukosa. Auch röntgenologisch wurden korrespondierende massive, kissenartige Faltenwulstungen im Magen gefunden, die sich besonders in das distale Drittel des Magenkörpers und in die präpylorische Region lokalisierten. Solche Veränderungen sind gastroskopisch bestätigt worden. Sie bilden sich nach Beseitigung des Allergens innerhalb kurzer Zeit wieder zurück (Abb. 12).

3 Ulcus ventriculi, Ulcus duodeni

3.1 Magenulkus

Allgemeines und Klinik: Das Ulkus stellt einen runden oder ovalen, oft etwas trichterförmig in die Tiefe reichenden Schleimhautdefekt dar. Die Ansichten über seine Pathogenese sind recht unterschiedlich (Infarkttheorie, Entzündungstheorie, peptische Ursache, hormonelle Fehlregulation).

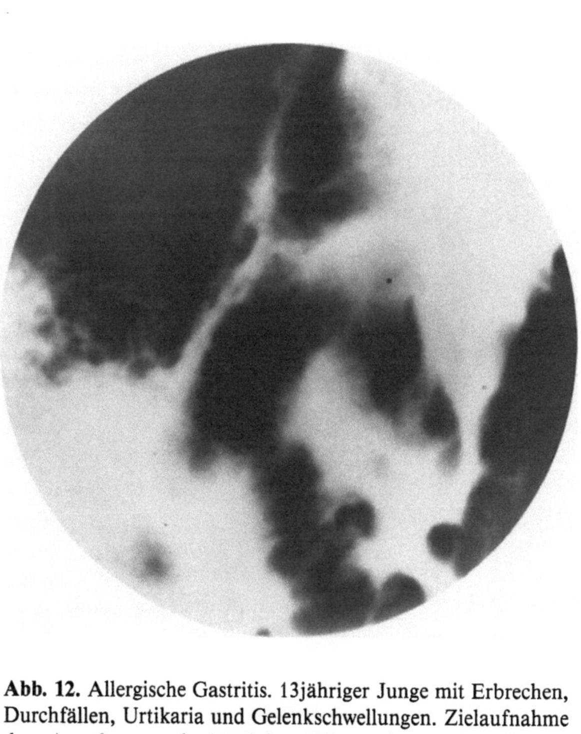

Abb. 12. Allergische Gastritis. 13jähriger Junge mit Erbrechen, Durchfällen, Urtikaria und Gelenkschwellungen. Zielaufnahme der Angulusgegend. Mächtige Faltenwulstung im distalen Magenkörper. 4 Wochen später Normalisierung des Reliefs

Den eigentlichen Wanddefekt umgibt wallartig ein Kraterrand, der überwiegend einer entzündlich-ödematösen Schwellung der Submukosa entspricht, die noch durch autoplastische Abriegelungsvorgänge der infiltrierten Schleimhaut verstärkt wird. Diese Randschwellung läßt sich endoskopisch sowie in frischen Resektionspräparaten nachweisen. Demnach bestimmen mehrere Faktoren die Darstellbarkeit des Kraters, nämlich die Größe des Wanddefekts, die Dicke des ödematösen Randwalls, die Autoplastik der Schleimhaut und die teilweise oder ganze Ausfüllung des Ulkuskraters, z. B. durch Koagula oder Thromben. In solchen Fällen ist eine Kontrastmittelfüllung in üblicher Form nicht mehr möglich.

Sekundäre Ulkusbildungen: Bei *Neugeborenen,* ja selbst bei *Frühgeborenen* werden bereits Erosionen und Ulzera im Magen beobachtet. Während dieser Altersstufe handelt es sich meistens um akute Ulkusbildungen, deren Entstehung auf einer anderweitigen Grundkrankheit beruht (*sekundäre Ulzera*). Sie werden bei Schädigungen des zentralen Nervensystems (geburtstraumatischen Hirnläsionen, Meningitis), während schwerer Infektionen, einer Sepsis, bei ausgeprägter Dehydratation oder nach Verbrennungen beobachtet. Auch die Hypoxie unter der Geburt oder der Geburtsstreß selbst sollen durch eine verstärkte Kortisonausschüttung die Ausbildung von Erosionen und Ulzerationen begünstigen (Streßulkus). Die Azidität des Magensaftes steigt nach der Geburt schnell an und erreicht bereits nach 24 Std. ihr Maximum. Diese plötzliche Säureeinwirkung auf eine unvorbereitete Magenschleimhaut disponiert ebenfalls zur Ulkusbildung. Offenbar müssen aber noch andere Faktoren hinzutreten, die eine örtliche Durchblutungsstörung herbeiführen und die Resistenz der sehr dünnen Schleimhaut vermindern. Eine plötzliche Überdehnung der Magenwand durch die initiale Luftfüllung während der ersten Atemzüge oder die akute Magendilatation bei künstlicher Beatmung können ebenfalls eine lokale Ischämie mit Erosionen bzw. Ulzerationen und Perforationen provozieren. Schleimhautläsionen entstehen gelegentlich auch mechanisch durch Magensonden.

Magenulzera sind bei Neugeborenen lediglich durch ihre *Komplikationen* zu erkennen, nämlich die *Blutung* bzw. die *Perforation.* Die Röntgenuntersuchung soll bei Verdacht auf eine Perforation nur in Form einer Übersichtsaufnahme erfolgen.

Peptische Ulzera: Sie werden gelegentlich schon bei Säuglingen beobachtet. Wie häufig diese Ulzera bei *Kleinkindern* vorkommen und Beschwerden verursachen, ist bisher unbekannt. Aber bereits im *Vorschulalter* sind Geschwüre nicht mehr selten.

Inzwischen ist von verschiedenen Autoren über eine große, bisher nicht vermutete Zahl peptischer Magen- und Duodenalulzera bei *Schulkindern* berichtet worden. Diese Tatsache beruht wohl überwiegend auf einer verbesserten Diagnostik und kaum auf einer echten Zunahme der Krankheit.

Offenbar hat die Endoskopie die Zahl der diagnostizierten Ulzera hochschnellen lassen, wobei das Verhältnis von Magen- zu Duodenalulzera etwa 1 : 5 beträgt.

Aus unseren eigenen Beobachtungen sowie den Erfahrungen anderer Autoren ergibt sich, daß ein großer Teil der Erwachsenen mit Ulzera den Beginn ihrer Beschwerden bis in die Kindheit zurückdatieren kann, also offenbar das Ulkusleiden in dieser Zeit bereits begonnen hat.

Es gilt als typisch für die Ulkuskrankheit bei Kindern, daß charakteristische Symptome fehlen. Abdominelle Schmerzen und Beschwerden werden manchmal in das Epigastrium lokalisiert oder treten in Form von Nabelkoliken, Kopfschmerzen und Erbrechen auf, so daß der klinische Verdacht immer sehr vage bleibt. Erst bei älteren Kindern von etwa 10–12 Jahren an ähneln die Ulkussymptome denen der Erwachsenen. Wir fanden ungefähr bei 80% unserer Patienten eine familiäre Disposition zu Magenerkrankungen und zum Ulkusleiden.

Röntgendiagnostik: In Anbetracht dieser Unsicherheiten kommt der Röntgenuntersuchung eine entscheidende Bedeutung zu. Die Ulkusnische gilt als einzig beweisendes Röntgensymptom bei Ulzera jeglicher Art und Lokalisation. Sie ist als Ausguß bzw. Füllung eines Kraters mit den entsprechenden Veränderungen seiner Umgebung für die Krankheit charakteristisch. Größe und Tiefe des Nischenschattens entsprechen aber keineswegs immer der Größe und Tiefe des eigentlichen Wanddefektes. Es ist erwiesen, daß röntgenologisch tief erscheinende Ulzera zuweilen kaum die Submukosa erreicht haben, während manchmal relativ flach aussehende Nischen sich als Ulzera erweisen, die kurz vor der Perforation stehen.

Magengeschwüre liegen fast ausschließlich an der kleinen Kurvatur oder im Antrum. Ulzera an der großen Kurvatur gehören zu den Raritäten.

Während die an der Vorder- und Hinterwand gelegenen Geschwüre einer subtilen Relieftechnik bedürfen, lassen sich die an der kleinen Kurvatur gelegenen Ulzera auch gut mit der Prallfüllung des Magens nachweisen. Oft wird die Diagnostik durch

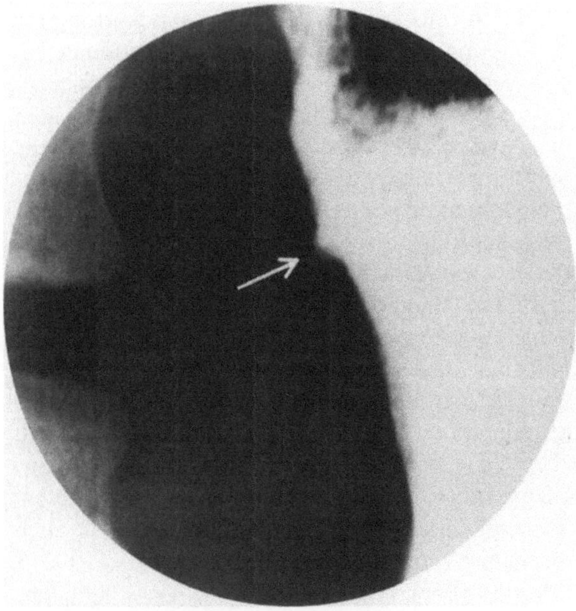

Abb. 13. Magenulkus. 14jähriger Junge. Seit 2 Jahren Beschwerden im Oberbauch. Zielaufnahme des Pars descendens mit flacher Nische in der kleinen Kurvatur (*Pfeil*)

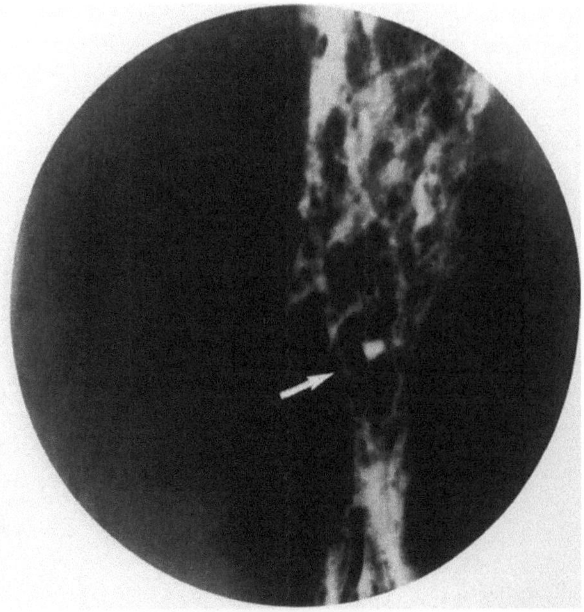

Abb. 14. Abheilendes Magenulkus. 13jähriger Junge. Zielaufnahme der Pars descendens. Kleiner Krater an der Hinterwand (*Pfeil*), dargestellt mit der Reliefmethode. Der ödematöse Ringwall ist noch sichtbar

den Sekretreichtum und den vermehrten Schleimgehalt des Magens erschwert (Abb. 13, 14).

3.2 Duodenitis und Duodenalulkus

Duodenitis: Die Entzündung beschränkt sich entsprechend der physiologischen Einheit von Magen und Duodenum nicht auf den Zwölffingerdarm allein, sondern erfaßt meist beide Abschnitte gleichzeitig (Gastroduodenitis). Ein Übergang in ein Ulkus ist jederzeit möglich.

Sonographisch manifestiert sich die Entzündung durch eine verdickte echoarme starre Wand. Röntgenologisch zeigt sich bei stärkeren Entzündungsgraden eine deutliche Verbreiterung der Schleimhautfalten (Abb. 15).

BILDGEBENDE DIAGNOSTIK BEIM DUODENALULKUS

Ultraschall: Im Bulbusbereich kommt in der Abbildung im Querschnitt, etwa zwischen Leber und Pankreas sowie vor der rechten Niere eine echoarme Raumforderung zur Darstellung. Die verdickte Darmwand ist dann gegen das Darmlumen gut abgrenzbar, wenn es mit Flüssigkeit oder Luft gefüllt ist. Bei Bestätigung durch eine zweite Methode und nachfolgender Therapie sind sonographische Verlaufskontrollen wertvoll (Abb. 16).

Röntgendiagnostik: Bei Kindern wird die Darstellung in horizontaler Schrägposition bevorzugt (umgekehrter erster Schrägdurchmesser). Auf diese Weise läßt sich sowohl die Füllung gut beobachten als auch durch Autokompression eine einwandfreie Schleimhautdarstellung erzielen, wobei der Bulbus optimal frei projiziert wird. Auch die Doppelkontrastmethode ist manchmal ergiebig.

Die Ulkusnische gilt auch im Bulbus duodeni als das einzig zuverlässige Kriterium für einen Wanddefekt. Ein frisches Ulkus wird von einem entzünd-

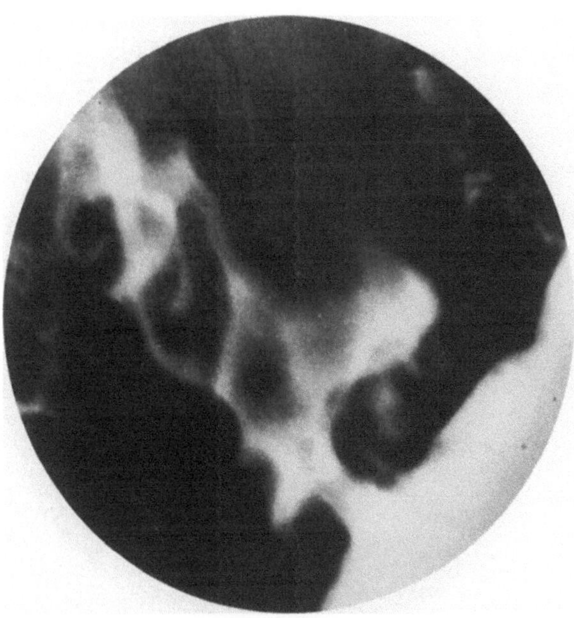

Abb. 15. Schwere Duodenitis. 14jähriger Junge mit Oberbauchbeschwerden, Druckschmerz und Brechreiz. Erhebliche Faltenwulstung im Bulbus duodeni als Ausdruck einer schweren Entzündung. 8 Wochen später hatte sich ein tiefer Ulkuskrater in der Bulbusmitte ausgebildet

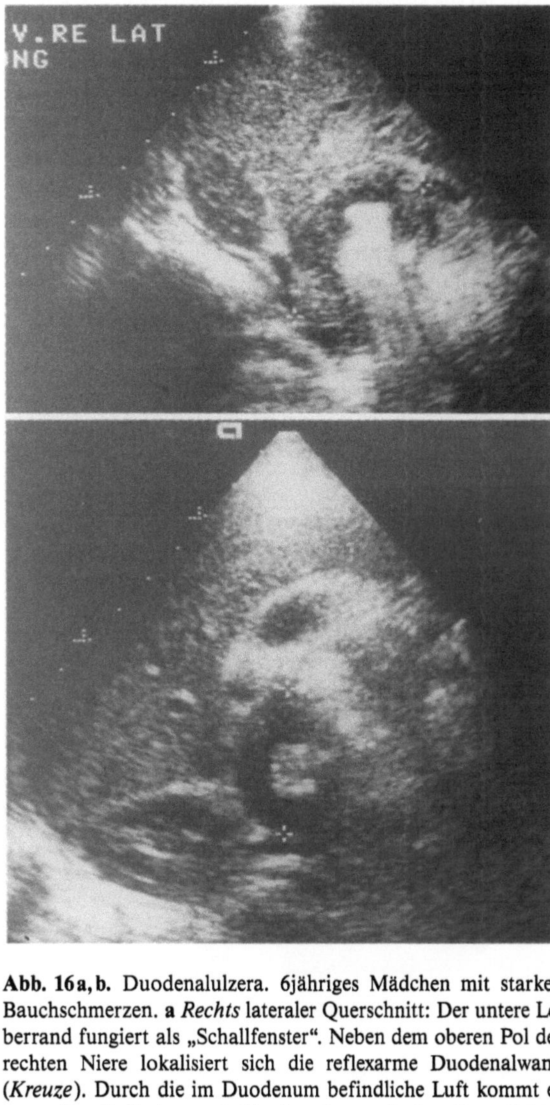

a

b

Abb. 16 a, b. Duodenalulzera. 6jähriges Mädchen mit starken Bauchschmerzen. **a** *Rechts* lateraler Querschnitt: Der untere Leberrand fungiert als „Schallfenster". Neben dem oberen Pol der rechten Niere lokalisiert sich die reflexarme Duodenalwand (*Kreuze*). Durch die im Duodenum befindliche Luft kommt es zu starken Reflexionen. **b** Oberbauchquerschnitt mit verdickter reflexarmer Duodenalwand (*Kreuze*) lichen Ödem umgeben, das infolge der großen Reagibilität der kindlichen Schleimhaut ausgesprochen deutlich ist. Dieser „Ringwall" ist bei einem frischen Geschwür meist prall und glatt. Daher entspricht die röntgenologisch vermutete Tiefe des Kraters auch nicht der wirklichen Tiefe des Wanddefektes, sondern der Niveaudifferenz zwischen Geschwürsgrund und höchster Erhebung dieses Ringwalls. Während der Heilung und Vernarbung flacht er allmählich ab und macht einer ausgesprochenen radiären Faltenkonvergenz Platz (Abb. 17–20).

Bei praller Füllung wird die Ulkusnische oft verdeckt, kann aber mit der Relieftechnik, also einer dosierten Kompression sichtbar gemacht werden. Die typische *Reliefnische* (En-face-Nische) stellt sich dabei als runder, ovaler oder dreieckiger Schattenfleck dar. Natürlich muß sich solch ein Röntgenbefund, wenn er Beweiskraft haben soll, in gleicher Deutlichkeit konstant darstellen lassen, wenn man nach dem Lösen der Kompression mit einer 2. oder 3. Füllung das Untersuchungsmanöver wiederholt.

Zusätzlich sollte der Nachweis in einer zweiten Ebene, also im Profil geführt werden (Profilnische), wobei sich ein Wanddefekt als randständiger Nischenschatten erkennen läßt. Man kann dann solch eine Ulzeration auf die Vorder- oder Hinterwand des Bulbus lokalisieren. Obwohl röntgenologisch sich meist nur *eine* Nische darstellt, ist patho-

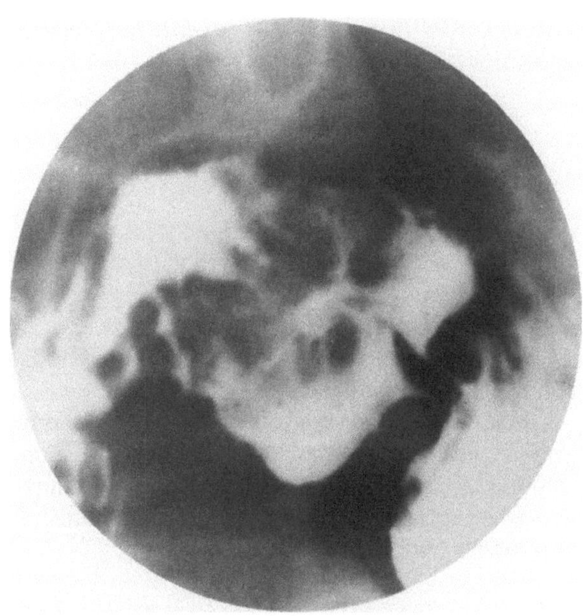

Abb. 18. Abheilendes Ulcus duodeni. 12jähriger Junge. Kontrollaufnahme 4 Wochen nach Beginn einer Ulkusbehandlung. Kleiner Nischenschatten in der Bulbusmitte mit angedeuteter Faltenkonvergenz als Ausdruck einer beginnenden Vernarbung

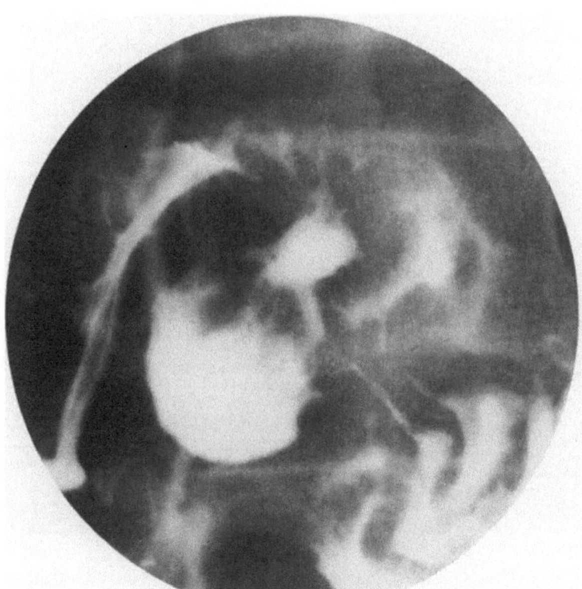

Abb. 17. Frisches Ulcus duodeni. 12jähriges Kind mit Schmerzen im Ober- und Mittelbauch. In der Bulbusmitte zeigt sich ein großer rundlicher Krater, der von einem breiten ödematösen Randwall umgeben wird

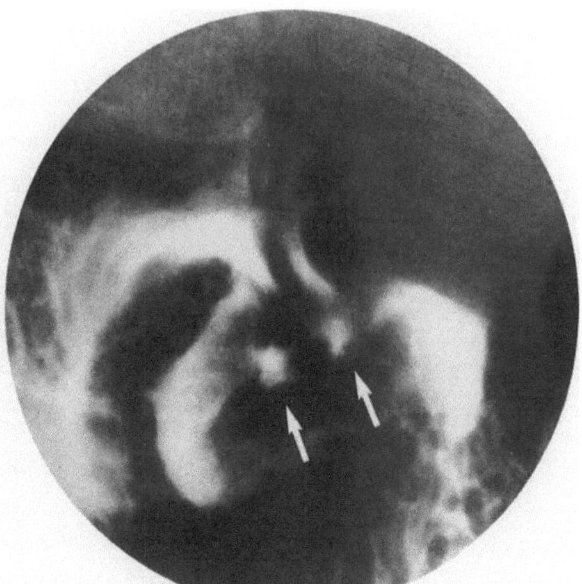

Abb. 19. Doppelulkus. 13jähriges Kind. Zwei Nischenschatten (*Pfeile*) in Bulbusmitte mit stark ödematöser Umgebung

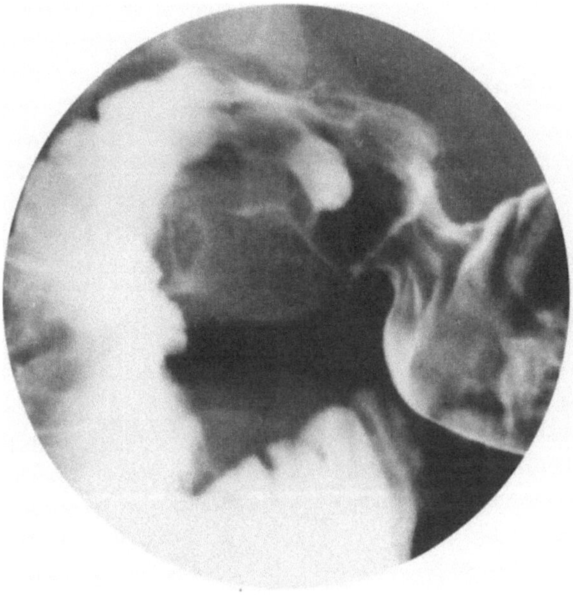

Abb. 20. Ulcus duodeni, Doppelkontrastdarstellung. 12jähriges Kind. Die Ulkusnische retiniert Kontrastmittel, während im übrigen Duodenum und im Antrum lediglich ein zarter Wandbeschlag verblieben ist

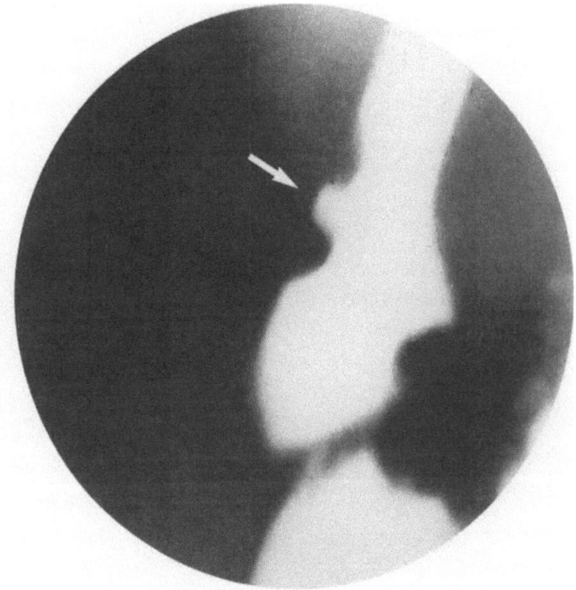

Abb. 21. Ulcus duodeni der Vorderwand. Flache Nische an der Vorderwand (*Pfeil*) mit entzündlichem Ringwall. Nur die Untersuchung im II. schrägen Durchmesser ermöglicht die exakte Lokalisation

logisch-anatomisch gesehen die Mehrzahl nicht ungewöhnlich (Abb. 21).

Gefäßstümpfe: Zuweilen ragen bei zunehmender Penetration in den Kratergrund kleine knospenartige Gebilde. Es handelt sich dabei, wie mehrfach anatomisch bewiesen werden konnte, um Gefäßstümpfe bzw. um Thromben, die eine ständige Gefahr darstellen. Jede mechanische Läsion kann dann zu einer erheblichen Blutung führen.

3.3 Sonderformen

Streßulkus: Pathologisch-anatomisch handelt es sich dabei um akute peptische Erosionen bzw. Ul-

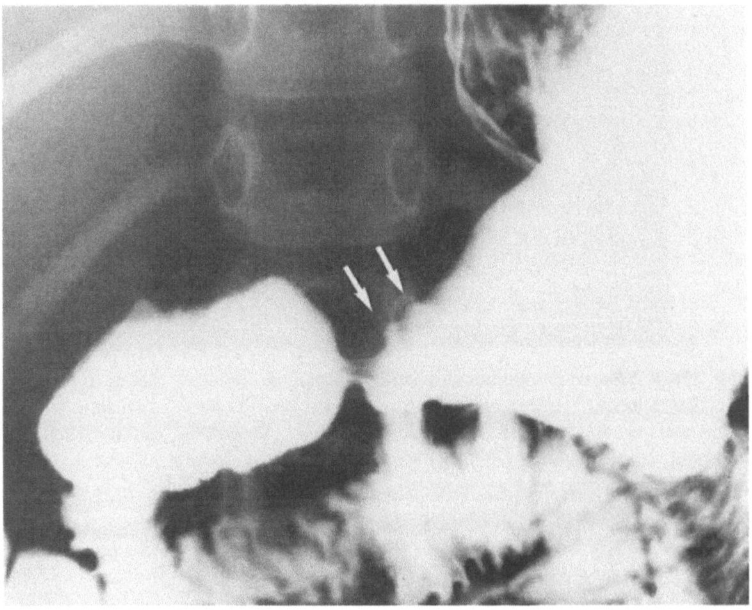

Abb. 22. Streßulzera im Magen. 6jähriges Kind. 14 Tage nach einer Herzoperation attackenartige Leibschmerzen mit Erbrechen, wiederholt Blutbeimengungen. Präpylorisch an der kleinen Kurvatur 2 flache Nischenschatten (*Pfeile*)

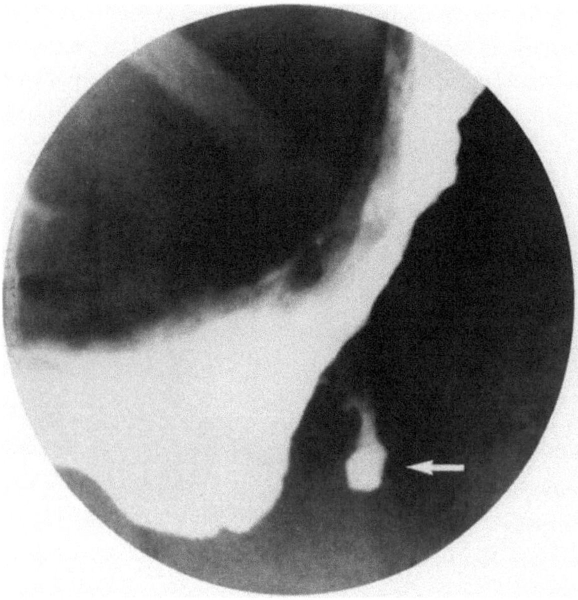

Abb. 23. Kortisonulkus im Magen. 11jähriges Kind. Kortisonbehandlung wegen Leukämie. Zielaufnahme des Magenkörpers. Tiefe Penetration (*Pfeil*) in die Wand der großen Kurvaturseite

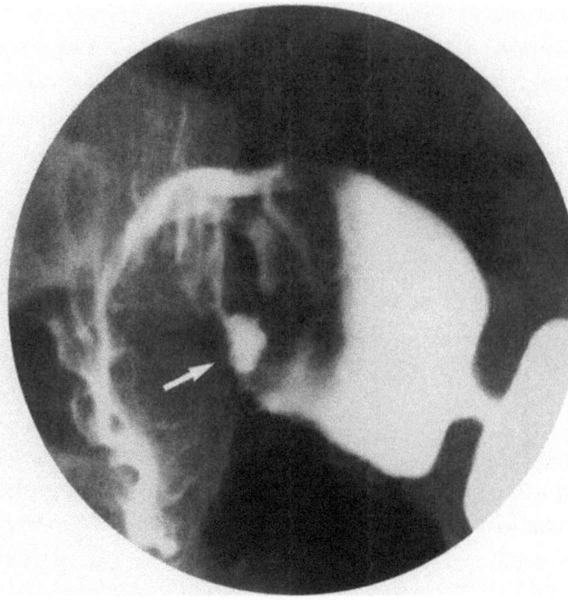

Abb. 24. Kortisonulkus im Duodenum. 8jähriges Kind, das wegen einer Chorioiditis centralis 3 Monate lang mit hohen Dosen von Urbason behandelt wurde. Seit 10 Tagen Leibschmerzen. Atypisch gelegene, fast erbsgroße Ulkusnische an der großen Kurvaturseite des Bulbus (*Pfeil*), erhebliches Ödem der Umgebung

a 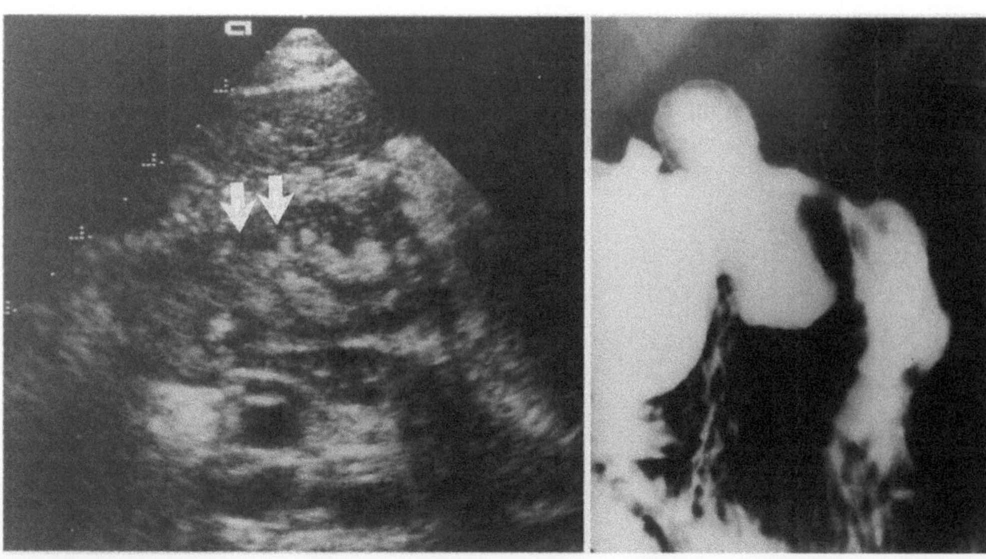 b

Abb. 25 a, b. Stenose des Bulbus duodeni (Endoskopie: duodenale Ulzerationen). 11jähriger Junge mit chronischen Magenschmerzen. **a** Sonographie-Oberbauchquerschnitt: Verdickte echoarme Duodenalwand (*Pfeile*) zwischen Leber und Pankreas. In der Darmwand ist die reflexreiche Schleimhaut gut abgrenzbar. **b** Obere Magen-Darm-Passage: Der Bulbus duodeni ist als Folge der Ulzerationen verzogen und stenosiert zerationen, die bevorzugt die Minorseite des Antrums sowie die Hinterwand des Bulbus duodeni betreffen. Bei solchen Kindern treten die Symptome in Form eines plötzlichen Brechreizes, von Erbrechen und von Oberbauchschmerzen auf. Bluterbrechen, Teerstühle und ein Kreislaufkollaps können hinzutreten.

Für die Entstehung dieser Erosionen und Ulzerationen ist offenbar eine lokale Störung der Mikrozirkulation entscheidend. Zwar können solche umschriebenen Läsionen rasch durch eine Epithelneubildung abheilen, aber die Reepithelialisierung wird häufig durch zusätzliche Noxen und Mechanismen erschwert. Hierzu gehören der erhöhte Histamingehalt im Plasma, die verstärkte Säuresekretion und die herabgesetzte Schleimhautresistenz gegenüber proteolytischen Fermenten sowie gegenüber einem Reflux von Duodenalsaft in den Magen. Die Gallensäuren und die erhöhte Konzentration des Lysolezithins spielen ebenfalls eine wesentliche Rolle.

Solche akuten gastroduodenalen Läsionen kommen bei einer erheblichen Zahl schwerverletzter und schwerkranker Kinder auf Intensivstationen vor. Sie zeigen sich u. a. im Gefolge schwerer Herzoperationen, bei Kindern mit schwerer Hypoxie, Azidose oder einer Sepsis, nach großflächigen Verbrennungen und im Gefolge neurochirurgischer Eingriffe. Ähnliche gastroduodenale Komplikationen können sich auch bei Kindern nach Nierentransplantationen oder mit einer chronischen Niereninsuffizienz einstellen, die einer Hämodialyse zugeführt werden müssen (Abb. 22).

Diese Läsionen lassen sich am besten endoskopisch, aber bei günstigen Voraussetzungen auch mit Kontrastmittelmethoden nachweisen. Die Wahl des geeigneten Untersuchungsverfahrens ist in jedem Einzelfall zu überlegen.

Bei Perforationsverdacht sind nur Übersichtsaufnahmen indiziert. Liegt eine stärkere Blutung vor, so ist die Endoskopie die ergiebigste Methode.

Kortisonulkus: Während der Therapie mit Kortikosteroiden ist mehrfach eine wahrscheinlich damit verbundene Geschwürsbildung im Magen und Duodenum nachgewiesen worden. Dieser Zusammenhang ist nicht zwangsläufig, wird aber offenbar durch individuelle Faktoren begünstigt oder verhindert. Zweifellos beeinflußt eine Kortikosteroidgabe

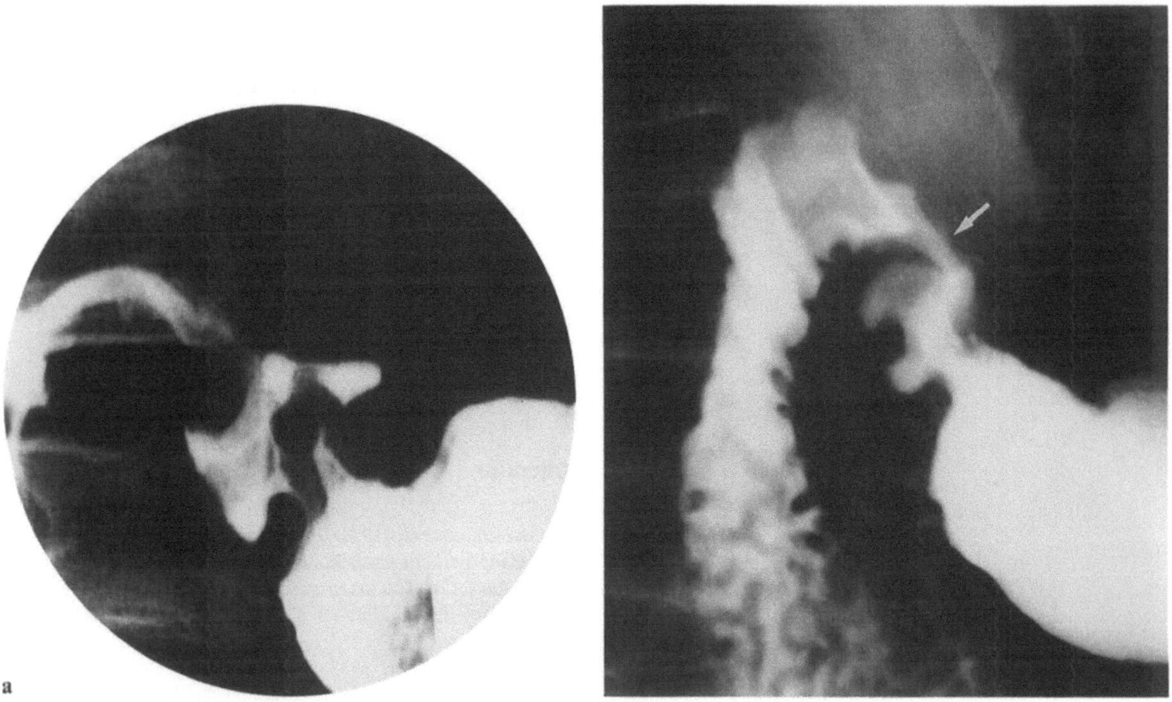

a b

Abb. 26. a Bulbusdeformität mit frischem Ulkus. 9jähriges Kind, seit 2 Jahren rezidivierende Leibschmerzen. Stark deformierter Bulbus mit verkürztem Major- und Minorrezessus. Klaffender Pylorus mit Magenschleimhautprolaps. Frischer Nischenschatten in der Bulbusmitte. **b** Bulbusdeformität nach rezidivierenden Ulzera. Derselbe Patient wie in a, im Alter von 19 Jahren. Rezidivierende Ulkusschübe haben zu einer hochgradigen Deformierung des Bulbus duodeni geführt. Asymmetrisch gelegener Bulbusausgang mit erheblicher Stenose (*Pfeil*) die Salzsäure- und Pepsinproduktion im Magen. Auch wird die Sekretion des schützenden Magenschleims gebremst und der Magenschleim selbst qualitativ verändert. Zudem soll der Widerstand der Schleimhaut herabgesetzt und die Heilung oberflächlicher Läsionen verzögert oder gestört werden können.

Klinisch verlaufen solche Geschwüre manchmal symptomarm, allerdings neigen sie vermehrt zur Penetration, zu Blutungen und zu einer verzögerten Heilung.

Bei der Analyse unserer eigenen Beobachtungen fiel eine ungewöhnliche Lokalisation (z. B. große Kurvaturseite des Magens, distaler Bulbusabschnitt) und eine hohe Penetrationsneigung auf (Abb. 23, 24).

Narbige Veränderungen nach einem Magenulkus: Beim Ausheilen chronischer, tief in die Magenwand penetrierter Geschwüre können narbige Formveränderungen auftreten. Solche schweren Deformitäten (Beutelmagen) gehören heute allgemein aufgrund einer frühzeitigen Diagnostik und Therapie zu den Ausnahmen. Weil aber Ulkusrezidive sich bevorzugt am Orte der Geschwürsnarbe entwickeln, nehmen beginnende Deformitäten dieser Art von Jahr zu Jahr zu.

Narbige Veränderungen nach einem Duodenalulkus: Sie sind nach mehreren Ulkusschüben häufig. Aufgrund einer Beteiligung tieferer Wandschichten an der Entzündung, ferner durch die Bildung von Adhäsionen auf der Serosaseite, entsteht eine fortschreitende Deformierung und Verkürzung des Bulbus mit der Ausbildung beutelähnlicher Taschen an der Major- und der Minorseite.

Die Entwicklung narbiger Deformitäten oder Stenosen als Folge von Duodenalgeschwüren kann die Suche nach einem Ulkusrezidiv schwierig gestalten. Solch ein Geschwür liegt dann meist aufgrund der erneuten Schleimhautschwellung in unmittelbarer Umgebung der größten Enge (Abb. 25).

Nach mehreren Krankheitsschüben kann der Bulbus duodeni durch eine fortschreitende Schrumpfung und Vernarbung in ein kurzes, starres Rohr umgewandelt werden, so daß er seine ursprüngliche Form verliert. Da solche Narbenbildungen auch auf das Ligamentum hepatoduodenale übergreifen, muß man bei schweren Bulbusveränderungen mit einer Beeinträchtigung des Ductus choledochus rechnen. Bei entzündlichen Duodenalstenosen findet sich auffallend oft ein weit klaffender Pylorus mit Insuffizienz (Abb. 26a,b).

Ulkusrezidive kommen in etwa einem Drittel der Fälle vor. In 5–8% sind ernsthafte Komplikationen wie akute Blutungen, Perforationssymptome und ausgeprägte Stenosen zu erwarten (Abb. 27).

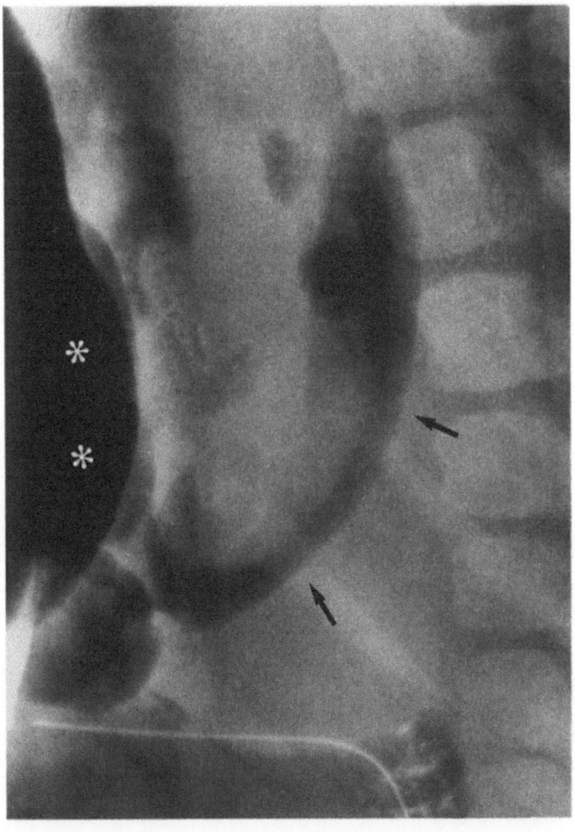

Abb. 27. Ulkusperforation. 7jähriges Kind mit Leukämie. Plötzlich heftige Bauchschmerzen und Erbrechen. Operativ bestätigte Perforation an der Bulbushinterwand. Die aus dem Duodenum ausgetretene Luft umrandet den oberen Nierenpol und die Nierenhinterfläche (*Pfeile*). Es besteht zusätzlich ein Pneumoperitoneum (**)

Literatur

1. Bar-Ziv J, et al. (1988) Transient protein losing gastropathy (Ménétrier's disease) in childhood. Pediatr Radiol 18:82
2. Burdelshi M, Hachzermeyer H (1981) Gastrointestinale Endoskopie im Kindesalter. Springer, Berlin Heidelberg New York
3. Falchetti D, et al. (1988) Campylobacter pylori bei Kindern: Endoskopische und histopathologische Untersuchungen. Z Kinderchir 43:50
4. Fyfe AHB, Auldist AW (1984) Corrosive ingestion in children. Z Kinderchir 39:229
5. Grüttner R, Lassrich MA (1980) Magen- und Zwölffingerdarmulkus. Mschr Kinderheilk 128:273
6. Hartenberg MA, Kodroff MB (1984) Chronic granuloma-

tous disease of childhood. Probable diffuse gastric involvement. Pediatr Radiol 14:57
7. Hayden CK Jr, Swischuh LE; Rytting IE (1987) Gastric ulcer disease in infants. US findings. Radiology 164:131
8. Karcz J, Uszycka-Karcz M, Gross R (1984) Gastrointestinale Komplikationen bei Kindern mit hämolytisch-urämischem Syndrom. Z Kinderchir 39:373
9. Kopen PA, Mc Alister WH (1984) Upper gastrointestinal and ultrasound examinations of gastric antral involvement in chronic granulomotous disease. Pediatr Radiol 14:91
10. Ménétrier P (1888) Des polyadénomes gastriques et leur rapport avec le cancer de l'estomac. Arch Physiol norm path 32:236
11. Murphy MS, et al. (1987) Duodenal ulceration: review of 110 cases. Arch Dis Child 62:554
12. Purelekar SG, Lubert M (1983) Ultrasound demonstration of giant duodenal ulcera. Gastrointest Radiol 8:29–31
13. Tam PKH, Saing H, Lau JTK (1986) Diagnosis of peptic ulcer in children: the past and present. J pediat Surg 21: 15

7 Dünndarm

K. Helmke, B. Stöver und M. A. Lassrich

INHALT

1	Allgemeines	522
2	Radiologisch-anatomische und radiologisch-physiologische Verhältnisse	524
3	Untersuchungstechnik	526
4	Anomalien	528
4.1	Atresien	528
4.1.1	Jejunalatresie	530
4.1.2	Ileumatresie	530
4.2	Angeborene Stenosen	532
4.3	Duplikaturen	534
4.4	Mesenterialzysten	535
4.5	Meckelsches Divertikel	536
4.6	Rückbildungsstörungen des Ductus omphalomesentericus	536
4.7	Lageanomalien	538
4.7.1	Nonrotation	539
4.7.2	Malrotation I	540
4.7.3	Malrotation II	540
4.7.4	Inverse Drehungen	541
5	Fremdkörper	542
5.1	Schattendichte Fremdkörper	542
5.2	Phytobezoare	542
5.3	Milchpfropfsyndrom	543
6	Malabsorptionssyndrome	544
6.1	Zöliakie	544
6.2	Pankreasfibrose (Mukoviszidose)	545
6.3	Mekoniumerkrankungen	545
6.3.1	Mekoniumperitonitis	546
6.3.2	Mekoniumileus	546
6.3.3	Mekonium-Ileus-Äquivalent	549
6.3.4	Mekoniumpfropfsyndrom	549
6.4	Blindsacksyndrom	550
6.5	Enterale Fisteln	552
6.6	Intestinale Lymphangiektasie	552
6.7	Kollagenosen	552
7	Allergische Reaktionen	553
7.1	Milchallergie	553
7.2	Schoenlein-Henoch-Syndrom	554
8	Dünndarminvagination	555
9	Operierter Dünndarm	557
10	Auswirkungen extraenteraler Raumforderungen	557
11	Entzündungen, parasitäre und raumfordernde Erkrankungen des Dünndarms	559
11.1	Allgemeines	559
11.2	Pathologische Anatomie	560
11.3	Entzündungsformen	561
11.3.1	Lymphatische Hyperplasie	561
11.3.2	Morbus Crohn	562
11.3.3	Yersinia-Enteritis	569
11.3.4	Nekrotisierende Enterokolitis	570
11.3.5	Ileozäkalsyndrom	574
11.3.6	Appendizitis	574
11.3.7	Tuberkulose	576
11.4	Parasiten	576
11.4.1	Lamblien	576
11.4.2	Würmer	576
11.5	Gut- und bösartige Tumoren	577
11.5.1	Benigne Veränderungen	577
11.5.1.1	Polypöse Erkrankungen	577
11.5.2	Adenome	578
11.5.3	Neurofibrome	578
11.5.4	Hämangiome und Lymphangiome	578
11.5.5	Malignome	578
11.5.5.1	Non-Hodgkin-Lymphom	578
Literatur		582

1 Allgemeines

Mit Hilfe des Ultraschalls können im Bereich des Dünndarms die Motilität, die Echointensität der Wand, der Durchmesser der Muskulatur und der Flüssigkeitsgehalt in den Darmschlingen beurteilt werden (Abb. 1). Allerdings ist eine Artdiagnose allein aufgrund der Ergebnisse dieser Methode nur in einzelnen Fällen möglich. Wegen der Luftansammlung in den Darmschlingen und der besonderen Topographie ist in der Regel auch keine Ausschlußdiagnostik möglich. Wichtig hingegen ist der Einsatz der Sonographie bei Krankheitsverläufen zur Therapiekontrolle, z. B. M. Crohn.

Der Wert der Farbdopplersonographie ist bei Erkrankungen des Gastrointestinums noch nicht abschließend zu werten.

Die effizienteste bildgebende Methode, um intraluminale Prozesse oder Schleimhautveränderungen im Dünndarm nachzuweisen, ist die Röntgenuntersuchung mit Kontrastmittel. Der Einsatz dieses Verfahrens sollte je nach Lebensalter, Krankheitsbildern und Symptomen sehr variabel gehandhabt werden. Sie erfordert aus Gründen des Untersuchungsaufwands und der Strahlenexposition eine

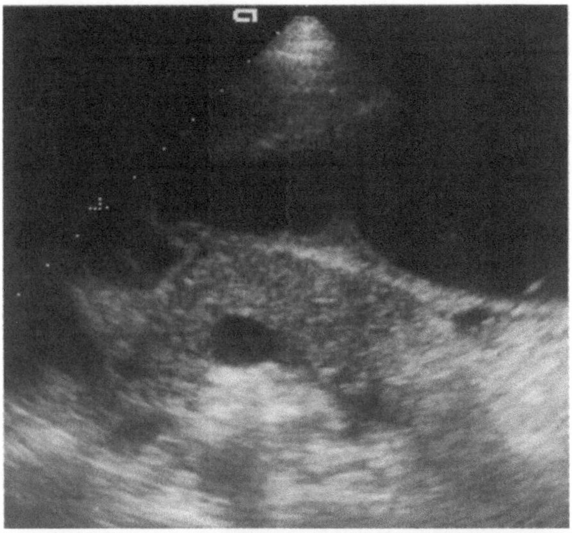

a

Abb. 1a–c. Gastroenteritis. 8jähriges Mädchen mit Bauchschmerzen und Diarrhöe.
a Oberbauchquerschnitt: Normaler Befund. Flüssigkeitsgefüllter Magen und Bulbus duodeni liegen vor dem Pankreas.
b Parasagittaler Schnitt links: Dilatierte, aber nicht verdickte Dünndarmschlingen mit Mesenterialansatz. Zum Untersuchungszeitpunkt zeigte sich eine kräftige Peristaltik.
c Rechtsseitiger Unterbauchquerschnitt: Atonische Ileumschlingen mit verdickten Darmwänden (*Pfeile*)

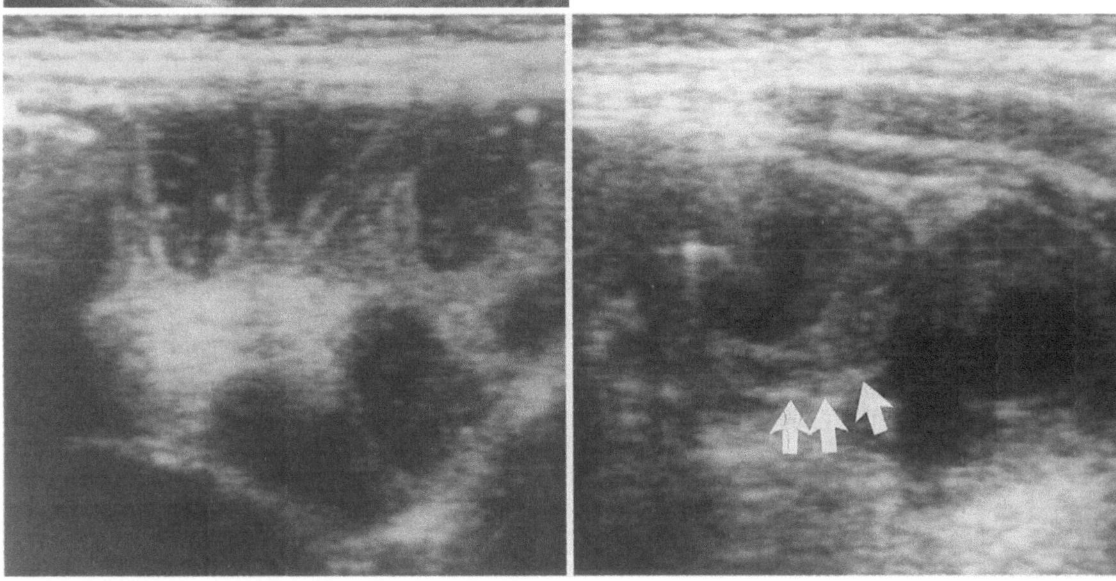

d c

besonders gut begründete Indikation und eine sehr sorgfältige Untersuchungstechnik.

Die Pathologie des Dünndarms ist umfangreich. Dabei gilt es zu bedenken, daß er zu den wichtigsten Abschnitten des gesamten Magen-Darm-Traktes gehört, wobei der Verlust größerer Dünndarmabschnitte mit dem Leben nur schwer oder gar nicht zu vereinbaren ist.

Bei zahlreichen klinischen Fragestellungen ist eine Dünndarmuntersuchung ergiebig oder gar unabdingbar. Hierher gehört der Verdacht auf angeborene oder erworbene (komplette und inkomplette) Verschlüsse sowie Lageanomalien und Mißbildungen. An wichtigen Symptomen sind ferner zu nennen: chronischer Durchfall, Eiweißverlust in den Darm, häufiges oder intermittierendes Erbrechen, erhebliche Dystrophie, ein aufgetriebener Leib, abdominelle Tumoren, Blutungen, die endoskopisch weder in den Ösophagus und Magen, noch in den Dickdarm lokalisiert werden können und alle unklaren abdominellen Erkrankungen.

Rezidivierende Leibschmerzen erfordern als einen ersten diagnostischen Schritt die Sonographie des gesamten Abdomens. In Abhängigkeit von diesem Resultat und im Kontext mit den klinischen Parametern kann eine Kontrastmitteldarstellung des Dünndarms notwendig werden.

2 Radiologisch-anatomische und radiologisch-physiologische Verhältnisse

RADIOLOGISCH-ANATOMISCHE VERHÄLTNISSE

Der Dünndarm reicht vom Pylorus bis zur Einmündung in das Colon ascendens (Bauhinsche Klappe). Die Angaben über die *Länge* schwanken erheblich, weil sie von der Meßmethode und dem Tonus abhängen. Während beim Erwachsenen zum Durchwandern des gesamten Magen-Darm-Traktes vom Munde bis zum Anus eine Sondenlänge von 2,20–2,70 m ausreicht, werden für postmortale Untersuchungen erheblich höhere Zahlen angegeben. So beträgt beim Neugeborenen die Länge des Dünndarms 340 cm, beim Einjährigen 460 cm, beim zehnjährigen 580 cm und beim Erwachsenen 750 cm [52].

Man findet im Querschnitt des Dünndarms außen als dünnen Peritonealüberzug die *Tunica serosa,* der nach innen die *Tunica muscularis* mit ihrer scherengitterartigen Anordnung der Längs- und Ringmuskulatur folgt. Weiter lumenwärts liegt die *Tunica submucosa,* in der die großen Gefäße verlaufen. Innen bildet die *Tunica mucosa* die eigentliche Schleimhaut.

Von kranial nach kaudal zunehmend sind in die Submukosa und Mukosa zahlreiche *solitäre Lymphfollikel* eingelagert, die jeweils etwa die Größe eines Hirsekorns besitzen. Im unteren Ileum und in der Nähe der Ileozäkalklappe breiten sich die Peyerschen Plaques aus. Dabei handelt es sich um beetartige Platten von 2–10 cm Länge und 1–2 cm Breite, die eine Ansammlung von Lymphgewebe darstellen.

Über die Menge des Lymphgewebes im gesunden Darm gibt es Hinweise durch Sektionsergebnisse von Kindern, die aus voller Gesundheit durch Unfälle verstarben. Danach zeigt sich, daß gut und sogar üppig entwickeltes Lymphgewebe besonders bei älteren Kleinkindern und jüngeren Schulkindern zum Normalbefund gehört. Schwere Erkrankungen führen zur Reduktion des Lymphgewebes.

Die Dünndarmschleimhaut bildet zahlreiche Falten (Plicae circulares), die im Jejunum höher sind und dichter stehen als im Ileum. Auch hierbei handelt es sich (wie bei den Schleimhautfalten im Magen) weitgehend um funktionelle Gebilde, die sich mit dem Füllungszustand und der Beschaffenheit des Darminhalts ändern, also von der jeweiligen digestiven Aufgabe beeinflußt werden.

Bei Neugeborenen und bei jungen Säuglingen werden infolge einer starken Luftfüllung die Dünndarmschlingen meist so gedehnt, daß jegliche Faltenbildung verschwindet. Sie erscheinen daher nach der Kontrastmittelgabe ziemlich weit und glatt konturiert. Die sehr zarten Schleimhautfalten kommen im Übersichtsbild lediglich dann zur Darstellung, wenn der Darm fast kollabiert ist. Sie sind sehr niedrig, teilweise enthalten die Faltentäler auch Sekret und Schleim, so daß die röntgenologische Darstellung nur begrenzt möglich ist. Aber vom 3.–6. Lebensmonat an wird die Reliefzeichnung häufiger sichtbar.

Das Kleinkind und das Schulkind weisen im Jejunum tief gezähnelte und gut darstellbare Schleimhautfalten auf, so daß man ein feingefiedertes Relief erkennen kann. Distal im Ileumbereich werden die Falten niedriger, wodurch die Darmwand fast glatt erscheint.

Bei Kleinkindern und im frühen Schulalter findet man im Bereich des terminalen Ileums unregelmäßig pseudopolypöse Reliefformationen aufgrund des üppig entwickelten Lymphgewebes und der Peyerschen Haufen. Etwa zwischen dem 9.-12. Lebensjahr bekommt der Darm in dieser Region auch eine dem Erwachsenen ähnliche Faltenzeichnung, die durch weniger eingelagerte Lymphfollikel und mehr längsgerichtete niedrige Falten charakterisiert wird (Abb. 2–5).

Die *Position der Dünndarmschlingen* im Bauchraum ist einem ständigen Wechsel unterworfen, obwohl sie nie ganz regellos ist. Die im Ober- und Mittelbauch anfangs mehr links, später mehr rechts liegenden Horizontal- und Vertikalschlingen gehören zum Jejunum, während sich das Ileum in die Unterbauchregion und später mehr rechts der Wirbelsäule und in das kleine Becken lokalisiert. Demnach befindet sich das obere Drittel des Dünndarms üblicherweise im linken oberen Quadranten, das mittlere Drittel in der Nabelregion und im rechten oberen Quadranten, das untere Drittel im rechten Mittel- und Unterbauch sowie im kleinen Becken. Das Kaliber der Dünndarmschlingen nimmt von proximal nach distal allmählich ab.

RADIOLOGISCH-ANATOMISCHE VERHÄLTNISSE

Die vielfältigen Bewegungsvorgänge des Dünndarms sind eingehend studiert worden. Es ergeben sich dabei zwei große Bewegungsformen, nämlich Kontraktionen der Darmwand, die dem *Transport* dienen und jene Aktivitäten, die man als *Mischbewegungen* bezeichnet.

Bei Neugeborenen sind alle Darmbewegungen träger und verhaltener, die Passage durch das Ileum erfolgt langsamer. Füttert man aber während dieser

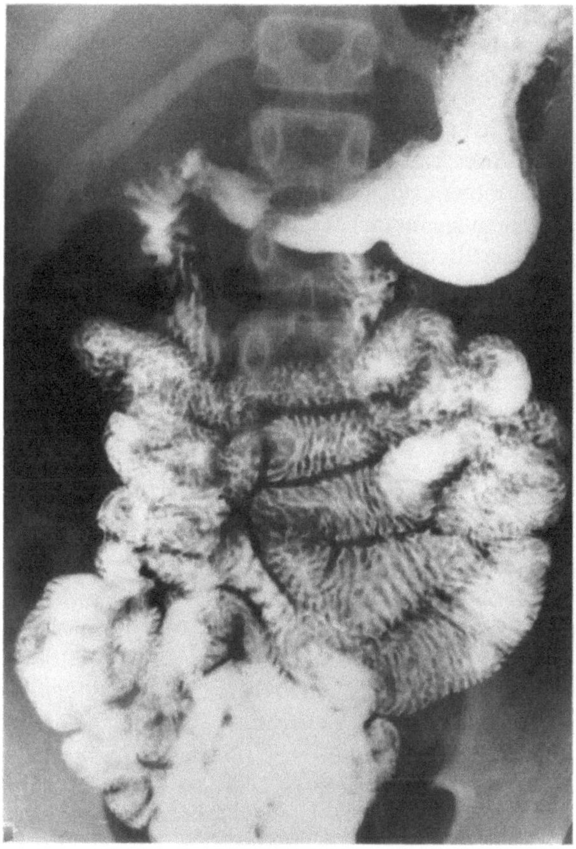

2

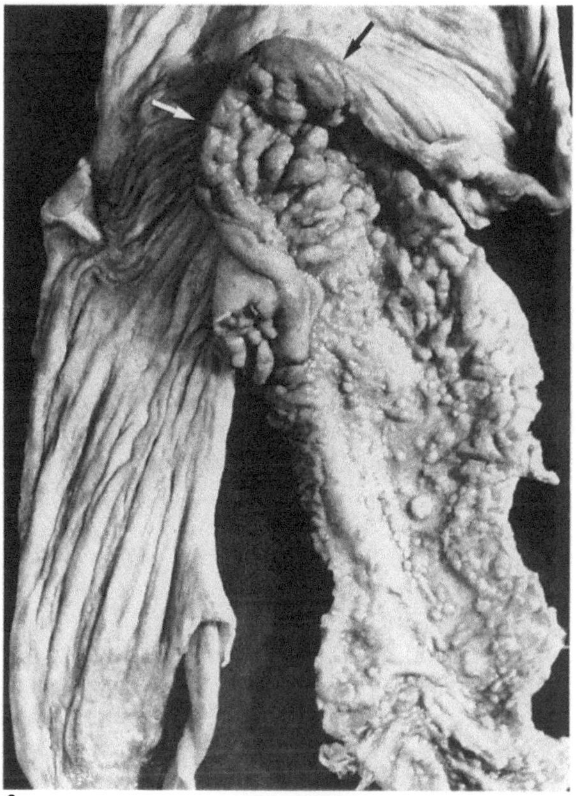

3

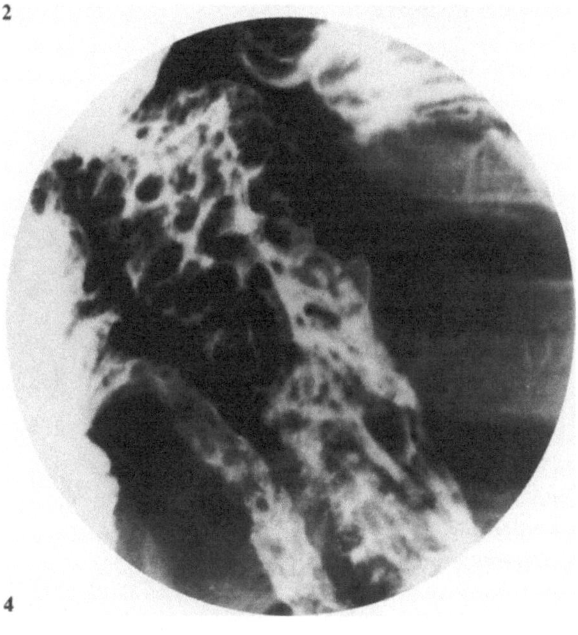

4

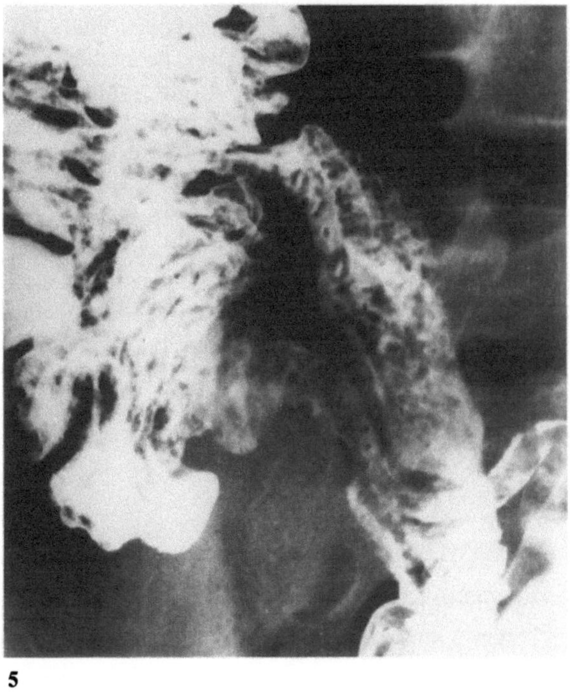

5

Abb. 2. Normaler Dünndarm, 11jähriges Kind. Übersichtsaufnahme in Bauchlage nach fraktionierter Breigabe. Kontinuierliche Füllung, gute Darstellung der feingefiederten Falten. Nirgends Tonus-, Motilitäts- oder Sekretionsstörungen

Abb. 3. Ileozäkalregion eines Kindes, anatomisches Präparat. 6jähriges Kind, das aus voller Gesundheit heraus plötzlich verstarb. Das Lymphgewebe ist besonders in der Klappengegend üppig entwickelt (*Pfeile*), auch die Lymphknötchen in der Schleimhaut des terminalen Ileums sind gut zu erkennen

Abb. 4. Normales terminales Ileum beim Kleinkind. 3jähriges gesundes Kind. Zielaufnahme des terminalen Ileums. Pseudopolypöse Schleimhautformationen in der zuführenden Ileumschlinge und in der Appendix durch kräftige, altersgemäß entwickelte Lymphfollikel

Abb. 5. Normales terminales Ileum beim Schulkind. 12jähriges Kind. Gezielte Übersichtsaufnahme. Es überwiegen im terminalen Ileum bereits die Längsfalten, in die noch einige Lymphfollikel eingelagert sind. Normale, zarte Klappenlippen

Phase einer Bariummahlzeit den Säugling erneut, so verstärkt sich die Aktivität des Ileums und beschleunigt den Übertritt des Kontrastmittels in das Zäkum.

Beim Säugling ist eine kontinuierliche Kontrastmittelfüllung des Dünndarms nicht regelmäßig zu erzielen. Eine Diskontinuität im Jejunum, vor allem im Ileum gilt noch als physiologisch, so daß die Bariumfüllung segmentiert erscheinen kann und darüberhinaus eine erhebliche Variabilität des Darmlumens zu beobachten ist. Manchmal wandelt sich ein anfangs mehr zusammenhängendes Füllungsbild in eine mehr klumpige Breiverteilung um. Dieser Effekt ist auch gelegentlich später noch bei gesunden Kleinkindern vorhanden. Es soll sich um die Folge von Tonusbesonderheiten und einer verstärkten Schleimproduktion handeln.

Bei Kleinkindern und bei Schulkindern laufen die Bewegungsvorgänge wie bei Erwachsenen ab. Bei richtiger Untersuchungstechnik erhält man eine zusammenhängende harmonische Dünndarmfüllung. Allerdings können bei Kleinkindern gelegentlich auch emotionale Einflüsse, hauptsächlich die Ängstlichkeit während der Untersuchung, eine Segmentation der anfangs zusammenhängenden Bariumfüllung herbeiführen. Man macht Tonus- und Sekretionsänderungen dafür verantwortlich. Im Einzelfall läßt sich dabei schwer abschätzen, ob eine plötzlich einsetzende Sekret- und Schleimproduktion oder aber motorische Impulse überwiegen. Auch neigen emotional labile Kinder etwas mehr zu dieser Reaktion.

Sobald das Barium das Jejunum passiert hat und bei zu geringer Nachfütterung oder bei konstanter Rückenlage kein ausreichender Kontrastmittelnachschub in den Dünndarm erfolgt, ergeben die auf der Schleimhaut liegenden Partikelchen ein Röntgenbild, das als *„Schneeflockengestöber"* bezeichnet wird. Diesem Phänomen kommt bei solchen Voraussetzungen keine pathologische Bedeutung zu.

3 Untersuchungstechnik

Je nach klinischer Fragestellung lassen sich verschiedene Untersuchungsmethoden anwenden:

1. Ultraschall.
2. Nativdiagnostik.
3. Fraktionierte Dünndarmfüllung. Sie ist zur Darstellung anatomischer Veränderungen besonders gut geeignet.
4. Enteroklysma nach Applikation des Kontrastmittels über eine Sonde.
5. Funktionsprüfung zur Bestimmung der Passagezeit.

Zu 1: Zur Beurteilung der Dünndarmverhältnisse sollte der Patient, wenn möglich, in Abhängigkeit vom Alter ca. 1/2–1 Std. vor der Untersuchung klare Flüssigkeit (Tee) trinken. Dies gilt vor allem für die magennahen Jejunalabschnitte. Die Darstellung der Ileumschlingen erfolgt ohne vorbereitende Maßnahmen. Während der Sonographie ist auf die Motilität und die Dicke der Muscularis propria zu achten (Durchmesser bis 2 mm). Daneben ist die Erfassung von Lymphomen von Bedeutung. In der Regel wird eine Linearsonde und seltener ein Sektorschallkopf eingesetzt (3–5 MHz).

Zu 2: Die *Nativaufnahme* muß im Großformat angefertigt werden und soll vom Zwerchfell bis zur Symphyse reichen. Sie wird üblicherweise in flacher Rückenlage, bei Obstruktionsverdacht zusätzlich in aufrechter Position angefertigt. Seitenaufnahmen sind gelegentlich für ergänzende Informationen notwendig, um einen pathologischen Befund einem umschriebenen Darmabschnitt oder einem Organ leichter zuzuordnen.

Vom Dünndarm stellen sich im Nativbild nur diejenigen Abschnitte dar, die mit Luft gefüllt sind. Bei Neugeborenen und Säuglingen wird im ganzen Magen-Darm-Trakt normalerweise immer reichlich Luft gefunden, die während des Fütterns und beim Schreien in den Magen gelangt und nach der Passage durch den Pylorus den Dünndarm bläht. Bei älteren Kindern ist die physiologische Luftfüllung deutlich geringer.

Beurteilt werden im Nativbild die Luftfüllung und die Luftverteilung, evtl. pathologischer Darminhalt, ferner Verkalkungen, bei Obstruktionen die Höhe und die Art des Verschlusses, freie Luft und Flüssigkeit in der Bauchhöhle sowie Organverlagerungen (Magen, Leber, Milz, Nieren, Zwerchfell).

Zu 3: Die *fraktionierte Dünndarmfüllung* (PANSDORF 1937 [51]) gilt nach wie vor als bewährtes und ergiebiges Standardverfahren. Wenn diese Untersuchung an das Studium des Magens angeschlossen werden soll, gibt man dem Kinde noch etwas Kontrastmittel und verbringt es in die rechte horizontale Seitenlage. Dadurch steuert der Magen selbst die kontinuierliche Breiabgabe und bewirkt eine physiologische Dünndarmfüllung. Wichtig bleibt, daß dazu dem Magen genug Kontrastmittel zur Verfügung steht. Das ist dann gewährleistet, wenn man das Kind alle 5 Min. ein bis zwei Schluck Kontrastmittel nachtrinken läßt. Die fortschreitende Füllung des Dünndarms wird mit kurzen Durchleuchtungen kontrolliert, bis sich das Jejunum übersichtlich darstellt und das Ileum erreicht ist. Danach wird eine Übersichtsaufnahme im Großformat in *Bauchlage* auf dem Buckytisch angefertigt. Diese Position ermöglicht durch die Autokompression eine übersichtliche und fast überlagerungsfreie Darstellung der einzelnen Darmschlingen. Vorher ist eine Blasenentleerung erforderlich, damit nicht etwa die Dünndarmschlingen durch eine volle Blase aus dem kleinen Becken nach oben gedrängt werden und dann dicht gepackt und unübersichtlich übereinander liegen.

Der gesamte Dünndarm muß Schlinge für Schlinge mit der palpierenden Hand abgesucht werden. Nur so ist es möglich, sich einen Überblick über alle Einzelheiten zu verschaffen. Diese Palpation wird manchmal von Kleinkindern nicht toleriert, so daß die Detailuntersuchung schwierig ist, viel Geduld und Zeit erfordert und bei schreienden Kindern mit angespannten Bauchdecken vorübergehend unmöglich sein kann.

Zu 4: Die spezielle Untersuchung des Dünndarms mit einem *Enteroklysma* hat die Dünndarmuntersuchung bei Erwachsenen zweifellos wesentlich bereichert, ist beim Kinde beschränkt einsetzbar und nur dann ergiebig, wenn man die Vorteile und die Nachteile kennt.

Als vorteilhaft ist anzusehen, daß eine Untermischung des Kontrastmittels durch Magensaft unterbleibt, keine Ausflockung und Eindickung im Dünndarm erfolgt, die Untersuchung gut gelingt und die Untersuchungsdauer abgekürzt werden kann. Das Colon ascendens läßt sich in die Beurteilung einbeziehen und der Dünndarm zusätzlich noch mit der Doppelkontrastmethode studieren (Abb. 6).

Als Nachteil ist zu erwähnen, daß die übliche Magenuntersuchung gesondert vorgenommen werden muß. Zudem stellt das Einführen der Sonde in den Dünndarm eine Belästigung der Kinder dar und das Dirigieren der Sondenspitze durch den Pylorus verlängert manchmal ungebührlich die Durchleuchtungszeit. Die Kontrastmittelapplikation bleibt unphysiologisch und man kann daher funktionelle Dünndarmstörungen nicht mehr sicher beurteilen. Die Kinder klagen während des raschen Kontrastmitteleinlaufs über Mißbehagen oder sogar über abdominelle Beschwerden. Ferner werden nach der Füllung des ganzen Dünndarms die einzelnen Schlingen wegen ihrer Weite bzw. Hypotonie unübersichtlich. Es ist dann schwierig, die

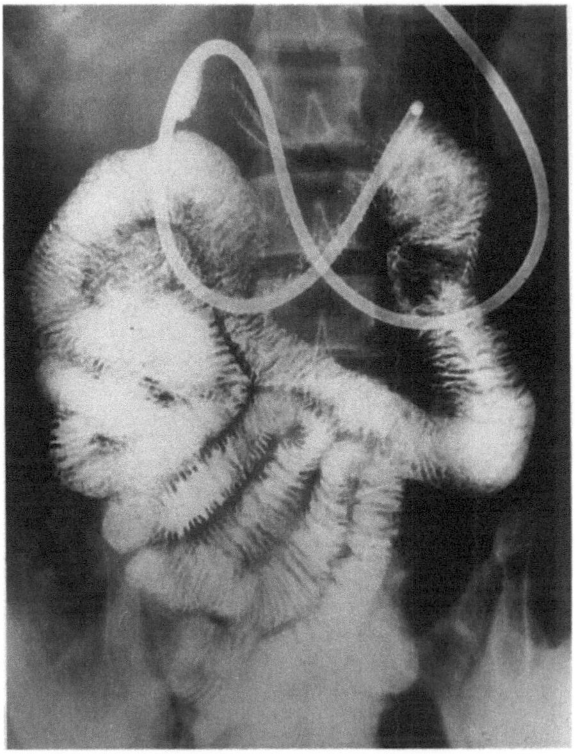

Abb. 6. Dünndarmfüllung nach SELLINK. 12jähriges Kind. Die Sonde wurde bis zur Flexura duodenojejunalis vorgeschoben und das Kontrastmittel rasch instilliert. Gezielte Übersichtsaufnahme 8 min nach Füllungsbeginn. Gut sichtbares, zartes Relief

einzelnen Schlingen zuverlässig abzusuchen, um umschriebene Läsionen nicht zu übersehen.

Wir verwenden die Sellink-Methode bei der Kontrolle bereits bekannter Dünndarmerkrankungen, beispielsweise zur Beobachtung einer Stenoseentwicklung bei M. Crohn (Abb. 7).

Beim Abwägen der Vor- und der Nachteile bleibt zu betonen, daß generell die Methodik der Dünndarmuntersuchung der jeweiligen klinischen Fragestellung angepaßt werden sollte und für den Untersuchungserfolg allein die geschickte Handhabung ausschlaggebend ist.

Zu 5: Zur Beurteilung der Passagezeit ist die einmalige Gabe einer reinen Bariumaufschwemmung erforderlich. Normalerweise beträgt sie von der Flexura duodenojejunalis bis zur Ileozäkalklappe 2–4 Std. Passagezeiten unter einer Stunde sprechen für eine Hypermotilität, über 4 Std. für eine Motilitätsbeeinträchtigung. Aber bereits die Kontrastmittelmenge verändert das Passagetempo: zu geringe Bariummengen bedingen infolge ihres schwachen Dehnungsreizes eine träge und damit verlängerte Passage und umgekehrt.

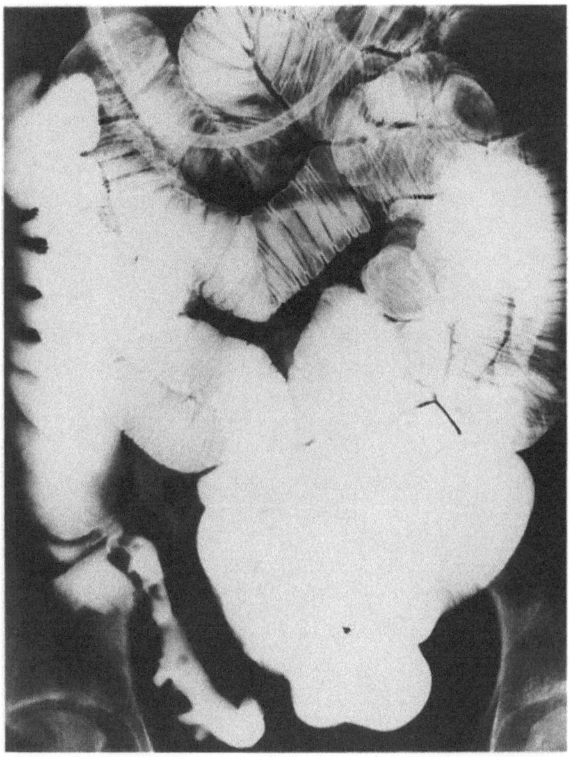

Abb. 7. Dünndarmuntersuchung nach Sellink. 14jähriges Kind. Kontrolluntersuchung bei bereits bekannter Crohnscher Krankheit des terminalen Ileums mit einer Wandverdickung und zerstörter Schleimhaut. Sehr rasche Kontrastmittelpassage, so daß für die Gesamtuntersuchung nur 20 Min. benötigt wurden

Die Varianten der normalen Transportzeit bei gesunden Kindern sind erheblich [46]: bei Neugeborenen wurden 3 – 6 Std., bei Einjährigen 1 1/2 – 6 Std., bei 9 – 10jährigen 1/2 – 8 Std. registriert. Es läßt sich daher nicht ohne weiteres aus einer verkürzten oder einer verlängerten Passagezeit auf eine Dysfunktion schließen.

Die Kontrastfüllung im unteren Ileum läßt sich anregen, wenn nach Anfertigung der Übersichtsaufnahme das Kind sein Frühstück essen kann (gastroilealer Reflex). Diese Maßnahme beschleunigt sowohl die Kontrastmittelpassage im unteren Ileum als auch die Füllung des Colon ascendens.

4 Anomalien

4.1 Atresien

Allgemeines und Klinik: Die Ätiopathogenese ist offenbar nicht einheitlich. Auch der Dünndarm soll (wie das Duodenum) während seiner Entwicklung das Stadium eines soliden Zellstrangs durchlaufen, wobei durch die anschließende Rekanalisierung die Durchgängigkeit wieder hergestellt wird. Dieser Entwicklungsprozeß (8. – 12. Embryonalwoche) kann gestört werden, so daß Atresien und Stenosen entstehen *(primäre Atresien)*. Solche Mechanismen nimmt man besonders für membranöse Verschlüsse, ferner für multiple Atresien an.

Nach den Ergebnissen von Tierversuchen an Hundefeten [47] spielen Zirkulationsstörungen des Darms bei der Entstehung von Atresien und Stenosen eine entscheidende Rolle. Nach künstlich erzeugten Durchblutungsstörungen kam es zur Infarzierung der Darmwand mit einer Nekrose. Sie verlief im aseptischen Milieu ohne Peritonitis, aber mit der Ausbildung einer Atresie und kompletter Separation des proximalen vom distalen Segment und einem V-förmigen Mesenterialdefekt. Solche Zirkulationsstörungen können durch eine Thrombose, eine Invagination, die Strangulation im Nabelschnurbruch oder einen fetalen Volvulus sowie durch eine schwere Hypoxie unbekannter Ursache entstehen. Im Einzelfall bleibt es häufig ungeklärt, welches Ereignis bei Feten die Darmdurchblutung jeweils gedrosselt oder ganz zum Stillstand gebracht hat. Demnach sind viele Fälle von intestinaler Atresie als *sekundäre Ereignisse* zu betrachten, die auf intrauterinen Gefäß- oder Darmläsionen beruhen.

Pathologisch-anatomisch lassen sich verschiedene Atresietypen unterscheiden. Am häufigsten findet man eine *komplette Unterbrechung der Kontinuität,* oft zusammen mit einem V-förmigen Defekt des Mesenteriums. Beim *strangförmigen Typ* sind der dilatierte proximale und der kollabierte distale Darmabschnitt durch einen soliden fibrösen Strang verbunden. Liegt ein *membranöser Verschluß* vor, so wird das Dünndarmlumen lediglich durch eine dünne Scheidewand getrennt. In ca. 15% der Fälle beobachtet man *multiple Atresien,* die der Chirurg während der Operation durch Prüfung der Durchgängigkeit des Darms distal des Verschlusses erkennen muß.

Dünndarmatresien lokalisieren sich in das Jejunum, häufiger jedoch in das unter Ileum. Die Kombination mit analogen Anomalien des Ösophagus, des Duodenums und der Rektoanalregion ist nicht ungewöhnlich. Frühgeburt mit entsprechender Unreife sowie weitere zusätzliche Mißbildungen beeinträchtigen die Behandlungschancen.

Die Neugeborenen mit einer kompletten Dünndarmobstruktion werden innerhalb kürzester Zeit todkrank und geraten in einen Schock. Bald nach der ersten Fütterung setzt zunehmendes und sogar unstillbares, galliges Erbrechen ein. Die Kinder verweigern rasch jede weitere Nahrungsaufnahme. Das Abdomen ist aufgetrieben. Es wird oft hellgraues und bröckeliges Mekonium in geringer Menge abgesetzt.

Ein solches Neugeborenes ist nur unmittelbar postnatal in so guter Verfassung, um die Operation zu überstehen, weil es über ein ausreichendes Blutvolumen, über genügend Antikörper, eine gute Nebennierenrindenfunktion sowie über eine ausgeglichene Elektrolytbilanz verfügt. Daher müssen der erste und zweite Lebenstag unbedingt für die Diagnostik und die Therapie ausgenutzt werden.

BILDGEBENDE DIAGNOSTIK

Ultraschall: Da zu diesem frühen Lebenszeitpunkt im proximalen Dünndarm noch Flüssigkeit vorhanden ist, gibt die Sonographie wertvolle Hinweise über die Höhe der Atresie. Der prästenotische Abschnitt ist dilatiert. Die nachfolgenden Segmente sind nur dann sicher erkennbar, wenn der Darm nicht strangartig verändert ist.

Röntgendiagnostik: Im übrigen steht die Nativdiagnostik im Vordergrund, weil die verschluckte Luft das geeignetste und dabei physiologische Kontrastmittel bei Dünndarmverschlüssen darstellt. Man kann aus dem Fehlen von Darmluft, einer pathologischen Ansammlung oder einer Blockade der Luftpassage oft exakte Angaben über den Sitz und über die Art der Obstruktion machen. Die Kenntnis der physiologischen Luftfüllung des Dünn- und Dickdarms bildet die unumgängliche Grundlage für diese Beurteilung: Unmittelbar nach der Geburt dringt durch Verschlucken, aber auch während der ersten Atembewegungen und besonders beim Schreien Luft in den Ösophagus ein, entfaltet den Magen, passiert innerhalb von 5–30 min den Pylorus und ist schon während der ersten Lebensstunde im proximalen Dünndarm zu finden. Bereits 3 Std. nach der Geburt enthält der ganze Dünndarm Luft. Zwischen 3–4 Std. ist bei 90% der Neugeborenen Luft im Zäkum und Colon ascendens vorhanden und nach 8–9 Std. im Sigma nachweisbar. Die Füllung des Rektums ist zeitlich variabel. 8–11 Std. post partum läßt sich also in allen Abschnitten des Magen-Darm-Traktes Luft erkennen (Abb. 8).

Dabei sind allerdings einige wichtige Ausnahmen zu beachten: Bei lebensschwachen, geburtstraumatisch geschädigten oder mißgebildeten Frühgeborenen und Neugeborenen können Schluckschwierigkeiten und Atemstörungen bestehen, was die physiologische Luftfüllung des Magen-Darm-Kanals stark verzögert. Weitere Probleme ergeben sich dann, wenn die verschluckte Luft zusammen mit Mageninhalt erbrochen wird und somit für die Nativdiagnostik fehlt. Eine unzureichende Luftfüllung findet sich auch als Nachwirkung einer starken Sedierung der Mutter während der Geburt, bei einer ausschließlich parenteralen Ernährung, bei Beatmung und bei einer Gastrostomie. Bei diesen Gegebenheiten stellt die Luftinsufflation in den Magen über eine Sonde eine entscheidende Hilfe dar, weil die eingebrachte Luft dann in linker horizontaler Seitenlage aus dem Magen entweichen und den Dünndarm schnell und ausreichend füllen kann.

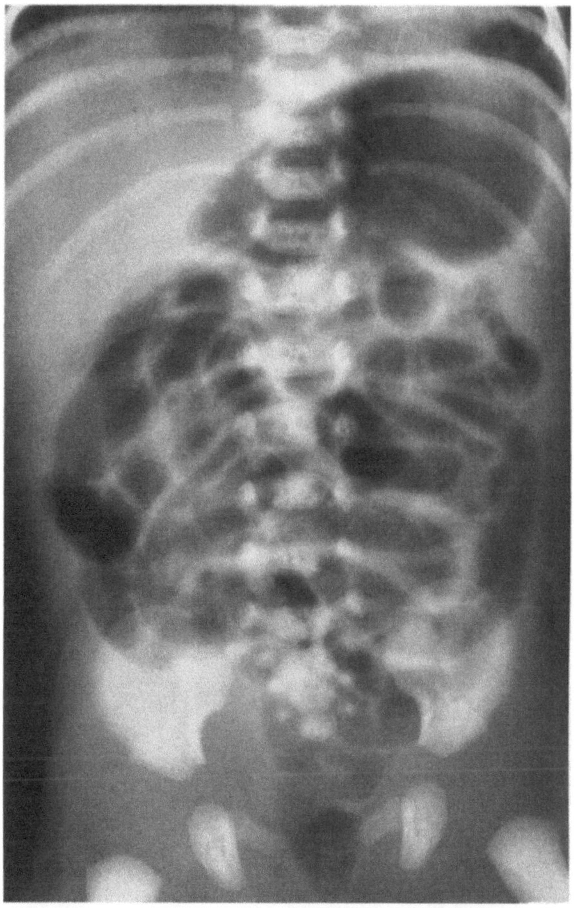

Abb. 8. Neugeborenes, normale Luftfüllung des Magen-Darm-Traktes. 24 Std. altes Neugeborenes. Komplette Luftfüllung der Dünndarm- und der Dickdarmschlingen, die sich kaum unterscheiden lassen. Physiologischer Meteorismus. Die gleichmäßige Luftverteilung und die kontinuierliche Füllung bis zum Rektum beweisen eine freie Passage

Man benötigt diagnostisch meist nur eine Übersichtsaufnahme in aufrechter Position mit sagittalem Strahlengang. Eine zusätzliche Seitenaufnahme erleichtert allerdings die räumliche Orientierung. Bauch- und Thoraxorgane sollen gleichzeitig abgebildet werden. Es werden Informationen über den Luftgehalt und die Luftverteilung innerhalb des Magendarmtrakts, eine evtl. vorhandene Perforation, Flüssigkeit in der Bauchhöhle, intraperitoneale Verkalkungen, über pulmonale Komplikationen durch das Erbrechen und über Begleitmißbildungen (Herzfehler, Wirbelsäulenanomalien usw.) geliefert.

Bei Zweifeln über die Höhe einer kompletten intestinalen Obstruktion kann ein Kontrasteinlauf häufig die Situation klären: Bei einer Jejunalatresie findet man einen normalkalibrigen Dickdarm, also kein Mikrokolon, weil distal des hochgelegenen Verschlusses noch ausreichend Darmsekret produziert wird und die Dickdarmentwicklung daher fast normal abläuft. Zeigt sich aber ein Mikrokolon, so muß man zusätzlich eine tiefergelegene Obstruktion oder eine Ileumatresie annehmen.

4.1.1 *Jejunalatresie*

Das Erbrechen beginnt meist schon nach der ersten Fütterung. Der Meteorismus beschränkt sich auf den Oberbauch, während der Unterbauch auffallend eingesunken bleibt (Abb. 9).

Die wichtigsten bildgebenden Verfahren sind der Ultraschall und das Röntgenbild.

Sonographisch läßt sich in den Darmschlingen anfänglich eine Peristaltik nachweisen. Mit zunehmender Lebenszeit nimmt die Darmtätigkeit ab.

Röntgenologisch erkennt man im Nativbild außer dem luftgefüllten Magen etwa 1–2 durch Luftblähung und Sekretansammlung stark dilatierte Jejunalschlingen im Ober- und Mittelbauch. Dadurch werden sie von ihrem ursprünglichen Orte disloziert, so daß man sie nicht mehr allein aufgrund ihrer Lage identifizieren kann. Weil die präatretische Portion meist mit reichlich Flüssigkeit aufgefüllt ist, vermutet man den Ort der Obstruktion zu hoch.

Steht kein Ultraschallgerät zur Verfügung, so kann die Lokalisation exakter ermittelt werden, wenn man das Neugeborene vorübergehend in eine extreme Kopftieflage oder gar in eine umgekehrte Hängelage bringt, so daß das Darmsekret magenwärts abfließt und Luft eindringen kann (Abb. 10–12).

4.1.2 *Ileumatresie*

Sie lokalisiert sich meist in die terminalen Dünndarmabschnitte. Das Erbrechen beginnt häufig erst nach dem ersten Lebenstag und steigert sich kontinuierlich.

Sonographisch gelingt lediglich der Hinweis auf eine tiefe Obstruktion.

Im Nativbild erkennt man Anfangs nur einige, später nach dem Vordringen der Luft aber zahlreiche geblähte Dünndarmschlingen mit Spiegelbildungen. Der dilatierte Dünndarm füllt schließlich den ganzen Bauchraum aus, so daß man die stark erweiterten Schlingen aufgrund ihres Aussehens weder dem Dünndarm noch dem Dickdarm zuordnen kann. Natürlich fehlt jegliche Luft im ganzen Dickdarm.

Manchmal findet sich auch etwas Flüssigkeit in der freien Bauchhöhle, ohne daß Anzeichen einer Perforation oder einer Peritonitis vorliegen, so daß eine Transparenzminderung im Unterbauch zustande kommt. Die untersten präatretischen Dünndarmschlingen sind zuweilen mit Mekonium gefüllt, das infolge einer Untermischung mit Luft gesprenkelt aussieht und einem Mekoniumileus ähnelt. Sogar Verkalkungen werden gelegentlich beobachtet. Sie liegen intramural und bilden sich

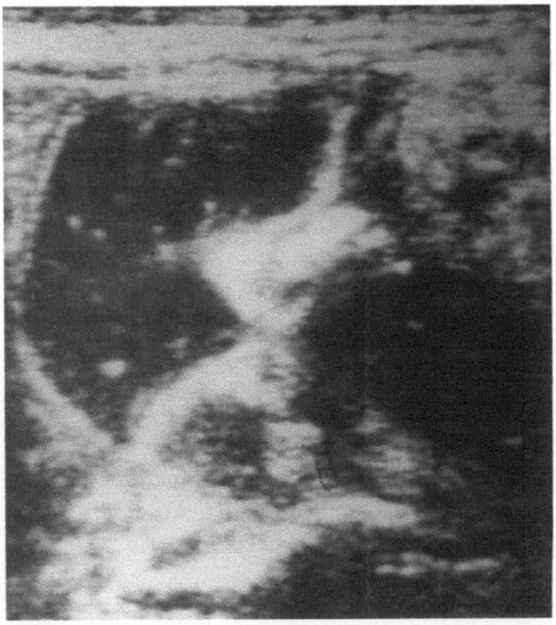

Abb. 9. Jejunalatresie. 1. Lebenstag: Tastbarer Tumor im linken Mittelbauch. Parasagittaler Längsschnitt: Dilatierte, flüssigkeitsgefüllte Jejunalschlinge

Abb. 10. Jejunalatresie. Schematische Darstellung des häufigsten Atresietyps mit einer kompletten Unterbrechung des Darms und einem V-förmigen Mesenterialdefekt. Enorme präatretische Erweiterung, während distal des Verschlusses der Dünndarm kleinkalibrig ist. (Aus LASSRICH u. PRÉVÔT [42])

Abb. 11. Jejunalatresie. Frühgeborenes, 2. Lebenstag. Starke Blähung des Magens und der obersten, ungewöhnlich weiten Jejunalschlingen mit Flüssigkeitsspiegeln. Der unter Dünndarm und der Dickdarm enthalten keine Luft. Aspirationspneumonie

Abb. 12. Atresie im unteren Jejunum. Neugeborenes, 2. Lebenstag. Ungewöhnlich stark geblähte und aufgestellte Jejunalschlingen mit Flüssigkeitsspiegeln. Der untere Dünndarm und der Dickdarm bleiben luftfrei

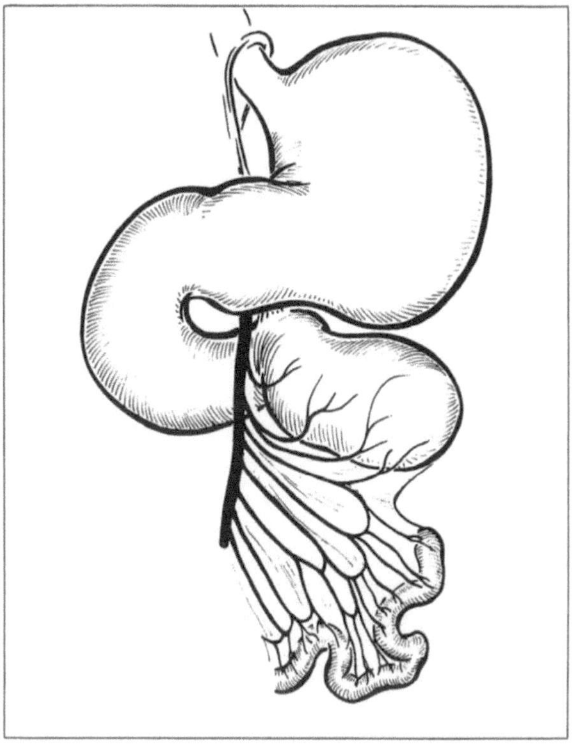

10

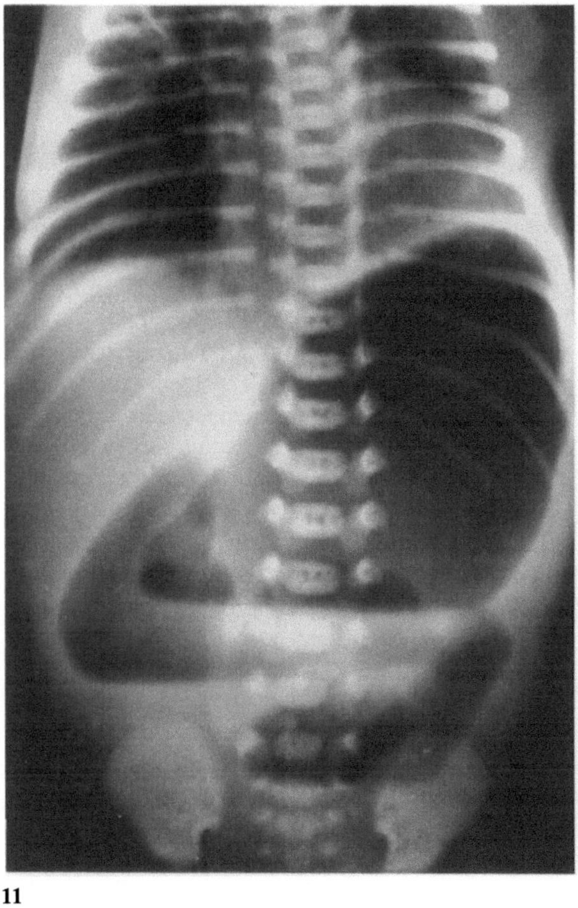

11

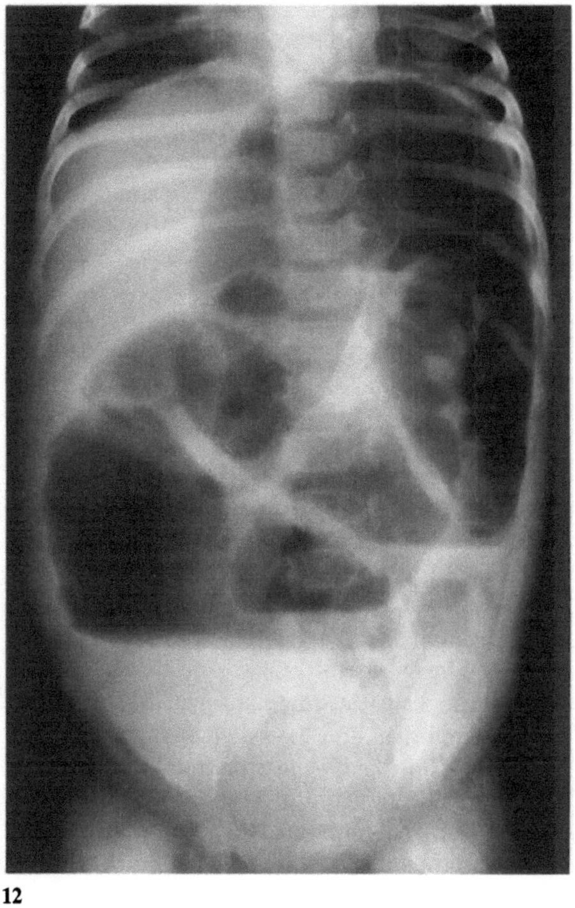

12

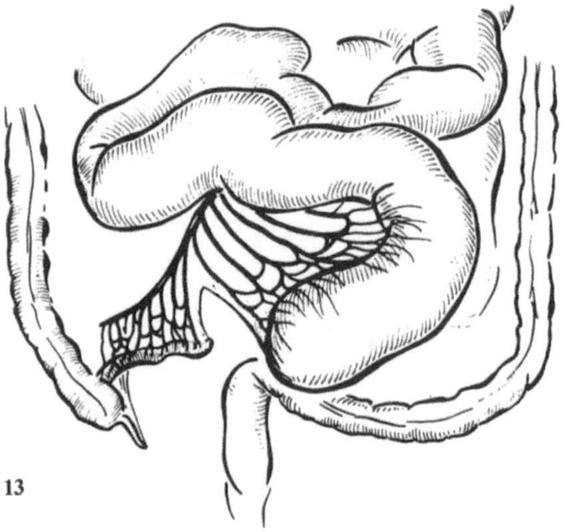

13

Abb. 13. Ileumatresie: Häufigste Mißbildungsform. Die Kontinuität des Darms ist unterbrochen. V-förmiger Mesenterialdefekt. Hochgradige präatretische Dilatation, sehr enges Lumen distal der Atresie. Mikrokolon. (Aus LASSRICH u. PRÉVÔT [42])

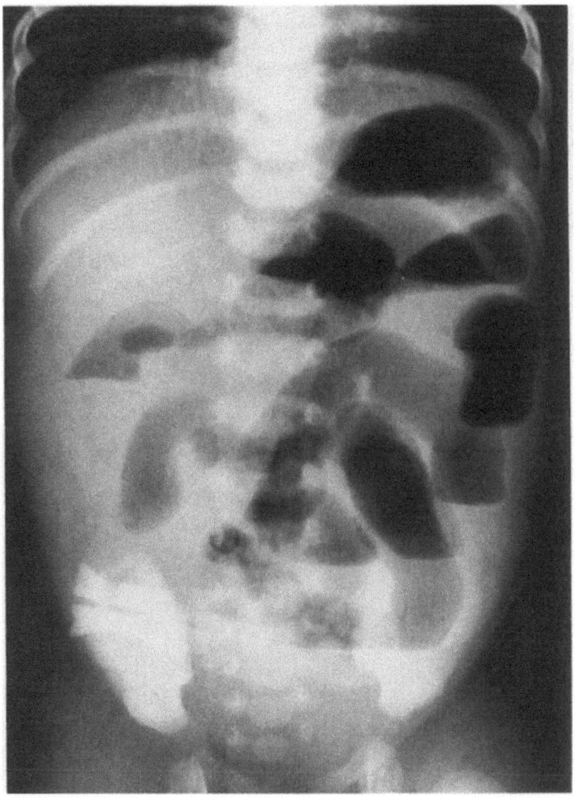

14

Abb. 14. Ileumatresie. Neugeborenes, 2. Lebenstag. Dilatierte, aufgestellte Dünndarmschlingen mit Flüssigkeitsspiegeln durch tiefsitzende Obstruktion. Luftfreier Dickdarm

offenbar aufgrund einer Wandnekrose während der Atresieentstehung aus.

Zur Beurteilung der Gesamtsituation ist die normale Mekoniumproduktion und -passage in die Überlegungen einzubeziehen: das Mekonium erreicht normalerweise im 4. Fetalmonat das Zäkum und im 5. Fetalmonat das Rektum. Wenn sich schon früher eine Ileumatresie entwickelt, so unterbleibt der Mekoniumtransport in den Dickdarm, so daß sich als Folge einer mangelhaften funktionellen Beanspruchung ein *Mikrokolon* ausbildet. Seine Ausprägung ist unterschiedlich stark. Sie hängt davon ab, ob distal der Atresie noch eine ausreichende Darmsekretion vorhanden ist oder nicht. Demnach findet man das Kolon um so besser entwickelt bzw. um so weiter, je höher sich ein Dünndarmverschluß lokalisiert (Abb. 13, 14).

Bei Kenntnis der Fakten der normalen Luftfüllung des Magen-Darm-Traktes beim Neugeborenen sollte es möglich sein, eine hochsitzende komplette Dünndarmobstruktion innerhalb weniger Stunden nach der Geburt zu diagnostizieren. Tiefergelegene Verschlüsse benötigen zur Ausbildung charakteristischer Röntgensymptome oft einen Tag oder sogar noch etwas mehr Zeit.

4.2 Angeborene Stenosen

Allgemeines und Klinik: Stenosen sind viel seltener als Atresien und liegen bevorzugt am Übergang vom Jejunum zum Ileum. Man unterscheidet (wie im Duodenum) zwischen inneren, äußeren und kombinierten Formen. Bei inneren Stenosen ist das Lumen entweder tubulär, sanduhrförmig oder durch eine Art Diaphragma mit zentraler Öffnung eingeengt (Membranstenose). Briden oder Adhäsionen verursachen äußere Stenosen.

Neugeborene mit einer hochgradigen Dünndarmstenose können innerhalb kurzer Zeit das klinische Bild eines kompletten Darmverschlusses entwickeln, falls das Darmlumen im Stenosebereich durch eine Entzündung oder durch ein Ödem rasch eingeengt wird. Bei mittelgradigen Formen bleibt die Anomalie symptomarm, weil durch eine zunehmende Hypertrophie der Darmmuskulatur selbst ausgeprägte Stenosen über viele Jahre kompensiert werden, so daß die Diagnose erst jenseits des Säuglingsalters gestellt wird. Bei hochgradigen Engen resultiert jedoch eine erhebliche Stagnation der Ingesta mit Maldigestion und einer Hypoproteinämie, gelegentlich sogar mit okkultem Blutverlust.

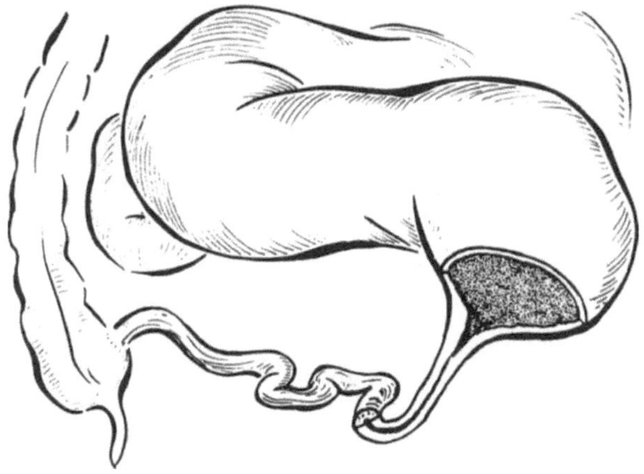

15

Abb. 15. Angeborene Dünndarmstenose. Tiefgelegene tubuläre Stenose mit hochgradiger prästenotischer Dilatation. Der Dünndarm distal der Enge und das Kolon bleiben infolge zu geringer funktioneller Beanspruchung kleinkalibrig. (Aus LASSRICH u. PRÉVÔT [42])

Abb. 16. Angeborene Dünndarmstenose. 1 1/2jähriges dystrophes Kleinkind mit dickem Bauch, Appetitlosigkeit und Obstipation. Die Dünndarmschlingen im Mittelbauch sind mächtig dilatiert, das Kontrastmittel wird mit Nahrungsresten untermischt. Operativ: Hochgradige innere Darmstenose am Übergang von Jejunum zum Ileum

Abb. 17. Umschriebene, angeborene Dünndarmerweiterung. 3 1/2jähriges Kind mit schwerer hypochromer Anämie. Starke lokalisierte Erweiterung des untersten Ileumabschnitts (*Pfeile*) unmittelbar vor der Klappe. Operativ bestätigt

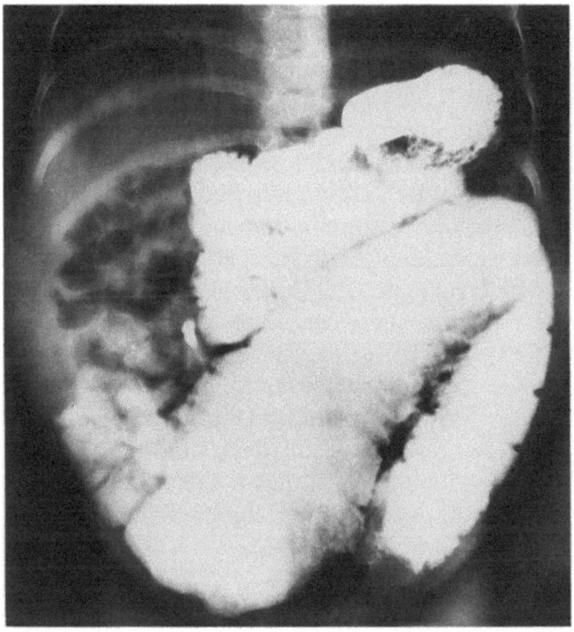

16

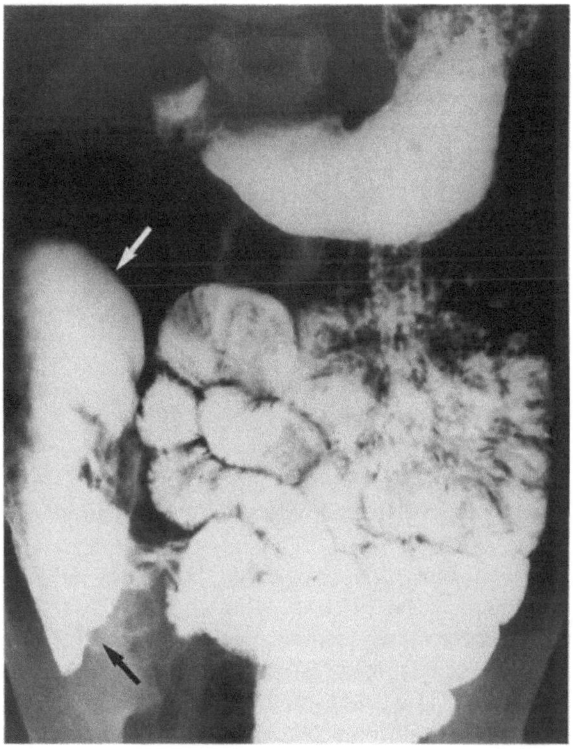

17

Solche Kinder kommen dann wegen Dystrophie, einem Appetitmangel, Brechreiz und Erbrechen, einer Scheinobstipation mit aufgetriebenem Leib oder Leibschmerzen zur Untersuchung.

Röntgendiagnostik: Im Nativbild kann bereits eine abnorme Gasverteilung auf eine Stenose hinweisen, falls sie so hochgradig ist, daß selbst die Luftpassage beeinträchtigt wird. Unumgänglich bleibt zur exakten Lokalisation eine Kontrastmitteluntersuchung. Der Dünndarm erreicht dann prästenotisch gelegentlich das Kaliber von Dickdarmschlingen und zeigt zudem häufig eine Stenoseperistaltik und eine erhebliche Stase (Abb. 15, 16).

Die *angeborene segmentale Dilatation* des Jejunums oder des Ileums ist selten. Die Darmwand der betroffenen Region ist atrophisch, aber es sind auch Fälle mit normalen Muskellagen und einer normalen Ganglienzellausstattung bekannt geworden. Es handelt sich also weder um eine Aganglionose noch um eine Stenose. Als Symptome werden eine Obstipation, eine asymmetrische Auftreibung des Abdomens, eine Dystrophie und eine Anämie angegeben.

Röntgenologisch findet man im Nativbild eine atypische und umschriebene Luftansammlung, die aber nicht dem Dickdarm zuzuordnen ist. Bei einer Kontrastmitteluntersuchung zeigt sich die mitunter bis zu 25 cm lange, stark dilatierte Dünndarmschlinge, die längere Zeit Kontrastmittel sowie Nahrungsreste retiniert. Nachuntersuchungen 1–2 Tage später bestätigen diese Anomalie und ihre Auswirkungen (Abb. 17).

Der *angeborene Kurzdarm* sowie dessen Extremform, die vollständige *Aplasie des Dünndarms,* gelten als ausgesprochen selten. Nicht nur das Jejunum und Ileum sind dabei betroffen und manchmal bis auf ein Sechstel ihrer normalen Länge verkürzt, sondern auch das Mesenterium ist fehlerhaft entwickelt. Die Anomalie soll auf einer intrauterinen Gefäßinsuffizienz beruhen. Drehstörungen werden häufig als Begleitmißbildungen beobachtet. Infolge schwerer Resorptionsstörungen resultieren Durchfälle und eine Dystrophie.

Der Nachweis dieser Längenreduktion des Dünndarms gelingt röntgenologisch, indem man den Schlingenverlauf sorgfältig analysiert und die ungewöhnlich kurze Passagezeit diagnostisch einbezieht.

4.3 Duplikaturen

Synonyme: enterogene Zysten, Enterokystome

Allgemeines und Klinik: Nach BREMERS Ansicht entstehen diese Gebilde ähnlich wie Divertikel durch Störungen während der Rekanalisationsperiode des primitiven Darmrohrs in der frühen Embryonalzeit [13]. Man findet oft gleichzeitig Anomalien der Wirbelsäule, von der bindegewebige Stränge zu den Zysten ziehen, so daß diese Duplikaturen einer komplexen Fehlbildung zugeordnet werden. Auch schwere intrauterin ablaufende Gefäßinsulte werden als entscheidende ursächliche Faktoren genannt.

Der Wandbau solch einer Duplikatur entspricht etwa dem eines benachbarten Darmabschnitts. Die Epithelauskleidung enthält gelegentlich Inseln ektopischer Magenschleimhaut, in deren Nachbarschaft peptische Ulzera und Perforationen entstehen können.

Duplikaturen liegen immer auf der Seite des Mesenterialansatzes und sind in ihrer Form sehr variabel. Man findet sowohl solitäre große zystische Gebilde mit schleimigem Inhalt ohne Verbindung mit dem Darmlumen, als auch tubuläre Formen, die wie eine Darmdoppelung aussehen. Solche schlauchartigen Gebilde besitzen distal oder proximal eine Verbindung mit dem Darmlumen.

Transdiaphragmatikale Duplikaturen nehmen ihren Ausgang vom Jejunum und ziehen durch eine Zwerchfellücke in das hintere Mediastinum. Sie liegen extrapleural, lassen sich selten mit Barium vom Darmlumen her füllen und verbreitern den Madiastinalschatten als weichteildichte Formationen in uncharakteristischer Weise.

Kleine *intramurale Zysten* liegen gewöhnlich in der Nähe der Ileozäkalklappe und können durch eine direkte Kompression des Darmlumens Obstruktionssymptome hervorrufen.

Darmduplikaturen bleiben öfters längere Zeit symptomlos, können allerdings auch schon während des 1. Lebensjahres durch Kompression inkomplette, intermittierende oder sogar komplette Verschlüsse herbeiführen. Lokalisation und Größe der kirsch- bis kindskopfgroßen Gebilde sind für die klinische Symptomatologie entscheidend. In solch einem Fall vergrößert sich der Bauchumfang erheblich und die Gebilde lassen sich als prallelastische Tumoren palpieren. Falls größere Zysten bei älteren Kindern während des Stehens ins kleine Becken sinken und dabei einen Zug auf das Mesenterium ausüben, können rezidivierende Leibschmerzen auftreten. Ein Ileus, ein Volvulus oder eine Invagination, Blutungen und Rupturen sind gängige und gefährliche Komplikationen.

BILDGEBENDE DIAGNOSTIK

Ultraschall: Größe und Lage einer Duplikatur sind von ausschlaggebender Bedeutung für den Nachweis. Die Echointensität solcher Raumforderungen ist variabel.

Röntgendiagnostik: Der Typus einer Duplikatur, ihre Lokalisation und ihre Auswirkungen sind für die Röntgensymptomatologie ausschlaggebend. Nichtkommunizierende große Zysten ergeben im Nativbild homogene weichteildichte Formationen, die zahlreiche luftgefüllte Darmschlingen verdrängen. Auch die Kontrastmitteluntersuchung läßt eine entsprechende Verlagerung erkennen und gibt bereits Hinweise für die Größe. Bei tubulären Formen ist eine direkte Darstellung während der Kontrastmittelgabe möglich. Die Szintigraphie mit Technetium 99 ist dann diagnostisch ergiebig, wenn sich Magenschleimhaut in der Duplikatur befindet. Sonographie und CT-Untersuchungen können bei

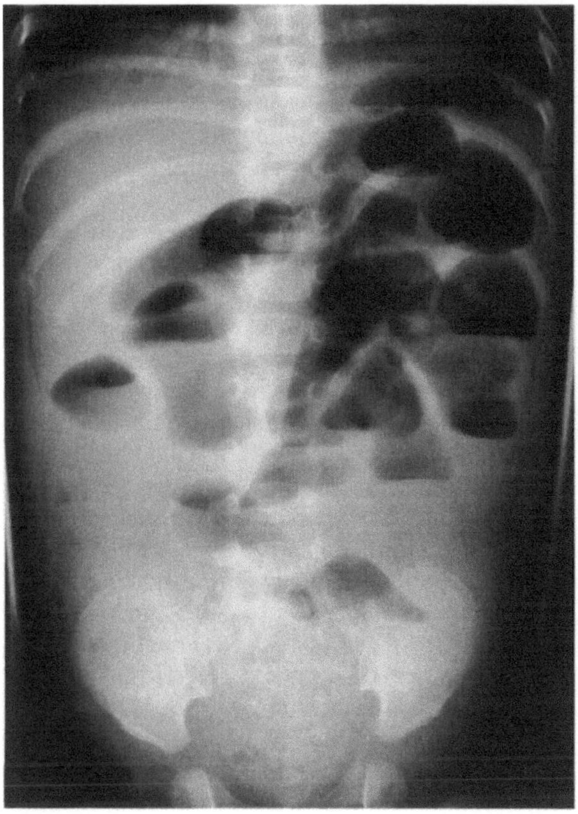

18

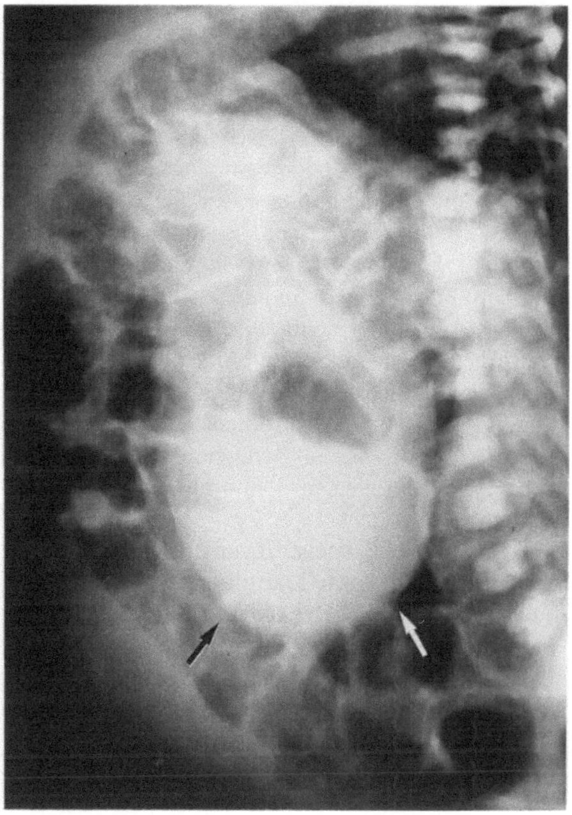

19

Abb. 18. Darmduplikatur. 3 Monate alter Säugling mit aufgetriebenem Leib und Erbrechen. Ausgeprägte Ileussituation mit erweiterten, luftgeblähten Dünndarmschlingen und Spiegelbildung. Verdrängung der Darmschlingen aus dem rechten Unterbauch. Dickdarm fast luftfrei. Exsudat in der Bauchhöhle. Operativ: Faustgroßes Enterokystom in der Darmwand mit Verlegung der Bauhinschen Klappe

Abb. 19. Darmduplikatur. 13 Tage altes Neugeborenes mit prallelastischem Tumor im vergrößerten Bauch. Seitenaufnahme. Weichteildichter glatt begrenzter Tumorschatten (*Pfeile*). Operativ: Zwei große, dem Darm anliegende Duplikaturen ohne offene Verbindung mit dem Darmlumen

geschlossenen Formen diagnostisch weiterhelfen (Abb. 18, 19).

4.4 Mesenterialzysten

Über die Ätiologie und den Entwicklungsmechanismus gibt es sehr unterschiedliche Ansichten, auch variiert der Zysteninhalt erheblich (chylös, schleimig, serös, hämorrhagisch). Diese zystischen Gebilde entwickeln sich zwischen beiden Blättern des Mesenteriums oder im Netz. Sie kommen einzeln und multipel vor, sind ein- oder mehrkammerig und erreichen eine Ausdehnung von Kirsch- bis Kindskopfgröße.

Nach einer längeren stummen Periode oder uncharakteristischen Beschwerden im Kleinkindalter können dramatische Symptome auftreten. Sie beruhen auf einem plötzlich einsetzenden Subileus, Ileus, Volvulus, einer Ruptur oder Blutung. Der Bauchumfang vergrößert sich langsam.

Bei der Diagnostik einer Mesenterialzyste sind von der Sonographie wichtige Informationen zu erwarten. Sie stellt sich meist als reflexarme Formation dar. Die Beweglichkeit ist abhängig von ihrer Größe. Differentialdiagnostisch ist bei einem solchen Prozeß das CT nicht entscheidend.

Röntgenologisch erkennt man die Zyste im Nativbild als raumforderndes, homogenes rundliches Gebilde mit Verlagerung der Darmschlingen. Die definitive Diagnose wird häufig erst während der Operation gestellt.

4.5 Meckelsches Divertikel

Allgemeines und Klinik: Das Meckelsche Divertikel ist ein Überbleibsel des Ductus ophalomesentericus, der sich normalerweise bereits während der Fetalzeit schließt. Falls der dem Darm zugewandte Teil über die Geburt hinaus offen bleibt, entspricht dieser Rest dem Divertikel. Es handelt sich dabei um ein sog. wahres Divertikel, das rechtwinklig vom Dünndarm abgeht und dem Mesenterialansatz gegenüber liegt. Es stellt die häufigste Anomalie des Magen-Darm-Traktes dar und wird bei etwa 4% der Neugeborenen und bei 2% aller Autopsien gefunden. Größe und Form unterliegen Schwankungen. Man findet es bei Neugeborenen 10–50 cm und bei Erwachsenen ca. 1 m oralwärts der Ileozäkalklappe.

Das Divertikel ist meist fingerförmig, besitzt eine breite Mündung zum Darmlumen und verjüngt sich zur Spitze hin. Bezüglich der Länge werden Angaben von einer kuppenförmigen Ausstülpung bis zu Riesendivertikeln (ca. 30 cm lang) gemacht. Nicht selten zieht von der Divertikelspitze ein dem obliterierten Ductus omphalomesentericus entsprechender fibröser Strang zum Nabel.

Das Meckelsche Divertikel ist üblicherweise mit Ileumschleimhaut ausgekleidet. Allerdings kann es (in ca. 60%) Inseln von Magenschleimhaut oder anderem heterotopen Gewebe (Duodenum, Pankreas, Kolon) enthalten.

Meist bleibt ein Meckelsches Divertikel symptomlos und ist daher klinisch ohne Bedeutung. Allerdings kommen in ca. 25–30% Komplikationen zustande. Hierfür werden drei Faktoren angeschuldigt, nämlich die ektope Magenschleimhaut, die Blindsacksituation und die sekundäre Fixierung. Die klinischen Symptome bestehen dementsprechend in peptischen Ulzerationen mit Blutungen und sogar Perforationen sowie Obstruktionen. Eine Reihe dieser Komplikationen tritt bereits in den ersten Lebensjahren auf, dabei überwiegen die Jungen (4:1), bei den Blutungen sogar 7:1. Sie sind profus und von klarroter Farbe und manchmal mit periumbilikalen oder tiefer lokalisierten Leibschmerzen kombiniert.

Bei Säuglingen kommt viel häufiger ein akuter Darmverschluß zustande, der sich bei fortbestehender strangförmiger Verbindung zur Darmwand durch eine Strangulation, einen Volvulus, eine Invagination oder eine innere Hernie entwickeln kann.

Perforationen können im Gefolge einer akuten peptischen Wandschädigung erfolgen, aber auch durch Fremdkörper, die sich im Divertikel verfangen haben.

Eine *Entzündung* (Divertikulitis) wird häufiger bei älteren Kindern beobachtet. Begünstigend wirkt eine enge Divertikelmündung mit der Stase eingedickter Ingesta oder gar mit Koprolithen.

Röntgendiagnostik: Viele Autoren weisen immer wieder auf die großen Schwierigkeiten hin, ja kennzeichnen die Röntgendiagnostik geradezu als hoffnungslos bzw. in höchstem Maße als unbefriedigend.

Bei der Suche nach einem Meckelschen Divertikel muß man allerdings alle Möglichkeiten ausschöpfen, die eine subtile Detaildiagnostik nach fraktionierter Dünndarmfüllung bietet. Sie gehört, verbunden mit einer geschickten manuellen Palpation und Zielaufnahmen, zu den erfolgreichsten Verfahren. Voraussetzung ist eine ausgiebige manuelle Palpation, daher gibt es bei Säuglingen und Kleinkindern wegen deren Gegenwehr häufiger Schwierigkeiten. Gelegentlich zeigen Spätaufnahmen noch Restfüllungen im Divertikel. Ursache für eine ausgebliebene Kontrastmittelfüllung des Divertikels können Stenosen am Divertikelhals, Muskelkontraktionen, Koagula, Ausfüllung mit Darminhalt und eine schnelle Divertikelentleerung sein (Abb. 20, 21).

Natürlich ist auch eine Isotopendarstellung des Divertikels mit ^{99m}Tc-Pertechnetat notwendig bzw. gerechtfertigt. Damit lassen sich jedoch nur solche Divertikel erfassen, die heterotope Magenschleimhaut mit Salzsäureproduktion aufweisen. Allerdings verläuft diese Untersuchung auch bei Duplikaturen positiv, die Inseln von Magenschleimhaut enthalten.

4.6 Rückbildungsstörungen des Ductus omphalomesentericus

Dieser Gang obliteriert bereits in der 7. Embryonalwoche. Bei einer Störung dieses Prozesses resultieren eine Reihe klinisch wichtiger Zustände, die man radiologisch verifizieren kann.

1. Eine *omphaloenterale Fistel* (komplette Nabelfistel) liegt dann vor, wenn die Obliteration des Ganges vollständig unterbleibt. Er verbindet dann die Nabelöffnung mit dem Ileum. Durch ihn entleert sich Darminhalt und nach Infektionen auch eitriges Sekret. Sein Nachweis erfolgt durch eine Kontrastmittelinstillation. Nach dem Aufsuchen

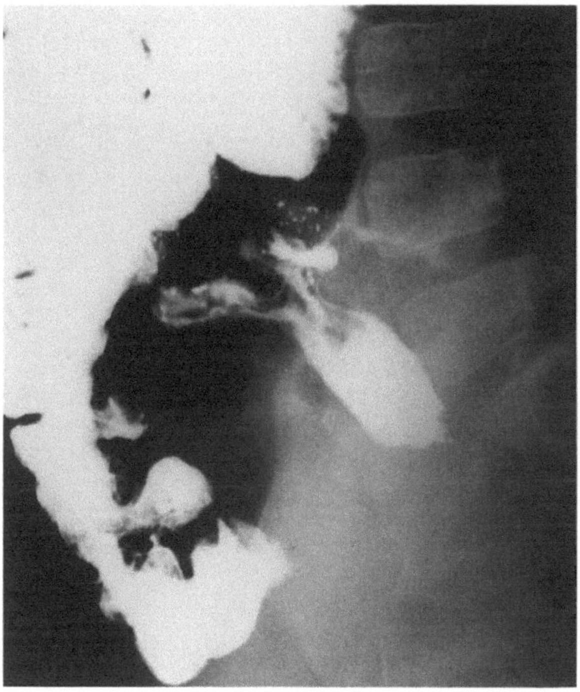

20

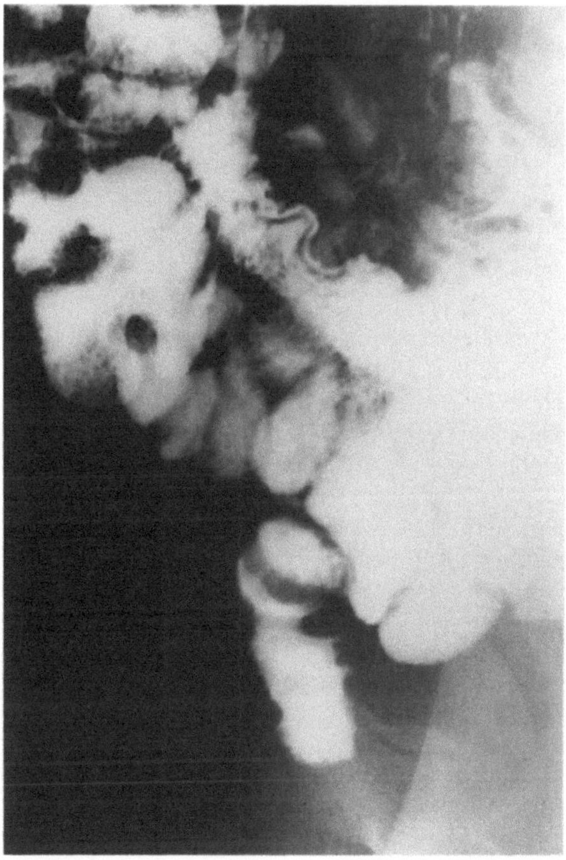

21

Abb. 20. Meckelsches Divertikel. 7jähriges Kind. Breites, nach dorsal gerichtetes Meckelsches Divertikel. Zuführender und abführender Schenkel sind einwandfrei zu erkennen. Unregelmäßige Divertikelspitze, die sich operativ als eine Entzündung am Divertikelgrunde erwies.

Abb. 21. Blutendes Meckelsches Divertikel. 12jähriges Kind mit Teerstühlen und Schmerzen im Mittelbauch. Schrägaufnahme. Fingerförmiges Divertikel. Operativ: Entzündlich veränderte Schleimhaut mit oberflächlichen Ulzerationen

Abb. 22. Offener Ductus omphalomesentericus. 5 Monate alter Säugling mit nässendem Nabel und Granulom. Nach Kontrastmittelinstillation füllt sich ein unregelmäßig weiter Gang (*Pfeil*), der im Dünndarm endet. Abfluß des Kontrastmittels in eine Dünndarmschlinge (**)

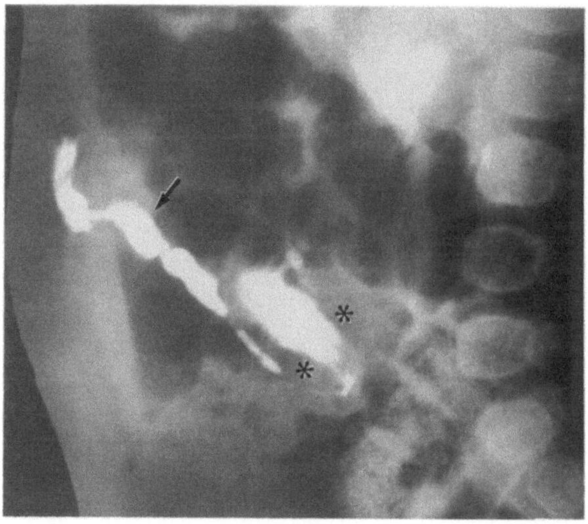

22

der oft nur punktförmigen Öffnung am Nabel wird ein sehr dünner Kunststoffkatheter eingeführt oder ein Spritzenkonus angesetzt und eine Instillation eines wasserlöslichen Kontrastmittels vorgenommen. Dabei stellt sich der Gang in voller Länge und in seiner Weite gut dar. Wenn das Kontrastmittel das Ileum erreicht, beweist dies den offen gebliebenen Duktus (Abb. 22).

2. Der obliterierte Gang kann in Form eines *fibrösen Stranges* (Filum terminale) persistieren. Er zieht vom Nabel zum Ileum, wobei sich die Möglichkeit einer Strangulation eröffnet. Mit Hilfe der

Pneumoperitoneographie läßt sich eine derartige Verbindung sichtbar machen.

3. Eine *unvollständige Nabelfistel* resultiert dann, wenn nur der Duktusteil in Nabelnähe offen bleibt. Durch eine Kontrastmittelinstillation läßt sich die Länge dieses äußeren Gangrestes bestimmen.

4. Falls nur der *mittlere Abschnitt des Duktus obliteriert,* so bleibt bei Persistenz beider Enden sowohl ein Meckelsches Divertikel als auch eine unvollständige Nabelfistel bestehen.

5. Obliteriert nur der äußere und innere Abschnitt des Duktus, so kann sich der dazwischenliegende Anteil infolge einer fortgesetzten Sekretproduktion mit entsprechender Stauung zu einer *Dottergangszyste* ausweiten. Sie liegt meist in der Median-Sagittal-Ebene und läßt sich röntgenologisch direkt (Pneumoperitoneum) und indirekt (Pelottenwirkung an den Dünndarmschlingen) sowie sonographisch und mit CT-Untersuchungen nachweisen.

6. Beim Verschluß des Ductus omphalomesentericus kann diese physiologische Involution sich auch einmal über die innere Insertionsstelle hinaus auf den Darm fortsetzen und zu einer lokalisierten *Dünndarmstenose* führen (Abb. 23).

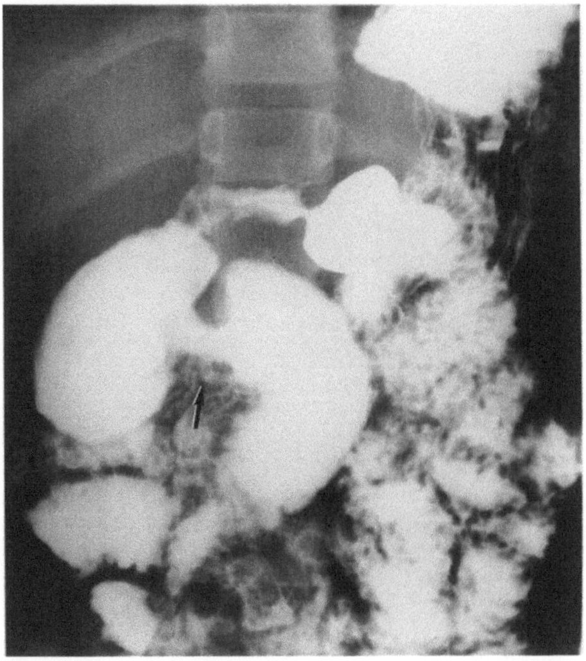

Abb. 23. Dünndarmstenose an der Insertionsstelle des Meckelschen Divertikels. 6jähriges Kind mit einer Eisenmangelanämie. Umschriebene Dünndarmstenose (*Pfeil*) mit erheblicher prä- und poststenotischer Dilatation. Operation: Narbige Enge an der Obliterationsstelle des Meckelschen Divertikels

4.7 Lageanomalien

Die definitive Darmlage mit dem normalen Darmsitus wird nach einer komplizierten Drehbewegung der Nabelschleife um dreimal 90 = 270° erreicht. Die Drehvorgänge der Nabelschleife beginnen gegen Ende der 6. Fetalwoche. Die Drehung erfolgt in mehreren Etappen, entgegen dem Uhrzeigerlauf.

Nach dem Abschluß der Darmrotation kommt es im wesentlichen nur noch zu einem Längenwachstum einzelner Darmabschnitte und zu Verklebungen des Mesenteriums.

Allgemeines und Klinik: Lageanomalien kommen durch Störungen der komplizierten Drehvorgänge während der Darmentwicklung zustande und werden gelegentlich als Zufallsbefunde bei Röntgenuntersuchungen, Operationen und Sektionen entdeckt. Allerdings können diese Anomalien die Ursache abdomineller Beschwerden darstellen oder auch schwer deutbare vage Symptome herbeiführen. Vorübergehende Passagestörungen bilden den Hintergrund für „Nabelkoliken“ und Brechattacken („azetonämisches Erbrechen“). Gelegentlich entwickelt sich auch ein Zöliakiesyndrom, falls durch eine Stauung der Mesenterialvenen und der Lymphgefäße die Resorption im Dünndarm behindert wird.

Die Störungen der komplizierten Drehvorgänge sind von GROB [30] eingehend beschrieben und analysiert worden. Er unterscheidet:

1. Störungen der Darmdrehung,
2. Störungen des Eigenwachstums einzelner Darmabschnitte,
3. Störungen bei der Verklebung des Mesenteriums.

Die klinisch besonders wichtigen *Störungen der Darmdrehung* beobachtet man gelegentlich zusammen mit anderen Mißbildungen wie Atresien, Stenosen und bei M. Down. Solche Rotationsanomalien können sowohl die Gastroduodenalschleife als auch die Nabelschleife (getrennt und gleichzeitig) betreffen.

Unterschieden werden *Störungen im Drehungsgrad* (fehlende oder unvollständige Rotation), ferner *in der Drehrichtung* (inverse und wechselnde Rotation). Die normale Drehrichtung wird mit (+) gekennzeichnet, inverse Drehungen werden mit (−) versehen.

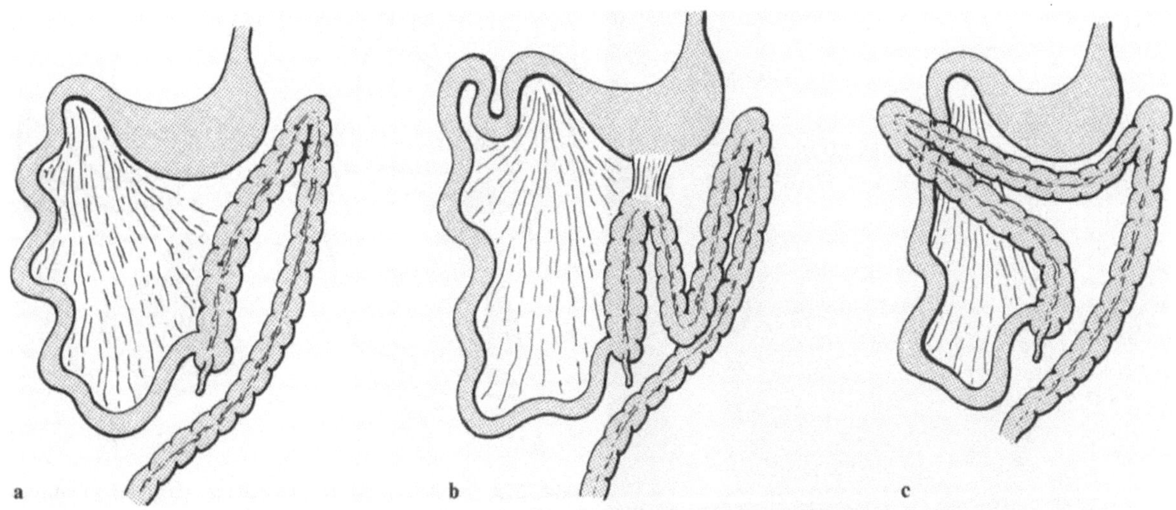

24

Abb. 24a–c. Dünndarmlage und Kolonlage bei Nonrotation (nach GROB). Die Nabelschleifendrehung ist nach einer Rotation von 90° in normaler Richtung frühembryonal zum Stillstand gekommen. Das Duodenum verläuft rechts der Radix mesenterii. Eine Flexura duodenojejunalis hat sich nicht entwickeln können. Linkslage des Kolons. **a** Embryonale Form der Nonrotation; **b** Schleifenbildung im Duodenum und im proximalen Kolon durch stärkeres Eigenwachstum der Nabelschleifensegmente bei Nonrotation; **c** partielle Rechtsverlagerung des proximalen Kolons bei Nonrotation

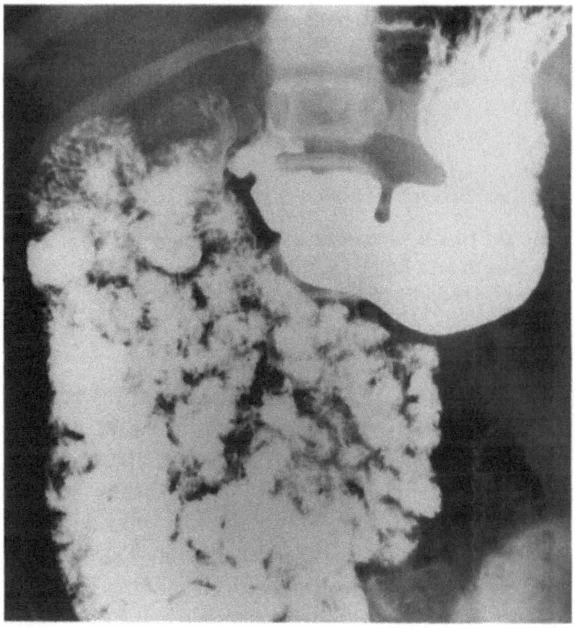

25

Abb. 25. Nonrotation. 11jähriges Kind. Normale Lage von Magen, Bulbus und Duodenum descendens. Die Flexura duodenojejunalis liegt aber rechts der Wirbelsäule. Abnorme Position des ganzen Dünndarms rechts im Ober-, Mittel- und Unterbauch. Ungewöhnlich starke Beweglichkeit der Darmschlingen während der Palpation

Für die Klassifikation von Drehstörungen zieht man die Lage der Pars inferior duodeni zum Mesenterialstiel heran. Sie liegt nach der ersten Drehphase (+90°) *rechts* vom Mesenterialstiel und nach der zweiten Drehphase um weitere 90° *dorsal* des Mesenterialstiels.

Nur bei *inversen Drehungen* (−) der Nabelschleife während der ersten und zweiten Phase wird die Pars inferior duodeni *vor* den Mesenterialstiel verlagert.

Man erkennt an der Position des Colon descendens, ob die erste Phase der Nabelschleifendrehung um 90° *normal* (mit Linkslage des Colon descendens) oder *invers* (Rechtslage des Colon descendens) erfolgte.

4.7.1 Nonrotation

Dieser unpräzise formulierte, aber eingebürgerte Begriff bezeichnet eine *normal gerichtete, aber inkomplette Drehung* der Nabelschleife lediglich um 90°. Die Lageverhältnisse entsprechen dem Entwicklungsstand der 8. Fetalwoche. die beiden Teile der Nabelschleife (der obere Abschnitt bildet später

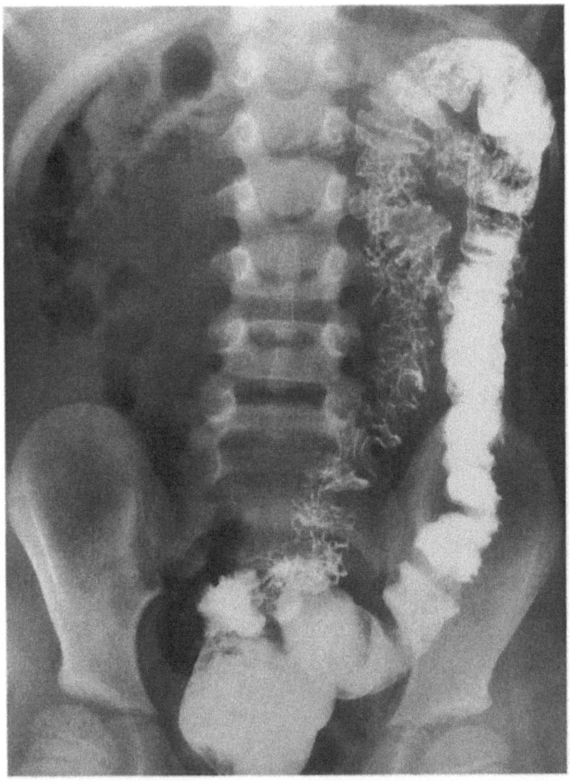

Abb. 26. Dickdarmposition bei Nonrotation. 5jähriges Kind. Fast das gesamte Kolon liegt links der Wirbelsäule. Zäkum und Appendix befinden sich in der Mediansagittalebene

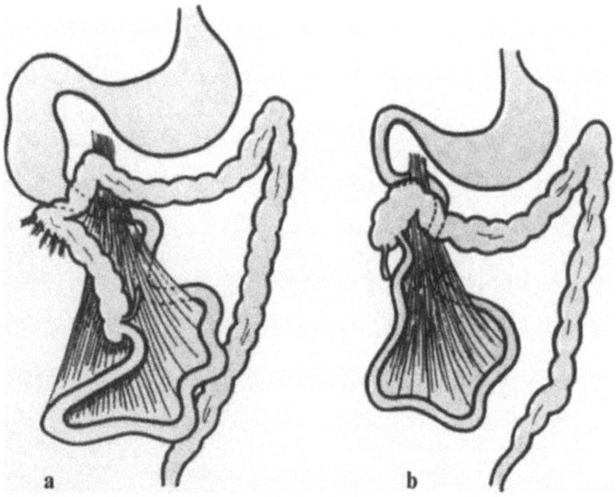

Abb. 27a, b. Schematische Darstellung einer Malrotation I (nach GROB), Stillstand der Nabelschleife nach einer Drehung von 180° in normaler Richtung (zweimalige Drehung um je 90°):
a Kompression des Duodenums durch das proximale Kolon,
b Malrotation I mit Wachstumshemmung des proximalen Kolons (Caecum altum)

den Dünndarm, der untere den Dickdarm) verharren in ihrer ursprünglichen Position und werden durch ein gemeinsames Mesenterium fixiert.

Charakteristisch für diese Drehstörung ist ein Fehlen der Flexura duodenojejunalis links der Wirbelsäule, eine Rechtslage des oberen Dünndarms und eine abnorme Kolonposition. Hierbei liegt das Zäkum vor oder gar links der Wirbelsäule. Allerdings kommen wie bei allen Lageanomalien zahlreiche Unterarten der Kolonposition vor. Die Diagnose ist röntgenologisch aufgrund der fehlenden Flexur, der Rechtslage des Dünndarms und der Linksposition des Dickdarms leicht zu stellen.

Keineswegs ist die Nonrotation nur eine harmlose Anomalie. Sie kann als Ursache mancher Komplikationen und diagnostischer Irrtümer gelten. Hierzu zählen ein Volvulus und Invaginationen. Hinzu kommen wegen der abnormen Lage der Appendix Schwierigkeiten bei der Diagnose einer akuten Appendizitis. Man sollte daher die Eltern über die bei einer Röntgenuntersuchung bekannt gewordene Lageanomalie aufklären, damit ggfs. der behandelnde Arzt bei akuten Bauchattacken diese Situation beachtet und eine Appendizitis mit atypisch lokalisiertem Schmerz im linken Unterbauch richtig erkennen kann (Abb. 24–26).

4.7.2 Malrotation I

Hierbei erfolgt zwar die Darmdrehung in normaler Richtung, aber nur um zweimal +90°. Die Pars inferior duodeni dreht sich aus ihrer Rechtsposition *hinter die Gefäßachse,* während das Zäkum und das Colon ascendens meist etwas über die Mittellinie nach rechts hinauswandern. Aufgrund einer Wachstumshemmung stehen dabei häufig sowohl der Zäkumpol als auch das proximale Kolon so hoch, daß sie eine Kompression des darunterliegenden Duodenums bewirken. Der Kompressionseffekt kann durch peritoneale Briden vom Zäkumpol zur hinteren Bauchwand so verstärkt werden, daß es zu einer äußeren Duodenalstenose kommt. Sie ist oft mit einem Volvulus um den schmalen Mesenterialstiel verquickt. Diese Drehstörung läßt sich durch eine Untersuchung des Duodenums sowie des Dickdarms aufdecken (Abb. 27).

4.7.3 Malrotation II

Das charakteristische Merkmal dieser fehlerhaften Drehbewegung, nämlich die *prävaskuläre Lage der*

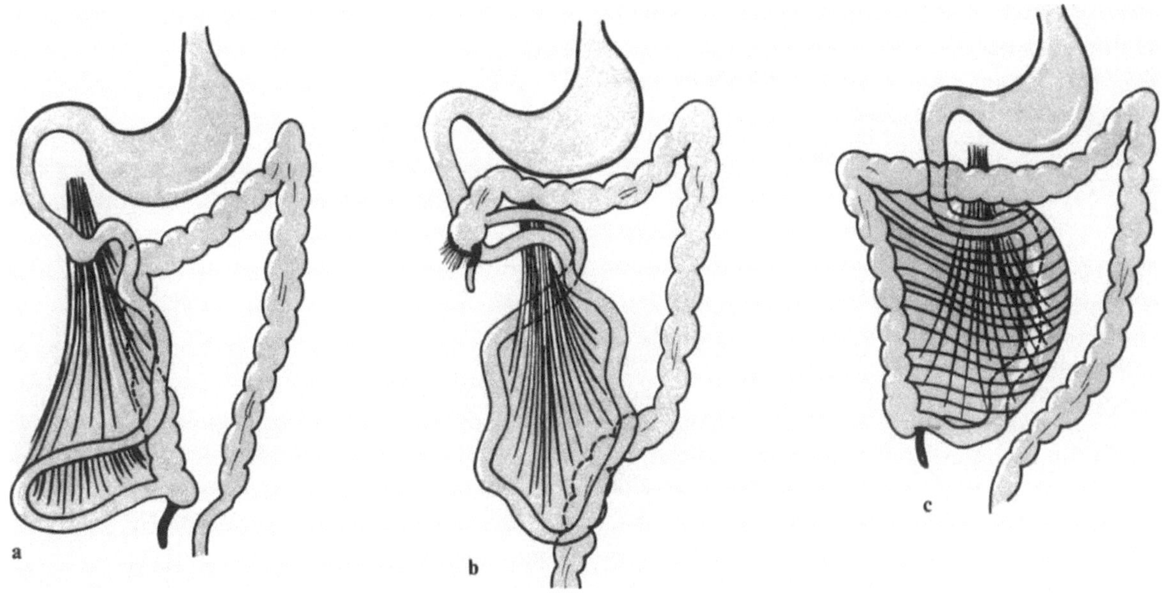

Abb. 28a–c. Schematische Darstellung einer Malrotation II (nach Grob). Die Malrotation II ist durch eine prävaskuläre Lage der Pars inferior duodeni gekennzeichnet. Bei dieser Drehstörung erfolgt die erste Darmdrehung um 90°, die weitere aber invers: **a** Situs bei wechselnder Drehung der Nabelschleife von +90° und −90°, **b** Malrotation II mit sekundärer Hebung des proximalen Kolons vor das Duodenum und den Mesenterialstil, **c** Malrotation II mit Bildung einer Hernia mesocolica infolge der sekundären Verlagerung des proximalen Kolons nach rechts

Pars inferior duodeni kommt aufgrund eines *Wechsels der Drehrichtung* zustande. Zwar erfolgt die erste Drehbewegung regulär um +90°, setzt sich aber *invers* um −90° oder −180° fort, so daß Zäkum und Colon transversum *hinter* dem Mesenterialstiel liegen. Bei Retroposition des Colon transversum läßt sich im Füllungsbild daher eine durch die Kompression der Mesenterialwurzel bedingte Aussparung erkennen. Es existieren mehrere Varianten der Position des proximalen Kolons (Abb. 28).

4.7.4 Inverse Drehungen

Falls sich die ursprünglich sagittal eingestellte Nabelschleife invers, also im Sinne des Uhrzeigerlaufs um −90° dreht, legt sich der absteigende Kolonschenkel der rechten hinteren Bauchwand an, während sich der Dünndarm nach links verlagert. Die Pars inferior duodeni wird in die inverse Drehbewegung einbezogen und nimmt eine prävaskuläre Position ein. Falls sich die inverse Rotation fortsetzt,

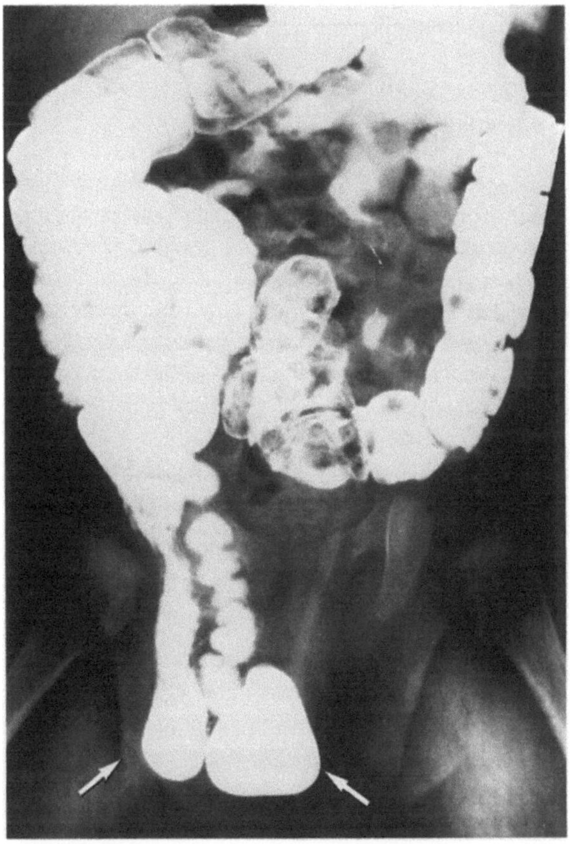

Abb. 29. Große Leistenhernie mit Dünndarmprolaps. 5 Monate alter Säugling. Durch eine weite Bruchpforte sind Dünndarmschlingen in die Leistenhernie vorgedrungen (*Pfeile*). Keine Passagebehinderung

so erreicht nach $-180°$ der proximale Kolonschenkel eine Lage *vor*, der Dünndarm eine Lage *hinter* dem Mesenterium. Nach einer kompletten inversen Drehung findet man das Zäkum und das Colon ascendens in der linken, den Dünndarm und das Colon descendens in der rechten Bauchhälfte (Abb. 29).

Röntgendiagnostik: Bei Verdacht auf eine Lage- und Rotationsanomalie des Darms beginnt man die Röntgendiagnostik mit einer *Nativaufnahme.* Manchmal läßt sich aus der Beeinträchtigung der Luftpassage bereits eine Duodenalstenose vermuten. Nach *oraler Kontrastmittelgabe* vermag man sowohl die Position der Pars inferior duodeni als auch des Dünndarms zu beurteilen. Seitenaufnahmen sind hierzu oft hilfreich und sogar erforderlich.

Ein *Kontrasteinlauf* klärt die Position von Zäkum und Kolon. Erst alle Untersuchungen zusammen ergeben ausreichende Hinweise auf den Typus der Lageanomalie.

5 Fremdkörper

Allgemeines und Klinik: Im Gegensatz zum Duodenum besitzt der Dünndarm keine kritische Enge und keine kurze und straffe mesenteriale Anheftung, so daß die meisten rundlichen Fremdkörper (Münzen, Knöpfe, Murmeln usw.) ihn ohne Schaden passieren. Merkwürdigerweise verletzen aber selbst spitze Gegenstände nur selten den Darm. Offenbar wird hier der Nadelreflex [23] wirksam, wonach sich die Darmwand retrahiert, sobald ein spitzer Gegenstand sie zu lädieren droht. Fremdkörper werden gelegentlich durch eine Darmstenose, seltener durch die Ileozäkalklappe selbst einige Zeit aufgehalten.

5.1 Schattendichte Fremdkörper

Die *Bleiingestion* (durch Bleifarbe) hat bei Kindern stark abgenommen. Ihre Reste zeigen sich, wie bei der Geophagie oder bei verschluckter Modelliermasse, mehr im Kolon. *Quecksilber* läßt sich (nach dem Bruch eines Thermometers im Munde) in Form kleinster Kügelchen innerhalb des ganzen Magen-Darm-Traktes finden.

Röntgendiagnostik: Schattengebende Fremdkörper oder solche mit Metallteilchen kann man mit Nativaufnahmen einwandfrei erkennen. Verschluckte Knöpfe, Murmeln, Plastikteilchen etc. sind aber nur dann zu sehen, wenn sie von Luft umgeben werden. Ist ihr Nachweis oder Ausschluß klinisch erwünscht, so kann solch ein Fremdkörper im Dünndarm nach einer Kontrastmittelgabe mit der Reliefmethode aufgefunden oder ausgeschlossen werden.

Weil rundliche, erkennbare Gegenstände bei der Passage durch den Dünndarm keine Probleme bereiten, soll der Radiologe nach dem Nachweis eines solchen Fremdkörpers das Kind vor zu vielen Röntgenkontrollen bewahren. Aber verschluckte spitze und damit potentiell gefährliche Fremdkörper bedürfen mitunter einer täglichen Kontrolle. Sie soll mit Übersichtsaufnahme in Rückenlage erfolgen, um das Kind nicht durch eine Autokompression bei Bauchlage zu gefährden. Eine zusätzliche Seitenaufnahme ist zur Lokalisation sehr hilfreich. Falls der Fremdkörper mehrere Tage an derselben Stelle liegen bleibt, muß man annehmen, daß er sich in der Darmwand verhakt hat, aufgrund einer Anomalie festgehalten wird oder gar perforiert ist.

5.2 Phytobezoare

Phytobezoare (durch Karotten, Apfelsinen, Schalen von Weintrauben usw.) können bei Säuglingen oder auch postoperativ bei älteren Kindern als spezielle Fremdsubstanz im Dünndarm die Passage beeinträchtigen und gelegentlich sogar einen kompletten Verschluß herbeiführen. Als Sonderform solch eines akuten Darmverschlusses ist der *„Karottenileus"* anzusehen. Er wird bei jungen Säuglingen beobachtet, die wegen einer schweren Durchfallserkrankung Karottensuppe erhalten. Während dieser durch großen Pektingehalt und ein starkes Absorptionsvermögen sehr wirksamen diätetischen Behandlung kann ausnahmsweise im Dünndarm so viel Flüssigkeit resorbiert werden, daß die Karottendiät stark eingedickt wird, nicht mehr transportiert werden kann und ein Phytobezoar entsteht. Die Ileumschlingen sind dann mit Karottenfasern prall gefüllt, die als Klumpen oder Ballen den Darm verschließen. Diese fatale Entwicklung beobachtet man besonders bei jungen Säuglingen, deren Darmmotorik durch irgendeine andere Störung vorher bereits beeinträchtigt war. Aber auch bei bisher unauffälligen Säuglingen ohne weitere Anomalien kann sich solch ein gefährlicher Ileus anbahnen (Abb. 30).

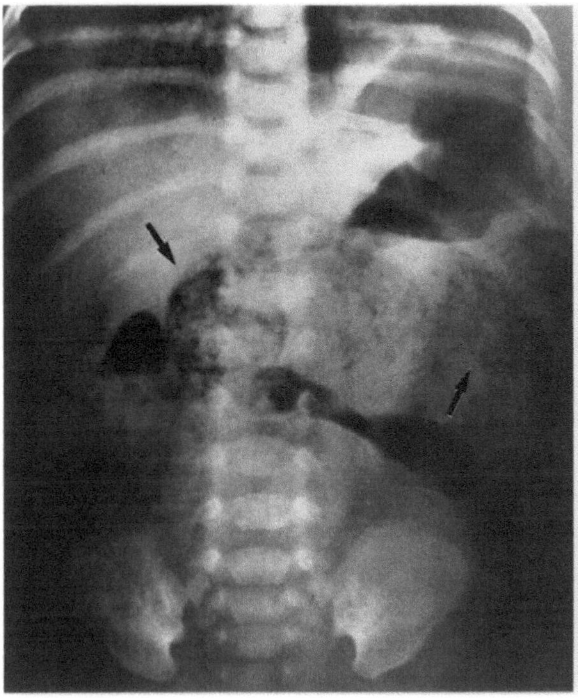

30

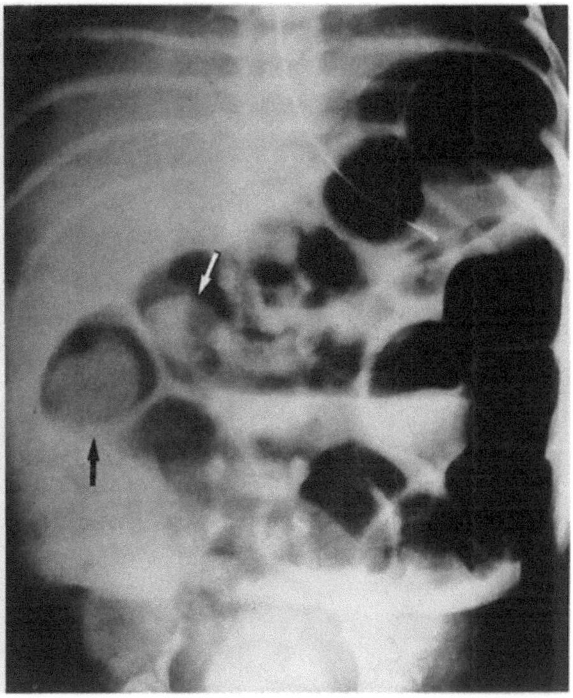

31

Abb. 30. Karottenileus. 3 Monate alter Säugling mit Durchfallserkrankung. Behandlung u. a. mit Karottensuppe. Dabei entwickelte sich ein aufgetriebener Leib mit Erbrechen und Nahrungsverweigerung. Der Dickdarm (*Pfeile*) und einige Dünndarmschlingen sind mit einer gesprenkelten Masse gefüllt, die der Karottensubstanz entsprach. Sie blockierte die Passage und mußte operativ entfernt werden

Abb. 31. Milchpfropfsyndrom. 14 Tage alter dystropher Säugling, der mit einer konzentrierten, aus Pulvermilch zubereiteten Nahrung gefüttert wurde. Danach Meteorismus und Erbrechen, kein Stuhlabgang mehr. Ileussituation mit stark geblähten Darmschlingen, die eine homogene, von Luft umrandete Substanz enthalten (*Pfeile*). Sie entsprach käsigen, bröckeligen „Milchpfröpfen", die operativ entfernt werden mußten

Röntgenologisch läßt die Nativaufnahme eine Ileussituation und in den unteren Darmschlingen die eingedickte, mit Luftbläschen untermischte Substanz erkennen. Sie sieht gesprenkelt aus und ähnelt dem Mekonium. Spiegelbildungen bleiben aufgrund der intensiven Wasserresorption aus. In den erweiterten Ileumschlingen wird die Fremdsubstanz manchmal von Luft umrandet, während der Dickdarm praktisch luftfrei bleibt. Solch ein Karottenphytobezoar mit Darmverschluß macht eine Operation erforderlich.

5.3 Milchpfropfsyndrom

Gelegentlich kommt es bei Frühgeborenen oder bei lebensschwachen jungen Säuglingen während der ersten Lebenswochen unter künstlicher Ernährung zu dieser besonderen Form des Darmverschlusses durch Fremdmaterial, nämlich zu einer tiefen Dünndarmobstruktion durch geronnene Milch. Zu konzentrierte hochkalorische Nahrung aus Milchpulver oder aus Kondensmilch bildet offenbar die Voraussetzung. Man nimmt an, daß zusätzlich als Ursache eine vorübergehende Resorptionsschwäche für Proteine und Aminosäuren vorhanden ist. Bei den erkrankten Säuglingen bildet sich ein quarkartiger Pfropf im Darmlumen, der nicht mehr verflüssigt oder resorbiert werden kann. Die Darmschlingen sind ausgefüllt und der Dünndarm ist verschlossen.

Im Nativbild erkennt man in den erweiterten Dünndarmschlingen eine fast homogene, etwas gesprenkelte und mit Luft umrandete Substanz, die aber nicht wie Mekonium an der Darmwand klebt. Eine Spiegelbildung fehlt, weil die Flüssigkeit aus dem Darmlumen weitgehend resorbiert worden ist. Die Obstruktion bedarf der chirurgischen Behandlung (Abb. 31).

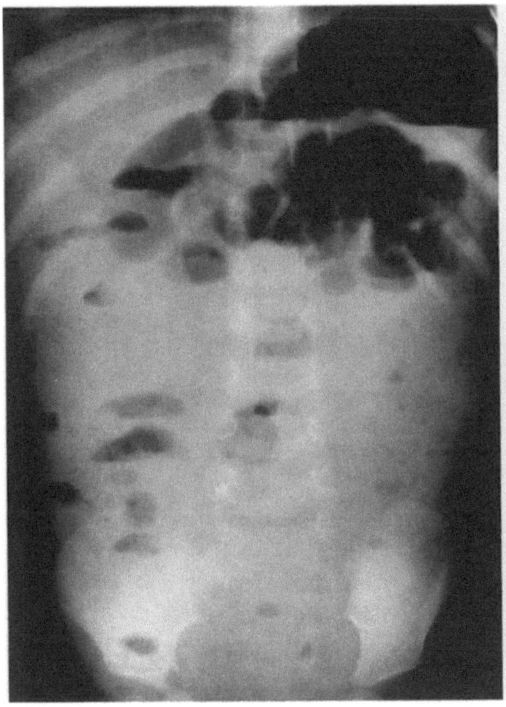

32

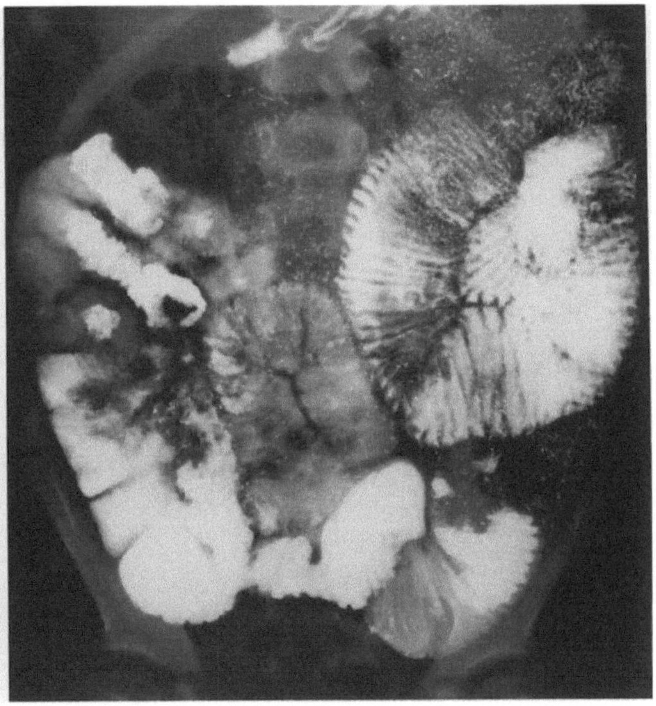

33

Abb. 32. Zöliakie, Nativaufnahme. 16 Monate altes Kleinkind mit Dystrophie, Durchfall, massigen Fettstühlen. Dünndarmbiopsie: Subtotale Zottenatrophie. Nativaufnahme im Stehen. Erweiterter Bauchraum durch Aszites. Mit Sekret überfüllte Dünndarmschlingen mit zahlreichen Spiegeln. Keine Ileussituation

Abb. 33. Zöliakie. 7jähriges Kind. Seit Jahren massige und stinkende Stühle. Auffallend weite atonische Dünndarmschlingen mit breiten Falten. Schneeflockenrelief durch gestörten Reinigungsmechanismus. Unzusammenhängende Füllung aufgrund von Motilitätsstörungen. Erhebliche Sekretvermehrung, Ausbildung von Halbschatten

6 Malabsorptionssyndrome

Bei den Malabsorptionssyndromen (Sammelbegriff für vielfältige intestinale und extraintestinale Abnormitäten) liegt eine Funktionsstörung des Dünndarms vor, wodurch die Verdauung, die Resorption und der Stoffwechsel erheblich beeinträchtigt werden. Die meisten dieser Syndrome manifestieren sich beim Kinde durch weiche oder gar dünne Stühle (oft übelriechend, entfärbt und fettig glänzend), einen aufgetriebenen und schwappenden Bauch und eine mangelhafte Gewichts- und Größenzunahme. Viele der Störungen beruhen auf Dünndarmerkrankungen und sind bis zu einem gewissen Grade der Röntgendiagnostik zugänglich. Sie ist besonders dann erforderlich, wenn ursächlich anatomische Abnormitäten vorliegen (Darmstenosen, Blindsacksyndrom, enterale Fisteln usw.).

6.1 Zöliakie

Allgemeines und Klinik: Die Erkrankung stellt die häufigste Ursache einer Malabsorption bei Kindern dar, tritt oft familiär auf (autosomale Vererbung) und ist durch eine Glutenintoleranz mit Zottenatrophie im Dünndarm gekennzeichnet. Zur exakten Diagnose ist eine lupenmikroskopische und histochemische Untersuchung der mittels einer Saugbiopsie gewonnenen Dünndarmschleimhaut erforderlich.

Röntgendiagnostik: Die Röntgensymptomatologie ist unspezifisch. Man findet ein ausgeprägtes Wandödem wie bei schweren Enteritiden. Die Schleimhautfalten selbst sind verdickt. Manchmal verschwindet die Faltenzeichnung ganz, so daß die Wandkonturen röhrenförmig und steif erscheinen. Es besteht eine verstärkte bis exzessive Darmsekretion. Durch die Untermischung des Kontrastmittels mit Sekret und Schleim entstehen Halbschatten. Atonien und eine erhebliche Verlängerung der Passagezeiten sind bei schweren Formen üblich. Alle

Röntgensymptome verschwinden unter erfolgreicher Therapie. Die Röntgenuntersuchung dient heute nicht mehr der primären Diagnostik, vielmehr werden solche Befunde eher zufällig erhoben. Bei Verdacht auf eine Zöliakie wird oral eine Biopsiekapsel appliziert und die Lokalisation der Sondenspitze in der Pars ascendens des Duodenums radiologisch überwacht. Als Komplikationen sind abgebissene Sonden zu betrachten (Abb. 32, 33).

6.2 Pankreasfibrose (Mukoviszidose)

Allgemeines und Klinik: Bei der vorwiegend intestinalen Verlaufsform der Krankheit entwickelt sich eine chronische Verdauungsinsuffizienz im Sinne einer Malabsorption, weil wichtige Verdauungsenzyme, vor allem des Pankreas, verändert produziert werden. Im Pankreas selbst kommt es zu einer Verlegung der Ausführungsgänge durch zähes Sekret. In ihrem Gefolge bilden sich zystische Erweiterungen mit einer zusätzlichen fibrösen Umwandlung des Drüsenparenchyms („zystische Pankreasfibrose“).

Während der Neugeborenenperiode kann ein Mekoniumileus das klinische Bild prägen. Beim Kleinkind und beim Schulkind überwiegen Durchfälle mit massigen übelriechenden und fettglänzenden Stühlen. Charakteristisch sind bei schweren Formen ein vorgewölbtes Abdomen mit meteoristischer Darmblähung, gelegentlich ein Rektumprolaps, eine erhebliche Abmagerung trotz guten Appetits, Minderwuchs und eine verzögerte Entwicklung und Reifung.

Während bei Kleinkindern die röntgenologisch faßbaren Dünndarmveränderungen noch nicht sehr ausgeprägt sind, finden sich bei älteren Kindern bereits im Duodenum deutlich verbreiterte Schleimhautfalten. Die Darmwand ist verdickt. Man beobachtet auch eine relativ hohe Zahl von Duodenalulzera. Im Jejunum, seltener im Ileum stellen sich vergröberte Reliefformationen dar. Hinzu kommen eine Segmentation des Füllungsbildes mit mäßiger Atonie, eine verlängerte Passagezeit und eine Disposition zu Dünndarminvaginationen. Prallgefüllte Dünn- und Dickdarmabschnitte können winzige Spiculae aufweisen. Man nimmt an, daß diese Formationen auf einem Eindringen des Bariums in die dilatierten Krypten beruhen.

Manchmal ist eine hypoplastische Gallenblase vorhanden. Zudem kommt es in einigen Fällen aufgrund der Verschlüsse kleiner Gallenwege zu einer biliären Zirrhose mit portaler Hypertension (Abb. 34).

6.3 Mekoniumerkrankungen

Bereits während des ersten Lebenstages setzt ein gesundes Neugeborenes Mekonium ab. Bei Frühgeborenen kann sich der Abgang um 1–2 Tage verzögern. Falls aber nur wenige graue Krümel entleert werden oder gar kein Mekonium abgeht, besteht der Verdacht auf einen tiefen Darmverschluß. Ein Teil einer solchen Obstruktion beruht auf einer Mukoviszidose. In ihrem Gefolge wird ein abnorm zusammengesetztes Mekonium gebildet, das zäh und klebrig ist, an der Darmoberfläche haften bleibt und nicht in üblicher Weise transportiert werden kann. Dieser Mechanismus bildet die Ursache unterschiedlicher Krankheitsbilder.

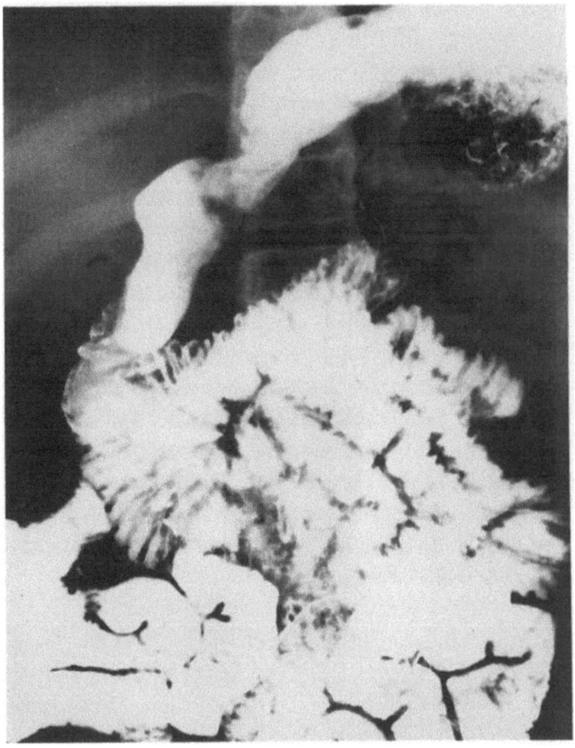

Abb. 34. Mukoviszidose. 13jähriger Junge mit pulmonalen und intestinalen Symptomen. Verbreiterte Schleimhautfalten, mäßige Darmatonie. Wandverdickung mit erhöhtem Abstand der einzelnen Schlingen. Anhebung des Magens durch ein stark mit Kot gefülltes Querkolon

6.3.1 Mekoniumperitonitis

Allgemeines und Klinik: Sie entwickelt sich meist während des 2. Teils der Fetalperiode, ausnahmsweise auch postnatal und beruht auf den Folgen einer Darmperforation. Daraufhin tritt steriles Mekonium in die freie Bauchhöhle aus. Für dieses Ereignis sind mehrere Ursachen anzuschuldigen, die im einzelnen aber nicht immer präzisiert werden können. In 10–15% liegt eine Mukoviszidose vor, wodurch eine tiefe Dünndarmobstruktion durch pathologisches Mekonium zustande kommt. Seine fehlerhafte Zusammensetzung beruht auf einem Mangel an exkretorischen Pankreasfermenten und auf Sekretionsstörungen im Dünndarm. Der Aufstau dieser zähen Mekoniummassen erweitert den Darm erheblich und schädigt seine Wand, so daß eine Perforation erfolgt.

Aber auch die primäre Dünndarmatresie, eine hochgradige Darmstenose, ischämische Nekrosen, ein perforiertes Meckelsches Divertikel, ein Volvulus oder eine Invagination, innere Hernien, Briden oder Obstruktionen durch andere Ursachen können pränatal eine Darmperforation herbeiführen.

Das sterile Mekonium verteilt sich im ganzen Bauchraum und löst eine diffuse entzündliche Fremdkörperreaktion im Sinne einer aseptischen Peritonitis aus. Die Perforationsstelle kann sich dabei sogar wieder schließen. Häufig aber entwickeln sich an der Stelle der Darmperforation dichte, vaskularisierte Verklebungen zwischen den benachbarten Darmschlingen, die eine Art Schale um die Perforationsstelle und das Darmschlingenkonglomerat bilden. Solch eine *Pseudozyste* enthält nekrotischen Darm, Blutungsreste und vor allem ausgetretenes Mekonium. Als Folge dieser Entwicklung kann eine *sekundäre Darmatresie* entstehen. Das in der freien Bauchhöhle diffus verteilte sowie innerhalb solch einer Pseudozyste angesammelte Mekonium lagert rasch Kalksalze ein. Sie liefern als multiple, spritzerartige Kalkherde oder als ein Konglomerat von Kalkflecken die Grundlage für ein charakteristisches Röntgenbild.

Röntgendiagnostik: Bei einer kompletten Obstruktion zeigt die Nativaufnahme nur im Ober- und Mittelbauch innerhalb eines durch Exsudat erweiterten Bauchraums dilatierte, luftgefüllte Dünndarmschlingen, während eine Luftfüllung der unteren Dünndarmschlingen und des Kolons fehlt. Spritzerartige Kalkflecken sind im ganzen Bauchraum verteilt und besonders gut über den röntgenologisch homogenen Organen wie Leber und Milz zu sehen. Bei der Entwicklung einer Pseudozyste konzentriert sich die Kalkablagerung auf ein umschriebenes Areal. Falls die Kontinuität des Darms nach der Perforation erhalten bleibt oder wiederhergestellt wird, findet man lediglich diffus verteilte Kalkspritzer ohne Obstruktionssymptome. Gelegentlich dringt sogar durch den offenen Processus vaginalis Mekonium in das Skrotum ein, verkalkt hier und ist dann postnatal nachweisbar (Abb. 35, 36).

6.3.2 Mekoniumileus

Allgemeines und Klinik: Bei Neugeborenen gehört er zu den häufigsten Ursachen eines tiefen Darmverschlusses. Man rechnet ihn zu den frühesten Manifestationen der Mukoviszidose. Falls die Säuglinge die akute und bedrohliche Situation überleben, sind später pulmonale Erkrankungen wie rezidivierende Bronchopneumonien, Bronchiektasen und Emphysem, eine exkretorische Pankreasinsuffizienz und eine Leberfibrose mit portaler Hypertension zu erwarten.

Der Mekoniumileus wird allerdings nicht mehr als ein einheitliches Krankheitsbild betrachtet und kommt auch ohne Mukoviszidose vor.

Das abnorme Mekonium verstopft pränatal das terminale Ileum und weist die Konsistenz eingedickten Glaserkitts auf. Oralwärts dieser Obstruktion erweitert sich der Darm erheblich und retiniert große Mengen eines zähen dunkelgrünen oder bräunlichen Inhalts. Der erweiterte Dünndarmabschnitt hypertrophiert und versucht, das pathologische Mekonium voranzutreiben. Es kann daraufhin eine Perforation oder ein Volvulus zustande kommen. Weil infolge dieser Blockade des Darminhalts das Kolon pränatal nicht als Transportorgan benutzt und funktionell beansprucht wird, bleibt es eng und kurz (Mikrokolon), enthält nur etwas Schleim und bröckeliges Mekonium.

Bei diesen Neugeborenen werden nach der Geburt lediglich einige graue, zerhackte Bröckelchen abgesetzt, während der erwartete normale Mekoniumabgang ausbleibt. Auch die verschluckte Luft kann diese Obstruktion nicht passieren, so daß das Abdomen rasch aufgetrieben und gespannt wird. Die Neugeborenen erbrechen häufig bereits während des ersten Lebenstages gallige Flüssigkeit. Manchmal entwickelt sich auch rasch eine Atemnot durch visköses Bronchialsekret.

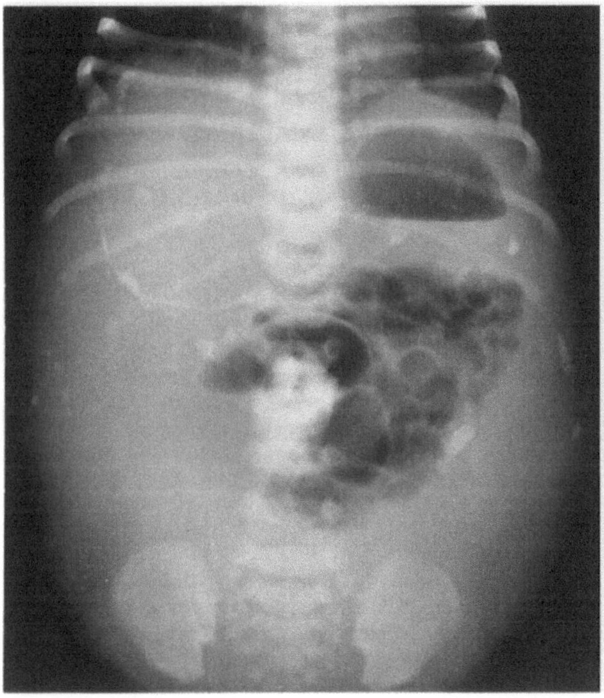

35

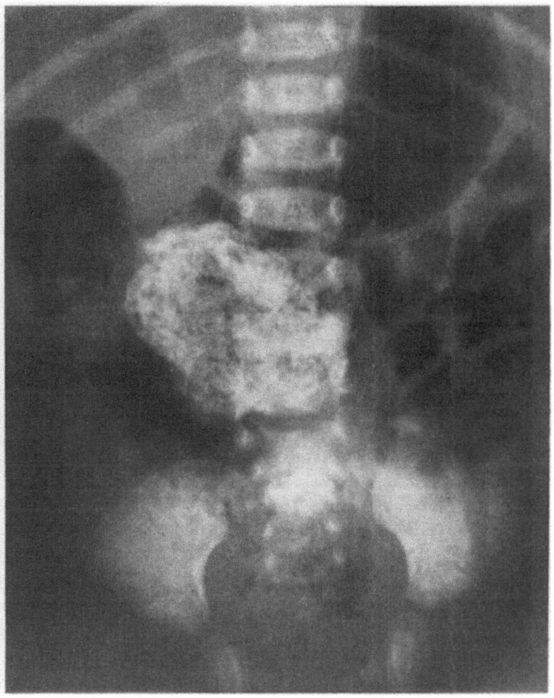

36

Abb. 35. Mekoniumperitonitis mit Dünndarmatresie. 1 Tag altes Neugeborenes,. Aufgetriebener Leib, Erbrechen, Dyspnoe, kein Mekoniumabgang. Blockade der Luftpassage im mittleren Dünndarm durch eine Atresie. Über den ganzen Bauchraum verteilte Kalkflecken. Durch Flüssigkeit stark erweitertes Abdomen. Operativ: Mekoniumperitonitis, multiple Dünndarmatresien, reichlich Exsudat in der Bauchhöhle

Abb. 36. Mekoniumperitonitis mit „Pseudozyste". 11 Tage altes Neugeborenes. Schalenförmige Verkalkungen nach einer intrauterinen Darmperforation mit Mekoniumaustritt. Die Mekoniumperitonitis hatte sich abgekapselt, in dieser „Zystenwand" fanden sich körnige und streifige Kalkeinlagerungen

Röntgendiagnostik: Die Übersichtsaufnahme in aufrechter Position zeigt als Symptome eines tief lokalisierten Ileus multiple dilatierte Dünndarmschlingen, während das Kolon und das Rektum luftfrei sind. Anfangs fehlen Flüssigkeitsspiegel. Innerhalb der untersten erweiterten Dünndarmschlingen findet man eine inhomogene, manchmal auch körnig aussehende Masse, bei der es sich um retiniertes Mekonium handelt. Es wird von Luftbläschen durchsetzt, die durch die Peristaltik in das zähe Mekonium eingepreßt werden und diese Masse dann gesprenkelt erscheinen lassen.

Diagnostisch, vor allem auch therapeutisch, ist ein sehr vorsichtig applizierter Kontrastmitteleinlauf mit verdünntem Gastrografin (1:3) erforderlich. Das klebrige Mekonium erschwert die Kolonfüllung, das Kolon selbst ist eng und luftleer. Falls man einen Reflux in das terminale Ileum erzielt, stellen sich Aussparungen im Füllungsbild durch stagnierende Mekoniummassen dar oder das Kontrastmittel dringt marginal langsam vor. Durch Hyperosmose zieht das Gastrografin reichlich Flüssigkeit in das Darmlumen, verdünnt den Kolon- und Ileuminhalt und befördert wie ein starkes Laxans die Austreibung. Dabei wird der große Flüssigkeitsentzug manchmal kritisch, so daß man ihn durch eine Infusion kompensieren muß.

Die Prozedur ist dann wirksam, wenn man Reflux erzielt und das Gastrografin im terminalen Ileum das eingedickte Mekonium umspült und erweicht. Kurze Zeit später, manchmal allerdings erst Stunden nach dem Einlauf, löst sich die Obstruktion, sobald das Neugeborene Mekonium und aufgestauten Darminhalt entleert.

Falls dieser Therapieversuch die Obstruktion aber nur partiell beseitigt, soll der Einlauf innerhalb von 24 Std. wiederholt werden. Bleibt auch dieser erneute Versuch erfolglos, so bedarf es der Operation. Nach gelungener Beseitigung der Obstruktion entwickelt sich das Mikrokolon innerhalb kurzer Zeit zu normaler Länge und zu normalem Kaliber.

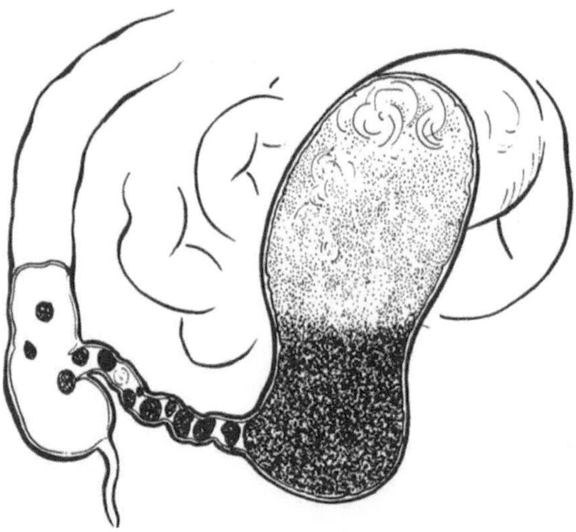

Abb. 37. Mekoniumileus. Schematische Darstellung der anatomischen Situation und der funktionellen Störungen. Innerhalb des engen terminalen Ileums stauen sich Kügelchen des abnorm zähen und trockenen Mekoniums, das nicht mehr transportiert werden kann. Erhebliche prästenotische Dilatation des unteren Dünndarms. Hier staut sich das mit reichlich Luft untermischte Mekonium. Zudem besteht ein Mikrokolon. (Aus LASSRICH u. PRÉVÔT [42])

Ein Kontrastmitteleinlauf mit Reflux entkräftet auch den Verdacht auf eine tiefsitzende Ileumatresie. Hierbei läßt sich das Kolon problemlos füllen. Man muß ferner bedenken, daß manche dieser betroffenen Neugeborenen zusätzlich eine höher lokalisierte Atresie aufweisen oder ein Volvulus vorliegt (komplizierter Typ des Mekoniumileus) (Abb. 37–41).

Abb. 38. Mekoniumileus. Neugeborenes. Aufgetriebener Leib, Erbrechen, kein Mekoniumabgang. Später entwickelte sich eine Mukoviszidose. In den stark erweiterten untersten Dünndarmschlingen finden sich Mekoniummassen (*Pfeil*), in die Luftbläschen eingepreßt wurden und so dem Darminhalt ein gesprenkeltes Aussehen verleihen

Abb. 39. Mekoniumileus nach Gastrografineinlauf. Dasselbe Kind wie in Abb. 38. Durch den Gastrografineinlauf wurde das eingedickte Mekonium mobilisiert und dessen Abgang eingeleitet. Dünndarm und Dickdarm sind mekoniumfrei. Die vorher prallgefüllte und erweiterte Ileumschlinge enthält jetzt nur noch Luft und Flüssigkeit (*Pfeil*)

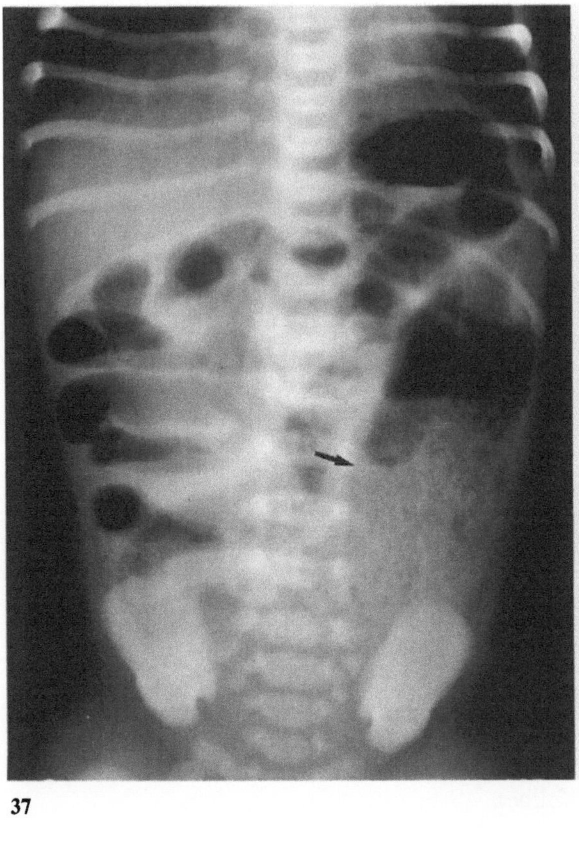

37

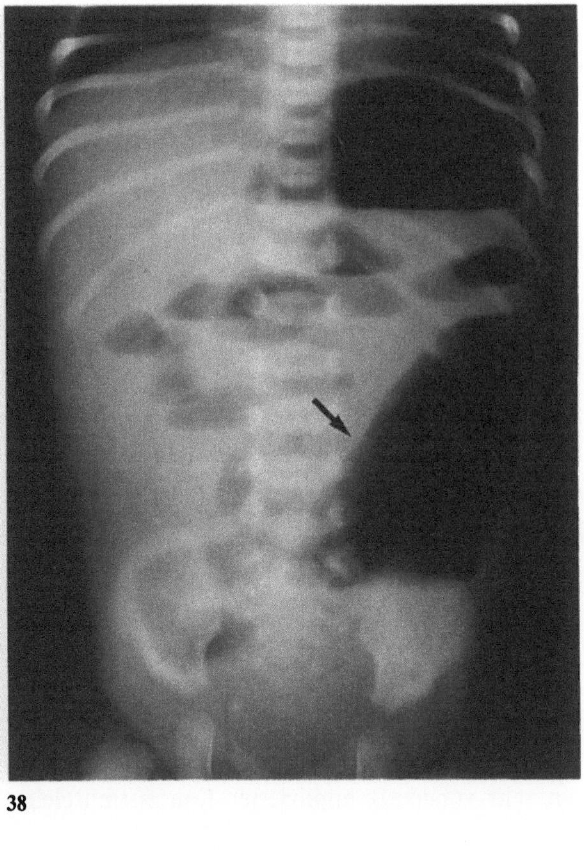

38

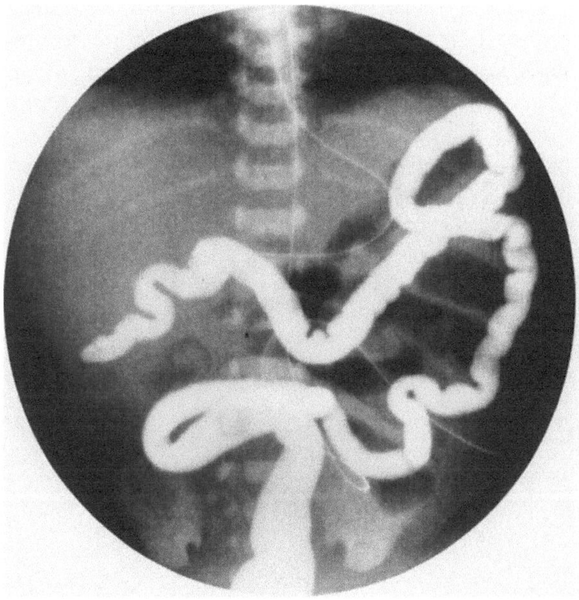

40

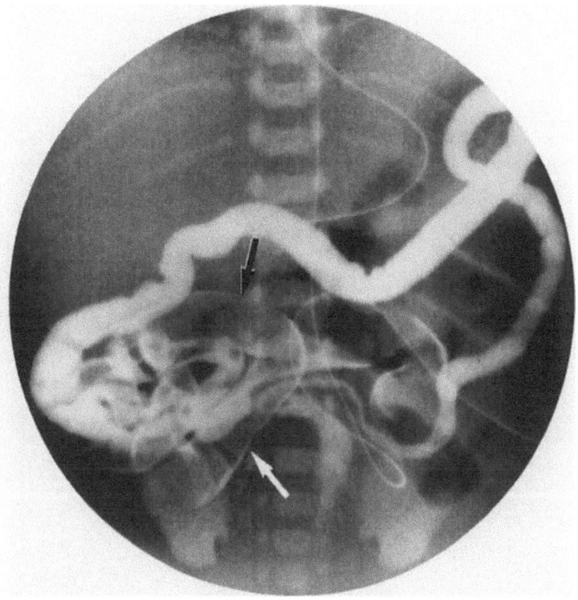

41

Abb. 40. Mekoniumileus. Frühgeborenes. Darstellung der diagnostischen und therapeutischen Prozedur. Kontrastmitteleinlauf mit verdünntem Gastrografin. Ausgeprägtes Mikrokolon, dessen Füllung nur langsam gelingt, weil der zähe Darminhalt das Einfließen erschwert (100 mm Aufnahme)

Abb. 41. Mekoniumileus. Dasselbe Kind wie in Abb. 40. Reflux des Gastrografins in die untersten Ileumschlingen, die dilatiert und mit Mekonium prall gefüllt sind, das von Kontrastmittel umflossen, erweicht und mobilisiert wurde (*Pfeile*)

6.3.3 Mekonium-Ileus-Äquivalent

Allgemeines und Klinik: Die pathologische Stuhlbeschaffenheit bei Kindern mit einer Mukoviszidose führt auch jenseits der Neugeborenenperiode zu passageren oder ernsthaften Obstruktionssymptomen. Es handelt sich dabei um einen mechanischen Verschluß durch große Mengen eines bröckeligen oder harten Stuhls (*Kotileus*). Solche Verschlußsymptome kommen besonders dann zustande, wenn die Kinder unregelmäßig Pankreaspräparate nehmen oder durch einen fieberhaften Infekt, eine Operation oder auch durch heiße Tage dehydriert sind. Diese Störung wird heutzutage häufiger beobachtet, weil viele dieser Patienten dank der modernen Therapie länger leben.

Röntgendiagnostik: Die Übersichtsaufnahme zeigt eine Ileussituation mit auffallend großen Stuhlmengen im Dickdarm und mit einer zusätzlichen Kotfüllung in den erweiterten Schlingen des unteren Dünndarms. Das Abdomen ist dabei aufgetrieben und das Zwerchfell wird hochgedrängt. Sterkorale Ulzerationen disponieren zu Darmperforationen (Abb. 42).

6.3.4 Mekoniumpfropfsyndrom

Allgemeines und Klinik: Dieser gutartige funktionelle, distale Dickdarmverschluß wird durch einen zähen Mekoniumpfropf hervorgerufen, der die Passage blockiert. Zwei Faktoren scheinen ursächlich bedeutsam zu sein, nämlich eine vorübergehende funktionelle Insuffizienz des Dickdarms, vor allem aber eine abnorme Zusammensetzung des Mekoniums, obwohl eine zystische Pankreasfibrose nicht vorliegt. Eine wichtige Rolle spielt offenbar der reduzierte Wassergehalt des Mekoniums, der es konsistenter und für eine normale Entleerung ungeeignet macht.

Neugeborene mit dieser Störung lassen während der ersten drei Lebenstage einen spontanen Mekoniumabgang vermissen. Sie bieten zunehmend die Symptome einer tiefen intestinalen Obstruktion. Sie wird durch eine Auftreibung des Abdomens, eine sichtbare Peristaltik, durch Erbrechen, ja sogar mit einer Dickdarmperforation aufgrund sterkoraler Ulzerationen manifest. Sobald aber die Mekoniumentleerung einsetzt, ist die Obstruktion schlagartig und dauerhaft beseitigt. Auch später verhält sich der Dickdarm funktionell normal.

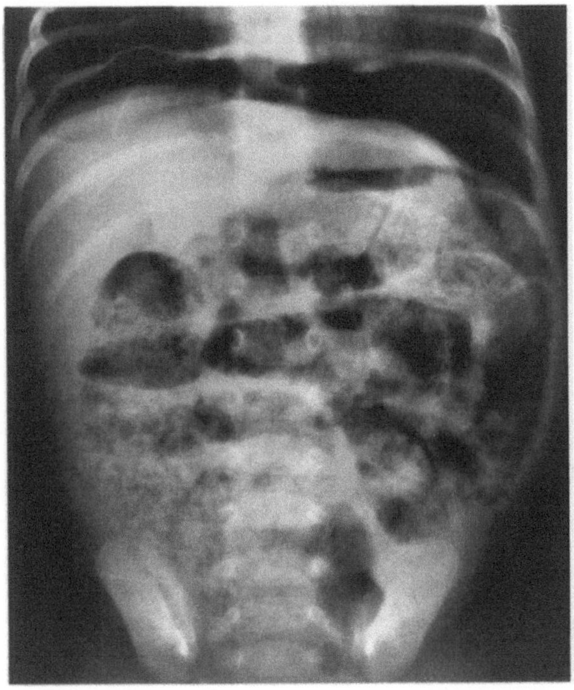

Abb. 42. Mekonium-Ileus-Äquivalent (Kotileus) mit Darmperforation. 1 Monat alter Säugling. Der Dickdarm und der untere Dünndarm werden durch große, recht trockene Kotmassen ausgefüllt, die mit Luft untermischt sind und die Passage blockieren. Breite Luftsichel unter dem Zwerchfell. Operativ bestätigte sterkorale Zäkumperforation bei Mukoviszidose

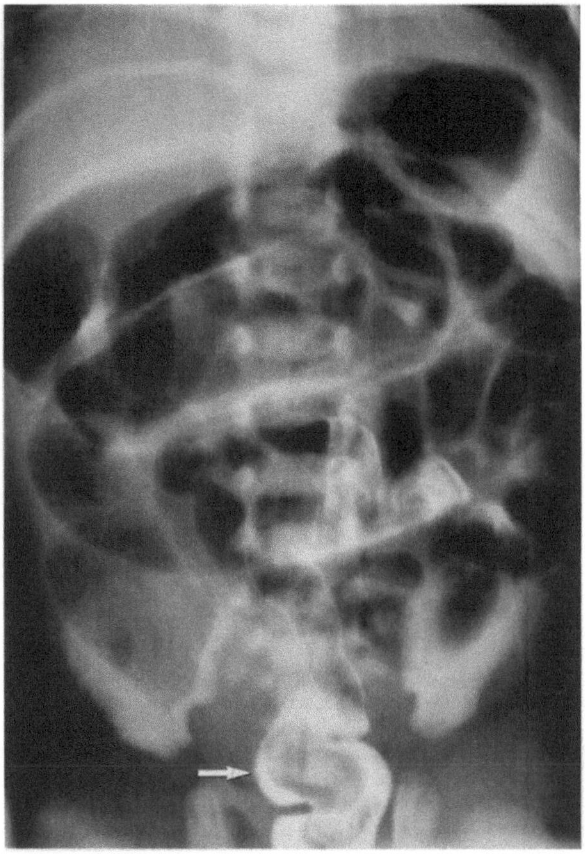

Abb. 43. Mekoniumpfropf. Neugeborenes. Kein Mekoniumabgang. Stark aufgetriebener Leib. Ausgeprägte Ileussituation. Einlauf mit verdünntem Gastrografin. Es zeigt sich ein vom Kontrastmittel umflossener Mekoniumzylinder im Rektum (*Pfeil*), der den Mekoniumabgang blockiert. Durch die Prozedur wurde die Entleerung eingeleitet, der Mekoniumpfropf ausgestoßen und die Ileussituation beseitigt

Bei Verdacht auf diese Störung sollte zuerst eine behutsame digitale rektale Untersuchung vorgenommen werden, um eine anorektale Anomalie auszuschließen. Oft wird dadurch bereits eine Defäkation eingeleitet und die Obstruktion beseitigt. Dem untersuchenden Finger folgen unmittelbar das Mekonium und auch reichlich die blockierten Darmgase. Selbst das Einführen eines Thermometers kann schon diesen Effekt bewirken.

Röntgendiagnostik: Unterbleibt nach diesen Maßnahmen aber der Mekoniumabgang, so soll eine Abdomenübersichtsaufnahme angefertigt und therapeutisch ein Kontrasteinlauf mit verdünntem Gastrografin angeschlossen werden. Er wirkt laxierend und haftet doch so gut, daß sich die Kolonwand und der Koloninhalt ausreichend beurteilen lassen.

Die Nativaufnahme zeigt je nach Dauer und Höhe der Obstruktion, also entsprechend der Länge des Pfropfes, Zeichen eines tiefsitzenden Darmverschlusses mit dilatierten Dünndarm- und Dickdarmschlingen.

Das Kontrastmittel umfließt den Mekoniumzylinder und provoziert die Entleerung dieses Pfropfes. Gleichzeitig entweicht reichlich Darmluft und die Auftreibung des Abdomens verschwindet. Das Dickdarmkaliber nimmt in der Regel vom Rektosigmoid oralwärts zu, ist aber sonst nicht stärker verändert (Abb. 43).

6.4 Blindsacksyndrom

Falls infolge grobanatomischer Veränderungen Ingesta innerhalb des Dünndarms stagnieren, kommt es zu einer Malabsorption. Diese Entwicklung beobachtet man bei angeborenen hochgradigen Stenosen im Ileum, bei Duplikaturen mit offener Verbindung zum Darmlumen, sehr großen Divertikeln, erworbenen Engen mit erheblicher prästenotischer Dilatation, besonders aber beim „Syndrom der blinden Schlinge". Hierbei existiert neben der Malabsorption noch eine lokale Hypomotilität mit Stase des Darminhalts und mit sekundären Veränderungen der Bakterienflora, denen eine makrozytäre Anämie folgt. Die klinischen Symptome sind gekennzeichnet durch intermittierende Leibschmerzen, einen vergrößerten Bauch, zuweilen Erbrechen, Wachstumsstillstand und eine Anämie.

Die klassische Form des Blindsacksyndroms ist dadurch charakterisiert, daß ein Segment des Darms vom normalen Transport ausgeschlossen wird. Es kann sich postoperativ entwickeln, beispielsweise nach einer Seit-zu-Seit-Anastomose, falls der proximale Schenkel sich in einen großen Blindsack umwandelt. Ein blindes Ende kann auch dann entstehen, wenn ein atretischer Darmabschnitt durch eine Anastomose umgangen wird oder sich bei der Crohnschen Krankheit erhebliche Retentionen zwischen zwei ausgeprägten Dünndarmstenosen einstellen. Man findet es auch nach der operativen Behandlung einer Dünndarm- oder Dickdarmatresie, falls die Resektion des präatretisch funktionell minderwertigen Darmabschnitts nicht ausreichend ist oder sich später zwar langsam, aber kontinuierlich aufweitet, Darminhalt retiniert und die Passage trotz offener Anastomose stark behindert.

Röntgendiagnostik: Sobald sich nach einer Operation am Magen-Darm-Trakt eine Malabsorption einstellt, muß man radiologisch die Transportverhältnisse an der Anastomose überprüfen bzw. nach einer „blinden Schlinge" fahnden. Diese Suche soll mit einer Nativaufnahme (evtl. Spiegelbildung oder Nahrungsreste) eingeleitet werden. Entscheidend ist aber die Kontrastmitteluntersuchung des Dünndarms mit der Anfertigung von Übersichts- und Detailaufnahmen der Operationsstelle. Spätaufnahmen nach 24 oder gar 48 Std. lassen häufig noch Bariumreste innerhalb des Blindsacks erkennen und damit den Grad der Retention gut abschätzen (Abb. 44).

Abb. 44. „Blinde Schlinge" durch angeborene Dünndarmerweiterung. 3 1/2jähriges Kind mit Appetitlosigkeit und einer Eisenmangelanämie. Übersichtsaufnahme einen Tag nach Breigabe. Kontrastmittel- und Nahrungsreste in einer sehr weiten Dünndarmschlinge, unmittelbar vor der Ileozäkalklappe (*Pfeile*). Operativ: Exzessive, umschriebene Darmerweiterung im distalen Ileum

Abb. 45. Jejunokolische Fistel. 13jähriges Kind. Nach einer Bauchoperation beträchtliche Abmagerung trotz guten Appetits. Erhebliche Hypoproteinämie. Das Kontrastmittel erreicht unmittelbar hinter dem Duodenum über eine Fistelverbindung das Kolon (*Pfeile*). Stark beschleunigte Passage. Sofortige Gewichtszunahme nach operativem Fistelverschluß

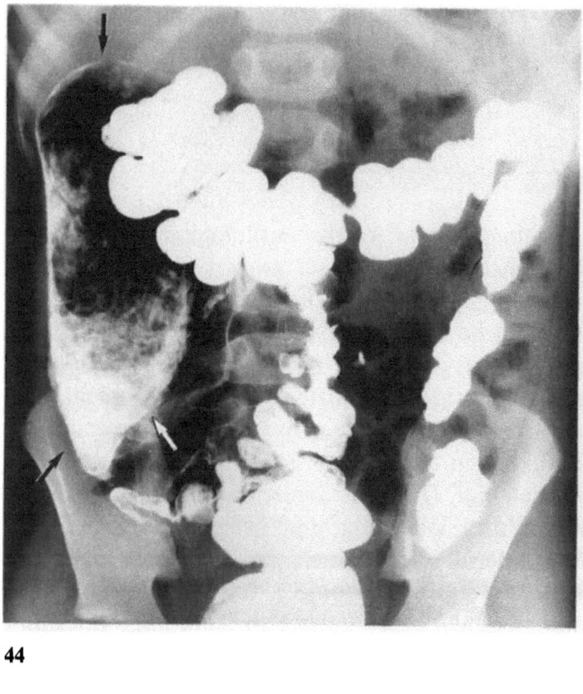

44

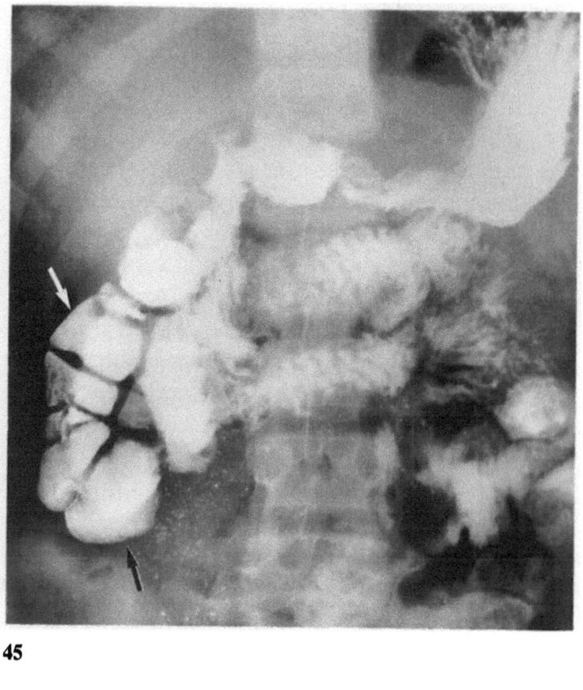

45

6.5 Enterale Fisteln

Als Komplikation von Ulzera, Neoplasmen, einem M. Crohn oder auch postoperativ können sich Fisteln zwischen Jejunum und Kolon oder dem Ileum und dem Dickdarm ausbilden. Dieser Kurzschluß hat eine Malabsorption mit Diarrhoe, eine Hypoproteinämie und einen erheblichen Gewichtsverlust zur Folge. Solche Fistelverbindungen lassen sich nach oraler oder rektaler Kontrastmittelapplikation nachweisen und lokalisieren, so daß eine operative Beseitigung durchgeführt werden kann (Abb. 45).

6.6 Intestinale Lymphangiektasie

Allgemeines und Klinik: Bei den im Kindesalter beobachteten Formen handelt es sich meist um eine generalisierte Fehlbildung des Lymphgefäßsystems im Sinne einer Dysplasie mit varikösen Ektasien. Die Erkrankung ist durch eine Hypoproteinämie, eine ausgeprägte Ödembildung, aber auch gelegentlich durch asymmetrische Lymphödeme an den Beinen charakterisiert. Eine Steatorrhoe ist ebenso wie ein Wachstumsrückstand möglich. Gelegentlich klagen die Kinder über Leibschmerzen, Übelkeit und Durchfall. Chylöse Ergüsse in den Pleuraraum, das Perikard, den Bauchraum sowie eine pulmonale Lymphangiektasie kommen zusätzlich vor. Bioptisch lassen sich im Dünndarm erhebliche dilatierte subepitheliale Lymphgefäße und eine ödematöse Durchtränkung der Mukosa und des interstitiellen Gewebes nachweisen. Die Zotten sind z.T. kolbig aufgetrieben.

Röntgendiagnostik: Die Eiweißexsudation in den Darm macht sich durch eine starke Kontrastmittelverdünnung und eine vermehrte Segmentierung des Füllungsgebildes bemerkbar. Das Relief ist häufig vergröbert, die einzelnen Falten sind verdickt. Stellenweise sieht man kleinpolypöse Aussparungen bzw. Erhebungen, die den knotigen erweiterten Lymphgefäßen der Mukosa und der Submukosa zugeschrieben werden. Die Verdickung der Darmwand führt zu einem vergrößerten Abstand der einzelnen Schlingen (Abb. 46).

Bei der Lymphographie kommen die Mißbildungen des Lymphgefäßsystems in Form hochgradig hypoplastischer und ektatischer Gefäße direkt zur Darstellung.

Falls simultan eine pulmonale Lymphangiektasie vorliegt, zeigen sich im Thoraxbild retikulär-noduläre Formationen mit örtlichen Überblähungen, ferner grobnetzige, besonders perihilär lokalisierte Streifenschatten.

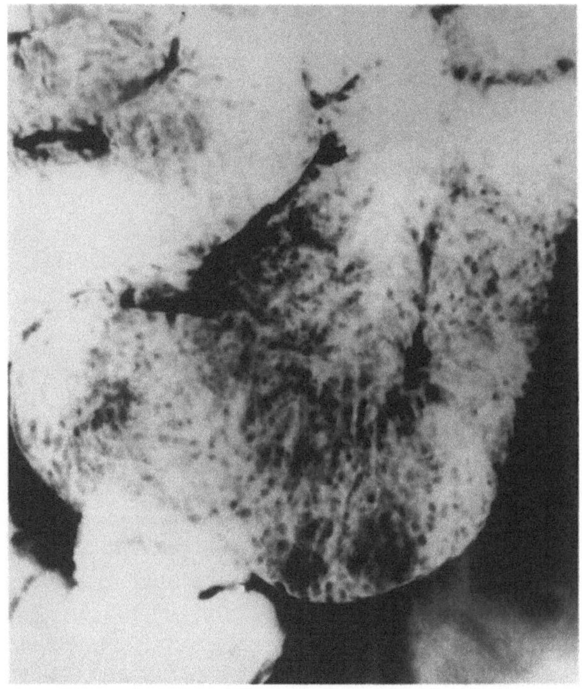

Abb. 46. Intestinale Lymphangiektasie. 14jähriges Mädchen mit einer Elephantiasis eines Beins, starkem Eiweißverlust in den Darm, Durchfällen und einer erheblichen Hypoproteinämie. Detailaufnahme einiger Ileumschlingen im linken Unterbauch. Auffallend breites Lumen mit zahlreichen punktförmigen Aufhellungen durch Retention von Lymphe in zystischen Formationen. Lymphographisch: Anomalien der peripheren und der retroperitonealen Lymphgefäße

6.7 Kollagenosen

Allgemeines und Klinik: Pathologisch-anatomisch handelt es sich bei dieser großen Gruppe von Erkrankungen um Veränderungen, die sich hauptsächlich im Bindegewebe abspielen, wobei diejenigen Organsysteme mit reichlich Bindegewebsanteilen am stärksten betroffen werden. Bei einem Teil der Erkrankungen, die man meist den Autoimmunkrankheiten zurechnet, ist der Magen-Darm-Trakt mitbeteiligt. Die Veränderungen sind uncharakteristisch und vieldeutig und beispielsweise bei der Sklerodermie schon mehrere Jahrzehnte bekannt („sklerodermische Atonie"). Im Dünndarmbereich sind Veränderungen unter dem Bilde eines intermittierenden Ileus zusammen mit einer erheblichen

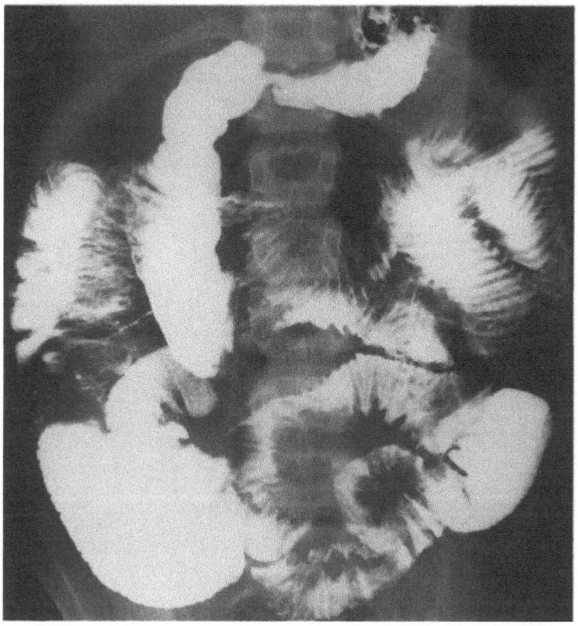

Abb. 47. Sklerodermie. 12jähriges Mädchen mit Leibschmerzen, Durchfällen, Abmagerung und Hautveränderungen. Hochgradige Atonie des Duodenum descendens. Querstellung der Falten im oberen Jejunum. Distanzierung der einzelnen Schlingen durch eine Infiltration des Mesenteriums. Stark verzögerte Passage

Atonie und Erweiterung der Darmschlingen sowie einer beträchtlichen Passageverzögerung beobachtet worden.

Bei einer *Periarteriitis nodosa* ist der Magen-Darm-Trakt in über 40% mitbeteiligt. Entzündungen und Perforationen werden sowohl im Dünndarm als auch im Dickdarm gefunden.

Bei einer *Dermatomyositis* hat man autoptisch Ulzerationen in der Speiseröhre, dem Jejunum und Ileum sowie dem Rektum aufgedeckt. Die Darmwand war dabei ödematös verdickt und infolge der Intimaveränderungen der Gefäße resultierten Ernährungsstörungen der Gewebe.

Röntgendiagnostik: Bei Magen-Darm-Untersuchungen lassen sich eine Atonie der Darmschlingen mit einem sehr stark verzögerten Transport, ferner eine Distanzierung der Dünndarmlumina durch die Darmwandverdickung sowie durch die Infiltration des Mesenteriums erkennen (Abb. 47).

7 Allergische Reaktionen

Allgemeines und Klinik: Bei der nutritiven bzw. alimentären Allergie wird das Allergen im Magen-Darm-Trakt resorbiert und hier hauptsächlich, aber nicht ausschließlich wirksam. Die Symptome bestehen in Übelkeit, einem Druckgefühl im Oberbauch und einer plötzlich auftretenden Durchfallsneigung. Schwere kolikartige Zustände mit Erbrechen und ileusähnlichen Symptomen sind jedoch selten. Milch, tierische und pflanzliche Eiweißstoffe, gewisse Obst- und Gemüsesorten, Schokolade und Arzneimittel stellen das Hauptkontingent der Nahrungsmittel dar, die allergische Reaktionen im Magen-Darm-Trakt auslösen können.

Meist treten solche Reaktionen relativ kurz nach der Einnahme (ca. 5–10 Min.) auf, Spätreaktionen (nach 24–72 Std.) sind allerdings ebenso bekannt. Aber auch bei demselben Kinde können sie zu verschiedenen Zeiten sehr unterschiedlich ausfallen und scheinen besonders auch von der Menge des zugeführten Allergens abzuhängen. Im Dünndarm sind allergische Reaktionen viel häufiger als im Magen. Die Symptome, nämlich der Wechsel von Durchfall und Verstopfung, krampfartigen Leibschmerzen und schleimigem Durchfall werden klinisch erst dann richtig zugeordnet, wenn gleichzeitig Hautmanifestationen vorhanden sind. Bioptische Befunde ergaben, daß es zu einer hochgradig ödematösen Durchtränkung der gesamten Darmwand, speziell der Submukosa kommen kann. Diese Tatsache weist darauf hin, daß man im akuten allergischen Anfall sogar umschriebene, aber flüchtige Darmstenosen befürchten muß.

7.1 Milchallergie

Die Milchallergie als typische Nahrungsallergie des Säuglings ist klinisch durch Mißlaunigkeit und Unruhe, Erbrechen, Durchfall, auch blutige Stühle, Ödeme und eine ungenügende oder gar ausbleibende Gewichtszunahme gekennzeichnet. Hinzu kommen ein Proteinverlust in den Darm, manchmal sogar ein Malabsorptionssyndrom. Man vermutet, daß als Erkrankungsmechanismus eine partielle Resorption des Nahrungseiweißes im nativen Zustand in Frage kommt, wodurch sich Antikörper entwickeln. Sie lassen sich heute als spezifische Antikörper auch im Blut nachweisen.

Röntgendiagnostik: Es finden sich im Dünndarm (fraktionierte Füllung und Übersichtsaufnahmen),

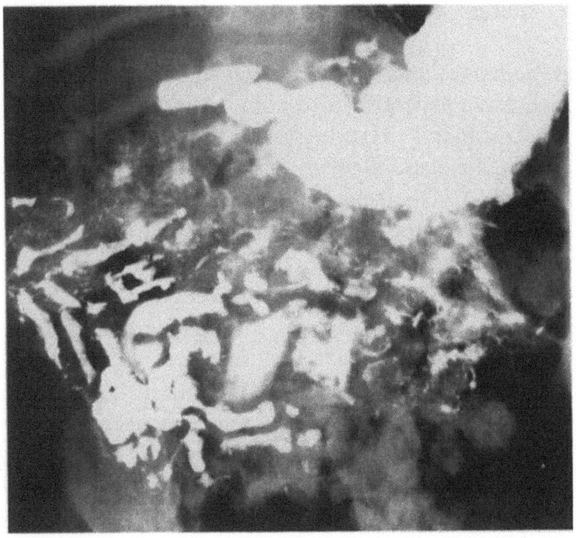

48

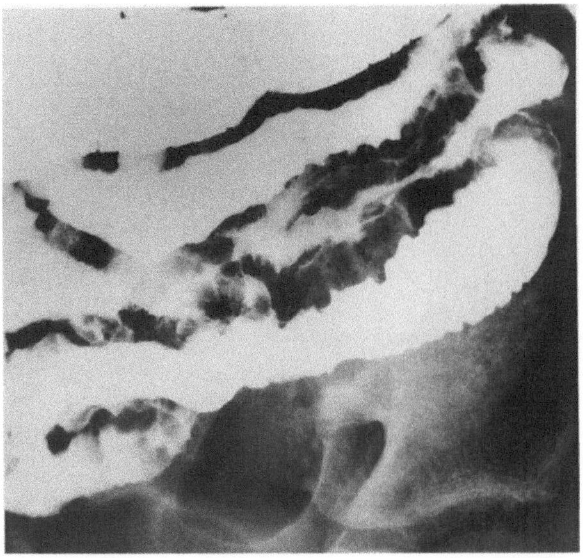

49

falls als Expositionsversuch das spezifische Allergen kurz vor der Kontrastmittelapplikation gegeben wird, neben Schleimhautödemen besonders funktionelle Störungen in Form eines klecksigen, zerrissenen Füllungsbildes. Dies ist die Folge von Sekretions- und Tonusstörungen sowie einer Passagebeschleunigung. Die Bilder erinnern an eine banale Enteritis. Natürlich muß man bei der Beurteilung entsprechender Aufnahmen von Säuglingen und Kleinkindern wegen der großen Variabilität des Normalbefundes Vorsicht walten lassen (Abb. 48).

Abb. 48. Kuhmilchprotein-Intoleranz. 7 Monate alter Säugling, der während der ersten Lebenstage kleine Mengen von Kuhmilch erhielt. Nach dem Abstillen zunehmendes Erbrechen, dünne Stühle und Unruhe. Im Blut spezifische Antikörper gegen Kuhmilcheiweiß. Klecksige Dünndarmfüllung nach Exposition mit dem Allergen. Erhebliche Motilitäts-, Tonus- und Sekretionsstörungen

Abb. 49. Purpura Schoenlein-Henoch. 7jähriger Junge mit Hautmanifestationen, krampfartigen Leibschmerzen, Durchfällen sowie Blut- und Schleimabgang. Wulstige Schleimhautschwellung in den unteren Ileumschlingen, die starr sind und durch ein schweres Wandödem eingeengt und erheblich voneinander distanziert werden

7.2 Schoenlein-Henoch-Syndrom

Der Erkrankung liegt eine allergische Spätreaktion auf Antigene oder Bakterientoxine zugrunde. Sie führt zur perivaskulären Entzündung der kleinen Gefäße in den befallenen Organen. Neben dem hämorrhagischen Exanthem, besonders auf den Streckseiten der Extremitäten, schmerzhaften Ödemen an Hand- und Fußrücken, periartikulären Ödemen und Ergüssen sowie einer Nierenbeteiligung weisen die kolikartigen Leibschmerzen mit blutig-schleimigen Stühlen auf eine Darmbeteiligung hin. Die Erkrankung kann wenige Tage dauern oder sich nicht selten in Schüben über viele Monate erstrecken.

Bildgebende Diagnostik

Ultraschall: Als Zeichen der Beteiligung des Dünndarms sind verdichte Darmwände und funktionelle Störungen nachweisbar. Komplikationen, die auftreten können, sind Invaginationen oder Blutungen in das Mesenterium.

Röntgendiagnostik: Wichtig ist die native Übersichtsaufnahme des Abdomens, um Motilitätsstörungen oder einen Ileus darzustellen.

Kontrastmitteldarstellungen des Dünndarms werden heute nur bei unklarer Diagnose durchgeführt. Die Schleimhautveränderungen können den Magen, den Dünn- und Dickdarm betreffen. Es zeigt sich wegen des ausgeprägten Wandödems ein Verlust der Faltenzeichnung. Die Schlingen werden rigide. Es kommt zu einer Distanzierung der Darmschlingen zueinander. Dieser Befund wird durch Blutungen, die sich submukös, intramural oder im Mesenterium lokalisieren, verstärkt. Funktionelle Störungen in Form dilatierter atonischer oder kontrahierter Abschnitte kommen hinzu (Abb. 49, 50). Nicht selten bilden solche Wandläsionen den Aus-

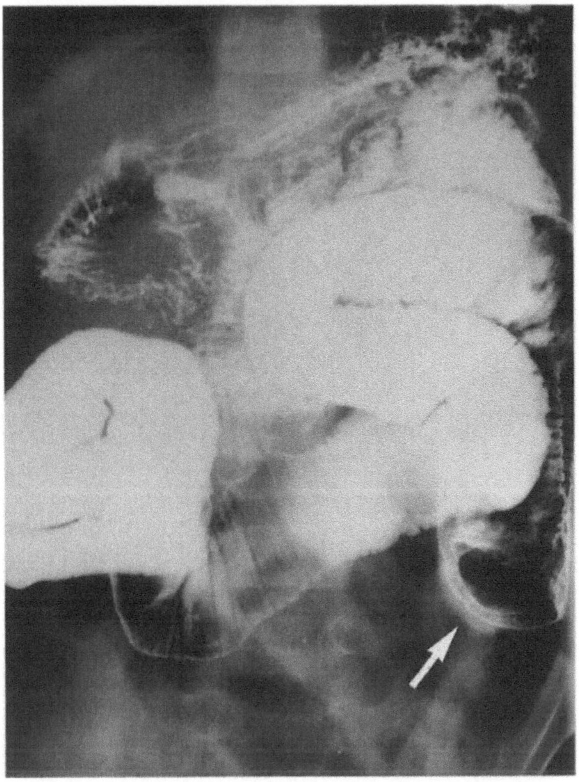

Abb. 50. Subakute Invagination bei Non-Hodgkin-Lymphom. 5jähriges Kind. Ziehende Schmerzen im Mittelbauch mit Brechreiz. Hochgradige Erweiterung der Jejunalschlingen, deren Kontrastmittelfüllung an einer Dünndarm-Invagination endet. Das Kontrastmittel umfließt spiralig die Invaginatspitze (*Pfeil*). Die Luftfüllung distal der Obstruktion weist auf einen inkompletten Verschluß hin. Operativ: Großer Tumor

gangspunkt für passagere oder längerdauernde Invaginationen oder gar für einen Darmverschluß. Die Normalisierung der Reliefveränderungen erfolgt nach der Resorption der Blutungen und benötigt meist einige Wochen.

8 Dünndarminvaginationen

Flüchtige Invaginationen im Magen-Darm-Trakt, die sich von selbst wieder lösen, sind nicht ungewöhnlich und während einer Dünndarmuntersuchung wiederholt zu beobachten. Möglicherweise werden kurzdauernde Invaginationen und Desinvaginationen vom Kinde gar nicht gespürt. Allerdings haben wir selbst wiederholt passagere Invaginationen bei solchen Kindern gefunden, die über krampfartige Leibschmerzen klagten und deswegen radiologisch untersucht wurden. Sie beschränkten sich meist auf wenige Zentimeter, betrafen alternierend verschiedene Dünndarmabschnitte, bildeten sich häufig symptomlos, gelegentlich aber auch unter ziehenden Schmerzen aus und verschwanden wieder spontan oder nach leichter Palpation. Man findet sie im Jejunum etwas häufiger als im Ileum. Sie bleiben einige Sekunden, manchmal aber auch längere Zeit sichtbar. Ihre Ursache ist nicht bekannt, auch ließen sich radiologisch keine lokalen anatomischen Veränderungen nachweisen.

Möglicherweise liegt solchen flüchtigen Invaginationen eine neuromuskuläre Dysfunktion auf enterale Reize zugrunde. Auch wird eine Koordinationsstörung der Peristaltik bei erhöhter Darmerregbarkeit und gesteigerter Motilität diskutiert. Passagere Dünndarminvaginationen wurden gelegentlich während Laparotomien beobachtet, traten dabei isoliert oder auch multipel auf und lösten sich wieder spontan. Man fand sie bei Kindern im Alter von 4–8 Jahren auch röntgenologisch nach der Gabe von Abführmitteln. Die Invaginationen wurden daraufhin operativ überprüft und bestätigt und ließen sich leicht lösen, um gleich darauf an anderer Stelle wieder aufzutreten.

Diese Beobachtungen werfen die Frage auf, ob solche flüchtigen Invaginationen bei jenen Kindern eine klinische Bedeutung besitzen, die wegen Leibschmerzen röntgenologisch untersucht werden, weil sich die Darmeinschiebung gut in einen Zusammenhang mit den Beschwerden bringen läßt. Aber man muß gleichzeitig bedenken, daß es auch gelegentlich Invaginationen bei Kindern gibt, die beschwerdefrei sind.

LAURELL [45] hat 1932 eindrucksvolle Beobachtungen mitgeteilt, wie sich eine Invagination bei einem vorhandenen anatomischen Substrat ausbildet. Er fand operativ beim Lösen von Invaginationen an der Serosaseite des zuletzt desinvaginierten Darmabschnitts oft kleine, nabelartige Vertiefungen, unter denen er eine tumorähnliche Wandverdickung fühlte. Sie entsprach einem geschwollenen Peyerschen Plaque, der offensichtlich die Invagination verschuldet und den Invaginationsmechanismus in die Wege geleitet hatte. Ähnlich wirken offenbar kleine polypöse Tumoren, Darmwandzysten, eingestülpte Meckelsche Divertikel, leukämische Wandinfiltrate, Wandhämatome, aber auch eine Enteritis, bei der neben den reaktiv vergrößerten Peyerschen Plaques eine gesteigerte Peristaltik vorhanden ist. Diese Invaginationen auf der Grundlage eines anatomischen Substrats verursachen meist klinische Symptome, lösen sich seltener spontan und bewirken eine Obstruktion.

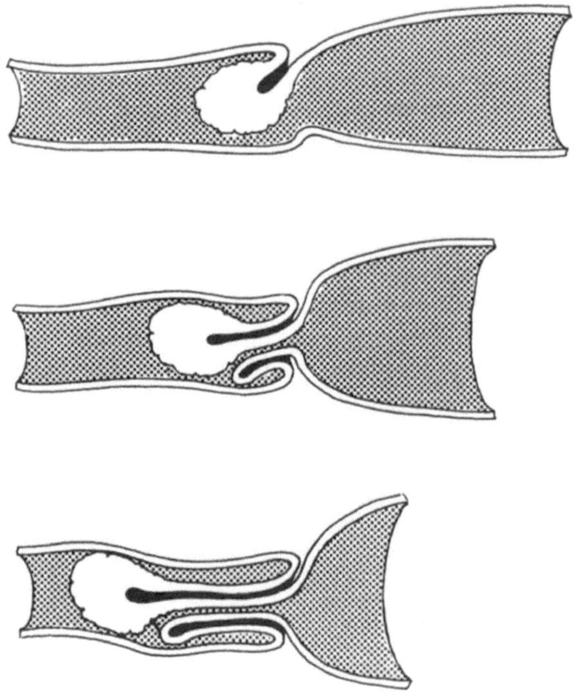

51

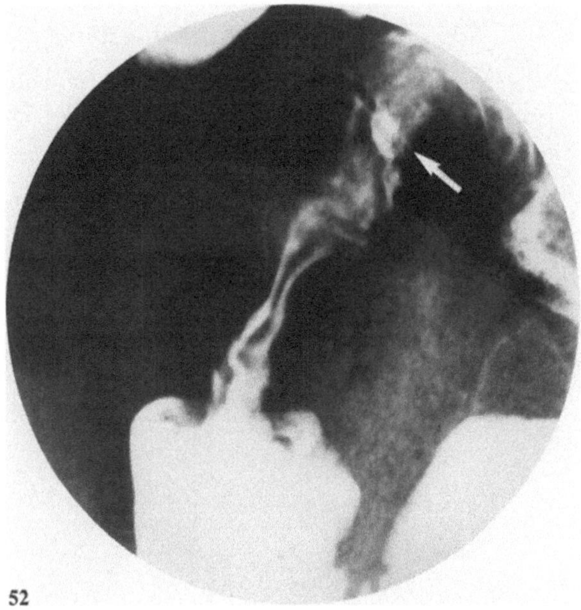

52

Abb. 51 a–c. Schematische Darstellung des Invaginationsmechanismus (nach LAURELL).
a Ein flacher Wandtumor (z. B. vergrößerter Peyerscher Haufen, Polyp) wird von einer peristaltischen Welle erfaßt. b Der Wandtumor wird vorwärts bewegt, noch ist die Invagination intermittierend. c Irreversible Invagination infolge einer zunehmenden Wandeinstülpung, die durch die Peristaltik weiter vorwärts getrieben wird

Abb. 52. Passagere Dünndarminvagination. 11jähriges Kind. Umschriebene Kontraktion einer Ileumschlinge mit Invagination in den distalen Abschnitt. Die Invagination hielt unter deutlichen Beschwerden ca. 15 min. an. Verkalkte Lymphknoten an der Darmschlinge (*Pfeil*) möglicherweise als Ursache

Im terminalen Ileum gelegene polypoide Tumorformationen stellen häufig den Ausgangspunkt für ileozäkale Invaginationen dar. Besonders bei Kindern im Alter ab 2 Jahren sollte man bei derart akuten Ereignissen auch an eine maligne Geschwulst als Ursache denken (Abb. 51–54).

Abb. 53 a, b. Passagere Dünndarminvagination. 5jähriges Mädchen mit zahlreichen Bauchschmerzattacken. a Mittelbauchquerschnitt: Beginnende Einstülpung zweier Dünndarmabschnitte ineinander (*Pfeile*). b Parasagittaler Mittelbauchschnitt: „Zielscheiben-Phänomen“ bei kompletter Invagination (spontane Lösung)

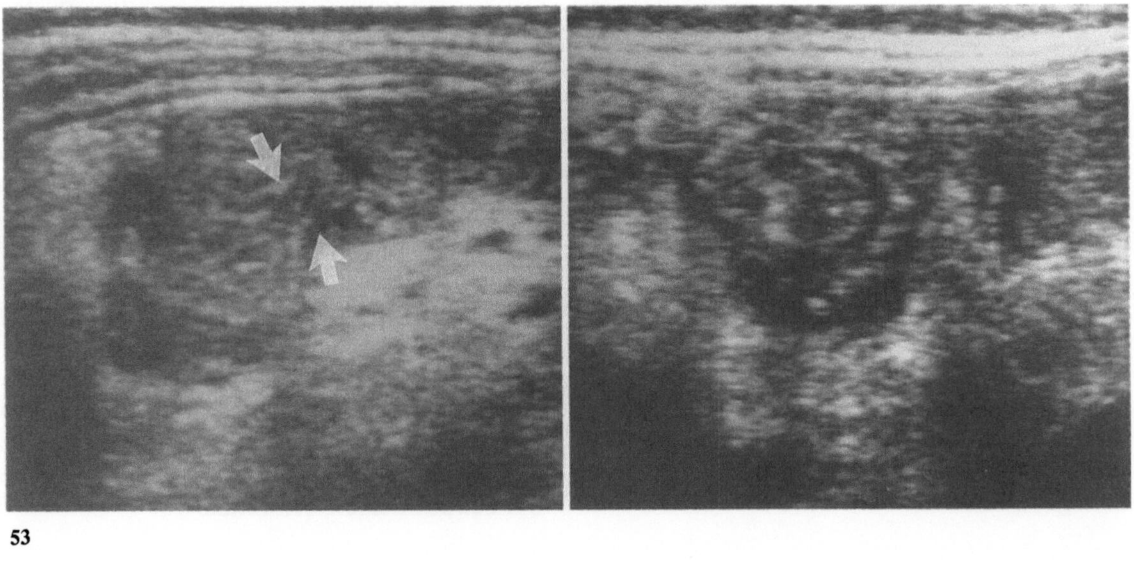

a b

53

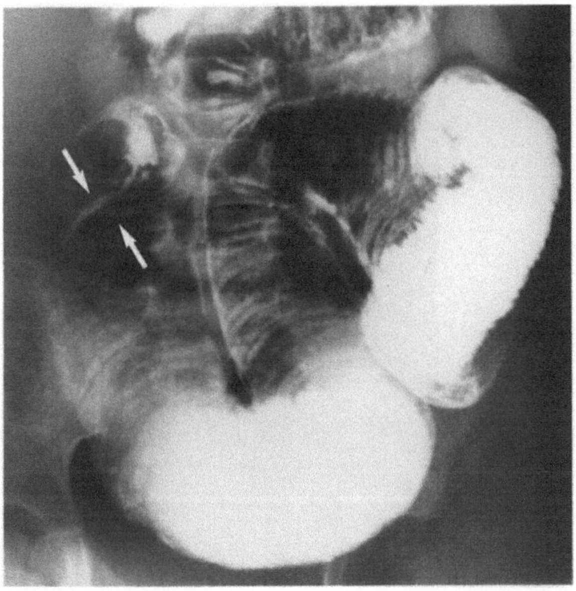

Abb. 54. Dünndarminvagination bei Leukämie. 3 1/2jähriges Kind. Plötzlich blutige Stühle. Erbrechen und tastbarer Tumor im rechten Mittelbauch. Das mehrere Zentimeter lange Lumen des Invaginats ist als strichförmiger Schatten zu erkennen (*Pfeile*). Die Jejunalschlingen oberhalb der Invagination sind hochgradig dilatiert und mit Luft sowie mit Darmsekret gefüllt

9 Operierter Dünndarm

Aussehen und Verlauf der Dünndarmschlingen werden im Operationsbereich in mehr oder weniger typischer Weise verändert. Man unterscheidet *Resektionen,* bei denen ein erkranktes Segment entfernt wird, von sog. *Umgehungsoperationen.*

Nach einer *Resektion* kann das durchtrennte Darmlumen End-zu-End oder Seit-zu-Seit oder End-zu-Seit wieder adaptiert werden.

Bei einer *End-zu-End-Anastomose* wird die Darmwand etwas eingestülpt, so daß wulstige Ränder entstehen. *Seit-zu-Seit-Anastomosen* sind durch zwei Blindsäcke charakterisiert, die möglichst kleingehalten werden müssen, sonst besteht die Gefahr, daß sie sich unförmig erweitern und im prallgefüllten Zustand das Lumen der Anastomose komprimieren. Langbestehende Retentionen von Speiseresten können Resorptionsstörungen, eine Anämie und Entzündungen hervorrufen (Blindsacksyndrom).

Schwere Resorptionsstörungen treten im Gefolge umfangreicher *Dünndarmresektionen* auf, die beim Überschreiten einer kritischen Grenze nicht mehr kompensiert werden können. Hierzu zählen beispielsweise ausgedehnte Dünndarmresektionen bei einem neonatalen Volvulus, nach schweren Dünndarmverletzungen oder bei multiplen Atresien. Die röntgenologische Verlaufskontrolle ist unumgänglich, weil sich postoperative Komplikationen wie Fisteln, Stenosen und Erweiterungen mit einer Retention sowie eine Stase oft schon innerhalb der ersten 6 Monate nach dem Eingriff ausbilden. Dabei gewinnt die Überprüfung der Passagezeit eine besondere Bedeutung. Die angestrebte Verlangsamung kommt nur allmählich zustande und geht dann mit einer Verlängerung und Lumenerweiterung des Darmrestes einher. Um die Passage zu verlangsamen und damit eine Nahrungsaufspaltung und die Resorption zu verbessern, wird operativ gelegentlich ein kurzes Dünndarmsegment isoliert, um dann antiperistaltisch wieder eingefügt zu werden. Es wirkt funktionell wie eine Stenose.

Bei einer *Umgehungsoperation* wird eine vor dem Hindernis gelegene Schlinge mit einer hinter dem Hindernis liegenden Schlinge anastomisiert. Diese neue Verbindung kann zwischen Dünndarm und Dünndarm, aber auch zwischen Dünndarm und Dickdarm angelegt werden. In diesem Sinne ist eine Ileotransversostomie zu betrachten, wenn beispielsweise ein entzündlicher oder neoplastischer Prozeß in der Ileozäkalgegend umgangen werden soll (Abb. 55–57).

Aus der End-zu-Seit-Anastomosentechnik ist die Roux-Schlinge für Leber- und Pankreastransplantationen entwickelt worden. Bei der Lebertransplantation wird eine zunächst „ausgekoppelte" Dünndarmschlinge zwischen dem Gallengang und dem Jejunum interponiert (Hepatikojejunostomie). Ähnlich ist die Verfahrensweise bei der Pankreastransplantation (Kremer et al. 1994, [4a]).

Die Darstellung einer Roux-Schlinge mit Hilfe von oral appliziertem Kontrastmittel gelingt nach eigenen Erfahrungen häufig nur partiell.

10 Auswirkungen extraenteraler Raumforderungen

Tumoröse Prozesse, die entweder intraperitoneal oder extraperitoneal gelegen sind, können auf den Dünndarm eine raumfordernde Wirkung ausüben und Dünndarmschlingen verlagern.

Prozesse in Leber und Milz verdrängen, wenn sie raumfordernd wachsen, den Darm kaudalwärts. Ein Tumor, der retroperitoneal gelegen ist, führt zu einer Verlagerung des Dünndarms nach kaudal und ventral. Generalisierte Tumoren des Abdomens ver-

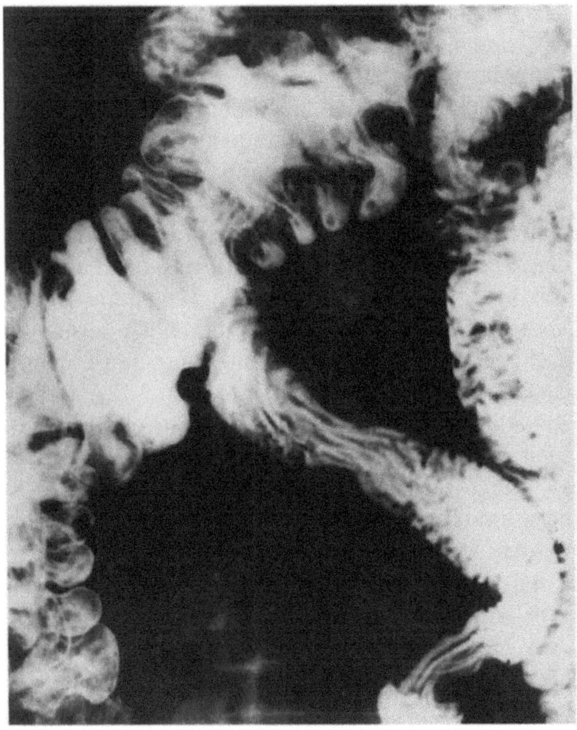

55

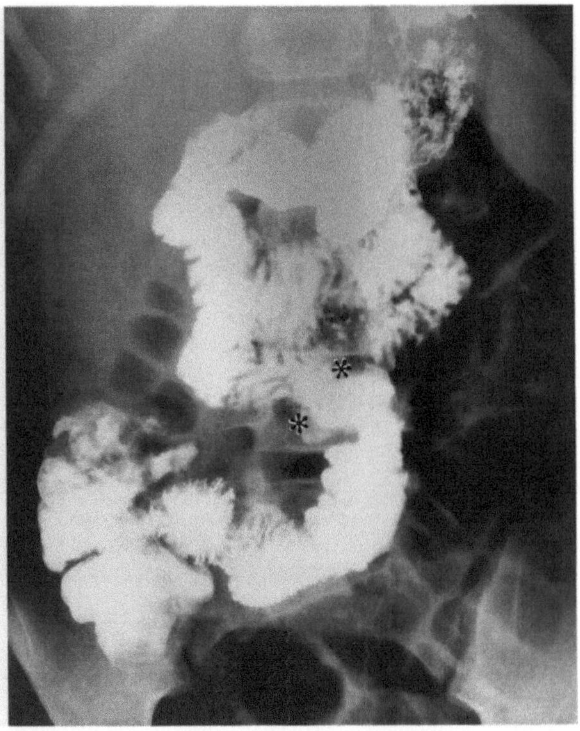

56

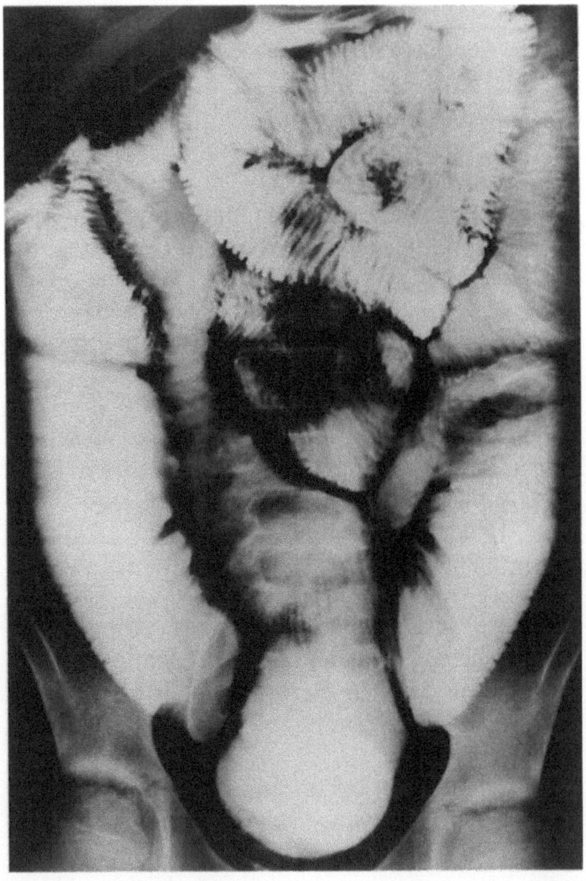

57

Abb. 55. Operierter Dünndarm, End-zu-Seit-Anastomose. 17jährige Patientin. Ileotransversostomie nach ausgedehnter Resektion wegen Crohnscher Krankheit. Gute Funktion, einwandfreie Anastomosestelle

Abb. 56. Kurzdarmsyndrom. 7jähriges Kind. Nach komplettem Dünndarmvolvulus war eine ausgedehnte Resektion erforderlich, bei der aber das terminale Ileum belassen werden konnte. Es verbleiben nur 15 cm Jejunum. Postoperative Kontrolle. Darm- und Schleimhauthypertrophie mit üppig entwickelten Kerckringschen Falten und breitem Darmlumen. Anastomose (**) normal durchgängig. Relativ lange und klinisch günstige Passagedauer von 55 Min. bis zum Erreichen der Ileozäkalklappe

Abb. 57. Dünndarm nach Kolektomie. 12jähriges Kind. Kolektomie vor 6 Monaten wegen einer generalisierten Dickdarmpolypose. Mächtige und nach distal zunehmende Lumenerweiterung, Distanzierung der Darmschlingen infolge einer Wandhypertrophie. Die funktionelle Anpassung kam in einer bereits verlangsamten Passagezeit zum Ausdruck

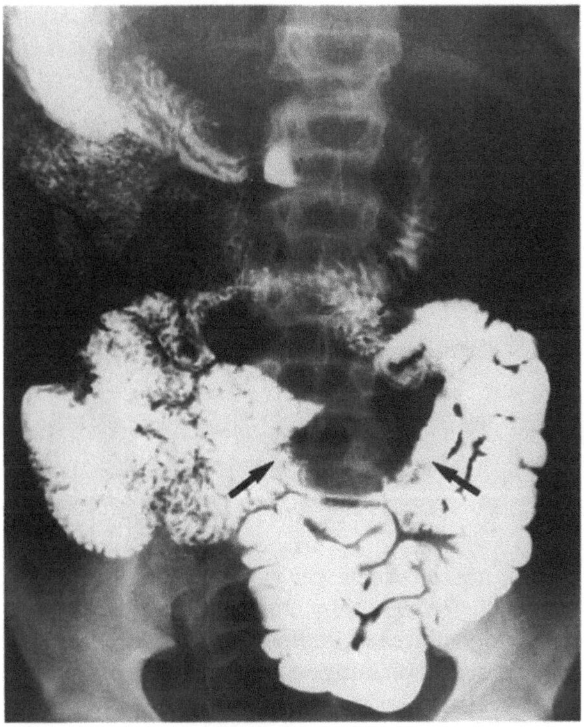

58

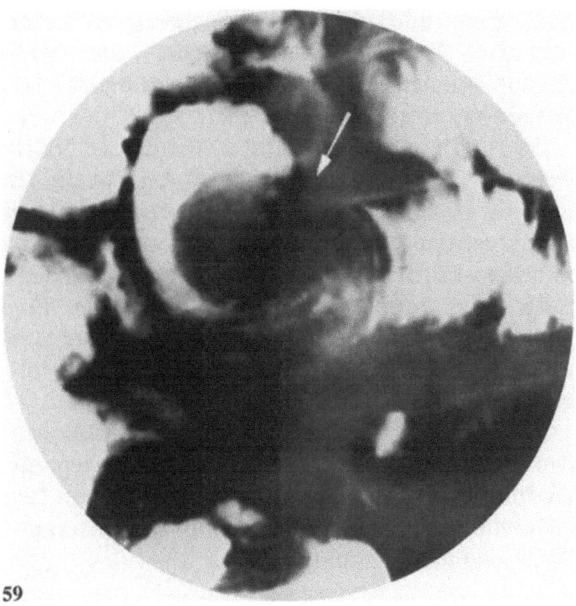

59

Abb. 58. Pelotte durch Lymphknotenpaket. 12jähriges Kind mit tastbarer, etwas druckempfindlicher Resistenz, in der sich 1 Jahr später verkalkte Lymphknoten zeigten. Umschriebene Verdrängung der Darmschlingen durch ein Lymphknotenpaket (*Pfeile*)

Abb. 59. Pelotte durch Lymphknoten. 9jähriges Kind. Zielaufnahme mit dosierter Kompression. Haselnußgroßer, glattrandiger Füllungsdefekt (*Pfeil*) durch den Druck eines vergrößerten mesenterialen Lymphknotens auf eine Dünndarmschlinge

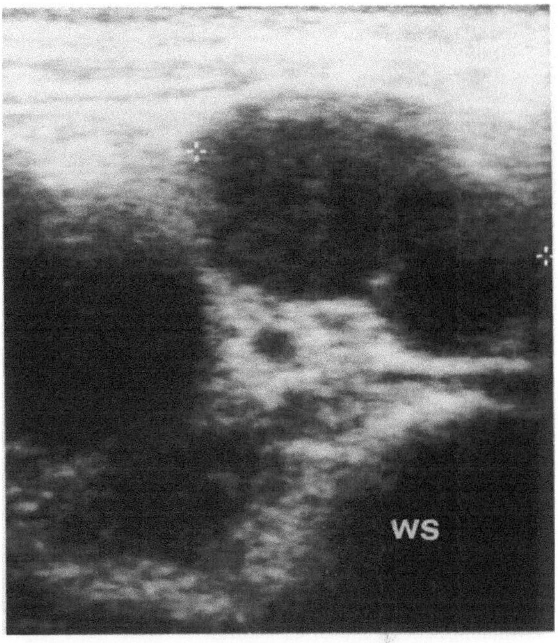

Abb. 60. Gastrointestinale Tuberkulose (histologisch bestätigt). 10jähriges Mädchen mit tastbarem Mittelbauchtumor. Die sonographische Untersuchung (Querschnitt) ergibt ausgedehnte präaortale, sowie prä- und parakavale Lymphome (*Kreuze*). Durch diese Raumforderungen kam es zur Verlagerung von Dünndarmschlingen (*WS* Wirbelsäule)

ursachen Kompressionen bzw. Kontrastmittelaussparungen zwischen den Dünndarmschlingen. Auch eine prallgefüllte Harnblase verlagert den Dünndarm kranialwärts.

Sind mesenteriale Lymphome im Rahmen von Systemerkrankungen vorhanden, z. B. bei M. Hodgkin, bei einer Leukämie, seltener bei der Tuberkulose und unspezifischen Entzündungen, wie z. B. bei der Yersiniose, lassen sich diese sowohl sonographisch als auch radiologisch nachweisen. Während der Magen-Darm-Passage bewirken vergrößerte Lymphknoten einen Pelotteneffekt. Insbesondere während der notwendigen Palpation sind umschriebene Kompressionseffekte ebenso erkennbar wie ein Pelotten- bzw. Kompressionseffekt entlang des gesamten Mesenterialansatzes (Abb. 58–62).

11 Entzündungen, parasitäre und raumfordernde Erkrankungen des Dünndarms

11.1 Allgemeines

Der gesamte Gastrointestinaltrakt reagiert mit einer relativ uniformen Antwort auf ein infektiöses

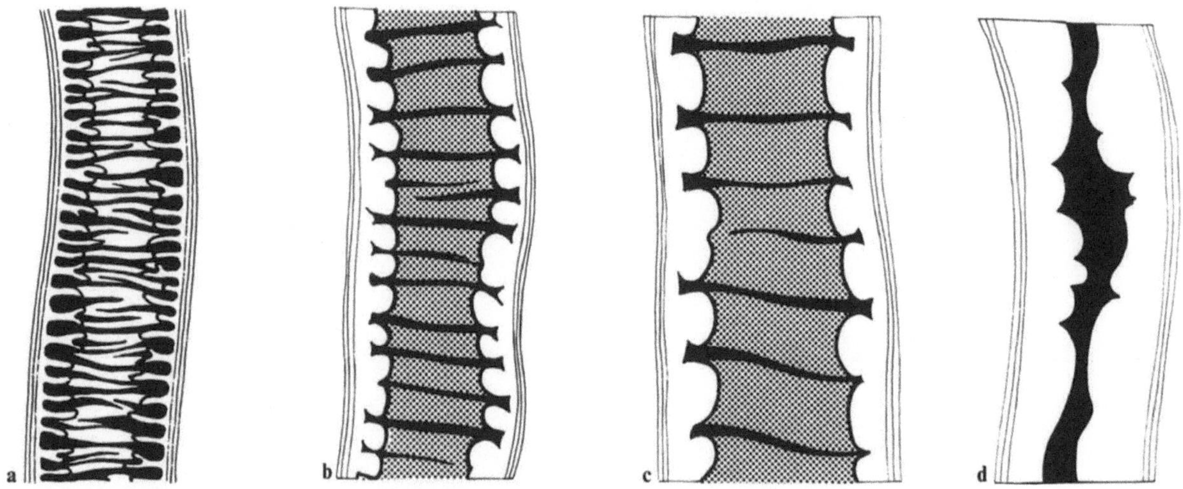

Abb. 61a–d. Reliefveränderungen bei Enteritis. Schematische Darstellung der unterschiedlichen Reliefgestaltung bei banalen Entzündungen des Dünndarms: **a** normales Reliefbild, **b** vergröbertes, quergestelltes Relief, **c** gewulstete, quergestellte Falten bei stärkerem submukösen Ödem, **d** hochgradig kissenartig verschwollenes Faltenrelief. Die Faltentäler sind durch ein submuköses Ödem größtenteils zugeschwollen. (Aus LASSRICH u. PRÉVÔT [42])

Agens: mit einem Ödem der Mukosa, u. U. mit einer zellulären Infiltration der Schleimhaut; eine Reaktion der gesamten Darmwand ist nicht selten, ebenso wie eine Mitbeteiligung der Lymphknoten und des Mesenteriums. Im floriden Stadium bestehen Hypermotilität, eine gesteigerte Sekretion und eine abnorme Gasbildung. Ist die Infektion beherrscht, sind alle Reaktionsformen vollständig reversibel.

Passagere Infektionen des Magen-Darm-Traktes sind im Kindesalter zwar häufig, bakterielle, virale und parasitäre entzündliche Darmerkrankungen bedürfen jedoch in aller Regel primär keiner radiologischen Diagnostik. Nur bei seltenen, untypischen Verlaufsformen, d. h. bei differentialdiagnostischen Problemstellungen oder bei Komplikationen, können radiologische Untersuchungen notwendig werden.

Insbesondere beim M. Crohn, seltener bei der Colitis ulcerosa, werden konventionelle radiologische Untersuchungen weiterhin eingesetzt. Beide Erkrankungen sind durch Besonderheiten der Lokalisation und der Reaktionsform des Darmes voneinander zu unterscheiden. Während ihres chronischen Verlaufs mit unterschiedlich langen Remissionen, unterbrochen von plötzlichen Exazerbationen, bedürfen M. Crohn und Kolitis der kombinierten sonographischen, radiologischen und endoskopischen Überwachung einschließlich endoskopischer Biopsie. Bei der Erstdiagnose des M. Crohn liefert die Magen-Darm-Passage unverändert die Basisinformation. Im Verlauf ist eine Kontrolluntersuchung indiziert, wenn eine therapieresistente klinische Verschlechterung besteht, oder wenn Komplikationen eintreten, die eine chirurgische Intervention erforderlich machen.

Da zur Diagnose des Morbus Crohn der Nachweis des Epitheloidzellgranuloms notwendig ist und die Gefahr der malignen Entartung mit der Krankheitsdauer der Colitis ulcerosa zunimmt, hat in beiden Fällen die Endoskopie vorrangige Bedeutung. Eine Doppelkontrastuntersuchung des Kolons bleibt nur noch Fällen vorbehalten, denen aus technischen Gründen eine Koloskopie nicht erfolgen kann.

Bei entzündlichen Erkrankungen des Magen-Darm-Trakts liefert die Sonographie Aussagen zur Darmmotilität, zur Darmwanddicke und zur Lumenweite; sie weist darüber hinaus zudem vergrößerte regionale Lymphknoten nach.

11.2 Pathologische Anatomie

Die Intensität der entzündlichen Reaktion des Darmes auf ein entzündliches Agens ist sehr variabel. Alle Übergänge von einem geringen Ödem der Mukosa bis zu einer ausgedehnten Reaktion der gesamten Dünndarmwand sind möglich. Zellreiches Exsudat blockiert den Aufbau eines normalen Faltenreliefs. Die zarten Kerkringschen Falten sind verbreitert, in Abhängigkeit vom Grad der Entzündung sind sie zusätzlich verplumpt „querverlaufend und erscheinen starr. Besteht ein erhebliches submuköses Ödem, bilden mehrere Falten eine kissenartige Formation, die in das Lumen ragt und dieses einengt (s. Abb. 61).

Vorwiegend der obere und mittlere Dünndarm reagiert mit der Reliefveränderung auf eine unspezifische Entzündung. Zudem bestehen Motilitäts- und Tonusstörungen sowie eine Störung der Sekretion.

Sowohl die Motilitäts- als auch die Tonusstörungen verhindern nicht selten einen kontinuierlichen Schleimhautbeschlag mit Kontrastmittel, es resultiert ein zerrissenes Reliefbild der Schleimhautoberfläche, zu dem zusätzlich die Sekretionsstörung beiträgt, die ein Haften des Kontrastmittels an der Schleimhautoberfläche verhindert.

11.3 Entzündungsformen

11.3.1 Lymphatische Hyperplasie

Synonyme: Enteritis follicularis, Enterocolitis lymphofollicularis, nichtsklerosierende Ileitis (Golden)

Definition: Vorwiegend im englischsprachigen Schrifttum wird die lymphatische Hyperplasie als eigenständiges Krankheitsbild angeführt. Die Bezeichnung steht für eine primär benigne Veränderung des lymphatischen Systems des Darms. Diese entspricht einer unspezifischen Reaktion auf einen infektiösen oder allergischen Reiz. Bevorzugte Lokalisation dieser reaktiven Veränderungen sind der Ileozäkalbereich, die linke Kolonflexur und das Rektum.

Pathologische Anatomie: Die Lymphfollikel des Darms, in der Submukosa und der Lamina propria gelegen, nehmen während der ersten 3–6 Lebensjahre stetig an Zahl zu [42]. Sie erreichen einen Durchmesser von 0,6–2 mm und sind im Bereich des terminalen Ileums, im Zäkum, in der Appendix und im Rektum zahlreicher nachweisbar als in den übrigen Darmabschnitten. Wie auch das übrige lymphatische Gewebe, reagieren die Lymphfollikel des Darmes bzw. das Retikuloendothel, das phagozytäre Eigenschaften besitzt, auf eindringende Noxen bakterieller, viraler oder toxischer Genese mit rascher und exzessiver Schwellung. Die Reaktion betrifft sowohl die Lymphfollikel als auch die regionalen Lymphknoten.

Klinik: Neben unspezifischen rekurrierenden abdominellen Beschwerden, einer tastbaren terminalen Ileumschlinge und palpablen inguinalen Lymphknoten kann im Rahmen der lymphatischen Hyperplasie klinisch eine Darmblutung auftreten. Schwere gastrointestinale Blutungen treten jedoch nur in der Folge einer Obstruktion bzw. Invagination ein, sie stellen in seltensten Fällen im Rahmen dieser Erkrankung eine Operationsindikation dar.

Röntgensymptomatologie: Die Magen-Darm-Passage bringt die verdickten Lymphfollikel, die die Mukosa segmental oder generalisiert vorwölben, vor allem im Ileozäkalbereich und im Kolon zum Nachweis. Die Veränderungen sind reversibel, die Peyerschen Plaques können miteinbezogen sein (Abb. 62).

Differentialdiagnose: Die seltenen malignen Lymphome des Ileums sind im Anfangsstadium radiologisch von der benignen lymphatischen Hyperplasie nicht differenzierbar, dies gilt ebenso für das Frühstadium eines M. Crohn. Vor allem in der differentialdiagnostischen Abgrenzung zur Frühphase

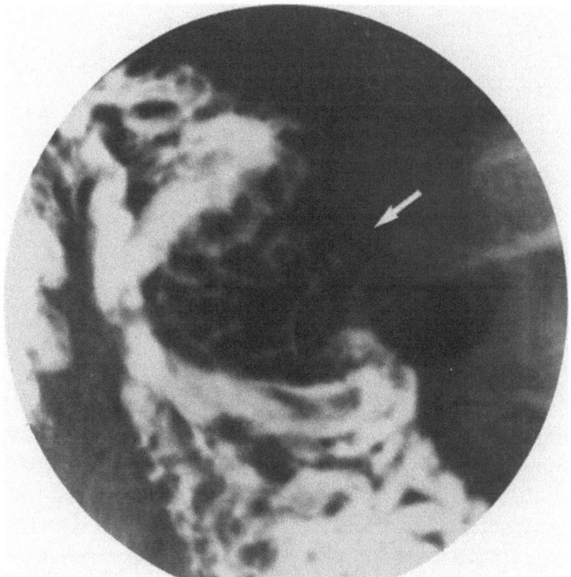

Abb. 62. Großer Peyerscher Plaque nach Darminfektion. 7jähriges Kind. Reaktive Vergrößerung eines Peyerschen Plaque. Umschriebene Impression (*Pfeil*) an der terminalen Ileumschlinge, an deren Grund man zahlreiche Lymphfollikel erkennt

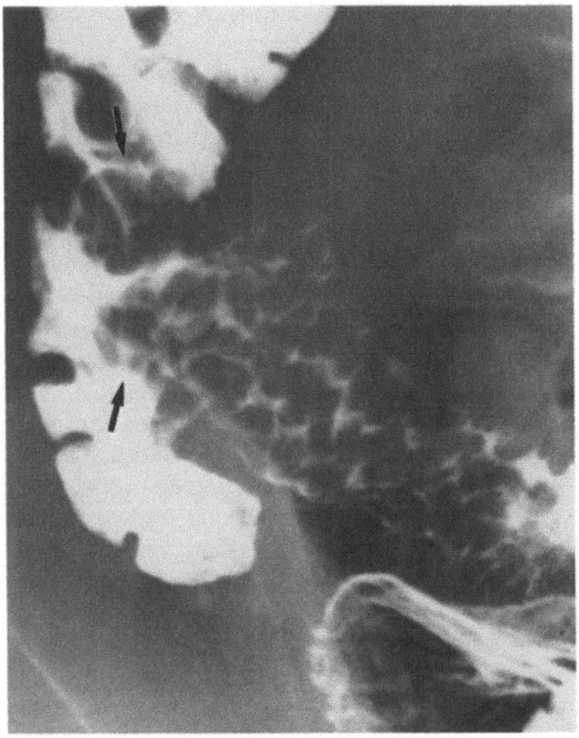

Abb. 63. Nichtsklerosierende Ileitis (GOLDEN). 7jähriges Kind. Starke reaktive Vergrößerung der Lymphfollikel im terminalen Ileum, das verdickt, tastbar und druckempfindlich war. Befund wurde während einer Appendektomie bestätigt. Verschwollene Klappenlippen (*Pfeile*)

beider Erkrankungen gewinnt die Diagnose lymphatische Hyperplasie klinische Relevanz (Abb. 63).

Das klinische Erscheinungsbild kann eine Appendizitis vortäuschen.

11.3.2 Morbus Crohn

Synonyme: Regionale Enteritis, granulomatöse Ileokolitis, transmurale Ileokolitis.

Definition: Der M. Crohn ist eine chronische transmurale Entzündung des Dünn- und Dickdarms, die schubweise verläuft und ein Darmsegment oder mehrere Segmente befällt. Häufigste Lokalisation ist das terminale Ileum, jedoch können alle Darmabschnitte vom Mund bis zum Rektum befallen sein. Charakteristikum dieser Entzündung ist der diskontinuierliche Befall das Magen-Darm-Trakts.

Ätiologie: Die Ätiologie des M. Crohn ist weiterhin unbekannt. Die Zunahme der Inzidenz [58] macht erweiterte Untersuchungen über den Einfluß von Umweltfaktoren erforderlich. M. Crohn und Colitis ulcerosa haben einen gemeinsamen genetischen Hintergrund mit polygenetischer Basis [44]. Genetische Assoziationen mit Sakroileitis und ankylosierender Spondylitis sind bekannt: Eine strenge Assoziation zum HLA B 27 Antigen findet sich beim M. Crohn jedoch nicht. Obgleich pseudomonasähnliche Bakteriengruppen nachgewiesen wurden, gilt es als bewiesen, daß eine einfache Infektion nicht vorliegt, vielmehr sind mehrere infektiöse Ursachen anzunehmen.

Pathologische Anatomie: Es handelt sich um eine fissurale, ulzeröse, granulomatöse und fibrosierende Entzündung mit einer Hyperplasie des lymphatischen Gewebes [55, 56]. Zusätzlich zu den transmuralen Läsionen bestehen reaktive Veränderungen sowohl am Mesenterialansatz als auch an den regionalen Lymphknoten. Die ödematöse, lymphozytär sowie plasmazellulär durchsetzte Schleimhaut wird von einer zähen Schleimschicht bedeckt. Es entwickeln sich im Verlauf multiple netzförmig angeordnete Ulzerationen, die tiefgreifend sind und bis zur Muscularis propria reichen. Ulzera wechseln mit Schleimhautwulstungen ab. Submukös, in der Muscularis propria sowie subserös kommen außer einem Ödem und Lymphgefäßerweiterungen vor allem Granulome zum Nachweis, die Epitheloid- und Riesenzellen enthalten.

Das Granulom resultiert aus einer Fehlfunktion der Makrophagen, die unterschiedlich phagozytierte Mikroorganismen oder chemische Konstellationen nicht weiterverarbeiten können. Nach SCHMITZ-MORMANN et al. [56] entstehen Granulome, wenn schwer lösliche Antigene eine Stimulierung des zellgebundenen Immunsystems bewirken. Die Epitheloidzellgranulome treten in Kombination mit Kryptenabszessen auf. Diese erstrecken sich zunächst bis zur Submukosa, können sich jedoch im Verlauf bis zur Subserosa und bis in die regionalen Lymphknoten fortsetzen. Die Serosa ist insgesamt verdickt. Ist die Schleimhaut vollständig zerstört, erfolgt ihr Ersatz durch flach-polypöses Granulationsgewebe. Nach langem Bestehen der Erkrankungen tritt eine Fibrosierung ein. Die Darmwand schrumpft, es resultieren eine Lumeneinengung und eine Verkürzung des Darmes, der Mesenterialansatz sklerosiert.

Häufigkeit: Die Häufigkeitsangaben über die Erkrankung variieren zwischen 1:5000 [25] und 1,5:100000, regionale Unterschiede sind auch in

Europa vorhanden. 20–30% der Patienten erkranken im Kindesalter. Das mittlere Erkrankungsalter liegt bei 12,3 ± 0,3 Jahren bzw. 12 Jahren[1]. 25% der Kinder erkranken bereits zwischen dem 4. und 10. Lebensjahr. In allen europäischen Ländern besteht eine Zunahme der Inzidenz des M. Crohn [58]. Knaben und Mädchen erkranken gleich häufig [48]. Von den 480 Kindern der multizentrischen Studie sind 284 Knaben und 196 Mädchen.

Klinik: Im Kindesalter stehen Gewichtsverlust und Wachstumsstillstand zunächst im Vordergrund, ehe Diarrhöen, Fieber und Arthralgien auftreten. Aus der Tatsache, daß zum Zeitpunkt der Diagnosestellung das Skelettalter der Kinder im Mittel um 2,5 Jahre gegenüber dem chronologischen Alter retardiert ist[1] läßt sich ableiten, daß der Beginn der Erkrankung zeitlich weitaus eher anzunehmen ist als der Zeitpunkt, an dem die Diagnose gestellt wird. Nicht selten haben unspezifische abdominelle Beschwerden eine Appendektomie zur Folge, die zur Diagnose führt.

Auf die Erkrankung weisen laborchemisch eine mittelschwere Anämie sowie eine Senkungsbeschleunigung hin. Das Serumeisen ist erniedrigt, die Eisenbindungskapazität kann ebenfalls vermindert sein; bei niedrigem Gesamteiweiß besteht zudem eine Hypalbuminämie.

24% aller Patienten weisen extraintestinale Manifestationen auf, und zwar an Gelenken und Augen, der Leber und den Gallenwegen sowie an der Haut. Bei 36% der Erkrankten treten perianale Veränderungen auf: Marisken, Fissuren und Strikturen. Diese sind bei einem M. Crohn des Kolons häufiger vorhanden als bei einem ausschließlichen Dünndarmbefall. Enterokutane Fisteln sind seltenere Komplikationen, verglichen mit internen Fisteln. Häufigste Spätfolgen des M. Crohn sind Osteoporose, Leberzirrhose und Amyloidose [27].

Lokalisation: Im Kindesalter sind Crohn-spezifische Veränderungen im Bereich des Ösophagus [27] selten. Gleiches gilt für die isolierte Magen- und Duodenalmanifestation. Hingegen wird ein Mitbefall des Duodenums häufiger berichtet [3, 9, 48, 50]. 3% der Kinder, die in der multizentrischen Studiengruppe erfaßt sind, wiesen eine Duodenalbeteiligung auf [5]. Verändert waren vorwiegend die distalen Anteile des Duodenums. Ausschließlich Läsionen des Jejunums sind auch beim Kind selten [16], jedoch ist ein kombinierter Befall des Jejunums und des proximalen Ileums beschrieben [39].

Wie auch beim Erwachsenen ist beim Kind die prädominante Lokalisation des M. Crohn die terminale Ileumschlinge [31]. In der multizentrischen Studie zeigten 90% der Kinder eindeutige radiologische Symptome im Bereich des terminalen Ileums. Bei 43% war das terminale Ileum isoliert verändert, 44% der Kinder hatten auch im übrigen Ileum Crohn-spezifische Veränderungen, 18% wiesen gleichzeitig einen Duodenalbefall auf [5, 6].

Auch im Kindesalter ist ein isolierter Befall des Kolons sehr selten. Nur bei 9,2% der Kinder der multizentrischen Studie lagen ausschließlich Veränderungen im Bereich des Kolons vor.

Untersuchungsmethoden: Die Verdachtsdiagnose M. Crohn erfordert eine sorgfältige, technisch einwandfreie radiologische Diagnostik vom Ösophagus bis zum Rektum.

Der Informationsgehalt der Abdomenübersichtsaufnahme ist vor allem zu Beginn der Erkrankung gering. Die Nativaufnahme kann jedoch im Verlauf Bedeutung erlangen. Dies gilt vor allem für die Kinder, die wechselnde Passagehindernisse unterschiedlichen Ausmaßes aufweisen.

Die Untersuchungsmethode der Wahl bleibt beim Kind die *Magen-Darm-Passage,* die entweder als Methode nach PANSDORF [51] beim jüngeren Kind oder als Enteroklysma nach SELLINK beim älteren Kind [22, 61] durchgeführt wird. Von besonders gelagerten Ausnahmefällen abgesehen, ergibt die Methode nach PANSDORF gute Untersuchungsergebnisse, die alle Veränderungen zuverlässig erfassen. Dies ist jedoch nur gewährleistet, wenn einer konstanten Magenentleerung eine kontinuierliche Dünndarmfüllung folgt.

In einem Methodenvergleich wurde nachgewiesen, daß bei einem Enteroklysma unübersichtliche Überlagerungen resultieren können.

Die selektive Angiographie bleibt ebenfalls nur Ausnahmefällen vorbehalten, bei denen initial eine schwere Blutung auftritt. Es gelingt, bei massiver intestinaler Blutung u. U. ein intestinales Extravasat nachzuweisen. Darüber hinaus kann die Angiographie jedoch keine weiterführenden differentialdiagnostischen Beiträge liefern [11].

Der Ultraschalldiagnostik kommt vor allem im Verlauf der Erkrankung zunehmend mehr Bedeutung zu. Mit ihrer Hilfe sind Aussagen über die Ausdehnung verdickter Darmwandareale (Abb. 64)

[1] Multizentrische Studiengruppe Morbus Crohn bei Kindern. Gefördert durch die Stiftung Volkswagenwerk Hannover.

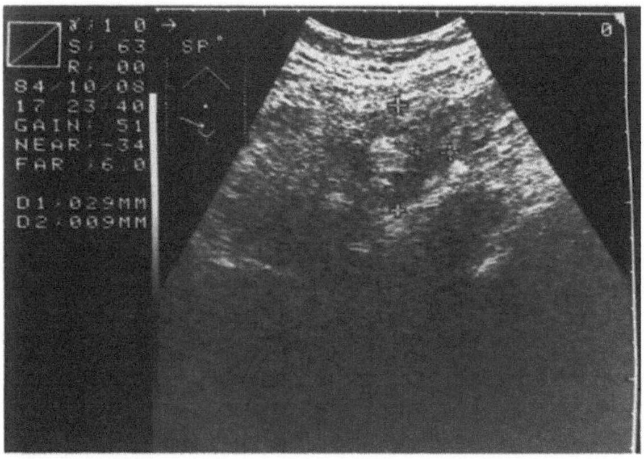

64

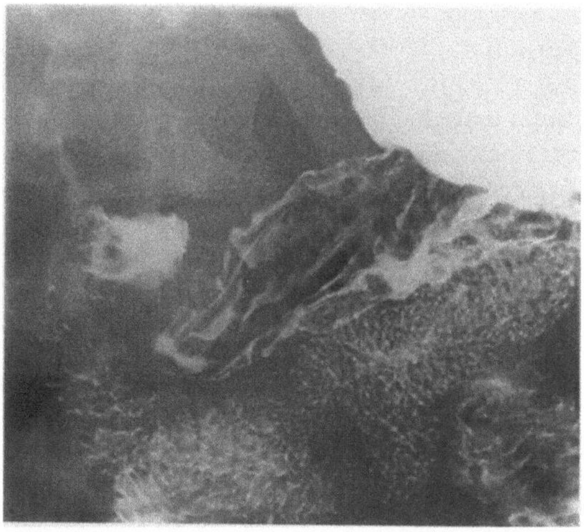

65

Abb. 64. Die Sonographie bringt im Abdomen rechts im Querscan eine Darmschlinge mit deutlich verdickter Wand zum Nachweis

Abb. 65. 12jähriger Knabe, Frühveränderungen bei M. Crohn: Im Magen, vorwiegend am Übergang zum Antrum, sind Aphthen vorhanden; mehrere ovaläre Kontrastmittelaussparungen, teilweise mit zentraler Einziehung

Abb. 66. a 10jähriger Knabe. M. Crohn. Faltenvergröberung im mittleren Ileum, der asymmetrische Wandbefall führt zur Ausweitung der dem Mesenterialansatz gegenüberliegenden Wandanteilmittel. **b** 9jähriges Mädchen, M. Crohn. Faltenvergröberung im proximalen Ileum, distal überwiegt ein verwaschenes Reliefbild. In den quergestellten Faltentälern strichförmige Kontrastansammlungen

a

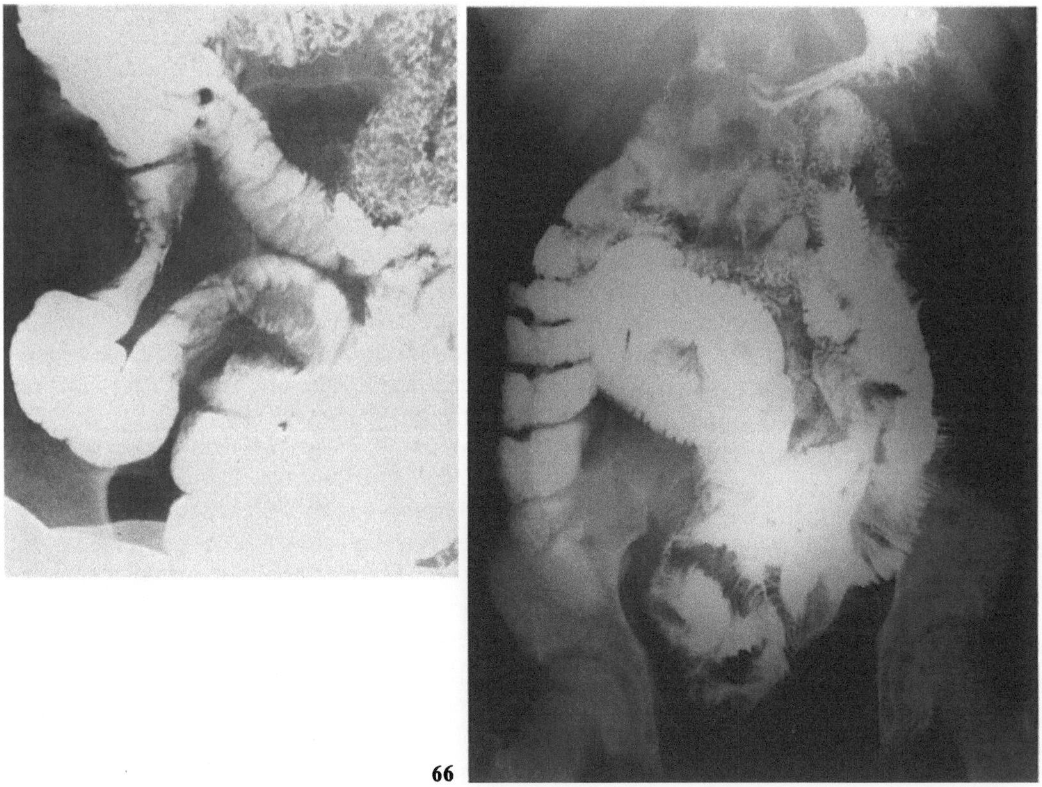

66 b

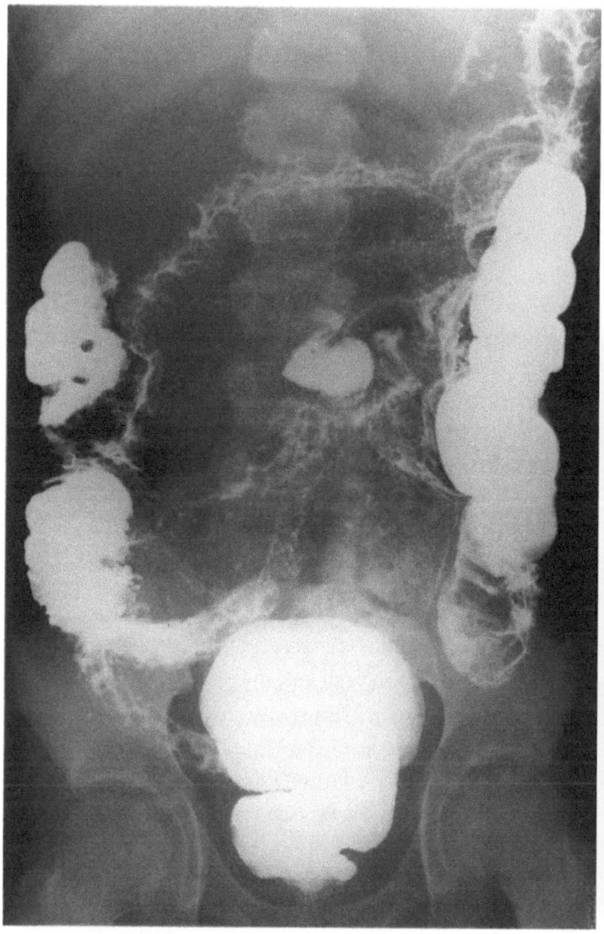

a

Abb. 67a. 15jähriger Knabe, M. Crohn. Deutliches Pflastersteinrelief langstreckig im distalen Ileum, die Darmschlingen sind röhrenförmig eng, weit ausgespannt und distanziert. Somit bestehen ausgeprägte Schleimhaut-, Wand- und Mesenterialansatzveränderungen. **b** 13jähriger Knabe, M. Crohn. Pflastersteinrelief im Bereich des unregelmäßig eingeengten terminalen Ileums und im Zäkumpol. Deutliche Engstellung vor der geschwollenen Bauhinschen Klappe

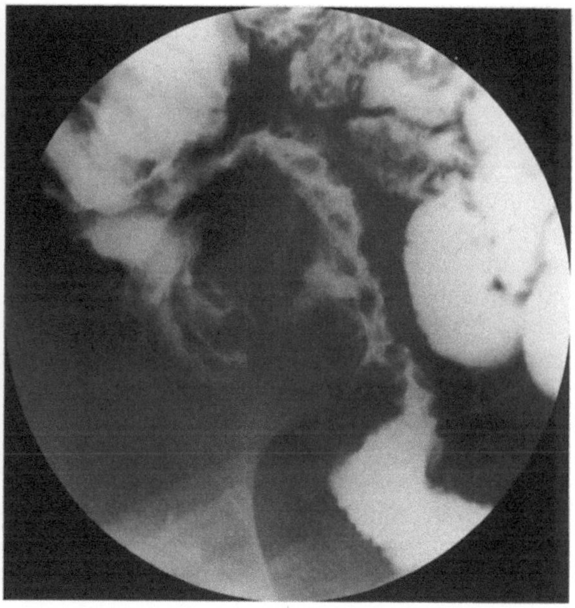

b

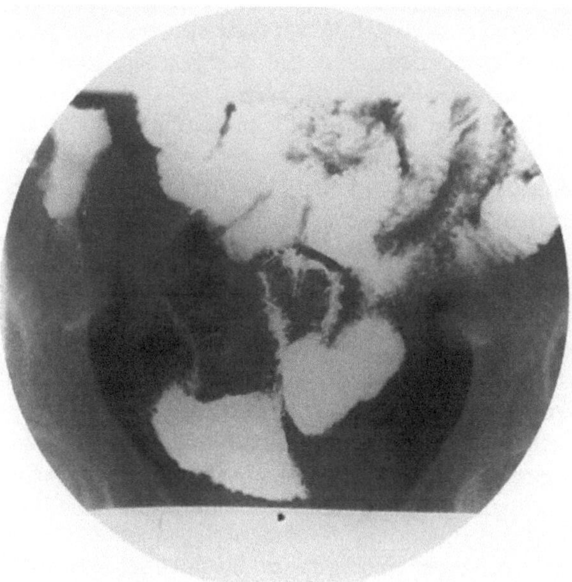

Abb. 68. 16jähriger Knabe, M. Crohn. Funktionell unterschiedlich enggestellte Ileumschlingen wechseln ab mit „gebeutelten", am mesenterialen Ansatz verdickten Schlingen

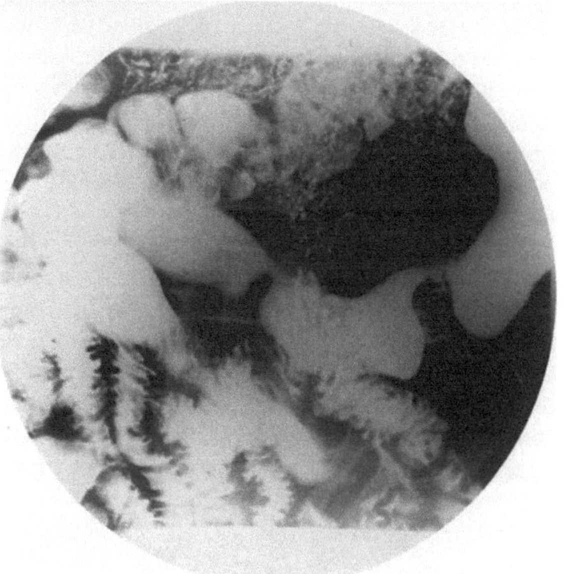

Abb. 69. 14jähriger Knabe, M. Crohn. Im proximalen Ileum mehrere „Pseudodivertikel". Kurzstreckigen Stenosen sind prästenotisch erweiterte Anteile vorgeschaltet, deren asymmetrischer Wandbefall zu einer unregelmäßigen Ausweitung der dem Mesenterialansatz gegenüberliegenden Wandbereiche führt

ebenso möglich, wie solche über einen Konglomerattumor oder eine Abszeßbildung. Fisteln oder interenterische Abzeßbildungen sind u. U. mit Hilfe der CT zusätzlich nachzuweisen, bei entsprechender oraler Kontrastierung des Darms werden Abszesse auch kernspintomographisch erfaßt.

Röntgensymptomatologie: In aller Regel besteht keine strenge Korrelation zwischen Art und Ausprägung der radiologischen Veränderungen, ihrer Ausdehnung und der Schwere des klinischen Zustandsbildes, das in erster Linie von der Aktivität der Erkrankung abhängig ist. Zudem entgehen alle extraintestinalen Exazerbationen stets dem radiologischen Nachweis.

An der *Schleimhaut* werden aphthoide Läsionen als Frühveränderungen angesehen [6]. Sie sind im Doppelkontrastverfahren oder auch nach Kompression als kleine, kontrastmitteldichte Zone erkennbar, die von einem kontrastmittelfreien Wall umgeben sind (Abb. 65). Derartige Aphthen, die granulomatösen Veränderungen entsprechen, können grundsätzlich in allen Darmabschnitten auftreten. Sie werden in unmittelbarer Nachbarschaft, aber auch in größerer Distanz zu schwerer veränderten Darmabschnitten erkennbar.

Zu den Frühveränderungen, die über die Schleimhaut hinausgehen, werden zudem Faltenvergröberungen aufgrund eines Ödems, die ödematöse Wandverdickung und irreguläre Knötchenbildungen gerechnet [41]. Diese sind Ausdruck der lymphozytären Infiltration bis in die Submukosa. Die zunächst nur abgeflachten, später vergröberten Schleimhautfalten sind schlecht mit Kontrastmittel benetzbar; ihr paralleler Verlauf verliert sich zunehmend, die Falten verstreichen oder werden irregulär (Abb. 66).

Das Bild des sog. „Pflastersteinreliefs“ entsteht, wenn lineare Ulzerationen auftreten und transversal sowie longitudinal verlaufende Fissuren die reaktiv vergrößerten Lymphfollikel umgeben. Die meist rasenförmig angeordneten, polygonalen oder ovalären Aussparungen des Kontrastmittels entsprechen Granulationen, Schleimhautinseln und -regenerationen. Hingegen markieren die Kontrastmittelstraßen die linearen Ulzerationen und Fissuren unterschiedlicher Tiefe [31]. Daraus resultiert insgesamt ein grob-netzförmiges Bild [Abb. 67]. Ulzera und Fissuren führen zu Spiculae und linearen Streifenschatten. Hat die Entzündung die gesamte *Wand* erfaßt, gehen Flexibilität und anfangs bestehende Hypermotilität des Darmes verloren. Das Übergreifen der Entzündung auf die Wand führt zur Wandverdickung, die radiologisch als eine Distanzierung der Darmschlingen imponiert (Abb. 68). Da die Ulzera an der Seite des Mesenterialansatzes lokalisiert sind, reagiert zunächst die *Mesenterialwand,* sie verdickt, und gleichzeitig mit der mesenterialen Reaktion erfolgt die Reaktion der regionalen Lymphknoten. Die mesenteriale Seite des Darmes verkürzt sich, es kommt zu Asymmetrien. Schließlich entwickeln sich sog. „Pseudodivertikel“: Durch den exzentrischen Wandbefall schrumpft die mesenteriale Wand, die gegenüberliegende Seite weitet sich aus (Abb. 69). Eine zunehmende Verbreiterung der Falten ist Ausdruck einer Muskelhypertrophie, die ein unterschiedliches Ausmaß annehmen kann. Sie ist an den vorgeschalteten, unveränderten Darmabschnitten besonders deutlich ausgeprägt.

Mit fortschreitender Destruktion der Schleimhaut bewirken Reste entzündlich-polypös umgewandelter Schleimhautinseln große Füllungsdefekte.

Durch den zunehmenden Übergriff des Prozesses auf die Darmwand nimmt ihre Verdickung zu: Verstärkt durch die mesenteriale Reaktion kommt es zur ausgeprägten Distanzierung der Schlingen. Die Elastizität der Schlinge geht mit zunehmender Fibrose verloren; die Schlingen wirken röhrenförmig starr, sie sind ausgezogen und verkürzt (Abb. 70). Derartig veränderte Schlingen werden als walzenförmige Resistenzen tastbar.

Als sog. „skip lesion“ wird der abrupte Übergang veränderter Segmente in vollständig normale Darmanteile bezeichnet (Abb. 71).

Ein reversibles, für die Erkrankung typisches radiologisches Zeichen ist das sog. „string sign“ oder Kordelzeichen. Dieses Phänomen entsteht, wenn extrem spastisch verengte, irritable Dünndarmanteile mit ausgedehnten Ulzerationen sich nur verzögert und partiell darstellen und so zu einer faden- oder kordelförmigen Kontrastmittelanfärbung führen (Abb. 72). Dieses Zeichen ist ausschließlich funktioneller Genese, d. h. es entspricht keiner kompletten, anatomisch fixierten Stenose [20].

In der *Spätphase* der Erkrankung werden radiologisch Darmsegmente nachweisbar, die fibrotisch-narbig umgewandelt sind. Es handelt sich um echte, bleibende Stenosen, die eine unterschiedliche Länge, vor allem aber eine unterschiedliche Ausprägung und Wirksamkeit aufweisen können (Abb. 73).

Noch normal erscheinende Darmanteile, die zwischen Stenosen gelegen sind, können erweitert sein. Besteht eine isolierte Stenose, ist der vorangehende

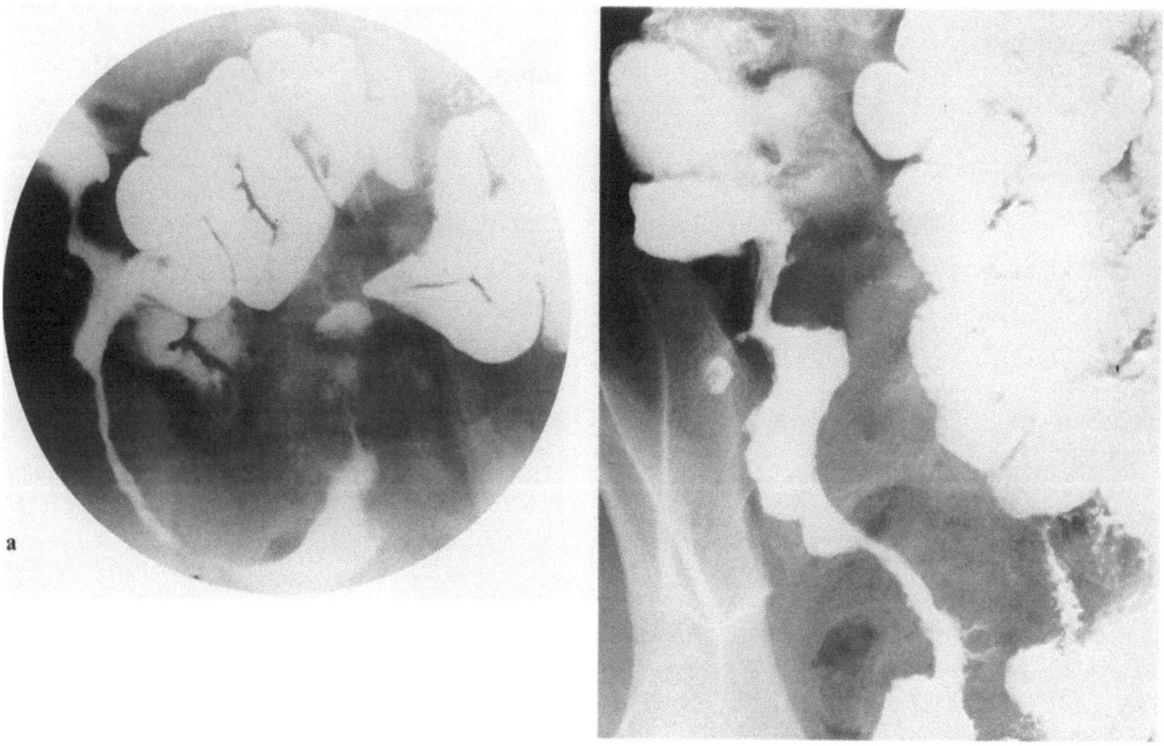

a b

Abb. 70. a 19jähriger Knabe, M. Crohn. Terminales Ileum und präterminale Ileumanteile sind langstreckig stenosiert und bogenförmig ausgespannt, auch das Zäkum ist narbig stenosiert. **b** Der gleiche Knabe zeigt 3 Monate nach weiterer klinischer Verschlechterung 2 nach medial weisende Fisteln im präterminalen Ileum, das terminale Ileum ist pseudodivertikelartig umgewandelt und erscheint weniger englumig als auf der Voraufnahme. Vor der 2. Stenose entspricht der fleckigen Kontrastmittelansammlung eine Teilanfärbung eines Abszesses

Darmanteil dilatiert; er ist, wie auch der nachfolgende, in aller Regel nicht befallen.

Nachdem die Erfahrung gezeigt hat, daß radiologisch nachgewiesene Stenosen vor allem hinsichtlich ihrer definitiven Wirksamkeit unterschiedlich einzustufen sind und keinesfalls aufgrund einer einzigen Untersuchung beurteilt werden dürfen, hat sich die Differenzierung des M. Crohn in eine stenosierende und eine nichtstenosierende Form für das Kindesalter nicht bewährt. Es können zudem beide Phasen häufig nicht eindeutig voneinander abgegrenzt werden. Auch in der sog. „stenotischen“ Phase können radiologisch alle Charakteristika der Schleimhaut- und Wandveränderungen bestehen, deren Nachweis für die frühe, nichtstenotische Phase typisch ist.

Radiologische Besonderheiten in Abhängigkeit von der Lokalisation des M. Crohn: Im Magen, vorwiegend im Bereich des Antrums, werden überwiegend erosive Veränderungen und Aphthen nachweisbar. Charakteristisch für den Duodenalbefall sind eine Faltenvergröberung sowie ein Reliefverlust der Schleimhaut. Insbesondere die distalen Anteile des Duodenums neigen zu Spasmus und Irritation. Duodenalstenosen infolge eines M. Crohn sind ebenfalls beschrieben. Typisch für eine Beteiligung des Jejunums sind noduläre Veränderungen [29] sowie ein ausgeprägter Reliefverlust. In der Spätphase entwickeln sich im Bereich des Jejunums ausgedehntere Stenosen. Diese können passager durch ein Ödem oder durch Spasmen funktionell verstärkt werden. Sie wechseln ab mit extrem erweiterten Jejunalanteilen.

Im Bereich des distalen Jejunums und des proximalen Ileums sind „skip area“ häufiger nachweisbar. Intermediärsegmente entwickeln sich sowohl im Jejunum als auch im Ileum [6].

Das Pflastersteinrelief ist im distalen, vor allem aber im terminalen Ileum am deutlichsten ausgeprägt. Ursache hierfür ist die starke Präsenz des lymphatischen Gewebes in diesem Areal des Darmes.

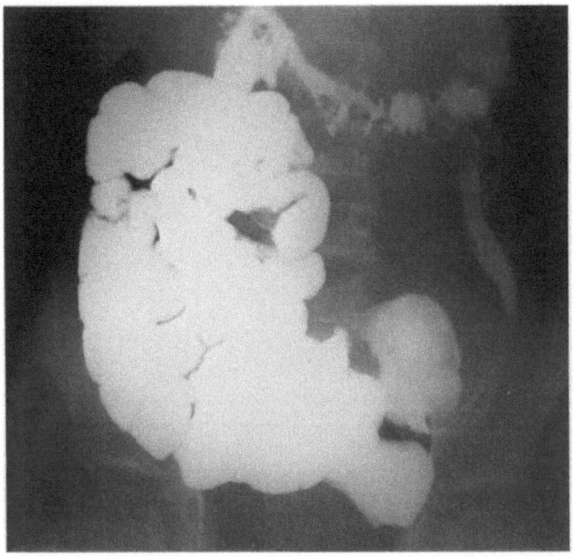

71

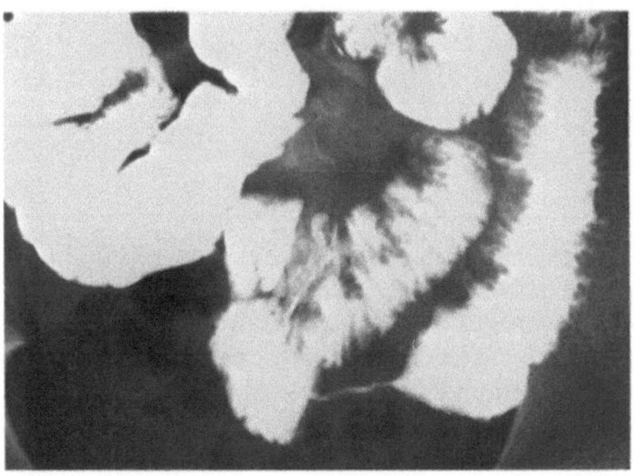

72

Abb. 71. 12jähriger Knabe, M. Crohn. Eine langstreckig veränderte, erheblich eingeengte, distanzierte Ileumschlinge geht über in ein Pseudodivertikel, dem eine kurzstreckige Stenose folgt. Abrupter Übergang in ein distal unauffällig erscheinendes Ileum

Abb. 72. 9jähriges Mädchen, M. Crohn. „String Sign". Im mittleren Ileum deutliche Faltenvergröberung. Funktionelle, kordelartig sich darstellende Enge, die keiner echten Stenose entspricht

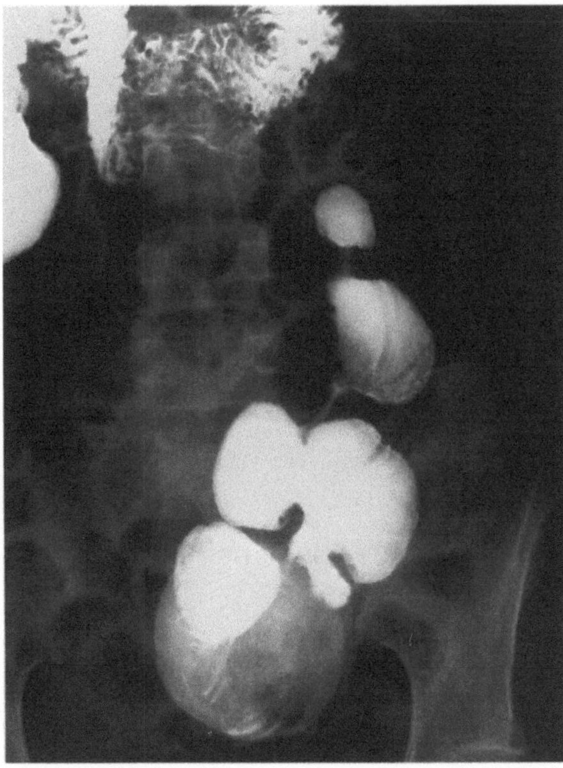

Abb. 73. 19jähriges Mädchen, M. Crohn: Bleibende Stenosen. Dargestellt sind 4 kurzstreckige, ausgeprägt wirksame Stenosen im mittleren Ileum mit prästenotischen Erweiterungen unterschiedlicher Ausprägungsgrade. Deutlich erkennbar ist die Wandhypertrophie in den prästenotischen Abschnitten

Der isolierte, sog. „Kolon Crohn" ist bei Erwachsenen, aber auch im Kindesalter selten. Das radiologische Erscheinungsbild des M. Crohn im Kolonbereich gleicht dem des Dünndarms.

Komplikationen: Häufigste Komplikation des M. Crohn ist die Fistelbildung; dabei handelt es sich in der Mehrzahl der Fälle um ileokolische Fisteln, jedoch können auch enterokutane Fisteln entstehen.

Zu den schweren Komplikationen ist die Entstehung von Abszessen zu rechnen. Da Abszesse meist innerhalb eines Konvolutes veränderter Darmschlingen entstehen, die wie ein Konglomerattumor imponieren, sind sie radiologisch häufig schwer verifizierbar. Ausgeprägte Lymphknotenschwellungen können Raumforderungen im Sinne von Abszessen vortäuschen, jedoch entwickeln sich auch Abszesse innerhalb veränderter Lymphknoten. Auch die Lymphknotenabszesse entgehen dem radiologischen Nachweis. Zu ihrer Abklärung sind sowohl die Sonographie als auch die CT hilfreich. Zum Nachweis einer enterokutanen Fistel, insbesondere zu deren Verlauf wie auch zum Beweis von Abszessen, gewinnt die MRT zunehmend an Bedeutung.

Verlauf: Langzeitbeobachtungen größerer Erwachsenenkollektive führten zu dem Ergebnis, daß 20%

der Patienten mit M. Crohn über Jahre hinweg stationäre Befunde aufwiesen, in 20% war hingegen eine rasche Progredienz zu verzeichnen. Bei erheblich progredienten Verläufen können ausgeprägte Stenosen mit schwerer Obstruktion ebenso zur chirurgischen Intervention zwingen wie Fisteln zur Vagina oder zur Blase [25]. Profuse intestinale Blutungen sind ebenso wie Perforationen selten.

Die Therapie des M. Crohn ist unverändert konservativ, eine operative Therapie bleibt die Ausnahme. Anhand der Untersuchungsergebnisse eines größeren kindlichen Kollektivs konnte nachgewiesen werden, daß Kinder mit ileokolischer Crohn-Manifestation häufiger eine chirurgische Intervention benötigen, verglichen mit den Kindern, die Veränderungen an Jejunum und proximalem Ileum aufwiesen.

Die Bildung von Nierensteinen ist beim M. Crohn überzufällig häufig [42].

Entartung: Das Auftreten eines Adenokarzinoms im Magen, Dünndarm und im Dickdarm wurde wiederholt beschrieben [26, 32]. Das Intervall zwischen Erkrankungsbeginn und maligner Entartung des M. Crohn liegt bei ±20 Jahren [37]. In der Regel geht die maligne Entartung nicht nur mit einer klinischen, sondern auch mit einer radiologischen Befundverschlechterung einher. Häufig sind jedoch die radiologischen Kriterien eines Malignoms, das sich auf dem Boden einer regionalen Enteritis entwickelt, nicht erfüllt. Auch im Bereich von Fisteln können Karzinome entstehen. Häufigster Sitz des Malignoms bei M. Crohn ist das Ileum.

Differentialdiagnose: Im Frühstadium des M. Crohn kann im Bereich des terminalen Ileums die Abgrenzung zur lymphatischen Hyperplasie schwierig sein. Gleiches gilt für die meisten Enteritisformen, in erster Linie jedoch für die Yersiniose. Eine der heute seltenen Differentialdiagnosen des M. Crohn ist die Tuberkulose. Das Non-Hodgkin-Lymphom [35] kann vor allem im Jejunum und im proximalen Ileum die Symptome des M. Crohn imitieren. Ferner sind alle Dünn- und Dickdarmläsionen, die einer umschriebenen Ischämie, wie z. B. nach Trauma, folgen, ebenso in die Differentialdiagnose einzubeziehen, wie Veränderungen bei Purpura Schoenlein-Henoch. Wichtigste Differentialdiagnose des Kolon Crohn bleibt die Colitis ulcerosa. Die Synopse klinischer und radiologischer Besonderheiten enthält Tabelle 1, S. 611. Ist keines der aufgeführten Charakteristika voll ausgeprägt, kann die Abgrenzung zum M. Crohn in aller Regel durch die Endoskopie erfolgen, indem durch Stufenbiopsien der Nachweis von Epitheloidzellgranulomen zur Sicherung der Diagnose beiträgt.

11.3.3 Yersinia-Enteritis

Synonyme: Yersinia-Enterokolitis, akute, terminale Ileitis.

Definition: Akute, passager-entzündliche Reaktion des lymphatischen Darmgewebes, verursacht durch oral aufgenommene gramnegative „Yersinia-Enterocolitica“.

Pathologische Anatomie: Histologisch typisch ist eine unspezifische, ulzerierende Entzündung der Mukosa mit Infiltraten von polymorphkernigen Leukozyten sowie Lymphozyten und Monozyten; Granulombildungen und Riesenzellen fehlen. Auch ausgedehntere Schleimhautdesquamationen sind beschrieben. Submukosa und Muscularis mucosae sind nicht in den entzündlichen Prozeß einbezogen.

Klinik: Das klinische Erscheinungsbild variiert mit dem Erkrankungsalter. Im Vordergrund stehen klinisch im 1. bis 5. Lebensjahr Fieber und eine mittelschwere Enteritis, die über 2–3 Wochen persistiert. In diesem Alter sind schwere, ulzerierende Verlaufsformen mit Perforation und Peritonitis selten. Ältere Kinder erkranken meist schwerer, vorwiegend mit appendizitisähnlichen Symptomen [2]. Auch extraintestinale Manifestationen – Erythema nodosum, Polyarthritis und Sepsis – jenseits des 5. Lebensjahres sind möglich.

Untersuchungsmethoden: Prädilektionsstelle der Veränderungen ist der Bereich des terminalen Ileums, daher wird im Ausnahmefall eine Magen-Darm-Passage nur dann durchgeführt, wenn das Krankheitsbild klinisch untypisch verläuft und Differentialdiagnosen auszuschließen sind. Veränderungen, die im Magen und im Kolon gelegen sind, können endoskopisch erfaßt werden. Sonographisch lassen sich wandverdickte distale Ileumabschnitte darstellen, vor allem aber eine regionale Lymphadenitis.

Röntgensymptomatologie: Während der Magen-Darm-Passage kann bei seltenem Magenbefall im Doppelkontrast der Nachweis punktförmiger oder ovalärer, flacher Ulzerationen gelingen. Im Jejunum zeigt sich häufig nur eine Faltenvergröberung, seltener kommen rundliche Ulzera zur Darstellung. Das terminale Ileum ist in einer Ausdehnung von 10–20 cm befallen (Abb. 74).

Zu Beginn der Erkrankung sind Tonusstörungen, Sekretvermehrungen oder aber eine Faltenvergröberung einziges radiologisches Korrelat. Im Verlauf werden vorwiegend longitudinal angeordnete Ulzera wie auch noduläre, rundliche Füllungsdefekte oder zahlreiche aphthoide Läsionen beschrieben sowie solitäre, meist jedoch multiple Ulzerationen mit marginalen Füllungsdefekten. Obgleich der entzündliche Prozeß in aller Regel auf die Schleimhaut beschränkt bleibt, können Wandverdickungen bestehen. Schwellungen der regionalen Lymphknoten führen zu Pelotteneffekten. Wandverdickungen und Lymphadenopathie sind sonographisch einfach zu erfassen.

Differentialdiagnose: Wichtigste, vor allem zu Beginn jedoch auch schwierigste Differentialdiagnose ist der M. Crohn, dessen radiologisches Erscheinungsbild die Yersiniose vollständig imitieren kann. Nicht selten werden die Kinder appendektomiert. Im Gegensatz zum M. Crohn sind alle, auch ausgedehntere Veränderungen bei der Yersinia-Enteritis nach Wochen, spätestens nach Monaten ohne Restbefund zurückgebildet. Die Erkrankung hinterläßt weder Fisteln noch fibrös-narbige Residuen, sie heilt folgenlos aus. Es gilt als bewiesen, daß sich aus einer Yersiniose kein M. Crohn entwickeln kann [2].

Differentialdiagnostisch sind ferner Salmonellosen, Bruzellosen sowie eine Tularämie auszuschließen.

Die Diagnose ist allein durch den Erregernachweis im Stuhl, seltener im Urin, im Liquor, im Blut oder im anatomischen Präparat zu sichern. Als Beweis einer abgelaufenen Erkrankung ist der Anstieg des Antikörpertiters zu werten.

11.3.4 Nekrotisierende Enterokolitis

Synonym: Ischämische Gastroenterokolitis.

Definition: Es handelt sich um eine schwere nekrotisierende Entzündung des Magen-Darm-Trakts, an der vorwiegend Frühgeborene mit niedrigem Gestationsalter und geringem Geburtsgewicht erkranken. Die Letalität liegt bei 20–30%. Reife Neugeborene und junge Säuglinge erkranken seltener.

Ätiologisch wird ein multifaktorielles Geschehen angenommen, an dessen Beginn Streß, Asphyxie

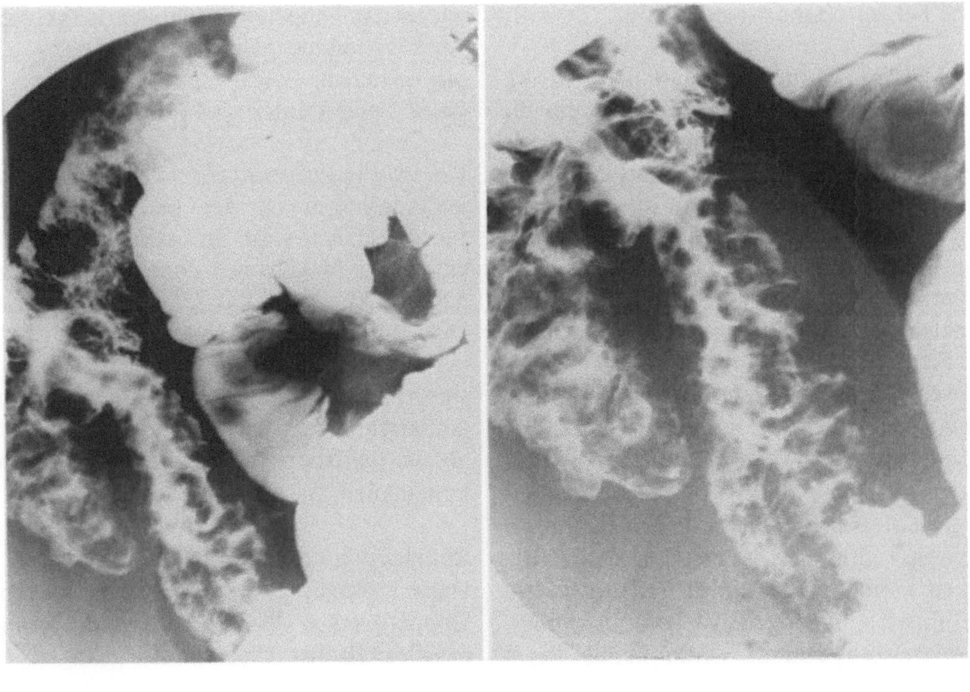

a b

Abb. 74a, b. 14jähriges Mädchen, Yersinia Enterocolitica Infektion. Antikörper-Titer 1:128. Distanziertes, wandverändertes terminales Ileum, vorwiegend noduläre Kontrastmittelaussparungen, jedoch auch flache Ulzera, die marginale Füllungsdefekte bewirken und Hypoxie stehen. Epidemiologische Faktoren konnten wiederholt ausgeschlossen werden, wogegen aggressive Fütterungspraktiken mit hypertonen Formeln ätiologisch eine Rolle spielen könnten [15].

Pathologische Anatomie: Streß, Schock und Hypoxie haben eine passagere Durchblutungsverminderung des Gastrointestinaltraktes zur Folge. Es tritt eine partielle Ischämie einzelner Darmabschnitte ein. Dem osmotischen Untergang der Mukosa folgt die ischämische Destruktion, die eine vaskuläre Invasion von pathogenen Keimen und Endotoxinen ermöglicht.

Klinik: Das Frühgeborene erkrankt lebensbedrohlich am 5. bis 10. Lebenstag. Es verfällt, zeigt eine Temperaturinstabilität, Tachykardie und Tachypnoe sowie eine Anämie. Das Abdomen ist gebläht, eine Diarrhoe kann initial fehlen. Das Vollbild der Erkrankung geht mit einer ausgeprägten Ileussituation und blutigen Stühlen einher.

Untersuchungsmethoden: Die radiologische Untersuchung beschränkt sich stets auf Abdomenübersichtsaufnahmen in 2 Ebenen. Da der schlechte Allgemeinzustand des Kindes eine Aufnahme in aufrechter Körperhaltung nicht zuläßt, muß die a.p.-Aufnahme im Liegen stets durch eine Aufnahme in linker Seitenlage in gleichem Strahlengang ergänzt werden. Anhand beider Aufnahmen können sowohl die Ileussituation als auch eine u.U. eingetretene Perforation beurteilt werden (Abb. 75): Freie Luft im Abdomen wird in linker Seitenlage über dem Weichteilschatten der Leber zweifelsfrei sichtbar. Die rasche Progredienz der Erkrankung macht eine Wiederholung beider Aufnahmen in kurzem zeitlichen Intervall nach ca. 6 Std. erforderlich. Nur engmaschige Kontrollen erfassen Progredienz und Komplikationen der Erkrankung zuverlässig (Abb. 76).

Bei der Verdachtsdiagnose Enterokolitis ist die Kontrastmitteluntersuchung auch bei Verwendung nichtionischer Kontrastmittel primär kontraindiziert. Sie bleibt ausschließlich differentialdiagnostischen Fragestellungen vorbehalten [17]. Sonographisch können verdickte Darmwände, freie Flüssigkeit im Abdomen und im Ausnahmefall ein Pneumoperitoneum nachgewiesen werden [40]. Diese Methode ersetzt die Abdomenübersichtsaufnahme jedoch nicht.

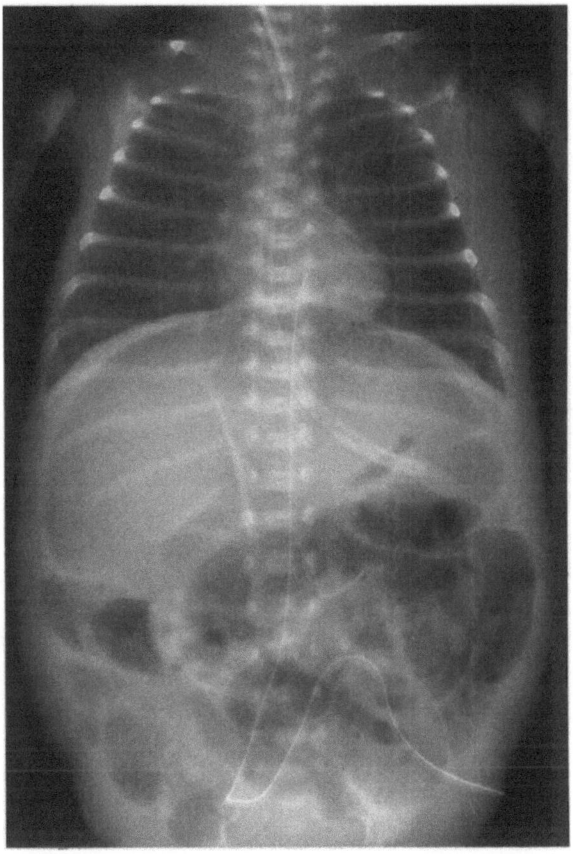

Abb. 75. 20 Tage altes Frühgeborenes, 1000 g Geburtsgewicht, NEC. Thorax- und Abdomenübersicht im Liegen: Die breite Luftansammlung im Oberbauch entspricht freier Luft im Abdomen nach Perforation. Paravertebral rechts kommt das Lig. falciforme innerhalb des Pneumoperitoneums linienförmig zur Darstellung: „football-sign"

Röntgensymptomatologie: Zum Zeitpunkt der beginnenden Darmwandnekrose können 4 radiologische Frühsymptome erwartet werden: die generalisierte Erweiterung aller Darmabschnitte, eine ausschließliche Dünndarmerweiterung, die unregelmäßige Dünndarmblähung sowie das Vollbild des Ileus [59]. 70% der erkrankten Kinder weisen eine ausschließliche Dünndarmblähung auf, 30% eine isolierte Blähung des Kolons.

In der 2. Phase wird mit fortschreitender Nekrose der Darmwand bei 2/3 der Kinder eine Pneumatosis intestinalis sichtbar. Dieses radiologische Symptom der extraluminalen, intramuralen Gasansammlung ist am häufigsten bei der nekrotisierenden Enterokolitis zu finden, es kann jedoch generell bei allen Darmerkrankungen auftreten, denen Zirkulationsstörungen des Gastrointestinaltraktes zugrunde liegen: Voraussetzung ist die mechanisch-

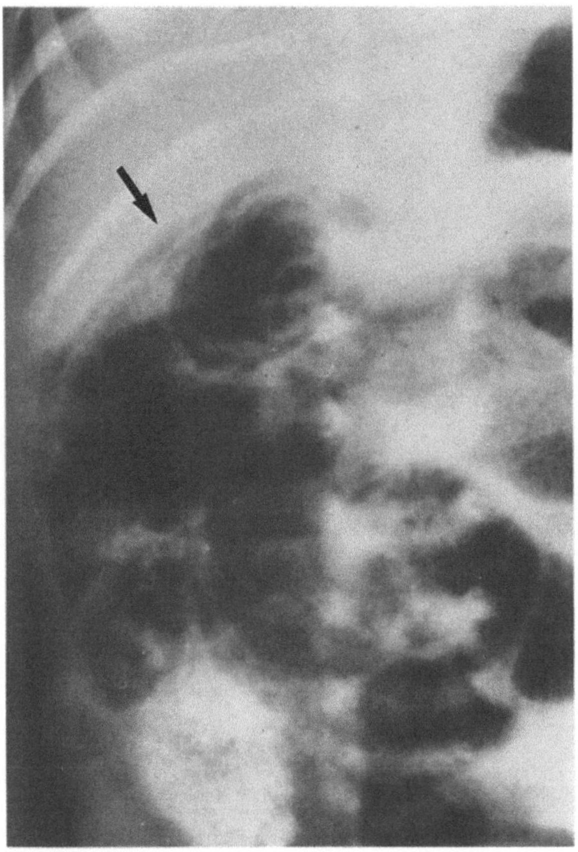

a

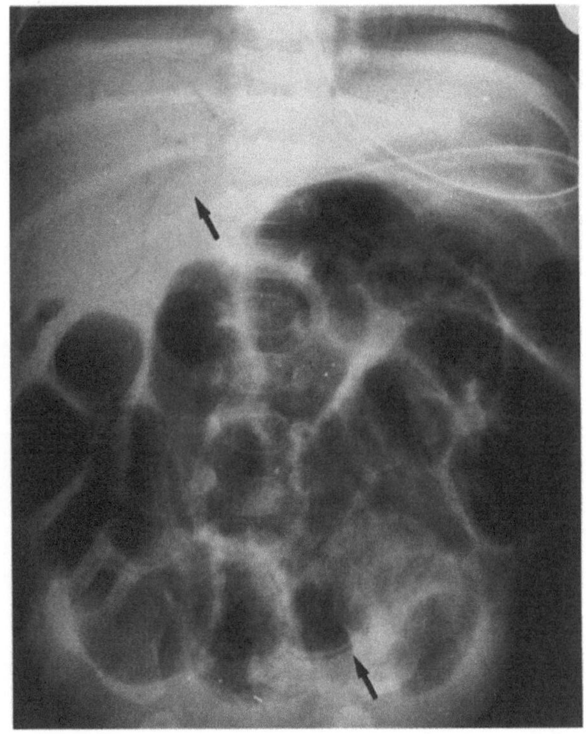

b

Abb. 76. a Nekrotisierende Enterokolitis. 11 Tage altes, schwerkrankes Frühgeborenes mit blutigen Stühlen, aufgetriebenem Leib und Kollapsneigung. Später Ileumperforation. Ausgeprägte Dünndarmblähung. Intramurale Gasansammlung mit Luftsaum parallel zum Darmlumen (*Pfeil*)
b Nekrotisierende Enterokolitis bei Herzfehler. 2 Monate alter Säugling. Wiederholt Herz- und Atemstillstand. Starker Meteorismus, intramurale Gasansammlung (*unterer Pfeil*), Luft in der Pfortader (*oberer Pfeil*)

ischämische Alteration der Mukosa. Grundsätzlich kann intramurales Gas in allen Darmabschnitten zum Nachweis kommen. Bedingt durch seine abweichende Gefäßversorgung bleibt das Duodenum meist ausgespart, wogegen eine Pneumatosis intestinalis zuerst und am häufigsten im Bereich des terminalen Ileums auftritt. Orthograd abgebildete distale Ileumanteile lassen intramurale zystische Gasansammlungen erkennen, die submukös gelegen sind (Abb. 77). Lineare Gasansammlungen sind subserös gelegen, sie treten zeitlich später auf (Abb. 78). Die Pneumatosis intestinalis ist ein flüchtiges radiologisches Zeichen, es steht in keiner Relation zur Schwere der Erkrankung [53].

10–35% der Kinder erreichen die 3. Krankheitsphase, in der ein Pneumoportogramm nachweisbar wird: Es tritt Gas über die Darmwand in das Mesenterialvenensystem über. Dementsprechend werden radiologisch streifige Gasansammlungen im Bereich des Weichteilschattens der Leber mit typisch zentrifugalem Verteilungsmuster erkennbar (Abb. 79). Ein Pneumoportogramm gilt heute nicht mehr als obligat prognostisch ungünstig.

In der 4. Phase können Wandödem und Aszites zur Distanzierung der Darmschlingen führen, zusätzlicher Konturverlust und eine konstant stehende Darmschlinge müssen als Zeichen der Peritonitis gewertet werden.

Komplikationen: Bei 30–50% der Kinder ist die Laparotomie aufgrund einer Perforation unumgänglich. Eine notfallmäßige chirurgische Intervention ist vermeidbar, wenn die radiologischen Kriterien der 4. Phase als Operationsindikation angesehen werden [19].

Häufigste Spätkomplikation ist die Striktur des Darmes, die 4–12 Wochen nach der Erkrankung

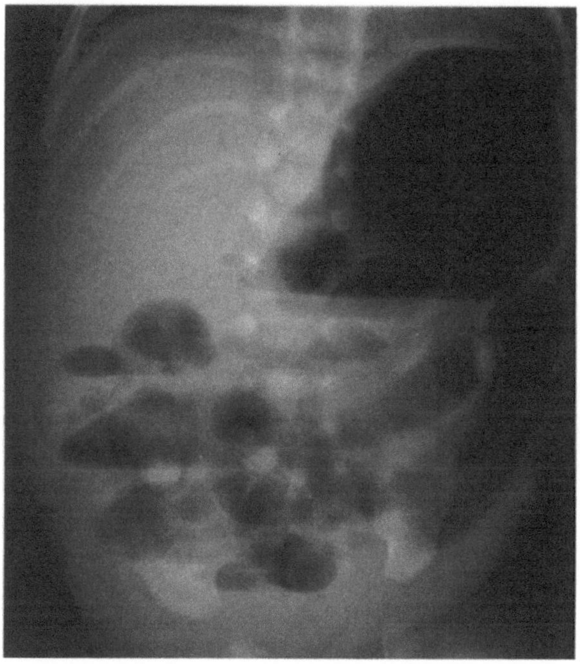

77

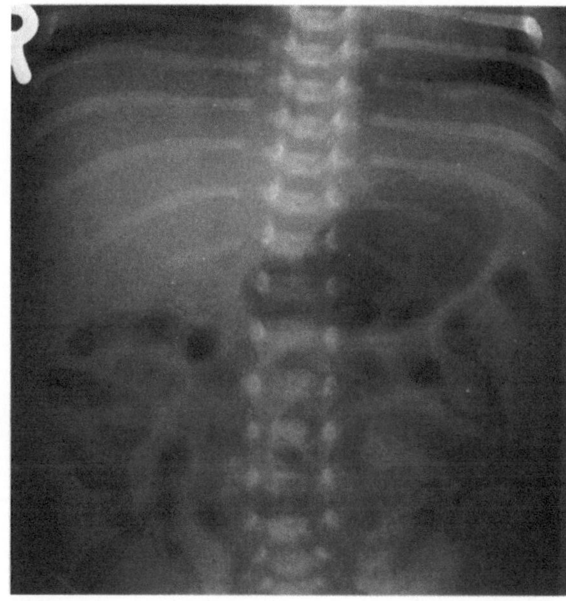

78

Abb. 77. 12 Tage altes weibliches Frühgeborenes, NEC. Abdomen in aufrechter Körperhaltung: Orthograd getroffene Ileumschlingen zeigen ringförmig angeordnet zystoide Gasansammlungen in der Darmwand: Pneumatosis intestinalis

Abb. 78. Männliches Neugeborenes am 7. Lebenstag. NEC. Deutlich distanzierte Ileumschlingen infolge Wandverdickung und Aszites. Streifig angeordnete Gasansammlungen in der Jejunalwand, späteres Stadium der Pneumatosis intestinalis

auftritt, und zwar in 18% der Fälle [18]. Dünndarmstrikturen sind seltener, am häufigsten sind die linken Kolonabschnitte betroffen. Die Strikturen (Abb. 80) haben eine unterschiedliche Ausdehnung, auch multiple Kolonstrikturen sind beschrieben. Vor allem distale, kurzstreckige Strikturen sind der Therapie durch Ballonkatheterdilatation [7] zugänglich. Seltene Spätkomplikationen sind lymphatische Hyperplasien und Enterozysten.

Differentialdiagnosen. In erster Linie ist differentialdiagnostisch ein Mekoniumileus auszuschließen, ferner eine neuronale Kolondysplasie sowie ein Volvulus. In diesen Fällen ist die Durchführung einer Kontrastmitteluntersuchung stets indiziert.

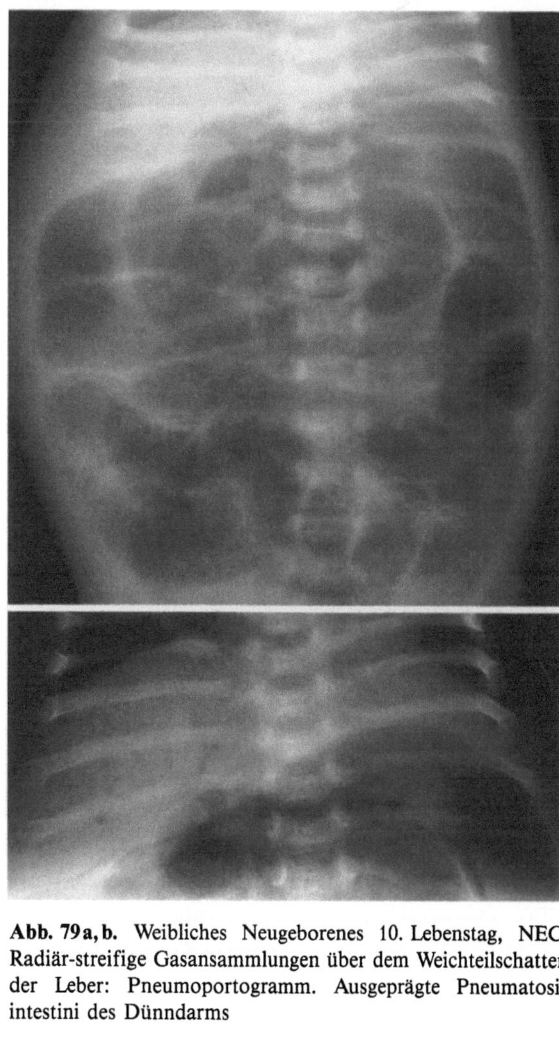

Abb. 79 a, b. Weibliches Neugeborenes 10. Lebenstag, NEC. Radiär-streifige Gasansammlungen über dem Weichteilschatten der Leber: Pneumoportogramm. Ausgeprägte Pneumatosis intestini des Dünndarms

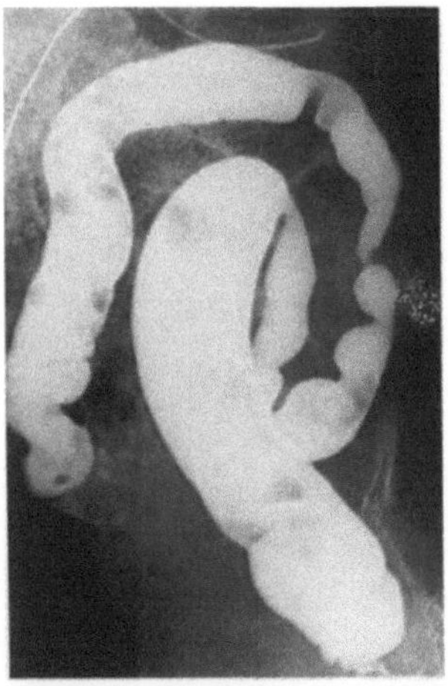

Abb. 80. 3 Monate alter weiblicher Säugling, Zustand nach NEC. Der Kolonkontrasteinlauf zeigt eine langstreckige Stenose, vom proximalen Sigma bis zur Flexura lienalis reichend

11.3.5 Ileozäkalsyndrom

Synonym: Thyphlitis.

Definition: Die nekrotisierende Entzündung des Zäkums und Colon ascendens ist eine Erkrankung, die vorwiegend Kinder mit einer Leukose unter zytostatischer Therapie befällt. Als Grunderkrankung kann sowohl eine akute lymphatische Leukämie als auch eine akute oder chronisch-myeloische Leukämie vorliegen.

Pathologisch-anatomisch werden im Zäkum und im Colon ascendens Schleimhautnekrosen unterschiedlicher Ausdehnung nachweisbar. Charakteristisch für die Erkrankung ist, daß leukämische Infiltrate in den veränderten Darmabschnitten nicht vorliegen. Zur nekrotisierenden Entzündung führen unterschiedliche Erreger: Bakterien, wie z. B. Pseudomonas aeroginosa, Pilz, z. B. Candida oder aber Zytomegalieviren.

Klinik: Die Kinder erkranken unter dem Bild einer akuten Appendizitis mit lokalisiertem Druckschmerz und typischer Abwehrspannung, obgleich die Appendix in aller Regel nicht in den entzündlichen Prozeß einbezogen ist [1].

Untersuchungsmethoden: Die Diagnostik sollte sich auf eine Sonographie und auf Abdomenübersichtsaufnahmen beschränken. Nativaufnahmen des Abdomens bringen erweiterte Darmschlingen, umschriebene Spiegelbildungen im rechten Abdomen, seltener eine verdickte Darmwand zur Darstellung. Diese ist jedoch, ebenso wie eine umschriebene Raumforderung, sonographisch besser zu erfassen.

Kontrastmitteluntersuchungen sollten nur in den Fällen angewandt werden, die klinisch unklar bleiben. Im Rahmen einer Magen-Darm-Passage gelingt der Nachweis von umschriebenen Schleimhaut- und Wandveränderungen. Verdickte Lymphknoten können zu ileozäkalen Pelotteneffekten führen. Insgesamt sollte die Kontrastmitteldiagnostik zurückhaltend eingesetzt werden. In der Mehrzahl der Fälle kann das Krankheitsbild konservativ beherrscht werden; die chirurgische Intervention hat weitaus ungünstigere Resultate.

11.3.6 Appendizitis

Ätiologie und pathologische Anatomie: Aus einer Obstruktion des Appendixlumens durch Koprolithen, Fremdkörper oder Würmer resultiert zunächst eine vermehrte Schleimproduktion. Der anschließenden bakteriellen Kontamination der Schleimhaut folgen eine vaskuläre Ausbreitung der Entzündung sowie eine Reaktion der umgebenden Strukturen: Mesoappendix und Zäkum. Es folgen Flüssigkeits- und Fibrinaustritt in das Peritoneum und in das Omentum.

Klinik: Zwischen der akuten Obstruktion bis zum klinisch voll ausgeprägten Bild der Appendizitis liegt beim Kind häufig ein kurzfristiges Intervall von nur 6–12 Std. Es charakterisiert die Appendizitis des Kindes, daß die Entzündung selten lokalisiert bleibt, vielmehr geht sie mit den klinischen Zeichen der Peritonitis einher. Daher können lokalisierter Druckschmerz und umschriebene Abwehrspannung fehlen.

Untersuchungsmethoden: Die Appendizitis wird unverändert vorwiegend aufgrund der klinischen Kriterien diagnostiziert. Bestehen jedoch uncharakteristische Symptome, ist die Untersuchungsmethode der ersten Wahl die Sonographie. Bereits der sonographische Nachweis der sonst nicht darstellbaren Appendix, ebenso wie Wandverdickung, Ödem sowie die Erweiterung des Lumens sind als Entzündungsbeweis zu werten. Mit Hilfe der Ultraschalluntersuchung können die Reaktionen der Appendix selbst wie auch der Strukturen erkannt werden, die sie umgeben: Sowohl Wandverdickungen im Zäkalbereich, Flüssigkeitsaustritt in das Peritoneum als auch insbesondere Perforation und Ab-

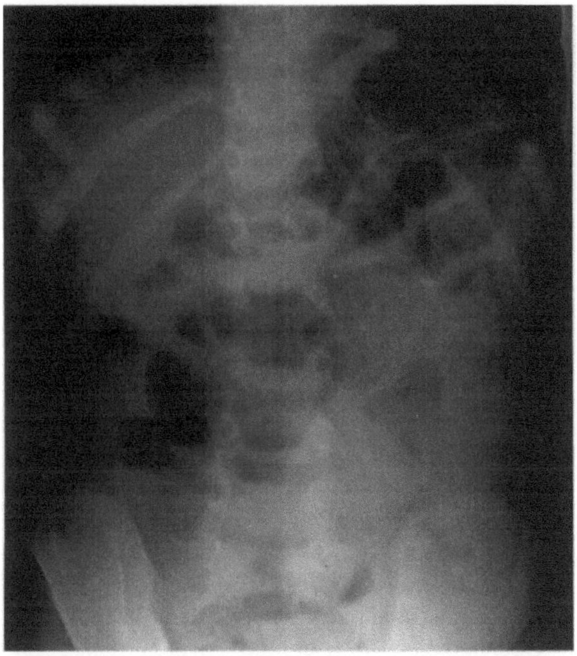

81

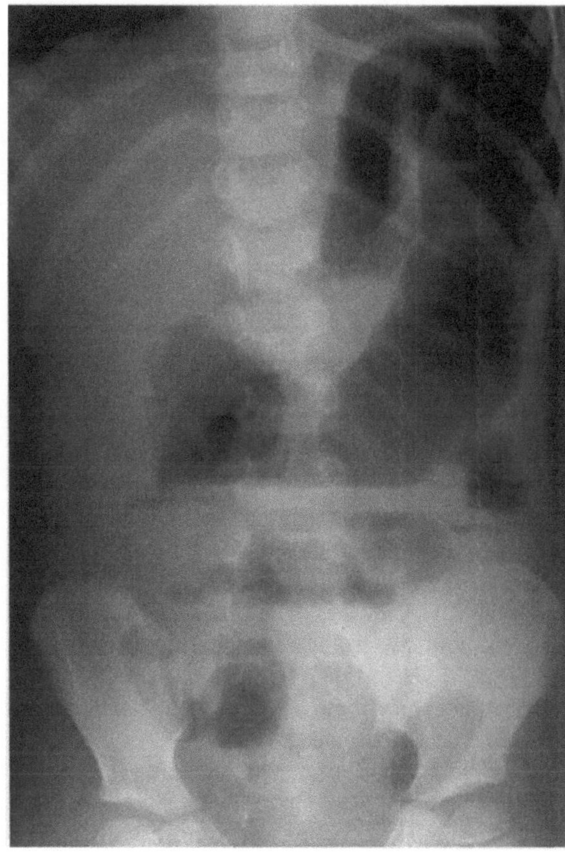

82

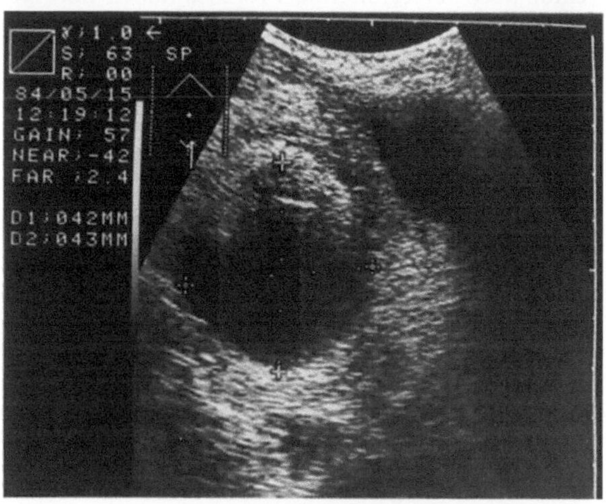

83

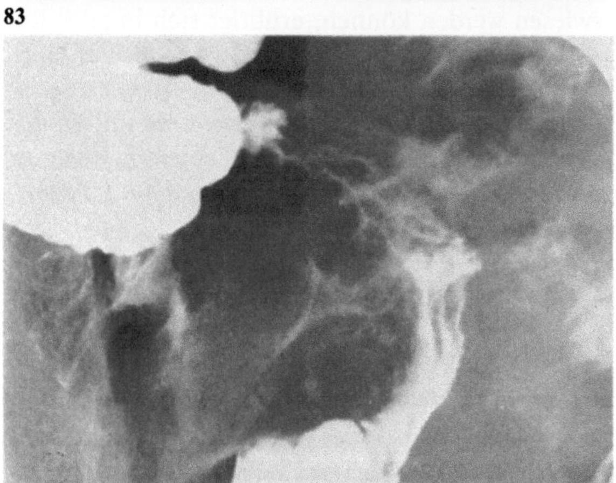

84

Abb. 81. 8jähriger Knabe, Appendizitis. Abdomenübersicht im Stehen: Stehende Dünndarmschlingen sowie einzelne Spiegelbildungen im rechten mittleren Abdomen als Ausdruck einer partiell gestörten Passage

Abb. 82. 3jähriges Mädchen, gedeckte Perforation bei Appendizitis. Umschrieben geblähtes Transversum. Spiegelbildungen im Ileum rechts. Ein Psoasrandphänomen ist nicht erkennbar, die präperitoneale Linie ist verstrichen

Abb. 83. 4jähriger Knabe, perforierte Appendizitis, Ausbildung eines Douglasabszesses: Das Sonogramm zeigt im Längsscan hinter der Harnblase eine große, rundliche Raumforderung, die überwiegend echoarm ist

Abb. 84. 13jähriges Mädchen, Mesenterial-Lymphknoten-Tuberkulose bei Primär-Tuberkulose der Lunge, Lymphknoteneinbruch und endobronchiale Streuung: Die Ileozäkalregion zeigt eine verengte, ausgespannte und komprimierte terminale Ileumschlinge infolge eines knolligen Ileozäkaltumors spezifischer Genese, der eine Passagebehinderung des Kontrastmittels nicht bewirkt szeßbildung entgehen dem sonographischen Nachweis nicht. Eine Appendizitis einer retrozäkal gelegenen Appendix ist sonographisch meist nicht erfaßbar.

Nur im Ausnahmefall trägt die konventionelle Radiologie zur Diagnose bei, sie beschränkt sich in aller Regel auf Übersichtsaufnahmen des Abdomens im Liegen, in linker Seitenlage oder im Stehen. In 50% kann mit einem positiven Befund gerechnet werden, bei jüngeren Kindern kann u. U. nur in 20% ein negativer Befund erwartet werden. Kontrastmitteluntersuchungen bei der Fragestellung der Appendizitis sind nicht indiziert.

Röntgensymptomatologie: Im Bereich des Zäkums kann auf der Nativaufnahme eine Wandverdickung erkennbar werden. Umschriebene Spiegelbildungen in einem erweiterten Kolon oder im terminalen Ileum weisen auf die Lokalisation der Entzündung hin (Abb. 81). Das Psoasrandphänomen kann ausgelöscht und die präperitoneale Linie verstrichen sein. Ein Flüssigkeitsaustritt führt zur Randunschärfe der Darmwand ebenso wie zur Distanzierung von Ileumschlingen. Als diagnostisches Kriterium einer gangränösen Appendizitis dient der Gasnachweis im Appendixlumen. Im klinischen Kontext kann ein kalzifizierter Koprolith als Beweis der Appendizitis angesehen werden. Die Differenzierung unterschiedlicher radiologischer Stadien bei Appendizitis vom Normalbefund über die Zeichen der Obstruktion bis zu Peritonitis und Abszeß gewinnt für das Kindesalter keine praktische Bedeutung, da die rasche Progredienz diese Stadien meist nicht zur vollen Ausprägung bringt.

Wichtig wird hingegen bei retrozäkaler Lage der Appendix im Falle der Appendizitis der Nachweis einer weichteildichten Masse zwischen präperitonealer Linie und Kolon sowie eine retroperitoneal gelegene Gasansammlung.

Komplikationen: Ausgeprägter Ileus und Perforation sind die häufigsten Komplikationen der Appendizitis (Abb. 82). Der paralytische Ileus überwiegt im Kindesalter [21, 49]. Der Abszeßnachweis in der Folge einer Perforation gelingt in aller Regel durch die Sonographie (Abb. 83).

11.3.7 Tuberkulose

Die primäre Tuberkulose des Darmes nach Infektion mit Mycobacterium bovinus ist ebenso wie die sekundäre Tuberkulose, verursacht durch verschlucktes infektiöses Material bei Lungentuberkulose, in Westeuropa extrem selten.

Prädilektionsort beider Formen ist die Ileozäkalregion, in der zunächst das lymphatische Gewebe reagiert und im Falle der primären Darmtuberkulose einen Primärkomplex bildet. Bei beiden Formen sind radiologisch vergrößerte Lymphfollikel und Peyer-Plaques als randständige Füllungsdefekte unterschiedlicher Ausdehnung erfaßbar. Lymphknotenkonglomerate können große Raumforderungen bewirken, in deren Folge Darmabschnitte verlagert und komprimiert werden (Abb. 84).

Oberflächliche Prozesse, die im wesentlichen die Schleimhaut involvieren, entwickeln sich zu Ulzera unterschiedlicher Größe, die zusammenfließen können. Hier ist die Differentialdiagnose zum M. Crohn erschwert; grob netzförmige Veränderungen im terminalen Ileum sind nicht selten. Die Tuberkulose des Kolons zeichnet sich ebenso wie der M. Crohn durch einen segmentalen Befall aus.

Oberflächlich ulzerierende Formen heilen folgenlos aus, tiefergreifende Prozesse haben narbige Stenosen oder eine Verkürzung des befallenen Darmabschnittes zur Folge. Häufig ist jedoch einziges Residuum einer abgelaufenen Stenose ein verkalkter Lymphknoten [42].

11.4 Parasiten

11.4.1 Lamblien

Die nicht seltene Infektion mit Lamblien führt zu abdominellen Beschwerden wechselnder Ausprägung, aber auch zu Diarrhöen und zur Malabsorption. Da die Erreger im Duodenalsaft direkt nachgewiesen werden können, erübrigt sich in aller Regel eine radiologische Diagnostik. Im Verlauf einer Magen-Darm-Passage weisen nur unspezifische Veränderungen, wie eine verstärkte Motilität des Darms, Spasmen, entzündliche Schleimhautveränderungen oder Faltenvergröberungen und Faltenverdickung, auf die Erkrankung hin.

11.4.2 Würmer

Auch zum Nachweis eines Wurmbefalls ist die radiologische Untersuchung nicht die Methode der Wahl. Jedoch kann bei unklaren abdominellen Beschwerden die Darstellung, z. B. eines Askaris, ein Zufallsbefund werden (Abb. 85).

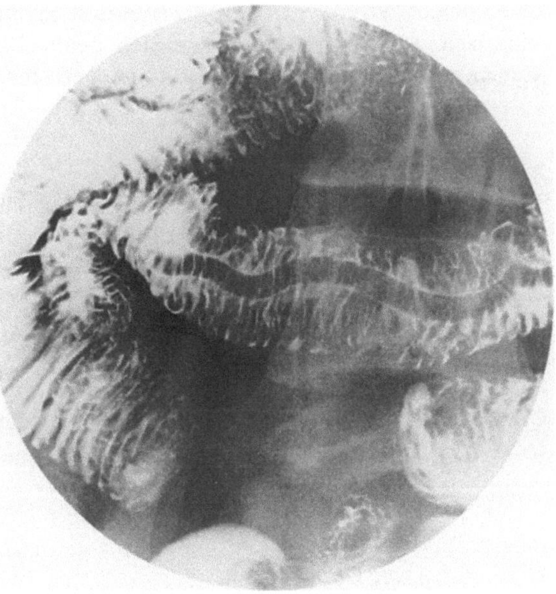

Abb. 85. 13jähriges Mädchen mit anhaltenden abdominellen Beschwerden und Gewichtsverlust unklarer Ursache: Während der Magen-Darm-Passage kommt im Ileum eine bandförmige Kontrastmittelaussparung zum Nachweis, bewirkt durch einen Askaris. Zusätzliche Askariden konnten bei der Untersuchung nicht dargestellt werden

Ausschließlich im Falle einer Obstruktion durch Askariskonglomerate kann eine radiologische Untersuchung erforderlich werden. Bringt die Abdomenübersichtsaufnahme die Würmer zur Darstellung, erübrigen sich weitere Untersuchungen. Nur im Ausnahmefall erfolgt eine Magen-Darm-Passage [62].

Auch ein Taeniennachweis ist selten Gegenstand der radiologischen Diagnostik. In der Literatur wird über größere Kollektive berichtet [42], bei denen die Darstellung von Taenien im Dünndarm oder im ileozäkalen Bereich gelang.

11.5 Gut- und bösartige Tumoren

Bildgebung: Umschriebene Raumforderungen sind im Magen-Darm-Trakt des Kindes hingegen insgesamt selten, und zwar unabhängig von ihrer Dignität. Raumforderungen müssen stets sonographisch und zusätzlich durch ein Computertomogramm abgeklärt werden [12]. Die Magen-Darm-Passage erfolgt in den Fällen, in denen zur Frage der Wandreaktion, vor allem aber zu intraluminären und Oberflächenveränderungen, wie z. B. Polypen, Stellung zu nehmen ist.

Im Falle der Raumforderung im Abdomen sind zudem von der Sonographie entscheidende Hinweise über Lokalisation, Ausdehnung und Struktur zu erwarten. Es ist sonographisch die Organzugehörigkeit des Tumors festzulegen wie auch die Invasion in benachbarte Organe. Daher ist die Ultraschalluntersuchung bei dieser Fragestellung als bildgebendes Verfahren allen anderen Schnittbildverfahren unbedingt voranzustellen.

Obgleich eine bessere Verfügbarkeit der CT deren Einsatz zur Tumordiagnostik noch begünstigt, muß im Falle der Abklärung der Raumforderung im Abdomen aus strahlenhygienischen Gründen der MRT beim Kind stets der Vorrang gegeben werden. Der Tumor ist hinsichtlich seiner Wachstumskriterien, der Alteration der Nachbarorgane und insbesondere in bezug auf seine Invasion in die Gefäße kernspintomographisch eindeutig zu definieren. Insbesondere sind Kontrolluntersuchungen in erster Linie als MRT durchzuführen.

11.5.1 Benigne Veränderungen

11.5.1.1 Polypöse Erkrankungen

Als Polyp wird eine der Darmwand in unterschiedlicher Breite aufsitzende Formation definiert, bei der es sich in aller Regel um überschießende Proliferationen von Mukosa und Submukosa handelt. Diese entstehen in der Folge regenerativer Vorgänge im Verlauf eines M. Crohn, eines Typhus oder der Colitis ulcerosa.

Polypen treten meist multilokulär auf.

Eine endgültige histologische Abklärung ist jedoch bei jedem Polypen nach Abtragung erforderlich, wenn dieser zu klinischen Symptomen, wie Blutung, Invagination oder Perforation, geführt hat.

PEUTZ-JEGHERS-SYNDROM

Synonym: Familiäre gastrointestinale Polyposis mit mukokutaner Pigmentation.

Definition: Die autosomal dominante Erkrankung ist gekennzeichnet durch eine melanotische, mukokutane Pigmentation, die vergesellschaftet ist mit einer gastrointestinalen Polyposis unterschiedlicher Ausprägung [42].

Pathologische Anatomie: Histologisch werden granuläre Ablagerungen von Melanin in den Melanozyten der Basalzellen der Lippen und der bukkalen Schleimhaut nachgewiesen. Die gastrointestinalen

Polypen sind benigne, nicht proliferierende Hamartome von 0,1 – 3 cm Größe. Sie treten selten solitär, vielmehr meist multipel auf und sind nicht selten gestielt.

Die *Ätiologie* dieses Syndroms ist unbekannt.

Klinik: Während des Kindesalters bestehen häufig braune bzw. blau-schwarze Pigmentationen an der Haut und an den Schleimhäuten, die mit zunehmendem Alter teilweise rückläufig sind. Im Erwachsenenalter bleiben blau-grau gesprenkelte, unterschiedliche Pigmentationen an den Lippen und der bukkalen Schleimhaut bestehen. Bereits im Kindesalter nimmt die gastrointestinale Polyposis ihren Anfang, sie führt jedoch überwiegend beim Adoleszenten zu klinischen Symptomen.

95% der Polypen sind im Dünndarm lokalisiert. Die Patienten werden durch rekurrierende, kolikartige abdominelle Attacken auffällig, denen spontan rückbildungsfähige Dünndarminvaginationen entsprechen. Erbrechen und der Nachweis einer Ileussituation sprechen für eine komplette Obstruktion. 30% der Patienten erleiden gastrointestinale Blutungen. Kolonpolypen bzw. prolabierende Rektumpolypen sind in Einzelfällen beschrieben [25].

Untersuchungsmethoden: Bei der Verdachtsdiagnose Peutz-Jeghers-Syndrom ist eine komplette radiologische Magen-Darm-Untersuchung unerläßlich. Auch wenn Magen und oberes Duodenum gastroskopisch beurteilbar sind, ersetzt die Endoskopie eine Magen-Darm-Passage nicht. Hingegen kann die Koloskopie einen Kolonkontrasteinlauf im Einzelfall entbehrlich machen.

Röntgensymptomatologie: Während der Kontrastmitteluntersuchung lassen sich im Bereich des Magens im Reliefbild (Abb. 86) oder im Doppelkontrastverfahren einzelne, u. U. auch multipel angeordnete Polypen unterschiedlicher Größe nachweisen. Bei der Untersuchung des Duodenums kann u. U. die hypotone Duodenographie hilfreich sein. Polypen im Duodenum sind selten, sie können jedoch Ursache eines hochsitzenden Dünndarmileus sein, auf den dann die Abdomenleeraufnahme mit Spiegelbildungen und Erweiterung des Duodenums hinweist. In aller Regel liefert die sorgfältig durchgeführte fraktionierte Magen-Darm- Passage, bzw. beim älteren Kind die Dünndarmdarstellung nach Sellink, den Nachweis einzelner, häufiger jedoch multipler Polypen. Sie sind meist gestielt und entsprechend lagevariabel (Abb. 87). Während des Untersuchungsvorgangs können wiederholt asymptomatisch verlaufende Invaginationen beobachtet werden [60], die sich spontan wieder lösen (Abb. 88).

JUVENILE POLYPOSIS

Primäre Lokalisation ist der Dickdarm, im Ausnahmefall kann der Dünndarm mitbefallen sein (s. Kap. Entzündungen und Tumoren des Dickdarms, Bd. 2).

GARDNER-SYNDROM

Auch diese Polypen sind im Dickdarm lokalisiert (s. Kap. Entzündungen und Tumoren des Dickdarms), selten bestehen gleichzeitige Dünndarmpolypen.

11.5.2 Adenome

Es handelt sich meist um Fibroadenome des Dünndarms, die überwiegend die Mukosa betreffen und unterschiedliche Konfigurationen aufweisen können.

11.5.3 Neurofibrome

Diese sind im Rahmen des M. Recklinghausen im Bereich des gesamten Dünndarms möglich. Die Größe dieser Raumforderungen variiert erheblich.

11.5.4 Hämangiome und Lymphangiome

Isolierte Hämangiome sind im Dünndarm möglich, ihre Anzahl und Größe ist sehr different. Klinisches Symptom kann eine Blutung sein, ein indirekter radiologischer Hinweis ein Phlebolith.

Lymphangiome treten im Rahmen der Lymphangiomatose im gesamten Dünndarm auf. Isolierte Lymphangiome sind in dieser Lokalisation selten.

11.5.5 Malignome

11.5.5.1 Non-Hodgkin-Lymphom

Synonyme: Lymphosarkom, B-Zell-Lymphom des Abdomens.

Definition: Bei abdominalem Befall ist die B-Neoplasie des Non-Hodgkin-Lymphoms die häufigste Lymphomart, die in unterschiedlicher Lokalisation

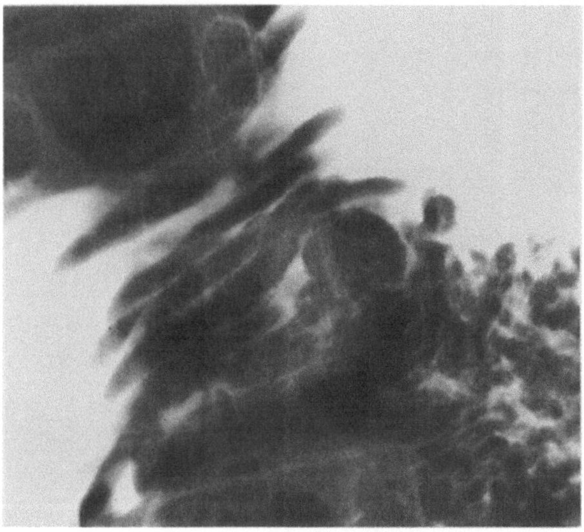

86

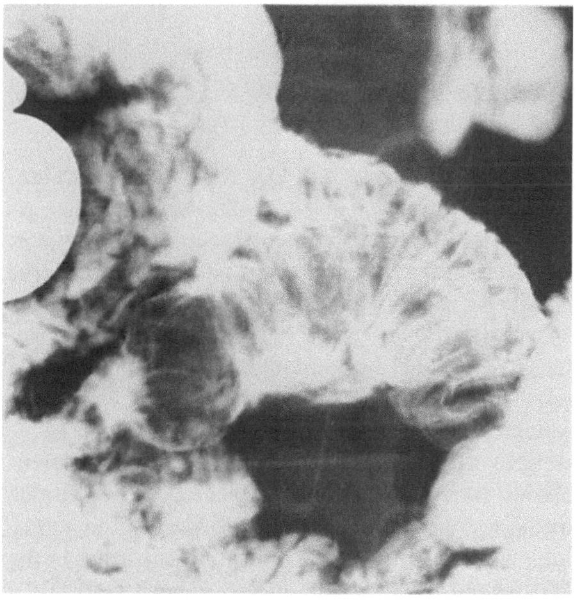

87

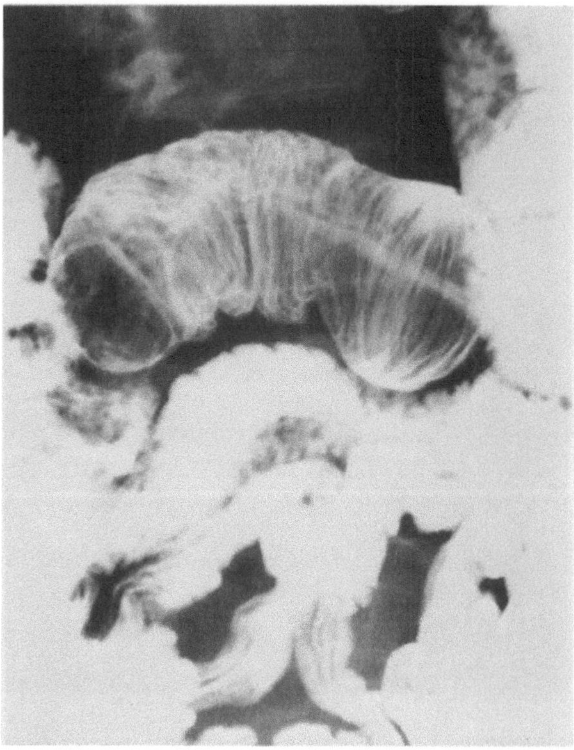

88

Abb. 86. 14jähriges Mädchen, Peutz-Jeghers-Syndrom. Die beiden rundlichen Kontrastmittelaussparungen an der großen Kurvatur des Magens entsprechen Polypen, die gastroskopisch entfernt wurden

Abb. 87. Die 12jährige Schwester wies mehrere Polypen im Jejunum auf. Die runde Kontrastmittelaussparung, die das gesamte Lumen des Darms ausfüllt, erwies sich als lagevariabler Polyp

Abb. 88. Der Jejunal-Polyp ist lang-gestielt und führte während der Untersuchung zu einer Spontaninvagination, die für die Patientin asymptomatisch blieb und sich spontan wieder löste

auftreten kann. Ein Non-Hodgkin-Lymphom des Duodenums und Jejunums ist zu unterscheiden von einem B-Zell-Lymphom der Ileozäkalregion. Disseminierte Non-Hodgkin-Lymphome mit primärem oder sekundärem Mesenterialbefall sind ebenfalls nicht selten [4, 36].

Pathologische Anatomie: Non-Hodgkin-Lymphome weisen eine hohe Malignität auf. Nimmt die Neoplasie von der Mukosa ihren Ausgang, entsteht ein vorwiegend polypöser Umbau. Ein Beginn in der Submukosa führt ebenso wie ein Ursprung von der Lamina propria zu einem Mischbild. Bei vorwiegend intramuralem Wachstum steht die Wandverdickung im Vordergrund.

Klinik: 7% der Kinder mit einer Zöliakie entwickeln ein Non-Hodgkin-Lymphom.

Die klinische Symptomatologie wird bestimmt durch den Sitz des Malignoms. Sind überwiegend Duodenum und Jejunum befallen, resultiert eine Malabsorption, u. U. ein sprueähnliches Bild. Bei disseminierten Lymphomen stehen unspezifische abdominelle Beschwerden, Gewichtsverlust und

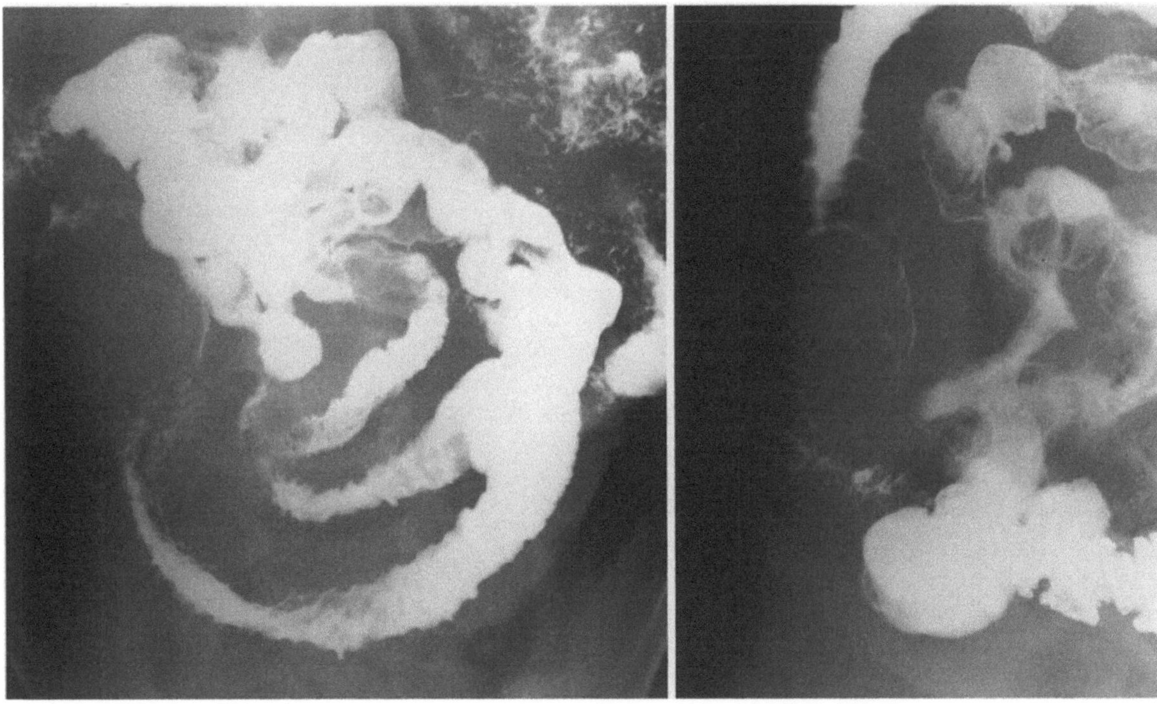

a b

Abb. 89 a, b. 7jähriger Knabe, Non-Hodgkin-Lymphom. Erheblich distanzierte, weit ausgespannte Ileumschlingen, deren Lumen verengt ist. Die Falten sind verstrichen. Das Kontrastmittel markiert fadenförmig die mediale Begrenzung einer großen ovalären Raumforderung, die im Ileozäkalbereich gelegen ist

eine Anämie klinisch im Vordergrund. Typisches klinisches Korrelat des ileozäkalen Lymphoms ist die tastbare abdominelle Raumforderung, die in $\frac{1}{4}$ der Fälle zur Invagination führt [65]. Es erkranken mehr Knaben als Mädchen; der Häufigkeitsgipfel liegt beim disseminierten Lymphom zwischen dem 2. und 8. Lebensjahr, beim ileozäkalen Lymphom in der 2. Dekade.

Röntgensymptomatologie: Ein Non-Hodgkin-Lymphom des Duodenums und des Jejunums geht zunächst mit einer Vergröberung, später mit einer Abflachung der Falten einher. Das Schleimhautrelief zeigt noduläre Veränderungen oder aber bizarre, irreguläre polypoide Läsionen [34]. Bei vorwiegend intramuralem Tumorwachstum besteht ferner eine ausgeprägte Distanzierung der Wand (Abb. 89).

Besteht ein B-Zell-Lymphom der Ileozäkalregion, kann nicht selten die Sonographie zur Diagnose führen. Nicht nur bei einem Invaginationsileus gelingt der Nachweis des Invaginats (Abb. 90), sondern auch die Raumforderung kann u. U. sonographisch erfaßt werden. Der Nachweis der Raumforderung durch die Ultraschalluntersuchung ist jedoch stets gefolgt von einer Magen-Darm-Passage. Im Verlauf dieser Untersuchung ist ileozäkal eine rundliche, relativ glatt begrenzte Kontrastmittelaussparung variabler Größe darstellbar (Abb. 91). Seltener liefert die Abdomenübersichtsaufnahme bereits erste Hinweise auf die Diagnose, wenn eine weichteildichte Masse im rechten Unterbauch nachweisbar wird, von der der Zäkumpol nicht differenzierbar ist. Eine von diesem weichteildichten Tumor distanzierte, wiederholt erkennbare Luftansammlung wird als Hinweis auf eine Tumorinvasion in die Darmwand gewertet [8].

Die Ausbreitung extensiv intraabdominal wachsender Lymphome ist sonographisch ebenso gut erfaßbar wie mit Hilfe der Computertomographie. Insbesondere kann der therapeutische Effekt im Verlauf der Erkrankung anhand beider Untersuchungsmethoden kontrolliert werden. Die Sonographie erfaßt vor allem ausgedehntere Tumoranteile, die intramural oder bereits extramural wachsen (Abb. 92). Der Ultraschalluntersuchung entgehen jedoch im Gegensatz zur Computertomographie u. U. wesentliche Tumoranteile, die ventral hinter stark luftgefüllten Darmschlingen und gleichzeitig im Schallschatten der Wirbelsäule gelegen sind, so daß sie auch von dorsal her nicht zu erfassen sind (Abb. 93).

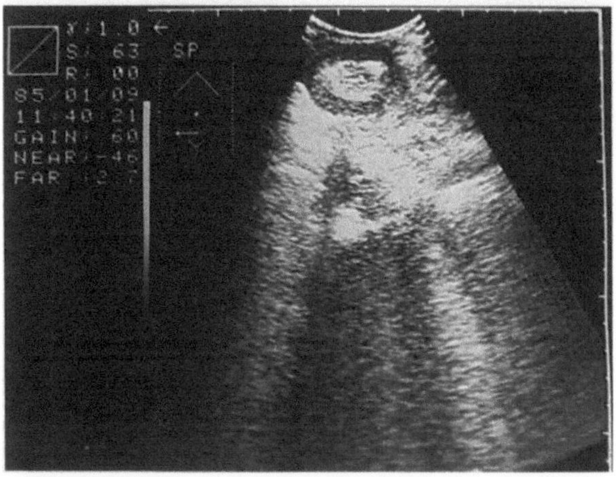

90

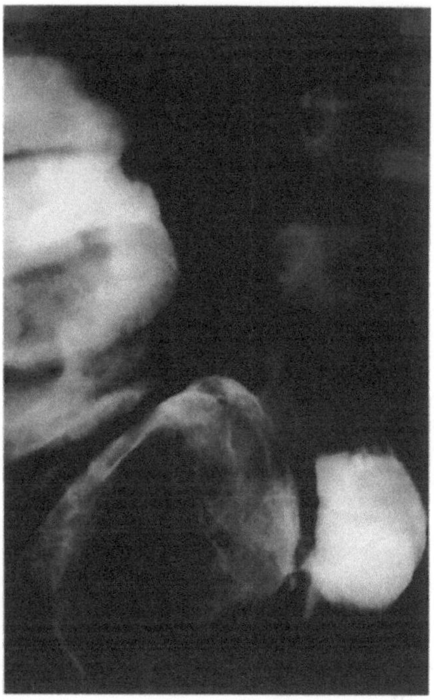

91

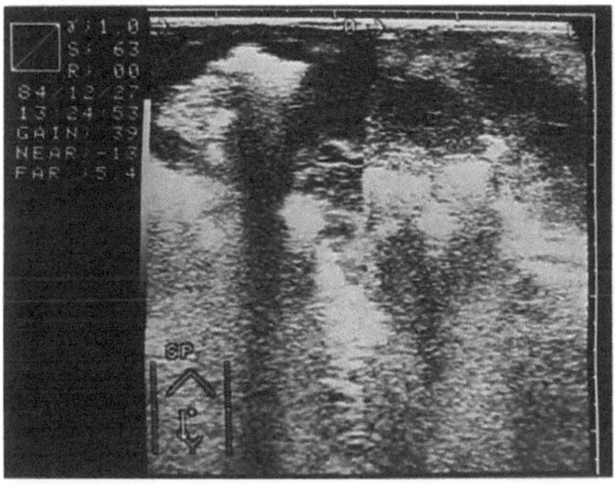

92

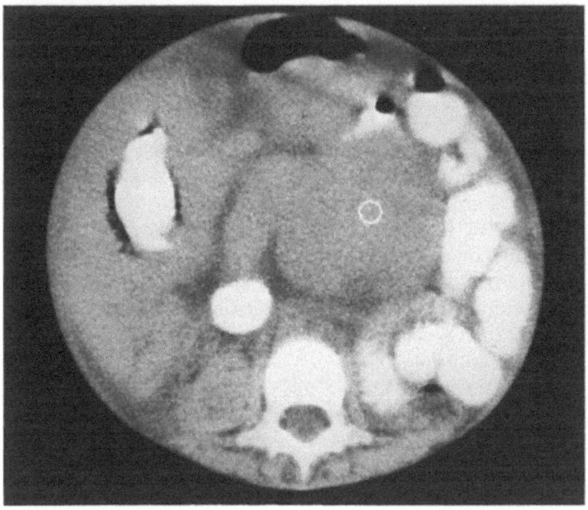

93

Abb. 90. 8jähriger Knabe, Non-Hodgkin-Lymphom. Bei der Sonographie kommt die für die Invagination typische „Kokarde“ im rechten unteren Abdomen zur Darstellung

Abb. 91. 10jähriger Knabe, Non-Hodgkin-Lymphom. Die Raumforderung bewirkt im Bereich des Zäkums eine ausgedehnte, ovaläre Aussparung

Abb. 92. 10jähriger Knabe, Non-Hodgkin-Lymphom. Die Sonographie des Abdomens zeigt intra- und extramural wachsende Tumoranteile. Im Abdomen rechts umgeben umschrieben verdickte Wandanteile ein teildurchgängiges Ileum-Lumen

Abb. 93. Die Computertomographie des gleichen Knabens zeigt die Ausdehnung des Malignoms deutlicher, da sie auch die prävertebral gelegenen Tumoranteile (Dichte 40 H.E.) zum Nachweis bringt

Das B-Zell-Lymphom der Ileozäkalregion, das vollständig operabel ist, bedarf keiner weiteren Therapie und ist somit als prognostisch günstig anzusehen. Für die disseminierten Lymphome wird nach Zytostase und Strahlentherapie, einschließlich der Second-look-Operation, eine Heilungschance von 25% angegeben.

Literatur

1. Abramson SJ, Berdon WE, Baker DH (1983) Childhood Typhlitis: Its increasing association with acute myelogenous leukemia. Radiology 146:61–64
2. Atkinson GO, Gay BB, Ball TE, Caplan DB (1983) Yersinia enterocolitica colitis in infants: Radiographic changes. Radiology 148:113–116
3. Bagby RJ, Rogers JV, Hobbs C (1972) Crohns desease of the esophagus, stomach and duodenum. South Med J 65:515–523
4. Balikian JP, Nassar NT, Shamma'a MH, Shahid MJ (1969) Primary lymphomas of the small intestine including the duodenum. AJR 107:131–141
5. Ball F, Posselt HG (1980) M. Crohn mit Beteiligung des Duodenums. Chir Praxis 26:505–409
6. Ball F, Hauke H, Lassrich MA, Reither M, Schuster W, Stöver B (1985) Extension and degree of the radiographic pattern of Crohn's disease in children. 22. Congress ESPR Glasgow
7. Ball WS, Siegel RS, Goldhron RF, Ksloske AM (1983) Colonic strictures in infants following intestinal ischemia. Radiology 149:469–472
8. Bartram C, Chrispin AR (1973) Primary lymphosarcoma of the ileum and caecum. Pediat Radiol 1:28–33
9. Beeber J, Koreltiz BI, Waye JD, Fein HD, Sommers SC (1976) Involvement of the normal appearing stomach and duodenum in Crohn's disease determined by biopsy and cell counts. Lancet 70:862
10. Bertele-Harms RM, Harms KH, Schmitz-Moormann P (1986) Die Bedeutung der Endoskopie bei entzündlichen Darmkrankheiten im Kindesalter. Wien Klin Wschr 98:540
11. Brahme F, Lindström C (1970) A cooperative radiographic and pathologic study of intestinal vaso-architecture in Crohns disease and in ulcerative colitis. GUT 11:928–940
12. Brasch RC, Abold IB, Gooding CA, Filly RA (1980) Abdominal disease in children: a comparison of computed tomography and ultrasound. AJR 134:153–158
13. Bremer JL (1957) Congenital anomalies of the viscera: their embrylogical basis. Harvard Univ. Press Cambridge, Mass
14. Briner J et al (1986) Neuronal intestinal dysplasia: Clinical and histochemical findings and ist association with Hirschsprung's disease. Z Kinderchir 41:282
15. Brown EG, Sweet AY (1980) Neonatal necrotizing enterocolitis. Grune & Stratton, New York
16. Chrispin AR, Tempany E (1967) Crohn's disease of the jejunum in children. Arch Dis Child 42:631–635
17. Cohen WN (1967) Gastric involvement in Crohn's disease. AJR 101:425–430
18. Costin BS, Singleton EB (1978) Bowel stenosis as a late complication of acute necrotizing enterocolitis. Radiology 128:435–438
19. Danemann A, Woodward S, de Silva M (1978) The radiology of neonatal necrotizing enterocolitis. Pediat Radiol 7: 70–77
20. Ehrenpreis TH, Gierup J, Lagercrantz R (1971) Chronic regional enterocolitis (M. Crohn) in children and adolescents. Acta Paedia Scand 60:209–215
21. Ekberg O (1978) Ileocecal abnormalities in appendical abscess. Acta Radiol Diagn 19:343–347
22. Emons D (1981) Semitransparente Dünndarmdarstellung per os. Rö Fo 135:446–452
23. Exner S (1984) Zur Mechanik der peristaltischen Bewegungen. Pflügers Arch Ges Physiol 34:310
24. Finkel LI, Slovis TL (1982) Meconium peritonitis, intraperitoneal calcifications and cystic fibrosis. Pediatr Radiol 12:92
25. Franken EA (1982) Gastrointestinal imaging in pediatrics, 2nd edn. Harper & Row, Philadelphia
26. Fresko D, Lazarus SS, Dotan J, Reingold M (1982) Early presentation of carcinoma of the small bowel in Crohn's disease („Crohn's carcinoma“). Gastroenterology 82: 783–789
27. Fröhlich H, Huchzermeyer H, Stender ST (1976) Röntgenologische Befunde bei der Ösophagitis regionalis Crohn. Rö Fo 125:497
28. Glasier CHM et al (1981) Schoenlein Henoch Syndrome in children: gastrointestinal manifestations. AJR 136:1081
29. Glick SN, Teplik SK (1985) Crohn disease of the small intestine: Diffuse mucosal granularity. Radiology 154: 313–317
30. Grob M (1953) Über Lageanomalien des Magen-Darmtraktes infolge Störungen der fetalen Darmdrehung. Schwabe, Basel

Hauke H, Lassrich MA, Ball F (1978) Ergebnisse einer radiologischen Studie bei Morbus Crohn im Kindesalter. Radiologe 18:199–207

32. Helmke, K (1993) Einsatz bildgebender Verfahren bei gastrointestinalen Erkrankungen mit raumfordernder Wirkung im Kindesalter. Radiologe 33:685–693
33. Hernandez RJ (1987) Role of CT in the evaluation of children with foregut cysts. Pediatr Radiol 17:265
34. Hintze J, Posselt HG, Walther A, Hinderfeld L, Waag KL, Bender ST (1983) Early diagnosis of intestinal non-Hodgkin lymphoma by endoscopy. J Pediat Gastroenterol 2:574–577
35. Hyams JS, Goldmann H, Katz AJ (1980) Diffentiating small bowel Crohn's disease from lymphoma. Role of rectal biopsy. Gastroenterology 79:340–343
36. Ike BW, Rosenbusch G (1981) Gastrointestinal malignant lymphoma: Roentgenographic features and pathologic and morphologic correlations. Diagnostic Imaging 50:66–80
37. James EM, Carlson HC (1978) Chronic ulcerative colitis and colon cancer: Can radiographic appearance predict survival patterns? AJR 130:825–830
38. Kerber GW, Frank PH (1984) Carcinoma of the small intestine and colon as a complication of Crohn's disease: Radiologic manifestations. Radiology 150:639–645
39. Kirks DR, Curriano G (1978) Regional enteritis in children: Small bowel disease with normal terminal ileum. Pediat Radiol 7:10–14
40. Kodroff MB, Hartenberg MA, Goldschmidt RA (1984) Ultrasonographic diagnosis of gangrenous bowel in neonatal necrotizing enterocolitis. Pediat Radiol 14:168–170

40a. Kremer B. Broelsch CE, Henne-Bruns D (1994) Atlas of liver, pancreas and kidney transplantation. Thieme, Stuttgart

41. Lassrich MA (1981) Radiologische Befunde und diagnostische Kriterien bei Morbus Crohn im Kindesalter. Monatsschr Kinderheilkd 129:132–136
42. Lassrich MA, Prévôt R (1983) Röntgendiagnostik des Verdauungstraktes bei Kindern und Erwachsenen. Thieme, Stuttgart
43. Leonard T, Johnson F, Pettet PG (1982) Critical evaluation of the persistent loop sign in necrotizing enterocolitis. Radiology 142:385–386
44. Lewkonia RM, Mc Connell RB (1976) Familial inflammatory bowel disease – heredity or environment? Gut 17: 235–243
45. Laurell H (1932) Beitrag zur Röntgendiagnose der Dünndarminvagination nebst einigen Worten über die Ursache von Invaginationen überhaupt. Acta radiol (Stockh) 13:362
46. Lönnerblad L (1951) Transit time through the small intestine: A roentgenologic study of normal variability. Acta Radiol Supp 88
47. Luow JH, Barnard CN (1955) Congenital intestinal atresia: Observations of its origin. Lancet 11:1065
48. Miller HJ, Kemberling CR (1987) Ultrasound of the pediatric gastrointestinal tract. Semin Ultrasound CT MR 8: 349
49. Miller RC, Larsen E (1971) Regional enteritis in early infancy AM J Dis Child 122:301–311
50. Nelson SW (1969) Some interesting and unusual manifestations of Crohn's disease („Regional Enteritis") of the stomach, duodenum and small intestine. AJR 107:86–101
51. Pansdorf H (1937) Die fraktionierte Dünndarmfüllung und ihre klinische Bedeutung. Röfo 56:627
52. Peter K, Wetzel G, Heidenreich F (1938) Handbuch der Anatomie des Kindes. Bd 1 Bergmann, München
53. Rabinowitz JG (1980) Radiographic manifestations of neonatal necrotizing enterocolitis. In: Brown EG, Sweet AY (eds) Neonatal necrotizing enterocolitis. Grune & Stratton, New York
54. Sartoris DJ, Harell GS, Anderson MA, Zboralske KF (1984) Small bowel lymphoma and regional enteritis: Radiographic similarities. Radiology 152:291–296
55. Schmitz-Moormann P (1981) Pathologische Anatomie des Morbus Crohn. Monatsschr Kinderheilkd 129:127–132
56. Schmitz-Moormann P, Himmelmann GW, Brandes HJ (1983) Diagnostik anhand von Biopsie-Präparaten. Z Gastroenterologie 21:21–26
57. Schulz KD, Willi UV (1990) Atlas der Ultraschalldiagnostik beim Kind. Thieme, Stuttgart
58. Shmerling DH (1981) Morbus Crohn im Kindesalter. Monatsschr Kinderheilkd 129:126
59. Stöver B, Reither M (1985) Radiologische Diagnostik der Enterocolitis necroticans. Kinderchir 85:252–258
60. Stone DN et al (1980) Jejunal intussuseption in children. Pediatr Radiol 9:65
61. Sellink JL, Rosenbusch G (1981) Moderne Untersuchungstechnik des Dünndarms oder die zehn Gebote des Enteroklysmas Radiologe 21:366
62. Strijk SP, Rosenbusch G (1981) Radiologic findings in parasitic infection of the small bowel. J Belge Radiol 3:233–239
63. Tibboel D, Molenaer JC (1984) Meconium peritonitis: A retrospective prognostic analysis of 69 patients. Z Kinderchir 39:29
64. Treves ST (1985) Pediatric nuclear medecine. Springer, Berlin Heidelberg New York Tokyo
65. Vessal K, Dutz W, Kohout E (1980) Röntgenologische Befunde bei Lymphomen des Dünndarms Röfo 132: 243–248
66. Weinstein MM (1986) The persitant loop sign in neonatal necrotizing enterocolitis: A new cause. Pediatr Radiol 16:17

8 Fehlbildungen des Dickdarms

KL.-D. EBEL

INHALT

1. Anomalien und Funktionsstörungen 584
1.1 Lageanomalien 584
1.2 Verlagerungen 585
1.3 Atresien und Stenosen 585
1.4 Duplikaturen 586
1.4.1 Zystische Formen 586
1.4.2 Tubuläre Duplikaturen 586
1.5 Small-left-Colon-Syndrome 587
1.6 Mekonium-Pfropf-Syndrom 587
1.7 Mikrokolon 588
1.8 Megakolon 588
1.8.1 Das Megacolon congenitum (Morbus Hirschsprung) 588
1.8.2 Der Morbus Hirschsprung im Kleinkindes- und Schulalter 592
1.8.3 Aganglionose des gesamten Dickdarms 593
1.8.4 Die Hypoganglionose 593
1.8.5 Die neuronale intestinale Dysplasie (NID) 594
1.8.6 Postoperative Befunde bei Morbus Hirschsprung . 595
1.8.7 Das sekundäre oder symptomatische Megakolon . 595
1.8.8 Das idiopathische Megakolon, die habituelle Obstipation 595
1.8.9 Diskrepanzen der Befunde bei chronischer Obstipation 596
2 Anorektale Mißbildungen 596
2.1 Klassifikation 596
2.2 Röntgendiagnostik 600
2.2.1 Aufnahme in Kopftieflage nach WANGENSTEEN und RICE 600
2.2.2 Die Miktionszystourethrographie 600
2.2.3 Die Punktion des Blindsackes vom Damm her ... 600
2.2.4 Die Fisteldarstellung 600
2.2.5 Das Loopogramm (Darstellung des Anus praeter durch den aboralen Schenkel) 600
Literatur 605

1 Anomalien und Funktionsstörungen

1.1 Lageanomalien

Bei dem *Situs inversus* der Abdominalorgane liegt auch das Kolon spiegelbildlich zu seiner normalen Position. Bei den verschiedenen Formen der *Zwerchfellhernien* und *-lücken* können auch Teile des Dickdarms in den Thoraxraum – bei *Omphalozelen* und *Bauchspalten* in den jeweiligen Bruchsack verlagert werden. Nach Korrektur dieser Anomalien ist der Dickdarm nicht in seiner normalen Lage fixiert. Durch abnorme Beweglichkeit des ganzen Darmkonvolutes sind sekundäre Passagestörungen möglich.

Störungen der Nabelschleifenrotation können auch am Dickdarm erkennbar werden (s. Kap. 8 Magen, Bd. 2). Sie lassen sich im Kolonkontrasteinlauf darstellen: bei einer *Nonrotation* liegen Colon ascendens und descendens parallel im linken Abdomen, das terminale Ileum mündet von rechts (Abb. 1). Andere Befunde bei *Malrotation* betreffen die Fehllage von Colon ascendens und Zäkum und sind Hinweise auf äußere Duodenalstenosen und auf einen Volvulus als Folge von einem Mesentrium commune.

Isolierte Lageanomalien betreffen gelegentlich das *Zäkum* und lassen sich bei einem Kontrasteinlauf durch sorgfältige Untersuchungstechnik mit Palpation und Darstellung des terminalen Ileums erkennen:

Zäkumhochstand, Zäkumtiefstand bis in das kleine Becken; bei einer Zäkuminversion ist die Spitze einschließlich der Appendix nach kranial verlagert. Das *Caecum mobile* entsteht bei mangelnder Anheftung dieses Darmabschnittes und des Colon ascendens an der hinteren Bauchwand. Während eines Kontrasteinlaufes zeigt sich dieser Befund durch eine palpatorische Verschieblichkeit nach medial, unter Umständen bis zu einer Torsion, so daß das terminale Ileum von rechts her mündet. In Einzelfällen mag dieser Befund die Ursache rezidivierender Bauchschmerzen sein. Anscheinend erfolgt in vielen Fällen im Verlauf der Kindheit eine spontane Fixation dieser Dickdarmabschnitte [19].

Eine Interposition des Kolon zwischen rechtem Zwerchfellanteil und Leber wird als *Chilaiditi-Syndrom* [3] bezeichnet; es handelt sich meistens um einen Zufallsbefund bei Thoraxaufnahmen. Ursächlich für diese abnorme Dickdarmposition werden angegeben: Anomalien am Ligamentum falci-

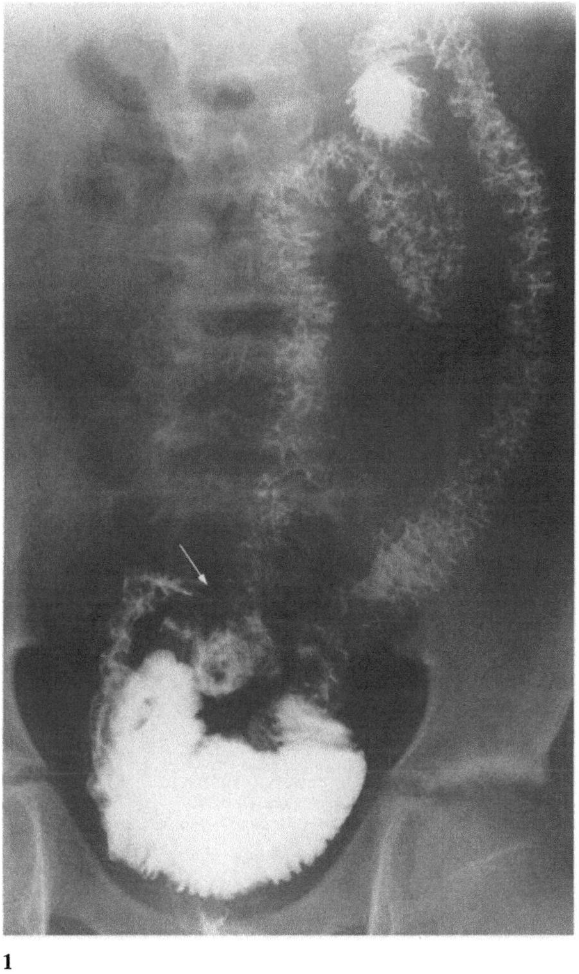

1

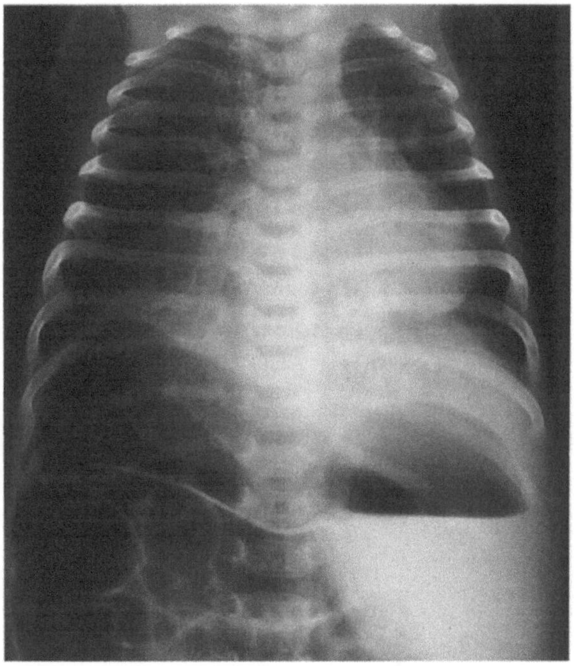

2

Abb. 1. Non-Rotation. Entleerungsaufnahme nach Kontrasteinlauf, das gesamte Kolon liegt im linken Abdomen, das terminale Ileum mündet von rechts her, Ileozäkalklappe (*Pfeil*)

Abb. 2. Chilaiditi-Syndrom, 3 Monate altes Kind. Aufnahme im Hängen, starke Blähung des Dünn- und Dickdarmes, das Querkolon liegt ventral zwischen Zwerchfell und Leber

forme der Leber, langer beweglicher Dickdarm mit starker Blähungsneigung und abnorme Druckverhältnisse im Abdomen (Abb. 2). Klinisch ist der Befund in der Regel ohne Bedeutung. Gegebenenfalls müssen zur genauen Diagnose eine seitliche Thoraxaufnahme und evtl. ein Kolonkontrasteinlauf durchgeführt werden.

1.2 Verlagerungen

Raumfordernde Prozesse im Abdomen können Teile des Dickdarmes aus seiner normalen Position verdrängen (s. Tabelle 1). Die Verlagerung der linken Flexur nach medial und dorsal ist ein Hinweis auf eine Nierenagenesie.

1.3 Atresien und Stenosen

Diese angeborenen Anomalien des Dickdarms machen nur einen relativ kleinen Anteil an Atresien und Stenosen des gesamten Darmes aus. Als Ursache werden Gefäßverschlüsse oder intrauterine Erkrankungen wie Strangbildung, Invagination oder Volvulus angenommen [6].

Klinisch äußert sich diese Erkrankung unter dem Bild eines distal gelegenen Ileus, der beim Neugeborenen nach 24–36 Std. das Bild des akuten Abdomens verursacht. Eine geringe Entleerung von Mekonium, das grau oder grünlich gefärbt ist, kann beobachtet werden.

Röntgendiagnostik: Auf der Abdomenübersicht im Hängen findet sich ein Ileus mit zahlreichen geblähten Darmschlingen und Flüssigkeitsspiegeln, wobei die Differenzierung zwischen Dünn- und Dickdarm häufig nicht gelingt.

Der nächste Schritt ist ein vorsichtiger Kontrasteinlauf mit verdünntem, wäßrigen Kontrastmittel. Empfehlenswert ist die Benutzung eines Métras-Katheters, dessen röntgendichte Spitze unter Durchleuchtungskontrolle eingeführt werden kann.

Tabelle 1. Dickdarmverlagerung durch extraenterale Prozesse

Vergrößertes Organ	Verlagerung
Vergrößerung der Leber	Rechte Kolonflexur und eventuell Colon transversum nach kaudal
Vergrößerung der Milz	Linke Kolonflexur und anschließendes Colon descendens nach medial und kaudal, ferner Impression der großen Kurvatur des Magens
Pankreastumoren	Querkolon nach vorn und unten, Pankreaskopftumoren erweitern die Duodenalschlinge
Tumoren der linken Niere	Colon descendens nach lateral, seltener nach vorn; ausnahmsweise kann das Verdrängungsbild auch einem Milztumor ähnlich sein; das Füllungsbild des Kolons ist gelegentlich unterbrochen
Tumoren der rechten Niere	Querkolon nach rechts und unten, seltener Ausweitung der rechten Flexur nach lateral und oben
Vergrößerung der Blase	Anheben des gesamten im kleinen Becken liegenden Darmes, vor allem des Sigma
Vergrößerung des Uterus	Wie bei Blasenvergrößerung
Psoasabszeß	Zäkum und Colon ascendens nach medial
Tumoren im kleinen Becken	Kompression des Rektums

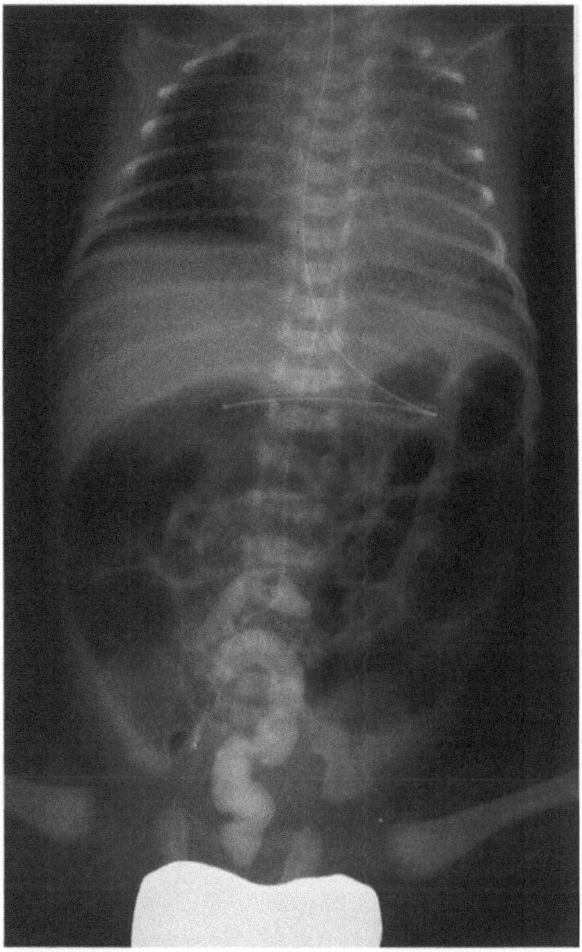

Abb. 3. Sigmaatresie. Kontrasteinlauf mit Gastrografin, glatter Abschluß des distalen Kolonabschnittes. Starke Blähung der proximalen Dünn- und Dickdarmabschnitte

Der typische Befund der Atresie ist ein glatter konvexer Abschluß des distalen Kolonabschnittes (Abb. 3). Es ist das Bild eines Mikrokolons; eine Prädilektionsstelle für die Atresien gibt es nicht.

Im Kontrast zu diesem enggestellten distalen Kolonende stellen sich die übrigen durch Luft stark dilatierten proximalen Darmabschnitte dar.

Angeborene Stenosen des Kolons sind noch wesentlich seltener als Atresien und verursachen – wenn klinisch und funktionell relevant – die gleichen Symptome wie eine Atresie.

1.4 Duplikaturen

1.4.1 Zystische Formen

Die zystischen Formen haben keine Verbindung mit dem Kolonlumen und werden entweder durch Zufall entdeckt oder bei entsprechender Größe verursachen sie das Bild einer Raumforderung im Abdomen.

1.4.2 Tubuläre Duplikaturen

Die tubulären Duplikaturen liegen parallel zum eigentlichen Dickdarm, haben unterschiedliche Länge und ein gemeinsames Mesokolon. Häufig haben sie oral, aboral oder an beiden Enden eine Verbindung mit dem echten Kolon. Eine Übersicht über 57 Fälle der Literatur finden sich bei Yousefzadeh et al. [26]. Sie fanden in einem hohen Prozentsatz die Kombination dieser Anomalie mit Mißbildungen des Urogenitaltraktes, vor allem als Doppelbildungen an Blase, Urethra, Vagina und Uterus. Das distale Ende mündet häufig als Fistelgang in die Vagina, in die Vulva, in die Urethra und am Damm. Anlaß zu einer *Röntgenuntersuchung* sind Zeichen einer Obstruktion, hierbei kann sich die Duplikatur bei einer Magen-Darm-Passage durch die orale Verbindung darstellen. Falls eine distale Fistelöffnung erkennbar ist bzw. ein „doppelter Anus", wird die Diagnostik durch Instillation von Kontrastmittel in beide Öffnungen bzw. die Fistelöffnung durchgeführt (Abb. 4).

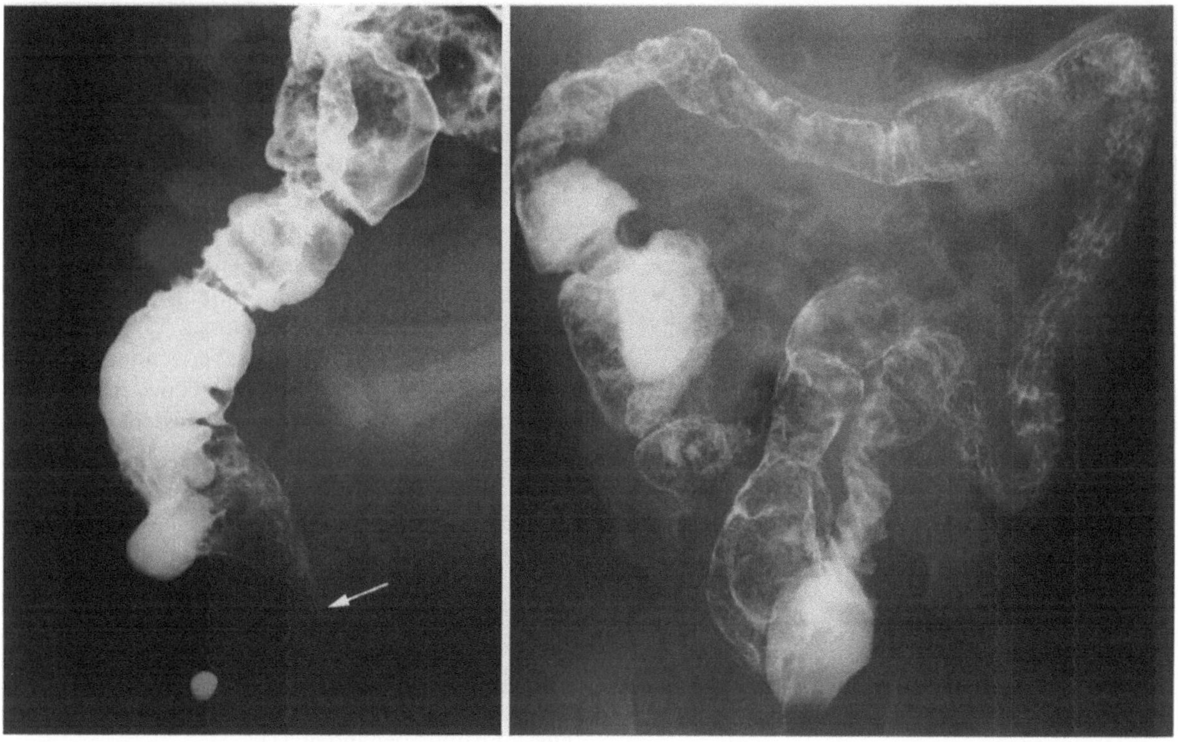

a b

Abb. 4. **a** Kolonduplikatur, 2 Wochen altes Mädchen. Die normale Analöffnung ist mit einer Bleikugel markiert. Ventral davon mündet eine vestibuläre Fistel (*Pfeil*). **b** Im Alter von 2 Monaten Kontrasteinlauf, nachdem eine innere Anastomose zwischen beiden Dickdarmanteilen hergestellt wurde. Rechts die Duplikatur, links der normale Dickdarm

Anomalien des Urogenitaltraktes müssen durch weitere Untersuchungen ausgeschlossen werden.

1.5 Small-left-Colon-Syndrome

Klinisch findet sich bei Neugeborenen das Bild des tief lokalisierten Darmverschlusses ohne adäquate Mekoniumentleerung. Das Krankheitsbild ist auffallend häufig bei Kindern diabetischer Mütter. Es handelt sich um eine vorübergehende Reifungsstörung der Neuralplexus der Dickdarmwand, die unter konservativer Behandlung spontan ausheilt. Eine Verlaufskontrolle bis zum Ausschluß einer Mukoviszidose und einer Aganglionose ist erforderlich. Röntgenologisch findet sich bei der Abdomenübersicht im Hängen Blähung von zahlreichen Darmschlingen mit nur wenigen Flüssigkeitsspiegeln ohne sichere Differenzierung zwischen Dünn- und Dickdarm. Der Kolonkontrasteinlauf mit wäßrigem Kontrastmittel (z. B. 1 : 3 verdünntes Gastrografin) zeigt ein dem Mikrokolon ähnlich enggestelltes distales Kolon bis zur linken Flexur und dort einen deutlichen Kalibersprung zu den proximalen Dickdarmabschnitten (Abb. 5). Das Gastrografin fördert die Entleerung des retinierten Mekoniums, danach tritt meistens eine deutliche klinische Besserung ein. Bei Kontrolluntersuchungen fand sich die Kaliberdifferenz unterhalb der linken Flexur noch über einige Wochen [9].

1.6 Mekonium-Pfropf-Syndrom

Dieses Krankheitsbild ähnelt sehr dem Small-left-Colon-Syndrome. Hier handelt es sich ebenfalls um eine passagere funktionelle Störung des Dickdarmes und nicht um eine abnorme Zusammensetzung des Mekoniums. Nach einem therapeutischen Einlauf wird ein langer Mekoniumzylinder entleert, womit die Störung behoben ist. Falls eine röntgenologische Untersuchung indiziert ist, wird sie ebenfalls mit wäßrigem verdünntem Kontrastmittel durchgeführt. Auch hier wirkt die Entleerung kurativ. Im Unterschied zu dem vorher beschriebenen Syndrom findet sich hier kein Kalibersprung. Wahrscheinlich sind diese beiden Krankheitsbilder (Small-left-Colon-Syndrome und Mekonium-Pfropf-Syndrom) verschiedene Erschei-

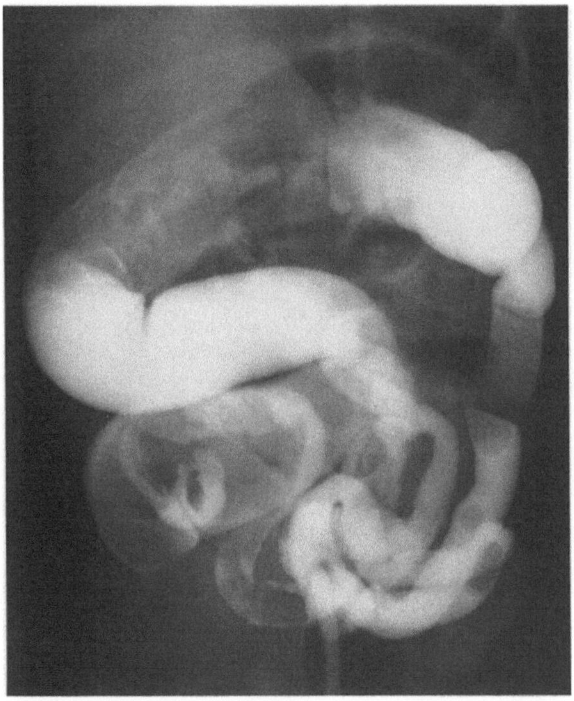

Abb. 5. Small-left-Colon-Syndrome, 2 Tage altes Kind mit dem Bild der hochgradigen Obstipation. Typischer Kalibersprung unterhalb der linken Kolonflexur

nungsformen der gleichen Störung [19]. In den ersten Lebenswochen kann bei Frühgeborenen ein funktioneller Ileus durch eingedickte und teilweise unverdaute hochkalorische Nahrung auftreten, das Milchpfropf-(„inspissated milk or curd")Syndrom. Der Röntgenbefund ist ähnlich dem Mekoniumileus oder dem Mekoniumileusäquivalent (s. Kap. Helmke u. Lassrich). Andere Ursachen eines funktionellen Neu- bzw. Frühgeborenenileus müssen ebenfalls berücksichtigt werden: Sepsis, Atemnotsyndrom, zerebrales Geburtstrauma, Medikamenten- und Drogeneinwirkung seitens der Mutter.

1.7 Mikrokolon

Das klinische Bild des tief sitzenden Darmverschlusses bei Neugeborenen und das entsprechende Röntgenbild des Abdomens in aufrechter Position mit zahlreichen geblähten Darmschlingen und Flüssigkeitsspiegeln sind Indikationen zu einem Kontrasteinlauf, der mit wäßrigem Kontrastmittel (z.B. 1 : 3 verdünntes Gastrografin) durchgeführt wird. Findet sich bei dieser – sehr vorsichtig – durchgeführten Untersuchung ein Mikrokolon, so handelt es sich um das Symptom einer intrauterin gestörten Mekoniumpassage in den Dickdarm. Dadurch bleibt das Kolon unterentwickelt, bleistift- bis fingerdick, dünnwandig, kürzer als normal und ohne ausgeprägte Flexuren (Abb. 6). Die häufigste Ursache ist der Mekoniumileus als Frühmanifestation einer Mukoviszidose. Der Gastrografineinlauf kann bei diesem Krankheitsbild auch kurativ wirken, wenn das Kontrastmittel bis weit hinauf in das terminale Ileum gelangt und dadurch das pathologisch eingedickte Mekonium mobilisiert wird. Dieses Verfahren gelingt nicht immer, es sollte auch nicht erzwungen werden. Die Verwendung unverdünnten Gastrografins ist nicht ohne Risiko [2]. Andere Ursachen eines Mikrokolons sind die tiefe Dünndarmatresie, die totale Aganglionose (s. Abb. 11, 12) des gesamten Kolons und die Kolonatresie (s. Abb. 3). Im Rahmen des sehr seltenen Megazystis – Mikrokolon – intestinale Hypoperistaltiksyndroms [5] wird ebenfalls ein Mikrokolon gefunden. Bei Frühgeborenen unter 1500 g mit einem funktionellen Ileus findet sich selten auch ein Mikrokolon. Bei einigen dieser Kinder wurde die Mutter wegen einer Schwangerschaftstoxikose mit Magnesiumsulfat behandelt [1].

1.8 Megakolon

Das Leitsymptom aller Formen des Megakolon ist die *chronische Obstipation.* Die große Zahl der in Frage kommenden Krankheitsbilder zeigt die Tabelle 2. *Radiologisch* sind die diagnostischen Möglichkeiten wesentlich einfacher darzustellen:

- Megacolon congenitum (M. Hirschsprung), erkennbar als Megakolon mit engem Segment;
- Megakolon ohne enges Segment;
- sekundäres Megakolon;
- idiopathisches Megakolon oder habituelle Obstipation.

Das wichtigste Krankheitsbild ist das aganglionäre Megakolon mit Nachweis eines engen Segmentes. Die häufigste Erkrankung ist die habituelle Obstipation. Sie stellt für den Radiologen eine Ausschlußdiagnose dar.

1.8.1 Das Megacolon congenitum (Morbus Hirschsprung)

H. Hirschsprung beschrieb das Krankheitsbild 1886 (publiziert 1888) und hielt das Megakolon für die Ursache der Erkrankung. Die ätiologische Klärung, die röntgenologische Untersuchungstechnik

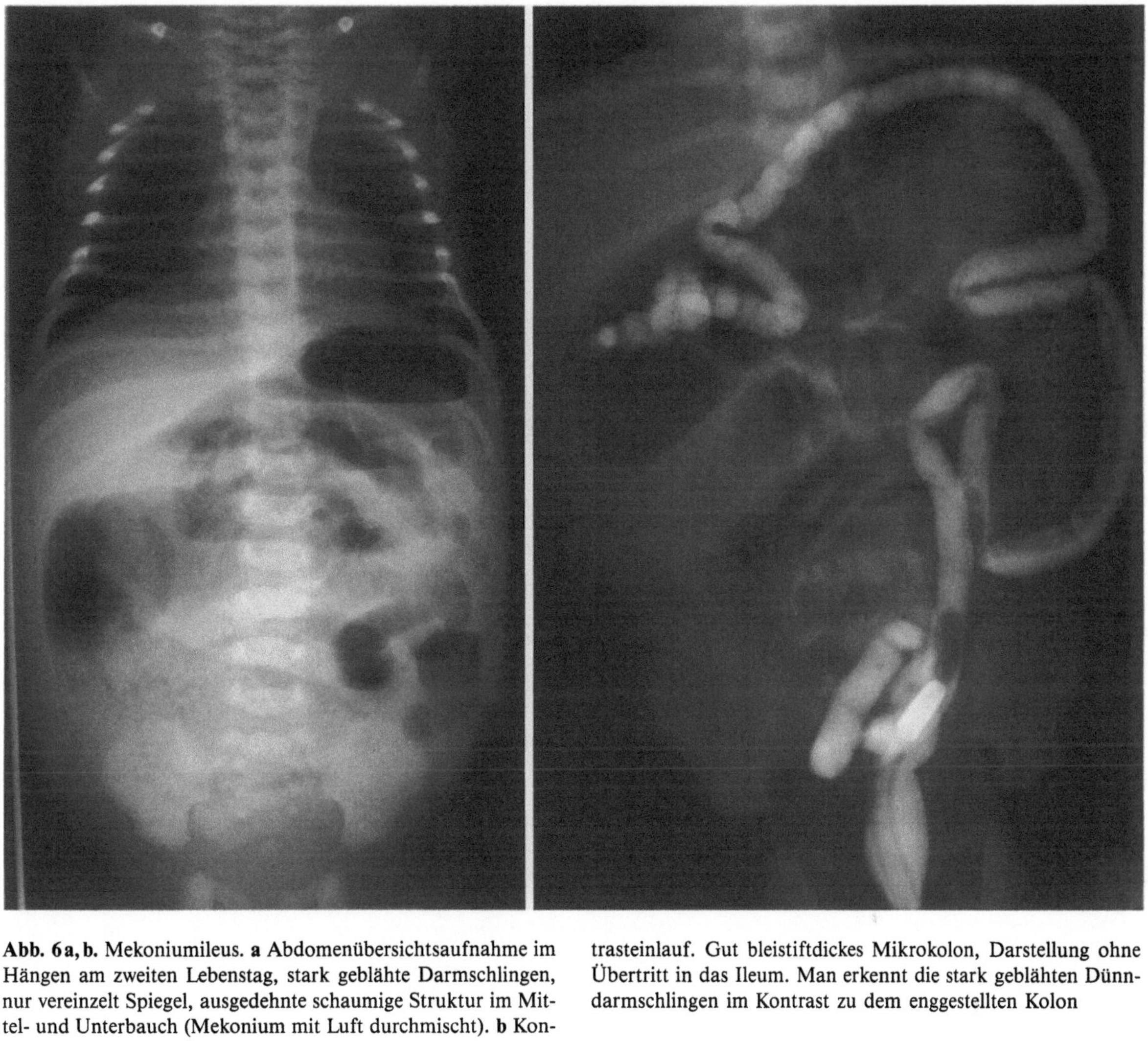

a b

Abb. 6a, b. Mekoniumileus. **a** Abdomenübersichtsaufnahme im Hängen am zweiten Lebenstag, stark geblähte Darmschlingen, nur vereinzelt Spiegel, ausgedehnte schaumige Struktur im Mittel- und Unterbauch (Mekonium mit Luft durchmischt). **b** Kontrasteinlauf. Gut bleistiftdickes Mikrokolon, Darstellung ohne Übertritt in das Ileum. Man erkennt die stark geblähten Dünndarmschlingen im Kontrast zu dem enggestellten Kolon

und die Therapie sind mit den Namen EHRENPREIS [11], SWENSON [24], NEUHAUSER [24] und BODIAN [7] verbunden. Heute kann die enzymhistotopochemische Darstellung des vegetativen Nervensystems den klassischen M. Hirschsprung einschließlich seiner Sonderformen (totale Aganglionose des Dickdarms, ultrakurzes aganglionäres Segment, Hypoganglionose) sowie die neuronale intestinale Dysplasie diagnostizieren.

Klinisch treten die ersten Symptome einer Obstipation bei bis zu 90% der Fälle mit M. Hirschsprung in den ersten Lebenswochen auf, in schweren Fällen bereits bei Neugeborenen als tief lokalisierter Ileus mit den typischen Zeichen auf der *Röntgenaufnahme* des Abdomens im Hängen. Ergänzende Aufnahmen in Kopf-Tieflage oder Bauch-

Tabelle 2. Ätiologie der chronischen Obstipation

1.	Megacolon congenitum (M. Hirschsprung)
1.1	Ultrakurzes aganglionäres Segment
1.2	Totale Aganglionose des Dickdarmes
1.3	Hypoganglionose [18]
2.	Neuronale intestinale Dysplasie [18]
3.	Sekundäres Megakolon
3.1	Analstenose, anorektale Stenose, Antepositio ani
3.2	Fissuren, Ekzem, Narben postoperativ
3.3	Raumforderung im kleinen Becken
3.4	Neurogen (Myelomeningozele u.a.)
3.5	Hypothyreose
4.	Schädigung der Ganglienzellen
4.1	Laxantienabusus
4.2	B_1-Avitaminose
4.3	Entzündungen, Strahlenschaden
4.4	Chagas-Krankheit
5.	Habituelle Obstipation, idiopathisches Megakolon

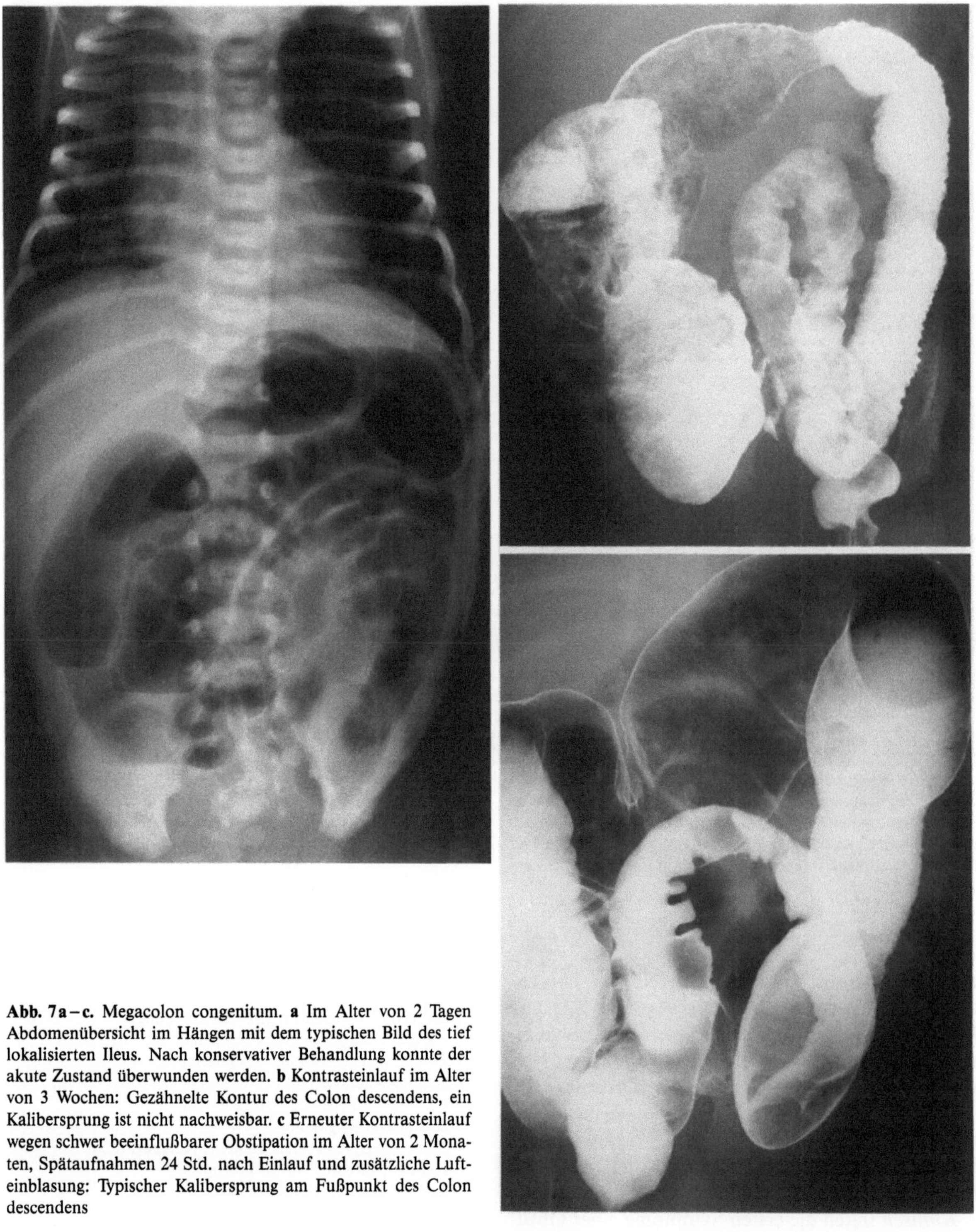

Abb. 7a–c. Megacolon congenitum. a Im Alter von 2 Tagen Abdomenübersicht im Hängen mit dem typischen Bild des tief lokalisierten Ileus. Nach konservativer Behandlung konnte der akute Zustand überwunden werden. b Kontrasteinlauf im Alter von 3 Wochen: Gezähnelte Kontur des Colon descendens, ein Kalibersprung ist nicht nachweisbar. c Erneuter Kontrasteinlauf wegen schwer beeinflußbarer Obstipation im Alter von 2 Monaten, Spätaufnahmen 24 Std. nach Einlauf und zusätzliche Lufteinblasung: Typischer Kalibersprung am Fußpunkt des Colon descendens

lage mit horizontalem Strahlengang zeigen die fehlende Luftfüllung des distalen Sigma und des Rektums oder einen deutlichen Kalibersprung.

Häufig gelingt es zunächst, durch konservative Behandlung die Entleerungsstörung zu überwinden. Da es häufig erst nach 3–4 Wochen möglich ist, durch einen Kontrasteinlauf das enge Segment darzustellen, (Abb. 7) sollte versucht werden, durch konservative Maßnahmen die Diagnostik bis zu diesem Alter aufzuschieben. Die *Röntgendiagnostik* bei Verdacht auf M. Hirschsprung im frühen Säuglingsalter sollte dann ohne Vorbereitung – nach Möglichkeit 24 Std. vor dem geplanten Kontrasteinlauf keine Darmspülung mehr – erfolgen, weil die Stuhlansammlung vor dem engen Segment die Röntgendiagnostik dieses Abschnittes wesentlich erleichtert. Je intensiver die Spülbehandlung beim M. Hirschsprung in den ersten Lebenswochen, um so später entwickelt sich das prästenotische „Megakolon". Beim Kontrasteinlauf genügt es, das enge Segment und die anschließenden distalen Abschnitte des erweiterten Darms darzustellen, eine totale Auffüllung des gesamten Dickdarms ist nicht indiziert. Das enge Segment stellt sich am besten in Seitenlage dar. Bei jeder Untersuchung ist eine Übersichtsaufnahme des Darms nach ausgiebiger Entleerung des Kontrastmittels von entscheidender diagnostischer Bedeutung. Kommt es zu einer vollständigen Entleerung, handelt es sich in der Regel um eine habituelle Obstipation. Beim echten M. Hirschsprung ist eine Entleerung meist nicht unmittelbar nach dem Einlauf zu erreichen, da hier die typische Hyperkontinenz des Sphinkterapparates besteht. Ist die Darstellung des engen Segmentes mit dem typischen Kalibersprung zum erweiterten Dickdarm – es liegt zu etwa 90% am Übergang vom Rektum zum Sigma – nicht eindeutig, läßt sich die Darstellung häufig durch eine zusätzliche vorsichtige Lufteinblasung (Doppelkontrasttechnik) verbessern. Ist die Diagnose noch immer nicht klar, werden Spätaufnahmen nach 6, 12 oder 24 Std. dieser Region angefertigt. Inzwischen darf natürlich keine Darmspülung erfolgen (Abb. 8). Neben der geschilderten Lokalisation sind noch seltene Fälle mit engem Segment gefunden worden, die unterhalb der linken Flexur (cave Small-left-Colon-Syndrome!) oder am Fußpunkt des Colon descendens beginnen.

Ist bei dem Kontrasteinlauf weder eine prompte und vollständige Entleerung zu erzielen noch ein enges Segment sicher darzustellen, sollte eine *Defäkographie* angeschlossen werden:

Im Sitzen im seitlichen Strahlengang wird der Defäkationsvorgang oder der Versuch der Defäka-

Abb. 8a, b. Der Einfluß einer zu guten Vorbereitung bei der Diagnostik eines Morbus Hirschsprung, 3 Monate altes Mädchen. **a** Nach ausgiebigen Darmspülungen zeigt der Kontrasteinlauf keinen eindeutigen Befund. **b** Spätaufnahme nach 8 Std., die nachrückenden Stuhlmassen stellen jetzt das enge Segment am Übergang vom Colon descendens zum Sigma eindeutig dar (*Pfeile*)

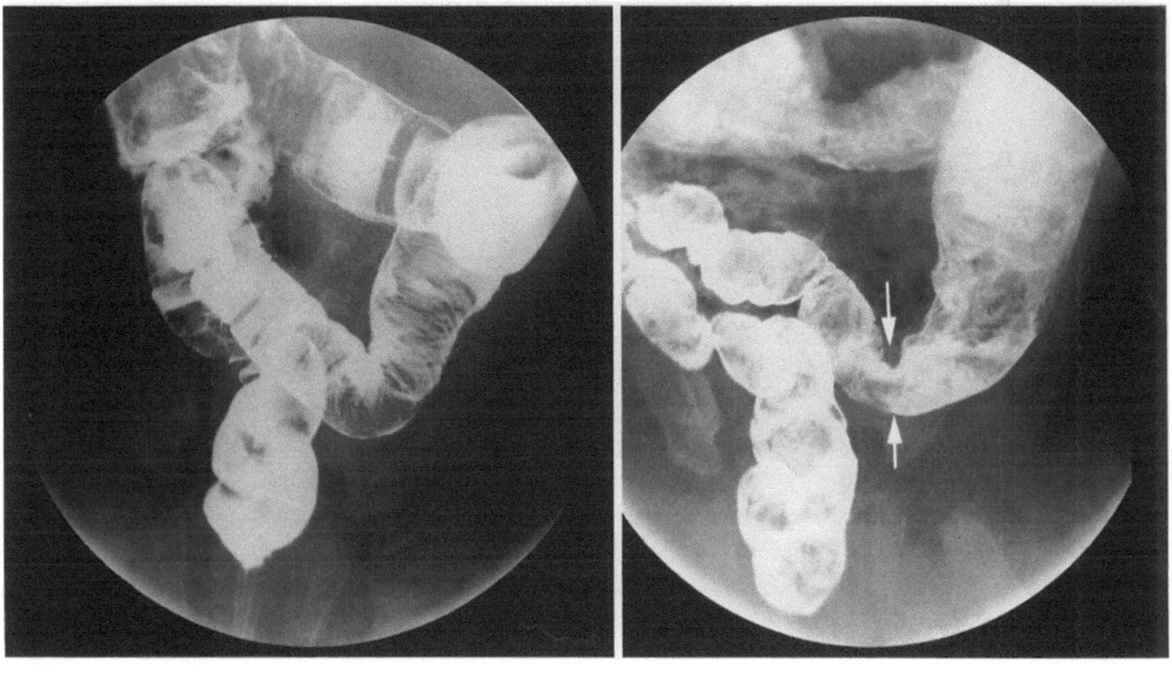

a b

tion mit kurzen Durchleuchtungen und Zielaufnahmen mit der Mittelformat-Kamera untersucht. Hierbei lassen sich unter Umständen sekundäre Megakolonformen wie Analstenosen etc. diagnostizieren. Die Diagnose eines *ultrakurzen* engen Segmentes oder einer *Sphinkterachalasie* ist mit dieser Methode nicht möglich und muß anderen Untersuchungsverfahren (Manometrie, Biopsie) vorbehalten bleiben [20, 23], röntgenologisch stellen sich diese Erkrankungen als *Megakolon ohne enges Segment* dar.

1.8.2 Der Morbus Hirschsprung im Kleinkindes- und Schulalter

Neben den geschilderten Symptomen im frühen Säuglingsalter gibt es Verlaufsformen mit leichterer Symptomatik der Obstipation, die dann erst im späteren Kindesalter diagnostiziert werden. Die Literatur kennt auch eine ganze Anzahl von Fällen, die erst im Erwachsenenalter zur Untersuchung und Diagnose kamen [22].

Unter diesen Beobachtungen sind sicherlich auch Fälle, die wegen ungeeigneter Untersuchungstechnik zunächst übersehen und als Megakolon ohne enges Segment diagnostiziert wurden.

Die Röntgendiagnostik dieser späten Fälle von M. Hirschsprung sollte nach gründlicher Vorbereitung erfolgen, damit die angesammelten alten Stuhlmassen nicht durch passive Dehnung des meist relativ kurzen engen Segmentes eine Diagnostik verhindern (Abb. 9). Auch hier gilt die Regel, daß neben einer typischen Aufnahme des Dickdarms mit Prallfüllung eine einwandfreie Entleerungsaufnahme vorliegen muß. Nur dann sind Fehldiagnosen zu vermeiden. Ein sog. Sigma- oder Colon elongatum verschwindet bei der Kontraktion

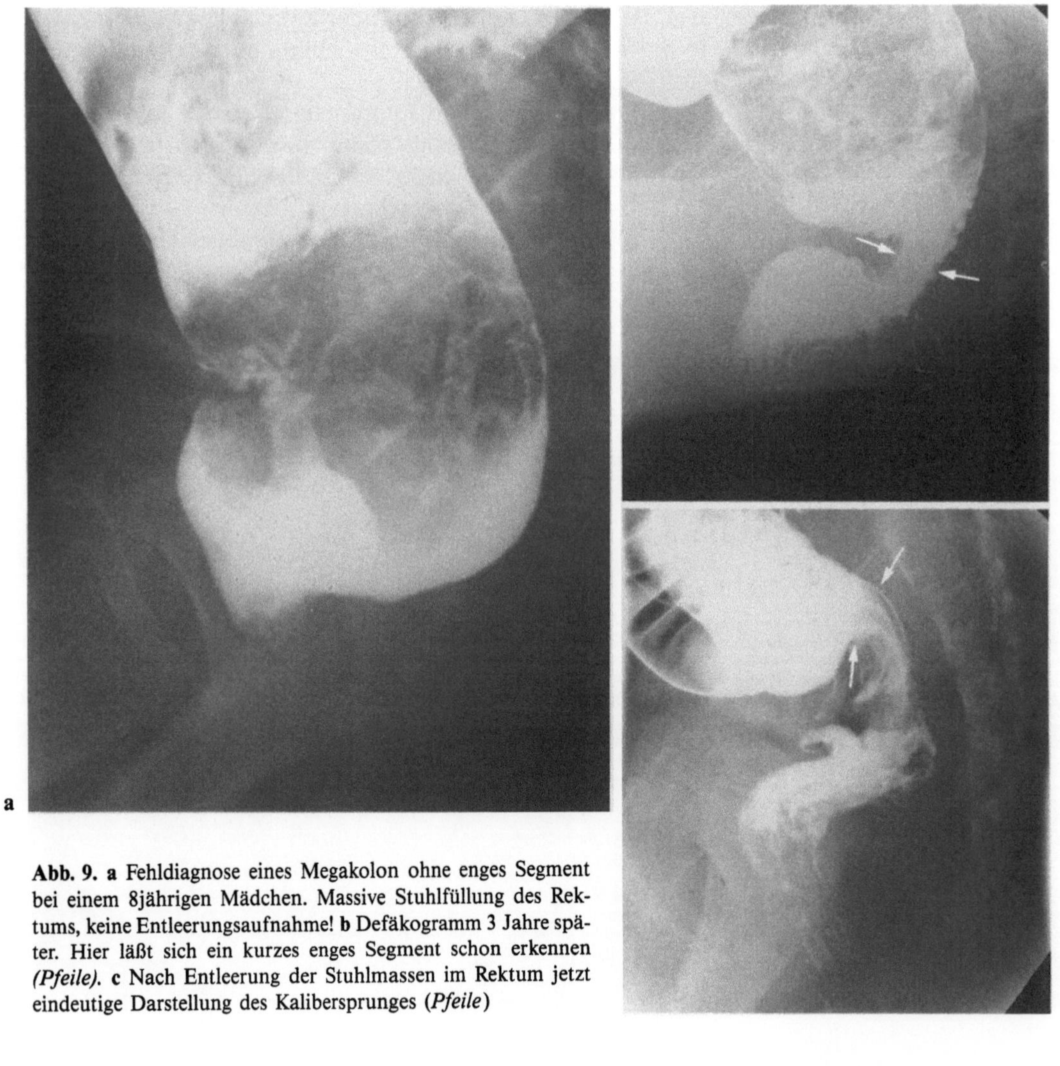

Abb. 9. a Fehldiagnose eines Megakolon ohne enges Segment bei einem 8jährigen Mädchen. Massive Stuhlfüllung des Rektums, keine Entleerungsaufnahme! **b** Defäkogramm 3 Jahre später. Hier läßt sich ein kurzes enges Segment schon erkennen *(Pfeile)*. **c** Nach Entleerung der Stuhlmassen im Rektum jetzt eindeutige Darstellung des Kalibersprunges (*Pfeile*)

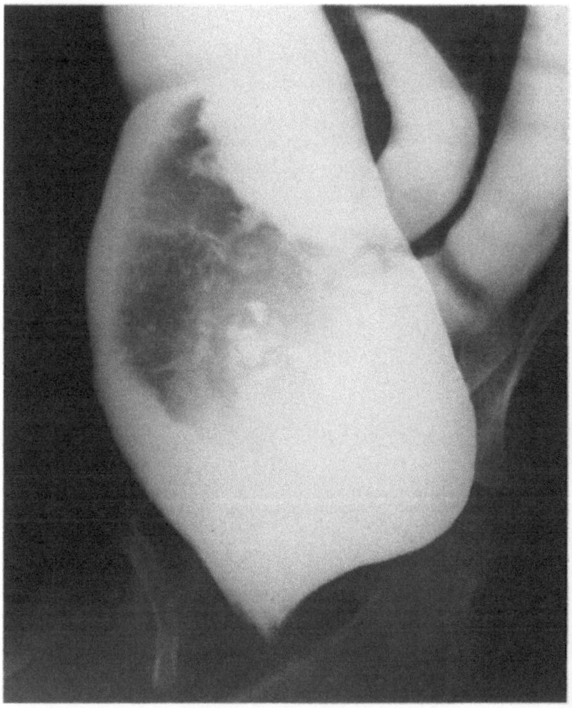

a

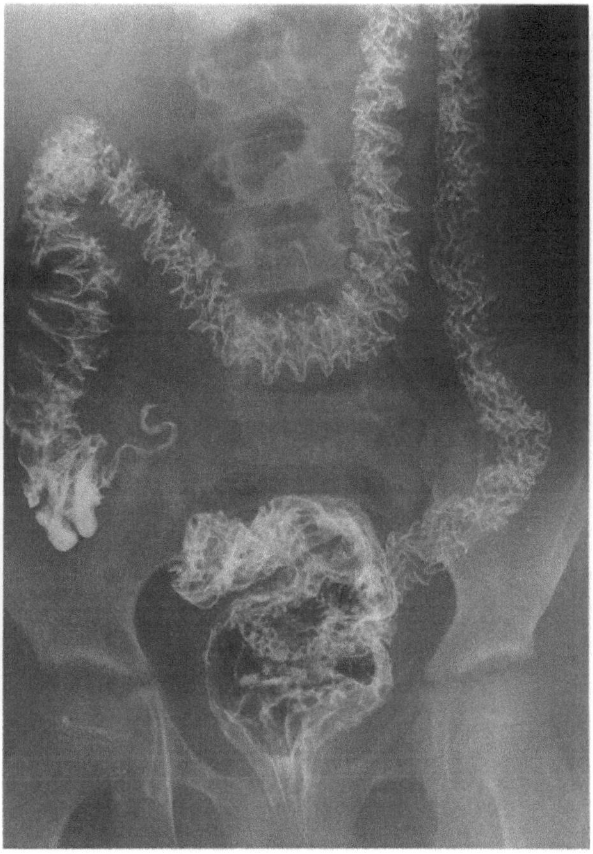

b

Abb. 10a, b. Kontrasteinlauf bei chronischer Obstipation, 6jähriges Mädchen. **a** Massive Stuhlfüllung des Rektums – vergleiche Abb. 9a! **b** Nach intensiver Entleerung Aufnahme 3 Tage später. völlig normales Schleimhautbild des Dickdarmes, kein Anhalt für ein enges Segment oder Megakolon

des Darms und einwandfreier Schleimhautdarstellung von selbst und ist als Diagnose abzulehnen. Abbildung 10 zeigt einen solchen Befund bei einer habituellen Obstipation.

1.8.3 Die Aganglionose des gesamten Dickdarms

Bei diesem Krankheitsbild sind das Kolon insgesamt und häufig noch angrenzende Abschnitte des Ileums aganglionär. Auch hier beginnen die klinischen Symptome kurz nach der Geburt, es liegen schwer beeinflußbare Subileuszustände vor, die Kinder sind chronisch krank und dystroph. Der Kolonkontrasteinlauf zeigt hier kein enges Segment, allerdings hat das Kolon kein normales Kaliber, es ist relativ kurz und zeigt eine hochgradige Verzögerung der Kontrastmittelentleerung. Von unseren 5 Patienten hatten 2 ein typisches Mikrokolon (Abb. 11), 2 Kinder zeigten das Bild des kurzen Dickdarms mit stark verzögerter Entleerung des Kontrastmittels (Abb. 12). Bei einem Kind war zunächst die Diagnose „Small-Left-Colon-Syndrome" gestellt worden.

Die *segmentale Dilatation des Dickdarms* ist klinisch kaum von einem M. Hirschsprung zu unterscheiden, es findet sich distal des erweiterten Kolonabschnittes ein normaler histologischer Aufbau der Darmwand, keine Aganglionose [19].

Auch die seltenen Beobachtungen von segmentaler Aganglionose [23] sind klinisch und röntgenologisch nicht eindeutig diagnostizierbar und äußern sich wie ein M. Hirschsprung.

1.8.4 Die Hypoganglionose

Sie findet sich als isolierte Anomalie selten und äußert sich klinisch durch schwere Obstipation bis zur Pseudoobstruktion. Häufiger ist die Hypoganglionose proximal der Aganglionose in unterschiedlicher Ausdehnung und in dem Rektumblindsack bei anorektalen Mißbildungen. Histologisch ist die Zahl der Ganglienzellen reduziert vor allem im Plexus myentericus [18].

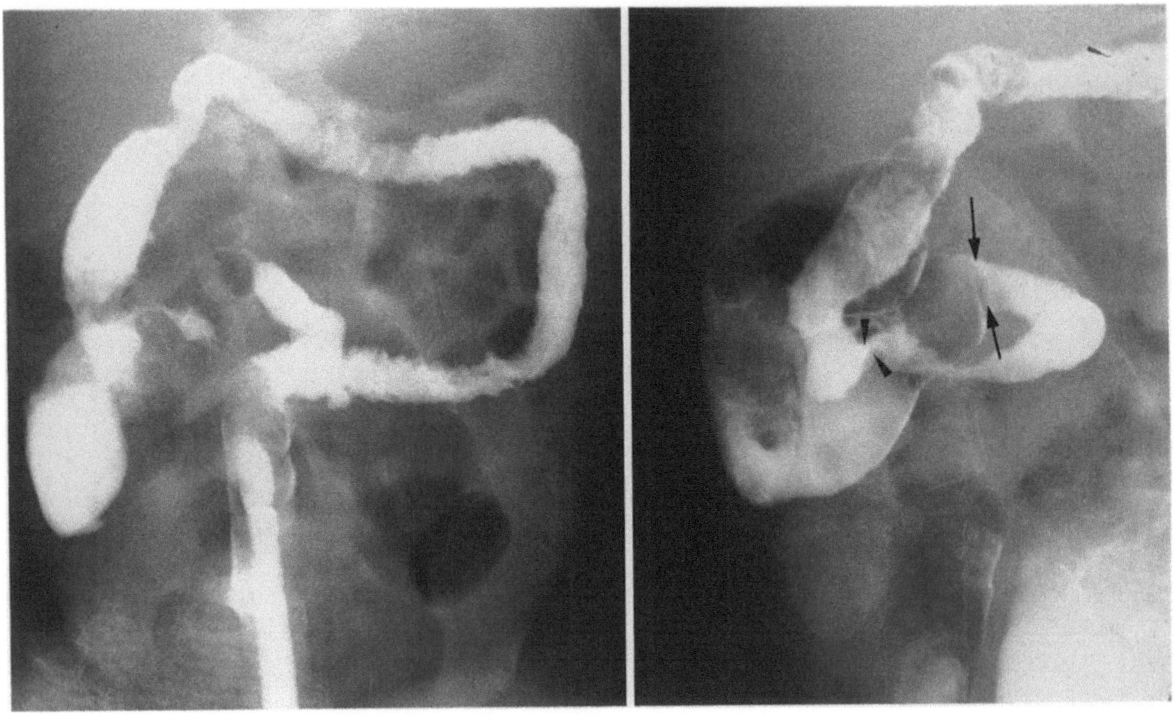

a b

Abb. 11 a, b. Totale Aganglionose des Dickdarmes. **a** Kontrasteinlauf mit Gastrografin, Mikrokolon. **b** Zielaufnahme nach Reflux des Kontrastmittels in das terminale Ileum *(Pfeilspitzen* Ileozäkalklappe), *Pfeile.* Kalibersprung im terminalen Ileum, proximal von dieser Stelle stark erweiterter Dünndarm. 7 Tage alter Knabe

1.8.5 Die neuronale intestinale Dysplasie (NID)

Im Bereich des Kolons führt die NID etwa ab dem 6. Lebensmonat durch Adynamie des Kolons zu chronischer Obstipation mit Ileuszuständen. Es entwickelt sich ein Megakolon. Die Länge des betroffenen Darmabschnittes kann wenige Zentimeter betragen, aber auch im Extremfall den gesamten Darm betreffen. Häufig findet sich auch eine Kombination der NID mit der klassischen Aganglionose. Dieser Typ B zeigt histologisch eine Hyperplasie des Plexus submucosus mit Riesenganglienzellen und eine erhöhte Acetylcholinesterase-Aktivität.

Der seltene Typ A der NID tritt schon bei jungen Säuglingen auf mit dem Bild der ulzerativen Kolitis, die eine Kolostomie erforderlich machen kann. Histologisch findet sich eine Störung des Sympathikus im Plexus myentericus und der Lamina propria mucosae [18].

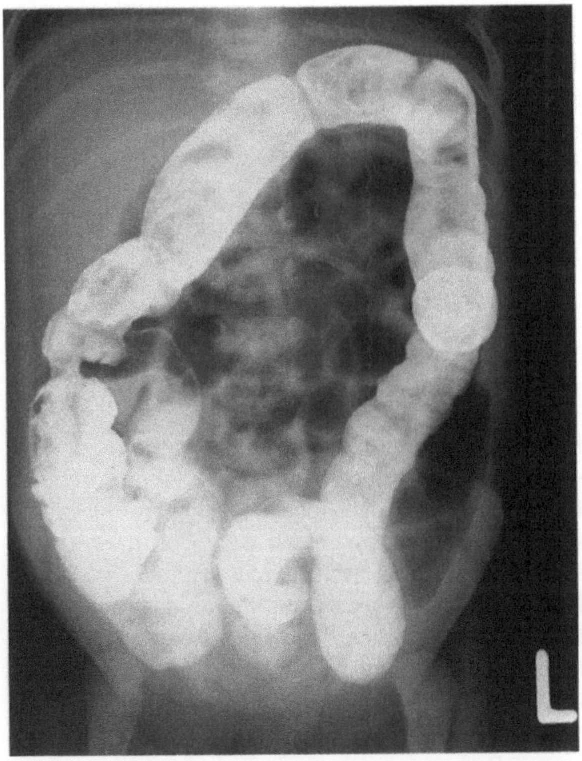

Abb. 12. Totale Aganglionose des Dickdarmes, Kolonkontrasteinlauf im Alter von 3 Wochen. Spätaufnahme nach 3 Tagen: Noch immer starke Kontrastmittelfüllung des gesamten Kolons und des terminalen Ileums

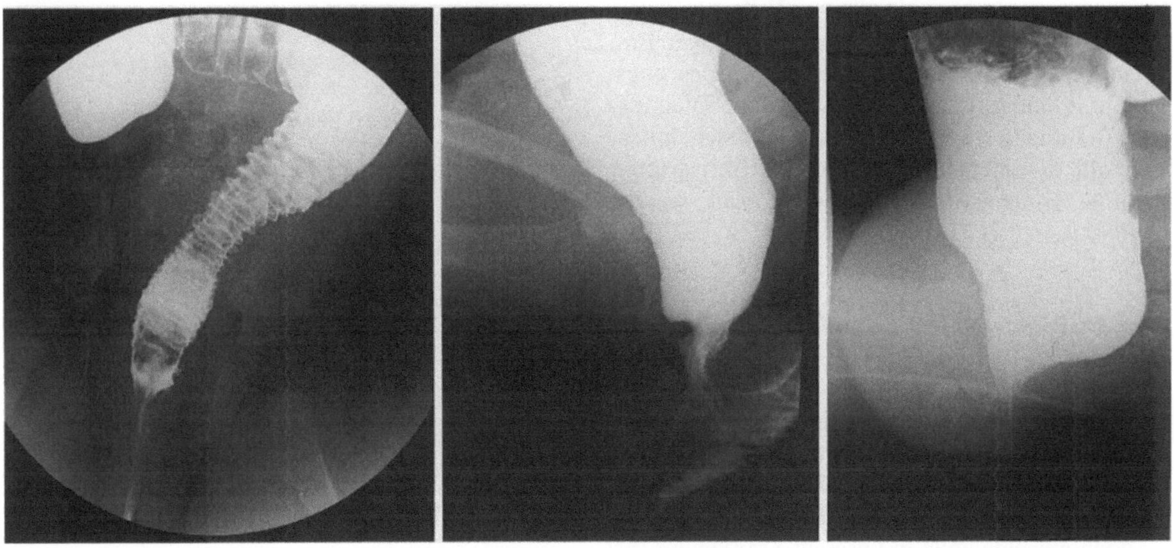

a b c

Abb. 13a–c. Röntgendiagnostik nach Resektion eines engen Segmentes. **a** 3 Wochen nach OP stark verkürzter Dickdarm, waschbrettartige Schleimhautdarstellung des terminalen Abschnittes. **b** Defäkogramm nach einem Jahr: Sekundäres Megakolon mit deutlicher Enge im Bereiche der Anastomose. Die bestehende Obstipation wurde durch eine Sphinkter-Dehnung beseitigt. **c** Defäkographie 2 Jahre post OP: Erhebliches Megakolon, kein Kalibersprung, typisches Bild der Achalasie.

Ob noch ein restliches ultrakurzes enges Segment vorliegt, kann hiernach nicht entschieden werden.

1.8.6 Postoperative Befunde bei Morbus Hirschsprung

Nach operativer Behandlung eines M. Hirschsprung ist eine erneute Röntgenuntersuchung erforderlich, wenn das Kind noch immer oder wieder Symptome einer Obstipation bietet. Hier ist ein Kolonkontrasteinlauf nach guter Vorbereitung des Darms mit einer anschließenden Defäkographie indiziert. Eine gezielte Darstellung der distalen Dickdarmabschnitte einschließlich Rektum und Analkanal müssen klären:

1. ob im Bereich der Anastomose eine sekundäre Stenose entstanden ist,
2. ob noch ein Rest des aganglionären Segmentes vorhanden ist; es wird kürzer sein als im präoperativen Befund nachweisbar,
3. ob es sich lediglich um die typische Hyperkontinenz (Achalasie) des Sphinkterapparates bei M. Hirschsprung handelt. Auch hierbei sind Entleerungsaufnahmen nach abgeschlossener Defäkographie und evtl. Spätaufnahmen nach 6–24 Std. indiziert (Abb. 13).

1.8.7 Das sekundäre oder symptomatische Megakolon

Bei diesen Erkrankungen ist die Erweiterung des Dickdarmes die Folge einer organischen Entleerungsbehinderung (s. Tabelle 2). Schwierigkeiten kann die Diagnose bei einer oligosymptomatischen Hypothyreose bereiten, deren einziges auffälliges Symptom die Obstipation sein kann.

Hier ist die Kontrastmitteluntersuchung des Dickdarms nach guter Vorbereitung angezeigt, in vielen Fällen muß zur Darstellung der Entleerungsbehinderung eine Defäkographie durchgeführt werden. Erst hierbei zeigt sich die Entleerungsstörung, die Veränderung im Bereich des distalen Rektum und des Analkanales bei Stenosen der verschiedensten Ursachen (s. auch Abschn. 2).

1.8.8 Das idiopathische Megakolon, die habituelle Obstipation

Dieses Krankheitsbild ist mit Abstand die häufigste Ursache eines Megakolon. Allerdings handelt es sich dabei nicht um eine organisch fixierte Vergrößerung des Dickdarms, sondern nur um eine durch chronische Ansammlung von großen Stuhlmassen stark erweitertes Organ. Hier gilt in besonderem Maße die Forderung, neben einer Prallfüllung des Dickdarms – nach guter Vorbereitung – eine ausgiebige Entleerung herbeizuführen, um die anatomische Situation nach vollständiger Beseitigung der Stuhlfüllung beurteilen zu können. Bei einer prallen Füllung des Rektums mit Stuhlmassen ist die Gefahr einer Fehldiagnose nicht gering, da ein kurzes enges Segment in diesem Falle übersehen werden kann (Abb. 9). Ist nach vollständiger Entleerung des Dickdarms ein normales Entleerungsbild zu erhalten, ist per exclusionem die Diagnose einer habituellen Obstipation am wahrscheinlichsten, alle organischen Ursachen einer Entleerungsstörung können damit ausgeschlossen werden (Abb. 10).

1.8.9 Diskrepanzen der Befunde bei chronischer Obstipation

a) In der Regel entsprechen Klinik, Histologie und Röntgenbefund einander bei dem klassischen Bild des M. Hirschsprung. Die Patienten bedürfen der chirurgischen Behandlung. Es gibt jedoch einzelne Fälle in unserem Krankengut, bei denen das Röntgenbild und die Histologie typisch für eine Aganglionose gefunden wurden, jedoch der klinische Verlauf so gutartig war, daß keine operative Behandlung erforderlich wurde.
b) Ebenso gibt es einige Befunde mit typischem engen Segment im Röntgenkontrasteinlauf aber normaler Histologie. Bei den bei uns beobachteten 2 Patienten mußte einer operativ behandelt werden, der andere zeigte unter konservativer Behandlung einen gutartigen Verlauf.
c) Auch bei histologisch nachgewiesener Aganglionose in einem ultrakurzen engen Segment und entsprechend fehlendem Nachweis eines engen Segmentes im Röntgenbild gibt es neben der operativen Behandlung auch die Möglichkeit eines konservativen gutartigen Verlaufes.
d) Schließlich verfügen wir auch über die Beobachtung eines Kindes mit einem typischen engen Segment im Röntgenbild, das bei einer Kontrolluntersuchung 4 Jahre später nicht mehr nachweisbar war, das Kind war ebenfalls unauffällig und hatte keine Obstipation mehr. Leider lag hier keine histologische Untersuchung vor.

2 Anorektale Mißbildungen

2.1 Klassifikation

Die sorgfältige präoperative Diagnostik anorektaler Mißbildungen ist für das Schicksal der Kinder unter Umständen entscheidend, da eine Fehldiagnose und nachfolgende fehlerhafte operative Behandlung zu einer lebenslänglichen Inkontinenz führen kann.

Tabelle 3. Anorektale Mißbildungen (n = 162). [13]

A. Hohe Form: Supralevatorisch (mit und ohne Fistel)	31%
B. Intermediäre Form (mit und ohne Fistel)	13%
C. Tiefe Form: Translevatorisch (mit und ohne Fistel)	54%
D. Andere (diverse seltene Anomalien)	2%

Tabelle 4. Wingspread-Klassifikation von 1984

	männlich	weiblich
A. Hohe Form		
1. Anorektale Agenesie		
a) ohne Fistel		
b) mit Fistel	urethral	vaginal vesikal kloakal
2. Rektale Atresie		
B. Intermediäre Form		
1. Anale Agenesie		
a) ohne Fistel		
b) mit Fistel	rektobulbär	vaginal vestbulär
2. Anorektale Stenose		
C. Tiefe Form		
1. Öffnung an normaler Stelle im Analgrübchen		
a) Analmembran		
b) Analstenose		
2. Öffnung im Bereich des Dammes		
a) Antepositio ani		
b) anokutane Fistel		
3. Öffnung im Bereich der Vulva		
a) Antepositio ani		
b) vulväre Fistel		
c) anovestibuläre Fistel		

Die Tabelle 3 gibt eine Übersicht über die verschiedenen Formen dieser Mißbildungen und ihre Häufigkeit, die Tabelle 4 die Nomenklatur, wie sie 1970 in Melbourne festgelegt worden ist und 1984 in der vorliegenden vereinfachten Form revidiert wurde. Siehe hierzu die Schemazeichnungen Abb. 14, 1–9. Vor der radiologischen Untersuchung sollte sich der Radiologe über die klinische Situation informieren, um gezielt vorgehen zu können [4, 12].

Der äußere Befund bei Knaben:

1. Äußere Öffnung am Damm und ihre Position. Liegt die Öffnung an *normaler* Stelle im Analgrübchen, gibt es 3 Möglichkeiten:
   Analstenose = tiefe Form
   rektale Atresie = hohe Form
   anorektale Stenose = intermediäre Form.
   Befindet sich die Öffnung im Bereich des *Dammes*, liegt auf jeden Fall eine tiefe Anomalie vor.

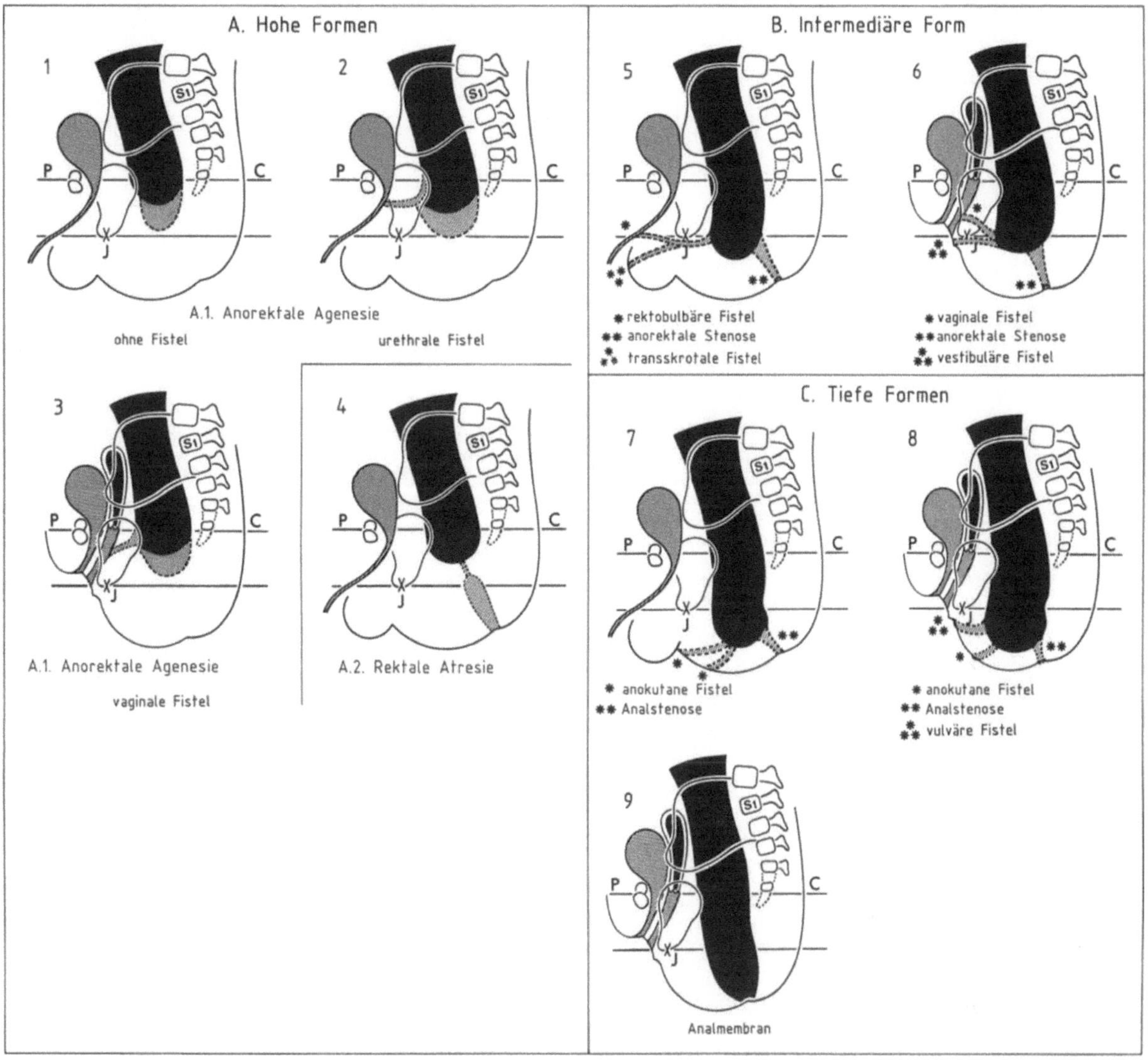

Abb. 14. *1–9* Schemazeichnungen zu den Tabellen 3 und 4. Erläuterungen siehe Text. (Nach [10])

Eine ventral in der Raphe des Skrotums liegende Fistel ist eine transskrotale Fistel und gehört zu den intermediären Formen.

2. Keine Öffnung am Damm.
   Mekoniumabgang mit dem Urin?
   Wenn ja, liegt eine hintere Urethralfistel bei einer hohen Form vor, oder eine rektobulbäre Fistel entsprechend einer Intermediärform.
3. Keine äußerlich sichtbare Öffnung, kein Mekoniumabgang: Keine Diagnose möglich.

Bei Mädchen:

1. Nur *eine* Öffnung im Bereich von Damm und Genitale = Kloake, eine schwere Mißbildung vom hohen Typ.
2. *Zwei* normale Öffnungen entsprechend der Urethra und der Vagina. Ist Mekonium in der Vagina sichtbar? Dann handelt es sich um eine rektovaginale Fistel (hohe oder intermediäre Anomalie). Sieht man kein Mekonium, ist keine Entscheidung möglich.
3. Finden sich *drei* Öffnungen ohne normalen Anus handelt es sich in den meisten Fällen um eine tiefe Anomalie: Urethra, Vagina und rektovulväre Fistel. Diese Fistel ist unter Umständen schwer von einer Fistelöffnung im Vestibulum zu unterscheiden. Öffnet sich eine Fistel in das Vestibulum, kann es eine tiefe oder eine intermediäre Form sein.
   Findet sich die dritte Öffnung an normaler Stelle im Analgrübchen, können folgende Anomalien vorliegen

Analstenose = tiefe Form
anorektale Stenose = intermediäre Form
rektale Atresie = hohe Form.

Die Schemazeichnungen sollen die Klassifikation und die zu erwartenden Röntgenbefunde erläutern (Abb. 14, 1–9): Anorektale Agenesie bei Knaben ohne Fistel (Abb. 14.1) und mit hinterer Urethralfistel (Abb. 14.2). Bei Mädchen findet sich entsprechend eine vaginale Fistel (Abb. 14.3); die schraffierten Teile des Blindsackes deuten auf die Variabilität des unteren Blindsackpoles je nach intraabdominellem Druck und Funktionszustand des Beckenbodens während der Untersuchung. P-C = Verbindungslinie zwischen dem Os pubis und dem 5. Kreuzbeinwirbel, I-Punkt = tiefster Punkt des Os ischii, die zu PC gezogene Parallele ist die I-Linie; diese Linie ist die Grenze für die unterste Position des Blindsackes bei Fällen von hoher Form der Anomalie, wenn der Beckenboden vollkommen erschlafft ist (punktierte Linie bei Abb. 14, 1–3).

Es kann sogar vorkommen, daß bei hohen Anomalien der unterste Punkt des Blindsackes etwas unterhalb dieser I-Linie liegt, deshalb muß bei der Untersuchung sorgfältig auf die Funktion der puborektalen Schlinge geachtet werden, die Zielaufnahmen müssen bei Kontraktion und Relaxation, d. h. z. B. beim Schreien und in Ruhe aufgenommen werden, um eine sichere Beurteilung zu ermöglichen [10]. Daraus ergibt sich, daß Messungen des Abstandes Damm – Blindsack wertlos sind.

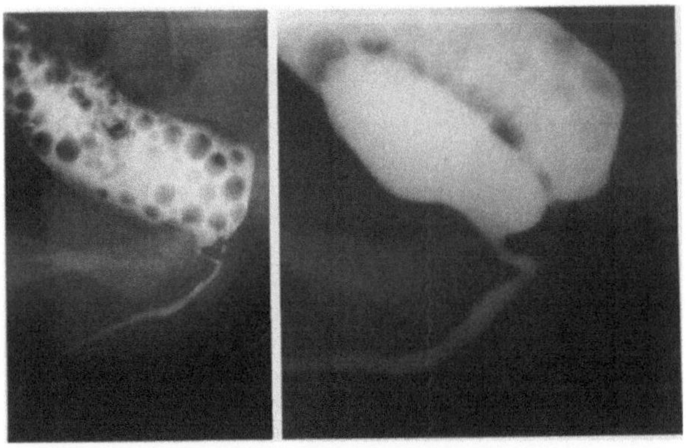

Abb. 16. Miktionszystourethrogramm. Die Sondierung der Blase führte zunächst zu einer direkten Sondierung des Blindsackes durch die hintere rektourethrale Fistel (*links*).

Nach richtiger Darstellung der Blase zeigt sich während der Miktion ebenfalls die Fistel zwischen hinterer Urethra und dem hoch endenden Rektumblindsack (*rechts*).

Diagnose: Hohe Form der anorektalen Agenesie mit rektourethraler Fistel (s. Abb. 14.2)

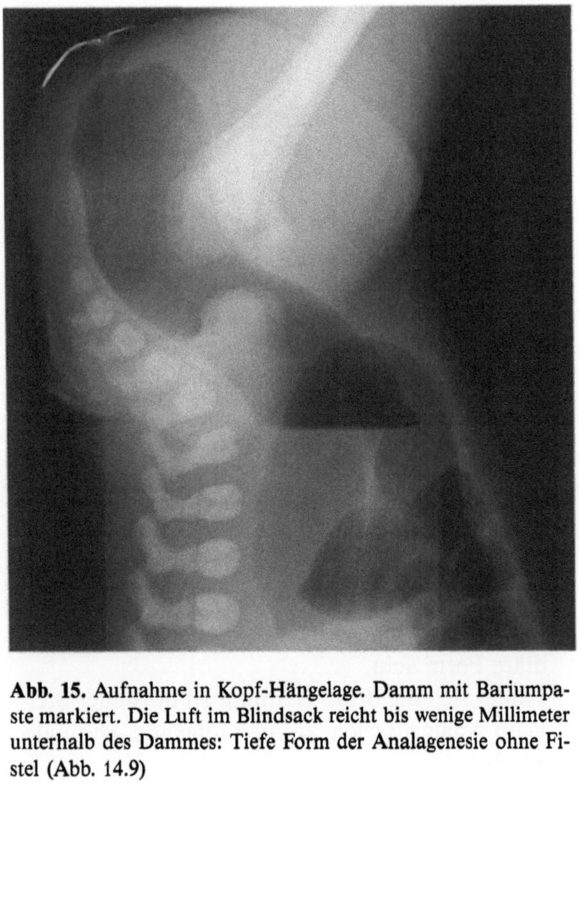

Abb. 15. Aufnahme in Kopf-Hängelage. Damm mit Bariumpaste markiert. Die Luft im Blindsack reicht bis wenige Millimeter unterhalb des Dammes: Tiefe Form der Analagenesie ohne Fistel (Abb. 14.9)

Abb. 14.4: Rektale Atresie, die ebenfalls zu den hohen Formen gehört.

Abb. 14.5: Die intermediären Formen bei Knaben mit der rektobulbären Fistel, der transskrotalen Fistel und der anorektalen Stenose, entsprechend beim Mädchen (Abb. 14.6) die vaginale Fistel, die lange vestibuläre Fistel und die anorektale Stenose.

Abb. 14.7: Die tiefen Formen bei Knaben mit den verschiedenen perinealen oder anokutanen Fisteln, die Analstenose; entsprechend bei Mädchen (Abb. 14.8) vulväre Fistel, Dammfistel und die Analstenose.

Abb. 17. a Wangensteen-Aufnahme zeigt Luft deutlich oberhalb des I-Punktes (x). **b** Punktion des Blindsackes vom Damm her und Instillation von verdünntem wäßrigen Kontrastmittel. Man erkennt den Blindsack deutlich unterhalb des I-Punktes (x). **c** Nach Entfernung und Druck auf das Abdomen tritt der Blindsack noch tiefer und zeigt eindeutig die tiefe Form der Analagenesie

Abb. 18. a Aufnahme nach Wangensteen. Der luftgefüllte Blindsack endet etwa in Höhe des I-Punktes (x). **b** Nach Kontrastmittelinjektion durch Dammpunktion (*links*) tritt der Blindsack weiter nach distal und nach ventral sich verjüngend, zusätzlich (*Mitte*) stellt sich eine zarte Fistel dar (*Pfeile*). Die dorsale Eindellung entspricht der Levatorschlinge. Erschlaffung der Levatorschlinge (*rechts*). Maximaler Tiefstand des Blindsackes, der aber trotzdem zur intermediären Form gehört, wie die bulborektale Fistel beweist (Abb. 14.5)

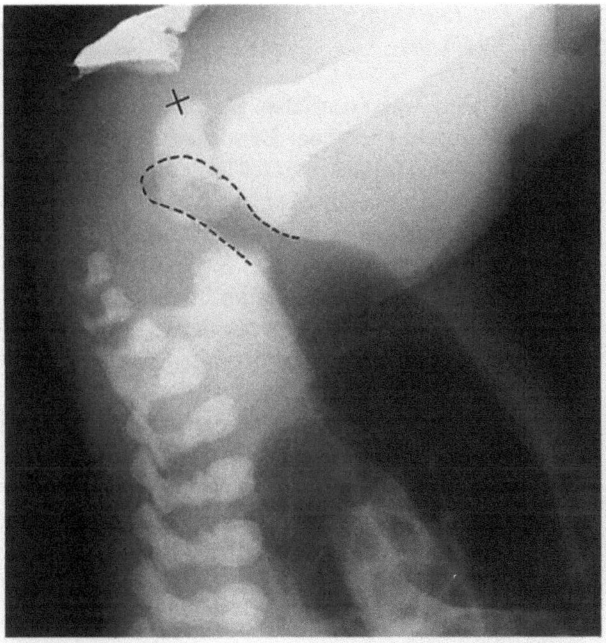

a

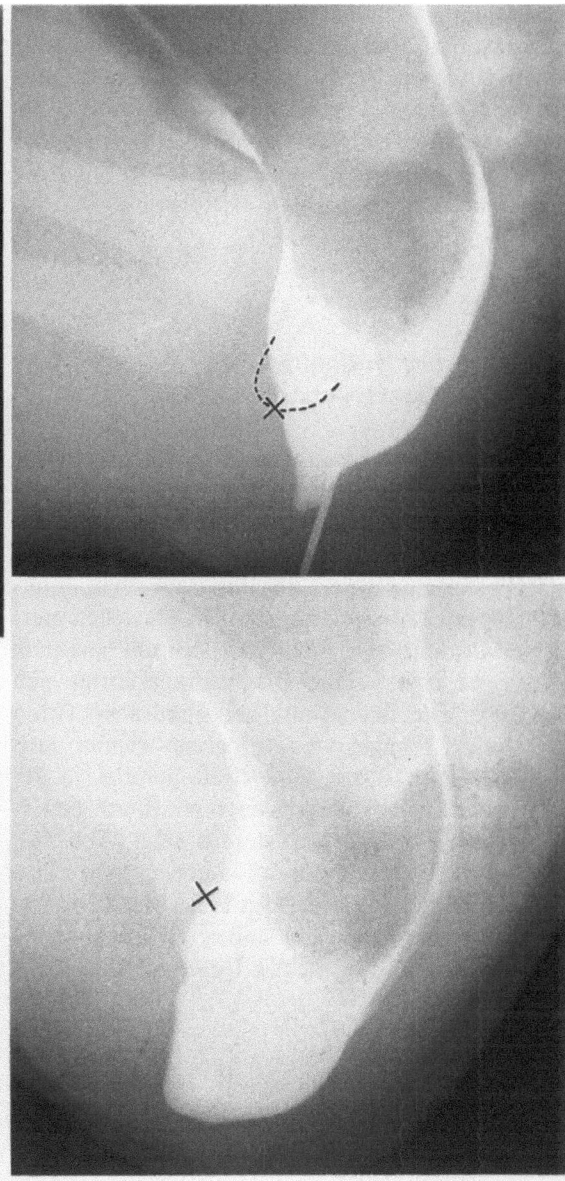

b

c

17

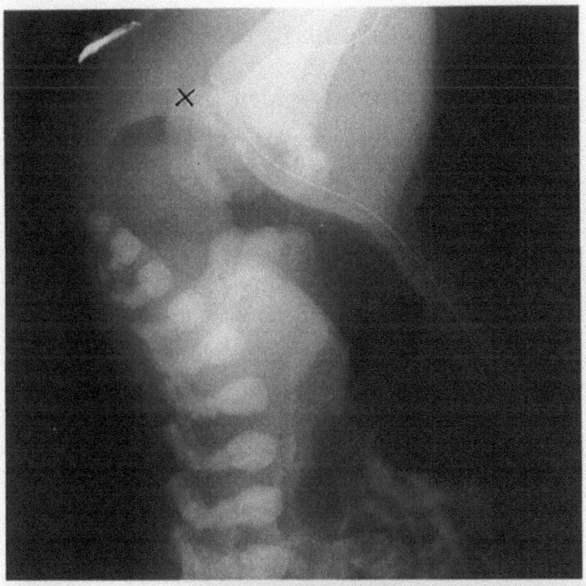

a

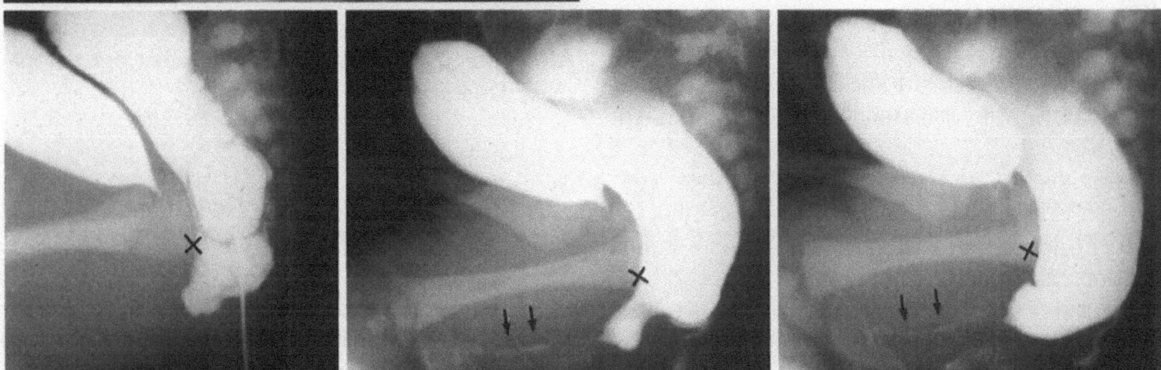

b

18

Abbildung 14.9: Der sog. Covered anus oder die Analmembran. Bei den tiefen Formen ist noch die Antepositio des Anus zu berücksichtigen; falls Schwierigkeiten bei der Differentialdiagnose zu einer Dammfistel bestehen, kann die Histologie helfen, eine Fistel ist immer aganglionär, der anteriore Analkanal hat eine normale Histologie.

2.2 Röntgendiagnostik

2.2.1 Aufnahme in Kopftieflage nach WANGENSTEEN und RICE (1930)

Voraussetzung: Das Neugeborene sollte mindestens 12 Std. alt sein, keine Öffnung im Bereich des Damms oder Anus aufweisen; im Urin ist kein Mekonium zu sehen!

Stellt sich ein luftgefüllter Blindsack dicht unterhalb des mit Bariumpaste oder Bleikügelchen markierten Dammes dar, handelt es sich um eine tiefe Form und eine weitere Diagnostik erübrigt sich (Abb. 15). Die Beurteilung der Blindsackposition auf dieser Wangensteen-Aufnahme richtet sich nach der sog. I-Linie: Eine Linie parallel zu der historischen pubokokzygealen Linie durch den I-Punkt, dem tiefsten Punkt des Os ischii (Abb. 14).

Führt die Wangensteen-Aufnahme zu keiner eindeutigen Diagnose einer tiefen Form (der häufigste Fall) bei einem Kind ohne äußere Öffnung, so erfolgt bei Knaben als nächste Untersuchung.

2.2.2 Die Miktionszystourethrographie

(Bei Mädchen dagegen ist dann schon die Indikation zur Punktion gegeben).

Häufig sieht man bei dieser Untersuchung während der Miktion Kontrastmittel durch eine Fistel in den Rektumblindsack übertreten, gelegentlich wird bei der Einführung des Katheters (eine dünne Ernährungssonde) schon die Fistel selbst sondiert und damit die genaue Situation dargestellt (Abb. 16).

Führt auch diese Untersuchung zu keinem endgültigen Ergebnis, so folgt als 3. Untersuchung bei Knaben ohne Fistel und einer anscheinend hohen Position des Blindsackes

2.2.3 Die Punktion des Blindsackes vom Damm her

Hierbei wird wasserlösliches Kontrastmittel instilliert und anschließend der Blindsack in verschiedenen Funktionszuständen unter Durchleuchtung mit Zielaufnahmen untersucht.

Abbildung 17 zeigt auf der Wangensteen-Aufnahme eine hohe Position des Blindsackes im kleinen Becken, nach Kontrastmittelinjektion und völliger Erschlaffung des Beckenbodens läßt sich eindeutig eine tiefe Anomalie diagnostizieren.

In Abb. 18 ist ebenfalls mit Hilfe der Wangensteen-Aufnahme nicht zu entscheiden, welche Form vorliegt; nach Kontrastmittelinjektion und tiefer tretendem Blindsack erkennt man ihn zwar unterhalb des I-Punktes, er wendet sich aber nach ventral, verjüngt sich deutlich und zusätzlich stellt sich eine bulborektale Fistel dar; damit ist eine intermediäre Anomalie bewiesen.

2.2.4 Die Fisteldarstellung

Sie kann durchgeführt werden, um bei perinealen Fisteln Einzelheiten über Verlauf und eine sekundäre Dilatation des Enddarmes zu erkennen; bei Mädchen ist es häufig schwierig, vulväre von vestibulären Fisteln zu differenzieren, so ist hier durch Fisteldarstellung leichter zu klären, ob es sich um eine tiefe oder um eine intermediäre Form der Mißbildung handelt (Abb. 19, 20).

Abbildung 21 zeigt die Darstellung einer transskrotalen Fistel. Hiermit läßt sich beweisen, daß diese Form der Fistel eine intermediäre Anomalie darstellt.

Darstellung einer Öffnung an normaler Stelle im Bereich des Anus: Hierbei ist sorgfältig zwischen einer Analstenose, einer anorektalen Stenose und einer rektalen Atresie zu unterscheiden.

Abbildung 22 zeigt eine anorektale Stenose im Alter von 10 Tagen mit schon deutlicher prästenotischer Dilatation.

2.2.5 Das Loopogramm (die Darstellung des Anus praeter durch den aboralen Schenkel)

Diese Untersuchungsmethode ist zu empfehlen, wenn ein Anus praeter angelegt wurde, um vor der endgültigen Durchzugsoperation die Diagnose noch einmal zu überprüfen.

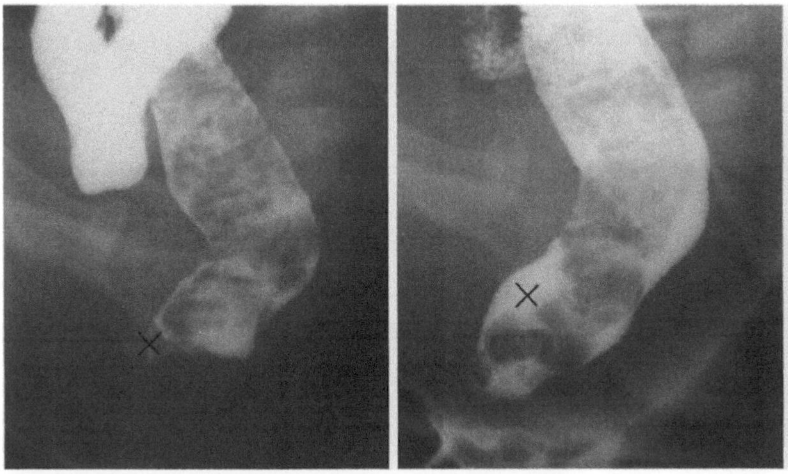

19

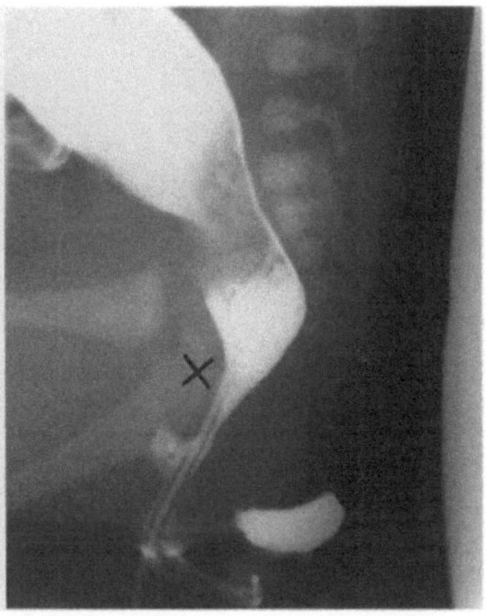

20

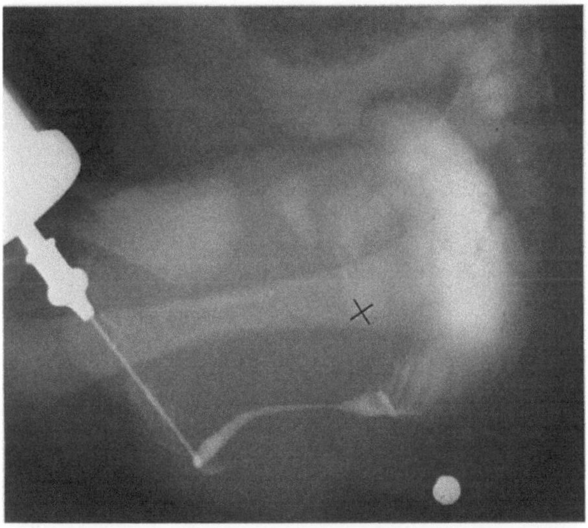

21

Abb. 19. Darstellung einer vulvären Fistel bei einem 1jährigen Mädchen. *Linkes Bild:* Kontraktion der Levator-Schlinge, die Fistel beginnt anscheinend am I-Punkt. *Rechtes Bild:* Bei einer „Defäkographie“ zeigt sich ein weiter Enddarm, nur eine wenige Millimeter lange Fistel zieht zur Vulva. Tiefe Form der Anomalie (Abb. 14.8)

Abb. 20. Darstellung einer vestibulären Fistel, die in Höhe des I-Punktes beginnt. Intermediäre Form (Abb. 14.6)

Abb. 21. Der Blindsack stellt sich wie bei Abb. 18 dar, die Fistel mündet jedoch nicht in die Urethra, sondern weit ventral in der Raphe des Skrotums. Markierung des Dammes mit Bleikugel. Intermediäre Form (Abb. 14.5)

Abb. 22. Anorektale Stenose, die bereits deutlich proximal des I-Punktes (x) beginnt. Auf dem linken Bild ist die äußere Öffnung durch ein Bleistück markiert (Abb. 14.5)

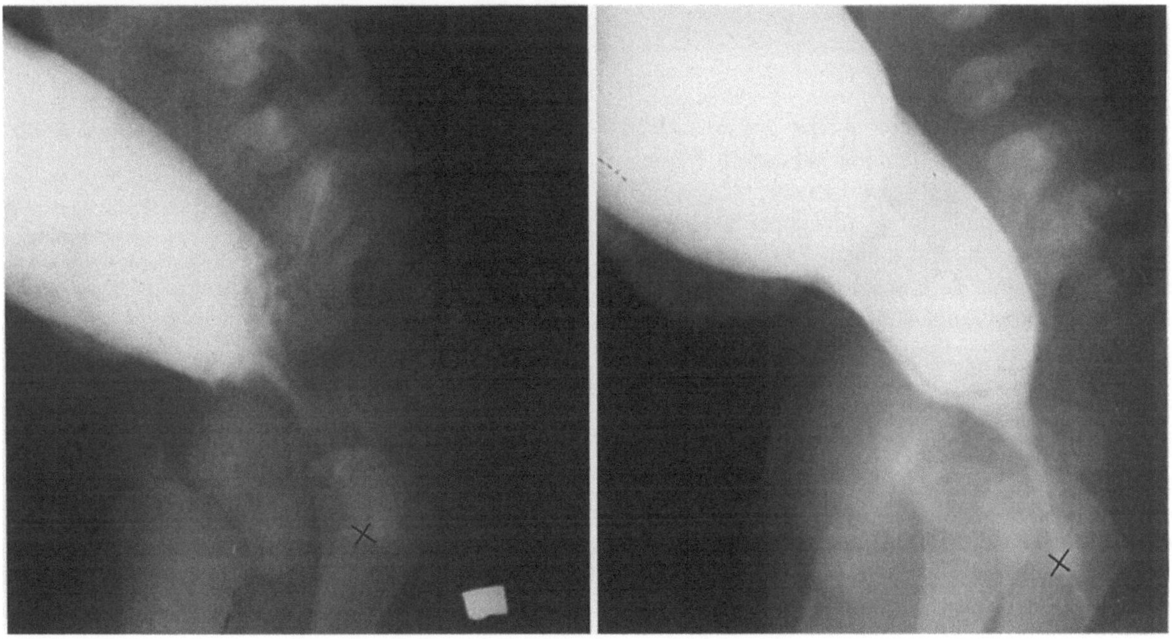

22

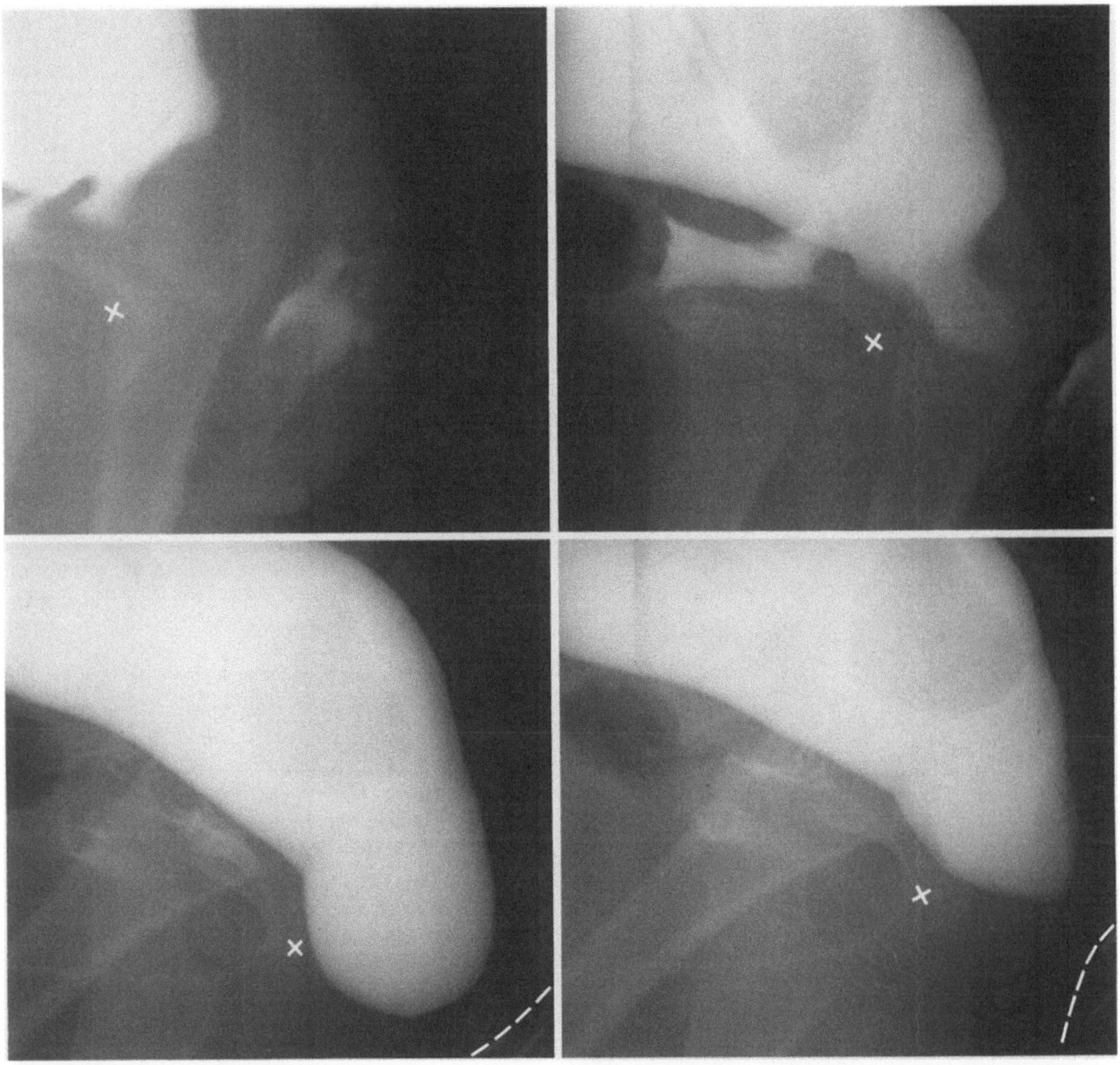

Abb. 23. Darstellung des Blindsackes von einem Anus praeter aus (Loopogramm) *links oben.* Sphinkterapparat kontrahiert, Blindsack endet anscheinend hoch über dem I-Punkt (x). *Rechts oben* beginnende „Defäkographie". Deutliches Tiefertreten des Enddarmes, dorsale Eindellung durch die Levatorschlinge. *Links unten* und *rechts unten* völlige Erschlaffung des Sphinkterapparates, der Blindsack reicht bis wenige Millimeter oberhalb des Dammes: Eindeutig tiefe Form ohne Fistel, der Anus praeter war unnötig

Abbildung 23 zeigt eine solche Untersuchung, nachdem wegen einer fehlinterpretierten Wangensteen-Aufnahme ein Anus praeter erforderlich schien. Man erkennt die verschiedenen Stadien der Levatorfunktion bis zur völligen Erschlaffung, womit eindeutig eine tiefe Form der Anomalie dokumentiert werden kann.

Unter den tiefen (translevatorischen) Anomalien wird die Antepositio des Anus (Tabelle 4, C 2a und 3a) wenig beachtet. Die Analöffnung ist nach ventral verlagert, es besteht ein fehlender oder hypoplastischer Damm. Der Sphinkterapparat kann normal funktionsfähig sein. Als sekundäre Antepositio ani bezeichnet man diese Veränderung nach nicht korrekt geführten Eingriffen bei tiefen Formen der Analgenesie, wenn der Neo-Anus nicht zentral durch das Analgrübchen herausgeleitet wird oder wenn zur Behandlung eines perinealen Anus lediglich ein Cutback angewandt wird [14]. Dieser unphysiologische Verlauf des Analkanals kann die alleinige Ursache einer chronischen Obstipation sein und muß durch einen entsprechenden chirurgischen Eingriff korrigiert werden (Abb. 24).

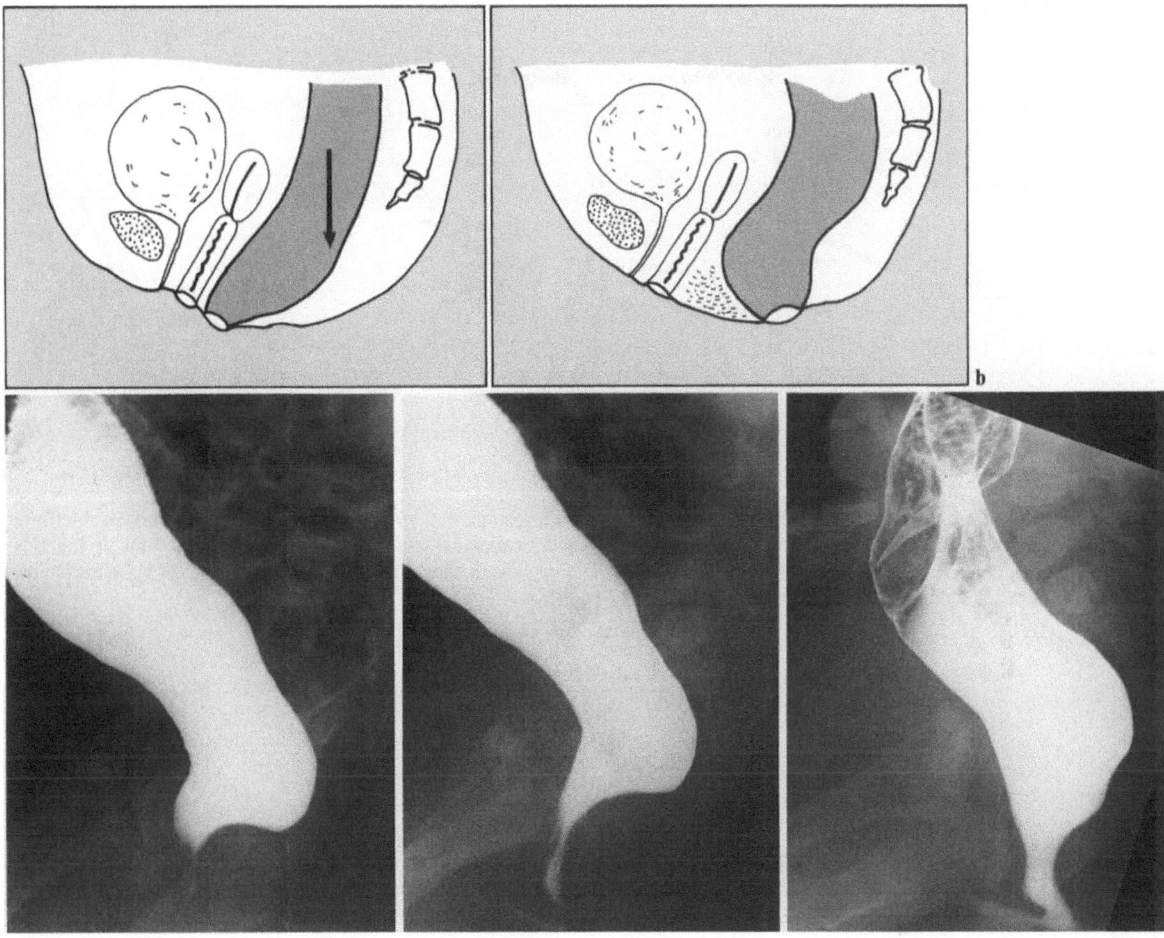

a b c

24

Abb. 24a–c. Antepositio ani. **a** Schema des unphysiologischen Verlaufes des Analkanales. Die Stuhlsäule (*Pfeil*) führt zu einer dorsalen Aussackung des Rektums und zur Obstipation. **b** Zustand nach rektovaginaler Separation mit Wiederherstellung der Verschiebeschicht zwischen Vagina und Rektum und Normalisierung des Analkanalverlaufes (**a, b** aus GHARIB u. ENGELSKIRCHEN [14]). **c** Defäkographie bei Antepositio ani. Es fehlt der nach dorsal gebogene Verlauf des Analkanales, die Analöffnung ist nach ventral verlagert

Abb. 25. a T_1-gewichtete Sequenz, koronar, anatomisch regelrechte Darstellung der Sphinktermuskulatur; M. Levator ani (*Pfeilspitze*), M. Sphincter ani externus (*Pfeile*) **b** T_2-gewichtete Sequenz, sagittal, anatomisch regelrechter Verlauf des Rektums (*schwarzer Pfeil*), M. Sphincter ani externus profundus (*Pfeilspitze*), superficialis (*weißer Pfeil*). (Aus [15])

Abb. 26. T_2-gewichtete Sequenz, sagittal, intermediäre Analagenesie mit vaginaler Fistel (*Pfeil*). (Aus [15])

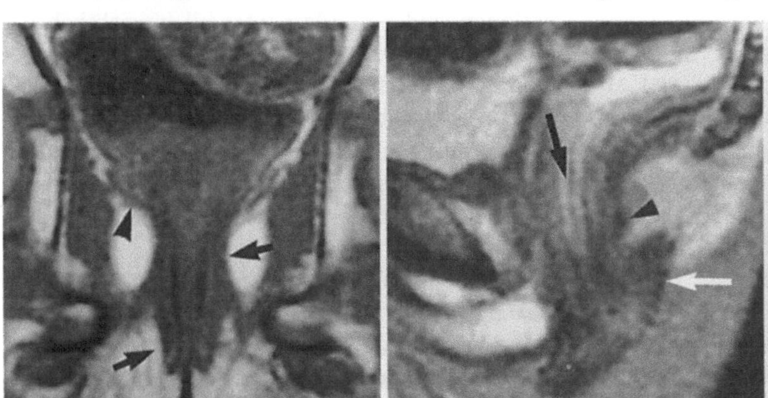

25 a b

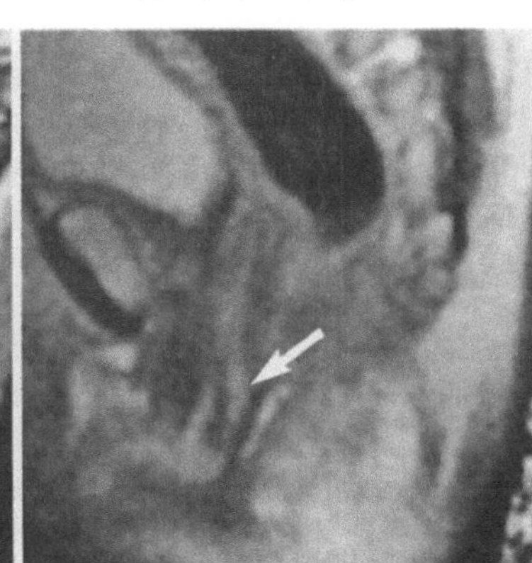

26

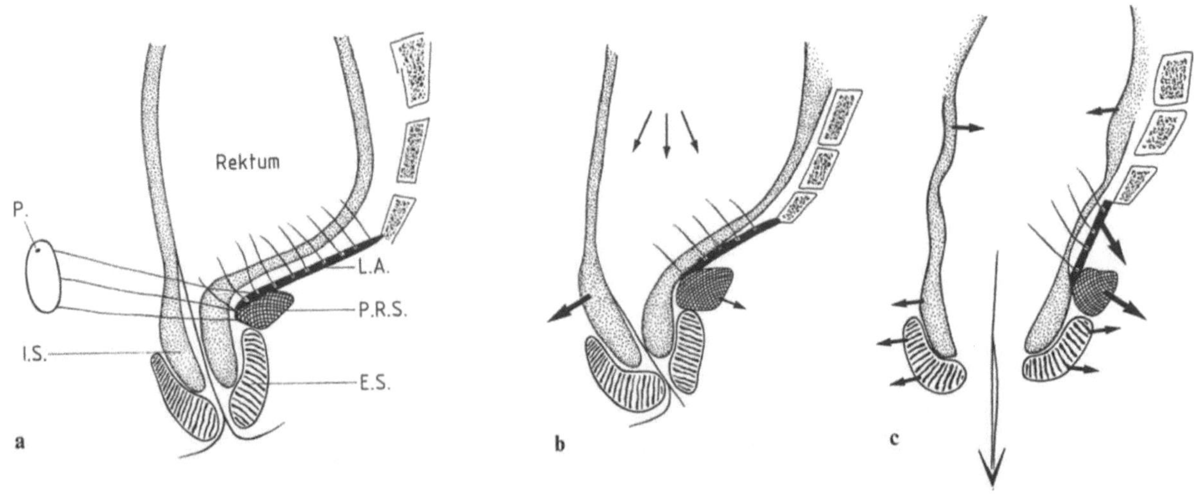

Abb. 27 a–c. Schema der normalen Defäkation (Nach NUSSLÉ et al. [21]). **a** Rektum gefüllt, alle Sphinkteren kontrahiert Situation in Ruhe. **b** Beginnende Erschlaffung des inneren Sphinkter und der puborektalen Schlinge, externer Sphinkter kontrahiert. **c** Entleerung durch Kontraktion des Rektums und Erschlaffung aller Schließmuskeln. *P* Os pubis, *L. A.* Levator ani, *P. R. S.* Puborectalis-Schlinge, *I. S.* Sphincter internus, *E. S.* Sphincter externus.

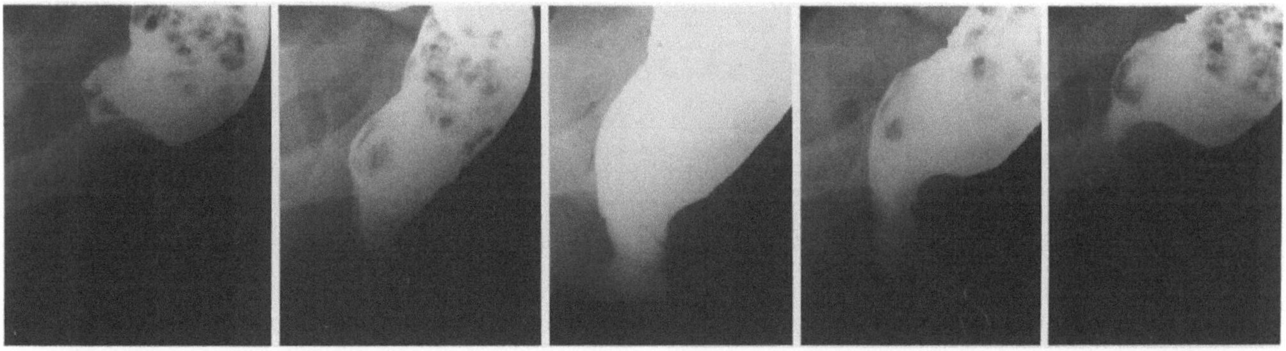

Abb. 28 a–e. Defäkographie bei normaler Funktion. **a** Zustand der Kontraktion, **b** beginnende und **c** volle Defäkation, **d** beginnende und wieder **e** vollständige Kontraktion mit rechtwinkeliger Abknickung der Rektumhinterwand

Die präoperative Diagnostik mit der *Sonographie* hat den Vorteil, daß sie einen eindeutig tief, also dicht unterhalb des Dammes liegenden Blindsack auch bei Füllung mit Mekonium darstellen kann. Alle anderen Befunde werden nicht zuverlässig genug diagnostiziert, da sie sich auf Abstandsmessungen stützen (s. o.). Die Ergebnisse der operativen Behandlung hängen entscheidend von der Zuverlässigkeit der präoperativen Diagnostik ab. Bei dem oben geschilderten röntgenologischen Vorgehen fanden sich bei einer Serie von 162 Patienten in nur 7 Fällen Fehldiagnosen mit therapeutischen Konsequenzen [13].

Relativ wenig Erfahrungen liegen über die Diagnostik mit der *Kernspintomographie* vor. Präoperativ liefert sie eine gute Morphologie der Sphinktermuskulatur, der Lage des Blindsackes, der Fisteln und begleitender Mißbildungen. Diese Informationen sind besonders wertvoll hinsichtlich der Sphinktermuskulatur bei der Planung späterer sekundärer Eingriffe, die wegen einer Stuhlkontinenz erforderlich werden (Abb. 25, 26) [12, 15]. Allerdings kann auch mit dieser Methode die Funktion der Sphinktermuskulatur und ihr Einfluß auf die Position des Rektumblindsackes nicht beurteilt werden.

Begleitmißbildungen bei anorektalen Anomalien sind außerordentlich häufig und betreffen den Harntrakt in etwa 40%, das Skelett in etwa 48% und das Genitale in etwa 12% der Fälle [16].

Das Skelett ist am häufigsten in Form von Wirbelmißbildungen betroffen. Von prognostischer Be-

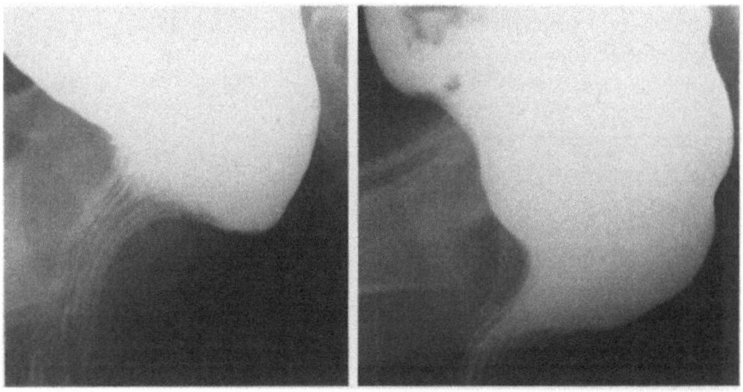

Abb. 29. Defäkographie nach Durchzugs-OP bei hoher Form der Analagenesie. Sekundäres Megakolon, bei der Defäkation ist eine dorsale, flachbogige Eindellung durch die Levatorschlinge erkennbar, es findet aber kein vollständiger Verschluß des Analkanales statt. Klinisch und röntgenologisch Teilkontinenz

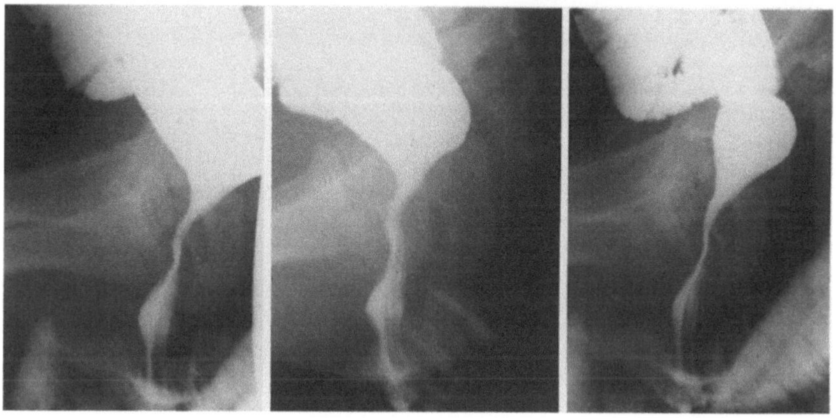

Abb. 30. Zustand nach hoher anorektaler Mißbildung mit Urethralfistel. Defäkographie. Keinerlei Funktion der Schließmuskeln. Das Kontrastmittel läuft durch einen engen starren Kanal unkontrolliert ab, Inkontinenz

deutung sind hier Veränderungen im Bereich des Kreuzbeines:

So ist bei Fehlen von mindestens 3 Kreuzbeinwirbeln mit einer Inkontinenz zu rechnen, selbst wenn die Sphinktermuskulatur bei tiefen Anomalien nicht stärker geschädigt worden ist. Wegen der Mißbildung der Nieren und ableitenden Harnwege ist als Mindestuntersuchung die sonographische Untersuchung der Nieren und der Blase sowie ein Miktionszystourethrogramm zu empfehlen. Eine seltene Kombination von anorektaler Anomalie mit Kreuzbeinmißbildung („Scimitar sacrum") und präsakralem Tumor findet sich bei der Currarino-Triade [17]. Die VACTERL-Assoziation enthält ebenfalls anorektale und Wirbelanomalien (Halbwirbel): V = vertebral, A = anorektal, C = cardial, TE = tracheoesophageal, R = renal oder radial, L = limb.

Die *postoperative Kontrolluntersuchung* der anorektalen Mißbildungen dient der Feststellung der Spätresultate. Es geht um den Nachweis der Entleerungsfunktion des Enddarms (Stenosen?) und die Funktion des Sphinkterapparates. Eindeutige Hinweise auf eine Teilkontinenz oder Inkontinenz sind meist schon klinisch erkennbar. Die Untersuchungsmethode der Wahl ist die Defäkographie.

Das normale Defäkogramm [21] läßt durch die Impression der Rektumhinterwand mit einer fast rechtwinkeligen Abknickung die Kontraktion der Levatorschlinge erkennen. Bei der Defäkation erschlafft dieser Muskel und die Rektumhinterwand verläuft dann fast senkrecht nach kaudal (Abb. 28). Bei der völligen Inkontinenz dieses Muskels verläuft der Enddarm wie ein starres Rohr und läßt keinerlei Muskelspiel an der Hinterwand erkennen, diesen Befund gibt es bei Teilkontinenz mit fließenden Übergängen zu einer mehr oder minder deutlichen Muskeltätigkeit (Abb. 27–30).

Literatur

1. Amodio J, Berdon W, Abramson S, Stolar CH (1986) Microcolon of prematurity: a form of functional obstruction. AJR 146:239
2. Astley R (1977) Less common disease patterns in the gastrointestinal tract with a special note on meconium ileus. In: Eklöf O (ed) Current concepts in pediatric radiology. Springer International, New York p 48

3. Baum G, Karpati A (1954) Zusammenfassendes über das „Chilaiditi-Syndrom". Med Mschr 8:221
4. Berdon WE, Baker DH (1967) The inherent errors in measuremtens of inverted films in patients with imperforate anus. Ann Radiol 10:235
5. Berdon WE, Baker, DH, Blanc WA, Gay B, Santully TV, Donovan C (1976) Megacystis-microcolon-intestinal-hypoperistalsis Syndrome: a new cause of intestinal obstruction in the newborn. Report of radiologic findings in five newborn girls. AJR 126:957
6. Bley W, Franken EA Jr (1973) Roentgenology of colon atresia. Pediat Radiol I:105
7. Bodian M (1949) Hirschsprung's disease and idiopathic megacolon. Lancet 1:6
8. Clatworthy HW, Howard WHR, Lloyd J (1956) The meconium plug syndrome. Surgery 39:131
9. Davis WS, Allan RP, Favara BE (1974) Neonatal small left colon syndrome. AJR 120:322
10. Ebel Kl-D (1984) Röntgenologische Abklärung anorektaler Fehlbildungen. In: Hofmann-v.Kap-herr S (Hrsg) Anorektale Fehlbildungen. Fischer, Stuttgart New York, S 37
11. Ehrenpreis T (1945) Megacolon in the newborn: a clinical and roentgenological study with special regards to the patho-genesis. Acta paediatr (Uppsala) 32:358
12. Fukuya T, Honda H, Jubota M, Hayashi T, Kawashima A, Tateshi Y, Shono T, Suita S, Masuda K (1993) Postoperative MRI evaluation of anorectal malformations with clinical correlation Pediatr Radiol 23:583
13. Gharib M (1984) Eigene klinische Ergebnisse nach anorektalen Fehlbildungen. In: Hofmann-v.Kap-herr (Hrsg) Anorektale Fehlbildungen. Fischer, Stuttgart New York, S 239
14. Gharib M, Engelskirchen R (1986) Rezidivierende Harnwegsinfektionen durch hypoplastischen Damm (Antepositio ani). Pädiat Prax 33:279
15. Grebe P, Kreitner K-F, Kersjes W, Würfel A, Schild H (1993) MRT zur Operationsplanung bei Analatresien Röfo 159:528
16. Höllwarth M, Menardi G (1984) Begleitmißbildungen bei anorektalen Anomalien. In: Hofmann-v.Kap-herr S (Hrsg) Anorektale Fehlbildungen. Fischer, Stuttgart New York, S 63
17. Holthusen W, Birtel T, Brinkmann B, Gunkel H, Janneck C, Richter E (1985) Die Currarino-Triade. Röfo 143:83
18. Holschneider AM, Meier-Ruge W, Ure BM (1994) Hirschsprung's disease and allied disorders – A review. Eur J Pediatr Surg 4:260
19. Lassrich MA, Prévôt R (1983) Röntgendiagnostik des Verdauungstraktes bei Kindern und Erwachsenen. Thieme, Stuttgart New York, S 610
20. Meier-Ruge W (1985) Der ultrakurze Morbus Hirschsprung. Ein bioptisch zuverlässig objektivierbares Krankheitsbild. Z Kinderchir 40:146
21. Nusslé D, Genton N, Bozic C (1976) Functional radiological findings in Hirschsprung's disease and in other cases of Dyschezia. Ann Radiol 19:111
22. Reifferscheid P, Flach A (1982) Congenital megacolon in adults. In: Holschneider AM (ed) Hirschsprung's disease. Hippokrates, Thieme, Stratton, p 115
23. Reifferscheid P, Flach A (1982) Particular forms of Hirschsprung's disease. In: Holschneider AM (ed) Hirschsprung's disease. Hippokrates, Thieme, Stratton, p 131
24. Swenson O, Neuhauser EBD, Pickett LK (1949) New concepts of the etiology, diagnosis and treatment of congenital megacolon. (Hischsprung's Disease). Pediatrics 4:201
25. Willich E (1972) Röntgendiagnostik der Hirschsprungschen Krankheit im Neugeborenenalter und bei atypischen Fällen. Pädiatrie und Pädologie (Suppl) 2:7
26. Yousefzadeh DK, Bickers GH, Jackson JH Jr, Benton C (1983) Tubular colonic duplication – review of 1876–1981 literature. Pediat Radiol 13:65

9 Entzündungen und Tumoren des Dickdarms

B. STÖVER

Inhalt

1	Untersuchungsmethoden	607
2	Entzündungen des Dickdarms	607
2.1	Colitis ulcerosa	607
2.2	M. Crohn	611
2.3	Unspezifische infektiöse Kolitisformen	612
2.3.1	Bakteriell- und amöbenbedingte Kolitis	612
2.3.2	Pseudomembranöse Enterokolitis	612
2.3.3	Hämolytisch-urämisches Syndrom	613
2.3.4	Purpura Schoenlein-Henoch	613
3	Raumforderungen des Dickdarms	613
3.1	Benigne Veränderungen	613
3.1.1	Polypöse Erkrankungen	613
3.1.1.1	Peutz-Jeghers-Syndrom	613
3.1.1.2	Gardner-Syndrom	614
3.1.1.3	Juvenile Polypen	614
3.1.1.4	Hämangiome	615
3.2	Maligne Veränderungen	615
3.2.1	Lymphome	615
3.2.2	Sekundäre Malignome	615
3.2.3	Ileozäkale Tumoren	615
3.2.4	Seltene Malignome	615
Literatur		616

1 Untersuchungsmethoden

In der Mehrzahl der Fälle wird heute die Kolonkontrastuntersuchung durch die Endoskopie ersetzt. Erweist sich eine Koloskopie jedoch aus technischen Gründen als undurchführbar, ist ein Kontrasteinlauf des Kolons mit Prallfüllungs- und Entleerungsaufnahme erforderlich. Zur Beurteilung der Wandveränderungen müssen ergänzende Aufnahmen durch ein technisch einwandfreies Doppelkontrastverfahren zusätzlich angefertigt werden.

Nur im Ausnahmefall kann eine retrograde Füllung des terminalen Ileums über das Koloskop weiterführende Informationen liefern.

Die Untersuchung des Kolons im Doppelkontrastverfahren hat im Frühstadium des M. Crohn und der Colitis ulcerosa eine höhere Sensitivität als bei fortgeschrittenerem Krankheitsverlauf [49].

Vorwiegend bei abdominellen Raumforderungen, jedoch auch bei entzündlichen Veränderungen des Darms, die mit einer Verdickung der Darmwand, Konglomerattumoren oder bei kompliziertem Verlauf des Morbus Crohn mit Abszeßbildung einhergehen können, ist die Sonographie die Untersuchungsmethode der ersten Wahl. Ist ein abdomineller Prozeß, insbesondere bei vermuteter extraintestinaler Lokalisation, sonographisch nicht eindeutig abklärbar, kommt die CT zum Einsatz [6, 10, 21].

Obgleich angiographische Untersuchungen insbesondere zu M. Crohn und Colitis ulcerosa vorliegen, wird die Angiographie heute insbesondere beim Kind nicht eingesetzt [5, 16, 19].

2 Entzündliche Erkrankungen des Dickdarms

2.1 Colitis ulcerosa

Synonym: Idiopathische ulzerative Kolitis.

Definition: Der diffus entzündliche Prozeß des Dickdarms, der in erster Linie die Mukosa, in geringerem Ausmaß auch die Submukosa betrifft, nimmt vom distalen Kolon seinen Ausgang und setzt sich proximalwärts fort.

Pathologische Anatomie: Histologisch sind Infiltrate neutrophiler Leukozyten sowie Kryptenabszesse in der Mukosa nachweisbar, die Submukosa weist ein Ödem auf. Ein Übergriff auf tiefere Darmschichten ist selten.

Häufigkeit: 4 von 100000 Kindern erkranken an einer Colitis ulcerosa, die Mehrzahl von ihnen in der zweiten Dekade; 15% aller Patienten erkranken vor dem 20. Lebensjahr [28]. Das mittlere Erkrankungsalter der Kinder liegt bei 10,4±0,5 Jahren. Knaben und Mädchen sind gleich häufig betroffen.

Ätiologie: Die Ätiologie der Colitis ulcerosa ist unbekannt. Eine Hypersensitivität auf bakterielle Antigene bzw. eine hypersensitive zellgebundene Reaktion der Darmwand werden ätiologisch diskutiert.

Klinik: Bei Erkrankungsbeginn besteht eine zunehmende Stuhlfrequenz, die Stuhlkonsistenz ist initial unterschiedlich. Im akuten Stadium treten blutigschleimige Stühle auf, die mit schweren Tenesmen einhergehen. Laborchemisch sind eine mäßige Anämie, eine Leukozytose sowie eine mäßiggradige Senkungsbeschleunigung auffällig. Das Serumeisen ist erniedrigt, es besteht ferner eine Hypalbuminämie bei niedrigem Gesamteiweiß. Die schweren Diarrhoen sind Ausdruck des entzündlich bedingten Verlustes der Salz- und Wasserrückresorption im Dickdarm. In deren Folge bestimmen Dehydratation, Hypokalzämie und Anorexie das Krankheitsbild in unterschiedlicher Ausprägung.

Als extraintestinale Manifestationen können Arthritis (25%), Hepatitis, Cholangitis und Zirrhose auftreten [35].

Es werden drei Krankheitsphasen unterschieden, von denen die erste, die Akutphase, im Kindesalter selten ist. Typisch für die Erkrankung des Kindes ist die remittierende Form, die dadurch gekennzeichnet ist, daß kurze Akutphasen mit freien Intervallen abwechseln. Diese Form kann in eine bleibende, spontane Remission übergehen, oder sie nimmt einen chronischen Verlauf. Eine chronische Verlaufsform ist im Kindesalter jedoch ebenfalls selten. Wird die Colitis ulcerosa entsprechend ihrer Lokalisation charakterisiert, so kann der Typ, der im Rektosigmoid beginnt, von einem zweiten abgegrenzt werden, der die linke Kolonhälfte bis zur Flexura lienalis erfaßt. Diese Form unterscheidet sich von einem dritten Typ, der das gesamte Kolon betrifft [32, 38].

Untersuchungsmethoden: Der radiologischen Diagnostik geht bei der Verdachtsdiagnose Colitis ulcerosa die Endoskopie, d. h. die Rektosigmoidoskopie mit Serien- bzw. Stufenbiopsien, stets voraus [41]. Es leistet jedoch die radiologische Untersuchung bei dezidierten Fragestellungen wie zur Ausprägung der gesamten morphologischen Veränderungen, ebenso wie zum Nachweis von Komplikationen jedoch nur noch im Ausnahmefall zum Verlauf einen diagnostischen Beitrag.

In akuten Phasen sind Abdomenübersichtsaufnahmen aussagefähig. Sie werden in 2 Ebenen, in Rückenlage a.p. und in linker Seitenlage angefertigt, sie können u. U. umschriebene Lumeneinengungen oder -erweiterungen zum Nachweis bringen. Die radiologische Untersuchungsmethode der Wahl ist jedoch der Kolonkontrasteinlauf mit Doppelkontrastverfahren. Hierzu ist eine sorgfältige Vorbereitung unabdingbar.

Zur Prallfüllung werden nur geringe Kontrastmittelmengen erforderlich. Während des Einlaufs

Abb. 1. Colitis ulcerosa. Die Doppelkontrastmethode zeigt rasenförmig Granulationen im gesamten Kolon, zudem besteht eine „Reflux-Ileitis“

Abb. 2. Gleiche Patientin wie Abb. 1. Im Teilausschnitt wird ebenso wie auf der Übersicht der langstreckige Verlust der Haustrierung deutlich, marginale „Spiculae“ in allen Abschnitten

1 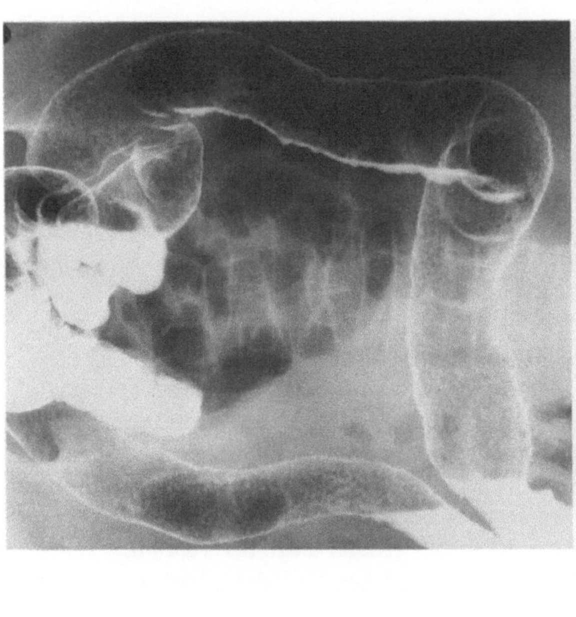

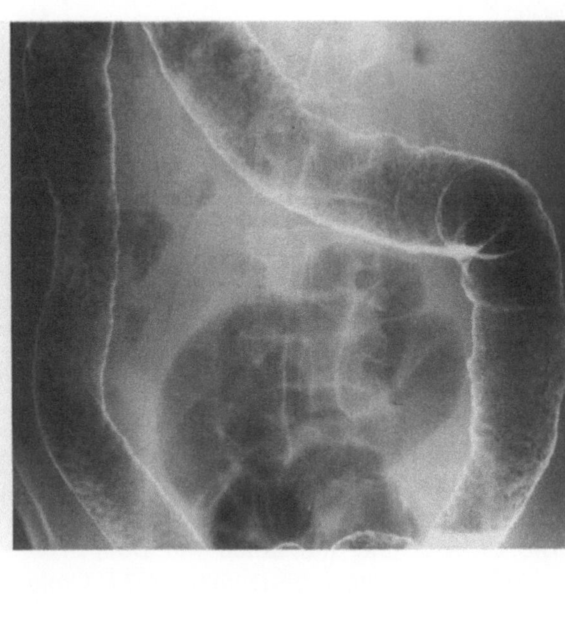 2

können Spasmen zu inkompletten Füllungsbildern führen. Die vermehrte Schleimproduktion hat eine schlechte Benetzbarkeit umschriebener Kolonanteile zur Folge. Eine detaillierte Beurteilung der Schleimhautveränderungen, der Dickdarmwand sowie Änderungen ihrer Haustrierung erlaubt jedoch erst die Doppelkontrastuntersuchung [42].

Röntgensymptomatologie: Die akute Phase ist gekennzeichnet durch ein Ödem der Mukosa, zuweilen auch der Submukosa, durch Irritationen der Motilität bzw. durch Spasmen. An der Schleimhautoberfläche kommt ein feingranuläres, getüpfeltes Muster zur Darstellung, das einen „sandpapierähnlichen" Effekt hervorruft [35] (Abb. 1). Diese Reliefgestaltung entspricht kleinen Ulzerationen. Werden die flachen Ulzera wandständig sichtbar, kommt es zu feinzipfligen Kontrastmittelausziehungen, zu sog. „Spiculae" (Abb. 2). Es können die Ulzera abwechseln mit Arealen, in denen die Entzündung über Granulationen ausheilt. Wenn die Ulzera zusammenfließen und sich vertiefen, erfolgt über die Bildung kleiner Abszesse schließlich eine Penetration in die Wand. In dieser Phase werden radiologisch sog. „Kragenknopfulzera" nachweisbar (Abb. 3) [45].

Die Schleimhautfalten erscheinen zunächst verdickt, die Haustrierung wird zunehmend unregelmäßig, dies wird im Bereich des Querkolons am deutlichsten.

In der Heilungsphase werden sog. „Pseudopolypen" nachweisbar. Sie entsprechen Inseln entzündlich-ödematös umgewandelter Mukosaresiduen, die von Ulzera unterschiedlicher Ausdehnung umgeben sind. Umschriebene Schleimhauthyperplasien imponieren radiologisch ebenfalls als Pseudopolypen.

Die chronische Phase kennzeichnet die epitheliale Regeneration, die histologisch jedoch einer Schleimhautatrophie entspricht. Obgleich die Entzündung primär ausschließlich die Mukosa betrifft, wird die Dickdarmwand zunehmend starr. Einem unterschiedlich ausgeprägten Haustrierungsverlust folgt eine Lumeneinengung. Die chronische Phase endet oft mit einer erheblichen Verkürzung des gesamten Kolons, das zudem röhrenförmig verengt ist (Abb. 4).

In 10% der Fälle besteht eine „Refluxileitis": Während des Kontrastmitteleinlaufs erfolgt ein Kontrastmittelübertritt in das terminale Ileum aufgrund einer klaffenden Bauhinschen Klappe. Es charakterisiert die Colitis ulcerosa jedoch, daß das entzündliche Geschehen auf das Kolon beschränkt bleibt, Veränderungen im terminalen Ileum bestehen in aller Regel nicht [28].

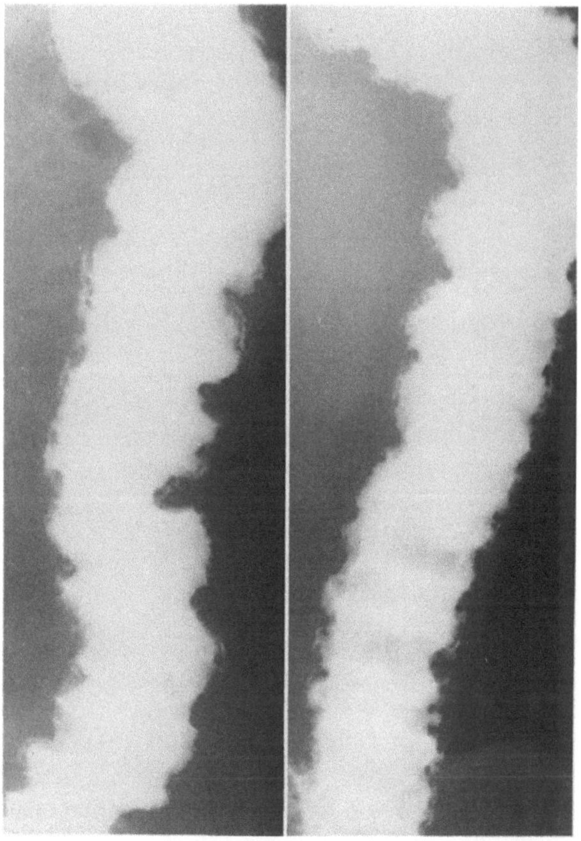

Abb. 3. Colitis ulcerosa. Die Füllungsaufnahme zeigt im Teilausschnitt die Penetration des Prozesses in die Wand: Multiple „Kragenknopfulzera"

Im Kindesalter ist eine Verbreiterung der Kohlrauschen Falten sowie eine Zunahme des präsakralen Weichteilschattens über 7 mm im Seitbild als Frühsymptom einer Colitis ulcerosa zu werten [9, 30, 32]. Nur in 20% zeigt das Rektum keinerlei Veränderungen. Auf der Leeraufnahme ist ein vollständig luftleeres Rektum primär verdächtig auf einen rektalen Befall.

Komplikationen: Obgleich sich häufiger Analfissuren ausbilden, entstehen selten anorektale Fisteln. Unabhängig vom Lebensalter kann in jeder Phase der Erkrankung ein toxisches Megakolon auftreten, dessen Ätiologie weiterhin unbekannt ist. Charakteristisch für das toxische Megakolon ist das plötzliche Auftreten einer exzessiven Kolonblähung, die mit einer Erweiterung aller Kolonanteile einhergeht. Die Exazerbation der Schleimhautentzün-

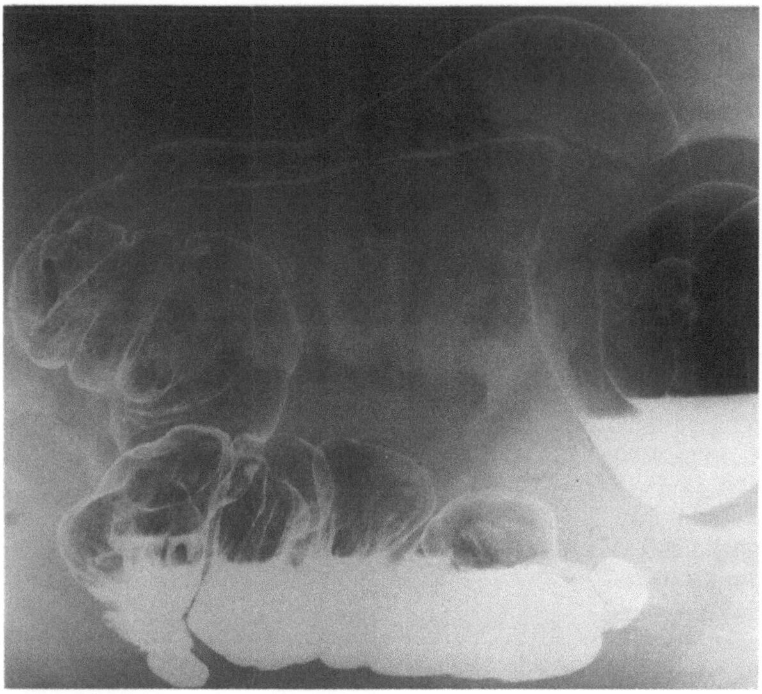

Abb. 4. Colitis ulcerosa. Der Prozeß hat das Rektosigmoid, vor allem aber das Deszendens erfaßt, das bis zur Flexura lienalis röhrenförmig starr und deutlich verkürzt ist

dung ist gefolgt von ausgedehnten Nekrosen, die Destruktion setzt sich in die Muscularis propria fort. Hieraus resultiert eine ausgeprägte Wandverdünnung. Gedeckte oder freie Perforationen erschweren den klinischen Verlauf.

Die radiologische Untersuchung muß sich auf die Abdomenübersichtsaufnahme beschränken. Diese bringt ein um ein Mehrfaches seines Lumens erweitertes Kolon zur Darstellung, vor allem das Transversum ist extrem erweitert, die distalen Kolonanteile sind geringgradiger dilatiert. Gleichzeitig können die Zeichen einer Peritonitis bestehen. Auch eine Dünndarmblähung kann vorhanden sein, die radiologischen Zeichen der Obstruktion fehlen jedoch stets. In dieser Phase dürfen über die Nativaufnahmen hinaus keinerlei radiologische Untersuchungen, insbesondere keine Kontrastmitteldarstellungen, erfolgen [23].

Spätfolgen: Aus einer Colitis ulcerosa entwickeln sich nur selten Strikturen [2]. Während der Kontrastmitteluntersuchung werden häufiger passagere Kontraktionen der Muscularis mucosae beobachtet, die Strikturen vortäuschen.

Beginnt die Colitis ulcerosa im Kindesalter, so ist nach einem Intervall von ±10 Jahren in 10–20% der Fälle die Entwicklung eines Karzinoms zu erwarten, dessen bevorzugte Lokalisation das Transversum ist. Da der radiologische Aspekt eines Karzinoms in der Folge einer Colitis ulcerosa überwiegend diskret und meist eher untypisch ist, wird heute gefordert, Patienten, deren Erkrankungsbeginn mehrere Jahre zurückliegt, in kurzen zeitlichen Intervallen regelmäßig endoskopisch zu kontrollieren. Koloskopie und Biopsie erfassen eine maligne Entartung in aller Regel zuverlässig.

Radiologisch sind als karzinomverdächtig alle Strikturen anzusehen, die über 2 cm lang sowie irregulär konturiert sind und exzentrische Lumina aufweisen [29]. Ringförmig infiltrierend wachsende Karzinome haben eine deutlich schlechtere Prognose, verglichen mit solchen, die nicht infiltrierend wachsen.

Insgesamt ist die Prognose bei allen Patienten ernster, deren gesamtes Kolon in die Erkrankung einbezogen war. Bereits der Karzinomverdacht hat heute die totale Kolektomie zur Folge, die nach Ansicht einiger Autoren bereits 10 Jahre nach Erkrankungsbeginn prophylaktisch vorgenommen werden sollte [13].

Differentialdiagnose: Wenn klinisch und radiologisch keine weiteren Entzündungszeichen bestehen, läßt sich im chronischen Stadium die familiäre Polyposis stets ausschließen. Wichtigste Differentialdiagnose ist der M. Crohn (vgl. Tabelle 1). Diffe-

Tabelle 1. Differentialdiagnose: M. Crohn – Colitis ulcerosa

	M. Crohn	Colitis ulcerosa
Klinik	Eisenmangelanämie, Senkungsbeschleunigung, Wachstumsstörung, Skelettalter Retardierung, Perianale Veränderungen, extraintestinale Manifestation	Blutung, Diarrhoe, Tenesmen selten perianale Veränderungen
Path. Anatomie	Gesamte Darmwand + Serosa + Mesenterium + Lymphknoten befallen	Nur Mukosa befallen, tiefere Schichten nicht primär involviert
Lokalisation	Terminales Ileum, überwiegend rechtes Kolon Rektum seltener befallen, Anus involviert	Überwiegend linkes Kolon 96% Beginn im Rekum, Anus ausgespart
Ausbreitung	Diskontinuierlich, Skip areas, Asymmetrien	Kontinuierlich, symmetrisch
Radiologie Frühveränderungen	Aphthen, Wandverdikkung, Faltenvergröberung	Schleimhautödem
Charakteristika	Tiefes Ulkus, Fissuren, Pflastersteinrelief Exzentrische Veränderungen, Pseudodivertikel	Schleimhautnekrose, diffuse Ulzera Spiculae, Pseudopolypen, konzentrische Veränderungen
Komplikationen	Fisteln: Ileokolisch, enterokutane Fisteln Maligne Entartung selten	Toxisches Megakolon Maligne Entartung nach 10 Jahren

rentialdiagnostische Probleme können im akuten Stadium die Purpura Schoenlein-Henoch und die ischämische Kolitis aufwerfen, ferner in seltenen Fällen die Tuberkulose.

2.2 M. Crohn

Der isolierte, sog. „Kolon Crohn" ist beim Kind selten. Die radiologische Symptomatologie des M. Crohn in der Lokalisation des Kolons gleicht der des Dünndarms (s. Kap. Dünndarm, Bd. 2). Greift die Erkrankung auf das Kolon über, besteht keine Seitenbetonung, d.h. grundsätzlich können alle Kolonanteile befallen sein. Eine Pankolitis ist jedoch selten.

Radiologisches Erscheinungsbild: Die hohe Sensitivität der Doppelkontrastmethode im Frühstadium des M. Crohn und der Colitis ulcerosa ist bewiesen, sie nimmt jedoch mit fortschreitendem Krankheitsverlauf ab [12, 14]. Während des Kontrastmitteleinlaufs ereignen sich wiederholt nachweisbare Spasmen. Das Entleerungsbild weist meist bereits eindeutig eine Wandverdickung nach. Mit Hilfe der Doppelkontrastmethode werden aphthoide Veränderungen ähnlich denen des Magens nachweisbar, schwere Formen sind radiologisch durch die tiefgreifenden „Kragenknopfulzera" gekennzeichnet [33].

Im Rahmen einer Doppelkontrastuntersuchung des Kolons erfolgt die Darstellung uniform-hyperplastischer Follikel von 1–4 mm Durchmesser. Sie sind rundlich oder ovalär konfiguriert, glatt berandet und durch eine zentrale Einziehung charakterisiert (Abb. 5). Der Nachweis einer zentralen Einzie-

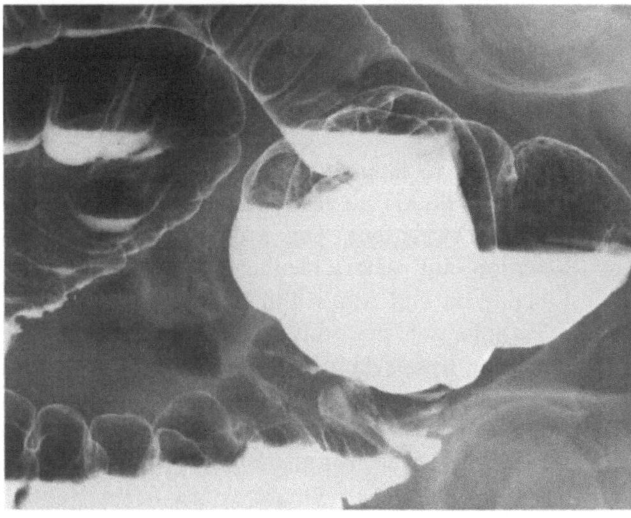

a

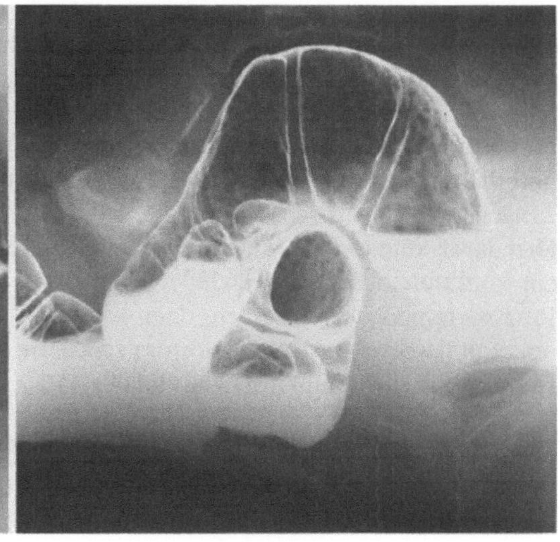

b

Abb. 5a, b. 14jähriger Knabe, Kolon Crohn. Im Doppelkontrastverfahren kommen ausgedehnte Aphthen im gesamten Rektosigmoid zum Nachweis

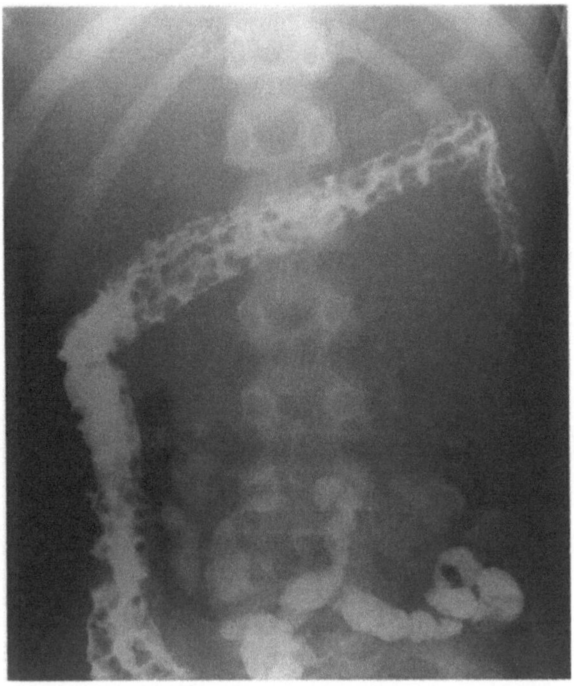

Abb. 6. 14jähriger Knabe, Kolon Crohn. Befallen ist das gesamte Kolon, das außer der Lumeneinengung, Starre und Verkürzung ein ausgeprägtes Pflastersteinrelief zeigt

hung der hyperplastischen Follikel erlaubt auch bei stärkergradig veränderter Schleimhautoberfläche im Sinne von Pseudopolypen im Kolon die Abgrenzung zur juvenilen Polyposis.

Im Falle des Morbus Crohn besteht ein segmentaler Dickdarmbefall, den ein Pflastersteinrelief charakterisiert, auch aphthoide Läsionen sind beschrieben [1, 12, 18].

Tiefergreifende Ulzerationen führen auch im Kolon zu Spasmus, Irritation und Kontraktion. Durch eine Erweiterung der Gegenseite der ulzerierten Wand können divertikelartige Erscheinungsbilder entstehen. Transmurale Ulzera sind im Kolon primär verdächtig auf einen M. Crohn. In gleichem Maße, in dem die Wandverdickung zunimmt, verliert das Kolon die Haustrierung, die typischerweise zunächst asymmetrisch wird (Abb. 6). Auch im Dickdarm können sich Stenosen ausbilden. Liegt ein kontinuierlicher Kolonbefall vor, oder ist das Rektosigmoid isoliert befallen, dann kann die Differentialdiagnose zur Colitis ulcerosa schwierig, im Einzelfall sogar unmöglich sein (Tabelle 1).

Komplikationen: Häufigste Komplikation des M. Crohn ist die Fistelbildung. Hierbei handelt es sich in der Mehrzahl der Fälle um ileokolische Fisteln, jedoch können auch enterokutane Fisteln entstehen. Fistelbildungen treten bei einem M. Crohn des Kolons häufiger auf als bei einem ausschließlichen Dünndarmbefall durch M. Crohn. Enterokutane Fisteln sind insgesamt seltener als interne Fisteln: Rankin berichtet über ein Kollektiv, in dem 5,3% enterokutane Fisteln aufwiesen, demgegenüber entwickelten 16,3% der Patienten interne Fisteln [39].

Eine Fisteldarstellung wird entweder direkt oder indirekt im Rahmen einer CT versucht, wobei jedoch häufig eine exakte Beschreibung des gesamten Fistelverlaufes nicht gelingt. Insbesondere der intrakutane Verlauf von rektalen Fisteln, deren Beziehung zum Analring, oder auch die rektovaginale Fistel können mit Hilfe der MRT beschrieben werden, dies gelingt in aller Regel präziser als mit der CT.

2.3 Unspezifische infektiöse Kolitisformen

2.3.1 Bakteriell- und amöbenbedingte Kolitis

Eine Kolitis, die durch Shigellen oder Salmonellen hervorgerufen wird, erfordert beim Kind in aller Regel keine radiologische Diagnostik. In den Fällen, in denen Röntgenuntersuchungen durchgeführt wurden, standen Spasmen und Sekretionsstörungen im Vordergrund. Ödematöse Wandverdickungen sowie umschriebene Ulzerationen sind ebenfalls beschrieben [20].

Die seltenere Amöbenruhr zeigt im wesentlichen Veränderungen im Zäkum und im Rektosigmoid. Radiologisch lassen sich Wandödem, Ulzera, Abszesse und Fistelbildungen nachweisen. Die Erkrankung heilt über Deformierungen, Schrumpfung und Stenose ab [32].

2.3.2 Pseudomembranöse Enterokolitis

Definition: Es handelt sich um eine medikamentös induzierte Kolitis, an der das Kind seltener erkrankt als der Erwachsene. Die Kolitis entspricht einer Reaktion auf unterschiedliche Antibiotika, u. a. Lincomycin und Ampicillin [7, 46].

Pathologisch-anatomisch werden Schleimhautnekrosen, leukozytäre Infiltrationen und insbesondere Fibrinbeläge nachweisbar.

Die *Klinik* ist charakterisiert durch die Symptome einer schweren, vor allem foudroyant verlaufenden Kolitis.

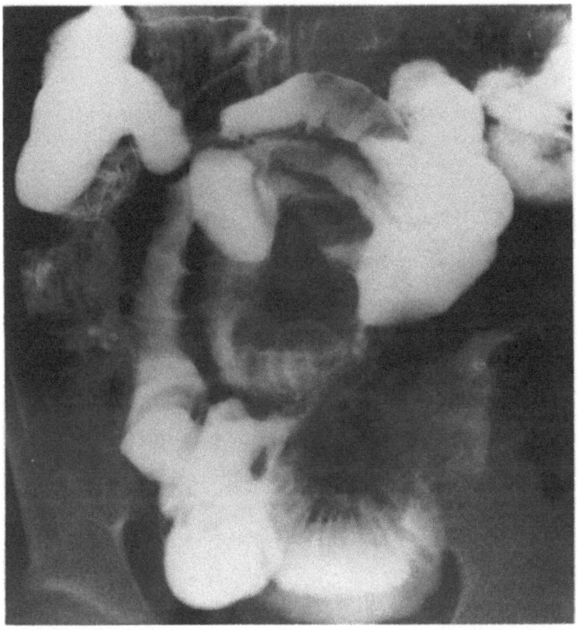

Abb. 7. 9jähriges Mädchen, Purpura Schönlein-Henoch mit primär ausschließlich abdomineller Symptomatik. Die mittleren Ileumschlingen sind durch ein Wandödem distanziert. Der Faltenvergröberung entsprechen Schleimhautödem und submuköse Blutungen, in diesem Fall waren die Kolonveränderungen wenig ausgeprägt

Die *Untersuchungsmethode* ist heute die Rektosigmoidoskopie. Es ist die Diagnose endoskopisch zu sichern, wenn gelblich-weiße Plaques, Pseudomembranen und ausgedehnte Schleimhautnekrosen nachweisbar sind.

Von zusätzlichen radiologischen Untersuchungen, insbesondere von einem Kolonkontrasteinlauf, sind zusätzliche Informationen nicht zu erwarten, sie werden daher nicht durchgeführt.

2.3.3 Hämolytisch-urämisches Syndrom

In allen Altersstufen kann das hämolytisch-urämische Syndrom unter dem klinischen Bild einer Kolitis seinen Anfang nehmen. Dieser Kolitis liegen ödematöse Schleimhautveränderungen, insbesondere aber ausgedehnte submuköse Blutungen zugrunde, hingegen fehlen Entzündungszeichen ebenso wie Ulzerationen.

Die typische klinische Symptomatologie führt zusammen mit den eindeutigen laborchemischen Abweichungen in aller Regel zur zutreffenden Diagnose. Radiologische Untersuchungen bleiben daher vermeidbar [32]. Nur im seltenen Einzelfall kann eine ischämische Kolitis mit nachfolgendem hämolytisch-urämischem Syndrom zur Kolonstriktur führen [40]. Die Abklärung einer solchen Komplikation kann eine Kolonkontrastuntersuchung erforderlich machen.

2.3.4 Purpura Schoenlein-Henoch

Zu Beginn einer Purpura Schoenlein-Henoch kann das Bild eines Ileus wie auch einer Kolitis klinisch im Vordergrund stehen. Pathologisch-anatomisch sind die gleichen Veränderungen in der Mukosa und in der Submukosa wie bei einem hämolytisch-urämischen Syndrom erkennbar (Abb. 7).

3 Raumforderungen des Dickdarms

In der Mehrzahl der Fälle wird auch bei Tumorverdacht heute die Kolonkontrastuntersuchung durch die Endoskopie ersetzt.

Steht die Koloskopie als Untersuchungsmethode nicht zur Verfügung oder ist sie technisch undurchführbar, so ist ein Kontrasteinlauf des Kolons mit Prallfüllungsaufnahmen erforderlich, die bei Raumforderungen selten durch eine Entleerungsaufnahme ergänzt werden. Bei stenosierenden Prozessen sind auch modifizierte Doppelkontrastuntersuchungen obsolet. Ein CT kann zusätzlich diagnostische Informationen liefern. Nur im Ausnahmefall ist von einer retrograden Füllung des terminalen Ileums über das Koloskop eine Erweiterung der Diagnose zu erwarten.

3.1 Benigne Veränderungen

3.1.1 Polypöse Erkrankungen

3.1.1.1 Peutz-Jeghers-Syndrom

Synonym: Familiäre gastrointestinale Polyposis mit mukokutaner Pigmentation.

Kolonpolypen bzw. prolabierende Rektumpolypen sind in Einzelfällen beschrieben [25, 44]. Die selteneren Kolonpolypen des Peutz-Jeghers-Syndroms stehen überwiegend solitär, sie neigen in dieser Lokalisation zu stärkerer Proliferation als die Polypen des Dünndarms. Der Nachweis der Kolonpolypen erfolgt heute vorwiegend mit Hilfe der Endoskopie. Ein Kolonkontrasteinlauf mit Doppelkontrastverfahren führt zwar zum gleichen Untersuchungsergebnis; in den Fällen, in denen isolierte

Kolonpolypen vorliegen, muß jedoch die Endoskopie zur Polypektomie zusätzlich erfolgen.

Komplikationen: Chronische, meist klinisch latent verlaufende Blutungen können zu ausgeprägteren Anämien führen [37]. In aller Regel ist jedoch nicht die Blutung Ursache der chirurgischen Intervention, sondern eine Invagination, die sich nicht spontan löst.

Maligne Entartungen der Polypen im Rahmen eines Peutz-Jeghers-Syndroms sind extrem selten. Es entarten zwar Polypen, die im Magen oder im Duodenum gelegen sind, nur in Ausnahmefällen entarten Kolonpolypen.

3.1.1.2 Gardner-Syndrom

Die familiäre Polyposis, die mit Osteomen oder mesenchymalen Kutis- bzw. Subkutistumoren einhergeht, wird als Gardner-Syndrom bezeichnet.

Klinik: Bei Patienten, die Osteome oder mesenchymale Tumoren wie Atherome, Fibrome oder Lipome aufweisen, entwickelt sich in 8% eine intestinale Polyposis. Die Polypen entstehen bereits im Kindesalter oder aber nach der Pubertät. Es handelt sich um Adenome, die vorwiegend im Kolon lokalisiert sind, jedoch auch im Dünndarm vorkommen können. Vor allem die Polypen des Kolons weisen eine starke Tendenz zur Entartung auf [35]. Die Erkrankung ist autosomal dominant [24].

Röntgensymptomatologie: Das Manifestationsalter der Osteome ist wie auch das der Kutistumoren das Kindesalter. Daher wird gefordert, daß dem Nachweis eines Osteoms z. B. des Gesichtsschädels zwischen dem 15. und 20. Lebensjahr eine radiologische oder endoskopische Kolonuntersuchung folgen sollte [17, 48]. Besteht wie in Abb. 8 zusätzlich zu einem mesenchymalen Tumor eine adenomatöse Polyposis, ist eine Familienuntersuchung anzuschließen. Diese hat zum Ziel, daß eine maligne Entartung von Kolonpolypen klinisch scheinbar gesunder Patienten erfaßt wird, bevor eine typische Symptomatologie auftritt. Damit ist die Lebenserwartung der Patienten des Gardner-Syndroms zu verlängern. Zudem ist eine genetische Beratung unerläßlich.

3.1.1.3 Juvenile Polypen

Im Gegensatz zum Erwachsenen weisen die juvenilen Kolonpolypen nur selten eine Entartungstendenz auf; sie neigen zudem zu spontanem Abgang.

Pathologisch-anatomisch handelt es sich um glandulär-zystische Hyperplasien, um Hamartome, die einen Durchmesser von 0,3 – 5 cm erreichen und in Abhängigkeit von der Dauer ihres Bestehens einen zunehmend langen Stiel entwickeln.

Klinik: Die Kolonpolypen zeigen einen Häufigkeitsgipfel im 4.–6. Lebensjahr. 60 – 80% sind im Rektosigmoid lokalisiert. Häufig stehen sie isoliert, oder sie sind vereinzelt über das Kolon verteilt. Bei der diffusen juvenilen Polyposis sind beetartige Polypenansammlungen nachweisbar.

Die Kinder fallen durch rezidivierende Darmblutungen auf, die nur in seltenen Fällen mit abdominellen Beschwerden einhergehen. Je weiter distal die Polypen lokalisiert sind, desto ausgeprägter sind die Blutansammlungen auf dem Stuhl.

Röntgensymptomatologie: Wegen der bevorzugt distalen Lokalisation der Polypen geht der radiologischen Untersuchung die Rektosigmoidoskopie stets

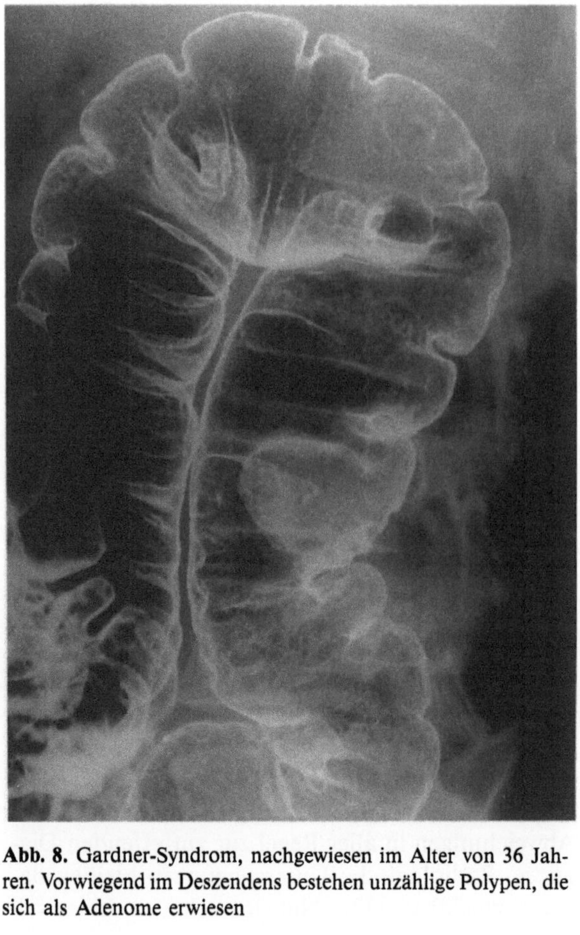

Abb. 8. Gardner-Syndrom, nachgewiesen im Alter von 36 Jahren. Vorwiegend im Deszendens bestehen unzählige Polypen, die sich als Adenome erwiesen

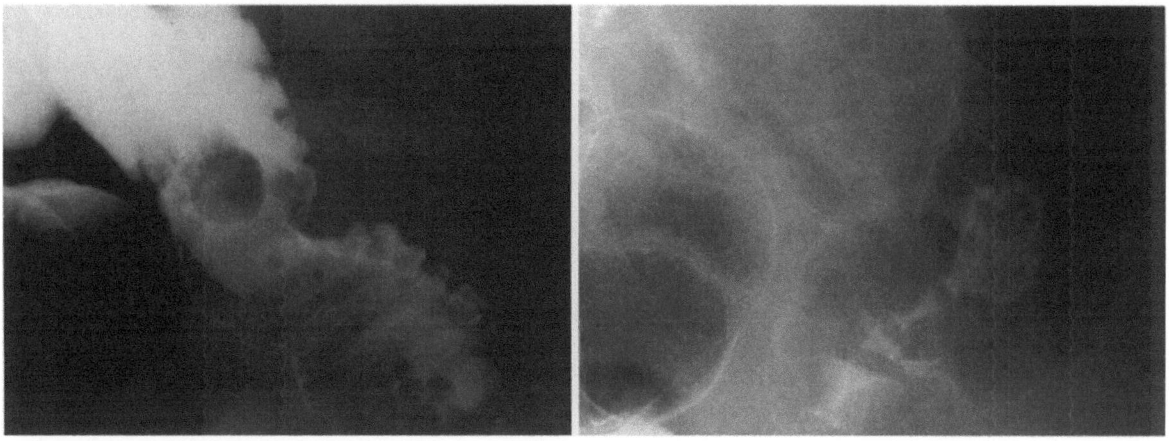

a b

Abb. 9a, b. 10jähriger Knabe, juveniler Polyp. Im Deszendens distal zeichnet sich der Polyp während des Kontrastmitteleinlaufs als rundliche Kontrastmittelaussparung ab, im Doppelkontrast läßt sich zudem ein langer Stiel nachweisen

voraus. Es kann allerdings auch der Endoskopie ein weit analwärts gelegener Polyp entgehen, wenn dieser lang gestielt ist und durch das Instrument weit nach kranial verschoben wird.

Während des Kolonkontrasteinlaufs verursacht der Polyp eine rundliche Aussparung des Kontrastmittels, die im Verlauf der Untersuchung lagevariabel ist. Die Doppelkontrastmethode bringt eine glatt berandete, rundliche Raumforderung zur Darstellung, die häufig im Lumen flottiert, nicht selten ist zudem ein Stiel erkennbar (Abb. 9).

Da die Polypen bevorzugt an der Hinterwand des Kolons angeheftet sind, ist eine erhebliche Gefäßversorgung vorhanden. Dennoch ist bei solitären und bei vereinzelt stehenden juvenilen Kolonpolypen die Abtragung bei der Endoskopie die bevorzugte Therapie.

3.1.1.4 Hämangiome

Hämangiome des Kolons, die auch im Rahmen einer kutanen Hämangiomatose auftreten können, als sog. viszerokutane Form, führen u. U. zu profusen Blutungen, wenn sie im Kolon lokalisiert sind. Im Kolonkontrasteinlauf entsprechen sie u. U. polypösen Veränderungen.

3.2 Maligne Veränderungen

3.2.1 Lymphome

Primäre Karzinome des Kolons sind im Kindesalter selten, sie sind um so seltener, je jünger das Kind ist. Ein Anstieg der Frequenz in der Pubertät ist beschrieben [32]. Histologisch überwiegen die Adenokarzinome, Knaben sind häufiger betroffen als Mädchen.

3.2.2 Sekundäre Malignome

Sekundäre Malignome, die sich aus einem M. Crohn, häufiger jedoch nach einer Colitis ulcerosa entwickeln, sind beim Kind die häufigeren Dickdarmmalignome [11, 31].

3.2.3 Ileozäkale Tumoren

Diese sind meist Lymphosarkome (s. Kap. Dünndarm, Bd. 2). Die initiale Lokalisation des Tumors ist das Ileum, er wächst in Richtung auf das Kolon, insbesondere auf den Zäkalpol weiter [3].

Differentialdiagnostisch ist im Falle des disseminierten Lymphoms die Abgrenzung zum M. Crohn schwierig [36], im Einzelfall sogar unmöglich.

In 0,5% der Fälle treten Lymphosarkome primär im Kolon auf. Sie wachsen isoliert oder diffus-infiltrierend. Lymphosarkome des Kolons haben eine deutlich schlechtere Prognose, verglichen mit den Non-Hodgkin-Lymphomen des Dünndarms.

3.2.4 Seltene Malignome

Kolorektal gelegene Raumforderungen können beim Kind in den seltensten Fällen auch Rhabdomyosarkome, Leiomyosarkome und Teratome sein.

Literatur

1. Ball F, Hauke H, Lassrich MA, Reither M, Schuster W, Stöver B (1985) Extension and degree of the radiographic pattern of Crohn's disease in children. 22. Congress ESPR Glasgow
2. Ball WS, Siegel RS, Goldhron RF, Koloske AM (1983) Colonic strictures in infants following intestinal ischemia. Radiology 149:469–472
3. Bartram C, Chrispin AR (1973) Primary lymphosarcoma of the ileum and caecum. Pediat Radiol 1:28–33
4. Bender SW, Posselt HG, Waag KL (1982) Zur Behandlung des M. Crohn im Kindesalter. Internist 23:703–709
5. Brahme F., Lindström C (1970) A coparative radiographic an pathologic study of intestinal vaso-achitecture in Crohns disease and in ulcerative colitis. GUT 11:928–940
6. Brasch RC, Abold IB, Gooding CA, Filly RA (1980) Abdominal disease in children: a comparison of computed tomography and ultrasound. AJR 134:153–158
7. Buts JP, Weber AM, Roy CC, Morin CL (1977) Pseudomembranous enterocolitis in Childhood. Gastroenterology 73:823–827
8. Capitanio MA, Kirkpatrick JA (1970) Lymphoid hyperplasia of the colon in children. Radiology 94:323–327
9. Chong SKF, Bartram C, Campbell CA, Williams CB, Blackshaw AJ (1982) Chronic inflammatory bowel disease in childhood. Brit Med J 284:101–103
10. Claus D, Dardenne AN (1981) The contribution of ultrasonography in the diagnosis of abdominal tumors in infants and children. J Belge Radiol 64:99–104
11. Contreary K, Nance FC, Becker WF (1980) Primary lymphoma of the gastrointestinal tract. Ann Surg 191:593–598
12. Cook MG, Dixon F (1973) An analysis of detection and diagnostic value of various pathological features in Crohn's disease an ulcerative colitis. GUT 14:255–262
13. Devroede GJ, Taylor WF, Sauer WG, Jackman RJ, Stickler GB (1971) Cancer risk and life expectancy of children with ulcerative colitis. New Engl J Med 285:17–21
14. Dickson JAS (1977) Chronic inflammatory bowel disease. In: Harris JT (ed) Essentials of pediatric gastroenterology. Churchill-Livingstone Edinborough London New York
15. Dolan KD, Seibert J, Seibert RW (1973) Gardners's syndrome: A model for correlative radiology AJR 119: 359–364
16. Dombrowski H, Miller B (1976) Röntgenmorphologie der Colitis mit Berücksichtigung angiographischer Befunde. Radiologe 16:455–463
17. Duncan BR, Dohner VA, Priest JH (1968) The Gardner Syndrome: Need for early diagnosis. J Pediat 72:497–505
18. Ehrenpreis TH, Gierup J, Lagercrantz R (1971) Chronic regional enterocolitis (M Crohn) in children and adolescents. Acta Paedia Scand 60:209–215
19. Erikson U, Fagerberg S, Krause U, Olding L (1970) Angiographic studies in Crohn's disease and ulcerative colitis. AJR 110:385–392
20. Farman J, Rabinowitz JG, Meyers MA (1973) Roentgenology of infectious colitis. AJR 119:375–381
21. Fotter R, Sager WD, Justich E, zur Nedden D (1980) Die Bedeutung der Computertomographie in der pädiatrischen Diagnostik abdomineller und pelviner Tumoren. Röntgen Bl 33:156–162
22. Franken EA (1982) Lymphoid hyperplasia of the colon. Radiology 94:329–334
23. Fimann-Dahl J (1974) Roentgen examinations in acute abdominal diseases, 3rd edn. Thomas, Springfield pp 368–383
24. Gardner EJ, Naylor EW (1977) Penetrance and expressivity of the gene responsible for the Gardner Syndrome. Clin Genet 11:381–393
25. Godard JE, Dodds WJ, Philipps JC, Scanlon GT (1971) Peutz-Jeghers syndrome: Clinical and roentgenographic features. AJR 113:316–324
26. Green JA, Dawson AA, Lessells AM, Donals D, Machin D (1981) Prognostic factors in gastro-intestinal lymphoma. Clin Oncol 7:115–121
27. Greenstein AJ, Janowitz HD, Sachar DB (1976) The extraintestinal complications of Crohn's disease and ulcerative colitis: A study of 700 patients. Medicine 56:401–412
28. Hamilton JR, Bruce GA, Abdourhaman M, Gall DG (1979) Inflammatory bowel disease in children and adolescents. Advances in Pediatrics 26:311–341
29. James EM, Carlson HC (1978) Chronic ulcerative colitis and colon cancer: Can radiographic appearance predict survival patterns? AJR 130:825–830
30. Kelvin FM, Oddson TA, Rice RP, Garbutt JT, Bradenham BP (1978) Double contrast barium enema in Crohn's disease and ulcerative colitis. AJR 131:207–215
31. Kerber GW, Frank PH (1984) Carcinoma of the small intestine and colon as a complication of Crohn's disease: Radiologic manifestations. Radiology 150:639–645
32. Lassrich MA, Prévôt R (1983) Röntgendiagnostik des Verdauungstraktes bei Kindern und Erwachsenen. Thieme, Stuttgart
33. Laufer I, Hamilton I (1976) The radiologic differentiation between ulcerative and granulomatous colitis by double contrast radiology. Am J Gastroenterol 101:259–269
34. Margulis AR, Goldberg HJ, Lawson TL, Montgomery CK, Rambo ON, Noonan CD, Amberg JR (1971) The overlapping spectrum of ulcerative and granulomatous colitis: A roentgenographic-pathologic study. AJR 113:325–334
35. Marshak RH, Lindner AE (1976) Radiologic diagnosis of chronic ulcerative colitis and Crohn's disease. In: Marshak RH, Lindner AE (eds) Radiology of the small intestine. Saunders, Philadelphia
36. Mück G, Loidl P (1980) Röntgendiagnostik tumorsimulierender Veränderungen des Zökalpoles. Wien Med Wschr 22:731–736
37. Neitzschman HR, Genet E, Nice CM (1973) Two cases of familial polyposis simulating lymphoid hyperplasia. AJR 119:365–368
38. Nelson JA, Margulis AR, Goldberg HI, Fenlon JW, Lawson TL, Amberg JR (1973) Ulcerative und granulomatous colitis. AJR 119:369–374
39. Rankin GB, Watts HD, Melnyk CS, Kelley ML (1970) National cooperative Crohn's disease study: Extraintestinal manifestations and perianal complications. Gastroenterology 77:914–929
40. Sawaf H, Sharp MJ, Youn KJ, Jewell PA, Rabbani A (1978) Ischemic colitis and stricture after hemolytic-uremic syndrome. Pediatrics 61:315–317
41. Schmitz-Moormann P (1980) Pathologische Anatomie des Morbus Crohn und der Colitis ulcerosa. Röntgen Bl 33:313–319
42. Schmutz G, Kempf F (1980) Frühveränderungen bei Crohnscher Kolitis im Doppelkontrast. Rö Fo 132:237–242
43. Sherman NJ, Wolley MM (1973) The ileocecal syndrome in acute childhood leukemia. Arch Surg 107:39–42
44. Sheward JD (1962) Peutz-Jeghers syndrome in childhood: Unusual radiological features. Brit Med J 31:921–923

45. Sommers SC (1978) Ulcerative and granulomatous colitis. AJR 130:817–823
46. Stanley RJ, Melson GL, Tedesco FJ, Saylor JL (1976) Plain-film findings in severe pseudomembranous colitis. Radiology 118:7–11
47. Theander G, Trågårdh B (1976) Lymphoid hyperplasia of the colon in childhood. Acta Radiol Diagn 17:631–640
48. Vanhoutte JJ (1970) Polypoid lymphoid hyperplasia of the terminal ileum in patients with familial polyposis coli and with Gardner's syndrome. AJR 110:340–342
49. Winthrop JD, Balfe DM, Shakelford GD, Mac Alister WH, Rosenblum JL, Siegel MJ (1985) Ulcerative and granulomatous colitis in children. Radiology 154:657–660

Akutes Abdomen

H. HAHN

INHALT

1	Definition und allgemeine Diagnostik	619
2	Das akute Abdomen in der Neugeborenenzeit	620
2.1	Diagnostik	620
2.2	Angeborene Passagestörungen	620
2.3	Volvulus	621
2.4	Nekrotisierende Enterokolitis	622
2.5	„Idiopathische" Perforation des Magen-Darm-Traktes	623
2.6	Angeborene Zwerchfelldefekte	624
3	Das akute Abdomen in der Säuglingszeit	624
3.1	Paralytischer Ileus	624
3.1.1	Diagnostik und Differentialdiagnose	624
3.1.2	Nierenvenenthrombose	625
3.2	Mechanischer Ileus	626
3.2.1	Hypertrophische Pylorusstenose	626
3.2.2	Inkarzerierte Leistenhernie	626
3.2.3	Invaginationen	626
3.2.3.1	Vorkommen und Ursachen	626
3.2.3.2	Diagnostik	626
3.2.3.3	Konservative Therapie	627
4	Das akute Abdomen im Klein- und Schulkindalter	629
4.1	Differentialdiagnose	629
4.1.1	Akute Appendizitis	629
4.1.2	Akutes Meckelsches Divertikel	631
4.1.3	Posttraumatisches akutes Abdomen	631
5	Zusammenfassung	633
Literatur		634

1 Definition und allgemeine Diagnostik

„Akutes Abdomen" bedeutet definitionsgemäß eine innerhalb weniger Stunden oder Tagen entstandene abdominelle Symptomatik, die einer raschen ätiologischen Klärung und einer gezielten Therapie bedarf. Extraabdominelle Ursachen gilt es zu erkennen oder auszuschließen (z.B. Lobärpneumonie).

Je nach Alter und Geschlecht des Kindes, ob Neugeborenes, Säugling, Kleinkind, Schulkind oder Jugendlicher, stehen der Häufigkeit nach als Ursache des akuten Abdomens völlig andere Krankheitsbilder im Vordergrund [2, 22, 57, 64].

Die notwendige bildgebende Diagnostik richtet sich daher in erster Linie nach der klinischen Symptomatologie und den altersabhängigen Wahrscheinlichkeitsdiagnosen. Vielfach kann bereits mit einer konventionellen Röntgenaufnahme des Abdomens und/oder einer Ultraschalluntersuchung eine definitive Diagnose gestellt werden. Häufig ergänzen sich dabei die Methoden in hervorragender Weise. Kurzfristige Verlaufskontrollen, z.T. innerhalb weniger Stunden, können bei unklaren Befunden oder zur Therapiekontrolle notwendig sein, um Informationen über die Dynamik eines Prozesses zu gewinnen. Während sich die Aussage des Röntgenbildes in erster Linie auf die Darmluftverteilung und die Organkonturen stützt, kann man mit der Sonographie die parenchymatösen Organe, raumfordernde Prozesse, Flüssigkeitsansammlungen und Darmwandverdickungen erkennen. Als Real-time-Untersuchung kommt der Beobachtung von Bewegungen (Zwerchfellbeweglichkeit, atemabhängige Organverschieblichkeit, Darmperistaltik) große Bedeutung zu. Erwähnt seien auch – in Analogie zu Luft- und/oder Kontrastdarstellungen im Röntgenbereich – sonographische Untersuchungen bei gleichzeitiger Fütterung oder Sondierung von Flüssigkeit oder Verabreichung von rektalen Einläufen. Dopplersonographische Untersuchungen bieten die Möglichkeit zusätzlicher topographischer und funktioneller Aussagen. Computertomographie, Szintigraphie, Magnetresonanztomographie oder Angiographie sind beim akuten Abdomen des Kindesalters nur ausnahmsweise indiziert.

Die meisten der nachfolgenden Krankheitsbilder sind auch in anderen Kapiteln z.T. sehr ausführlich und systematisch behandelt. Um zu viele Wiederholungen zu vermeiden, wird jeweils darauf hingewiesen; in manchen Fällen scheint jedoch eine Ergänzung insbesondere der sonographischen Untersuchungsmöglichkeiten sinnvoll.

2 Das akute Abdomen in der Neugeborenenzeit

2.1 Diagnostik

Folgende Untersuchungen werden zur Basisdiagnostik vorgeschlagen:

- Röntgenaufnahme des Thorax und Abdomenübersichtsaufnahme im Hängen bei sagittalem Strahlengang (in Babixhülle),
- evtl. zusätzliche Abdomenübersichtsaufnahme im Liegen,
- evtl. zusätzliche Aufnahme im seitlichen Strahlengang.

Befindet sich der Patient in einem reduzierten Allgemeinzustand oder handelt es sich um einen beatmeten Intensivpatienten, ergeben sich folgende Modifikationen der Untersuchungstechnik:

- Röntgenaufnahme des Thorax und Abdomenübersichtsaufnahme im Liegen bei sagittalem Strahlengang,
- evtl. zusätzliche Abdomenübersichtsaufnahme in Linksseitenlage bei horizontalem Strahlengang.

Ergänzend können im Einzelfall Kontrastmitteluntersuchungen notwendig sein.

Zu achten ist auf:

- Darmluftverteilung als Hinweis auf die Höhenlokalisation einer Obstruktion,
- freie Luft als Zeichen der Perforation,
- Hinweise auf raumfordernde Prozesse,
- Verkalkungen,
- assoziierte Fehlbildungen im Bereich von Herz, Nieren, Urogenitaltrakt, Wirbelsäule.

Bei unklaren Befunden sollte großzügig die Indikation zu einer sonographischen Untersuchung gestellt werden.

Die Ultraschalluntersuchung des Abdomens erfolgt mit einer Sektor- *und* einer Linearsonde (5–7,5 MHz) in sagittalen und transversalen Ebenen sowie befundadaptierten Schrägschnitten.

2.2 Angeborene Passagestörungen

In den ersten Lebenstagen handelt es sich meist um angeborene Passagestörungen des *Gastrointestinaltraktes*. Die Ursachen dafür können sehr vielfältig sein. Die unterschiedlichen Formen einer Ösophagusatresie und von Darmobstruktionen, einschließlich der Krankheitsbilder Mekoniumperitonitis, Mekoniumileus, Mekoniumpfropfsyndrom, Morbus Hirschsprung, neuronale intestinale Dysplasie, Drehungsanomalien des Darmes sind in den entsprechenden Kapiteln sehr ausgiebig behandelt (s. auch die Beiträge HELMKE-LASSRICH, EBEL). Die zuletzt genannten Krankheitsbilder führen meist zum klinischen und radiologischen Bild eines mechanischen Ileus. Auf Grund der Luft- und Stuhlverteilung gelingt es bereits mit der Abdomenübersichtsaufnahme, die Höhe der Obstruktion einzuschätzen, wobei dies umso sicherer ist, je höher die Obstruktion ist: je mehr stehende Darmschlingen, desto tiefer das Hindernis [34]. Bei Verdacht auf Obstruktion im Dickdarmbereich kann ein Kontrasteinlauf zur Diagnose führen [9]. Sind bei einem Ileusbild die Darmschlingen überwiegend flüssigkeitsgefüllt, ist die Sonographie im Vorteil, weil sie neben der Morphologie auch Aussagen über die Peristaltik erlaubt: fehlend, normal, übersteigert, unidirektional, bidirektional. Eine Pendelperistaltik spricht für einen distalen Stop. Die Beurteilung der Darmwanddicke läßt Schlüsse auf mögliche entzündliche Komponenten zu. Mit der Ultraschalluntersuchung können Obstruktionen durch raumfordernde Prozesse wie Darmduplikaturen oder Tumoren abgegrenzt werden [22] (Abb. 1).

Bereits die intrauterine Sonographie ermöglicht Hinweise auf obstruktive Darmerkrankungen. Ein Polyhydramnion spricht für eine *Ösophagusatresie* oder eine *hohe Darmobstruktion*, ebenso sind konstant erweiterte Darmschlingen bei mehreren Untersuchungen verdächtig auf intestinale Stenosen und Atresien [12, 20, 24, 52] (Abb. 2 und 3). Postnatal lassen sich sonographisch bei duodenalen Obstruktionen – dem radiologischen „double bubble-sign“ entsprechend – der große Magen und das er-

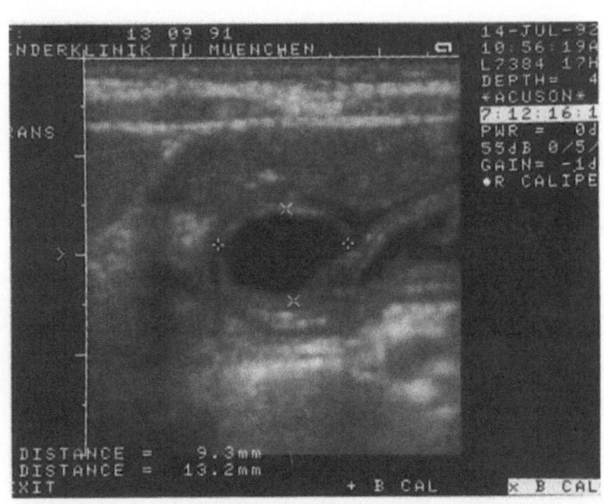

Abb. 1. Antrumduplikatur. 9 Monate alter, männlicher Säugling mit heftigen Schreiattacken und Erbrechen. Ovaläre, echofreie Raumforderung mit deutlicher Wandstruktur zwischen linkem Leberlappen und Pylorus

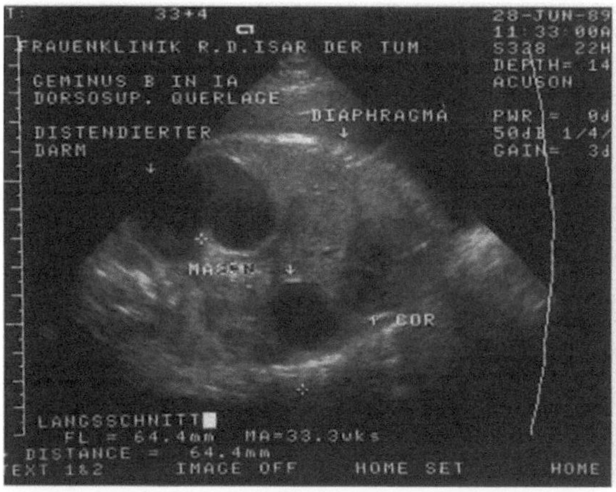

Abb. 2. Hohe Jejunalatresie. Intrauteriner Ultraschall bei einem Zwillingskind der 33. SSW. Konstant erweiterte Darmschlinge im Oberbauch. (Prof. Dr. Schneider, Frauenklinik der TU München)

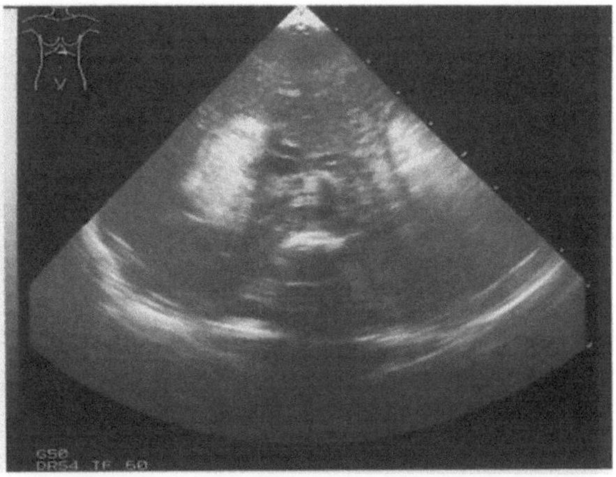

Abb. 3. Gleicher Patient wie in Abb. 2. Am 1. Lebenstag Abdomenübersichtsaufnahme im Hängen mit „double bubble sign" im linken Oberbauch, das übrige Abdomen luftleer: hohe Dünndarmatresie

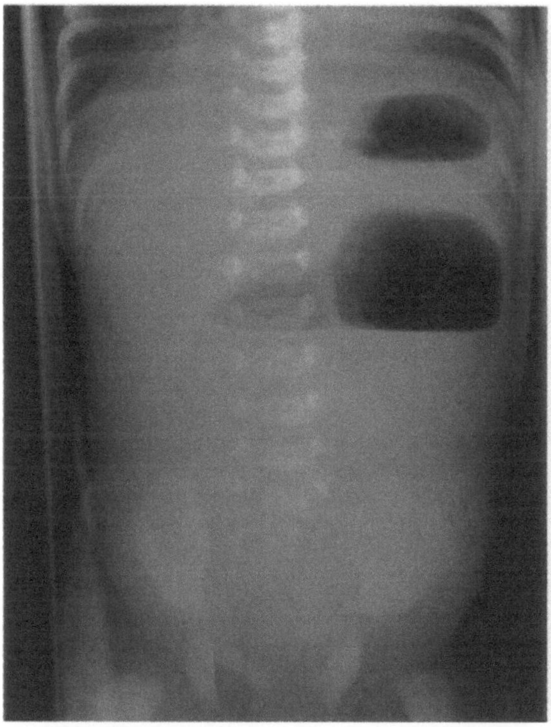

Abb. 4. Duodenalstenose. 8 Wochen alter, männlicher Säugling mit rezidivierendem Erbrechen seit Geburt, schlechtes Gedeihen, Icterus prolongatus. Im sonographischen Oberbauchquerschnitt echoreich erweitertes Duodenum und Antrum mit Retroperistaltik

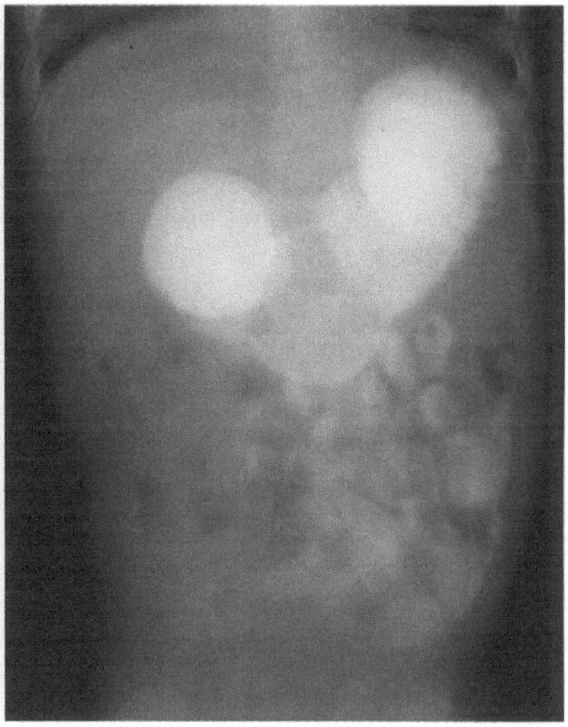

Abb. 5. Gleicher Patient wie in Abb. 4. In der Magen-Darm-Passage großer Magen mit erheblicher Dilatation des Duodenums, verzögerte Entleerung: Duodenalstenose

weiterte Duodenum je nach Füllung mit Luft oder Flüssigkeit als echoreiche oder echofreie Strukturen darstellen (Abb. 4 und 5). Gleichzeitig erkennt man sehr eindrucksvoll die frustrane Peristaltik mit Retroperistaltik und den damit meist gehäuft auftretenden gastroösophagealen Reflux.

2.3 Volvulus
(s. auch die Beiträge HELMKE u. LASSRICH)

Bei klinischem und/oder radiologischem Verdacht auf einen Volvulus, der am häufigsten im Dünndarmbereich auftritt, trägt die Ultraschalluntersu-

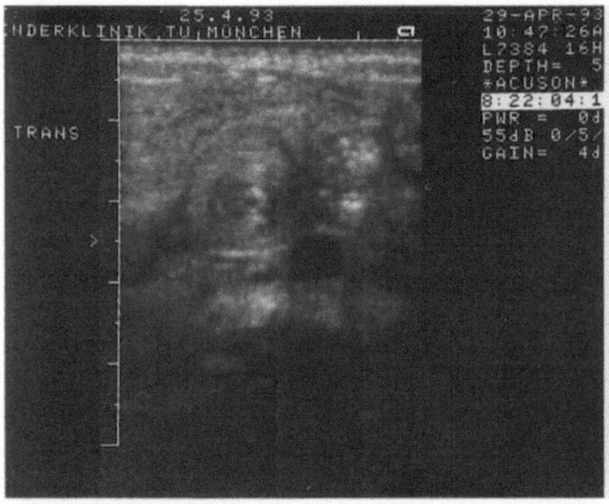

Abb. 6. Dünndarmvolvulus. 4 Tage alter, männlicher Säugling mit Erbrechen seit Geburt. Sonographischer Querschnitt mit Schießscheibenfigur prävertebral

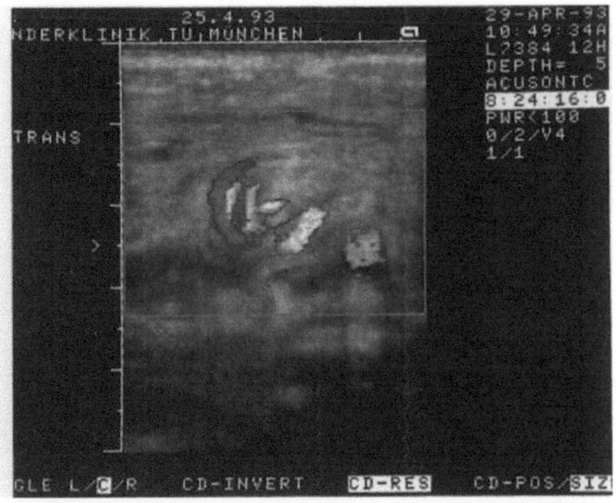

Abb. 7. Gleicher Patient wie Abb. 6. Spiralig gedrehte Mesenterialgefäße in der farbkodierten Duplexsonographie: Volvulus

chung zur Diagnosesicherung bei [8, 23, 33, 42]. Wird das Abdomen langsam von kranial nach kaudal in Transversalebenen untersucht, gelingt es häufig, die spiralförmig gedrehte Mesenterialwurzel darzustellen. Das statische Bild gleicht einer Kokarde oder Schießscheibe (Abb. 6). Mit der Farbdopplersonographie kann man auch die torquierten Mesenterialgefäße erkennen (Abb. 7). Auf die häufige Assoziation des Volvulus mit angeborenen Darmfehllagen und/oder Laddschen Bändern sei hingewiesen.

2.4 Nekrotisierende Enterokolitis (s. auch die Beiträge HELMKE u. LASSRICH, STÖVER)

Die nekrotisierende Enterokolitis (NEC) ist ein oft perakut verlaufendes Krankheitsbild, das vorwiegend Früh- und Neugeborene betrifft. Als klinische Hinweise gelten ein aufgetriebenes, druckschmerzhaftes Abdomen, sichtbare Darmsteifungen, rötlich glänzende Hautverfärbung, fehlende Peristaltik, blutig-schleimige Stühle, grüner Magenrücklauf, septisches Blutbild.

In der *Röntgen-Übersichtsaufnahme* (Abb. 8 und 9) des Abdomens finden wir:

- distendierte Darmschlingen,
- vergößerten Abstand der Darmschlingen,
- intraluminäre Mischgasbildung,
- intramurale Luftansammlung,
- intrahepatische Luft,
- freie Luft als Zeichen der Perforation.

Als *sonographische Zeichen* (Abb. 10 und 11) [22] zeigen sich:

- verdickte Darmwände,
- fehlende oder herabgesetzte Peristaltik,
- freie Flüssigkeit,
- Luftblasen intramural,

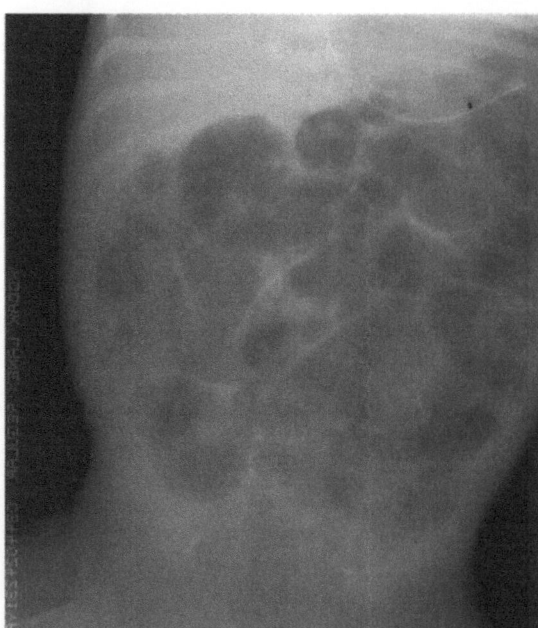

Abb. 8. Nekrotisierende Enterokolitis. 4 Wochen altes, männliches Zwillingsfrühgeborenes mit reduziertem AZ, aufgetriebenem druckschmerzhaften Abdomen. Ausgeprägte Pneumatosis intestini des Dickdarmes in der Abdomenübersichtsaufnahme

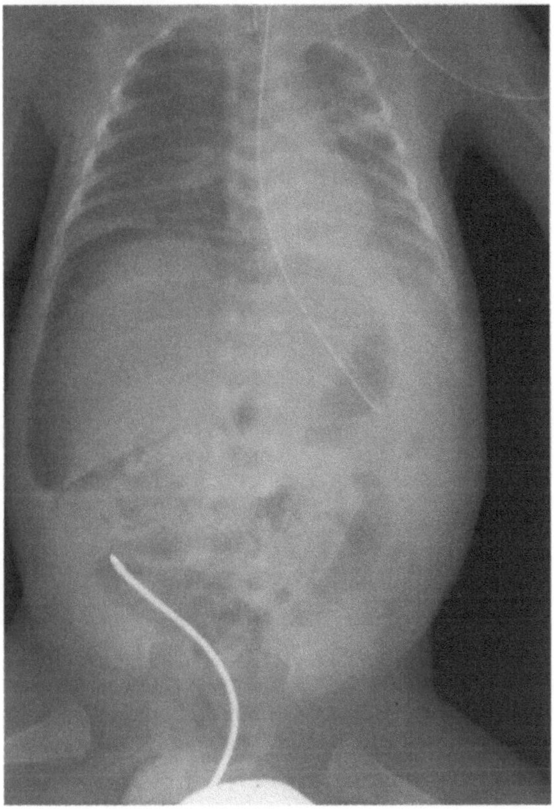

Abb. 9. Nekrotisierende Enterokolitis mit Perforation. 4 Wochen alter, männlicher Säugling mit akut druckschmerzhaftem Abdomen. Freie Luft im rechten Oberbauch und Zeichen der Pneumatosis intestini

- Luftblasen im Pfortadersystem,
- freie Luft,
- im Doppler veränderte Flüsse der Mesenterialgefäße.

Wie bei keinem anderen Krankheitsbild können so kurzfristige radiologisch-sonographische Verlaufskontrollen (z. B. in 6-Stunden-Intervallen) notwendig sein, um die Progredienz der Erkrankung zu erfassen. Diese dienen als Entscheidungshilfe, ob eine konservative Behandlung noch vertretbar oder bereits eine chirurgische Intervention erforderlich ist. Letztere ist spätestens und unstrittig bei nachgewiesener Perforation notwendig [64].

Von der oft schwer verlaufenden nekrotisierenden Enterokolitis *differentialdiagnostisch* abzugrenzen ist die sog. *„benigne pneumatosis intestini"*, die in allen Altersstufen auftreten kann und unterschiedlichste Ursachen hat. Röntgenologisch und sonographisch findet man dabei passager eine intramurale Luftansammlung, ohne daß die Patienten dabei klinisch so stark beeinträchtigt sind wie bei einer NEC [46, 49, 63] .

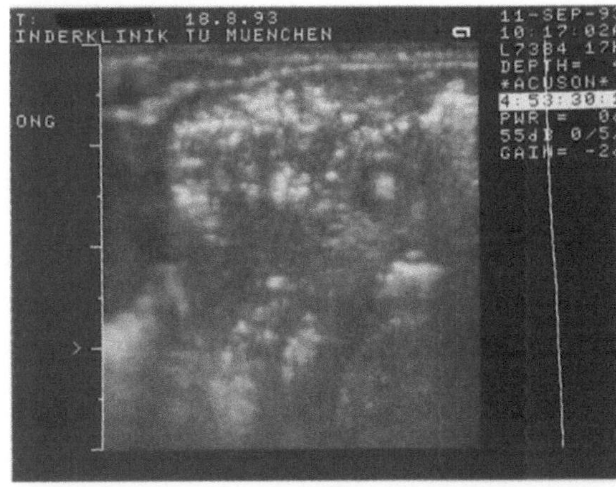

Abb. 10. Nekrotisierende Enterokolitis. 3 Wochen altes, weibliches Neugeborenes mit akuter Verschlechterung des AZ, sichtbare Darmsteifungen. Im Sonogramm der Leber fleckige, echoreiche Areale als Zeichen der Pneumatosis

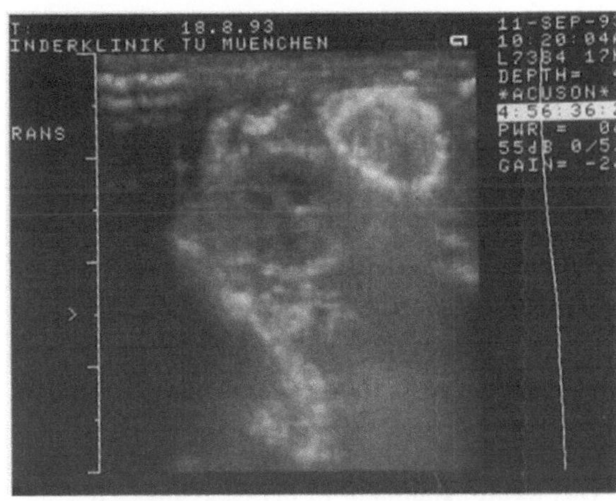

Abb. 11. Gleiche Patientin wie Abb. 10. Im Bereich der rechten Kolonflexur ringförmig angeordnet starke Echos als Zeichen der Pneumatosis intestini

2.5 „Idiopathische" Perforation des Magen-Darm-Traktes

Bei Neugeborenen und jungen Säuglingen gibt es unabhängig von obstruktiven oder schwer entzündlichen Darmerkrankungen das seltene Bild einer isolierten Perforation im Magen- oder Darmbereich [60]. Die freie Luft kann sich bei der Aufnahme im Liegen als „football sign" präsentieren [39] (Abb. 12), bei einer Aufnahme im Hängen als subphrenische Luftansammlung (Abb. 13). In Linksseitenlage stellt sich eine Luftsichel unterhalb der Bauchwand dar. Voraussetzung für den diagnostischen Erfolg ist jedoch bei allen diesen Techni-

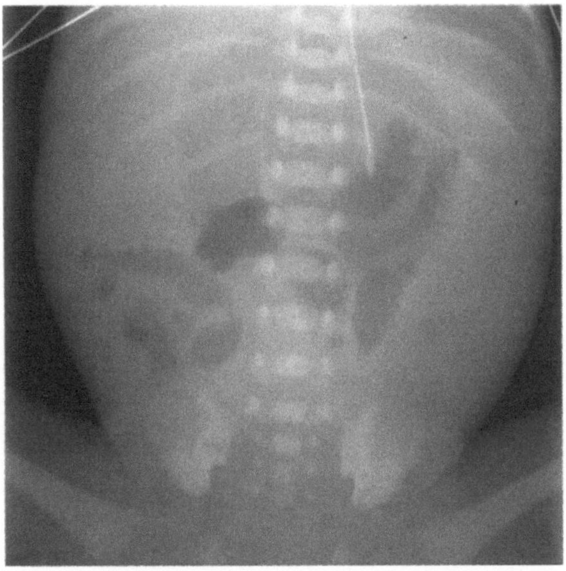

Abb. 12. Isolierte Darmperforation im Sigmabereich. 10 Tage altes, weibliches Frühgeborenes (28. SSW), akut verfallen mit aufgetriebenem Abdomen. Freie Luft mit positiver Darstellung des Lig. falciforme („football sign") bei einer Abdomenübersichtsaufnahme im Liegen

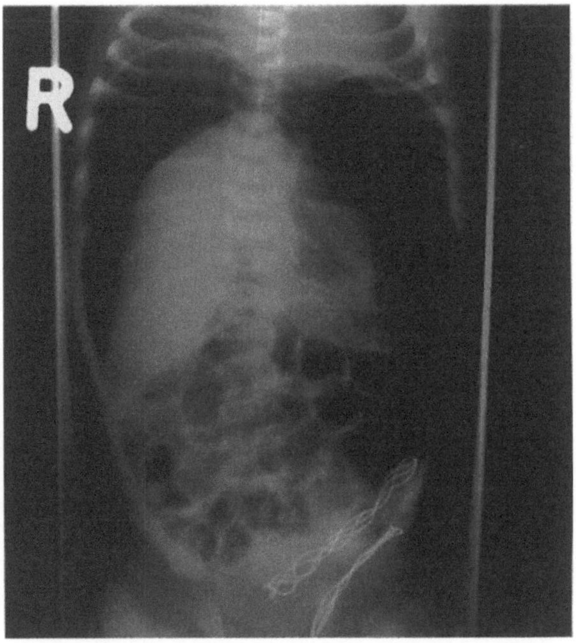

Abb. 13. Magenperforation. 2 Tage altes, weibliches Frühgeborenes (33. SSW) mit akut aufgetriebenem Abdomen. Beidseits subphrenische freie Luft bei der Übersichtsaufnahme im Hängen. Intraoperativ ausgeprägte Magenvorderwandnekrose

ken, daß der Patient für ein bis zwei Minuten in der jeweiligen Position gelagert wird, damit die Luft aufsteigen kann.

2.6 Angeborene Zwerchfelldefekte

s. Beitrag HELMKE u. LASSRICH

3 Das akute Abdomen in der Säuglingszeit

3.1 Paralytischer Ileus

3.1.1 Diagnostik und Differentialdiagnose

- Röntgenaufnahme des Abdomens im Hängen bei sagittalem Strahlengang,
- ggf. Ultraschalluntersuchung des Abdomens mit 5 MHz-Sektorsonde *und* 5- bis 7,5 MHz-Linearsonde.

Hierbei finden sich *radiologisch:*

- multiple kleine Spiegelbildungen im Dünn- *und* Dickdarmbereich, meist gleichmäßig im Abdomen verteilt,
- oft erheblicher Meteorismus im gesamten Abdomen,
- evtl. auch völlig luftleeres Abdomen.

Sonographisch zeigen sich:

- Wechsel von luft- und flüssigkeitsgefüllten Darmabschnitten,
- fehlende oder mäßige Peristaltik,
- etwas freie Flüssigkeit,
- evtl. leicht verdickte Darmwände,
- evtl. Lymphadenitis mesenterialis und/oder geschwollene Peyersche Plaques.

In der *Differentialdiagnose* sind als Ursachen auszuschließen:

- Entzündungen des Magen-Darm-Traktes,
- Pneumonie (vorwiegend Pneumokokkenpneumonie),
- Meningitis,
- Pyelonephritis,
- Peritonitis bei Nephrose,
- Pseudoperitonitis diabetica,
- Hypokaliämie,
- adrenogenitales Syndrom (AGS),
- Morbus Addison.

Schwere Gastroenteritiden mit Wasser- und Elektrolytverschiebungen spielen hierbei zahlenmäßig die größte Rolle [57]. Die Abdomenübersichtsaufnahme im Liegen zeigt meist viele luftgefüllte Darmschlingen, bei der Aufnahme im Hängen fallen multiple Spiegelbildungen im Dünn- und Dickdarmbereich auf, wobei die Übergänge zum tiefen obstruktiven Ileus in der Bildgebung fließend sind. Steht klinisch heftiges Erbrechen im Vordergrund, kann das Abdomen auch völlig luftleer erscheinen.

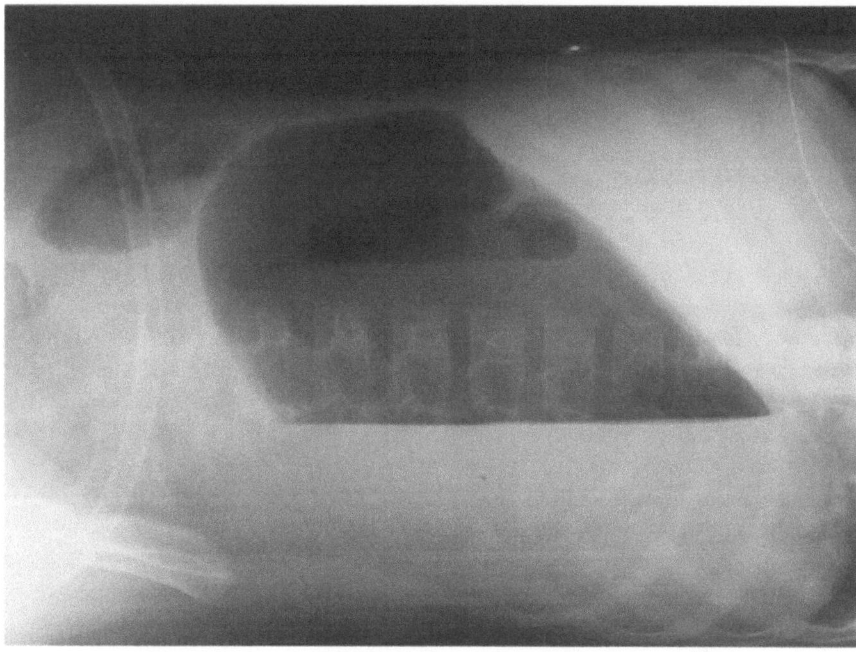

Abb. 14. Akute Magendilatation. 7jähriges Mädchen, Z. n. Polytrauma, in der Genesungsphase plötzlich heftige Oberbauchschmerzen mit bretthartem Epigastrium. Massiv dilatierter Magen in der Abdomenübersichtsaufnahme in Linksseitenlage. Sofortige Beschwerdefreiheit nach Legen einer Magensonde

Die *akute Magendilatation* (Abb. 14) tritt bei schwerkranken Kindern aller Altersstufen als lokaler paralytischer Ileus auf und verursacht eine akute Oberbauchsymptomatik mit bretthartem Bauch und tympanitischem Klopfschall. Die Behandlung besteht im sofortigen Legen einer Magenablaufsonde. Es droht sonst über eine Vagusreizung ein Atem- und/oder Kreislaufstillstand [57].

3.1.2 Nierenvenenthrombose

Bei starker hypertoner (seltener hypotoner) Dehydratation droht die Gefahr einer ein- oder doppelseitigen Nierenvenenthrombose (NVT) mit möglichem Organverlust.

Als *klinische Zeichen* einer NVT gelten:
- Niere tastbar vergrößert,
- Hämaturie,
- Hypertonie,
- Oligo-/Anurie,
- Thrombopenie.

Die klinische Verdachtsdiagnose muß sonographisch erhärtet werden [16, 25, 30, 37, 40, 51]; als *sonographische Zeichen* (Abb. 15) einer NVT erwartet man folgende Befunde:
- Renomegalie mit globulärer Deformation des Organs,
- inhomogene Binnenstruktur mit verwaschener Mark-Rinden-Grenze,
- Mittelechoreflex schwer abgrenzbar,
- dopplersonographisch kein nachweisbarer venöser Fluß,
- pathologisches Flußmuster der Nierenarterien mit erniedrigter oder negativer diastolischer Amplitude.

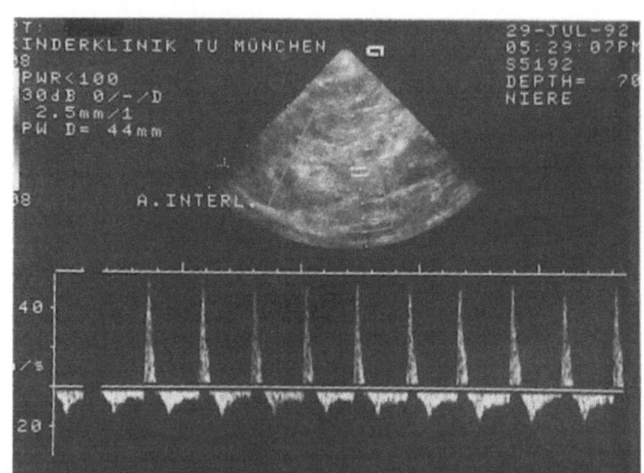

Abb. 15. Nierenvenenthrombose. Kleinkind, männlich mit akutem Nierenversagen, Hämaturie, Hypertonus. Sonographisch stellt sich eine diffus echoreiche, vergrößerte Niere dar, kein nachweisbarer venöser Fluß, hochpathologisches Flußmuster in den Nierenarterien

3.2 Mechanischer Ileus

3.2.1 Hypertrophische Pylorusstenose
(s. Beitrag HELMKE u. LASSRICH)

3.2.2 Inkarzerierte Leistenhernie
(s. auch Beitrag EMONS)

Dieses Krankheitsbild wird in der Regel allein klinisch diagnostiziert. Es kann dabei zum vollständigen klinischen und radiologischen Bild eines Obstruktionsileus kommen. In Einzelfällen ist die klinische Differenzierung eines Konglomerattumors in der Leiste und im Hoden schwierig. Mit hochauflösenden Linearsonden (7–10 MHz) gelingt die Unterscheidung: Leistenhoden, Hydrocele testis und/oder inguinalis, Leistenhernie. Darmschlingen stellen sich als tubuläre oder rundliche Strukturen dar, sie enthalten oft echoreiche Luftreflexe, zeigen eine Peristaltik, die Kontinuität zur Bauchhöhle über den offenen Processus vaginalis läßt sich nachweisen [22].

3.2.3 Invaginationen
(s. auch Beitrag HELMKE u. LASSRICH)

3.2.3.1 Vorkommen und Ursachen
Invaginationen sind die häufigste Ursache für einen Obstruktionsileus im Säuglingsalter, in dem auch der Altersgipfel der Erkrankung liegt. Das Verhältnis von Jungen zu Mädchen beträgt 3:2. 90% der Invaginationen sind ileozökale Formen, 6% betreffen nur den Dünndarm, 4% nur den Dickdarm [31]. Bei den meisten dieser Erkrankungen im typischen Alter ist keine spezielle auslösende Ursache erkennbar („idiopathisch"), es können jedoch Infekte des Magen-Darm-Traktes mit geschwollenen Peyerschen Plaques und/oder vergrößerte mesenteriale Lymphknoten als Auslöser wirksam sein. Bei älteren Kindern werden auslösende oder begünstigende Faktoren wesentlich häufiger gefunden, z.B.: Meckelsches Divertikel, Lymphome, Polypen, Darmduplikaturen, Hämatome, Purpura Schoenlein Henoch, hämolytisch urämisches Syndrom, Mukoviszidose [64].

3.2.3.2 Diagnostik
Die Primärdiagnostik der Invagination hat sich in den letzten Jahren zunehmend auf die Sonographie verlagert [58, 59, 61].

Zur *Diagnostik* empfehlen sich:
- 5-MHz-Sektorschallsonde zur orientierenden Abdominaluntersuchung einschließlich des kleinen Beckens,
- 5- bis 7,5-MHz-Linearsonde zur diffenzierten Darm- und Mesenterialdiagnostik,
- ggf. Röntgen-Abdomenübersichtsaufnahme im Hängen.

Sonographische Zeichen einer Invagination (Abb. 16 und 17) sind:
- Mehrschichtenphämomene: im Transversalschnitt als „Kokarde", „target sign", „doughnut sign", „Ring-im-Ring-Zeichen",
- im Longitudinalschnitt „pseudokidney sign".

Beachte dabei folgende Begleitphänomene:
- Lymphknoten innerhalb oder außerhalb des Invaginates,
- geschwollene Peyersche Plaques,
- ausgeprägte Darmwandverdickungen,
- Zysten, Tumoren,
- Ileuszeichen,
- freie Luft als Hinweis auf Perforation.

Eine *Abdomenübersichtsaufnahme* ist vor allem bei schlechtem Allgemeinbefinden des Patienten mit Hinweisen auf eine Peritonitis indiziert, um das Ausmaß des Obstruktionsileus und mögliche Perforationshinweise zu erfassen. Bei Nachweis einer diffusen Peritonitis und/oder einer Perforation besteht die Indikation zur primären Operation, während der größte Teil der Kinder einem zunächst konservativen Behandlungsversuch unterzogen

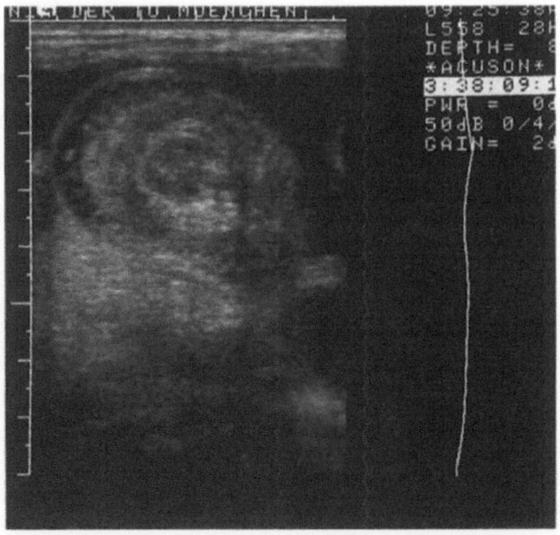

Abb. 16. Ileoilische Invagination. 5jähriger Junge mit heftigen Bauchschmerzattacken bei Morbus Schoenlein-Henoch. Schießscheibenzeichen bei einem Querschnitt durch das Invaginat

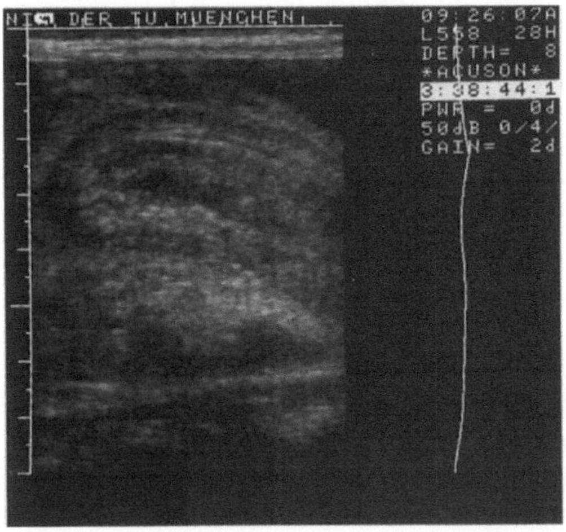

Abb. 17. Gleicher Patient wie in Abb. 17. Der Invaginationstumor erinnert im Längsschnitt an eine Niere („pseudokidney-sign")

werden kann. Möglicherweise wird man künftig mit dem Einsatz der Farbdopplersonographie Aussagen über die Durchblutung des invaginierten Darmanteiles und seine Reponierbarkeit machen können [29].

Neben der Sonographie wird an vielen Kliniken nach wie vor ein *Kontrasteinlauf* zur Diagnosesicherung durchgeführt, der ggf. zu einer hydrostatischen Reposition ausgeweitet werden kann.

Röntgenologisch zeichnet sich die Invagination im Kontrasteinlauf durch unterschiedliche Füllungsdefekte des Darmes aus (Abb. 18). Nach Grob [13] unterscheidet man:

- Amputationsform,
- Becherform,
- Zapfenform,
- Kokarde,
- Sichelform.

3.2.3.3 Konservative Therapie

Die im europäisch-amerikanischen Raum immer noch am meisten verbreitete Methode ist die hydrostatische Reposition mit bariumhaltigen oder wasserlöslichen Kontrastmitteln unter Durchleuchtungskontrolle [27, 38]. Vorwiegend im asiatischen Bereich, zunehmend auch in Europa wird die druckkontrollierte Luftinsufflation zur Repositon des Invaginates propagiert [11, 14, 56]. Als dritte Methode wird von verschiedenen Arbeitsgruppen die hydrostatische Reposition unter alleiniger Ultraschallkontrolle angewandt [16, 28, 47, 50, 65, 66].

Die Erfolgsrate aller konservativen Methoden liegt zwischen 50 und 95%, die Perforationsrate bei 0,5–2% [19, 27, 50, 56, 65].

Sonographische Erfolgskriterien der hydrostatischen Reposition (Abb. 19) sind:

- freie Darstellung der Bauhinschen Klappe,
- deutlicher Reflux ins terminale Ileum,
- fehlendes Mehrschichtenphänomen im gesamten Abdomen.

Als wesentliche Vorteile der hydrostatischen Reposition unter Ultraschallsicht sind der relativ geringe Aufwand und die fehlende Strahlenexposition zu nennen. Unter direkter Sicht kann man das Zurückdrängen des Invaginates verfolgen. Die Bau-

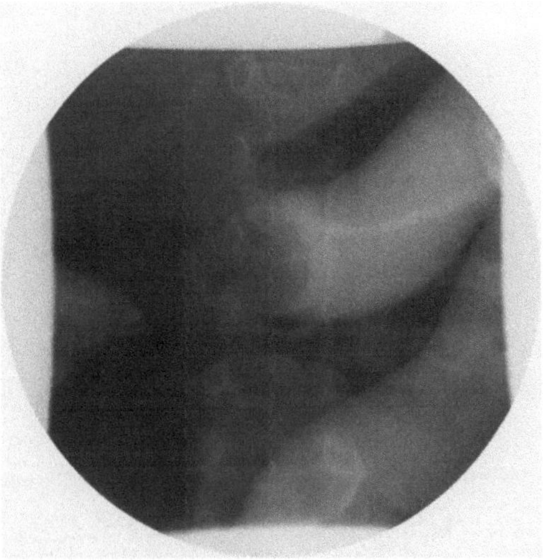

Abb. 18. Ileokolische Invagination. 8 Monate alter, männlicher Säugling. Beim Kontrasteinlauf typische Becherform im Querkolon

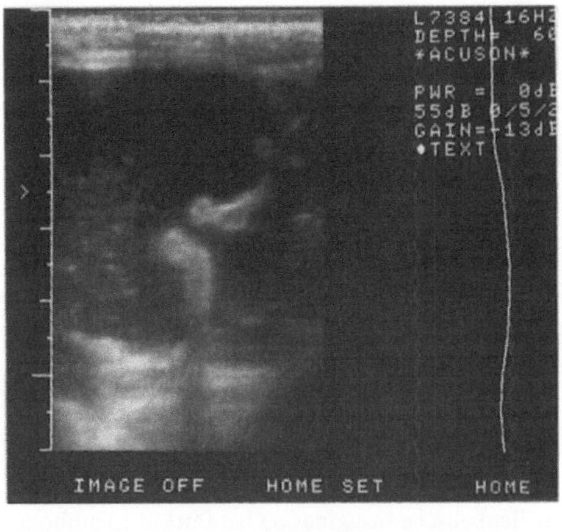

Abb. 19. Nach erfolgreicher hydrostatischer Reposition einer ileokolischen Invagination unter Ultraschallsicht stellt sich die geöffnete Bauhinsche Klappe mit Flüssigkeitsübertritt ins terminale Ileum dar. 9 Monate alter Säugling

hinsche Klappe mit Influx und Reflux von Flüssigkeit ins terminale Ileum muß eindeutig darstellbar sein. Eindrucksvoll lassen sich regelmäßig nach erfolgreicher Reposition die noch verdickten Darmwände der beteiligten Darmabschnitte erkennen („pseudotarget sign") (Abb. 20). Bei auffallend dicken Darmwänden und/oder sehr großen Lymphknotenpaketen ist eine Kontrolle nach wenigen Tagen und ggf. Wochen erforderlich, um ein malignes Lymphom nicht zu übersehen (Abb. 21 und 22).

Als *absolute* Kontraindikationen für die konservative Behandlung einer Invagination gelten:

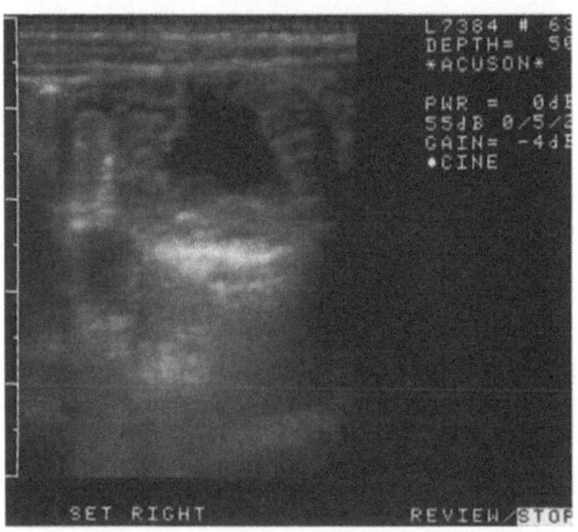

Abb. 20. Deutlich wandverdicktes, flüssigkeitsgefülltes terminales Ileum nach hydrostatischer Reposition einer ileokolischen Invagination. $2\frac{1}{2}$jähriger Junge

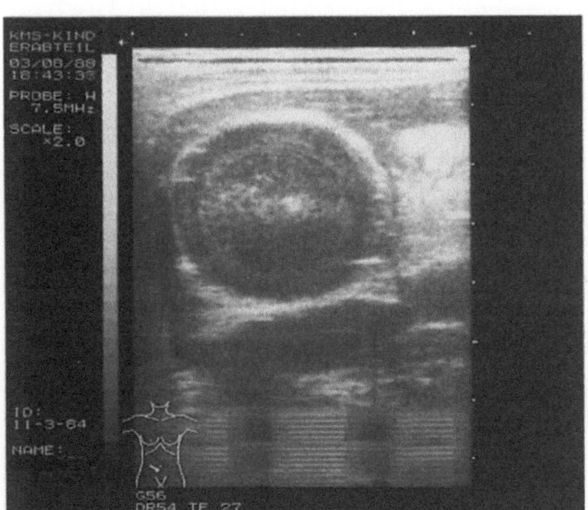

Abb. 21. Ileokolische Invagination bei Burkitt-Lymphom. 4jähriger Junge mit rezidivierenden Bauchschmerzen, Erbrechen, blutigen Stühlen seit 5 Wochen. Sonographisch mehrschichtig verdickte Darmwand im rechten Mittelbauch und Lymphknotenpakete

- Peritonitis mit manifestem Schock,
- Freie Luft im Abdomen,

Relative Kontraindikationen sind:

- V. a. Tumor, evtl. Repositionsversuch, sekundäre Tumorabklärung,
- ileoilische Invagination,
- mehrfaches Rezidiv,
- Alter des Patienten über 3 Jahre,
- längere Anamnese,
- blutige Stühle.

Höheres Lebensalter, rezidivierende Invaginationen, längere Anamnese sollten an die Möglichkeit eines auslösenden Agens – „leading point" – denken lassen. Mit sorgfältiger sonographischer Untersuchung des Invaginates und seiner Umgebung ergeben sich Hinweise auf einen möglichen Tumor, eine Darmduplikatur oder eine Mesenterialzyste (Abb. 23). Ein konservativer Behandlungsversuch zur Behebung der Akutsituation erscheint im Einzelfall dennoch gerechtfertigt, um anschließend eine ergänzende Diagnostik und The-

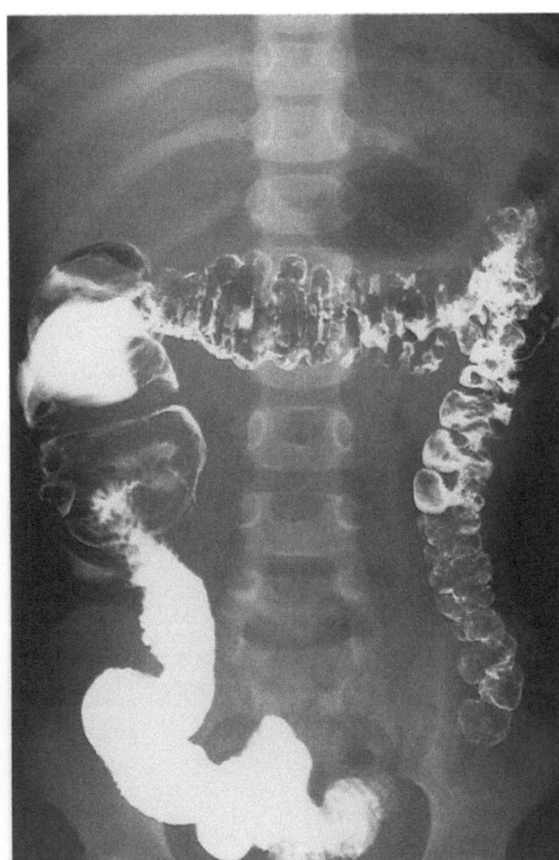

Abb. 22. Gleicher Patient wie in Abb. 21. Wegen der ungewöhnlich langen Anamnese erfolgte eine Magen-Darm-Passage, die eine ileokolische Invagination bis zur rechten Kolonflexur zeigt

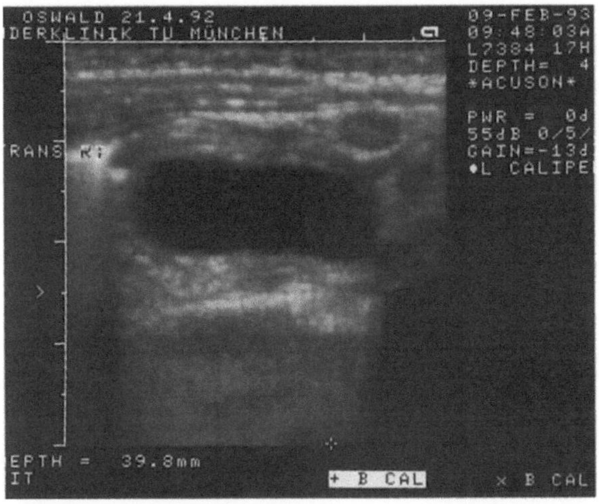

Abb. 23. Darmduplikatur im terminalen Ileum. 10 Monate alter, männlicher Säugling, der in einer auswärtigen Klinik wegen einer ileokolischen Invagination erfolgreich reponiert wurde. Im Sonogramm des rechten Mittelbauches echofreie Raumforderung mit kräftigem Wandreflex ohne Peristaltik. Operative Entfernung einer distalen Ileumduplikatur, die wohl als auslösendes Agens für die Invagination wirkte

Tabelle 1. Differentialdiagnosen des akuten Abdomens im Klein- und Schulkindalter

Obstipation
Gastroenteritis
Akute Appendizitis
Lymphadenitis mesenterialis
Meckel Divertikulitis
Hämolytisch urämisches Syndrom
Purpura Schoenlein Henoch
Morbus Crohn
Harnweginfektionen bei obstruktiven Uropathien
Nierenabszeß
Ovarialzysten mit und ohne Stieldrehung
Adnexitis
Pankreatitis
Cholelithiasis, Cholezystitis, Gallenblasenhydrops
Choledochuszyste
Eitrige Peritonitis (z.B bei nephrotischem Syndrom)
Mechanischer Ileus
Briden nach Operationen
Volvulus bei Lageanomalien des Darmes
Obstruktion durch Zysten, Tumoren, Darmduplikaturen
Hodentorsion
Liquorpseudozyste bei peritonealem Shunt
Posttraumatisches akutes Abdomen

rapiemaßnahmen einleiten zu können. Bei Nachweis von vergrößerten Lymphknoten im oder um das Invaginat ist als Minimaldiagnostik eine sonographische Kontrolle vor Entlassung des Patienten und nach wenigen Wochen erforderlich. Blutige Stühle ohne Zeichen einer Peritonitis stellen keine Kontraindikation für einen vorsichtigen Repositionsversuch dar.

4 Das akute Abdomen im Klein- und Schulkindalter

4.1 Differentialdiagnose

Unter den zahlreichen differentialdiagnostischen Möglichkeiten seien nur die wichtigsten Krankheitsbilder tabellarisch erwähnt (s. die jeweiligen Kapitel).

Unter dem Aspekt der *sonographischen* Diagnosemöglichkeit werden zwei wichtige Krankheitsbilder herausgehoben.

4.1.1 Akute Appendizitis
(s. auch Beitrag STÖVER)

Der Verdacht auf eine *Appendizitis* stellt die häufigste Operationsindikation im Schulalter dar [64]. Unnötige Laparotomien gilt es ebenso zu vermeiden wie eine hohe Anzahl von Perforationen. Die akute Appendizitis ist vorwiegend eine klinische Diagnose. Laboruntersuchungen und die Körpertemperatur sind häufig sehr unsicher, radiologische Untersuchungen unspezifisch [26, 32, 33, 57]. In den letzten Jahren hat sich mit dem Einsatz von hochauflösenden Linearsonden (5–7,5 MHz) eine sonographische Darstellungsmöglichkeit der akuten Appendizitisformen mit hoher Sensitivität und Spezifität ergeben [7, 18, 43, 44, 45, 48, 55]. Mit dieser Methode können auch klinisch leicht verlaufende Formen, die spontan heilen, dokumentiert und überwacht werden [18, 43, 62].

Röntgenologische Zeichen einer akuten Appendizitis sind:

- luftarmes Abdomen, p.m. im rechten Unterbauch,
- Appendikolith,
- lumbale Skoliose mit Konkavität nach rechts,
- verwaschener oder fehlender rechter Psoasrand,
- erweiterte Darmschschlingen im rechten Unterbauch (lokaler Ileus),
- luftgefüllte Appendix.

Diesen uncharakteristischen, häufig wenig eindeutigen röntgenologischen Hinweisen stehen folgende *sonographische Zeichen* (Abb. 24 und 25) *einer akuten Appendizitis* gegenüber:

- Querschnitt: Kokarde oder Target-sign über 6 mm Durchmesser,

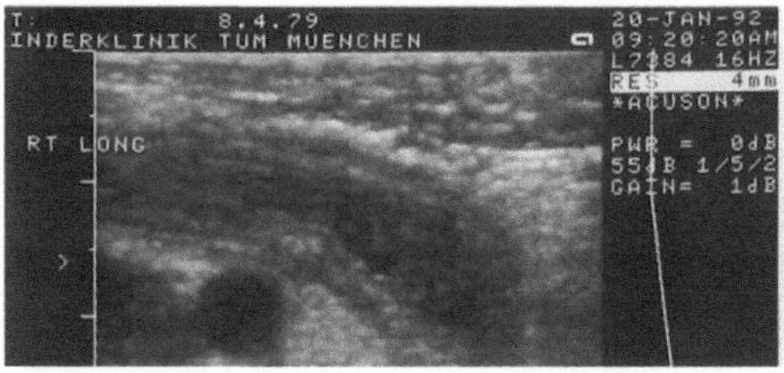

Abb. 24. Akute Appendizitis. 12jähriger Junge mit Unterbauchschmerzen rechts. Tubuläre, blind endende Struktur mit Lumendistension ohne Peristaltik, nicht kompressibel

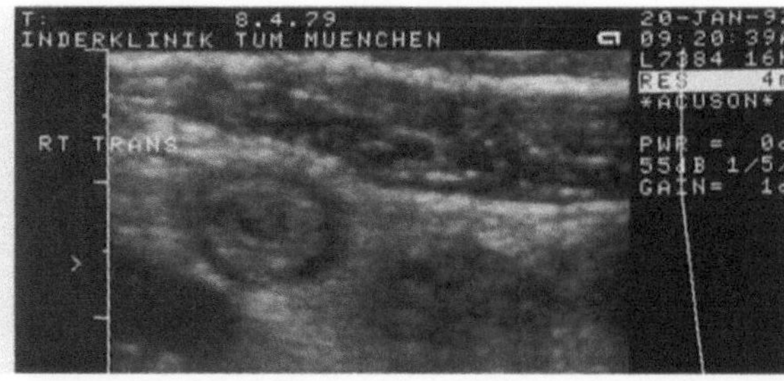

Abb. 25. Gleicher Patient wie in Abb. 23. Im Querschnitt stellt sich die Appendix als Kokardenstruktur mit 13 mm Durchmesser dar

- Längsschnitt: blind endende tubuläre Struktur ohne Peristaltik,
- Lumenkompression oder -distension,
- echogene Umgebung der Appendix,
- freie Flüssigkeit perizökal und/oder im Douglas-Raum,
- Appendikolith,
- lokaler paralytischer Ileus,
- lokaler Druckschmerz in Korrelation zum Ultraschallbild,
- erhöhter Blutfluß der A. appendicularis im Dopplerbild.

Ebenso verhält es sich bei der Fragestellung einer perforierten Appendix; die *röntgenologischen Zeichen* (Abb. 26) *einer perforierten Appendizitis* sind unspezifisch:

- Kolon-cutoff-sign,
- Dünndarmobstruktion mit luftleerem rechtem Unterbauch,
- raumfordernder Prozeß im rechten Unterbauch,
- positives Flankenstreifenzeichen,
- freie intraperitoneale Luft.

Im *Ultraschall* (Abb. 27) *lassen sich bei der perforierten Appendix* folgende Befunde erheben:

- inhomogener Konglomerattumor,
- fehlende Wanddifferenzierung der Appendix,
- Zökum und/oder terminales Ileum wandverdickt,
- sehr echoreiche Umgebungsreaktion,
- Zeichen des Ileus (meist paralytisch),
- freie Flüssigkeit,
- Abszeßbildung,
- Sludgephänomen in der Harnblase.

Die kurz zurückliegende punktuelle Perforation unterscheidet sich sonographisch nicht wesentlich von der akuten Appendizitis, u. U. ist die Lumendistension geringer. Je länger die Perforation zurückliegt, desto weniger deutlich läßt sich die Appendix noch identifizieren. Lokal findet man einen inhomogenen „Konglomerattumor" ohne Peristaltik. Häufig stellt sich freie Flüssigkeit im Douglas-Raum oder in der parakolischen Rinne dar, seltener subhepatisch, sublienal oder subphrenisch. An diesen Stellen können sich auch Abszesse entwickeln.

In die engere *Differentialdiagnose* der akuten Appendizitis gehören die Lymphadenitis mesenterialis, die akute Ileitis bzw. Ileozökitis (häufig durch Yersinien verursacht) [43]. Ultrasonographisch lassen sich vergrößerte Lymphknoten als bewegungslose, echoarme, in zwei Ebenen ovaläre Areale von den Darmschlingen abgrenzen

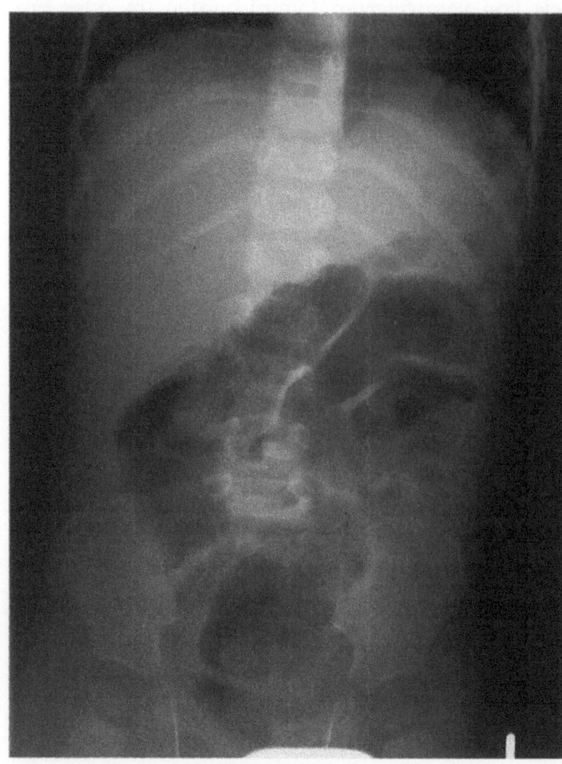

Abb. 26. Appendizitis mit Perforation. Knapp 2jähriger Junge mit Erbrechen und heftigen Bauchschmerzen seit 2 Tagen. In der Abdomenübersichtsaufnahme Koprolith in Projektion auf die rechte Darmbeinschaufel, überblähte Darmschlingen

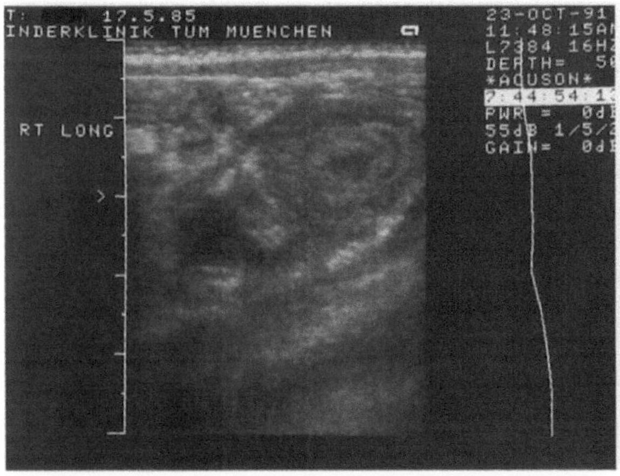

Abb. 27. Appendizitis mit Perforation. 6jähriger Junge mit heftigen Bauchschmerzen und Fieber. Sonographisch im rechten Unterbauch kolbig aufgetriebene Struktur mit schlechter Wanddifferenzierung

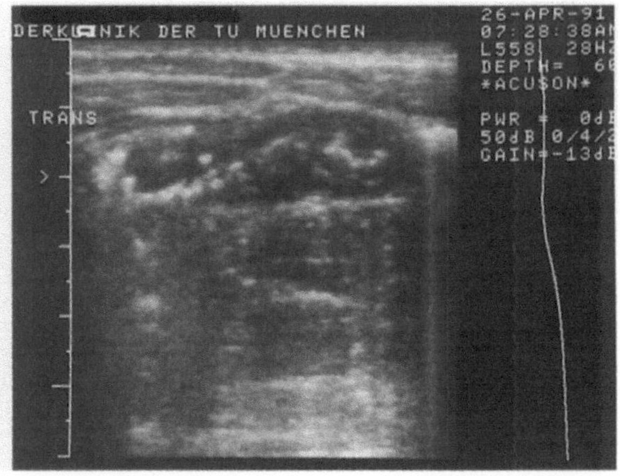

Abb. 29. Akute terminale Ileitis. 12jähriger Junge mit rechtsseitigen Unterbauchschmerzen seit 2 Tagen. Sonographisch verdickte tubuläre Struktur mit Luftreflexen, nur spärliche Peristaltik

(Abb. 28); gelegentlich sind mehrere konglomeratartig aneinander gereiht. Beim Nachweis von intraabdominellen echoarmen Rundherden kommen differentialdiagnostisch mehrere Ursachen in Betracht: einfache Lymphknoten, eingeschmolzene Lymphknoten, Abszesse, Darmschlingen, Zysten, Gefäße. Zur Differenzierung sind hochauflösende Linearschallsonden Voraussetzung, darüber hinaus kann die Farbdopplersonographie in Einzelfällen hilfreich sein.

Bei der akuten Ileozökitis stellen sich die verdickten Darmwände als Kokardenfiguren dar; innerhalb der Darmwand grenzen sich echarme rundlich-ovaläre Bezirke ab, die einem Darmwandödem und/oder geschwollenen Peyerschen Plaques entsprechen (Abb. 29). Bei genügend langer Untersuchungsdauer kann man im Gegensatz zur Appendizitis meist eine leichte Peristaltik nachweisen, der

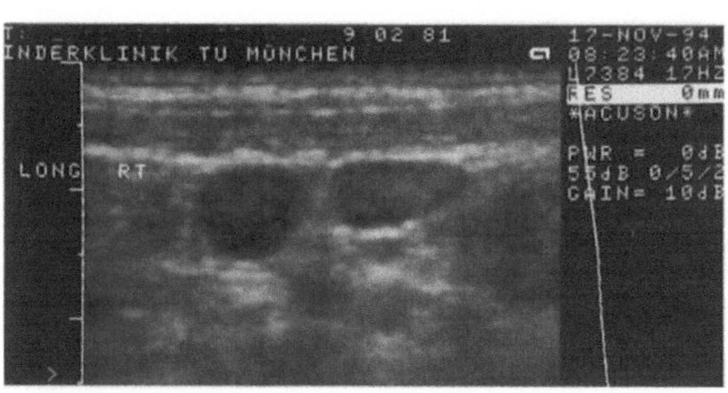

Abb. 28. Lymphadenitis mesenterialis. 13jähriger Junge mit akuten Schmerzen im rechten Mittel- und Unterbauch. Im Ultraschall multiple echoarme, ovaläre Formationen, bauchwandnah gelegen

ileozökale Übergang läßt sich manchmal finden. Lymphknoten im rechten Mittel-/Unterbauch findet man häufiger bei einer Ileitis als bei einer Appendizitis. Der Nachweis freier Flüssigkeit im Unterbauch oder in der parakolischen Rinne ist dagegen sehr unspezifisch und findet sich bei den unterschiedlichsten Erkrankungen der intra- und retroperitonealen Organe. Auch ein Morbus Crohn kann gelegentlich klinisch unter dem Bilde eines akuten Abdomens imponieren und das Bild einer akuten Appendizitis vortäuschen (s. Beitrag Stöver).

4.1.2 Akutes Meckelsches Divertikel

(s. die Beiträge Emons, Helmke u. Lassrich)

Die akute Meckelsche Divertikulitis läßt sich klinisch ebenfalls schwer von der Appendizitis unterscheiden, auch radiologisch gibt es kein spezifisches Korrelat [35, 57]. Ultrasonographisch kann das entzündete Meckelsche Divertikel wie eine Appendizitis imponieren, ist jedoch wegen der stärkeren Luftüberlagerung schwieriger zu sehen.

4.1.3 Posttraumatisches akutes Abdomen

Diagnostik

Die früher übliche diagnostische Lavage ist mit Einführung der Schnittbildverfahren verlassen worden [4, 17, 53]. Als *radiologische Basisdiagnostik* hat sich folgendes bewährt [67]:

- Röntgenaufnahme des Thorax im Liegen bei sagittalem Strahlengang,
- Abdomenübersichtsaufnahme im Liegen bei sagittalem Strahlengang,
- ggf. Abdomenaufnahme in Linksseitenlage bei horizontalem Strahlengang; falls nicht möglich, Abdomenaufnahme im Liegen bei seitlichem Strahlengang.

Hierbei beachte man:
- Darmluftverteilung,
- freie Luft,
- Hinweise auf Zwerchfellruptur,
- Pneumothorax,
- Hinweise auf Pericarderguß,
- Frakturen.

Als *sonographische Basisdiagnostik* bewährt sich die Untersuchung der intra- und retroperitonealen Organe einschließlich der Zwerchfelle und des Herzens mit einer 7- bis 3,5 MHz-Sektor- *und* 5- bis 7,5 MHz-Linearsonde.

Als ergänzende Untersuchungsmaßnahmen sind im Einzelfall erforderlich:
- Dopplersonographie der Gefäße,
- Urogramm,
- Miktionszystourethrogramm,
- Computertomographie,
- Angiographie.

Die Sonographie als schnell verfügbare und nicht belastende Bedside-Methode hat beim Trauma in der Akutphase und zur Verlaufskontrolle einen hohen diagnostischen Stellenwert erreicht [3, 10, 15, 17, 36, 41].

Die Abb. 30 zeigt, welches diagnostische Vorgehen sich empfiehlt.

Sonographische Kriterien einer Organläsion sind:
- Nachweis von Flüssigkeit intraperitoneal, retroperitoneal, pleural,
- eingeschränkte Atemverschieblichkeit,
- Zunahme der Organgröße,
- Änderung der Organform, bzw. -oberfläche,
- inhomogene Echotextur,
- subkapsuläre echofreie oder echogene Zonen,
- Änderung der Organlage,
- inhomogene Farbkodierung der Organe.

Beim stumpfen Bauchtrauma sind am häufigsten die parenchymatösen Organe in folgender Reihenfolge betroffen: Milz, Leber, Nieren, Pankreas. Nicht jede nachgewiesene Verletzung bedarf einer Laparotomie [5]. Auch eindeutige Organläsionen mit Rupturen können spontan ausheilen [17]. In der Frühphase nach einem Trauma läßt sich häufig nur freie Flüssigkeit im Douglas-Raum ohne erkennbare Organläsion nachweisen. In solchen Fällen sind kurzfristige Kontrollen in Abhängigkeit vom Allgemeinzustand und Kreislaufzustand notwendig, u. U. schon nach 1–3, spätestens nach 24 Stunden (Abb. 31 bis 33).

Bei klinisch relevantem Bauchtrauma, aber unauffälligem Ultraschallbefund sollte eine Computertomographie des Abdomens mit Kontrastmittel durchgeführt werden. Die Vorteile gegenüber der Sonographie liegen in der höheren Sensitivität zur Erfassung auch kleinerer Läsionen und in der übersichtlicheren überlagerungsfreien Darstellung aller Bauchorgane [1]. Als Nachteile sind die schlechtere Verfügbarkeit, der höhere Zeitaufwand, die weitaus größere Patientenbelastung beim Polytraumatisierten zu nennen. Diese Faktoren limitieren auch kurzfristige Verlaufskontrollen. Nach unserer Erfahrung ist ein CT beim Bauchtrauma nur ausnahmsweise erforderlich.

Beim Nachweis einer Nierenverletzung kann mit der farbkodierten Dopplersonographie eine Aussage über die Gefäßversorgung des Organs erfolgen. Bei Verdacht auf Gefäßabriß muß eine Notfallan-

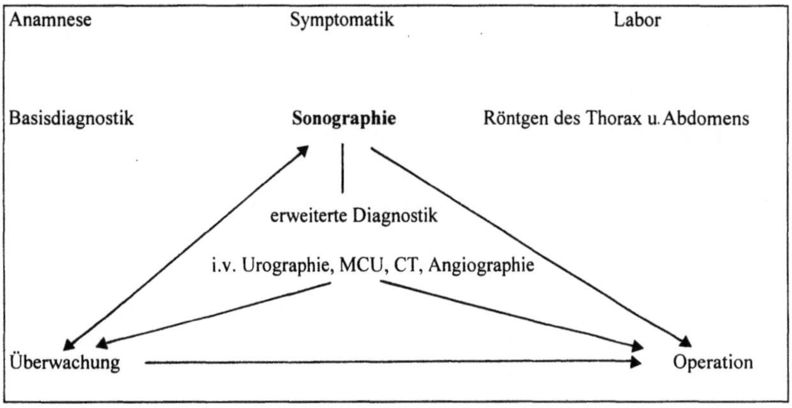

Abb. 30. Diagnostisches Flußschema beim stumpfen Bauchtrauma

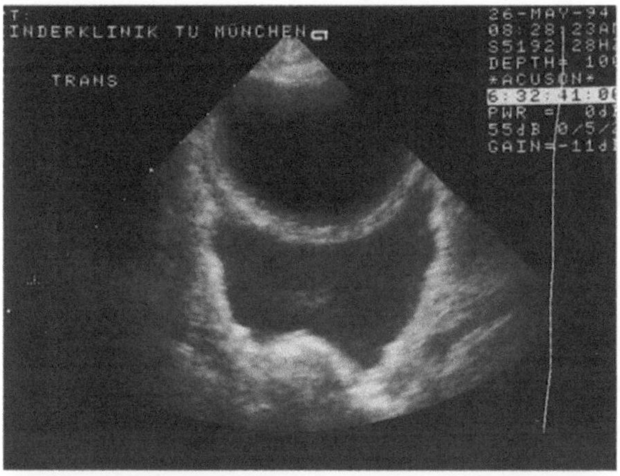

Abb. 31. Leberruptur. 7jähriger Junge, Z. n. Verkehrsunfall. Nicht echofreie Flüssigkeit im Douglas-Raum. Sonographischer Unterbauchquerschnitt

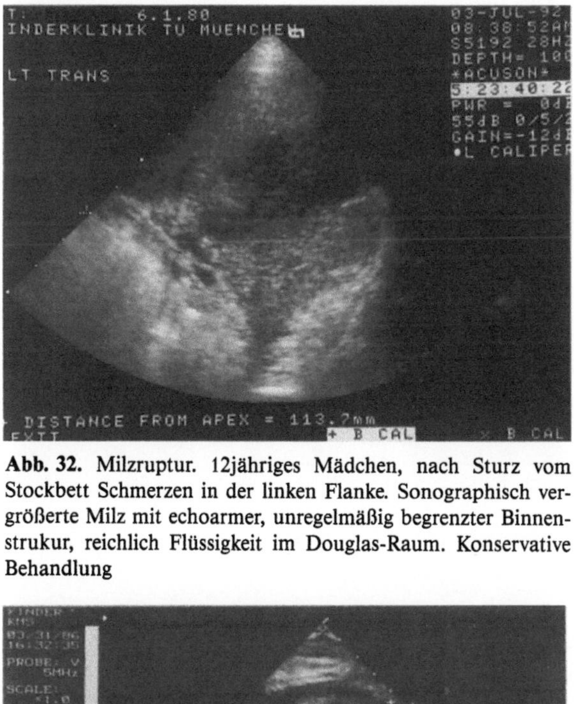

Abb. 32. Milzruptur. 12jähriges Mädchen, nach Sturz vom Stockbett Schmerzen in der linken Flanke. Sonographisch vergrößerte Milz mit echoarmer, unregelmäßig begrenzter Binnenstrukur, reichlich Flüssigkeit im Douglas-Raum. Konservative Behandlung

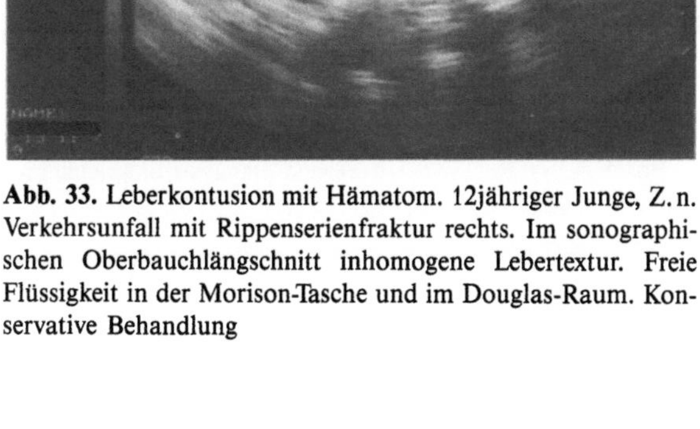

Abb. 33. Leberkontusion mit Hämatom. 12jähriger Junge, Z. n. Verkehrsunfall mit Rippenserienfraktur rechts. Im sonographischen Oberbauchlängschnitt inhomogene Lebertextur. Freie Flüssigkeit in der Morison-Tasche und im Douglas-Raum. Konservative Behandlung

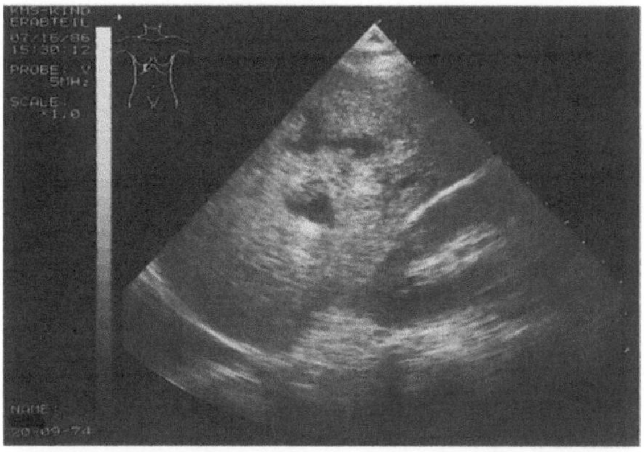

Abb. 34. Komplette Nierenruptur. 6jähriger Junge mit Polytrauma, Hämaturie, Flankenschmerzen links. Sonographisch Dehiszenz beider Nierenpole, perirenale Flüssigkeit

giographie in OP-Bereitschaft erfolgen. Das i.v. Urogramm läßt Aussagen über die Organfunktion zu, weiter kann man perirenale Urinome von Hämatomen besser als mit der Ultraschalluntersuchung differenzieren. Bei Verdacht auf eine Blasen- oder Urethraverletzung ist eine Zysturethrographie zur Erfassung von Rupturen die Untersuchungsmethode der Wahl (Abb. 34 bis 36).

VERLAUFSKONTROLLE

Die Sonographie hat auch für die Verlaufskontrolle nach Trauma ihren Platz.

Sonographische Befunde in der Kontrollphase nach Bauchtrauma ermöglichen:

- Erfassung der Progredienz einer Läsion,
- Erfassung einer zweizeitigen Ruptur,
- Nachweis von Pseudozystenbildung,
- Nachweis von Abszessen,
- Nachweis von hämobiliären oder AV-Fisteln,
- Nachweis von Organnarben,
- Ultraschallgesteuerte Punktion zur Differenzierung abgekapselter Prozesse.

In diesem Zusammenhang sei auf die Bildung von Pankreaspseudozysten nach stumpfem Oberbauchtrauma (z. B. Fahrradlenkerunfall) hingewiesen. Primär kleine Pankreasläsionen können sich dem bildgebenden Nachweis zunächst entziehen; bei entsprechenden Unfallmechanismen sind daher Kontrollen nach 2–3 Wochen sinnvoll, um eine Pseudozystenbildung zu erkennen [6, 21] (Abb. 37).

5 Zusammenfassung

Beim akuten Abdomen im Kindesalter ermöglicht neben einer subtilen Anamnese und klinischen Untersuchung die Kombination aus konventioneller

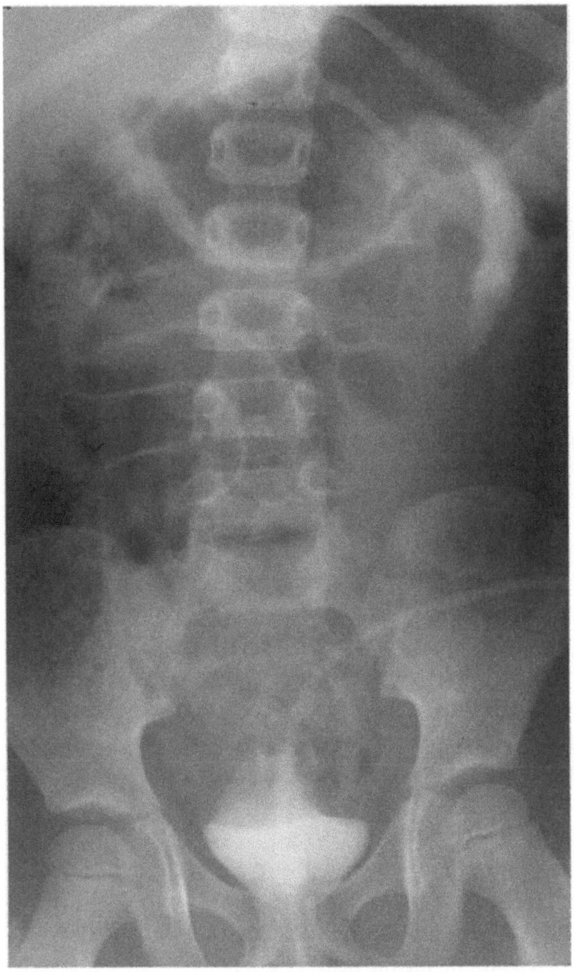

Abb. 35. Nierenruptur. 6jähriger Junge, Z. n. Verkehrsunfall mit Polytrauma, Hämaturie, sonographisch Nierenruptur links. Im intravenösen Pyelogramm flaue Kontrastmittelausscheidung beidseits mit Extravasation links

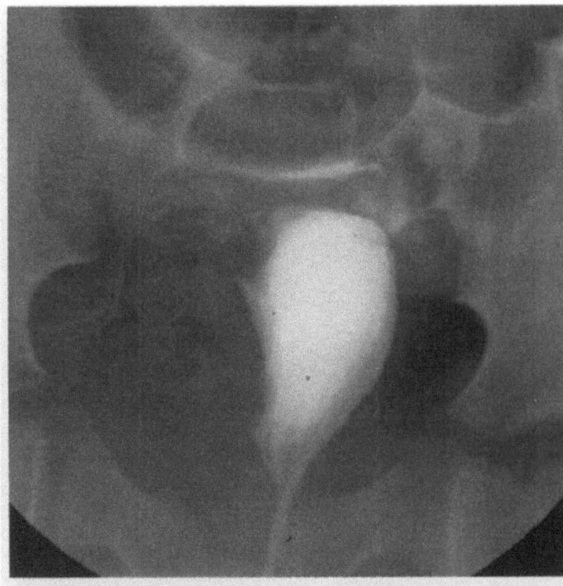

36

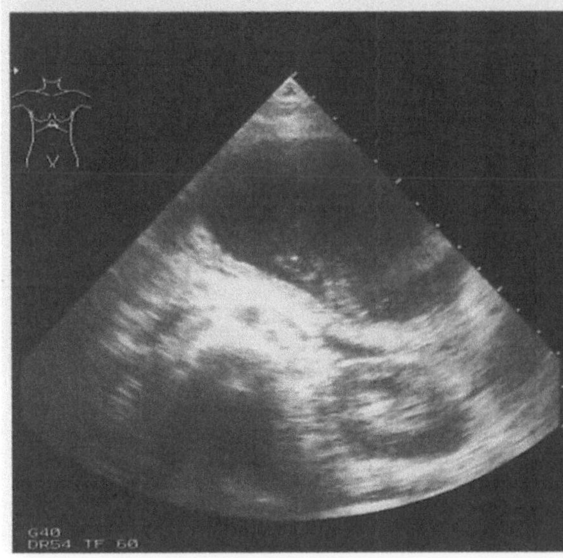

37

Abb. 36. Harnblasenruptur. 3jähriger Junge, Z. n. Verkehrsunfall mit Darmbeinschaufelfraktur rechts, Oligurie und Hämaturie. In der retrograden Zysturethrographie auffällige Blasenkonfiguration mit verminderter Blasenkapazität und Kontrastmittelaustritt in die Bauchhöhle

Abb. 37. Posttraumatische Pankreaspseudozyste. 13jähriges Mädchen, Z. n. Sprung vom Einmeterbrett vor 3 Wochen. Jetzt Oberbauchschmerzen, Übelkeit, Erbrechen. Sonographisch im Oberbauchquerschnitt eine ovaläre, nicht völlig echofreie Raumforderung im Bereich des Pankreasschwanzes

Röntgendiagnostik und Ultraschalluntersuchung eine rasche differentialdiagnostische Abklärung und trägt wesentlich zur Frage bei, ob ein Patient notfallmäßig operiert werden muß oder konservativ behandelt werden kann. Auf einigen Gebieten wurde dadurch in den letzten Jahren das therapeutische Regime deutlich modifiziert.

Literatur

1. Babcock DS, Kaufman RA (1983) Ultrasonography and computed tomography in the evaluation of the acutely ill pediatric patient. Radiol Clin North Am 21:527–550
2. Beyer D, Mödder U (1985) Diagnostik des akuten Abdomens mit bildgebenden Verfahren. Ein klinisch-radiologisches Konzept. Springer, Berlin Heidelberg New York Tokyo
3. Booth AJ et al. (1987) Ultrasound diagnosis of splenic injuries in children – the importance of free peritoneal fluid. Clin Radiol 38:395–398
4. Chambers JA, Pilbrow WJ (1988) Ultrasound in abdominal trauma: an alternative to peritoneal lavage. Arch Emerg Med 5:26–33

5. Cywes S et al. (1985) Blunt liver trauma in children: nonoperative management. J Pediatr Surg 20:14–18
6. Dahman B, Stephens CA (1981) Pseudocysts of the pancreas after blunt abdominal trauma in children. J Pediatr Surg 16:17–21
7. Deutsch A, Leopold GR (1981) Ultrasonic demonstration of the inflamed appendix: case report. Radiology 140: 163–164
8. Dufour D, Delaet MH, Dassouville M, Cadranel S, Permutter N (1992) Midgut malrotation, the reliability of sonographic diagnosis. Pediatr Radiol 22:21–23
9. Eklöf O, Ringertz H (1975) The value of barium enema in establishing nature and level of intestinal obstruction. Pediatr Radiol 3:6–11
10. Filiatraut D et al. (1987) Investigation of childhood blunt abdominal trauma: a practical approach using ultrasound as the initial diagnostic modality. Pediatr Radiol 17:373–379
11. Fiorito ES, Cuestas LAR (1959) Diagnosis and treatment of acute intestinal intussusception with controlled insufflation of air. Pediatrics 24:242–244
12. Fletman D, Mc Quown D, Kanahanapoom V (1980) „apple peel" atresia of the small bowel: prenatal diagnosis of the obstruction by ultrasound. Pediatr Radiol 9:118–119
13. Grob M (1957) Akute und chronische Darminvagination. In: Grob M (Hrsg) Lehrbuch der Kinderchirurgie. Thieme, Stuttgart
14. Guo J, Ma X, Zhou Q (1986) Results of air pressure enema reduction of intussusception: 6369 cases in 13 years. J Pediatr Surg 21:1201–1203
15. Hager J, Egender G (1985) Die Bedeutung der Sonographie als Akutdiagnostikum und zur Verlaufsbeobachtung beim stumpfen Bauchtrauma im Kindesalter. Fortschr Röntgenstr 143:44–48
16. Hahn H, Lechner H (1986) Sonographische Verlaufsbeobachtung einer Nierenvenenthrombose bei hyperosmolarem Syndrom. Pädiatr Prax 33:409–414
17. Hahn H, Höpner F, Spitzer I, Zimmermann A, Färber D (1991/92) Der Einsatz der Sonographie beim stumpfen Bauchtrauma im Kindesalter. Pädiatr Prax 43:689–700
18. Hahn H, Ribbeck J, Höpner F (1993) Ist die Sonographie eine Hilfe bei der Appendizitisdiagnostik? Zentralbl Kinderchir 2:90–97
19. Hahn H, Färber D, Höpner F, v. Kalle T, Macdonald E, Spitzer I (1995) Invaginationen im Kindesalter: Diagnostik und ultraschallgesteuerte hydrostatische Reposition. Pädiatr Prax 48:395–406
20. Hansmann M, Hackelöer BJ, Staudach A (1985) Ultraschalldiagnostik in Geburtshilfe und Gynäkologie. Lehrbuch und Atlas. Springer, Berlin Heidelberg New York Tokyo
21. Harkanyi Z, Vegh M, Hittner I, Popik E (1981) Grayscale echography of traumatic pancreatic cysts in children. Pediatr Radiol 11:81–82
22. Hayden CK Jr, Swischuk LE (1992) Pediatric ultrasonography. Williams & Wilkins, Baltimore
23. Hayden CK Jr, Boulden TF, Swischik LE, Lobe TE (1984) Sonographic demonstration of duodenal obstruction with midgut volvulus. AJR 143:9–10
24. Hegge FN (1992) A practical guide to ultrasound of fetal anomalies. Raven, New York
25. Hernanz-Schulman M (1993) Applications of doppler sonography to diagnosis of extracranial pediatric disease. Radiology 189:1–14
26. Izbicki JR (1990) Retro- und prospektive Untersuchung zur Wertigkeit klinischer und laborchemischer Daten bei der akuten Appendizitis. Chirurg 61:887–894
27. Katz ME, Kolm P (1992) Intussusception reduction 1991: an international survey of pediatric radiologists. Pediatr Radiol 22:318–322
28. Kim YG, Choi BI, Yeon KM, Kim CW (1982) Diagnosis and treatment of childhood intussusception using real-time ultrasonography and saline enema: preliminaring report. J Korean Soc Med Ultrasound 1:66–70
29. Lam AH, Firman K (1992) Value of sonography including color Doppler in the diagnosis and management of long standing intussusception. Pediatr Radiol 22:112–114
30. Lam AH, Warren PS (1981) Ultrasonographic diagnosis of neonatal venous thrombosis. Ann Radiol 24:7–12
31. Lassrich MA, Prevot R (1983) Röntgendiagnostik des Verdauungstraktes bei Kindern und Erwachsenen. Thieme, Stuttgart
32. Lee PWR (1973) The leucocyte in acute appendicitis. Br J Surg 60:618
33. Leonidas JC, Magid N, Soberman N, Glass TS (1991) Midgut volvulus in infants: diagnosis with US. Radiology 179:491–493
34. Levin B (1973) Mechanical small bowel obstruction. Semin Roentgenol 8:281–297
35. Meguid MM, Wilkinson RH, Canty T, Eraklis AJ, Treves S (1974) Utility of barium sulfate in diagnosis of bleeding Meckels diverticulum. Arch Surg 108:361–362
36. Menardi G et al. (1986) Die sonographische Überwachung beim kindlichen stumpfen Bauchtrauma. Wien Med Wochenschr 136:237–240
37. Metreweli C, Pearson R (1984) Echographic diagnosis of neonatal renal venous thrombosis. Pediatr Radiol 14: 105–108
38. Meyer JS (1992) The current radiologic management of intussusception: a survey and review. Pediatr Radiol 22: 323–325
39. Miller RE (1960) Perforated viscus in infants. A new roentgen sign. Radiology 74:65–67
40. Peters H et al. (1983) Sonographic patterns of renal vein thrombosis in neonates. Eur J Pediatr 140:176
41. Pistor G et al. (1983) Stellenwert der Sonographie in der Beurteilung des stumpfen Bauchtraumas im Kindesalter. In: Otto Ch, Jann FX (Hrs) Ultraschalldiagnostik. Thieme, Stuttgart, pp 548–552
42. Pracros JP, Sann L, Genin G, et al. (1992) Ultrasound diagnosis of midgut volvulus: The „whirlpool" sign. Pediatr Radiol 22:18–20
43. Puylaert JBC (1990) Ultrasound of appendicitis and its differential diagnosis. Springer, Berlin Heidelberg New York Tokyo
44. Puylaert JBC, Rutgers PH, Lalisang RI et al. (1987) A prospective study of ultrasonography in the diagnosis of appendicitis. N Engl J Med 317:666–669
45. Quillin SP, Siegel MJ, Coffin CM (1992) Acute appendicitis in children: value of sonography in detecting perforation. AJR 159:1265–1268
46. Richmond JA, Mikity V (1975) Benign form of necrotizing enterocolitis. AJR 123:301–306
47. Riebel TW, Nasir R, Weber K (1993) US-guided hydrostatic reduction of intussusception in children. Radiology 188: 513–516
48. Rioux M (1992) Sonographic detection of the normal and abnormal appendix. AJR 158:773–778
49. Robinson AE, Grossman H, Brumley GW (1974) Pneumatosis intestinalis in the neonate. AJR 120:333–341

50. Rohrschneider W, Tröger J, Betsch B (1994) Erste Erfahrungen mit einer neuen Methode zur Behandlung der Invagination: Die sonographisch gesteuerte hydrostatische Reposition. Fortschr Röntgenstr 160:35–39
51. Rosenberg ER et al. (1980) Ultrasonographic diagnosis of renal vein thrombosis in neonates. Am J Roentg 134:35–38
52. Schramm T, Gloning KP (1989) Pränatale und gynäkologische Sonographie. Atlas und Lehrbuch für die Praxis. Enke, Stuttgart
53. Schütze U, Roth H (1988) Diagnostische Bauchspülung oder abdomineller Ultraschall beim stumpfen Bauchtrauma. Pädiatr Prax 37:165–172
54. Schwartz SS (1973) The differential diagnosis of intestinal obstruction. Semin Roentgenol 8:323–338
55. Skaane P, Amland PR, Nordshus T, Solheim K (1990) Ultrasonography in patients with suspected acute appendicitis: A prospective study. Br J Radiol 63:787–793
56. Stringer DA, Ein SH (1990) Pneumatic reduction: advantage, risk, and indications. Pediatr Radiol 20:475–477
57. Swischuk LE (1994) Emergency imaging of the acutely ill or injured child. Williams & Wilkins, Baltimore
58. Swischuk LE, Hayden CK,Jr, Boulden T (1985) Intussusception: indications for ultrasonography and an explanation of the doughnut and pseudokidney sign. Pediatr Radiol 15:388–391
59. Tran-Minh VA, Pracros JP, Massard PE, Louis D, Pracros-Defrenne P (1985) Diagnosis of acute intestinal intussusception (AII) by real-time ultrasonography: evaluation in 176 children with symptoms suspicious for AII (abstr). Pediatr Radiol 15:267–268
60. Tucker AS, Soine L, Izant RJ Jr (1975) Gastrointestinal perforations in infancy: anatomic and etiologic gamuts. AJR 123:755–763
61. Verschelden P, Filiatraut D, Garel L et al. (1992) Intussusception in children: reliability of US in diagnosis – a prospective study. Radiology 184:741–744
62. Vignault F, Filiatrault D, Brandt ML et al (1990) Acute appendicitis in children: Evaluation with US. Pediatr Radiol 176:501–504
63. Vollman JH, Smith Wl, Tsang RC (1976) Necrotizing enterocolitis with recurrent hepatic vein gas. J Pediatr 88: 486–487
64. Waldschmidt J (1990) Das akute Abdomen im Kindesalter. Diagnose und Differentialdiagnose. VCH, Weinheim
65. Wang G, Liu S (1988) Enema reduction of intussusception by hydrostatic pressure under ultrasound guidance: a report of 377 cases. J Pediatr Surg 23:814–818
66. Woo SK, Kim JS, Suh SJ, Paik TW, Choi SO (1992) Childhood intussusception: US-guided hydrostatic reduction. Radiology 182:77–80
67. Zahran M, Eklöf O, Thomasson B (1984) Blunt abdominal trauma and hollow viscus injury in children: The diagnostic value of plain radiography. Pediatr Radiol 14:304–309

Intraabdominelle Organe

1 Leber und Gallenwege

H. Tschäppeler

INHALT

1 Untersuchungsmethoden ... 637
2 Anomalien der Gallenwege ... 638
2.1 Gallengangsatresie ... 638
2.1.1 Klinik, Ätiologie ... 638
2.1.2 Diagnostik ... 638
2.2 Choledochuszyste ... 639
2.2.1 Ätiologie, Klinik ... 639
2.2.2 Diagnostik ... 639
3 Entzündung ... 640
3.1 Leberabszeß ... 640
3.1.1 Diagnostik ... 640
3.2 Akute Cholezystitis und Hydrops der Gallenblase 640
3.2.1 Ätiologie, Klinik ... 641
3.2.2 Diagnostik ... 641
4 Cholelithiasis ... 641
4.1 Ätiologie ... 641
4.2 Diagnostik ... 642
5 Lebertumoren ... 642
5.1 Klinik ... 643
5.2 Diagnostik ... 643
6 Trauma ... 645
6.1 Leberruptur ... 645
6.1.1 Diagnostik ... 645
6.2 Hämatobilie ... 647
6.2.1 Diagnostik ... 648
7 Portale Hypertension ... 648
7.1 Ätiologie, Klinik ... 648
7.1.1 Prähepatischer Block ... 648
7.1.2 Intrahepatischer Block ... 648
7.1.3 Posthepatischer Block ... 648
7.2 Diagnostik ... 648
8 Andere Lebererkrankungen ... 650
8.1 Kongenitale zystische Lebererkrankung ... 650
8.2 Vermehrte Eisenspeicherung ... 651
8.3 Fettleber ... 651
8.4 Leberverkalkungen ... 651
9 Transplantatleber ... 651
Literatur ... 651

1 Untersuchungsmethoden

Die *konventionelle Radiologie* (Übersichtsaufnahme, perorale Cholezystographie, intravenöse Cholangiographie) hat in den letzten Jahren zunehmend an Bedeutung verloren; an ihre Stelle ist insbesondere die *Sonographie* getreten. Diese ist anspruchsvoll: sie umfaßt die morphologische Beurteilung des Leberparenchyms, der intra- und extrahepatischen Gallenwege einschließlich der Gallenblase sowie aller Lebergefäße; letztere werden zudem *dopplersonographisch* evaluiert bezüglich Flußmuster und -richtung. Die portale Hypertension, Vorabklärung und Nachkontrollen bei lebertransplantierten Kindern sowie andere vaskuläre Erkrankungen werden auf diese Weise auch dynamisch beurteilt. Im übrigen ist die Doppleruntersuchung gerade beim kleinen Kind hilfreich, vaskuläre Strukturen von den Gallengängen zu unterscheiden. Zu einer umfassenden Ultraschalluntersuchung der Leber gehört auch die Mitbeurteilung von Milz, Pankreas und der peritonealen Kompartimente.

Die *Nuklearmedizin* hat heute insbesondere die hepatobiliäre Szintigraphie anzubieten (^{99m}Tc-IDA)

Die *Computertomographie* (CT) ergänzt die Sonographie bei primärem oder sekundärem Tumorbefall der Leber, bei schwerem Lebertrauma. Die Untersuchung umfaßt eine native und eine vorzugsweise dynamische, kontrastverstärkte Serie.

Die *Magnetresonanztomographie* (MRT) als alternative Methode kommt heute bevorzugt bei hepatischen Massenläsionen zum Einsatz; die multiplanare Bilddarstellung erleichtert die prä- und posttherapeutische Größenbeurteilung, die Tumorbeziehung zu intrahepatischen Gefäßen läßt sich zudem dank der hohen Dichteauflösung einwandfrei definieren. Üblicherweise kommen sowohl die T1- (ohne und mit Kontrastmittel) und die T2-gewichteten Sequenzen zur Anwendung, die MR-Angiographie gehört manchenorts bereits zur Routine.

Die *endoskopische retrograde Cholangiopankreatographie* (ERCP) [1] erfordert insbesondere im

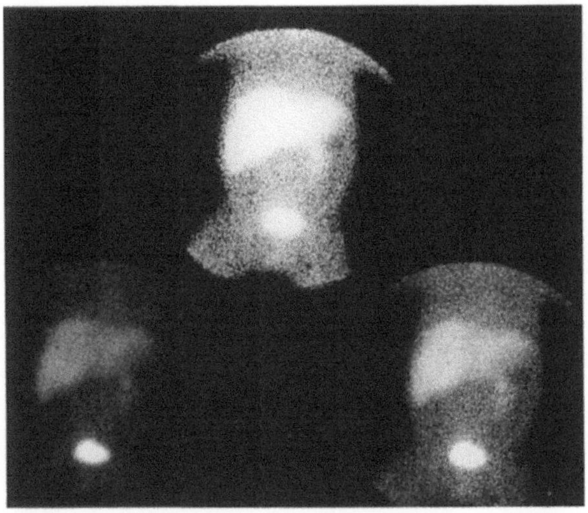

Abb. 1. Extrahepatische Gallengangsatresie: Hepatobida-Szintigraphie ohne Ausscheidung der Substanz in den Darm nach 7 Std. Aktivitätsnachweis in der Leber und in den Harnwegen. (Mit freundlicher Erlaubnis von Prof. H. Rösler, Nuklearmedizinische Abteilung Inselspital, Bern)

Kindesalter einen erfahrenen Untersucher sowie eine der Patientengröße entsprechende Hardware. Die anatomischen Verhältnisse lassen sich – oft in besserer Qualität – auch mittels *perkutaner transhepatischer Cholangiographie* [7] darstellen. Beide Untersuchungen sind invasiv und stehen am Schluß der Palette bildgebender Verfahren; ihr Einsatz erfolgt selektiv und mit präziser Fragestellung nach der duktalen Anatomie.

Obwohl die Gefäßanatomie mittels Sonographie, CT und MRT weitgehend beurteilt werden kann, wird gelegentlich, vor allem von Seiten des Chirurgen, die präoperative *Angiographie* verlangt.

2 Anomalien der Gallenwege

2.1 Gallengangsatresie

2.1.1 Klinik, Ätiologie

Hauptsymptom: Ikterus prolongatus (über das Alter von einem Lebensmonat persistierend) mit acholischen Stühlen. Gleiche Symptomatik auch bei neonataler Hepatitis und bei der viel selteneren Choledochuszyste ohne sichere klinische oder biochemische Unterscheidungsmöglichkeit.

„Neonatale obstruktive Cholangiopathie" [16] als gemeinsamer auslösender Krankheitsprozeß postuliert.

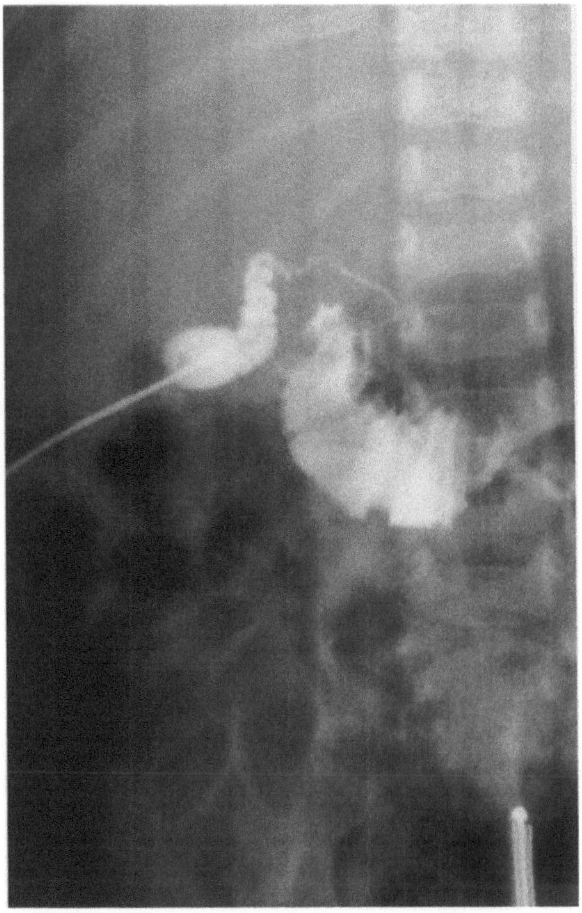

Abb. 2. Extrahepatische Gallengangsatresie: anläßlich der peroperativen Cholangiographie fehlende retrograde Kontrastdarstellung des D. hepaticus und seiner Äste. Kleine Gallenblase, sehr feiner D. cysticus und choledochus mit vorhandenem Abfluß in das Duodenum

2.1.2 Diagnostik

Die *Sonographie* ist wohl nicht diagnostisch aber zeigt zunächst die hepatobiliäre Anatomie; eine nachweisbare, mindestens 3 cm lange Gallenblase beim nüchternen Patienten schließt weitgehend eine Atresie aus. Auch läßt sich eine in der Leberpforte gelegene Choledochuszyste erkennen [14]. Die hepatobiliäre (^{99m}Tc-IDA) *Szintigraphie* [11] ist demgegenüber die weiterführende funktionelle Untersuchung: eine normale hepatische Aufnahme aber fehlende Ausscheidung des Tracers in den Intestinaltrakt ist an sich beweisend für die Gallengangsatresie (Abb. 1). Umgekehrt kann diese bei Nachweis des Agens im Darmtrakt ausgeschlossen werden, und eine neonatale Hepatitis ist wahrscheinlich, deren Schweregrad sich aufgrund der

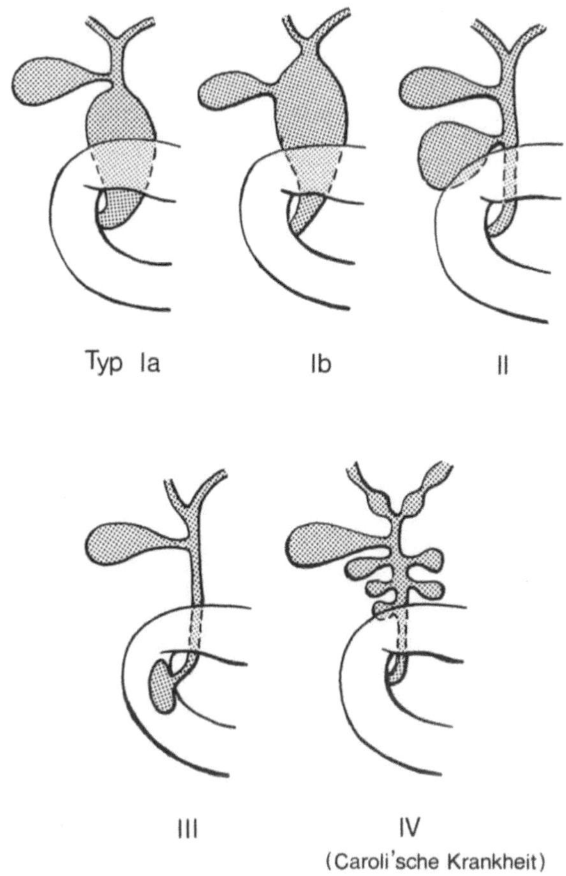

Abb. 3. Formen der Choledochuszysten

Einschränkung der hepatischen Extraktion abschätzen läßt.

Erst anläßlich einer Laparaskopie oder Probelaparatomie und peroperativer Cholangiographie sind die genauen duktalen Verhältnisse beurteilbar, und kann die seltenere sog. „korrigierbare" Form der extrahepatischen Atresie von der „nicht korrigierbaren" Mißbildung abgegrenzt werden. Letztere ist durch die Atresie des D. hepaticus und seiner Äste gekennzeichnet (Abb. 2): Mittels Portoenterostomie (Operation nach KASAI) kann der Galleabfluß in den Intestinaltrakt ermöglicht, aber die Entwicklung einer biliären Zirrhose dadurch nicht verhindert werden. Die endgültige Heilung ist deshalb nur mit der Lebertransplantation möglich.

2.2 Choledochuszyste

Die Choledochuszyste stellt eine lokalisierte Erweiterung des Gallengangsystems dar [3]. In etwa 90% der Fälle beschränkt sich die zystische Dilatation auf den D. choledochus, allerdings unter häufigem Miteinbezug des D. hepaticus communis. Die anderen Formen sind sehr viel seltener (Abb. 3).

2.2.1 Ätiologie, Klinik

Genaue Ätiopathogenese noch unbekannt; wahrscheinlicher Zusammenhang zwischen abnormer, rechtwinkliger Mündung des D. pancreaticus in den D. choledochus mit pankreatikobiliärem Reflux, dadurch sekundäre, entzündlich-arrosive Gallengangsveränderungen. Weibliches Geschlecht bevorzugt; Manifestationsalter von neonatal bis adult, 50% vor dem 10. Lebensjahr diagnostiziert.

Symptome meist unspezifisch und intermittierend; typische Trias mit Verschlußikterus, palpabler Raumforderung und Koliken nur in 25%. Mögliche Komplikationen: aszendierende Cholangitis, biliäre Zirrhose mit portaler Hypertension. Maligne Entartung einer unbehandelten Zyste nach Jahren möglich. Bevorzugte Behandlung: vollständige Zystenexzision und Anlegen einer biliodigestiven Anastomose.

2.2.2 Diagnostik

Bei erheblicher Zystengröße besteht bereits in einer orientierenden Abdomenübersichtsaufnahme im rechten Oberbauch eine unspezifische weichteildichte Massenläsion mit Verdrängungseffekt auf die Intestinalstrukturen.

Grundsätzlich stellt die *Sonographie* die Methode der Wahl dar und soll vor irgendwelcher Kontrastuntersuchung durchgeführt werden. In der Porta hepatis ist zusätzlich zur Gallenblase eine weitere, oft viel größere zystische Struktur nachweisbar. Im Gegensatz zur Gallenblase fehlt ihr die postprandiale Kontraktionsfähigkeit. Erweiterte intrahepatische und in die Zyste mündende Gallengänge sind für die Diagnose praktisch beweisend [12] (Abb. 4). Einschränkend muß jedoch erwähnt werden, daß nicht jede im rechten Oberbauch gelegene zystische Struktur einer Choledochuszyste gleichzusetzen ist; ein Hämatom oder eine duodenale Duplikation können denselben sonographischen Befund ergeben.

Das überlagerungsfreie CT-Querschnittsbild stellt die intrahepatischen Verhältnisse wohl übersichtlicher dar als die Sonographie, ist aber für die präoperative Abklärung nicht unbedingt erforder-

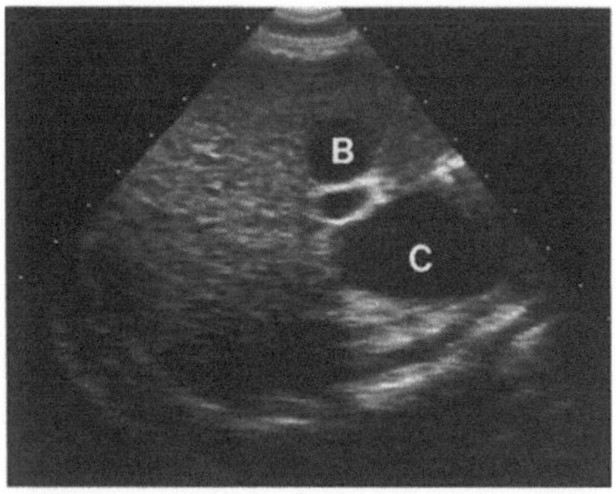

Abb. 4. Sonographischer Nachweis einer Choledochuszyste: in Nachbarschaft zur Gallenblase (*B*) große, zystische Struktur (*C*)

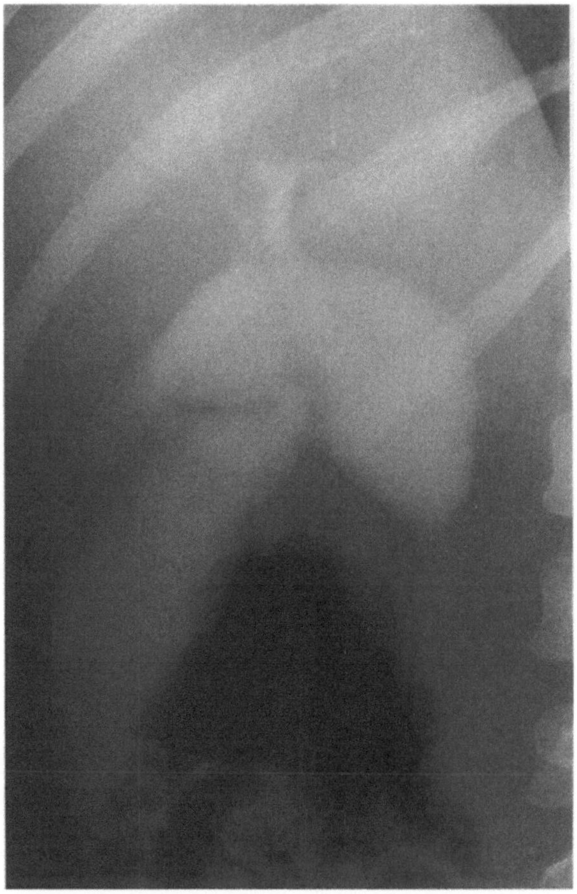

Abb. 5. Choledochuszyste (Typ Ib) im intravenösen Cholangiogramm, s. auch Abb. 48 in Kap. Duodenum

lich. Hingegen ist die genaue Darstellung der extrahepatischen duktalen Anatomie für den Chirurgen von Bedeutung; hierzu eignet sich am besten die Cholangiographie (Abb. 5). Diese kann auf verschiedene Weise erfolgen: peroperativ, perkutantranshepatisch, mittels ERCP [21], intravenös (heute vielerorts nicht mehr durchgeführt).

3 Entzündung

3.1 Leberabszeß

Abszesse kommen in der kindlichen Leber häufig multipel vor; ursächlich ist in etwa der Hälfte eine Störung des Immunsystems vorhanden.

3.1.1 Diagnostik

Im richtigen klinischen Kontext ist die *Abdomenübersichtsaufnahme* hinweisend, falls innerhalb der Leber umschriebene, kleine Gasansammlungen nachweisbar sind.

Die *Sonographie* als nichtinvasive und deshalb bedenkenlos wiederholbare Untersuchung eignet sich sowohl für die initiale Abklärung wie besonders auch zur Verlaufsbeobachtung [17]. Im frühen Stadium stellt sich die Läsion als eher schlecht begrenzte, vermindert echogene Zone dar, und kann als solche nicht von andern fokalen Leberparenchymveränderungen unterschieden werden. Im weiteren Verlauf und unter gleichzeitiger Verflüssigung imponiert sonographisch eine weitgehend liquide, kaum von einer Zyste abgrenzbare Struktur (Abb. 6a). Echoreiche Randkonturen treten nach Abkapselung auf.

Ergänzend zur Sonographie durchgeführt, ergibt die *CT* nach Kontrastmittelverabreichung einen für einen Abszeß ziemlich charakteristischen Befund. Der Abszeß bildet eine im Vergleich zum Leberparenchym hypodense Raumforderung (Abb. 6b), welche von einer kontrastaufnehmenden und der Abszeßmembran entsprechenden Randkontur umgeben sein kann. Beide Methoden eignen sich zur gezielten perkutanen diagnostischen Punktion, gegebenenfalls auch zur anschließenden therapeutischen Drainage.

3.2 Akute Cholezystitis und Hydrops der Gallenblase

Der Begriff der akuten Cholezystitis beinhaltet eine Entzündung der Gallenblase mit infizierter Galle. Hydrops andererseits stellt beim Kind eine meist akut aufgetretene Erweiterung der Gallenblase dar.

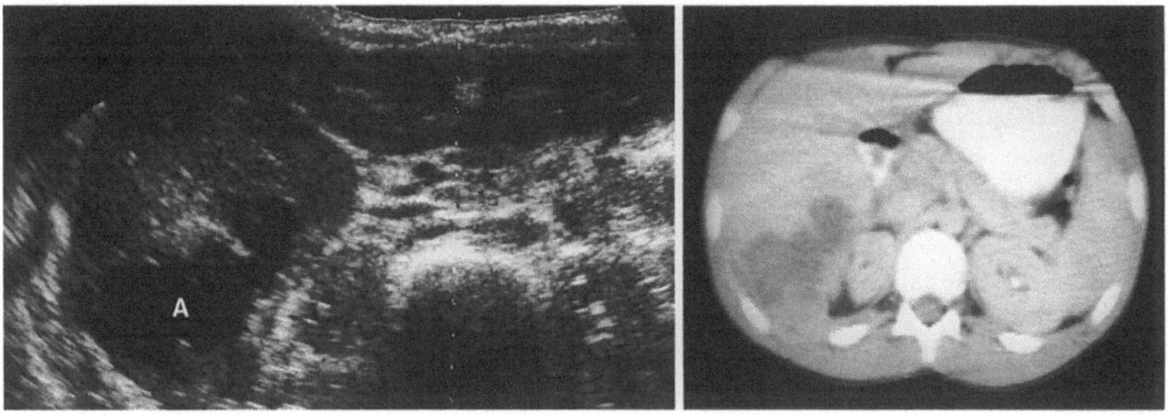

Abb. 6a, b. Leberabszeß. **a** Sonographischer Querschnitt durch den dorsalen Anteil des rechten Leberlappens. Weitgehend flüssiger Inhalt des Abszesses (*A*). **b** Analoger Befund im Computertomogramm ohne Nachweis weiterer Läsionen innerhalb der Leber

3.2.1 Ätiologie, Klinik

Im Gegensatz zum Erwachsenen keine strenge Korrelation zwischen Cholelithiasis und Cholezystitis; häufigste Ursache der kindlichen Form: Komplikation eines anderen entzündlichen, infektiösen Geschehens (Septikämie, Scharlach, Salmonellose).

Akuter Hydrops infolge Obstruktion des D. cysticus: periduktale Entzündung und/oder externe Kompression durch vergrößerte Lymphknoten (z. B. im Rahmen eines Kawasaki-Syndroms), selten Steinverschluß. Vergrößerte Gallenblase als Masse palpabel. Bei vorwiegend entzündlicher Komponente Zeichen des akuten Abdomens.

3.2.2 Diagnostik

Die Wertung der *sonographischen* Befunde hat unter Würdigung der klinischen Symptome zu erfolgen; denn einerseits ist die Größe der normalen Gallenblase sehr variabel und insbesondere nach langem Fasten oft beträchtlich. Andererseits ist ein Hydrops lediglich durch das ungewöhnliche Volumen charakterisiert, wobei eine postprandiale Größenabnahme kaum nachweisbar ist (Abb. 7); zudem kann vielfach ein „Sludge"-Phänomen beobachtet werden.

Eine Wanddicke der kindlichen Gallenblase von über 3–3,5 mm ist als krankhaft zu betrachten; neben entzündlichen kommen auch andere Ursachen in Frage (Aszites, Hypoalbuminämie).

4 Cholelithiasis

Gallensteine sind beim Kind mehrheitlich in der Gallenblase lokalisiert, prozentual sind sie häufiger verkalkt als beim Erwachsenen. Bei insgesamt geringerer Inzidenz während des Kindesalters besteht eine Bevorzugung des weiblichen Geschlechts.

4.1 Ätiologie

In etwa 20% sekundäre Folge einer hämolytischen Anämie; andere Grundleiden mit Tendenz zur Steinbildung: Mukoviszidose, Mißbildungen der Gallenwege, Unterbrechung der enterohepatischen Zirkulation. Häufig jedoch idiopathisches Auftreten, oft Zufallsbefund ohne klinische Symptomatik.

4.2 Diagnostik

Die Methode der Wahl zum Nachweis von Gallensteinen (obligate Untersuchung vor Splenektomie

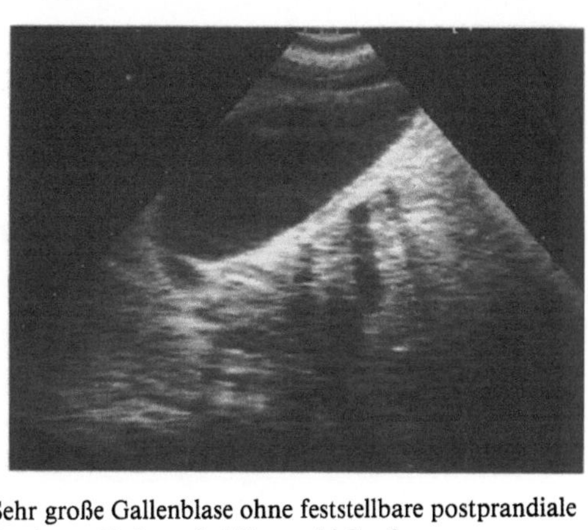

Abb. 7. Sehr große Gallenblase ohne feststellbare postprandiale Größenabnahme; Hydrops bei Kawasaki-Syndrom

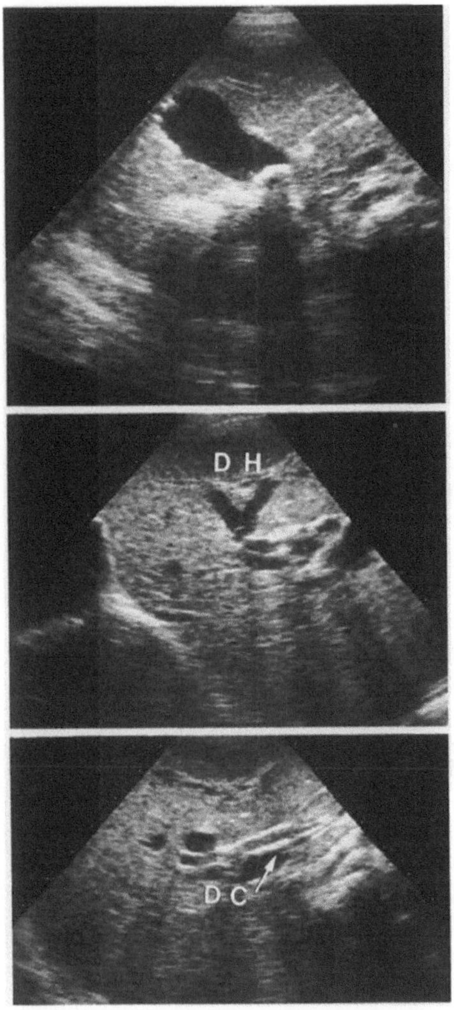

a b c

Abb. 8a–c. Obstruktiv-Ikterus bei Choledocho- und Cholezystolithiasis. **a** Großes intravesikales Konkrement mit charakteristischem Schallschatten, **b** erweiterte D. hepatici (*DH*), **c** erweiterter D. choledochus (*DC*)

bei hämolytischer Anämie) stellt die *Sonographie* dar, welche dank der hohen Treffsicherheit [8] die perorale Cholezystographie fast gänzlich verdrängt hat.

Gallenblasenkonkremente sind als dichte echogene Strukturen abzugrenzen, welche der Schwerkraft entsprechend lageverschieblich sind. Ab einer Größe von etwa 3 mm besteht charakteristischerweise ein Schallschatten (Abb. 8a–c).

Der viel seltenere Befund intraduktaler Steine ist meist mit prästenotischer Gangerweiterung verbunden. Der D. hepaticus communis hat beim Kind normalerweise eine Weite von bis zu 4 mm. Der Nachweis erweiterter extra- und intrahepatischer Gallengänge bedeutet praktisch stets Obstruktion

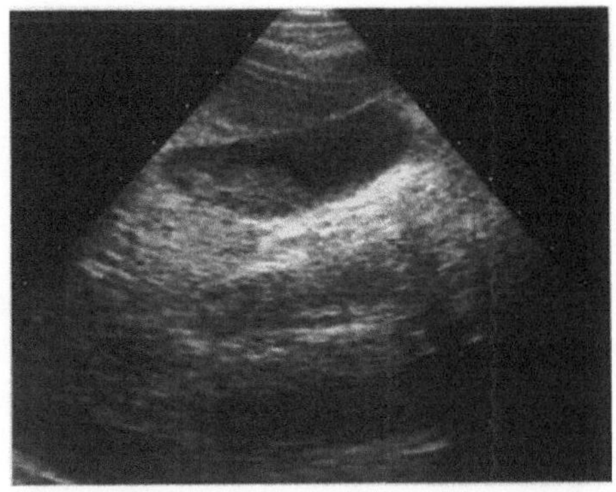

Abb. 9. Sludge in der Gallenblase eines parenteral ernährten Knaben. Echodichte, lageverschiebliche Strukturen ohne Schallschatten

Tabelle 1. Klassifikation der Lebertumoren [19]

1	Gutartige Tumoren
1.1	Mesenchymal: Hämangiom, Hämangioendotheliom, mesenchymales Hamartom
1.2	fokale noduläre Hyperplasie (epitheliale Läsion)
1.3	(kongenitale) Zysten: solitär oder multipel in Kombination mit zystischen Veränderungen anderer Organe
1.4	Adenom (im Rahmen einer Glykogenspeicherkrankheit)
2	Bösartige Tumoren
2.1	Primär
	– Hepatoblastom
	– Leberzellkarzinom
	– Sarkom
2.2	Sekundär (Metastasen)
	– Neuroblastom
	– Nephroblastom
	– malignes Lymphom

[20]. Bei biliärer Stase irgendwelcher Genese, aber auch nach längerem Fasten können in der Gallenblase echogene, langsam lageverschiebliche Strukturen identifiziert werden. Es handelt sich um das sog. „Sludge" (histochemisch hauptsächlich aus Pigmentgranula und Cholesterolkristallen bestehend) (Abb. 9).

5 Lebertumoren

Neoplasien der Leber sind im Kindesalter selten; Säuglinge sind häufiger betroffen als ältere Kinder. Eine pathologisch-anatomische Klassifikation ist in Tabelle 1 enthalten.

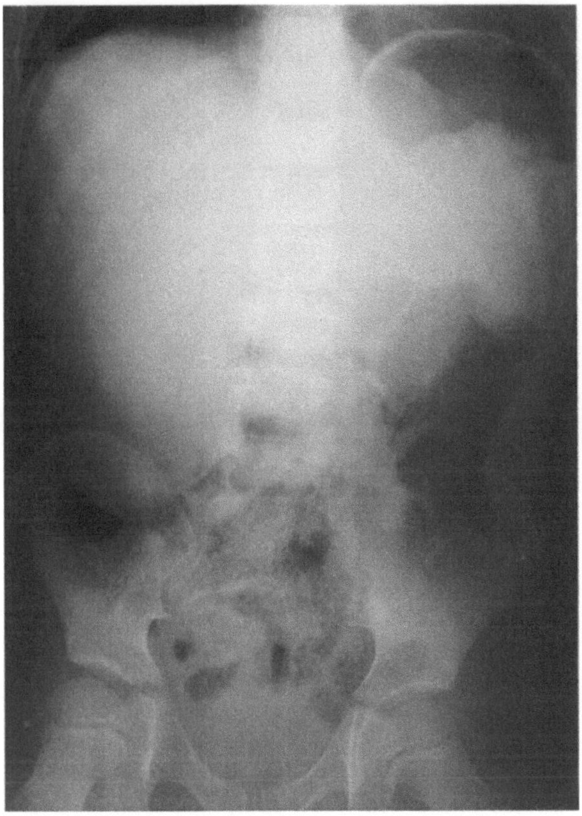

Abb. 10. Große, die Leberkonturen überschreitende und die Darmschlingen nach kaudal verlagernde Raumforderung, histologisch einem Hepatoblastom entsprechend

5.1 Klinik

Üblicherweise Manifestation als Massenläsion bei meist fehlenden Zeichen einer Lebererkrankung, insbesondere keine biliäre Obstruktion. Altersabhängigkeit der verschiedenen Tumorarten:

– Hämangioendotheliom fast ausschließlich beim Neugeborenen und jungen Säugling; arteriovenöse Kurzschlüsse mit Zeichen der Herzinsuffizienz. Strömungsgeräusch über dem Tumor, Thrombozytopenie und begleitende kutane Hämangiome für Diagnose praktisch beweisend.

– Mesenchymales Hamartom bis zum 2. Lebensjahr vorkommend; vielfach riesige Massenläsion mit Kompressionseffekt auf die V. cava inferior

– Hepatoblastom beim Säugling und älteren Kind; selten kombiniert mit Pubertas praecox und Virilismus. Biochemisch erhöhte alpha-1-Fetoprotein-Werte.

– Hepatozelluläres Karzinom beim älteren Kind mit zirrhotisch vorgeschädigter Leber.

5.2 Diagnostik

Abgesehen von der korrekten Organzuordnung dienen die diagnostischen Maßnahmen vor allem dazu, präoperativ die topographische Ausdehnung der hepatischen Neoplasie festzulegen; mit Ausnahmen (fokale noduläre Hyperplasie, Hämangioendotheliom) sind jedoch die jeweiligen Befunde kaum für eine bestimmte Tumorart spezifisch.

– Die orientierte *Abdomenübersichtaufnahme* zeigt eine rechtsseitige Masse mit kaudalem und linksseitigem Verdrängungseffekt auf die Intestinalstrukturen (Abb. 10). Feine Verkalkungen kommen sowohl beim Hepatoblastom wie auch beim Hämangioendotheliom vor; letzteres ist zudem häufig durch eine Kardiomegalie und Gefäßfülle der Lungen gekennzeichnet.

Wie bei allen abdominalen Massenläsionen ist die Sonographie auch die initiale Untersuchungsmethode beim Lebertumor. Die Sonomorphologie [9] gestattet die Beurteilung der Größe und des inneren Aufbaus. Invasiv wachsende Tumoren, wie das Hepatoblastom oder das hepatozelluläre Karzinom, sind gegenüber nicht betroffenem Lebergewebe vermehrt echodicht (Abb. 11a); zentrale, hypoechogene Bezirke entsprechen Nekrosen. Die genaue Tumorbegrenzung ist allerdings oft schwierig zu bestimmen. Das Hämangioendotheliom (infantiles Hämangiom) ist charakterisiert durch irreguläre, echoarme, wie kompartimentiert imponierende Strukturen (Abb. 12a). Lebermetastasen sind im Vergleich zum normalen Gewebe häufiger echoarm (Abb. 13) als echovermehrt. Mittels Dopplersonographie [4] werden die arteriellen und venösen Flußverhältnisse inner- und außerhalb des Tumors beurteilt. Obwohl die Neovaskulatur ein wichtiges Kriterium für die Diagnose darstellt, ist es im Einzelfall kaum möglich, zwischen beniger und maligner Neoplasie zu unterscheiden, da sich die jeweiligen Flußmuster überschneiden.

Die *CT* [15] erfolgt bevorzugt mit dynamischem Scanning nach intravenöser Bolusinjektion des Kontrastmittels zur Erfassung der vaskulären Phase; mit anschließenden sequentiellen Schnitten wird die Parenchymkontrastierung erfaßt; ggf. sind Densitätskurven für die weitere Differenzierung hilfreich (z. B. infantiles Hämangiom) (Abb. 12b). Im Vergleich zur nativen Serie wird die Hypodensität z. B. eines Hepatoblastoms im Vergleich zum Lebergewebe akzentuierter, was die bessere Tumordemarkation und die Erfassung weiterer Lokalisationen insbesondere im anderen Leberlappen erleichtert.

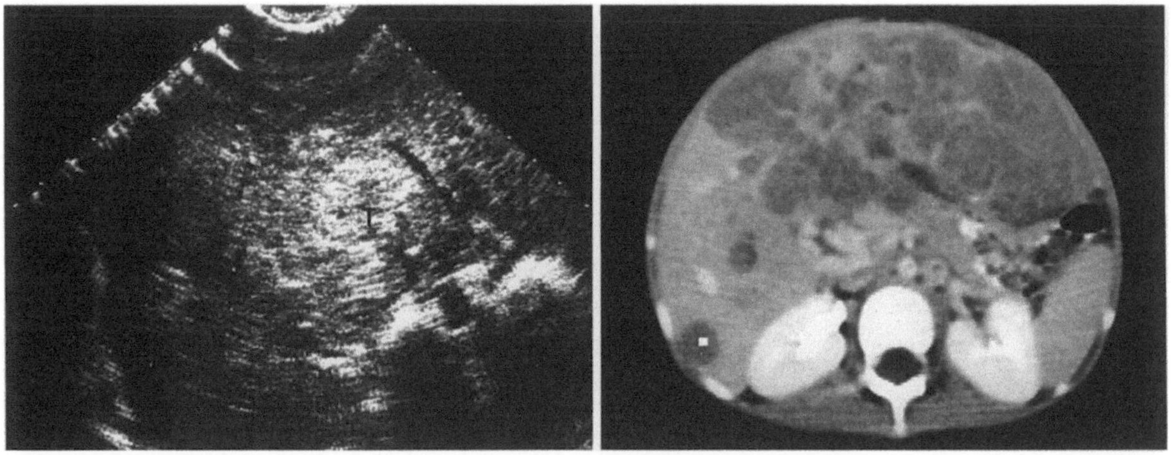

a b

Abb. 11a, b. Hepatoblastom. **a** Solide, echodichte Massenläsion (*T*) im linken Leberlappen (sonographischer Transversalschnitt). **b** Computertomogramm desselben Patienten: riesige, nach Kontrastverabreichung deutlich hypodense Raumforderung im linken Lappen, mehrere fokale Läsionen auch im rechten Lappen

Fokale Metastasen sind nach Kontrastenhancement in der Regel hypodens.

Die *MRT* gilt heute vielerorts als Methode der Wahl zur Lebertumor-Abklärung und hat dort die CT abgelöst [10]; die Beurteilung der Tumorresektabilität ist dank der multiplanaren (meist axialen und koronaren) Bilddarstellung und der gleichzeitigen guten Gefäßabgrenzung mittels MRT verläßlicher möglich als mit der CT. In der Regel ist der Tumor in der T1-gewichteten Sequenz weniger signalintens als das Lebergewebe, umgekehrt in der T2-Gewichtung deutlich signalvermehrt (Abb. 14a, b); Satellitenläsionen sind unschwer zu erkennen. Eine ausgeprägte zentrale Signalverstärkung weist das infantile Hämangiom auf.

Die *nuklearmedizinische* Diagnostik ist weitgehend verdrängt worden, obwohl durch die SPECT („single photon emission computed tomography") der Nachteil der schlechten örtlichen Auflösung kompensiert werden konnte. Eine Bedeutung hat die Szintigraphie bei der im Kindesalter allerdings seltenen fokalen nodulären Hyperplasie, welche im

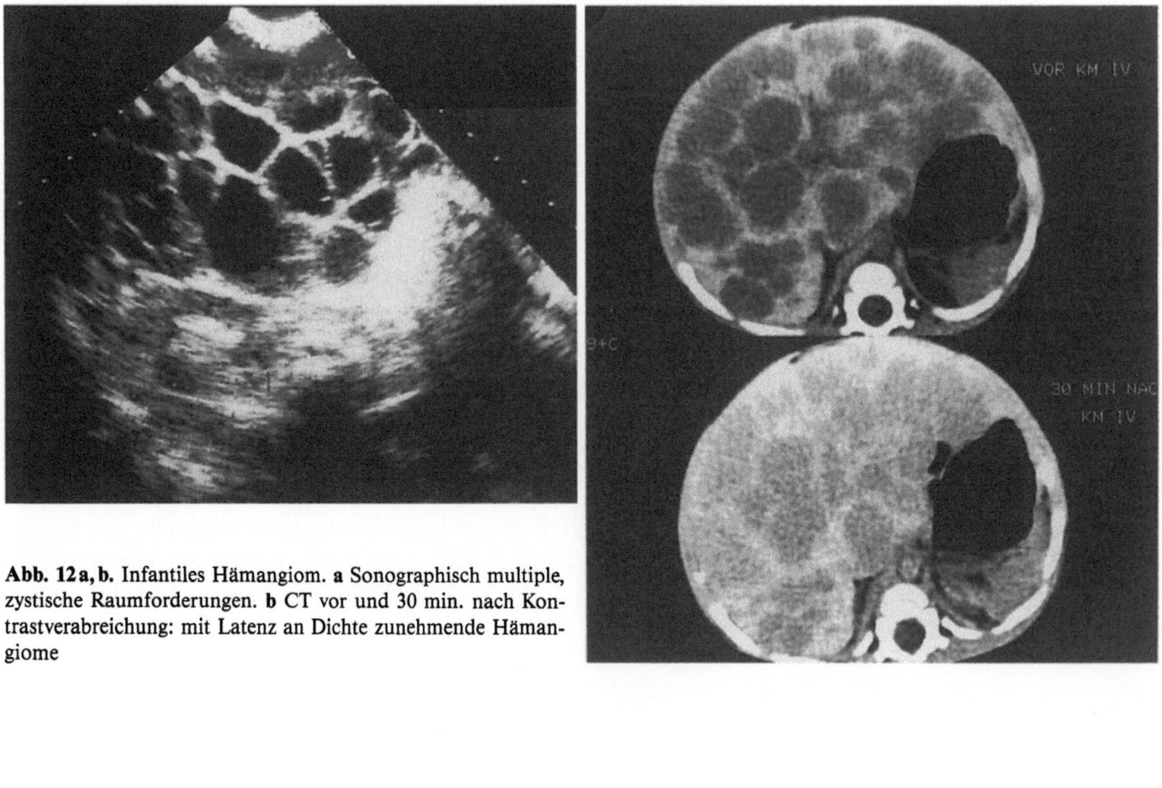

a b

Abb. 12a, b. Infantiles Hämangiom. **a** Sonographisch multiple, zystische Raumforderungen. **b** CT vor und 30 min. nach Kontrastverabreichung: mit Latenz an Dichte zunehmende Hämangiome

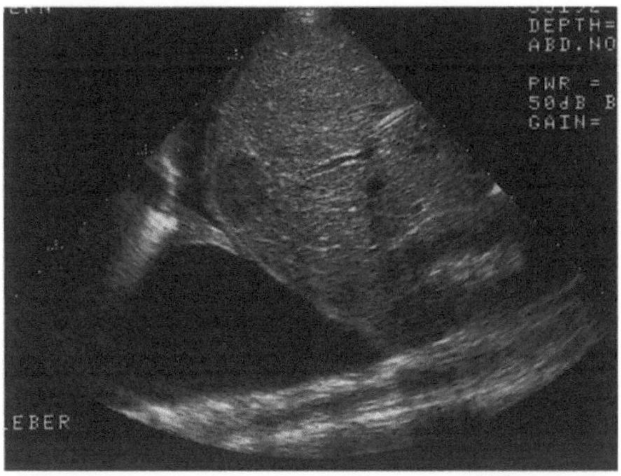

Abb. 13. Burkitt-Lymphom mit fokaler, oberflächennaher, hypoechogener Raumforderung in der Leber; rechtsseitiger Pleuraerguß

Gegensatz zu echten Tumoren in der überwiegenden Mehrzahl keine Aktivitätsausfälle zeigt.

Die *selektive Angiographie* [5] hat ebenfalls erheblich an Bedeutung verloren, da die vom Chirurgen gewünschte Information über die Gefäßanatomie mittels CT und insbesondere MRT erhältlich ist. Obwohl unspezifisch, gelten auch für die Leberneoplasien die angiographischen Malignitätskriterien (Abb. 15). Im Rahmen einer präoperativen Chemotherapie oder zur Tumorembolisation wird der Angiographie möglicherweise auch beim Kind wieder vermehrte Bedeutung zukommen.

6 Trauma

6.1 Leberruptur

Im Rahmen einer äußeren, meist stumpfen Gewalteinwirkung (einschließlich Geburtstrauma) werden die verschiedenen Bauchorgane unterschiedlich häufig betroffen: die Leber wird in 10–20% verletzt, etwa die Hälfte der lebertraumatisierten Patienten weist zusätzliche Verletzungen der Nieren, der Milz, des Schädels, des Skeletts auf.

Anamnese oft stumm; Ausmaß der Gewalteinwirkung nicht maßgebend für Art und Schwere der Organverletzung. Fehlende oder nur geringe Frühsymptome täuschen falsche Sicherheit vor.

6.1.1 Diagnostik

Beim lebertraumatisierten Kind interessieren neben dem Nachweis einer begleitenden intraperitonealen Blutung besonders die Lokalisation und das Ausmaß der Parenchymlazeration; zusammen mit den klinischen Parametern sind dies wichtige Entscheidungsgrundlagen für die zu wählende Behandlung.

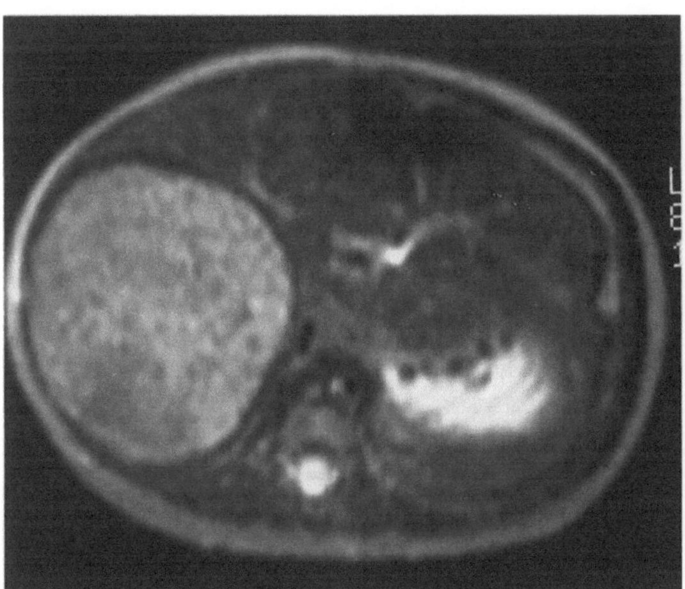

a

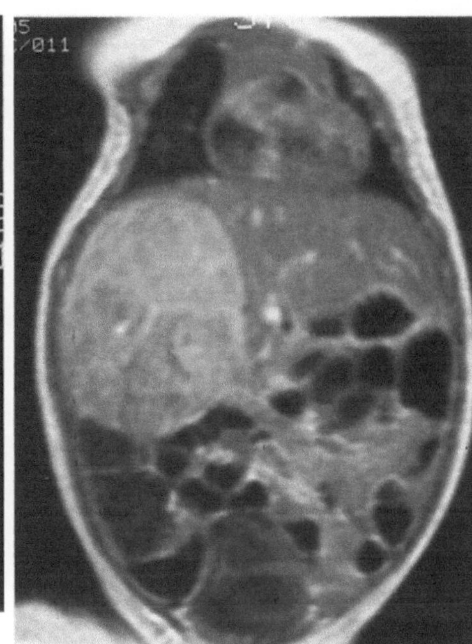

b

Abb. 14a, b. Magnetresonanztomographie bei Hepatoblastom. **a** axiale T2-Gewichtung: stark signalintense, kugelige intrahepatische Masse. **b** koronale T1-Gewichtung nach Gadolinium

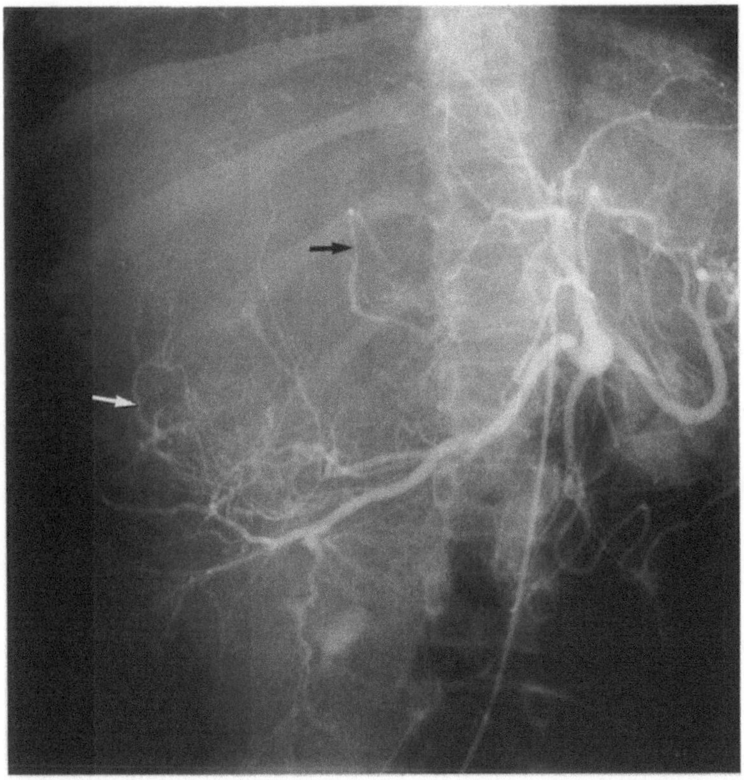

Abb. 15. Selektive Arteriographie des Truncus coeliacus. Erhebliche Verlagerung der intrahepatischen Arterien durch ein Hepatoblastom im rechten Lappen. Pathologische Gefäßmorphologie, u. a. mit Kaliberschwankungen (*Pfeile*)

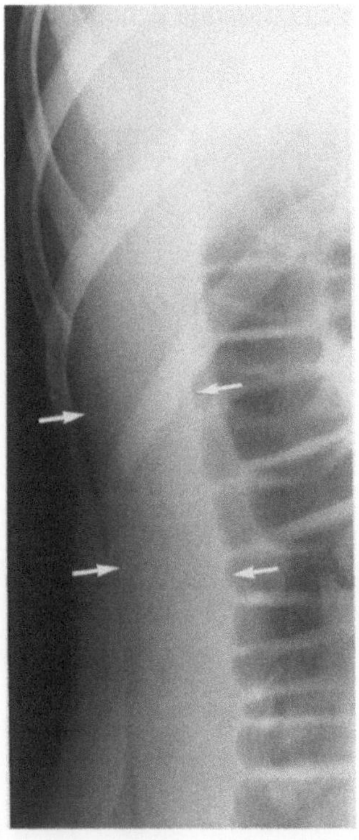

Abb. 16. Hämatoperitoneum bei Leberruptur; Flüssigkeitsansammlung im rechtsseitigen parakolischen Raum (*Pfeile*)

Ob überhaupt und wie abgeklärt werden kann, hat sich nach der jeweiligen klinischen Situation zu richten. Es ist diejenige Methode zu wählen, welche unter den gegebenen Umständen auf möglichst wenig invasive Weise die optimale Information hinsichtlich Verletzungsausmaß vermittelt [13].

Die *Abdomenübersichtsaufnahme* läßt sowohl ein größeres Hämatoperitoneum (Abb. 16) als auch eine durch subkapsuläre Blutung bedingte Organvergrößerung erkennen.

Die heute vielfach als Erst- und Screeninguntersuchung durchgeführte *Sonographie* zeigt zuverlässig eine Bauchhöhlenblutung, die sich bereits sehr früh als Flüssigkeitsansammlung vorzugsweise im Rezessus hepatorenalis manifestiert (Abb. 17). Ebenso ist ein größeres subkapsuläres Hämatom abgrenzbar, während der direkte Nachweis der parenchymalen Verletzung anspruchsvoll und nur unter günstigen Bedingungen möglich ist. Die Ruptur selbst führt zu einer echoarmen Parenchymunterbrechung; die frische Blutung imponiert als echofreie bis echoarme und unscharf begrenzte Läsion, welche im Verlauf echoreicher, später wieder weniger echodicht wird. Kontusionierte Bezirke sind echovermehrt (Abb. 18a, b). Die Nichtinvasivität

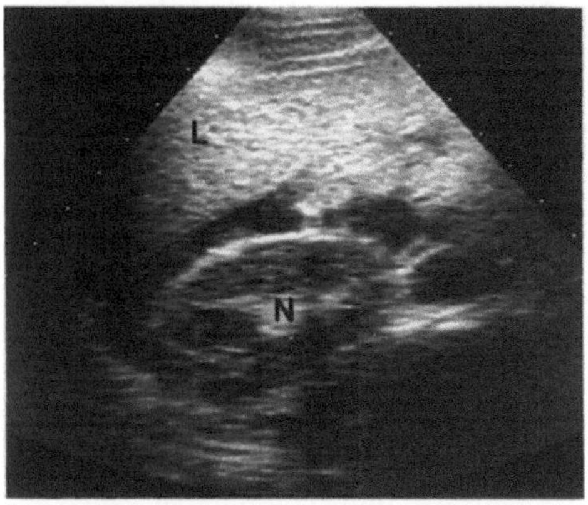

Abb. 17. Sonographischer Flüssigkeitsnachweis im Recessus hepatorenalis; Längsschnitt durch die Leber (*L*) und rechte Niere (*N*) mit dazwischen liegender echoloser Zone

der Untersuchung gestattet die bedenkenlose Anwendung zu engmaschigen Kontrollen, wichtige Voraussetzung für eine konservative Behandlung.

Die umfassendste Information liefert die *CT*; Voraussetzung ist eine sorgfältige Untersuchungstechnik, welche die intravenöse Kontrastmittelverabreichung einschließt. Das überlagerungsfreie Querschnittbild zeigt die Gesamtheit der abdominalen Parenchymorgane; im gleichen Untersuchungsgang und ohne Patientenumlagerung ist beim mehrfach verletzten Kind auch die computertomographische Abklärung des Schädels, der Wirbelsäule, des Beckens möglich.

Das Ausmaß einer peritonealen und subkapsulären Blutung, aber auch die Art und topographische Lokalisation der Parenchymverletzung sind genau beurteilbar. Intaktes Gewebe zeichnet sich nach Kontrastenhancement durch eine homogene Dichtezunahme aus und demarkiert sich auf diese Weise vom Hämatom oder devitalisierten Parenchym (Abb. 19).

Die *Arteriographie* ist von den oben erwähnten Untersuchungsmethoden – speziell der CT – verdrängt worden.

6.2 Hämatobilie

Posttraumatisch oder auch postoperativ bzw. postbioptisch kann es zur Blutung in das Gallengangsystem kommen; Voraussetzung ist eine parenchymale, gleichzeitig einen größeren Gallengang und ein arterielles Gefäß miteinbeziehende Verletzung. Nach erfolgtem Blutabgang in den Intestinaltrakt mit Meläna und/oder Hämatemesis jeweils Besse-

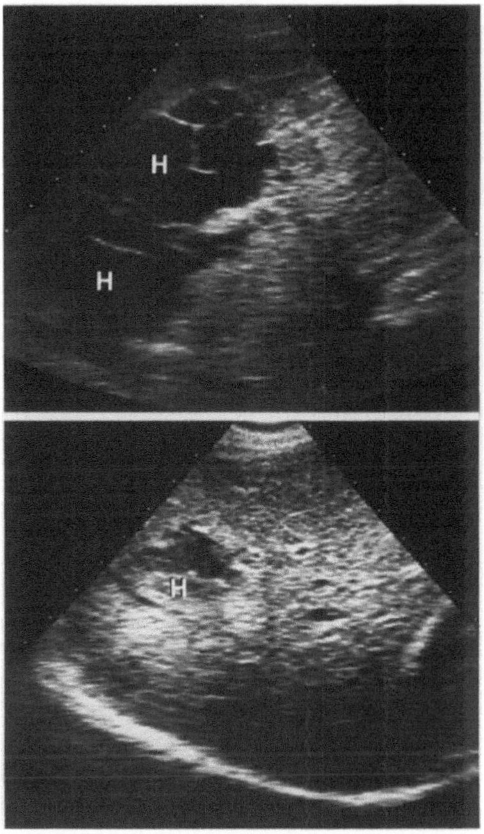

a

b

Abb. 18 a, b. Leberruptur mit Hämatom (*H*). **a** Aktuelle Ruptur mit großer subkapsulärer sowie intrahepatischer Blutung. **b** 4 Tage altes intrahepatisches Hämatom mit komplexem Echomuster

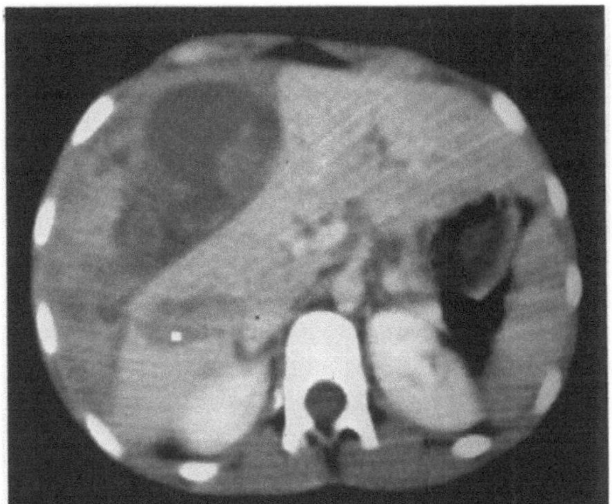

Abb. 19. Akutes Lebertrauma mit ausgedehntem, die Leberoberfläche imprimierendem, subkapsulärem Hämatom; von lateral rechts bis an die V. cava inf. reichende Parenchymruptur. CT-Untersuchung nach Kontrastmittelverabreichung

rung der als Oberbauchkoliken imponierenden Symptomatik.

6.2.1 Diagnostik

Zur einwandfreien Bestätigung des Verdachts auf Hämatobilie eignet sich die selektive Arteriographie am besten. Am Ort der biliären (blutgefüllten) Kavität kommt eine Aneurysmabildung des entsprechenden Arterienastes zur Darstellung; diese topographische Lokalisation bildet für die chirurgische Behandlung eine unerläßliche Information.

7 Portale Hypertension

Jede Abflußbehinderung im portal-venösen System führt zu einem Widerstandshochdruck mit Stauung im zuführenden Gefäßstrombett [2]. Die portale Hypertension ist definiert als Druckerhöhung über 15–20 cm H_2O.

Als Folge bilden sich portosystemische (hepatofugale) Kollateralen aus: 1. V. coronaria und Vv. gastricae breves zum Magenfundus und distalen Oesophagus; 2 V. mesenterica inferior (Hämorrhoidalvarizen); 3. vom Milzhilus nach retroperitoneal (Nierenvenen, V. cava inferior); 4. Paraumbilikalvenen im Lig. teres zur Bauchdecke.

7.1 Ätiologie, Klinik

7.1.1 Prähepatischer Block (in etwa 70%)

Meist thrombotischer Verschluß der V. portae (als Ursache gelegentlich frühkindliche Omphalitis und/oder Zustand nach Nabelvenenkatheterismus eruierbar). Hepatopetaler Kollateralkreislauf (kavernöse Transformation) und hepatofugaler Umgehungskreislauf unter Ausbildung von Varizen im distralen Ösophagus und Magenfundus sowie gelegentlich periumbilikal.

Spontane, unerwartete und massive obere Intestinalblutung oft erste Manifestation. Obligate Splenomegalie. Normale Leberfunktion.

7.1.2 Intrahepatischer Block (in knapp 30%)

Leberparenchymerkrankung als primäre Ursache:
- präsinusoidaler Block: z. B. kongenitale Fibrose, polyzystische Lebererkrankung,
- para- und postsinusoidaler Block: Leberzirrhose (posthepatitisch, biliär, Mukoviszidose); Speicherkrankheiten.

V. portae durchgängig; hepatofugaler Kollateralkreislauf, Splenomegalie, oft Aszites.

7.1.3 Posthepatischer Block

Obstruktion der V. cava inferior und/oder der Vv. hepaticae: Budd-Chiari-Syndrom (im Kindesalter selten); hepatisches venookklusives Syndrom (Obstruktion der zentralen und sublobulären Venen als Toxizitätsfolge nach systemischer Chemotherapie, nach Leberbestrahlung oder im Rahmen einer kongenitalen Immunsystemerkrankung); Pericarditis constrictiva. Ausgeprägte portale Hypertension; Hepatosplenomeaglie; Aszites.

7.2 Diagnostik

Die diagnostischen Abklärungen einer klinisch vermuteten portalen Hypertonie haben zum Ziel, einerseits die Auswirkungen der Druckerhöhung im Pfortaderkreislauf (z. B. Ausmaß der portosystemischen Kollateralen, Aszites, Bestimmung der Milzgröße) zu dokumentieren, andererseits die Ursache zu definieren.

Die *Sonographie* einschließlich der Doppleruntersuchung nimmt im Abklärungsgang eine zentrale Stellung ein [18] (Abb. 21 a, b und 22). Flußcharakter (Verlust der normalen respiratorischen Pulsationen) und Flußumkehr (hepatofugal) sind eindeutige dopplersonographische Zeichen der portalen Hypertonie. Portosystemische Kollateralen werden in typischen Lokalisationen nachgewiesen: im hepatogastrischen Ligament, im (verdickten) Omentum minus, im Lig. teres. Ihr Nachweis ist nicht immer gleichbedeutend mit dem Vorhandensein (blutender) Ösophagusvarizen, welche auf einfache Weise mittels peroraler *Kontrastuntersuchung* nachzuweisen sind (Abb. 20), wobei ein negativer Befund sie allerdings nicht sicher ausschließt. Des weiteren sind Milzgröße und das Ausmaß eines Aszites sonographisch verläßlich zu bestimmen.

Der fehlende Nachweis der V. portae bzw. der Befund von multiplen, geschlängelten vaskulären Strukturen im Bereich des Leberhilus ist typisch für den *Pfortaderverschluß* mit Ausbildung einer kavernösen Transformation (extrahepatischer Block).

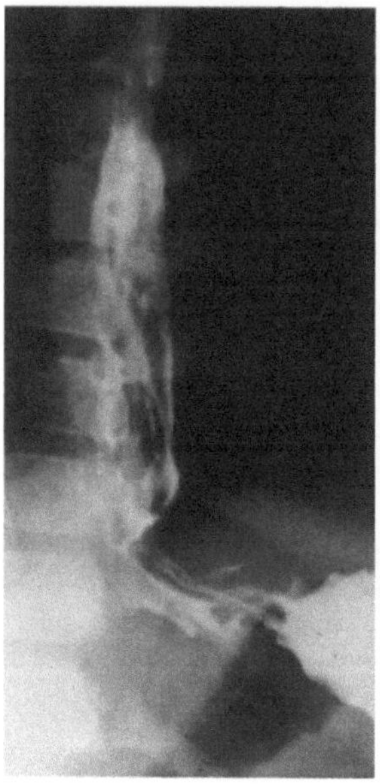

20

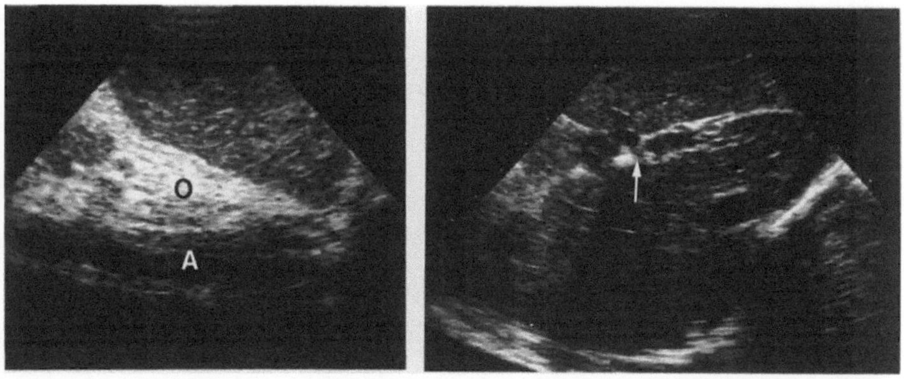

21a

b

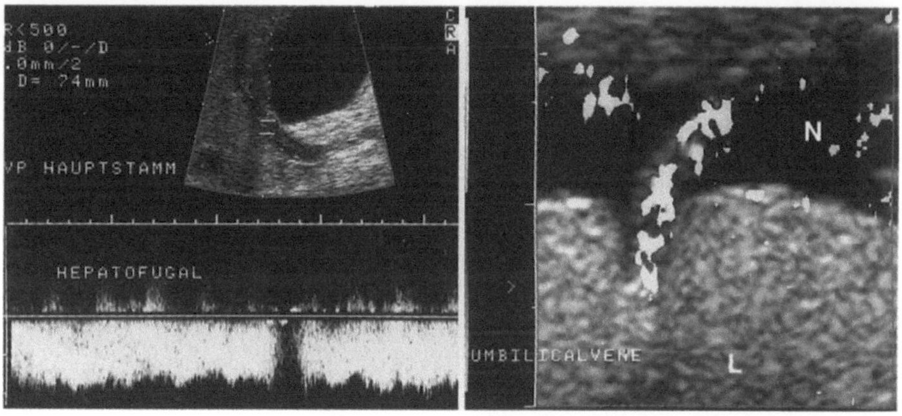

22a

b

Abb. 20. Ösophagusvarizen bei portaler Hypertension; Unterbruch der längsverlaufenden Schleimhautfalten durch zahlreiche Füllungsdefekte infolge submuköser, variköser Konvolute

Abb. 21. a Sonographischer Nachweis des hepatofugalen Umgehungskreislaufs im deutlich verdickten kleinen Netz (*O*) bei portaler Hypertension. Längsschnitt durch die obere Bauchaorta (*A*). **b** Hepatopetale Kollateralen (kavernöse Transformation); anstelle der V. portae Nachweis zahlreicher torquierter Gefäße (*Pfeil*). Schrägschnitt durch den Leberhilus

Abb. 22 a, b. Portale Hypertension. **a** Doppler-US der V. portae: Flußumkehr hepatofugal. **b** Doppler-US des Lig. teres, Paraumbilikalvenen mit hepatofugalem Fluß zum Nabel (*N*); reichlich Aszites um die Leber (*L*)

Bei der intrahepatischen portalen Hypertonie ist sonographisch die stark veränderte Parenchymstruktur unschwer zu erkennen. Die *Zirrhose* (Abb. 23) betrifft die Leber in diffuser Weise, wobei zerstörtes Parenchym durch fibrotisches Gewebe ersetzt wird und restliche Anteile in Form von Knoten regenerieren; zusätzlich tritt eine fokale fettige Infiltration auf. Diese geweblichen Veränderungen ergeben im Sonogramm einen sehr inhomogenen Aspekt des Leberparenchyms mit hyper- und hypoechogenen Bezirken von teils knotiger Form. Infolge Kompression durch die Fibrose sind die Lebergefäße auffallend schlecht einsehbar. Der rechte Leberlappen ist klein, der Lobus caudatus und Teile des linken Lappens hypertroph mit unregelmäßigen, höckrigen Oberflächenkonturen. Die ursächliche Erkrankung muß mittels Biopsie definiert werden.

Beim *posthepatischen* Block sind eine erhebliche Hepato- und Splenomegalie in Kombination mit reichlichem Aszites die sonographischen Hauptbefunde. Die abnormen Flußverhältnisse in der V. cava inferior und/oder in den Lebervenen, aber auch die pathologischen Flüsse im Pfortadersystem sind dopplersonographisch faßbar.

Die *Kontrast-CT* und die *MRT* sind in der Regel in diagnostischer Hinsicht nicht viel ergiebiger als die sonographischen Untersuchungen.

Mittels direkter *Splenoportographie* läßt sich nicht nur der Milzpulpadruck (= Pfortaderdruck) bestimmen, sondern die Untersuchung zeigt über-

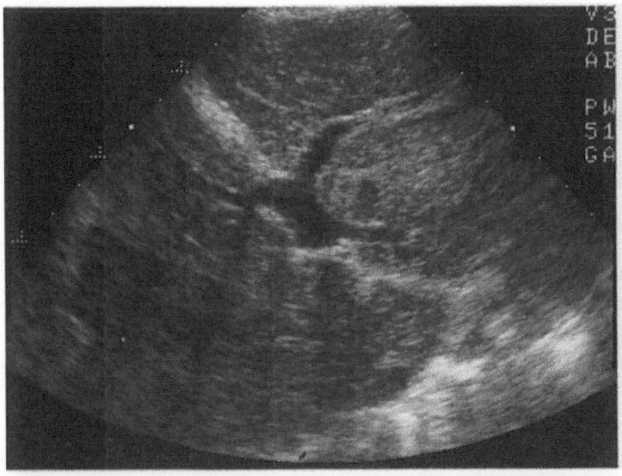
23

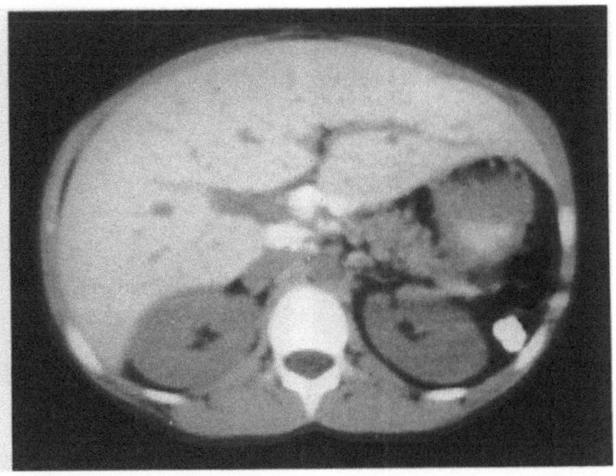
25

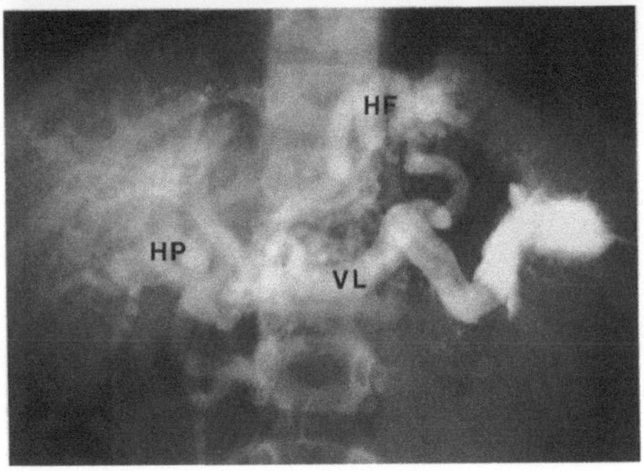

24

Abb. 23. Leberzirrhose bei zystischer Fibrose. Insgesamt verminderte Lebergröße; stark inhomogene Echogenität des Parenchyms, Oberflächenkonturen lobuliert

Abb. 24. Splenoportographie bei Pfortaderverschluß. Normale Darstellung der V. lienalis (*VL*), Kontrastierung hepatofugaler (*HF*) und hepatopetaler (*HP*) Kollateralgefäße

Abb. 25. Transfusionshämosiderose mit stark vermehrter Parenchymdichte der Leber (über 100 Hounsfield-Einheiten). Zustand nach Splenektomie bei Thalassaemia major

sichtsmäßig auch die genauen Abflußverhältnisse aus der Milz (Abb. 24); diese Informationen sind insbesondere für die Planung einer palliativen Shuntoperation wertvoll.

8 Andere Lebererkrankungen

8.1 Kongenitale zystische Lebererkrankung

– Solitäre Leberzyste am häufigsten; mittels heute verfügbaren Untersuchungstechniken oft Zufallsbefund.

– Polyzystische Lebererkrankung: meist mit entsprechenden Veränderungen der Nieren, seltener der Lungen oder des Pankreas.

Autosomal-rezessive Form frühkindlich letal infolge Niereninsuffizienz.

Autosomal-dominante Form meist erst im Erwachsenenalter sympomatisch (renale Hypertonie). Sonographischer Befund multipler, zystischer Leberläsionen jedoch bereits im späteren Kindesalter oder während der Adoleszenz vorhanden.

– Kongenitale Leberfibrose: breite, intrahepatische Fibrosebänder, Erweiterung der kleinen Gallengänge und dysplastische Veränderungen der Pfortaderäste. In der Regel kombiniert mit Erweiterung der renalen Sammelkanälchen. Klinische Manifestation mit portaler Hypertension. Varizenblutung.

Sonographisch insgesamt vermehrte Echogenizität der Leber, Zeichen der portalen Hypertension.

8.2 Vermehrte Eisenspeicherung

Pathologische Eisenablagerung im Leberparenchym bei angeborenen Stoffwechselkrankheiten (z. B. Hämochromatose); iatrogen nach zahlreichen Transfusionen, wie beispielsweise wegen Thalassaemia major (Hämosiderose).

Der vermehrte Eisengehalt führt im Computertomogramm zu einer diffusen und erheblichen Dichteanhebung des Leberparenchyms (Abb. 25). Der MRT-Befund ist charakterisiert durch einen eindrücklichen Signalverlust in der T2-Gewichtung.

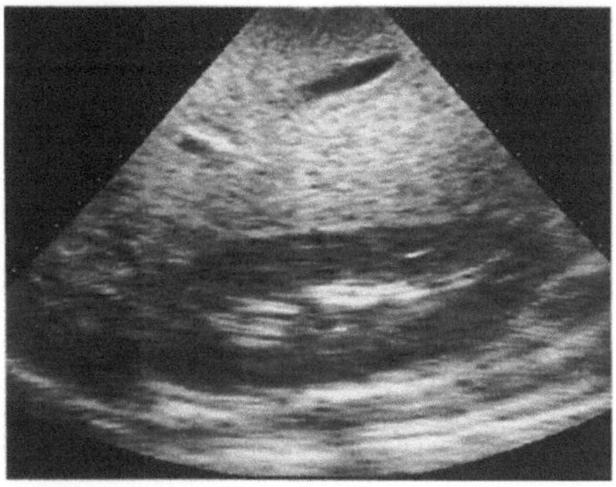

Abb. 26. Glykogenose Typ I mit vermehrter Echodichte des Leberparenchyms. Im Gegensatz dazu (teils durch die vermehrte hepatische Schallabsorption bedingt) die hypoechogene Parenchymdarstellung der rechten Niere

8.3 Fettleber

Übermäßige Fettablagerung (Steatose) bei zahlreichen Grundkrankheiten. Im Kindesalter v. a. Glykogen-Speicherkrankheit, Mukoviszidose, chronische Malabsorption, langdauernde Steroidtherapie. Der vermehrte Fettgehalt (in der kindlichen Leber beträgt er unter 5%) führt im Sonogramm zu einer Erhöhung der Echodichte (Abb. 26). Computertomographisch besteht eine Densitätsabnahme.

8.4 Leberverkalkungen

Die Verkalkung per se ist keineswegs diagnostisch, sondern stets nur Ausdruck eines (meist abgelaufenen) Krankheitsprozesses (entzündlich, vaskulär, tumoral).

Genügende Dichte vorausgesetzt sind Verkalkungen innerhalb der Leber bereits auf der Abdomenübersichtsaufnahme zu erkennen.

9 Transplantatleber

Im Kindesalter sind die biliäre Zirrhose (als Folge der Gallengangsatresie) sowie eine chronische Leberinsuffizienz infolge Stoffwechselerkrankungen (ohne oder mit Zirrhose) die häufigsten Gründe für eine Lebertransplantation. Präoperativ muß insbesondere die vaskuläre Anatomie gezeigt werden; mittlerweile hat sich hierfür die Dopplersonographie als Methode der Wahl etabliert; die MR-Angiographie wird zumindest beim Erwachsenen als sehr sensitive Methode betrachtet [6]. Im Vordergrund des Interesses steht die exakte Größenbestimmung der portalen und hepatischen Gefäße.

In der Nachkontrolle einer Transplantatleber sind vaskuläre Komplikationen wie Thrombose der A. hepatica oder der V. portae mittels Dopplersonographie erkennbar, während die Abstoßung unspezifische Befunde (Organödem) ergibt. Für biliäre Komplikationen wird diagnostisch und therapeutisch die transhepatische Cholangiographie in Kombination mit der Sonographie angewandt.

Literatur

1. Allendorph M, Werlin SL, Geenen JE, Hogan WJ, Venn RP, Stewart ET, Blank EL (1987) Endoscopic retrograde cholangio-pancreatography in children. J Pediatr 110: 206–211
2. Alvarez F, Bernard O, Brunelle F, Hadchouel P, Odièvre M, Alagille D (1983) Portal obstruction in children. I. Clinical investigation and hemorrhage risk. J Pediatr 103:696–702
3. Babbitt DP (1973) Choledocal cyst: a concept of etiology. AJR 119:57–61
4. Bates SM, Keller MS, Ramos JM, Carter D, Taylor KJW (1990) Hepatoblastoma: detection of tumor vascularity with Duplex-Doppler US. Radiology 176:505–507
5. Berger PE, Afshani E (1982) Angiography. In: Franken EA, Smith WL (eds) Gastrointestinal imaging in pediatrics. Harper & Row, Philadelphia, p 477
6. Bisset GS III, Strife JL, Balisteri WF (1990) Evaluation of children for liver transplantation: value of MR imaging and sonography. AJR 155:351–354
7. Brunelle F, Chaumont P (1984) Cholécystographie percutanée chez l'efant. Ann Radiol 27:111–116
8. Buschi AJ, Norman A, Breenbridge G (1980) Sonographic diagnosis of cholelithiasis in childhood. Am J Dis Child 134:575–576
9. de Campo M, de Campo JF (1988) Ultrasound of primary hepatic tumours in childhood. Pediatr Radiol 19:19–24
10. Finn JP, Craggs MA, Dicks-Mireaux C, Spitz L, Howard ER, Pritchard J, Mieli-Vergani G (1990) Primary malignant liver tumors in childhood: assessment of resectability with highfield MR and comparison with CT. Pediatr Radiol 21:34–38
11. Gerhold JP, Klingensmith WC, Kuni CC, Lilly JR, Silverman A, Fritzberg AR, Nixt TL (1983) Diagnosis of biliary atresia with radionuclide hepatobiliary imaging. Radiology 146:499–504
12. Kangarloo H, Sarti DA, Sample WF, Amunson G (1980) Ultrasonographic spectrum of choledochal cysts in children. Pediatr Radiol 9:15–18
13. Kaufman RA, Towbin R, Babcock DS, Gelfand MJ, Guice KS, Oldham KT, Noseworthy J (1984) Upper abdominal trauma in children: imaging evaluation. AJR 142:449–460
14. Kirks DR, Coleman RE, Filston HG, Rosenberg ER, Merten DF (1984) An imaging approach to persistent neonatal jaundice. AJR 142:461–465
15. Korobkin MK, Kirks DR, Sullivan DC, Mills SR, Bowie JD (1981) Computed tomography of primary liver tumors in children. Radiology 139:431–435

16. Landing BH (1974) Considerations of the pathogenesis of neonatal hepatitis, biliary atresia and choledochal cyst – the concept of infantile obstructive cholangiopathy. Prog Pediatr Surg 6:113–139
17. Oleszczuk-Raszke K, Cremin BJ, Fisher RM, Moore SW, Millar AJ (1985) Ultrasonic features of pyogenic and amoebic hepatic abscesses. Pediatr Radiol 19:230–233
18. Patriquin H, Lafortune M, Burns P, Danzat M (1987) The Duplex-Doppler examination of children and adults with portal hypertension: technique and anatomy. AJR 149:71–76
19. Smith WL, Franken EA, Mitros FA (1983) Liver tumors in children. Sem Roentgenol 18:136–148
20. Teele RL, Share JC (1992) Ultrasonography of the biliary tree in infants and children. Appl Radiol 21:15–18
21. Wiedmeyer DA, Stewart ET, Dodds WJ, Geenen JE, Vennes JA, Taylor AJ (1989) Choledochal cyst: findings on cholangio-pancreotography with emphasis on ectasia of the common channel. AJR 153:969–972

2 Milz

H. TSCHÄPPELER

INHALT

1 Untersuchungsmethoden 653
2 Anomalien 653
2.1 Lageanomalien 653
2.2 Asplenie 653
2.3 Polysplenie 653
3 Tumoren 654
3.1 Primäre Tumoren 654
3.2 Sekundäre Tumoren 654
4 Trauma 654
4.1 Klinik 654
4.2 Diagnostik 655
Literatur 656

1 Untersuchungsmethoden

Konventionell-radiologisch stellt sich die Milz als weichteildichte Struktur im linken oberen Quadranten dar; eine Organvergrößerung führt zur Verlagerung des Magens nach medial und der linken Kolonflexur nach kaudal.

Die *Sonographie* erlaubt nicht nur eine genaue Größenbestimmung, sondern auch die Beurteilung der Parenchymstruktur. Oberste Normgrenzen für die Milzlängsdurchmesser sind 6 cm im Alter von 3 Monaten, 8 cm für 4 Jahre, 12 cm in der Adoleszenz [5]. Die Dopplersonographie erlaubt insbesondere die Beurteilung der Gefäße im Milzhilus, speziell der V. lienalis und eventueller Kollateralen bei portaler Hypertension hinsichtlich Flußcharakter und -richtung.

In der nativen *Computertomographie* (CT) weist die normale Milz eine gegenüber der Leber höhere Dichte auf; nach intravenöser Kontrastmittelverabreichung ist die Dichtezunahme homogen, wobei jedoch bei dynamischem Scanning vorübergehende Inhomogenitäten auftreten können, welche nicht mit pathologischen, fokalen Läsionen (V. a. Ruptur) verwechselt werden dürfen.

MR-tomographisch [3] stellt sich in der T1-Gewichtung das Organ weniger signalintens als die Leber dar, in der T2-Gewichtung ist die Signalintensität vergleichsweise höher. Wie in der Kontrast-CT kommen in der MR die größeren Gefäße gut zur Darstellung.

Die ^{99m}Tc-Schwefelkolloid-*Szintigraphie* als funktionelle Untersuchung [6] wird nur noch bei spezieller Fragestellung wie Organektopie, Poly-Asplenie angewandt.

2 Anomalien

2.1 Lageanomalien

Trotz zahlreicher ligamentärer Befestigungen weist die Milz eine erhebliche Mobilität auf und ihre Lage ist außerordentlich variabel, da sie entwicklungsgeschichtlich zu anderen Organen (Gonaden, Mesonephros, Leberknospe) enge Beziehungen hat (Abb. 1).

2.2 Asplenie

Bevorzugung des männlichen Geschlechts; üblicherweise mit schweren und komplexen kardiovaskulären Mißbildungen, Isomerie der Lungen, oft auch mit intestinaler Malrotation bzw. Dextroposition des Magens kombiniert.

Der szinitgraphisch fehlende Milznachweis unterstützt die klinische Vermutungsdiagnose (Nachweis von Innenkörperchen).

2.3 Polysplenie

Syndrom mit zahlreichen kleinen, oft verstreuten Milzen in Kombination mit weniger schwerwiegenden kardiovaskulären Anomalien sowie Linksisomerie der Lungen und intestinalen Rotationsstörungen. Die Szintigraphie ist auch hier diagnostisch beweisend [4].

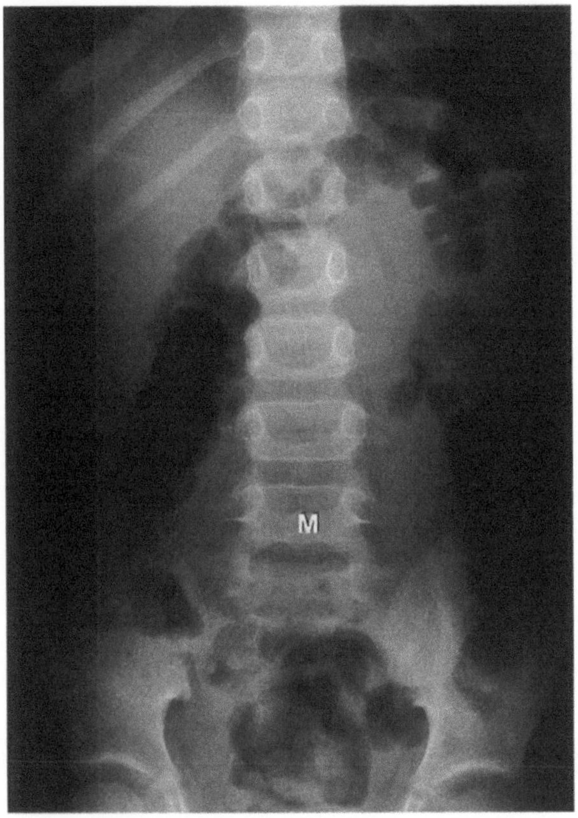

Abb. 1. Kaudale und mediale Ektopie der zwischen Dünndarmschlingen gelegenen Milz (*M*); Zustand nach subakutem, organoaxialen Magenvolvulus mit zwei gastrischen Luft-Flüssigkeits-Niveaus

3 Tumoren

3.1 Primäre Tumoren

Insgesamt sind primäre Milztumoren selten, wobei *Zysten* am häufigsten vorkommen. Im Kindesalter meist solitäre Epidermoidzyste. Die Sonographie ist die einfachste und verläßlichste Untersuchung, allerdings ohne die Zyste ätiologisch zuordnen zu können (weltweit sind die Echinokokkuszysten überwiegend) (Abb. 2).

Viel seltenere Tumoren sind Lymphhämangiome und Teratome.

3.2 Sekundäre Tumoren

Im Rahmen systemischer Erkrankungen (malignes Lymphom, Leukämie, Histiozystose X) kommt eine diffuse Parenchyminfiltration vor, welche mit den heutigen Untersuchungsmethoden auf Grund der fast obligaten Organomegalie meist nur vermutet werden kann; die sichere Diagnose muß der histologischen Untersuchung überlassen werden (Abb. 3).

4 Trauma

Wahrscheinlich infolge der durch die große Blutfülle bedingten minimalen Kompressibilität steht die Milzruptur mit 40–60% an erster Stelle aller kindlichen Bauchverletzungen; besonders gefährdet ist das pathologisch vergrößerte Organ.

4.1 Klinik

Linksseitiger Schulterschmerz (Folge der Kapselspannung nach subkapsulärer Blutung) stark hinweisendes Symptom, Kreislaufverhältnisse trotz in-

Abb. 2. Teils septierte Echinokokkuszyste im sonographischen Längsschnitt durch die Milz

Abb. 3. Längsschnitt durch die erheblich vergrößerte Milz bei Non-Hodgkin-Lymphom: echoarme fokale Parenchymläsion

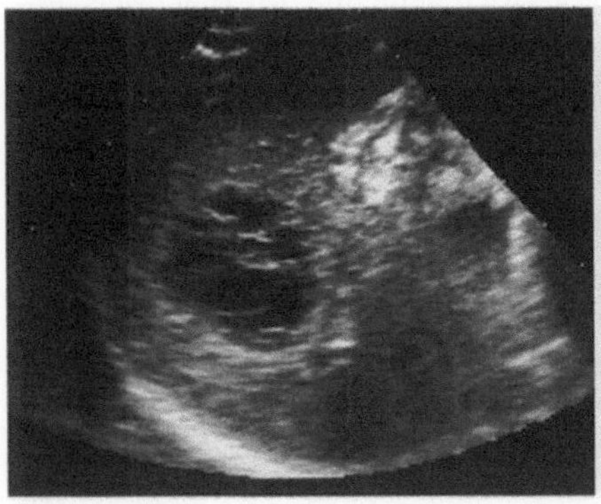
2

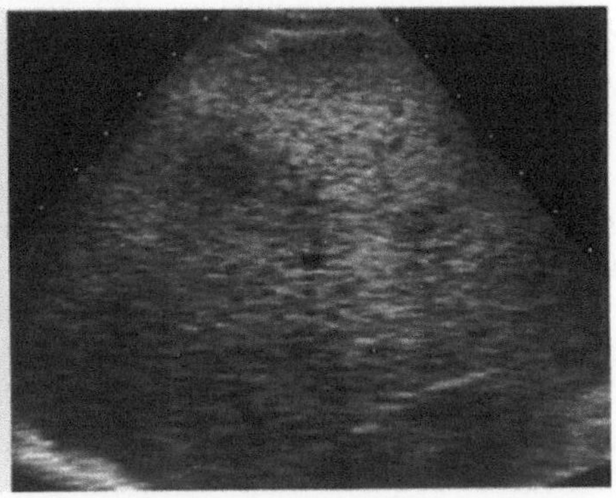
3

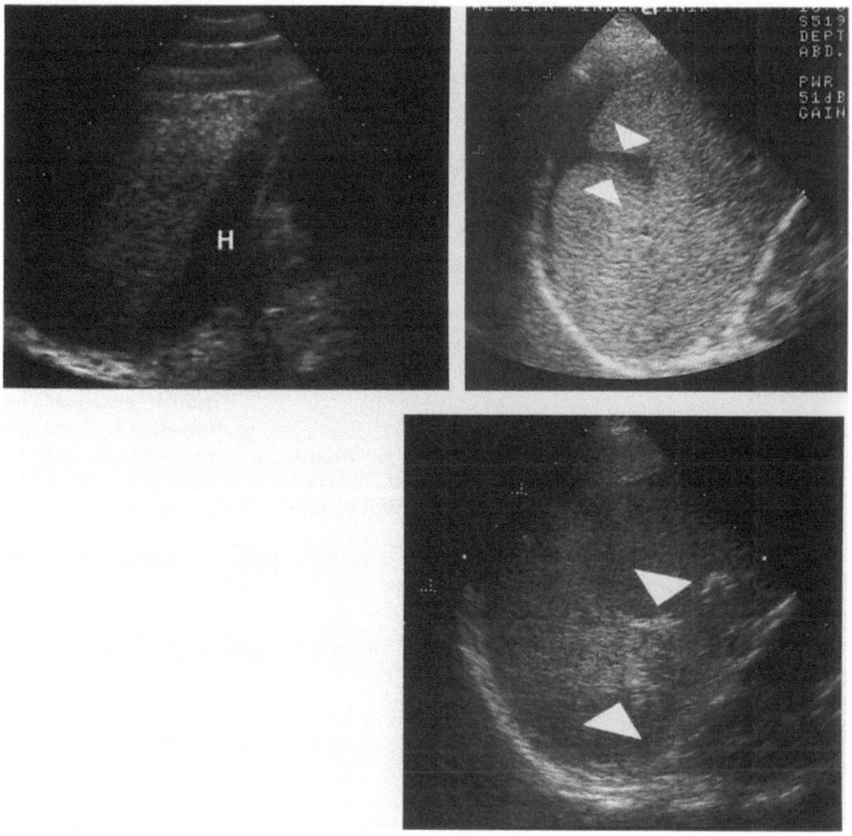

a b c

terner Blutverluste oft relativ lange gut kompensiert.

Sogenannte „zweizeitige“ oder traumatische Spätruptur mit Intervall von Stunden bis Tagen zwischen initialer, kaum symptomatischer Organverletzung und erst später erfolgender Kapselruptur mit oft bedrohlicher Hämorrhagie.

Wenn möglich organerhaltende Behandlung erstrebenswert (konservativ oder chirurgisch) wegen der vermehrten Häufigkeit von Sepsis und Meningitis nach Splenektomie [7]. Voraussetzung: Kenntnis des Verletzungsausmaßes initial, kontinuierliche Patientenüberwachung.

Abb. 4a–c. a Subkapsuläres Milzhämatom (*H*) nach stumpfem Bauchtrauma: im akuten Zustand annähernd echofrei **b** Milzruptur (*Pfeile*) mit Kontinuitätsunterbrechung der Oberfläche; subkapsuläres Hämatom **c** Intraparenchymaler, echodichter Kontusionsherd (*Pfeile*)

4.2 Diagnostik

Die beim Lebertrauma aufgeführten Punkte sind grundsätzlich auch für die Milzruptur zutreffend [2]. Als Screening-Untersuchung wie auch zur Verlaufsbeobachtung nimmt die Sonographie eine hervorragende Stellung ein: ein begleitendes Hämatoperitoneum und eine subkapsuläre Blutung sind verläßlich nachweisbar. Meistens gelingt es auch, eine Ruptur mit Kontinuitätsunterbrechung der

Abb. 5. Milzruptur mit interfragmentärem Hämatom (*H*), welches computertomographisch nach Kontrastverabreichung im Gegensatz zu vitalem Parenchym kein Enhancement aufweist

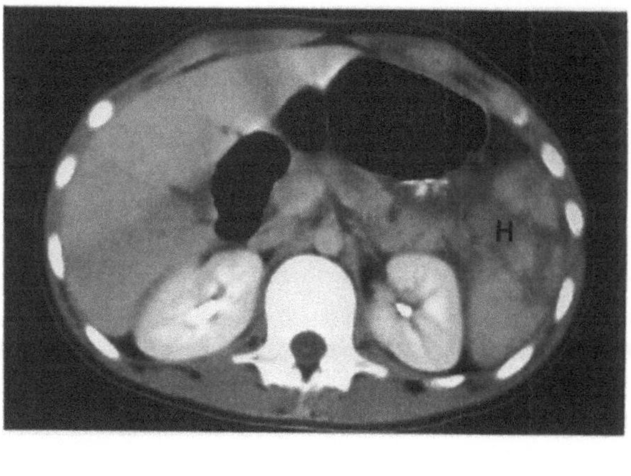

Milzoberfläche oder eine Parenchymlazeration zu zeigen (Abb. 4a–c).

Einwandfrei stellt sich *computertomographisch die Parenchymverletzung dar, wobei nach Kontrast-Enhancement nur vitales Gewebe eine deutliche Dichtezunahme zeigt (Abb. 5). Die Szintigraphie* eignet sich gut zur funktionellen Nachkontrolle, so auch zum Nachweis einer Splenosis (Implantation und Regeneration von Milzgewebepartikeln im Abdominalraum).

Literatur

1. Filiatrault D, Longré D, Patriquin H, Perreault G, Grignon A, Pronovost J, Boisvert J (1987) Investigation of childhood blunt abdominal trauma: a practical approach using ultrasound as the initial diagnostic modality. Pediatr Radiol 17:373–379
2. Kaufmann RA, Towbin R, Babcoc DS, Gelfand MJ, Oldham KT, Noseworthy J (1984) Upper abdominal trauma in children: imaging evaluation. AJR 142:449–460
3. Mirowitz SA, Brown JJ, Lee JKT, Heiken JP (1991) Dynamic gadolinium-enhanced MR imaging of the spleen: normal enhancement patterns and evaluation of splenic lesions. Radiology 179:681–686
4. Rose V, Izukaxa T, Möes CAF (1975) Syndromes of asplenia and polysplenia. A review of cardiac and non-cardiac malformations in 60 cases with special reference to diagnosis and prognosis. Br Heart J 37:840–852
5. Rosenberg HK, Markowitz RI, Kollberg H, Park Ch, Hubbard A, Bellah RD (1991) Normal splenic size in infants and children: sonographic measurement. AJR 157:119–121
6. Rosenfield N, Treves S (1974) Liver-spleen scanning in pediatrics. Pediatrics 53:692–701
7. Sherman N. Asch M (1978) conservative surgery for splenic injuries. Pediatrics 61:267–271

3 Pankreas

H. TSCHÄPPELER

INHALT

1	Untersuchungsmethoden	657
2	Anomalien	657
2.1	Pancreas anulare	657
2.2	Ektopes Pankreas	657
2.3	Anomalie des Ductus pancreaticus	658
3	Pankreatitis	658
3.1	Akute, exsudative Pankreatitis	658
3.2	Chronische Pankreatitis	659
3.3	Hereditäre, rezidivierende Pankreatitis	659
4	Massenläsionen	659
4.1	Pseudozyste	659
4.1.1	Ätiologie, Klinik	659
4.1.2	Diagnostik	660
4.2	Neoplasie	660
4.2.1	Insulinom	660
4.2.2	Karzinom	660
5	Mukoviszidose	660
Literatur		661

1 Untersuchungsmethoden

Im *Abdomenübersichtsbild* ist das normale Pankreas nicht zu sehen; hingegen sind Verkalkungen im Rahmen einer chronischen Pankreatitis oder bei zystischer Fibrose in recht typischer Lokalisation gut abzugrenzen. Massenläsionen, insbesondere die Pseudozyste, führen zur Verlagerung des gashaltigen Intestinaltrakts.

Die *sonographische* Darstellung ist in der Regel befriedigend [8], wobei die dorsal des Organs verlaufende Milzvene eine gute Landmarke insbesondere für das Corpus pancreatis ist; eine Organvergrößerung ist vorhanden, falls der anteroposteriore Durchmesser des Pankreaskörpers über 1,5 cm beträgt. Die Sonographie reicht häufig aus zur Beantwortung der das kindliche Pankreas betreffenden Fragestellungen.

Für eine *computertomographische* Weiterabklärung sind die perorale Konstrastierung des oberen Gastrointestinaltrakts und die intravenöse Kontrastmittelverabreichung [6] erforderlich.

Mittels *endoskopischer retrograder Cholangiopankreatographie* (ERCP) wird das Gangsystem direkt dargestellt [7], wobei diese beim Kind invasive und anspruchsvolle Untersuchung (geübter Untersucher, dünnes und flexibles Glasfaserendoskop) am Schluß der Palette bildgebender Methoden steht. Hauptsächliche Indikationen sind die ursächliche Abklärung einer chronischen Pankreatitis oder einer (nicht posttraumatischen) Pseudozyste; hierbei werden sowohl die Anatomie (insbesondere Mündungsvarianten) als auch die Wandmorphologie des D. pancreaticus definiert (s. Kap. Duodenum, Bd. 2).

2 Anomalien

Das Pankreas entsteht aus zwei vom Endoderm des Duodenums ausgehenden Knospen.

2.1 Pancreas anulare

Entstehung infolge ausbleibender Fusion der dorsalen und ventralen Knospe im Zeitpunkt der Duodenaldrehung.

Klinische Manifestation: duodenale Obstruktion beim jungen Säugling; vielfach auch asymptomatische, als Zufallsbefund entdeckte Form. Eine für das Pancreas anulare typische Röntgenmorphologie besteht nicht.

2.2 Ektopes Pankreas

Heterotope, nicht mit Hauptorgan verbundene Pankreasreste, zu etwa 70% in Magen-, Duodenal- oder Jejunalwand lokalisiert. Der Nachweis erfolgt meist zufälligerweise anläßlich einer *Kontrastpassage*, welche eine submuköse und gelegentlich eine duktale Struktur enthaltende Masse zeigt (Abb. 1).

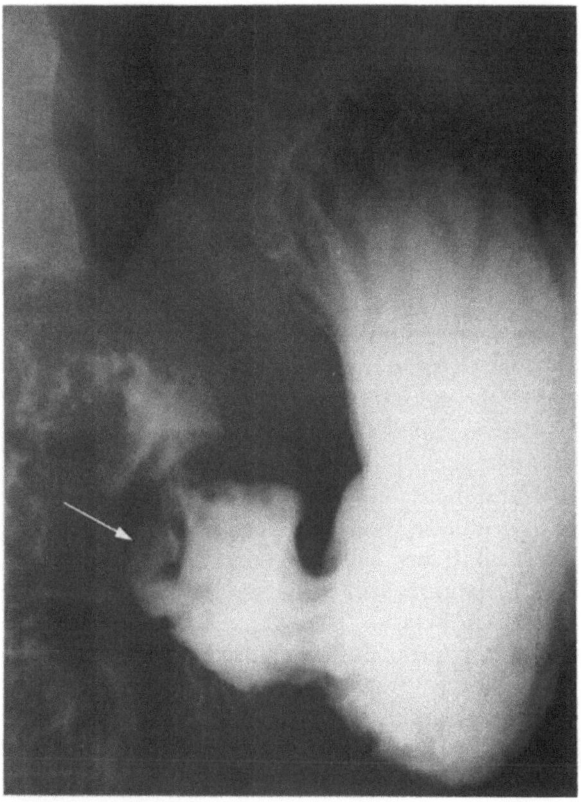

Abb. 1. Zufallsbefund eines ektopen Pankreas großkurvaturseits im Magenantrum (*Pfeil*). Submuköse Masse mit kurzem Gang

2.3 Anomalie des Ductus pancreaticus

Relativ häufige Mißbildungen:
- separate Mündung des D. pancreaticus ins Duodenum; in der Regel bedeutungslos;
- abnorme (rechtwinklige) Einmündung des D. pancreaticus in den D. choledochus außerhalb der Duodenalwand (s. Choledochuszyste).

Begünstigung des Refluxes von Pankreassaft ins biliäre Gangsystem, wahrscheinliche Ursache für Choledochuszyste bzw. biliäre Atresie [1].

3 Pankreatitis

3.1 Akute, exsudative Pankreatitis

Im Gegensatz zum Erwachsenenalter tritt sie beim Kind seltener auf; vielfach keine eindeutige Ätiologie; begleitende Pankreatitis bei viralen Infekten. Seltener Auftreten nach stumpfem Bauchtrauma, infolge medikamentöser Induktion oder gestörtem Abfluß.

Diagnostik: Die *Abdomenübersichtsaufnahme* zeigt als Ausdruck der begleitenden Darmmotilitätsstörung im Oberbauch lokalisierte, paralytisch-dilatierte Darmschlingen („sentinel loops") oder das Vollbild eines adynamischen Ileus.

Zweifellos kommt heute sowohl der *Sonographie* wie auch der *Computertomographie* (CT) diagnostische Bedeutung zu [9]. Das Organ ist entweder insgesamt oder fokal volumvermehrt. Die häufige Verminderung der Echodichte ist Ausdruck des entzündlichen Ödems (Abb. 2a). Analoge Veränderungen sind auch computertomographisch nachweisbar, wobei die Befunde oftmals eindeutiger sind, da die Beurteilbarkeit nicht durch den vielfach vorhandenen Meteorismus beeinträchtigt wird. Abgesehen von der Organschwellung wird

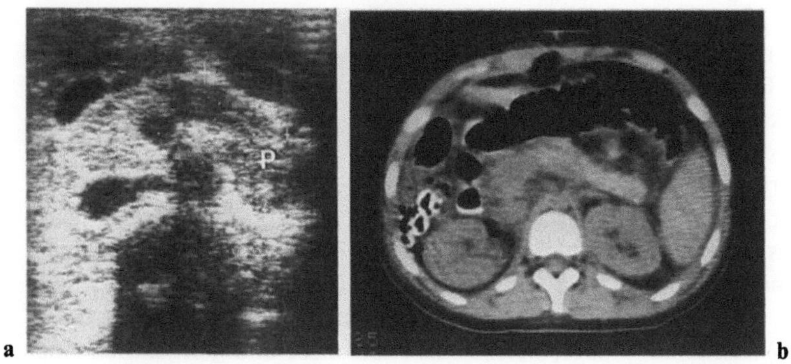

Abb. 2a. Transversalschnitt durch das allseits vergrößerte Pankreas (*P*) bei akuter Pankreatitis, Inhomogene, teils verminderte Echostruktur des Parenchyms. (Mit freundlicher Erlaubnis von Prof. J. Tröger, Röntgenabt. Universitätskinderklinik Heidelberg). **b** Akute exsudative Pankreatitis mit Volumenvermehrung vor allem des Kopfes; Exsudation peripankreatisch (Mesocolon transversum, vorderer Pararenalraum rechts)

auch die charakteristische ödematöse Durchtränkung des peripankreatischen Gewebes dargestellt (Abb. 2b).

3.2 Chronische Pankreatitis

Bei der im Kindesalter sehr seltenen chronischen Form können wie beim Erwachsenen auch im Oberbauch stippchenförmige Verkalkungen nachgewiesen werden. Im Sonogramm bewirken die Zunahme von Kollagen und die Verkalkungen eine deutliche Echodichtevermehrung.

3.3 Hereditäre, rezidivierende Pankreatitis

Autosomal-rezessiver Erbgang. Organvergrößerung mit unregelmäßiger Echogenizität des Parenchyms; Erweiterung des D. pancreaticus und Bildung von Pseudozysten [3].

4 Massenläsionen

4.1 Pseudozyste

Im Gegensatz zur viel selteneren, echten, ephithelial ausgekleideten, entweder kongenital oder infolge Retention entstandenen Zyste fehlt der Pseudozyste die innere Epithelauskleidung, hingegen besteht eine Pseudokapsel aus Granulationsgewebe.

4.1.1 Ätiologie, Klinik

Spätfolge nach traumatischer Pankreasläsion, seltener nach Pankreatitis. Durch Austritt von Pan-

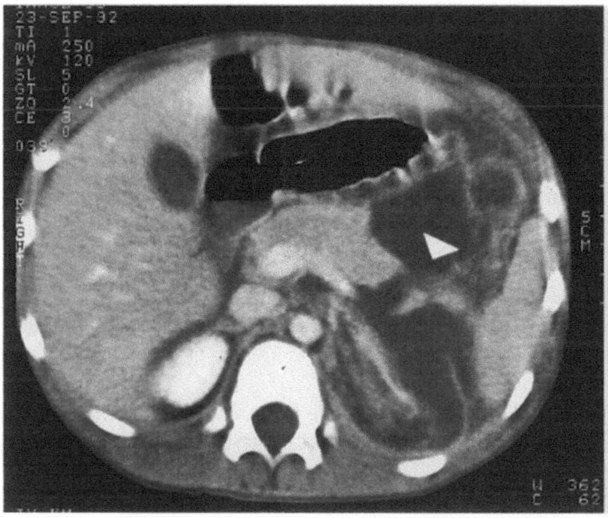
a

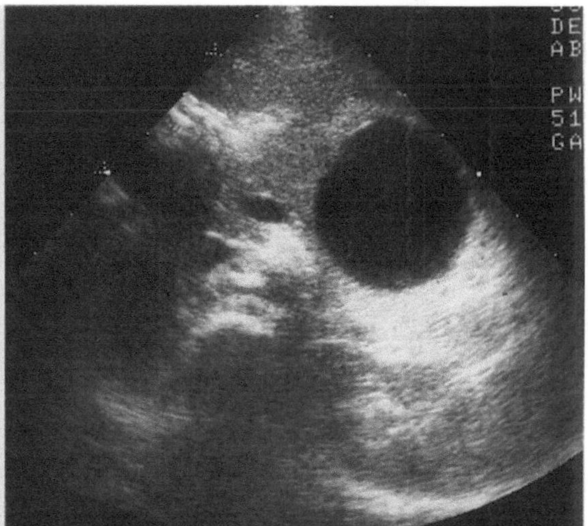
b

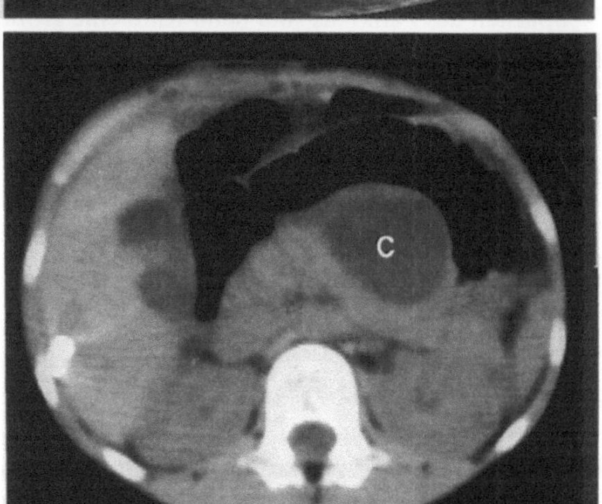

c

Abb. 3. a CT nach intravenöser Kontrastverabreichung. Ruptur des Pankreas im Schwanzbereich (*Pfeil*); umfangreiche retroperitoneale Flüssigkeitsansammlung. **b** Posttraumatische Pankreaspseudozyste; sonographischer Transversalschnitt. **c** Pseudozyste (*C*) im Korpusbereich; computertomographisch keine Organruptur kreassaft entstehen Nekrose- und Autolyseprozesse. Im Verlauf von Wochen entweder in vorgegebenen (z. B. Bursa omentalis) oder in neugebildeten Hohlräumen Ansammlung von Pankreassaft.

Typischerweise freies Intervall von Wochen bis Monaten zwischen Bauchtrauma und Auftreten einer Abdominalmasse; bei Kompressionserscheinungen auch subjektive Beschwerden.

4.1.2 Diagnostik

Wie bei jeder Abdominalmasse ist die *Sonographie* die initiale und in der Regel auch diagnostische Untersuchung. Ohne Schwierigkeit wird der vorwiegend flüssige, gelegentlich kleine Echostrukturen aufweisende Inhalt der Pseudozyste definiert (Abb. 3a, b, c). Bei der üblichen Lokalisation in der Bursa omentalis ist auch die topographische Zuordnung nicht schwierig. Das Pankreas selbst muß hinsichtlich Querruptur oder Erweiterung des D. pancreaticus genau untersucht werden, beide Befunde sind Indikationen zur chirurgischen Behandlung der Pseudozyste. Bei atypischer Lokalisation der Läsion sind alle anderen zystischen Abdominalprozesse in die Differentialdiagnose miteinzubeziehen.

Wertvoll erweist sich die Sonographie auch für die prospektive Verlaufsbeobachtung nach Trauma; eine sich entwickelnde Pseudozyste kann frühzeitig erfaßt und langfristig bis zum spontanen Verschwinden beobachtet werden.

4.2 Neoplasie

Neoplasien des Pankreas sind beim Kind eine große Ausnahme [5].

4.2.1 Insulinom

Klinische Manifestation als symptomatische Hypoglykämie.

4.2.2 Karzinom

Der Nachweis dieser im Kindesalter sehr seltenen Neoplasie erfolgt ähnlich wie beim Erwachsenen vorzugsweise computertomographisch (Abb. 4).

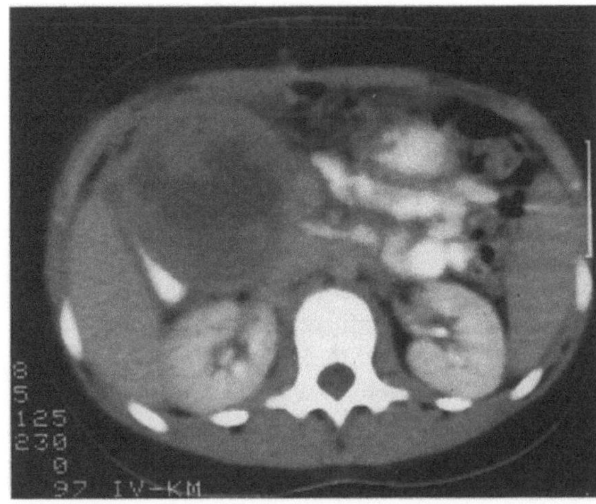

Abb. 4. Große Raumforderung im Pankreaskopfbereich mit Nekroseherden. Ausgespanntes Duodenum. Histologisch verifiziertes Inselzellkarzinom bei 13jährigem Mädchen

5 Mukoviszidose

Im Verlauf einer mit exokriner Pankreasinsuffizienz einhergehenden Mukoviszidose treten im Organ Strukturveränderungen auf, welche üblicherweise ab dem 8. Lebensjahr sowohl sonographisch wie auch computertomographisch erkennbar werden [2]. Das Pankreas nimmt insgesamt an Volumen ab; infolge Fibrosierung, Fett- und Kalkeinlagerungen wird das Parenchym vermehrt echogen bzw. inhomogen mit teils hypo-, teils hyperdensen Bezirken (Abb. 5).

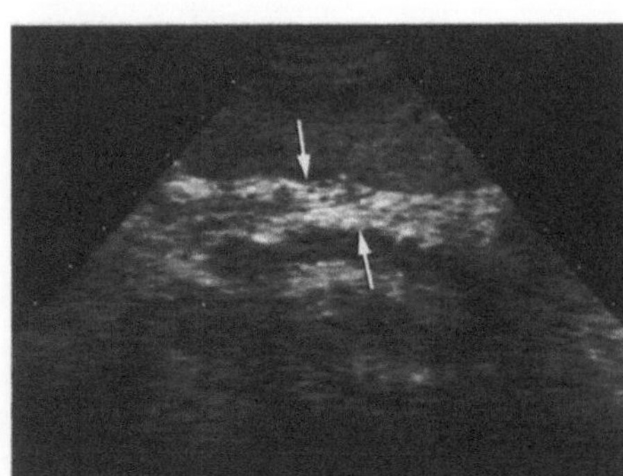

Abb. 5. Volumenvermindertes Pankreas bei Mukoviszidose (*Pfeile*), teils deutlich vermehrte Echostrukturen

Literatur

1. Armina E, Akita H (1979) Congenital biliary tract dilatation and anomalous junction of the pancreatico-biliary ductal system. J Pediatr surg 14:9–15
2. Daneman A, Gaskin K, Martin DJ, Cutz E (1983) Pancreatic changes in cystic fibrosis; CT and sonographic appearances. AJR 141:653–655
3. Franken EA, Chin LC, Smith WL, Lu CH (1984) Hereditary pancreatitis in children. Ann Radiol 27:131–137
4. Garel L; Brunelle F, Lallemand D, Sauvegrain J (1983) Pseudocysts of the pancreas in children: which cases require surgery? Pediatr Radiol 13:120–124
5. Grosfeld JL, Vane DW, Rescorla FJ, MC Guire W, West KW (1990) Pancreatic tumors in childhood: analysis of 13 cases. J Pediatr Surg 25:1057–1062
6. Herman TE, Siegel MJ (1991) CT of the pancreas in children. AJR 157:375–378
7. Rösch W (1988) ERCP im Kindesalter. Z Kinderchir 43:52–57
8. Siegel MJ, Martin KW, Worthington JC (1987) Normal and abnormal pancreas in children: US studies. Radiology 165:15–19
9. Weizman Z, Durie PR (1988) Acute pancreatitis in childhood. J Pediatr 113:24–28

4 Nebennieren

H. TSCHÄPPELER

INHALT

1 Untersuchungsmethoden ... 662
2 Nebennierenblutung ... 662
2.1 Klinik ... 662
2.2 Diagnostik ... 662
3 Tumoren ... 663
3.1 Neuroblastom ... 663
3.1.1 Klinik ... 663
3.1.2 Diagnostik ... 663
3.2 Phäochromozytom ... 665
3.3 Andere Nebennierentumoren ... 665
Literatur ... 665

1 Untersuchungsmethoden

Normal große Nebennieren sind konventionell-radiologisch nicht zu identifizieren. Auch sonographisch und computertomographisch gelingt beim jüngeren Kind der Nachweis der Drüsen nur gelegentlich, da sie zu klein und nur von spärlichem Fettgewebe umgeben sind. Eine Ausnahme bilden die relativ großen Nebennieren des Neugeborenen, ihre Größe kann bis zu einem Drittel der Nieren betragen; sie sind als dreieckförmige, echoarme Strukturen am Nierenoberpol abgrenzbar.

Erst eine Kalkeinlagerung (nach Hämorrhagie, neoplastisch) und/oder eine in der Regel pathologische Organvergrößerung machen die Nebennieren mittels der genannten Techniken verläßlich erkennbar (Abb. 1). Die angiographische Untersuchung (Aortographie; Phlebographie) hat heute eine nur mehr sehr beschränkte Indikation.

2 Nebennierenblutung

Ein- oder doppelseitige Blutungen innerhalb der Nebennieren neugeborener Kinder sind relativ häufig, viele davon bleiben jedoch asymptomatisch.

2.1 Klinik

Größere Blutungen imponieren als Massenläsion; je nach Ausmaß der Blutung begleitende Anämie, später Ikterus. Mögliche Ursachen: Geburtstrauma, Asphyxie, Dehydratation. In der Regel spontane Regression unter Bildung charakteristischer Verkalkungen.

2.2 Diagnostik

Der *sonographische* Befund einer einmaligen Untersuchung ist wohl nicht pathognomonisch (die Blutung manifestiert sich initial sowohl als echoarme bis zystische oder aber auch als echoreiche, solide Läsion), sondern erst die Verlaufsbeobachtung erlaubt die Differenzierung gegenüber einer echten Neoplasie, wobei in dieser Altersgruppe differentialdiagnostisch das Neuroblastom oder das meso-

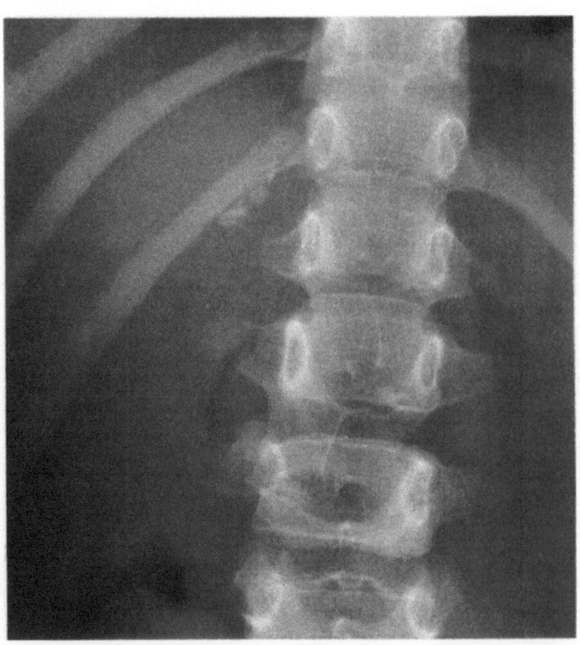

Abb. 1. Rechtsseitige, als Zufallsbefund entdeckte Nebennierenverkalkungen

blastische Nephrom in Frage kommen. Im Gegensatz zur Neoplasie macht nämlich die Blutung innerhalb kurzer Zeit (Tage bis wenige Wochen) unter gleichzeitiger Größenabnahme charakteristische Strukturänderungen durch [10]. Zunächst kann das Nebennierenhämatom infolge Verflüssigung noch an Echodichte abnehmen, die internen Organisationsvorgänge und Kalkeinlagerungen führen später wieder zu einer deutlichen Dichtezunahme, und die Läsion wird kleiner (Abb. 2). Die Ganzkörper-Opazifikation anläßlich der heute seltener durchgeführten *intravenösen Urographie* stellt die Blutung als suprarenale, avaskuläre, d.h. kontrastmittelfreie Masse dar. Bereits nach einigen Tagen werden randständige, schalenförmige Verkalkungen sichtbar (Abb. 2c).

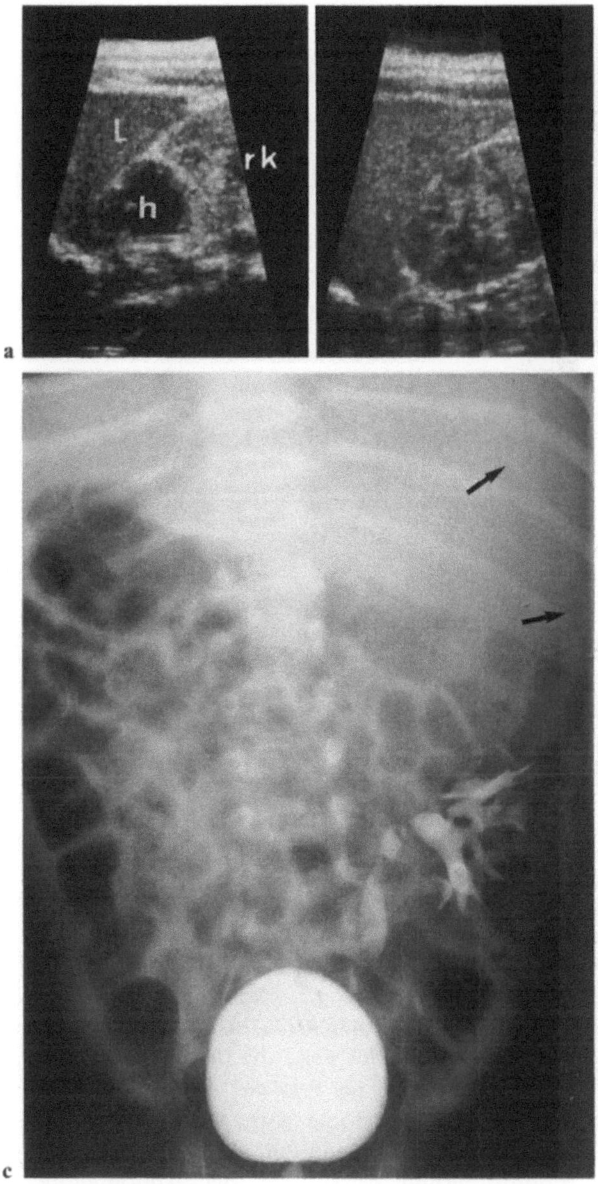

Abb. 2a–c. Nebennierenblutung des Neugeborenen. **a** Postpartal erfaßte Nebennierenblutung *(h)* im Längsschnitt der rechten Flanke (*L* Leber, *rK* rechte Niere); **b** im Verlauf nach 6 Wochen weitgehende Rückbildung der Blutung unter Zurücklassen leicht echovermehrter Strukturen am Nierenoberpol. (Mit freundlicher Erlaubnis von Prof. W. SCHUSTER, Röntgenabteilung Pädiatrie, Gießen); **c** als Massenläsion imponierende linksseitige Nebennierenblutung bei 10 Tage altem Säugling; feine, schalenförmige Verkalkungen (*Pfeile*)

3 Tumoren

3.1 Neuroblastom

Synonym: Sympathikoblastom

In über 60% retroperitoneale Lokalisation, davon etwa die Hälfte in den Nebennieren. Restliche Lokalisationen thorakal, zervikal, pelvin. Im Abdominalbereich zweithäufigste Neoplasie nach Nephroblastom. Histologisch weites Spektrum: malignes, undifferenziertes, in die Umgebung infiltrierendes und früh metastasierendes Neuroblastom einerseits; benignes, gut differenziertes und reifes Ganglioneurom andrerseits. Histologische „Ausreifung" im Verlauf möglich; gelegentlich spontane Regression eines Neuroblastoms im Neugeborenen- und jungen Säuglingsalter (Neuroblastom in situ auch als autoptischer Zufallsbefund). Unreife Formen in der Regel biochemisch aktiv (Katecholaminproduktion).

3.1.1 Klinik

Abdominale Massenläsion häufigstes Symptom. Öfters Manifestation der Metastasen (Haut, Skelett, retrobulbär) oder der lokalen, intraspinalen Infiltration im Vordergrund. Gelegentlich hormonelle Aktivität klinisch symptomatisch. Reife Formen nicht selten als Zufallsbefund entdeckt (vor allem bei Lokalisation im hinteren Mediastinum).

Für Prognose des Neuroblastoms Alter des Patienten und anatomisches Staging bedeutungsvoll [5].

3.1.2 Diagnostik

Die Bilddiagnostik ist anspruchsvoll; zur möglichst genauen präoperativen Stadienzuordnung gelangen in der Regel mehrere, sich sinnvoll ergänzende Me-

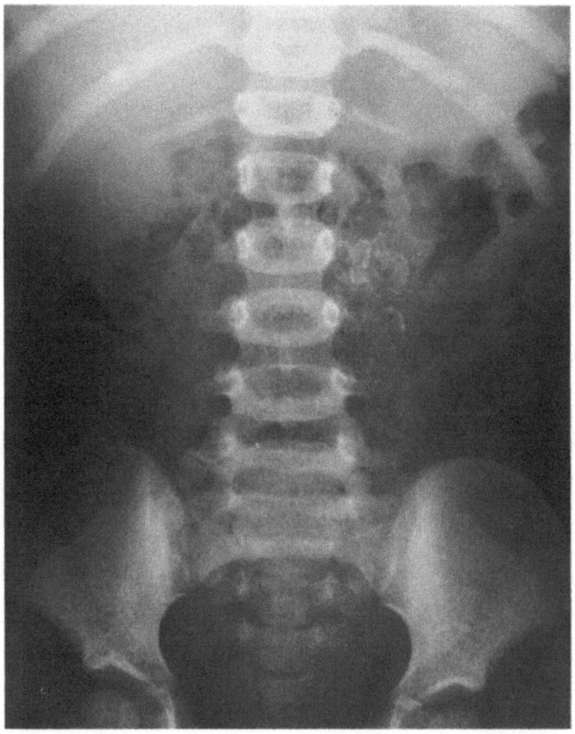

Abb. 3. Ausgedehnte amorphe Verkalkungen eines linksseitigen Neuroblastoms

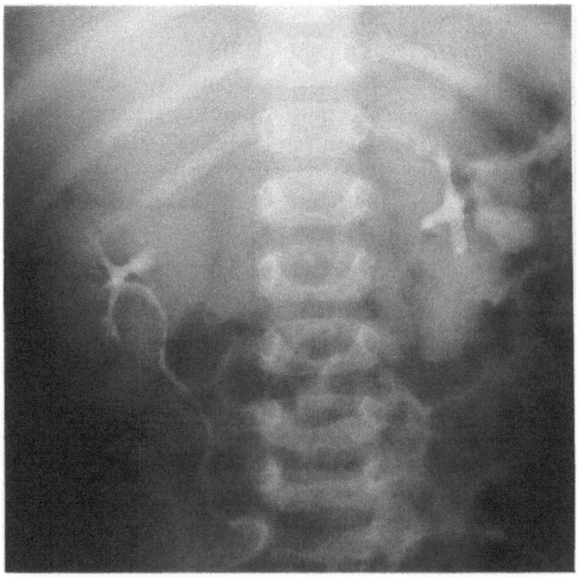

Abb. 4. Suprarenales rechtsseitiges Neuroblastom mit kaudaler und lateraler Verlagerung der rechten Niere; Impressionseffekt auf den Nierenoberpol

thoden zur Anwendung [2, 7], wobei sowohl das lokale Verhalten eines abdominalen Neuroblastoms als auch die Metastasierungsweise berücksichtigt werden müssen.

Die *Abdomenübersichtsaufnahme* und die *Sonographie* sind üblicherweise die initialen bildgebenden Verfahren. Die bei etwa zwei Drittel aller abdominalen Neuroblastome vorhandenen Verkalkungen geben in Kombination mit einer sichtbaren Raumforderung bereits auf der Abdomenübersichtsaufnahme erste diagnostische Hinweise (Abb. 3). Extraadrenale Formen bilden häufig spindelförmige, paravertebrale Weichteilmassen, welche zusammen mit lytischen Veränderungen benachbarter Wirbelkörper und/oder Bogenwurzeln weitgehend diagnostisch sind. Sonographisch [1] erscheint das Neuroblastom heterogen echoreich, Tumorverkalkungen sind schallschattengebend. Echoarme oder liquide Bezirke entsprechen nekrotischen Veränderungen; die zystische Tumorform ist selten. Das adrenale Neuroblastom verdrängt die Niere nach kaudal und lateral und erzeugt eine Kompression auf den Oberpol (Abb. 5a). Die extraadrenale, retroperitoneale Form überschreitet häufig die Mittellinie mit Verlagerung sowohl der ipsilateralen Niere als auch der retroperitonealen Gefäße (Abb. 5b). Infrarenale Tumoren führen oft zu beträchtlicher Harnabflußstörung. Zwei Formen der Lebermetastasierung kommen vor: fokale, echoarme Leberläsionen und diffuse Organinfiltration mit Größenzunahme der Leber und grobkörniger Vermehrung der Echogenität (sog. Pepper-Syndrom, unterhalb von 9 Lebensmonaten auftretend).

Als weiterführende (und auch von den meisten Studienprotokollen verlangte) Untersuchungen des Primärtumors werden alternativ die native und kontrastverstärkte *Computertomographie* oder die *Magnetresonanztomographie* eingesetzt. Beide Methoden zeigen überlagerungsfrei und exakt die lokale und regionale Tumorausdehnung. Allerdings ist die typische Ummauerung und Verlagerung der retroperitonealen Gefäße (in der Regel ohne Infiltration bzw. Verschluß) computertomographisch nur nach intravenöser Kontrastverabreichung erkennbar (Abb. 6). Inter-, para- und retroaortokavale Massen entsprechen meistens dortigen Lymphknotenmetastasen.

Die MRT (Abb. 7a-c) ist heute vielerorts Methode der Wahl [4, 9] und hat die CT verdrängt. Ihre Überlegenheit besteht vornehmlich in der hohen Dichteauflösung und in der Möglichkeit der multiplanaren Schnittführung; diese erleichtert insbesondere die Erfassung eines intraspinalen Tumorwachstums ohne zusätzliche Kontrastierung des

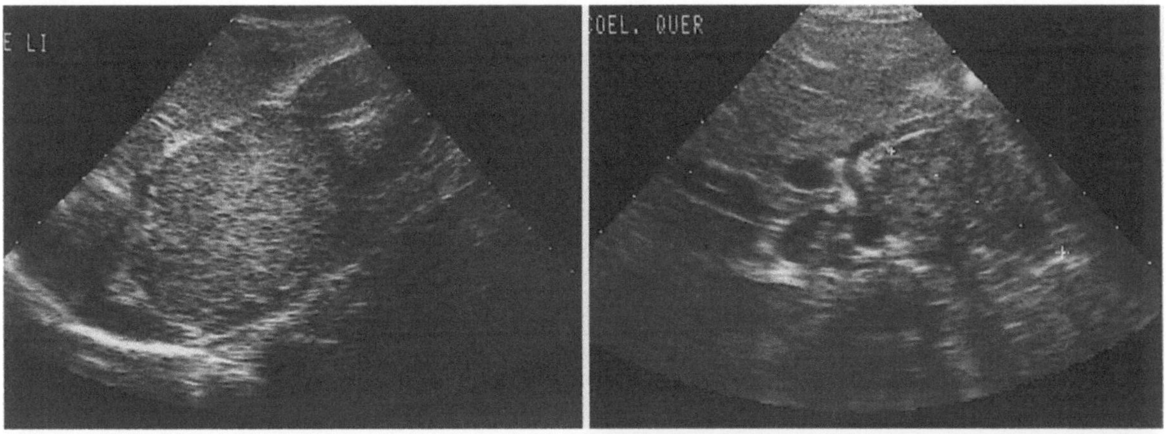

5a b

Abb. 5. a Linksseitiges suprarenales Neuroblastom. Hyperechogene, den linken Nierenopberpol imprimierende Raumforderung. **b** Linksseitiges extraadrenales Neuroblastom; knapp die Mittellinie nach rechts überschreitende und den Truncus coeliacus verlagernde Massenläsion, kleine intratumorale Verkalkungen

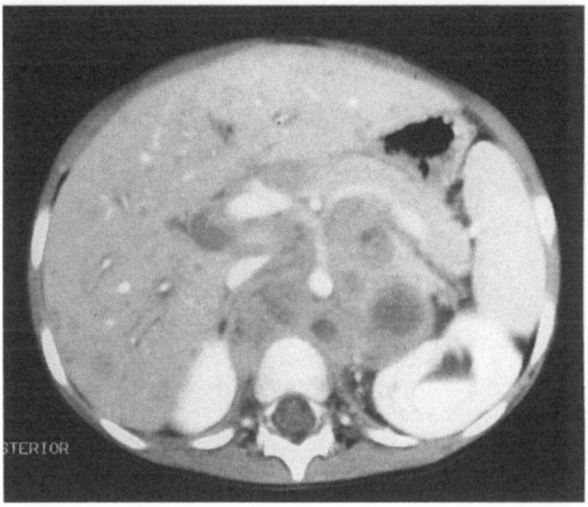

Abb. 6. Großes, die Mittellinie überschreitendes retroperitoneales Neuroblastom. In der kontrastverstärkten CT intratumorale, nekrotische Areale. Linke Niere nach lateral verlagert. Ummauerung der Aorta abdominalis und des Truncus coeliacus, retro- und interaortokavale Massen. Lebermetastasen

Spinalkanals sowie die problemlose Größenbestimmung (auch im Verlauf unter Chemotherapie) in allen gewünschten Ebenen.

Anläßlich einer *Skelettszintigraphie* mit ^{99m}Tc-Polyphosphat kommt es in zahlreichen Fällen auch zur Anreicherung im Primärtumor [12]. Viel sensitiver sowohl zur Darstellung des Primärtumors als auch seiner Metastasen in irgendeiner Organlokalisation ist jedoch die ^{123}J-MIBG-(Meta-Jodobenzylguanidin-)Szintigraphie [8] (Abb. 8) oder die nuklearmedizinische Untersuchung mit ^{131}J markierten monoklonalen Antikörpern [11]. Das erstgenannte Agens wird übrigens in ausgewählten Fällen auch beim Kind zur Therapie eingesetzt [6].

Die *intravenöse Urographie* (Abb. 4) wird nur noch vereinzelt, die Arteriographie nicht mehr durchgeführt.

3.2 Phäochromozytom

Etwa ab dem 10. Lebensjahr kann auch beim Kind das hormonaktive, histologisch an sich gutartige Phäochromozytom vorkommen. Bei extraadrenaler Lokalisation ist ein multiples Auftreten nicht selten. Die Verdachtsdiagnose ergibt sich auf Grund der klinischen und biochemischen Symptomatik. Die Bilddiagnostik hat den Zweck der genauen Lagebestimmung. Am wenigsten invasiv erfolgt der direkte Tumornachweis computer- (Abb. 9) oder MR-tomographisch [6].

3.3 Andere Nebennierentumoren

Von der Nebennierenrinde ausgehende Neoplasien sind im Kindesalter sehr viel seltener. Von Bedeutung ist das Karzinom, welches mit Virilisierung

7a
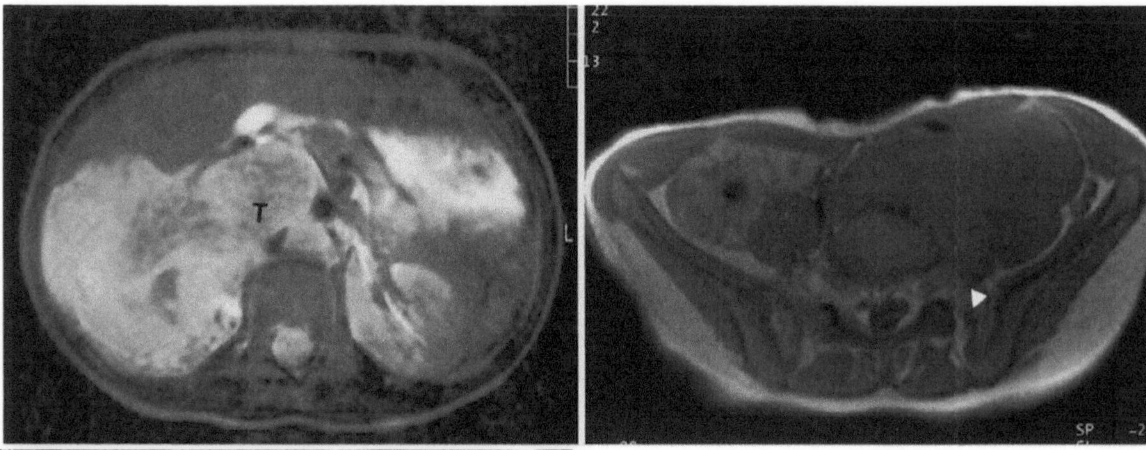

b

7c
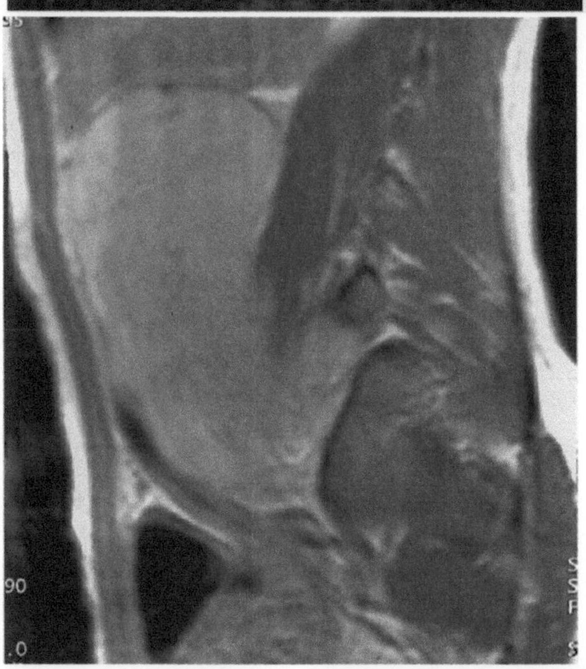

Abb. 7. a Extraadrenales, rechtsseitiges Neuroblastom mit Infiltration in den rechten Nierenhilus mit konsekutiver Abflußstörung. In der T2-gewichteten axialen MRT signalintense Massenläsion *(T)*. Spinalkanal nicht betroffen. **b** Großes, linksseitiges infrarenales Ganglioneurom, in der T1-Gewichtung signalarm. Tumorausläufer in das linksseitige Foramen intervertebrale *(Pfeil)*. **c** Gleicher Patient wie in Abb. **b**. Sagittaler Schnitt, T1-Gewichtung; deutliche Erhöhung der Signalintensität nach Gadolinium

Abb. 8. ^{123}J-MIBG-Szintigraphie mit sehr dichter Anreicherung in einem rechtsseitigen Neuroblastom sowie in Metastasen der 12. Rippe links und in beiden Oberschenkelknochen (Patient in Bauchlage untersucht; D = von dorsal untersucht). (Mit freundlicher Erlaubnis von Prof. H. RÖSLER, Nuklearmedizinische Abteilung, Inselspital Bern)

Abb. 9. Kleines Phäochromozytom (*P*) der rechten Nebenniere

Abb. 10. Hormonaktives Adenom der rechten Nebenniere. Darstellung des kleinen Tumors (*Pfeile*) mittels selektiver Phlebographie

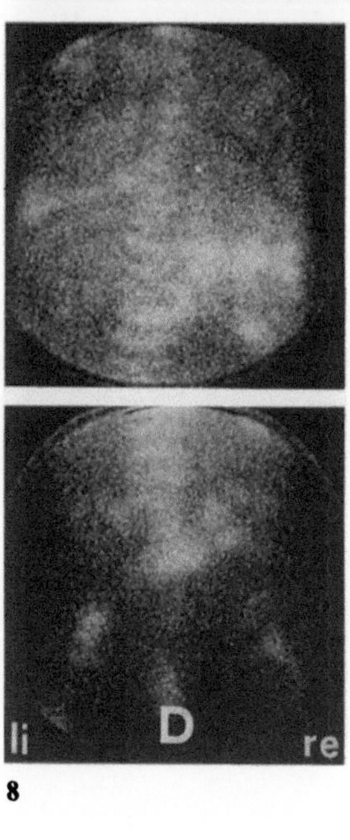

8

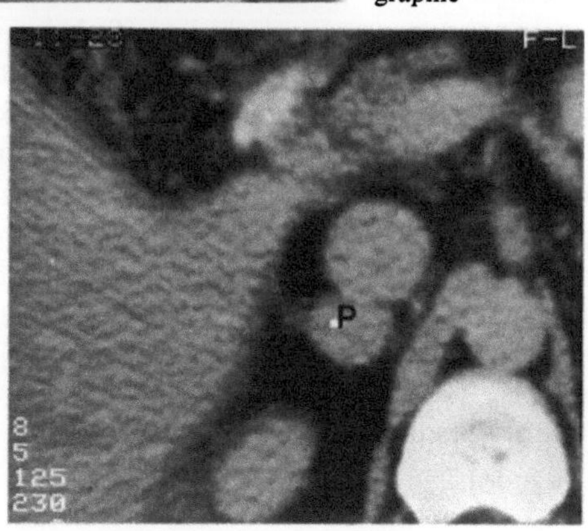

9

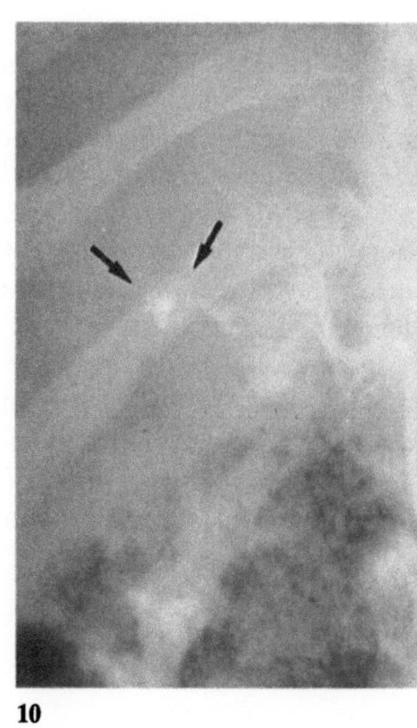
10

einhergeht. Die CT oder die MRT sind (wie beim Erwachsenen) für den direkten Tumornachweis und die Festlegung der Nachbarschaftsbeziehungen als präoperative Untersuchung der ersten Wahl anzuwenden [3].

Das oft sehr kleine, ebenfalls hormonaktive Nebennierenadenom ist unter Umständen nur mittels Phlebographie darzustellen, welche gleichzeitig auch die für die Hormonbestimmung wichtige selektive Blutentnahme ermöglicht (Abb. 10).

Literatur

1. Amundson GM, Trevenen CL, Mueller DL, Rubin SZ, Wesenberg RL (1987) Neuroblastoma: A specific sonographic pattern. AJR 148:943–945
2. Bousvaros A, Kirks DR, Grossman H (1986) Imaging of neuroblastoma: an overview. Pediatr Radiol 16:89–106
3. Daneman A, Chan HSL, Martin DJ (1983) Adrenal carcinoma and adenoma in children: a review of 17 cases. Pediatr Radiol 13:11–18
4. Dietrich RB, Kangarloo H, Lenarsky C, Feig SA (1987) Neuroblastoma: the role of MR imaging. AJR 148:937–942
5. Evans AE (1980) Staging and treatment of neuroblastoma. Cancer 45:1799–1802
6. Farrelly CA, Daneman A, Martin DJ, Chan HSL (1984) Pheochromocytoma in childhood: the important role of computed tomography in tumor localization. Pediatr Radiol 14:210–214
7. Forman HP, Leonidas JC, Berdon WE, Slovis TL, Wood BP, Samudrala R (1990) Congenital neuroblastoma: evaluation with multimodality imaging. Radiology 175:365–368
8. Haffner RS, Huberty JP, Engelstad BL, Gooding CA, Albin AR (1984) Localization of m-Jodo (131J) benzylguanidine in neuroblastoma. AJR 143:373–374
9. Kornreich L, Horer G, Kaplinsky C, Ziv N, Grünebaum M (1991) Neuroblastoma: evaluation with contrast enhanced MR imaging. Pediatr Radiol 21:566–569
10. Metreweli C, Garel L, Montagne JP (1981) Echographic aspects of neonatal adrenal hemorrhage. Ann Radiol 24:13–17
11. Miraldi FD, Nelson AD, Kraly C et al. (1986) Diagnostic imaging of human neuroblastoma with radiolabeled antibody. Radiology 161:413–418
12. Podrasky AE, Stark DD, Hattner RS, Gooding CA, Moss AA (1983) Radionuclide bone scanning in neuroblastoma: skeletal metastases and primary tumor localization of 99mTc-MDP. AJR 141:469–472

5 Nierentumoren

H. TSCHÄPPELER

INHALT

1 Untersuchungsmethoden 668
2 Nephroblastom (Wilms-Tumor) 668
2.1 Ätiologie, Klinik 668
2.2 Histologie 668
2.3 Diagnostik 669
3 Kongenitales mesoblastisches Nephrom (fetales Hamartom) 671
4 Multifokales zystisches Nephrom 673
5 Nephroblastomatose 673
6 Renales Angiomyolipom 674
7 Leukämie, malignes Lymphom 674
Literatur 674

1 Untersuchungsmethoden

Die Rolle bildgebender Verfahren bei der initialen Abklärung eines klinisch vermuteten Nierentumors ist vielfältig [8]:

- Bestätigung und Charakterisierung der renalen Raumforderung,
- Beurteilung der kontralateralen Niere,
- Beurteilung der V. renalis und der unteren Hohlvene bezüglich Tumorinvasion,
- Nachweis regionärer Lymphknotenmetastasen,
- Lungen- und Leberparenchymabklärung hinsichtlich Metastasen,
- Skelettmetastasen-Ausschluß bei ausgewählten Tumoren.

Während und nach der Therapie ist die vornehmliche Aufgabe der Bilddiagnostik die Beurteilung des Behandlungseffekts und die Früherfassung eines Rezidivs.

In aller Regel gelangt (nach der Abdomenübersichtsaufnahme) zunächst die Sonographie *vor* der Computertomographie (CT) oder der Magnetresonanztomographie (MRT) zum Einsatz. Die beiden letzteren sind alternative und zur Sonographie komplementäre Untersuchungsverfahren, die das Staging mittels Bildgebung vervollständigen. Die intravenöse Urographie wird immer seltener, die Angiographie kaum mehr durchgeführt.

2 Nephroblastom (Wilms-Tumor)

2.1 Ätiologie, Klinik

Hauptsymptom: vielfach asymptomatische, abdominale Massenläsion als Zufallsbefund; gelegentlich Hämaturie und/oder arterielle Hypertonie als Primärmanifestation.

Vorkommen sporadisch (mittleres Patientenalter 3,5 Jahre) oder hereditär (und bilateral) mit einem früheren Durchschnittsalter von 2,5 Jahren und einer Inzidenz von etwa 15% aller Nephroblastome. Vergesellschaftete kongenitale Mißbildungen: Malformationen des Urogenitalsystems im weiteren Sinn, Hemihypertrophie, sporadische Aniridie. Höhere Inzdienz des Nephroblastoms bei Neurofibromatose, Beckwith-Wiedemann-Syndrom. Bei ca. 2 Fünfteln aller Nephroblastome gleichzeitiges Vorkommen des nodulären renalen Blastems, das als Vorstufe des Wilms-Tumors aufgefaßt wird [1].

Prognose abhängig von der Histologie, Risikoeinschätzung eines Nephroblastoms auf Grund der Stadieneinteilung (National Wilms Tumor Study: Tabelle 1 [3]).

Therapie: Chirurgie (in der Regel Nephrektomie); adjuvante Chemotherapie für alle Stadien; zusätzliche Strahlentherapie für die Stadien III und IV. Vollständige Heilung in etwa 85% aller Fälle.

2.2 Histologie

Ein multifokales Auftreten innerhalb einer Niere ist möglich.

Günstige Histologie: triphasisch mit blastematösen

Tabelle 1. Stadieneinteilung des Nephroblastoms. (Nach D'ANGIO [3])

Stadium	Ausdehnung
I	Tumor beschränkt auf Niere; chirurgisch vollständig entfernt
II	Tumorausdehnung regional bis außerhalb der Niere; vollständige Entfernung
III	Nichthämatogener Resttumor auf Abdomen beschränkt
IV	Hämatogene, metastatische Ableger in Lunge, Leber, Knochen, zerebral
V	Bilateraler Nierenbefall bei Diagnosestellung

– epithelialen – Stromazellenanteilen (in 80–90%).

Ungünstige Histologie: Anaplasie, Klarzellsarkom, rhabdoider Tumor. Tendenz zur frühen Metastasierung auch in das Skelett. In der Bildgebung des Primärtumors keine sicheren Unterscheidungsmerkmale zum Nephroblastom mit günstiger Histologie.

Das lokale Tumorverhalten ist charakterisiert durch:

- Tumordurchbruch durch Pseudokapsel in Nierensinus, in lymphatische und vaskuläre Strukturen,
- Nierenkapseldurchbruch mit Infiltration umgebender Gewebe,
- Einwachsen in Nierenvene, V. cava inferior (und u. U. bis in den rechten Vorhof) bei bis zu 20% aller Wilms-Tumoren,
- regionäre Lymphknotenmetastasen,
- hämatogene Metastasen vorwiegend in Lunge, Leber.

2.3 Diagnostik

2.3.1 Ultraschall

Die *Sonomorphologie* eines Wilms-Tumors ist recht uniform mit ausgesprochener Heterogenität [6]; die in der Regel gegenüber den umgebenden und verlagerten Strukturen gut abgegrenzte Raumforderung weist eine im Vergleich zur Leber fast identische Echogenität auf: Zystische oder hypoechogene Bin-

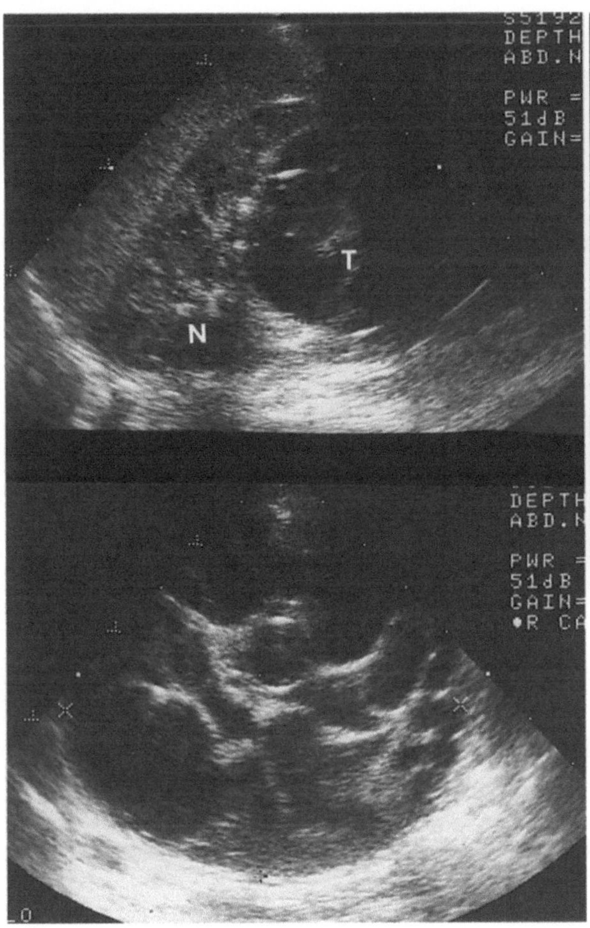

1

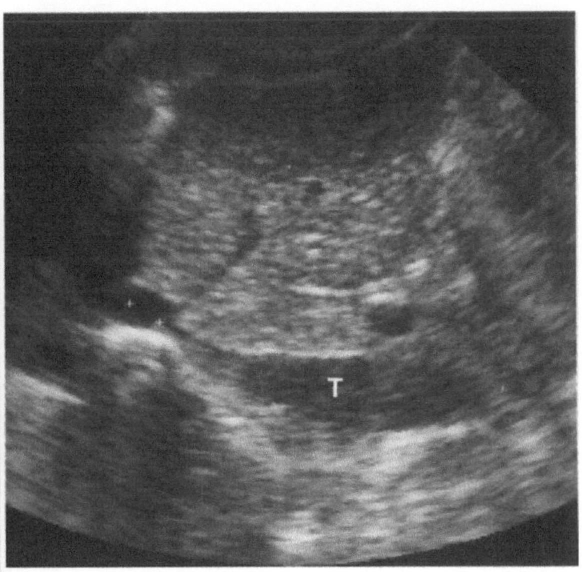

2

Abb. 1. Linksseitiger Wilms-Tumor (*T*). Nach kranial verdrängte Niere (*N*). In den kaudalen Tumoranteilen überwiegend hypoechogene und liquide Areale, dazwischen hyperechogenes Stroma

Abb. 2. Sonographischer Längsschnitt durch den intrahepatischen Abschnitt der V. cava inferior. Bis zur Einmündung der Lebervenen reichender Tumorthrombus (*T*)

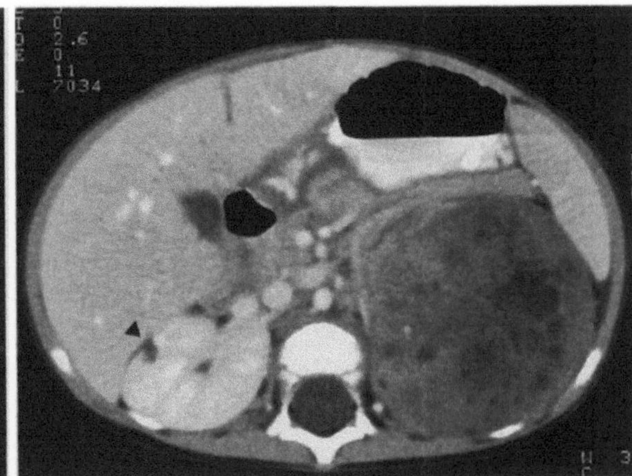

a

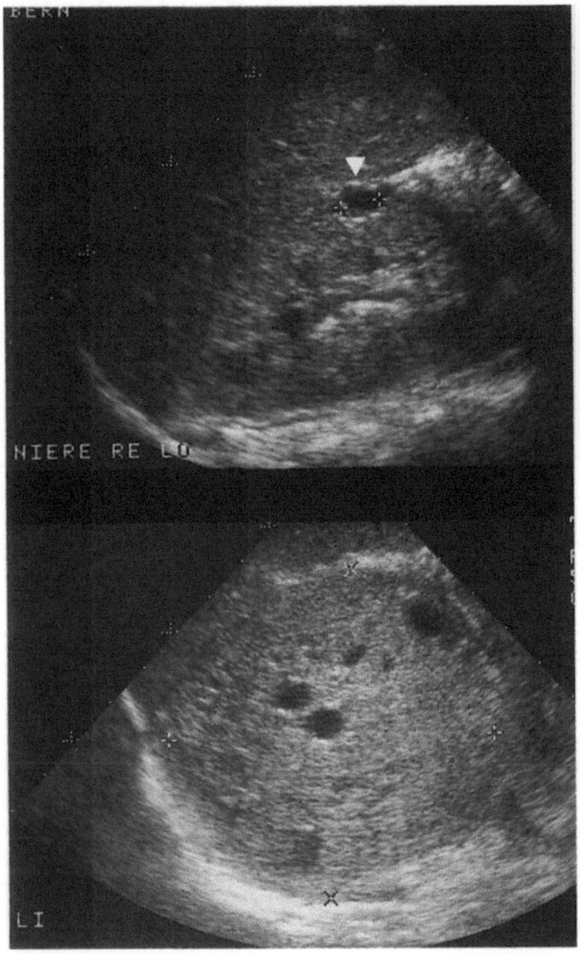

b

Abb. 3a, b. Histologisch verifizierter linksseitiger Wilms-Tumor; rechtsseitige „Tumorlets“ (*Pfeile*). **a** CT der Nieren; **b** Sonographie der rechten und linken Nieren

nenareale repräsentieren nekrotische Tumoranteile oder Einblutungen. Üblicherweise ist der renale Ursprungsort des Tumors unschwer festzustellen, wobei die nicht betroffene Restniere mitsamt dem häufig gestauten Hohlraumsystem beträchtlich verlagert wird (Abb. 1). Dopplersonographisch lassen sich im übrigen sowohl die V. renalis als auch die V. cava inferior hinsichtlich der Flußverhältnisse bzw. Lumenverlegung problemlos beurteilen (Abb. 2). Vergrößerte regionale, retroperitoneale Lymphknoten sind gut erkennbar.

Die Sonographie eignet sich vorzüglich zur routinemäßigen Verlaufsbeobachtung von Kindern mit Nephroblastom-Risikofaktoren (einschließlich sporadischer Aniridie) im Abstand von 3–4 Monaten. Nach chirurgischer Tumor- bzw. Nierenentfernung wird ebenfalls die routinemäßige sonographische Nachkontrolle empfohlen, während der ersten 2 Jahre in 6monatigen Intervallen, danach etwa 5 Jahre lang jährlich.

2.3.2 Computertomographie

Nach intravenöser Kontrastmittelverabreichung stellt sich eine intrarenale, sphärisch konfigurierte Massenläsion dar; die Oberflächenkonturen sind mehrheitlich glatt, und das durch den Tumor verdrängte und komprimierte normale Nierengewebe imponiert wie eine Pseudokapsel; das häufig gestaute Hohlraumsystem ist verlagert und torquiert. Der Tumor selbst weist eine deutlich geringere Dichte auf und ist insgesamt inhomogen: Er wird von teils stärker Kontrastmittel aufnehmenden, bandförmigen Strukturen durchsetzt, die ihrerseits Areale von Nekrosen oder Hämorrhagien umgeben (Abb. 3a, b). Vor allem mittels dynamischer oder Spiral-CT läßt sich (wie übrigens auch dopplersonographisch) ein direkt aus der Aorta abdominalis abgehendes, den Tumor direkt versorgendes Gefäß identifizieren. Insbesondere nach sekundärer Traumatisierung eines Wilms-Tumors ist als Ausdruck der Ruptur bzw. eines Durchbruchs eine Volumenvermehrung innerhalb der Gerota-Faszie erkennbar (Abb. 4a, b). Weiter zeigt die CT problemlos retroperitoneale Lymphknoten- oder hepatische Metastasen ebenso wie die allerdings seltene Tumorinfiltration in die Bauchwand. Die kontralaterale Niere ist hinsichtlich eines bilateralen Tumorbefalls zuverlässig beurteilbar (Abb. 3). Die Verlagerung der großen Abdominalgefäße (ohne das bei Neuroblastom typische Enhancement) ist vielfach eindrücklich; eine Tumorinvasion in die V. cava inferior läßt sich nach Bolusinjektion einwandfrei nachweisen.

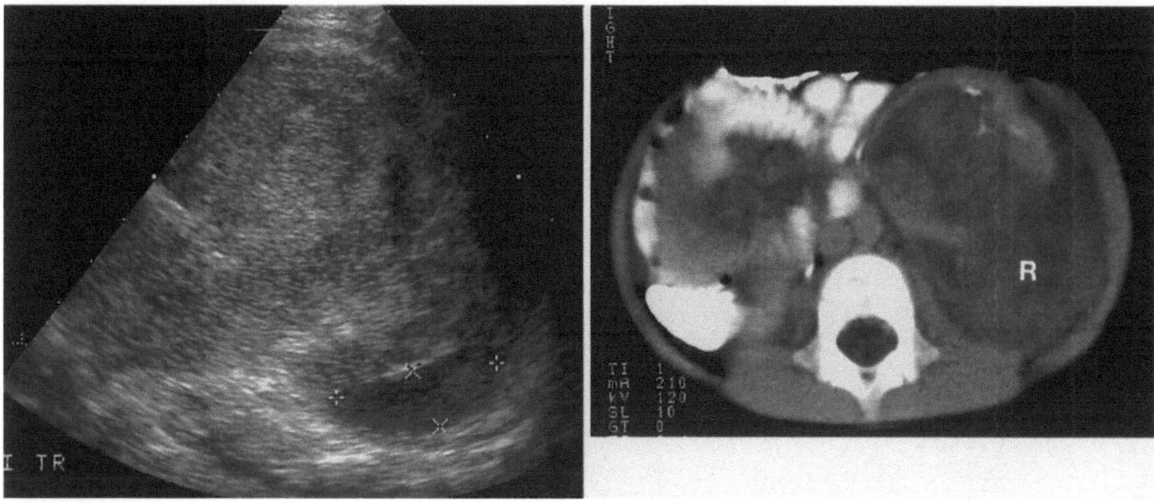

a b

Abb. 4a, b. Nach stumpfem Bauchtrauma rupturiertes linksseitiges Nephroblastom. **a** Mehrheitlich hyperechogener Tumor; perirenale Flüssigkeit (*markiert*). **b** Tumor- bzw. Nierenruptur (*R*); innerhalb der Gerota-Faszie großes Hämatom

Eine im Anschluß an die Kontrast-CT ergänzend durchgeführte Übersichtsaufnahme des Abdomens ist fakultativ und kann die früher obligate intravenöse Urographie durchaus ersetzen.

Für den computertomographischen Nachweis von Lungenmetastasen gelten die üblichen Einschränkungen: Wohl ist die CT sehr sensitiv, aber nicht in gleichem Maß metastasenspezifisch.

2.3.3 *Magnetresonanztomographie*

Für eine aussagekräftige MRT-Untersuchung bedarf es der Kombination von T1- (ohne und mit Kontrast-Enhancement) und T2-gewichteten Sequenzen; eine optimierte Darstellung neoplastischer Anteile innerhalb der Niere ist mittels optionaler Gradientenechosequenzen ohne und mit Kontrastmittel möglich. Der Vorteil der direkten multiplanaren Darstellung (insbesondere koronar und axial) ergibt wertvolle Zusatzinformationen bezüglich der Nachbarschaftsbeziehungen; das Tumorvolumen vor und nach Chemotherapie läßt sich zudem in allen Ebenen exakt bestimmen.

Der MRT-Aspekt eines Nephroblastoms ist durch dessen Binnenaufbau gegeben: In der T1-Gewichtung imponiert der Tumor signalarm, intratumorale Hämorrhagien kommen signalintenser zur Darstellung. Nach Gadolinium werden vitale Tumorbezirke kontrastverstärkt (Abb. 5a, b). Die T2-gewichtete Sequenz zeigt Tumorgewebe signalintenser im Vergleich zur normalen Niere. Mindestens gleich zuverlässig wie computertomographisch werden auch mittels MRT regionäre Lymphknoten- oder Lebermetastasen, Verlagerungseffekte auf die großen Gefäße sowie Kapselüberschreitungen erfaßt.

Die Vorteile der multiplanaren Technik und die ausgezeichnete Kontrastauflösung in entsprechenden Sequenzen machen die MRT zur künftigen Methode der Wahl, insbesondere auch zum intravaskulären Thrombennachweis [2].

2.3.4 *Weitere bildgebende Verfahren*

Die *Angiographie* ist heute kaum mehr gerechtfertigt, obwohl die abnorme Tumorvaskulatur einschließlich der charakteristischen arteriovenösen Shunts auf direkte Weise und eindrücklich dokumentiert werden kann.

Die *Skelettszintigraphie* zur Erfassung von Knochenmetastasen ist lediglich bei klinischem Verdacht und bei Kindern mit dem seltenen klarzelligen Karzinom indiziert.

3 Kongenitales mesoblastisches Nephrom (fetales Hamartom)

Histologisch eindeutig vom Nephroblastom zu unterscheiden, tritt das mesoblastische Nephrom nur im frühen Säuglingsalter auf; es hat in der Regel einen gutartigen Verlauf.

Im Ultraschall, aber auch computer- oder MR-tomographisch sind in über der Hälfte der Fälle multiple Zysten innerhalb des ansonsten soliden

5a
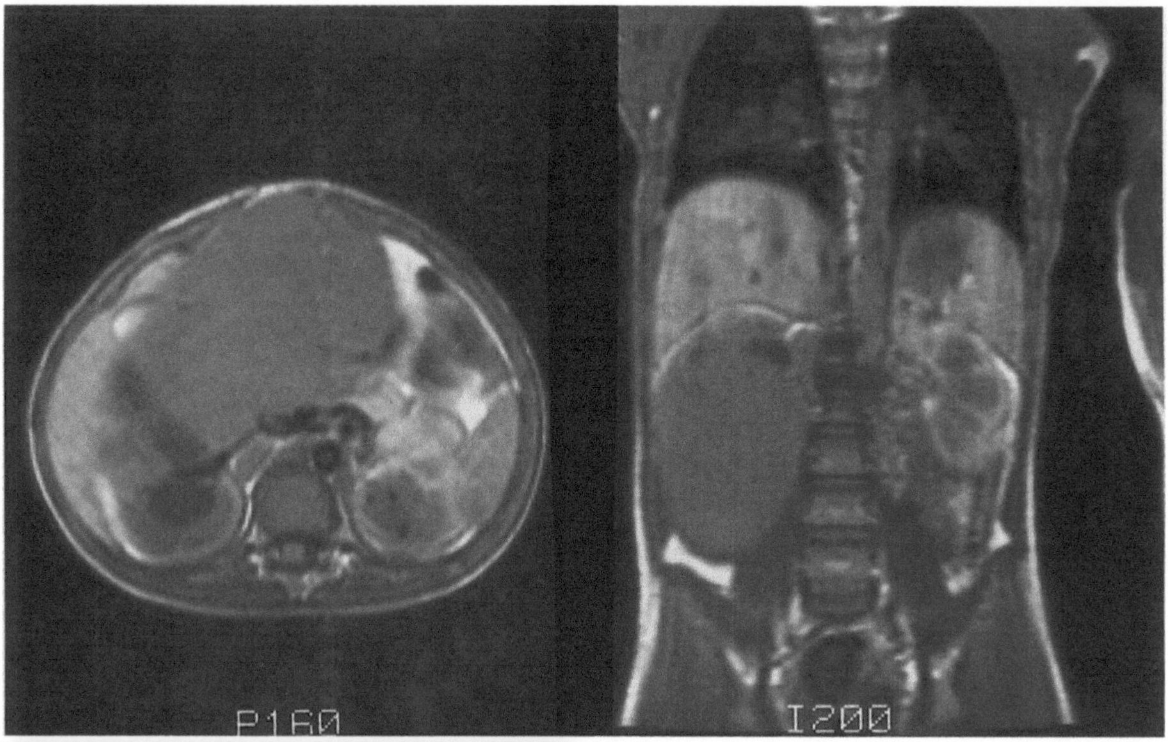

5b
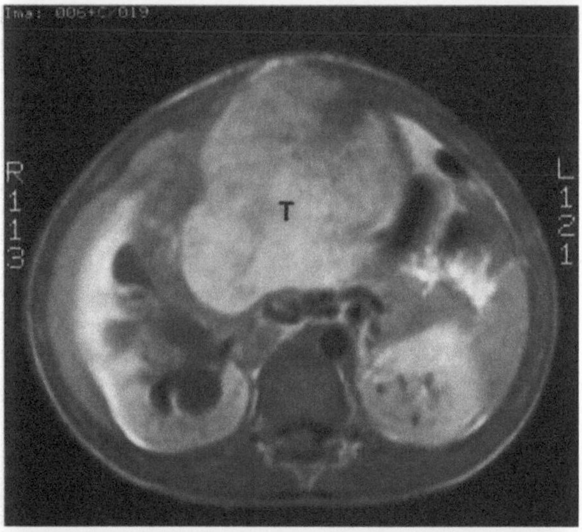

Abb. 5a, b. Rechtsseitiger Wilms-Tumor. **a** Axiale und koronale MRT-Untersuchung mit T1-Gewichtung ohne Kontrastmittel: signalarme, die gestaute Niere nach kranial verdrängende, gut abgegrenzte Massenläsion. **b** Nach Gadolinium deutliches Enhancement des Tumors (*T*)

Abb. 6. Mesoblastisches Nephrom links mit multiplen Zysten (neugeborenes Mädchen)

Abb. 7. Multilokuläres zystisches Nephrom: septierte Zysten, keine wesentlichen Stromaanteile (2jähriger Junge; histologische Verifikation)

6
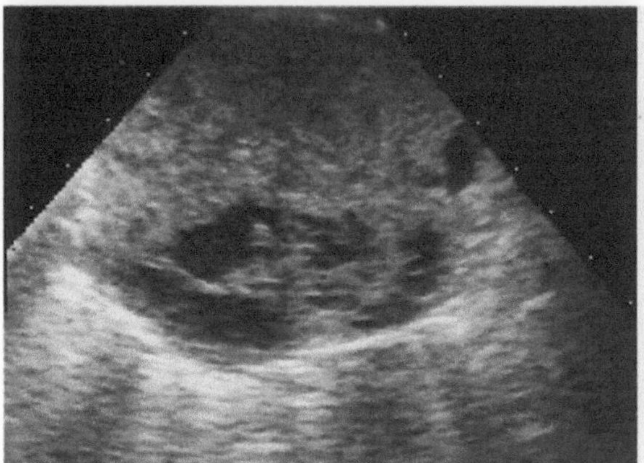

7
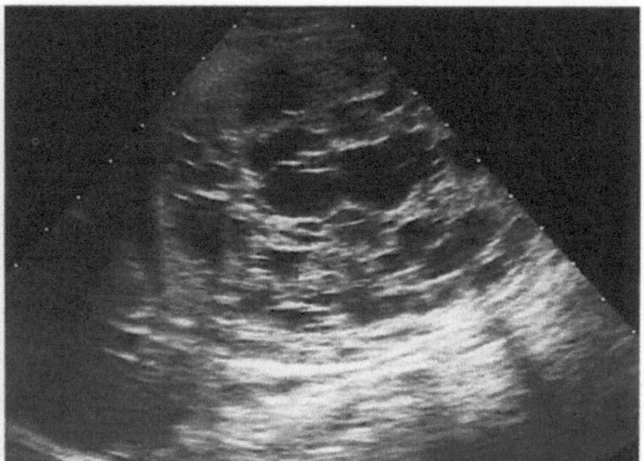

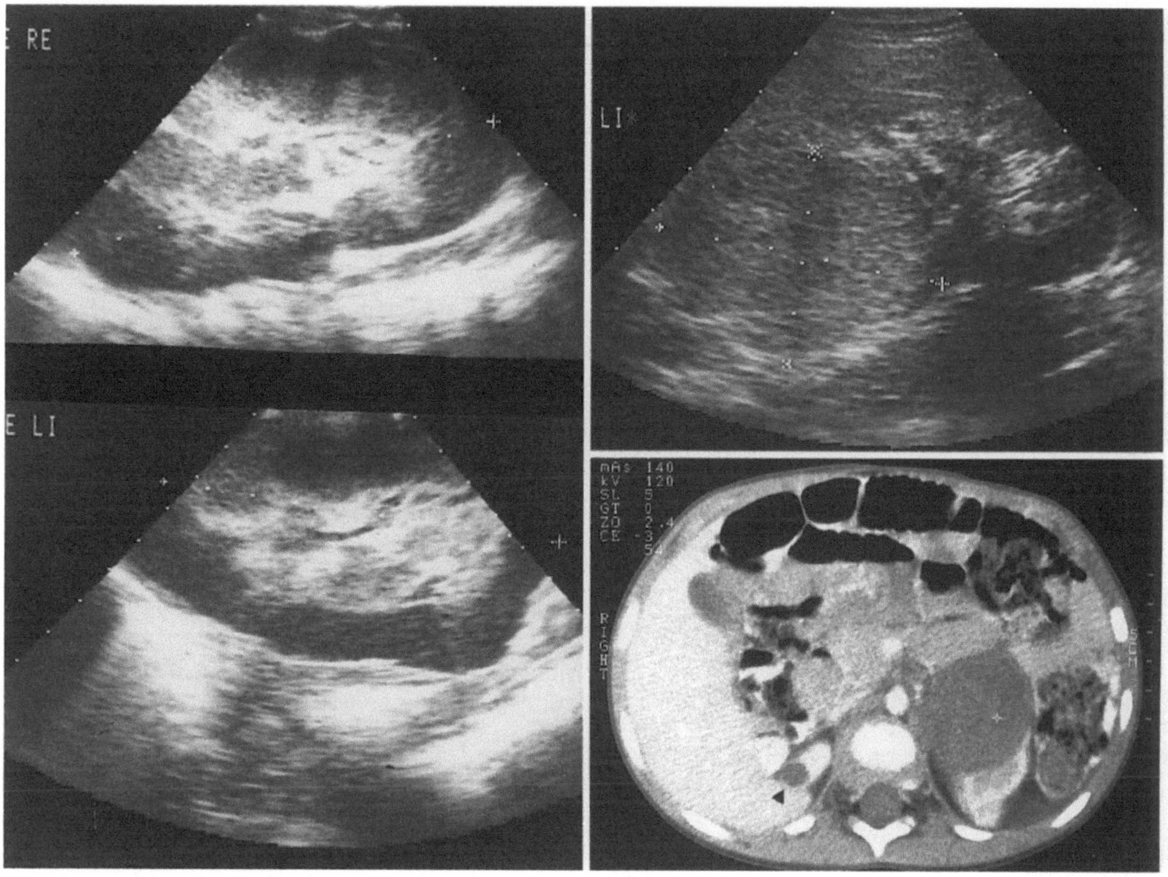

a b c

Abb. 8a–c. Diffuse Nephroblastomatose. **a** Sonographische Längsschnitte beider Nieren: erhebliche Organvergrößerung, polylobulierte Oberflächen; Tumormassen hypoechogen. **b** 1 Jahr nach chemotherapeutisch induzierter Befundnormalisierung erneute, jetzt umschriebene und hyperechogene Masse in der linken Niere (histologisch bestätigter Wilms-Tumor). **c** Computertomographisch korrelierender Befund der linken Niere; kortikales „Tumorlet" am Oberpol der rechten Niere (*Pfeil*)

Tumors abgrenzbar (Abb. 6); das Hohlraumsystem wird stark verlagert und torquiert [5].

4 Multifokales zystisches Nephrom

Diese fokale, unilaterale und zystische Dysplasie ist raumverdrängend, jedoch nicht infiltrativ. Dem internen Tumoraufbau aus nicht miteinander in Verbindung stehenden, stark septierten Zysten entspricht der sonographische (Abb. 7) (und computertomographische) Befund: Wesentliche Stromaanteile in der multiseptierten, zystischen Raumforderung fehlen. Allerdings erlaubt nur die genaue histologische Aufarbeitung die eindeutige Abgrenzung zu einem zystischen Wilms-Tumor. Nach Nephrektomie ist die Prognose ausgezeichnet; im Gegensatz zum mesoblastischen Nephrom ist das Altersspektrum (Säugling bis spätes Kindesalter) breiter.

5 Nephroblastomatose

Als Nephroblastomatose wird ein metanephrisches Blastem bezeichnet, das über die 36. SSW hinaus persistiert und konfluierend wird. Je nach hauptsächlicher, primärer Lokalisation wird zwischen einer perilobären (peripher und subkapsulär), einer intralobären und einer panlobären Form unterschieden. Letztere Manifestation führt in der frühen Säuglingszeit zu einer beträchtlichen bilateralen Nierenvergrößerung, die Hohlraumsysteme werden in grotesker Art dekonfiguriert. Die Diagnose erfolgt bereits bildgebungsmäßig auf Grund der Grobmorphologie, andererseits werden kleine Lä-

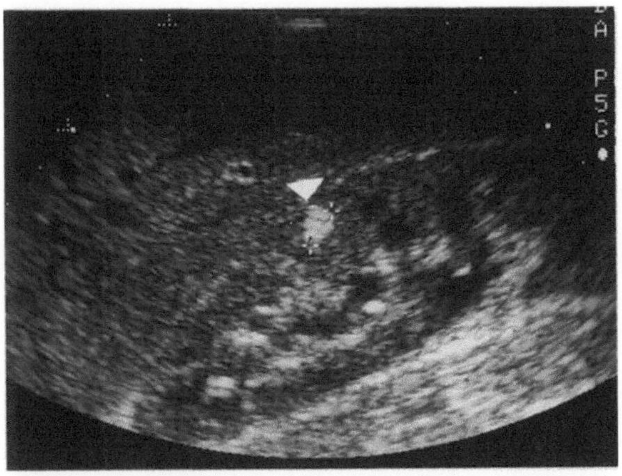

Abb. 9. Tuberöse Sklerose: kleines, hyperechogenes Angiomyolipom in kortikaler Lokalisation (*Pfeil*)

sionen (sog. Tumorlets) nur histologisch im Operationspräparat (nach Nephrektomie wegen Wilms-Tumor) oder autoptisch diagnostiziert. Wegen der möglichen malignen Entartung einer Nephroblastomatose sind langfristige Verlaufskontrollen mittels bildgebender Verfahren unerläßlich, und zwar ungeachtet einer spontanen oder chemotherapeutisch induzierten Regression.

Die Sonographie stellt die blastematösen Anteile als hypoechogene Massen dar, die Nierenkonturen sind insbesondere bei der diffusen Form unregelmäßig lobuliert (Abb. 8a–c). Computertomographisch nehmen die alterierten Nierenanteile kaum Kontramittel auf, sie heben sich distinkt von normalem Gewebe ab [4].

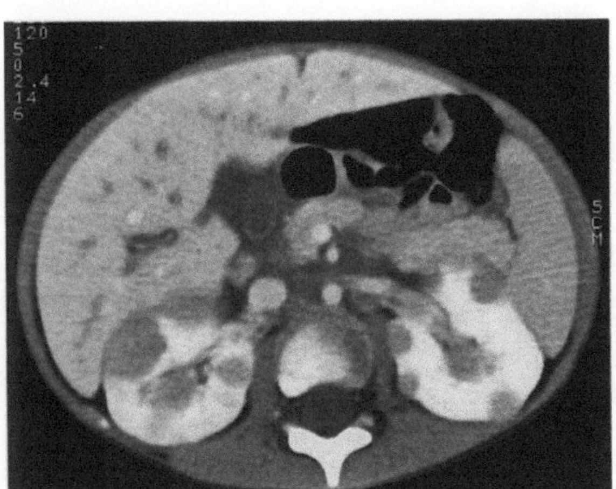

Abb. 10. Non-Hodgkin-Lymphom: bilateraler Nierenbefall; multiple, kaum kontrastaufnehmende intrarenale Massenläsionen, Aszites, gestaute Gallenwege

6 Renales Angiomyolipom

In etwa 80% aller Fälle von *tuberöser Sklerose* treten Angiomyolipome auf; sie sind multifokal, bilateral und meist in kortikaler Lokalisation; je nach Größe der Einzelläsion kommt es zur Konturalteration der Niere. Kleine Binnenverkalkungen sind häufig. Die Sonographie zeigt die Tumoren als echodichte Läsionen (Abb. 9), dem Fettanteil entsprechend sind sie in der CT von geringer Densität.

7 Leukämie, malignes Lymphom

Der nicht seltene Nierenbefall im Rahmen beider Systemerkrankungen ist meist bilateral und geht mit diffuser oder irregulärer Organvergrößerung einher. Der typische, mittels Bildgebung zu erhebende Befund zeigt multifokale, knotige Massenläsionen, die jeweils mehrere Zentimeter groß sein können. Sonographisch sind sie homogen echoarm, in der CT ohne signifikante Kontrastaufnahme hypointens (Abb. 10). Spontan oder nach Therapiebeginn tritt oft eine Harnsäurenephropathie auf, die sich mit Organvergrößerung und Obstruktion manifestiert. Die parenterale Kontrastmittelverabreichung kann diese passagere Nephropathie akzentuieren und eine Organinsuffizienz auslösen.

Literatur

1. Beckwith JB, Kiviat NB, Bonadio JF (1990) Nephrogenic rests, nephroblastomatosis and the pathogenesis of Wilms' tumor. Pediatr Path 10:1–7
2. Belt TG. Cohen MD, Smith JA, Cory DA, Mc Kenna S, Wetman R (1986) MRI of Wilms' tumor: promise as the primary imaging method. AJR 146:955–961
3. D'Angio GJ (1972) Management of children with Wilms' tumor. Cancer 30:1528–1533
4. Fernbach SK, Feinstein KA, Donaldson JS, Baum ES (1988) Nephroblastomatosis: Comparison of CT with US and urography. Radiology 166:153–156
5. Hartman DS, Lesar MSL, Madewell JE, Lichtenstein JE, Davis CJ (1981) Mesoblastic nephroma: radiologic-pathologic correlation of 20 cases. AJR 136:49–53
6. Reiman TAH, Siegel MJ, Shackelford GD (1986) Wilms' tumor in children: abdominal CT and US evaluation. Radiology 160:501–505
7. Weinberger E, Rosenbaum DM, Pendergrass TW (1990) Renal involvement in children with lymphoma: comparison of CT with sonography. AJR 155:347–349
8. White KS, Grossman H (1991) Wilm's and associated renal tumors of childhood. Pediatr Radiol 21:81–88

Niere und ableitende Harnwege

J. TRÖGER

INHALT

1 Einleitung ... 675
2 Sonographie ... 676
2.1 Durchführung ... 676
2.2 Indikationen ... 677
2.3 Normalbefund ... 677
2.4 Normvarianten ... 678
3 Ausscheidungsurographie ... 679
3.1 Durchführung ... 679
3.2 Kontrastmittel ... 679
3.2.1 Dosierung ... 680
3.3 Risiken ... 682
3.3.1 Prophylaxe und Therapie der Idiosynkrasiereaktionen ... 682
3.4 Indikationen ... 682
3.5 Kontraindikationen ... 683
3.6 Normalbefund ... 683
3.7 Normvarianten ... 684
4 Miktionszystourethrographie (MCU) ... 684
4.1 Durchführung ... 686
4.2 Komplikationen ... 686
4.3 Indikationen ... 686
4.4 Normalbefund ... 686
4.4.1 Weibliche Urethra ... 688
4.4.2 Männliche Urethra ... 688
5 Fehlbildungen ... 689
5.1 Fehlbildungen der Nieren und des Nierengewebes 689
5.1.1 Rotationsanomalie, Ektopie, Verschmelzungsniere 689
5.1.2 Einzelniere ... 689
5.1.3 Hypoplasie ... 689
5.1.4 Ask-Upmark-Niere, Oligomeganephronie ... 690
5.1.5 Dysplastische Nierenveränderungen ... 691
5.2 Fehlbildungen des Nierenhohlsystems und des Ureters ... 694
5.2.1 Kelchdivertikel und Megakalykosis ... 694
5.2.2 Kelchhalsstenosen ... 695
5.2.3 Ureterabgangsstenosen ... 695
5.2.4 Ureterklappen ... 696
5.2.5 Terminale Ureterstenosen ... 696
5.2.6 Doppelbildungen ... 697
5.2.7 Ektope Uretermündung ... 698
5.2.8 Ureterozele ... 699
5.3 Fehlbildungen der Harnblase ... 701
5.3.1 Urachusresiduen ... 701
5.3.2 Divertikel ... 701
5.3.3 Megazystis-Megaureteren ... 701
5.3.4 Megazystis-Mikrokolon ... 701
5.4 Infravesikale Obstruktionen ... 701
5.5 Reflux ... 703
6 Verkalkungen ... 704
6.1 Konkremente ... 704
6.2 Nierenverkalkungen ... 705
7 Neurogene Blasenentleerungsstörungen ... 706
7.1 Detrusordyssynergie ... 706
8 Entzündliche Erkrankungen ... 707
9 Trauma ... 708
Literatur ... 709

1 Einleitung

Nieren- und Harnwegeerkrankungen sind im Kindesalter häufig; ihre Symptomatik kann sehr uncharakteristisch sein, so daß bildgebende Untersuchungen der Nieren und der ableitenden Harnwege oft benötigt werden. Die bildgebenden Verfahren (Sonographie, Röntgen, Nuklearmedizin, Computertomographie, Magnetresonanztomographie) dürfen keinesfalls additiv eingesetzt werden. Ziel der bildgebenden Diagnostik ist eine für Diagnose und Therapie möglichst zuverlässige Aussage bei geringstmöglicher Belastung des Kindes und möglichst geringen Kosten. Diagnostische Konzepte (Art und Umfang der bildgebenden Untersuchung) sind für jede Erkrankungsgruppe zu entwickeln; sie bedürfen jedoch immer wieder der kritischen Überprüfung. Anfang fast jeder bildgebenden Diagnostik der Nieren und der Harnwege ist die Sonographie. Die Sonographie kann durchaus einziges bildgebendes Verfahren bleiben (z.B. Verdacht auf – also nicht gesicherten – ersten Harnwegsinfekt, Flankenschmerz ohne weitere klinische und laborchemische Symptomatik, sekundäre Enuresis nocturna). Das Ergebnis der sonographischen Untersuchung dient dann der Planung der weiteren bildgebenden Diagnostik (z.B. Ausscheidungsurogramm bei Verdacht auf subpelvine Stenose, z.B. Miktionszystourethrogramm bei Verdacht auf infravesikale Obstruktion). Oft modifiziert das Ergebnis der Sonographie den Untersuchungsgang einer notwendigen Ausscheidungsurographie, z.B. Verzicht auf Frühaufnahme bei sonographisch nachgewiese-

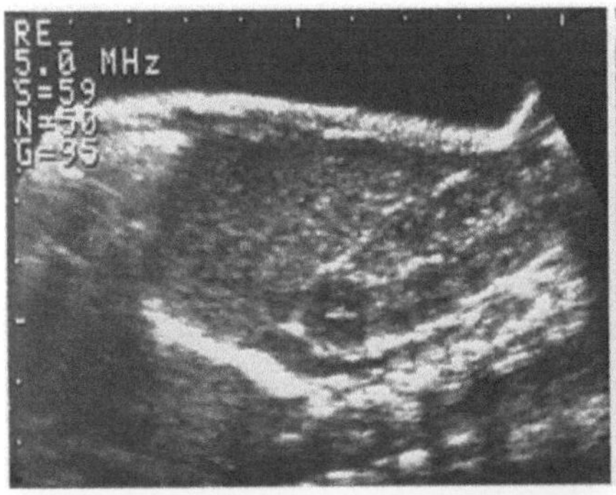

a

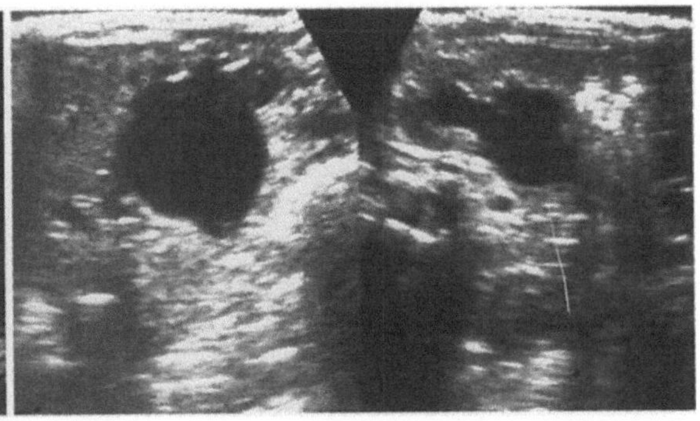

b

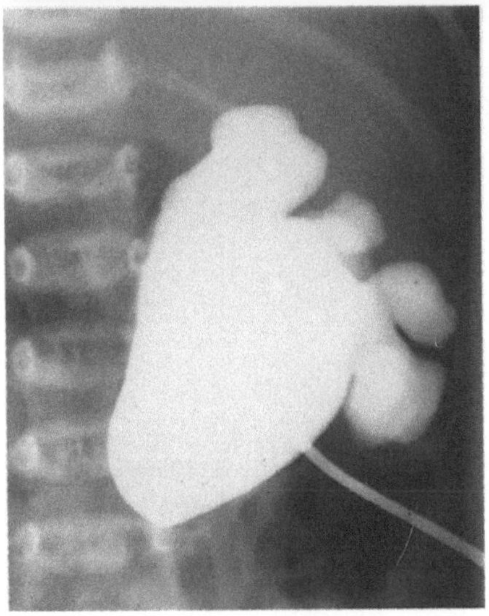

c

Abb. 1. a Sonographische Untersuchung der rechten Niere am 3. Lebenstag (Frühgeborenenintensivstation in der Isolette). Normalbefund, insbesondere kein Anhalt für Harntransportstörung. Intrauterin war jedoch eine Harntransportstörung rechts diagnostiziert worden. **b** 10. Lebenstag: Ausgeprägte Dilatation des Hohlsystems der rechten Niere mit Verschmälerung des Parenchymsaums. **c** 12. Lebenstag: Perkutane Hohlsystemfüllung mit ausgeprägter subpelviner Stenose

ner Harntransportstörung. Dieses individuelle, vom sonographischen Befund abhängige Vorgehen setzt einen engen Kontakt zum Kinderarzt und sehr gute Informationen über Anamnese, Laborwerte und vor allem über die klinischen Befunde voraus. In der überwiegenden Zahl der Fälle reichen Sonographie allein oder Sonographie und konventionelle Röntgenuntersuchung zur Abklärung von Nieren- und Harnwegeerkrankungen aus. Weitere Untersuchungen (Nierenfunktion mittels nuklearmedizinischer Untersuchung, Computertomographie oder Magnetresonanztomographie bei Wilms-Tumor u. a.) schließen sich erst nach kritischer Auswertung der bis dahin erfolgten Bildgebung an.

Besonderer Zurückhaltung bezüglich weiterer diagnostischer oder gar therapeutischer Maßnahmen bedarf es bei Neugeborenen, bei denen durch die pränatale Sonographie der Verdacht auf eine Harntransportstörung geäußert wurde. Der Befund der postnatalen sonographischen Untersuchung ist dann entscheidend für das weitere diagnostische Vorgehen: Reicht eine sonographische Verlaufskontrolle aus? Muß sich eine weitere bildgebende Diagnostik anschließen? Ist eine nuklearmedizinische Untersuchung erforderlich?

Eine enge Kooperation zwischen dem die Sonographie durchführenden Geburtshelfer, dem Pädiater, dem Kinderurologen und dem Kinderradiologen ist für die richtigen Betreuung der Mütter während der Schwangerschaft und der Kinder nach der Geburt unbedingt erforderlich.

2 Sonographie

2.1 Durchführung

Die Untersuchung soll im hydrierten Zustand durchgeführt werden, andernfalls können Harntransportstörungen übersehen werden (Abb. 1 a–c). Zu Beginn werden die Harnblase (Füllungszustand, Echogenität des Blaseninhaltes, Echogenität und Dicke der Blasenwand), die terminalen Ureteren, der Blasenhalsbereich und die perivesikalen Strukturen beurteilt. Die anschließende ventrale oder ventrolaterale Nierenlogenuntersuchung läßt die renalen und perirenalen Strukturen besonders gut erkennen. Sie dient auch der Echogenitätsbeurteilung der Nieren gegenüber den Referenzorganen Leber und Milz. In Bauchlage (Lendenlordoseausgleich mit untergelegtem Kissen) werden die Nieren (Atemverschieblichkeit, Größe, Form, Parenchymdicke, Parenchymechogenität, Mittelechokomplex) und die perirenalen Strukturen beurteilt. Abschließend erfolgt die Restharnbestimmung. Von diesem Standardprozedere gibt es zahlreiche, von der Fragestellung abhängige Abweichungen (z. B. Refluxverdacht: Untersuchung der terminalen Ureteren und des Mittelechokomplexes vor, während und nach der Miktion. Instillation eines gashaltigen Kontrastmittels über einen Blasenkatheter [35, 43], Verdacht auf Harntransportstörung: Lasixsonogramm [8], Verdacht auf Nierenarterienstenose: farbkodierte Duplexsonographie).

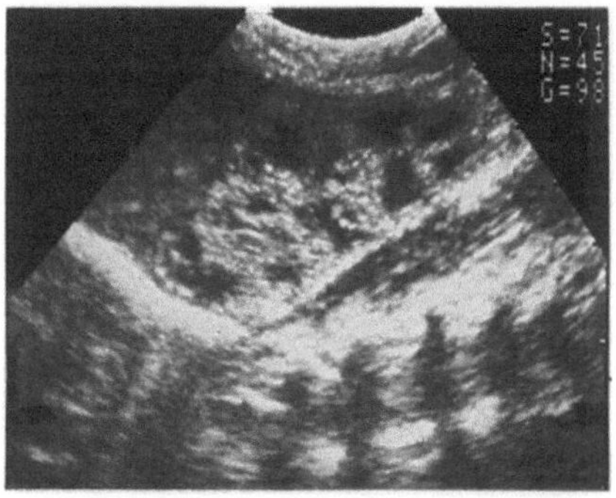

Abb. 2. Ventrale Sonographie: 3 Tage altes Neugeborenes: Die Echogenität der Nierenrinde liegt etwas oberhalb der Leberechogenität. Eine Kontrolle nach 6 Monaten ergab ein normales Nierensonogramm im Vergleich zur Leber mit hypoechogenen Nieren

2.2 Indikationen

Die bildgebende Diagnostik beginnt stets mit der Sonographie. Eine Ausnahme hiervon stellt nur das schwere Abdominaltrauma dar. Hier stellt die Computertomographie die bildgebende Methode der Wahl dar.

Die Aussagen der sonographischen Untersuchungen werden durch die ständige Verbesserung der Ultraschallgeräte immer zuverlässiger, so daß oft die Sonographie allein eine definitive Aussage bezüglich der Morphologie erlaubt. Wird eine Aussage zur Funktion zusätzlich benötigt, ist die Szintigraphie der nächste diagnostische Schritt.

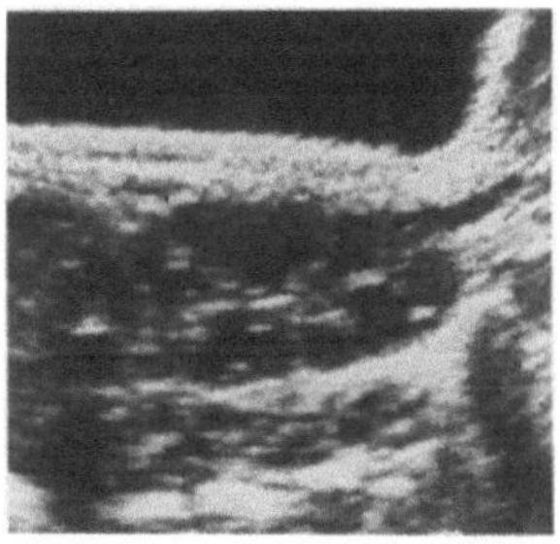

Abb. 3. Sonographie der linken Niere von dorsal: echoarme Pyramiden in regelmäßiger Anordnung, mit der Spitze zum Mittelecho zeigend

2.3 Normalbefund

Die gesunde Niere besitzt gegenüber dem Referenzorgan „gesunde Leber" bei ventraler Untersuchung eine geringere Echogenität. Allerdings ist die Nierenrinde gesunder Neugeborener und gesunder junger Säuglinge meist gegenüber der Leber isoechogen [20]; Neugeborene können sogar eine höhere Rindenechogenität im Vergleich zur Leber aufweisen [13]. (Abb. 2). In ca. 90% wird bis zum 4. Lebensmonat die reguläre Echogenität der Nierenrinde gegenüber der Leber erreicht [19]. Durch diese die Rinde betreffende Echogenitätserhöhung in den ersten Lebensmonaten stellen sich die Pyramiden besonders echoarm dar. Eine Differenzierung gegenüber multiplen Zysten gelingt leicht, da die gesunden Nieren normal groß sind und die Pyramiden eine regelmäßige Anordnung aufweisen. Die oft dreieckigen Pyramiden weisen mit der Spitze zum Mittelechokomplex, ihre Grenze zur Rinde ist durch die Aa. arcuatae markiert (Abb. 3).

Die hochauflösenden Ultraschallgeräte lassen die Differenzierung zwischen Rinde und echoärmeren Mark zu. Die partielle Darstellung der Aa. arcuatae an der Rinden-Mark-Grenze gelingt meist.

Vom Parenchym hebt sich der echoreiche Mittelechokomplex (perihiläres Bindegewebe und Fett) ab. Dieser schließt das Nierenhohlsystem und die echofreien Areale der Gefäße mit ein [28]. Normwerte der Nierengröße (z. B. Länge, Volumen) sind von zahlreichen Autoren erstellt [9, 16, 30, 36, 48] und zu verschiedenen Parametern in Beziehung gesetzt worden (z. B. Körperlänge, -gewicht, -oberfläche). Hierbei ist die Bestimmung des Nierenvolumens der Bestimmung der Nierenlänge gegenüber vorzuziehen, da nur die Volumenbestimmung durch Einbeziehung der dritten Dimension eine exakte Größenbestimmung der Nieren erlaubt. Für die Routine erscheint die Korrelation zwischen Körpergewicht und Nierenvolumen (berechnet nach der Ellipsoidformel $L \times B \times T \times 0{,}5$) am günstigsten (Abb. 4a, b).

Normwertangaben für die Weite des Nierenbeckens erscheinen nicht sinnvoll, da einerseits die Variationen des Normalen sehr groß sind (z. B. ampulläres Hohlsystem, extrarenales Hohlsystem) und andererseits die Nierenbeckenweite stark diureseabhängig ist (s. Abb. 1). Sind die Infundibula schlank

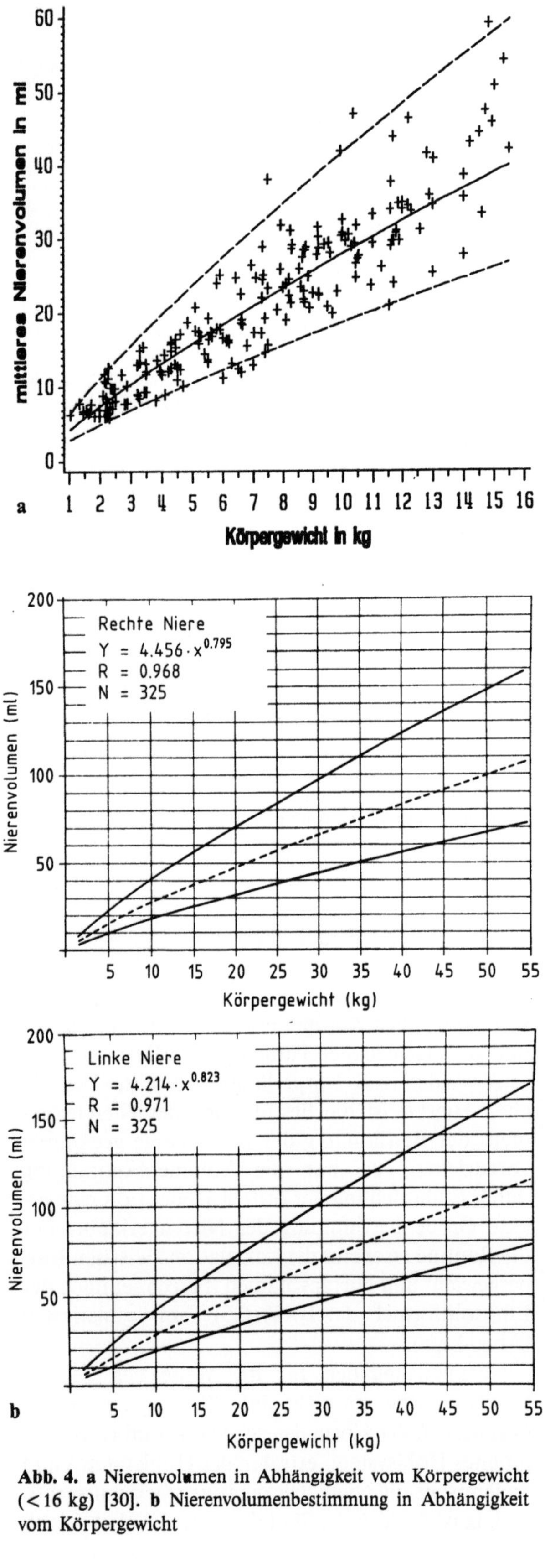

Abb. 4. a Nierenvolumen in Abhängigkeit vom Körpergewicht (<16 kg) [30]. **b** Nierenvolumenbestimmung in Abhängigkeit vom Körpergewicht

und die Niere normal groß (Harntransportstörungen führen meist zu einer Nierenvergrößerung), so spricht dies für einen Normbefund. Entscheidend für das weitere diagnostische Prozedere werden allerdings Klinik und Laborbefund sein. Ein identischer sonographischer Befund hat, abhängig von Klinik und Laborbefund, eine differente Konsequenz (z. B. sekundäre Enuresis – keine weitere bildgebende Diagnostik, z. B. Harnweginfekt – weitere bildgebende Diagnostik). Zur Differenzierung zwischen einem apullären Hohlsystem bzw. einer kompensierten subpelvinen Stenose und einer dekompensierten supelvinen Stenose ist die Diuresesonographie als erste Maßnahme empfehlenswert:

orale Gabe: 1 mg Furosemid/kg KG
intravenöse Gabe: 0,5 mg Furosemid/kg KG [27].

Auch der normale Ureter ist proximal gelegentlich und in der terminalen Strecke oft zu identifizieren. Die mit der Kontraktionswelle erfolgende Entleerung in die Harnblase ist als „jet-Phänomen" gelegentlich darstellbar.

Die Dicke der Blasenwand überschreitet bei mittlerer Füllung (ca. 50 ml) 4 mm nicht; bei geringerer Füllung müssen Blasenwanddicken von über 7 mm als suspekt gelten [50] (Tabelle 1). Die Blasenentleerung erfolgt bei gesunden Kindern meist restharnfrei, nachgewiesener Restharn (Volumenbestimmung nach der Ellipsoidformel [48]) muß kontrolliert werden, da die untersuchungsbedingten Belastungen oft zu einer unvollständigen Entleerung der Harnblase führen.

2.4 Normvarianten

Die in den ersten Lebensjahren häufig nachzuweisende renikuläre Lappung und der Milzbuckel der linken Niere sind häufige Normvarianten. Die „interrenicular junction" stellt sich als echoreiche,

Tabelle 1. Abhängigkeit der Blasenwanddicke vom Füllungszustand bei gesunden Kindern

Blasenvolumen (ml)	Wanddicke (mm)
0–30	2–7
30–40	2–5
40–100	2–4
über 100	2

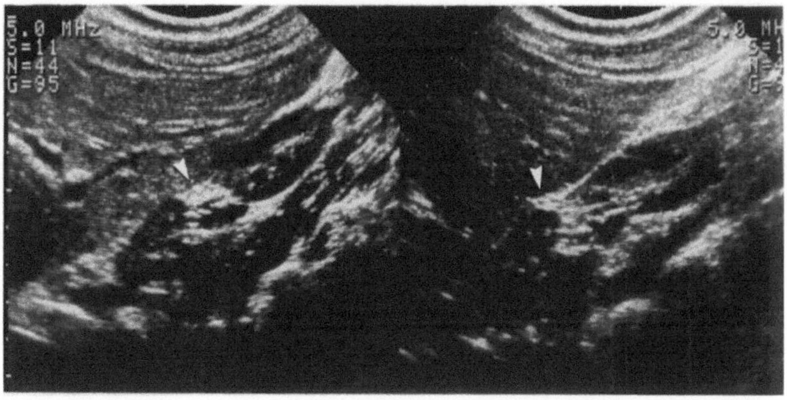

Abb. 5. Ventrale Sonographie der rechten Niere: echoreiche Zone im oberen bis mittleren Drittel der rechten Niere (*Pfeile*): „interrenicular junction"

rechts häufiger als links nachweisbare Linie in der oberen Hälfte der Niere dar. Sie darf keinesfalls mit einer Narbe verwechselt werden (Abb. 5) [4, 22].

Ebenfalls zu den Normvarianten müssen Doppelnieren (zwei im Längs- und Querschnitt durch eine Parenchymbrücke getrennte Mittelechoanteile) mit Ureter fissus und zartem Hohlsystem gezählt werden. Die Bedeutung des sog. Jo-Jo-Phänomens (Pendelurin zwischen beiden Hohlsystemanteilen bzw. beiden Ureteren) ist sehr fragwürdig.

Unter dem Begriff Pseudotumor werden raumfordernd wirkende Anhäufungen von Rindengewebe betrachtet. Die Abgrenzung zum kleinen intrarenalen Tumor war früher nur mittels nuklearmedizinischer Untersuchung möglich. Heute läßt sich die Differenzierung mit allen modernen bildgebenden Verfahren, einschließlich der Dopplersonographie, zuverlässig durchführen (Abb. 6a, b).

Die hohe Echogenität der Nierenrinde des Neugeborenen wurde schon bei den Normbefunden besprochen. Die hohe Harnsäureanflutung beim Neugeborenen und auch der Ausfall von Tamm-Horsefall-Protein können zu einer Echogenitätserhöhung in den Pyramiden führen (Abb. 7). Die Grenze zwischen noch physiologischer oder schon pathologischer Situation ist hier nur klinisch zu bestimmen. Eine erhebliche Nierenvergrößerung spricht für eine gravierende tubuläre Stase durch Ablagerung von Urat (Harnsäureinfakt) oder Protein.

3 Ausscheidungsurographie

3.1 Durchführung

Größere Kinder erhalten die letzte feste Mahlzeit am Abend vor der Untersuchung. Säuglinge werden vor der nächsten Flaschenmahlzeit untersucht. Die Kinder brauchen und sollen nicht dursten, da bei Dehydratation die Nephrotoxizität der nierengängigen Kontrastmittel steigt (z. B. Ausfall des Tamm-Horsfall-Proteins u. a. [29]). Größere Kinder dürfen 2 Std. vor der Untersuchung noch 1 Glas Tee o. ä. trinken. Diabetiker und niereninsuffiziente Kinder (höchste Risikogruppe bezüglich Nephrotoxozität!) erhalten ausreichend intravenös Flüssigkeit.

Grundsätzlich bleibt der intravenöse Zugang während der gesamten Untersuchung liegen (Therapie von Nebenwirkungen).

Die Anzahl der notwendigen Ausscheidungsurogramme (Indikationen s. Tabelle 3) ist vor allem durch die Sonographie stark eingeschränkt worden. Ein normales Ausscheidungsurogramm ist oft die Folge einer Fehlindikation.

Einen Standardablauf eines Ausscheidungsurogramms (Abb. 8a–c) sollte es nicht mehr geben. Nach der sonographischen Untersuchung sind nur noch Einzelfragen zu beantworten, z. B. sichere Lokalisation einer Obstruktion, z. B. Differentialdiagnose zwischen zystischem Hohlraum und aufgeweitetem Anteil des Nierenhohlsystems. Unter den zahlreichen Variationen der Durchführung der Ausscheidungsurographie [10] sind vor allem die Spätaufnahme in der Diagnostik einer sonographisch erkannten Harntransportstörung, die Bauchlageaufnahme zur Darstellung des Ureterabgangs und die postmiktionelle Aufnahme zur Differentialdiagnose refluxiver oder obstruktiver Megaureter zu nennen.

3.2 Kontrastmittel

Für die intravasale Applikation nierengängiger Kontrastmittel (KM) dürfen bei Kindern nur noch

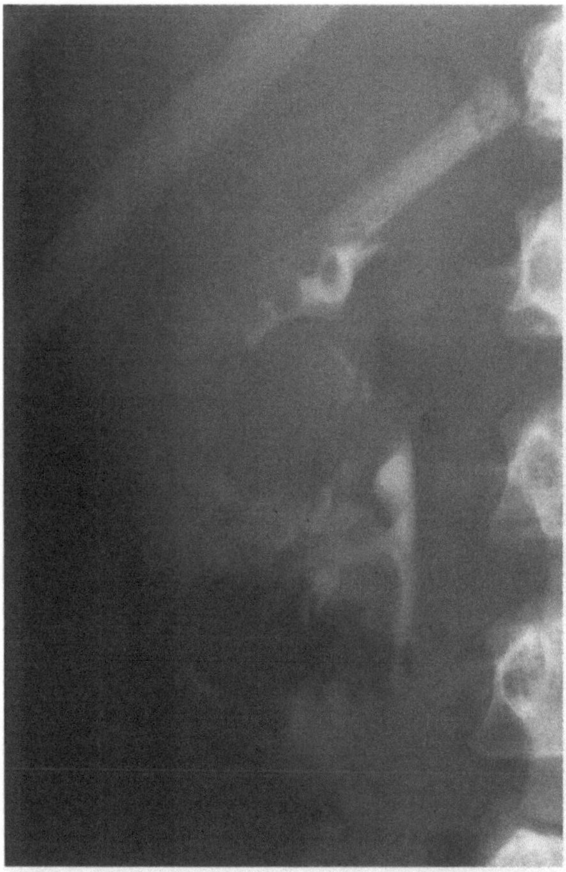

a

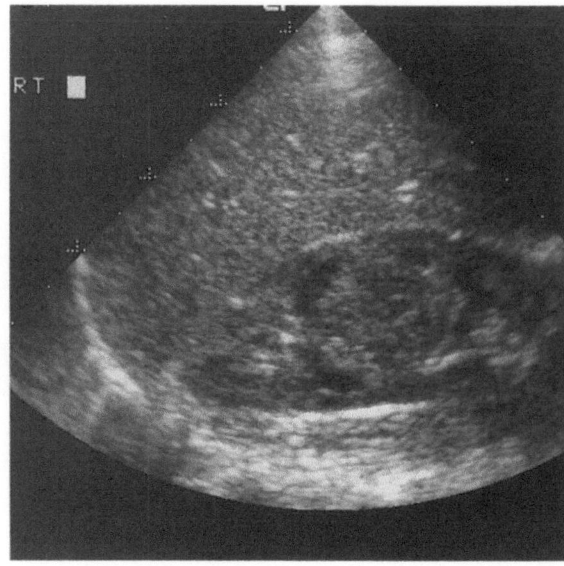

b

Abb. 6. a Raumforderung im mittleren Anteil der rechten Niere mit Verlagerung der Hohlsystemanteile. **b** Sonographisch zeigt dieser rundliche „Pseudotumor" Rindenechogenität, läßt sich als mit der Rinde verbunden nachweisen und überragt die Nierenkontur nicht. Die farbkodierte Dopplersonographie zeigt eine reguläre homogene Durchblutung dieses Areals. Ein Wilms-Tumor ist ausgeschlossen

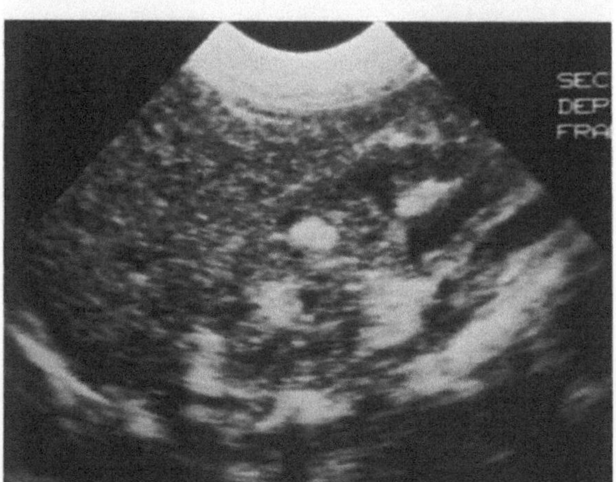

Abb. 7. Neugeborenes: ventrale Sonographie rechts. Zahlreiche echogene Areale, die den Pyramiden entsprechen. Im Urin hohe Mengen Urat nachweisbar. Das Tamm-Horsefall-Protein wurde bei diesem Kind nicht bestimmt. Vollständige Rückbildung des Befundes nach ca. 3 Wochen (Bilder dankenswerterweise von Frau Dr. ZODER, Wien, zur Verfügung gestellt)

die niederosmolalen, nichtionischen KM verwendet werden. Sie sind besser verträglich als die ionischen KM: Geringere oder fehlende Störungen des Wasser- und Elektrolythaushaltes [3, 31, 45], geringere kardiovaskuläre Nebenwirkungen [40], geringere lokale Schädigung des Gefäßendothels [5], weniger Idiosynkrasiereaktionen [7] und wahrscheinlich auch geringere nephrotoxische Nebenwirkungen [18, 25, 41]. Außerdem ist die Bildqualität nach Anwendung der niederosmolalen KM besser [26, 47].

3.2.1 Dosierung

In Tabelle 2 ist die Dosierung für die Ausscheidungsurographie angegeben. Überschreitungen dieser Dosierung sind nur selten angezeigt (z. B. notwendige hohe Flüssigkeitszufuhr während der Untersuchung). Die höhere Dosis für Säuglinge und Kleinkinder ist wegen des relativ größeren KM-Verteilungsraumes erforderlich. Neugeborene benötigen zusätzlich wegen der Unreife der Nephrone ei-

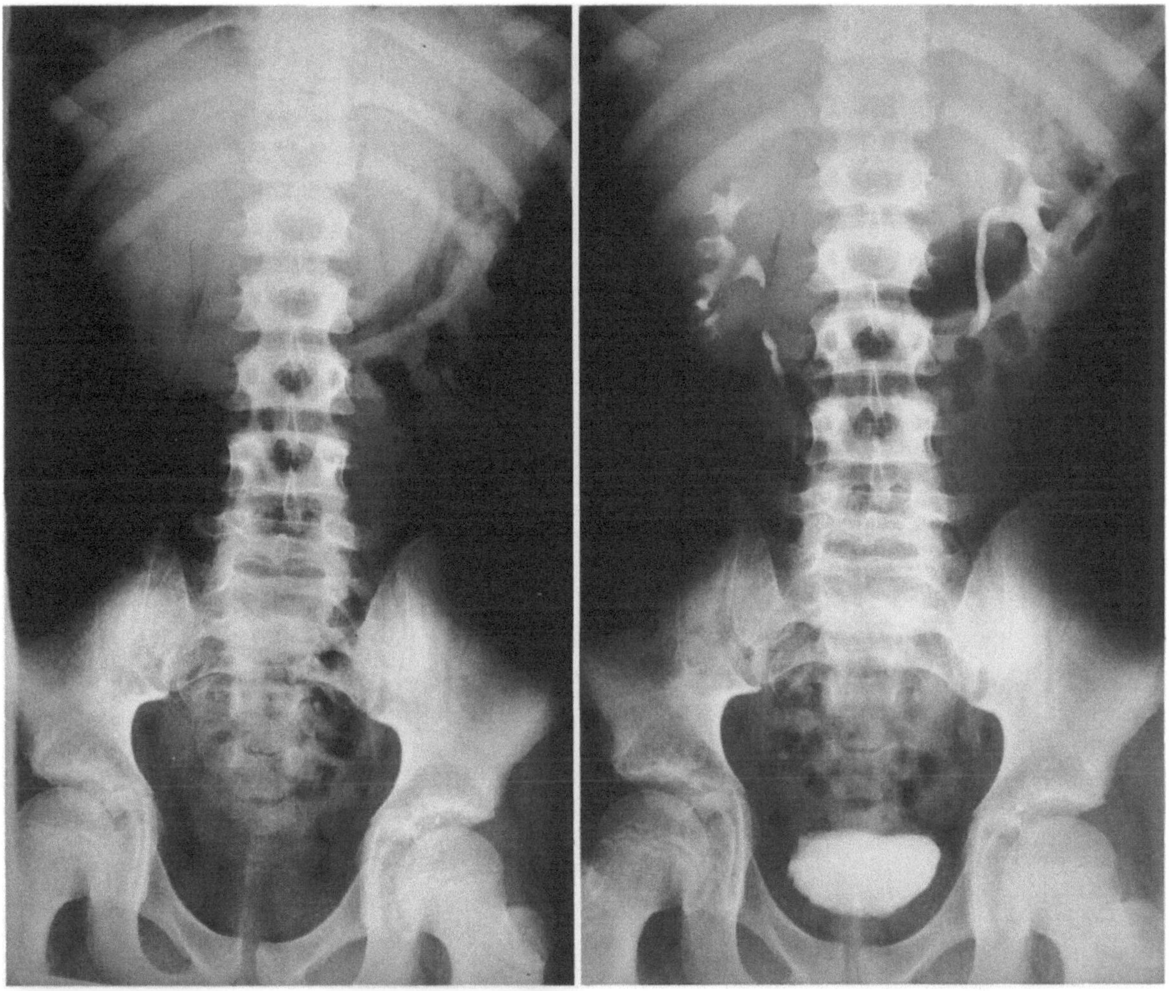

a c

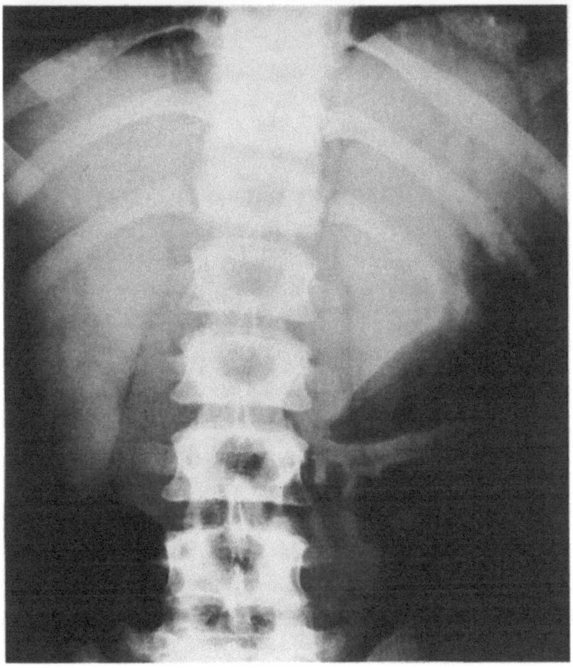

b

Abb. 8. Normales Ausscheidungsurogramm: Abdomenleeraufnahme (**a**), 2-min-Aufnahme für den nephrographischen Effekt (**b**) und 15-min-Auflaufaufnahme zur Beurteilung von Hohlsystem. Ureteren und Blase (**c**)

Tabelle 2. Dosierung der nichtionischen, monomeren KM für die AUG beim Kind

Lebensjahr	Dosierung (ml/kg KG)	Gesamtdosis (ml)
1.	3,0	minimal: 12 maximal: 20
2.	2,5	maximal: 20
3.	1,5	maximal: 25
ab 4.	1,0	maximal: 40

ne höhere gewichtsbezogene Dosis. Für die „high dosage"-Urographie gibt es bei Anwendung der niederosmolalen KM keine Indikation mehr [42, 45]. Ausscheidungsurogramme in der 1. Lebenswoche sind fast immer entbehrlich, da die für die Therapie entscheidenden Aussagen durch die Sonographie gewonnen werden können.

3.3 Risiken

Die Verwendung der nichtionischen KM hat das Ausmaß der meisten Nebenwirkungen der Urographie reduziert (s. Abschn. 3.2).

Strahlenexposition, Jodidbelastung der Schilddrüse mit der Gefahr der Hypothyreose bei Neugeborenen [14] und der seltenen Komplikation einer dekompensierten Hyperthyreose bei Strumapatienten [2] bleiben unverändert bestehen. Wegen der Gefahr der Idiosynkrasiereaktionen (hyperergisch-allergische Reaktionen, anaphylaktoide Kontrastmittelzwischenfälle), die zu lebensbedrohlichen Situationen (Schock, Herzstillstand, Atemstillstand u.a.) führen können, muß in jedem Raum, in dem nierengängige KM appliziert werden, eine Notfallausrüstung zur Therapie dieser Nebenwirkungen parat sein (Adrenalin, Antihistaminika, Aminophyllin, Plasmaexpander, Kortikoide, Notfallbesteck zur Sicherstellung der Atmung). Außerdem muß der Zugang zu in der Intensivmedizin geschulten Ärzten gewährleistet sein (Telefon- und Rufanlagennummer am Untersuchungstisch) und allen Mitarbeitern der schnellste Transport zu einer Intensiveinheit bekannt sein. 75% der Nebenwirkungen treten in den ersten 5 min auf; jedoch sind einzelne noch nach Stunden auftretende schwere Nebenwirkungen beschrieben. Bei Kindern treten Idiosynkrasiereaktionen wesentlich seltener als bei Erwachsenen auf.

Tabelle 3. Indikationen zur Ausscheidungsurographie

Sonographisch gesicherte Harntransportstörungen (keine Grenzbefunde!)
Konkrement bzw. Konkrementverdacht (z.B. vor Lithotrypsie, z.B. nicht sonographisch darstellbares, nicht schattengebendes Ureterkonkrement)
Abklärung klinisch-therapeutisch relevanter Situationen mit (z.B. dilatierte obere Kelchgruppe: Fraley-Syndrom?) und ohne pathologischen Ultraschallbefund (z.B. Harnträufeln, Epidymitis vor Pubertät (Suche nach ektop mündendem Ureter)
Postoperative Untersuchung (jedoch nicht nur Frage des Harntransportes!)

3.3.1 Phrophylaxe und Therapie der Idiosynkrasiereaktionen

Bei anamnestisch bekannter Idiosynkrasiereaktion oder bei Patienten mit einem hohen Risiko zu einer solchen Reaktion, bei denen die Ausscheidungsurographie unbedingt durchgeführt werden muß, ist folgendes Vorgehen zu empfehlen:

- Aufklärung der Eltern,
- Wechsel des KM im Vergleich zur eventuellen Voruntersuchung,
- Vorbehandlung mit Antihistaminikum und Kortikosteroid,
- Legen eines sicheren Venenzugangs,
- Ausgleich eines evtl. vorhandenen Volumendefizits,
- Vorbereitung zur Therapie einer Idiosynkrasiereaktion.

Ein solches „Risiko"-Ausscheidungsurogramm läßt sich immer vermeiden, da mittels Magnetresonanztomographie exzellente Längsschnitte des gesamten Harntraktes (koronare Ebene) zu erhalten sind.

Leichte, unerwartete Zwischenfälle („adverse events") werden durch Beruhigen, komfortable Lagerung, Sauerstoffzufuhr und evtl. intravenöse Volumensubstitution behandelt. Antihistaminika sind bei mittelschweren Zwischenfällen angezeigt. Die Gabe von Kortikoiden ist umstritten.

Bei schweren Zwischenfällen ist eine sofortige intensive Therapie nach den Leitsymptomen Schock, Asthma, Lungenödem, Glottisödem, zerebrale Reaktionen, Kreislaufstillstand durchzuführen [12].

3.4 Indikationen

Zahlreiche Indikationen zur Ausscheidungsurographie sind durch die Sonographie ersetzt (z.B. Suche nach Fehlbildungen, Tumorsuche, Ausschluß einer

Harntransportstörung). Selbstverständlich sind die verbliebenen Indikationen zur Ausscheidungsurographie (Tabelle 3) von den örtlichen Gegebenheiten abhängig. Eine nephrologisch-urologische bildgebende Diagnostik sollte nur dort durchgeführt werden, wo auch eine kompetente sonographische Untersuchung möglich ist.

3.5 Kontraindikationen

Grundsätzlich muß bei Patienten, bei denen eine der folgenden Kontraindikationen besteht, besonders sorgfältig geprüft werden, ob nicht Sonographie und Szintigraphie die notwendigen Informationen oder wenigstens die therapieentscheidenden Informationen erbringen.

1. Anamnestisch bekannte Idiosynkrasiereaktion (nicht jede Hautrötung entspricht einer Idiosynkrasiereaktion, z. B. Dekolletéerythem).
2. Niereninsuffizienz, insbesondere als Folge einer diabetischen Nephropathie.
   Bei Kreatininwerten bis 5 mg/dl werden noch ausreichende Röntgenbilder zur Beurteilung der Nieren und der ableitenden Harnwege erzielt, bei einer postrenalen (obstruktiven) Niereninsuffizienz sogar noch bei höheren Kreatininwerten. Bis 10 mg/dl läßt sich ein nephrographischer Effekt erzielen.

3.6 Normalbefund

Die bohnenförmig konfigurierten, retroperitoneal gelegenen, atemverschieblichen Nieren sind in der Kindheit relativ groß. Die Nierengröße bei Neugeborenen entspricht der Distanz der 5 Lendenwirbelkörper und der eingeschlossenen 4 Zwischenwirbelscheiben. Ungefähr ab dem 18. Monat entspricht die Nierengröße den ersten 4 Lendenwirbelkörpern und den 3 eingeschlossenen Zwischenwirbelscheiben [6]. Klare [24] stellt eine körperlängenbezogene Korrelation vor. Grundsätzlich sind Nierengrößen oder -volumenmessungen sonographisch exakter möglich. Einerseits führt die Kontrastmittelgabe durch die Diurese zu einer Nierenvergrößerung und andererseits erlaubt nur die Sonographie die exakte Bestimmung der dritten Dimension. Zusätzliche Röntgenaufnahmen zur Nierengrößenmessung dürfen deshalb nicht mehr durchgeführt werden.

Die Nierenachse verläuft von kraniomediodorsal nach kaudolateroventral. Singuläre oder multiple

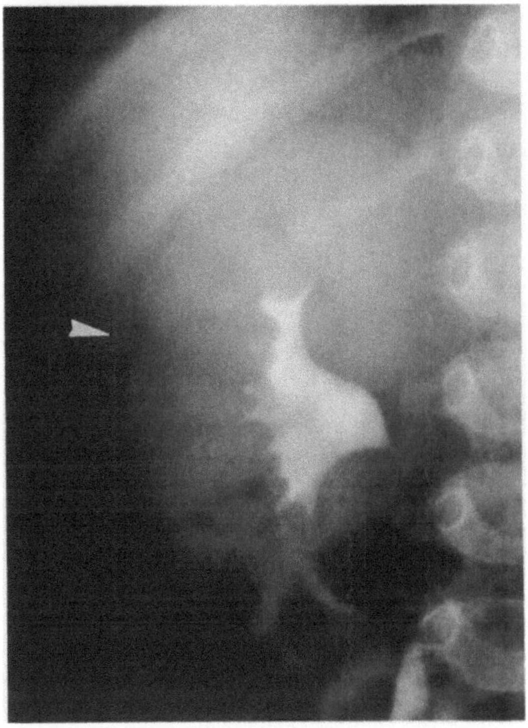

Abb. 9. Renikulierung der Nierenoberfläche (*Pfeilspitze*). Die Einziehung zeigt zwischen zwei Kelche und ist nicht mit einer Parenchymreduktion verbunden

Einkerbungen der Nierenoberfläche entsprechen, wenn die Kerben zwischen die zarten Kelche zeigen, der fetalen renikulären Zeichnung (Abb. 9). Diese renikulären Einkerbungen verlieren sich meistens während des Wachstums.

Auf der Abdomenleeraufnahme ist die Niere bei Neugeborenen und jungen Säuglingen meist nicht abzugrenzen, da die Fettkapsel noch nicht ausreichend kräftig ist. Je jünger das Kind ist, um so kräftiger sind die Papillen (Mark) entwickelt. Überwiegend münden die Sammelrohre einer Papille in einen Kelch. Besonders im oberen Polbereich finden sich jedoch Mehrfachmündungen (Compoundpapillen).

Die Formvarianten des Nierenhohlsystems sind sehr ausgeprägt; überwiegend dendritische und überwiegend ampulläre Hohlsystemformen ergeben ein sehr variables Bild. Oft, jedoch keineswegs immer, besteht eine Symmetrie der Hohlsystemkonfiguration. Das Nierenbecken kann überwiegend intrarenal und überwiegend extrarenal liegen. Besonders die extrarenalen Nierenbecken können erhebliche Weiten erreichen (Abb. 10a). In Bauchlage oder aufrechter Position entleeren sich diese weiten Nierenbecken jedoch sofort (Abb. 10b).

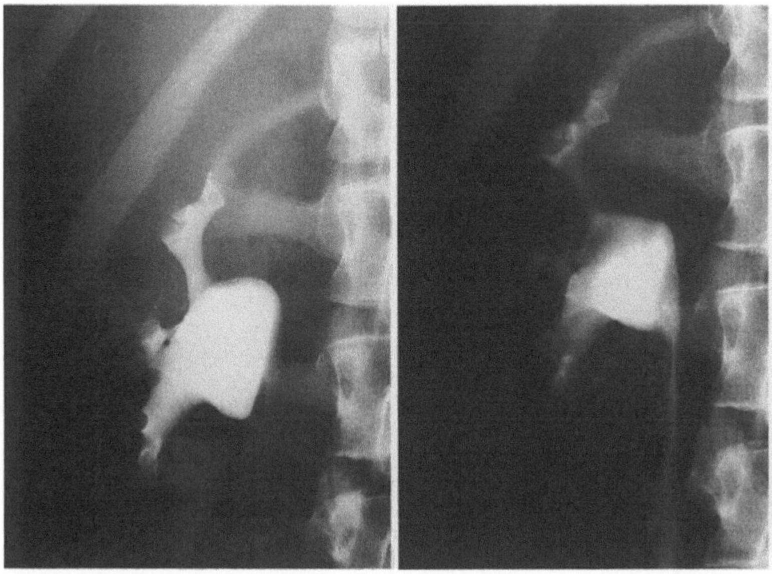

10

a b

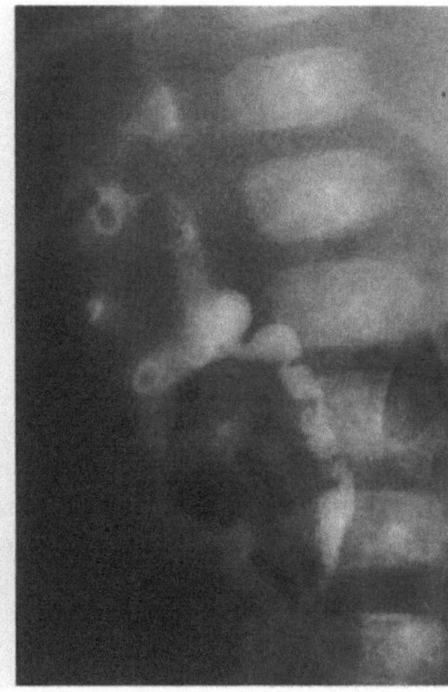

11

Abb. 10. a 15-min-Aufnahme mit weitem, zum großen Teil extrarenal gelegenem Nierenbecken rechts. Kein Ureter erkennbar. **b** In Bauchlage läuft das Kontrastmittel sofort ab, der Ureter ist gut kontrastiert. Der Befund entspricht einem Psoasrandphänomen (dorsoventraler Verlauf des Ureters am Psoasrand mit Abflußstörung in Rückenlage)

Abb. 11. 7 Wochen alter, männlicher Säugling: horizontal verlaufende Falten ohne obstruktive Wirkung („intramural mucosal folds"). Gedrehte Aufnahme von Niere und Ureter rechts

Säuglinge weisen oft eine erhebliche Weite und Schlängelung ihrer Ureteren auf, der Befund verliert sich mit zunehmendem Alter. Die Ureteren können sogar so mobil sein, daß sie sich im mittleren Anteil berühren. Ebenso sind nur in der Säuglingsperiode intraluminale, meist querverlaufende Falten („intramural mucosal folds") nachzuweisen; sie führen nicht zu Obstruktionen (Abb. 11).

Physiologische Engen entstehen am Ureterabgang, am Psoasrand, an der Überkreuzung der A. ovarica und besonders häufig an der Überkreuzung der Iliakalgefäße. Aufrechte Position oder Bauchlage beseitigen diese Pseudoobstruktionen sofort. Auch eine prall gefüllte Harnblase kann eine passagere Aufweitung des Ureters durch Anpressen gegen die Linea terminalis (Eingang ins kleine Becken) hervorrufen.

Ebenfalls auf die ersten Lebensmonate beschränkt sind die „Blasenohren". Da die Harnblase überwiegend intraperitoneal liegt, können sich Blasenanteile in den noch nicht verschlossenen Canalis vaginalis vorwölben.

3.7 Normvarianten

Durch lokale Ansammlung von Nierenrindengewebe (z. B. bei Doppelniere, z. B. bei Compoundpapillen) entstehen bei der Ausscheidungsurographie Bilder einer Raumforderung (Pseudotumor), die früher nur durch die Szintigraphie (hohe Nuklidbelegung in diesem Bereich) von kleinen Nierentumoren zu trennen waren [33]. Die sichere Differenzierung ist jedoch durch die Sonographie möglich (s. Abb. 6a, b).

Die Aufweitung eines ampullären Nierenbeckens (besonders bei extrarenaler Lage) kann zu Differenzierungsschwierigkeiten gegenüber einer geringen subpelvinen Stenose führen. Schlanke Infundibula und reguläre Weite und Form der Kelche und ggf. eine Diureseuntersuchung mit gutem Abfluß sprechen gegen eine subpelvine Stenose (Abb. 12a–d).

4 Miktionszystourethrographie (MCU)

Das MCU gehört nach wie vor zu den Basisuntersuchungen der morphologischen Harnwegdiagnostik; insbesondere ist das MCU in der Abklärung der Harnwegeinfekte angezeigt.

Es stehen das indirekte und das direkte MCU zur Verfügung. Für das indirekte MCU wird das KM intravenös, meist im Rahmen einer Ausscheidungsurographie, appliziert. Nach ca. 60 min ist die vor der Nativaufnahme entleerte Blase meist gut kon-

Abb. 12. **a** Sehr weites Hohlsystem der rechten Niere, Kalibersprung am Ureterabgang. **b** 15 min nach intravenöser Lasixgabe ist das Hohlsystem weitestgehend ausgewaschen. Diagnose: ampulläres Hohlsystem mit allenfalls minimaler Abflußstörung. **c** Deformiertes Hohlsystem mit Kalibersprung am Ureterabgang. **d** 15 min nach Lasixgabe Dilatation des Hohlsystems: subpelvine Stenose. Nebenbefund: intraperitoneales Ventilende, Metallclip

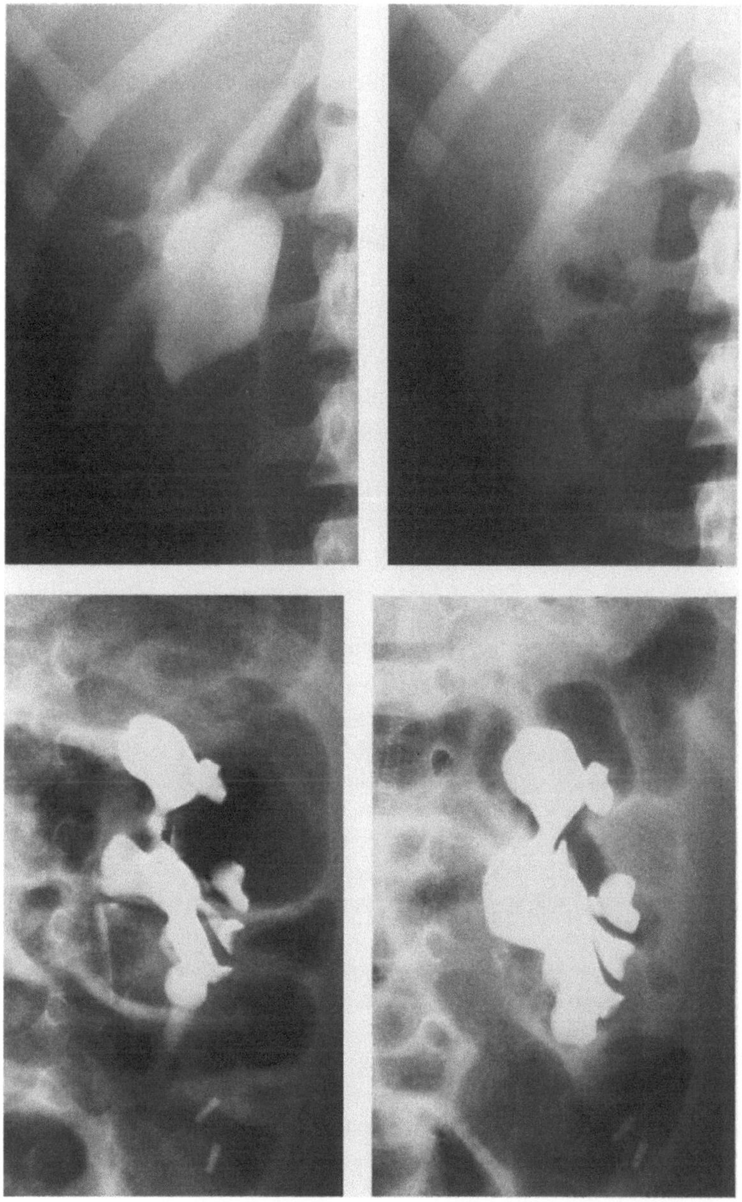

trastiert, so daß eine kontrastreiche Darstellung der Urethra gelingt. Der Vorteil besteht in der geringen Invasivität und in den physiologischen Untersuchungsbedingungen (z. B. keine reaktive Engstellung des Sphincter internus oder externus durch Punktion oder Katheter). Die Hauptnachteile sind die mögliche Maskierung oder Vortäuschung eines geringen (dann allerdings nicht operationspflichtigen) vesikoureteralen Refluxes bei noch nicht ganz abgeschlossener prograder KM-Ausscheidung, die gelegentlich doch unzureichende Kontrastdichte und die Tatsache, daß noch nicht kontinente Kinder praktisch nicht untersucht werden können.

Aus diesen Gründen ist das direkte MCU meist die Methode der Wahl. Gelegentlich, besonders zur Abklärung urogenitaler Fehlbildungen (z. B. Verdacht auf Sinus urogenitalis) ist eine retrograde Füllung erforderlich [46].

Die sonographische Refluxprüfung findet eine immer größere Verbreitung [1, 23]. Immer dann, wenn eine Urethradarstellung nicht erforderlich ist, sollte die Refluxprüfung sonographisch erfolgen.

Die Gabe von Gas oder Gaspartikeln in die Harnblase kann hierbei die Diagnosesicherheit der sonographischen Refluxprüfung erhöhen [8].

4.1 Durchführung

Das direkte MCU mittels Katheter bedarf keiner Vorbereitung.

Die Untersuchung mittels Blasenpunktion wird bei mittlerer Blasenfüllung durchgeführt. Keinesfalls darf vor der Untersuchung durch erhebliche Flüssigkeitszufuhr die Blasenfüllung beschleunigt werden, da durch den dann auftretenden hohen Urindurchfluß ein Reflux maskiert werden könnte. Grundsätzlich sollten Refluxprüfungen nur im infektfreien Intervall durchgeführt werden. Harnwegeinfekte können sowohl einen Reflux hervorrufen als auch einen Reflux maskieren. Ausnahmen müssen bei den Kindern gemacht werden, die nicht infektfrei zu bekommen sind und bei Kindern, die nach einer Urosepsis untersucht werden müssen.

Für die Katheteruntersuchung sollte eine ungefähr blutisotone KM-Lösung appliziert werden, da sonst die Gefahr einer aseptischen Zystitis durch die hochosmolale Lösung existiert. Für das MCU durch Blasenpunktion wird die Blase sonographisch lokalisiert und einen Querfinger oberhalb der Symphyse mit leicht nach kranial gerichteter Nadel punktiert [10]. Bei größeren Kindern kann hochosmolales KM verwendet werden, da sich das KM in der gefüllten Blase verdünnt. Säuglinge sollten mit niederosmolalen KM untersucht werden.

Die retrograde Füllung wird mit niederosmolalem KM durchgeführt, da einerseits die Möglichkeit von KM-Übertritt in die freie Bauchhöhle via Tube bei Mädchen mit Sinus urogenitalis besteht und andererseits eine hohe Kontrastschärfe und -dichte für die Detailerkennbarkeit erreicht werden muß.

4.2 Komplikationen

Wir ziehen das MCU durch Punktion der Katheteruntersuchung vor, weil Urethraverletzungen und Keimaszensionen dadurch vermieden werden. Die Strahlenexposition hängt vor allem von der Durchleuchtungszeit ab. Besonders wegen der relativ hohen Gonadenexposition ist nach alternativen und nach neuen Untersuchungsmethoden zu fragen (szintigraphische Refluxprüfung mit wesentlich geringerer Strahlenbelastung und höherer Aussagekraft bezüglich eines Refluxes [49] oder sonographische Refluxprüfung [43]). Systemische Jodaufnahmen finden sich beim MCU in Abhängigkeit von der Dauer der KM-Füllung der Blase [5]. Idiosynkrasiereaktionen sind extrem selten.

Fehlpunktionen werden durch die sonographische Blasenlokalisation vermieden. Bei 100 mittels Blasenpunktion untersuchten Kindern fand sich in 24 Fällen eine Erythrozyturie (16×1–10 Ery's, 5×11–100 Ery's und 3× über 100 Ery's – davon 1 x Makrohämaturie, die schon bei der nächsten Miktion sistierte).

4.3 Indikationen

Die Indikation zum MCU ist streng zu stellen. Das MCU fügt sich in ein Gesamtdiagnosekonzept der Beurteilung der Blasenentleerung ein. Die Befunde der Ultraschalluntersuchung und der Uroflowmetrie müssen vorliegen, weiterführende Untersuchungen, wie Elektromyelogramm der Beckenbodenmuskulatur, Druckmessungen und Endoskopie, können folgen.

Die wesentlichsten Indikationen zum MCU und die durch das MCU zu beantwortenden Fragen sind in Tabelle 4 dargestellt.

4.4 Normalbefund

Die Blaseninnenkontur sollte während der Füllungsphase glatt sein. Während der Entleerung

Tabelle 4. Indikation zum Miktionszystourethrogramm (MCU)

Rezidivierende, gesicherte Harnweginfekte
Reflux?, Blasenentleerungsstörung?, infravesikale Obstruktion?
Neurogene Blasenentleerungsstörung, meist Myelomeningozele
Reflux?, Art der Blasenentleerungsstörung?
Megaureter
Refluxiv?, obstruktiv?
Infravesikale Obstruktion
Art und Lokalisation der Obstruktion?, Reflux?
Ureterozele bei Doppelniere
Kontralateraler oder ipsilateraler Reflux?
Bestimmung der Ureterozelenmündung?
Anomalien des äußeren Genitale, vor allem Sinus urogenitalis bei AGS und Sinus urogenitalis
Nierentransplantationsvorbereitung
Reflux?, Ausschluß infravesikaler Obstruktion?
Postoperativ
Je nach vorhergehender Operation: Reflux?, vollständige Beseitigung der infravesikalen Obstruktion?

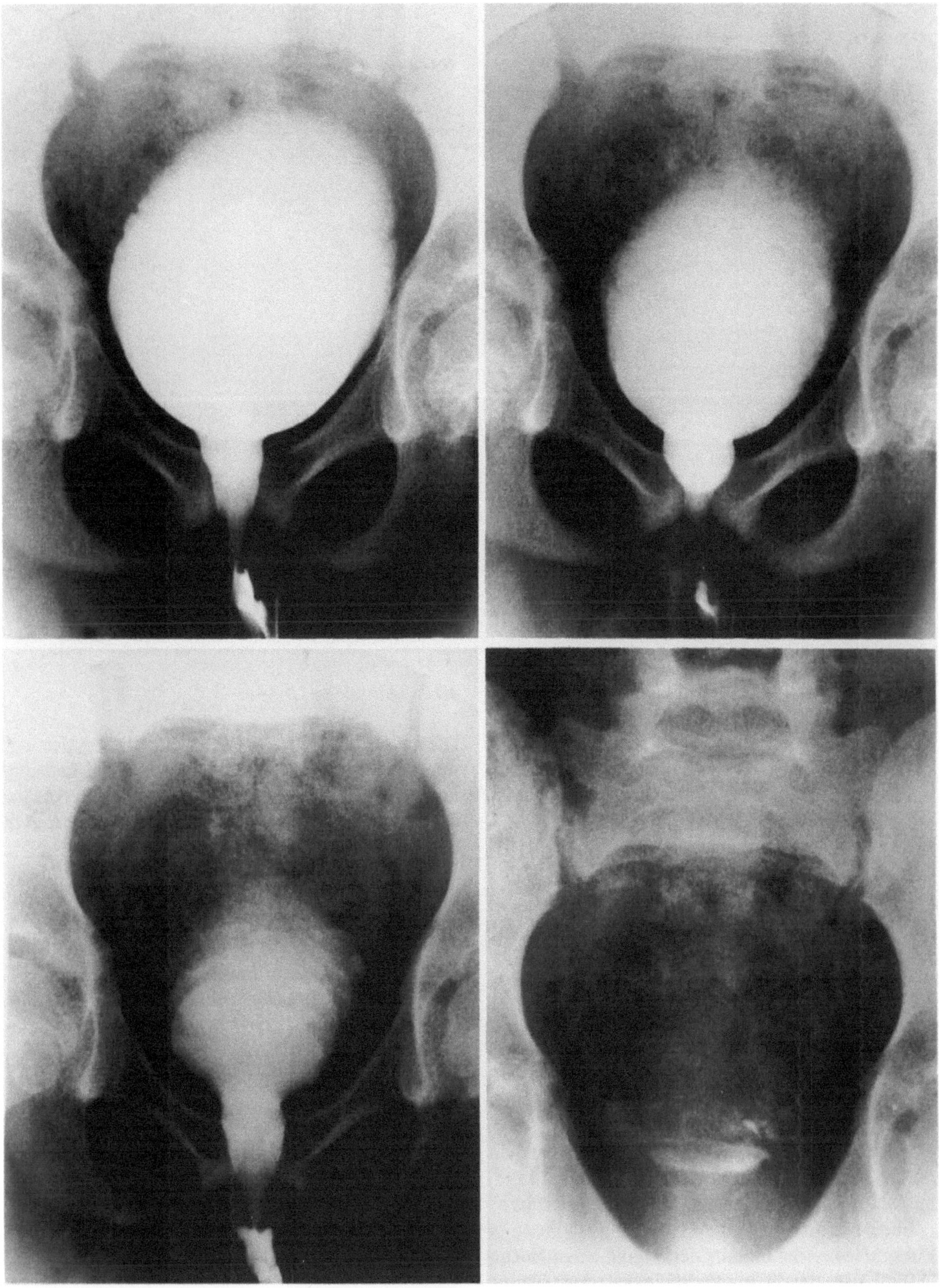

Abb. 13a–d. Normales Miktionszystourethrogramm: **a–c** Zähnelung der Blasenkontur während der Miktion. Vor Beginn der Miktion war die Blasenkontur glatt. **b** Kontraktion des Sphincter externus nach Aufforderung, die Blasenentleerung zu unterbrechen. Die Urethra erscheint zu diesem Zeitpunkt weit

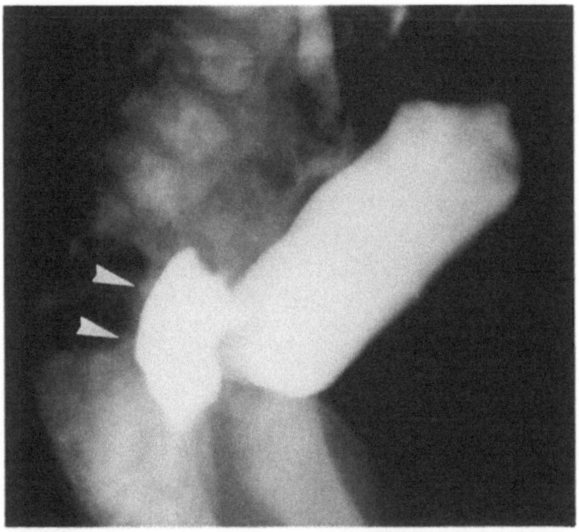

14

Abb. 14. Füllung der Vagina nach inkompletter Blasenentleerung. Das Vaginallumen, dorsal der Harnblase, ist prall gefüllt (*Pfeile*)

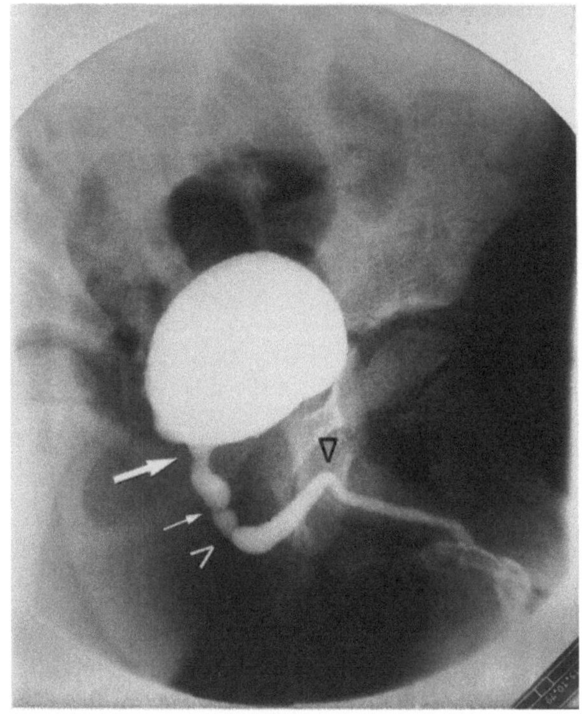

15

Abb. 15. Normales Urethrogramm eines Jungen mit physiologischen Engen: Sphincter internus (*großer Pfeil*), Incisura muscularis (*kleiner Pfeil*), Beckenboden (*offene Pfeilspitze*), Ansatz des Ligamentum suspensorium (*Dreieck*)

kann auch die gesunde Harnblase eine gelegentlich ausgeprägte Zähnelung aufgrund der Muskelkontraktion aufweisen (Abb. 13a–c). „Blasenohren" sind Verwölbungen der Blase in den noch nicht verschlossenen Canalis inguinalis und verschwinden mit zunehmender Blasenfüllung.

Besonders schwierig ist die Beurteilung der Urethra und hier insbesondere der männlichen Urethra mit ihren zahlreichen physiologischen Engen.

4.4.1 Weibliche Urethra

Die weibliche Urethra kann so starken Lumenschwankungen während der Entleerung unterworfen sein, daß immer wieder die Fehldiagnose einer infravesikalen Obstruktion gestellt wird (Abb. 13a–d). Diese „Zwiebelform" der Urethra entsteht durch einen schon weit geöffneten Sphincter internus bei noch geschlossenem Sphincter externus.

Ebenso stellt – besonders bei Untersuchung in Rückenlage – die Füllung der Vagina einen Normbefund dar, der in unterschiedlicher Ausprägung bei ca. 30% der untersuchten Mädchen auftritt (Abb. 14).

4.4.2 Männliche Urethra

Die physiologischen Engen der männlichen Urethra werden durch den Sphincter internus, die Incisura muscularis, den Sphincter externus und den Ansatz des Ligamentum suspensorium hervorgerufen [44] (Abb. 15).

Die glatte Muskulatur des Sphincter internus öffnet sich mit Beginn der Blasenentleerung. Die zum Beckenboden gehörende, den Übergang von der quergestreiften zur längsgestreiften Muskulatur darstellende Incisura muscularis stellt eine meist von dorsal kommende, scharfe Einkerbung dar. Diese Incisura muscularis liegt direkt oberhalb des Sphincter externus. Letzterer unterliegt als quergestreifter Muskel der willkürlichen Innervation. Die durch den Sphincter externus hervorgerufene physiologische Einengung der Urethra wird damit stark von den Untersuchungsbedingungen abhängig sein. Die durch das Ligamentum suspensorium hervorgerufene Enge ist von der Lagerung des Penis abhängig.

5 Fehlbildungen

5.1 Fehlbildungen der Nieren und des Nierengewebes

Eine große Zahl von Fehlbildungen mit unterschiedlicher klinischer Relevanz betrifft die Nieren. Die häufigsten und die klinisch bedeutsamsten sollen besprochen werden.

5.1.1 Rotationsanomalie, Ektopie, Verschmelzungsniere

Rotationsanomalien weisen meist einen nach ventral gerichteten Hilus auf. Die fetale Drehung in eine mediale Position hat nicht oder nur unvollständig stattgefunden. Sonographisch läßt sich der Hilus ventral nachweisen. Im Urogramm sind Anteile der unteren Kelche medialisiert (Abb. 16).

Ektope Nieren liegen meist lumbal, gelegentlich präsakral und sehr selten thorakal. Im Sonogramm ist dann die entsprechende Nierenloge frei, eine kompensatorische Vergrößerung der orthotopen Niere läßt sich bei guter Funktion der ektopen Niere jedoch nicht nachweisen. Nicht immer läßt sich, auch bei subtiler Untersuchung, die ektope Niere erkennen, da Darmluft von ventral und Knochen bei dorsaler Untersuchung die sonographische Darstellung verhindern. Das Urogramm dient der Lokalisation der ektopen Niere, dem Ausschluß weiterer Fehlbildungen und der Darstellung des Harntransportes.

Gekreuzt ektope Nieren liegen auf der kontralateralen Seite und sind oft mit der orthotopen Niere am unteren Pol verschmolzen. Der Ureter der gekreuzten Niere mündet orthotop. Sonographisch sind die freie Nierenloge, die große Verschmelzungsniere oder seltener zwei Nieren nachweisbar. Das Urogramm macht die beiden meist verschmolzenen Hohlsysteme sichtbar und stellt die Rückkehr des Ureters zur orthotopen Mündung dar (Abb. 17).

Alle Formen der Ektopie weisen eine erhöhte Rate von zusätzlichen Fehlbildungen auf: Besonders häufig sind Ureterabgangsstenosen und Dysplasien.

Verschmelzungsnieren sind meist am unteren Pol miteinander verbunden („Hufeisennieren"), Verschmelzungen am oberen Pol sind selten. Sonogramm und Urogramm zeigen die von kraniolateral nach kaudomedial verlaufenden Nierenachsen, außerdem sind die Symptome der Malrotation erkennbar (Abb. 18). Zusätzliche Fehlbildungen treten gehäuft auf. Die wichtigste Komplikation entsteht jedoch durch den atypischen Ureterverlauf. Die Ureteren müssen die Hufeisenniere ventral überkreuzen, woraus eine Harntransportstörung resultieren kann.

Die Kuchenniere stellt eine lumbal oder meist präsakral gelegene Verschmelzungsniere mit singulärem Hohlsystem dar. Sonographisch sind beide Nierenlogen frei, durch die gefüllte Harnblase ist das Nierenparenchym zu erkennen, im Urogramm stellen sich die anatomischen Details dar.

Ektopien und Verschmelzungsnieren sind sonographisch oft zu vermuten oder zu diagnostizieren; eine urographische Untersuchung dient der Darstellung der anatomischen Details des Hohlsystems und der Ureteren.

5.1.2 Einzelniere

Einzelnieren werden überwiegend als Zufallsbefunde während einer Sonographie entdeckt. Die Einzelniere beginnt schon bald nach der Geburt kompensatorisch zu hypertrophieren. Es findet sich eine meist auf ca. 200% vergrößerte Niere bei leerer Nierenloge der Gegenseite. Ist die sonographisch entdeckte Einzelniere nicht vergrößert (Ausnahme: Neugeborene), stellt sich zusätzlich ein pathologischer Befund dar oder besteht eine klinische Symptomatik (z. B. Harnweginfekt), so muß eine weiterführende Diagnostik angeschlossen werden. Bedeutsam ist weiterhin die hohe Koinzidenz von Einzelnieren mit genitalen Fehlbildungen, z. B. Duplikaturen von Uterus und Vagina, Vaginalatresie. Eine sonographische Untersuchung des Genitale ist unbedingt anzuschließen. Klinisch werden diese genitalen Fehlbildungen meist erst während oder nach der Pubertät manifest, wenn Sekretabflußstörungen resultieren.

5.1.3 Hypoplasie

Unter einer Hypoplasie sollte eine numerische Reduktion der Nephrone bei regulärer Funktion jedes einzelnen Nephrons verstanden werden. Das bedeutet, daß die Niere zu klein, jedoch nach Form und Funktion entsprechend ihrer Nierenmasse normal ist. Sonographisch findet sich eine gegenüber der Norm kleinere, normale Nierenechogenität aufweisende Niere von normaler Form und unauffälligem Mittelechokomplex. Das Urogramm ergibt ein zar-

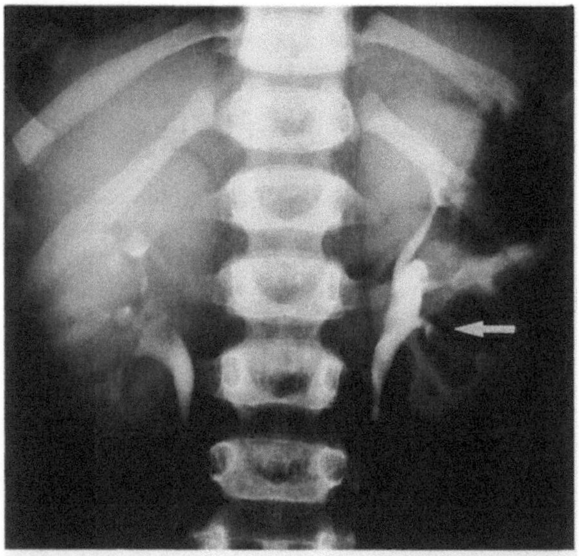

16

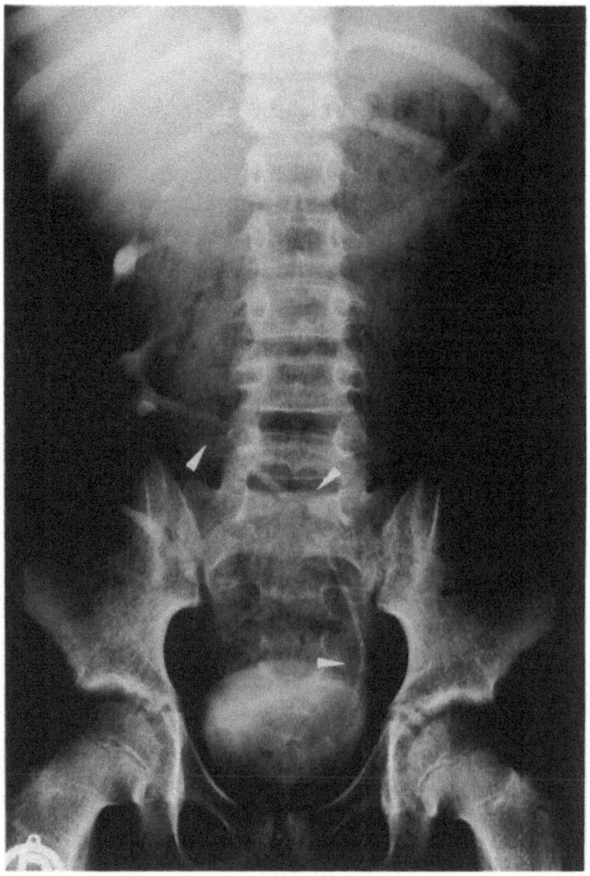

17

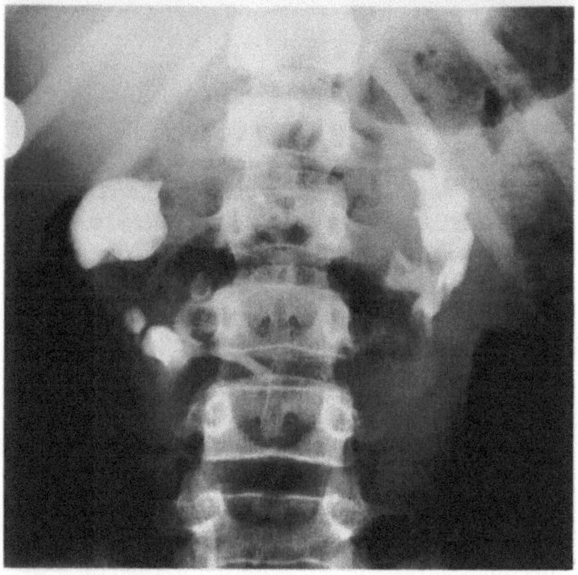

18

Abb. 16. Malrotation der linken Niere. Die untere Kelchgruppe ist medialisiert (*Pfeil*)

Abb. 17. Gekreuzt dystope Niere links. Die linke Nierenloge ist frei. Der Ureter der gekreuzt dystopen überschreitet die Mittellinie und mündet links orthotop (*Pfeilspitzen*)

Abb. 18. Hufeisenniere: medialisierte Kelche und atypisch verlaufende Nierenachsen. Zusätzlich Stenose der oberen Kelchgruppe des rechten Nierenanteils

tes Hohlsystem mit größenentsprechender Ausscheidung und außer der Größenreduktion einen normalen Befund (szintigraphisch läßt sich dieser Befund quantifizieren).

5.1.4 Ask-Upmark-Niere, Oligomeganephronie

Ask-Upmark-Niere und Oligomeganephronie sollten nicht zu den Hypoplasien gezählt werden. Die Ask-Upmark-Niere ist ätiologisch noch nicht eindeutig zugeordnet (angeboren? erworben durch Refluxnephropathie?) und zeigt eine ein- oder beidseitige sich meist am oberen Pol manifestierende Kelchdeformierung mit Einziehung der Nierenkontur in diesem Bereich.

Die Diagnose einer Oligomeganephronie läßt sich vermuten, wenn sonographisch kleine Nieren mit angehobener Rindenechogenität im Ausscheidungsurogramm eine Ausscheidungsinsuffizienz für nierengängige KM und eine Reduktion der Anzahl der Kelchgruppen (gelegentlich nur singulär) aufweisen. Sonogramm und Ausscheidungsurogramm können jedoch auch unauffällig sein.

5.1.5 Dysplastische Nierenveränderungen

Die Nierendysplasie umfaßt ein großes Spektrum z. T. zystischer und z. T. solider Nierenveränderungen, so daß ein sehr vielfältiges sonographisches und röntgenologisches Bild entsteht. In vielen Fällen wird erst die Histologie die endgültige Zuordnung ergeben (z. B. hypoplastisch-dysplastische Nierenveränderungen).

Da die Sonographie heute für die Diagnose und die Differentialdiagnose die führende Untersuchung geworden ist, erscheint es sinnvoll, abweichend von der Potterschen Klassifikation, die zystischen Nierenveränderungen nach HAYDEN [19] zu unterteilen. Tabelle 5 stellt diese Klassifikation dar.

5.1.5.1 Polyzystische Nieren

Die infantile polyzystische Nierendegeneration tritt stets beidseits auf. Sonographisch sind die Nieren vergrößert, die Echogenität in allen Arealen angehoben. Subkapsulär läßt sich oft ein echoärmeres Areal darstellen (komprimierte Rinde?), und zentral findet sich oft ebenfalls ein echoärmerer Bezirk (Pyramiden?). Insgesamt ergibt sich jedoch ein sehr wechselhaftes Bild, das zwischen diesen beiden echoärmeren Arealen gut als Salz- und Pfefferstruktur beschrieben wird (zahlreiche Grenzflächen zwischen den dilatierten Tubuli und dem veränderten Parenchym) (Abb. 19). Das Ausscheidungsurogramm sollte nicht mehr durchgeführt werden. Es stellte die stark vergrößerten, eine erhebliche Ausscheidungsverzögerung und Insuffizienz aufweisenden Nieren mit radiärer Kontrastierung (dilatierte Tubuli) dar (Abb. 20). Leberfibrose und Erweiterung der kleinen Gallengänge sind assoziiert. Die Prognose ist schlecht. Die juvenile polyzystische Nierendegeneration entspricht der infantilen Form, jedoch können klinisch sowohl die Nieren- als auch die Leberveränderungen führend sein.

Die adulte Form der polyzystischen Nierendegeneration wird meist im 3.–5. Dezenium klinisch manifest, jedoch wird heute – besonders durch Familienuntersuchungen – die Diagnose sonographisch oft schon in der Kindheit gestellt. Klinisch sind Hämaturie, Hypertonus und später eine progrediente Niereninsuffizienz führend. Sonographisch sind beide Nieren, meist seitendifferent, vergrößert. Die unterschiedlich großen echofreien Zysten verlagern das Nierenparenchym und verursachen eine höckerige Oberfläche (Abb. 21a, b). Mit zunehmender Größe der Zysten reduziert sich durch Druckatrophie das Parenchym. Obwohl der sonographische Befund einer der beiden Formen der polyzystischen Nierendegeneration oft gut zuzuordnen ist, kann die Differenzierung nicht nach dem sonographischen Bild erfolgen. Familienuntersuchungen sind in jedem Falle obligat. Die sonographischen Untersuchungen müssen in größeren Abständen wiederholt werden, da der Nierenbefund in der Kindheit auch bei Erkrankten normal sein kann.

Tabelle 5. Klassifikation der zystischen Nierenerkrankungen

A. Polyzystische Nieren
   1. Infantiler Typ
   2. Juveniler Typ
   3. Adulter Typ
B. Multizystische Nieren
   1. Multizystisch-dysplastische Nieren
   2. Multilokuläre Zysten (benignes zystisches Nephrom, zystischer Wilms-Tumor, polyzystisches Nephrom)
C. Medulläre Zysten
   1. Markschwammniere
   2. Juvenile Nephronophthisis
D. Solitäre Zysten
   1. Einfache Zysten
   2. Kelchzysten, Kelchdivertikel
E. Kortikale Zysten
   1. Conradische Erkrankung, Zellweger-Syndrom, Trisomie, Turner
   2. Tuberöse Sklerose
   3. Kleine kortikale Zysten bei obstruktiven Harnwegeerkrankungen

5.1.5.2 Multizystische Nieren

Die multizystisch-dysplastische Niere stellt den häufigsten Befund eines Tumors in der Nierenloge bei Neugeborenen dar. In der Regel einseitig, weist diese Erkrankung jedoch eine Reihe von assoziierten Erkrankungen der kontralateralen Niere auf. So sind z. B. subpelvine Stenosen der anderen Niere häufiger als im Normalkollektiv. Die Ursache der multizystisch-dysplastischen Nierendegeneration ist eine komplette ureterale Obstruktion in der 8.–10. Schwangerschaftswoche. Bei später einsetzendem Verschluß des Ureters entstehen Formen der multizystisch-dysplastischen Niere mit atypischen morphologischen Veränderungen, die immer mehr einer schweren subpelvinen Stenose entsprechen. Diese Sequenz erklärt die Variationen des sonographischen und des urographischen Bildes und erklärt auch, warum in einigen Fällen die sonographische und die urographische Differenzierung zwischen multizystisch-dysplastischer Niere und schwerer subpelviner Stenose nicht möglich sein kann. Meist ist eine Differenzierung jedoch möglich.

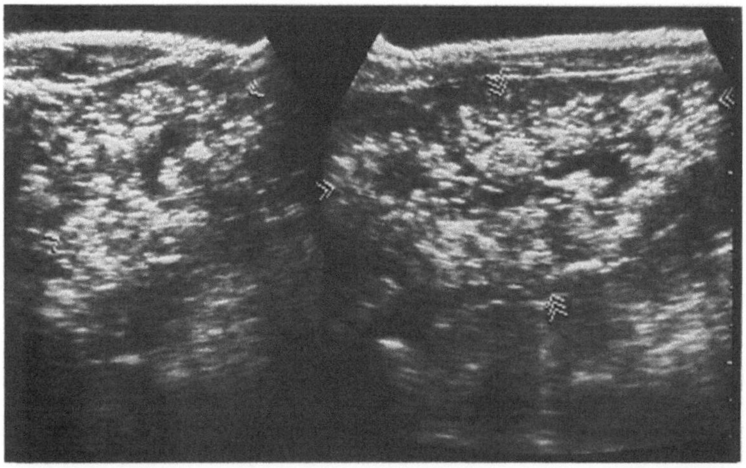

Abb. 19. Polyzystische Nieren, rezessiver Typ: erheblich vergrößerte Nieren, echoarme Rindenareale, ausgeprägte Echogenitätserhöhung im Bereich der Papillen (Sammelrohre). (Befund histologisch gesichert)

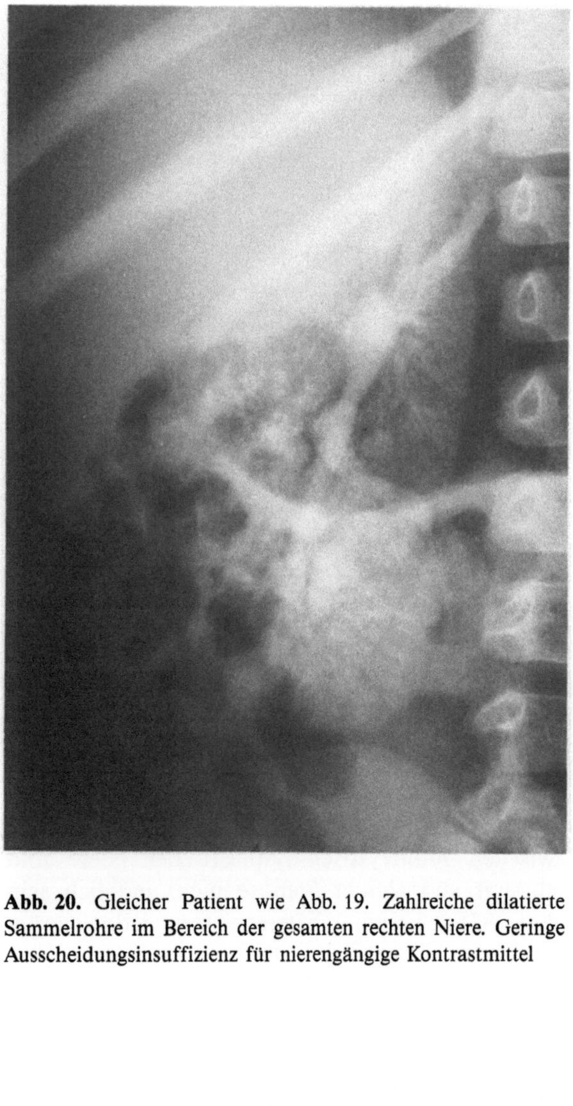

Abb. 20. Gleicher Patient wie Abb. 19. Zahlreiche dilatierte Sammelrohre im Bereich der gesamten rechten Niere. Geringe Ausscheidungsinsuffizienz für nierengängige Kontrastmittel

Die multizystisch-dysplastische Niere ist im Sonogramm durch mehrere echofreie, durch Septen getrennte Bezirke unterschiedlicher Größe gekennzeichnet. Die meist zarten Septen trennen die Zysten vollständig voneinander, eine größere zentrale Zyste ist nicht erkennbar (im Gegensatz zur typischen subpelvinen Stenose). Regulär echogenes Parenchym ist nicht nachweisbar, hiläre Strukturen nicht zu erkennen Die multizystisch-dysplastische Niere ist meist vergrößert (Abb. 22a, b). Die Ausscheidungsurographie ist weitestgehend durch die Szintigraphie (keine bis maximal 15% Funktion) ersetzt. Im Ausscheidungsurogramm entsteht oft ein typisches „septation-sign" (Abb. 23). Das Kontrastmittel durchflutet die Septen und eventuelles dysplastisches Gewebe und kontrastiert diese Bereiche gegen die flüssigkeitsgefüllten Zysten. Diese septenartige Kontrastierung ist regellos im Gegensatz zur schweren subpelvinen Stenose, bei der eine halbmondförmige Randkontrastierung („crescent sign") nachweisbar ist. Multizystisch-dysplastische Veränderungen können auch einen Doppelnierenanteil oder eine ektope Niere betreffen.

Intrauterine Sonographie und frühe postpartale Sonographie führen heute meist zu einer sehr frühen Diagnose der multizystisch-dysplastischen Niere. Da insgesamt im 1. Lebensjahr eine hohe Spontanremissionsrate nachgewiesen ist (Abb. 22a, b), kann in vielen Fällen eine konservative Therapie versucht werden. Nach wie vor sind folgende Operationsindikationen gegeben: Verdacht auf zystischen Wilms-Tumor (größerer Anteil solider Strukturen), multizystisch-dysplastische Niere als Raumforderung mit klinischer Symptomatik wirksam und Hypertonus. Außerdem gilt als Nephrektomie-Indikation eine persistierend große multizystisch-dysplastische Niere bzw. eine Größenzunahme.

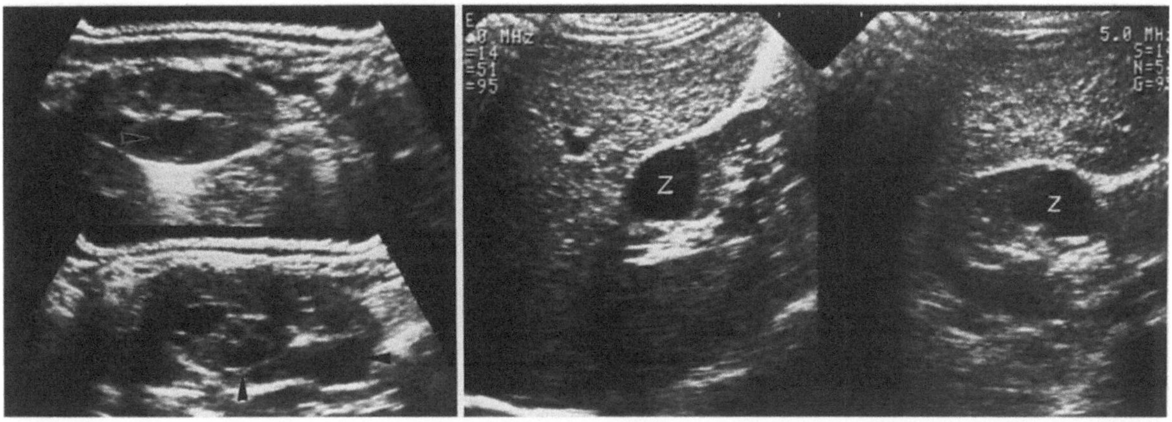

a b

Abb. 21. a 3 Monate alter, männlicher Säugling: zahlreiche Zysten (einige sind mit *Pfeilspitzen* markiert) im Bereich beider Nieren – oben rechte Niere, unten linke Niere. **b** Die Familienuntersuchung ergab bei der Mutter zahlreiche größere Zysten im Bereich beider Nieren. Eine Zyste in der rechten Niere (*Z*) ist dargestellt. Diagnose: Polyzystische Nierendegeneration, dominanter Typ

Spektrum entsprechend groß. Im Sonogramm sind die Zysten gut abzugrenzen, die Umgebung besteht aus solidem Gewebe, z. T. mit Nierenechogenität. Echogene Septen durchziehen die nicht miteinander kommunizierenden Zysten. Die Computertomographie stellt den nächsten Schritt der Bildgebung dar.

5.1.5.3 Multilokuläre Zysten

Unter dem Begriff *„multilokuläre Zysten"* werden ausschließlich nach ihrer sonographischen Beschreibung zahlreiche zystische Nierenerkrankungen summiert. Die Vielfalt der pathologisch-anatomischen Veränderungen mit unterschiedlicher Relation von Zysten, pathologischem solidem Gewebe und restlichem normalen Parenchym ergibt ein buntes sonographisches Bild.

Die Diagnose muß in jedem Zweifelsfalle histologisch gesichert werden und beinhaltet z. B. das benigne zystische Nephrom. Durch die Vielfalt der Veränderungen ist das differentialdiagnostische

5.1.5.4 Markzysten

Medulläre Zysten finden sich bei der Markschwammniere und bei der Nephronophthisis. Während die Markschwammniere anfangs nicht zu Funktionseinschränkungen führt, wird die Nephronophthisis früh durch eine Niereninsuffizienz auffällig.

Sonographisch kann die Markschwammniere zu einer Echogenitätserhöhung der Pyramiden (Kalziumeinlagerung) führen; oft ist das Ergebnis der Sonographie jedoch normal. Röntgenologisch überwiegt in der Kindheit der Normalbefund; erweiterte Sammelrohre mit sehr deutlicher Kontrastierung

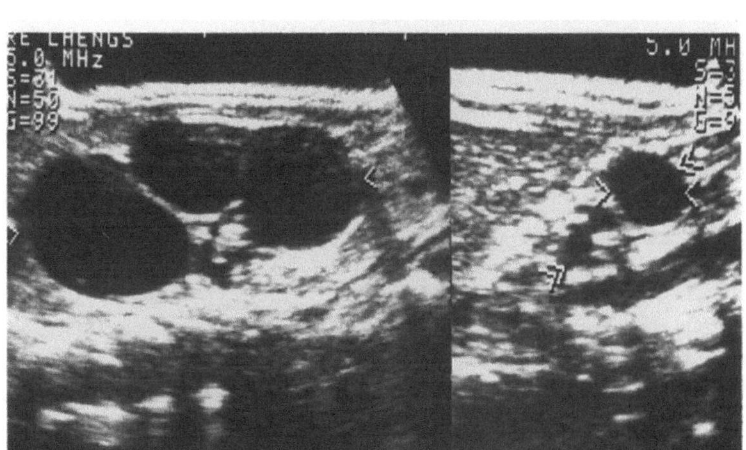

Abb. 22. a Neugeborenes, multizystisch-dysplastische Niere rechts: Zahlreiche, nicht miteinander in Verbindung stehende, echofreie Hohlräume bei insgesamt vergrößerter Niere. Zentral findet sich kein zystischer, größerer Hohlraum. **b** Nach 6 Monaten hat sich die multizystische Niere bis auf 4,7 ml verkleinert. Klinisch weiterhin gesundes Kind

a b

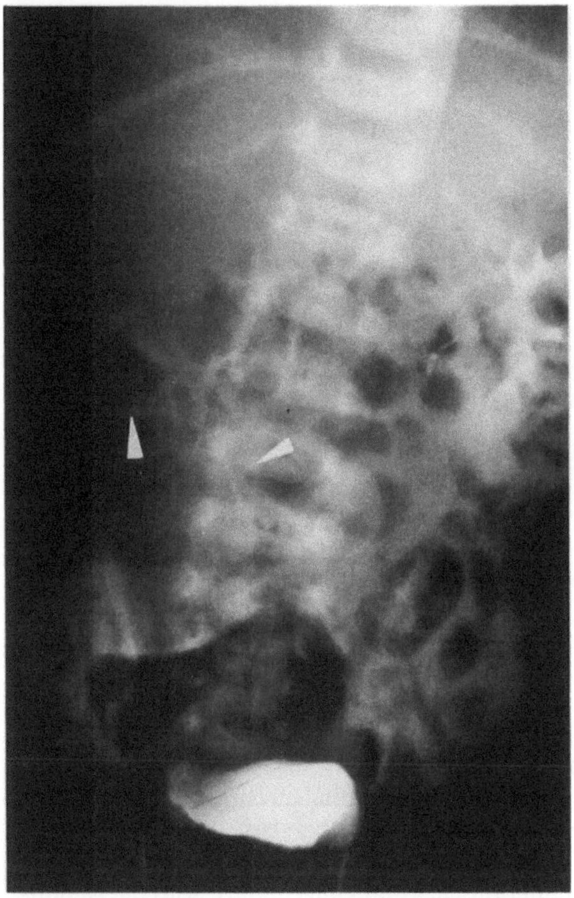

Abb. 23. Gleiches Kind wie Abb. 22: Kontrastierung sehr feiner, unregelmäßig angeordneter Septen (*Pfeilmarkierung* eines Septums) bei insgesamt vergrößerter Niere. Keine Kontrastmittelausscheidung. Die Ausscheidungsurographie wurde wegen der kontralateralen Nieren durchgeführt, da sonographisch Verdacht auf eine subpelvine Stenose bestand

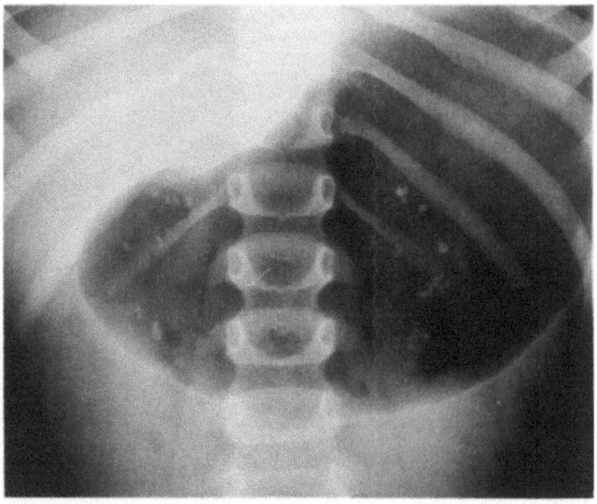

Abb. 24. 7 Jahre altes Mädchen mit zahlreichen papillären Verkalkungen: Markschwammniere. Nach Kontrastmittelgabe: Dilatation der Sammelrohre

der Papillen und sogar Verkalkungen in diesen dilatierten Sammelrohren sind möglich (Abb. 24).

Die juvenile Nephronophthisis ist sonographisch durch kleine oder zu kleine Nieren mit schlechter Differenzierung zwischen Rinde und Mark gekennzeichnet. Die Echogenität ist insgesamt erhöht, kleine medulläre oder kortikomedulläre Zysten sind beschrieben.

5.1.5.5 Solitäre Zysten

Solitäre Zysten (auch 2 oder 3) sind im Sonogramm als sehr scharf abgegrenzte echofreie Areale bei sonst normalem Nierenbefund zu erkennen. Das Ausscheidungsurogramm wird nur durchgeführt, wenn Abgrenzungschwierigkeiten zur Harntransportstörung bestehen. Es fehlt im Bereich der Zysten der nephrographische Effekt, Kontrastmittel wird in die Zysten nicht ausgeschieden. Rindensporne, Verlagerungen des Hohlsystems und Vorwölbungen der Nierenkontur vervollständigen das Bild (Abb. 25).

5.2 Fehlbildungen des Nierenhohlsystems und des Ureters

5.2.1 Kelchdivertikel und Megakalykosis

Kelchdivertikel und Megakalykosis haben nur eine geringe klinische Bedeutung. Beide Befunde werden meist als Zufallsbefund erhoben; gelegentlich kann eine Infektion oder eine Konkrementbildung in einem Divertikel klinische Symptome hervorrufen. Die Megakalykosis weist eine erhöhte Zahl von Kelchen und flache Papillen auf, das Hohlsystem ist etwas weit und das Mark diskret verschmälert. Sonographisch ist das Mittelecho gering aufgeweitet, und diese Aufweitung setzt sich bis in die Kelche fort, so daß der Befund einer diskreten Harntransportstörung, der sich dann aber im Urogramm nicht bestätigt, resultieren kann. Infektion, Konkrementbildung und Hämaturie sind seltene Komplikationen der Megakalykosis.

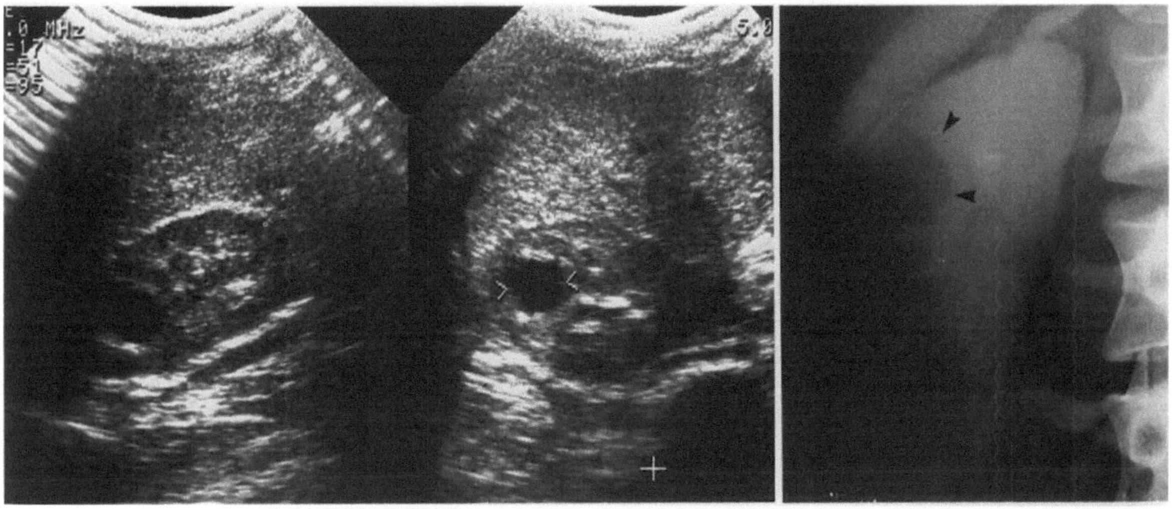

a b

Abb. 25 a, b. 13 Jahre altes Mädchen. **a** Sonographie der rechten Niere: zystischer Hohlraum. **b** Ausscheidungsurogramm: Während der nephrographischen Phase Darstellung der Nierenzyste rechts (*Pfeilspitzen*)

5.2.2 Kelchhalsstenosen

Kelchhalsstenosen können zu Harnweginfekten und sogar im obstruierten Kelch zu einer Eiteransammlung führen.

5.2.3 Ureterabgangsstenosen

Ureterabgangsstenosen (Synonym: subpelvine Stenose) sind meist angeboren (durch echte Stenose, Überkreuzung eines orthotopen oder eines aberrierenden Gefäßes, Stränge, Wandstrukturstörungen u. a.), können jedoch auch als Folge einer Entzündung oder eines Refluxes entstehen. In beiden Fällen sind Klinik und Befund der bildgebenden Diagnostik identisch. Die zunehmende Aufweitung des Nierenhohlsystems führt zur Druckatrophie des Nierenparenchyms, und im Extremfall entsteht eine hydronephrotische Sackniere ohne Funktion mit einer sehr dünnen bindegewebigen Kapsel. Die Sonographie demonstriert diesen morphologischen Zustand und stellt je nach Ausmaß und Dauer der Obstruktion eine Dilatation des Mittelechokomplexes dar. Dieser echofreie Raum setzt sich in die Kelchhälse und die Kelche fort. Die Niere ist insgesamt vergrößert, der Parenchymsaum reduziert (s. Abb. 1). Die Urographie entspricht diesem Befund. Die Leeraufnahme ergibt je nach Größe der Niere eine Raumforderung mit Verdrängung der Darmluft. Das dilatierte Hohlsystem kontrastiert sich verzögert, erst Spätaufnahmen demonstrieren die Nierenleistung. Das Parenchym ist verschmälert, die Papillen sind flach (Abb. 26 a). Langfristig bestehende subpelvine Stenosen lassen, wie auch andere ausgeprägte Harntransportstörungen, das sogenannte „crescent sign“ erkennen. Während der nephrographischen Phase des Restparenchyms entsteht gegenüber dem nichtkontrastierten Urin im Hohlsystem eine halbmondförmige Randkontrastierung. Dieser Befund der chronischen Harntransportstörung steht im Gegensatz zur akuten Harntransportstörung. Z. B. durch einen Steinverschluß steigt der Druck im Nierenhohlsystem plötzlich an und die „vis a tergo“ des Filtrationsdruckes reicht nicht mehr zur Hohlsystemkontrastierung, während das Kontrastmittel in den tubulären Strukturen sistiert. Diese „weiße Niere“ kann über einige Tage persistieren (Abb. 26 b). Sonographisch ist die Niere nur wenig vergrößert, das Hohlsystem gering dilatiert.

Die schwerste Form der chronischen Harntransportstörung führt zur „stummen Niere“ (kein nephrographischer Effekt und keine Kontrastmittelausscheidung ins Hohlsystem). Durch die Sonographie ist die Differenzierung einer „stummen Niere“ (Harntransportstörung? Tumor? Agenesie? u. a.) meist leicht möglich.

Gering ausgeprägte subpelvine Stenosen sind gelegentlich nicht von einem ampullären Hohlsystem zu trennen. Die Differenzierung wird mit einer Diureseuntersuchung durchgeführt. Die Diuresesonographie hat sich der Diureseurographie gegenüber als gleichwertig erwiesen [39]. Die Szintigraphie er-

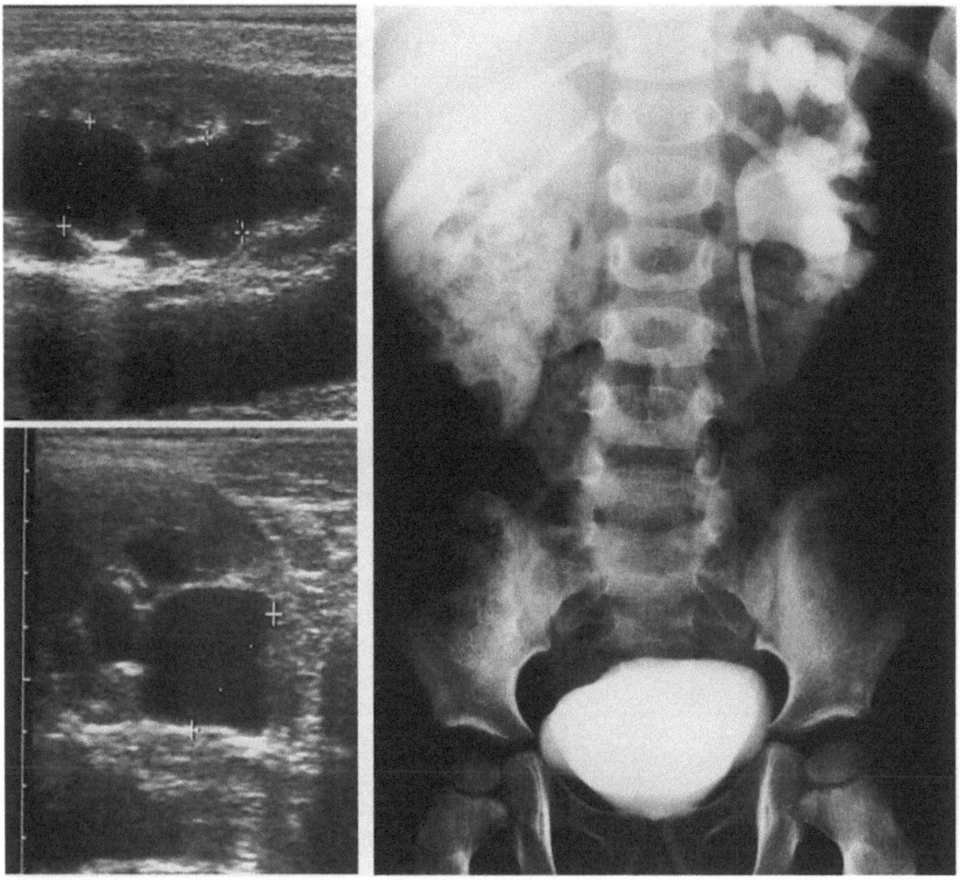

a b

Abb. 26. a Subpelvine Stenose mit Dilatation des Nierenbeckens. **b** 12 Monate später postoperativ guter Abfluß links bei persistierender Deformierung der Papillen. Rechts hat sich eine akute Harntransportstörung zur geringen, vorbestehenden subpelvinen Stenose aufgepfropft: Weiße Niere. Auch nach 12 Std. keine Ausscheidung ins Hohlsystem

gibt gleichzeitig exakte Aussagen zur Nierenfunktion. Für die Diureseurographie werden nach Darstellung des Kalibersprunges am Ureterabgang 0,5 mg Lasix/kg KG i.v. injiziert. Aufnahmen nach 5 und 10 min stellen bei einer subpelvinen Stenose eine zunehmende Dilatation und/oder eine verzögerte Kontrastmittelausscheidung dar. Aufnahmen nach 15 min erscheinen uns gelegentlich zu spät, da diskrete Befunde schon nicht mehr erkennbar sein können. Beim ampullären Hohlsystem findet sich nur eine diskrete seitengleiche Dilatation durch den Diureseeffekt des Kontrastmittels bei seitengleicher Ausscheidung. Ohne Frage bleiben auch nach einer Belastungsuntersuchung einige Befunde unklar. Diese müssen, ebenso wie die geringen, nicht therapiepflichtigen subpelvinen Stenosen regelmäßig kontrolliert werden, da sowohl langsame wie auch akute Dekompensationen auftreten können (Abb. 27 a, b)

5.2.4 Ureterklappen

Ureterklappen sind sehr selten und werden gelegentlich lange übersehen. Sonographisch findet sich meist eine wenig ausgeprägte Harntransportstörung, der wenig dilatierte proximale Ureter kann darstellbar sein. Die Abflußaufnahme des Ausscheidungsurogramms führt dann zur Vermutungsdiagnose.

5.2.5 Terminale Ureterstenosen

Terminale Ureterstenosen (z. B. echte Stenose, z. B. anganglionäres terminales Segment) stellen sich sonographisch durch eine Dilatation des Nierenhohlsystems, eine Nierenvergrößerung und eine Parenchymreduktion dar. Alle Befunde sind im Vergleich zur subpelvinen Stenose meist etwas geringer ausgeprägt (größeres prästenotisches Reservoir?). Der Kalibersprung im terminalen Ureter kann bei gut gefüllter Harnblase darstellbar sein. Im Urogramm ist die definitive Diagnose erst auf der Spätaufnahme zu erheben (Abb. 28). Eine Spätaufnahme mit entleerter Blase sollte unbedingt durchgeführt werden, da damit einerseits eine Aussage zum Megaureter (refluxiv? obstruktiv?) gemacht werden kann und andererseits sich der Kalibersprung deutlicher und überlagerungsfrei darstellt. Mäßig ausgeprägte terminale Ureterstenosen zeigen bei Säuglingen und Kleinkindern eine überraschend häufige spontane Rückbildung.

5.2.6 *Doppelbildungen*

Duplikaturen des Nierenbeckens und des Ureters (bifidus oder duplex) sind die häufigsten Fehlbildungen des urologischen Traktes. Im Falle einer Doppelniere mit Ureter duplex drainiert der kaudal mündende Ureter den kranialen Anteil der Doppelniere und der kranial mündende Ureter den kaudalen Anteil der Doppelniere (Weigert-Meyersche Regel). Die meisten Doppelbildungen sind ohne klinische Bedeutung, jedoch sind sie nicht selten mit zusätzlichen Fehlbildungen assoziiert: z. B. Reflux (meist in den unteren Anteil der Doppelniere), ektope Mündung mit und ohne Ureterozele (Abb. 29a–d), subpelvine Stenose (meist im unteren Anteil). Die Bedeutung eines Jo-Jo-Phänomens beim Ureter bifidus ist noch nicht geklärt. Unter Durchleuchtung läßt sich in diesen Fällen ein ureteroureteraler Reflux mit Dilatation des kranialen Hohlsystemanteils nachweisen. Triplikationen und stärkere Aufteilungen sind selten.

Im Sonogramm sind Doppelnieren oft länger als normal, ohne daß eine Zunahme der Breite oder

Abb. 27. a 14 Monate altes Mädchen: Sonographischer Zufallsbefund einer subpelvinen Stenose beidseits, noch kompensiert. **b** 6 Monate später treten Flankenschmerzen links auf: sonographisch und urographisch Befund einer dekompensierten, subpelvinen Stenose links

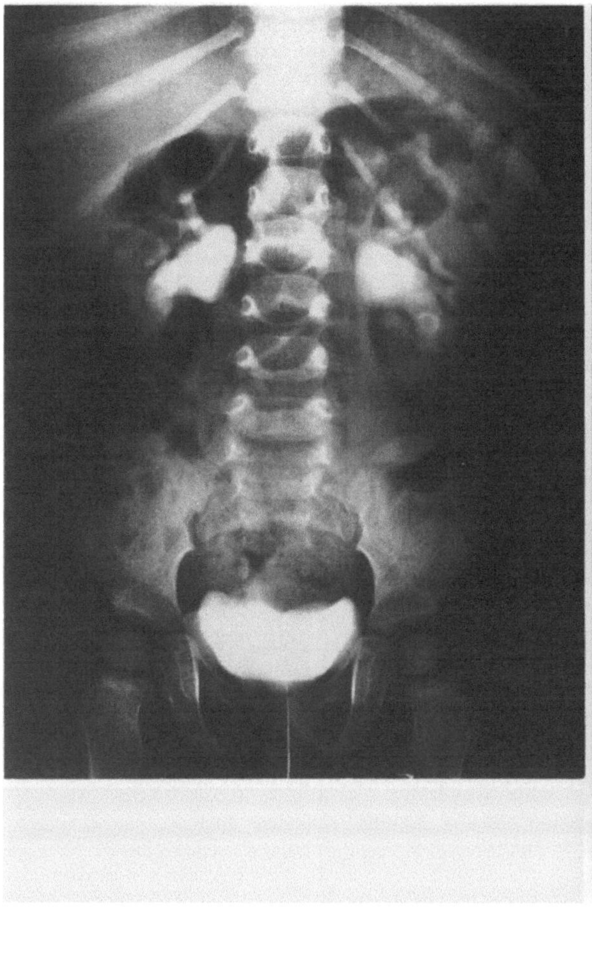

a

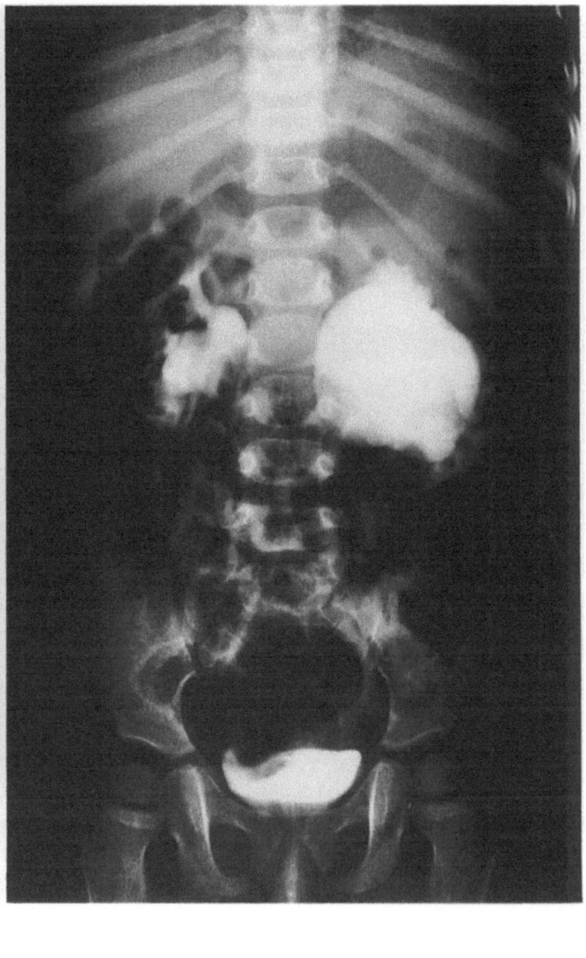

b

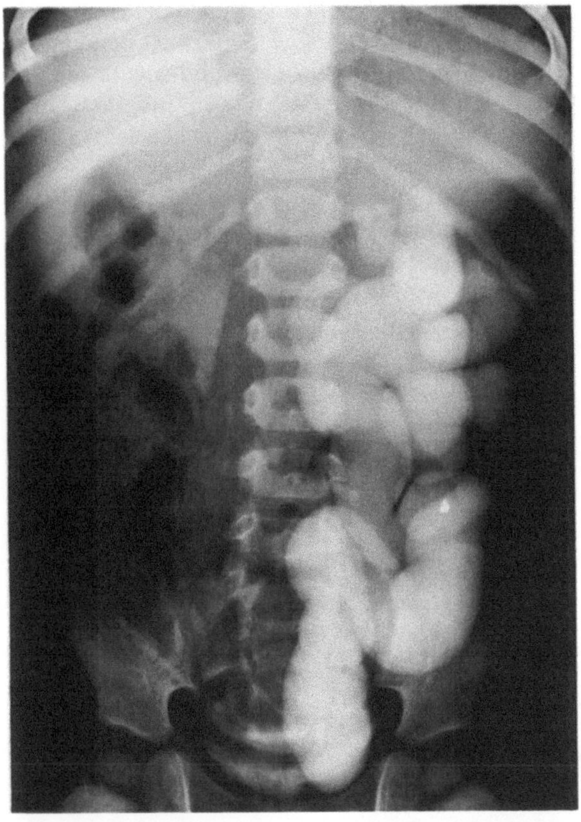

Abb. 28. 12 Monate alter Junge: terminale Ureterstenose links. Bei entleerter Blase fließt der Urin aus dem Megaureter und aus dem dilatierten Hohlsystem links nicht ab. Nebenbefund: dysplastische rechte Niere

der Tiefe zu verzeichnen wäre (Versuch der Differenzierung gegenüber echten Nierenvergrößerungen). Die Doppelung des Hohlsystems und die dazwischen gelegene Parenchymbrücke müssen im Längsschnitt und im Querschnitt nachweisbar sein, bevor die Verdachtsdiagnose gestellt werden darf. Die Bedeutung dieser Verdachtsdiagnose ist gering, da eine weiterführende bildgebende Diagnostik bei im übrigen normalem sonographischem Befund ausschließlich von der Klinik und den Laborwerten abhängt. Im Urogramm läßt sich der Zusammenfluß (Confluens) nicht immer darstellen bzw. Überkreuzungen der Ureteren täuschen einen Zusammenfluß vor.

5.2.7 Ektope Uretermündung

Ektope Uretermündungen können superiorlateral oder inferiormedial des normalen Ostiums liegen.

Abb. 29. a 2 Monate alter Säugling: Sonographie zur Bestätigung einer hypertrophischen Pylorusstenose. Urologischer Zufallsbefund. Die rechte Niere ist deutlich vergrößert. Die obere Hälfte der rechten Niere zeigt zahlreiche echofreie Hohlräume, die miteinander kommunizieren, der Parenchymsaum ist schmal. Die untere Hälfte der Niere läßt reguläre Echogenität und Textur einer Niere erkennen (*Pfeilspitzen*). **b** Bei wenig gefüllter Harnblase läßt sich eine echofreie, tubuläre Struktur im Längsschnitt erkennen, die einem Megaureter entspricht (*Pfeilspitzen*). **c** Ausscheidungsurogramm: 1 Std. p.i.: Doppelniere links mit gutem Abfluß, Doppelniere rechts mit Obstruktion des oberen Anteils. **d** 3 1/2 Std.-Aufnahme: Megaureter, der den oberen Anteil der Doppelniere rechts drainiert. Diagnose: Doppelniere links mit gutem Abfluß, Doppelniere rechts mit Ureter duplex und terminaler Ureterstenose des oberen Anteils ▽

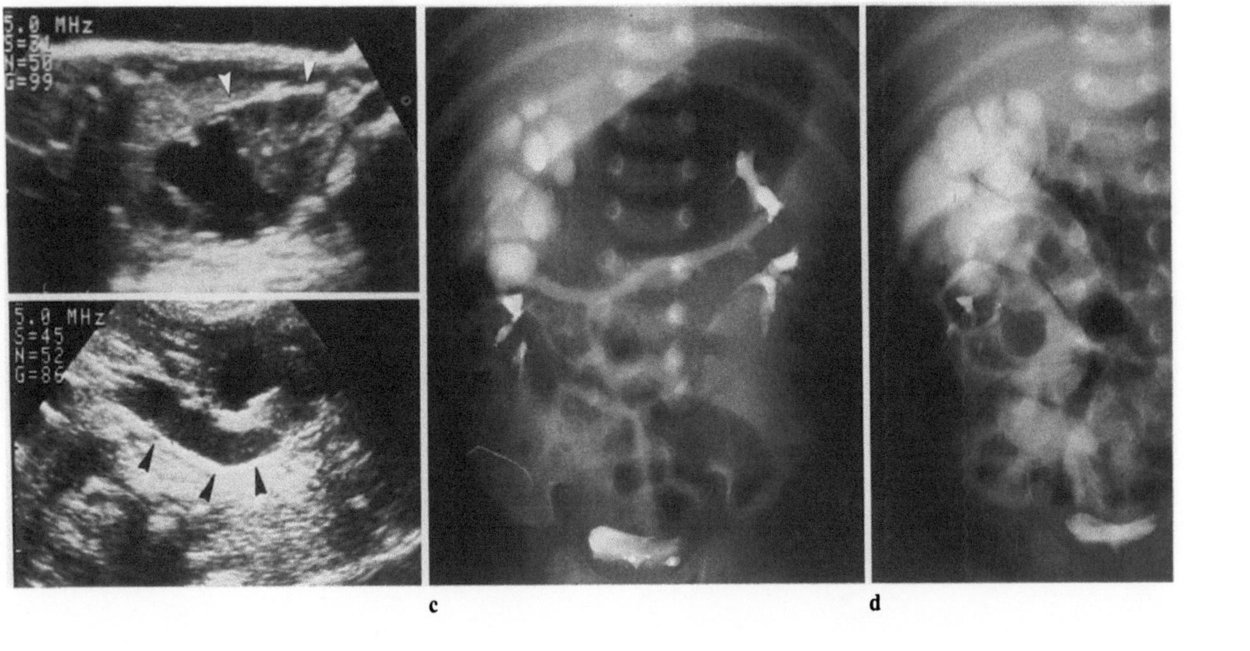

a b c d

Zur letzten Gruppe gehören auch die extravesikalen ektopen Mündungen. Urethra, Vagina, Ductus deferens und extrem selten das Rektum können ektop mündende Ureteren aufweisen. Im Falle einer Doppelbildung gilt auch hier die Wegert-Meyersche Regel. Ektop mündende Ureteren sind oft refluxiv, da das Ostium nicht kompetent konstruiert ist. Sonographisch kann der ektope Ureter nur erkannt werden, wenn er dilatiert ist (obstruktiv oder refluxiv) oder wenn er in einer Ureterozele mündet. Im Falle des obstruktiven Megaureters sind die Zeichen der Harntransportstörung (große Niere mit Dilatation des Hohlsystems und Megaureter) nachweisbar. Mittels Urogramm wird die exakte Mündung des Ureters bestimmt (Abb. 30). Liegt eine Doppelniere vor, so kann der ektop mündende Megaureter durch Kompression des orthotop mündenden Ureters an der Überkreuzungsstelle zu einer Obstruktion des letzteren führen.

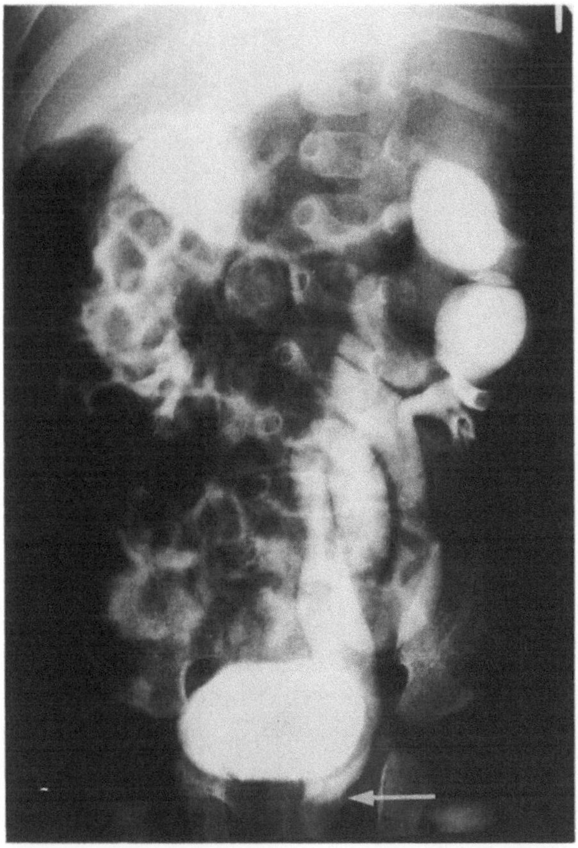

Abb. 30. 6 Monate alter Säugling: Doppelnieren beidseits mit Ureter duplex beidseits. Harntransportstörung in beiden oberen Anteilen. Links ist der ektop mündende Megaureter, der den oberen Anteil der Doppelniere drainiert (*Pfeil*), eindeutig zu erkennen

Mündet der ektope Ureter in einer Ureterozele (Abschn. 5.2.8), so ist sonographisch dieser echofreie zystische Zelenbereich zu erkennen. Da sich die Ureterozelen entleeren und wieder auffüllen können, kann dieser Befund variabel sein. Urographisch sind bei funktionierendem Nierenparenchym Hohlsystem, Ureter und Ureterozele direkt darzustellen, bei infunktionellem Anteil der Doppelniere muß nach indirekten Zeichen (fehlende Kelchgruppe, „Pseudoachskippung" der Niere, Verlagerung und evtl. Kompression des orthotop mündenden Ureters) gesucht werden. Alle morphologisch notwendigen Informationen sind jedoch sonographisch zu erheben. In Zweifelsfällen klärt die Magnetresonanztomographie die anatomische Situation.

Nicht obstruierte, einen infunktionellen Nierenanteil drainierende ektop mündende Ureteren sind mittels bildgebender Diagnostik sehr schwer zu identifizieren. Gelegentlich stellen sie sich bei einer Refluxprüfung dar. Leitsymptom sind der Harnweginfekt und bei extravesikaler Mündung das Harnträufeln.

5.2.8 Ureterozele

Es werden zwei Formen der Ureterozele unterschieden.

Die orthotope Ureterozele drainiert ein singuläres Hohlsystem, der Ureter mündet orthotop (da klinische Symptome oft erst später auftreten, wird diese Form auch adulte Ureterozele genannt). Die ektope Form der Ureterozele drainiert in der Regel den kranialen Anteil eines doppelten Hohlsystems, das zugehörige Nierenparenchym ist oft dysplastisch. Ektope Ureterozelen können an den gleichen Stellen wie ektope Ureteren münden. Ureterozelen müssen keinesfalls immer obstruktiv wirken (Abb. 31 a–c).

Sonographisch sind die Ureterozele und, falls obstruktiv wirksam, die Zeichen der Harntransportstörung zu erkennen. Der Parenchymsaum ist praktisch immer reduziert, jedoch bei der ektopen Form deutlicher als bei der orthotopen. Große Ureterozelen können die Mündung des ipsilateralen und sogar des kontralateralen Ureters komprimieren und damit auch dort die Zeichen einer Harntransportstörung hervorrufen. Im Urogramm wird die Ureterozele, falls sie intravesikal liegt, anfangs als Kontrastmittelaussparung sichtbar. Scheidet das dazugehörige Nierenparenchym noch Kontrastmittel aus, so füllen sich Hohlsystem, Ureter und Uretero-

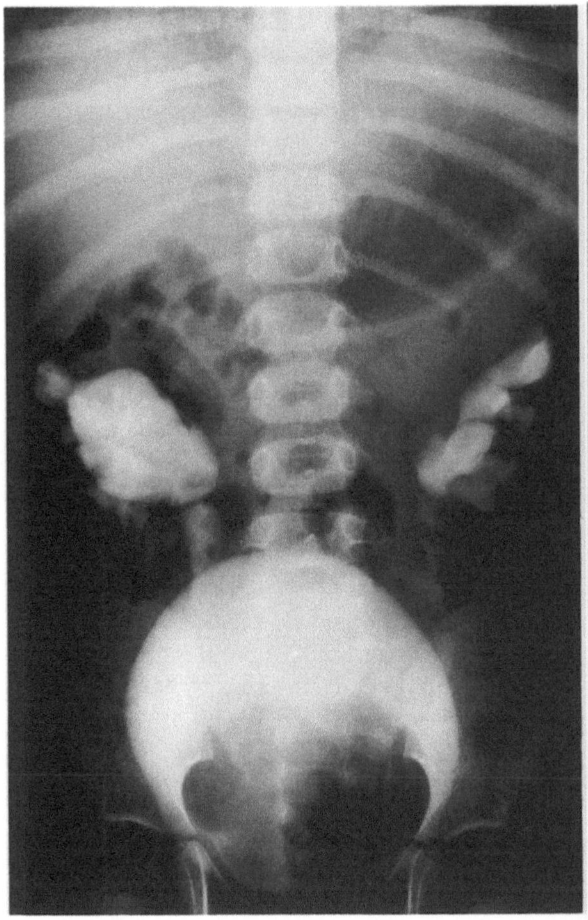

a

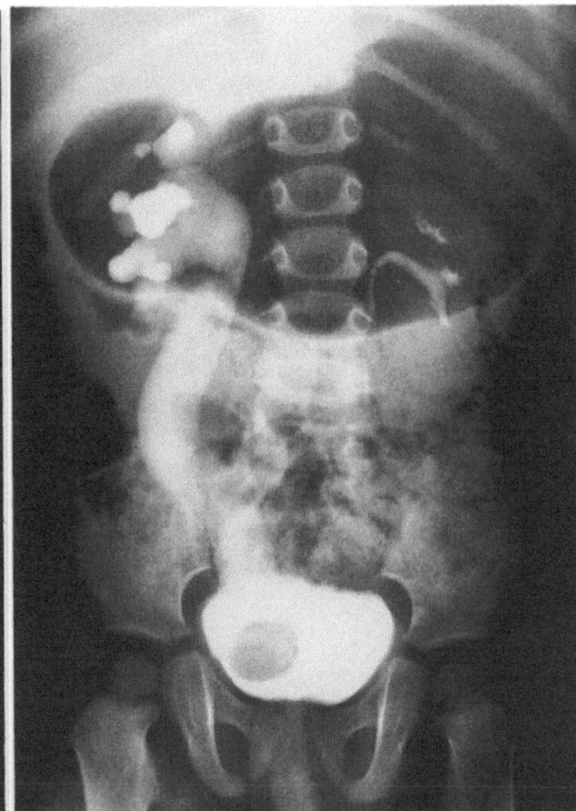

b

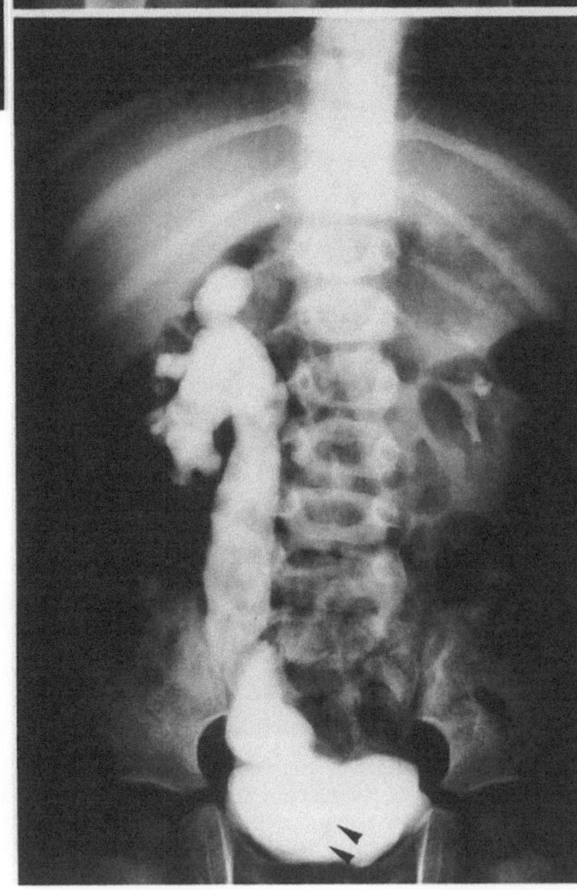

c

Abb. 31. a Bilaterale Ureterozele vom ektopen Typ: Pseudoachskippung beider Nieren. Stumme obere Anteile der Doppelnieren und nichtkontrastierte Ureterozelen im Bereich des Blasenbodens. **b** Orthotope Form der Ureterozele: 15 min p.i. dilatiertes Hohlsystem und dilatierter Ureter bei Kontrastmittelaussparung im Bereich der Harnblase. **c** Gleicher Patient wie b: 60 min p.i. Kontrastierung der Zele. Die Zelenwand ist erkennbar (*Pfeilspitzen*) zele mit Kontrastmittel und sind auf den Spätaufnahmen kontrastiert. Insgesamt scheiden die orthotopen Zelen besser aus als die ektopen (dysplastisches Nierengewebe, oft ausgeprägtere Obstruktion). Ureterozelen vom ektopen Typ, die einen infunktionellen Nierenanteil drainieren, sind oft durch die indirekten Zeichen zu erkennen: Fehlen der oberen Kelchgruppe, „Pseudoachskippung“, Kompression und Verlagerung des ipsilateralen Ureters. Die Ureterozelen ändern ihren Füllungszustand und ihre Form. Besonders große, ektope intravesikale Ureterozelen können sich vor den Blasenausgang legen oder sogar während der Blasenentleerung sich in die Urethra vorwölben und dadurch zu einer Blasenentleerungsstörung führen. Fast die Hälfte aller Kinder mit einer Ureterozele geben anamnestisch Blasenentleerungsstörungen an. Da andererseits häufig ein Reflux in den ipsilateralen Ureter oder auch in den kontralateralen Ureter besteht, gehört die Miktionszystourethrographie zur Routineuntersuchung bei Ureterozelen. Einen weiteren Grund hierfür stellt die Erkennung des ektop, extravesikal mündenden Ureters durch die Miktionszystourethrographie dar. [32].

5.3 Fehlbildungen der Harnblase

5.3.1 Urachusresiduen

Eine ausbleibende Obliteration des Urachusganges kann zu einer kompletten Fistel zwischen Harnblase und Nabel, zu inkompletten Fisteln zwischen Blase und ventraler Bauchwand bzw. Bauchwand und Nabel oder zu einer Urachuszyste führen. Sonographisch sind die flüssigkeitsgefüllten Urachuszysten gut zu erkennen. (Abb. 32) Ebenso lassen sich die in der Mittellinie zwischen Blasenfundus und Nabel ventral gelegenen Urachusgangresiduen mittels im Nahfeld hochauflösender Ultraschallgeräte eindeutig identifizieren (Abb. 33a, b). Die röntgenologische Gangdarstellung durch Sondierung vom Nabel aus bzw. mittels MCU ist nicht mehr indiziert. Das MCU zeigt gelegentlich eine divertikelartige Verwölbung im Bereich des ehemaligen Urachusgangs bzw. eine unruhige Innenkontur der Blasenwand.

5.3.2 Divertikel

Blasendivertikel sind sonographisch bei subtiler Untersuchung ab ca. 1 cm Größe zu erkennen, auch der Divertikelhals kann dargestellt werden. Röntgenologisch werden sie im Miktionszystourethrogramm dargestellt, gleichzeitig wird die infravesikale Situation abgeklärt.

5.3.3 Megazystis-Megaureteren

Das sog. Megazystis-Megaureter-Syndrom ist wahrscheinlich die Folge eines schweren vesikoureteralen Refluxes. Der ständige Pendelurin zwischen Harnblase und Ureteren und Nierenhohlsystem führt zu einer Volumenbelastung der Harnblase (Pseudorestharn). Eine infravesikale Obstruktion als Ursache der Veränderungen muß ausgeschlossen werden. Sonographisch ist die Blase immer gefüllt, allerdings kann bei Untersuchung während der Miktion eine restharnfreie Blasenentleerung nachgewiesen werden. Die Ureteren sind in wechselndem Ausmaß dilatiert, ebenso das Hohlsystem. Der Parenchymsaum ist beidseits reduziert, die Parenchymechogenität kann angehoben sein (Refluxnephropathie?). Das Miktionszystourethrogramm schließt eine obstruktive Veränderung aus und stellt den massiven Reflux dar; nach der Miktion entleeren sich die Ureteren und die Hohlsysteme schnell in die Harnblase und bilden ein großes Volumen an „Pseudorestharn“.

5.3.4 Megazystis-Mikrokolon

Das Megazystis-Mikrokolon-Syndrom stellt eine seltene Erkrankung Neugeborener dar; ihre Ursache ist bisher unbekannt.

5.4 Infravesikale Obstruktionen

Angeborene infravesikale Obstruktionen (Abb. 34) betreffen praktisch ausschließlich Jungen. Die häufigste angeborene infravesikale Obstruktion ist die Harnröhrenklappe. Sie liegt in der proximalen Harnröhre direkt unterhalb des Colliculus seminalis und sieht röntgenologisch wie eine Venenklappe aus. Harnröhrenmembranen finden sich direkt oberhalb des Beckenbodens. Andere z. T. angeborene z. T. erworbene Harnröhrenengen sind die stenosierende Hypospadie, anteriore Urethraklappen und Strikturen nach Verletzung (auch Katheter). Die sonographischen Symptome sind eine verdickte Blasenwand (über 4 mm bei 50 ml Füllung, über 7 mm bei fast entleerter Blase) (s. Tabelle 1), Rest-

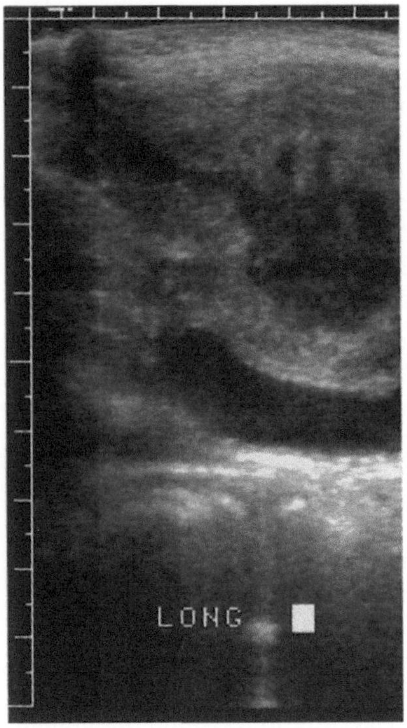

32

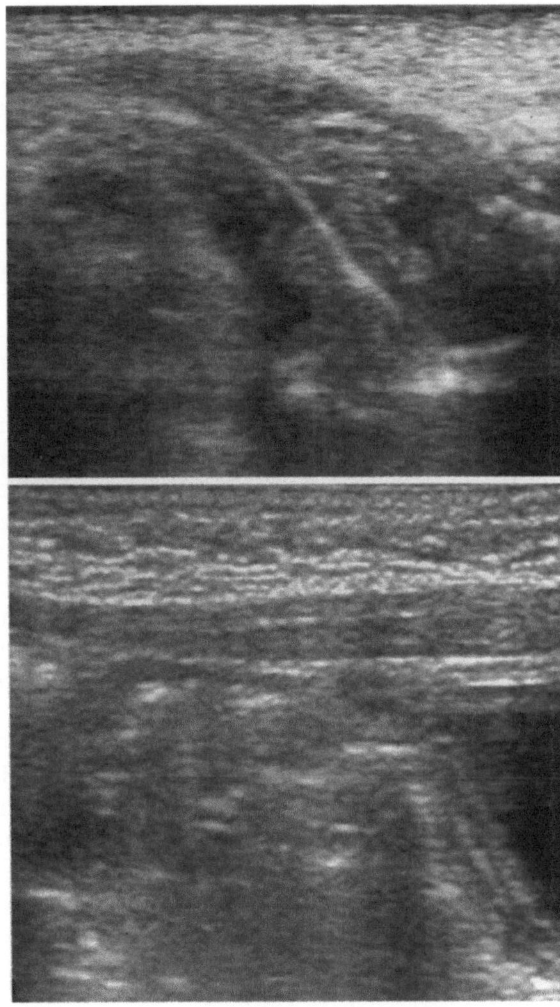

a

33 b

Abb. 32. Infizierte Urachuszyste: Ventral und kranial der nach dorsal verlagerten Harnblase findet sich eine z. T. echofreie, eine unregelmäßige, Wand aufweisende Struktur. Zwischen dieser Struktur und dem Nabel ist ein Gang nachzuweisen. Operationsdiagnose: offener Urachusgang mit infizierter Urachuszyste

Abb. 33. a Tubuläre, unscharf begrenzte Struktur zwischen Nabel und Blasenfundus. Die Klinik sprach für einen infizierten Urachusgang. **b** Nach antibiotischer Therapie vollständige Rückbildung der Entzündungsreaktion. Es stellt sich jetzt nur noch der schmale Urachusrest zwischen Nabel und Harnblasenfundus dar. Sonographisch ließ sich später die vollständige Obliteration nachweisen. Der weitere Verlauf war ohne operativen Eingriff unauffällig

harn und gelegentlich Megaureteren und ein dilatiertes Hohlsystem (refluxiv oder obstruktiv). Ein sicherer Ausschluß einer infravesikalen Obstruktion gelingt nicht. Hierzu ist das Miktionszystourethrogramm unbedingt erforderlich. Hierdurch werden die Lokalisation, Länge und Art sowie das Ausmaß der Obstruktion bestimmt. Die Folgeerscheinungen der Obstruktion: prästenotische Dilatation, Blasenwandverdickung mit Pseudodivertikeln, Restharn, Reflux und reaktive Veränderungen der Sphinkteren können dargestellt werden. Die retrograde Füllung des Ductus deferens stellt ebenfalls ein Zeichen einer infravesikalen Obstruktion dar.

Fehlbildungen der Urethra wie Megalourethra und Urethradivertikel können ebenso obstruktiv wirken, stellen jedoch eine Seltenheit dar.

Erworbene infravesikale Obstruktionen des Mädchens werden ohne Frage zu häufig diagnostiziert, vor allem deshalb, weil aus der Urethraform („Zwiebelform“) zu Unrecht auf eine Meatusstenose geschlossen wird. Diese „Zwiebelform“ entsteht jedoch meist durch eine noch unvollständige Öff-

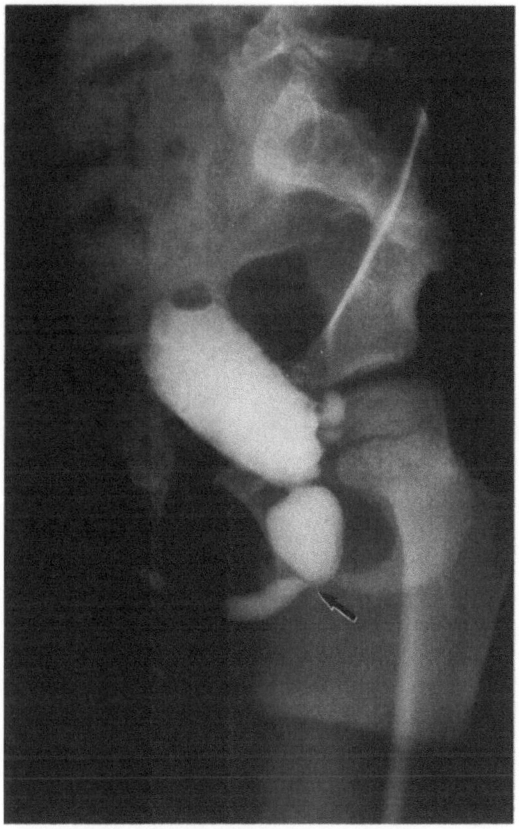

Abb. 34. Infravesikale Obstruktion (Klappe – *Pfeil*): 7 Jahre alter Junge. Erhebliche Zähnelung der prallgefüllten Harnblase

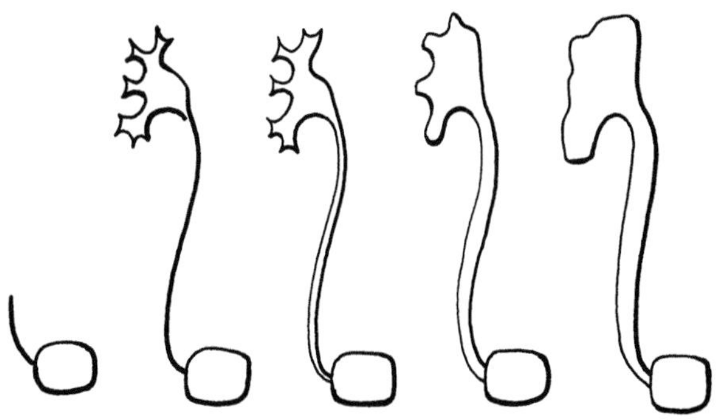

Abb. 35. Refluxstadien. (Nach Heikel u. Parkkulainen [21]

nung des Sphincter externus bei geöffnetem internus (s. Abschn. 4.3.1). Wesentlich bedeutsamer ist die Suche nach den reaktiven Zeichen einer Blasenentleerungsstörung (Zähnelung der Blasenkontur, Verdickung der Blasenwand, Restharn, Megaureter refluxiv oder obstruktiv).

Erhebliche infravesikale Obstruktionen führen praktisch immer zu einer beidseitigen, allerdings meist seitendifferent ausgeprägten Harntransportstörung im Ausscheidungsurogramm, mit Megaureteren, Aufweitung der Hohlsysteme und Reduktion des Nierenparenchyms. Die Seitendifferenz läßt sich möglicherweise durch einen einseitigen intrauterinen Reflux als Folge der Obstruktion erklären. Kommt es zum Reflux in einen Ureter, so führt dies gleichzeitig zur Druckentlastung der Harnblase (jetzt größeres Urinreservoir) und damit zum Schutz der anderen Nieren-Ureter-Einheit. Dieser Erklärung entspricht, daß bei Neugeborenen mit infravesikaler Obstruktion die funktionell schlechtere Seite auch meist die refluxive Seite ist.

Dieses Vollbild der infravesikalen Obstruktion ist nicht immer vorhanden, selbst völlig unauffällige Ausscheidungsurogramme [11] sind bei nachgewiesener angeborener Obstruktion beschrieben.

5.5 Reflux

Inkompetenz der ureterovesikalen Mündung führt zu einer retrograden Füllung des Ureters. Die unterschiedliche Ausprägung eines solchen Refluxes hat zahlreiche Gradeinteilungen angeregt. Die gebräuchlichste ist in Abb. 35 dargestellt. Ausgeprägte Refluxgrade führen auf die Dauer zu einer progredienten Schädigung des Nierenparenchyms (Refluxnephropathie) (Abb. 36a, b); begleitende Infektionen können diese Zerstörung der Niere beschleunigen.

Die Routinesonographie kann den refluxiven Megaureter darstellen, je nach Schädigung der Nieren (erhöhte Echogenität, Reduktion des Parenchymsaumes, unregelmäßig verkleinerte Niere, Dilatation des Hohlsystems in Abhängigkeit von der Blasenfüllung) einen pathologischen Nierenbefund erheben und „Pseudorestharn" nachweisen. Durch eine Kontrastsonographie mittels Gasapplikation in die Blase wird die Aussagekraft der sonographischen Untersuchung erheblich erhöht (echoreiche Luft im Ureter und im Hohlsystem).

Das Miktionszystourethrogramm stellt den Reflux dar und erlaubt eine standardisierbare Klassifikation. Bei der Gradeinteilung ist allerdings zu bedenken, daß der Refluxgrad von Tag zu Tag schwanken kann und untersuchungsabhängig ist (z. B. Grad der Blasenfüllung). Außerdem erlaubt das MCU den Ausschluß einer infravesikalen Ob-

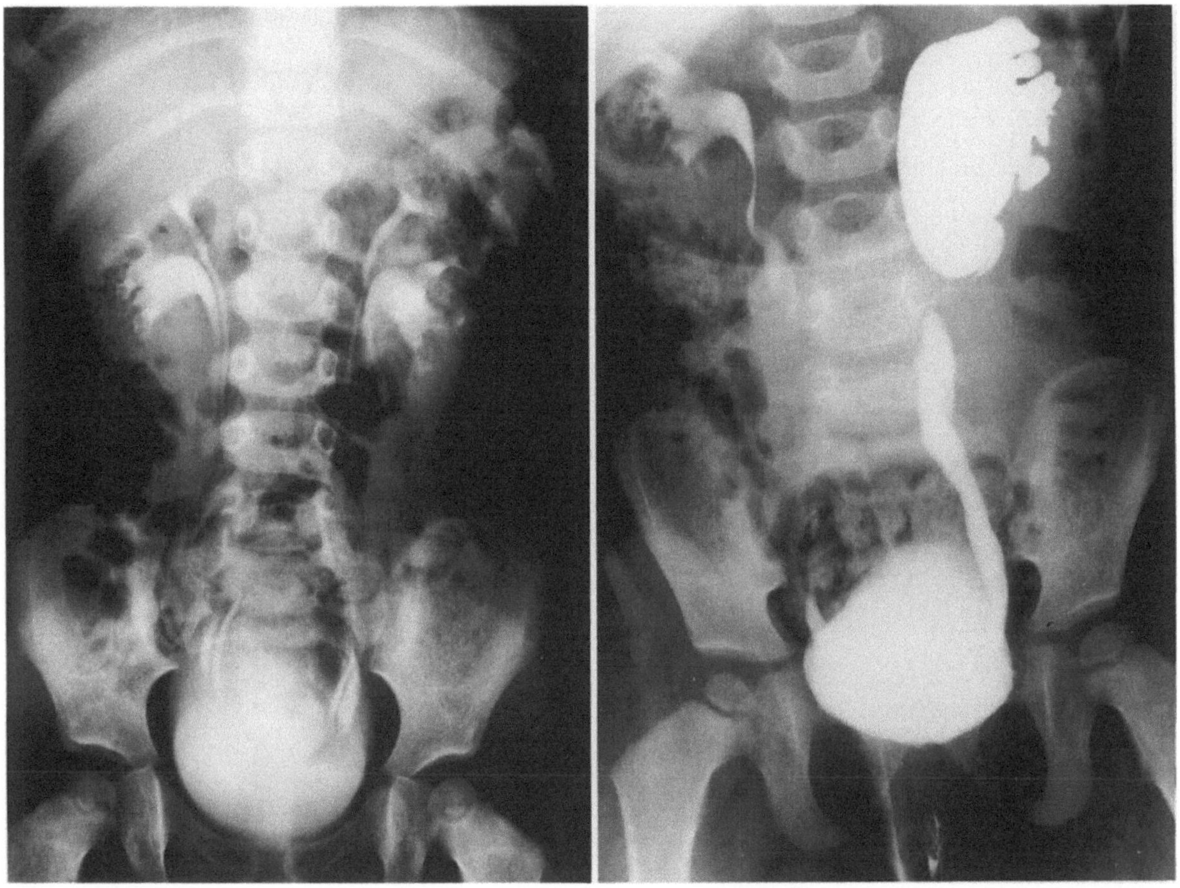

a d

Abb. 36. **a** Doppelnieren beidseits. Im Ausscheidungsurogramm nur geringe Deformierung des unteren Anteils der linken Doppelniere. **b** Reflux beidseits in die unteren Anteile der Doppelnieren, erhebliche Dilatation links und ausgeprägte Zeichen der Refluxnephropathie

struktion mit sekundärem Reflux. Desweiteren kann nur röntgenologisch ein eventueller Reflux in die Sammelrohre (meist in Compoundpapillen) nachgewiesen werden (Abb. 37). Diese Situation scheint zu Parenchymdestruktionen zu prädestinieren.

Unabhängig von der Aussagekraft der konkurrierenden Methoden (Sonogramm, Szintigramm) muß, falls die Urethradarstellung diagnostisch erforderlich ist, ein Röntgen-MCU durchgeführt werden.

Vom primären Reflux, der durch einen abnormen Verlauf des intramuralen Ureterabschnittes hervorgerufen wird und vor allem bei Säuglingen und Kleinkindern eine spontane Ausheilungstendenz besitzt, muß der sekundäre Reflux (z. B. durch Zystitis) abgetrennt werden. Hier beseitigt die Therapie der Grundkrankheit den Reflux.

Ein bestehender Reflux kann die Funktionsbeurteilung der Nieren im Ausscheidungsurogramm erheblich beeinträchtigen. So führt der Reflux von durch die andere Niere kontrastiertem Urin in eine schlecht funktionierende oder gar stumme Niereneinheit zur Vortäuschung einer besseren Funktion. Andererseits wird eine sehr gut ausscheidende Niereneinheit durch den frühen Reflux noch nicht kontrastierten Urins schlechter beurteilt.

6 Verkalkungen

6.1 Konkremente

Jungen sind häufiger als Mädchen betroffen; besonders häufig treten Konkremente in den ableitenden Harnwegen bei türkischen Kindern auf.

Die sonographische Darstellung des Steines hängt einmal von der Größe und zum anderen von seiner Lage ab. Im gestauten Nierenbecken lassen

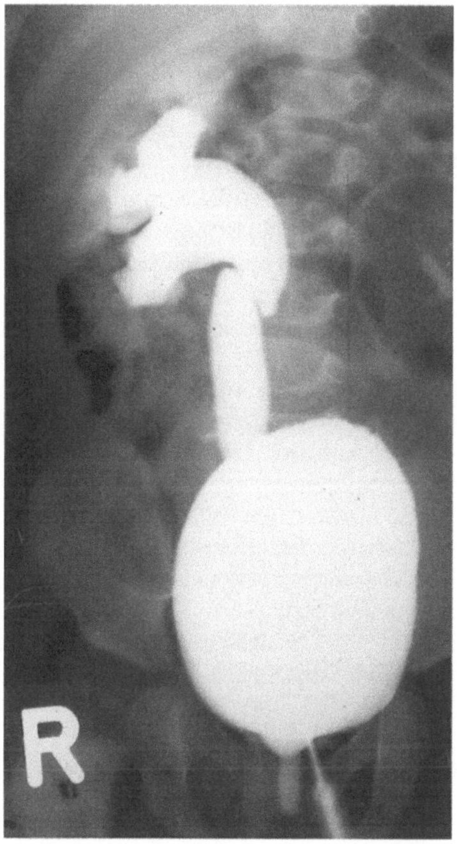

Abb. 37. Vesikoureterorenaler Reflux Grad IV rechts. Zusätzlich Influx in die Sammelrohre

Abb. 38. a Ventrale Sonographie der rechten Niere: kräftiges Echo im kaudoventralen Anteil mit Schallschatten. **b** Kleines Konkrement. 8 Jahre alter Junge

sich Steine um 1 mm Größe zuverlässig nachweisen, während bei fehlender Harntransportstörung das Konkrement deutlich größer sein muß. Der typische Befund ergibt ein kräftiges Echo mit Schallschatten (Abb. 38a, b). Bei kleinen Konkrementen kann der Schallschatten durchaus fehlen. Die Reaktionen auf das Konkrement (z. B. Harntransportstörung, z. B. Schleimhautschwellung) sind sonographisch gut darstellbar. Oft reichen Sonogramm und Abdomenleeraufaufnahme für die Beurteilung eines schattengebenden Konkrementes aus. Mit dieser Untersuchungskombination werden der Harntransport und die Lage und Größe des Konkrementes sicher beurteilt.

Die meisten Konkremente sind, abhängig von Größe und Kalziumgehalt, schattengebend; gelegentlich läßt sich an der Form die Zusammensetzung erkennen. Nierenbeckenausgußsteine sind meist phosphathaltige Steine. Rundliche Konkremente bestehen häufig überwiegend aus Uraten und gezackte Steine sind oft Oxalatsteine. Die Ursache der Steinbildung kann eine Harntransportstörung (in diesem Falle sind aber oft Ursache und Wirkung nicht zu trennen), eine Infektion oder ein Fremdkörper sein. Außerdem ist eine Stoffwechselstörung (z. B. Hyperkalzurie) auszuschließen. Auch bei subtiler Untersuchung bleiben einige Steinbildungen in der Ursache ungeklärt.

6.2 Nierenverkalkungen

Die sonographische Untersuchung erlaubt eine zuverlässige Zuordnung einer intraparenchymatösen Verkalkung (Abb. 39a, b): totale Verkalkung (z. B. Oxalose) mit erhöhter Echogenität aller Paren-

a

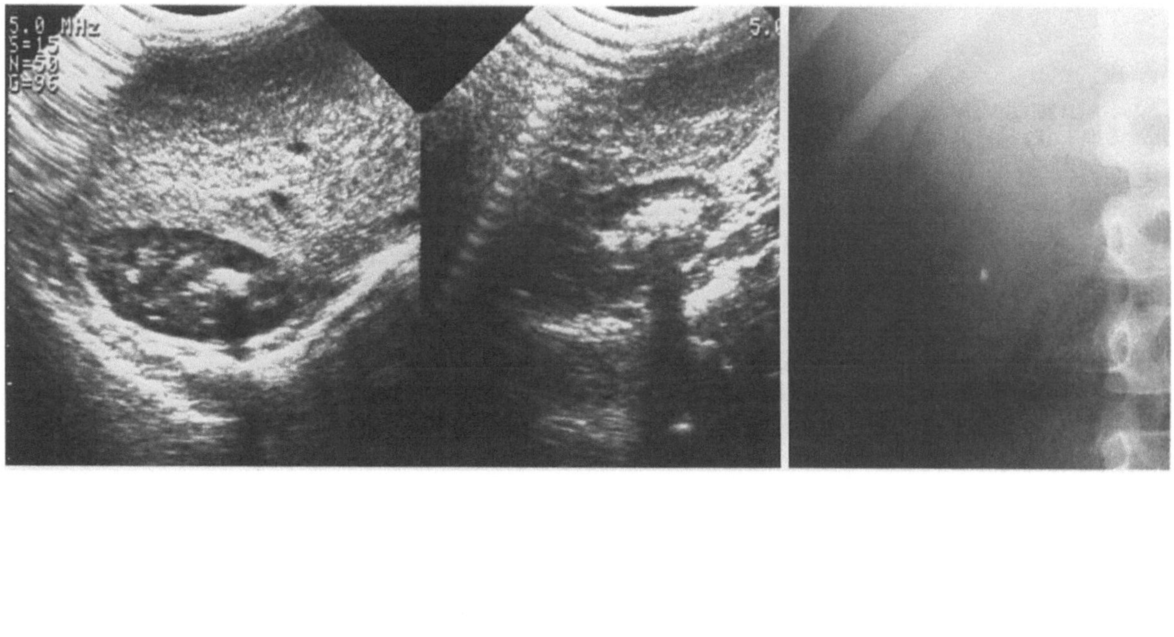

b

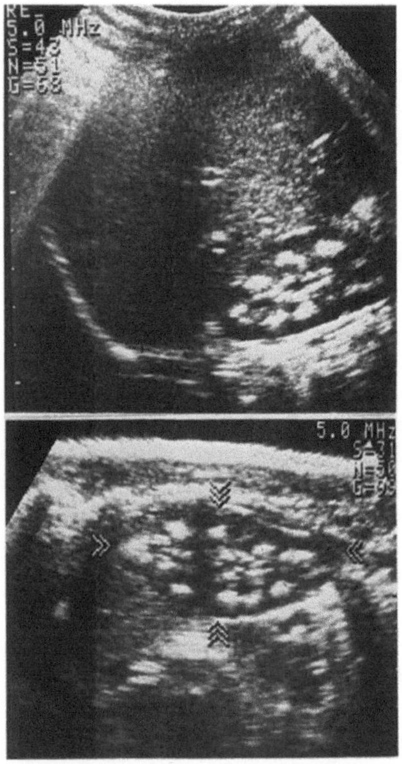

a

b

Abb. 39 a, b. 5 Jahre altes Mädchen mit Hyperprostaglandin-E-Syndrom. **a** Ventrale Sonographie der rechten Niere: Regelmäßig angeordnete, in den Papillenbereich zu lokalisierende, echoreiche Zonen. **b** Dorsale Sonographie der rechten Niere: identischer Befund

chymanteile, alle Markanteile betreffende Echogenitätserhöhung (z. B. Markschwammniere mit Sammelrohrverkalkungen) und lokale Verkalkungen (z. B. Rinde nach Nekrose). Meist reicht zur weiteren bildgebenden Diagnostik die Abdomenleeraufnahme oder die Nierenübersicht aus.

7 Neurogene Blasenentleerungsstörungen

7.1 Detrusordyssynergie

Hierbei besteht eine abnorme Koordination zwischen Blasenentleerung und Sphincter externus. Dadurch wird die reguläre Miktion gestört, und es resultieren zahlreiche klinische Symptome, die vom Bettnässen über Harnträufeln bis hin zu Harnweginfekten reichen können. Die Abgrenzung des Krankheitsbildes vom Normalen ist sehr schwierig; die Diagnose ist beim MCU allenfalls zu vermuten, sonographisch ist ein richtungsweisender Befund nicht zu erheben.

Die Ursache besteht fast immer in einer Schädigung des Rückenmarks und ist bei Kindern überwiegend als Folge einer Myelomeningozele bekannt.

Grundsätzlich ist die Art der neuropathischen Blasenentleerungsstörung abhängig von dem Ort der Störung. Liegt die Störung im sakralspinalen Zentrum, so resultiert eine autonome Blase. Liegt die Störung oberhalb dieses Zentrums im Rückenmark, so resultiert eine Reflexblase. Zerebrale Läsionen führen zu einer Blasenentleerungsstörung, die einer Reflexblase ähnlich ist. Sind die sensorischen Fasern des Rückenmarks überwiegend betroffen, so entsteht eine atonische Blasenlähmung.

Sonographisch läßt sich das Volumen des Restharns bestimmen und vor allem kann eine begleitende Harntransportstörung bestätigt oder ausgeschlossen werden. Eine keineswegs immer vorhandene Blasenwandverdickung und Pseudodivertikel sind nachweisbar (Abb. 40). Miktionszystourethrogramm und bei Nachweis einer Harntransportstörung das Ausscheidungsurogramm gehören zur

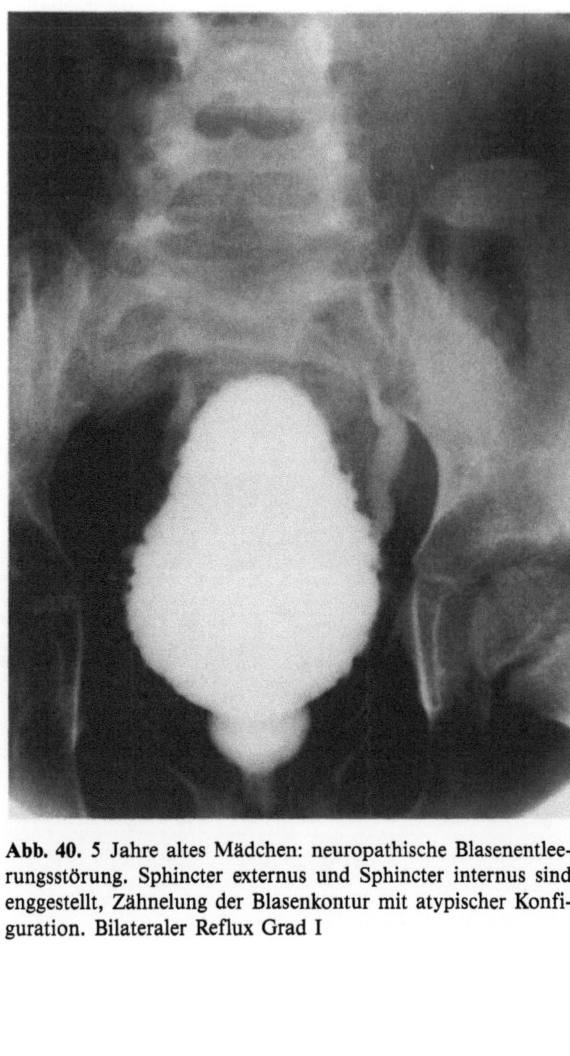

Abb. 40. 5 Jahre altes Mädchen: neuropathische Blasenentleerungsstörung. Sphincter externus und Sphincter internus sind enggestellt, Zähnelung der Blasenkontur mit atypischer Konfiguration. Bilateraler Reflux Grad I

kompletten bildgebenden Diagnostik dazu. Das MCU dient vor allem dem Nachweis oder Ausschluß eines Refluxes. Außerdem kann die Blaseninnenkontur (Zähnelung und Pseudodivertikel) beurteilt werden, und falls eine Entleerung möglich ist, werden die infravesikale Situation und der Restharn beurteilt.

8 Entzündliche Erkrankungen

Entzündliche Erkrankungen der Nieren und der ableitenden Harnwege sind im Kindesalter häufig, ihre klinische Symptomatik kann uncharakteristisch sein. Da auch die Laborwerte unter Vorbehandlung oder zeitlichem Abstand falsch-negative Resultate erbringen können, kommt der bildgebende Diagnostik ein hoher Stellenwert zu. Seit Einführung der Urosonographie hat die Anzahl der Urogramme stark abgenommen. Sonographie und Miktionszystourethrographie stellen die bildgebende Basisdiagnostik bei entzündlichen Harnwegerkrankungen (HWI) dar. Die nuklearmedizinischen Untersuchungen besitzen einen hohen Stellenwert und sind zur differenzierten Beurteilung des Nierenparenchyms exzellent geeignet [17, 49] und allen anderen Methoden überlegen.

Jeder Verdacht und natürlich jeder nachgewiesene HWI stellen die Indikation für eine unverzügliche Sonographie dar. Das Ergebnis der Sonographie bestimmt im Zusammenhang mit Klinik und Laborwerten das weitere bildgebende diagnostische Vorgehen. Besteht nur der Verdacht auf einen HWI und ist der sonographische Befund normal, kann auf eine weitere bildgebende Diagnostik verzichtet werden. Rezidivierende HWI verlangen jedoch auch bei normalem Sonogramm eine weiterführende bildgebende Diagnostik. Infravesikale Obstruktion und Reflux müssen ausgeschlossen oder nachgewiesen werden.

Ein pathologischer Ultraschallbefund der Nieren (z. B. vergrößerte Niere, gestörte Echogenität, deutliche Verdickung der Nierenbeckenwand, Zeichen der Harntransportstörung, erhöhte Echogenität, Parenchymreduktion, kleine Niere u. a.) verlangt eine weiterführende bildgebende Diagnostik. Diese Diagnostik ist in Abhängigkeit vom klinischen Gesamtbefund festzulegen und reicht von der ausschließlichen Kontrollsonographie bis hin zu einer komplexen bildgebenden Diagnostik.

Die *Sonographie* dient dem Ausschluß operationspflichtiger Befunde. Bei akuten HWI ist die Sonographie oft völlig unauffällig; in ca. 1/4 bis 1/3 finden sich vergrößerte Nieren mit abnormer Echotextur [37]. Im Bereich der unteren Harnwege läßt sich eine Blasenwandverdickung sonographisch verifizieren. Als Grenzwerte der Wanddicke gelten 7 mm für eine praktisch leere Blase, 4 mm bei einer Füllung von 40 ml und 2 mm bei einer Füllung ab 100 ml [50] (Tabelle 1). Auch lokalisierte Wandverdickungen sind sonographisch eindeutig zu identifizieren (Abb. 41).

Chronisch-rezidivierende HWI können zu einer Parenchymreduktion führen. Isolierte Narben sind sonographisch nur selten darzustellen. Mit der Reduktion der Parenchymmasse geht oft eine Echogenitätserhöhung einher [35, 37] (Abb. 42a, b).

Renale und perirenale Abszesse lassen sich sonographisch als echoarme Raumforderung lokalisieren, jedoch nicht differentialdiagnostisch abklären. Die Computertomographie hilft hier weiter.

Eine wichtige Sonderform der chronisch-entzündlichen Nierenerkrankungen stellt die xanthogranulomatöse Pyelonephritis dar. Sonographisch findet sich eine partielle oder eine das gesamte Organ betreffende tumoröse Nierenvergrößerung. Die Echogenität in diesem Bereich ist insgesamt erhöht und sehr unregelmäßig. Im Ausscheidungsurogramm scheidet der veränderte Nierenanteil nicht oder nur sehr schlecht aus. Am Ureterabgang oder im Kelchhalsbereich des betroffenen Nierenabschnittes ist oft ein Konkrement zu lokalisieren (Abb. 43a, b). Nach der Computertomographie muß die operative Abklärung erfolgen.

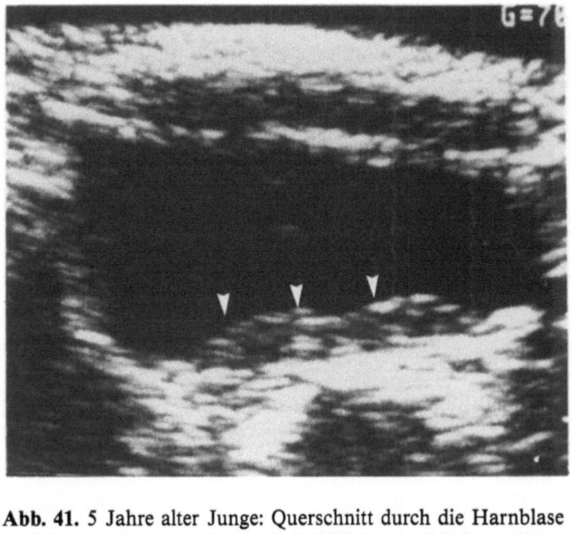

Abb. 41. 5 Jahre alter Junge: Querschnitt durch die Harnblase am Blasenboden: Schwellung der Schleimhaut mit Echogenitätserhöhung (*Pfeile*). Histologisch ergab sich eine lokale, eosinophile Zystitis

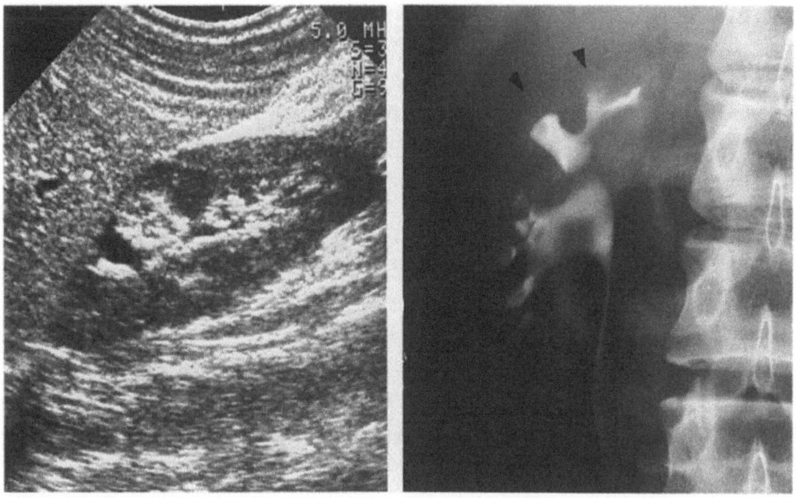

a b

Abb. 42. a, b 14 Jahre altes Mädchen. **a** Ventrale Sonographie der rechten Niere: Parenchymreduzierung im oberen Drittel ventral und Echogenitätserhöhung des darunter liegenden Parenchyms. Insgesamt gestörte Echotextur in diesem Bereich. **b** Parenchymreduktion (*Pfeilspitzen*) über den deformierten Kelchen

Pilzinfektion mit Candida albicans ist insbesondere bei schwerkranken, antibiotisch vorbehandelten Patienten möglich [34]. Die Pilzmyzele können den Ureter oder einzelne Kelchhälse obstruieren und eine massive Harntransportstörung verursachen. In den dilatierten Kelchen sind oft die einzelnen Myzele als hyperechogene Areale zu erkennen.

Auch bei normalem Sonogramm muß beim 2. HWI unbedingt nach der Therapie des Infektes das Miktionszystourethrogramm (MCU) erfolgen. Alternativ ist beim Mädchen die nuklearmedizinische Refluxprüfung zu erwägen. Beim Jungen jedoch ist als erste Untersuchung das MCU erforderlich, damit Klappen oder andere infravesikale Obstruktionen ausgeschlossen werden können. Desweiteren ist nach Blasenwandveränderungen (Zystitis, Trabekulierung, Divertikel, Pseudodivertikel) zu fahnden.

Das *Ausscheidungsurogramm* ist nur noch selten indiziert. Viele Fragen an das Ausscheidungsurogramm sind heutzutage durch Sonogramm und Szintigramm schon beantwortet. Domäne des Ausscheidungsurogramms bleibt die Feinbeurteilung des Nierenhohlsystems und der Binnenkontur des Ureters.

Die Differenzierung zwischen pyelonephritischer Narbe, Deformierung infolge einer Refluxnephropathie und Nierendysplasie ist im Einzelfall sehr schwierig und nur durch Voruntersuchungen gelingt dann häufig die Differenzierung. Pyelonephritiden können sehr schnelle Parenchymreduktionen herbeiführen; die Entstehung einer pyelonephritischen Schrumpfniere innerhalb von 4–6 Monaten ist durchaus möglich.

Die Zeichen einer akuten Ureteropyelonephritis können Engstellung der Kelchhälse und des Pyelons und eine Fältelung des Urothels (meist Längsfältelung) sein (Abb. 44). Diese Röntgenzeichen müssen sehr kritisch interpretiert werden, da sie auch gelegentlich bei gesunden Kindern gefunden wurden und eine Längsfältelung auch beim kollabierten, refluxiven Ureter gesehen wird.

9 Trauma

Die bildgebende Diagnostik des Traumas der Nieren bzw. der Harnwege richtet sich nach dem Vorhandensein anderer Verletzungen und nach dem Zustandsbild des Patienten.

Leichte und mittlere Abdominaltraumata, die nicht zum akuten Eingreifen zwingen, sollten primär sonographisch untersucht werden. Die Frage nach freier Flüssigkeit (Blutung) stellt hier die wichtigste Fragestellung dar. Kontusionen und Blutungen der Nieren sind sonographisch ebenfalls gut zu erkennen.

Die Computertomographie ist immer dann indiziert, wenn unverzüglich ein operatives Eingreifen diskutiert werden muß.

Eine Abweichung hiervon ist nur bei schwersten Abdominalverletzungen statthaft. Muß der Patient sofort operiert werden, sollte über den liegenden Weg nierengängiges Kontrastmittel appliziert wer-

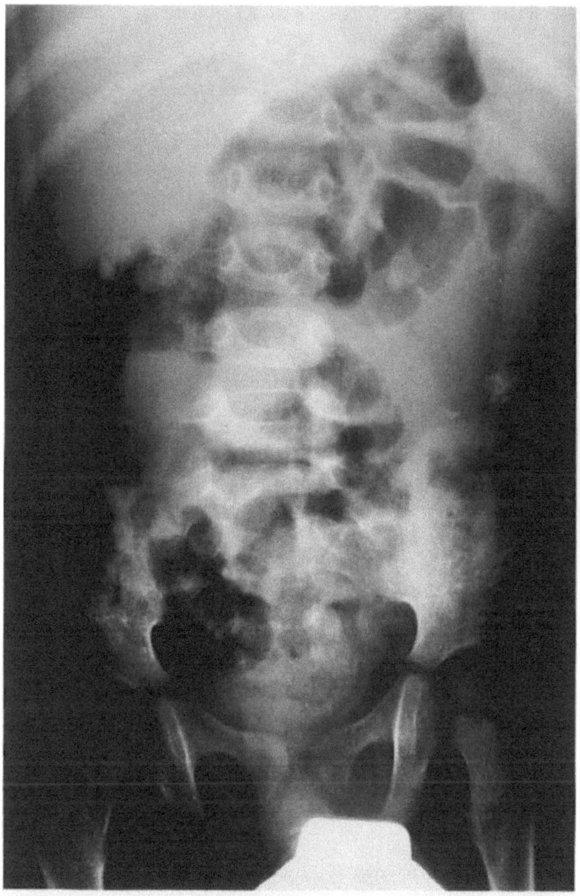

a

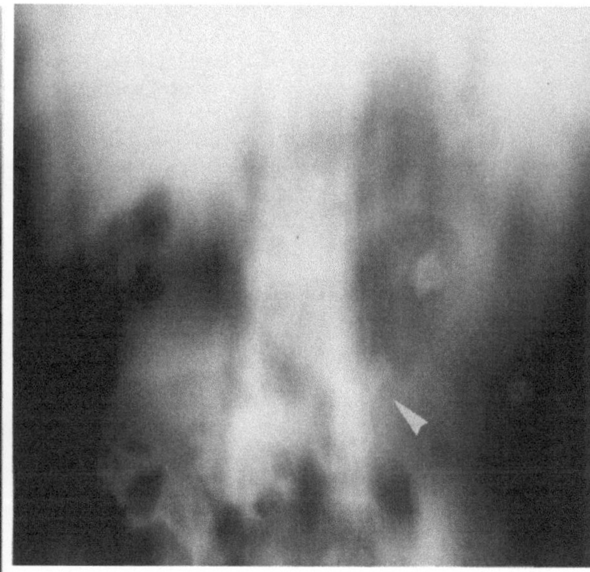

b

Abb. 43 a, b. 18 Monate alter Junge: Xanthogranulomatöse Pyelonephritis. Die Abdomenübersicht zeigt 3 Konkremente, wobei eines sich am Ureterabgang links (*Pfeilspitze*) befindet. Die Befunde wurden durch Computertomographie und Operation bestätigt

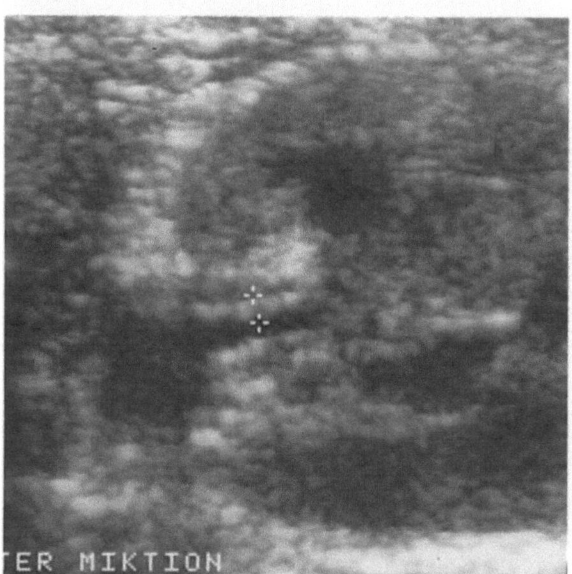

Abb. 44. Querschnitt durch die rechte Niere: erhebliche Verdickung der Wand des Nierenbeckens, Doppelkonturierung

den, damit im Operationssaal mit einer Abdomenübersichtsaufnahme grob von der Norm abweichende Befunde erkannt werden können (z. B. bisher unbekannte Einzelniere, z. B. Fehlen der Durchblutung beidseits durch Intimaeinrollung).

Beim Vorliegen einer vorderen Beckenringfraktur mit der Gefahr der Urethraverletzung darf keinesfalls ein Blasenkatheter über die Harnröhre eingeführt werden. Dadurch kann eine inkomplette Urethraruptur in eine komplette Urethraruptur überführt werden.

Literatur

1. Alzen G, Wildberger JE (1995) Sonographische Refluxprüfung mit Luft. Pediatr Prax 49:35–39
2. Ansell G (1983) Komplikationen in der Röntgendiagnostik. Enke, Stuttgart
3. Beeres W (1982) Serum- und Hämatokritveränderungen nach intravenöser Applikation nierengängiger Kontrastmit-

tel verschiedener Osmolalität – eine tierexperimentelle Studie. Dissertation Mainz
4. Carter AR, Horgan JG, Jennings TA, Rosenfield AT (1985) The junctional parenchymal defect: A sonographic variant of renal anatomy. Radiology 154:499
5. Currarino G, Weinberg A, Putman R (1977) Resorption of contrast material from the bladder during cystourethrography causing an excretory urogram. Radiology 123:149
6. Currarino G, Williams B, Dana K (1984) Normal values for kidney length in children correlated with age. Radiology 150:703
7. Dawson P, Pitfield J, Britton J (1983) Contrastmedia and bronchospasm: A study with Iopamidol. Clinical Radiology 34:227
8. Dinkel E, Peters H, Gardilcic S, Weitzel D, Schutle-Wissermann H (1982) Standardisierte Diuresonographie in der Diagnostik von Harntransportstörungen im Kindesalter. In: Kratochwil A, Reinold E (Hrsg) Ultraschalldiagnostik 81. Thieme, Stuttgart New York
9. Dinkel E, Ertel M, Dittrich M, Peters H, Berres M, Schulte-Wissermann H (1985) Kidney size in childhood. Sonographical growth charts for kidney length and volume. Pediatr Radiol 15:38
10. Ebel KD, Willich E (1979) Die Röntgenuntersuchung im Kindesalter. Springer, Berlin Heidelberg New York
11. Eklöf O, Olsson H (1983) The variability of urographic findings in posterior urethral valves. Pediatr Radiol 13: 215
12. Elke M, Scheidegger D (1992) Behandlung der Kontrastmittelreaktionen. In: Elke M (Hrsg) Kontrastmittel in der radiologischen Diagnostik. Thieme, Stuttgart
13. Erwin BC, Carroll BC, Muller H (1985) A sonographic assessment of neonatal renal parameters. J Ultrasound Med 4:217
14. Grüters ADL Allemand, Klett M, Helge H (1986) Zur Toxicität und Toxicitätsprüfung von Kontrastmitteln in der Neonatalperiode. In: Kaufmann HJ (Hrsg) Kontrastmittel in der Kinderradiologie. Medizinisch-wissenschaftliche Buchreihe Schering, Berlin
15. Hagen B (1983) Unerwünschte Nebenwirkungen bei und nach der Bein/Beckenphlebographie. Ergebnisse kontrollierter Untersuchungen mit ionischen und nichtionischen Kontrastmitteln. Röntgenpraxis 36:382
16. Han BK, Babcock DS (1985) Sonographic measurements and appearance of normal kidneys in children. AJR 145:611
17. Handmaker H (1982) Nuclear imaging in acute pyelonephritis. Semin Nucl 12:246
18. Hartmann HG (1985) Nephrotoxizität von ionischen und nichtionischen Röntgenkontrastmitteln – quantitative Bestimmung der Enzymurie. In: Zeitler E (Hrsg) Klinische Pharmakologie der Kontrastmittel. Schnetztor, Konstanz
19. Hayden CK Jr, Santa-Cruz SR, Amparo EG, Brouhard B, Swischuk LE, Ahrendt DK (1984) Ultrasonographic evaluation of the renal parenchym in infancy and childhood. Radiology 152:413
20. Hayden CK, Swischuk LE (1987) Pediatric ultrasonography. Williams & Wilkins, Baltimore London Los Angeles Sydney
21. Heikel PE, Parkkulainen KV (1966) Vesico-ureteral reflux in children. A classification and results of consecutive treatment. Ann Radiol Diagn. Bologna 9:37
22. Hoffer FA, Hanabergh AM, Teele RL (1985) The interrenicular junction: A mimic of renal scarring on normal pediatric sonograms. AJR 145:1075
23. Hofmann V (1995) Stellenwert der sonographischen Refluxdiagnostik. Pediatr Prax 49:41–48
24. Klare B, Geiselhardt B, Wesch H, Schärer K, Immich H, Willich E (1980) Radiological kidney size in childhood. Pediatr Radiol 9:153
25. Klingmüller V (1986) Enzymurie nach Kontrastmittelgabe bei Kindern. In: Kaufmann HJ (Hrsg) Kontrastmittel in der Kinderradiologie. Medizinisch-wissenschaftliche Buchreihe Schering, Berlin
26. Leicher J (1983) Ausscheidungsurographie im Säuglingsalter – Vergleich der Röntgenbildgüte bei Anwendung unterschiedlicher nierengängiger Kontrastmittel – tierexperimentelle Untersuchungen. Dissertation Mainz
27. Löffler B, Rohrschneider W, Tröger J (in Druck) Furosemid oral versus Furosemid intravenös in der Diuresesonographie. Monatsschr Kinderheilkd
28. Lutz H, Hackelöer BJ, Kaick G van, Räth U (1986) Ultraschallanatomie. In: Lutz H, Hackelöer BJ, Kaick G van (Hrsg) Ultraschallseminar. Springer, Berlin Heidelberg New York Tokyo
29. McAlister WH, Siegel MJ (1985) Complications of diagnostic radiology. In: Kassner EG (ed) latrogenic disorders of the fetus, infant, and child vol. 1. Springer, New York Berlin Heidelberg Tokyo
30. Meiswinkel U, Tröger J, Scheuerlen H, Rohrschneider W (in Vorbereitung) Ein sonographisches Nierennomogramm für Neugeborene, Säuglinge und Kleinkinder
31. Meradij M (1983) Excretory urography with 4 different contrast media – a radiological and biochemical study of 290 young infants. European Society of Pediatric Radiology, 20. Congress. Paris
32. Müller-Leisse Chr, Tröger J, Nötscher-Kessler S (1988) Ureterocele im Kindesalter. Radiologe 28:29
33. Older RA, Korobkin M, Workman J, Cleeve DM, Sullivan D, Webster GD (1980) Accuracy of radionuclide imaging in distinguishing renal masses with normal variants. Radiology 136:443
34. Patriquin H, Lebowitz R, Perreault G, Yousefzadeh D (1980) Neonatal candidiasis: renal and pulmonary manifestations. AJR 135:1205
35. Peters H. Deeg K-H, Weitzel D (1987) Die Ultraschalluntersuchung des Kindes. In: Lutz H, Hackelöer BJ, Kaick G van (Hrsg) Ultraschallseminar. Springer, Berlin Heidelberg New York London Paris Tokyo
36. Peters H, Weitzel D, Humburg C, Dinkel E, Blum M (1986) Sonographische Bestimmung des normalen Nierenvolumens bei Neugeborenen und Säuglingen. Ultraschall Med 7: 25
37. Ponhold W, Vergesslich KA (1986) Das Verhalten der renalen parenchymatösen Echogenität bei kindlichen nephrourologischen Erkrankungen. Nieren- und Hochdruckkrankheiten 15:540
38. Rohden L von, Bosse O, Wiemann D (1995) Pediat Prax 49:49–58
39. Rohrschneider, W., J. Tröger (1992) Ureterabgangsstenose im Säuglingsalter. Fortschr. Röntgenstr. 157:72–78
40. Rutsch W (1985) Einfluß des Kontrastmittels auf die Herz-Kreislauffunktion im Rahmen der Koronar- und Ventrikulographie bei Patienten mit eingeschränkter linksventrikulärer Funktion. In: Zeitler E (Hrsg) Klinische Pharmakologie der Kontrastmittel. Schnetztor, Konstanz
41. Scherberich J (1985) Nierenspezifische Zellmembranproteine im Harn: Quantitativer Parameter in der differenzierten Beurteilung potentiell nephrotoxischer wasserlöslicher Kon-

trastmittel. In: Zeitler E (Hrsg) Klinische Pharmakologie der Kontrastmittel. Schnetztor, Konstanz

42. Schneider K, Burtscher S, Fendel H (1986) Welche Kontrastmitteldosis soll bei der Ausscheidungsurographie im Kindesalter verwendet werden? In: Kaufmann HJ (Hrsg) Kontrastmittel in der Kinderradiologie. Medizinisch-wissenschaftliche Buchreihe Schering, Berlin
43. Schneider K, Jablonski C, Wiesner M, Kohn M, Fendel H (1984) Screening for vesicoureteral reflux in children using real-time-sonography. Pediatr Radiol 14:400
44. Shopfner CE, Hutch JA (1968) The normal urethrogram. Radiologic Clinics of North America VI (2):165
45. Tröger J (1986) Röntgenkontrastmittel in der Ausscheidungsurographie bei Neugeborenen, Säuglingen und Kleinkindern. In: Melchior H (Hrsg) Bildgebende Systeme in der Urologie. Karger, Basel München Paris London New York
46. Tröger J, Greinacher I (1984) The radiological diagnosis of the sinus uro-genitalis. In: Rickham PP, Hecker WC, Prevot J (eds) Genito-urinary problems in childhood. Progress in pediatric surgery, vol 17. Urban & Schwarzenberg Baltimore Munich
47. Tröger, J., B.I. Wenzel-Hora, K. Darge (1995) Iotrolan in pediatrix examinations Eur. Radiol. 5 (im Druck)
48. Weitzel D (1978) Untersuchungen zur sonographischen Organometrie im Kindesalter. Habilitationsschrift der medizinischen Fachbereiche der Johannes Gutenberg Universität Mainz
49. Willi UV, Treves ST (1985) Radionuclide voiding cystography in HRSG. In: Treres ST (ed) Pediatric nuclear medicine. Springer, New York Berlin Heidelberg Tokyo
50. Zieger B, Tröger J, Eberle R (in Vorb.) Bladderwall: sonographic normal values in children

Fremdkörperinkorporation

W. SCHUSTER und A. FÖRSTER

INHALT

1	Allgemeines	713
2	Ingestion von Fremdkörpern	714
2.1	Feste Fremdkörper	714
2.1.1	Oropharynx und Ösophagus	714
2.1.2	Magen	719
2.1.3	Duodenum	721
2.1.4	Dünndarm	721
2.1.5	Dickdarm einschließlich Rektum, Appendix, Meckelsches Divertikel und Darmduplikatur	721
2.2	Spezielle Fremdkörper	725
2.2.1	Metallisches Quecksilber aus Fieberthermometern	725
2.2.2	Knopfbatterien	726
2.2.3	Ingestion von ätzenden Substanzen	726
2.2.4	Bariumperitonitis und Bariumileus	729
2.2.5	Bezoare	729
2.2.6	Tabletteninkorporation	730
2.2.7	Glasingestion	730
2.2.8	Aluminium	731
2.2.9	Wabbeltiere	732
2.2.10	Verschluckte Fremdkörper ohne radiologisch nachweisbare Veränderung	732
3	Aspiration von Fremdkörpern	732
3.1	Feste Fremdkörper	733
3.1.1	Nasenfremdkörper	733
3.1.2	Kehlkopf, Trachea	734
3.1.3	Feste Fremdkörper in Bronchien und Lunge	736
3.2	Spezielle Fremdkörper	742
3.2.1	Grasaspiration	742
3.2.2	Aspiration feindisperser Fremdkörper	742
3.2.3	Aspiration flüssiger Fremdkörper	743
3.2.4	Aspiration von Rauch	747
3.2.5	Aspiration von Dämpfen	748
4	Genitalfremdkörper	748
5	Fremdkörper in Blase und Harnröhre	751
Literatur		751

1 Allgemeines

Fremdkörperinkorporation ist in verschiedenen Körperöffnungen möglich: Ingestionstrakt von Hypopharynx bis Dickdarm einschließlich Appendix, Darmduplikaturen, Meckelsches Divertikel, Respirationstrakt von der Nase bis in die Lunge und Urogenitaltrakt (Blase, Vagina, Urethra).

Die Inkorporation erfolgt aus voller Gesundheit und wird entweder von dramatischen Symptomen begleitet oder verläuft stumm, wobei die Diagnose erst aufgrund der sich entwickelnden sekundären Symptomatik zu stellen ist.

Ingestion und Aspiration kommen meistens im Kleinkindesalter vor. Hier wird in spielerischer Weise vieles in den Mund genommen. Wegen nicht ausreichend entwickelten bedingten Reflexes einerseits und fehlender aktiver Schutzreaktion bei mangelhafter Erfahrung andererseits erfolgt Hinunterschlucken bzw. Aspiration. Säuglinge machen keine Ausnahme. Krabbeln sie auf dem Boden, werden hier liegende Dinge zum Verhängnis, oder ältere Geschwister veranlassen die Inkorporation. Aber auch Unfälle mit Aspiration von Kinderöl und -puder treten auf, desgleichen Inkorporation z.B. von Sicherheitsnadeln, die, um etwas zu befestigen, von Erwachsenen angebracht wurden. Dabei ist es wichtig zu wissen, daß nicht nur primär kleine, in den Mund passende Gegenstände gefährlich sind, sondern auch größere, von denen sich Teile lösen [29].

Ab Kindergartenalter bis etwa zum 8. Lebensjahr ist die Inkorporation von Fremdkörpern in die Vagina am häufigsten.

Debile und psychisch gestörte Kinder mit Knabenwendigkeit führen Fremdkörper (Draht, Nägel) in die Harnröhre oder Blase ein. Während der Pubertät kommt neuerdings nicht selten Tabletteningestion in suizidaler Absicht vor. Durchschnittlich ereignen sich in der Bundesrepublik 9 Todesfälle pro Jahr bei 10–15jährigen [73]. Inkorporiert werden feste, flüssige und gasförmige Fremdkörper.
Hinweis auf Fremdkörperinkorporation geben:
1. die Anamnese, die sich direkt auf das akute Ereignis bezieht. Der inkorporierte Fremdkörper wird beschrieben oder ein entsprechendes Gegenstück vorgezeigt. Dabei soll man sich nicht von der Größe des Fremdkörpers irreführen lassen. So können z.B. besonders weiche, verformbare Plastikteile durch inspiratorischen Sog in die Bronchien gelangen;

2. der Röntgenbefund. Entweder spricht er für sich, oder er erlaubt Rückschlüsse, die bei erneuter Anamnese die Fremdkörperinkorporation aufdecken.

Größe und Form des Fremdkörpers in Wechselwirkung mit den anatomischen und physiologischen Gegebenheiten des Organs sind entscheidend für den weiteren Verlauf von Ingestion und Aspiration.

Primär bleiben große, feste Fremdkörper stecken, die im Mißverhältnis zum Digestions- und Respirationstrakt stehen. Spitze Gegenstände (Knochen, Gräten, Zahnstocher, Nadeln, Nägel usw.) spießen sich in Organe ein oder durchwandern sie. Fremdkörper mit poröser Oberfläche vermögen sich an der Wand festzusaugen (Ei- und Nußschale). Zusätzlich spielt die stoffliche Beschaffenheit eine wichtige Rolle:

Organische Substanzen, die quellen und bei der Aspiration zunächst eine partielle, dann eine komplette Obstruktion bewirken, oder Substanzen, die aufgrund ihrer Zusammensetzung eine Gewebeschädigung verursachen (s. Abschn. 2.2.2). Der Nachweis der Fremdkörper erfolgt direkt oder indirekt. Der direkte ist abhängig von Ordnungszahl, Dichte und Dicke des Fremdkörpers und der Umgebung, in der er sich befindet [23].

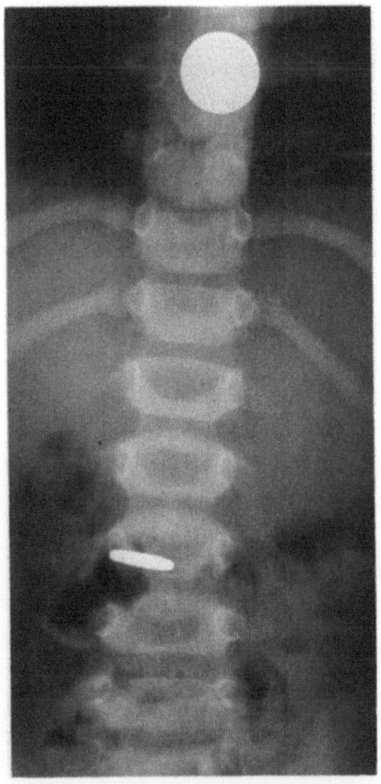

Abb. 1. 3 3/4jähriger Junge, der vor 1 Std. einen Groschen verschluckte. Es bestehen Schmerzen hinter dem Brustbein und Dysphagie. Sind diese Symptome ausgelöst durch haftenden FK oder durch persistierende Muskelplasmen, nachdem der Fk aus dem Ösophagus schon in den Magen weitergewandert ist? Röntgenaufnahme Abdomen mit Lungenunterfeldern: Im Ösophagus 10-Pfennig-Stück, das Schmerzen verursachte und durch Ösophaguskopie entfernt werden mußte. 5-Pfennig-Stück im Magen, das auf natürlichem Wege entleert wurde. Es war nur das Verschlucken eines Geldstückes bekannt

Als erste Maßnahme wird zunächst eine a.p.-Übersichtsaufnahme angefertigt, die von Schädelbasis bis Anus reichen muß. Dies kann durch eine orientierende Röntgendurchleuchtung ersetzt werden, wobei die Durchleuchtung der Pharynx- und Halsregion seitlich erfolgen soll. Unzuverlässige Aussagen, insbesondere über die Zahl der inkorporierten Fremdkörper, die in verschiedenen Höhen des Ingestions- oder Respirationstraktes zu beobachten sind, fordern dies (Abb. 1).

Außerdem kann ein verschluckter, schon im Magen gewesener Fremdkörper durch Erbrechen erneut in den Oropharynx gelangen oder sogar aspiriert werden. Hustenstöße sind fähig, Fremdkörper aus den Bronchien wieder in die oberen Luftwege zu befördern.

Durch die Übersichtsaufnahme werden alle metallenen Fremdkörper – außer Aluminium (s. Abschn. 2.2.8) wegen geringer Ordnungszahl – oder sonstige röntgenschattengebende Fremdkörper erfaßt und evtl. Komplikationen aufgedeckt.

Im folgenden wird die spezielle Röntgendiagnostik und klinische Symptomatik bei den einzelnen Organen beschrieben, die Sitz des Fremdkörpers sind.

2 Ingestion von Fremdkörpern

2.1 Feste Fremdkörper

2.1.1 Oropharynx und Ösophagus

Sehr große Fremdkörper keilen sich im Hypopharynx oder im Ösophagusmund ein. Über Vagusreflex können sie zum Sekundenherztod (sog. Bolustod) führen [101].

Die Gefahr spitzer Fremdkörper, z. B. in Tonsillenfurchen und Sinus piriformis, wurde schon aufgezeigt, auch die von Ei- oder Nußschalen, die sich z. B. an der Pharynx oder Ösophaguswand festsaugen. Häufig gelangen Fremdkörper in den Hypopharynx sekundär nach Regurgitation oder Erbrechen. Husten und Würgen lassen auf diese Fremdkörper schließen.

Ausreichend schattendichte Fremdkörper sind im Bereich des Oropharynx unmittelbar nachweisbar.

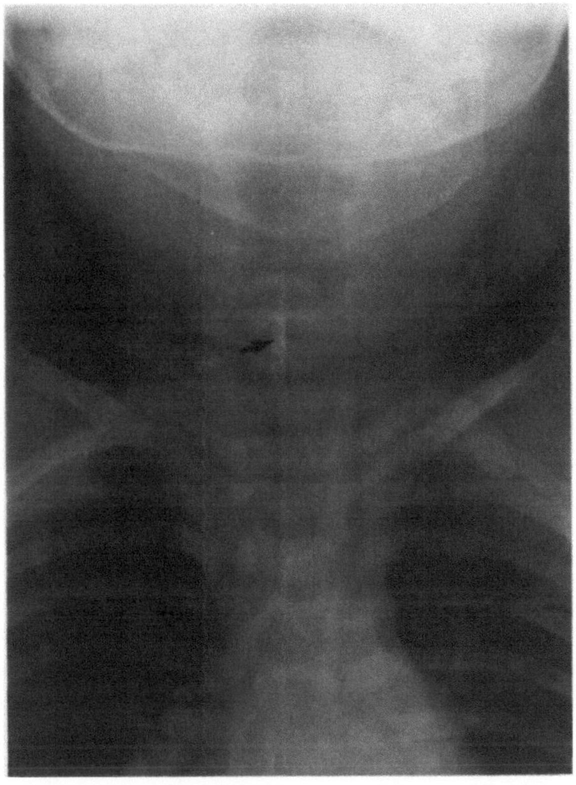

Abb. 2. Röntgenaufnahme Hals a.p. eines 4jährigen Jungen, bei dem seit 4 Tagen ein bedrohlicher therapieresistenter Croup besteht. Zwischen die Wirbelkörper auf die Intervertebralspalten projiziert sich ein wenig schattengebender Fremdkörper. Es konnte ein Hühnerknochen aus der Trachea entfernt werden. (Bild Prof. Dr. B. STÖVER, Berlin)

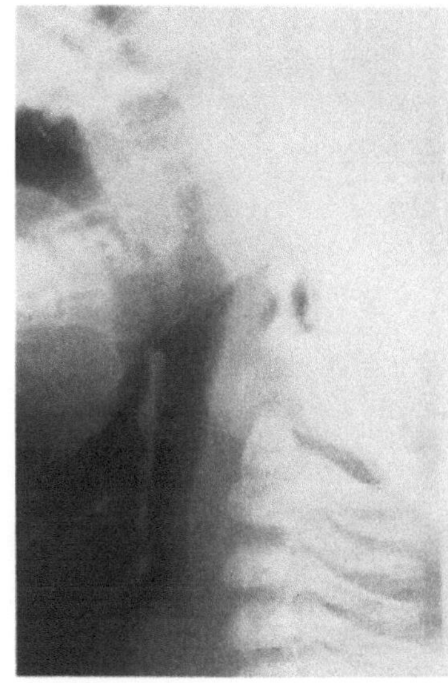

Abb. 3. 12 Monate alter männlicher Säugling, der wegen des Verdachtes auf Invagination (anfallweise Unruhe, Weinen, Zusammenkrümmen) eingewiesen wird. Eine Invagination bestätigt sich nach durchgeführter Trochoskopie nicht. Stattdessen Diagnose eines grippalen Infektes mit Tonsilitis und croupösem Husten. Unter Therapie keine Besserung der Symptome. Deshalb am 4. Tag Röntgenaufnahme Hals seitlich: man erkennt im Aufhellungsband des Hypopharynx ein längliches, wenig schattengebendes Gebilde, das nach Extraktion als Leiterchen eines Heuwagens aus Plastik erkannt wird

Charakteristischerweise stellen sich die im Sinus piriformis liegenden Fremdkörper seitlich der Mittellinie ein.

Bei wenig schattengebenden Fremdkörpern gelingt der Röntgennachweis dennoch, wenn man geeignete Projektionen wählt.

Im a.p.-Strahlengang wird der Fremdkörper durch Projektion auf den Wirbelkörper nicht immer entdeckt. Sichtbar in diesem Strahlengang ist er, wenn er sich zwischen die Wirbelkörper in den Intervertebralspalt projiziert (Abb. 2).

Sicherer ist der Nachweis durch eine Aufnahme im seitlichen Strahlengang (Abb. 3), bei der sich der Fremdkörper, von Luft und Weichteilen umgeben, die andere Dichte und Ordnungszahl als er selbst haben, überlagerungsfrei darstellen läßt, selbst wenn er primär wenig schattengebend ist [23]. Auch eine Schrägaufnahme bei Durchleuchtung, um frei von Schulterüberlagerungen darzustellen [68], oder eine seitliche Halsaufnahme in Überextension [90] wird empfohlen.

Vor den physiologischen oder pathologischen Engen des Ösophagus machen zu große Fremdkörper halt. Natürliche Ösophagusengen sind die Krikoidenge, Enge durch Aorta und linken Hauptbronchus und die Kardiaenge.

Pathologische Ösophagusengen sind angeboren oder erworben nach Refluxösophagitis oder Verätzung. Die im Verhältnis zum Ösophaguslumen nicht zu großen Fremdkörper, aber durch ihre Form (Ausziehung, Haken, Spitzen) an der Ösophaguswand haftenbleibenden Fremdkörper, trifft man zwischen den physiologischen Engen an (Abb. 4). Dies ist einerseits auf die Physiologie der Ösophaguskontraktionen zurückzuführen. Die kranial ansetzende Schleuderwirkung der pneumatischen Triebkraft wirkt auf den Fremdkörper nicht mehr ein, wenn er einmal an der Wand haftet. Die segmentären Ösophaguskontraktionen allein befördern den fixierten Fremdkörper nicht weiter, obwohl Nahrung an ihm vorbei in den Magen geht. Andererseits kann bei ausreichender Ösophaguspe-

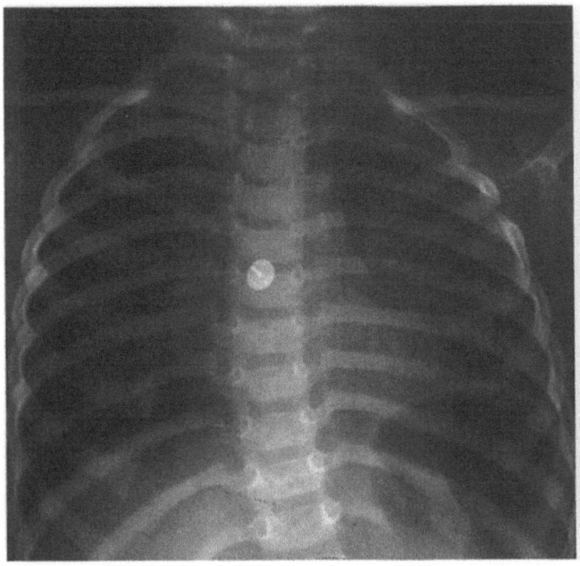

4

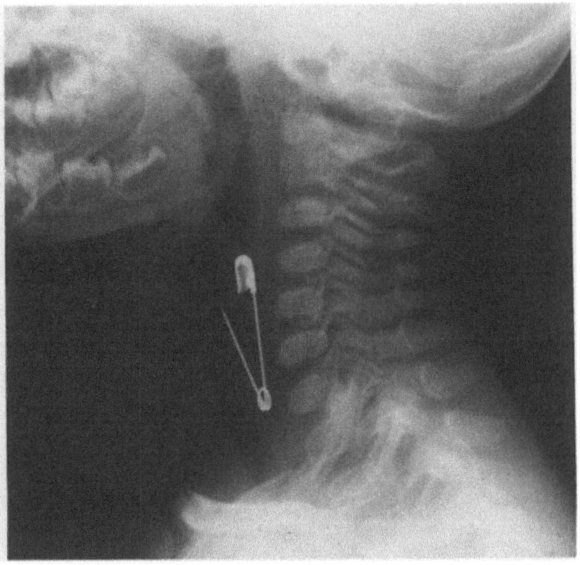

5

Abb. 4. 1 3/4jähriges männliches Kleinkind, das eine Heftzwecke verschluckte. Röntgenaufnahme Thorax: Fremdkörper der Form und Metalldichte einer Heftzwecke hat. Er projiziert sich zwischen 5. und 6. BWK unterhalb des Aufhellungsbandes der Trachea und Bifurkation. Eine seitliche Aufnahme ist unentbehrlich, da der Fremdkörper somit eindeutig im Ösophagus gelegen, und zwar unterhalb der physiologischen Aortenwand eingespießt. Die Entfernung der Heftzwecke gelang nur unter Verletzung der Ösophaguswand

Abb. 5. Röntgenaufnahme Hals seitlich: offene Sicherheitsnadel im Ösophagus. Nadelspitze bohrt sich in die Tracheahinterwand ein und erzeugt so Husten (Mutter befestigte Schnuller mit Sicherheitsnadel am Jäckchen!)

ristaltik ein Weitertransport besonders spitzer Fremdkörper unterbleiben, wenn sie die Ösophaguswand zu tief penetrierten (Abb. 5).

60% aller Fremdkörper werden im obersten Halsteil entdeckt, die im unteren Ösophagusabschnitt erwecken meist den Verdacht auf organische Ösophagusstenose.

Klinische Symptome, die auf den Ösophagusfremdkörper hinweisen, sind vor allem Nahrungsverweigerung: anfänglich nur feste Nahrung, dann auch flüssige. Selbst eigener Speichel wird nicht mehr geschluckt, die Kinder speicheln.

Beim Schlucken von Nahrung tritt Würgen und Dysphagie auf.

Dysphagiebeschwerden bleiben unter Umständen auch nach Entfernung des Fremdkörpers noch bestehen, ausgelöst durch Muskelspasmen. Diese verschwinden innerhalb von 24–48 Std. Jedoch muß eine Regurgitation des Fremdkörpers aus dem Magen in den Ösophagus bei anhaltenden Dysphagiebeschwerden über 24–48 Std. hinaus ausgeschlossen werden. Anzeichen für hochgewürgte Fremdkörper wäre auch, daß bei Vorhandensein eines spitzen Endes dieses nach oben zeigt (entsprechend dem Flexner-Reflex geht das spitze Ende nach Verschlucken voran).

Ferner ist ein im Ösophagus haftender Fremdkörper in der Lage, Leibschmerzen zu verursachen, die somit vom eigentlichen Sitz im Ösophagus ablenken [96]. Ein anderes irreführendes Symptom kann Husten sein.

Beim Röntgennachweis des Ösophagusfremdkörpers gilt, wie allgemein schon gesagt, daß metalldichte und sonstige röntgenschattengebende Fremdkörper gleich auf der Übersichtsaufnahme zu belegen sind.

Eine zusätzliche Aufnahme im seitlichen Strahlengang zur Klärung, ob der metalldichte Fremdkörper im Ösophagus oder in der Trachea lokalisiert ist, erübrigt sich, falls der Fremdkörper im a.p.-Strahlengang eindeutig das Aufhellungsband der Trachea seitlich überragt. Eine zusätzliche seitliche Aufnahme bei metalldichtem Fremdkörper ist interessant für die Fragestellung, ob sich hinter einem größeren Fremdkörper ein kleinerer verbirgt, ob der Fremdkörper durch den Ösophagus ins Mediastinum perforierte (Abb. 6a, b), sich in die dorsale Wand der Trachea einspießte oder diese imprimierte. Letzteres ist möglich, wenn der Fremdkörper den Ösophagus aufweitet oder entzündliche Veränderungen der Ösophaguswand auf die Trachea übergreifen. Zusätzlich kann klinisch auftretender Husten irritieren (Abb. 7a, b).

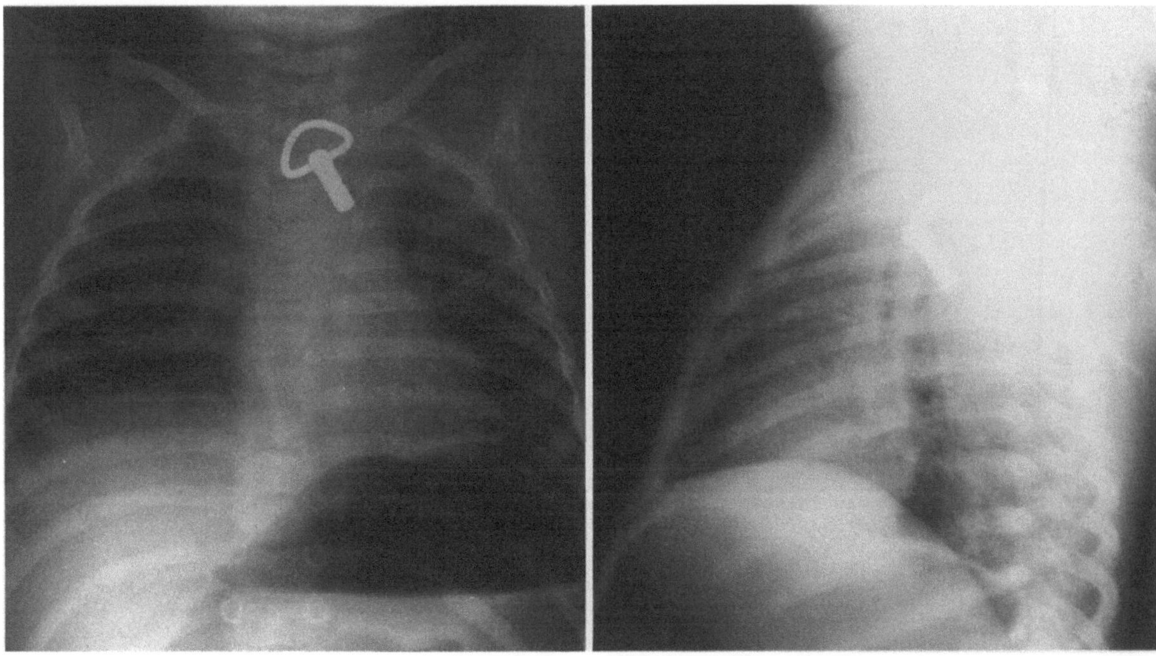

a b

Abb. 6. **a** 17 Monate altes männliches Kleinkind. Einweisung in die Klinik wegen Bronchitis. Röntgenaufnahme Thorax a.p.: metalldichter schlüsselförmiger Fk, der das Aufhellungsband der Trachea nach links überragt (Zufallsbefund!) **b** Röntgenaufnahme Thorax seitlich: Der Fremdkörper ist hinter dem Aufhellungsband der Trachea gelegen, die Längsachse projiziert sich von vorne oben nach hinten unten. Ösophaguswand dorsal perforiert? Bei der Ösophaguskopie ist der Fremdkörper nicht zu sehen. Die Thorakatomie legt den Fremdkörper, bindegewebig abgekapselt im Mediastinum, frei. Ösophaguswand perforiert. Postoperativ Auftreten einer Stenose. Nachanamnese: seit 2 Monaten wurde der Griff einer Spielzeuguhr vermißt. (Bild: Dr. K. ROGGENKAMP, Dortmund)

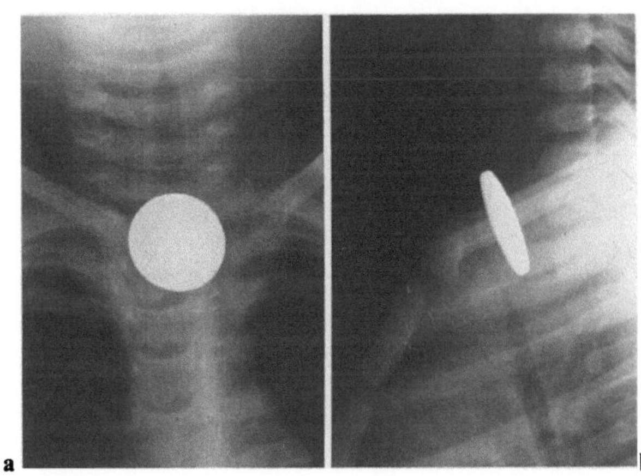

a b

Abb. 7. **a** 14 Monate altes männliches Kleinkind. Seit 5 Wochen Husten, seit 4 Wochen Verweigerung fester Nahrung. Klinisch: inspiratorisch croupöser Husten, etwas pfeifende Atmung. Röntgenaufnahme Thorax a.p.: Münze projiziert sich in die Mittellinie obere Thoraxapertur, im Ösophagus gelegen, da seitl. Aufhellungsband der Trachea überragt (Zufallsbefund!) **b** Röntgenaufnahme Thorax seitlich: Einengung des Aufhellungsbandes der Trachea in Höhe des Fremdkörpers. Verbreiterung des Weichteilschattens zwischen Fremdkörper und Trachea. Ösophaguskopie: arrodiertes 10-Pfennig-Stück wird extrahiert. Ösophagusschleimhaut mazeriert und geschwollen. Diese entzündlichen Veränderungen hatten zur Impression der Tracheahinterwand geführt

Die Lage im Ösophagus, nicht in der Trachea, ist auch daran erkennbar, daß der Fremdkörper sich im oberen Ösophagus in der Frontalebene einstellt; dies trifft zu für flache, runde, die durch den Krikoidkörper einerseits und den 6. HWK andererseits in diese Position gezwungen werden.

Außerdem ist der Transversaldurchmesser in dieser Höhe größer als der Sagittaldurchmesser (bei Erwachsenen 2 cm, bei Kindern etwas weniger).

Dagegen stellen sich Fremdkörper der Trachea in der Sagittalebene ein. Sie weichen durch Verlagerung der nachgiebigeren Pars membranacea nach dorsal aus. Ist der Fremdkörper nicht direkt nachweisbar, muß positives Kontrastmittel (KM) geschluckt werden. Man sollte mit der Verabreichung von wasserlöslichem KM beginnen, da ein nichtschattengebender Fremdkörper u. U. den Ösopha-

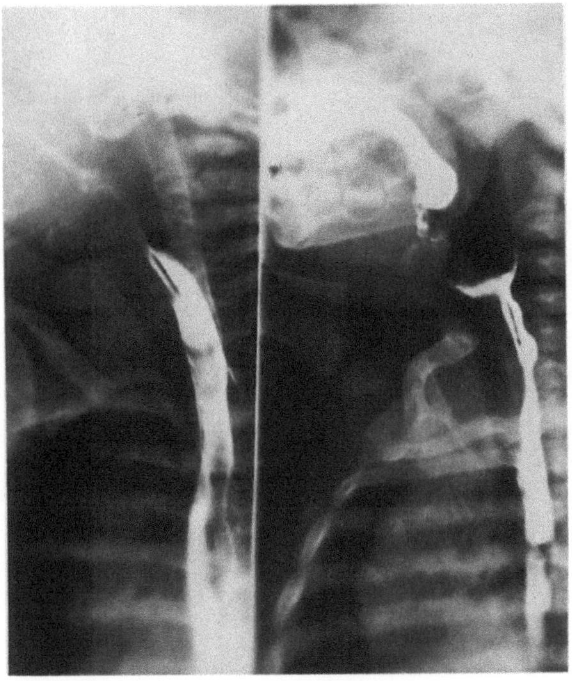

Abb. 8. 9 Monate alter männlicher Säugling, der zur gewohnten Fütterungszeit sich gegen die Nahrungsaufnahme wehrte. Mutter befürchtete, der Säugling könne etwas geschluckt haben. Er wirkte teilnahmslos und speichelte. Röntgenuntersuchung Hals-Thorax: unter der Durchleuchtung kein Hinweis für schattengebenden Fremdkörper. Nach Verabreichung von wasserlöslichem KM stellte sich im oberen Ösophagus der Fremdkörper (Plastikteilchen) als Aussparung dar

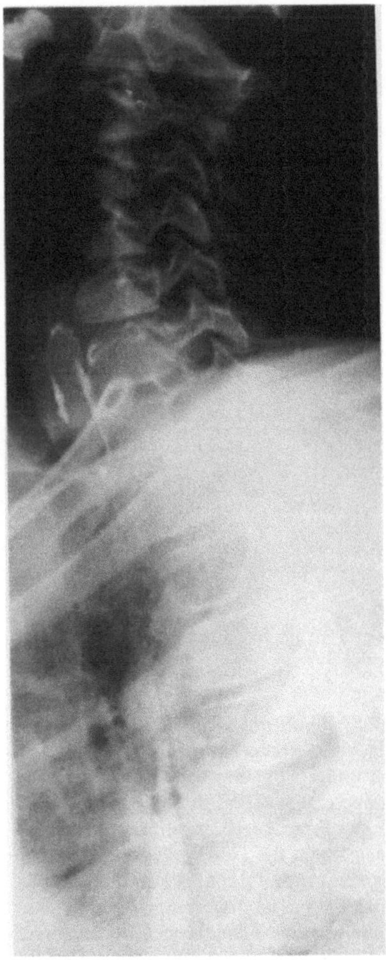

Abb. 9. 9jähriges Mädchen, das 1/2 Std. zuvor einen großen Lakritz-Bonbon verschluckte. Anschließend Husten und Schleimerbrechen. Röntgendurchleuchtung läßt den Fremdkörper entsprechend seiner stofflichen Beschaffenheit nicht erkennen. Nach Verabreichung von wäßrigem KM ist der Fremdkörper im oberen Ösophagus, benetzt von KM, sichtbar

gusmund blockiert und damit ein Überfließen des KM in die Atemwege verursacht oder eine Perforation nicht ausgeschlossen werden kann. Auch für die nachfolgende Endoskopie ist dieses Vorgehen ratsam, da das wäßrige KM den Fremdkörper nicht verdeckt.

In diesem wasserlöslichen KM ist der Fremdkörper evtl. als Aussparung sichtbar (Abb. 8). Auch indirekte Hinweise auf einen Fremdkörper – Dysphagie bei Schlucken des KM, Unterbrechung oder Verlangsamung der Peristaltik und unregelmäßige Konturierung des KM-Bandes – sind möglicherweise schon zu erhalten.

Barium macht den Fremdkörper besser sichtbar, weil er besonders an dessen rauher Oberfläche haften bleibt, nachdem KM im wesentlichen abgeflossen ist (Abb. 9). Da nicht jedes Teil eines verschluckten Fremdkörpers Schatten geben muß, wird erst durch Benetzung mit KM der Fremdkörper als ganzes erkennbar. Eingebettet in zu großer Bariummenge, bleibt der Fremdkörper allerdings unsichtbar.

Manche Autoren empfehlen das Schluckenlassen von bariumgetränkter Watte, die vor dem Fremdkörper zu seiner Sichtbarmachung liegenbleiben soll oder sich sogar an spitzen Fremdkörpern (Gräten usw.) verhakt. Aber auch hier gilt, daß eine anschließende Endoskopie den verdickten Fremdkörper nicht findet.

Da die Endoskopie nach Lokalisation des Fremdkörpers durch Barium zu dessen Extraktion folgt, muß KM sparsam gebraucht werden, um eine Sichtbehinderung zu verhüten.

Da Fremdkörper im Kindesalter hauptsächlich im oberen Ösophagus hängenbleiben, führt der Nachweis im unteren Ösophagus, wie schon erwähnt, zum Verdacht auf angeborene oder erworbene Stenosen infolge Refluxösophagitis. Er wird erhärtet – lt. Anamnese – durch Spuck- und Brechneigung sowie Schwierigkeiten bei Fütterung von fester Nahrung. Meist stellen sich im prästenotischen Abschnitt Nahrungsreste mit Aussparung im positiven KM dar, die die Stenose vervollständigen. Eine organische Stenose kann einerseits vorgetäuscht werden bei teilweiser Obstruktion des Ösophagus durch den Fremdkörper, wenn oral von ihm ein Spasmus auftritt. Dieser Spasmus bewirkt bei der KM-Passage das Bild einer spitz zulaufenden Einengung – vollständiger Verschluß durch Bolus stellt sich durch einen konkav begrenzten KM-Stopp dar – mit leichtem Füllungsdefekt. Der Spasmus ist durch Buscopan zu beheben und somit von einer organischen Stenose abzugrenzen. Es muß darauf hingewiesen werden, daß auch die Narkose vor der Durchführung der Endoskopie den Ösophagusspasmus lösen kann und der Fremdkörper dann ungehindert in den Magen gelangt. Eine Kontroll-Röntgenaufnahme vor Durchführung der Ösophaguskopie wäre ratsam, wenn es sich um einen schattengebenden Fremdkörper handelt oder anzunehmen ist, daß der Fremdkörper, benetzt von KM, noch sichtbar ist. Andererseits kann der Fremdkörper durch längeres Verweilen im Ösophagus durch Druckulzera und Abszeßbildung sekundär eine Stenose bewirken.

Neben diesen sekundären Veränderungen des Ösophagus nach Fremdkörperingestion tritt auch Perforation als Komplikation auf. Diese wird durch Endoskopie entdeckt oder durch wäßriges KM, das aus dem Ösophagus in die Umgebung austritt.

Folgen der Perforation, aber auch übergreifender Entzündung sind lokale oder diffuse Mediastinitis. Als Hinweis ist anzusehen eine Verbreiterung des Mediastinums, eine Vergrößerung des Abstandes vom Ösophagus zur Trachea im seitlichen Strahlengang oder, bei Übergang der Entzündung auf die Trachea, Einengung derselben mit stridoröser Atmung. Zudem ist seitliche Verlagerung der paraspinalen pleuralen Umschlagfalte und Erweiterung der pleuroösophagealen Linie erkennbar [39].

Da im Gefolge der Perforation Luft aus dem Ösophagus entweicht, bildet sich ein Emphysem. Zuerst ist es im Mediastinum lokalisiert, später generalisiert. Sekundär erfolgt Übergang in ein subkutanes Emphysem. Erstes ist vor Auftreten der klinischen Symptome nachweisbar, wenn man auf Frühzeichen achtet. Zu diesen gehört bei perforierender Ösophagusverletzung im unteren Ösophagusabschnitt das V-Zeichen nach NACLERIO: Bevor noch ein ausgeprägtes Mediastinalemphysem sichtbar ist, findet man längs der Aorta und der linken

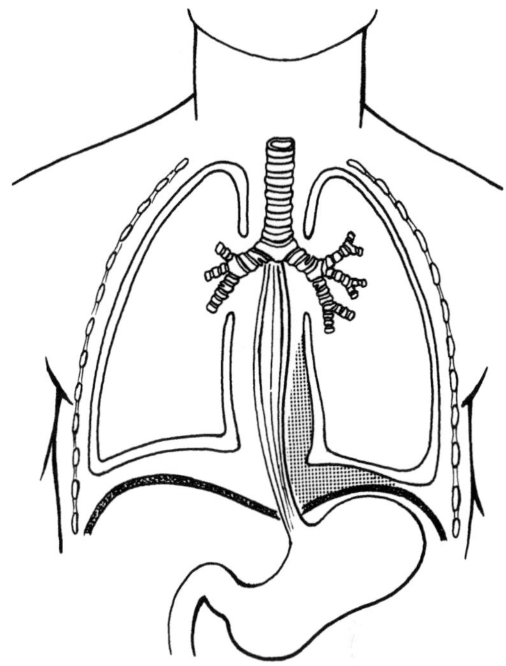

Abb. 10. Schematische Zeichnung eines lokalisierten mediastinalen Emphysems nach NACLERIO. Sog. V-Sign

Zwerchfellkuppe eine zarte Luftansammlung (Abb. 10). Diese läßt sich dem Verlauf entsprechend als V-förmige Aufhellung abgrenzen [71]. Eine den Aortenknopf umgebende Luftsichel spricht ebenfalls für eine Perforation des Ösophagus im thorakalen Bereich. Bei zervikaler Ösophagusverletzung ist Luft in den Weichteilen zwischen Ösophagus und Halswirbelsäule. Perforation des Ösophagus im abdominellen Bereich erfolgt nach dorsal ins Retroperitonaeum, nach ventral ins freie Peritoneum mit möglichem Pneumoperitoneum [21].

Eindringen in das Perimyokard führt zu Herztamponade [75], Penetration in die Aorta kann sich als Hämatemesis bemerkbar machen.

2.1.2 Magen

Hat der Fremdkörper den Ösophagus ohne Komplikationen passiert, gelangt er meist durch den Magen in den Darmkanal. Dies gilt besonders für rundliche Gegenstände (Murmeln, Münzen, Knöpfe), falls sie nicht zu groß sind. Dann können sie präpylorisch im gedehnten Antrum „eingeklemmt" liegenbleiben. Weder durch Lagewechsel noch Palpation ändern sie ihren Ort (Abb. 11), aber auch

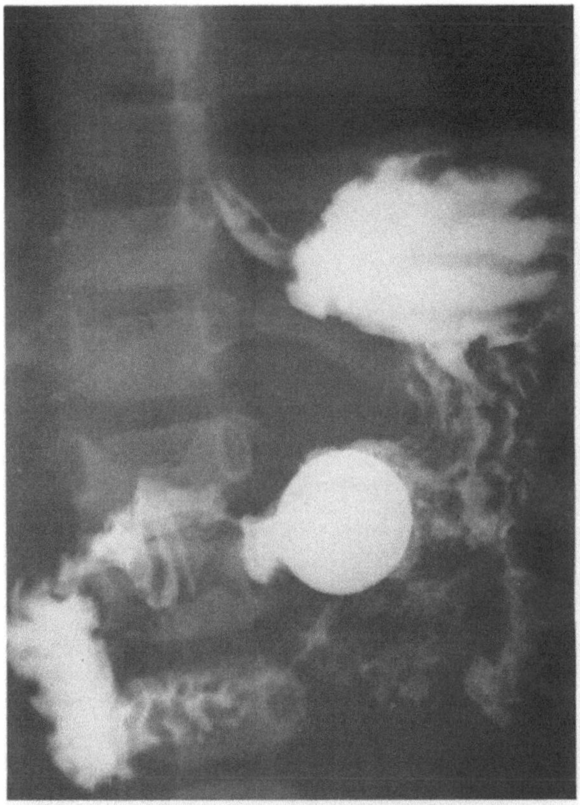

11

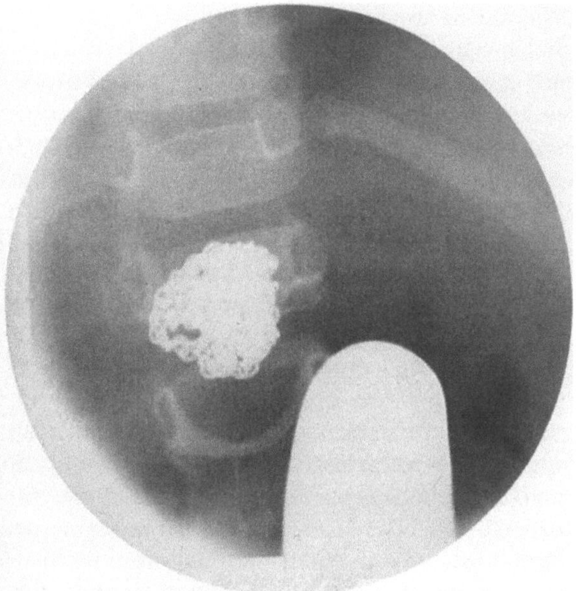

12

Abb. 11. 2 3/4jähriges weibliches Kleinkind, das 1 Woche zuvor ein 1-Mark-Stück verschluckte. Die Münze kann im Antrumbereich des Magens erkannt werden. Sie dehnt das Antrum auf, passiert den Pyloruskanal nicht, KM wird an der Münze vorbei weiterbefördert. Der Fk muß extrahiert werden

Abb. 12. 2 3/4jähriges Mädchen, das 1 1/2 Std. vor der Aufnahme eine ca. 30 cm lange Halskette verschluckte. Anschließend einmal erbrochen. Röntgenaufnahme Abdomen: zusammengeballt liegt die Kette noch im Magen. 1 Tag später jedoch, nach schlackenreicher Kost, wurde sie mit dem Stuhl entleert

ganze Schmuckketten vermögen den Magen zu passieren (Abb. 12).

Bei Unsicherheit, ob der schattengebende Fremdkörper noch im Magen ist, führt man zunächst eine Röntgendurchleuchtung in Kopftieflage durch (Fremdkörper rutscht in Fornix) und eine nach Aufrichten in der Senkrechten (Fremdkörper gelangt ins Antrum).

Kleinere, länglichere Fremdkörper mit spitzen Enden (Nadeln, Nägel usw.) durchlaufen den Pyloruskanal häufig nur schwer. Die Antrumperistaltik erfaßt sie nicht, so daß sie im Magen immer wieder oralwärts zurücktransportiert werden. Rundliche Fremdkörper, die aufgrund ihrer Größe den Pyloruskanal und das Duodenum eigentlich passieren müßten, aber hier zu lange bleiben, erwecken den Verdacht einer Stenose, die sie am Weiterwandern hindert. Eine Bariumpassage sollte solche Stenose ausschließen. Es muß aber auch darauf hingewiesen werden, daß kleine, rundliche Fremdkörper häufig im Magen 4–5 Tage liegenbleiben, ohne daß eine Stenose vorliegt. Sie rollen, je nach Körperlage, immer wieder in den Fornix zurück und werden wie spitze Fremdkörper, von der Peristaltik schlecht erfaßt. Eingebettet in voluminöse Nahrung, gelingt die Passage schließlich.

Befinden sich nichtschattengebende Fremdkörper im Magen, sind sie auch hier nach Verabreichung von positivem KM entweder als Aussparung erkennbar oder, falls mit KM benetzt, nach dessen Abfluß. Durch vorsichtige Palpation sind sie evtl. aufgrund einer gewissen Dicke und wegen derberer Konsistenz im Vergleich zur umgebenden Schleimhaut als Niveaudifferenz (Reliefmethode) herauszuheben [58]. Bisweilen kann man wenig schattengebende Fremdkörper nach Trinken von kohlesäurehaltigem Mineralwasser ausreichend gut sehen: in stehender Position schwimmen sie evtl. auf dem Flüssigkeitsspiegel und sind in der darüber befindlichen Luft dargestellt.

2.1.3 Duodenum

Der kurvige Verlauf des Duodenums am Übergang zur Pars horizontalis und an der Flexura duodenojejunalis wird besonders den langen und gewinkelten Fremdkörper hinderlich (Abb. 13a–c). Sind sie von diesen Engen jedoch nicht aufgehalten worden, überwinden sie meist, durch den Flexner-Reflex bedingt, auch den Darmkanal, ohne sich an der Darmwand festzusetzen. Komplikationen durch Fremdkörper im Duodenum treten durch Perforation auf mit nachfolgendem retroperitonealem Abszeß. Symptome wie Erbrechen, auch im Intervall, und Leibschmerzen vermögen hierauf hinzudeuten (Abb. 14a–c). Subtile Aufnahmetechnik [34] weist auch die durch Perforation in die freie Bauchhöhle gelangte Luft oder Flüssigkeit nach, selbst bei geringer Menge. Als Suchmethode bei freier Flüssigkeit im Abdomen wird heute auch die Sonographie empfohlen [30].

2.1.4 Dünndarm

Im weiteren Verlauf des Dünndarms bleibt als letzte physiologische Enge die Bauhinsche Klappe. Sie ist für einen Fremdkörper selten ein Hindernis, da sie einerseits sehr dehnbar, andererseits relativ groß ist (beim Erwachsenen 1,8 cm Durchmesser). Fremdkörper, die hohl und dehnbar sind und durch Stuhl sich auffüllen, können die Bauhinsche Klappe verschließen und einen Ileus erzeugen. Aber auch hier ist wie schon allgemein bzw. bei anderen Darmabschnitten hingewiesen wurde, eine Penetration spitzer Fremdkörper durch die Darmwand möglich (Abb. 15a, b).

2.1.5 Dickdarm, einschließlich Rektum, Appendix, Meckelsches Divertikel und Darmduplikatur

Im Dickdarm selbst sind Fremdkörper selten, wenig schattengebende sind auch hier, von Luft umgeben, gut zu erkennen. Kleine Fremdkörper, die in den Appendix gelangen, werden infolge eines Spasmus im Mündungsgebiet nicht mehr hinausbefördert. Sie sind Zufallsbefund oder Ursache von Appendizitis. Appendixfremdkörper an sich können Schatten geben (Abb. 16). Nadeln wurden am häufigsten gefunden [8]. Sie zeigen mit dem stumpfen Ende meist zur Appendixspitze [55]. Durch Peristaltik

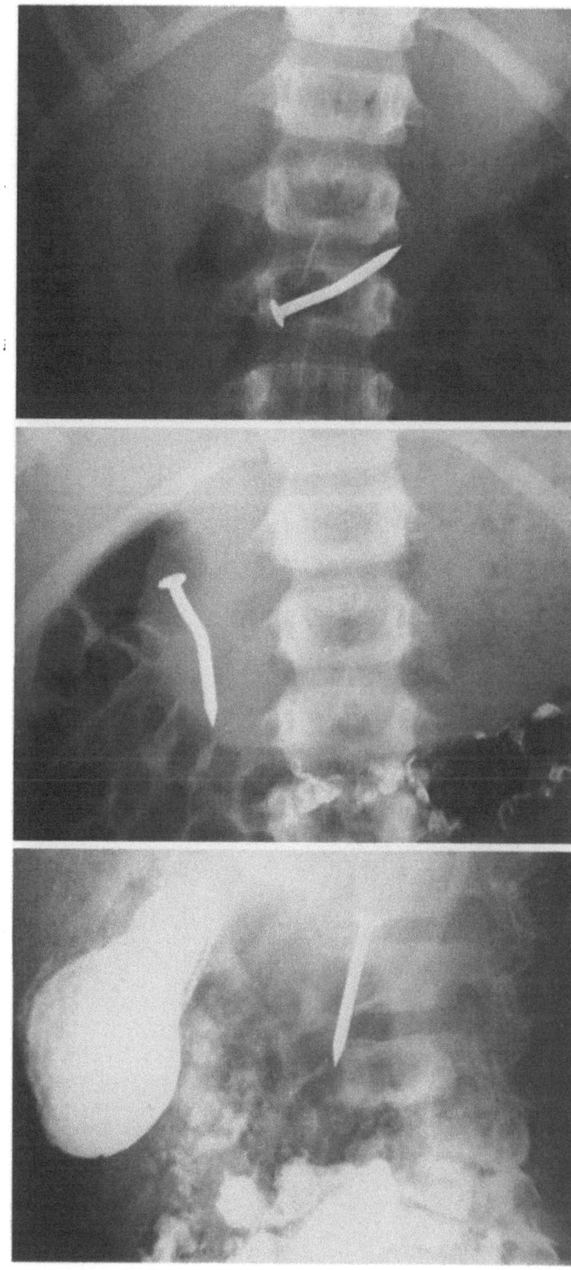

a

b

c

Abb. 13. a 7jähriger Junge, der vor 7 Tagen einen langen, verbogenen Nagel verschluckte. Röntgenaufnahme Abdomenübersicht: Der Nagel projiziert sich auf den 3. LWK. Zur Klärung, ob er sich im Magen, Duodenum oder Querkolon befindet, wird KM verabreicht. Unter der Durchleuchtung erkennt man, daß der Nagel im Duodenum gelegen ist und durch Mischperistaltik im Duodenum zwischen Pars descendens und horizontalis hin- und herwandert. Das KM wird an ihm vorbei weiterbefördert. Die Flexura duodeno-jejunalis wird nicht passiert.
b Röntgenaufnahme im a.p.-Strahlengang: Nagel in der Pars descendens
c Röntgenaufnahme Oberbauch im seitlichen Strahlengang: bestätigt die Lage des Nagels in der Pars descendens des Duodenums

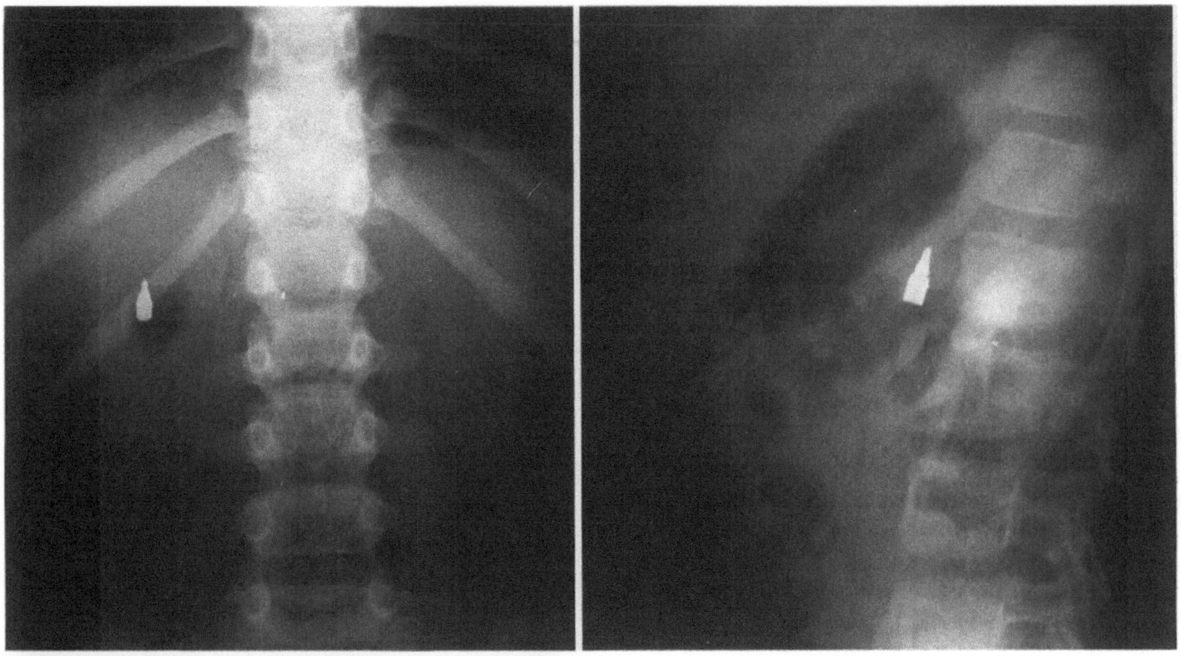

a b

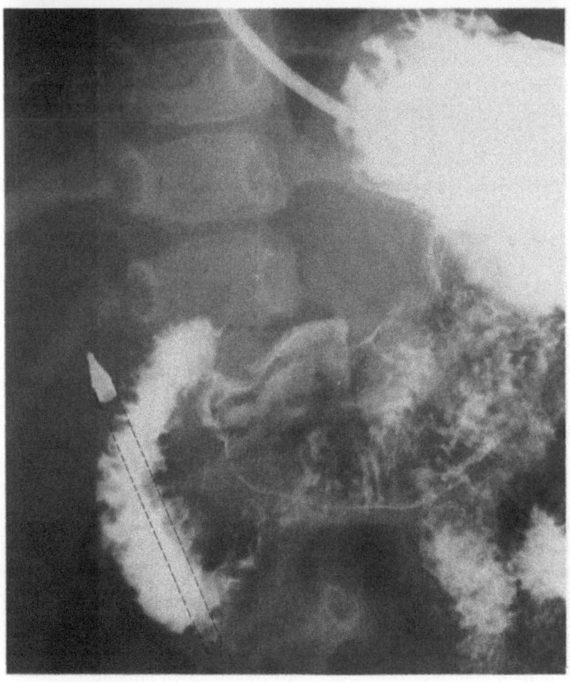

c

Abb. 14. a Ca. 8jähriger Patient, bei dem wegen Bauchschmerzen und gelegentlicher Teerstühle eine Röntgenaufnahme Abdomenübersicht angefertigt wurde. Als Zufallsbefund erkennt man einen metalldichten Fremdkörper, projiziert rechts auf den mittleren Abschnitt der 12. Rippe. Der Fremdkörper hat die Form einer Kugelschreiberspitze und stellt sich nach 14 Tagen noch unverändert dar. **b** Zusatzaufnahme im seitlichen Strahlengang: Fk projiziert sich vor L 1 und ist damit wahrscheinlich im Duodenum gelegen. **c** Nach Verabreichung von KM: Der metalldichte Fremdkörper projiziert sich außerhalb des oberen Abschnitts des KM-gefüllten Duodenums. In Fortsetzung der Fremdkörperlängsachse glaubt man im Duodenum an der medialen Wand eine längsgerichtete KM-Aussparung zu erkennen. Operation: Pfeilspitze eines Kugelschreibers war durch die Pars descendens des Duodenums nach hinten perforiert. Das Plastikteil liegt noch im Duodenum. Nachanamnese: vor 1 Jahr Teil eines Kugelschreibers verschluckt. (Bild: Dr. K. ROGGENKAMP, Dortmund)

gelangt die Nadel zurück zur Appendixöffnung, daher werden Verletzungen der Appendixwand im mittleren Abschnitt gefunden. Nur wenn die Nadel mit der Spitze voran den Appendix passiert, wird das Appendixende verletzt bzw. es perforiert mit nachfolgend chronischer Entzündung, Abszeßbildung, Austritt der Nadel in die freie Bauchhöhle oder Penetration in andere Organe. Da der impaktierte Fremdkörper in dem Appendix selbst oder durch die Bewegung des Appendix seinen Sitz auf der Abdomenübersicht wechselt, ist eine Lokalisation des Fremdkörpers nur über Darstellung des Appendix mit Barium möglich (Abb. 17a–c). Ein fixierter Appendix kann Hinweis auf Perforation mit sekundärer Verklebung sein.

Nichtschattengebende Appendixfremdkörper werden durch Anlagerung von Kalksalzen als Appendixstein sichtbar. Wird er sehr groß, kann er

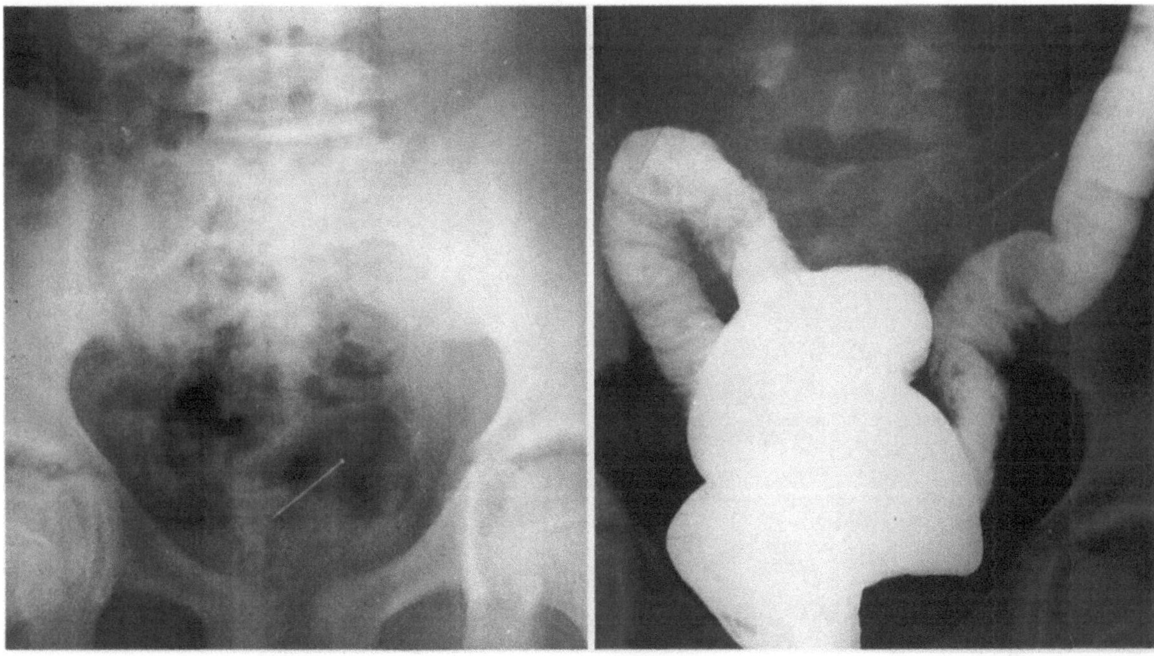

a b

Abb. 15. a 9jähriges Mädchen, das 21/2 Monate vor Aufnahme in die Klinik eine Stecknadel verschluckte. Trotz diätetischer Maßnahmen war die Nadel im Stuhl nicht gefunden worden. Röntgenaufnahme Abdomenübersicht: Stecknadel projiziert sich links in das kleine Becken, mit Spitze auf das Ende des Os sacrum zeigend. Auf der Aufnahme ist nicht sicher erkennbar, ob die Nadel sich in Dünn- oder Dickdarmwand eingebohrt hat oder die Darmwand sogar penetrierte und in die freie Bauhöhle gelangte. **b** Kontrollaufnahme 4 Wochen später: Nadel weiterhin im Unterbauch erkennbar, jetzt projiziert auf das linke Ileosakralgelenk. Um festzustellen, ob sie im Dick- oder Dünndarm liegt, wird eine Trochoskopie durchgeführt. Dabei erkennt man die Nadel eindeutig neben dem Dickdarm, und zwar neben dem Fußpunkt des Colon descendens. Operation: die Nadel liegt in einem Netzzipfel vor der Aorta. Sie hatte die Darmwand perforiert

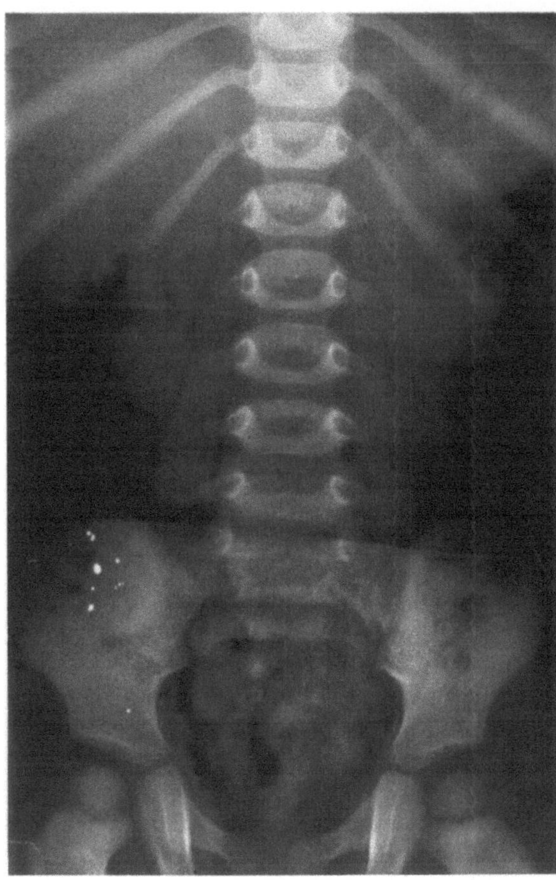

Abb. 16. 13/4jähriger Junge hatte 4 Tage vor der Klinikeinweisung Fieberthermometer angebissen. Glassplitter wurden von der Mutter aus dem Mund entfernt. Röntgenaufnahme Abdomenübersicht: Quecksilberkügelchen im rechten Unterbauch. Nach KM-Gabe im Appendix zu lokalisieren. Appendektomie: Quecksilberkügelchen im Appendixlumen. (Bild: Prof. Dr. W. Kosenow, Krefeld)

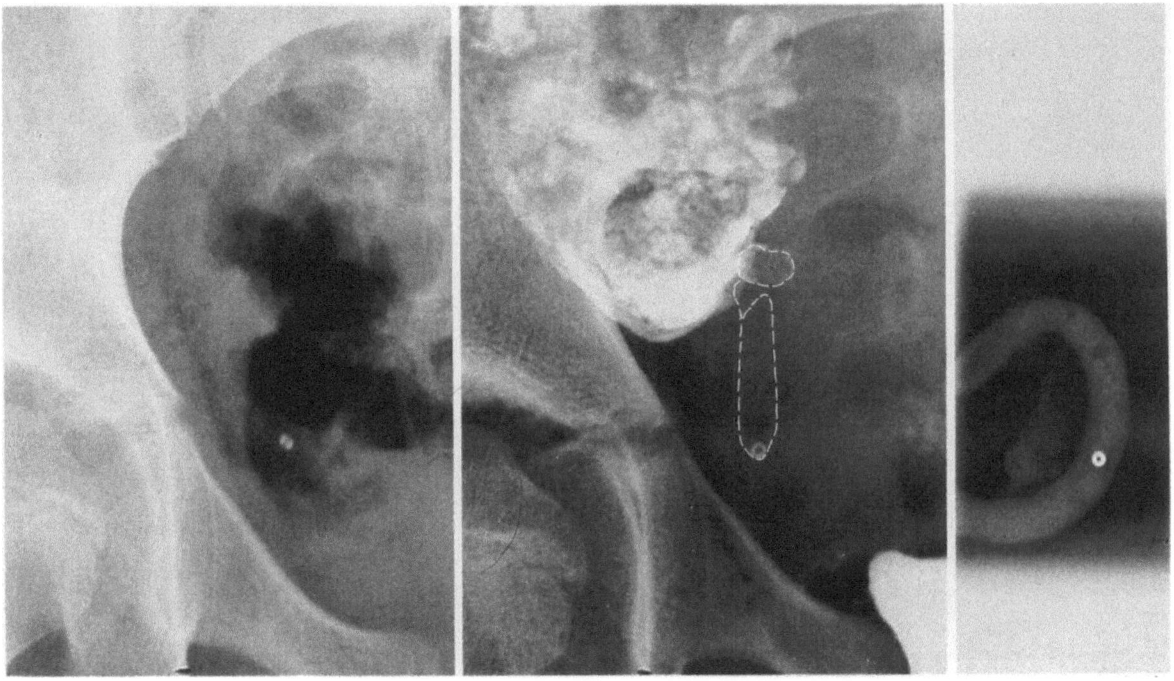

Abb. 17. a 9jähriges Mädchen wird in die Klinik eingewiesen zur Röntgenuntersuchung der Nieren. Seit längerer Zeit bestehen Bauchschmerzen, zweitweise wird rötlicher Urin entleert. Röntgenaufnahme Nierenübersicht: In das kleine Becken projiziert sich rechts eine zierstecknadelkopfgroße, runde, kalkdichte Verschattung. Im Ureterostium gelegen? Im Urogramm stellen sich bds. Doppelnieren mit Ureter duplex dar, das „Konkrement" liegt außerhalb der Ureteren. Die Verschattung ist immer an gleicher Stelle nachweisbar und palpatorisch nicht sicher zu verlagern. Differentialdiagnostisch wird ein Appendixfremdkörper angenommen. **b** Kontrastdarstellung des Appendix: es projiziert sich eine ringförmige Verschattung in einen schwach KM-gefüllten Appendix. **c** Röntgenaufnahme des Appendix nach seiner operativen Entfernung: in dem schwach KM-gefüllten Appendix erkannt man jetzt eine metalldichte ringförmige Verschattung. Es handelt sich um eine Keramikperle, die mit bleihaltiger Farbe versehen war

durch Dehnung der Appendixwand und durch Druck eine Wandnekrose und somit eine Appendizitis hervorrufen (Abb. 18a, b). Von den Appendixsteinen sind die durch Eindickung von Stuhl entstandenen Kotsteine zu unterscheiden. Sie sind, wie die übrigen nichtschattengebenden Fremdkörper, durch Aussparung im positivem KM sichtbar.

Nach St. John [53] sind unter den nichtschattengebenden Fremdkörper im Appendix Zahnstocher, wie sie auch für Partyhappen benutzt werden, besonders gefährlich, wenn sie perforierend verletzen mit nachfolgendem periappendizitischem oder perizäkalem Abszeß. Bei zunächst stummer Perforation sind Peristaltikstörungen der Zökumregion ein Hinweis [14].

Ähnliches wie für den Fremdkörper im Appendix gilt für den Fremdkörper im Meckelschen Divertikel und in einer Darmduplikatur.

Im Rektum bleiben Fremdkörper selten nach Magen-Darm-Passage liegen, höchstens solche, die von außen (anal) hineingelangen, z. B. abgebrochene Fieberthermometerspitzen. Eine Durchwanderung des Rektum ist auch hier möglich [70].

Aufgabe des Radiologen ist es, das „Schicksal" des Fremdkörpers im Organismus zu verfolgen. Das Wissen um die Verweildauer des Fremdkörpers im Organ ist wichtig, um das Kind vor unnötiger Röntgenkontrolle zu schützen Wenn ein Objekt in Form und Größe im Mißverhältnis zum durchwanderten Organ steht und nach prospektiver Verweildauer nicht ausgeschieden wurde, darf daraus auf Interaktion zwischen Fremdkörper und Organismus geschlossen werden mit möglicherweise fatalen Folgen. Eine Statistik über 660 Kinder aus 2 pädiatrischen Kliniken in Liverpool ergab, daß vor allem die Form des Fremdkörpers ausschlaggebend ist für seine Verweildauer im Magen-Darm-Kanal. Hat der Fremdkörper keine spitzen Kanten oder ist er rund, wird er nach 4,8 Tagen ausgeschieden, hat er eine spitze Kante, nach 5,8 Tagen, bei zwei spitzen a 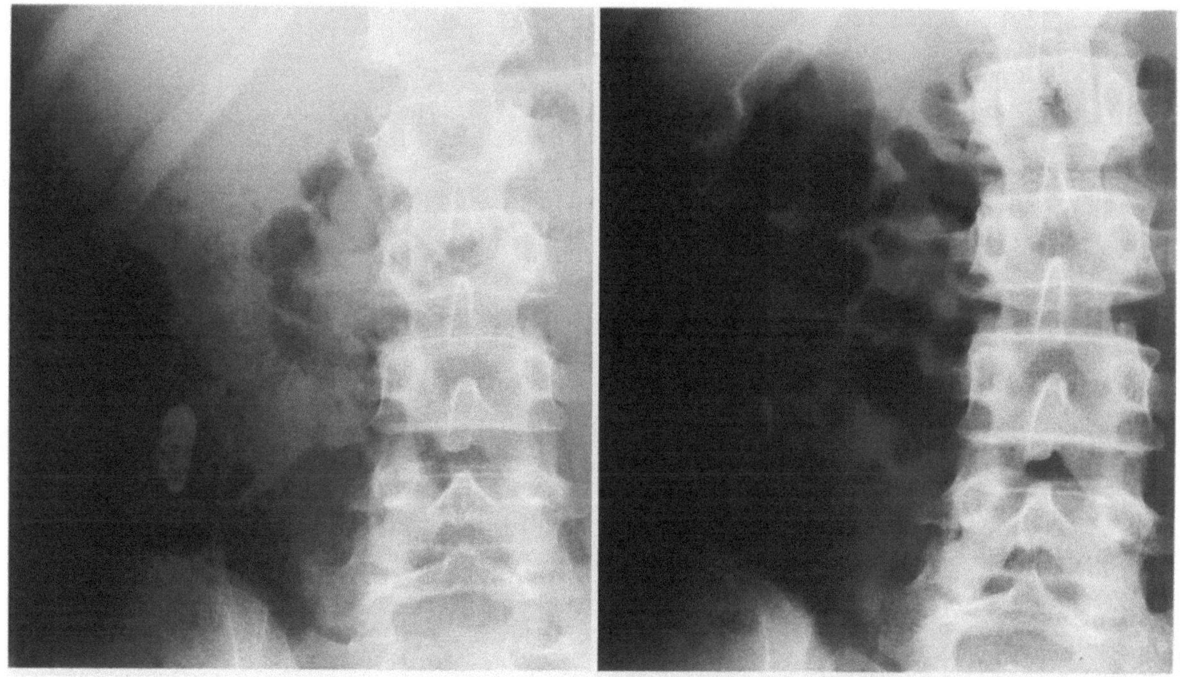 b

Abb. 18. a 11jähriges Mädchen, bei dem wegen rechtsseitiger Leibschmerzen urologische Abklärung erfolgte. Auf der Nierenübersichtsaufnahme erkennt man, projiziert rechts oberhalb der Darmbeinschaufel, 2 verschieden große ovaläre Gebilde, die nebeneinander liegen und Kalkeinlagerung aufweisen. b Röntgenaufnahme Abdomenübersicht 2 Jahre später: Die zuvor beschriebene ovalären schattendichten Fremdkörper stellen sich wieder im rechten Abdomen oberhalb der Darmbeinschaufel dar. Dabei ist der größere von ihnen an unveränderter Stelle gelegen, während der kleinere nicht mehr lateral, sondern kaudal des größeren liegt. Es handelt sich wahrscheinlich um Appendixfremdkörper (Kalkeinlagerung in Kürbiskerne?). Eine Appendektomie wurde nicht durchgeführt

Enden nach 7 Tagen. Eine Woche nach Ingestion ist somit eine Kontrollaufnahme ausreichend zur Lagebestimmung, evtl. eine seitliche Zusatzaufnahme. Hat sich der Fremdkörper nach dieser Zeit nicht weiterbewegt, so ist besonders bei langen spitzen Fremdkörpern im Duodenum, zu folgern, daß er wegen seiner Form und Größe das Organ nicht passierte, dieses penetrierte oder sonstige Komplikationen verursachte. Nach PELLERIN [76], aufgrund seiner Erfahrung mit 1250 Ingestionen, soll der Fremdkörper nach 6tägiger Verweildauer im Duodenum aus diesem chirurgisch entfernt werden. LASSRICH [60] fordert, daß bei einem Fremdkörper im Duodenum, wenn wegen seiner Form und Größe ein Weiterwandern fraglich ist, evtl. eine tägliche Röntgenkontrolle erforderlich ist, während runde Fremdkörper, wenn sie einmal den Magen und das Duodenum passiert haben, auch den übrigen Dünndarm problemlos durchwandern und eine Röntgenkontrolle nach 1 Woche ausreicht. Während, wie oben ausgeführt, die chirurgische Entfernung 1 Woche nach Ingestion des Fremdkörpers aus dem Duodenum gefordert wird, soll eine Verweildauer im übrigen Intestinum bis zu 3 Wochen toleriert werden. Anzuraten ist eine Kontrollaufnahme in jedem Falle vor einer Operation in Narkose. Sie nämlich schafft im Verdauungstrakt andere Tonusverhältnisse. Der Fremdkörper wechselt seine Lage, und eine Operation ist evtl. überflüssig. Die Narkose ist auch durch Spasmolytika zu ersetzen.

2.2 Spezielle Fremdkörper

2.2.1 Metallisches Quecksilber aus Fieberthermometern

Dieses ist aufgrund seines Metallcharakters im gesamten Verdauungstrakt röntgenologisch problemlos darstellbar (s. Abb. 16). Selbst wenn der Inhalt eines ganzen Thermometers verschluckt wurde, sind Kontrollröntgenuntersuchungen zur Feststellung des jeweiligen Passagestandes nicht erforderlich, da metallisches Quecksilber auf natürlichem

Wege komplikationslos entleert wird. (Toxisch sind Quecksilbersalze; s. „Knopfbatterien!") Eine chronische Quecksilberintoxikation kann auftreten nach Zerbrechen eines rektal eingeführten Thermometers, wenn Quecksilber in das submuköse Gewebe gelangt. Bei Verdacht (blutiger Stuhl!) auf einen solchen Unfall müßten Röntgenkontrollen erfolgen, um festzustellen, ob das Quecksilber, das normalerweise in feinen Kügelchen verteilt nachweisbar ist, in Form eines Depots an gleicher Stelle sichtbar bleibt.

2.2.2 Knopfbatterien

Knopfbatterien, wie wir sie von Uhren, Filmkameras, Hörgeräten, Spielzeug usw. kennen, werden einerseits als feste, andererseits als chemische Fremdkörper gefährlich. Diese bonbonartig geformten Batterien haben eine Größe bis zu 23 mm Durchmesser. Bei diesem Umfang bleiben sie fast immer im oberen Ösophagus (Krikoidenge) hängen und führen, wie andere feste Fremdkörper, zu Druckulzera [13, 64]. Außerdem kann, besonders an den Stellen, wo die Batterie länger haftet, infolge Austritt des chemischen Batterieinhaltes mit örtlich hoher Konzentration, Nekrose bis zur Organperforation stattfinden. Aufgrund experimentieller Studien konnte dieses von MAYET u. TRÖGER [66] bestätigt werden. Die Korrosion der Batterie mit Gefahr, durchlässig zu werden, ist im Magen durch die hier vorhandene Säure beschleunigt [92]. Auch an der Verschlußstelle der beiden Batteriehälften ist Korrosion und damit Austritt chemischen Inhalts möglich, desgleichen nach Zerfall der Batterie in 2 Hälften. Die Batterie enthält nämlich in einem vernickelten Stahlblechgehäuse vor allem als Elektrolyt 35–45%iges Quecksilberoxyd. HgO wirkt einerseits selbst ätzend, andererseits führt es bei Resorption zur Intoxikation. In gebrauchten Batterien ist dieses HgO zu Quecksilber reduziert und toxikologisch weniger gefährlich. Hg-Bestimmungen in Serum und Urin zeigten bei zahlreichen Batterieingestionen auch nach deren Zerfall keinen erhöhten Spiegel.

Übereinstimmend wird empfohlen [11, 13, 64, 66, 92]:

1. Die Batterie aus dem Ösophagus sofort zu entfernen;
2. Batterie im Magen: kein Brechmittel verabreichen! Bei Regurgitation der Batterie Gefahr der Atemwegsobstruktion. Röntgenkontrolle nach 8 Std., wenn Batterie sich im Magen noch am selben Ort befindet oder in 2 Hälften geteilt ist, Gastroskopie erwägen (Abb. 19).
3. Wenn Batterie Magen passiert, Stuhlkontrollen! Wenn nach 7 Tagen nicht entleert oder zwischenzeitlich abdominelle Beschwerden, Röntgenkontrolle.
4. Die Knopfbatterien neuerer Art enthalten keine toxischen Substanzen mehr. Sie werden in der Regel komplikationslos durch den Darm entleert.

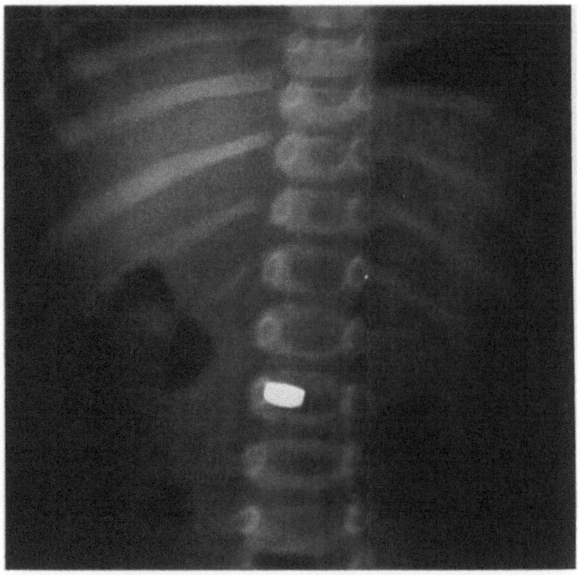

Abb. 19. 2jähriges männliches Kleinkind, das am Tage der Klinikaufnahme eine Knopfbatterie verschluckte. Röntgenuntersuchung Abdomen: Batterie befindet sich im Magen und verlagert sich bei Kopftieflage in typischer Weise in den Magenfornix. Nach Verabreichung entsprechender Kost ist die Batterie 1 Tag später im Dünndarm erkennbar. Nach 2 Tagen wurde sie mit dem Stuhl entleert. (Bild: Dr. K. ROGGENKAMP, Dortmund)

2.2.3 Ingestion von ätzenden Substanzen

Allgemein ist zu sagen, daß nach Ingestion von ätzenden Substanzen die Schleimhaut des Mundes weniger stark beschädigt wird. Dies ist wahrscheinlich bedingt durch den relativ kurzen Kontakt der Schleimhaut mit dem chemischen Gift, das wieder ausgespuckt oder schnell hinuntergeschluckt wird.

2.2.3.1 Säure-Schwermetallsalz-Ingestion

Säuren verursachen weniger Hypopharynx- und Ösophagusspasmen als Laugen. Folglich wird von ersteren mehr getrunken. Da sie im Magen auch

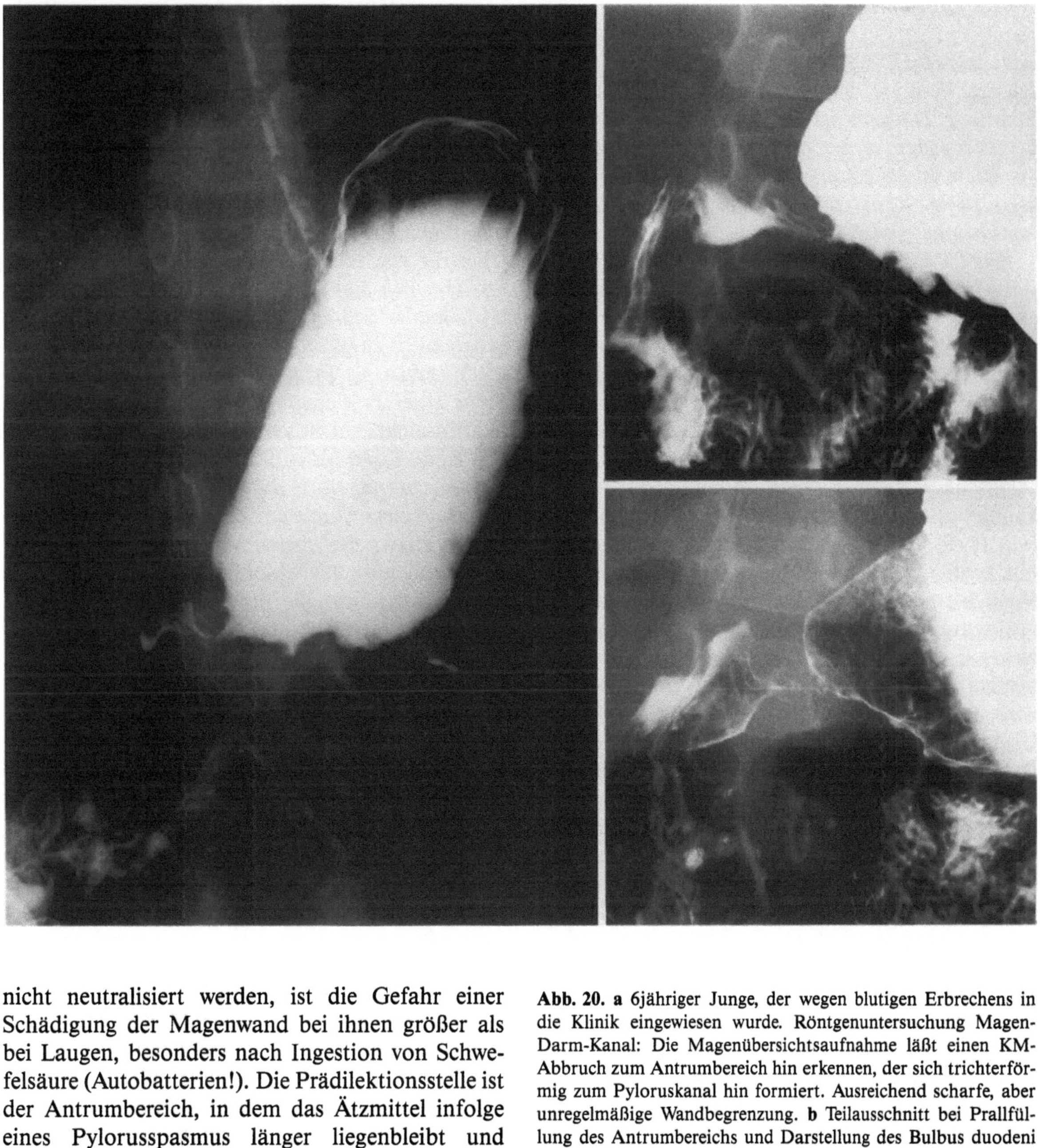

a b

nicht neutralisiert werden, ist die Gefahr einer Schädigung der Magenwand bei ihnen größer als bei Laugen, besonders nach Ingestion von Schwefelsäure (Autobatterien!). Die Prädilektionsstelle ist der Antrumbereich, in dem das Ätzmittel infolge eines Pylorusspasmus länger liegenbleibt und entsprechend seine Ätzwirkung entfaltet (Abb. 20a–c). Bei Veränderungen im Magen nach Säureingestion können Ätzspuren im Munde fehlen und selbst die Ösophagoskopie negativ sein [41]. Sie sollte um eine Gastroskopie erweitert werden zum Nachweis schon vorhandener Ätzspuren. Dadurch ist einer evtl. nach 3–4 Wochen später auftretenden Magenstenose vorzubeugen [33]. Perforationen nach Säureverätzung sind selten. Es handelt sich um Koagulationsnekrosen durch Bildung von Azidalbuminen. Die Eiweißfüllung verhindert weiteres Eindringen der Säure in die Wand.

Abb. 20. a 6jähriger Junge, der wegen blutigen Erbrechens in die Klinik eingewiesen wurde. Röntgenuntersuchung Magen-Darm-Kanal: Die Magenübersichtsaufnahme läßt einen KM-Abbruch zum Antrumbereich hin erkennen, der sich trichterförmig zum Pyloruskanal hin formiert. Ausreichend scharfe, aber unregelmäßige Wandbegrenzung. **b** Teilausschnitt bei Prallfüllung des Antrumbereichs und Darstellung des Bulbus duodeni und der Pars descendens. Die Engstellung am Übergang zum Pyloruskanal ist deutlich erkennbar. **c** Der Antrumbereich sowie Pyloruskanal und Bulbus im Doppelkontrast: Hier erkennt man deutlich das „netzförmig" veränderte Schleimhautrelief des Antrums. Nachanamnese: vor 3 Monaten säurehaltiges Fernsehreinigungsmittel getrunken. Typischer Befund bei Säureverätzung des Magens! (Bild: Prof. Dr. Kl.-D. EBEL, Köln)

2.2.3.2 Laugeningestion

Alkalische Ätzgifte erzeugen im Gegensatz zu Säuren im Verlaufe der Ösophaguspassage häufiger Spasmen. Dadurch ist ihr Weitertransport verzögert, besonders an den physiologischen Engen, hier vor allem an der Kardia. In Form von Granulat verätzen sie, da sie haftenbleiben, vorwiegend den oberen Ösophagus [98].

Betrifft die Verätzung die paraglottischen Strukturen mit anschließender Ödembildung, tritt u. U. wie beim Tracheafremdkörper eine paradoxe Herz- und Mediastinalvergrößerung auf. Auch eine Störung des Schluckreflexes bei Verätzung des Hypopharynx ist möglich mit nachfolgenden Aspirationen. Alkalische Ätzgifte bilden Kolliquationsnekrosen, die, im Gegensatz zur Säureverätzung, sämtliche Organschichten durchsetzen. Dabei kommt es zum Übergriff auf Nachbarorgane mit evtl. Perforation in Pleura, Perikard, Mediastinum mit tödlicher Spätfolge durch Mediastinitis usw. Nach JOHNSON [54] verläuft die Verätzung des Intestinaltraktes bis zum 4. Tag in Form einer akuten Nekrose, die von entzündlicher Reaktion des umgebenden Gewebes, Ödem und Hyperämie, begleitet wird. Dieser folgt am 5. Tag das letzte Stadium der Ulzeration und reaktiven Bindegewebswucherung. Die Ösophaguswand ist zu diesem Zeitpunkt besonders schwach, 3. und 4. Woche sind das Stadium mit Narbenbildung nebst nachfolgender Striktur. Röntgenologisch erkennt man in der Frühphase vor dem Narbenstadium infolge Wandödem und bei oberflächlicher Ulzeration ein vergröbertes, irreguläres Schleimhautrelief. Die Peristaltik im Ösophagus kann verzögert sein, bei sehr schweren Verätzungen wird der Ösophagus atonisch dilatiert. Mit geschluckter Luft ist er auf der Nativaufnahme des Thorax sichtbar. Nach MARTEL [65] gilt die Dilatation als Zeichen für eine Perforation. Ausgeprägtes Ödem und Ulzeration bei Ösophagusatonie mit unregelmäßiger Wandkontur stellen sich als enges Rohr dar. Sowohl der weit- wie der enggestellte Ösophagus sollen Hinweis auf sich später entwickelnde ausgedehnte, meist tubuläre Striktur sein. Auch nach WELTE u. EBEL [98] ist spastische Engstellung das Initialstadium späterer organischer Stenosen. Neben der fehlenden Peristaltik gibt es auch irreguläre Ösophaguskontraktionen, wenn der Auerbachsche Plexus der Muskulatur zerstört wurde. Die Wandveränderung kann so ausgeprägt sein, daß es zur Ösophagusperforation mit sekundärer Mediastinitis, Emphysem usw. kommt [57]. Eine Thoraxaufnahme muß auf Zeichen solcher Komplikation sorgfältig geprüft werden. Der direkte Nachweis der Perforation erfolgt durch Verabreichung von positivem KM. Die Kontrastdarstellung in akuter Situation ist strittig und kann falsch negative Befunde ergeben. Nach LASSRICH [58] bestehen heute bei frischen Verätzungen keine Bedenken mehr hinsichtlich der Anwendung von KM. Dieses soll jedoch zunächst in wasserlöslicher Form verabreicht werden, um im Falle einer Perforation den Übertritt von Barium in das Mediastinum zu verhindern. Darüber hinaus wird die Untersuchung in horizontaler Schrägposition durchgeführt. Bei der Möglichkeit zu ösophagoskopieren wird dies in vielen Kliniken als Primärdiagnostik vorgezogen im Sinne einer Frühösophagoskopie. Dabei ist dieser Begriff nicht einheitlich deklariert. Einige führen eine Endoskopie bis zu 3 Std. nach Ingestion ätzender Substanzen noch durch. FYFE [41] empfiehlt aufgrund einer Studie an 560 Kindern mit Verdacht auf Verätzung des oberen Magen-Darm-Traktes eine Ösophagoskopie innerhalb der ersten 36 Std. nur bei denjenigen, die Verätzungsspuren im Mund aufweisen, unter Dysphagie leiden oder speicheln. Jedoch ist zur Darstellung von später auftretenden Strikturen die Röntgenuntersuchung nach 4–6 Wochen unentbehrlich. Das Narbenstadium führt im Ösophagus zu Strikturen, die besonders in der Nachbarschaft physiologischer Engen liegen, da die ätzende Substanz hier länger einwirken kann (s. Abschn. 2.2.2). Die Entstehung von Strikturen ist durch Abbau und Organisation nach Jahren noch möglich. Im Magen ist vorzugsweise der Antrumbereich befallen. Schwere Ösophagusstrikturen umfassen den ganzen Ösophagusumfang, sind annulär oder tubulär und 2–3 bzw. 5–10 cm lang (Abb. 21a, b). Weitere Strikturen befallen die Ösophaguszirkumferenz nur teilweise. Die Durchgängigkeit des Ösophagus soll erst dann kritisch werden, wenn 3/4 seines Lumens eingeengt ist [9]. Ist dies der Fall, kommt es oral der Stenose zu erheblicher Muskelhypertrophie, nach deren Dekompensation dilatiert der Ösophagus. Nach WELTE u. EBEL [98] ist einzig die prästenotische Dilatation als Zeichen einer Passagebehinderung zu werten. Diese Dilatation kann bei entsprechender Füllung mit Nahrung so erheblich sein, daß die Trachea bedrohlich eingeengt wird mit stridoröser Atmung. Zur Darstellung der Stenose soll zunächst wieder wasserlösliches KM verabreicht werden, das die Enge besser passiert als Bariumbrei. Dieses wäßrige KM kann auch zunächst durch kohlensäurehaltiges Wasser ersetzt werden, wobei die Luft als negatives KM beim Schluckakt verfolgt wird.

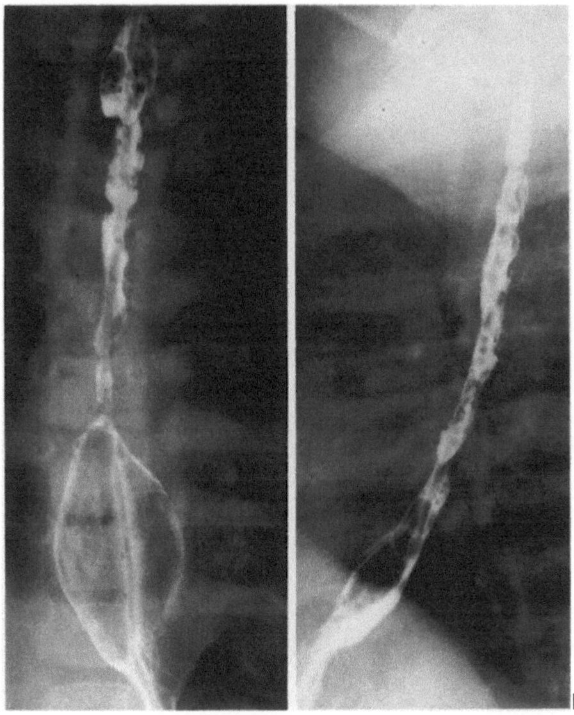

a b

Abb. 21. a 4 1/2 jähriges Kleinkind, das vor 1 Jahr eine Laugenverätzung erlitt. KM-Passage des Ösophagus zeigt im a.p.-Strahlengang eine langstreckige tubuläre Stenose im mittleren Abschnitt mit unregelmäßiger Wandkontur. Das Schleimhautrelief ist zerrissen. Durch narbige Schrumpfung verkürzte sich der Ösophagus, wodurch es zur Bildung einer Hiatushernie kam. **b** Aufnahme im seitl. Strahlengang. (Bild: Prof. Dr. Kl.-D. EBEL, Köln)

Eine Verätzung des Magens durch Lauge ist ebenso möglich wie die durch Säure, wenn eine entsprechend konzentrierte Lauge in ausreichender Menge aufgenommen wurde. Außerdem ist die Ausbildung einer emphysematösen Gastritis denkbar. Wahrscheinlich gelangt Luft aus dem Magen durch die zerstörte Magenschleimhaut in die Magenwand oder entsteht in der Magenwand durch sekundäre Infektion mit gasbildenden Bakterien [63]. Röntgenologisch stellt sich dies durch luftgefüllte Blasen in der Magenwand dar.

2.2.4 Bariumperitonitis und Bariumileus

Daß das zu diagnostischen Zwecken verabreichte KM Barium zur Fremdkörperaspiration führen kann, wurde an entsprechender Stelle ausgeführt. Barium ist aber auch in der Lage, im abdominellen Bereich Fremdkörperreaktion auszulösen, und zwar infolge Obturation der Darmschlingen, sei es vor einer Enge, oder bei zugrundeliegender Stoffwechselstörung (z. B. Muskoviszidose) [37] oder infolge Darmperforation mit Austritt von Barium in die freie Bauchhöhle und folgender Bariumperitonitis von meist letalem Ausgang [35].

2.2.5 Bezoare

Wenn organische Substanzen sich im Magen-Darm-Kanal zusammenballen, werden sie u. U. als Fremdkörper wirksam mit obturierender Symptomatik. Meist handelt es sich um unverdauliche Substanz, z. B. Haare vom eigenen Körper, Fäden von Decken oder Flauschtieren (Trichobezoar), und pflanzliche Substanzen, wozu auch solche von Pflaumensteinen, Datteln- und Sonnenblumenkernen zu zählen sind (Phytobezoar). Eine Verbindung beider zu Trichophytobezoar ist möglich, wenn sich Pflanzenfasern an einen ursprünglich trichobezoarfähigen Fremdkörper anlagern. Aber auch Milch ist als Ursache einer Bezoarenentstehung (Laktobezoar) denkbar. Ein Laktobezoar bildet sich bisweilen beim Säugling, wenn Milchpulver im falschen Verhältnis mit Wasser aufgelöst wird [27, 102] oder durch Schwitzen und hohe Umgebungstemperatur [82]. Der Bezoar bildet sich fast immer im Magen. Entstehung im Dünndarm ist höchst selten. Eher führen Teile, die sich vom Magenbezoar lösen und ins Ileum gelangen, hier zur Obstruktion [72, 79]. Selten werden Teile erbrochen. Dabei führt der Versuch des Körpers, sich durch Erbrechen des Bezoars zu entledigen, möglicherweise zu Obturation des Ösophagus [78]. Im Magen kann der Bezoar so groß werden, daß er einen Ausguß des Magens darstellt oder kontinuierlich vom Magen ins Duodenum wächst. Röntgenologisch stellen sich Bezoare als rundliche, weichteildichte Verschattung dar von granulärer Struktur. Nach Verabreichen von Barium sind auch sie, wie andere Fremdkörper als Aussparung im KM oder von Barium benetzt sichtbar.

Pseudobezoare treten auf nach reichlichem Genuß von Milch, besonders wenn gleichzeitig Fleisch gegessen wurde (Abb. 22a, b) oder nach übermäßigem Verzehr von Makkaroni [59], Haferflocken, Müsli und ähnlichem. Im Gegensatz zum echten Bezoar ist dieser nach wenigen Stunden radiologisch nicht mehr nachweisbar und muß keine Symptome verursachen.

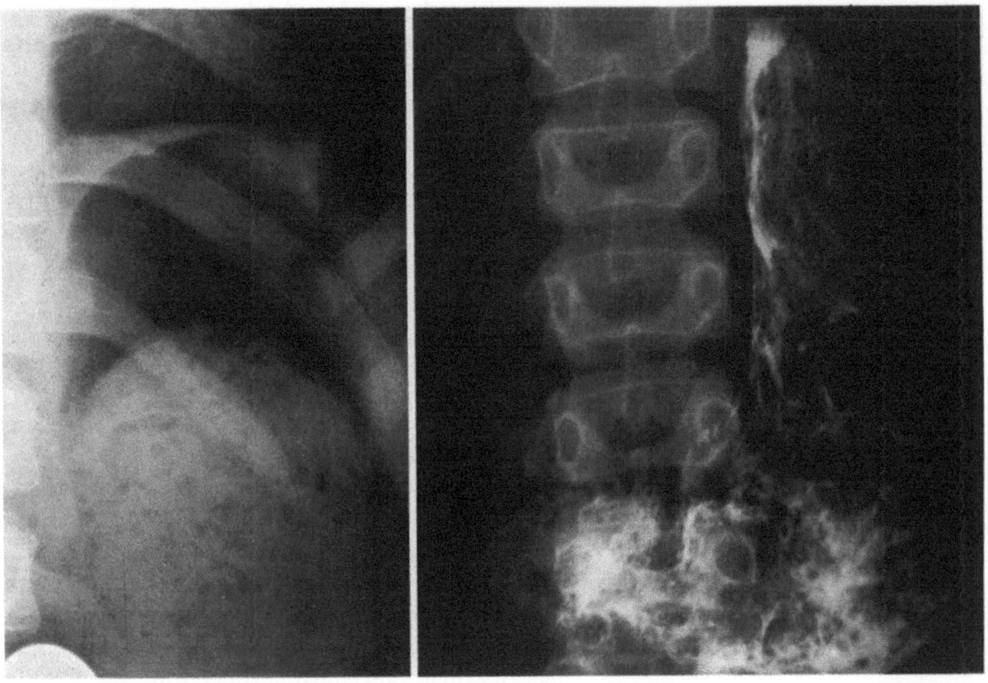

a b

Abb. 22. a 10jähriges Mädchen, das nach Genuß von reichlich Kakao (Lactobezoar) und Hühnerfleisch einen Pseudobezoar entwickelte. Die Nativaufnahme zeigte eine kugelige, annähernd weichteildichte Verschattung, unter der Magenblase gelegen und von feinen Luftblasen durchsetzt. **b** Nach Verabreichung von KM benetzt sich der Pseudobezoar, der den ganzen Magen ausfüllt und läßt eine grobgranuläre Struktur erkennen

2.2.6 Tabletteninkorporation

Arzneimittel werden mit einem unverdaulichen Stoff (= Gerüstsubstanz) gemischt und zu entsprechenden Tabletten (Filmtabletten, Lacktabletten, Dragées) und Pillen geformt oder in Kapseln gefüllt (Steckkapseln, verschweißte Kapseln). Da die Gerüstsubstanz manchmal aus Barium und Kalziumsulfat besteht, sind in diesem Fall Tabletten an sich schattengebend, desgleichen auch manche Kapseln, ohne daß schattengebender Wirkstoff (Jod, Brom oder eisenhaltige Substanz) enthalten ist (Abb. 23). Überdies können durch einige Tablettenmäntel Wirkstoffe diffundieren. Der Nachweis von Tabletten und Kapseln bedeutet deshalb grundsätzlich nur, daß eine Ingestion stattfand. Nichts Endgültiges ist auszusagen darüber, wieviel Wirksubstanz schon ausgetreten ist bzw. welche Wirksubstanz vorliegt. Höchstens eisenhaltige Tabletten wären eindeutig zu bestimmen – dies aber auch nur, wenn sie sich noch nicht aufgelöst haben, d.h. als Ganzes, fragmentiert oder als Puder vorliegen [86]. Der Nachweis großer Menge schattengebender Substanz (Abb. 24) läßt häufig auf Bromingestion schließen.

Sind schattengebende Tabletten im Abdomen verteilt nachweisbar und es ist unklar, ob noch im Dünndarm oder schon im Dickdarm, sollte man eine Darmspülung (Einlauf) machen. Der abgesetzte Stuhl müßte geröntgt und auf schattengebenden Fremdkörper geprüft werden. Um sicher zu sein, daß alle Medikamentenreste entleert wurden, ist eine anschließende Röntgenaufnahme des Abdomen notwendig.

2.2.7 Glasingestion

Der Nachweis von Glas gelingt direkt, wenn es dick genug (Abb. 25) oder von Luft umgeben ist, oder indirekt nach Benutzung mit KM. Seine Dichte ist sonst zu gering (ca. 2,4–2,8) gegenüber Weichteilgewebe (= 1), da Kalzium, Magnesium, Aluminium oder Eisen kaum enthalten ist. Gut sichtbar ist lediglich bleihaltiges Kristallglas und Bleifarbe enthaltendes Glas wie Glasmurmeln.

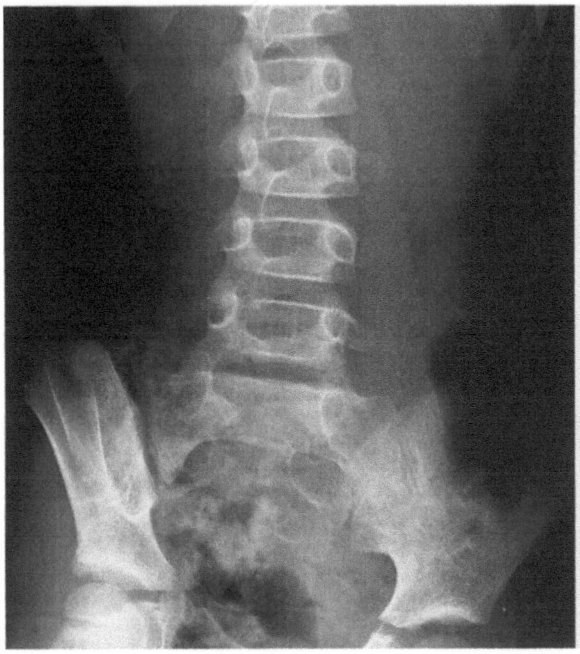

23

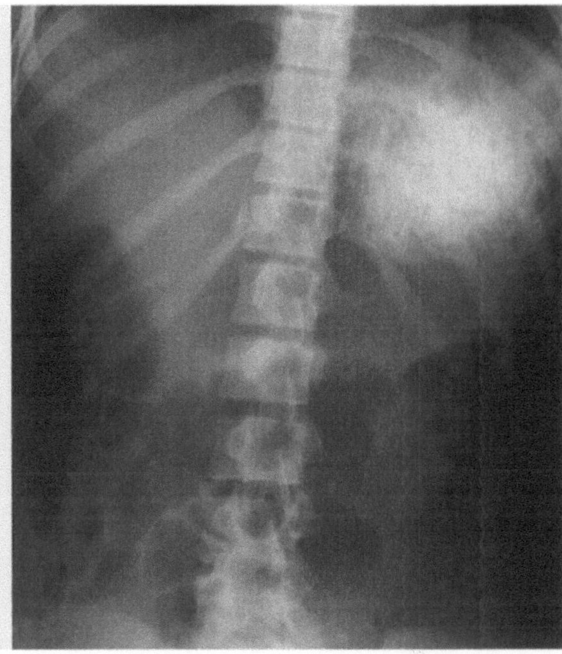

24

Abb. 23. Röntgenaufnahme Abdomenübersicht bei einem 5 3/4jährigen Mädchen wegen Ileussymptomatik. Man erkannte rechts, in den ileolumbalen Winkel sowie auf die Darmbeinschaufel projiziert, Skybala, die intensiv schattendicht waren. Nachanamnese: Wegen Durchfall war Vioform (J-haltiges Medikament) verabreicht worden

Abb. 24. 14 1/2jähriges Mädchen wird bewußtlos in die Klinik eingeliefert. Die Thoraxaufnahme zeigte am unteren Bildrand im mitabgebildeten Magenfornix eine schattendichte Masse. Die Abdomenübersichtsaufnahme bestätigt den Befund. Es mußte die Ingestion eines kontrastgebenden Medikamentes angenommen werden. Dieser Befund führte zu einer gezielten effektiven Magenspülung. Es war aus suizidaler Absicht ein bromhaltiges Medikament geschluckt worden. (Bild: Dr. K. ROGGENKAMP, Dortmund)

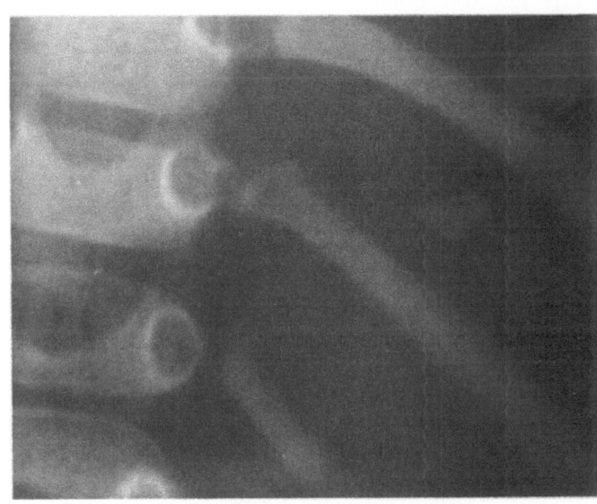

Abb. 25. 2jähriger Junge, der beim Trinken aus einem Wasserglas ein Stück Glas abbiß und hinunterschluckte. Röntgenzielaufnahme des Magens im Liegen, kurz nach der Ingestion: schattendichter Fremdkörper im Magenfornix, der dem abgebissenen Glasstück entsprach

2.2.8 Aluminium

Dieses gehört zu den metallenen Fremdkörpern, ist aber ähnlich wie Glas wenig schattengebend mit einer Dichte von 2,7. Da eine Inkorporation durch die modernen Verschlüsse von Büchsen (Cola, Limonade, Bier usw.) sehr häufig ist, soll hier besonders darauf eingegangen werden. Diese im amerikanischen Schrifttum als „Pop-Top" beschriebenen Verschlüsse [17] sind nur 2 mm dick. Wenn sie sich im oberen Ösophagus in der Frontalebene einstellen und außerdem vor einen Wirbelkörper projizieren, bleiben sie unentdeckt. Auf der seitlichen Aufnahme, frei von Wirbelkörperüberlagerung und evtl. durch Addition des 14 mm großen Durchmessers, ist dieser Fremdkörper eher sichtbar. Sonst gilt auch hier die Darstellung mit wasserlöslichem KM. Die besondere Gefährlichkeit ist darin zu sehen, daß sich der Metallstreifen vom Ring löst und letzterer dadurch scharfe Zacken erhält, die tödliche Perforation bewirken.

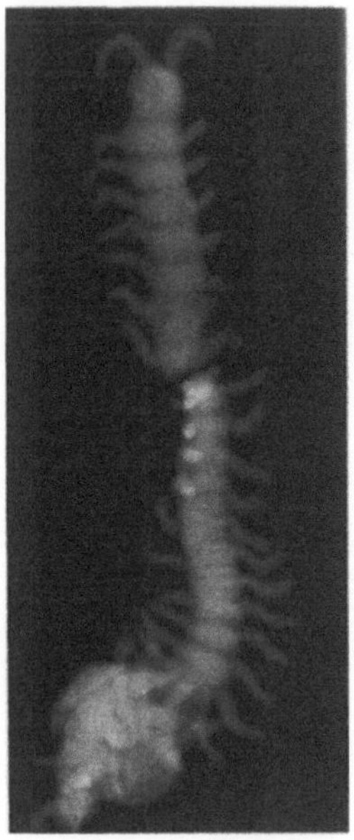

Abb. 26 Röntgenaufnahme eines sog. Wabbeltiers. Die zahlreichen „Füße" können bei Erhärtung als spitze Fremdkörper wirksam werden. Außerdem sind diese Wabbeltiere, da sie kontrastreich sind, röntgenologisch sehr gut darstellbar

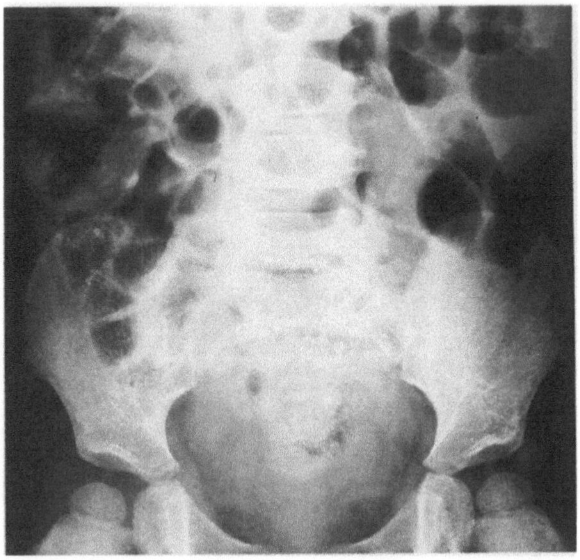

Abb. 27. Röntgenaufnahme Abdomenübersicht nach Sandingestion: das 2jährige Mädchen hatte die Gewohnheit, auf dem Spielplatz Sand zu essen. Man erkennt fein- bis grobkörnige Schatten, die sich auf das Os Sacrum und in den rechten Unterbauch projizieren

2.2.9 *Wabbeltiere*

Wabbeltiere (Abb. 29) aus Weichkunststoff enthalten chemische Weichmacher, die im Magen-Darm-Bereich herausgelöst werden. Dadurch verfestigt sich das anfänglich weiche Material und wird glashart, u. U., je nach seiner ursprünglichen Form, sogar spitz wie eine Nadel. Somit entwickeln sich Fremdkörper, die die Magen- und Darmwand verletzen oder perforieren, mit entsprechender röntgenologisch zu belegender Symptomatik (s. Abschn. 2.1.3). Da das farbige Material mit „Fruchtgummi" zu verwechseln ist, ergibt sich eine besondere Gefahr [2, 80].

Die Berliner Vergiftungszentrale fordert von Fall zu Fall gastroskopische Entfernung, wenn das verschluckte Objekt nicht binnen 7 Tagen den Magen-Darm-Trakt verlassen hat [12].

2.2.10 *Verschluckte Fremdkörper ohne radiologisch nachweisbare Veränderung*

Abschließend sei noch auf verschluckte Fremdkörper hingewiesen, bei denen sich lediglich, wie bei Tabletteningestion, die Aufgabe stellt, ihre Existenz im Körper als mögliche Ursache klinisch relevanter Vergiftungssymptome aufzudecken. Radiologisch nachweisbare Veränderungen machen sie darüber hinaus nicht. Zu ihnen gehören Intoxikation von Blei-, Eisen-, Wismut- (in Antazida und Antidiarrhoika enthalten) und Quecksilberverbindungen.

Ohne Gefahr für das Kind kann Ingestion von Radiergummi, Amalgam von Zahnfüllungen, Sand (Abb. 27) und Lehm (Geophagie) sein. Sie sollten bei Vorhandensein im Körper richtig gedeutet werden, um dem Kind einerseits unnötige Behandlung zu ersparen, andererseits neurotische Verhaltensweisen zu dokumentieren (Abb. 28).

Als kurzer Hinweis sind noch Parasiten zu erwähnen, die im weitesten Sinne als Fremdkörper gelten.

3 Aspiration von Fremdkörpern

Unter Fremdkörperaspiration ist die Aufnahme des Fremdkörpers im gesamten Respirationstrakt zu verstehen, d. h. von der Nase bis in die Lunge.

Der aspirierte Fremdkörper kann fest, flüssig oder gasförmig sein.

Entscheidend bei der Aspiration fester Fremdkörper ist, wie bei der Ingestion, Größe, Form, Material und Beschaffenheit. Außerdem ist wichtig die Lage, aus der heraus der Fremdkörper aspiriert wurde, und die Zeit der Einwirkung.

Die im Verhältnis zum Lumen des Respirationstraktes zu großen Fremdkörper bleiben an den phy-

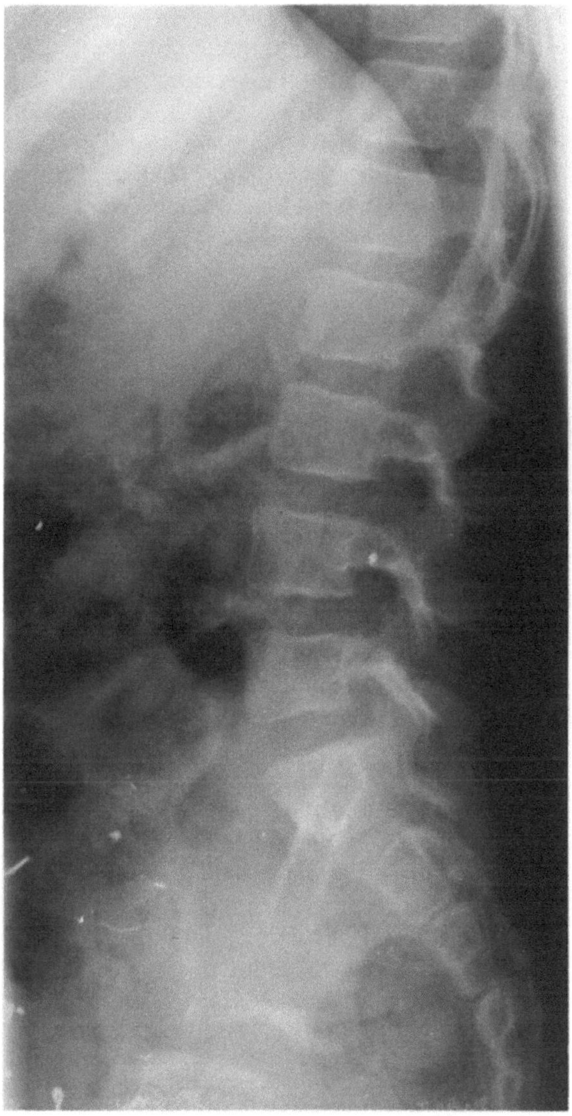

Abb. 28. Röntgenaufnahme der Wirbelsäule bei einem 9 1/2jährigen Jungen zum Ausschluß einer Wirbelkörperfraktur nach Unfall. Als Nebenbefund erkennt man metalldichte, drahtförmige Verschattungen im Abdomen. Auf Befragen gibt der Junge an, daß er Lötdraht vom Vater als Ersatz für Kaugummi benutzt. (Bild: Dr. K. ROGGENKAMP, Dortmund)

siologischen Engen haften. Diese sind die Muscheln der Nasenhöhle, die Recessus piriformes und Valleculae epiglottici, der Kehlkopf, die Bifurkation und die Lumenminderung der Bronchien. Fremdkörper mit Widerhaken und Spitzen setzen sich jedoch auch dann fest, wenn zwischen ihrer Größe und den anatomischen Gegebenheiten kein Mißverhältnis besteht. Dabei fördern Hustenstöße, die eine erhebliche Verformung der Trachea bewirken, das Eindringen dieser spitzen Fremdkörper in die Trachealschleimhaut [99].

Bezüglich der Materialbeschaffenheit kann der aspirierte Fremdkörper aufgrund seiner eigenen Veränderung und durch die Reaktion der Umgebung sekundäre Folgen haben. So werden Fremdkörper aus Metall oder Plastik die Schleimhaut des Respirationstraktes weniger irritieren, entzündliche Veränderungen treten später auf.

Organische Substanzen, meist handelt es sich um Nüsse, reizen z. B. durch ihren Fettgehalt die Bronchialschleimhaut stärker und erzeugen somit früher Reaktionen. Außerdem neigen sie dazu, in warmen und feuchtem Milieu zu quellen. Eine anfänglich nur teilweise Obstruktion geht dadurch in eine komplette über. Je nachdem wie lange ein Fremdkörper im Wirtsorgan verweilt, ruft er, unabhängig von beschriebener materieller Beschaffenheit, in jedem Falle sekundäre Erscheinungen hervor: entzündliche Schwellung, je nach Sitz mit bedrohlicher Organobliteration, chronische Pneumonie, Bronchiektasen, Atelektasen, Pleuritis, Pneumothorax und Mediastinalemphysem.

Aspirierte Flüssigkeit ist immer ein Fremdkörper, selbst wenn es körpereigene wie Speichel ist.

Die Wirkung aspirierter gasförmiger Stoffe hängt von Menge und chemischer Beschaffenheit ab.

3.1 Feste Fremdkörper

3.1.1 Nasenfremdkörper

Der Nasenfremdkörper kann zufällig auf einer Schädelaufnahme entdeckt werden oder macht sich klinisch durch chronischen, eitrigen, einseitigen Schnupfen bemerkbar. Wie beim Ingestionstrakt bleiben metallische Fremdkörper, auch bei Überlagerung durch Knochen, nicht verborgen, nichtmetallische sind zu vermuten, wenn die Nase einseitig nicht lufthaltig ist.

Nasenfremdkörper bleiben in den Muschelengen liegen oder, falls spitz, bohren sich in die Nasenwand ein (Abb. 29 a, b).

Auch Freiwerden von chemischen Substanzen aus einem in die Nase gelangten Fremdkörper kann erhebliche Reaktion (Septumperforation) hervorrufen [95].

Evtl. nichtschattengebende Fremdkörper werden durch wasserlösliches KM, wie für Bronchographie gebräuchlich (z. B. Dionosil), sichtbar gemacht. Ba-

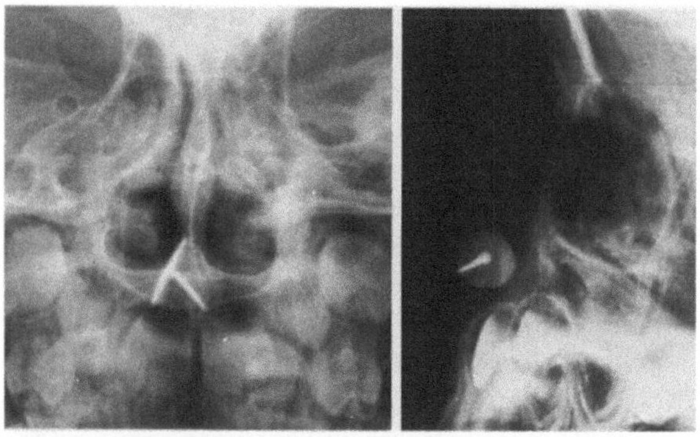

a b

Abb. 29. **a** Bei einem 3,4jährigen geistig retardierten Mädchen erkennt man auf der Röntgenaufnahme des Schädels im a.p.-Strahlengang einen metalldichten, einer Heftzwecke entsprechenden Fremdkörper, der im rechten unteren Nasengang zu liegen scheint und sich mit dem Dorn in die Nasenscheidewand einbohrt. **b** Röntgenaufnahme im seitlichen Strahlengang bestätigt die Vermutung. Die Heftzwecke liegt über dem Oberkieferalveolarfortsatz am Boden der Nasenhöhle. Zufallsbefund! Es war nur aufgefallen, daß das Kind sehr häufig den Finger in die Nase steckte

rium sollte wegen Aspirationsgefahr vermieden werden.

Eine Muschelhypertrophie kann einen Fremdkörper vortäuschen.

In die Nasennebenhöhlen gelangen Fremdkörper manchmal nach scheinbaren Bagatellverletzungen des Gesichtsschädels. Empyembildung und Komplikation seitens der Orbita sind denkbar und fordern daher sorgfältig Ausschluß eines Fremdkörpers.

3.1.2 Kehlkopf-Trachea

Zwischen die Stimmbänder gelangen nur dünne, flache und längliche Fremdkörper (z.B. Eischalen, Gräten). Klinisch machen sie sich, außer durch Hustenanfälle, bemerkbar durch Änderung der Stimme, konstant oder intermittierend.

Große Fremdkörper verschließen das Lumen von Kehlkopf oder Trachea mit möglicher sofortiger Erstickung, wie schon beim Bolustod hingewiesen wurde [29, 101]. Verlegt der Fremdkörper Kehlkopf oder Trachea nur teilweise, wird klinisch ein Stridor oder Pseudocroup vorgetäuscht, der plötzlich auftritt wie beim viral ausgelösten. Dadurch kann der Fremdkörper als Ursache verkannt werden. Weitere klinische Zeichen bei teilweiser Obstruktion sind fehlende Atembehinderung in Ruhe und Kurzatmigkeit bei Belastung.

Bewegt sich der Fremdkörper in der Trachea während des Hustens hin und her und streift dabei die Stimmbandunterfläche, erzeugt er ein sog. Flopp-Geräusch, das an das Geräusch schlagender Fahnen erinnert. Dieser Schlag ist sogar mit auf den Kehlkopf gedrücktem Finger fühlbar. Erzeugt wird dieses Phänomen durch ventilartige Unterbrechung des Exspirationsstoßes [51].

3.1.2.1 Direkter Röntgennachweis

Metalldichte Fremdkörper sind auch hier unmittelbar nachweisbar (Abb. 30a–c) ebenso wie ausreichend kalkdichte, wenn sie nicht von Knochen überdeckt sind.

Kalkdichter Pseudofremdkörper kann durch verkalkte Cartilago triticiae vorgetäuscht werden [89]. Betreff Einstellung von runden Fremdkörpern in der Sagittalebene s. Ösophagusfremdkörper (s. Kap. Ösophagus, Bd. 2).

Nichtschattengebende Fremdkörper werden direkt sichtbar im seitlichen Strahlengang. Sie heben sich ab von der für Röntgenstrahlen durchlässigen Luftsäule. Auch durch eine Hartstrahlaufnahme oder durch eine Schichtaufnahme, evtl. in 2 Ebenen, gelingt ihr Nachweis (Abb. 31).

3.1.2.2 Indirekter Röntgennachweis

Da nichtschattengebende Fremdkörper auch unter obigen Bedingungen nicht immer zu sehen sind, braucht man zu ihrer Bestätigung indirekte Röntgenzeichen: dazu gehört die Unterbrechung des Tracheaaufhellungsbandes im a.p.-Strahlengang, sog. *„leeres Segment"-Zeichen*. Dies ist bedingt durch eine nichtschattengebende Masse der Trachea oder eine Masse von außen, die Luft an dieser Stelle aus der Trachea drückt [10].

Die Röntgendurchleuchtung kann folgendes aufdecken:

Bei Obstruktion der oberen Luftwege tritt in Inspiration – nicht in Exspiration wie bei normaler Lunge – eine Vergrößerung des Herzens und Verbreiterung des Mediastinums ein [25, 42]. Ursache: abnehmender intrathorakaler Druck im Inspirium mit besserem venösen Rückfluß des Blutes zum Herzen. Bei Ausatmung gegen eingeengte obere Luftwege wurde der intrathorakale Druck weniger negativ. Das Einströmen des Blutes ins Herz ist behindert (Valsalva- und Müller-Manöver). Die Röntgenaufnahme des Thorax kann noch völlig normal sein. Vorgetäuscht wird ein Fremdkörper in der Trachea durch Einengung seines Aufhellungsbandes mit Symptomen eines Stridors, obwohl der Fremdkörper im Ösophagus gelegen ist. Dabei drückt ent-

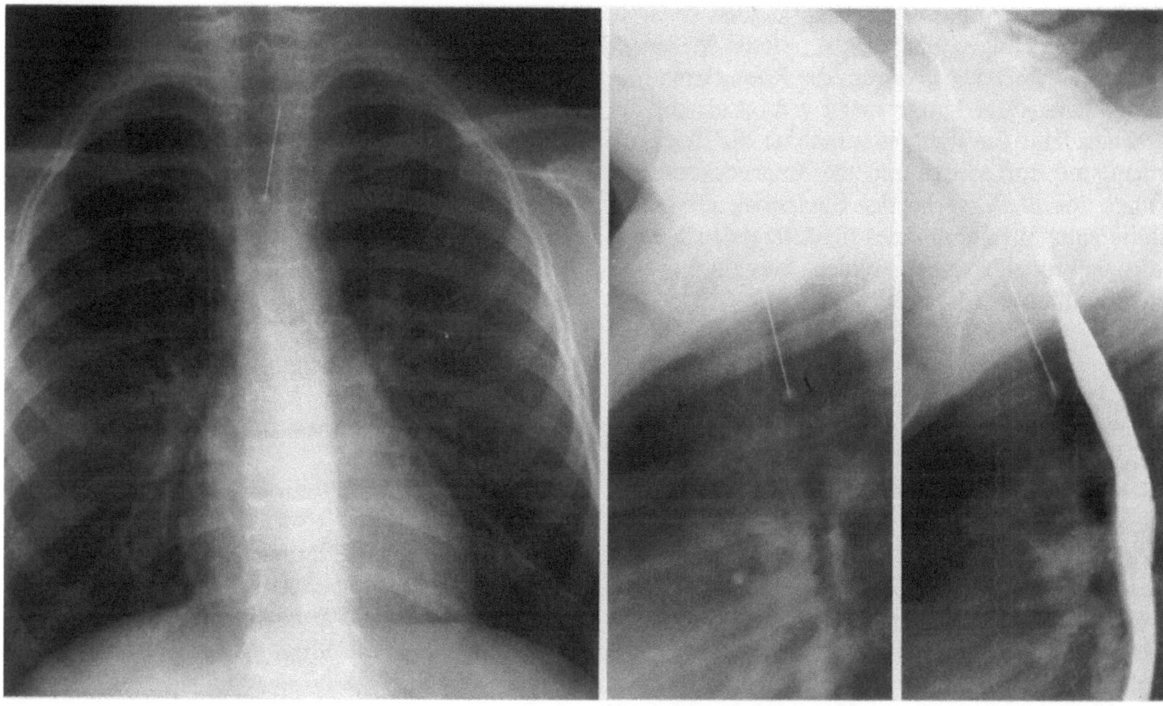

a b c

Abb. 30. a 7jähriger Junge wurde unmittelbar nach Schlucken einer Stecknadel in die Klinik gebracht. Die Thoraxaufnahme läßt die Stecknadel, projiziert auf das Aufhellungsband der Trachea, erkennen. **b** Auch auf der seitlichen Zielaufnahme projiziert sich die Stecknadel in das Aufhellungsband der Trachea. **c** Ein Breischluck bestätigt zusätzlich, daß die Nadel sich in der Trachea befindet, obwohl angegeben wurde, die Nadel sei „geschluckt" worden. (Bild: Prof. Dr. Kl.-D. Ebel, Köln)

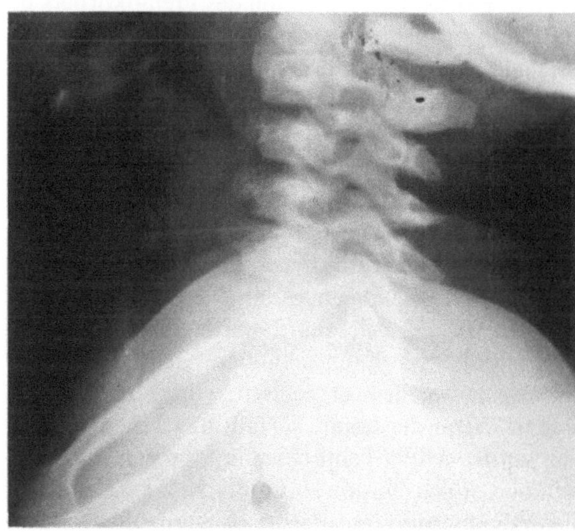

Abb. 31. 1,4jähriges Kleinkind leidet seit 6 Wochen an einem inspiratorischen Stridor. Es wurde erfolglos wegen Pseudocroup und Bronchitis behandelt. Die Thoraxröntgenaufnahme im a.p.-Strahlengang war unauffällig. Röntgenaufnahme Hals im seitlichen Strahlengang: man erkennt subglottisch im Aufhellungsband der Trachea eine längsovaläre, weichteildichte Verschattung. Es handelte sich um eine Nußschale

weder ein sehr großer Ösophagusfremdkörper selbst dorsal die Trachealhinterwand ein, oder es greifen sekundäre Veränderungen der Ösophaguswand mit Ödem auf die Umgebung über und führen zur Einengung der Trachea. Auch eine Aufweitung des Ösophagus proximal einer Stenose bewirkt dies [8].

Das Kind hat, nach evtl. vorübergehender Dysphagie, den Fremdkörper adaptiert. Flüssig-breiige Kost wird problemlos geschluckt, solange noch nicht 3/4 des Ösophaguslumens verschlossen ist. Irrtümlich wird der Stridor für die Nahrungsprobleme verantwortlich gemacht, weil man an einen Infekt denkt.

Sogar ein Bronchusfremdkörper selbst, wenn dieser noch nicht zu einer Lungenveränderung geführt hat, kann eine Tracheaeinengung verursachen. Sie liegt meist im subglottischen Abschnitt, wird bei routinemäßig durchgeführter Aufnahme im seitlichen Strahlengang erkannt und ist durch ein Ödem bedingt. Für dieses Ödem ist der Fremdkörper verantwortlich, der die Trachea verletzte, als er sie passierte, oder er blieb anfänglich sogar in der Trachea hängen, bis er in die tieferen Atemwege gelangte. Dies erklärt, warum die Röntgensymptomatik seitens der Lunge später erfolgt als die der Trachea. Hat die Röntgenaufnahme die Trachealeinengung aufgedeckt und die Tracheoskopie ein Ödem für die Ursache der Einengung gefunden, sollte zum Ausschluß eines tiefersitzenden Fremdkörpers bronchoskopiert werden, falls ein Ösophagusfremdkörper ausgeschlossen ist [56].

3.1.3 Feste Fremdkörper in Bronchien und Lunge

Bevor der Fremdkörper die Hauptbronchien erreicht, passiert er die Bifurkationsenge. Bei entsprechender Größe „reitet" er auf der Bifurkation; möglich ist komplette Obturation des einen und Teilobturation des anderen Bronchus. Ein Hustenstoß vermag aus dem „reitenden" Fremdkörper einen ballotierenden zu machen, der aus der bereits atelektatischen Seite in die teilobliterierte gelangt und hier einen kompletten Verschluß bewirkt mit akutem Exitus. Bei Aspiration des Fremdkörpers in die Hauptbronchien ist, wie bei Aspiration in die Trachea, zunächst ein dramatisches Ereignis zu beobachten mit starkem Husten, Luftnot, Erstickungsanfall, Zyanose, Würgreiz, Stridor, Bewußtseinsverlust und Krämpfen, die einen zerebralen Anfall vortäuschen. Ist der Fremdkörper nicht mehr an den stark reizbaren Schleimhautzonen lokalisiert, wie subglottischer Raum, Bifurkation und Bronchialverästelungen, folgt klinisch ein symptomfreies Intervall, das Latenzstadium, bis sich der Fremdkörper durch sekundäre Veränderung des Wirtes, in welchem er seßhaft wurde, bemerkbar macht. Wenn der akute Vorfall inzwischen vergessen wurde, erfolgt Fehlbehandlung wegen Asthma, Mukoviszidose, chronisch rezidivierender Pneumonie, Pseudocroup und Pertussis. Schließlich bilden sich Bronchiektasen und abszedierende Pneumonien, die Pneumoektomien erforderlich machen. Ist der Fremdkörper bereits eingehüllt in Eiter und Granulationsgewebe, erfaßt die Bronchoskopie ihn zunächst nicht. Nur subtile anamnestische Erhebungen erhärten die Verdachtsdiagnose eines Fremdkörpers, die durch Röntgenuntersuchung und evtl. wiederholter Bronchoskopie bestätigt wird.

Die Röntgensymptome hängen entscheidend davon ab, wie tief der Fremdkörper in die Bronchien gelangt und diese primär obturiert (meist arretiert er in Bronchien 1. und 2. Ordnung), ob er, nach Aufquellen von organischen Substanzen und Reaktion des Gewebes, indirekt allmählich zum Bronchusverschluß führt oder sich in die Bronchialwand einspießt. Welchen Weg der Fremdkörper nach Passieren der Bifurkation nimmt, hängt davon ab, ob er in aufrechter oder liegender Position aspiriert wurde. Große Kinder aspirieren meist aus aufrechter Position in mediale Unterlappen (vom Hilus zum kardiophrenischen Winkel). Aus liegender Position (Säuglinge und Kleinkinder) wird dagegen eher in den rechten Ober- und Unterlappen aspiriert sowie in links parahiläre Lungenabschnitte [16, 97].

Der Fremdkörper kann den Hauptbronchus einseitig verlegen

a) total mit Übergang zu Atelektase der betroffenen Lunge,
b) teilweise mit inspiratorischer oder je nach Lumenverschluß exspiratorischer Ventilstenose,
c) Kombination von a und b,
d) sekundäre Infiltration, Abszedierung, Bronchiektasen,
e) flottierend.

ATELEKTASE

Am seltensten tritt ein sofortiger Verschluß eines Hauptbronchus mit nachfolgender Atelektase eines Lungenflügels auf, die schon nach 1 Std. komplett sein kann. Auf 5 exspiratorische Ventilstenosen kommt statistisch nur 1 Atelektase. Die nachfolgende abrupte Mediastinalverlagerung führt zur Abknickung von Vena cava superior und inferior und erzeugt lebensbedrohlichen Kollaps.

Die Röntgenuntersuchung der Lunge zeigt:

- völlige Verschattung der befallenen Seite,
- Mediastinum und Herz sind zur Atelektase hin verzogen,
- Zwerchfell auf der kranken Seite steht hoch bei fehlender Atemverschieblichkeit, die Zwischenrippenräume sind eng (Abb. 32).

INSPIRATORISCHE VENTILSTENOSE

Sie ist ebenfalls seltener und durch teilweise Blockierung des Lumens bedingt. Dies führt im Exspirium noch nicht zu einer kompletten Obstruktion. Im Inspirium gelangt in die befallene Seite weniger Luft.

*Röntgen*untersuchung der Lunge:

- die betroffene Seite zeigt verminderte Strahlentransparenz,
- das Zwerchfell steht höher,
- das Mediastinum wandert im Inspirium zur

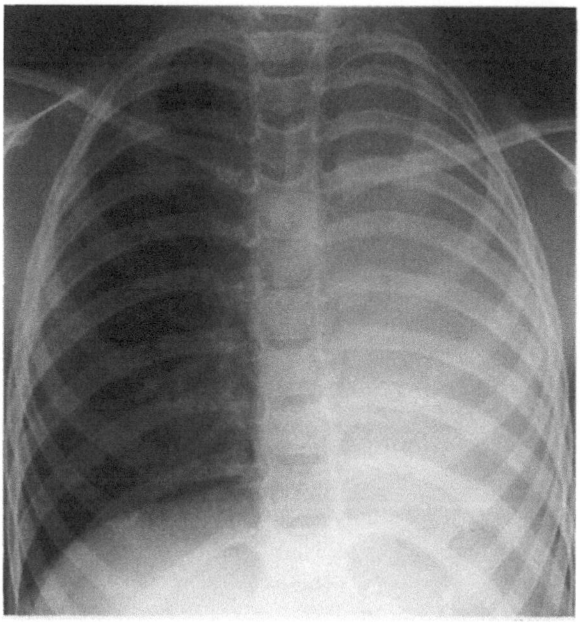

32

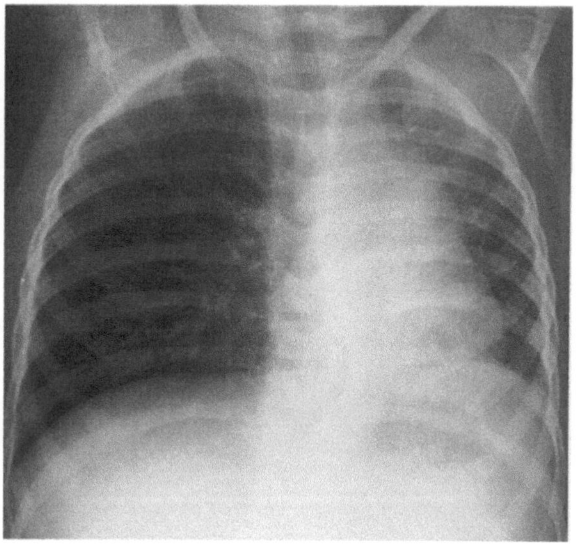

33

Abb. 32. 61/2jähriges Mädchen, das 30 Min. nach Einnahme einer Desmoidpille Schluckschwierigkeiten hatte. 12 Std. später traten Dyspnoe, Fieber, Zyanose und Tachykardie auf. Linke Lunge total verschattet Mediastinum nach links verlagert. Im Inspirium zusätzlich nach links wanderndes Mediastinum. Linkes Zwerchfell nicht abgrenzbar: Totalatelektase der linken Lunge 12 Std. nach Aspiration der Desmoidpille, die sich anfangs durch Dysphagie bemerkbar machte

Abb. 33. 41/4jähriges Mädchen hatte eine Erdnuß verschluckt und anschließend etwas gehustet. Da es etwa 10 Min. lang „blau" gewesen sei, wurde es in die Klinik gebracht. Bei der Aufnahme bestand keine Zyanose, kein Husten. Auskultatorisch war die rechte Lunge o. B. Die linke Lunge zeigte ein abgeschwächtes Atemgeräusch. Die linke Brustkorbhälfte hinkte bei der Atmung nach. Röntgenuntersuchung Thorax: im Inspirium ist das Medistinum nach links verlagert. Links verminderte Strahlentransparenz der Lunge, rechts vermehrte. Linkes Zwerchfell steht höher

Abb. 34. a 23/4jähriger Junge, der seit 8 Wochen therapieresistenten krampfartigen Husten hat. Zeitweise tritt auch Würgen und Erbrechen auf. Kein Fieber. Es wird die Diagnose einer Pertussis gestellt. Röntgenaufnahme Thorax im Inspirium: linke Seite zeigt gegenüber rechts leicht vermehrte Strahlentransparenz. **b** Röntgenaufnahme Thorax im Exspirium: linke Seite gegenüber rechts deutlich transparenter, Zwerchfell schräg verlaufend, tiefer stehend. Mittelschatten nach rechts verlagert. **c** Röntgenzielaufnahme im 2. Schrägdurchmesser: Einengung des linken Hauptbronchus. Bronchoskopie: Entfernung eines großen Erdnußkernes aus dem linken Hauptbronchus bei linksseitiger exspiratorischer Ventilstenose

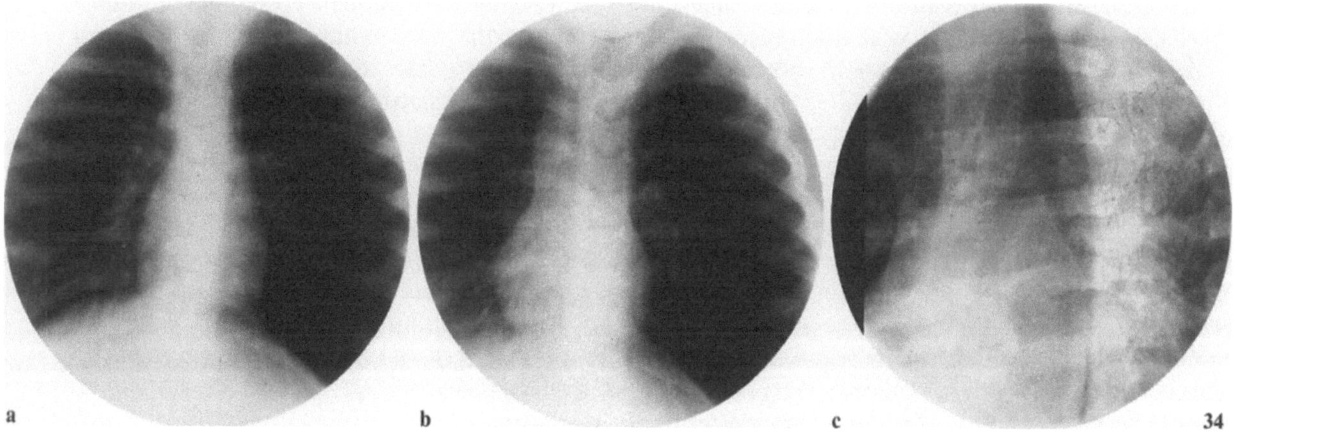

a b c 34

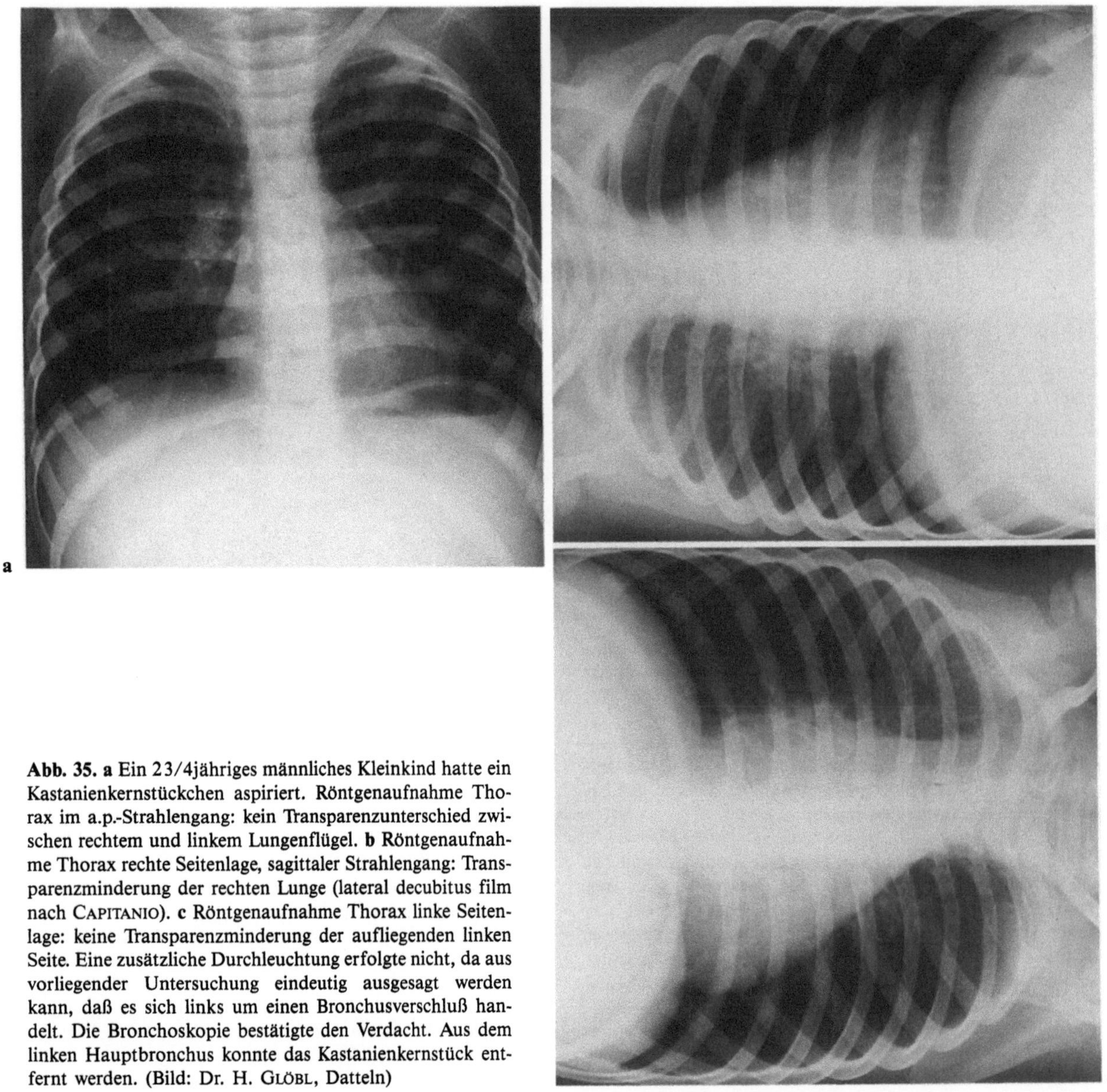

Abb. 35. a Ein 23/4jähriges männliches Kleinkind hatte ein Kastanienkernstückchen aspiriert. Röntgenaufnahme Thorax im a.p.-Strahlengang: kein Transparenzunterschied zwischen rechtem und linkem Lungenflügel. b Röntgenaufnahme Thorax rechte Seitenlage, sagittaler Strahlengang: Transparenzminderung der rechten Lunge (lateral decubitus film nach CAPITANIO). c Röntgenaufnahme Thorax linke Seitenlage: keine Transparenzminderung der aufliegenden linken Seite. Eine zusätzliche Durchleuchtung erfolgte nicht, da aus vorliegender Untersuchung eindeutig ausgesagt werden kann, daß es sich links um einen Bronchusverschluß handelt. Die Bronchoskopie bestätigte den Verdacht. Aus dem linken Hauptbronchus konnte das Kastanienkernstück entfernt werden. (Bild: Dr. H. GLÖBL, Datteln)

kranken Seite, die infolge thorakalen Unterdruckes einen Sog ausübt. Gleichzeitig entsteht ein Druck der kompensatorisch überblähten Gegenseite (Abb. 33).

EXSPIRATORISCHE VENTILSTENOSE EINSEITIG

Diese Form der Aspirationsfolgen ist am häufigsten. Sie tritt auf, wenn ein Drittel des Bronchuslumens obturiert ist. Dies kann primär von der ursprünglichen Fremdkörpergröße oder seiner späteren Größenzunahme (Aufquellen organischer Substanzen!) oder sekundär durch lokale Veränderungen der Bronchien, bedingt sein. Diese Veränderungen können auch kombiniert auftreten. Die Röntgensymptomatik wird dadurch bestimmt, daß in der Exspirationsphase die physiologische Verengung der Bronchien ausreicht für einen kompletten Lumenverschluß und somit die bei der Inspiration aufgenommene Luft nicht mehr entweicht.

Röntgenuntersuchung der Lunge:

1. Röntgenaufnahme a.p., aufrechte Position, In- und Exsirationsphase. Die Inspirationsaufnahme kann primär unauffällig sein, oder die befallene Seite zeigt nur diskrete Veränderung. Ausgeprägte Veränderungen sind auf der Exspirationsaufnahme zu erkennen:

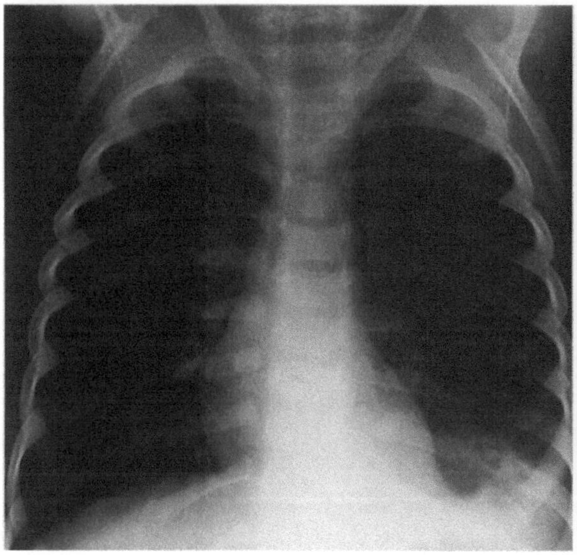

a

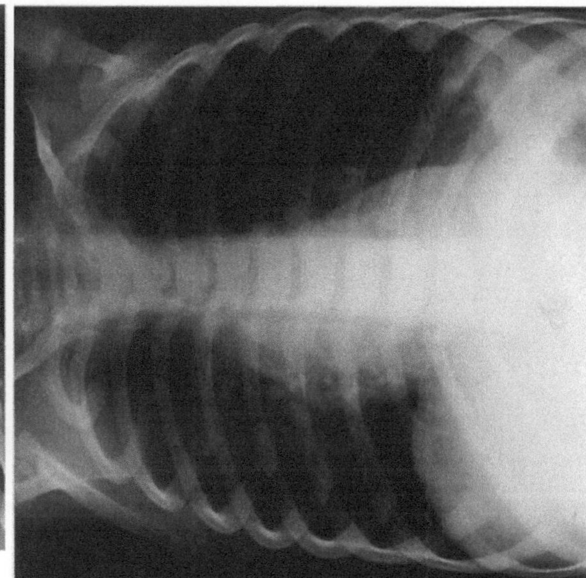

b

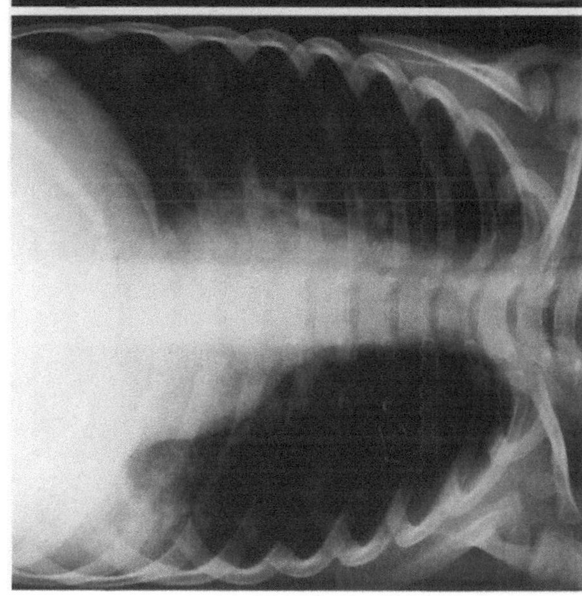

c

Abb. 36. a 2 3/4jähriges männliches Kleinkind, das wegen linksseitiger Pneumonie eingewiesen wird. Röntgenaufnahme Thorax im a.p.-Strahlengang: infiltrativer Prozeß im linken Unterfeld und Überblähung des linken Mittel- und Obergeschosses. Unter der Durchleuchtung wandert das Mediastinum im Exspirium nach rechts. **b** Röntgenaufnahme Thorax in Seitenlage, rechte Seite unten: Eintrübung der aufliegenden Seite. **c** Röntgenaufnahme Thorax in Seitenlage (kranke linke Seite unten): Überblähung der aufliegenden linken Seite bleibt bestehen (air trapping nach CAPITANIO). Wegen Verdachtes auf linksseitigen Bronchusverschluß mit exspiratorischer Ventilstenose erfolgt die Bronchoskopie. Es konnte eine Erdnuß aus dem linken Hauptbronchus entfernt werden. (Bild: Dr. H. GLÖBL, Datteln)

- deutliche Überblähung,
- verbreiterte Interkostalräume,
- Tiefstand des Zwerchfells,
- Verlagerung des Mediastinums zur gesunden Seite, evtl. Nachweis der Bronchuseinengung (Abb. 34a–c).

2. Röntgenaufnahme Thorax Seitenlage (kranke Seite unten), sagittaler Strahlengang (Abb. 35a–c). Normalerweise zeigt die aufliegende Seite eine geringere Strahlentransparenz als die nichtaufliegende. Bleibt sie dennoch transparenter („Air trapping" nach CAPITANIO) spricht dies dafür, daß sie pathologisch überbläht ist [24].

3. Röntgendurchleuchtung:
Das Mediastinum wandert im Exspirium zur gesunden Seite (vgl. inspiratorische Ventilstenose) = Holzknecht-Jakobsen-Phänomen.

Die Beweglichkeit des tieferstehenden Zwerchfells ist eingeschränkt [81].

Differentialdiagnostisch muß die vermehrte Transparenz bei obstruktivem Emphysem gegenüber kompensatorischem abgegrenzt werden. Da das obstruktive Emphysem eine Unterperfusion hat, ist die Gefäßzeichnung geringer [88].

4. Lungenszintigraphie mit ^{99m}Tc-Makroaggregat: diese erfaßt die Hypoperfusion beim obstruk-

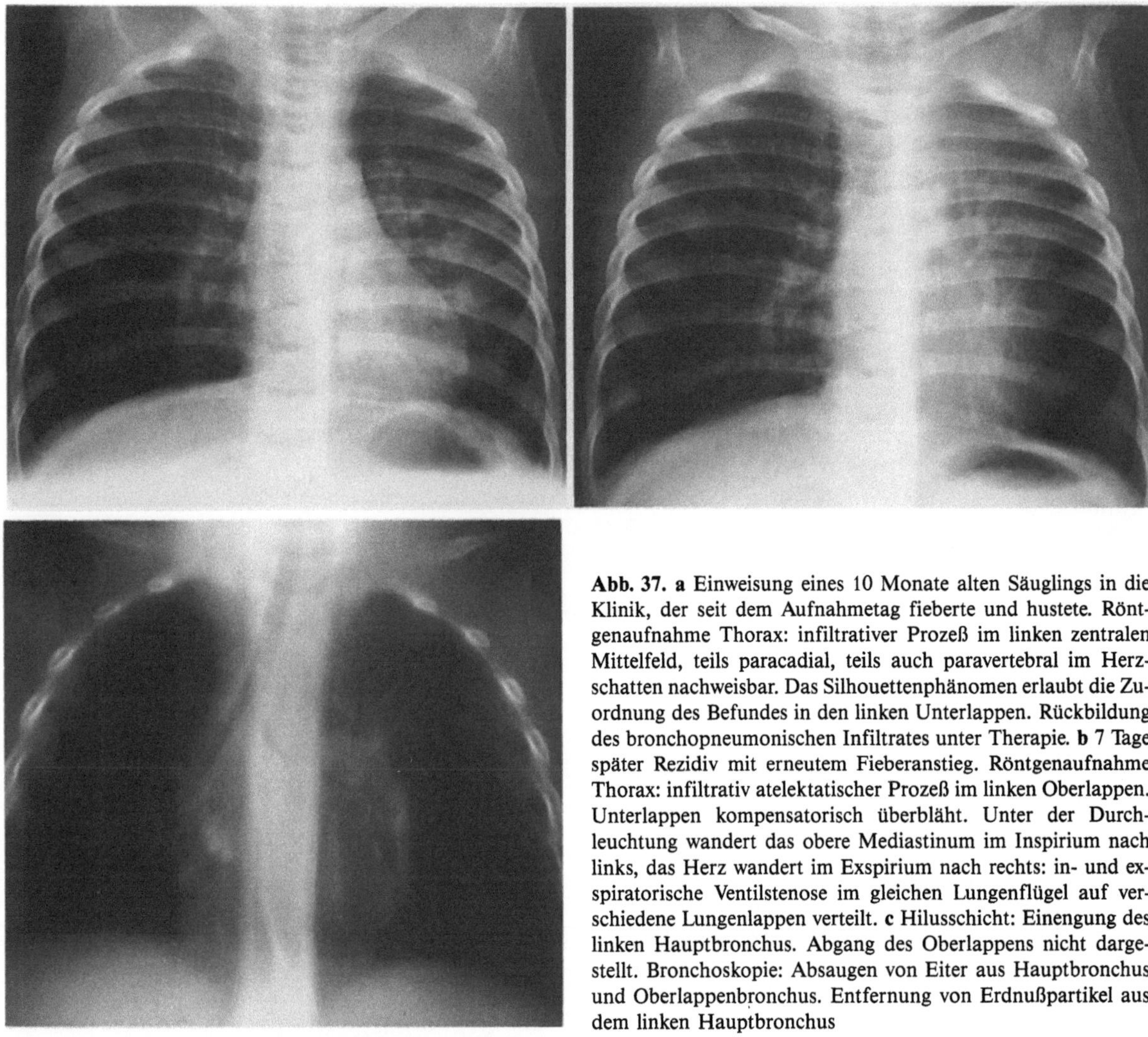

a b c

Abb. 37. a Einweisung eines 10 Monate alten Säuglings in die Klinik, der seit dem Aufnahmetag fieberte und hustete. Röntgenaufnahme Thorax: infiltrativer Prozeß im linken zentralen Mittelfeld, teils paracadial, teils auch paravertebral im Herzschatten nachweisbar. Das Silhouettenphänomen erlaubt die Zuordnung des Befundes in den linken Unterlappen. Rückbildung des bronchopneumonischen Infiltrates unter Therapie. **b** 7 Tage später Rezidiv mit erneutem Fieberanstieg. Röntgenaufnahme Thorax: infiltrativ atelektatischer Prozeß im linken Oberlappen. Unterlappen kompensatorisch überbläht. Unter der Durchleuchtung wandert das obere Mediastinum im Inspirium nach links, das Herz wandert im Exspirium nach rechts: in- und exspiratorische Ventilstenose im gleichen Lungenflügel auf verschiedene Lungenlappen verteilt. **c** Hilusschicht: Einengung des linken Hauptbronchus. Abgang des Oberlappens nicht dargestellt. Bronchoskopie: Absaugen von Eiter aus Hauptbronchus und Oberlappenbronchus. Entfernung von Erdnußpartikel aus dem linken Hauptbronchus

tiven Emphysem. Die Szintigraphie kann auch bei mangelnder Kooperation des Patienten oder in der Frühphase der Aspiration, wenn die exakte Diagnose einer obstruktiven Lungenerkrankung nicht oder nicht möglich ist, schon eine Klärung bringen. Beim Perfusionsscan kommt es zum Perfusionsausfall auf der Seite des Fremdkörpers. Der Fremdkörper, der eine Bronchusstenose mit Minderbelüftung bewirkt, führt infolge sekundärer Gefäßdrosselung zu einer Änderung der Lungendurchblutung mit reduzierter Perfusion. Diese Gefäßdrosselung läuft über einen alveolovaskulären Reflex ab, der früher auftritt als ein erkennbarer pathologischer Röntgenbefund. Differentialdiagnostisch muß natürlich eine andere Ursache für diese Minderperfusion ausgeschlossen werden, wie Embolie, Gefäßkompression durch Tumor, Gefäßhypoplasie bei Lungenhypoplasie. Diese Erkrankungen sind auch mit einseitig heller Lunge kombiniert und somit pathologisch unter der Differentialdiagnose „einseitig helle Lunge“ abzuklären. Dabei muß in diese Differentialdiagnose der einseitig hellen Lunge mit Perfusionsausfall immer ein über Jahre bestehender Fremdkörper berücksichtigt werden [36]. Eine exakte Anamnese, die auf den Fremdkörper hinweist, ist für die Differentialdiagnose bei einer szintigraphischen Untersuchung maßgebend [62].

Komplikation des obstruktiven Emphysems kann ein Lungenriß mit bedrohlichem Pneumothorax sein. Auch Pneumoperikard wird beschrieben und soll echokardiographisch nachweisbar sein [94].

Es muß noch darauf hingewiesen werden, daß eine verbleibende Überblähung der Lunge nach Fremdkörperentfernung nicht Zeichen von liegengebliebenen Fremdkörperresten sein muß, sondern auch durch Schleimhautschwellung verursacht wird. Diese Überblähung kann noch 4 Tage nach Fremdkörperextraktion nachweisbar sein.

Kombination einer Atelektase mit einem obstruktiven Emphysem

Die Kombination einer Atelektase (z. B. des Unterlappens) *mit obstruktivem Emphysem* (des Oberlappens oder umgekehrt) ergibt eine Mischform (Abb. 36a–c).

Die Röntgenuntersuchung der Lunge zeigt folgende Möglichkeiten:

- Zwerchfell der befallenen Seite steht hoch,
- Herzspitze ist zur befallenen Seite verzogen,
- die unteren Rippen verlaufen vertikal,
- die oberen horizontal,
- Herzbasis ist zur gesunden Seite verdrängt.

Bei diesen kombinierten Formen ist besonders wichtig zu wissen, daß die überblähte Lunge sowohl Sitz eines Fremdkörpers sein kann als auch Zeichen einer kompensatorischen Überblähung für denjenigen Lungenabschnitt, der Sitz einer Infiltration bzw. Atelektase verursachenden Fremdkörpers ist.

Sekundäre Lungenveränderung nach Aspiration

Chronisch infiltrative oder rezidivierende Infiltrationen an gleicher oder anderer Stelle, vor allem im Mittel- und Unter-, aber auch Oberlappen der Lunge, lassen an eine Fremdkörperinkorporation denken (Abb. 37a–c). Ausbildung von Bronchiektasen – ebenso wie Atelektasen – und Abszedierung, sogar Durchbruch in Nachbarorgane ist möglich, sowie auch hier Pneumothorax oder -mediastinum. Röntgenologisch ist eine Unterscheidung von gleichartigen Veränderungen der Lunge, die aber eine andere Ursache haben, nicht möglich. Nach Berdon [10] et al. soll zusätzlich ein umschriebener Pneumothorax in der Nachbarschaft eines kollabierten Lungenlappens auf Bronchusverschluß durch Fremdkörper und nicht durch Entzündung bedingt hinweisen.

Flottierender Fremdkörper (s. auch Bifurkationsfremdkörper)

Ein flottierender Fremdkörper kann sich auch entwickeln aus einem schon längere Zeit seßhaften Fremdkörper der eine lokale Eiterung erzeugte, aus der er sich demarkierte und durch Hustenstoß löste.

Der Röntgennachweis eines flottierenden Fremdkörpers ist besonders schwierig. Jegliche zuvor beschriebene Symptomatik ist zu bedenken.

Abb. 38. a 5jähriger Junge, der seit Monaten an rezidivierenden Luftwegsinfekten mit Fieber und Husten leidet. Diagnose: Pertussis. Röntgenaufnahme Thorax: infiltrativ atelektatischer Prozeß im rechten Unterlappen, posterobasales Segment (Silhouettenzeichen). **b** Befund nach 2 Monaten unverändert, deshalb wird eine Bronchographie durchgeführt, bei der sich Bronchiektasen darstellen. Lobektomie: makroskopisch Tumorverdacht. Mikroskopisch: chronisch ulzeröse Bronchitis und Bronchiolitis im rechten Unterlappen mit Folgezustand. In einem aufgeschnittenen Bronchus liegt ein älterer, vollständig abgestorbener pflanzlicher Fremdkörper mit gezahnten Rändern. (Bild: Prof. Dr. W. Kosenow, Krefeld)

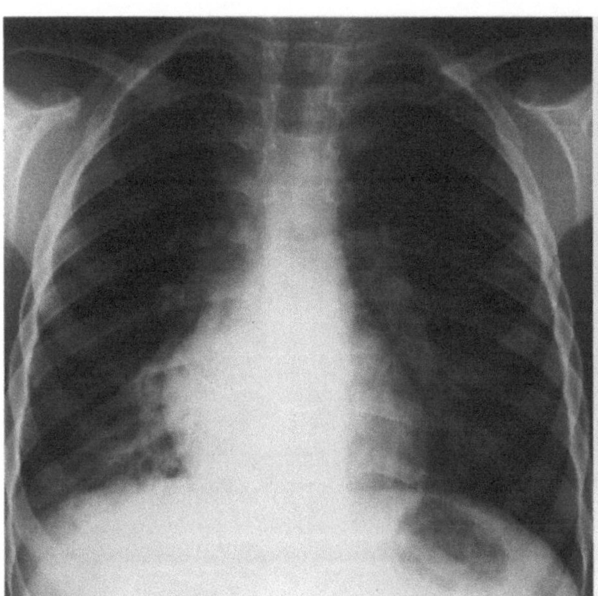
a

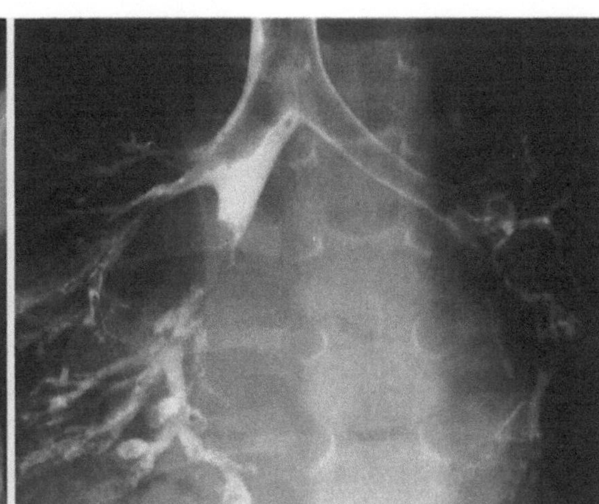
b

3.2 Spezielle Fremdkörper

3.2.1 Grasaspiration

Diese Aspiration umfaßt alle Arten von Gras, auch Getreide. Der Verlauf ist abhängig von der Art der Grannen (kurze oder lange).

Gras mit kurzen Grannen weicht in feuchtem Milieu auf, quillt, verstopft die Bronchien und wird nicht sehr tief in die Bronchialverzweigung gelangen, sondern schon bald sessil sein (Lodging type).

Zuerst wird das Röntgenbild obstruktive Überblähung zeigen, die nach Wochen und Monaten in Atelektase, Pneumonie, Bronchiektasen und Abszedierung übergeht. Hämoptoe durch Gefäßarrosion kann auftreten (Abb. 38a, b). Röntgenzeichen, die typisch für diese Aspiration sind, fehlen.

Gras mit langen Grannen weicht in feuchtem Milieu nicht auf und gerät mit jedem Atemzug tiefer in die Verzweigung der Bronchien. Die Richtung der Grannen läßt ein Aushusten nicht zu (one way travel type), sie wirken wie Widerhaken [52, 85].

Bei diesem Weiterwandern wird die Lunge und schließlich die Brustwand penetriert. Der Fremdkörper wird nach außen „geboren" und führt zu sekundären Röntgenveränderungen von Pleura und Rippen.

3.2.2 Aspiration feindisperser Fremdkörper

Die zu Pneumokoniosen führenden Fremdkörper sind im Kindesalter selten. Eher kommt die Aspiration von handelsüblichem Puder vor. Je nach Zusammensetzung wirkt der Puder schon in geringen

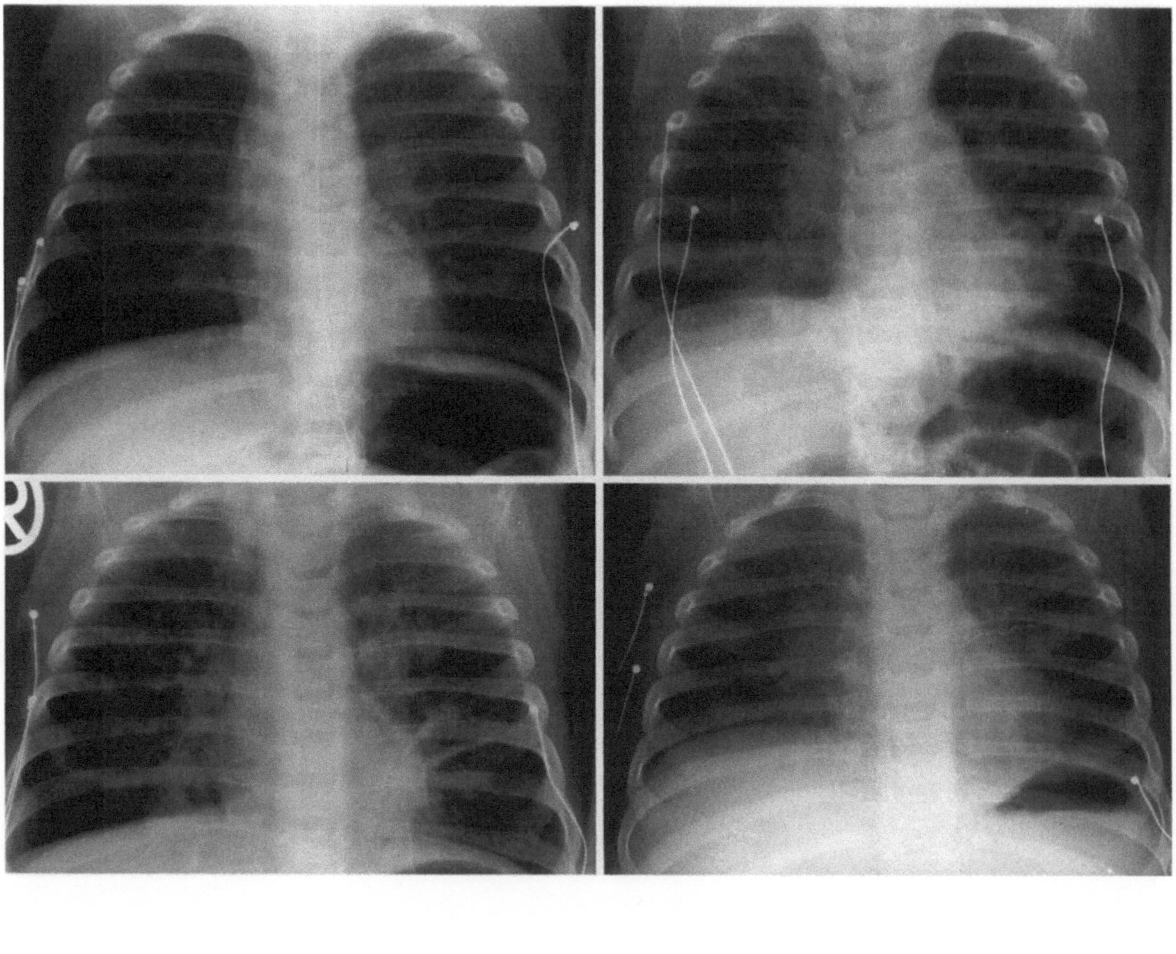

a b c d

Abb. 39. a Röntgenaufnahme Thorax eines 11 Monate alten weiblichen Säuglings nach Puderaspiration: von beiden Hili radiär ausstrahlend leicht vermehrte streifige Zeichnung. Bronchien mit Puderausgüssen verstopft? Klinisch: Husten, Zyanose, Dyspnoe, verlängertes Exspirium und exspiratorisches Stöhnen. **b** Röntgenaufnahme Thorax nach 4 Tagen: bds. konfluierende Verschattungen parahilär und parakardial, Bronchopneumonie. **c** Röntgenaufnahme Thorax nach 6 Tagen: mäßige Rückbildung der bronchopneumonischen Infiltrationen. Zunahme dystelektatischer streifiger Verdichtungen und interstitiellem Emphysems. **d** Röntgenaufnahme Thorax nach 4 Wochen: bds. parahilär und parakardial noch streifig-fleckige Verdichtungen mit Hilusverbreiterung. (Bild: Dr. E. SCHIRG, Hannover)

Mengen letal durch Erzeugen von Transsudaten (z.B. Bronzepuder).

Die häufigste Form der Puderaspiration dürfte jedoch die von Babypuder sein, der hauptsächlich aus Magnesiumsilikat besteht. Bei den bisher publizierten Fällen wird eine Mortalität von 23% angegeben.

Röntgenbefund: Nach dem klinisch anfänglichen Erstickungsanfall durch obstruierende Wirkung des Puders (Puderpfropf) schließt sich eine Latenzphase von durchschnittlich 4 Std. an, in der sich die röntgenologisch sichtbaren Veränderungen in Form von parahilärer Zeichnung ausbilden. Nach 3–4 Tagen folgt Übergang in eine parahiläre – parakardiale konfluierende, flächenhafte Verdichtung mit positivem Bronchogramm (Abb. 39a–d), in Atelektasen, kompensatorische Lungenblähung bis zum Pneumomediatinum. Auch Pleuraergüsse werden beschrieben sowie Pleuraverkalkungen [43, 83]. Im weiteren Verlauf tritt eine Normalisierung des Lungenbefundes ein, seltener entwickelt sich eine Lungenfibrose. Da der letale Ausgang u.U. erst 24 Std. nach Aspiration auftrat, sind pathologisch-anatomisch noch keine ausgedehnten bronchopneumonischen Infiltrate nachweisbar. Vielmehr liegt mikroskopisch ein der Bronchiolitis obliterans ähnliches Bild vor.

3.2.3 Aspiration flüssiger Fremdkörper

Für die Lunge ist jede Art von Flüssigkeit ein Fremdkörper.

3.2.3.1 Körpereigene Substanzen

Blut, infektiöses Material (besonders nach Tonsillektomie), Speichel (besonders bei Ösophagotrachealfistel – Abb. 40 – oder einer Atresie) und Magensaft (bei Hiatushernie).

Die Aspiration von Magensaft = Magensäure kann zum Mendelsonschen Syndrom führen, d.h. asthmaartigen Anfällen, begleitet von Zyanose und Tachykardie. Die Magensäure verursacht Bronchospasmus mit nachfolgenden peribronchialen exsudativen und kongestiven Reaktionen.

Die Röntgenaufnahme zeigt unregelmäßige, weichfleckige Verdichtungen. Fehldeutung als Bronchopneumonie anderer Genese ist möglich, ebenso Übergang in Lungenödem [40, 67].

Eine Aspiration von Speichel und Schleim kommt aber auch vor, wenn der Ösophagus durch einen Fremdkörper obturiert ist. Die Aspirations-

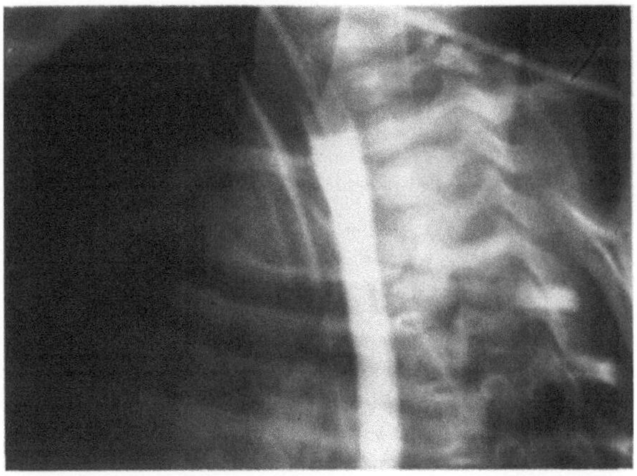

Abb. 40. 5 Wochen alter männlicher Säugling, der bei Nahrungsaufnahme hustet. Ursache sind Aspirationen bei Ösophagotrachealfistel

symptomatik seitens der Lunge ist oft verschleiert, weil vordergründig, das eigentliche Ereignis klinisch relevant ist.

3.2.3.2 Flüssige Fette

Nach Aspiration reagiert die Lunge unterschiedlich bei pflanzlichen, tierischen oder anorganischen Fetten. Gemeinsam ist ihnen die rein mechanische Obstruktion der terminalen Bronchien durch Fettspeicherzonen [31].

Alle pflanzlichen Fette rufen wenig Fremdkörperreaktionen hervor.

Tierische Fette (Milch, Lebertran, Vitamin A u. D) erfahren in den Alveolen eine Hydrolysierung. Die dabei freiwerdenden ungesättigten Fettsäuren reizen zum einen das Gewebe, zum anderen gelangen sie nach Phagozytose ins Interstitium, wo es zur Bindegewebsproliferation kommt. Die Aspiration tierischer Fette erfolgt bei Säuglingen meist in Form von Milch. Dabei sind besonders jene gefährdet, die beim Trinken ermüden. CUMMINGS u. REILLY nennen dies eine „Fatigue aspiration" [28]. Gegen Ende der Fütterung aspirieren sie. Der Hustenreflex tritt erst auf, wenn die Milch in die Trachea gelangt, nicht bei Passieren des Larynx. Wahrscheinlich ist der Larynxreflex durch Ermüdung unterbrochen. Andere sprechen bei der Aspiration tierischer Fette, da es sich dabei hauptsächlich um Milchaspiration handelt, von der infantilen Form der Ölaspiration [50]. Die Röntgenveränderungen sind nicht typisch, sie gleichen eher blande verlaufenden Bronchopneumonien mit meist völliger Rückbildung. Übergang in Fibrose ist selten, sekundär kann jedoch Superinfektion erfolgen, be-

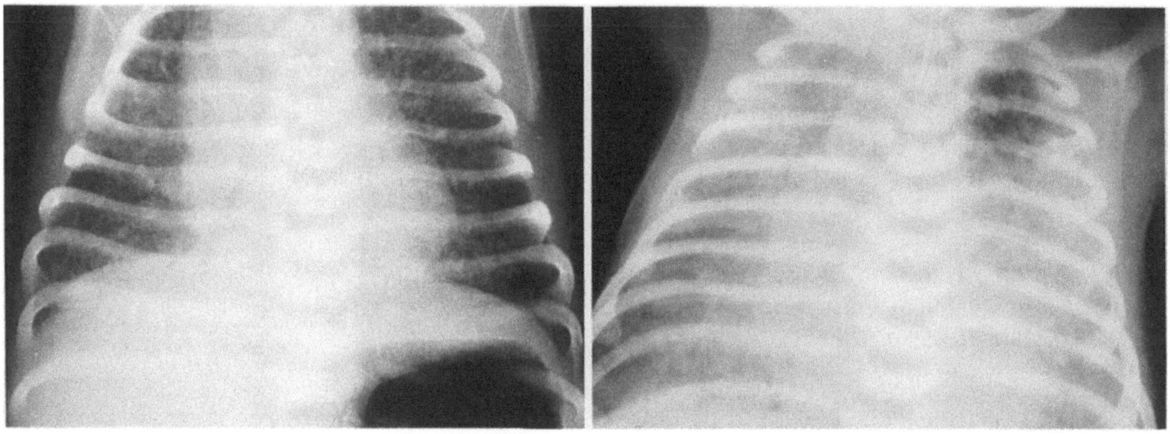

a b

Abb. 41. a Männliches Neugeborenes, das am 5. Lebenstag erkrankte mit Fieber, Dyspnoe und verschärftem Atemgeräusch. Röntgenaufnahme Thorax: diffus, kleinstfleckige Infiltrate und teils retikuläre Lungenzeichnung. Antibiotika erfolglos. **b** 5 Tage später zunehmende Tachypnoe. Röntgenaufnahme Thorax: massive Eintrübung aller Lungenfelder, teils milchglasartig, teils fleckig konfluierend. Intubationsbeatmung erfolglos. Exitus letalis 5 Tage nach Krankheitsbeginn. Obduktion: es handelte sich um eine schwere desquamative Fettaspirationspneumonie. In Alveolen, Bronchiolen und Alveolarmakrophagen Ablagerung von Fetttropfen, die als Paraffinöl identifiziert werden konnten. (Bild: Dr. F. JANSSEN, Bielefeld)

weisend sind makroskopisch intrazelluläre Fetttropfen aus dem Sputum [15, 19].

Aspriation anorganischer Fette wie Mineralöl (Nasentropfen, Penatenöl, Paraffinöl als Laxans) ist insofern besonders gefährlich, da diese einen anaesthesierenden Effekt auf die Zilien hat und somit den Hustenreflex unterdrückt. Große Mengen werden daher aspiriert.

Die Lipoidpneumonie nach Eindringen von Mineralölen tritt bei Erwachsenen einerseits auf bei langzeitigem Verbrauch öliger Nasentropfen oder Laxantien. Dabei bleiben ölige Substanzen an der Pharynxmukose hängen und laufen allmählich in Trachea und Bronchien. Erst nach längerer, oft jahrelanger Anwendung sind die pulmonalen Reaktionen zu beobachten. Andererseits kommt es aber auch Jahre später nach einer zuvor einmaligen Aspiration zu diesen Folgen. Die später nachweisbaren Veränderungen sind aber vom Ausmaß der Aspiration abhängig [91].

Diese Reaktionen sind möglich, weil Mineralöl nicht hydrolysiert wird. Es wird stattdessen von Makrophagen aufgenommen, ist als Öltropfen noch nach Jahren auch im Sputum nachweisbar und erzeugt ausgeprägte Proliferation des Bindegewebes der Alveolarwände mit nachfolgender Lungenschrumpfung. IKEDA [50] spricht von der adulten Form der Lipoidpneumonie, die sich auch im klinischen Verlauf und röntgenologisch von der infantilen unterscheidet. Diese adulte Form der Lipoidpneumonie ist jedoch auch im Kindesalter möglich, wenn z. B. Paraffin als Laxans nach Darmoperation (angeborene Atresien usw.) längere Zeit verabreicht wurde. Röntgenuntersuchung bei akuter Aspiration: ein- oder beidseitige Bronchopneumonie (chemische Pneumonitis). Im weiteren Verlauf sind Pneumatozelen und Pleuraergüsse möglich [46].

Chronische Aspiration erzeugt, wie oben schon erwähnt, Lungenfibrose, die sich röntgenologisch zunächst als pseudogranuläre Zeichnung, später als flächenhafte Verschattung, besonders lokalisiert in den medialen Unterlappen, darstellt. Die nichtbefallenen Abschnitte werden kompensatorisch überbläht.

Akute Aspiration großer Mengen von Mineralöl (Penatenöl, Heizöl) kommen als Unglücksfall im Säuglings- und Kleinkindesalter vor (Abb. 41 a, b).

Die Aspiration kann sekundär erfolgen, nachdem geschlucktes Mineralöl wieder erbrochen wurde.

3.2.3.3 Chemische Fremdkörper

Hierzu gehören kohlenwasserstoffhaltige Produkte (= Erdöldestillate). Sie umfassen ein großes Spektrum von Stoffen, z. B. Möbelpolitur, Benzin, Feuerzeugbenzin, Farbenverdünnungsmittel, Kerosin (= Benzingemisch), flüssige Reinigungsmittel usw.

Die auftretende pulmonale Komplikation erfolgt nicht, wie früher angenommen, mittels Exkretion durch die Lungen nach Absorption im Magen, sondern es findet eine echte Aspiration statt [7]. Dabei soll es bei Verschlucken von Benzin usw. gleichzeitig zu einer Aspiration kommen oder sekundär wird Erbrochenes aspiriert. Erbrechen, häufig auch mütterlicherseits ausgelöst, ist anamnestisch meist nachzuweisen. Zur Vermeidung einer Aspiration des Mageninhalts soll Magenspülung unterbleiben, wenn nicht große Mengen von Kohlenwasserstoffen aufgenommen wurden, oder die Magenspülung müßte unter Intubation durchgeführt werden [49].

Die Röntgenbefunde sind uncharakteristisch und werden auch durch andere Erkrankungen hervorgerufen. Lokalisiert sind sie vorwiegend im kardiohepatischen Winkel, der verschattet ist (Abb. 42). In schweren Fällen kommt es auch zu parahilärer Ausbreitung, seltener zum Befall eines Lappens oder der ganzen Lunge. Auch Pleuraerguß, Pneumoperikard, Pneumatozelen [6] und Hautemphysem sowie pulmonaler Hochdruck sind möglich [7]. Die Veränderungen sind schon wenige Stunden nach der Aspiration feststellbar, bei Vergiftung durch Möbelpolitur sogar schon 30 Min später. Es liegt ihnen pathologisch anatomisch ein Ödem, eine Blutung und Zellinfiltration zugrunde. Nur in 25% der Fälle werden klinische Zeichen gefunden, aber in 75% der Fälle radiologische Veränderungen. Therapeutisch werden einerseits Kortikoide empfohlen, jedoch sollen sie Spätschäden nicht verhindern [91].

Werden nur die Nebel der kohlenwasserstoffhaltigen Fremdkörper aspiriert, zeigt die Röntgenaufnahme der Lunge das Bild der Pneumonephelose: flüchtige Veränderungen in Form zarter, homogener Infiltrate, meist basal und parahilär, ähnlich dem Bild eines Lungenödems. Es handelt sich um ein toxisches Ödem, wobei nach Schädigung der Kapillarmembran Serum und Blut in die Alveolen tritt [18].

3.2.3.4 Kontrastmittel (KM)

Hierzu zählen Bariumsulfat oder jodhaltige, wasserlösliche, ionische oder nichtionische KM.

Geringe Mengen aspirierten Bariums werden toleriert, größere jedoch wirken letal [3]. Die histologischen Veränderungen der Lunge reichen von Makrophagentätigkeit über Ödem und akute Entzündungszeichen bis zur Narbenbildung. Die Röntgenaufnahme zeigt das positive KM entsprechend seiner Schattendichte in der Lunge. Die ionischen jodhaltigen KM erzeugen ebenfalls Ödem, Alveolenzerfall, kapilläre Stauung, Blutung und Entzündung mit polymorph nuklearen Zellen. Der Höhepunkt der Veränderung ist am 3. Tag und klingt dann im Laufe einer Woche ab.

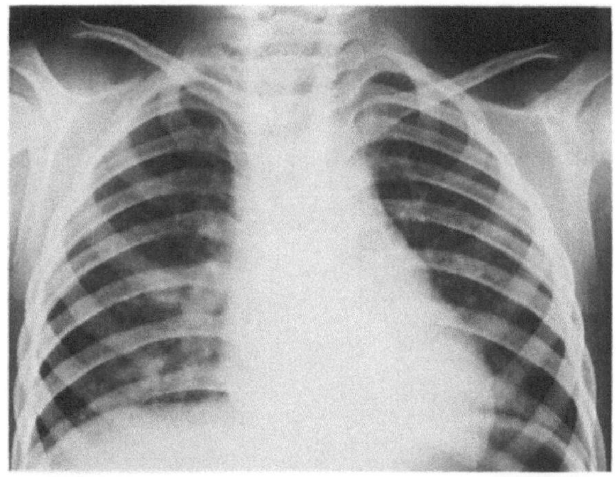

Abb. 42. Röntgenaufnahme Thorax eines 2jährigen Kleinkindes, das Benzin aspirierte. Beidseits in den paravertebralen Unterfeldern weichfleckige Verschattungen

Nachdem wasserlösliche, nichtionische jodhaltige KM (Metrizamid) für Magen-Darm-Passagen [26] empfohlen wurden, ist Eindringen in die Alveolen über Aspiration von Erbrochenem möglich.

SMITH et al. [84] empfehlen Metrizamid auch zur Tracheobronchographie. Die dabei auftretende Alevolarisation verschwand 24 Std. später. Die Autopsie (4 Tage nach Bronchographie-Exitus) deckte keine Metrizamidreste in der Lunge auf, jedoch geringe pneumonische Infiltrate. Nach APPEL et al. [5] war Metrizamid, nachdem es über eine Ösophagotrachealfistel in die Alveolen gelangte, 5 Monate später (Abb. 43 a, b) noch sehr ausgeprägt in der Lunge nachweisbar. Eine spätere Röntgenaufnahme im Alter von $1\frac{1}{2}$ Jahren zeigte rechts parahilär nur noch diskrete, kleinfleckige Verdichtungen als Residuen der Amipaque-Aspiration [74].

Auch ALFORD et al. [1] weisen aufgrund durchgeführter Tierversuche bei Metrizamidaspiration auf mögliche Komplikationen hin im Sinne entzündlicher Veränderungen.

Die nichtionischen jodhaltigen KM rufen ebenfalls eine entzündliche Reaktion in der Lunge hervor mit Makrophagenbildung in den Alveolen und interalveolären Septen mit Ödem, wenn auch weniger ausgeprägt als bei den ionischen.

Um die Aspiration großer Mengen von KM bei einer MDP zu verhüten, sollte nach Abschluß der Untersuchung der im Magen verbleibende Rest (besonders bei Ausgangsstenosen) per Sonde entfernt werden. Bei ambulanter MDP verläßt das Kind die Klinik erst, wenn der Magen frei von KM ist. Hat dennoch eine Aspiration stattgefunden, muß intubiert und abgesaugt werden.

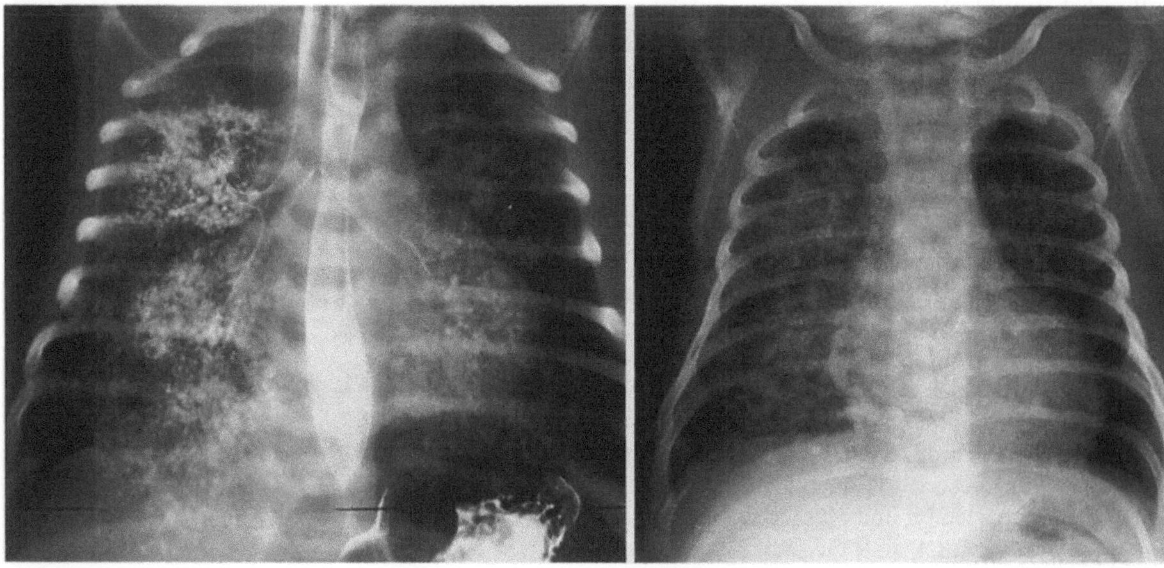

a b

Abb. 43. a Bei einem 11 Tage alten männlichen Neugeborenen erfolgte Darstellung einer Ösophagotrachealfistel mit Metrizamid, das in die Lunge überfloß. Röntgenaufnahme Thorax: entsprechend dem Lappenverlauf Befall der Alveolen mit KM. **b** Ca. 3 Wochen später noch KM nachweisbar. Zusätzlich mehr weichfleckige Verschattung, die als pulmonale Reaktion gedeutet werden kann. (Bild: PD Dr. H. C. OPPERMANN, Prof. Dr. E. WILLICH, Heidelberg)

3.2.3.5 Wasser

Damit ist im engeren Sinne immer Ertrinken gemeint. Der Tod durch Ertrinken kann zwei Ursachen haben: nach Eindringen von Wasser in die oberen Luftwege tritt bei 10% aller Ertrinkenden ein Laryngospasmus auf mit nachfolgender Hypoxie. Der Eintritt von Wasser in die unteren Luftwege unterbleibt. Ist der Zustand durch Wiederbelebungsmaßnahmen nicht zu beheben, folgt Exitus. Die Röntgenaufnahme der Lunge kann noch normal sein. Dieser Exitus definiert als Tod durch Ertrinken oder primäres Ertrinken bei „trockener Lunge" [87].

Im angloamerikanischen Schrifttum ist die Bezeichnung „drowned" geläufig, während ein Überleben von wenigsten 24 Std. als „near drowned" bezeichnet wird [69]. Überlebt der Verunglückte, kann dem Stadium der „trockenen Lunge" 24–48 Std. später über hypoxämische Zellschädigung eine Ödembildung mit evtl. nachfolgendem Exitus (sekundäres Ertrinken) folgen. Eine exakte Beobachtung des Patienten mit Röntgenkontrolle ist daher dringend erforderlich, um Frühzeichen des Ödems nicht zu übersehen.

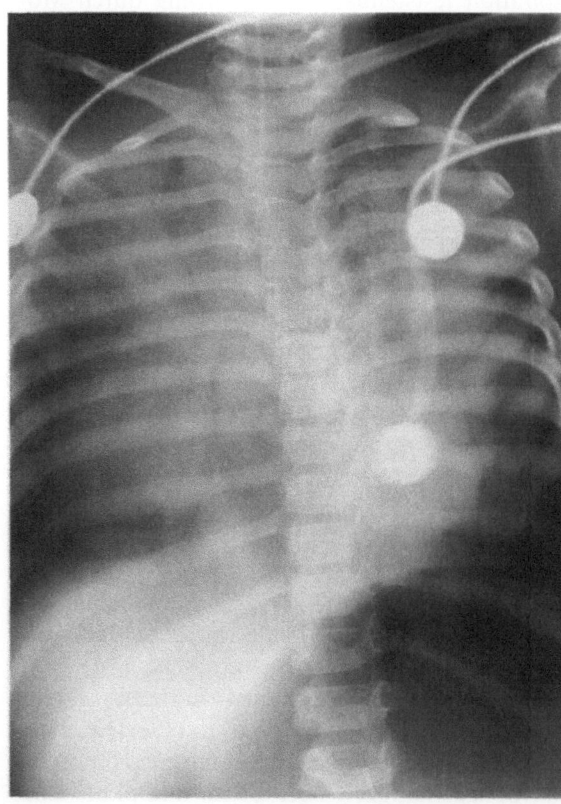

Abb. 44. 23/4jähriges männliches Kleinkind war ca. 2 Std. vor Klinikaufnahme in eine Kläranlage gefallen und aus dieser schlaff und leblos geborgen worden. Trotz Intubation und reanimierender Maßnahmen 12 Std. später Exitus. Röntgenaufnahme Thorax 23/4 Std. nach Ertrinken: weiche, teils homogene Verschattungen in den zentralen Lungenabschnitten. Eintritt von Flüssigkeit in die Alveolen, sog. „feuchte Lunge"

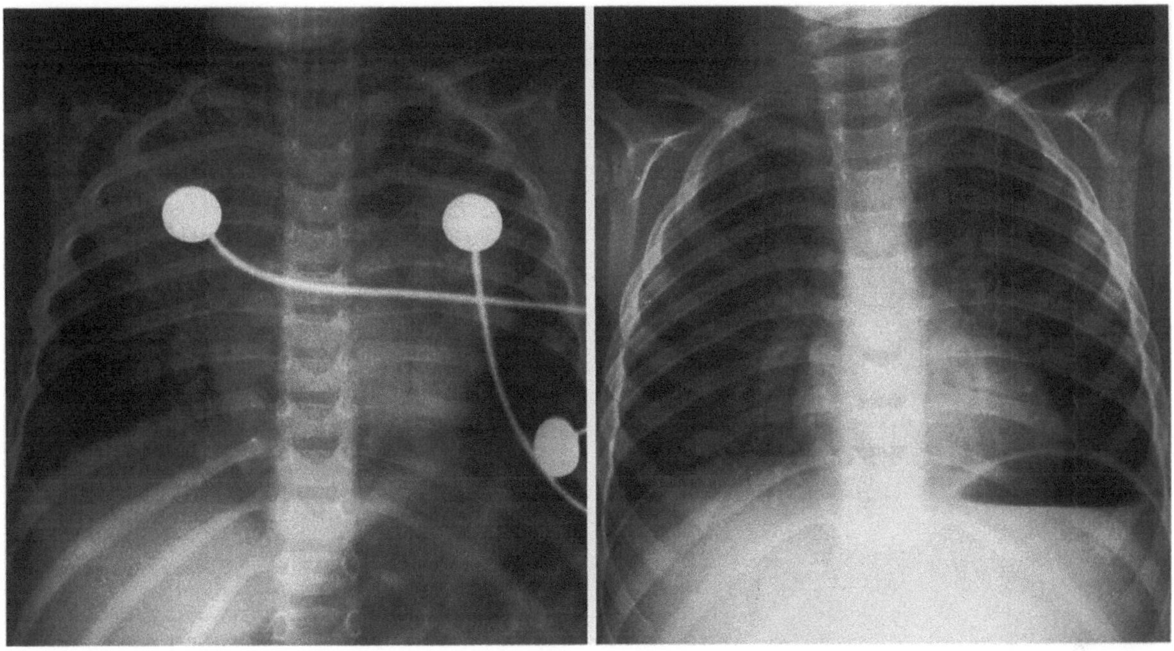

a b

Abb. 45. a 3jähriger Junge, der etwa 10 Min. in einem Teich gelegen hatte. Sofortige Reanimation bei fraglichem Atemstillstand. Röntgenaufnahme Thorax: weiche, flächenhafte Verschattung bds. in den Unterfeldern, im rechten Oberfeld und links parahilär. **b** 5 Tage später Lunge o. B. Zustand nach Süßwasseraspiration. Schnelle Resorption der Flüssigkeit aus den Alveolen ohne toxische Schädigung der Alveolarmembranen

Dringt Wasser in die unteren Luftwege (Abb. 44) ein („feuchte Lunge"), führt dies zuerst zu einer mechanischen Verlegung der Atemwege mit nachfolgender Blockierung des Gasaustausches. Daraus resultieren sublobuläre Atelektasen. Röntgenologisch stellen sie sich dar als fleckige Verschattungen, zentral gelegen; Spitzenfelder und basale Anteile sind weniger befallen.

Der weitere Verlauf wird zunächst dadurch bestimmt, ob Ertrinken in Süßwasser (hypoton) oder Salzwasser (hyperton) erfolgte. Beides führt zu Lungenödem. Dieses tritt bei Salzwasser früher auf. Es schädigt die Alveolarkapillarmembranen nämlich direkt. Dadurch bewirkt es Einströmen von eiweißreicher Flüssigkeit aus den Lungenkapillaren in die Alveolen, was andererseits durch die hypertone Lösung in den Alveolen zusätzlich gefördert wird.

Das hypotone Süßwasser strömt aus den Alveolen schnell in die Lungenkapillare ein. Lungenödem bildet sich nach vorübergehender Hypervolämie (Abb. 45 a, b). Sekundär erfolgt auch hier Zellschädigung. Neben dem Ödem ist Übergang in hämorrhagische Pneumonie möglich. Röntgenologisch sind Ödem und hämorrhagische Pneumonie von Ödem und hämorrhagischer Pneumonie anderer Genese nicht zu unterscheiden [48].

3.2.4 *Aspiration von Rauch*

Dabei steht die Rauchvergiftung nach Hausbrand im Vordergrund. Hier bildet sich durch Rauch von verbranntem Holz ein Lungenödem. Thermische Lungenschädigung kann dabei zusätzlich zur Rauchvergiftung auftreten. Die unmittelbare Einwirkung von Hitze auf die Schleimhaut der oberen Luftwege zerstört die Tracheobronchialschleimhaut. Ödem, peribronchiale Hyperämie, Blutung, Atelektasen und Emphysem sind die Folge. Das Röntgenbild ist durch inhomogene Verdichtung gekennzeichnet, die den einzelnen pathologisch anatomischen Veränderungen nicht eindeutig zuzuordnen ist.

Auch Tabakrauch als Ursache von Pneumonie und Bronchiolitis ist nicht zu unterschätzen. Nach einer Studie an 10762 Kindern im Alter von 12 Monaten und jünger traten obige Erkrankungen häufiger auf, wenn sie im Raume mit rauchenden Eltern lebten [45].

3.2.5 *Aspiration von Dämpfen*

3.2.5.1 *Quecksilberdämpfe*

Diese entwickeln sich nach Erhitzen von metallischem Quecksilber. Sie führen infolge destruktiver Bronchiolitis zu alveolärem und interstitiellem Emphysem. Durch Ödementwicklung treten fleckige Verdichtungen auf mit evtl. Spannungspneu im Gefolge [20].

3.2.5.2 *Formalin*

Formalin führt zu starker Verätzung der Tracheal- und Bronchialschleimhaut. Im akuten Stadium kann das Röntgenbild der Lunge normal sein. Die Verätzung der Bronchialschleimhaut und des Lungengewebes zeigt sich später an rezidivierenden Bronchitiden und Pneumonien. Der Perfusionsausfall läßt das Ausmaß der Veränderungen im Lungenszintigramm deutlich werden.

4 Genitalfremdkörper

Jeder Fluor im Kindesalter mit Häufigkeitsgipfel zwischen 5 und 8 Jahren [77] ist verdächtig auf Vaginalfremdkörper. Der Fluor ist meist von bräunlicher Farbe und fötidem Geruch oder, besonders bei frischem Fremdkörper, auch blutig. Ein intaktes Hymen spricht nicht gegen Fremdkörper. Weitere Symptome, die auf den Vaginalfremdkörper hinweisen, sind Leibschmerzen oder ein „Harnwegsinfekt" mit Pollakisurie und Dysurie, verursacht

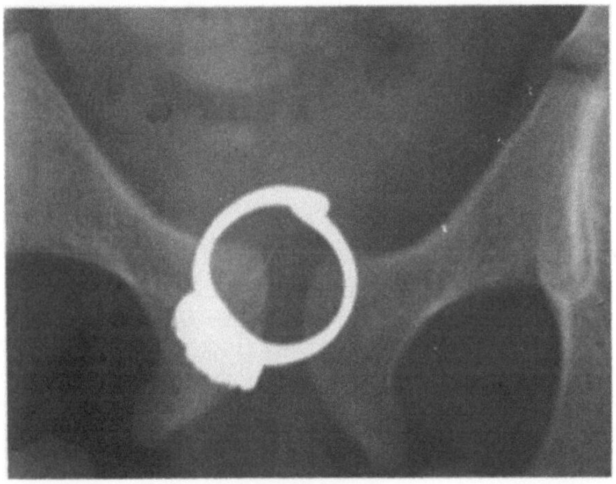

Abb. 46. 4jähriges Mädchen, das nach Besuch des Kindergartens seit 20 Std. aus der Vagina blutet. Anamnese leer. Röntgenaufnahme Beckenübersicht: ein metalldichter Fingerring projiziert sich auf die Symphyse. Nach Entdeckung dieses Fremdkörpers gibt das Kind zu, daß ein Spielgefährte im Kindergarten den Ring „da unten" hineingesteckt habe

Abb. 47. a 6jähriges Mädchen, das seit 1/2 Jahr an einem therapieresistenten Fluor leidet. Röntgenaufnahme Beckenübersicht a.p.-Strahlengang: metalldichter Fremdkörper, der sich oberhalb der Symphyse in Mittellinie projiziert. **b** Röntgenaufnahme im seitlichen Strahlengang: der Fremdkörper ist vorne gelegen, Blase oder Vagina? **c** Vaginographie: der Fremdkörper stellt sich innerhalb des KM in der Vagina dar. Vaginoskopie: es konnte das metallene Glöckchen eines Steifftieres entfernt werden

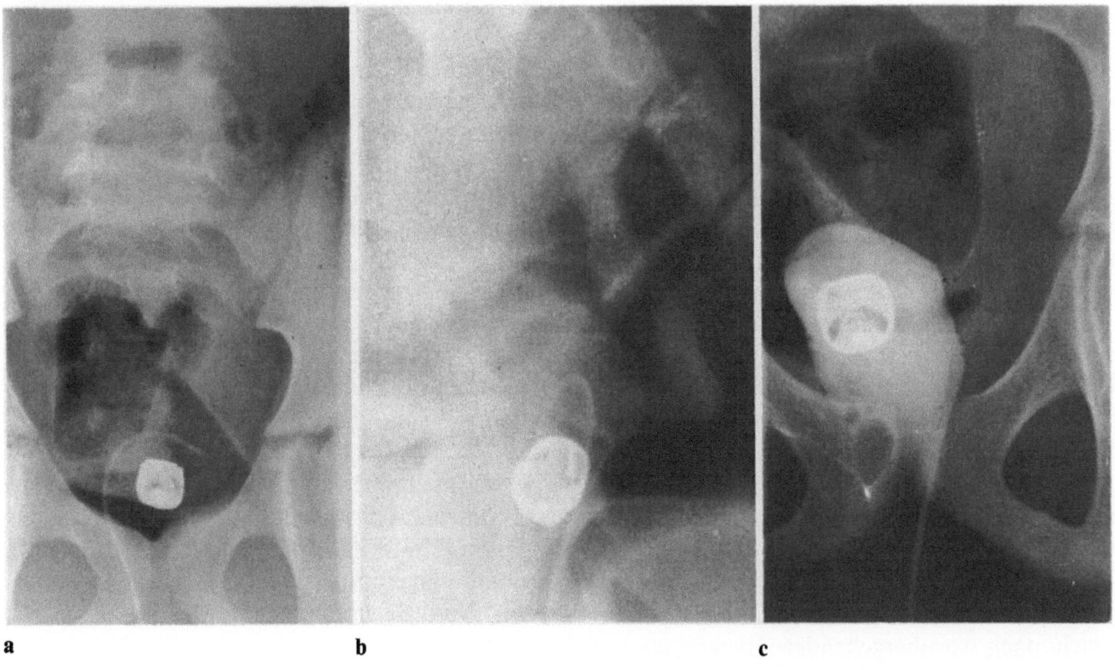

a **b** **c**

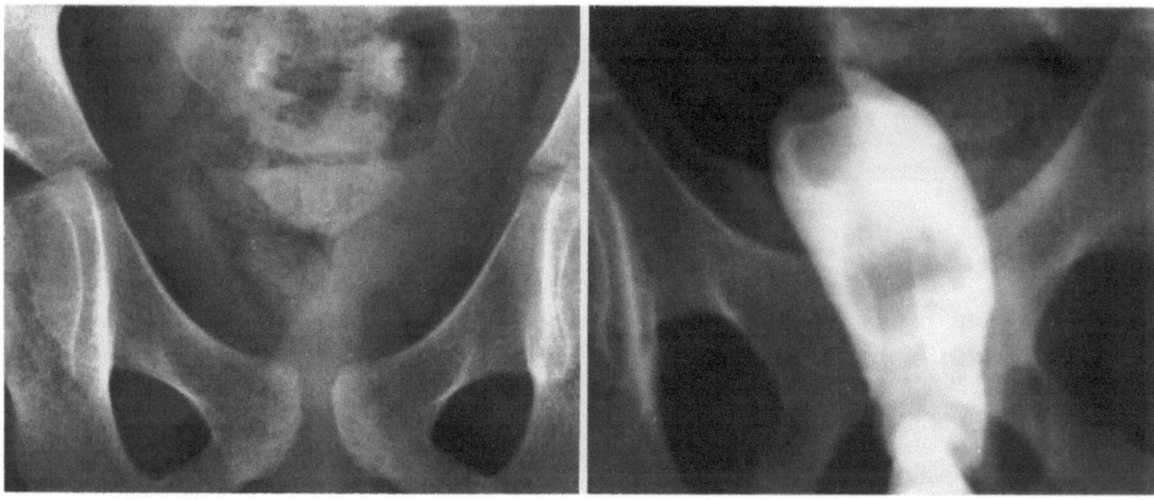

a b

Abb. 48. **a** 4,2jähriges Kleinkind, bei dem seit 8 Monaten ein therapieresistenter vaginaler Fluor bestand, teils bräunlich gefärbt, teils frisch blutig. Röntgenaufnahme Beckenübersicht: schattengebender Fremdkörper nicht sicher erkennbar bzw. erst retrospektiv, nachdem eine Vaginographie durchgeführt worden ist. **b** Vaginographie: ein Fremdkörper, der einem hölzernen Halma-Spielstein entspricht, wird als Aussparung im KM nachgewiesen. Anschließend Entfernung durch Vaginoskopie

Abb. 49 a–c. 11jähriger Junge mit chronisch rezidivierendem Harnwegsinfekt. Im Zystogramm stellt sich in der distalen Urethra eine Metallschlinge dar, die den chronischen Infekt unterhielt (Bild: Dr. H. Glöbl, Datteln)

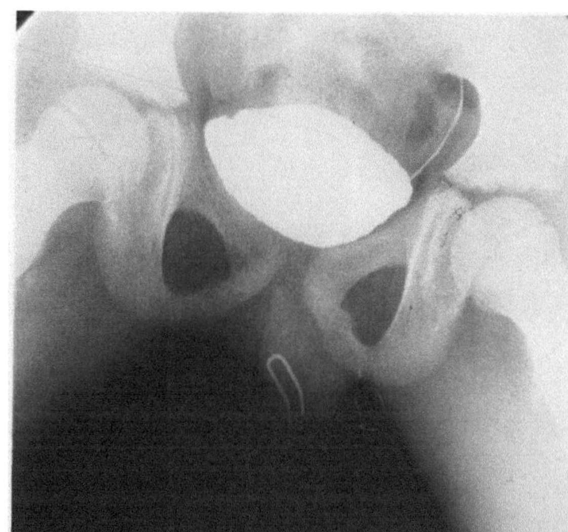

a

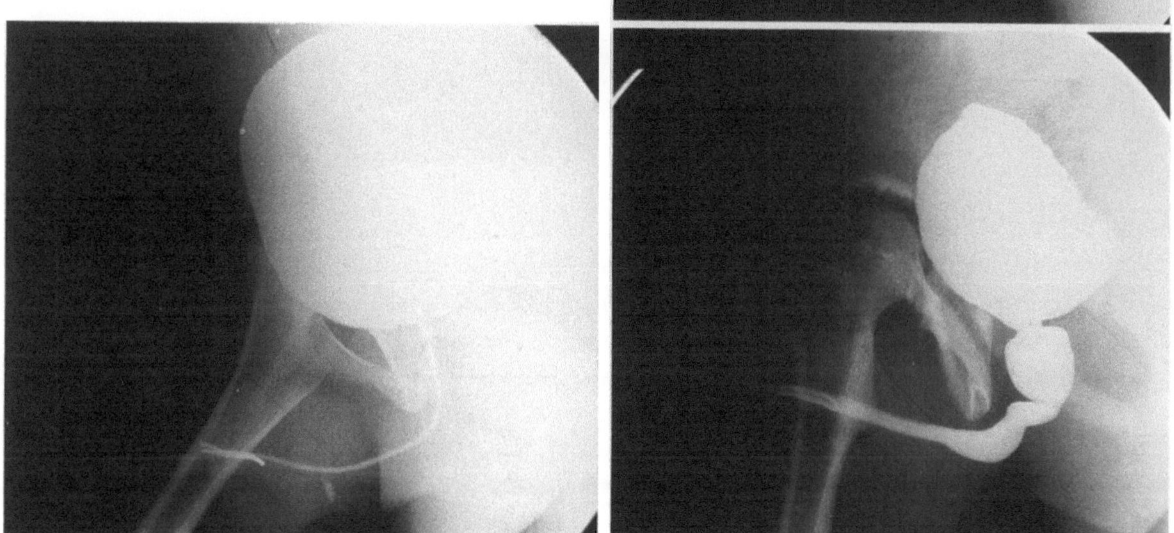

b c

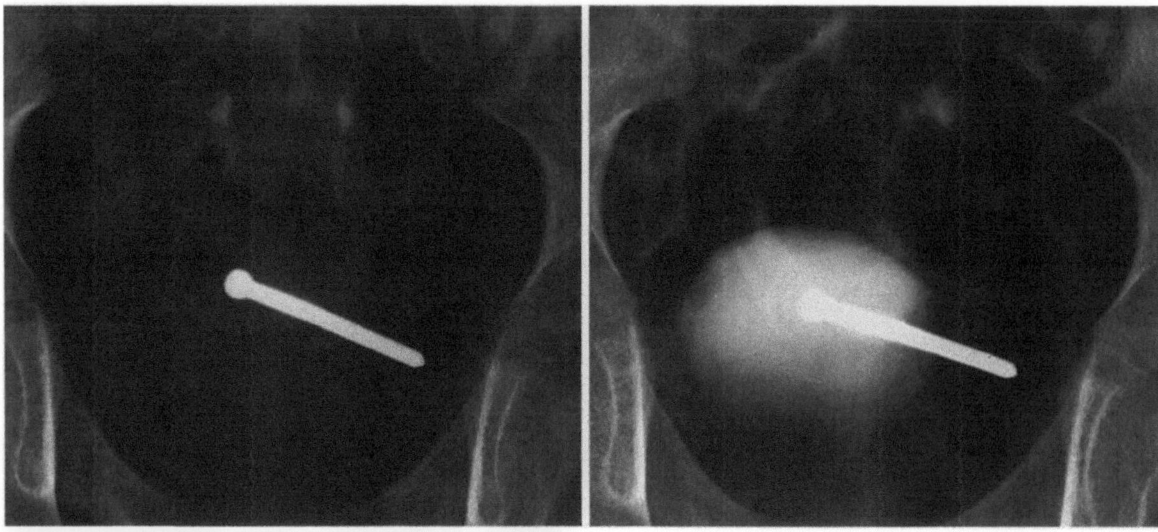

a b

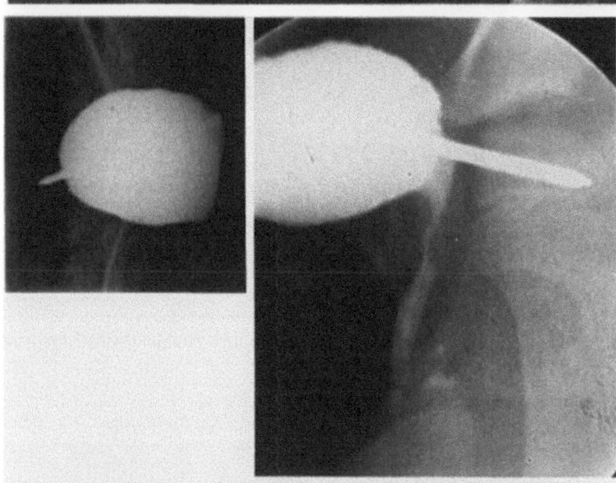

c

Abb. 50. a Zerebral gestörtes 4jähriges Mädchen, bei dem ein therapieresistenter Harnwegsinfekt besteht. Bei der urologischen Abklärung zeigt die Röntgenaufnahme Nierenübersicht eine metalldichte, auf Nagel verdächtige Verschattung, die sich in das kleine Becken projiziert. **b** Kontrastfüllung der Blase beim IVP. Die Spitze des Nagels projiziert sich außerhalb der linken Blasenkontur. **c** Auch im Zystogramm erkennt man in den verschiedenen Positionen immer einen Teil des Nagels, außerhalb der Blasenkontur dargestellt. Dieser Befund irritiert und läßt unklar, ob der Nagel sich wirklich in der Blase oder außerhalb im Darm befindet, evtl. auch in die freie Bauchhöhle penetrierte. OP: Nagel aus Blase entfernt

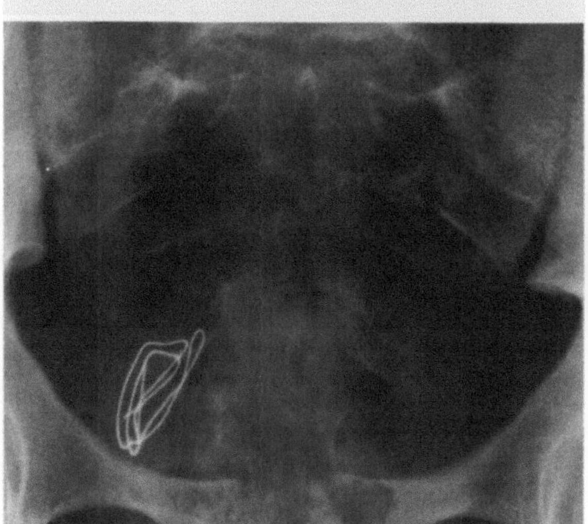

a

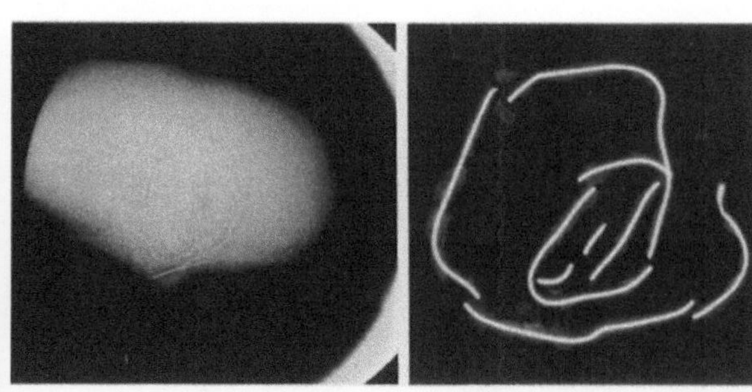

b c

Abb. 51. a 6jähriger Junge, der vor 1 1/2 Jahren erstmals Hämaturie hatte und erneut am Tag der Aufnahme. Zwischenzeitlich angeblich unauffällig (Heimkind!). Einweisung zur urologischen Abklärung. Nierenübersichtsaufnahme: projiziert oberhalb der Symphyse, in der Mittellinie, erkennt man einen mehrfach aufgerollten Metallfaden. **b** KM-Darstellung der Blase: Metallfaden stellt sich innerhalb des KM als in der Blase gelegen dar. **c** Darstellung des aus der Blase stückweise entfernten Drahtes, der bereits in die Schleimhaut eingebettet und von Kalzifikationen umgeben war durch Vulvitis [4]. Die Anamnese ist leer, die Eltern wissen nichts von der Fremdkörperinkorporation, und der Patient leugnet hartnäckig. Erst, wenn der Fremdkörper gefunden wurde, ist es möglich, daß der Patient die Inkorporation zugibt.

Eingeführt wird der Fremdkörper absichtlich vom Patienten selbst bzw. von Spielgefährten oder unbeabsichtigt durch Loslösung von Fasern aus Bekleidungsstücken oder nach übermäßigen hygienischen Maßnahmen (Puder) seitens des Pflegepersonals [77].

Nachgewiesen wird der Fremdkörper durch rektale Palpation, Röntgenuntersuchung und Vaginoskopie, die auch der Extraktion dient.

Ist die Röntgenuntersuchung heute auch umstritten [93] oder nur bei Verdacht auf Perforation indiziert [47], so ist die Indikation dahin zu erweitern, daß das Narkoserisiko der Vaginoskopie häufig entfällt und der Fremdkörper in seiner Form und Größe, evtl. auch stofflichen Beschaffenheit, deklariert werden kann. Dies ist für die nachfolgende, schonende Extraktion von Bedeutung. Kontrastreiche Fremdkörper werden auf der Beckenübersicht direkt nachgewiesen (Abb. 46). Zur genauen Lokalisation ist evtl. eine Röntgenaufnahme in 2 Ebenen erforderlich (Abb. 47a–c). Entzieht sich der Fremdkörper, nicht schattengebend, auf der Beckenübersichtsaufnahme der Darstellung, so erfolgt der indirekte Nachweis durch die Vaginographie. Dabei wird das KM entweder durch einen dünnen Ballonkatheter [32] oder mit einer Injektionsspritze in die Vagina injiziert. Um Ausfließen des KM zu vermeiden, kann der Introitus durch den Tarnowski-Ansatz, durch den das KM gespritzt wird, verschlossen werden [38]. Als Aussparung ist der Fremdkörper im positivem KM sichtbar (Abb. 48a, b). Eine unbeabsichtigte „Vaginographie", die durch Influx von KM in die Vagina beim Miktionszystourethrogramm auftritt, kann einen bis dahin unerkannten Vaginalfremdkörper darstellen [22].

5 Fremdkörper in Blase und Harnröhre

Bei Verdacht auf Fremdkörper des Urogenitaltraktes sollte eine seitliche Aufnahme der männlichen Urethra nicht unterbleiben (Abb. 49a–c). Hinweis auf den Blasen-Urethra-Fremdkörper ist der therapieresistente Harnwegsinfekt, besonders bei zerebral gestörten Kindern (Abb. 50a–c). Aber auch Dysurie und Schmerzen beim Wasserlassen werden beschrieben. Es ist erstaunlich, wie selbst lange Drähte über eine männliche Harnröhre in die Blase manipuliert werden (Abb. 51a–c), ohne die Urethra zu perforieren und jahrelang unerkannt in der Blase verbleiben mit sekundärem Einwachsen in die Schleimhaut, Anlagerung von Kalksalzen bis zur Steinbildung.

Literatur

1. Alford BA, Dee P, Feldmann P (1983) The effect of metrizamide on the Lung. Pediatr Radiol 13:1–4
2. Altmann HJ, Griem W, Böhme Chr (1979) Zur Schädigung des Verdauungstraktes beim Minischwein durch Scherzartikel aus Weich-PVC. Bundesgesundheitsbl 22:269–274
3. McAlister WH, Siegel MJ (1984) Fatal aspirations in infancy during gastrointestinal series. Pediatr Radiol 14:81–83
4. Ambuel JP (1959) Foreign bodies in the vagina of children. J Pediatr 54:113–115
5. Appel RG, Oppermann HC, Willich E (1984) Aspiration of metrizamide into the lung of neonate. Pediatr Radiol 14:230–231
6. Baghdassarian OM (1965) Pneumatocele formation complicating hydrocarbon pneumonitis. Amer J Roentgenol 95:104–111
7. Baker DH, Berdon WE, Grossmann H (1967) Physical and chemical injuries to the respiratory tract. In: Kaufmann HJ (ed) Prog Pediatr Radiol, vol I. Karger, Basel New York, p 340
8. Balch CM, Silver D (1971) Foreign bodies in the appendix. Arch Surg 120:14–21
9. Barrett NR (1962) Benign stricture in the lower esophagus. J Thorac cardiovasc Surg 43:703
10. Berdon WE (1978) Unusual Foreign Bodies in the airway and esophagus of infants and children. In: Margulis AR, Gooding CH A (eds) Diagnostik radiology. University of California, Printing Department, p 743
11. Beyer P, Mühlendahl KE v, Krienke EG (1980/81) Vergiftungen im Kindesalter. Ingestion von kleinen Quecksilberbatterien (Knopfbatterien) – mögliche Komplikationen. Pädiat Prax 24:455–460
12. Beyer P (1984) Freie Universität Berlin, Kinderklinik und Poliklinik. Pers Mitteilung
13. Blantik Donal S, Tohill Robert T, Lehmann Roger H (1977) Fatal Complication from an alkaline battery foreign body in the esophagus. Ann Otol Rhinol Laryng 86:611
14. Bloch DB (1984) Venturesome toothpick. J Am Med Ass 252:797–798
15. Bromer RS, Wolman I (1939) Lipoid pneumonia in infants and children. Radiology 32:1
16. Brünner S (1967) Tracheography and bronchographie: Techniques and indications during infancy and childhood. In: Kaufmann HJ (ed) Progr Pediatr Radiol, vol I. Karger, Basel New York, p 56
17. Burrington John D (1974) Aluminium „Pop Tops". JAMA 235:2614–2617
18. Caffey J (1978) Pediatric x-Ray diagnosis, 7th edn, vol I. Year Book Medical Publishers, Chicago London, p 371
19. Caffey J (1978) Pediatric x-Ray diagnosis, 7th edn, vol I. Year Book Medical Publishers, Chicago London, p 424
20. Caffey J (1978) Pediatric x-Ray diagnosis, 7th edn, vol I. Year Book Medical Publishers, Chicago London, p 430

21. Caffey J (1978) Pediatric x-Ray diagnosis, 7th edn, vol I. Year Book Medical Publishers, Chicago London, p 687
22. Caffey J (1992) Pediatric x-Ray diagnosis, 9th edn, vol I. Year Book Medical Publishers, Chicago London, p 952
23. Campbell DR, Brown B St. J †, Manchester JS † (1968) An evaluation of the radio-opacity of various ingested foreign bodies in the pharynx and esophagus. Canad Radiol Ass J 19:183–186
24. Capitanio MA, Kirkpatrick JA (1972) The lateral decubitus film, an aid in determining air-trapping in children. Radiology 103:460–462
25. Capitanio MA, Kirkpatrick JA (1973) Obstructions of the upper airway in children as reflected on the chest radiograph. Radiology 107:159–161
26. Cohen M, Smith WL, Smith JA, Gresham EL, Schreiner R, Lemmons J (1980) The use of metrizamide (Amipaque) to visualise the gastrointestinal tract in children: A Preliminary Report. Clin Radiol 31:635–641
27. Cremin BJ, Fisher RM, Stokes NJ, Rabkin J (1974) Four cases of lactobezoar in neonates. Pediatr Radiol 2:107–110
28. Cummings WA, Reilly BJ (1972) Fatique aspirations: Cause of recurrent pneumonia in infants. Radiology 105:387–390
29. Diemer A (1984) Gefährliche Babysauger. Pädiat Prax 30:331–332
30. Dinkel E, Lehnart R, Tröger J, Peters H, Dittrich M (1984) Sonographic evidence of intra peritoneal fluid. An experimental study and its clinical implications. Pediatr Radiol 14:299–303
31. Dux A, Felix R (1973) Krankheiten der Lunge. In: Schinz HR, Baensch WE (Hrsg) Lehrbuch der Röntgendiagnostik, Bd IV/2. Thieme, Stuttgart, S 492
32. Ebel Kl-D, Willich E (1979) Die Röntgenuntersuchung im Kindesalter. Springer, Berlin Heidelberg New York
33. Ehring A (1984) Säureverätzung des Magens. In: v. Mühlendahl KE, Krienke EG (Hrsg) Vergiftungen bei Kindern. Marseille GmbH, München, S 138
34. Eklöf O (1969) Abdominal plainfilm diagnosis in infants and children. In: Kaufmann HJ (ed), Progr Pediat Radiol, vol II. (Year Book) Karger, Basel Chicago, p 3
35. Eklöf O, Hald J, Thomasson B (1983) Barium peritonitis. Experience of five pediatric cases. Pediatr Radiol 13:5–9
36. Falkenberg N (1976) Beitrag zur Differentialdiagnose des Syndroms der „einseitig hellen Lunge“. Mschr Kinderheilkd 124:452–454
37. Fischer WW, Nice CM Jr (1984) Barium impaction as a cause of small bowel obstruction in an infant with cystic fibrosis. Pediatr Radiol 14:230–231
38. Förster A (1975) Der Fluor im Kindesalter: Möglichkeiten, röntgenologischer Abklärung. Röntgen-Bl 28:477–482
39. Franken EA Jr (1973) Caustic damage of the gastrointestinal tract: roentgen features. Am J Roentgenol Radium Ther 118:77–85
40. Friedland GW, Yamate M, Marinkovich VA (1973) Hiatal hernia and chronic unremitting asthma. Pediatr Radiol 1:156–160
41. Fyfe AHB, Auldist AW (1984) Corrosive ingestion in children. Ösophagusverätzungen im Kindesalter. Z Kinderchir 39:229–233
42. Grünebaum M, Adler S, Varsano I (1979) The Paradoxial movement of the mediastinum, a diagnostic sign of foreign-body aspiration during childhood. Pediatr Radiol 8: 213–218
43. Gutermuth M, Schirg E, Steinbacher D, Weiß H (1979) Akzidentelle Aspiration von Babypuder. Pädiat Prax 21: 625–634
44. Hauswald B, Fritsche F (1982) Unerkannte Fremdkörper im Bereich der Stirnhöhle. Dtsch Gesundh-West 37:1825–1831
45. Harlap S, Davies MA (1974) Infant admissions to the hospital and maternal smoking. Lancet 1:529
46. Houstek J, Copova M, Sukova B et al (1984) Kerosene pneumonia. Csl Pediatr 39:10–14
47. Huber A (1977) Vulvovaginitis bei Kindern und Jugendlichen. Gynäkol Prax 1:511–519
48. Hunter TB, Whitehouse WM (1974) Fresh water neardrownings: radiological aspects. Radiology 112:51
49. Huxtable KA, Bolande RR, Klaus M (1964) Experimental furniture polish pneumonia in rats. Pediatrics 34:228–235
50. Ikeda K (1937) Lipoid pneumonia of adult type (parafinoma of lung). Arch Path 23:470–492
51. Jackson CH, Jackson CH L (eds) (1934) Bronchoscopy esophagoscopy and gastroscopy, 3rd edn. Saunders, Philadelphia, p 159
52. Jackson C (1952) Grasses as foreign bodies in the bronchus and lung. Laryngoscopy 62:897–923
53. St. John EG (1955) Toothpick injuiries of the intestinal tract. NY State J Med 55:3115
54. Johnson FF (1963) Study of corrosive esophagitis. Laryngoscopy 73:1651–1696
55. Kassner EG, Mutchler RW Jr, Klotz DH, Rose Judith S (1974) Uncomplicated foreign bodies of the appendix in children: radiologic observations. J Pediatr Surg 9:207–211
56. Lallemand D, Roussel B, Sauvegrain J (1975) Rétrecissement de la trachée cervicale aprés inhalation de corps étranger. Narrowing of the cervical trachea following foreign body aspirations Ann Radiol 18(4):413–418
57. Lassrich MA, Prévôt R (1983) Röntgendiagnostik des Verdauungstraktes bei Kindern und Erwachsenen, 2. Aufl. Thieme, Stuttgart New York, S 132
58. Lassrich MA, Prévôt R (1983) Röntgendiagnostik des Verdauungstraktes bei Kindern und Erwachsenen, 2. Aufl. Thieme, Stuttgart New York, S 188
59. Lassrich MA, Prévôt R (1983) Röntgendiagnostik des Verdauungstraktes bei Kindern und Erwachsenen, 2. Aufl. Thieme, Stuttgart New York, S 190
60. Lassrich MA, Prévôt R (1983) Röntgendiagnostik des Verdauungstraktes bei Kindern und Erwachsenen, 2. Aufl. Thieme, Stuttgart New York, S 442
61. Lassrich MA, Prévôt R (1983) Röntgendiagnostik des Verdauungstraktes bei Kindern und Erwachsenen, 2. Aufl. Thieme, Stuttgart New York, S 444–448
62. Leonidas JC, Stuber JL, Rudavsky AZ, Abramson AL (1973) Radionuclide lung scanning in the diagnosis of endobronchial foreign bodies in children. J Pediatr St Louis 83, 4:628–631
63. Levitt R, Stanley RJ, Wise L (1975) Gastric bullae: an early roentgen finding in corrosive gastritis following alkali ingestion Radiology 115:597–598
64. Litovitz Toby L (1983) Button battery ingestions. A review of 56 cases. JAMA 249:2495–2500
65. Martel W (1972) Radiologic features of esophagogastritis secondary to extremely caustic agents. Radiology 103: 31–36
66. Mayet A, Tröger J (1984) Pers Mitteilung über: Auflösung von Knopfbatterien in kindlichem Magen-Darm-Trakt nach Ingestion
67. Mendelson CL (1946) The aspiration of stomach contents into the lungs during obstetric anesthesia. Am J Obstet Gyn 52:191

68. Mittermaier R (1970) Otorhinolaryngologic radiology. Thieme, Stuttgart, p 216
69. Modell J (1981) Drown versus near-drown: a discussion of definitions. Critical Care Medicine 9:351
70. Morales L, Rovira J, Mongard M et al (1983) Intraspinal migration of a rectal foreign body. J Pediatr Surg 18:634–635
71. Naclerio EA (1957) The „V Sign" in the diagnosis of spontaneous rupture of the esophagus (An early roentgen clue). Amer J Surg 93:291–298
72. Oberhammer E, Götzinger H (1981) Tricho-Phytobezoar als seltene Ursache für einen Ileus im Kindesalter. Z Kinderchir 32:179–181
73. Okonek S, Ahr R, Stopfkuchen H (1984) Vergiftungen als Suicidmittel von Kindern und Jugendlichen. Klin Pädiat 196:238
74. Oppermann H-C (1984) Residuen der Amipaque-Aspiration. Persönl Mitteilung
75. Peeler MB, Harris HD Jr (1957) Cardiac tamponade due to swallowed foreign body. Am J Dis Child 93:308
76. Pellerin D, Fortier-Beaulieu M, Gueguen J (1969) The fate of swallowed foreign bodies. Experience of 1250 intances of sub-diaphragmatic foreign bodies in children. Prog Pediatr Radiol 2:286
77. Peter R, Vesely K (1966) Kindergynäkologie. Edition Leipzig, S 71–75
78. Pipia JK †, Telia AW (1980) Magen-Darm-Kanal-Bezoare Zbl Chir 105:846–850
79. Rogers BHG, Freimark LG (1975) Unusual complications of trichobezoar. AM J Dis Child 110:215
80. Rüdt U (1976) Die lebensmittelrechtliche Beurteilung von Scherzartikeln aus Weich-Polyvenylchlorid. Bundesgesundheitsbl 19:297–299
81. Schirg E (1978) Erdnußaspiration – indirekte röntgenologische Zeichen. Kinderarzt 9:455–457
82. Sippel WG, Kalb Ch, Fendel H (1977) Lactobezoar in an infant: an unusual cause of upper abdominal tumor, persisting for several weeks. Europ J Pediatr 126:97–102
83. Smith AR (1952) Pleural calcification resulting from exposure to certain dusts. Amer J Roentgen 67:375
84. Smith W, Franken EA (1984) Metrizamide as a contrast medium for visualization of the tracheobronchial tree: its drawbacks and possible advantages. Pediatr Radiol 14: 158–160
85. Soares D, Babinet M, Balquet P, Grimfeld A, Fauré C (1982) Lung inhalation of an unusual vegetal foreign body. Report of two cases. Ann Radiol 25:101–105
86. Staple TW, McCallister WH (1964) Roentgenographic visualization of iron in the gastrointestinal tract. Radiology 83:1051
87. Stopfkuchen H, Schranz D, Tegtmeyer F, Jungst BK, Emmrich P (1984) Ertrinkungsunfall im Kindesalter. Klin Pädiat 196:63–68
88. Swischuk LE (ed) (1979) Emergency radiology of the acutely ill or injuried child. Williams & Wilkins, Baltimore, pp 91–92
89. Swischuk LE (ed) (1979) Emergency radiology of the acutely ill or injuried child. Williams & Wilkins, Baltimore, p 255
90. Swischuk LE (ed) (1979) Emergency radiology of the acutely ill or injuried child. Williams & Wilkins, Baltimore, p 227
91. Tal A, Aviram M, Bar-Ziv J, Scharf SM (1984) Residual small airway lesions after kerosene pneumonitis in early childhood. Eur J Pediatr 142:117–120
92. Temple DM, McNeese MC (1983) Hazards of battery ingestion. Pediatrics 71:100–103
93. Terruhn V (1984) Die Bedeutung der vaginoskopischen Untersuchung in der Kindergynäkologischen Praxis. Pädiat Prax 30:475–488
94. Tjhen KY, Schmalz AA, Ibrahim Z, Nolte K (1978) Pneumopericardium as a complication of foreign body aspiration. Pediatr Radiol 6:121–123
95. Watabane K (1983) A foreign body in the nasal cavity producing a septal perforation. O R L Tokyo 26 (2):67–70
96. Wechselberg K (1968) Zur Fremdkörperingestion im Kindesalter. Mschr Kinderheilk 116:465–471
97. Welin S (1952) Tracheal- und Bronchialfremdkörper, Bronchialsteine. In: Schinz HR, Baensch WE (Hrsg) Innere Organe. Thieme, Stuttgart (Lehrbuch der Röntgendiagnostik, Bd 3/1, S 2012)
98. Welte W, Ebel Kl-D (1970) Unsere Erfahrungen mit Ösophagusstenosen unter besonderer Berücksichtigung der Bougierung. Mschr Kinderheilk 118:273–277
99. Wiesner B, Wüstenberg H, Brell U (1972) Fremdkörper im Kindesalter. Pädiat Prax 11:217–223
100. Willis Gillian A, Wan C Ho (1982) Perforation of Mekkel's diverticulum by an alkaline hearing aid battery. CMA Journal 126:497–498
101. Wirt J, Franke KP, Markert K (1984) Zur Vermeidbarkeit häuslicher Unfälle von Säuglingen und Kleinkindern. Kinderärztl Prax 52:93–98
102. Wolf RS, Davis LA (1963) Lactobezoar, a foreign body substance of undiluted powdered milk substance. J Am Med Ass 184:782

Sachverzeichnis

Abdomen (*siehe auch* Magen) 443ff., 619ff.
- akutes 619ff.
- Appendizitis (*siehe auch dort*) 377, 574ff., 629
- Blasenverletzung 633
- Darmduplikaturen (*siehe auch* Duplikaturen) 620
- Enterokolitis, nekrotisierende (*siehe auch dort*) 570ff., 622
- Fibrose, zystische (CF), abdominale Komplikationen 112
- - Invagination 112
- - Leberzirrhose 112
- - Mekonium-Ileus 112
- - Mekonium-Ileus-Äquivalent 112
- - Pankreasinsuffizienz 112
- freie Luft (*siehe auch dort*) 623
- Gastroenteritiden 624
- Ileitis 630
- Ileozökitis 630
- Ileus (*siehe auch dort*)
- - meachinscher 620, 626ff.
- - paralytischer 624
- im Klein- und Schulkindalter 629ff.
- Lymphadenitis mesenterialis 630
- Magendilatation, akute 625
- *Meckel*sches Divertikel, akutes (*siehe dort*) 631
- Nierenvenenthrombose (NVT) 625
- Nierenverletzung 632
- Ösophagusatresie 620
- Obstruktion
- - duodenale/„double-bubble-sign" 620
- - hohe Darmobstruktion 620
- Pankreaspseudozysten 633
- Passagestörungen, angeborene 620
- - Gastrointestinaltrakt 620
- Perforation des Magen-Darm-Trakts, idiopathische 623
- pneumatosis intestini, benigne 623
- Polyhydramnion 620
- posttraumatisch akutes Abdomen 631, 632
- - Kriterien einer Organläsion 632
- Übersichtsaufnahme 381, 443, 448
- Urethraverletzung 633
- Volvulus 621
Absaugkatheter, neonatale Intensivmedizin 144
Abszeß
- Appendizitis 574, 576
- Fibrose, zystische (CF) 102, 104
- Leber 640
- Lunge 93, 97
- - akute Pneumonien 97
- intraabdominaler 403
- M. *Crohn* 568
- periappendizitischer 724
- perizäkaler 724
- Pseudomonas aeruginosa 93
- renaler 707
- - perirenaler 707
- retroperitonealer Abszeß 721
- Retropharyngealabszeß 49, 50
- Senkungsabszeß 212
Addison-Krankheit 201
Adenom
- Duodenum 502
- Nebennieren 667
- Schilddrüse, follikuläres Adenom 38
Adenovirus, Pneumonien 96
- Bronchiektasen 96
- Bronchiolitis, nekrotisierende 96
- Otitis 96
- Pharyngitis 96
- Swyer-James-McLeod-Erkrankung 96
Aerophagie 461
Agammaglobulinämie 198
Aganglionose, segmentale 593
- totale 588, 593
Agastrie 450
Agenesie 63–66
- bilobuläre 64
- lobuläre 63, 64
- unilaterale 63
„air trapping" nach *Capitanio* 739
Akromegalie 201
Allergie
- Dünndarm, allergische Reaktionen 553
- Gastritis, allergische 512, 513
- Milchallergie 553
α-1-Antitrypsin-Mangel 55
Aluminium, Fremdkörper 731
Ampulla oesophagi 411
Amputationsphänomen 54
Analagenesie, tiefe Form 598
Analmembran („covered anus") 600
Aneurysma
- Aortenaneurysma 204
- der Vena cava superior 204
- Ventrikelaneurysma, MRT 328
- des Ventrikelseptumdefekts 262
- verkalktes 213
Angiographie
- DSA (digitale Subtraktionsangiographie; *siehe dort*) 134, 368ff.
- Magen-Darm-Trakt 392
- MR-Angiographien 319
Angiokardiographie (Aortographie) 230ff., 253ff.
- Aortenbogenanomalie 255
- Aortenisthmusstenose 253
- Aortenstenose, angeborene (*siehe auch dort*) 248
- Atrioventrikularseptumdefekt 268
- Aufnahmeebenen 233
- - C-Bogensystem 233
- - langer axialer Blick 233
- - LAO („left-anterior-oblique") 233
- - RAO-Position („right-anterior-oblique") 233, 234
- - Vier-Kammerblick 233
- Aufzeichnung 233
- - digitale Bildaufzeichnung 230
- „double outlet right ventricle" (DORV) 294
- *Ebstein*sche Anomalie 292
- Endokardfibroelastose (EFE) 314
- *Fallot*sche Tetralogie 270
- Kinofilmaufzeichnung 230
- Linksherzsyndrom, hypoplastisches 296
- Lungenvenen, total fehlmündende (TAPVC) 284
- Pulmonalatresie (PAT) 274
- Röntgenanlage 230
- Trikuspidalatresie (TAT) 280
- TGA (Transposition der großen Arterien) 289
- Truncus arteriosus communis 290
- univentrikuläres Herz 293
- Ventrikelseptumdefekt 262
- Verwendung der indirekten Aufzeichnung vom Röntgenschirmbildverstärker 230
Angiome, Duodenum 502
Angiomyolipom, renales 674
- tuberöse Sklerose 674
anorektale
- Mißbildungen (*siehe* anorektale M.) 596
- Stenose 585, 601
Antepositio des Anus 602
Antrum 411, 447
- A. cardiacum 411

- Antrumgastritis 507
- - Areolazeichnung 507
- - atrophisch-hyperplastische 507
- - erosive 507
- - Pangastritis 507
- - Schummerung 507
- Magen 444
Aorten- und Gefäßanomalien 201
- Aortenaneurysma 204
Aortenbogen 16, 46, 47
- Angiokardiographie (Aortographie) 255
- Anomalien 46, 47
- - Aortenisthmusstenose (*siehe auch dort*) 254, 255
- - doppelter 46, 47, 256
- - - MRT 321
- - Dysphagia lusoria 253
- - Fehlabgang der A. subclavia dextra aus der Aorta descendens 253, 257
- - Gefäßringe 253
- - rechtsseitiger 46, 253, 321
- - - mit aberrierender linker A. subclavia 46
- - - mit linksseitigem Ductus *Botalli* 46
- - - MRT 321
- - unterbrochener 252, 255
- Breite 16
- Bronchoskopie 255
- Gefäßringe, Formen 256
- Kollateralbildung 255
- Ösophagogramm 255
Aorteninsuffizienz, Echokardiographie 343, 344
- Quantifizierung 344
Aortenisthmusstenose (Coarctatio; *siehe auch* Aortenstenose) 204, 251 ff.
- Angiokardiographie (Aortographie) 253
- Aortenbogen, unterbrochener 252
- DSA 372
- Echokardiographie 345
- Einteilung und Häufigkeit 251
- juxtaduktale 252, 254
- kinking-Aorta 252
- kritische 252, 254
- *Lian*sches Zeichen 252, 254
- MRT 320
- Nativröntgendiagnostik 252
- Pathophysiologie 252
- postduktale 251, 253, 254
- - hochgradig isoliert mit ausgeprägter Kollateralbildung 253
- präduktale 251
- Pseudocoarction 252
- Rippenusuren 252
- Shone-Komplex 252
- valvuläre kritische Aortenstenose 252
- *Williams-Beuren*-Syndrom mit supravalvulärer Aortenstenose 248
Aortenklappenfehler (*siehe dort*) 309
- Aorteninsuffizienz 305, 309, 310
- - Aorten- und Mitralinsuffizienz, kombinierte 305
- - hämodynamisch wirksame 309
- erworbene Aortenklappenstenosen 309
- Röntgen 310
Aortenstenose 227
- Aortenisthmusstenose (*siehe dort*) 251 ff.
- angeborene 245 ff.
- - Einteilung und Häufigkeit 245
- - Pulmonalstenose 246 ff.
- - - hochgradige valvuläre 247
- - - infundibuläre und valvuläre mit intaktem Ventrikelseptum 246
- Angiokardiographie 248
- Balonvalvuloplasie (BVP) 235
- Kardiomyopathie, hypertrophe obstruktive 251
- Linksherzbelastung 227
- Nativröntgenaufnahme des Thorax 248
- Neugeborene, kritische Aortenstenose 248
- Pathophysiologie 247
- Schweregrade 248
- - Einteilung 248
- Subaortenstenose, Echokardiographie 342
- supravalvuläre 250
- - hochgradig ringförmige supravalvuläre 251
- valvuläre 249, 341
- - Echokardiographie 341
- - hochgradig kurze tunnelförmige subvalvuläre 250
- - hochgradig valvuläre 249
- *Williams-Beuren*-Syndrom 248
Aortographie 233
aortopulmonale Kollateralen 321
Aplasie/Lungenaplasie 43, 63, 64
- einer Lunge 63
Appendizitis 377, 574 ff., 629, 721
- Abszeßbildung 574, 576
- Differentialdiagnose 629
- Flüssigkeitsaustritt 574
- Fremdkörper/Appendixstein 721, 722
- Gas im Appendix 576
- Perforation 574, 630
- Wandverdickungen 574
Arterien/Arterienanomalien
- A. carotis communis, anomale linke 46
- A. subclavia 46
- - aberrierende rechte 46
- - rechtsseitiger Aortenbogen mit aberrierender linker A. subclava 46
- Pulmonalarterien 22, 44, 47, 69, 321
- - aberrierende linke A. pulmonalis 46, 60
Ask-Upmark-Niere 690
Aspergillusmykose 136
Aspiration 86
- Fremdkörperaspiration (*siehe auch dort*) 86, 189, 207, 732 ff.
- Mediastinalemphysem 209
Aspirationssyndrom, neonatale Intensivmedizin 150
- Differentialdiagnose 151
- Fruchtwasser 150
- Häufigkeit 150
- Mekoniumaspiration 150
Asplenie 653
- Isometrie der Lungen 653
- *Ivemark*-Syndrom (Asplenie-Syndrom) 58, 59, 460
- kardiovaskuläre Mißbildungen 653
Asthma bronchiale 51, 54, 76, 80–82
- Asthmaanfall 81
- Asthmasyndrom 55, 80, 81
- chronisches Asthma 82
- infolge Kompression und Dislokation 214
- obstruktiver Asthmaanfall 54
Atelektase 50–54, 60, 70, 73, 74, 81, 82, 90, 111, 733, 736
- Bronchus 117
- Entspannungsatelektasen 51
- Fibrose, zystische (CF) 112
- Cor pulmonale 111
- Hämoptoe 111
- Infektionen 111
- Pneumothorax 111
- Infektionsatelektasen 51
- Kompressionsatelektasen 51
- Lappenatelektasen (*siehe auch dort*) 51, 54
- Lungentuberkulose 117, 121
- Mikroatelektase 54
- Obstruktionsatelektasen (Resorptionsatelektasen) 51
- Plattenatelektasen 52, 54
- Pneumonie 90
- Postextubationsatelektasen 51
- Rand- oder Rundatelektasen 51
- Segmentatelektase 54
- Streifenatelektase 54
- Totalatelektase 51, 54, 74
Atemnotsyndrom, neonatales (Surfactant-Mangel; *siehe auch dort*) 156
Athritiden, episodische, zystische Fibrose (CF) 110
Atmung, stridoröse 719, 728
Atrioventrikularseptumdefekt/AVSD-Atrioventrikularkanal (*siehe dort*) 264 ff.
- Angiokardiographie 268
- Down-Syndrom (Trisomie 21) 266
- Echokardiographie 355
- Einteilung und Häufigkeit 264
- *Eisenmenger*-Reaktion 268
- Herzkatheterisierung 268
- kompletter 267
- - mit pulmonalem Hochdruck 267
- Rezirkulationsherz 268
- Röntgen 268
- Ventrikelseptumdefekt (*siehe dort*) 265
- Vorhofseptumdefekt (*siehe dort*) 266
Ätzgifte, alkalische 728
Aufnahmetechnik, Thoraxröntgenuntersuchung 1

Ausscheidungsurographie 679, 680
- „adverse events" 682
- Compoundpapillen 683
- Dosierung 680
- Durchführung 679
- Hyperthyreose 682
- Idiosynkrasiereaktionen 682
- Indikationen 682
- Jodidbelastung 682
- Kontraindikationen 683
- Kontrastmittel 679, 680
- Nierengröße 683
- Prophylaxe 682
- Risiken 682
- Strahlenexposition 682
- Therapie 682
Autobatterien 727
Autoimmunthyreoiditis 38
Azoospermie, zystische Fibrose 102
azyanotische Herz- und Gefäßmißbildungen 241 ff., 258–260
- Ductus arteriosus persistens 258 ff.
- Einteilung und Häufigkeit 241
- konzentrische (Widerstands-)Hypertrophie der rechten Kammer 242
- mit Links-rechts-Shunt 258–260
- - hochgradige kongenitale membranartige Mitralklappenstenose 259
- - kongenitale Mitralstenose 259
- - kontinuierliches systolisch-diastolisches Geräusch 259
- - vermehrter Lungendurchfluß 260
- ohne Shunt 241
- Pulmonalstenose
- - infundibuläre 243
- - mit intaktem Ventrikelseptum 241, 245
- - periphere (evtl. multiple) 245
- - valvuläre 245
- Schweregrad 242
- Ventrikelseptumdefekt (*siehe auch dort*) 260 ff.
Azygos-/Hemi-Azygoskontinuität
- Azygos-continuation 58
- Azygosbogen 15
- Azygoswinkel 204
- MRT 323

B-Zell-Lymphom 579, 580
bakterielle/bakteriell bedingte Pneumonien 87, 92
- alveoläre 89
- Lungenblähung 89
- Lymphadenopathie, bilaterale 89
- peribronchitische Veränderungen 89
Ballon-Katheter 229
Ballonatrioseptostomie (BAS) 234, 235, 285
- nach *Rashkind* 285, 358
- TGA (Transposition der großen Arterien, komplette) 285
Ballondilatation 234
Ballonvalvuloplasie (BVP) und -angioplasie 234 ff.
- bei angeborenen Stenosen im Aortenisthmus 235
- bei angeborenen valvulären Aortenstenosen 235
- bei Kindern mit stenotischen Pulmonalklappen 235
- kleine und große aortopulmonale Kollateralgefäße 236
Bariumsulfatsuspensionen 382
Barotraumen, neonatale Intensivmedizin 162 ff.
- Differentialdiagnose 167
- Emphysem, pulmonales interstitielles 162
- Entstehungsmechanismen 162
- Luftembolie, systemische intravaskuläre (*siehe auch dort*) 170, 171
- Membranoxygenierung, extrakorporale (*siehe auch dort*) 171
- Pneumomediastinum (*siehe auch dort*) 167 ff.
- Pneumoperikard (*siehe auch dort*) 170
- Pneumothorax/Pneumothoraxinzidenz (*siehe auch dort*) 163–165
Bauchhöhle (*siehe* Peritonealhöhle) 403
Bauchmuskelaplasiesyndrom 400
Bauchwand 395 ff.
- Abszeß, intraabdominaler 403
- Bauchmuskelaplasiesyndrom 400
- Blasenekstrophie 396
- *Cantrell*-Sequenz 396
- Dottergangzysten (*Roser*sche Zysten) 398
- Ductus omphaloentericus, Residuen 397
- Fettbegleitsäume 395
- Hernien 401
- - inguinoperinealer Bereich 401
- - innere 401
- - Nabelhernie 401
- Herniographie 401
- intraperitoneale Flüssigkeit, Differentialdiagnose
- - bei älteren Kindern 404
- - bei Neugeborenen 404
- Kelosomia (*siehe auch dort*) 396
- Kloakenekstrophie (vesikointestinale Fissur) 396
- Laparoschisis (Gastroschisis) 396
- Leistentumor, Differentialdiagnose 401
- *Meckel*sche Divertikel (*siehe auch dort*) 397
- Meningozele, anterior sakrale 400
- Mißbildungen 395 ff.
- Nabelpolyp 398
- Nabelsinus 398
- OEIS-Komplex 397
- Omphalozele 396
- Peritonealhöhle/Bauchhöhle 403, 404
- - freie Flüssigkeit, Differentialdiagnose 403, 404
- Peritonitis 401 ff.
- - Bariumperitonitis 403
- - gallige 403
- - Mekoniumperitonitis 404, 405
- - tuberkulöse 403
- Pneumoperitoneum, Differentialdiagnose 403
- Prune-belly-Syndrom 400
- Spaltbildung, vordere Bauchwand 395
- Teratome 399, 400
- - retroperitoneale 400
- - Steißteratome 399
- Tumoren 399 ff., 408
- Urachusanomalien 398, 399
- Urachusdivertikel 399
- Urachuszysten 399
- „urethral obstruction sequence" 400
- Verkalkungen, abdominale 395, 405 ff.
- - Differentialdiagnose bei Neugeborenen 405 ff.
- *Wiedemann-Beckwith*-Syndrom 396
*Bauhin*sche Klappe 627, 628, 721
Beckenvenen, Phlebolithen 395
Bernoulli-Gleichung, Echokardiographie 340
Beutelmagen 520
Bezoare 470, 542, 543, 729
- Laktobezoare 470, 729
- Phytobezoare 470, 542, 543, 729
- Pseudobezoare 729
- Trichobezoare 470, 729
Bifurkationsfremdkörper 741
Billroth I und *Billroth* II, Magenresektion 476
Björk-Shiley-Klappenprothese 305, 308
- in Mitralposition 308
Blalock-Taussig 269, 270
- Anastomosen 270
- Shunt-Operation 269
Bland-White-Garland-Syndrom, DSA 372
Blase
- Blasenekstrophie 396
- Blasenpunktion, Miktionsurethrographie 686
- Divertikel 701
- Entleerungsstörungen, neurogene 706
- - Detrusordyssynergie (*siehe dort*) 706
- - Ureterozele 701
- Fremdkörper 751
- Verletzung 633
- Wanddicke 678
Blindsacksyndrom 550, 551, 557
Blockade, hepatische 436 ff.
- extrahepatische 436, 437
- intrahepatische 438
- posthepatische 437
- prähepatische 436, 437
Blutgasanalyse, Fibrose, zystische (CF) 109
Blutungen, Magen 477
Bochdalek-Typ, Zwerchfellhernien 458
*Bodard*sche Segmente, M. *Crohn* 566
Boerhaave-Syndrom 438
Bolustod 714, 734

Bordetella pertussis, Pneumonien 94
Brachyösophagus 416, 418, 419, 432, 436
- angeborener (primärer) 418, 420
- sekundärer 416, 419, 420, 432, 436
Bromingestion 730
Bronchien (*siehe auch* Bronchus) 50ff.
- Asthma bronchiale (*siehe dort*) 51, 54, 76, 80, 82
- Atelektase (*siehe auch dort*) 50–52
- Dystelektase 51
- ektatische 76
- Fehlbildungen der Bronchien 56ff.
- - Anomalien der Aufzweigung der Bronchien 56
- - Bronchiektasen (*siehe oben*)
- - Bronchomegalien 60ff.
- - Bronchusatresie 59
- - Bronchusstenosen (*siehe dort*) 55, 59ff., 65, 67, 69
- - Tumoren (*siehe* Bronchustumoren) 82)
- - Zysten, bronchogene 60, 62, 63, 69
- Fehlbildungen der Lunge (*siehe* Lunge) 63ff.
- Isometrie des Bronchialsystems 58
- Kompression 116
- Trachea (*siehe dort*) 42ff.
- Ventilation (*siehe dort*)
- vermehrter Luftgehalt der Lunge 54
- - einseitige helle Lunge 53, 55, 56
- - Emphysem (*siehe auch dort*) 54–57, 59, 65–67, 70, 81
- - Volumen pulmonum auctum 54, 76
- verminderter Luftgehalt der Lunge 50ff.
- - Atelektase (*siehe auch dort*) 50–52
- Tumoren, primäre 82
- Zysten, bronchogene 60–63, 69, 218
- - Computertomographie 218
- - Klinik 218
- - Röntgensymptome 218
Bronchiektasen 74ff., 96, 733, 736
- erworbene 74
Bronchioletasien 76, 79
Bronchiolitis 55, 63, 76
- akute 76
- B. obleritans 76
- nekrotisierende 96
Bronchiolus 54
Bronchitis 54, 69ff.
- akute 69
- B. fibroplastica 69, 70, 74
- chronische 70ff.
- - Bronchiektasien 74
- - chronisch deformierende 73, 74, 76, 77
- destruierende 63
- obstruktive 76ff.
- peribronchiale Bronchitiden 75
- Sinusbronchitis 70
Bronchographie 7, 60
- dynamische 60
- Fibrose, zystische (CF) 109
- Kontrastmittel 7
Bronchomalazie 69
Bronchomegalien 60ff.
Bronchopneumonie 92
- Fibrose, zystische 105, 106
bronchopulmonale
- Dysplasie, neonatale Intensivmedizin 160ff.
- - Differentialdiagnose 162
- - pathogenetische Faktoren 160
- - röntgenmorphologische Kriterien 160
- Vorderdarmfehlbildungen 64
Bronchus (*siehe auch* Bronchien)
- akzessorischer 56, 59, 64
- Aspirationsinfiltrate 117
- Atelektase 117
- Atresie 59, 67
- Br. cardiacus accessorius cranialis dexter 56, 58
- Bronchiektasen 117
- Einbruch des Lymphknoteninhaltes 117, 120, 121
- Fremdkörper 735
- peribronchiale Infiltrationen 70, 73–75, 79
- Stenosen 55, 59ff., 65, 67, 69, 73
- - einseitige 69
- - elastische 59, 62
- - narbige 51
- - primäre 59ff.
- - sekundäre 69
- - starre 61, 73
- - zentrale 65, 67, 70
- - Zysten (*siehe auch dort*) 60ff.
- Trachealbronchus 56
- Transposition des Br. 1/2 56, 60
- Tumoren 82
- - primäre 82
- Ventilmechanismus 117
- Verschluß 736
*Brunner*sche Drüsen, Duodenum 483
Brustkorb, Röntgenanatomie 10
Brustraum, Röntgenanatomie 10, 11
- Brustraumbegrenzungen 11
Bulbus duodeni 482, 483
- Atonie des Bulbus 494
- Blutung 496
- Bulbusvarizen 495
- extrahepatische Blockade 495
- Pankreaszysten, posttraumatische 496
- portale Hypertension 495
- Tumoren, retroperitoneal gelegene 495
Butterfly-Zeichen 209

Caecum
- C. mobile 584
- Foramen caecum 37
Canalis egestorius 447, 463
Candida-Infektionen/-Spezies
- Lungenmykosen, invasive (*siehe auch dort*) 129, 130
- Niere und ableitende Harnwege 708
Cantrell-Sequenz 396
Capitanio, „air trapping" 739
Cardia (*siehe* Kardia)
„cardiothoracic ratio" (CTR), Quotienten von *Brodeur* und *Groedel* 224, 225
*Carvalho*sche Probe, Wasser-Siphon-Test 424
CF (*siehe* Fibrose, zystische) 79, 86, 100ff.
Chalasie der Kardia 208, 423, 433ff., 465
- Differentialdiagnose 435
- Klinik 434
- Röntgendiagnostik 434
Chilaiditi-Syndrom 584, 585
Chlamydia trachomatis, Pneumonien 94
Choledochuszyste 639
Cholelithiasis 641
- hämolytische Anämie 641
- „sludge" 642
- zystische Fibrose (CF) 108
Cholezystitis, akute 640
Chylothorax, neonataler 174
- Differentialdiagnostik 174
- Mediastinitis 201
- primäre Form, Pathogenese 174
- Röntgensymptome 174
- sekundäre Form 174
Coarctation (*siehe* Aortenisthmusstenose) 251ff.
Colitis ulcerosa 607ff.
- extraintestinale Manifestationen 608
- Fisteln, anorektale 609
- Karzinom 610
- Kragenknopfulzera 609
- Megakolon, toxisches 609
- Pseudopolypen 609
- Refluxileitis 609
- Spiculae 609
- Strikturen 610
Compoundpapillen 683
Computertomographie (CT)
- Aneurysma der Vena cava superior 204
- bronchogene Zysten 218
- Fibrose, zystische (CF) 108, 109
- Lungenmykosen, invasive (*siehe auch dort*) 132, 136
- Lungentuberkulose 118, 126
- Lymphome, mediastinale 211
- Magen-Darm-Trakt 392
- Mediastinum 189, 191, 201
- - Mediastinitis 201
- - oberes 216
- Nephroblastom (*Wilms*-Tumor) 670
- Neuroblastom 219
- Teratom 218
- Thoraxorgane 6
- - hochauflösende CT (HRCT) 6
- - Spiral-CT 6
- Thymom 217
- Thymusdiagnostik 195, 196
Conduits, klappenlose 322
Cor pulmonale, Fibrose, zystische

(CF) 111
Cor triatriatum sinistrum 257
*Crohn*sche Krankheit 551, 552, 562 ff., 611 ff.
- Abszesse 568
- Adenokarzinom 569
- aphthoide Läsionen 566
- Asymmetrien 566
- *Bodard*sche Segmente 566
- Duodenum 563
- Faltenvergröberungen 566
- Fisteln 568
- - enterokutane 612
- - ileokolische 612
- hyperplastische Follikel 612
- Ileumschlinge, terminale 563
- Konglomerattumor 568
- Magen 563
- Nierensteine 569
- Ösophagus 563
- Pflastersteinrelief 566
- Pseudodivertikel 566
- Sakroileitis 562
- „skip lesion" 566
- Spondylitis, ankylosierende 562
- Stenosen 566, 612
- „string sign" 566
- Ulzerationen 612
Cryptococcus (siehe Kryptokokkose) 129, 130
CTR (*siehe* „cardiothoracic ratio") 224, 225

Dämpfe, Aspiration 748
- - Formalin 748
- - Quecksilberdämpfe 748
Darmduplikaturen (*siehe* Duplikaturen)
Defäkographie 391, 591
Dermatomyositis, Dünndarm 553
Dermoide 218
Dermoidzysten 218
Desmoid 220
Detrusordyssynergie 706
- Bettnässen 706
- Harnträufeln 706
Dextrokardie 296 ff.
- Dextroversio cordis 298, 300
- - bei Situs solitus 298, 300
- Häufigkeit 296
- *Ivemark*-Syndrom mit Dextrokardie 301
- Linksherzsyndrom, hypoplastisches (*siehe dort*) 297
- Situs inversus 299, 300
- - S. i. mit Lävokardie 300
- - S. i. totalis 299
- Spiegelbilddextrokardie 298, 299
- - isolierte 298
Dextrokardiographie 233
Diabetes mellitus, zystische Fibrose (CF) 112
Diaphragma, akzessorisches 63
Dickdarm, Fehlbildungen 584 ff.
- Aganglionose 588, 593
- - segmentale 593
- - totale 588, 593
- Analagenesie, tiefe Form 598
- Analmembran („covered anus") 600
- Antepositio des Anus 602
- Aufnahme nach *Wangensteen* und *Rice* 600
- Caecum mobile 584
- *Chilaiditi*-Syndrom 584, 585
- Colitis ulcerosa (*siehe auch dort*) 607 ff.
- Darmblutungen, rezidivierende 614
- Defäkographie 591
- Dickdarmatresien 585, 588
- - tiefe 588
- Dickdarmstenosen 585, 601
- Dilatation, segmentale 593
- Duplikaturen 586
- - tubuläre 586
- - zystische Formen 586
- Dysplasie, neuronale intestinale (NID) 594
- Enterokolitis, pseudomembranöse 612, 613
- Entzündungen 607 ff.
- Fistel 598, 601
- - bulborektale 598
- - rektourethrale 598
- - vestibuläre 601
- *Gardner*-Syndrom (*siehe dort*) 614
- Hämangiome 615
- hämolytisch-urämisches Syndrom 613
- - ischämische Kolitis 613
- Hyperplasien, gladulär-zystische 614
- Hypoganglionose 593, 594
- Hypoperistaltiksyndrom, intestinales 588
- Ileus
- - funktionaler, Frühgeborene 588
- - Mekoniumileus, Mukoviszidose 588, 589
- Kernspintomographie 604
- Kontrastmitteluntersuchung 386
- Lageanomalien 584
- Loopogramm 600, 601
- M. *Crohn* (*siehe auch Crohn*sche Krankheit) 551, 552, 562 ff., 611 ff.
- Malrotation 584
- Megakolon/Megacolon (*siehe dort*; *siehe auch* M. *Hirschsprung*) 391, 588 ff., 595
- Megazystitis 588
- Mekonium-Pfropf-Syndrom 391, 549, 587, 588
- Mikrokolon 586, 588
- Miktionszystourethrographie 600
- Milch-Pfropf-(inspissated milk or curd-)Syndrom 391, 543, 588
- Mißbildungen, anorektale (*siehe dort*) 596, 604, 605
- Nabelschleifenrotation, Störungen 584
- Nonrotation 584, 585
- Obstipation 588
- - chronische (*siehe auch* Megakolon) 588, 589
- - - Ätiologie 589
- - - Diskrepanzen der Befunde 596
- - habituelle 588, 595
- polypöse Erkrankungen 613
- - Anämien 614
- - gastrointestinale Polyposis mit mukokutaner Pigmentation 613
- - juvenile Polypen 614
- Sigma-/Colon elongatum 592
- Situs inversus 584
- „small-left-colon-syndrome" 587, 588
- Tumoren 607 ff.
- - ileozäkale/Lymphosarkome 615
- - Malignome 615
- Verlagerungen 585 ff.
DiGeorge-Syndrom 198
digitale
- Radiographie 5
- - Bildverstärkerradiographie 5
- - Speicherfolienverfahren 5
- Substraktionsangiographie/„digital imaging" (*siehe* DSA) 134, 368 ff.
„dirty chest" 70
Diuresesonographie 678
Divertikel
- Duodenum 485, 493
- Dünndarm 551
- Magendivertikel 454
- *Meckel*sche 397, 536, 546, 555, 621, 631
- Ösophagus 440
- - Pseudodivertikel, intramurale 440
- - Pulsionsdivertikel 440
- - Traktionsdivertikel 440
- Pharynxpseudodivertikel 144
- Urachusdivertikel 399
DNA-Untersuchung, zystische Fibrose (CF) 101
Doppelkontrastmethode, Duodenum 485
Doppelniere 697
- Sonogramm 697
- *Weigert-Meyer*sche Regel 697
Doppler-Echokardiographie/Doppler-Sonographie 331, 335 ff.
- Aliasphänomen 337
- CW-Doppler-Sonographie 337
- „doppler-shift" 335
- Druckgradient 341
- gepulste 336
DORV („double outlet right ventricle") 293 ff.
- Anatomie 293
- Angiokardiographie 294
- Echokardiographie 363
- Häufigkeit 293
- Herzkatheterisierung 294
- Mitralhypoplasie 365
- vom rechtsventrikulären Typ 294
- Röntgen 293
- *Taussig-Bing*-Komplex 293
Dottergangzysten (*Roser*sche Zysten) 398, 538
Down-Syndrom 266, 355
- Trisomie 21 266
Drainagen, neonatale Intensivmedizin

(*siehe auch* Katheter und Drainagen) 141 ff.
Druck, intrathrorakaler, Fremdkörper 734
Druckgradient, Doppler-Sonographie 341
DSA (digitale Subtraktionsangiographie) 134, 368 ff.
- densitometrische Auswertungen 369
- und digitale Bildverarbeitung 369, 374
- intravenöse 370, 371
- - Hohlvenenanomalien 370
- - Status nach Herzoperation 370
- Klappeninsuffizienzen, Messung des Insuffizienzgrades 374
- Kontrastverstärkung 368
- Lungeninfarkte 134
- Lungenmykosen, invasive 134
- quantitative Messungen 369
- selektive 371, 372
- - Aortenisthmusstenosen 372
- - *Bland-White-Garland*-Syndrom 372
- - Lungenvenenfehlmündung 372
- - pulmonale Perfusionsstörungen 372
- - Pulmonalklappenatresie 372
- technisch-methodische Grundlagen 369
- Ventrikelinsuffizienzen 372
Ductus
- D. arteriosus persistens (PDA) 258, 261, 356
- - Echokardiographie 356
- - *Rashkind*-Verschlußsystem/ *Rashkind*-Okkulder 238, 357
- D. arteriosus-Verschluß 234, 236, 357
- - beim Herzkatheter 234
- - interventioneller Verschluß des offenen Ductus arteriosus
- D. Botalli (arteriosus) 46
- - linksseitiger 46
- - persistierender, beim Atemnotsyndrom 156 ff.
- - - Differentialdiagnosen 158
- - - Häufigkeit 158
- D. choledochus 482, 494
- D. omphaloentericus, Residuen 397
- D. omphalomesentericus 536
- D. pancreaticus, Anomalie 658
- - Choledochuszyste 658
- D. thyreoglossus, Anomalien 37 ff.
- - Autoimmunthyreoiditis 38
- - Foramen caecum 37
- - Lobus pyramidalis 37
- - Schilddrüse (*siehe dort*) 35 ff.
- - Speicheldrüse (*siehe dort*) 38–40
Dünndarm 522 ff.
- allergische Reaktionen 553ff.
- - Milchallergie 553
- - *Schönlein-Hennoch*-Syndrom 554
- Anastomose, Seit-zu-Seit 551
- Appendizitis (*siehe auch dort*) 574 ff.
- Blindsacksyndrom 550, 551, 557
- Briden 546
- Dermatomyositis 553
- Divertikel 536, 551
- - *Meckel*sches 536, 626
- Divertikulitis 536
- Ductus omphalomesentericus 536
- Dünndarmatresien 528 ff., 546
- - sekundäre 546
- Dünndarmblähung 571
- Dünndarmfüllung, fraktionierte 526
- Dünndarmstenose 546, 551
- Duplikaturen 534, 550
- - transdiaphragmale 534
- - Ultraschall 534
- - Zysten (*siehe unten*)
- Enterokolitis, nekrotisierende (*siehe auch dort*) 570 ff.
- Enteroklysma 526, 527
- Enterokystome 534
- Entzündungen, parasitäre und raumfordernde Erkrankungen 559 ff.
- Erbrechen, azetonämisches 538
- Filum terminale 537
- Fremdkörper 542, 721
- - *Bauhin*sche Klappe 721
- - Nadelreflex 542
- - schattendichte 542
- Gastrografin 547
- Ileozäkalsyndrom 574
- Ileumatresie 530
- - Dilatation, angeborene segmentale 533
- - Membranstenosen 532
- - Mikrokolon 532
- - Stenosen, angeborene 532
- Invagination 545, 546, 554 ff., 578
- - passagere 555
- Jejunalatresie 530
- Karottenileus 542
- Kollagenosen 552
- Kontrastmittel 384, 550
- - Gastrografin 550
- Kotileus 549
- Kurzdarm, angeborener 534
- Lageanomalien 538, 539
- - inverse Drehungen 541
- - Klassifikation von Drehstörungen 539
- - Malrotation I + II 540
- - Nonrotation 539, 540
- - Störungen im Drehungsgrad 538
- Lymphangiektasie, intestinale 552
- lymphatische Hyperplasie (*siehe auch dort*) 561, 562
- Lymphfollikel 524
- M. *Crohn* (*siehe auch Crohn*sche-Krankheit) 551, 552, 562 ff.
- Malabsorptionssyndrome 544 ff.
- *Meckel*sches Divertikel 546, 626
- Mekonium-Ileus-Äquivalent 549
- Mekoniumperitonitis 546
- - Pseudozyste 546
- - sekundäre Darmatresie 546
- Milch-Pfropf-Syndrom 543
- - Obstruktion 543
- Nabelfistel 538
- Nativdiagnostik 526
- omphaloenterale Fistel 536
- operierter Dünndarm 557
- - End-zu-End-Anastomose 557
- - End-zu-Seit-Anastomose 557
- - Hepatikojejunostomie 557
- - Ileotransversostomie 557
- - Lebertransplantation 557
- - Pankreastransplantation 557
- - Resektionen 557
- - Seit-zu-Seit-Anastomose 557
- - Umgehungsoperation 557
- Pankreasfibrose (Mukoviszidose) 545, 546, 549
- Parasiten 576
- - Lamblien 576
- - Würmer 576
- Periarteriitis nodosa 553
- Peritonitis 546
- - aseptische 546
- - septische 546
- *Peyer*sche Plaques 524
- Phytobezoare 542
- processus vaginalis 546
- Reflex, gastroilealer 528
- Schneeflockengestöber 526
- *Sellink*-Methode 527
- Spätaufnahmen 551
- Sydrom der blinden Schlinge 551
- Transportzeit 528
- Tuberkulose des Darmes (*siehe auch dort*) 576 ff.
- Tumoren 555, 577 ff.
- - Adenome 578
- - Duodenographie, hypotone 578
- - Hämangiome 578
- - Invagination 578
- - Lymphangiome 578
- - Malignome 578
- - melanotische Pigmentationen 577
- - mukutane Pigmentationen 577
- - Non-Hodgkin-Lymphom 578, 579
- - polypöse 555, 577
- Ultraschall 522, 526, 529
- Volvulus (*siehe auch dort*) 546, 621
- Yersinia-Enteritis (*siehe auch dort*) 569 ff.
- Zölikaie 544
- Zysten 534
- - Darmwandzysten 555
- - Dottergangzyste 538
- - enterogene (*siehe auch* gastro- und enterogene Zysten) 534, 573
- - intramurale 534
- - Mesenterialzysten 535
- - Pseudozyste 546
Duodenographie, hypotone 578
Duodenum 480 ff.
- *Brunner*sche Drüsen 483
- Bulbus duodeni (*siehe auch dort*) 480, 483, 494, 495
- Divertikel 485, 493
- Drehstörung 487
- Ductus choledochus 482, 494

– Duodenalhämatom, intramurales 498
– – Kindesmißhandlung 498
– – Pseudozysten 498
– – Wandtumor 498
– Duodenalkompression, aortomesenteriale 482, 497, 498
– Duodenalatresien 485, 486
– Duodenalobstruktion 487
– Duodenalstenosen 485, 487, 488
– – äußere 488
– – innere 487
– – intermittierende Formen 488
– – Kombinationen 488
– – Malrotation 488
– – Nonrotation 488
– Duodenalulkus 515ff.
– – akute peptische Erosionen 517
– – Gefäßstümpfe 517
– – narbige Deformitäten 520
– – Profilnische 516
– – Reepitheliasierung 519
– – Reliefnische (en-face-Nische) 516
– – Streßulkus 517
– – Ulkusnische 515
– – Ulkusrezidive 520
– Duodenalverschlüsse 485
– Duodenitis 515ff.
– Duodenum liberum 483
– Duplikaturen 485, 491, 492
– Entzündungen des Magens und des Duodenums 506ff.
– Flexura duodeni superior 480
– Flexura duodenojejunalis 482–484, 486
– Fremdkörper 499ff.
– Gallenblase, vergrößerte 494
– Kontrastmittel/Kontrastmitteluntersuchung 484, 485, 488, 499
– – Doppelkontrastmethode 485
– M. *Crohn* (*siehe auch Crohn*sche Krankheit) 551, 552, 562ff., 611ff.
– Mesenterium ileocolicum commune 482
– Obstruktion, duodenale 620
– – „double-bubble-sign“ 620
– Pancreas anulare 491
– Pankreasgewebe, ektopisches 502ff.
– Papilla duodeni (*Vateri*) 482
– Pars ascendens duodeni 483
– Pars descendens duodeni 482, 483, 485
– Pars inferior duodeni 482, 483
– Pars superior duodeni 480
– Röntgenverfahren 484
– *Treitz*sches Band 482
– Tumoren 498, 502
– – Adenome 502
– – Angiome 502
– – Fibrome 502
– – Lipome 502
– – lymphatische Hyperplasie 502
– – Neurinome 502
– – Papillome 502
– – Polypen 502
– – Wandtumor 498
– Ulcus duodeni (*siehe auch* Magenulkus) 513ff.
– Ultraschall 484
– Volvulus 499, 621
– – Mesenterium ileocolicum commune 499
– Wandbau 483
– Zysten 493, 502
– – Kalkeinlagerungen 493
– – Pankreaszysten, posttraumatische 496
– – Pseudozysten 498
Duplikaturen
– Darmduplikatur 724
– – Dickdarm (*siehe auch dort*) 586
– – Dünndarm (*siehe auch dort*) 534, 550
– Duodenum 485, 491, 492
– Magenduplikaturen 453
– Nieren/Nierenbecken 697
– Ösophagus 60, 419, 420
– Sonographie 534
Dysphagie (Dysphagia) 46, 189, 214, 716, 728
– atonisch-hypertone 411
– D. lusoria 46
Dysplasie, neuronale intestinale (NID) 594
Dystelektase 51

*Ebstein*sche Anomalie 290ff.
– Anatomie 290
– Angiokardiographie 292
– Definition 290
– Echokardiographie 360
– Hämodynamik 290
– Häufigkeit 290
– Herzkatheterisierung 292
– Röntgen 292
Echinokokkose, mediastinale 220
ECHO-Viren, Pneumonien 96
Echokardiographie 331ff.
– Aorteninsuffizienz (*siehe auch dort*) 343, 344
– Aortenisthmusstenose 345
– Aortenstenose, valvuläre 341
– – Klappenring 342
– – Klappenseparation 341
– – kritische 342
– – Subaortenstenose 342
– – supravalvuläre 345
– Atrioventrikularseptumdefekt (atrioventrikulärer Kanal) 355
– Auswertung 340
– *Bernoulli*-Gleichung 340
– Doppler-Echokardio-/Doppler-Sonographie (*siehe auch dort*) 331, 335ff.
– – CW-Doppler-Sonographie 337
– – Druckgradient 341
– – Farbdoppler-Sonographie 338, 339
– – gepulste 335ff.
– DORV („double outlet right ventricle“) 363
– Druckgradient 354
– Ductus arteriosus, persistierender (*siehe auch dort*) 356, 357
– *Ebstein*sche Anomalie 360
– Endokardfibroelastose (*siehe auch dort*) 342
– *Fallot*sche Tetralogie 354, 359, 360
– Foramen ovale 353
– Herz- und Gefäßerkrankungen 341ff.
– Herztamponade 349
– Herztumoren 367
– Kardiomyopathie 346
– – dilatative 346
– – hypertrophe obstruktive (HOCM) 346
– – – SAM („systolic-anterior-movement“) 346
– *Kawasaki*-Syndrom (*siehe auch dort*) 350
– konotrunkale Defekte 354
– Kontraktilität (*siehe dort*) 332
– Kontrastechokardiographie 362
– Linksherz, hypoplastisches 366
– Lungenvenenfehlmündung 353
– M-mode- (*siehe dort*) 331, 332
– Mitralinsuffizienz 350
– Mitralklappenprolaps 350
– Pulmonalstenosen (*siehe auch dort*) 351
– Shuntgröße 354
– Standardschnittebenen 332
– – Aortenbogendarstellung, suprasternale 335
– – parasternale kurze Achse 333
– – parasternale lange Achse 333
– – Vierkammerblick 332, 335
– Transposition der großen Arterien (*siehe auch* TGA) 357, 358
– – angeborene korrigierte 358
– Trikuspidalatresie 362
– Truncus arteriosus 360
– Ventrikelseptumdefekt 353
– – multiple Defekte 353
– – muskuläre Defekte 353
– Vorhofseptumdefekt 352
– univentrikuläres Herz 365
– Untersuchungstechnik 340
– *Williams-Beuren*-Syndrom 345
– zweidimensionale 332
Ehlers-Danlos-Syndrom 350
Einflußstauung, obere 189, 214
Einlaufuntersuchung über die Duodenalsonde 386
Eisenmenger-Reaktion 263, 268
– Atrioventrikularseptumdefekt 268
– Ventrikelseptumdefekt 263
Emphysem 54–57, 59, 62, 63, 65–67, 70, 72, 81
– bronchiales 55
– bronchioläres 55, 57
– Fibrose, zystische 105, 106
– Hautemphysem 70, 81
– interstitielles 55, 70, 81, 82
– kompensatorisches 55
– kongenitales lobuläres 65–67, 70
– lobuläres 55, 67
– Mediastinalemphysem 55, 70, 81, 82
– Narbenemphysem 55
– obstruktives 55, 56, 59, 60, 62, 63, 67, 72

- polyalveoläres 65, 67
- subkutanes 719
- Volumen pulmonum auctum 54, 76
Endokardfibroelastose (EFE) 313, 314
- Angiokardiographie 314
- dilatierte Form 313
- Echokardiographie 342
- - Ballondilatation 342
- Glykogenose Typ II (*Pompe*) 314
- Herzkatheterisierung 314
- restriktive Kardiomyopathie 313
- Röntgen 314
Endokarditis, bakterielle (*siehe auch* Karditis) 304, 305
- akute Verlaufsform 304
- Echokardiographie 348
- Erregerspektrum 304, 305
- Röntgen 305
- subakute Verlaufsform 304
Endoskopie
- Fremdkörper 718
- Magen 443
- Magen-Darm-Trakt 379ff.
Endotrachealextubation, neonatale Intensivmedizin 144
- Postextubationsatelektasen 51, 144
Endotrachialintubation und Komplikationen, neonatale Intensivmedizin 142
- Tubusfehlposition 143
- - intraösophageale Fehllage 143
enterale Fisteln 552
Enteritis, Yersinia- (*siehe dort*) 569ff.
Enterobacter, Pneumonien 94
Enteroklysma 526, 527
- *Sellink*-Methode 527
Enterokolitis
- nekrotisierende (NEC) 570ff., 622
- - Dünndarmblähung 571
- - Enterozysten 573
- - lymphatische Hyperplasien 573
- - Perforation 572
- - Pneumatosis intestinalis 571
- - Pneumoportogramm 572
- - Striktur 572
- pseudomembranöse 612, 613
Enterokystome 219, 534
Entspannungsatelektasen 51
Entzündungen des Magens und des Duodenums 506ff.
- Gastritis (*siehe dort*) 506ff.
- Ulcus duodeni (*siehe auch* Magenulkus) 513ff.
- Ulcus ventriculi (*siehe auch* Magenulkus) 513ff.
Enzephalopathie, myoklonische 219
Epidermolysis bullosa hereditaria dystrophica 422
Epiglottis 48
Epstein-Barr-Virus, Pneumonien 96
Erbrechen 423
- azetonämisches 538
- habituelles 423
- Hämatinerbrechen 423, 429
Ertrinken 746
- sekundäres 746

Escherichia coli, Pneumonien 94
Extubation (*siehe* Endotrachealextubation) 51, 144

*Fallot*sche Tetralogie 226, 227, 268ff.
- Anatomie 268
- Angiokardiographie 270
- *Blalock-Taussig*-Anastomosen 269
- „coleur en sabot" 269
- Definition und Häufigkeit 268
- Echokardiographie 354, 359, 360
- Hämodynamik 269
- Herzkatheterisierung 270
- Herzschrittmacher (*siehe auch dort*) 317
- hohe Rechtslage des Aortenbogens 269
- Holzschuh-Form des Herzschattens 269
- operative Behandlung 269
- Prostaglandin-E1-Infusion 360
- Pulmonalatresie (PAT) 271ff., 360
- Pulmonalbogen 226
- Pulmonalsegment 226
- Rechtsherzbelastung 227
- rechtsventrikuläre Ausflußtraktobstruktion (RVOTO) 268
- Röntgen 269
- Shunt-Operation nach *Blalock-Taussig* 269
- zyanotische Herz- und Gefäßfehlbildungen (*siehe auch dort*) 268ff.
Farbdoppler-Echokardiographie 338, 339
„fatigue aspiration" 743
Ferguson-Meßmethode, linker Vorhof 28
Fettaspiration, anorganische Fette 744
Fettleber 651
- vaskuläre Komplikationen 651
Fibroelastosis endocardiaca (*siehe* Endokardfibroelasto) 313, 314
Fibrom 220
- Duodenum 502
Fibrose, zystische (CF) 79, 86, 100ff.
- Abszesse 102, 104
- „air trapping" 103
- Anastomosen 102
- Ascites 112
- Azoospermie 102
- Blutgasanalyse 109
- Butungen 112
- Bronchiektasen 102
- Bronchographie 109
- Bronchopneumonie, fokale 105, 106
- Cholelithiasis 108
- Computertomographie 108
- Definition 100
- Diabetes mellitus 112
- Diagnose 100
- - DNA-Untersuchung 101
- - Mekoniumtest 101
- EKG 109
- Embolisation, arterielle 111
- Emphysemblasen 105
- extrapulmonale
- - Manifestationen 102
- - radiologische Veränderungen 109
- Flowumkehr im Pfortadersystem 108
- fokale biliäre Zirrhose 102
- Gallensteine 112
- HRTC 108, 109
- Hypertonie, pulmonalarterielle 106
- interstitielle Zyste 105
- Invagination 112
- Komplikationen 110
- - abdominale (*siehe dort*) 112
- - pulmonale (*siehe dort*) 111
- Leberzirrhose 112
- Lungenfunktion 109
- Lymphadenopathie 106
- Magnetresonanztomographie (MRT) 109
- Mekonium-Ileus 102, 112
- Nasenpolypen 110
- Obstruktion 102
- Ösophagusvarizen 108
- Osteoarthropathie (*siehe auch dort*) 110
- Pankreasinsuffizienz 112
- Pfortaderhochdruck 112
- Pilokarpiniontophorese 101
- Pneumonien, akute 111
- Pseudomonas aeruginosa 111
- pulmonale Veränderungen 102
- radiologische Differentialdiagnose 109
- Rechtsherzbelastung (*siehe auch dort*) 106
- Ringschattenbildung 105, 106
- Röntgensymptomatologie 103ff.
- Sinusitis 109
- Sonographie 108
- Splenomegalie 108
- Superinfektion 102
- Szintigraphie 108
- - Ga^{27} 108
- - Ventilations-Perfusions-Szintigramm 108
- - Xe^{133} 108
- Therapie 112
- Verkalkung, intrathorakale 112
- Verlauf 110
- Zeichnungsvermehrung 103
Film-Foliensysteme 2, 3
Fisteln
- anorektale 609
- AV-Fistel, Masernpneumonie 97
- enterale 552
- Ösophagobronchialfistel 417
- Ösophagotrachealfistel 208, 416, 417
Fixationshilfen, Säuglinge 4
Flexner-Reflex 716, 721
Flußanalysen, quantitative, MRT 319
Foramen
- F. caecum (*siehe auch* Ductus thyreoglossus) 37
- F. ovale 262
- - Echokardiographie 353
- - offenes 262

freie Luft, Magen-Darm-Trakt (*siehe* Luft) 623
Fremdkörper/Fremdkörperinkorporation 713ff.
- Abszeßbildung 719
- - periappendizitischer 724
- - perizäkaler 724
- - retroperitonealer Abszeß 721
- Aluminium als Fremdkörper 731
- Ätzgifte, alkalische 728
- Appendizitis 721, 723
- Appendixfremdkörper 721, 722
- - Appendixstein 722
- Aspiration von Fremdkörpern 86, 189, 207, 713, 732ff.
- - chronische Aspiration 744
- - Dämpfe 748
- - Fette, anorganische 744
- - Gras 742
- - Kontrastmittel 383, 745
- - Mediastinalemphysem 209
- - Öl 743
- - Puder 742
- - Rauch 747
- - Ventilstenose 189
- - Wasser 746
- Atmung, stridoröse 719, 728, 734
- Autobatterien 727
- *Bauhin*sche Klappe 721
- Bezoare (*siehe dort*) 470, 542, 543, 729
- Bifurkationsfremdkörper 741
- Blase und Harnröhre, Fremdkörper 751
- Bolustod 714, 734
- Bromingestion 730
- Bronchiektasen 736
- Bronchusfremdkörper 735
- Bronchusverschluß 736
- chemische Fremdkörper 744
- Darmduplikatur 724
- Dickdarm 721
- Druck, intrathrorakaler 734
- Druckulzera 719, 726
- Dünndarm 542, 721
- - Nadelreflex 542
- - schattendichte 542
- Duodenum 499ff.
- Dysphagie 716, 728
- Emphysem, subkutanes 719
- Endoskopie 718
- *Flexner*-Reflex 716, 721
- flottierender Fremdkörper 741
- Form des Fremdkörpers 724
- - rundliche Fremdkörper 720
- - spitze Fremdkörper 716, 718, 720
- Gastroskopie 727
- Genitalfremdkörper 748
- - Vaginalfremdkörper 748
- Glasingestion 730
- Halsaufnahme, seitliche 715
- Herztamponade 719
- Kehlkopftrachea 734
- Knopfbatterien 726
- Komplikationen durch 721
- Kotsteine 724
- Lage 725
- Leibschmerzen 716
- Lunge 736, 740
- - Bifurkationsenge 736
- - einseitig helle 740
- Lungenszintigraphie 739
- Magen 468, 719ff.
- - Stenose 727
- - Verätzung 729
- *Meckel*sches Divertikel 724
- Mediastinitis 719
- metalldichte Fremdkörper 716, 734
- metallene Fremdkörper 714
- Mund, Verätzungsspuren 728
- *Naclerio*, V-Zeichen 719
- Nasenfremdkörper 733
- - Septumperforation 733
- nichtschattengebende Fremdkörper 720
- Ösophagoskopie 719, 727
- - Frühösophagoskopie 728
- Ösophagusengen, natürliche 715, 719
- Ösophagusfremdkörper 716
- Ösophagusperforation, Fremdkörperingestion 719, 728
- Ösophagusstrikturen 728
- Ösophagusverätzungen (*siehe auch* Verätzungen) 435ff., 728
- Pneumonie, chronische 733
- Quecksilber, metallisches 725
- Pneumonie, abszendierende 736
- Pneumoperikard 740
- Pneumothorax 740
- Refluxösophagitis 715, 718
- schattengebende Fremdkörper 719
- Sekundenherztod 714
- Tabletten, schattengebend 730
- Tabletteningestion in suizidaler Absicht 713
- Trachea 48, 49, 717, 735, 736
- - durch Fremdkörper im Ösophagus 49
- - Tracheoskopie 736
- Ventilstenosen (*siehe dort*) 736ff.
- Vergiftungssymptome 732
- Weichmacher, chemische 732

Galle (*siehe* Leber- und Gallenwege) 637ff.
Ganglioneuroblastome 219
Gardner-Syndrom 614
- Kutis- bzw. Subkutistumoren, mesenchymale 614
- Osteomen 614
- Polyposis 614
- - adenomatöse 614
- - familiäre 614
Gasansammlung, intramediastinale 208
Gastritis 506ff.
- allergische 512, 513
- Antrumgastritis (*siehe auch dort*) 507
- bildgebende Diagnostik 506
- chronische 508
- - Etat mamelonné 508
- Duodenitis 515ff.
- granulomatöse Entzündungen 509
- Hämatemesis 506
- Magenperforation 506
- Magenschleimhautprolaps 509, 510
- *Ménétrier*-Syndrom 507
- Pangastritis 507
- postoperative 477
- Strahlengastritis 512
- Ulkus (Ulcus)
- - Kortisonulkus 519
- - narbige Deformitäten 520
- - Streßulkus (*siehe dort*) 513, 517ff.
- - U. duodeni (*siehe auch* Duodenalulkus) 515ff.
- - U. ventrikuli (*siehe auch* Magenulkus) 513ff.
- - Ulkusrezidive 520
- Verätzungen 510ff.
- - Ätzgeschwüre 512
- - Feldflaschenform des Magens 512
gastro- und enterogene Zysten (*siehe auch* Zysten) 60, 219, 220, 419, 534, 573
- Differentialdiagnose 220
- Klinik 220
- Röntgensymptome 220
Gastroduodenitis 515
Gastroenteritiden 624
Gastroenterokolitis, ischämische (*siehe* Enterokolitis) 570ff.
Gastroenterostomie (GE) 475
Gastrografin 547, 550
gastroilealer Reflex 528
Gastrointestinaltrakt 377ff.
- Bauchwand (*siehe dort*) 395ff.
- Dickdarm (*siehe dort*) 584ff.
- - Entzündungen 607ff.
- - Fehlbildungen 584ff.
- - Tumoren 607ff.
- Dünndarm (*siehe dort*) 522ff.
- - Entzündungen 607ff.
- - Fehlbildungen 522ff.
- - Tumoren 607ff.
- Duodenum (*siehe dort*) 480ff.
- - Entzündungen 506ff.
- Magen (*siehe dort*) 443ff.
- - Entzündungen 506ff.
- Magen-Darm-Trakt, Untersuchungstechnik (*siehe dort*) 377ff.
- Ösophagus (*siehe dort*) 410ff.
gastroösophagealer Reflux 379, 423, 425, 427, 433, 436, 465
Gastroschisis (Laparoschisis) 396
Gastroskopie, Fremdkörper 727
Gastrostomie 474, 475
Gastrotomie 475
Geburtsvorgang 141
- pulmonale Strombahn 141
- reife Alveolen 141
- Therapiemaßnahmen 142
Gefäßanomalien
- Gefäß- und Herzfehler (*siehe* Herz- und Gefäßfehler) 240ff.
- Lungengefäße (*siehe auch* dort) 45, 46

gefäßbedingte Mediastinalveränderungen 203
Gefäße, große (*siehe auch* Herz) 223ff.
- angeborene Herz- und Gefäßfehler 240ff.
Gefäßembolisation abnormer arterieller Verbindungen 236
- *Gianturco*-Coil 236, 237
Gefäßstents/Gefäßstentimplantation 234, 235, 237
- periphere Pulmonalstenosen 235
- systemvenöse Stenosen 235
Genitalfremdkörper 748
Gianturco-Coil 236, 237
Glasingestition 730
Gonadenschutz 4
gramnegative Erreger, Pneumonien 93ff.
- Bordetella pertussis 94
- Enterobacter 94
- Escherichia coli 94
- Haemophilus influenzae 93
- Klebsiellen 94
- Legionellen 94
- Pseudomonas aeruginosa (*siehe auch dort*) 93, 94
- Serratia marcescens Proteus 94
grampositive Erreger, Pneumonien 92ff.
- Ricksettsien 93
- Staphylococcus aureus (*siehe auch dort*) 93
- Streptococcus pneumoniae (*siehe auch dort*) 92, 93
Granulom
- chronisches 220
- Plasmazellgranulom 220
Grasaspiration 742
- „loading type" 742

Haemophilus influenzae, Pneumonien 93
„halo sign", Lungenmykosen, invasive 132, 135
Halsaufnahme, seitliche 715
Halsweichteile 35ff., 216
- Ductus thyreoglossus, Anomalien (*siehe auch dort*) 37ff.
- Nebenschilddrüse (*siehe auch dort*) 39
- Raumforderungen im Halsbereich 35
- Schilddrüse (*siehe auch dort*) 35–37
- Speicheldrüse (*siehe auch dort*) 38–40
- Torticollis congenitus (*siehe auch dort*) 39
Halszyste, mediane 38
Hämangioendotheliom 220
- Leber 643
Hämangiom 216
- kavernöses 220
- des Kolons 615
- - viszerokutane Form 615
Hämangiomatose, mediastinale 220
Hämatemesis 427, 432, 506
Hämatinerbrechen 423, 429
Hämatobilie 647
Hämatomediastinum 201
Hämatothorax, neonataler 174ff.
- Differentialdiagnostik 176
- Ursache 175
Hämochromatose 651
hämolytisch-urämisches Syndrom 613
- ischämische Kolitis 613
Hämoptoe 742
- Fibrose, zystische (CF) 111
Hanteltyp 219
Harnblasenfehlbildungen 701ff.
Harnröhrenklappe 701
Harnsäurenephropathie 674
Harnwegsinfekt 748
Hartstrahltechnik 4
Hautemphysem 70, 81
HCM (hypertrophische Kardiomyopathie) 313, 314
Heiserkeit 189
Hepatikojejunostomie 557
Hepatoblastom 643
hepatolienales Syndrom 436
Hernien (*siehe auch* Bauchwand) 401
Herniographie 401
Herpes, Pneumonien 97
Herz 26ff., 223ff.
- angeborene Herz- und Gefäßfehler/-mißbildungen 240ff.
- - Atrioventrikularseptumdefekt/AVSD-Atrioventrikularkanal (*siehe dort*) 264ff.
- - azynotische Herz- und Gefäßmißbildungen (*siehe auch dort*) 241ff., 258–260
- - Einteilung 241
- - Häufigkeit 240
- - Häufigkeitsverteilung 240
- - Pulmonalstenosen, valvuläre 242
- - Ventrikelseptumdefekt (*siehe dort*) 260ff.
- - Vorhofseptumdefekt (*siehe dort*) 238, 262ff.
- - zyanotische Herz- und Gefäßmißbildungen (*siehe dort*) 241, 268ff.
- — „double outlet right ventricle" (DORV; *siehe dort*) 293ff.
- - - *Ebstein*sche Anomalie (*siehe dort*) 290ff.
- - - *Fallot*sche Tetralogie (*siehe auch dort*) 268ff.
- - - Linksherzsyndrom, hypoplastisches (*siehe dort*) 295ff.
- - - Pulmonalatresie (*siehe dort*) 270ff.
- - - Lungenvenen, total fehlmündende (TAPVC; *siehe* Lungenvenen) 282ff.
- - - Transposition der großen Arterien, komplette (TGA; *siehe dort*) 284ff.
- - - Trikuspidalatresie (*siehe dort*) 275ff.
- - - Truncus arteriosus communis (*siehe dort*) 289ff.
- - - univentrikuläres Herz (*siehe dort*) 292ff., 365
- Aortenisthmusstenose (*siehe dort*) 251ff.
- Aortenbogen (*siehe dort*) 16, 46, 47
- Aortenstenosen (*siehe dort*) 227ff.
- Atrioventrikularseptumdefekt/AVSD-Atrioventrikularkanal (*siehe dort*) 264ff.
- doppelseitige Belastung des Herzens 228
- Echokardiographie (*siehe auch dort*) 341ff.
- erworbene Herzerkrankungen 304ff.
- - Aortenklappenfehler (*siehe dort*) 309
- - entzündliche (Karditis; *siehe dort*) 304, 305, 348
- - Herzklappenfehler 305ff.
- - Herzklappenersatz 310
- - *Kawasaki*-Syndrom 311
- - Mitralklappenfehler (*siehe dort*) 307
- *Fallot*sche Tetralogie (*siehe auch dort*) 226, 227, 268ff.
- Form 225
- Größenbestimmung 26, 223–225
- - Quotienten von *Brodeur* und *Groedel* („cardiothoracic ratio") 224, 225
- Holzschuhherz 227
- Kardiomyopathien (*siehe dort*) 312ff.
- kardiothorakaler Index 26
- Katheterisierung 228ff.
- - Atrioventrikularseptumdefekt 268
- - Ballon-Katheter 229
- - „double outlet right ventricle" (DORV) 294
- - Druckmessung, Normalwerte 229
- - Ductus arteriosus-Verschluß beim Herzkatheter 234
- - *Ebstein*sche Anomalie 292
- - Endokardfibroelastose (EFE) 314
- - *Fallot*sche Tetralogie 270
- - Herzkathetersonden 229
- - Impulssteuerung 232
- - Katheterpositionen, typische 230, 231
- - Kontrastmittelinjektion 232, 233
- - Lungenvenen, total fehlmündende (TAPVC) 284ff.
- - Sauerstoffsättigung, Normalwerte 229
- - *Seldinger*-Technik 228
- - TGA (Transposition der großen Arterien, komplette) 285
- - therapeutische 234
- - transseptale, linkes Herz 229
- - Trikuspidalatresie (TAT) 280
- - Truncus arteriosus communis 290
- - univentrikuläres Herz 293

– – Ventrikelseptumdefekt (VSD) 262
– Lage 26
– Lageanomalien des Herzens (*siehe* Malpositionen) 296ff.
– – Dextrokardie (*siehe dort*) 296ff.
– Lagebeziehung der Ventrikel und Vorhöfe 29
– Längsachse 26
– Linksherzbelastung (*siehe dort*) 227, 228
– Mitralstenose und Mitralinsuffizienz (*siehe dort*) 257ff.
– Perzentilen/Perzentilenkurven 28, 29
– Pulmonalstenose (*siehe auch dort*) 243ff.
– Rechtsherzbelastung (*siehe dort*) 226
– Säuglingsherz, junger Säugling 224
– Silhouette 26
– Thymus (*siehe dort*) 31, 32
– Tumoren, Echokardiographie 367
– Ventrikelseptumdefekt (*siehe dort*) 238, 260ff.
– Vorhöfe 28ff.
– – linker Vorhof, Meßmethode nach *Westcott* und *Ferguson* 28
– – Vorhofseptumdefekte (*siehe dort*) 238
– – Vorhoftiefendurchmesser 29
Herzbeuteltamponade 305
Herzgeräusche, Differentialdiagnose 223
Herzklappenersatz, Zustand nach 310
– *Björk-Shiley*-Scheibenprothesen 310
– Röntgen 310
– St. Jude-Medical-Prosthesis (SJM-Klappe) 310
– *Starr-Edwards*-Kugelventile 310
Herzklappenfehler, erworbene 305ff.
– *Björk-Shiley*-Klappenprothese in Aortenposition 305
– Doppelklappenvitium 307
– DSA, Messung des Insuffizienzgrades 374
– Implantation einer künstlichen Mitralklappe 305
– Klappeninsuffizienzen 307
– Klappenstenosen 307
– kombinierte Mitral- und Aorteninsuffizienz 305
– kombiniertes Vitium 307
– Viruskarditis mit großem Perikarderguß 307
Herzrhythmusstörungen 315ff.
– bradykarde 315
– Defibrillator, implantierter automatischer 318
– Einteilung 315
– elektrische Stimulation des Herzens 315
– Herzschrittmacher (*siehe dort*) 315ff.
– Syndrom der langen QT-Dauer 318
– tachykarde 315
Herzschatten, Form und Größe 224
Herzschrittmacher 315ff.
– Ausfall 315
– Defibrillator, implantierter automatischer 318
– elektrische Stimulation des Herzens 315
– Elektroden 315
– – epikardiale 315
– – Konnektionsstörungen 315
– – transvenöse 315
– *Fallot*sche Tetralogie 316
– Implantation 317
– Kabelbrüche 315
– Schrittmachergeneratoren 316
– Störungen 315
– vorhofgesteuerter 317
Herztaille 103, 204, 226
– verstrichene 103, 193, 204, 226
Herztamponade 170, 349, 719
– Echokardiographie 349
– Pneumoperikard, neonatale Barotraumen 170
Herzvolumen (HV) 27, 28
– absolutes 28
– Bestimmung 27, 28
– relatives Volumen 28
Heteroataxiesyndrome 56, 58
Hiatushernie 424, 428ff., 448, 465
– Formen 430
– – echte 431
– – fixierte 431
– – formes mineures 430
– – gleitende 431
– – paraösophageale 433
– – seltene Formen 433
– Indikation zur Röntgenuntersuchung 430
– Kardiainsuffizienz 428
– Klinik 430
– Komplikationen 432
– Lungenkomplikationen 431
– Magen 448
– Mischhernie 433
– – intermittierende 433
– Röntgensymptome 431
– Ultraschalluntersuchung 430
– Vorstufen 430
Hilustuberkulose 119
Hiluszysten 60
Hirnläsionen, geburtstraumatische, Magenulkus 513
Hirschsprung-Krankheit (*siehe auch* Megakolon) 391, 588ff., 595
– im Kleinkindesalter 592
– postoperative Befunde 595
– im frühen Säuglingsalter 591
– im Schulalter 592
– Röntgendiagnostik 591
*His*scher Winkel
– Magen 444
– Ösophagus 423, 425, 426
Hochdruck, pulmonaler 745
Hodgkin-Krankheit (Lymphogranulomatose) 190, 211, 212
– bildgebende Diagnostik 212
– Thymusbefall 212
Holzknecht-Jakobson-Zeichen 207
Horner-Syndrom 219
HRCT, Fibrose, zystische (CF) 108, 109
HRCT, Pneumonien 90
Hufeisenlunge 64, 66
Hufeisennieren 689
Hydromediastinum 201
Hydrops 640, 641
– *Kawasaki*-Syndrom 641
Hydrothorax, neonataler 173
– Differentialdiagnose 173
– kongenitaler 173
– sekundärer 173
Hyperämie, passive 226
Hyperplasie
– lymphatische (*siehe dort*) 502, 561, 562, 573
– regenerative, Thymus 198, 201, 213
Hypertension
– portale 648
– – extrahepatischer Block 648
– – intrahepatische portale Hypertonie 649
– – posthepatischer Block 648, 649
– pulmonale 226
Hyperthyreose 682
Hypoganglionose 593, 594
Hypoplasie, Niere 689, 690
Hypothyreose 201

Idiosynkrasiereaktionen 682
Ileotransversostomie 557
Ileozäkalsyndrom 574
– Schleimhautnekrosen 574
Ileozökitis 630
Ileum
– Atresie 530
– – Dilatation, angeborene segmentale 533
– – Membranstenosen 532
– – Mikrokolon (*siehe auch dort*) 532
– – Stenosen, angeborene 532
– Refluxdarstellung 386
Ileus
– Karottenileus 542
– funktionaler, Frühgeborene 588
– mechanischer 620, 626ff.
– – Invaginationen (*siehe dort*) 626
– – Leistenhernie, inkarzerierte 626
– Mekonium-Ileus (*siehe auch dort*) 102, 112, 391
– – Mekonium-Ileus-Äquivalent 549
– paralytischer 624
Incisura angularis, Magen 444
Infarkt, Lungeninfarkte (*siehe dort*) 134
Infektionen
– Infekthili 70
– Infektionsatelektasen 51
– opportunistische 129
– Pneumonien, erregerspezifische Infektionen 92
– der Trachea (*siehe dort*) 46–48
Infiltrationen, peribronchiale 70, 73;

74, 75, 79
„inspissated-milk"-Syndrom (*siehe* Milch-Pfropf-Syndrom) 391, 543, 588
Insulinom (*siehe auch* Pankreas) 660
interventioneller Verschluß 238
Intubation (*siehe* Endotrachealintubation) 142
Intubationsgranulome 49
Invagination 112, 379, 391, 626ff.
- *Bauhin*sche Klappe 627, 628
- Darmduplikaturen 626
- Dünndarm 545, 546, 554ff., 578
- Fibrose, zystische (CF) 112
- Hämatome 626
- hämolytisch urämisches Syndrom 626
- „leading point" 628
- Lymphome 626
- Magen 433
- Magen-Darm-Trakt, Sonographie 379
- *Meckel*sches Divertikel 397, 546, 555, 626, 631
- Mehrschichtenphänomene (*siehe dort*) 626
- Mukoviszidose 626
- Obstruktionsileus 626
- Ösophagus 433
- Polypen 626
- „pseudotarget sign" 628
- Reposition 627
- - druckkontrollierte Luftinsufflation 627
- - hydrostatische 627
- *Schönlein-Hennoch*-Syndrom 554, 626
Ivemark-Syndrom 301, 460
- Asplenie-Syndrom 58, 59, 460
- mit Dextrokardie 301

Jejunalatresie 530
- Ultraschall 530
Jodidbelastung, Ausscheidungsurographie 682
Jodmangel 36

Kardia (Cardia) 422, 423
- Chalasie (*siehe auch dort*) 208, 423, 433ff., 465
- funktionelle Kardiastörungen 427
- mobile (C. mobilis) 411, 423, 426
- Narbenstenose, Kardiahochstand 422
Kardiainsuffizienz 419, 423ff.
- Elektromanometrie 425
- Empfindlichkeit diagnostischer Methoden 428
- Hiatushernie (*siehe auch dort*) 428
- Indikation für die Anwendung bildgebender Verfahren 423
- Klassifikation 427
- klinische Symptome 423, 429
- Kontrastmittelpassage 423
- Ösophagoskopie 425
- pH-Metrie 425
- primäre 427, 430
- Refluxbeurteilung 425
- Röntgensymptome 425
- sekundäre 426, 427
- Ultraschalluntersuchung 424
Kardiaregion, Röntgenanatomie 423
kardiologische Vorfelddiagnostik 223
Kardiomyopathie 251, 312ff.
- dilatative 313
- - Echokardiographie 346
- - idiopathische dilatative (kongestive) 313
- - Röntgenbefunde 313
- Einteilung 312
- Endokardfibroelasto (*siehe dort*) 313, 314
- hypertrophische (HCM) 312, 313
- - Ausflußbahnobstruktion, dynamische linksventrikuläre 312
- - Hämodynamik 313
- - hypertrophe obstruktive (HOCM) 251, 312, 313
- - - Echokardiographie 346
- - - familiäre 312
- - Nativröntgenaufnahme 313
- - Pathophysiologie 313
- restriktive 313
- - MRT 328
kardiothorakaler Index (*siehe auch* Herz) 26
Karditis/Endokarditis (entzündliche Herzerkrankungen) 304, 305
- Echokardiographie 348
- Einteilung 304
- - Endokarditis, bakterielle (*siehe dort*) 304, 305
- - nichtrheumatische Karditiden 304
- - Perikarditis (*siehe dort*) 305
- - rheumatische Karditis (*siehe dort*) 304
- - Viruskarditis (*siehe dort*) 305, 307
Karina-Zysten 60
Karottenileus 542
Kartagener-Syndrom 56, 61, 74, 79
Karzinom
- Colitis ulcerosa 610
- Magen 473, 474
- Nebennierenrinde 665
Kaskadenmagen 458ff.
Kastration 201
Katheter und Drainagen, neonatale Intensivmedizin 141ff.
- Absaugkatheter 144, 145
- Endotrachialintubation und Komplikationen (*siehe auch dort*) 142, 143
- Herzkatheter (*siehe dort*) 228ff.
- Nabelarterien- und Nabelvenenkatheter (*siehe auch dort*) 145–147
- Nahrungssonden 144, 145
- Pleuradrainagen und Komplikationen (*siehe auch dort*) 149, 150
- zentrale Venenkatheter (*siehe auch dort*) 148, 149
Kavalinie 15
Kavographie, obere 204
Kawasaki-Syndrom 311, 350, 641
- Echokardiographie 350
- Hydrops 641
- Koronaraneurysmen 311, 350
- Koronarographie, selektive 311
- Röntgen 311
Kehlkopftrachea, Fremdkörper 734
Kelchdivertikel 694
Kelchhalsstenosen 695
Kelosomia 396
- K. inferior 396
- K. superior 396
Kernspintomographie (*siehe* Magnetresonanztomographie)
Kindesmißhandlung, Duodenalhämatom, intramurales 498
Kinsbourne-Syndrom 219
Klebsiellen, Pneumonien 94
Klippel-Feil-Syndrom 39
Kloakenekstrophie (vesikointestinale Fissur) 396
Knopfbatterien, Fremdkörper 726
Kollagenosen, Dünndarm 552
Kollateralen, aortopulmonale 321
Kolliquationsnekrosen 728
Kolon (*siehe auch* Dickdarm) 584ff.
- M. *Crohn*/Kolon *Crohn* (*siehe auch* *Crohn*sche Krankheit) 551, 552, 562ff., 611ff.
- Mikrokolon 532, 546, 586, 588
Kompressionsatelektasen 51
Konkremente 704, 705
- schattengebende 705
- Sonographie 704
- Zusammensetzung 705
Kontraktilität, Echokardiographie 332
- Faserverkürzungsgeschwindigkeit 332
- „fractional shortening" 332
Kontrastmittel/Kontrastmitteluntersuchung
- Ausscheidungsurographie 679, 680
- Bronchographie 7
- Duodenum 484, 485, 488, 499
- Dünndarm 384, 550
- Herzkatheterisierung 232, 233
- Kontrastmittelaspiration 383, 745
- Kontrastechokardiographie 362
- Magen 449
- Magen-Darm-Trakt (*siehe auch dort*) 382
- Ösophagus (*siehe auch dort*) 411, 413, 424
Kortisonulkus 519
Kotileus 549
Kotsteine 724
Krupp-Syndrom/Pseudo-*Krupp*/*Krupp*-Symptomatik 46–48
Kryptokokkose (Cryptococcus; *siehe auch* Lungenmykosen, invasive) 129, 130
- C. neoformans 129
Kurzdarm, angeborener 534

Lageanomalien des Herzens (*siehe* Malpositionen) 296ff.
Laktobezoare 470
Lamblien 576
Langerhans-Zell-Histiozytose 213

Laparoschisis (Gastroschisis) 396
Lappenatelektasen 51, 54
- Mittellappenatelektase 51, 61
Laryngitis, obstruktive supraglottische (Epiglottis) 48
Laryngotracheitis 96
Larynxpapillomatose 49
Laugenverätzungen (*siehe auch* Verätzungen, Ösophagus) 435ff.
Lävokardie 300
Lävokardiographie 233
Leber und Gallenwege 637ff.
- Choledochuszyste 639
- - Sonographie 639
- Cholelithiasis 641
- - hämolytische Anämie 641
- - „sludge" 642
- Cholezystitis, akute 640
- Fettleber 651
- Gallenblase, vergrößerte 494
- Gallengangsatresie 638
- - Szintigraphie, hepatobiliäre 638
- Gallensteine 112
- Hämatobilie 647
- Hämochromatose 651
- Hydrops 640
- Hypertension, portale (*siehe dort*) 648, 649
- *Kawasaki*-Syndrom 641
- Leberabszeß 640
- Lebertransplantation 557
- Lebermetastasen 643
- Leberruptur 645
- - Sonographie 646
- Lebertumoren 642ff.
- - Hämangioendotheliom 643
- - Hepatoblastom 643
- Leberzirrhose, Fibrose, zystische (CF) 112, 546
- zystische Lebererkrankungen, kongenitale 650
- - autosomal-dominante Form 650
- - autosomal-rezessive Form 650
Leberfibrose, infantile polyzystische Nierendegeneration 691
Legionellen, Pneumonien 94
Leiomyome, Magen 472
Leiomyosarkome
- Kolon 615
- Magen 474
Leistenhernie, inkarzerierte 626
Leukämie 215, 674
- Harnsäurenephropathie 674
- lymphatische 215
- T-Zell-Leukämie 215
*Lian*sches Zeichen, Aortenisthmusstenose 252
Ligamentum
- Lig. arteriosum, verkalktes 213
- Lig. gastrocolicum 446, 457
- Lig. gastrolienale 446
- Lig. hepatoduodenale 446
- Lig. hepatogastricum 446
- Lig. phrenicogastricum 446
Links-rechts-Shunt 227
Linksherzbelastung 227, 228
- Aortenstenose 227
- Volumenbelastung des linken Herzens 228
- Widerstandsbelastung des linken Ventrikels 227
Linksherzsyndrom, hypoplastisches 295ff.
- Anatomie 295
- Angiokardiographie 296
- Aortenatresie 366
- Diagnostik 296
- Echokardiographie 366
- Häufigkeit 295
- Herztransplantation 295
- Lebenserwartung 295
- Mitralatresie 366
- *Norwood*-Operationen I-IV 295
- Prognose 295
- Röntgen 296
Lipoidpneumonie 744
Lipom 220
- Duodenum 502
Lobulär-/Segmentpneumologie 90ff.
- basale Pneumonie 91
- Kugelpneumonie 92
- Mittellappenpneumonie 91
Lobus pyramidalis (*siehe auch* Ductus thyreoglossus) 37
*Loeffler*sches Infiltrat, Masernpneumonie 97
Loopogramm 600, 601
Louis-Bar-Syndrom 198
Luft, freie, Magen-Darm-Trakt 623
- „football sign" 623
- Luftsichel unterhalb der Bauchwand 623
- subphrenische Luftansammlung 623
Luftembolie, systemische intravaskuläre, neonatale Barotraumen 170, 171
- Eintrittspforten 170
Luftrahmen, periösophagealer 439
Lumineszenzradiographie 5
Lunge (*siehe auch* Pulmo; *siehe auch* Thorax) 22ff.
- Abszesse (*siehe auch dort*) 93, 97
- Azinus 22
- Bifurkationsenge, Fremdkörper 736
- Candida-Infektionen (*siehe auch* Lungenmykosen, invasive) 129, 130, 132
- Empyem 97
- Fehlbildungen der Bronchien (*siehe* Bronchien) 56ff.
- Fehlbildungen der Lunge 63ff., 86
- - Agenesie (*siehe auch dort*) 63–66
- - Aplasie (*siehe auch dort*) 43, 63, 64
- - Emphysem, kongenitales lobuläres (*siehe auch dort*) 65–67
- - Hypoplasie (*siehe auch* Lungenhypoplasie) 63, 64
- - kongenitale 86
- - Lungenvenenfehlmündung 64
- - Sequestration, pulmonale/Lungensequester (*siehe auch dort*) 64, 67–69
- - Zysten/zystische Lungenfehlbildungen 67, 70, 71
- - - intrapulmonale 67
- - - kongenitale 67, 71
- - - Parenchymzyste 67
- feuchte 747
- Fibrose, zystische (CF)/Lungenfibrose, Lungenfunktion 109, 743, 744
- Hufeisenlunge 64, 66
- hypogenetisches Lungensyndrom 63
- kongenitales pulmonales venolobuläres Syndrom 63, 64
- Nebenlunge (pig lobe) 58
- Pneumonie, akute (*siehe dort*) 85ff.
- sekundärer Lobulus 22
- trockene 746
- Ventilation (*siehe dort*)
- vermehrter Luftgehalt der Lunge 54
- - einseitige helle Lunge 53, 55, 56, 76
- - Emphysem (*siehe auch dort*) 54–56, 59, 65–67
- - Volumen pulmonum auctum 54, 76
- verminderter Luftgehalt der Lunge 50ff.
- - Atelektase (*siehe auch dort*) 50–52, 60, 70, 73, 74
- weiße Lunge 92
Lungendurchfluß 225, 226
- vermehrter 225
- verminderter 226
Lungenflüssigkeit, fetale, Resorptionsmechanismus 155
Lungengefäße 22ff.
- Gefäßanomalien, Pulmonalarterien 22, 44ff., 69, 321
- - A. carotis communis, anomale linke 46
- - A. pulmonalis, aberrierende linke 46
- - A. subclavia, aberrierende rechte 46
- - Aortenbogen, Anomalien (*siehe dort*) 46
- - Tr. brachiocephalicus, anomaler 46
- Lungengefäßzeichnung 225
- Lungenvenen 22
- - total fehlmündende (*siehe* TAPVC) 282ff.
- Lungenvenenfehlkonnektion 323
- - partielle 323
- - totale 323
- Lungenvenentransposition, totale 204
- Segmentarterien 23
Lungengrenzen zum Mediastinum 12
Lungenhochdruck 226
Lungenhypoplasie 42, 63, 64
- bilaterale 63
- primäre 63
- sekundäre bilaterale 64
Lungeninfarkte (*siehe auch* Lungenmykosen, invasive) 130, 134
- DSA (digitale Subtraktionsangio-

graphie) 134
- Perfusionsszintigraphie 134
Lungenmykosen, invasive 129ff.
- „air crescent sign" 132, 134
- Computertomographie 132, 136
- Erregerspektrum 129ff.
- - Aspergillusmykose 136
- - Candida-Infektionen 129, 130, 132, 136
- - Kryptokokkose, Cryptococcus neoformans 129
- - Mukor-Infektion 129, 136
-„halo sign" 132, 135
- hämatogene Pilzaussaaten 132
- Immunabwehr 129
- Infarkte (*siehe auch* Lungeninfarkte) 130, 134
- mikrobiologische Diagnostik 129, 138
- Neutropenie 129
- Pilzsepsis/Pilzherde (*siehe auch dort*) 129, 130
- radiologische Differentialdiagnose 137
- Röntgensymptomatologie 130ff.
- Sonographie, Candidiasis 136
Lungenödem 743, 747
Lungenperfusion, Beurteilung 24
Lungensequestration, mediastinale Lymphknotenmetastasierung 212
Lungenstauung 225
Lungentuberkulose 115ff.
- Atelektasen 121
- Computertomographie 118, 126
- hämatogene Streuungen 117, 126
- Hilustuberkulose 119
- Lymphknoten, regional vergrößerte 118
- Lymphknotendurchbruch 117, 120, 121
- Mediastinallymphknotentuberkulose 119, 121
- Miliartuberkulose 117, 121, 122
- Pleuritis 122
- postprimäre 116, 126
- Primärtuberkulose/Primärkomplex (*siehe auch dort*) 115, 118, 122, 125
- pulmonale atypische Mykobakteriosen 127
- radiologische Differentialdiagnose 125
- Röntgensymptomatologie 118
- *Simon*sche Spitzenherde 126
Lungenvenen (*siehe* Lungengefäße)
Lyell-Syndrom 422
Lymphadenitis mesenterialis 377, 630
Lymphadenopathie, zystische Fibrose 106
Lymphangiektasie, intestinale 552
Lymphangiomatose 216
Lymphangiome 216
lymphatische Hyperplasie 502, 561, 562, 573
- Dünndarm 574
- Duodenum 502
- Lymphfollikel 561
- Lymphknoten, regionale 561
Lymphknoten
- Infiltration 215
- Knotendurchbruch, Lungentuberkulose 117, 120, 121
- mediastinale
- - Lymphknotenschwellung 209
- - Lymphknotentuberkulose 119, 121
- - Lymphknotenverkalkung 212, 213
- Metastasierung, mediastinale, Lungensequestration 212
Lymphogranulomatose (*siehe* M. *Hodgkin*) 190, 211, 212
Lymphome
- B-Zell 580
- intraabdominale 580
- maligne 209, 674
- - convoluted cell type (zervikale und supraklavikuläre Lymphome) 211
- - Harnsäurenephropathie 674
- mediastinale 211
- Non-*Hodgkin*-Lymphom (*siehe dort*) 189, 201, 209ff., 216
- T-Zell-Lymphom (*siehe auch dort*) 201, 216

M-mode-Echokardiographie 331, 332
- Auflösungsvermögen 331
- Standardmessungen 332
Mach effekt 209
MacLeod-Syndrom 55, 76
Magen (*siehe auch* Abdomen; *siehe auch* Magen-Darm-Trakt, Untersuchungstechnik) 443ff., 619ff.
- Aerophagie 461
- Agastrie 450
- akutes Abdomen (*siehe* Abdomen, akutes) 619ff.
- Anomalien 450ff.
- Antrum 444, 447
- Asplenie-Syndrom (*Ivemark*-Syndrom) 460
- Beutelmagen 520
- Bezoare 470
- Blutungen 477
- Canalis egestorius 447, 463
- Chalasie (*siehe dort*) 208, 423, 433ff., 465
- Einschnürungen des Magenkörpers, angeborene 452
- Endoskopie 443
- Entzündungen des Magens und des Duodenums 506ff.
- Fassungsvermögen 447
- Fremdkörper 468, 719ff.
- Funktionsstörungen 467
- Gastritis, postoperative 478
- Gastroenterostomie (GE) 476
- Gastrostomie 474
- Gastrotomie 475
- Incisura angularis 444
- Hakenform/Hakenmagen 444
- Hiatushernie 424, 428ff., 448, 465
- *His*scher Winkel 444
- Kardia (*siehe dort*) 444
- Kaskadenmagen 458ff.
- Kontrastmittel 449
- - Doppelkontrastmethode 449
- - dosierte Kompression 449
- Lageanomalien und Lageveränderungen 457
- Ligamentum (*siehe dort*) 446, 457
- M. *Crohn* (*siehe auch Crohn*sche Krankheit) 551, 552, 562ff., 611ff.
- Magenatonie 465, 468, 477
- Magendilatation, akute 625
- Magendivertikel 454
- Magenduplikaturen 453
- - Ultraschall 454
- Magenentleerung 447
- Magenhypertonie 468
- Magenhypotonie 468
- Mageninvagination (Ösophagus) 433
- Magenkörper 444
- Magenschleimhautprolaps 509, 510
- Magentaschen, epiphrenale 430
- Magentorsion, intermittierende 457
- Magenulkus 513ff.
- - Blutung 513
- - Duodenalulkus (*siehe dort*) 515ff.
- - Hirnläsionen, geburtstraumatische 513
- - Komplikationen 513
- - Meningitis 513
- - narbige Deformitäten 520
- - peptische Ulzera 514
- - Perforation 513
- - sekundäre Ulkusbildungen 513
- - Streßulkus 513
- - Ulkusnische 514
- - Ulkusrezidive 520
- Magenvolvulus 426, 457
- - mesenterioaxiale Form 457
- - organoaxiale Form 457
- Magenwand 444
- - angeborene Wanddefekte mit Magenruptur 454
- - - Aufhellungszone, kugelige 455
- - - Fußballphänomen 455
- - M. sphincter pylori 446
- - Mukosa 444
- - Muscularis mucosae 444
- - Reliefgestaltung 446
- - Tela submucosa 444
- - Tunica muscularis 444
- Mikrogastrie 450
- Myotomie 475
- Nahtinsuffizienz 477
- Nonrotation 448
- Obstruktionen 452, 462
- - am Magenausgang 462
- - innere 452
- - - inkomplette Membranen 452
- - - kompletter Verschluß 452
- Perforation 506
- Peristaltik 446
- - Hyperperistaltik 465
- Pylorotomie 475
- - *Weber-Ramstedt* 475

– Pylorus 447
– – hypertrophische Pylorusstenose 379, 424, 426, 428, 431, 448, 463 ff.
– – obstruierter 457, 466
– – Pylorusatresie 452
– – Pylorusspasmus 466, 467
– radiologisch-physiologische Verhältnisse 446
– Regurgitation 467
– Resektion 476
– – *Billroth* I und *Billroth* II 476
– Riesenmagen 450
– Röntgenübersichtsaufnahme des Abdomens 443, 448
– Rumination 467
– Sanduhrmagen 452
– Schnabelbildung 464
– Schulterbildung 464
– Situs inversus abdominalis 448, 460
– Stierhornmagen 444
– Strahlenbelastung, Ösophagus-Magenbelastung 412
– Thoraxmagen 433
– Tonus des Magens 446
– – Tonusanomalien 467
– Tumoren 472 ff.
– – Karzinome 473, 474
– – Leiomyome 472
– – Leiomyosarkome 474
– – Neurinome 472, 474
– – Neurofibrome 472
– – Non-Hodgkin-Lymphome 474
– – Polypen 472
– – Sarkome 473, 474
– – Teratome 472, 474
– Übernähungen 475
– Ultraschall 443, 448
– „upside down stomach" 433
– Verätzungen 436, 729
– Verlagerung des Magens 460
– Zwerchfellerkrankungen 457 ff.
– – Zwerchfellhernien (*siehe dort*) 457, 458
– – Zwerchfellücken 458
Magen-Darm-Trakt, Untersuchungstechnik 377 ff.
– Angiographie 392
– Computertomographie 392
– Defäkographie 391
– Endoskopie 379 ff.
– – Indikationen 380
– „inspissated-milk"-Syndrom 391
– Kontrastmitteluntersuchung 382, 383
– – Bariumsulfatsuspensionen 382
– – Dickdarm 386
– – Dünndarm 384
– – Einlaufuntersuchung über die Duodenalsonde 386
– – Ileum, Refluxdarstellung 386
– – Kontrastmittelaspiration 383
– – Kontrastmittelaspirationsgefahr 383
– – wasserlösliche jodierte Kontrastmittel 382
– Luft, freie, Magen-Darm-Trakt (*siehe* Luft) 623
– M. *Crohn* (*siehe auch Crohn*sche Krankheit) 551, 552, 562 ff., 611 ff.
– M. *Hirschsprung* 391
– Magen-Darm-Passage (MDP) 385
– Mekoniumileus 391
– Mekonium-Pfropf-Syndrom 391
– nuklearmedizinische Diagnostik 392
– Perforation des Magen-Darm-Trakts, idiopathische 623
– Röntgendiagnostik 380
– – Übersichtsaufnahme des Abdomens 381
– Sonographie 377 ff.
– – Appendizitis 377
– – gastroösophagealer Reflux 379
– – Invagination 379
– – Lymphadenitis mesenterialis 377
– – Pylorusstenose, hypertrophische 379
Magnetresonanztomographie (MRT/Kernspintomographie) 319 ff.
– Aorta, thorakale, Fehlbildungen 320
– Aortenisthmusstenose 320
– aortopulmonale Kollateralen 321
– aortopulmonales Fenster 323
– Atemgating 319
– Azygos-/Hemiazygoskontinuität 323
– Dickdarm 604
– Doppelechoverfahren 319
– Fibrose, zystische (CF) 109
– Flußsignale 319
– Fontanoperation 324
– Gradientenecho 319
– Herzfehler, komplette 324
– intraventrikuläre Fehlbildungen 326
– Isometrie 324
– Kardiomyopathien, restriktive 328
– komplexe Vitien 324
– Magen-Darm-Trakt 392
– „maximum intensity projection" 319
– MR-Angiographien 319
– Myokardmassen 327
– Nephroblastom (*Wilms*-Tumor) 671
– obere Hohlvene, linkspersistierende 323
– pulmonalarterielle Fehlbildungen, zentrale 321
– pulmonalvenöse Anomalien 323, 324
– „pulmonary-sling"-Syndrom 323
– Shuntverbindungen 322
– Spinechosequenzen (SE) 319
– systemvenöse Anomalien 323
– technische Aspekte 319
– Thoraxbereich 6, 7
– Thromben 324
– Thymusdiagnostik 190, 195
– Thymusdrüsen, dislozierte 198
– Trachealstenose 321
– Transposition der großen Arterien 323
– Tumoren
– – des hinteren Mediastinum 191
– – intrakardiale 327
– Ventrikelaneurysma 328
– Ventrikellage, superoinferiore 324
– Ventrikelseptumdefekte 326
– Vorhofseptumdefekte 326
Malabsorptionssyndrome 544 ff.
– Fisteln, enterale 552
– Kollagenosen 552
– Lymphangiektasie, intestinale 552
– Mekonium-Ileus-Äquivalent 549
– Mekonium-Pfropf-Syndrom 549
– Pankreasfibrose (Mukoviszidose) 545
– Zöliakie 544
Malformation 67, 69
– kongenitale zystische-adenomatoide 69
– zystadenomatoide 67
malignes Lymphom (*siehe* Lymphom) 674
Malpositionen (Lageanomalien) des Herzens 296 ff.
– Dextrokardie (*siehe dort*) 296 ff.
– Einteilung 296
– Lävokardie 300
– Mesokardie (*siehe dort*) 300, 301
– Situs ambiguus (*siehe dort*) 301
Malrotation des Darms 424, 426, 488, 540, 541, 584
– Malrotation I und II 540
Marfan-Syndrom 350
Masernpneumonie 97
– atypische 97
– AV-Fistel 97
– Hamartom 97
– *Loeffler*sches Infiltrat 97
– Metastasen 97
– Mykoplasmen 97
– Pilzpneumonie 97
– Primär-Tbc 97
– Rundherde 97
*Meckel*sches Divertikel 397, 536, 546, 555, 621, 631, 724
– akutes 631
Mediastinalemphysem 55, 70, 81, 82, 733
Mediastinallymphknotentuberkulose 119, 121
Mediastinitis 719, 728
Mediastinum (*siehe auch* Thorax) 25, 46, 187 ff.
– bildgebende Diagnostikmethoden 189
– Computertomographie 189, 191, 216
– entzündliche Prozesse/Mediastinitis 201
– – Computertomographie 201
– – Klinik 201
– – Ösophagographie 201
– – Röntgendiagnostik 201
– Ergüsse 201
– gefäßbedingte Mediastinalveränderungen 203
– Hämangiomatose, mediastinale 220

- Hämatomediastinum 201
- Hydromediastinum 201
- Kernspintomographie 190, 191
- Kompartimente 25, 187
- leeres 213
- Luftaufhellung 207
- Lymphknotenschwellung, mediastinale 209
- Lymphknotentuberkulose, mediastinale 119, 121
- Lymphknotenverkalkung, mediastinale 212, 213
- Mediastinalhernie 207
- Mediastinalverbreiterung 204, 211, 215
- – Mittelschattenverbreiterung/-verlagerung 189, 206, 211
- Mediastinalwandern 207
- oberes 187, 216ff.
- Pneumomediastinum/Mediastinalemphysem (*siehe auch dort*) 72, 81, 163ff., 192, 209
- Pseudotumor 213
- Raumforderungen, mediastinale 49, 69
- Röntgenanatomie, altersbedingte 188
- Röntgensymptome 191
- Schornsteinfigur 211
- Sonographie, mediastinale 46, 60
- Thymus/Thymusdiagnostik (*siehe dort*) 190ff.
- Topographie 187
- Tumoren 191, 214, 216
- – Röntgendiagnostik 215
- – Röntgensymptome 215
- – Teratom (*siehe auch dort*) 213, 217, 218
- – Thymom (*siehe auch dort*) 190, 198, 216, 217
- Verkalkung, mediastinale 213
- Verlagerung 206
- vorderes 216
- Zysten 214, 419

Megakalykosis 694
Megakolon/Megacolon 588ff., 595
- ohne enges Segment 588
- idiopathisches 588, 595
- M. congenitum (*siehe auch Hirschsprung*-Krankheit) 391, 588ff.
- sekundäres 588, 595
- symptomatisches 595

Megalourethra 702
Megaösophagus 434ff.
Megazystis-Megaureter-Syndrom 701
Megazystis-Mikrokolon-Syndrom 701
Megazystitis 588
Mehrschichtenphänomene, Invagination 626
- „doughnut sign" 626
- Kokarde 626
- „pseudokidney sign" 626
- Ring-im-Ring-Zeichen 626

Mekonium-Pfropf-Syndrom 391, 549, 587, 588
Mekoniumaspiration 150
Mekoniumerkrankungen 545
Mekoniumileus 102, 112, 391, 545
- Fibrose, zystische (CF) 112
- Mekonium-Ileus-Äquivalent 549
- Mukoviszidose 588, 589

Mekoniumperitonitis 546
- aseptische Peritonitis 546
- Pseudozyste 546
- sekundäre Darmatresie 546

Mekoniumtest, zystische Fibrose (CF) 101
Membranoxygenierung, extrakorporale, neonatale Barotraumen 171
- periostaler Rippenraum 173
- Röntgensymptome 171

*Mendelson*sches Syndrom 743
Ménétrier-Syndrom 507
Meningitis, Magenulkus 513
Meningozelen
- anterior sakrale 400
- paravertebrale 212

Mesenterialzysten 535
Mesokardie 300, 301
- *Ivemark*-Syndrom mit Dextrokardie 301

Mesothelzyste 218
Mikrogastrie 450
Mikrokolon 532, 546, 586, 588
Miktionsurethrographie (MCU) 600, 684ff.
- direkte 684
- – Blasenpunktion 686
- – Katheter 686
- Durchführung 686
- Indikationen 686
- indirekte 684
- Kontraindikationen 686
- Normalbefund 686
- Refluxprüfung, sonographische 685, 703
- retrograde Füllung 686

Milch-Pfropf-(inspissated milk or curd-)Syndrom 391, 543, 588
Milchallergie 553
Miliartuberkulose 117, 121, 122
Milz 653ff.
- Asplenie (*siehe auch dort*) 653
- Lageanomalien 653
- Polysplenie (*siehe auch dort*) 653, 654
- – Szintigraphie 653
- systemische Erkrankungen 654
- Trauma 654, 655
- – Splenosis 656
- – traumatische Spätruptur 655
- Tumoren 654
- Zysten 654

*Minnigerode*sches Zeichen 439
Mißbildungen, anorektale (*siehe dort*) 596, 604, 605
- Begleitmißbildungen 604
- Klassifikation 596
- Kontrolluntersuchungen, postoperative 605
- Wingspread-Klassifikation 596

Mitralklappenfehler 307
- Aorten- und Mitralinsuffizienz, kombinierte 305
- *Björk-Shiley*-Klappenprothese in Mitralposition 305
- Mitralinsuffizienz 307, 308
- – geringfügige 307
- – nach rheumatischem Fieber 308
- Mitralklappenprolaps, Echokardiographie 350
- Mitralstenose
- – angeborene 257ff.
- – – Aortenbogen, rechtsseitiger 258
- – – Cor triatriatum sinistrum 257
- – – Echokardiographie 350
- – – isolierte kongenitale Mitralinsuffizienz 257
- – – „parachute-mitral-valve" 257
- – – *Shone*-Komplex 257
- – – supravalvuläre Mitralstenose 257
- – erworbene 309
- – kombinierte mittelschwere 309
- Mitralvitien, kombinierte 309

Mittellappenatelektase 51
Mittellappensyndrom 51
Mittelschattenverbreiterung, Mediastinum 189
Morbus
- M. *Addison* 201
- M. *Crohn* (*siehe auch Crohn*sche Krankheit) 551, 552, 562ff., 611ff.
- M. *Hirschsprung* (*siehe auch Hirschsprung*-Krankheit) 391, 588ff., 595
- M. *Hodgkin* (*siehe Hodgkin*-Krankheit) 190, 211, 212
- M. *Recklinghausen* 219

Morgagni-Typ, Zwerchfellhernien 458
Mounier-Kuhn-Tracheobronchomegalie 63
„mucoid impaction" 51, 82
Mukor-Infektionen/-Spezies (*siehe auch* Lungenmykosen, invasive) 129, 136
Mukoviszidose
- Fibrose, zystische (*siehe auch dort*) 55, 79, 86, 100ff.
- Mekoniumileus 588
- Pankreasfibrose 545, 549, 660

Muskeln (Musculus)
- M. sphincter pylori 446
- M. sternocleidomastoideus 39

Mustard, Vorhofumkehr nach 286
Myasthenia gravis pseudoparalytica 201
Mycoplasma pneumoniae, Pneumonien 94, 95
- atypische Pneumonien 94

Myelographie, Neuroblastom 219
Mykobakteriosen (Mycobacterium) 115, 127
- M. avium 127
- M. tuberculosis 115
- pulmonale atypische 127

Myotomie 475

Nabelarterien- und Nabelvenenkatheter, neonatale Intensivmedizin 145
- Fehllage 146, 147

- Lokalisation 146
Nabelfistel 538
Nabelhernie 401
Nabelkoliken 538
Nabelpolyp 398
Nabelschleifenrotation, Störungen 584
Nabelsinus 398
Naclerio, V-Zeichen 719
Nahrungssonden, neonatale Intensivmedizin 144
Nahtinsuffizienz, Magen 477
Narbenemphysem 55
Nasenfremdkörper 733
- Septumperforation 733
Nebennieren 662 ff.
- Nebennierenblutung 662
- - Strukturänderung 663
- Nebennierenrinde 665
- Tumoren (*siehe auch* Nierentumoren) 663 ff.
- - Adenom 667
- - Karzinom 665
- - Neuroblastom (*siehe auch dort*) 663, 664
- - Phäochromozytom 665
Nebenschilddrüse 39
- Nebenschilddrüsenadenom 39
Neoplasmen, Dünndarm 552
Nephroblastom (*Wilms*-Tumor) 668 ff.
- Computertomographie 670
- Histologie 668
- Magnetresonanztomographie 671
- Stadieneinteilung 669
- Ultraschall 669
Nephroblastomatose 673, 674
- Tumorlets 674
Nephrolithiasis 693
Nephrom 671 ff.
- kongenitales mesoblastisches (*siehe dort*) 671 ff.
- multifokales zystisches 673
Neurinome
- Duodenum 502
- Magen 472, 474
Neuroblastome 219
- Computertomographie 219
- Ganglioneuroblastome 219
- Metastasierung 219
- Myelographie 219
- Nebennieren 663 ff.
- - adrenales 664
- - extraadrenale Formen 664
- - Stadienzuordnung 663
- Röntgensymptome 219
- Skelettszintigraphie 219
Neurofibromatose 219
Neurofibrome, Magen 472
Niere und ableitende Harnwege 675 ff.
- Abszesse 707
- - perirenale 707
- - renale 707
- Ask-Upmark-Niere 690
- Ausscheidungsurographie (*siehe dort*) 679, 680
- Blasendivertikel 701
- Blasenentleerungsstörungen, neurogene 706
- Blasenohren 684
- Blasenwanddicke 678
- Candida albicans 708
- Compoundpapillen 683
- Detrusordyssynergie (*siehe dort*) 706
- Doppelniere 697
- Duplikaturen des Nierenbeckens 697
- Einzelniere 689
- - genitale Fehlbildungen 689
- - kompensatorische Hypertrophie 689
- ektope Nieren 689
- - gekreuzt ektope Nieren 689
- entzündliche Erkrankungen 707
- - Basisdiagnostik 707
- - Ultraschalldiagnostik 707
- Fehlbildungen 689
- - Rotationsanomalien 689
- Fremdkörper in Blase und Harnröhre 751
- Harnröhrenklappe 701
- Harnsäureanflutung 679
- Hufeisennieren 689
- Hypoplasie 689, 690
- „interrenicular junction“ 679
- „intramural mucosal folds“ 684
- intrathorakale Niere 65
- Jo-Jo-Phänomen 679
- Kelchdivertikel 694
- Kelchhalsstenosen 695
- Konkremente (*siehe dort*) 704, 705
- Kuchenniere 689
- Megakalykosis 694
- Miktionsurethrographie (*siehe dort*) 684 ff.
- Nebennieren (*siehe dort*) 662 ff.
- Nierenbecken, ampulläres 684
- Nierendysplasie 691
- Nierengröße 683
- Nierensteine, M. *Crohn* 569
- Nierenvenenthrombose (NVT) 625
- Nierenvolumen 677
- Obstruktionen, infravesikale 701, 702
- - angeborene 701
- - erworbene 702
- - Zwiebelform 702
- Oligomeganephronie 690
- Pyelonephritis, xanthogranulomatöse 707
- Reflux 703 ff.
- - Gradeinteilung 703
- - Miktionszystourethrogramm 703
- - primärer 704
- - Sammelrohre 704
- - sekundärer 704
- - Sonographie 703
- Sonographie 676 ff., 685
- - Diuresesonographie 678, 695
- - Durchführung 676
- - Echogenität 677
- - Indikationen 677
- - Normalbefund 677
- - Refluxprüfung, sonographische 685
- stumme Niere 695
- Tamm-Horsefall-Protein 679
- Trauma/Nierenverletzung 632, 708, 709
- Tumoren (*siehe* Nierentumoren) 668 ff.
- - Pseudotumor 679
- Urachusresiduen 701
- Ureterabgangstenosen/subpelvine Stenose 684, 695
- - „crescent sign“ 695
- - physiologische Engen 684
- Ureterklappen 696
- Uretermündung, ektope 698, 699
- Ureterozele (*siehe dort*) 699 ff.
- Ureterstenosen, terminale 696
- Urethra (*siehe dort*) 688, 702
- Urographie, Diureseurographie 695
- Verkalkungen 704 ff.
- - lokale 706
- - totale 705
- Verschmelzungsnieren 689
- weiße Niere 695
- zystische Nierenveränderungen 691 ff.
- - Familienuntersuchung 691
- - infantile polyzystische Nierendegeneration 691
- - - adulte Form 691
- - - Erweiterung der kleinen Gallengänge 691
- - - Leberfibrose 691
- - - Salz- und Pfefferstruktur 691
- - Klassifikation 691
- - Markzysten 693
- - - Markschwammniere 693
- - - Nephrolithiasis 693
- - Megazystis-Megaureter-Syndrom 701
- - Megazystis-Mikrokolon-Syndrom 701
- - multilokuläre Zysten 693
- - - benignes zystisches Nephrom 693
- - multizystische Nieren 691 ff.
- - - „crescent sign“ 692
- - - Operationsindikation 692
- - - „septation sign“ 692
- - - Spontanremissionsrate 692
- - solitäre Zysten 694
Nierentumoren 668 ff.
- Angiomyolipom, renales 674
- Leukämie (*siehe auch dort*) 674
- malignes Lymphom (*siehe auch dort*) 674
- Nephroblastom (*siehe dort*) 668 ff.
- Nephroblastomatose (*siehe auch dort*) 673, 674
- Nephrom 671 ff.
- - kongenitales mesoblastisches (*siehe dort*) 671 ff.
- - multifokales zystisches 673
- Pseudotumor 679
Non-*Hodgkin*-Lymphom 189, 201, 209 ff., 216

- B-Zell-Lymphom 579, 580
- bildgebende Diagnostik und Symptome 211
- *Burkitt*-Typ 210
- Computertomographie 211
- - mediastinale Lymphome 211
- Dünndarm 578
- Ileozäkalregion 580
- intrabdominale Lymphome 580
- Klinik 211
- Magen 474
- Thymusbefall/Thymusinfiltration 211
- Ultraschalldiagnostik 211

Norwood-Operationen I-IV, hypoplastisches Linksherzsyndrom 295

Obstruktionen, angeborene infravesikale 701
Obstruktionsatelektasen 51
OEIS-(Omphalozele, Ekstrophie, Anus imperforatus, spinale Anomalie-) Komplex 397
Ölaspiration 743
Oligomeganephronie 690
Omphalozele 396
Ösophagographie 201, 203, 434
- Aorten- und Gefäßanomalien 203
- Kardiainsuffizienz 425
- Mediastinitis 201
- Ösophagusvarizen 436

Ösophagoskopie 417, 432, 727
- Fremdkörper 719, 727

Ösophagotrachealfistel 743
Ösophagus 188, 410ff.
- Ampulla oesophagi 411
- Blockade, hepatische (*siehe dort*) 436ff.
- *Boerhaave*-Syndrom 438
- Brachyösophagus 416, 418, 419, 432
- - angeborener (primärer) 418, 420
- - sekundärer 416, 419, 420, 422, 432
- *Carvalho*sche Probe, Wasser-Siphon-Test 424
- Divertikel (*siehe dort*) 440
- Dysphagie, atonisch-hypertone 411
- Endotrachealintubation, intraösophageale Fehllage 143
- Engen, physiologische 410
- Epidermolysis bullosa hereditaria dystrophica 422
- Erbrechen (*siehe dort*) 423, 429
- Fisteln 208, 416, 417
- - Ösophagobronchialfistel 417
- - Ösophagotrachealfistel 208, 416, 417
- Fremdkörper 716
- Funktion 411
- Hämatemesis 427, 506
- Hiatushernie (*siehe dort*) 424, 428ff., 465
- *His*scher Winkel 423, 425, 426
- Kardia (Cardia) 422, 423
- - Chalasie (*siehe auch dort*) 208, 423, 433ff., 465
- - Kardiahochstand, Narbenstenose 422
- - mobile (C. mobilis) 411, 423, 426, 430
- Kardiainsuffizienz (*siehe auch dort*) 419, 423ff.
- Kardiospasmus 434
- Kontrastmitteluntersuchung 411, 413, 424
- luftgefüllter 208
- Luftrahmen, periösophagealer 439
- *Lyell*-Syndrom 422
- M. *Crohn* (*siehe auch Crohn*sche Krankheit) 551, 552, 562ff., 611ff.
- Mageninvagination (Ösophagus) 433
- Magentaschen, epiphrenale 430
- Magenvolvulus 426
- Malrotation des Darms 424, 426, 488
- Megaösophagus 434ff.
- Minnigerodesches Zeichen 439
- Nahtinsuffizienz 416
- Nativdiagnostik 411
- Obstruktion 719
- Ösophagitis 419ff.
- - kaustische 436
- - Periösophagitis 419ff.
- Ösophagospasmus 423
- Ösophagusachalasie (*siehe auch* Chalasie) 422
- Ösophagusatresie 412ff., 620
- - Diagnose 412
- - Klinik 412
- - Komplikationen 415
- - Röntgendiagnostik 413
- - Typen 412
- Ösophagusduplikatur 60, 419, 420
- Ösophagusinvagination, transitorische 433
- Ösophagussphinkter, untere 411
- Ösophagusstenose (-strikturen) 208, 418ff.
- - angeborene 418
- - äußere 423
- - erworbene 419, 421
- - funktionelle 423
- - kaustische 437
- - narbenbedingte 422
- - natürliche Ösogphagusengen 715
- - pathologische Ösophagusengen 715
- - peptische 432
- - refluxbedingte 421
- - Verätzung 422
- - Verbrühung 422
- Ösophagusvarizen 108, 436ff.
- - Klinik 436
- - Ösophagographie 436
- - Ultraschalldiagnostik 437
- - zystische Fibrose 108
- Pleurakontaktlinien, paraösophageale 14
- Pneumoösophagus 425
- Pylorusstenose, hypertrophische 379, 424, 426, 428, 431, 463ff.
- Reflux, gastroösophagealer 379, 423, 425, 427, 433, 436, 465
- - physiologischer 423
- Refluxösophagitis 432
- Rekanalisation 416
- Röntgenanatomie 410
- Strahlenbelastung, Ösophagus-Magenbelastung 412
- Trachealstenosen 49, 416
- - fremdkörperbedingt 49
- - narbenbedingt 416
- - durch Ödembildung 419
- Trauma 438ff.
- - Ösophagographie 439
- - Perforation 144, 145, 438
- - Rupturen, spontane 145
- - traumatisch-pneumatische Ösophagusruptur 439
- Tumoren 438
- Ultraschalluntersuchung 424
- Untersuchung in Hypertonie 412
- V-Zeichen 439
- Verätzungen (*siehe auch dort*) 435ff.
- Zeichen der kommunizierenden Ballone 426
- Zysten 60, 419
- - enterogene (*siehe auch* gastro- und enterogene Zysten) 419, 534
- - Mediastinalzysten 419
- - paraösophageale 60

Ossifikationen, periostale, zystische Fibrose (CF) 110
Osteoarthropathie, Fibrose, zystische (CF) 110
- Athritiden, episodische 110
- Ossifikationen, periostale 110
- Synovitis, transiente 110

Otitis 96
Oxygenierung 142

Pankreas (Pancreas) 657ff.
- Ductus pancreaticus, Anomalie 658
- - Choledochuszyste 658
- Duodenum, ektopisches Pankreasgewebe 502ff.
- ektopes 657, 658
- Insulinom 660
- Massenläsionen 659
- Mukoviszidose 545, 549, 660
- P. anulare 491, 657
- - duodenale Obstruktion 657
- Pankreasfibrose (Mukoviszidose) 545, 546, 549
- - biliäre Zirrhose 545
- - Duodenalulzera 545
- - Mekoniumilius 545
- - portale Hypertension 545
- - zystische Fibrose, Pankreasinsuffizienz 112
- Transplantation 557
- traumatische Pankreasläsion 659
- Tumoren 660
- - Insulinom 660
- Zysten 496
- - posttraumatische 496
- - Pseudozysten 633, 659

Pankreatitis 658ff.

- akute exsudative 658
- chronische 659
- hereditäre rezidivierende 659
Papillome, Duodenum 502
Parainfluenza-Viren, Pneumonien 96
- Laryngotracheitis 96
paravertebrale Linien 14ff.
- Aorta descendens 16
- Aortenbogen (*siehe auch dort*) 16
- Azygosbogen 15
- Kavalinie 15
- Paratrachealstreifen 15
- Pleurakontaktlinien (*siehe auch dort*) 14, 15
- Subklavialinie 15
Parenchymzyste 67
Parotis/Parotitis (*siehe auch* Speicheldrüse) 40
- P. epidemica 40
PDA (*siehe* Ductus arteriosus persistens) 258, 261, 356)
Perfusionsszintigraphie, Lungenmykosen, invasive 134
Periarteriitis nodosa 553
Perikarderguß 211, 305, 348
- Echokardiographie 348
Perikarditis/Perikarderkrankungen 305
- Echokardiographie 348
- entzündliche Perikardergüsse 305
- Herzbeuteltamponade 305
Perikardzölomzysten 218
Periösophagitis 419ff.
Peristaltik 446
- Hyperperistaltik 465
Peritonealhöhle/Bauchhöhle 403, 404
- freie Flüssigkeit, Differentialdiagnose 403, 404
Peritonitis 401ff.
- Bariumperitonitis 403
- gallige 403
- Mekoniumperitonitis 404, 405
- tuberkulöse 403
Peutz-Jeghers-Syndrom 577, 613
Peyer-Plaques, Tuberkulose 576
*Peyer*sche Plaques, Dünndarm 524
Pfortaderhochdruck 436
Pfortaderstenose 436
Phäochromozytom 220
- Nebennieren 665
Pharyngitis 96
Pharynxperforation 144
- Pharynxpseudodivertikel 144
- Sondierung 144
Phlebolithen, Beckenvenen 395
phrenopylorisches Syndrom 431, 465
- *Roviralta* 465
Phytobezoare 470, 542, 543
„pig lobe" (Nebenlunge) 58
Pilokarpiniontophorese, Fibrose, zystische (CF) 101
Pilzsepsis/Pilzherde (*siehe auch* Lungenmykosen, invasive) 129ff.
- Angiotrophie 132
- hämatogene 130
- Kavernen 130
- miliare 130
Plasmazellgranulom 220
Plattenatelektasen 52, 54
Pleuradrainagen und Komplikationen, neonatale Intensivmedizin 149, 150
- korrekte Position 149
Pleuraerguß 743, 744
Pleuraerkrankungen, neonatale Intensivmedizin 173ff.
- Chylothorax (*siehe auch dort*) 174
- Hämatothorax (*siehe auch dort*) 174ff.
- Hydrothorax (*siehe auch dort*) 173
Pleurakontaktlinien 14
- dorsale 14
- paraösophageale 14
- vordere 15
Pleuramesotheliome 218
Pleuraverkalkung 743
Pleuritis 733
- Lungentuberkulose 122
- Pl. mediastinalis 201
Pneumatosis intestinalis 571, 623
- benigne 623
Pneumatozelen 67, 744
Pneumocystis carinii 95
- Immunsuppression 95
Pneumomediastinum (Mediastinalemphysem) 72, 81, 163ff., 192, 209, 743
- neonatale Barotraumen 163–165
- - „continuous siaphragm sign" 169
- - Differentialdiagnose 169
- - „spinnaker sail sign" 168
Pneumonephelose 745
Pneumonie
- abszendierende 736
- akute 85ff.
- - abszedierende Pneumonie 736
- - Aspiration 86
- - - Fremdkörperaspiration 86
- - Atelektasen 90
- - bakterielle/bakteriell bedingte (*siehe auch dort*) 87, 92
- - Bronchopneumonie 92
- - erregerspezifische Infektionen 92
- - Fehlbildungen 86
- - Fibrose, zystische (*siehe dort*) 86, 100ff.
- - gramnegative Erreger (*siehe dort*) 93ff.
- - grampositive Erreger (*siehe dort*) 92ff.
- - hämatogen verursachte 85
- - HRCT 90
- - Immunsuppression 86
- - Inhalation 86
- - Kollaterale, intraalveoläre 86
- - Komplikationen 97ff.
- - - Abszeß 97
- - - Empyem 97
- - - Kavitation 97
- - - Pneumatozelen 97
- - - Schwartenbildung 97
- - Lobulär-/ Segmentpneumologie (*siehe auch dort*) 91ff.
- - lobuläre 90
- - Lokalisationen, entzündliche Veränderungen
- - Pilzpneumonie 97
- - radiologische Diagnostik 88
- - virusähnliche Erreger (*siehe dort*) 94ff.
- - Viruspneumonien (*siehe dort*) 87, 89, 95ff.
- - Zilienmalfunktion 86
- chronische 733
- Formen 85ff.
- perinatale 151–153
- - B-Streptokokken/B-Streptokokken-Pneumonie 152
- - Staphylokokken/Staphylokokkenpneumonie 152
- - virale Krankheitserreger 152
Pneumonitis, chemische 744
Pneumoösophagus 425
Pneumoperikard 70, 74, 740
- neonatale Barotraumen 170
- - Differentialdiagnose 170
- - Herztamponade 170
Pneumoperitoneum, Differentialdiagnose 403
Pneumoportogramm 572
Pneumothorax 51, 56, 67, 82, 163, 733, 740
- anteriorer 56, 193
- Atelektase 111
- Barotraumen, neonatale (*siehe auch dort*) 163, 164
- - Pneumothoraxinzidenz 164
- - „sharp edge sign" 165
- Fibrose, zystische (CF) 111
Polyhydramnion 620
Polypen
- Dickdarmerkrankungen, polypöse (*siehe auch dort*) 613, 614
- Duodenum 502
- Magen 472
Polyspleniesyndrom 58
„Pop-Top" 731
portale Hypertension (*siehe* Hypertonie) 495, 545, 546, 648
Primärkomplex/Primärtuberkulose 115, 118, 122
- Pleuritis 122
- Röntgenbefunde, wegweisende 125
- Tuberkulinallergie 115
- Tuberkulinkonversion 115
- Tuberkulinproben 115
- zeitlicher Verlauf 122
processus vaginalis 546
„Prune-belly"-Syndrom 400
Pseudo-*Krupp* 46, 47
Pseudodivertikel, intramurale 440
Pseudokardiomegalie 198
Pseudomonas aeruginosa 93, 94, 111
- Fibrose, zystische 111
- Pneumonien 93, 94
Pseudosequestration 64
Pseudotumoren 193, 213, 220
- Mediastinum 213, 220
- Thymus 193
Puderaspiration 742
Pulmonalarterie (*siehe auch* Arterien) 22, 44, 47, 69
- aberrierende linke 44, 47, 69

- Anomalien (*siehe auch* Lungengefäßanomalien) 22, 44, 47, 69, 321
- hypoplastische 321
- zentrale 321
- - Pulmonalarterienstenose 321
Pulmonalatresie (PAT) 226, 227
- Angiokardiographie 274
- Einteilung und Häufigkeit 270
- *Fallot*sche Tetralogie 271 ff.
- Hämodynamik 272
- mit intaktem Ventrikelseptum 272, 275
- Nativaufnahme 274
- Rechtsherzbelastung 227
- Röntgen 274
- Trikuspidalatresie (TAT) 276, 277
- mit Ventrikelseptumdefekt 270
pulmonale
- Erkrankungen, neonatale Intensivmedizin 150 ff.
- - Aspirationssyndrom (*siehe auch dort*) 150
- - Atemnotsyndrom (Surfactant-Mangel; *siehe auch dort*) 156
- - bronchopulmonale Dysplasie (*siehe auch dort*) 160 ff.
- - Ductus arteriosus Botalli, persistierender, beim Atemnotsyndrom (*siehe auch dort*) 156 ff.
- - Pneumonien, perinatale (*siehe auch dort*) 151–153
- - transitorische Neugeborenen-Tachypnoe („wet lung disease") 153 ff.
- Hypertension 226
- Komplikationen, Fibrose, zystische (CF) 111 ff.
- - Atelektasen 111
- - Cor pulmonale 111
- - Hämoptoe 111
- - Infektionen 111
- - Pneumothorax 111
- Mykobakteriosen, atypische 127
- Perfusionsstörungen, DSA 372
- Raumforderungen 69
pulmonaler Hochdruck 745
Pulmonalisbogen, vergrößerter 206
Pulmonalklappenatresie, DSA 372
Pulmonalsegment 193, 204, 225, 226
- Prominenz 193, 204, 226
Pulmonalstenose 243 ff., 323
- Echokardiographie 351
- infundibuläre 243, 351
- mit intaktem Ventrikelseptum 241
- periphere (evtl. multiple) 245
- supravalvuläre 323
- valvuläre 242 ff., 351
pulmonalvenöse Anomalien 323, 324
„pulmonary"
- „sling/pulmonary sling syndrome" 46, 323
- „venous connection, total anomalous" (TAPVC; *siehe* Lungenvenen) 282 ff.
Pulsionsdivertikel, Ösophagus 440
Purpura *Schoenlein-Henoch* 613
Pyelonephritis, xanthogranulomatöse 707
Pylorotomie 475
- *Weber-Ramstedt* 475
Pylorus
- Atresie 452
- Obstruktion 457, 466
- Spasmus 466, 467
- Stenose, hypertrophische 379, 424, 426, 428, 431, 448, 463 ff.

Quecksilber, metallisches 725

Radiographie, digitale, Speicherfolienverfahren 5
Rand- oder Rundatelektasen 51
Rashkind
- Ballonatrioseptostomie 285, 358
- Okkulder 238, 357
- Verschlußsystem 238
Rauchvergiftung 747
Raumforderungen
- im Halsbereich 35
- mediastinale 49, 69
- pulmonale 69
- zervikale 49
Rechtsherzbelastung 227
- *Fallot*sche Tetralogie 227
- Fibrose, zystische 106
- Holzschuhherz 227
- konzentrische Hypertrophie der rechten Kammer 227
- Links-rechts-Shunt 227
- Pulmonalatresie 227
- Rezirkulationsherz 227
- Volumenbelastung des rechten Herzens 227
- Widerstand des rechten Herzens 227
Recklinghausen-Krankheit 219
Reflux
- gastroösophagealer 379, 423, 425, 427, 433, 436, 465
- Ileum, Refluxdarstellung 386
- physiologischer 423
- urethraler (*siehe auch* Niere) 703 ff.
Refluxileitis 609
Refluxösophagitis 432, 715, 718
Refluxprüfung, sonographische 685
Refluxszintigraphie 424
Regurgitation 467
Resorptionsatelektasen 51
Resorptionsmechanismus, fetale Lungenflüssigkeit 155
Retropharyngealabszeß 49, 50
Rhabdomyosarkom 220
- Kolon 615
rheumatische Karditis 304
- Röntgen 304
Rhinoviren, Pneumonien 96
Rice- und *Wangensteen*-Aufnahme, Dickdarm 600
Rickettsien, Pneumonien 93
Riesenmagen 450
Rippen, Röntgenanatomie 10, 11
- Knorpel-Knochengrenze 11
Röntgenanatomie, Thoraxaufnahmen (*siehe auch dort*) 7 ff.
*Roser*sche Zysten (Dottergangszysten) 398, 538
Roux-Schlinge 557
Roviralta, phrenopylorisches Syndrom 465
RS-Virus, Pneumonien 95
Rumination 467

Sakroileitis 562
Sanduhrmagen 452
Sanduhrtumoren 219
Sarkom 220
- Magen 473, 474
- Rhabdomyosarkom 220
Schichtuntersuchungen, konventionelle 6
Schilddrüse (Struma) 35–37
- Adenom, follikuläres 38
- Diagnostik 35
- Ductus thyreoglossus, Anomalien (*siehe dort*) 37 ff.
- dystope 38
- Jodmangel 36
- Nebenschilddrüse (*siehe dort*) 39
- Sonographie, Schilddrüsengewebe 35
- Struma
- - juvenilis 37
- - Str. congenita 198
- Szintigraphie/Szintigramm 37
- Volumen 36
Schlinge
- Ileumschlinge, terminale 563
- *Roux*-Schlinge 557
- Sydrom der blinden Schlinge 551
Schlitztechnik 5
Schneeflockengestöber, Dünndarm 526
Schönlein-Hennoch-Syndrom 554, 626
- funktionelle Störungen 554
- Invaginationen 554
- Ultraschall 554
Schornsteinfigur, Mediastinum 211
Schrittmacher (*siehe* Herzschrittmacher) 315 ff.
Schwartenbildung, Lunge 97
Scimitar-Syndrom 63
Sectio caesarea 141
Sekundenherztod 714
Seldinger-Technik, Herzkatheterisierung 228
Sellink-Methode, Enteroklysma 527
Seminom 220
Senkungsabszeß 212
Senning, Vorhofumkehr nach 286
Sequestration, pulmonale/Lungensequester 64, 67–69
- Pseudosequestration 64
Serratia marcescens Proteus, Pneumonien 94
Shone-Komplex
- Aortenisthmusstenose 252
- Mitralstenose 257
Shunt
- *Blalock-Taussig*-Shunt-Operation 269
- Links-rechts-Shunt 227
- MRT, Shuntverbindungen 322
Sigma-/Colon elongatum 592

Siladenitis (*siehe auch* Speicheldrüse) 40
Silhouette-Zeichen 217
*Simon*sche Spitzenherde, Lungentuberkulose 126
Sinusbronchitis 70
Sinusitis 72, 74
- Fibrose, zystische (CF) 109
Situs/Situsanomalien 56
- S. ambiguus (*siehe auch* Malpositionen des Herzens) 301
- - Heterotaxiesyndrom (S. a. visceroatrialis) 56, 58, 301
- - *Ivemark*-Syndrom mit Dextrokardie 301
- - Polyspleniesyndrom 301
- S. inversus 56, 60, 74, 79, 299, 300
- - S. i. abdominalis 448, 460
- - S. i. mit Lävokardie, Dextrokardie 300
- - S. i. partialis 460
- - S. i. totalis, Dextrokardie 299
Skelettszintigraphie
- M. *Hodgkin* 212
- Neuroblastom 219
„small airway disease" 76, 82
„small-left-colon-syndrome" 587, 588
Sonographie/Ultraschall
- Candidiasis 136
- Choledochuszyste 639
- Diuresesonographie 678, 695
- Doppler-Sonographie (*siehe dort*) 331, 335, 336
- Dünndarm 522, 526, 529
- Duodenum 484
- Duplikaturen 534
- Fibrose, zystische (CF) 108
- Hiatushernie 430, 465
- Jejunalatresie 530
- Kardiainsuffizienz 424
- Leberruptur 646
- Lymphknoten 211
- Magen 443, 448
- Magen-Darm-Trakt 377ff.
- Magenduplikaturen 453
- Mediastinum 46, 60, 211
- - Ergüsse, mediastinale 211
- Nephroblastom (*Wilms*-Tumor) 669
- Niere und ableitende Harnwege (*siehe auch dort*) 676ff., 695
- Ösophagus 424
- Ösophagusvarizen 437
- Schilddrüsengewebe 35
- *Schönlein-Hennoch*-Syndrom (*siehe auch dort*) 554
- Surfactant-Mangel (neonatales Atemnotsyndrom) 156
- Thorax 189
- Thymus/Thymusbefall 193, 211
Speicheldrüse 38–40
- Glandulae
- - G. sublinguales 40
- - G. submandibulares 40
- - G. parotis 40
- Parotis/Parotitis 40
- - P. epidemica 40
- Siladenitis 40
- sublinguale 38
Speiseröhre (*siehe* Ösophagus) 410ff.
Spinechosequenzen (SE) 319
Spinnakerzeichen/„spinnaker sail sign" 168, 192, 209
Splenomegalie, zystische Fibrose (CF) 108
Splenosis 656
Spondylitis 212
- ankylosierende 562
- eitrige 212
- tuberkulöse 212
St. Jude-Medical-Prosthesis (SJM-Klappe) 310
Staphylococcus aureus, Pneumonien 93
- pleurale Reaktion 93
Starr-Edwards-Kugelventile, Herzklappen 310
Stentimplantationen (*siehe auch* Gefäßstentimplantation) 235, 237
Sternum, Röntgenanatomie 11
Strahlenbelastung/Strahlenexposition 4
- Gonadendosis 4
- Körperdosis 4
- Ösophagus-Magenbelastung 412
Strahlengastritis 512
Streptococcus pneumoniae, Pneumonien 92, 93
- Bronchopneumonie 92
- Membransyndrom 92
- weiße Lunge 92
Streßulkus 513, 517ff.
- akute peptische Erosionen 517
- Reepithelialisierung 519
Stridor 42, 46, 48, 49, 60, 189, 198
- S. congenitus 189, 198
Struma (*siehe* Schilddrüse) 37, 198
Subklavialinie 15
Surfactant-Mangel (neonatales Atemnotsyndrom) 156
- Phospholipidsynthese 156
- Radiologie 156
- Sonographie 156
Swyer-James-McLeod-Erkrankung 96
Swyer-James-Syndrom 55, 56, 76
Sympathogoniome 219
Syndrom der einseitig hellen Lunge 55ff., 76
- Differentialdiagnose 56
Syndrome
- *Bland-White-Garland*- 372
- *Boerhaave*- 438
- *Chilaiditi*- 584, 585
- *DiGeorge*- 198
- *Down*- 355
- *Ehlers-Danlos*- 350
- *Gardner*- (*siehe auch dort*) 614
- *Horner*- 219
- *Ivemark*- 301, 460
- *Kartagener*- 56, 61, 74, 79
- *Kawasaki*- (*siehe auch dort*) 311, 350, 641
- *Kinsbourne*- 219
- *Klippel-Feil*- 39
- *Krupp*-/Pseudo-*Krupp* 46–48
- *Louis-Bar*- 198
- *Lyell*- 422
- *MacLeod*- 55, 76
- *Marfan*- 350
- *Ménétrier*- 507
- *Peutz-Jeghers*- 577, 613
- *Schönlein-Hennoch*- 554, 626
- *Scimitar*- 63
- *Swyer-James*- 55, 56, 76
- *Swyer-James-McLeod*- 96
- *Wiedemann-Beckwith*- 396
- *Williams-Beuren*- (*siehe auch dort*) 248, 345
- *Williams-Campbell*- 60
Synovitis, transiente, zystische Fibrose (CF) 110
Szintigraphie/Szintigramm
- Fibrose, zystische (CF; *siehe auch dort*) 108
- Gallengangsatresie 638
- Kardiainsuffizienz 424
- Lunge, Fremdkörper 739
- Lungenmykosen, invasive, Perfusionsszintigraphie 134
- M. *Hodgkin* 212
- Polysplenie 653
- Refluxszintigraphie 424
- Schildrüsenszintigramm 37
- Skelettszintigraphie (*siehe auch dort*) 212, 219

T-Zell-Leukämie 215
T-Zell-Lymphom 216
- mit leukämischer Transformation 216
- Pleuraerguß 216
- Thymusbefall 201
Tabletten, schattengebend 730
Tachypnoe der Neugeborenen, transitorische 153ff.
Tamm-Horsefall-Protein 679
TAPVC (Lungenvenen, total fehlmündende) 282ff.
- Angiokardiographie 284
- Definition 282
- DSA 372
- Echokardiographie 353
- Einteilung 282, 283
- - gemischter Typ 282
- - infrakardialer Typ 282
- - kardialer Typ 282
- - suprakardialer Typ 284
- - Trikuspidaltypen 282, 283
- Formen 284
- Häufigkeit 282
- Herzkatheterisierung 284
- Röntgen 284
Taussig-Bing-Komplex, „double outlet right ventricle" (DORV) 293
Tbc (*siehe* Lungentuberkulose) 115ff.
Teratom 213, 217
- Bauchwandteratome (*siehe dort*) 399ff.
- Computertomographie 218
- Kolon 615
- Magen 472, 474
- Mediastinum, hinteres 218
TGA (Transposition der großen Arte-

rien) 284ff., 286ff.
- komplette 284ff.
- - Anatomie 284
- - arterielle Umkehroperation der großen Arterien 286
- - Ballonatrioseptostomie nach *Rashkind* 285, 358
- - Definition 284
- - Echokardiographie 357
- - Gefäßumschlingung 358
- - Hämodynamik 284
- - Häufigkeit 284
- - Herzkatheterisierung 285
- - Vorhofumkehr nach *Senning* und *Mustard* 286
- korrigierte 286ff.
- - Anatomie 287
- - Angiokardiographie 289
- - Echokardiographie 358
- - Einteilungsschema 287
- - Lävotranspositionsstellung 358
- - Röntgen 289
- MRT 323
- zyanotische Herz- und Gefäßmißbildungen 284ff.
Therapie 112
- Fibrose, zystische (CF) 112
Thorax 1ff.
- Bronchographie (*siehe auch dort*) 7, 60
- Computertomographie (*siehe auch dort*) 6
- Magnetresonanztomographie (MRT) 6, 7
- Lungenperfusion 24
- neonatale Thoraxdiagnostik 141ff.
- - Barotraumen (*siehe auch dort*) 162ff.
- - Katheter und Drainagen 141ff.
- - Pleuraerkrankungen (*siehe auch dort*) 173ff.
- - pulmonale Erkrankungen 150ff.
- - Zwerchfellhernien, kongenitale (*siehe auch dort*) 176ff.
- Röntgenanatomie 7ff.
- - Brustkorb 10
- - Brustraum (*siehe auch dort*) 10, 11
- - Herz (*siehe dort*) 26ff.
- - Lappenbronchien 19
- - Lappengrenzen 19
- - Lunge (*siehe auch dort*) 22ff.
- - Lungengefäße (*siehe auch dort*) 22, 45
- - Lungengrenzen zum Mediastinum 12
- - Lungenlappen, Variationen 20
- - Lungensegmente 19
- - Lungenvenen (*siehe dort*) 22
- - Mediastinum (*siehe auch dort*) 25, 46
- - paravertebrale Linien (*siehe dort*) 14, 15
- - Rippen (*siehe auch dort*) 10, 11
- - Segmentbronchien 20
- - Sternum 11
- - Thymus (*siehe dort*) 31, 32
- Röntgenuntersuchung 1ff.
- - Aufnahmebedingungen 2, 3
- - Aufnahmespannung 2
- - Aufnahmetechnik (*siehe auch dort*) 1
- - Bildgüte 2
- - digitale Radiographie (*siehe auch dort*) 5
- - Expositionszeit 2
- - Film-Foliensystem 2, 3
- - Gonadenschutz 4
- - Hartstrahltechnik 4
- - Nativröntgenaufnahme 224
- - Schichtuntersuchungen, konventionelle 6
- - Schlitztechnik 5
- - Strahlenexposition (*siehe auch dort*) 4
- - Systemempfindlichkeit 3
- - Übersichtsaufnahme (*siehe auch dort*) 1, 5
- Thoraxdurchleuchtungen 4
- Ultraschalluntersuchung 189
Thoraxmagen 433
Thromben
- MRT 324
- verkalkte 213
Thymom 190, 198, 216, 217
- Computertomographie 217
- Differentialdiagnose 217
- Klinik 217
- Röntgensymptome 217
Thymus/Thymusdiagnostik 31, 32, 190ff., 216
- akzessorischer 190
- bildgebende Diagnostik 192
- Alters- und Geschlechtsprädilektion 192
- Aplasie 198
- Aufholwachstum 198
- biologisches Verhalten 198
- Computertomographie 195, 196
- Dichte 193, 195
- Dysplasie 198
- Dystopie 198
- Einwachsen in den kleinen Lappenspalt 193
- Ektopie, ektopes Thymusgewebe 198, 220
- Formen 193, 196
- Frequenz 192
- Herniation 195
- Hyperplasie, regenerative 198, 201, 213
- Hypoplasie 198
- Involution 198
- Kerbenzeichen 192
- Kernspintomographie, Thymusdiagnostik 190, 195
- Konturen 192
- Lage 192
- M. *Hodgkin*, Thymusbefall 212
- Magnetresonanztomographie, dislozierte Thymusdrüsen 198
- Non-*Hodgkin*-Lymphom, Thymusbefall/Thymusinfiltration 211
- Normgröße 193
- persistierender 195, 204
- - Thymuslappen 206
- - Thymuszipfel 204
- Pseudotumor 193
- Reboundphänomen 198
- Röntgenanatomie 192
- Röntgensymptome 191
- Rückbildung, normale 31
- Segelzeichen 192
- Seite 192
- Spinnakerzeichen (*siehe auch dort*) 192
- Steroidtest 201
- T-Zell-Lymphom, Thymusbefall 201
- Ultraschalldiagnostik 193
- Verkalkungen 201, 213
- Verkleinerung 201
- Zysten 217
Thyreoiditis 201
Thyreotoxikose 201
Torticollis congenitus 39
- *Klippel-Feil*-Syndrom 39
- M. sternocleidomastoideus 39
Trachea 42ff., 187
- Bronchien (*siehe dort*) 50ff.
- Fremdkörper 48, 49, 717, 735
- Hypoplasie 42, 43, 63
- Infektionen der Trachea (Tracheitis) 46–48
- - *Krupp*-Syndrom/Pseudo-*Krupp* 46
- - Laryngitis, obstruktive supraglottische (Epiglottis) 48
- - Laryngotracheitis, obstruktive subglottische 46, 47
- Karottenform 44
- Mediastinum (*siehe dort*) 187ff.
- Stenosen (*siehe* Trachealstenosen)
- Trachealstenosen (*siehe dort*) 42ff., 48
- Trifurkation 56, 58
- Tumoren 49, 50
- - extramurale 49
- - intramurale 49
Trachealbronchus 56, 58
Trachealstenosen 42ff., 321, 416
- elastische 45
- Flußdiagramm 43
- durch Fremdkörper im Ösophagus 49
- nach Langzeitintubation 48
- MRT 321
- durch Narben im Ösophagus 416
- durch Ödembildung 416
- primäre 42
- segmentale 44
- sekundäre 45
- Stridor 42, 46, 48, 49, 60
- nach Tracheotomie 48
- vaskuläre 45
- zirkuläre 49
Tracheitis (*siehe auch* Trachea, Infektionen) 46, 47
- Laryngotracheitis (*siehe dort*) 46, 47
Tracheobronchomegalie *Mounier-Kuhn* 63
Tracheomalazie 45, 46
Tracheoskopie 417, 736

Tracheus
- Tr. brachiocephalicus, anomaler 46
Traktionsdivertikel, Ösophagus 440
„tram lines“ 74
„tramines“ 70
transitorische Neugeborenen-Tachypnoe („wet lung disease“) 153ff.
Transposition
- des Bronchus 1/2 56, 60
- der großen Arterien (*siehe* TGA) 284ff., 286ff., 323
- Lungenvenentransposition, totale 204
- proximale 58
Trichobezoare 470
Trikuspidalatresie (TAT) 275ff.
- Angiokardiographie 280
- Echokardiographie 362
- Einteilung und Häufigkeit 275
- Formen 281, 282
- Hämodynamik 277
- Herzkatheterisierung 280
- Pulmonalatresie 276ff.
- - mit intaktem Ventrikelseptum 279, 280
- - mit Ventrikelseptumdefekt 276ff.
- Röntgen 278
Trisomie 21 (Down-Syndrom) 266
Truncus arteriosus communis 289ff.
- Anatomie 289
- Angiokardiographie 290
- Echokardiographie 354, 360
- Einteilung 289
- Hämodynamik 289
- Häufigkeit 289
- Herzkatheterisierung 290
- Röntgen 289
- Typen 289
Tuberkulin (*siehe auch* Primärkomplex/Primärtuberkulose) 115
Tuberkulose
- des Darmes (*siehe auch dort*) 576ff.
- - Lymphknoten, verkalkte 577
- - Lymphknotenkonglomerate 576
- - *Peyer*-Plaques 576
- - Stenosen, narbige 577
- - Ulzera 576
- der Lunge (*siehe* Lungentuberkulose) 115ff.
- Spondylitis, tuberkulöse 212
Tumoren
- Bauchwand (*siehe auch dort*) 399ff., 408
- Bronchien 82
- Dickdarm 607ff., 615
- Dünndarm (*siehe auch dort*) 555, 577ff.
- Duodenum (*siehe auch dort*) 498, 502
- Herztumoren, Echokardiographie 367
- intrakardiale, MRT 327
- Leber (*siehe auch dort*) 642ff.
- Magen (*siehe auch dort*) 472ff.
- Mediastinum (*siehe auch dort*) 191, 214ff.
- - neurogene, hinteres Mediastinum 219
- Milz 654
- Nebennieren 663ff.
- Nierentumoren (*siehe dort*) 668ff.
- Ösophagus 438
- Pankreas (*siehe auch dort*) 660
- Pseudotumoren (*siehe auch dort*) 193, 220
- Sanduhrtumoren 219
- Teratom (*siehe auch dort*) 213, 217, 218, 399ff., 472, 474
- Thymom (*siehe auch dort*) 190, 198, 216, 217
- Trachea (*siehe auch dort*) 49, 50
- Verkalkung 213

Übersichtsaufnahme 1, 5
- Einstellungen 5
- richtig exponierte, Kriterien 1
Ultraschall (*siehe* Sonographie)
Ulzera, Dünndarm 552
univentrikuläres Herz 292ff.
- Anatomie 292
- Angiokardiographie 293
- Echokardiographie 365
- Hämodynamik 292
- Häufigkeit 292
- Herzkatheterisierung 293
- Röntgen 292
„upside down stomach“ 433
Urachus
- Anomalien 398, 399
- Divertikel 399
- Residuen 701
- Zysten 399
Ureter (*siehe* auch Niere und ableitende Harnwege) 675ff.
- Miktionsurethrographie (*siehe dort*) 684ff.
- Urethra (*siehe dort*) 688
Ureterabgangsstenose/subpelvine Stenose 684, 695
- physiologische Engen 684
Ureterklappen 696
Uretermündung, ektope 698, 699
- Pseudoachskippung der Niere 699
Ureterozele 699, 700
- adulte 699
- Blasenentleerungsstörungen 701
- ektope 699
- orthotope 699
- Reflux 701
Ureterstenosen, terminale 696
Urethra 688
- Divertikel 702
- männliche 688
- - physiologische Engen
- Megalourethra 702
- Verletzung 633
- weibliche 688
- - Füllung der Vagina 688
- - Zwiebelform 688
„urethral obstruction sequence“ 400
Urographie, Diureseurographie 695

Vaginalfremdkörper 748
Vaginographie 751
Vaginoskopie 751
Varizellen, Pneumonien 97
- Abszeß 97
- Empyem 97
- Kavitation 97
- Pneumatozelen 97
- Schwartenbildung 97
„vascular sling“ 44, 46
Venen (Vena)
- V. cava azygos, Erweiterung 204
- V. cava superior 204
- - Aneurysma 204
- - idopathische Dilatation 204
Venenkatheter, zentrale, neonatale Intensivmedizin (*siehe* zentrale V.) 148
venolobuläres Syndrom, kongenitales pulmonales 63, 64
Ventilation 51
- kollaterale 51
- mechanische Ventilationsformen 142
- - extrakorporale Membranoxygenation 142
- - Hochfrequenzventilation 142
- - Ventilation mit intermittierend positivem Druck 142
- - Ventilation mit positiv-endexspiratorischem Druck 142
Ventilstenosen 736
- exspiratorische 736
- - exspiratorisch einseitige 738
inspiratorische 736
Ventrikelaneurysma, MRT 328
Ventrikelseptumdefekt (VSD) 238, 260ff.
- Aneurysmen des VSD 262
- Angiokardiographie 262
- Auslaß-VSD 260
- Ductus arteriosus persistens 261
- - mit großem Rechts-links-Shunt 261
- - kleiner 261
- Echokardiographie (*siehe auch dort*) 353
- Einlaß-VSD 260
- Einteilung 260
- mit *Eisenmenger*-Reaktion 263
- Hämodynamik und Prognose 260
- Herzkatheterisierung 262
- interventioneller Verschluß 238
- MRT 326
- muskulärer VSD 260, 353
- perimembranöser Bereich des Kammerseptums 260
- Postperikardiotomiesyndrom mit Perikarderguß 262
- mit pulmonaler Hypertonie 263, 265
- - Vorhofseptumdefekt 263
- - Atrioventrikularseptumdefekt 265
- Pulmonalatresie (PAT) 270
- Röntgen 261
- Swiss-cheese-VSD 260
Verätzungen
- Ätzgeschwüre (*siehe auch* Gastritis) 510ff.

- Magen 436, 729
- Ösophagus 435ff.
- - chronisches Stadium 436
- - Frühstadium 435
- - iatrogene Komplikationen 436
- - Klinik 435
- - Röntgendiagnostik 435

Vergiftungssymptome 732
Verkalkungen, abdominale 395, 405ff.
- Differentialdiagnose bei Neugeborenen 405ff.

Verzweigungsanomalien, Bronchien 56
vesikointestinale Fissur (Kloakenekstrophie) 396
Vestibulum 411
virusähnliche Erreger, Pneumonien 94, 95
- Chlamydia trachomatis 94
- Mycoplasma pneumoniae (*siehe auch dort*) 94, 95
- Pneumocystis carinii (*siehe auch dort*) 95
- Zytomegalievirus (*siehe auch dort*) 95

Viruskarditis 305, 307
- mit großem Perikarderguß 307

Viruspneumonien 87, 89, 95ff.
- Adenovirus (*siehe auch dort*) 96
- ECHO-Viren 96
- Epstein-Barr-Virus 96
- Herpes 97
- Masernpneumonie (*siehe auch dort*) 97
- Parainfluenza-Viren (*siehe auch dort*) 96
- Rhinoviren 96
- RS-Virus 95
- Varizellen 97

Volumen pulmonum auctum 54, 76
Volvulus
- Duodenum 499
- - Mesenterium ileocolicum commune 499
- Dünndarm 546, 621
- Kokarde- oder Schießscheibe 622
- Magen 426, 457
- Mesenterialgefäße, torquierte 622

Vorfelddiagnostik, kardiologische 223
Vorhöfe (*siehe* Herz) 28ff.
Vorhofseptumdefekt (ASD) 238, 262ff.
- Echokardiographie 352
- Einteilung und Häufigkeit 262
- Foramen ovale, offenes 262
- Hämodynamik 262
- klinisches Leitsymptom 262
- MRT 326
- Ostium-primum-Defekt 262
- Ostium-secundum-Defekt 262
- Primumtyp 352
- Rezirkulationsherz 264
- Röntgen 263
- vom Sekundumtyp, Atrioventrikularseptumdefekt 266, 352
- Sinus-venosus-Defekt 262
- Ventrikelseptumdefekt (*siehe dort*) 263

Vorhofumkehr nach *Senning* und *Mustard* 286
Vulvitis 751

Wangensteen- und *Rice*-Aufnahme, Dickdarm 600
Wasseraspiration 746
Weber-Ramstedt-Pylorotomie 475
Weichmacher, chemische 732
Weichteile
- Halsweichteile (*siehe dort*) 35ff.
- paravertebrale Weichteilverschattung 219

*Weigert-Meyer*sche Regel, Doppelniere 697
Westcott-Meßmethode, linker Vorhof 28
„wet lung disease“ (transitorische Neugeborenen-Tachypnoe) 153ff.
Wiedemann-Beckwith-Syndrom 396
Williams-Beuren-Syndrom 248, 345
- Echokardiographie 345

Williams-Campbell-Syndrom 60
Wilms-Tumor (*siehe auch* Nephroblastom) 668
Wingspread-Klassifikation, anorektale Mißbildungen 596
Würmer 576

Yersinia-Enteritis 569ff.
- Lymphknoten 570
- Schwellungen 570
- Ulzerationen 569

Zentrale Venenkatheter, neonatale Intensivmedizin 148, 149
- Eintrittspforten 148
- Fehlposition der Gefäßkatheter 149
- Komplikationen der Gefäßkatheterisierung 149

zervikale Raumforderungen 49
Zilien, dyskinetische 76
Zöliakie 544
Zwerchfellhernien 457
- kongenitale 176ff., 457, 458
- - *Bochdalek*-Typ 458
- - Differentialdiagnose 178
- - „absent liver sign“ 178
- - Entwicklungsstörungen, fetale 176
- - Fehlbildung, assoziierte 177
- - *Morgagni*-Typ 458
- - posttraumatische 458

Zyanose 241
zyanotische Herz- und Gefäßmißbildungen 241, 268ff.
- „double outlet right ventricle“ (DORV; *siehe dort*) 293ff.
- *Ebstein*sche Anomalie (*siehe dort*) 290ff.
- *Fallot*sche Tetralogie (*siehe auch dort*) 268ff.
- Pulmonalatresie (*siehe dort*) 270ff.
- Linksherzsyndrom, hypoplastisches (*siehe dort*) 295ff.
- Lungenvenen, total fehlmündende (TAPVC; *siehe* Lungenvenen) 282ff.
- Transposition der großen Arterien, komplette (TGA; *siehe dort*) 284ff.
- Trikuspidalatresie (*siehe dort*) 275ff.
- Truncus arteriosus communis 289ff.
- univentrikuläres Herz 292ff.

Zysten
- bronchogene (*siehe auch dort*) 60–63, 69, 218
- Choledochuszyste 639
- Dermoidzysten 218
- Dottergangszysten (*Roser*sche Zysten) 398, 538
- Duodenum 493
- Dünndarmzysten 534, 535, 538, 546, 555
- enterogene (*siehe auch* gastro- und enterogene Zysten) 60, 219, 220, 419, 534, 573
- Fibrose, zystische (*siehe auch dort*) 79, 86, 100ff.
- gastrogene (*siehe auch* gastro- und enterogene Zysten) 219, 220
- Halszyste, mediane 38
- Hiluszysten 60
- intramurale 534
- *Karina*-Zysten 60
- Lebererkrankungen, zystische kongenitale 650
- - autosomal-dominante Form 650
- - autosomal-rezessive Form 650
- Lungenzysten (*siehe auch dort*) 67, 70, 71
- Malformation
- - kongenitale zystische-adenomatoide 69
- - zystadenomatoide 67
- Mediastinalzysten 214, 419
- Mesenterialzysten 535
- Mesothelzyste 218
- Milz 654
- neuroenterale 219
- Nierenveränderungen, zystische (*siehe dort*) 691ff.
- Pankreaspseudozysten 633
- Pankreaszysten, posttraumatische 496
- paraösophageale 60
- paratracheale 60
- Perikardzysten, angeborene 218
- Perikardzölomzysten 218
- Obstruktion 555
- Verkalkung 213
- Wandhämatome 555
- Wandinfiltrate, leukämische 555

Zytomegalievirus, Pneumonien 95
- Immundepression 95

MIX
Papier aus verantwortungsvollen Quellen
Paper from responsible sources
FSC® C105338

If you have any concerns about our products,
you can contact us on
ProductSafety@springernature.com

In case Publisher is established outside the EU,
the EU authorized representative is:
Springer Nature Customer Service Center GmbH
Europaplatz 3, 69115 Heidelberg, Germany

Printed by Libri Plureos GmbH
in Hamburg, Germany